执业医师资格考试医学综合通关全攻略丛书

中医执业医师资格考试医学综合通关全攻略

(中医临床分册)

徐 雅　李卫红 ◎ 主编

全国百佳图书出版单位
中国中医药出版社
·北京·

图书在版编目（CIP）数据

中医执业医师资格考试医学综合通关全攻略：全3册／徐雅，李卫红主编．—北京：中国中医药出版社，2021.12
（执业医师资格考试医学综合通关全攻略丛书）
ISBN 978-7-5132-7241-4

Ⅰ.①中… Ⅱ.①徐…②李… Ⅲ.①中医师—资格考试—自学参考资料 Ⅳ.①R2

中国版本图书馆 CIP 数据核字（2021）第 204982 号

中国中医药出版社出版
北京经济技术开发区科创十三街 31 号院二区 8 号楼
邮政编码　100176
传真　010-64405721
廊坊市祥丰印刷有限公司印刷
各地新华书店经销

开本 889×1194　1/16　印张 90　字数 3656 千字
2021 年 12 月第 1 版　2021 年 12 月第 1 次印刷
书号　ISBN 978-7-5132-7241-4

定价　398.00 元
网址　www.cptcm.com

服 务 热 线　010-64405510
购 书 热 线　010-89535836
维 权 打 假　010-64405753

微信服务号　zgzyycbs
微商城网址　https://kdt.im/LIdUGr
官方微博　http://e.weibo.com/cptcm
天猫旗舰店网址　https://zgzyycbs.tmall.com

如有印装质量问题请与本社出版部联系（010-64405510）
版权专有　侵权必究

目 录

(中医临床分册)

中医临床

中医内科学

第一单元 肺系病证	496
细目一 感冒	496
细目二 咳嗽	498
细目三 哮病	500
细目四 喘证	502
细目五 肺痈	504
细目六 肺痨	506
细目七 肺胀	508
细目八 肺痿	509
第二单元 心系病证	511
细目一 心悸	511
细目二 胸痹	513
细目三 心衰	515
细目四 不寐	516
第三单元 脑系病证	518
细目一 头痛	518
细目二 眩晕	520
细目三 中风	521
细目四 癫狂	524
细目五 痫病	526
细目六 痴呆	528
第四单元 脾胃病证	530
细目一 胃痛	530
细目二 胃痞	532
细目三 呕吐	533
细目四 噎膈	535
细目五 呃逆	536
细目六 腹痛	538

细目七 泄泻	540
细目八 痢疾	542
细目九 便秘	544
第五单元 肝胆病证	546
细目一 胁痛	546
细目二 黄疸	547
细目三 积证	549
细目四 聚证	551
细目五 臌胀	553
细目六 瘿病	555
细目七 疟疾	556
第六单元 肾系病证	558
细目一 水肿	558
细目二 淋证	560
细目三 癃闭	562
细目四 阳痿	564
第七单元 气血津液病证	566
细目一 郁证	566
细目二 血证	568
细目三 痰饮	570
细目四 消渴	572
细目五 汗证	574
细目六 内伤发热	575
细目七 虚劳	577
细目八 癌病	579
细目九 厥证	581
第八单元 肢体经络病证	583
细目一 痹证	583

细目二　痿证 …………………… 584
　　细目三　颤证 …………………… 586

　　细目四　腰痛 …………………… 587

中医外科学

第一单元　中医外科疾病的病因病机 … 589
　　细目一　致病因素 ……………… 589
　　细目二　发病机理 ……………… 591
第二单元　中医外科疾病辨证 ………… 592
　　细目一　辨病 …………………… 592
　　细目二　阴阳辨证 ……………… 592
　　细目三　部位辨证 ……………… 593
　　细目四　经络辨证 ……………… 593
　　细目五　局部辨证 ……………… 594
第三单元　中医外科疾病治法 ………… 597
　　细目一　内治法 ………………… 597
　　细目二　外治法 ………………… 598
第四单元　疮疡 ………………………… 603
　　细目一　疖 ……………………… 603
　　细目二　疔 ……………………… 604
　　细目三　痈 ……………………… 606
　　细目四　发 ……………………… 607
　　细目五　有头疽 ………………… 608
　　细目六　流注 …………………… 610
　　细目七　丹毒 …………………… 611
　　细目八　走黄与内陷 …………… 612
第五单元　乳房疾病 …………………… 614
　　细目一　概述 …………………… 614
　　细目二　乳痈 …………………… 614
　　细目三　粉刺性乳痈 …………… 616
　　细目四　乳癖 …………………… 616
　　细目五　乳核 …………………… 617
　　细目六　乳岩 …………………… 618
第六单元　瘿 …………………………… 621
　　细目一　气瘿 …………………… 621
　　细目二　肉瘿 …………………… 621
　　细目三　瘿痈 …………………… 622
　　细目四　石瘿 …………………… 623
第七单元　瘤、岩 ……………………… 624
　　细目一　脂瘤 …………………… 624
　　细目二　血瘤 …………………… 625
　　细目三　肉瘤 …………………… 625
　　细目四　失荣 …………………… 626
第八单元　皮肤及性传播疾病 ………… 627

　　细目一　概述 …………………… 627
　　细目二　热疮 …………………… 631
　　细目三　蛇串疮 ………………… 632
　　细目四　疣 ……………………… 633
　　细目五　癣 ……………………… 633
　　细目六　白屑风 ………………… 635
　　细目七　油风 …………………… 635
　　细目八　黄水疮 ………………… 636
　　细目九　虫咬皮炎 ……………… 636
　　细目十　疥疮 …………………… 637
　　细目十一　湿疮 ………………… 637
　　细目十二　接触性皮炎 ………… 639
　　细目十三　药毒 ………………… 639
　　细目十四　瘾疹 ………………… 641
　　细目十五　牛皮癣 ……………… 642
　　细目十六　白疕 ………………… 643
　　细目十七　淋病 ………………… 643
　　细目十八　梅毒 ………………… 644
　　细目十九　尖锐湿疣 …………… 646
第九单元　肛门直肠疾病 ……………… 648
　　细目一　痔 ……………………… 648
　　细目二　息肉痔 ………………… 652
　　细目三　肛隐窝炎 ……………… 653
　　细目四　肛痈 …………………… 654
　　细目五　肛漏 …………………… 655
　　细目六　肛裂 …………………… 657
　　细目七　脱肛 …………………… 658
　　细目八　锁肛痔 ………………… 659
第十单元　泌尿男性疾病 ……………… 661
　　细目一　子痈 …………………… 661
　　细目二　子痰 …………………… 662
　　细目三　阴茎痰核 ……………… 663
　　细目四　尿石症 ………………… 663
　　细目五　精浊 …………………… 665
　　细目六　精癃 …………………… 666
第十一单元　周围血管疾病 …………… 668
　　细目一　股肿 …………………… 668
　　细目二　青蛇毒 ………………… 669
　　细目三　筋瘤 …………………… 670

细目四　臁疮 …………………………671
　　　细目五　脱疽 …………………………671
第十二单元　其他外科疾病………………674
　　　细目一　冻疮 …………………………674

　　　细目二　烧伤 …………………………675
　　　细目三　毒蛇咬伤 ……………………676
　　　细目四　破伤风 ………………………677
　　　细目五　肠痈 …………………………678

中医妇科学

第一单元　绪论……………………………680
第二单元　女性生殖器官…………………681
　　　细目一　外生殖器 ……………………681
　　　细目二　内生殖器 ……………………681
第三单元　女性生殖生理…………………682
　　　细目一　女性一生各期的生理特点 …682
　　　细目二　月经的生理 …………………683
　　　细目三　带下生理 ……………………684
　　　细目四　妊娠生理 ……………………684
　　　细目五　产褥生理 ……………………685
　　　细目六　哺乳生理 ……………………685
第四单元　妇科疾病的病因病机…………686
　　　细目一　病因 …………………………686
　　　细目二　病机 …………………………688
第五单元　妇科疾病的诊断与辨证………690
　　　细目一　四诊 …………………………690
　　　细目二　辨证要点 ……………………692
第六单元　妇科疾病的治疗………………695
　　　细目一　常用内治法 …………………695
　　　细目二　常用外治法 …………………697
　　　细目三　中医妇科急症治疗 …………697
第七单元　月经病…………………………699
　　　细目一　概述 …………………………699
　　　细目二　月经先期 ……………………700
　　　细目三　月经后期 ……………………701
　　　细目四　月经先后无定期 ……………702
　　　细目五　月经过多 ……………………703
　　　细目六　月经过少 ……………………703
　　　细目七　经期延长 ……………………704
　　　细目八　经间期出血 …………………705
　　　细目九　崩漏 …………………………706
　　　细目十　闭经 …………………………709
　　　细目十一　痛经 ………………………710
　　　细目十二　经行乳房胀痛 ……………712
　　　细目十三　经行头痛 …………………712
　　　细目十四　经行感冒 …………………713

　　　细目十五　经行身痛 …………………713
　　　细目十六　经行泄泻 …………………714
　　　细目十七　经行浮肿 …………………714
　　　细目十八　经行吐衄 …………………715
　　　细目十九　经行口糜 …………………715
　　　细目二十　经行风疹块 ………………716
　　　细目二十一　经行发热 ………………716
　　　细目二十二　经行情志异常 …………717
　　　细目二十三　绝经前后诸证 …………718
　　　细目二十四　经断复来 ………………718
第八单元　带下病…………………………720
　　　细目一　概述 …………………………720
　　　细目二　带下过多 ……………………720
　　　细目三　带下过少 ……………………721
第九单元　妊娠病…………………………722
　　　细目一　概述 …………………………722
　　　细目二　妊娠恶阻 ……………………723
　　　细目三　异位妊娠 ……………………724
　　　细目四　胎漏、胎动不安 ……………725
　　　细目五　堕胎、小产 …………………726
　　　细目六　滑胎 …………………………727
　　　细目七　胎萎不长 ……………………728
　　　细目八　子满 …………………………728
　　　细目九　子肿 …………………………729
　　　细目十　子晕 …………………………729
　　　细目十一　子痫 ………………………730
　　　细目十二　妊娠小便淋痛 ……………730
　　　细目十三　妊娠小便不通 ……………731
第十单元　产后病…………………………732
　　　细目一　概述 …………………………732
　　　细目二　产后血晕 ……………………733
　　　细目三　产后发热 ……………………734
　　　细目四　产后腹痛 ……………………735
　　　细目五　产后身痛 ……………………736
　　　细目六　产后恶露不绝 ………………737
　　　细目七　缺乳 …………………………738

细目八　产后抑郁 …………………… 738
　　细目九　产后小便不通 ………………… 739
　　细目十　产后小便淋痛 ………………… 739
第十一单元　妇科杂病 ……………………… 740
　　细目一　概述 …………………………… 740
　　细目二　癥瘕 …………………………… 741
　　细目三　盆腔炎 ………………………… 742
　　细目四　不孕症 ………………………… 743
　　细目五　阴痒 …………………………… 745
　　细目六　阴疮 …………………………… 745
　　细目七　阴挺 …………………………… 746
第十二单元　计划生育 ……………………… 747
　　细目一　避孕 …………………………… 747

　　细目二　人工流产 ……………………… 748
　　细目三　经腹输卵管结扎术 …………… 749
第十三单元　女性生殖功能的调节与周期性
　　　　　　变化 …………………………… 749
　　细目一　卵巢的功能及周期性变化 …… 749
　　细目二　子宫内膜的周期性变化 ……… 751
　　细目三　下丘脑－垂体－卵巢轴的相互关系
　　　　　　 ………………………………… 751
第十四单元　妇产科特殊检查与常用诊断
　　　　　　技术 …………………………… 752
　　细目一　妇科检查 ……………………… 752
　　细目二　妇科特殊诊断技术 …………… 752

中医儿科学

第一单元　儿科学基础 ……………………… 757
　　细目一　小儿年龄分期 ………………… 757
　　细目二　小儿生长发育 ………………… 758
　　细目三　小儿生理、病因、病理特点 … 761
　　细目四　儿科四诊特点 ………………… 762
　　细目五　儿科辨证概要 ………………… 765
　　细目六　儿科治法概要 ………………… 766
第二单元　儿童保健 ………………………… 769
　　细目一　胎儿期保健 …………………… 769
　　细目二　婴儿期保健 …………………… 770
第三单元　新生儿疾病 ……………………… 772
　　细目一　胎怯 …………………………… 772
　　细目二　硬肿症 ………………………… 773
　　细目三　胎黄 …………………………… 775
第四单元　肺系病证 ………………………… 778
　　细目一　感冒 …………………………… 778
　　细目二　乳蛾 …………………………… 779
　　细目三　咳嗽 …………………………… 780
　　细目四　肺炎喘嗽 ……………………… 782
　　细目五　哮喘 …………………………… 785
　　细目六　反复呼吸道感染 ……………… 788
第五单元　脾系病证 ………………………… 790
　　细目一　鹅口疮 ………………………… 790
　　细目二　口疮 …………………………… 791
　　细目三　泄泻 …………………………… 793
　　细目四　厌食 …………………………… 795
　　细目五　积滞 …………………………… 796

　　细目六　疳证 …………………………… 797
　　细目七　腹痛 …………………………… 798
　　细目八　便秘 …………………………… 800
　　细目九　营养性缺铁性贫血 …………… 802
第六单元　心肝病证 ………………………… 805
　　细目一　夜啼 …………………………… 805
　　细目二　汗证 …………………………… 806
　　细目三　病毒性心肌炎 ………………… 807
　　细目四　注意力缺陷多动障碍 ………… 809
　　细目五　抽动障碍 ……………………… 811
　　细目六　惊风 …………………………… 812
　　细目七　痫病 …………………………… 815
第七单元　肾系病证 ………………………… 818
　　细目一　水肿 …………………………… 818
　　细目二　尿频 …………………………… 821
　　细目三　遗尿 …………………………… 822
　　细目四　五迟、五软 …………………… 824
第八单元　传染病 …………………………… 826
　　细目一　麻疹 …………………………… 826
　　细目二　奶麻 …………………………… 828
　　细目三　风痧 …………………………… 829
　　细目四　丹痧 …………………………… 830
　　细目五　水痘 …………………………… 832
　　细目六　手足口病 ……………………… 833
　　细目七　痄腮 …………………………… 835
　　细目八　顿咳 …………………………… 836
第九单元　虫证 ……………………………… 839

细目一	蛔虫病	839	细目二	紫癜	844
细目二	蛲虫病	841	细目三	皮肤黏膜淋巴结综合征	846
第十单元	其他病证	843	细目四	维生素D缺乏性佝偻病	847
细目一	夏季热	843	细目五	传染性单核细胞增多症	849

针灸学

第一单元　经络系统 852
　　细目一　经络系统的组成 852
　　细目二　十二经脉 852
　　细目三　奇经八脉 853
　　细目四　十五络脉 854
　　细目五　十二经别 855
　　细目六　十二经筋 855
　　细目七　十二皮部 856
第二单元　经络的作用和经络学说的临床
　　　　　应用 856
　　细目一　经络的作用 856
　　细目二　经络学说的临床应用 857
第三单元　腧穴的分类 858
第四单元　腧穴的主治特点和规律 859
　　细目一　主治特点 859
　　细目二　主治规律 859
第五单元　特定穴 861
第六单元　腧穴的定位方法 867
第七单元　手太阴肺经、腧穴 868
第八单元　手阳明大肠经、腧穴 870
第九单元　足阳明胃经、腧穴 871
第十单元　足太阴脾经、腧穴 874
第十一单元　手少阴心经、腧穴 876
第十二单元　手太阳小肠经、腧穴 878
第十三单元　足太阳膀胱经、腧穴 879
第十四单元　足少阴肾经、腧穴 883
第十五单元　手厥阴心包经、腧穴 885
第十六单元　手少阳三焦经、腧穴 887
第十七单元　足少阳胆经、腧穴 888
第十八单元　足厥阴肝经、腧穴 891
第十九单元　督脉、腧穴 893
第二十单元　任脉、腧穴 895
第二十一单元　奇穴 897
第二十二单元　毫针刺法 900
　　细目一　针刺准备 900
　　细目二　进针方法 900
　　细目三　针刺的方向、角度和深度 901

　　细目四　行针手法 901
　　细目五　得气 902
　　细目六　针刺补泻 902
　　细目七　针刺异常情况 903
　　细目八　针刺注意事项 906
第二十三单元　灸法 907
　　细目一　灸法的作用 907
　　细目二　灸法的种类 908
　　细目三　灸法的注意事项 910
第二十四单元　拔罐法 911
第二十五单元　其他针法 913
第二十六单元　头针、耳针 916
　　细目一　头针 916
　　细目二　耳针 917
第二十七单元　针灸治疗总论 922
　　细目一　针灸治疗原则 922
　　细目二　针灸治疗作用 923
　　细目三　针灸处方 923
第二十八单元　内科病证的针灸治疗 925
　　细目一　头痛 925
　　细目二　面痛 927
　　细目三　腰痛 929
　　细目四　痹证 930
　　细目五　坐骨神经痛 931
　　细目六　中风 932
　　细目七　眩晕 935
　　细目八　面瘫 936
　　细目九　痿证 938
　　细目十　痫病 939
　　细目十一　不寐 941
　　细目十二　郁证 942
　　细目十三　痴呆 943
　　细目十四　心悸 945
　　细目十五　感冒 946
　　细目十六　咳嗽 948
　　细目十七　哮喘 949
　　细目十八　呕吐 951

细目十九　胃痛 ………………………… 953
　　细目二十　泄泻 ………………………… 954
　　细目二十一　便秘 ……………………… 956
　　细目二十二　癃闭 ……………………… 957
　　细目二十三　消渴 ……………………… 959
第二十九单元　妇儿科病证的针灸治疗……960
　　细目一　月经不调 ……………………… 960
　　细目二　痛经 …………………………… 962
　　细目三　崩漏 …………………………… 964
　　细目四　绝经前后诸症 ………………… 966
　　细目五　带下病 ………………………… 967
　　细目六　缺乳 …………………………… 968
　　细目七　遗尿 …………………………… 969
　　细目八　小儿多动症 …………………… 971
第三十单元　皮外伤科病证的针灸治疗……972
　　细目一　瘾疹 …………………………… 972
　　细目二　蛇串疮 ………………………… 974
　　细目三　神经性皮炎 …………………… 975

　　细目四　乳癖 …………………………… 976
　　细目五　颈椎病 ………………………… 977
　　细目六　落枕 …………………………… 979
　　细目七　漏肩风 ………………………… 980
　　细目八　扭伤 …………………………… 982
　　细目九　肘劳 …………………………… 983
第三十一单元　五官科病证的针灸治疗……984
　　细目一　目赤肿痛 ……………………… 984
　　细目二　耳鸣耳聋 ……………………… 986
　　细目三　鼻鼽 …………………………… 987
　　细目四　牙痛 …………………………… 988
　　细目五　咽喉肿痛 ……………………… 990
　　细目六　近视 …………………………… 991
第三十二单元　急症及其他病证的针灸治疗
　　…………………………………………… 992
　　细目一　晕厥 …………………………… 992
　　细目二　内脏绞痛 ……………………… 994
　　细目三　肥胖症 ………………………… 996

中医临床

中医内科学

强化进阶班
中医内科学

【本章通关攻略】

中医内科学是一门重要的临床课程，在历年的中医执业医师资格考试中占据非常重要的地位。其中实践技能考试第一站病案分析中，涉及一道病案分析题，占20分（实践技能总分100分）。综合笔试考试当中，平均每年出90道题，共占90分（综合笔试总分600分）。

本科目共涉及8个单元51种疾病。考查的重点主要分布在疾病特点、病因病机、证候类型、治疗方法、使用方剂五个方面。要求考生重点记忆的内容主要是疾病的特点、证候类型和使用方剂，即同病异治。

在学习中医内科学的过程中要注意其与中医外科、妇科、儿科的相同或类似疾病的比较，同时也要善于归纳总结共用方剂的疾病，即异病同治。

第一单元　肺系病证

细目一　感冒

【考点突破攻略】

要点一　概述

感冒是感受触冒风邪而导致的常见外感疾病，病情轻者多为感受当令之气，称为伤风、冒风、冒寒；病情重者多为感受非时之邪，称为重伤风。在一段时期内广泛流行、证候相类似者，称为时行感冒。

临床表现以鼻塞、流涕、喷嚏、咳嗽、头痛、恶寒、发热、全身不适、脉浮为其特征。

[常考考点]感冒的特点：鼻塞、流涕、喷嚏、咳嗽、头痛、恶寒、发热、全身不适、脉浮。

要点二　病因病机

外因为六淫、时行病毒侵入人体，以风邪为主，可兼寒、热、暑、湿等。内因为体质不强，或因生活起居不当，寒温失调以及过度疲劳。

感冒的病位在肺卫。基本病机为六淫入侵，卫表不和，肺气失宣。因病邪在外、在表，故尤以卫表不和为主。病理性质属表实证，但有寒热之分。

[常考考点]感冒的病因：风邪为主。感冒的病机：卫表失和。

要点三　诊断与鉴别诊断

（一）诊断依据

1.临床表现　普通感冒：初起多见鼻塞、流涕、喷嚏、恶风、头痛，继之出现发热、咳嗽、咽痒或咽痛。时行感冒：突然恶寒、寒战、高热、周身酸痛、全身症状明显，可化热入里，变生他证。具传染性，可引起广泛流行。

2.发病季节　一年四季均可发生，以冬春季多见。

3.病程　一般3～7日，普通感冒一般不传变，时行感冒少数可传变入里，变生他病。

（二）鉴别诊断

1. 普通感冒与时行感冒

疾病	病因	发病季节与特点	病情表现	有无传变
普通感冒	外感六淫，以风邪为主	冬春，气候多变；发病率高，散发	病情多轻，全身症状轻	多无
时行感冒	时行疫毒	季节不限；有传染性、流行性	病情多重，全身症状显著	入里化热，继发合并他病

[常考考点] 普通感冒与时行感冒的鉴别点是传染病、流行性。

2. 普通感冒与风温早期

	普通感冒	风温早期
病情	轻	重
发热	不高，或不发热	高热
转归	少传变	多传变或入营入血
预后	服解表药后，汗出，脉静身凉	汗出热虽暂退，旋即复起，脉数不静

[常考考点] 普通感冒与风温早期的鉴别点是病情轻重、热势高低和有无传变。

要点四　辨证论治

感冒首辨普通感冒和时行感冒，再辨实性感冒和虚体感冒，最后辨风寒、风热和暑湿的不同。治疗原则是解表达邪。

分型		辨证要点	治法	方药
常人感冒	风寒束表	恶寒重，发热轻，无汗，头痛，肢节酸痛，鼻塞声重或鼻痒喷嚏，时流清涕，咽痒，咳嗽，痰吐稀薄色白，口不渴或渴喜热饮，舌苔薄白而润，脉浮或浮紧	辛温解表	荆防达表汤或荆防败毒散加减
	风热犯表	身热较著，微恶风，汗泄不畅，头胀痛，面赤，咳嗽，痰黏或黄，咽燥，或咽喉乳蛾红肿疼痛，鼻塞，流黄浊涕，口干欲饮，舌苔薄白微黄，舌边尖红，脉浮数	辛凉解表	银翘散或葱豉桔梗汤加减
	暑湿伤表	身热，微恶风，汗少，肢体酸重或疼痛，头昏重胀痛，咳嗽痰黏，鼻流浊涕，心烦口渴，或口中黏腻，渴不多饮，胸闷脘痞，泛恶，腹胀，大便或溏，小便短赤，舌苔黄腻或白腻，脉濡数	清暑祛湿解表	新加香薷饮加减
虚体感冒	气虚感冒	恶寒较甚，发热，无汗，头痛身楚，咳嗽，痰白，咳痰无力，平素神疲体弱，气短懒言，汗出，反易感，舌淡苔白，脉浮而无力	益气解表	参苏饮加减
	阴虚感冒	身热，微恶风寒，少汗，头昏，心烦，口干，干咳少痰，舌红少苔，脉细数	滋阴解表	加减葳蕤汤化裁

[常考考点] 感冒的5种证型及其辨证要点、治法、使用方剂。

【知识纵横比较】

感冒（中医内科学）		感冒（中医儿科学）		经行感冒（中医妇科学）	
证型	方剂	证型	方剂	证型	方剂
风寒证	荆防败毒散	风寒证	荆防败毒散	风寒证	荆穗四物汤
风热证	银翘散	风热证	银翘散	风热证	桑菊饮
暑湿证	新加香薷饮	暑湿证	新加香薷饮	邪入少阳证	小柴胡汤
气虚证	参苏饮	时行感冒	银翘散合普济消毒饮	—	—
阴虚证	加减葳蕤汤	—	—	—	—

【例题实战模拟】

A1 型题

1. 导致感冒的主因是
   A. 寒邪　　B. 热邪　　C. 风邪　　D. 湿邪　　E. 暑邪
2. 下列不属于感冒常见病因的是
   A. 风寒　　B. 风热　　C. 暑湿　　D. 食滞　　E. 时行病毒
3. 感冒的主要病机是
   A. 肺气失宣　　B. 肺失肃降　　C. 卫表失和　　D. 营卫不和　　E. 肺虚不固
4. 时行感冒与感冒风热证的鉴别，关键在于
   A. 恶寒的轻与重　　B. 发热的轻与重　　C. 咽喉肿痛与否　　D. 有无传染性　　E. 脉数与否
5. 治疗气虚感冒，应首选
   A. 玉屏风散　　B. 再造散　　C. 参苏饮　　D. 加减葳蕤汤　　E. 杏苏散

【参考答案】

1. C　2. D　3. C　4. D　5. C

细目二　咳嗽

【考点突破攻略】

要点一　概述

咳嗽是指肺失宣降，肺气上逆作声，或伴咳吐痰液而言。分别言之，有声无痰为咳，有痰无声为嗽，一般多为痰声并见，难以截然分开，故以咳嗽并称。

要点二　病因病机

外因为六淫之邪，侵袭肺系。常以风为先导，或夹寒，或夹热，或夹燥，表现为风寒、风热、风燥相合为病。内因为脏腑功能失调，内邪干肺。分其他脏腑病变涉及肺和肺脏自病。他脏及肺有饮食不调、情志不遂。肺脏自病者，常因肺系疾病迁延不愈，阴伤气耗。

咳嗽病变主脏在肺，与肝、脾有关，久则及肾。基本病机为邪犯于肺，肺气上逆。咳嗽分外感和内伤。外感咳嗽属邪实，内伤咳嗽属邪实与正虚并见，病理因素主要为"痰"与"火"。

[常考考点] 咳嗽的基本病机为邪犯于肺，肺气上逆。

要点三　诊断与鉴别诊断

（一）诊断依据

1. 临床表现　咳嗽、咳痰。

2. 外感咳嗽　多是新病，起病急，病程短，初起常兼肺卫症状，邪实。

3. 内伤咳嗽　多是宿病，常反复发作，病程长，多兼他脏病证，邪实正虚。

咳嗽按发作时间分为急性咳嗽、亚急性咳嗽和慢性咳嗽。急性咳嗽病程小于3周，亚急性咳嗽病程在3～8周，慢性咳嗽病程大于8周。肺部影像学和肺功能检查等有助于诊断。

（二）病证鉴别

1. 咳嗽与喘证

疾病	相同点	不同点
咳嗽	肺气上逆之病证，临床上也常咳、喘并见	咳嗽以气逆有声、咳吐痰液为主
喘证		以呼吸困难，甚则不能平卧为临床特征

2. 咳嗽与肺痨

疾病	相同点	不同点
咳嗽	均可有咳嗽、咳痰的症状	咳嗽以气逆有声、咳吐痰液为主
肺痨		为感染"痨虫"所致，有传染性，同时兼见潮热、盗汗、咯血、消瘦等症

要点四 辨证论治

（一）咳嗽的辨证要点

1. 辨外感内伤 外感咳嗽，多为新病，起病急，病程短，常伴恶寒、发热、头痛等肺卫表证。内伤咳嗽，多为久病，常反复发作，病程长，可伴他脏见症。

2. 辨证候虚实 外感咳嗽一般均属邪实；内伤咳嗽多为虚实夹杂，本虚标实，其中痰湿、痰热、肝火多为邪实正虚；肺阴亏耗咳嗽则属正虚，或虚中夹实。

（二）咳嗽的治疗原则

外感咳嗽属于邪实，治以祛邪利肺。内伤咳嗽，多属邪实正虚，治以祛邪止咳，兼以扶正。

	分型	辨证要点	治法	方药
外感咳嗽	风寒袭肺证	咳嗽声重，气急，咽痒，咳痰稀薄色白，常伴鼻塞，流清涕，头痛，肢体酸楚，或见恶寒、发热、无汗等风寒表证，舌苔薄白，脉浮或浮紧	疏风散寒，宣肺止咳	三拗汤合止嗽散加减
		加减：寒饮伏肺	温肺化饮	小青龙汤
	风热犯肺证	咳嗽频剧，气粗或咳声嘶哑，喉燥咽痛，咳痰不爽，痰黏稠或黄，咳时汗出，常伴鼻流黄涕，口渴，头痛，身楚，或见恶风、身热等风热表证，舌苔薄黄，脉浮数或浮滑	疏风清热，宣肺止咳	桑菊饮加减
	风燥伤肺证	干咳，连声作呛，喉痒，咽喉干痛，唇鼻干燥，无痰或痰少而黏，不易咳出，或痰中带有血丝，口干，初起或伴鼻塞、头痛、微寒、身热等表证，舌质红干而少津，苔薄白或薄黄，脉浮数或小数	疏风清肺，润燥止咳	桑杏汤加减
内伤咳嗽	痰湿蕴肺证	咳嗽反复发作，咳声重浊，痰多，因痰而嗽，痰出咳平，痰黏腻或稠厚成块，色白或带灰色，每于早晨或食后咳甚多，进甘甜油腻食物加重，胸闷脘痞，呕恶食少，体倦，大便时溏，舌苔白腻，脉象濡滑	燥湿化痰，理气止咳	二陈平胃散合三子养亲汤加减
	痰热郁肺证	咳嗽，气息粗促，或喉中有痰声，痰多质黏厚或稠黄，咳吐不爽，或咳血痰，胸胁胀满，咳时引痛，面赤，或有身热，口干而黏，欲饮水，舌质红，舌苔薄黄腻，脉滑数	清热肃肺，豁痰止咳	清金化痰汤加减
	肝火犯肺证	咳嗽呈阵发性，表现为上气咳逆阵作，咳时面赤，咽干口苦，常感痰滞咽喉而咳之难出，量少质黏，或如絮条，胸胁胀痛，咳时引痛，症状可随情绪波动而增减，舌红或边红，舌苔薄黄少津，脉弦数	清肺泄肝，顺气降火	黛蛤散合加减泻白散化裁
	肺阴亏耗证	干咳，咳声短促，痰少黏白，或痰中带血丝，或声音逐渐嘶哑，口干咽燥，或午后潮热，颧红，盗汗，日渐消瘦，神疲，舌质红少苔，脉细数	滋阴清热，润肺止咳	沙参麦冬汤加减

［常考考点］咳嗽的证型及其辨证要点、治法、使用方剂。

【知识纵横比较】

咳嗽（中医内科学）		咳嗽（中医儿科学）	
证型	方剂	证型	方剂
风寒袭肺证	三拗汤合止嗽散加减	风寒咳嗽证	杏苏散/金沸草散
风热犯肺证	桑菊饮加减	风热咳嗽证	桑菊饮
风燥伤肺证	桑杏汤加减	风燥咳嗽证	清燥救肺汤/桑杏汤

续表

咳嗽（中医内科学）		咳嗽（中医儿科学）	
证型	方剂	证型	方剂
痰湿蕴肺证	二陈平胃散合三子养亲汤加减	痰湿咳嗽证	二陈汤
痰热郁肺证	清金化痰汤加减	痰热咳嗽证	清金化痰汤/清气化痰汤
肝火犯肺证	黛蛤散合加减泻白散化裁	—	—
—	—	气虚咳嗽证	六君子汤
肺阴亏耗证	沙参麦冬汤加减	阴虚咳嗽证	沙参麦冬汤

【例题实战模拟】

A1 型题

1. 下列不属于咳嗽病因的是
   A. 外感六淫　　B. 痰湿痰热　　C. 肝郁化火　　D. 禀赋不足　　E. 肺阴亏虚
2. 下列属内伤咳嗽主要病理因素的是
   A. 内风　　B. 湿、热　　C. 痰、火　　D. 瘀血　　E. 气滞
3. 咳嗽的基本病机是
   A. 风寒袭肺，肺气失宣　　B. 风热犯肺，肺失清肃　　C. 痰热壅肺，肺失肃降
   D. 肝郁化火，上逆侮肺　　E. 邪犯于肺，肺气上逆
4. 治疗咳嗽之肺阴亏耗证，应首选
   A. 桑菊饮　　B. 生脉散合补肺汤　　C. 桑杏汤　　D. 生脉地黄汤　　E. 沙参麦冬汤

A2 型题

5. 患者，女，45 岁。喉痒干咳 3 天，无痰，咽喉干痛，唇鼻干燥，伴鼻塞，头痛，微寒，身热，舌质红少津，苔薄黄，脉浮数。其治疗应首选的方剂是
   A. 桑菊饮　　B. 桑杏汤　　C. 杏苏散　　D. 清金化痰汤　　E. 沙参麦冬汤

【参考答案】
1. D　2. C　3. E　4. E　5. B

细目三　哮病

【考点突破攻略】

要点一　概述

哮病是一种发作性痰鸣气喘疾病。发时喉中哮鸣有声，呼吸气促困难，甚至喘息不能平卧。
[常考考点] 哮病的特点：喘息+痰鸣。

要点二　病因病机

外因为外感风寒或风热之邪，或因吸入烟尘、花粉、动物毛屑、异味气体等。内因为饮食不当，过食生冷，或嗜食酸咸甘肥，或进食海膻发物，或体虚病后。

哮病的病位主要在肺，与脾、肾关系密切。基本病机为痰阻气道，肺失宣降。病理因素以痰为主，如痰伏藏于肺，则成为发病的潜在"夙根"。因气候、饮食、情志、劳累等因素诱发，这些诱因每多错杂相关，其中尤以气候变化为主。哮病发作的关键是外邪侵袭，触动伏痰。

发作时为痰阻气闭，病理性质以邪实为主，有寒痰、热痰之分。若长期反复发作，寒痰伤及脾肾之阳，热痰耗灼肺肾之阴，则可由实转虚，平时表现为肺、脾、肾等脏气虚弱之候；大发作时邪实与正虚错综并见，肺肾两虚，痰浊壅盛，严重者肺不能治理调节心血的运行，肾虚命门之火不能上济于心，则心阳亦同时受累，甚至发生"喘脱"危候。

[常考考点] 哮病发作的关键是外邪侵袭，触动伏痰。

要点三　诊断与鉴别诊断

（一）诊断依据

1. 多与先天禀赋有关，家族中可有哮病史。常由气候突变、饮食不当、情志失调、劳累等因素诱发。
2. 呈反复发作性。
3. 发时多突然，可见鼻痒、喷嚏、咳嗽、胸闷等先兆。喉中有明显哮鸣声，呼吸困难，不能平卧，甚至面色苍白，唇甲青紫，约数分钟、数小时后缓解。
4. 平时可一如常人，或稍感疲劳、纳差。但病程日久，反复发作，导致正气亏虚，常可有轻度哮鸣，甚至在大发作时持续难平，出现"喘脱"。

（二）鉴别诊断

哮病与喘证

疾病	相同点	不同点
哮病	都有呼吸急促、困难的表现。哮必兼喘，但喘未必兼哮	哮指声响言，喉中哮鸣有声，是一种反复发作的独立性疾病
喘证		喘指气息言，为呼吸气促、困难，是多种肺系急慢性疾病的一个症状

[常考考点] 哮指声响言，喉中哮鸣有声。喘指气息言，为呼吸气促、困难。

要点四　辨证论治

哮病首辨发病特点，次辨寒热，再辨肺、脾、肾虚损。治疗原则是"发时治标，平时治本"。

	分型	辨证要点	治法	方药
发作期	冷哮证	喉中哮鸣如水鸡声，呼吸急促，喘憋气逆，胸膈满闷如塞，咳不甚，痰少咳吐不爽，色白而多泡沫，口不渴或渴喜热饮，形寒怕冷，天冷或受寒易发，面色青晦，舌苔白滑，脉弦紧或浮紧	宣肺散寒，化痰平喘	射干麻黄汤或小青龙汤加减
	热哮证	喉中痰鸣如吼，喘而气粗息涌，胸高胁胀，咳呛阵作，咳痰色黄或白，黏浊稠厚，咳吐不利，口苦，口渴喜饮，汗出，面赤，或有身热，甚至有好发于夏季者，舌苔黄腻，质红，脉滑数或弦滑	清热宣肺，化痰定喘	定喘汤或越婢加半夏汤加减
	寒包热哮证	喉中哮鸣有声，胸膈烦闷，呼吸急促，喘咳气逆，咳痰不爽，痰黏色黄或黄白相兼，烦躁，发热，恶寒，无汗，身痛，口干欲饮，大便偏干，舌苔白腻，舌尖边红，脉弦紧	解表散寒，清化痰热	小青龙加石膏汤或厚朴麻黄汤加减
	风痰哮证	喉中痰涎壅盛，声如拽锯，或鸣声如吹哨笛，喘急胸满，但坐不得卧，咳痰黏腻难出，或为白色泡沫痰液，无明显寒热倾向，面色青暗，起病多急，常倏忽来去，发前自觉鼻、咽、眼、耳发痒，喷嚏，鼻塞，流涕，胸部憋塞，随之迅即发作，舌苔厚浊，脉滑实	祛风涤痰，降气平喘	三子养亲汤加味
	虚哮证	喉中哮鸣如鼾，声低，气短息促，动则喘甚，发作频繁，甚则持续喘哮，口唇、爪甲青紫，咳嗽无力，痰涎清稀或质黏起沫，面色苍白或颧红唇紫，口不渴或咽干口渴，形寒肢冷或烦热，舌质淡或偏红，或紫暗，脉沉细或细数	补肺纳肾，降气化痰	平喘固本汤加减
缓解期	肺脾气虚证	有哮喘反复发作史。气短声低，自汗，怕风，常易感冒，倦怠无力，食少便溏，或可喉中有轻度哮鸣，痰多质稀色白，舌质淡，舌苔白，脉细弱	健脾益气，补土生金	六君子汤加减
	肺肾两虚证	有哮喘发作史。短气息促，动则为甚，吸气不利，咳痰质黏起沫，脑转耳鸣，腰酸腿软，心慌，不耐劳累。或五心烦热，颧红，口干，舌质红少苔，脉细数；或畏寒肢冷，面色苍白，舌苔淡白，质胖，脉沉细	补肺益肾	生脉地黄汤合金水六君煎加减

[常考考点] 哮病的证型及其辨证要点、治法、使用方剂。

【知识纵横比较】

哮病（中医内科学）			哮病（中医儿科学）		
	证型	方药		证型	方药
发作期	冷哮证	射干麻黄汤或小青龙汤	发作期	寒性哮喘证	小青龙汤合三子养亲汤
	热哮证	定喘汤或越婢加半夏汤		热性哮喘证	麻杏石甘汤合苏葶丸
	寒包热哮证	小青龙加石膏汤或厚朴麻黄汤		外寒内热证	大青龙汤
	风痰哮证	三子养亲汤		肺实肾虚证	上盛者用苏子降气汤，下虚者用都气丸合射干麻黄汤
	虚哮证	平喘固本汤	缓解期	肺脾气虚证	人参五味子汤合玉屏风散
缓解期	肺脾气虚证	六君子汤		脾肾阳虚证	金匮肾气丸
	肺肾两虚证	生脉地黄汤合金水六君煎		肺肾阴虚证	麦味地黄丸

【例题实战模拟】

A1 型题

1. 哮病发作的基本病理变化是
   A. 肺失宣降 B. 痰阻气闭 C. 伏痰引触 D. 肺气不清 E. 肺气虚寒

2. 哮病的治疗原则是
   A. 扶正治本为主
   B. 发时治标，平时治本
   C. 攻邪治标为主
   D. 宣肺降逆为主
   E. 祛痰利气为先

3. 治疗哮病发作期冷哮证，应首选的方剂是
   A. 定喘汤或越婢加半夏汤
   B. 小青龙加石膏汤
   C. 三子养亲汤
   D. 射干麻黄汤或小青龙汤
   E. 平喘固本汤

A2 型题

4. 马某，女，35岁。反复发作气急痰鸣6年余。10分钟前受寒复发，喉中哮鸣如水鸡声，呼吸急促，喘憋气逆，胸膈满闷如塞，咳不甚，痰少咳吐不爽，色白而多泡沫，渴喜热饮，形寒怕冷，面色青晦，舌苔白滑，脉浮紧。此病证的治法是
   A. 清热宣肺，化痰定喘
   B. 宣肺散寒，化痰平喘
   C. 解表散寒，清化痰热
   D. 祛风涤痰，降气平喘
   E. 补肺纳肾，降气化痰

5. 患者，女，63岁。反复发作气急痰鸣30年余。气短声低，自汗，怕风，常易感冒，倦怠无力，食少便溏，喉中时有轻度哮鸣，痰多质稀色白，舌质淡，苔白，脉细弱。其诊断是
   A. 哮病缓解期肺脾气虚证
   B. 喘证肺气虚耗证
   C. 哮病缓解期肺肾两虚证
   D. 哮病发作期风痰哮证
   E. 喘证肾虚不纳证

【参考答案】

1. B 2. B 3. D 4. B 5. A

细目四 喘证

【考点突破攻略】

要点一 概述

喘即气喘、喘息。喘证是以<u>呼吸困难，甚至张口抬肩，鼻翼扇动，不能平卧</u>为特征的病证。

[常考考点] 喘证的特点为呼吸困难，甚至张口抬肩，鼻翼扇动，不能平卧。

要点二 病因病机

外因为外邪侵袭，重感风寒，邪袭于肺，或表寒内热，或风热外袭。内因为饮食不当，过食生冷、肥甘，或嗜酒伤中；或为情志所伤，忧思气结或郁怒伤肝；或为劳欲久病，肺肾亏虚。

喘证的病位主要在肺和肾，涉及肝、脾。基本病机为痰邪壅肺，宣降不利；或精气虚衰，肺肾出纳失常。病理性质有虚实之分。实喘在肺，为外邪、痰浊、肝郁气逆，邪壅肺气，宣降不利所致；虚喘责之肺、肾，因阳气不足、阴精亏耗，而致肺肾出纳失常，且尤以气虚为主。

[常考考点] 喘证的病位主要在肺和肾，涉及肝、脾。

要点三 诊断与鉴别诊断

（一）诊断依据

1. 以喘促短气，呼吸困难，甚至张口抬肩，鼻翼扇动，不能平卧，口唇发绀为特征。
2. 多有慢性咳嗽、哮病、肺痨、心悸等病史，每遇外感及劳累而诱发。

（二）鉴别诊断

喘证与哮病

疾病	相同点	不同点
哮病	都有呼吸急促、困难的表现。哮必兼喘，但喘未必兼哮	哮指声响言，喉中哮鸣有声，是一种反复发作的独立性疾病
喘证		喘指气息言，为呼吸气促、困难，是多种肺系急慢性疾病的一个症状

要点四 辨证论治

喘证的辨证首分虚实，实喘辨外感、内伤，虚喘辨病变脏腑。喘证的治疗首分虚实邪正。

分型		辨证要点	治法	方药
实喘	风寒壅肺证	喘息咳逆，呼吸急促，胸部胀闷，痰多稀薄而带泡沫，色白质黏，常有头痛，恶寒，或有发热，口不渴，无汗，舌苔薄白而滑，脉浮紧	宣肺散寒	麻黄汤合华盖散加减
	表寒肺热证	喘逆上气，胸胀或痛，息粗，鼻扇，咳而不爽，吐痰稠黏，伴形寒，身热，烦闷，身痛，有汗或无汗，口渴，舌苔薄白或罩黄，舌边红，脉浮数或滑	解表清里，化痰平喘	麻杏石甘汤加减
	痰热郁肺证	喘促气涌，胸部胀痛，咳嗽痰多，质黏色黄，或兼有血色，伴胸中烦闷，身热，有汗，口渴而喜冷饮，面赤，咽干，小便赤涩，大便或秘，舌质红，舌苔薄黄或腻，脉滑数	清热化痰，宣肺平喘	桑白皮汤加减
	痰浊阻肺证	喘而胸满闷塞，甚则胸盈仰息，咳嗽，痰多黏腻色白，咳吐不利，兼有呕恶，食少，口黏不渴，舌苔白腻，脉滑或濡	祛痰降逆，宣肺平喘	二陈汤合三子养亲汤加减
	肺气郁痹证	喘促症状每遇情志刺激而诱发，发时突然呼吸短促，息粗气憋，胸闷胸痛，咽中如窒，但喉中痰鸣不著，或无痰声。平素常多忧思抑郁，失眠，心悸。苔薄，脉弦	开郁降气平喘	五磨饮子加减
虚喘	肺气虚耗证	喘促短气，气怯声低，喉有鼾声，咳声低弱，痰吐稀薄，自汗畏风，或见呛咳，痰少质黏，烦热而渴，咽喉不利，面颧潮红，舌质淡红或有苔剥，脉软弱或细数	补肺益气养阴	生脉散合补肺汤加减
	肾虚不纳证	喘促日久，动则喘甚，呼多吸少，气不得续，形瘦神惫，跗肿，汗出肢冷，面青唇紫，舌淡苔白或黑而润滑，脉微细或沉弱；或见喘咳，面红烦躁，口咽干燥，足冷，汗出如油，舌红少津，脉细数	补肾纳气	金匮肾气丸合参蛤散加减
	正虚喘脱证	喘逆剧甚，张口抬肩，鼻翼气促，端坐不能平卧，稍动则咳喘欲绝，或有痰鸣，心慌动悸，烦躁不安，面青唇紫，汗出如珠，肢冷，脉浮大无根，或见歇止，或模糊不清	扶阳固脱，镇摄肾气	参附汤送服黑锡丹，配合蛤蚧粉

[常考考点] 喘证的证型及其辨证要点、治法、使用方剂。

【知识纵横比较】

喘证（中医内科学）			肺炎喘嗽（中医儿科学）		
	证型	方药		证型	方药
实喘	风寒壅肺证	麻黄汤合华盖散	常证	风寒闭肺证	华盖散
	表寒肺热证	麻杏石甘汤		风热闭肺证	麻杏石甘汤
	痰热郁肺证	桑白皮汤		痰热闭肺证	麻杏石甘汤合葶苈大枣泻肺汤
	痰浊阻肺证	二陈汤合三子养亲汤		毒热闭肺证	黄连解毒汤合麻杏石甘汤
	肺气郁痹证	五磨饮子加减		阴虚肺热证	沙参麦冬汤
虚喘	肺气虚耗证	生脉散合补肺汤加减		肺脾气虚证	人参五味子汤加减
	肾虚不纳证	金匮肾气丸合参蛤散加减	变证	心阳虚衰证	参附龙牡救逆汤
	正虚喘脱证	参附汤送服黑锡丹，配合蛤蚧粉		邪陷厥阴证	羚角钩藤汤合牛黄清心丸

【例题实战模拟】

A1 型题

1. 喘证的病变部位在
   A. 心、肺   B. 肺、肾   C. 心、肾   D. 脾、肾   E. 肺、脾

2. 虚喘的病位主要在
   A. 肺、肾   B. 肺、脾   C. 肺、心   D. 脾、肾   E. 心、肾

A2 型题

3. 患者，男，56 岁。喘咳气急，胸部胀闷，不得卧，痰稀白量多，恶寒发热，无汗，舌苔薄白。脉浮紧。治疗应首选
   A. 麻黄汤   B. 木防己汤   C. 苓桂术甘汤   D. 越婢加半夏汤   E. 葶苈大枣泻肺汤

4. 患者，男，42 岁。喘逆上气，咳痰不爽，痰质稠、色黄，恶寒身热，无汗，舌红苔黄，脉浮滑而数。治疗应首选
   A. 麻杏甘石汤   B. 黄连解毒汤   C 清金化痰汤   D. 银翘散   E. 桑白皮汤

5. 患者，男，70 岁。喘促气短，声低气怯。咳声低弱，咳痰稀白，自汗畏风，舌淡红，苔薄白，脉弱无力。治疗应首选
   A. 三子养亲汤合二陈汤   B. 生脉散合补肺汤   C. 七味都气丸合生脉散
   D. 参蛤散合金匮肾气丸   E. 苏子降气汤合二陈汤

【参考答案】
1. B 2. A 3. A 4. A 5. B

细目五　肺痈

【考点突破攻略】

要点一　概述

肺痈是肺叶生疮，形成脓肿的一种病证，属内痈之一。临床以咳嗽、胸痛、发热、咳吐腥臭浊痰，甚则脓血相兼为主要特征。

[常考考点] 肺痈的特点是以咳嗽、胸痛、发热、咳吐腥臭浊痰，甚则脓血相兼为主要特征。

要点二　病因病机

外因为感受风热，或风寒袭肺，内郁化热。内因为嗜酒太过或恣食辛辣煎炸厚味，痰热素盛。如宿有痰热蕴肺，复加外感风热，内外合邪，则更易引发本病。

肺痈的病位在肺。成痈化脓的病理基础，主要在于热壅血瘀。基本病机为邪热蕴肺，热壅血瘀成痈，血败肉腐而

化脓。

病理性质主要表现为邪盛的实热证候。

要点三　诊断与鉴别诊断

（一）诊断依据

1. 发病多急，常突然寒战高热，咳嗽胸痛，咳吐黏浊痰，经旬月左右，咳吐大量腥臭脓痰或脓血相兼，身热遂降，症情好转，经数周逐渐恢复。如脓血不净，持续咳嗽，咳吐脓血臭痰，低热，消瘦，则转为慢性。
2. 验痰法：肺痈患者咳痰，吐在水中，沉者是痈脓，浮者是痰。
3. 验口味：肺痈患者吃生黄豆或生豆汁不觉有腥味。
4. 可见舌下生细粒。

（二）鉴别诊断

1. 肺痈与咳嗽

疾病	相同点	不同点
肺痈	均可见发热、咳嗽、咳吐脓痰、胸痛等症状	瘀热蕴结成痈，酿脓溃破，病情较重，症见咳吐大量腥臭脓血浊痰
咳嗽痰热蕴肺证		咳嗽痰热蕴肺证一般为气分邪热动血伤络，病情较轻，症见咳吐黄稠脓痰、量多，夹有血色，痰无腥臭味；若咳嗽痰热蕴肺证迁延进展，邪热进一步瘀阻肺络，也可发展为肺痈

2. 肺痈与风温

疾病	相同点	不同点
肺痈	肺痈初期与风温极为相似	肺痈之振寒，咳吐浊痰明显，喉中有腥味是其特点
风温		起病多急，以发热、咳嗽、烦渴或伴气急胸痛为特征，与肺痈初期颇难鉴别。风温经正确及时治疗后，多在气分而解，如经一周身热不退，或退而复升，咳吐浊痰，应考虑肺痈的可能

要点四　辨证论治

肺痈首辨病期，次辨虚实，再辨转归。<u>治疗以祛邪为原则</u>，采用清热解毒、化瘀排脓的治法，脓未成应着重清肺消痈，脓已成需排脓解毒。

分型	辨证要点	治法	方药
初期	<u>恶寒发热，咳嗽，咳白色黏痰</u>，痰量日渐增多，胸痛，咳则痛甚，呼吸不利，口干鼻燥，<u>舌苔薄黄或薄白少津，脉浮数而滑</u>	疏风散热，清肺化痰	银翘散加减
成痈期	<u>身热转甚，时时振寒，继则壮热，汗出烦躁，咳嗽气急，胸满作痛，转侧不利，咳吐浊痰，呈黄绿色，自觉喉间有腥味，口干咽燥，舌苔黄腻，脉滑数</u>	清肺解毒，化瘀消痈	千金苇茎汤合如金解毒散加减
溃脓期	咳吐<u>大量脓痰，或如米粥，或痰血相兼，腥臭异常</u>，有时咯血，胸中烦满而痛，<u>甚则气喘不能卧，身热面赤，烦渴喜饮，舌苔黄腻，舌质红，脉滑数或实数</u>	排脓解毒	加味桔梗汤加减
恢复期	<u>身热渐退，咳嗽减轻</u>，咳吐脓痰渐少，臭味亦淡，<u>痰液转为清稀，精神渐振，食纳好转</u>；或有胸胁隐痛，难以平卧，<u>气短，自汗盗汗，低热，午后潮热，心烦</u>，口燥咽干，面色无华，形体消瘦，精神萎靡，舌质红或淡红，苔薄，<u>脉细或细数无力</u>；或见咳嗽，咳吐脓血痰日久不净，或痰液一度清稀而复转臭浊，病情时轻时重，迁延不愈	清热养阴，益气补肺	沙参清肺汤或桔梗杏仁煎加减

［常考考点］肺痈的证型及其辨证要点、治法、使用方剂。

【例题实战模拟】

A1 型题

1. 患者发热，咳嗽，胸痛，咳吐腥臭浊痰，甚则脓血相兼，其诊断为
   A. 风热咳嗽　　B. 痰热咳嗽　　C. 肝火犯肺咳嗽　　D. 肺痈　　E. 虚热肺痿
2. 古人采用验痰和验口味的方法来诊断的疾病是

A. 肺痨　　B. 肺痈　　C. 哮证　　D. 喘证　　E. 咳嗽

3. 治疗肺痈溃脓期，应首选

A. 如金解毒散　　B. 犀黄丸　　C. 桔梗白散　　D. 千金苇茎汤　　E. 加味桔梗汤

A2 型题

4. 患者，男，32 岁。发热，微恶寒，咳嗽，咳白色黏沫痰，痰量渐多，胸痛，咳时痛甚，呼吸不利，口干鼻燥，舌苔薄黄，脉浮滑数。诊断为肺痈，其病期是

A. 初期　　B. 成痈期　　C. 溃脓期　　D. 恢复期　　E. 晚期

5. 患者，男，32 岁。平素嗜酒，外出受寒后，始见时阵寒，发热。继而壮热汗出，烦躁不宁，咳嗽气急，咳吐腥臭浊痰，胸满作痛，口干苦，便秘，舌红苔黄腻，脉滑数。治疗应首选

A. 清金化痰汤　　B. 如金解毒散　　C. 桑白皮汤　　D. 加味泻白散　　E. 济生桔梗汤

【参考答案】

1. D　2. B　3. E　4. A　5. B

细目六　肺痨

【考点突破攻略】

要点一　概述

肺痨是具有传染性的慢性虚弱疾病。临床以咳嗽、咯血、潮热、盗汗及身体逐渐消瘦为主要特征。

[常考考点] 肺痨的特点：以咳嗽、咯血、潮热、盗汗及身体逐渐消瘦为主要临床特征。

要点二　病因病机

外因为感染"痨虫"。内因为禀赋不足、酒色过度、忧思劳倦、病后失调、营养不良。

肺痨的病位在肺，肺脏本体虚弱，卫外功能不强，或因其他脏器病变耗伤肺气，导致肺虚，则"痨虫"极易犯肺，侵蚀肺体，而致发病。但可传及其他脏腑，尤以脾、肾为主，同时也涉及心、肝。肺虚肾失滋生之源，或肾虚相火灼金，上耗母气，可致"肺肾两虚"。肺虚不能制肝，肾虚不能养肝，或肺虚心火乘克，肾虚水不济火，可致心肝火旺。久延而病重者，因精血亏损可以发展到肺、脾、肾三脏俱亏，甚则肺虚不能佐心治节血脉之运行，而致气虚血瘀。

病理性质主要表现为阴虚，并可导致气阴两虚，甚则阴损及阳。一般而言，初起肺体受损，肺阴耗伤，肺失滋润，故见肺阴亏损之候；继则阴虚生内热，而致阴虚火旺；或因阴伤气耗，阴虚不能化气，导致气阴两虚，甚则阴损及阳，而见阴阳两虚之候。

[常考考点] 肺痨的外因为感染"痨虫"。

要点三　诊断与鉴别诊断

（一）诊断依据

1. 有与肺痨患者的长期密切接触史。
2. 以咳嗽、咯血、潮热、盗汗及形体明显消瘦为主要临床表现。
3. 初期患者仅感疲劳乏力、干咳、食欲不振，形体逐渐消瘦。

（二）鉴别诊断

1. 肺痨与虚劳

疾病	二者联系	不同点		
		疾病性质	病位	病理
肺痨	肺痨后期表现为虚劳重证者，可按照虚者补之、损者益之的原则施治	肺痨具有传染的特点，是一个独立的慢性传染性疾病，有其发生发展及传变规律	肺痨病位主要在肺	阴虚
虚劳		虚劳缘于内伤亏损，是多种慢性疾病虚损证候的总称	虚劳则五脏并重，以肾为主	阴阳并重

2. 肺痨与肺痿

疾病	相同点	不同点
肺痨	病位在肺	肺痨以咳嗽、咯血、潮热、盗汗为特征，肺痨后期亦可以转成肺痿
肺痿		肺痿是由肺部多种慢性疾病日久转归而成，以咳吐浊唾涎沫为主症

要点四　辨证论治

肺痨首辨脏腑，次辨虚损性质。治疗原则为<u>补虚培元，治痨杀虫</u>。

分型	辨证要点	治法	方药
肺阴亏损证	近期曾有与肺痨患者接触史。干咳，咳声短促，或咳少量黏痰，或痰中带有<u>血丝</u>，色鲜红，胸部隐隐闷痛，午后自觉手足心热，或见少量盗汗，皮肤干灼，口干咽燥，舌苔薄白，舌边尖红，脉细数	滋阴润肺	月华丸加减
虚火灼肺证	近期曾有与肺痨患者接触史。呛咳气急，痰少质黏，或吐痰黄稠量多，时时咯血，<u>血色鲜红</u>，混有泡沫痰涎，午后潮热，骨蒸颧红，五心烦热，盗汗量多，口渴心烦，失眠，急躁易怒，或胸胁掣痛，男子可见遗精，女子月经不调，形体日益消瘦，舌干而红，苔薄黄或剥，脉细数	滋阴降火	百合固金汤合秦艽鳖甲散加减
气阴耗伤证	<u>咳嗽无力</u>，气短声低，咳痰清稀色白，量较多，偶或夹血，或咯血，血色淡红，午后潮热，或伴有畏风，<u>怕冷，自汗与盗汗并见</u>，纳少神疲，便溏，<u>面白颧红</u>，舌质光淡，边有齿印，苔薄，<u>脉细弱而数</u>	益气养阴	保真汤或参苓白术散加减
阴阳两虚证	肺痨病日久，咳逆喘息，少气，咳痰色白有沫，或夹血丝，血色暗淡，<u>潮热，自汗，盗汗</u>，声嘶或失音，<u>面浮肢肿，心慌，唇紫，肢冷形寒，或见五更泄泻</u>，口舌生糜，大肉尽脱，男子遗精阳痿，女子经闭，苔黄而剥，舌质光淡隐紫，少津，<u>脉微细而数，或虚大无力</u>	滋阴补阳	补天大造丸加减

[常考考点] 肺痨的证型及其辨证要点、治法、使用方剂。

【例题实战模拟】

A1 型题

1. 肺痨的四大主症是
   A. 咳嗽、胸痛、发热、汗出　　B. 咳嗽、咯血、潮热、盗汗　　C. 咳嗽、消瘦、低热、自汗
   D. 咳嗽、神疲、心悸、盗汗　　E. 干咳、气促、潮热、胸痛

2. 肺痨的基本病机是
   A. 虚体虫侵，瘀血内停　　B. 虚体虫侵，阳气虚衰　　C. 虚体虫侵，气虚不足
   D. 虚体虫侵，血虚不足　　E. 虚体虫侵，阴虚火旺

3. 下列各项，对于鉴别肺痨与虚劳最有意义的是
   A. 病情轻重　　B. 有无传染性　　C. 有无五脏虚损
   D. 病程长短及预后　　E. 有无发热

4. 肺痨的治疗原则是
   A. 补虚培元，抗痨杀虫　　B. 补益肺脏，兼顾脾肾　　C. 养阴清热，抗痨杀虫
   D. 温肾健脾，抗痨杀虫　　E. 补益肺脏，抗痨杀虫

5. 治疗肺痨之气阴耗伤证，应首选的方剂是
   A. 秦艽鳖甲散　　B. 月华丸　　C. 百合固金汤　　D. 保真汤　　E. 补天大造丸

【参考答案】
1. B　2. E　3. B　4. A　5. D

细目七 肺胀

【考点突破攻略】

要点一 概述

肺胀是多种慢性肺系疾病反复发作，迁延不愈，导致肺气胀满，不能敛降的一种病证。临床表现为<u>胸部膨满，憋闷如塞，喘息上气，咳嗽痰多，烦躁，心悸，面色晦暗，或唇甲发绀，脘腹胀满，肢体浮肿</u>等。其病程缠绵，时轻时重，经久难愈，严重者可出现神昏、痉厥、出血、喘脱等危重证候。肺胀的临床证候特点，与西医学中慢性阻塞性肺疾病相似。

要点二 病因病机

肺胀的发生，多因久病肺虚，痰浊潴留，而致肺不敛降，气还肺间，肺气胀满，每因复感外邪诱使病情发作或加剧。病因为久病肺虚，感受外邪。肺胀病变首先在肺，继则影响脾、肾，后期病及于心。肺胀的基本病机为<u>久病肺虚，六淫侵袭，以致痰饮瘀血，结于肺间，肺气胀满，不能敛降</u>。肺胀的病理因素主要为痰浊、水饮与血瘀，且相互影响，兼见同病。

肺胀的病理性质多属标实本虚，但有偏实、偏虚的不同，且多以标实为急。病程中由于肺虚卫外不固，尤易感受外邪而使病情诱发或加重。若复感风寒，则可成为外寒里饮之证。感受风热或痰郁化热，可表现为痰热证。如痰浊壅盛，或痰热内扰，闭阻气道，蒙蔽神窍，则可发生烦躁、嗜睡、昏迷等变证。若痰热内郁，热动肝风，可见肉瞤、震颤，甚则抽搐，或因动血而致出血。

[常考考点] 肺胀的病机：久病肺虚，六淫侵袭，以致痰饮瘀血，结于肺间，肺气胀满，不能敛降。

要点三 诊断与鉴别诊断

（一）诊断依据

1. 有慢性肺系疾病史，反复发作，时轻时重，经久难愈。多见于老年人。
2. 临床表现为胸部膨满，胸中憋闷如塞，咳逆上气，痰多，喘息，动则加剧，甚则鼻扇气促，张口抬肩，目胀如脱，烦躁不安，日久可见心慌动悸，面唇发绀，脘腹胀满，肢体浮肿，严重者可出现喘脱。
3. 常因外感而诱发。其他如劳倦过度、情志刺激等也可诱发。

（二）鉴别诊断

肺胀、哮病与喘证

疾病	共同点	不同点
肺胀	以咳而上气、喘满为主症。肺胀可隶属于喘证，哮与喘病久不愈又可发展成为肺胀	是多种慢性肺系疾病日久积渐而成，除咳喘外，尚有胸部膨满、心悸、唇甲发绀、腹胀肢肿等症状
哮病		是反复发作性疾病，以喉中哮鸣有声为特征
喘证		是多种急慢性疾病的一个症状，以呼吸气促、困难为主要表现

要点四 辨证论治

肺胀首辨标本虚实主次，偏实者分痰浊、水饮和血瘀，偏虚者分气虚和阴虚。治疗原则是分清标本缓急。

分型	辨证要点	治法	方药
外寒内饮证	咳逆喘满不得卧，气短气急，咳痰白稀量多，呈泡沫状，胸部膨满，口干不欲饮，面色青暗，周身酸楚，头痛，恶寒，无汗，舌质暗淡，苔白滑，脉浮紧	温肺散寒，化痰降逆	小青龙汤加减
痰浊壅肺证	胸部膨满，短气喘息，稍劳即著，咳嗽痰多，色白黏腻或呈泡沫，畏风易汗，脘痞纳少，倦怠乏力，舌暗，苔白腻或浊腻，脉小滑	化痰降气，健脾益肺	苏子降气汤合三子养亲汤加减

续表

分型	辨证要点	治法	方药
痰热郁肺证	咳逆，喘息气粗，胸部膨满，烦躁，目胀睛突，痰黄或白，黏稠难咳，或伴身热，微恶寒，有汗不多，口渴欲饮，溲赤，便干，舌边尖红，苔黄或黄腻，脉数或滑数	清肺化痰，降逆平喘	越婢加半夏汤或桑白皮汤加减
痰蒙神窍证	胸部膨满，神志恍惚，表情淡漠，谵妄，烦躁不安，撮空理线，嗜睡，甚则昏迷，或伴肢体瞤动，抽搐，咳逆喘促，咳痰不爽，舌质暗红或淡紫，苔白腻或黄腻，脉细滑数	涤痰，开窍，息风	涤痰汤加减
阳虚水泛证	胸部膨满，憋闷如塞，咳痰清稀，胸闷心悸，面浮，下肢浮肿，甚则一身悉肿，腹部胀满有水，脘痞，纳差，尿少，怕冷，面唇青紫，舌苔白滑，舌胖质暗，脉沉细	温肾健脾，化饮利水	真武汤合五苓散加减
肺肾气虚证	胸部膨满，呼吸浅短难续，声低气怯，甚则张口抬肩，倚息不能平卧，咳嗽，痰白如沫，咳吐不利，胸闷心慌，形寒汗出，或腰膝酸软，小便清长，或尿有余沥，舌淡或暗紫，脉沉细数无力，或有结代	补肺纳肾，降气平喘	平喘固本汤合补肺汤加减

[常考考点] 肺胀的证型及其辨证要点、治法、使用方剂。

【例题实战模拟】

A1 型题

1. 肺胀的病位在肺，继则影响
   A. 心、脾，后期病及于肾　　B. 脾、肾，后期病及于心　　C. 肝、肾，后期病及于心
   D. 肝、脾，后期病及于心　　E. 心、肝，后期病及于肾
2. 肺胀最具特征的主症是
   A. 发作性痰鸣气喘　　B. 喘促气急　　C. 咳嗽咳痰
   D. 胸部膨满，憋闷如塞　　E. 胸胁饱满，咳唾引痛
3. 肺胀的病理因素是
   A. 痰浊、水饮、外邪　　B. 痰浊、外邪、血瘀　　C. 痰浊、水饮、血瘀
   D. 痰浊、气滞、血瘀　　E. 痰浊、水饮、气滞
4. 肺胀与哮病、喘证最关键的鉴别点是
   A. 有无胸腹胀满　　B. 有无咳而喘满　　C. 有无唇甲发绀
   D. 有无肢体浮肿　　E. 有无胸部膨满
5. 下列各项，不属于肺胀实证治疗原则的是
   A. 祛邪宣肺　　B. 降气化痰　　C. 温阳利水　　D. 益肾健脾　　E. 开窍息风
6. 治疗肺胀之痰浊壅肺证，应首选的方剂是
   A. 苏子降气汤合三子养亲汤　　B. 越婢加半夏汤　　C. 桑白皮汤
   D. 真武汤合五苓散　　E. 平喘固本汤合补肺汤

【参考答案】

1. B　2. D　3. C　4. E　5. D　6. A

细目八　肺痿

【考点突破攻略】

要点一　概述

肺痿系肺叶痿弱不用的一种肺脏慢性虚损性疾病。临床以咳吐浊唾涎沫、气短为主症。

[常考考点] 肺痿的特点：咳吐浊唾涎沫，气短。

要点二 病因病机

病因为久病损肺、外感六淫、误治津伤。基本病机为肺虚，津气大伤，失于濡养，以致肺叶枯萎。肺痿的病位在肺，但与脾、胃、肾等脏密切相关。病理性质有肺燥津伤（虚热）、肺气虚冷（虚寒）之分。肺痿临床以虚热证为多见，但久延伤气，亦可转为虚寒证。

要点三 诊断与鉴别诊断

（一）诊断依据

1. 临床以咳吐浊唾涎沫为主症。唾呈细沫稠黏，或白如雪，或带白丝，咳嗽，或不咳，气短，动则气喘。
2. 常伴有面白或青苍，形体瘦削，神疲，头晕，或时有寒热等全身症状。
3. 有肺脏内伤的久咳、久嗽病史。

（二）鉴别诊断

1. 肺痿与肺痈

疾病	相同点	不同点
肺痈	病位在肺，均为肺中有热	肺痈以咳则胸痛，吐痰腥臭，甚则咳吐脓血为主症，属实证；肺痈失治久延，可以转为肺痿
肺痿		肺痿是肺部多种慢性疾病日久转归而成，以咳吐浊唾涎沫为主症，属虚证

2. 肺痿与肺痨

疾病	相同点	不同点
肺痨	病位在肺	肺痨以咳嗽、咯血、潮热、盗汗为特征，后期亦可以转成肺痿
肺痿		肺痿是肺部多种慢性疾病日久转归而成，以咳吐浊唾涎沫为主症

要点四 辨证论治

主要辨虚寒和虚热的不同。治疗原则是补肺生津。

分型	辨证要点	治法	方药
虚热证	咳吐浊唾涎沫，其质较黏稠，或咳痰带血，咳声不扬，甚则音嗄，气急喘促，口渴咽燥，午后潮热，形体消瘦，皮毛干枯，舌红而干，脉虚数	滋阴清热，润肺生津	麦门冬汤合清燥救肺汤加减
虚寒证	咳吐涎沫，其质清稀量多，不渴，短气不足以息，头眩，神疲乏力，食少，形寒，小便数，或遗尿，舌质淡，脉虚弱	温肺益气	甘草干姜汤或生姜甘草汤加减

[常考考点]肺痿的证型及其辨证要点、治法、使用方剂。

【例题实战模拟】

A1 型题

1. 肺痿的病位在肺，与
   A. 脾、心、肾密切相关　　B. 胃、肾密切相关　　C. 肝、肾密切相关
   D. 脾、肾密切相关　　E. 脾、胃密切相关

2. 肺痿的基本病机是
   A. 虚体虫侵，阴虚火旺　　B. 肺虚，津气失于濡养，肺叶枯萎
   C. 肺气上逆，宣降失职　　D. 痰饮瘀血，结于肺间
   E. 气无所主，肾失摄纳

3. 肺痿的特征性症状是
   A. 咳吐浊唾涎沫、气短　　B. 胸部膨满，憋闷如塞　　C. 咳嗽、咯血、潮热、盗汗
   D. 咳大量脓血痰　　E. 胸胁饱满，咳唾引痛

4. 肺痿的治疗原则是

A. 清热生津　　B. 温肺益气　　C. 补肺生津　　D. 寒热平调　　E. 纳气定喘

5. 治疗肺痿之虚寒证，应首选的方剂是

　A. 麻黄升麻汤　　　　　　　B. 甘草干姜汤　　　　　　　C. 清燥救肺汤

　D. 七味都气丸合柴胡疏肝散　　E. 麦门冬汤

【参考答案】

1. B　2. B　3. A　4. C　5. B

第二单元　心系病证

细目一　心悸

【考点突破攻略】

要点一　概念

心悸是指患者自觉心中悸动、惊惕不安，甚则不能自主的一种病证。病情较轻者为惊悸，病情较重者为怔忡。

要点二　病因病机

内因为体质素虚，饮食劳倦，七情所伤，药食不当。外因为感受外邪。

心悸的发病，或由惊恐恼怒，动摇心神，致心主不安而为惊悸；或因久病体虚，劳累过度，耗伤气血，心神失养。若虚极邪盛，无惊自悸，惊动不已，则谓之怔忡。

心悸的病位在心，与肝、脾、肾、肺四脏密切相关。病理变化主要有虚实两方面，虚者为气、血、阴、阳亏损，使心失滋养，而致心悸；实者多由痰火扰心，水饮上凌，或心血瘀阻，气血运行不畅引起。虚实之间可以相互夹杂或转化，实证日久，病邪伤正，可分别兼见气、血、阴、阳之亏损，而虚证也可因虚致实，兼见实证表现。

本病为本虚标实证。其本为心气不足，心阳虚衰，阴血亏虚。其标有气滞、血瘀、痰浊、水饮等。阴虚者常兼火盛或痰热；阳虚者易夹水饮、痰湿；气血不足者易见气血瘀滞、痰浊。

[常考考点] 心悸的病机：本虚为气、血、阴、阳之亏损，标实为气滞、血瘀、痰浊、水饮。

要点三　诊断与鉴别诊断

（一）诊断依据

1. 自觉心搏异常，或快速，或缓慢，或跳动过重，或忽跳忽止。呈阵发性或持续不解，神情紧张，心慌不安，不能自主。

2. 伴有胸闷不舒，易激动，心烦寐差，颤抖乏力，头晕等症。中老年患者，可伴有心胸疼痛，甚则喘促，汗出肢冷，或见晕厥。

3. 可见数、促、结、代、缓、沉、迟等脉象。

4. 常由情志刺激，惊恐、紧张、劳倦、饮酒、饱食等因素诱发。

（二）鉴别诊断

1. 惊悸与怔忡

疾病	鉴别点
惊悸	多与情绪因素有关，可由骤遇惊恐、忧思恼怒、悲哀过极或过度紧张而诱发，多为阵发性，病来虽速，病情较轻，实证居多，病势轻浅，可自行缓解，不发时如常人。心悸日久不愈，亦可形成怔忡
怔忡	多由久病体虚，心脏受损所致，无精神等因素亦可发生，常持续心悸，心中惕惕，不能自控，活动后加重，多属虚证，或虚中夹实，病来虽渐，病情较重，不发时亦可兼见脏腑虚损症状

2. 心悸与奔豚

疾病	相同点	不同点
心悸	均觉心胸躁动不安	心悸为心中剧烈跳动，发自于心
奔豚		奔豚乃上下冲逆，发自少腹

[常考考点] 惊悸与怔忡的鉴别。

要点四 辨证论治

心悸首辨虚实，次辨脉象变化。治疗原则是虚证治以补气、养血、滋阴、温阳；实证则应祛痰、化饮、清火、行瘀。

分型	辨证要点	治法	方药
心虚胆怯证	心悸不宁，善惊易恐，坐卧不安，不寐多梦而易惊醒，恶闻声响，食少纳呆，苔薄白，脉细略数或细弦	镇惊定志，养心安神	安神定志丸加减
心血不足证	心悸气短，头晕目眩，失眠健忘，面色无华，倦怠乏力，纳呆食少，舌淡红，脉细弱	补血养心，益气安神	归脾汤加减
心阳不振证	心悸不安，胸闷气短，动则尤甚，面色苍白，形寒肢冷，舌淡苔白，脉虚弱或沉细无力	温补心阳，安神定悸	桂枝甘草龙骨牡蛎汤合参附汤加减
水饮凌心证	心悸眩晕，胸闷痞满，渴不欲饮，小便短少，或下肢浮肿，形寒肢冷，伴恶心、欲吐、流涎，舌淡胖，苔白滑，脉弦滑或沉细而滑	振奋心阳，化气行水，宁心安神	苓桂术甘汤加减
阴虚火旺证	心悸易惊，心烦失眠，五心烦热，口干，盗汗，思虑劳心则症状加重，伴耳鸣腰酸，头晕目眩，急躁易怒，舌红少津，苔少或无，脉细数	滋阴清火，养心安神	天王补心丹合朱砂安神丸加减
瘀阻心脉证	心悸不安，胸闷不舒，心痛时作，痛如针刺，唇甲青紫，舌质紫暗或有瘀斑，脉涩或结或代	活血化瘀，理气通络	桃仁红花煎合桂枝甘草龙骨牡蛎汤
痰火扰心证	心悸时发时至，受惊易作，胸闷烦躁，失眠多梦，口干苦，大便秘结，小便短赤，舌红，苔黄腻，脉弦数	清热化痰，宁心安神	黄连温胆汤加减

[常考考点] 心悸的证型及其辨证要点、治法、使用方剂。

【例题实战模拟】

A1 型题

1. 下列选项中，属于心悸病因的是
   A. 跌仆损伤　B. 感受外邪　C. 疫毒侵袭　D. 先天遗传　E. 久病入络

2. 下列选项中，不属于心悸病理因素的是
   A. 气滞　B. 痰浊　C. 血瘀　D. 寒凝　E. 水饮

3. 心悸的辨证，应首辨的是
   A. 虚实　B. 寒热　C. 表里　D. 脉象变化　E. 外感内伤

4. 下列选项中，属于惊悸与怔忡鉴别要点的是
   A 惊悸为持续性，怔忡为阵发性　B. 怔忡日久不愈，可转化为惊悸
   C. 怔忡为上下冲逆，发自少腹　D. 惊悸不能自控，活动后加重
   E. 惊悸发生多与情绪有关，怔忡无精神因素亦可发生

A2 型题

5. 患者心悸，善惊易恐，坐卧不安，多梦易醒，舌苔薄白，脉虚数。其证候是
   A. 心脾两虚　B. 阴虚火旺　C. 心虚胆怯　D. 心血不足　E. 水饮凌心

6. 患者，女，42岁。心悸不宁反复发作，心烦少寐，头晕目眩，手足心热，耳鸣腰酸，舌红少苔，脉细数。其证候是
   A. 心血瘀阻　B. 心虚胆怯　C. 阴虚火旺　D. 心阳不振　E. 心血不足

【参考答案】
1. B 2. D 3. A 4. E 5. C 6. C

细目二 胸痹

【考点突破攻略】

要点一 概述

胸痹是指以胸部闷痛，甚则胸痛彻背，喘息不得卧为主症的一种疾病，轻者仅感胸闷如窒，呼吸欠畅，重者则有胸痛，严重者心痛彻背，背痛彻心。

要点二 病因病机

内因为饮食不节，情志失调，劳倦内伤，年迈体虚。外因为寒邪内侵。

胸痹病位在心，涉及肝、脾、肾三脏。基本病机为心脉痹阻。病理性质为本虚标实，虚实夹杂。本虚有气虚、阴伤、阳衰及气阴两虚、阴阳两虚；标实为瘀血、寒凝、痰浊、气滞。轻者多为胸阳不振，阴寒之邪上乘。重者则为痰瘀交阻，壅塞胸中，气机痹阻。严重者部分心脉突然闭塞，气血运行中断，可见心胸猝然大痛，而发为真心痛。

[常考考点] 胸痹本虚有气虚、阴伤、阳衰及气阴两虚、阴阳两虚；标实为瘀血、寒凝、痰浊、气滞。

要点三 诊断与鉴别诊断

（一）诊断依据

1. 膻中或心前区憋闷疼痛，甚则痛彻左肩背、咽喉、胃脘部、左上臂内侧等部位，呈反复发作性或持续不解，常伴有心悸、气短、自汗，甚则喘息不得卧。
2. 胸闷胸痛一般持续几秒到几十分钟可缓解。严重者可见疼痛剧烈，持续不解，汗出肢冷，面色苍白，唇甲青紫，心跳加快，或心律失常等危候，可发生猝死。
3. 多见于中年以上，常因操劳过度，抑郁恼怒或多饮暴食，感受寒冷而诱发。

（二）鉴别诊断

1. 胸痹与悬饮

疾病	相同点	不同点
胸痹	均有胸痛	胸痹为胸部闷痛，并可向左肩或左臂内侧等部位放射，常因受寒、饱餐、情绪激动、劳累而突然发作，历时短暂，休息或用药后可缓解
悬饮		悬饮为胸胁胀痛，持续不解，多伴有咳唾、转侧、呼吸时疼痛加重，肋间饱满，并有咳嗽、咳痰等肺系证候

2. 胸痹与胃痛

疾病	二者联系	不同点
胸痹	心在脘上，脘在心下，故有胃脘当心而痛之称，以其部位相近。胸痹之不典型者，其疼痛可在胃脘部，极易混淆	胸痹以闷痛为主，为时极短，虽与饮食有关．但休息、服药常可缓解
胃痛		胃痛与饮食相关，以胀痛为主，局部有压痛，持续时间较长，常伴有泛酸、嘈杂、嗳气、呃逆等胃部证候

3. 胸痹与真心痛

真心痛乃胸痹的进一步发展，症见心痛剧烈，甚则持续不解，伴有汗出、肢冷、面白、唇紫、手足清至节、脉微或结代等危重证候。

要点四 辨证论治

胸痹首辨病情轻重，次辨标本虚实。治疗原则是先治其标，后治其本。

分型	辨证要点	治法	方药
心血瘀阻证	心胸疼痛，如刺如绞，痛有定处，入夜为甚，甚心痛彻背，背痛彻心，或痛引肩背，伴有胸闷，日久不愈，可因暴怒、劳累而加重，舌质暗红，或紫暗，有瘀斑，舌下瘀筋，苔薄，脉弦涩或结、代、促	活血化瘀，通脉止痛	血府逐瘀汤加减
气滞心胸证	心胸满闷，隐痛阵发，痛无定处，时欲太息，遇情志不遂时容易诱发或加重，或兼有胃脘胀闷，得嗳气或矢气则舒，苔薄或薄腻，脉弦	疏肝理气，活血通脉	柴胡疏肝散加减
痰浊闭阻证	胸闷重而心痛微，痰多气短，肢体沉重，形体肥胖，遇阴雨天而易发作或加重，伴有倦怠乏力，纳呆便溏，咳吐痰涎，舌体胖大且边有齿痕，苔浊腻或白滑，脉滑	通阳泄浊，豁痰宣痹	瓜蒌薤白半夏汤合涤痰汤加减
寒凝心脉证	猝然疼痛如绞，心痛彻背，喘不得卧，多因气候骤冷或骤感风寒而发病或加重，伴形寒，甚则手足不温，冷汗自出，胸闷气短，心悸，面色苍白，苔薄白，脉沉紧或沉细	辛温散寒，振通心阳	枳实薤白桂枝汤合当归四逆散
气阴两虚证	心胸隐痛，时作时休，心悸气短，动则益甚，伴倦怠乏力，声息低微，面色㿠白，易汗出，舌质淡红，舌体胖、边有齿痕，苔薄白，脉虚细缓或结代	益气养阴，活血通脉	生脉散合人参养荣汤加减
心肾阴虚证	心痛憋闷，心悸盗汗，虚烦不寐，腰酸膝软，头晕耳鸣，口干便秘，舌红少津，苔薄或剥，脉细数或促代	滋阴清火，养心和络	天王补心丹合加减复脉汤加减
心肾阳虚证	心悸而痛，胸闷气短，自汗，动则更甚，面色㿠白，神倦怯寒，四肢欠温或肿胀，舌质淡胖，边有齿痕，苔白或腻，脉沉细迟	温补阳气，振奋心阳	参附汤合右归饮加减

[常考考点] 胸痹的证型及其辨证要点、治法、使用方剂。

【例题实战模拟】

A1 型题

1. 真心痛的主要病机是
   A. 气滞血瘀，风痰痹阻　　B. 寒凝气滞，痰阻血瘀　　C. 阴寒凝滞，胸阳不振
   D. 寒凝血瘀，心脉痹阻　　E. 阳气不足，湿聚生痰

A2 型题

2. 患者，女，45 岁。胸闷如窒而痛，气短喘促，肢体沉重，体胖痰多，舌苔浊腻，脉滑。其证候是
   A. 饮邪上犯　　B. 痰浊壅塞　　C. 心血瘀阻　　D. 寒凝气滞　　E. 气虚血瘀

3. 患者，男，60 岁。胸闷疼痛，痰多气短，肢体沉重，形体肥胖，倦怠乏力，纳呆便溏，苔浊腻，脉滑。治疗应首选
   A. 瓜蒌薤白半夏汤合涤痰汤　　B. 枳实薤白桂枝汤　　C. 血府逐瘀汤
   D. 瓜蒌薤白白酒汤　　E. 柴胡疏肝散

4. 患者心痛彻背，背痛彻心，气短心悸，感寒痛甚，四肢不温，冷汗出，舌苔薄白，脉紧。其证候是
   A. 寒凝心脉　　B. 心肾阳虚　　C. 气阴两虚　　D. 痰浊痹阻　　E. 气滞血瘀

5. 患者胸闷隐痛，时作时止，心悸气短，倦怠懒言，面色少华，头晕目眩，遇劳则甚，舌偏红或有齿印，脉细弱无力或结代。治疗应首选
   A. 枳实薤白桂枝汤　　B. 参附汤合右归饮　　C. 瓜蒌薤白半夏
   D. 血府逐瘀汤　　E. 生脉散合人参养荣汤

【参考答案】

1. C　2. B　3. A　4. A　5. E

细目三 心衰

【考点突破攻略】

要点一 概述

心衰是以心悸、气喘、肢体水肿为主症的一种病证，为多种慢性心系疾病反复发作、迁延不愈的最终归宿。临床上，轻者可表现为气短、不耐劳累，重者可见喘息心悸、不能平卧，或伴咳吐痰涎、尿少肢肿，或口唇发绀、胁下癥块、颈脉显露，甚至出现端坐呼吸、喘悸不休、汗出肢冷等厥脱危象。

[常考考点] 心衰是以心悸、气喘、肢体水肿为主症。

要点二 病因病机

心衰的病因是久病耗伤、感受外邪、七情所伤、劳倦内伤。心衰的病位在心，涉及肺、肝、脾、肾等脏。慢性心衰的最根本病机为心气不足、心阳亏虚。临床表现多为本虚标实，虚实夹杂。本虚有气虚、气阴两虚及阳虚；标实有血瘀、痰浊、水饮。慢性心衰的病机可用虚、瘀、水三者概括，心气、心阳亏虚是病理基础，血瘀是中心病理环节，痰浊和水饮是主要病理产物。

要点三 诊断与病证鉴别

（一）诊断依据

1. 有慢性心系疾病史多年，反复发作，时轻时重，经久难愈。多见于中老年人。
2. 临床轻者可仅表现为气短和运动耐量下降，重者可见喘促，心悸，不能平卧，或伴咳痰，尿少肢肿，或口唇发绀，胁下癥块，颈脉显露，甚至出现端坐呼吸，喘悸不休，汗出肢冷等厥脱危象。
3. 常因外感、劳倦、情志等刺激诱发。

（二）鉴别诊断

1. 心衰与喘证

疾病	相同点	不同点
心衰	均可见喘促短气之症	一般存在心系基础病，发作时除喘促外，尚可伴见心悸、浮肿、尿少等水饮内停表现
喘证		多是由外感诱发或加重的急慢性呼吸系统疾病。实者起病急，多有表证；虚者常反复发作，遇劳尤甚，平素亦可见气怯声低、脉弱等肺肾气虚之证。多伴不同程度的呼吸功能受限

2. 心衰与臌胀、水肿

疾病	二者联系	不同点
心衰	心衰后期出现阳虚水泛时可见浮肿、尿少，或胁下癥块坚硬，或颈脉显露等水饮内停、瘀血阻滞之证，易与臌胀、水肿混淆	一般存在心系基础病，发作时除喘促外，尚可伴见心悸、浮肿、尿少等水饮内停表现
臌胀		是气、血、水结于腹中，以腹大、肢细、腹壁脉络显露为主，病在肝脾，晚期方伴肢体浮肿和尿少等症
水肿		是因肺、脾、肾功能失调，全身气化功能障碍而致水湿泛溢。五脏水之"肺水""脾水""肾水"可兼见，以身肿、腹大、小便难为主要见症，其肿多从眼睑或下肢开始，继及全身，皮肤光亮或按之如泥，病轻者无喘促、心悸表现，后期水凌心肺才并见喘、悸之症

[常考考点] 心衰与喘证、臌胀、水肿的鉴别。

要点四 辨证论治

首先辨心衰的轻重缓急，其次辨标本虚实。心衰的总体治疗原则为补气温阳，活血利水，兼顾阴津。

分型	辨证要点	治法	方药
气虚血瘀证	胸闷气短，心悸，活动后诱发或加剧，神疲乏力，自汗，面色㿠白，口唇发绀，或胸部闷痛，或肢肿时作，喘息不得卧，舌淡胖或淡暗有斑，脉沉细或涩、结、代	补益心肺，活血化瘀	保元汤合血府逐瘀汤
气阴两虚证	胸闷气短，心悸，动则加剧，神疲乏力，口干，五心烦热，两颧潮红，或胸痛，入夜尤甚，或伴腰膝酸软，头晕耳鸣，或尿少肢肿，舌暗红少苔或少津，脉细数无力或结、代	益气养阴，活血化瘀	生脉散合血府逐瘀汤
阳虚水泛证	心悸，喘息不得卧，面浮肢肿，尿少，神疲乏力，畏寒肢冷，腹胀，便溏，口唇发绀，胸部刺痛，或胁下痞块坚硬，颈脉显露，舌淡胖、有齿痕，或有瘀点、瘀斑，脉沉细或结、代、促	益气温阳，化瘀利水	真武汤合葶苈大枣泻肺汤
喘脱危证	面色晦暗，喘悸不休，烦躁不安，或额汗如油，四肢厥冷，尿少肢肿，舌淡苔白，脉微细欲绝或疾数无力	回阳固脱	参附龙骨牡蛎汤

[常考考点] 心衰的证型及其辨证要点、治法、使用方剂。

【例题实战模拟】

A1 型题

1. 以心悸、气喘、肢体水肿为主症的疾病是
   A. 心悸　B. 胸痹　C. 喘证　D. 心衰　E. 水肿

2. 下列不属于心衰病因病机的是
   A. 久病耗伤　B. 感受外邪　C. 七情所伤　D. 劳倦内伤　E. 瘀血内结

3. 心衰气虚血瘀证的治疗方剂是
   A. 保元汤合血府逐瘀汤　　　　B. 生脉散合血府逐瘀汤　　　　C. 真武汤合葶苈大枣泻肺汤
   D. 参附龙骨牡蛎汤　　　　E. 生脉散合人参养荣汤

A2 型题

4. 患者，男，70岁。素有高血压心脏病病史。现症见心悸，喘息不得卧，面浮肢肿，尿少，神疲乏力，畏寒肢冷，腹胀，便溏，口唇发绀，胸部刺痛。查体：胁下痞块坚硬，颈脉显露，舌淡胖、有齿痕，脉沉细。其辨证为
   A. 气阴两虚证　B. 阳虚水泛证　C. 喘脱危证　D. 肾阳虚证　E. 气虚血瘀证

5. 患者，女，65岁。患肺心病10年，昨日感受风寒后，出现胸闷气短，心悸，动则加剧，神疲乏力，口干，五心烦热，两颧潮红，胸痛，入夜尤甚，伴腰膝酸软，头晕耳鸣，尿少肢肿，舌暗红少苔，脉细数无力。宜选用的治疗方剂是
   A. 保元汤合血府逐瘀汤　B. 生脉散合血府逐瘀汤　C. 真武汤合葶苈大枣泻肺汤
   D. 参附龙骨牡蛎汤　E. 生脉散合人参养荣汤

【参考答案】
1. D　2. E　3. A　4. B　5. B

细目四　不寐

【考点突破攻略】

要点一　概述

不寐是以经常不能获得正常睡眠为特征的一种病证。主要表现为睡眠时间、深度的不足，轻者入睡困难，或寐而不酣，时寐时醒，或醒后不能再寐，重者彻夜不寐。

要点二　病因病机

不寐的常见病因有饮食不节，情志失常，劳倦、思虑过度，病后、年迈体虚。不寐的病位主要在心，与肝、脾、肾有关。基本病机为阳盛阴衰，阴阳失交。病理性质有虚实两面，肝郁化火、痰热内扰、心神不安为实；心脾两虚、心胆

气虚、心肾不交、心神失养为虚,但久病可表现为虚实兼夹,或为瘀血所致。

[常考考点] 不寐的病位主要在心,与肝、脾、肾有关。基本病机为阳盛阴衰,阴阳失交。

要点三　诊断与鉴别诊断

(一) 诊断依据

1. 轻者入寐困难或寐而易醒,醒后不寐,连续3周以上,重者彻夜难眠。
2. 常伴有头痛、头昏、心悸、健忘、神疲乏力、心神不宁、多梦等症。
3. 本病常有饮食不节,情志失常,劳倦、思虑过度,病后体虚等病史。

(二) 鉴别诊断

不寐应与一时性失眠、生理性少寐、他病痛苦引起的失眠相区别。不寐是指单纯以失眠为主症,表现为持续的、严重的睡眠困难。若因一时性情志影响或生活环境改变引起的暂时性失眠不属病态。至于老年人少寐早醒,亦多属生理状态。若因其他疾病痛苦引起失眠者,则有相关病因存在。

要点四　辨证论治

不寐的辨证首分虚实,再辨病位。治疗原则是补虚泻实,调整阴阳,安神定志。

分型	辨证要点	治法	方药
肝火扰心证	不寐多梦,甚则彻夜不眠,急躁易怒,伴头晕头胀、目赤耳鸣,口干而苦,不思饮食,便秘溲赤,舌红苔黄,脉弦而数	疏肝泻火,镇心安神	龙胆泻肝汤加减
痰热扰心证	心烦不寐,胸闷脘痞、泛恶嗳气,伴口苦,头重,目眩,舌偏红,苔黄腻,脉滑数	清化痰热,和中安神	黄连温胆汤加减
心脾两虚证	不易入睡,多梦易醒,心悸健忘,神疲食少,伴头晕目眩,四肢倦怠,腹胀便溏,面色少华,舌淡苔薄,脉细无力	补益心脾,养血安神	归脾汤加减
心肾不交证	心烦不寐,入睡困难,心悸多梦,伴头晕耳鸣,腰膝酸软,潮热盗汗,五心烦热,咽干少津,男子遗精,女子月经不调,舌红少苔,脉细数	滋阴降火,交通心肾	六味地黄丸合交泰丸加减
心胆气虚证	虚烦不寐,触事易惊,终日惕惕,胆怯心悸,伴气短自汗,倦怠乏力,舌淡,脉弦细	益气镇惊,安神定志	安神定志丸合酸枣仁汤

[常考考点] 不寐的证型及其辨证要点、治法、使用方剂。

【例题实战模拟】

A1 型题

1. 不寐的病位主要在
   A. 心　B. 脑　C. 肝　D. 脾　E. 肾

A2 型题

2. 患者,女,50岁。心烦不寐,头重目眩,胸闷痰多,恶心口苦,嗳气吞酸,舌红苔黄腻,脉滑数。治疗应首选
   A. 顺气导痰汤　B. 半夏秫米汤　C. 黄连温胆汤　D. 丹栀逍遥散　E. 朱砂安神丸

3. 患者,男,60岁。心悸怔忡,健忘失眠,多梦,面色不华,舌质淡,脉细。其治法是
   A. 滋阴养心　B. 滋补肝肾　C. 益气养阴　D. 养血安神　E. 清胃泻火

4. 患者心烦不寐,心悸不安,头晕、耳鸣,健忘,腰酸梦遗,五心烦热,口干津少,舌红,脉细数。其治法是
   A. 清心安神,养阴除烦
   B. 养阴生津,除烦宁神
   C. 清火除烦,宁心安神
   D. 滋阴降火,养心安神
   E. 滋阴宁心,镇惊安神

5. 患者,女,45岁。不寐多梦,易惊,胆怯心悸,遇事善惊,舌淡苔白,脉虚弦。其治法是
   A. 交通心肾　B. 养血安神　C. 安神定志　D. 清心安神　E. 育阴潜阳

【参考答案】

1. A　2. C　3. D　4. D　5. C

第三单元 脑系病证

细目一 头痛

【考点突破攻略】

要点一 概述

头痛是临床常见的自觉症状，可单独出现，亦可见于多种疾病的过程中。

要点二 病因病机

内因为情志失调、先天不足、房事不节、饮食劳倦、体虚久病、头部外伤、跌仆闪挫。外因为感受风寒湿热之邪，以风邪为主要病因。

头痛可分为外感和内伤两大类。基本病机为不通则痛，不荣则痛。外感头痛在表，内伤头痛在肝、肾。外感头痛多以外感风邪为主，外邪壅滞经络，络脉不通，头窍被扰而致。内伤头痛多与肝、脾、肾三脏的功能失调有关。外感头痛之病性多属表属实，内伤头痛病性较为复杂，气血亏虚、肾精不足之头痛多属虚证，肝阳、痰浊、瘀血所致之头痛多属实证。

要点三 诊断与鉴别诊断

（一）诊断依据

1. 以头部疼痛为主要临床表现。
2. 头痛部位可发生在前额、两侧、颠顶、枕部或全头部。疼痛性质可为跳痛、刺痛、胀痛、灼痛、重痛、空痛、昏痛、隐痛等。头痛发作形式可以为突然发作，或缓慢起病，或反复发作，时痛时止。疼痛持续时间可长可短，可数分钟、数小时或数天、数周，甚则长期疼痛不已。
3. 外感头痛多有起居不慎，感受外邪的病史；内伤头痛常有情绪波动、饮食不节、劳倦、房事不节、病后体虚等病史。

（二）鉴别诊断

1. 头痛与眩晕

疾病	二者联系	不同点	
		病因	临床表现
头痛	可单独出现，亦可同时出现	可有外感与内伤两个方面	以疼痛为主，实证较多
眩晕		以内伤为主	以昏眩为主，虚证较多

2. 真头痛与一般头痛

疾病	相同点	不同点
真头痛	均有头痛症状	属于头痛的一种特殊重症，起病急骤，多表现为突发的剧烈头痛，持续不解，阵发加重，手足逆冷至肘膝，甚则呕吐如喷、肢厥、抽搐，病情凶险
一般头痛		—

要点四 根据头痛的不同部位，判断其经络归属

太阳头痛，多在头后部，下连于项；阳明头痛，多在前额部及眉棱骨等处；少阳头痛，多在头之两侧，并连及于耳；厥阴头痛则在颠顶部位，或连目系。

[常考考点] 头痛不同部位的经络归属。

要点五 辨证论治

头痛首辨外感内伤，次辨相关经络脏腑，再辨影响因素。头痛的治疗，外感头痛以风邪为主，治以疏风，佐以散寒、清热、祛湿。内伤头痛以虚证或虚实兼夹证为主，治以补养气血、益肾填精。

分型		辨证要点	治法	方药
外感头痛	风寒头痛	头痛时作，痛连项背，恶风畏寒，遇风尤剧，口不渴，苔薄白，脉浮紧	疏散风寒止痛	川芎茶调散加减
	风热头痛	头痛而胀，甚则头胀如裂，发热或恶风，面红目赤，口渴喜饮，大便不畅，或便秘，溲赤，舌尖红，苔薄黄，脉浮数	疏风清热和络	芎芷石膏汤加减
	风湿头痛	头痛如裹，肢体困重，胸闷纳呆，大便溏薄，苔白腻，脉濡	祛风胜湿通窍	羌活胜湿汤加减
内伤头痛	肝阳头痛	头昏胀痛，两侧为重，心烦易怒，夜寐不宁，口苦面红，或兼胁痛，舌红苔黄，脉弦数	平肝潜阳息风	天麻钩藤饮加减
	血虚头痛	头痛而晕，心悸失眠，面色少华，神疲乏力，遇劳加重，舌质淡，苔薄白，脉细弱	养血滋阴，和络止痛	加味四物汤加减
	痰浊头痛	头痛昏蒙，胸脘满闷，纳呆呕恶，舌苔白腻，脉滑或弦滑	健脾燥湿，化痰降逆	半夏白术天麻汤加减
	肾虚头痛	头痛且空，眩晕耳鸣，腰膝酸软，神疲乏力，滑精带下，舌红少苔，脉细无力	养阴补肾，填精生髓	大补元煎加减
	瘀血头痛	头痛经久不愈，痛处固定不移，日轻夜重，痛如锥刺，或有头部外伤史，舌紫暗，或有瘀斑、瘀点，苔薄白，脉细或细涩	活血化瘀，通窍止痛	通窍活血汤加减

[常考考点] 头痛的证型及其辨证要点、治法、使用方剂。

要点六 根据头痛的不同部位选用不同的"引经药"

治疗头痛，除根据辨证论治原则外，还可根据头痛的部位，参照经络循行路线，选择引经药，可以提高疗效。如：太阳头痛选用羌活、蔓荆子、川芎；阳明头痛选用葛根、白芷、知母；少阳头痛选用柴胡、黄芩、川芎；厥阴头痛选用吴茱萸、藁本等。

【例题实战模拟】

A1 型题

1. 头痛牵引项背多属
   A. 太阳经头痛   B. 厥阴经头痛   C. 少阳经头痛   D. 阳明经头痛   E. 少阴经头痛
2. 治疗风热头痛，应首选
   A. 芎芷石膏汤   B. 天麻钩藤饮   C. 大补元煎   D. 龙胆泻肝汤   E. 半夏白术天麻汤

A2 型题

3. 患者，女，38岁。头痛如裹，身体困重酸楚，恶寒而身热不扬，舌苔白滑，脉濡。治疗应首选
   A. 加味二妙散   B. 独活寄生汤   C. 新加香薷饮   D. 羌活胜湿汤   E. 藿朴夏苓汤
4. 患者头痛而晕，心悸不宁，神疲乏力，面色无华，舌淡苔薄白，脉细弱。治疗应首选
   A. 半夏白术天麻汤   B. 加味四物汤   C. 大定风珠   D. 大补元煎   E. 六君子汤
5. 患者，女，50岁。头痛昏蒙，胸脘满闷，呕吐痰涎，舌苔白腻，脉弦滑。治疗应首选
   A. 羌活胜湿汤   B. 半夏白术天麻汤   C. 川芎茶调散   D. 半夏厚朴汤   E. 苓桂术甘汤

【参考答案】

1. A 2. A 3. D 4. B 5. B

细目二 眩晕

【考点突破攻略】

要点一 概念

眩是指眼花或眼前发黑；晕是指头晕或感觉自身或外界景物旋转。二者常同时并见，故统称为"眩晕"。轻者闭目即止，重者如坐车船，旋转不定，不能站立，或伴有恶心、呕吐、汗出，甚至面色苍白等症状。

要点二 病因病机

情志不遂，年高肾虚，病后体虚，饮食不节，跌仆损伤，头脑外伤。

眩晕的基本病机主要是脑髓空虚，清窍失养。其病变脏腑与肝、脾、肾三脏相关。眩晕的基本病理变化不外虚实两端，虚者为气血不足，或气血亏虚，清窍失养；实者为风、火、痰、瘀扰乱清空。病性以虚者居多，气虚血亏、髓海空虚、肝肾不足所致的眩晕多属虚证；因痰浊中阻、痰火上蒙、瘀血阻络、肝阳上亢所致的眩晕多属实证。风、火、痰、瘀是眩晕的常见病理因素。如痰湿中阻，郁久化热，形成痰火为患，甚至火盛伤阴，形成阴亏于下，痰火上蒙的复杂局面。风阳每夹有痰火，肾虚可以导致肝旺，久病入络可形成瘀血，故临床常形成虚实夹杂之证候。

[常考考点] 其病变脏腑与肝、脾、肾三脏相关。风、火、痰、瘀是眩晕的常见病理因素。

要点三 诊断与鉴别诊断

（一）诊断依据

1. 头晕目眩，视物旋转，轻者闭目即止，重者如坐车船，甚则仆倒。
2. 严重者可伴有头痛、项强、恶心呕吐、眼球震颤、耳鸣耳聋、汗出、面色苍白等。
3. 多有情志不遂、年高体虚、饮食不节、跌仆损伤等病史。

（二）鉴别诊断

1. 眩晕与中风

病名	相同点	不同点
眩晕	均可有昏仆表现，也有部分中风病人，以眩晕、头痛为其先兆表现	中风以猝然昏仆，不省人事，口舌㖞斜，半身不遂，失语，或不经昏仆，仅以㖞僻不遂为特征。
中风		眩晕之甚者亦可仆倒，但无半身不遂及不省人事、口舌㖞斜诸症

2. 眩晕与厥证

病名	相同点	不同点
眩晕	有欲仆或晕眩仆倒的表现	眩晕严重者也有欲仆或晕眩仆倒的表现，但眩晕病人无昏迷、不省人事的表现
厥证		厥证以突然昏仆，不省人事，四肢厥冷为特征。发作后可在短时间内苏醒，严重者可一厥不复而死亡

要点四 辨证论治

眩晕首辨相关脏腑，次辨标本虚实。治疗原则是补虚泻实，调整阴阳。

分型	辨证要点	治法	方药
肝阳上亢证	眩晕，耳鸣，头目胀痛，口苦，失眠多梦，遇烦劳、郁怒而加重，甚则仆倒，颜面潮红，急躁易怒，肢麻震颤，舌红苔黄，脉弦或数	平肝潜阳，清火息风	天麻钩藤饮加减
气血亏虚证	眩晕动则加剧，劳累即发，面色㿠白，神疲乏力，倦怠懒言，唇甲不华，发色不泽，心悸少寐，纳少腹胀，舌淡苔薄白，脉细弱	补益气血，调养心脾	归脾汤加减

续表

分型	辨证要点	治法	方药
肾精不足证	眩晕日久不愈，精神萎靡，腰酸膝软，少寐多梦，健忘，两目干涩，视力减退。或遗精，滑泄，耳鸣，齿摇；或颧红咽干，五心烦热，舌红少苔，脉细数；或面色㿠白，形寒肢冷，舌淡嫩，苔白，脉弱尺甚	滋养肝肾，益精填髓	左归丸加减
痰浊上蒙证	眩晕，头重昏蒙，或伴视物旋转，胸闷恶心，呕吐痰涎，食少多寐，舌苔白腻，脉濡滑	化痰祛湿，健脾和胃	半夏白术天麻汤加减
瘀血阻窍证	眩晕时作，头痛如刺，兼见健忘、失眠、心悸，精神不振，耳鸣耳聋，面唇紫暗，舌暗有瘀斑，脉涩或细涩	活血化瘀，通窍活络	通窍活血汤加减

[常考考点]眩晕的证型及其辨证要点、治法、使用方剂。

【例题实战模拟】

A1型题
1.治疗眩晕痰浊上蒙证，应首选
　　A.天麻钩藤饮　　B.半夏白术天麻汤　　C.镇肝熄风汤　　D.补阳还五汤　　E.地黄饮子

A2型题
2.患者眩晕耳鸣，头胀痛，每因烦劳或恼怒而加剧，急躁易怒，少寐多梦，舌红苔黄，脉弦数。治疗应首选
　　A.柴胡疏肝散　　B.当归芍药散　　C.天麻钩藤饮　　D.丹栀逍遥散　　E.黄连温胆汤
3.患者眩晕，动则加剧，劳则即发，面色㿠白，唇甲不华，心悸少寐，神疲懒言，饮食减少，舌质淡，脉细弱。其治法是
　　A.健脾益气，益肾温中　　　　B.温补脾肾，通络宁心　　　　C.健脾益肾，活血化瘀
　　D.补益肝肾，化瘀通络　　　　E.补养气血，健运脾胃
4.患者，男，50岁。眩晕，头重如蒙，胸闷恶心，食少多寐，舌苔白腻，脉滑。治疗应首选
　　A.黄连温胆汤　　B.天麻钩藤饮　　C.黄连上清丸　　D.半夏白术天麻汤　　E.半夏厚朴汤
5.患者眩晕，精神萎靡，健忘多梦，腰膝酸软，四肢不温，形寒怯冷，舌质淡，脉沉细无力。治疗应首选
　　A.左归丸　　B.右归丸　　C.大定风珠　　D.大补元煎　　E.附子理中丸

【参考答案】
1.B　2.C　3.E　4.D　5.B

细目三　中风

【考点突破攻略】

要点一　概述

中风是以猝然昏仆，不省人事，伴半身不遂，口舌㖞斜，语言不利为主症的病证。病轻者可无昏仆，而仅见口舌㖞斜及半身不遂等症状。

[常考考点]中风的特点：猝然昏仆，不省人事，伴半身不遂，口舌㖞斜，语言不利。

要点二　病因病机

内因为内伤积损，劳欲过度，饮食不节，情志所伤。外因为外感风邪。

中风病位在心、脑，与肝、肾密切相关。基本病机为阴阳失调，气血逆乱，上犯于脑。若肝风夹痰，横窜经络，血脉瘀阻，气血不能濡养机体，则见中经络之证，表现为半身不遂、口舌㖞斜，不伴神志障碍；若风阳痰火蒙蔽神窍，气血逆乱，上冲于脑，则见中脏腑重证，络损血溢，瘀阻脑络，而致猝然昏倒，不省人事。病理性质属本虚标实之证，肝肾阴虚、气血衰少为致病之本，风、火、痰、瘀为发病之标。

[常考考点]基本病机为阴阳失调，气血逆乱；病理因素主要为风、火、痰、瘀。

要点三 诊断与鉴别诊断

（一）诊断依据

1. 具有突然昏仆，不省人事，半身不遂，偏身麻木，口舌㖞斜，言语謇涩等特定的临床表现。轻症仅见眩晕、偏身麻木、口舌㖞斜、半身不遂等。
2. 多急性起病，好发年龄为40岁以上。
3. 发病之前多有头晕、头痛、肢体一侧麻木等先兆症状。
4. 常有眩晕、头痛、心悸等病史，病发多有情志失调、饮食不当或劳累等诱因。

（二）鉴别诊断

1. 中风与口僻

疾病	相同点	不同点
中风	均有口舌㖞斜的症状	常伴有半身不遂，偏身麻木，语言謇涩，甚则突然昏仆，不省人事
口僻		口僻，俗称吊线风，主要症状是口舌㖞斜。口僻之口舌㖞斜，常伴耳后疼痛，而无半身不遂或神志障碍等表现，多因正气不足，风邪入于脉络，气血瘀阻所致，不同年龄均可罹患

2. 中风与痫病

疾病	相同点	不同点
中风	均有昏仆倒地的症状	中风则仆地无声，一般无四肢抽搐及口吐涎沫的表现。中风患者昏仆倒地，其神昏症状严重，持续时间长，难以自行苏醒，需及时治疗方可逐渐清醒。中风多伴有半身不遂、口舌㖞斜等症
痫病		痫病为阵发性神志异常的疾病，猝发仆地时常口中作声，如猪羊啼叫，四肢频抽而口吐白沫。痫病之神昏多为时短暂，移时可自行苏醒，醒后一如常人，或留有轻度头昏、乏力等症，但可再发

3. 中风与厥证

疾病	相同点	不同点
中风	突然昏仆，不省人事	中风患者昏仆倒地，其神昏症状严重，持续时间长，难以自行苏醒，需及时治疗方可逐渐清醒。中风多伴有半身不遂、口舌㖞斜等症
厥证		厥证神昏时间短暂，发作时常伴有四肢逆冷，一般移时可自行苏醒，醒后无半身不遂、口舌㖞斜、言语不利等表现

4. 中风与痉证

疾病	相同点	不同点
中风	均有神昏	中风患者多在起病时即有神昏，而后可出现抽搐，抽搐时间短。中风患者昏仆倒地，其神昏症状严重，持续时间长，难以自行苏醒，需及时治疗方可逐渐清醒。中风多伴有半身不遂、口舌㖞斜等症
痉证		痉证以四肢抽搐、项背强直，甚至角弓反张为主症，发病时也伴有神昏，但其神昏多出现在抽搐之后，且抽搐时间长。患者无半身不遂、口舌㖞斜等症状

5. 中风与痿证

疾病	相同点	不同点
中风	四肢瘫痪、活动无力	起病急骤，以偏瘫不遂为主，常伴有不同程度的神昏
痿证		起病缓慢，以双下肢瘫痪或四肢瘫痪，或肌肉萎缩、筋惕肉瞤为多见，不伴有神昏

[常考考点] 中风与口僻、痫病、厥证、痉证、痿证的鉴别，以及中经络与中脏腑、闭证与脱证的鉴别。

要点四 辨证论治

中风首辨中经络与中脏腑、闭证与脱证、阴闭与阳闭。

中经络者虽有半身不遂、口舌㖞斜、语言不利，但意识清楚；中腑则见二便闭塞不通，虽有神志障碍，但无昏迷；

中脏则肢体不用，昏不知人。中脏腑闭证属实，因邪气内闭清窍所致，症见神志昏迷、牙关紧闭、口噤不开、两手握固、肢体强痉等。脱证属虚，乃为五脏真阳散脱、阴阳即将离决之候，临床可见神志昏愦无知、目合口开、四肢松懈瘫软、手撒肢冷、汗多、二便自遗、鼻息低微等。阳闭有痰热浊火之象，如身热面赤、气粗鼻鼾、痰声拽锯、便秘溲黄、舌苔黄腻、舌绛干，甚则舌体卷缩、脉弦滑而数。阴闭有寒湿痰浊之征，如面白唇紫、痰涎壅盛、四肢不温、舌苔白腻、脉沉滑等。

中经络以平肝息风、化痰祛瘀通络为主，中脏腑闭证以息风清火、通腑泄热为主，脱证以救阴回阳固脱为主。

分期	分型			辨证要点		治法	方药
急性期	中经络	风痰瘀阻证		头晕头痛，手足麻木，突然发生口舌㖞斜，口角流涎，舌强语謇，甚则半身不遂，或兼见手足拘挛，舌质紫暗，或有瘀斑，舌苔薄白，脉弦涩或小滑		息风化痰，活血通络	半夏白术天麻汤合桃仁红花煎加减
		风阳上扰证		常感头晕头痛，耳鸣目眩，突然发生口舌㖞斜，舌强语謇，或手足重滞，甚则半身不遂，舌质红苔黄，脉弦		平肝潜阳，活血通络	天麻钩藤饮加减
		阴虚风动证		平素头晕耳鸣，腰膝酸软，突然发生口舌㖞斜，言语不利，手指瞤动，甚或半身不遂，舌质红，苔腻，脉弦细数		滋阴潜阳，息风通络	镇肝熄风汤加减
	中脏腑	闭证	阳闭证	突然昏仆，不省人事，牙关紧闭，口噤不开，两手握固，大小便闭，肢体偏瘫、拘急、抽搐，是闭证的基本特征。由于有痰火和痰浊内闭之不同，故有阳闭、阴闭之分	兼见面红身热，气粗口臭，躁动不安，痰多而黏，舌质红，苔黄腻，脉弦滑有力	清肝息风，豁痰开窍	羚羊角汤合安宫牛黄丸加减
			阴闭证		兼见面白唇暗，静卧不烦，四肢不温，痰涎壅盛，苔白腻，脉沉滑	豁痰息风，辛温开窍	涤痰汤合苏合香丸加减
		脱证（阴竭阳亡）		突然昏仆，不省人事，面色苍白，目合口张，鼻鼾息微，手撒肢冷，汗多，大小便自遗，肢体软瘫，舌痿，脉细弱或脉微欲绝		回阳救阴，益气固脱	参附汤合生脉散加味
恢复期		风痰瘀阻证		口舌㖞斜，舌强语謇或失语，半身不遂，肢体麻木，舌暗紫，苔滑腻，脉弦滑		搜风化痰，行瘀通络	解语丹加减
		气虚络瘀证		肢体偏枯不用，肢软无力，面色萎黄，舌质淡紫或有瘀斑，苔薄白，脉细涩或细弱		益气养血，化瘀通络	补阳还五汤加减
		肝肾亏虚证		半身不遂，患肢僵硬、拘挛变形，舌强不语，或偏瘫，肢体肌肉萎缩，舌红脉细，或舌淡红，脉沉细		滋养肝肾	左归丸合地黄饮子加减

[常考考点]中风的证型及其辨证要点、治法、使用方剂。

【例题实战模拟】

A1 型题

1. 下列不属于中风闭证特点的是
   A. 突然昏仆 B. 牙关紧闭 C. 口噤不开 D. 肢体强痉 E. 尿便自遗

2. 治疗中风中脏腑阴闭证，应首选
   A. 局方至宝丹 B. 参附汤 C. 苏合香丸 D. 镇肝熄风汤 E. 补阳还五汤

3. 治疗中风后遗半身不遂，气虚络瘀证，应选用
   A. 天麻钩藤饮 B. 半夏白术天麻汤 C. 镇肝熄风汤 D. 补阳还五汤 E. 局方至宝丹

A2 型题

4. 患者平素头晕头痛，耳鸣目眩，突然口舌㖞斜，舌强语謇，舌质红苔黄，脉弦。证属
   A. 中经络之风痰入络 B. 中经络之风阳上扰 C. 中经络之阴虚风动
   D. 风痰瘀阻 E. 痰浊瘀闭

5. 患者平素头晕头痛，腰膝酸软，突然昏倒，不省人事，半侧身体不遂，牙关紧闭，面红身热，舌红苔黄腻，脉弦滑数。其诊断是
   A. 中风（中经络，络脉空虚，风邪入中） B. 中风（中经络，肝肾阴虚，风阳上扰）
   C. 中风（中脏腑，闭证，阳闭） D. 中风（中脏腑，闭证，阴闭）
   E. 中风（中脏腑，脱证）

6. 患者平素头晕耳鸣，腰膝酸软，突然发生口舌㖞斜，言语不利，手指瞤动，半身不遂，舌质红，苔腻，脉弦细数。治疗应首选

　　A. 大秦艽汤　　B. 补阳还五汤　　C. 镇肝熄风汤　　D. 苏合香丸　　E. 地黄饮子

【参考答案】

1. E　2. C　3. D　4. B　5. C　6. C

细目四　癫狂

【考点突破攻略】

要点一　概述

癫狂为精神失常疾病。癫证以精神抑郁，表情淡漠，沉默痴呆，语无伦次，静而多喜为特征。狂证以精神亢奋，狂躁不安，喧扰不宁，骂詈毁物，动而多怒为特征。

［常考考点］癫和狂概念的鉴别。

要点二　病因病机

癫狂的常见病因有七情内伤，饮食失节，禀赋不足。

癫狂的病位在心、肝，与脾、肾相关。基本病机为脏气不平，阴阳失调，神机逆乱。癫证多由痰气郁结，蒙蔽心窍；狂证多因痰火上扰，心神不安。病理性质多为虚实夹杂。初起以邪实为主，病理因素有气滞、血瘀、痰浊、火邪。久病多虚，有气虚、阳虚、阴虚等。癫证以心脾气血两虚为主，狂证以心肾失调为多。

［常考考点］癫狂的病理因素有气滞、血瘀、痰浊、火邪。

要点三　诊断与鉴别诊断

（一）诊断依据

1. 神情抑郁，表情淡漠，静而少动，沉默痴呆，或喃喃自语，语无伦次；或突然狂奔，喧扰不宁，毁物打骂，不避亲疏。

2. 有癫狂的家族史，或脑外伤史。多发于青壮年女性，素日性格内向，近期情志不遂，或突遭变故，惊恐而心绪不宁。

3. 排除药物、中毒、外感原因所致。

（二）鉴别诊断

1. 癫证与狂证

疾病	相同点	不同点
癫证	均属性格、行为异常的精神疾病	癫证属阴，以静而多喜为主。表现为沉静独处，言语支离，畏见生人，或哭或笑，声低气怯，抑郁性精神失常为特征
狂证		狂证属阳，以动而多怒为主。表现为躁动狂乱，气力倍常，呼号詈骂，声音多亢，兴奋性精神失常为特征

2. 癫病与郁证

疾病	相同点	不同点
癫证	均有心情抑郁、情绪不宁的表现	癫证亦见喜怒无常、多语或不语等症，一般已失去自控力，神明逆乱，精神失常
郁证		郁证表现为心情抑郁、情绪不宁、胸胁胀闷、急躁易怒、心悸失眠、喉中如有异物等，以自我感觉异常为主，无神志错乱

3. 癫证与痴呆

疾病	相同点	不同点
癫证	均有精神神志异常	癫证属阴，以静而多喜为主。表现为沉静独处，言语支离，畏见生人，或哭或笑，声低气怯，抑郁性精神失常为特征
痴呆		痴呆以智力低下为突出变现，以神志呆滞、愚笨迟钝为特征，部分症状可自制。其病机为髓减脑衰，神机失用

4. 癫证与痫病

疾病	相同点	不同点
癫证	均有心情抑郁、情绪不宁的表现	癫证属阴，以静而多喜为主。表现为沉静独处，言语支离，畏见生人，或哭或笑，声低气怯，抑郁性精神失常为特征
痫病		痫病是以突然昏仆、不省人事、两目上视、口吐涎沫、四肢抽搐为特征的发作性疾病

[常考考点] 癫证和狂证的鉴别。

要点四　辨证论治

首辨癫证与狂证的不同，次辨虚实。初期邪实为主，治以理气解郁、畅达神机、降火豁痰、化瘀通窍；后期正虚为主，治以补益心脾、育阴养血、调整阴阳。

分型		辨证要点	治法	方药
癫证	痰气郁结证	精神抑郁，表情淡漠，沉默痴呆，时作太息，言语无序，或喃喃自语，多疑多虑，喜怒无常，秽洁不分，不思饮食，舌红苔腻而白，脉弦滑	理气解郁，化痰醒神	逍遥散合顺气导痰汤
	心脾两虚证	神思恍惚，魂梦颠倒，心悸易惊，善悲欲哭，肢体困乏，饮食锐减，言语无序，舌淡苔薄白，脉沉细无力	健脾益气，养心安神	养心汤合越鞠丸
狂证	痰火扰神证	平素性情急躁，头痛失眠，两目怒视，面红目赤，突发狂乱无知，骂詈号叫，不避亲疏，逾垣上屋，或毁物伤人，气力逾常，不食不眠，舌红绛，苔多黄腻或黄燥而垢，脉弦大滑数	清心泻火，涤痰醒神	生铁落饮加减
	火盛伤阴证	癫狂久延，时作时止，势已较缓，妄言妄为，呼之已能自制，但有疲惫之象，寝不安寐，烦惋焦躁，形瘦面红而秽，口干便难，舌尖红无苔，或有剥裂，脉细数	育阴潜阳，交通心肾	二阴煎合琥珀养心丹
	痰热瘀结证	癫狂日久不愈，面色晦滞而秽，情绪躁扰不安，多言不序，恼怒不休，甚至登高而歌，弃衣而走，妄见妄闻，妄思离奇，头痛，心悸而烦，舌质紫暗，有瘀斑，少苔或苔微黄而干，脉弦细或细涩	豁痰化瘀，调畅气血	癫狂梦醒汤加减

[常考考点] 癫狂的证型及其辨证要点、治法、使用方剂。

【例题实战模拟】

A1 型题

1. 下列各项，与癫狂发病无关的病因病机是
　A. 阴阳失调　B. 情志抑郁　C. 痰气上扰　D. 气血凝滞　E. 外感风寒

2. 下列属于癫证治疗方法的是
　A. 清心泻火，涤痰醒神　　　　B. 理气化痰，活血化瘀　　　　C. 理气解郁，化痰醒神
　D. 镇心祛痰，安神定志　　　　E. 健脾养心，益气安神

3. 治疗痰气郁结之癫证，应首选
　A. 癫狂梦醒汤　B. 二阴煎　C. 顺气导痰汤　D. 柴胡疏肝散　E. 生铁落饮

B1 型题
　A. 癫证　B. 狂证　C. 痫病　D. 痴呆　E. 郁证

4. 患者喧扰不宁，躁妄打骂，动而多怒。其诊断是
5. 患者沉默痴呆，语无伦次，静而多喜。其诊断是

【参考答案】
1. E 2. C 3. C 4. B 5. A

细目五　痫病

【考点突破攻略】

要点一　概述

痫病是一种发作性神志异常的病证。临床以<u>突然意识丧失，发则仆倒，不省人事，强直抽搐，口吐涎沫，两目上视或口中怪叫为特征。移时苏醒，一如常人。</u>

[常考考点] 痫病的特点：突然意识丧失，发则仆倒，不省人事，强直抽搐，口吐涎沫，两目上视或口中怪叫为特征。移时苏醒，一如常人。

要点二　病因病机

病因为先天遗传、七情失调，以及惊恐、饮食失调、脑部外伤、六淫所干、他病之后。

<u>痫病病位在脑，涉及肝、脾、心、肾，其中肝、脾、肾损伤是其病理基础。基本病机是脏腑失调，痰浊阻滞，气机逆乱，风痰内动，蒙蔽清窍。</u>病理因素是风、火、痰、瘀，又以痰为重。病理性质初期多实，日久不愈表现为虚实夹杂。

痫病之为病，概由痰、火、瘀为内风触动，导致脏腑功能失调，痰浊内阻，气血逆乱，风痰内动，清窍蒙闭而发病。本病以心、脑神机失养为本，脏腑功能失调为标。其中痰浊内阻，脏气不平，阴阳偏胜，神机受累，元神失控是病机的关键所在。

要点三　诊断与鉴别诊断

（一）诊断依据

1. 任何年龄、性别均可发病，但多在儿童期、青春期或青年期发病，多有家族史，每因惊恐、劳累、情志过极等诱发。
2. 典型发作时突然昏倒，不省人事，两目上视，项背强直，四肢抽搐，口吐涎沫，或有异常叫声，或仅有突然呆木，两眼瞪视，呼之不应，或头部下垂，腹软无力，面色苍白等。
3. 局限性发作可见多种形式，如口、眼、手等局部抽搐而无突然昏倒，或凝视，或语言障碍，或无意识动作等，多数在数秒至数分钟即止。
4. 发作前可有眩晕、胸闷等先兆症状。
5. 发作突然，醒后如常人，醒后对发作时情况不知，反复发作。
6. 脑电图在发作期可描记到对称性同步化棘波或棘-慢波等阳性表现，有条件可做脑CT、MRI等相应检查。

（二）鉴别诊断

1. **痫病与中风**　参见中风。
2. **痫病与厥证**

疾病	相同点	不同点
痫病	突然昏仆，昏不知人	伴有口吐涎沫，两目上视，四肢抽搐，口中怪叫，移时苏醒，醒后如常
厥证		兼见面色苍白，四肢厥冷，或见口噤，握拳，手指拘急，而无口吐涎沫、两目上视、四肢抽搐、口中怪叫之症

3. 痫病和痉证

疾病	相同点	不同点
痫病	均有四肢抽搐的症状	痫病仅见于发作之时，常有口吐涎沫、两目上视、四肢抽搐、口中怪叫之症，移时苏醒，醒后如常
痉证		多见持续发作，伴有角弓反张、身体强直，经治疗恢复后仍有原发病存在

要点四 辨证论治

痫病首辨病情轻重，次辨虚实，再辨风、痰、热、瘀。治疗原则是频繁发作以治标为主，病缓时以治本为要。

分型	辨证要点	治法	方药
风痰闭阻证	发病前常有眩晕、头昏、胸闷、乏力、痰多、心情不悦。痫病发作呈多样性，或见突然跌倒，神志不清，抽搐吐涎，或伴尖叫与二便失禁，或短暂神志不清，双目发呆，茫然若失，谈话中断，持物落地，或精神恍惚而无抽搐，舌质红，苔白腻，脉多弦滑有力	涤痰息风，开窍定痫	定痫丸加减
痰火扰神证	发作时昏仆抽搐，吐涎或有吼叫，平时急躁易怒，心烦失眠，咳痰不爽，口苦咽干，便秘溲黄；病发后症情加重，彻夜难眠，目赤，舌红，苔黄腻，脉弦滑而数	清热泻火，化痰开窍	龙胆泻肝汤合涤痰汤加减
瘀阻脑络证	平素头晕头痛，痛有定处，常伴单侧肢体抽搐，或一侧面部抽动，颜面口唇青紫。多继发于颅脑外伤、产伤、颅内感染性疾病后遗症等，或先天脑发育不全，舌质暗红或有瘀斑，舌苔薄白，脉涩或弦	活血化瘀，息风通络	通窍活血汤加减
心脾两虚证	反复发痫，神疲乏力，心悸气短，失眠多梦，面色苍白，体瘦纳呆，大便溏薄，舌质淡，苔白腻，脉沉细而弱	补益气血，健脾宁心	六君子汤合归脾汤加减
心肾亏虚证	痫病频发，神思恍惚，头晕目眩，两目干涩，面色晦暗，耳轮焦枯不泽，健忘失眠，腰膝酸软，大便干燥，舌质红，脉沉细而数	补益心肾，潜阳安神	左归丸合天王补心丹加减

[常考考点] 痫病的证型及其辨证要点、治法、使用方剂。

【知识纵横比较】

痫病（中医内科学）		痫病（中医儿科学）	
分型	方药	分型	方药
风痰闭阻证	定痫丸加减	惊痫病	镇惊丸
痰火扰神证	龙胆泻肝汤合涤痰汤加减	痰痫病	涤痰汤
瘀阻脑络证	通窍活血汤加减	风痫病	定痫丸
心脾两虚证	六君子汤合归脾汤加减	瘀血痫病	通窍活血汤
心肾亏虚证	左归丸合天王补心丹加减	脾虚痰盛证	六君子汤
—		脾肾两虚证	河车八味丸

【例题实战模拟】

A1 型题

1. 痫病的病理基础是
   A. 心、脾、肾损伤　　　　B. 肺、脾、肾损伤　　　　C. 肝、脾、肾损伤
   D. 心、肝、脾损伤　　　　E. 心、肝、肾损伤

2. 痫病发作的基本病理因素是
   A. 肝火偏旺，火动生风　　B. 肝气郁结，肝阳上亢　　C. 痰热互阻，腑气不通

D. 痰气上扰，气血凝滞　　　　　　　E. 风痰阳浊，蒙闭心窍
　3. 风痰闭阻之痫病的治法为
　　A. 清肝泻火，化痰开窍　　B. 涤痰息风，开窍定痫　　C. 平肝息风，安神定惊
　　D. 清热泻火，顺气豁痰　　E. 疏肝和胃，健脾化痰

A2型题

　4. 患者突然跌倒，神志不清，口吐涎沫，两目上视，四肢抽搐，口中作猪羊叫声，移时苏醒，舌苔白腻，脉弦滑。治疗应首选
　　A. 定痫丸　　B. 导痰汤　　C. 二阴煎　　D. 涤痰汤　　E. 控涎丹
　5. 患者，女，28岁。平日情绪急躁，心烦失眠，口苦而干，便秘，突发昏仆抽搐，尖叫吐涎，牙关紧闭，舌红苔黄腻，脉弦滑数。治疗应首选
　　A. 定痫丸　　B. 六君子汤　　C. 大补元煎　　D. 甘麦大枣汤　　E. 龙胆泻肝汤合涤痰汤

【参考答案】

1. C　2. E　3. B　4. A　5. E

细目六　痴呆

【考点突破攻略】

要点一　概述

痴呆是由髓减脑消，神机失用所导致的一种神志异常的疾病，以呆傻愚笨、智能低下、善忘等为主要临床表现。轻者可见神情淡漠，寡言少语，反应迟钝，善忘；重者表现为终日不语，或闭门独居，或口中喃喃，言辞颠倒，行为失常，忽笑忽哭，或不欲食，不知饥饿等。

要点二　病因病机

痴呆的病因为先天禀赋不足，七情内伤，跌仆损伤，年高体虚，久病耗损。

痴呆的病位在脑，与心、肾、肝、脾均有关系。基本病机为髓海不足，神机失用。病理性质多属本虚标实，本虚为肾精、阴阳、气血亏虚，标实为气、火、痰、瘀内阻于脑。本病在病机上常发生转化。一是气滞、痰浊、血瘀之间可以相互转化，或相兼为病；二是气、痰、瘀日久，可化热，甚或肝阳化风，上扰清窍；三是虚实之间的相互转化。

[常考考点] 痴呆的基本病机为髓海不足，神机失用。

要点三　诊断与鉴别诊断

（一）诊断依据

1. 以记忆力减退，记忆近事及远事的能力减弱，判定认知人物、物品、时间、地点能力减退，计算力与识别空间位置结构的能力减退，理解别人语言和有条理地回答问题的能力障碍等为主症。伴性情孤僻，表情淡漠，语言重复，自私狭隘，顽固固执，或无理由地欣快，易于激动或暴怒。其抽象思维能力下降，不能解释或区别词语的相同点和不同点，道德伦理缺乏，不知羞耻，性格特征改变。

2. 起病隐匿，发展缓慢，渐进加重，病程一般较长。但也有少数病例发病较急。患者可有中风、头晕、外伤等病史。

（二）鉴别诊断

1. 痴呆与郁证

疾病	相同点	不同点
痴呆	均有神情淡漠、寡言少语、反应迟钝等神志异常表现	痴呆多见于中老年人，男女发病无明显差别，且病程迁延，其心神失常症状不能自行缓解，并伴有明显的记忆力、计算力减退，甚至人格情感的变化
郁证（脏躁）		脏躁多发于青中年女性，多在精神因素的刺激下呈间歇性发作，不发作时可如常人，且无智能、人格、情感方面的变化

2. 痴呆与癫证

疾病	相同点	不同点
癫证	均有精神神志异常	癫证属于精神失常的疾病，以沉默寡言、情感淡漠、语无伦次、静而多喜为特征，以成年人多见
痴呆		痴呆则属智能活动障碍，是以神情呆滞、愚笨迟钝为主要临床表现的神志异常疾病，以老年人多见

3. 痴呆与健忘

疾病	相同点	不同点
痴呆	均有健忘表现	以神情呆滞，或神志恍惚、告知不晓为主要表现
健忘		以记忆力减退、遇事善忘为主症

要点四 辨证论治

痴呆先辨先天后天，再辨虚实。治疗原则是开郁逐痰、活血通窍、平肝泻火以治其标，补虚扶正、充髓养脑以治其本。

分型	辨证要点	治法	方药
髓海不足证	智能减退，记忆力、计算力、定向力、判断力明显减退，神情呆钝，语不达意，头晕耳鸣，怠惰思卧，齿枯发焦，腰酸骨软，步履艰难，舌瘦色淡，苔薄白，脉沉细弱	补肾益髓，填精养神	七福饮加减
脾肾两虚证	表情呆滞，沉默寡言，记忆减退，失认失算，口齿含糊，词不达意，伴腰膝酸软，肌肉萎缩，食少纳呆，气短懒言，口涎外溢，或四肢不温，腹痛喜按，鸡鸣泄泻，舌质淡白，舌体胖大，苔白，或舌红，苔少或无苔，脉沉细弱，双尺尤甚	补肾健脾，益气生精	还少丹加减
痰浊蒙窍证	表情呆钝，智力衰退，或哭笑无常，喃喃自语，或终日无语，呆若木鸡，伴不思饮食，脘腹胀痛，痞满不适，口多涎沫，头重如裹，舌质淡，苔白腻，脉滑	豁痰开窍，健脾化浊	涤痰汤加减
瘀血内阻证	表情迟钝，言语不利，善忘，易惊恐，或思维异常，行为古怪，伴肌肤甲错，口干不欲饮，双目晦暗，舌质暗或有瘀点、瘀斑，脉细涩	活血化瘀，开窍醒脑	通窍活血汤加减

[常考考点] 痴呆的证型及其辨证要点、治法、使用方剂。

【例题实战模拟】

A1 型题

1. 痴呆的基本病机为
   A. 阴精不足，气血亏虚　　B. 髓海不足，神机失用　　C. 脏腑亏虚，痰瘀内阻
   D. 以虚为本，虚实夹杂　　E. 气滞血瘀，痰浊内阻

2. 下列不属于痴呆诊断依据的是
   A. 记忆力减退，理解力下降　　B. 性情孤僻，表情淡漠，语言重复
   C. 抽象思维能力下降　　D. 无理由地欣快，易于激动或暴怒
   E. 精神错乱，语无伦次，静而多喜

3. 痴呆的辨证中，应首辨的要点是
   A. 标本虚实　　B. 先天与后天　　C. 病变脏腑　　D. 外感内伤　　E. 病情轻重

4. 痴呆痰浊蒙窍证，若风痰瘀阻，应选用的方剂是
   A. 半夏厚朴汤　　B. 半夏白术天麻汤　　C. 天麻钩藤饮　　D. 二陈汤　　E. 黄连温胆汤

【参考答案】

1. B　2. E　3. B　4. B

第四单元　脾胃病证

细目一　胃痛

【考点突破攻略】

要点一　概述

胃痛，又称胃脘痛，是指以上腹胃脘部近心窝处疼痛为主症的病证。

要点二　病因病机

内因为饮食不节，情志不畅，素体脾虚。外因为感受外邪，包括寒、热、湿诸邪。

胃痛与肝、脾、胃的关系：肝与胃是木土乘克的关系。若忧思恼怒，气郁伤肝，肝气横逆，势必克脾犯胃，致气机阻滞，胃失和降而为痛。肝气久郁，既可出现化火伤阴，又能导致瘀血内结，病情至此，则胃痛加重，每每缠绵难愈。脾与胃同居中焦，一脏一腑，互为表里，共主升降，故脾病多涉及胃，胃病亦可及于脾。若禀赋不足，后天失调，或饥饱失常，劳倦过度，以及久病正虚不复等，均能引起脾气虚弱，运化失职，气机阻滞而为胃痛。脾阳不足，则寒自内生，胃失温养，致虚寒胃痛。如脾润不及，或胃燥太过，胃失濡养，则致阴虚胃痛。阳虚无力，血行不畅，涩而成瘀，可致血瘀胃痛。胃为阳土，喜润恶燥，主受纳、腐熟水谷，其气以和降为顺，不宜郁滞。上述病因如寒邪、饮食伤胃等皆可引起胃气阻滞，胃失和降而发生胃痛，正所谓"不通则痛"。

<u>胃痛的病位在胃，与肝、脾、肾关系密切。基本病机为胃气阻滞，胃失和降，不通则痛</u>。病理性质，早期多为实证，后期常为脾胃虚弱，但往往虚实夹杂。

［常考考点］胃痛的病位在胃，与肝、脾、肾关系密切。

要点三　诊断与病证鉴别

（一）诊断依据

1.上腹胃脘部近心窝处发生疼痛，其疼痛有胀痛、刺痛、隐痛、剧痛等性质的不同。

2.常伴食欲不振，恶心呕吐，嘈杂泛酸，嗳气吞腐等上胃肠道症状。

3.以中青年居多，多有反复发作病史，发病前多有明显的诱因，如天气变化、恼怒、劳累、暴饮暴食、饥饿、禁食生冷干硬、辛辣醇酒，或服用有损脾胃的药物等。

（二）鉴别诊断

1.胃痛与真心痛

疾病	二者联系	不同点
胃痛	真心痛发生在下壁的也会有胃部疼痛的症状，与胃痛易于混淆	胃痛是胃脘部近心窝处发生疼痛
真心痛		真心痛是心经病变所引起的心痛证，多见于老年人，为当胸而痛，其多刺痛，动辄加重，痛引肩背，常伴心悸气短、汗出肢冷，病情危急

2.胃痛与胁痛

疾病	二者联系	不同点
胃痛	肝气犯胃的胃痛可出现胁肋部疼痛，易与胁痛混淆	胃痛为胃脘部近心窝处发生疼痛。肝气犯胃的胃痛有时亦可攻痛连胁，但仍以胃脘部疼痛为主症
胁痛		胁痛是以胁部疼痛为主症，可伴发热恶寒，或目黄肤黄，或胸闷太息，极少伴嘈杂泛酸、嗳气吞腐

3. 胃痛与腹痛

疾病	二者联系	不同点
胃痛	胃处腹中，与肠相连，因而在个别特殊病证中，胃痛可以影响及腹，而腹痛亦可牵连于胃	胃痛是以上腹胃脘部近心窝处疼痛为主症
腹痛		腹痛是以胃脘部以下，耻骨毛际以上整个位置疼痛为主症

要点四　辨证论治

胃痛辨证应辨虚实寒热、在气在血。治疗以理气和胃止痛为主。

分型	辨证要点	治法	方药
寒邪客胃证	胃痛暴作，恶寒喜暖，得温痛减，遇寒加重，口淡不渴，或喜热饮，舌淡苔薄白，脉弦紧	温胃散寒，行气止痛	香苏散合良附丸加味
饮食伤胃证	胃脘疼痛，胀满拒按，嗳腐吞酸，或呕吐不消化食物，其味腐臭，吐后痛减，不思饮食，大便不爽，得矢气及便后稍舒，舌苔厚腻，脉滑	消食导滞，和胃止痛	保和丸加减
肝气犯胃证	胃脘胀痛，痛连两胁，遇烦恼则痛作或痛甚，嗳气、矢气则痛减，胸闷嗳气，喜长叹息，大便不畅，舌苔薄白，脉弦	疏肝解郁，理气止痛	柴胡疏肝散加减
湿热中阻证	胃脘疼痛，痛势急迫，脘闷灼热，口干口苦，口渴而不欲饮，身重疲倦，纳呆恶心，小便色黄，大便不畅，舌苔黄腻，脉滑数	清化湿热，理气和胃	清中汤加减
瘀血停胃证	胃脘疼痛，如针刺，似刀割，痛有定处，按之痛甚，痛时持久，食后加剧，入夜尤甚，或见吐血黑便，舌质紫暗或有瘀斑，脉涩	化瘀通络，理气和胃	失笑散合丹参饮加减
胃阴亏耗证	胃脘隐隐灼痛，似饥而不欲食，口燥咽干，五心烦热，消瘦乏力，口渴思饮，大便干结，舌红少津，脉细数	养阴益胃，和中止痛	一贯煎合芍药甘草汤加减
脾胃虚寒证	胃痛隐隐，绵绵不休，喜温喜按，空腹痛甚，得食则缓，劳累或受凉后发作或加重，泛吐清水，神疲纳呆，四肢倦怠，手足不温，大便溏薄，舌淡苔白，脉虚弱或迟缓	温中健脾，和胃止痛	黄芪建中汤加减

[常考考点] 胃痛的证型及其辨证要点、治法、使用方剂。

【例题实战模拟】

A1 型题

1. 下列与胃痛有关的脏腑是
　A. 胃、肝、脾　　B. 胃、脾、肾　　C. 肝、脾、肾　　D. 胃、肝、肾　　E. 脾、胃、心

2. 胃痛肝气犯胃证的临床特征是
　A. 胃脘胀痛，嗳腐吞酸　　　　B. 胃脘灼痛，痛势急迫　　　　C. 胃脘胀痛，连及两胁
　D. 胃痛隐隐，心烦嘈杂　　　　E. 胃脘刺痛，痛有定处

3. 下列不属于胃阴亏虚之胃痛主症的是
　A. 胃脘隐痛　　B. 吞酸嘈杂　　C. 口燥咽干　　D. 大便干燥　　E. 舌红少津，脉细数

A2 型题

4. 患者胃痛暴作，恶寒喜暖，脘腹得温则痛减，口干不渴，喜热饮，舌苔薄白，脉弦紧。治疗应首选
　A. 藿朴夏苓汤　　B. 桂枝汤　　C. 小建中汤　　D. 黄芪建中汤　　E. 香苏散合良附丸

5. 患者胃痛，脘腹胀满，嗳腐吞酸，吐不消化食物，大便不爽，舌苔厚腻，脉滑。其治法是
　A. 理气消胀　　B. 消食导滞　　C. 理气和胃　　D. 消食健脾　　E. 和胃止呕

6. 患者胃脘刺痛，痛有定处而拒按，食后痛甚，舌质紫暗，脉涩。其证候是
　A. 气机阻滞　　B. 食积气阻　　C. 瘀血停滞　　D. 血瘀血虚　　E. 气虚血瘀

【参考答案】

1. A　2. C　3. B　4. E　5. B　6. C

细目二　胃痞

【考点突破攻略】

要点一　概述

痞满是指以<u>自觉心下痞塞，胸膈胀满，触之无形，按之柔软，压之无痛</u>为主要症状的病证。按部位痞满可分为胸痞、心下痞等，心下即胃脘部。本节主要讨论胃脘部出现上述症状的痞满，又可称胃痞。

[常考考点] 痞满的特点：自觉心下痞塞，胸膈胀满，触之无形，按之柔软，压之无痛。

要点二　病因病机

痞满的病因为感受外邪，内伤饮食，情志失调，脾胃素虚。

痞满的病位在胃，与肝、脾的关系密切。基本病机为<u>中焦气机不利，脾胃升降失职</u>。病理性质不外虚实两端，实即实邪内阻（食积、痰湿、外邪、气滞等），虚则为脾胃虚弱（气虚或阴虚），虚实夹杂则两者兼而有之。初病多实，久病致虚，虚实夹杂。

要点三　诊断与鉴别诊断

（一）诊断依据

1. 临床以胃脘痞塞、满闷不舒为主症，并有触之无形，按之柔软，压之不痛，或伴有纳呆、嗳气等特点。
2. 发病缓慢，时轻时重，反复发作，病程漫长。
3. 多由饮食、情志、起居、寒温等因素诱发。

（二）鉴别诊断

1. 胃痞与胃痛

疾病	相同点	不同点		
		部位	病势	有无压痛
胃痞	病位同在胃脘部，且常相兼出现	胃痞以满闷不适为患，可累及胸膈	起病较缓	压无痛感
胃痛		胃痛以疼痛为主	病势多急	压之可痛

2. 胃痞与臌胀

疾病	相同点	不同点		
		主症	部位	按诊
胃痞	均为自觉腹部胀满的病证	自觉满闷不舒，外无胀形	在胃脘	按之柔软
臌胀		腹部胀大如鼓，皮色苍黄，脉络暴露	发于大腹	按之腹皮绷急

3. 胃痞与胸痹

疾病	相同点	不同点
胃痞	均可有胸膈不适	胃痞以脘腹满闷不舒为主症，多兼饮食纳运无力之症，偶有胸膈不适，并无胸痛等表现
胸痹		胸痹是胸中痞塞不通，而致胸膺内外疼痛之证，以胸闷、胸痛、短气为主症，偶兼脘腹不舒

4. 胃痞与结胸

疾病	相同点	不同点
胃痞	病位皆在腹部	胃痞以满而不痛、手可按压、触之无形为特点
结胸		结胸以心下至小腹硬满而痛、拒按为特征

要点四 辨证论治

痞满首辨虚实，次辨寒热。治疗以调理脾胃升降、行气除痞消满为原则。

分型	辨证要点	治法	方药
饮食内停证	脘腹痞闷而胀，进食尤甚，拒按，嗳腐吞酸，恶食呕吐，或大便不调，矢气频作，味臭如败卵，舌苔厚腻，脉滑	消食和胃，行气消痞	保和丸加减
痰湿中阻证	脘腹痞塞不舒，胸膈满闷，头晕目眩，身重困倦，呕恶纳呆，口淡不渴，小便不利，舌苔白厚腻，脉沉滑	除湿化痰，理气和中	二陈平胃汤加减
湿热阻胃证	脘腹痞闷，或嘈杂不舒，恶心呕吐，口干不欲饮，口苦，纳少，舌红苔黄腻，脉滑数	清热化湿，和胃消痞	连朴饮加减
肝胃不和证	脘腹痞闷，胸胁胀满，心烦易怒，善太息，呕恶嗳气，或吐苦水，大便不爽，舌质淡红，苔薄白，脉弦	疏肝解郁，和胃消痞	柴胡疏肝散加减
脾胃虚弱证	脘腹满闷，时轻时重，喜温喜按，纳呆便溏，神疲乏力，少气懒言，语声低微，舌质淡，苔薄白，脉细弱	补气健脾，升清降浊	补中益气汤加减
胃阴不足证	脘腹痞闷，嘈杂，饥不欲食，恶心嗳气，口燥咽干，大便秘结，舌红少苔，脉细数	养阴益胃，调中消痞	益胃汤加减

[常考考点] 痞满的证型及其辨证要点、治法、使用方剂。

【例题实战模拟】

A2 型题

1. 患者以胃脘痞塞、满闷不舒为主，按之柔软，压之不痛，望无胀形，发病缓慢，时轻时重，反复发作，病程漫长，多因饮食、情志、起居、寒温等因素诱发。其诊断是
   A. 胃痛　　B. 臌胀　　C. 痞满　　D. 胸痹　　E. 结胸
2. 患者脘腹痞塞不舒，胸膈满闷，头晕目眩，身重困倦，呕恶纳呆，口淡不渴，舌苔白厚腻，脉沉滑。治疗应首选
   A. 保和丸　　B. 泻心汤　　C. 二陈平胃汤　　D. 越鞠丸　　E. 补中益气汤
3. 患者脘腹痞闷，嘈杂，饥不欲食，恶心嗳气，口燥咽干，大便秘结，舌红少苔，脉细数。其治法是
   A. 补气健脾，升清降浊　　　　　B. 养阴益胃，调中消痞　　　　　C. 清热化湿，和胃消痞
   D. 疏肝解郁，和胃消痞　　　　　E. 健脾祛湿，理气除胀

【参考答案】

1. C　2. C　3. B

细目三 呕吐

【考点突破攻略】

要点一 概述

呕吐是指胃失和降，气逆于上，迫使胃中之物从口中吐出的一种病证。临床以有物有声谓之呕，有物无声谓之吐，无物有声谓之干呕，故合称为呕吐。

要点二 病因病机

内因为饮食不节，情志失调，禀赋不足。外因为外邪犯胃。

呕吐的病位主要在胃，但与肝、脾、胆关系密切。基本病机为胃失和降，胃气上逆。病理性质不外虚实两类，因外邪、食滞、痰饮、肝气等邪气犯胃，以致胃失和降而致呕吐者属实。脾肾虚寒或胃阴不足而润降失职导致的呕吐属虚。

要点三 诊断和鉴别诊断

（一）诊断依据
1. 以呕吐饮食痰涎水液等胃内容物为主症。
2. 常伴有恶心、纳呆、泛酸嘈杂、胸脘痞闷等症。
3. 起病或缓或急，多因饮食、情志、寒温不适、闻及不良气味等诱发，或有服用药物或误食毒物病史。

（二）鉴别诊断

1. 呕吐与噎膈

疾病	相同点	不同点		
		主症	病情	预后
呕吐	皆具有呕吐的症状	呕吐之病，进食顺畅，吐无定时	病情较轻，病程较短	预后尚好
噎膈		噎膈之病，进食哽噎不顺或食不得入，或食入即吐，甚则因噎废食	噎膈多因内伤所致，病情深重，病程较长	预后欠佳

2. 呕吐与反胃

疾病	相同点	不同点
呕吐	皆具有呕吐的症状	呕吐是以有声有物为特征，多因胃气上逆所致，有感受外邪、饮食不节、情志失调和胃虚失和的不同
反胃		反胃系脾胃虚寒，胃中无火，难以腐熟食入之谷物，朝食暮吐，暮食朝吐，终至完谷尽吐出而始感舒畅

要点四 辨证论治

呕吐首辨虚实，次辨呕吐特点。呕吐以和胃降逆止呕为总的治疗原则。

分型	辨证要点	治法	方药
外邪犯胃证	突然呕吐，胸脘满闷，发热恶寒，头身疼痛，舌苔白腻，脉濡缓	疏邪解表，化浊和中	藿香正气散加减
食滞内停证	呕吐酸腐，脘腹胀满，嗳气厌食，大便或溏或结，舌苔厚腻，脉滑实	消食化滞，和胃降逆	保和丸加减
痰饮中阻证	呕吐清水痰涎，脘闷不食，头眩心悸，舌苔白腻，脉滑	温中化饮，和胃降逆	小半夏汤合苓桂术甘汤加减
肝气犯胃证	呕吐吞酸，嗳气频繁，胸胁胀痛，舌质红，苔薄腻，脉弦	疏肝理气，和胃降逆	四七汤加减
脾胃气虚证	食欲不振，食入难化，恶心呕吐，脘部痞闷，大便不畅，舌苔白滑，脉细	健脾益气，和胃降逆	香砂六君子汤加减
脾胃阳虚证	饮食稍多即吐，时作时止，面色㿠白，倦怠乏力，喜暖恶寒，四肢不温，口干而不欲饮，大便溏薄，舌质淡，脉濡弱	温中健脾，和胃降逆	理中汤加减
胃阴不足证	呕吐反复发作，或时作干呕，似饥而不欲食，口燥咽干，舌红少津，脉细数	滋养胃阴，降逆止呕	麦门冬汤加减

[常考考点] 呕吐的证型及其辨证要点、治法、使用方剂。

【例题实战模拟】

A2 型题

1. 患者，女，29 岁。外感后突发呕吐，恶寒头痛，胸脘满闷，舌苔白腻，脉濡缓。治疗应首选
   A. 左金丸　　B. 白虎汤　　C. 小柴胡汤　　D. 藿香正气散　　E. 龙胆泻肝汤

2. 患者呕吐多为清水痰涎，脘闷不食，头晕心悸，舌苔白腻，脉滑。其证候为
   A. 饮食积滞　　B. 痰饮中阻　　C. 脾胃虚弱　　D. 脾阳虚衰　　E. 气滞痰阻

3.患者，女，65岁。身体素弱，饮食稍有不慎即呕吐未消化食物，面色㿠白，倦怠乏力，四肢不温，便溏，舌淡苔白，脉濡弱。治疗应首选
　　A.吴茱萸汤　　B.理中丸　　C.黄芪建中汤　　D.苓桂术甘汤　　E.四君子汤
4.患者，男，70岁。饮食稍多即吐，时作时止，面色㿠白，倦怠乏力，喜暖恶寒，四肢不温，口干而不欲饮，大便溏薄，舌质淡，脉濡弱。其证候为
　　A.胃阴不足证　　B.脾胃气虚证　　C.脾胃阳虚证　　D.肝气犯胃证　　E.痰饮内阻证

【参考答案】
1.D　2.B　3.B　4.C

细目四　噎膈

【考点突破攻略】

要点一　概述

噎膈是指吞咽食物哽噎不顺的疾病。噎即噎塞，指吞咽之时哽噎不顺；膈为格拒，指饮食不下。噎虽可单独出现，又可为膈的前驱表现，故临床往往以噎膈并称。

要点二　病因病机

病因为七情内伤，饮食不节，年老肾虚。病位在食道，属胃所主，病变脏腑为肝、脾、肾。基本病机为痰气瘀交结，阻滞于食道胃脘而致。病理性质总属本虚标实。本虚指阴津损伤，严重者为气虚阳微。标实为痰、气、瘀阻塞食道。

［常考考点］噎膈的病理因素为痰、气、瘀三者交互搏结；病位在食道，与肝、脾、肾密切相关。

要点三　诊断和病证鉴别

（一）诊断依据

1.轻症患者主要为胸骨后不适、烧灼感或疼痛，食物通过有滞留感或轻度梗阻感，咽部干燥或紧缩感。

2.重症患者见持续性、进行性吞咽困难，咽下梗阻，食入即吐，吐出黏液或白色泡沫黏痰，严重时伴有胸骨后或背部肩胛区持续性钝痛，进行性消瘦。

3.患者常有情志不畅、酒食不节、年老肾虚等病史。

（二）鉴别诊断

1.噎膈与反胃

疾病	相同点	不同点
噎膈	皆有食入即吐的症状	噎膈多系阴虚有热，主要表现为吞咽困难，阻塞不下，旋食旋吐，或徐徐吐出
反胃		反胃多属阳虚有寒，主要表现为食尚能入，但经久复出，朝食暮吐，暮食朝吐

2.噎膈与梅核气

疾病	相同点	不同点
噎膈	均见咽中梗塞不舒的症状	噎膈系有形之物瘀阻于食道，吞咽困难
梅核气		梅核气系气逆痰阻于咽喉，为无形之气，无吞咽困难及饮食不下的症状

［常考考点］噎膈和梅核气的鉴别。

要点四　辨证论治

噎膈首辨虚实，次辨标本主次。治疗原则是理气开郁，化痰消瘀，滋阴养血润燥。

分型	辨证要点	治法	方药
痰气交阻证	吞咽梗阻，胸膈痞满，甚则疼痛，情志舒畅时稍可减轻，情志抑郁时则加重，嗳气呃逆，呕吐痰涎，口干咽燥，大便艰涩，舌质红，苔薄腻，脉弦滑	开郁化痰，润燥降气	启膈散加减
津亏热结证	吞咽梗涩而痛，食入而复出，甚则水饮难进，心烦口干，胃脘灼热，大便干结如羊屎，形体消瘦，皮肤干枯，小便短赤，舌质光红，干裂少津，脉细数	滋养津液，泄热散结	沙参麦冬汤加减
瘀血内结证	饮食梗阻难下，或虽下而复吐出，甚或呕出物如赤豆汁，胸膈疼痛，固着不移，肌肤枯燥，形体消瘦，舌质紫暗，脉细涩	滋阴养血，破血行瘀	通幽汤加减
气虚阳微证	水饮不下，泛吐多量黏液白沫，面浮足肿，面色㿠白，形寒气短，精神疲惫，腹胀，形寒气短，舌质淡，苔白，脉细弱	温补脾肾	补气运脾汤加减

[常考考点] 噎膈的证型及其辨证要点、治法、使用方剂。

【例题实战模拟】

A1 型题

1. 与噎膈发病相关的主要脏腑是
   A. 胃、脾、肺、肝   B. 胃、脾、肝、肾   C. 脾、胃、肾、胆
   D. 脾、肝、胆、肾   E. 脾、肾、肝、肺

2. 噎膈的病理因素主要是
   A. 气、湿、痰   B. 痰、湿、瘀   C. 气、火、瘀   D. 气、痰、瘀   E. 风、火、痰

3. 噎膈与梅核气最主要的鉴别点是
   A. 有无吞咽困难   B. 有无进行性消瘦   C. 有无胸骨后不适、烧灼感
   D. 有无情志不畅、酒食不节史   E. 有无自觉咽中梗塞不舒

4. 治疗噎膈痰气交阻证，首选的是
   A. 启膈散   B. 通幽汤   C. 沙参麦冬汤   D. 补气运脾汤   E. 玉枢丹

A2 型题

5. 王某，女，55 岁。进行性吞咽困难伴消瘦 1 年。现症见食入格拒不下，入而复出，心烦口干，胃脘灼热，大便干结如羊屎，形体消瘦，皮肤干枯，小便短赤，舌质光红，干裂少津，脉细数。此病证的治法是
   A. 滋阴养血，润燥生津   B. 滋阴养血，破血行瘀   C. 开郁化痰，润燥降气
   D. 温补脾肾   E. 清热凉血

6. 患者，男，60 岁。饮食难下，下而复吐出，呕吐物如赤豆汁，胸膈疼痛，肌肤枯槁，形体消瘦，舌质紫暗，脉细涩。其证候是
   A. 痰气交阻   B. 瘀血内结   C. 津亏热结   D. 气虚阳微   E. 肝肾阴虚

【参考答案】

1. B 2. D 3. A 4. A 5. A 6. B

细目五　呃逆

【考点突破攻略】

要点一　概述

呃逆是指胃气上逆动膈，以气逆上冲，喉间呃呃连声，声短而频，难以自制为主要表现的病证。

[常考考点] 呃逆的临床特征：气逆上冲，喉间呃呃连声，声短而频，难以自制。

要点二　病因病机

病因为饮食不节、情志不遂、正气亏虚。

呃逆之病位在膈，病变的关键脏腑在胃，还与肝、脾、肺、肾有关。呃逆的基本病机是胃失和降，膈间气机不利，

胃气上逆动膈。呃逆的主要病理因素不外气郁、食滞、痰饮等。本病之初以实证为主，日久则为虚实夹杂证或纯为虚证。寒邪为病者，胃中寒冷损伤阳气，日久可致脾胃虚寒之证。热邪为病者，如胃中积热或肝郁日久化火，易于损阴耗液而转化为胃阴亏虚。气郁、食滞、痰饮为病者，皆能伤及脾胃，转化为脾胃虚弱证。急危重症及年老正虚患者可致脾胃阳虚或胃阴亏虚，后期可致元气衰败，出现呃逆持续、呃声低微、气不得续的危候。

[常考考点] 呃逆之病位在膈，病变的关键脏腑在胃；基本病机是胃失和降，膈间气机不利，胃气上逆动膈。

要点三 诊断与鉴别诊断

（一）诊断依据

1. 呃逆以气逆上冲，喉间呃呃连声，声短而频，不能自止为主症。其呃声或高或低，或疏或密，间歇时间不定。
2. 常伴有胸膈痞闷、脘中不适、情绪不安等症状。
3. 多有受凉、饮食、情志等诱发因素，起病多较急。

（二）鉴别诊断

1. 呃逆与干呕

疾病	相同点	不同点
呃逆	同属胃气上逆的表现	呃逆为气从膈间上逆，气冲喉间，呃呃连声，声短而频，不能自制
干呕		干呕属于有声无物的呕吐，乃胃气上逆，冲咽而出，发出呕吐之声

2. 呃逆与嗳气

疾病	相同点	不同点
呃逆	同属胃气上逆的表现	呃逆为气从膈间上逆，气冲喉间，呃呃连声，声短而频，不能自制
嗳气		嗳气乃胃气阻郁，气逆于上，冲咽而出，发出沉缓的嗳气声，多伴酸腐气味，食后多发

[常考考点] 呃逆与干呕、嗳气的鉴别。

要点四 辨证论治

呃逆首辨寒热虚实，次辨病情轻重。治疗原则是理气和胃，降逆止呃。

分型	辨证要点	治法	方药
胃寒气逆证	呃声沉缓有力，胸膈及胃脘不舒，得热则减，遇寒更甚，进食减少，恶食冷凉，喜热饮，口淡不渴，舌苔白润，脉迟缓	温中散寒，降逆止呃	丁香散加减
胃火上逆证	呃声洪亮有力，冲逆而出，口臭烦渴，多喜冷饮，脘腹满闷，大便秘结，小便短赤，苔黄燥，脉滑数	清胃泄热，降逆止呃	竹叶石膏汤加减
气机郁滞证	呃逆连声，常因情志不畅而诱发或加重，胸胁满闷，脘腹胀满，嗳气纳减，肠鸣矢气，苔薄白，脉弦	顺气解郁，和胃降逆	五磨饮子加减
脾胃阳虚证	呃声低长无力，气不得续，泛吐清水，脘腹不舒，喜温喜按，面色㿠白，手足不温，食少乏力，大便溏薄，舌质淡，苔薄白，脉细弱	温补脾胃，降逆止呃	理中丸加减
胃阴不足证	呃声短促而不得续，口干咽燥，烦躁不安，不思饮食，或食后饱胀，大便干结，舌质红，苔少而干，脉细数	养胃生津，降逆止呃	益胃汤加减

[常考考点] 呃逆的证型及其辨证要点、治法、使用方剂。

【例题实战模拟】

A1 型题

1. 呃逆的基本治法是
   A. 理气化瘀降逆　　　　　B. 疏肝解郁降逆　　　　　C. 和胃降逆止呃
   D. 健脾温中止呃　　　　　E. 清热和胃止呃

A2 型题

2. 患者呃声洪亮，冲逆而出，口臭烦渴，喜冷饮，小便短赤，大便秘结，舌苔黄，脉滑数。其治法是
   A. 清胃化痰止呃　　　　　B. 清热化湿降逆　　　　　C. 清热化瘀止呃
   D. 清胃平肝降逆　　　　　E. 清降泄热止呃

3. 患者，女，43岁。常因情志不畅而呃逆连声，伴有胸胁满闷，脘腹胀满，嗳气纳减，肠鸣矢气，苔薄白，脉弦。治疗宜首选
   A. 六磨汤　　B. 柴胡疏肝散　　C. 四气汤　　D. 五磨饮子　　E. 四磨汤

B1 型题
   A. 有物有声　　B. 喉间气逆有声　　C. 有物无声　　D. 无物有声　　E. 嗳气声缓

4. 呃逆的特点是
5. 干呕的特点是

【参考答案】
1. C　2. E　3. D　4. B　5. D

细目六　腹痛

【考点突破攻略】

要点一　概述

腹痛是指以胃脘以下、耻骨毛际以上的部位发生疼痛为主症的病证。

要点二　病因病机

内因为饮食不节，情志失调，素体阳虚。外因为外感时邪。

腹痛病机为寒邪凝滞，阳气不运，湿热内结，气机阻滞，食滞中焦，升降失司，肝气横逆，气滞血瘀，为实。中阳不足，气血亏虚，内失温养，不荣则痛，为虚。

基本病机为腹中脏腑气机阻滞，气血运行不畅，经脉痹阻，不通则痛；或脏腑经脉失养，不荣则痛。病理性质不外寒热虚实四端，四者往往相互错杂。急性暴痛，治不及时，或治不得当，气血逆乱，可致厥脱之证；若湿热蕴结肠胃，蛔虫内扰，或术后气滞血瘀，可造成腑气不通，腹痛拒按之阳明腑实证；气滞血瘀日久，可变生积聚。

要点三　诊断与鉴别诊断

(一) 诊断依据

1. 凡是以胃脘以下、耻骨毛际以上部位的疼痛为主要表现者，即为腹痛。其疼痛性质各异，但一般不甚剧烈，按之柔软，压痛较轻，无拒按。

2. 注意与腹痛相关的病因，脏腑经络相关的症状，如涉及肠腑，可伴有腹泻或便秘；疝气之少腹痛可引及睾丸；膀胱湿热可见腹痛牵引前阴、小便淋沥、尿道灼痛；蛔虫作痛多伴嘈杂吐涎，时作时止；瘀血腹痛常有外伤或手术史；少阳病表里同病腹痛可见痛连腰背，伴恶寒发热、恶心呕吐。

3. 腹痛发作或加重，常与饮食、情志、受凉等因素有关。

(二) 鉴别诊断

1. 腹痛与胃痛

疾病	二者联系	不同点	
		部位	伴随症状
胃痛	胃处腹中，与肠相连，腹痛常伴有胃痛的症状，胃痛亦时有腹痛的表现，常需鉴别	以上腹胃脘部近心窝处疼痛为主症	常伴有恶心、嗳气等胃病症状
腹痛		以胃脘部以下，耻骨毛际以上整个位置疼痛为主症	伴有便秘、腹泻或尿频、尿急等症状

2. 腹痛与其他内科疾病中腹痛

疾病	相同点	不同点
腹痛	均有腹痛表现	以胃脘部以下，耻骨毛际以上整个位置疼痛为主症，伴有便秘、腹泻或尿频、尿急等症状
其他内科疾病中腹痛		除腹痛外，还伴有原发疾病特征。如痢疾，除腹痛外，有里急后重、下利赤白脓血；积聚，除腹痛外，还有腹部包块

3. 内科腹痛与外科腹痛、妇科腹痛

疾病	相同点	不同点
内科腹痛	均有腹痛症状	先发热后腹痛，疼痛不剧，痛无定处，压痛不显
外科腹痛		多后发热，疼痛剧烈，痛有定处，压痛明显，可有腹痛拒按，腹肌紧张
妇科腹痛		在小腹部，与经带胎产有关，如痛经、先兆流产、宫外孕等

要点四　辨证论治

腹痛首辨缓急，次辨性质，再辨疼痛部位。

腹痛与脏腑经络的关系：腹中有肝、胆、脾、肾、大小肠、膀胱等脏腑，并为足三阴、足少阳、手足阳明、冲、任、带等经脉循行之处。

治疗腹痛多以"通"字立法。

分型	辨证要点	治法	方药
寒邪内阻证	腹痛拘急，<u>遇寒痛甚，得温痛减，口淡不渴</u>，形寒肢冷，小便清长，大便清稀或秘结，<u>舌质淡，苔白腻，脉沉紧</u>	散寒温里，理气止痛	良附丸合正气天香散加减
湿热壅滞证	腹痛拒按，<u>烦渴引饮，大便秘结，或溏滞不爽，潮热汗出，小便短黄，舌质红，苔黄燥或黄腻，脉滑数</u>	泄热通腑，行气导滞	大承气汤加减
饮食积滞证	脘腹胀满，疼痛拒按，<u>嗳腐吞酸，恶食呕恶，痛而欲泻，泻后痛减，或大便秘结，舌苔厚腻，脉滑</u>	消食导滞，理气止痛	枳实导滞丸加减
肝郁气滞证	<u>腹痛胀闷，痛无定处，痛引少腹，或兼痛窜两胁，时作时止，得嗳气、矢气则舒，遇忧思恼怒则剧</u>，舌质红，苔薄白，脉弦	疏肝解郁，理气止痛	柴胡疏肝散加减
瘀血内停证	腹痛较剧，<u>痛如针刺，痛处固定</u>，经久不愈，入夜尤甚，<u>舌质紫暗，脉细涩</u>	活血化瘀，和络止痛	少腹逐瘀汤加减
中虚脏寒证	<u>腹痛绵绵，时作时止，喜温喜按，形寒肢冷，神疲乏力，气短懒言，胃纳不佳，面色无华，大便溏薄，舌质淡，苔薄白，脉沉细</u>	温中补虚，缓急止痛	小建中汤加减

[常考考点] 腹痛的证型及其辨证要点、治法、使用方剂。

【知识纵横比较】

腹痛（中医内科学）		小儿泄泻（中医儿科学）	
分型	方药	分型	方药
寒邪内阻证	良附丸合正气天香散	腹部中寒证	养脏汤
湿热壅滞证	大承气汤	胃肠结热证	大承气汤
饮食积滞证	枳实导滞丸	乳食积滞证	香砂平胃散
肝郁气滞证	柴胡疏肝散	—	—
瘀血内停证	少腹逐瘀汤	气滞血瘀证	少腹逐瘀汤
中虚脏寒证	小建中汤	脾胃虚寒证	小建中汤合理中丸

【例题实战模拟】

A1型题
1. 与腹痛无关的是
   A. 手三阴经　　B. 足三阴经　　C. 手少阳经　　D. 足少阳经　　E. 足阳明经
2. 下列不属于腹痛常见病因的是
   A. 外感时邪　　B. 饮食不节　　C. 情志失调　　D. 阳气素虚　　E. 外感风燥
3. 治疗腹痛湿热壅滞证，首选
   A. 大承气汤　　B. 龙胆泻肝汤　　C. 清中汤　　D. 枳实导滞丸　　E. 泻心汤合连朴饮

A2型题
4. 患者腹痛拘急，得温痛减，遇冷更甚，饮食减少，口不渴，小便清利，舌苔白腻，脉沉紧。其证候属
   A. 虚寒证　　B. 实寒证　　C. 血瘀证　　D. 实热证　　E. 气滞证
5. 患者腹部刺痛较剧，痛处不移，触之痛甚，舌质紫暗，脉弦涩。其治法是
   A. 理气和胃　　B. 理气活血　　C. 活血化瘀　　D. 化瘀散结　　E. 化痰祛瘀
6. 患者腹痛绵绵，时作时止，喜热恶冷，痛时喜按，空腹或劳累后更甚，得食稍减，面色无华，时有大便溏薄，舌淡苔白，脉细无力。治疗应首选
   A. 附子理中丸　　B. 桂枝茯苓丸　　C. 正气天香散　　D. 参苓白术散　　E. 小建中汤

【参考答案】
1. C　2. E　3. A　4. B　5. C　6. E

细目七　泄泻

【考点突破攻略】

要点一　概述

泄泻是以**排便次数增多，粪便稀溏，甚如水样**为临床表现的病证。古曾将大便溏薄而势缓者称为泄，大便清稀如水而势急者称为泻，现临床一般统称泄泻。

[常考考点]泄泻的特征：排便次数增多，粪质稀溏或完谷不化，甚如水样。

要点二　病因病机

内因为饮食所伤、情志失调、病后体虚及禀赋不足。外因为外感寒湿暑热之邪，其中以湿邪最为多见。

泄泻的主要病位在脾、胃与大小肠。病变主脏在脾，脾失健运是关键，同时与肝、肾密切相关。**基本病机为脾虚湿盛，脾失健运，水湿不化，肠道清浊不分，传导失司。脾虚湿盛**是病机特点。病理因素主要是湿。病理性质有虚实之分。

[常考考点]本病病位在肠，病机关键为脾虚湿盛。

要点三　诊断与鉴别诊断

(一) 诊断依据

1. 以大便稀溏为诊断的主要依据，或完谷不化，或粪如水样，或大便次数增多，每日三五次以至十数次以上。
2. 常兼有腹胀腹痛、肠鸣、纳呆。
3. 起病或急或缓，暴泻者多有暴饮暴食或误食不洁之物的病史。迁延日久，时发时止者，常由外邪、饮食、情志等因素诱发。

（二）鉴别诊断

1. 泄泻与痢疾

疾病	相同点	不同点
泄泻	均有大便次数增多、粪质稀薄的症状	泄泻以大便次数增加，粪质稀溏，甚则如水样，或完谷不化为主症，大便不带脓血，也无里急后重，腹痛或无
痢疾		痢疾以腹痛、里急后重、便下赤白脓血为特征

2. 泄泻与霍乱

疾病	相同点	不同点
泄泻	均有泄泻的症状	以大便次数增加，粪质稀溏，甚则如水样，或完谷不化为主症，大便不带脓血，也无里急后重，腹痛或无
霍乱		上吐下泻同时并作，来势急骤，变化迅速，病情凶险，起病时先突然腹痛，继则吐泻交作，所吐之物均为未消化之食物，气味酸腐热臭；所泻之物多为黄色粪水，如米泔，常伴恶寒、发热。部分患者在吐泻之后，津液耗伤，迅速消瘦，或发生转筋，腹中绞痛。若吐泻剧烈，可致面色苍白、目眶凹陷、汗出肢冷等津竭阳衰之危候

[常考考点] 泄泻与霍乱、痢疾的鉴别。

要点四 辨证论治

泄泻首辨暴泻和久泻，其次辨泻下之物，再辨病变脏腑。泄泻的治疗以运脾化湿为主。李中梓在《医宗必读·泄泻》中提出了著名的治泻九法，即淡渗、升提、清凉、疏利、甘缓、酸收、燥脾、温肾、固涩。

分型	辨证要点	治法	方药
寒湿内盛证	泄泻清稀，甚则如水样，脘闷食少，腹痛肠鸣，舌质淡，苔白腻，脉濡缓。若兼外感风寒，则恶寒发热头痛，肢体酸痛，苔白或白腻，脉濡缓	芳香化湿，解表散寒	藿香正气散加减
湿热伤中证	泄泻腹痛，泻下急迫，或泻而不爽，粪色黄褐，气味臭秽，肛门灼热，烦热口渴，小便短黄，舌质红，苔黄腻，脉滑数或濡数	清热利湿，分利止泻	葛根芩连汤加减
食滞肠胃证	腹痛肠鸣，泻下粪便臭如败卵，泻后痛减，脘腹胀满，嗳腐酸臭，不思饮食，舌苔垢浊或厚腻，脉滑实	消食导滞，和中止泻	保和丸加减
肝气乘脾证	腹痛泄泻，泻后痛减，肠中雷鸣，攻窜作痛，矢气频作，每因抑郁恼怒，或情绪紧张之时而作，素有胸胁胀闷，嗳气食少，舌淡红，脉弦	抑肝扶脾	痛泻要方加减
脾胃虚弱证	大便时溏时泻，迁延反复，食少，食后脘闷不舒，稍进油腻食物，则大便次数明显增加，面色萎黄，神疲倦怠，舌质淡，苔白，脉细弱	健脾益气，化湿止泻	参苓白术散加减
肾阳虚衰证	黎明前脐腹作痛，肠鸣即泻，完谷不化，腹部喜暖，泻后则安，形寒肢冷，腰膝酸软，舌淡苔白，脉沉细	温肾健脾，固涩止泻	四神丸加减

[常考考点] 泄泻的证型及其辨证要点、治法、使用方剂。

【知识纵横比较】

中医内科泄泻		中医儿科泄泻		
分型	方药		分型	方药
寒湿内盛证	藿香正气散加减	常证	风寒泻证	藿香正气散
湿热伤中证	葛根芩连汤加减		湿热泻证	葛根芩连汤
食滞肠胃证	保和丸加减		伤食泻证	保和丸
脾胃虚弱证	参苓白术散加减		脾虚泻证	参苓白术散
肾阳虚衰证	四神丸加减		脾肾阳虚泻证	附子理中汤合四神丸

续表

中医内科泄泻		中医儿科泄泻		
分型	方药		分型	方药
肝气乘脾证	痛泻要方加减	变证	气阴两伤证	人参乌梅汤
—	—		阴竭阳脱证	生脉散合参附龙牡救逆汤

【例题实战模拟】

A1 型题

1. 下列不属于痢疾与泄泻鉴别点的是
   A. 有无里急后重　　B. 有无因情志不舒　　C. 有无排便次数增多
   D. 有无脓血便　　　E. 有无腹痛肠鸣

2. 治疗久泻不止，不宜过用
   A. 健脾　　B. 补肾　　C. 升提　　D. 固涩　　E. 分利

A2 型题

3. 患者泄泻腹痛，泻下急迫，粪色黄褐而臭，肛门灼热，烦热口渴，小便短赤，舌苔黄腻，脉滑数。其治法是
   A. 消食导滞　　B. 泄热导滞　　C. 清热利湿　　D. 通腑泄热　　E. 通腑消食

4. 患者腹痛肠鸣，泻下粪便臭如败卵，但泻而不爽，脘腹胀满，舌苔厚而腐，脉滑。治疗应首选
   A. 保和丸　　B. 藿香正气散　　C. 葛根芩连汤　　D. 参苓白术汤　　E. 龙胆泻肝汤

5. 患者胸胁胀闷，嗳气食少，每因抑郁恼怒之时发生腹痛泄泻，舌淡红，脉弦。其治法是
   A. 调理脾胃　　B. 疏肝理气　　C. 抑肝扶脾　　D. 泻肝和胃　　E. 疏肝和胃

6. 患者大便时溏时泻，水谷不化，稍进油腻之物则排便次数增多，食少，脘腹胀闷，面黄，肢倦乏力，舌淡苔白，脉细弱。治疗应首选
   A. 四君子汤　　B. 大建中汤　　C. 参苓白术散　　D. 小建中汤　　E. 补气运脾汤

【参考答案】

1. C　2. E　3. C　4. A　5. C　6. C

细目八　痢疾

【考点突破攻略】

要点一　概念

痢疾是以腹痛、里急后重、下痢赤白脓血为主症的病证，是夏秋季常见的肠道传染病。

[常考考点] 痢疾的临床特征：腹痛腹泻，里急后重，排赤白脓血便。

要点二　病因病机

内因为饮食不节。外因为外感湿热、疫毒之邪。基本病机为邪蕴肠腑，气血壅滞，传导失司，脂膜血络受伤，腐败化为脓血而成痢。病位在大肠，与脾、胃、肾相关。病理性质，初期多为实证，因湿热或寒湿所致。下痢日久，可由实转虚或虚实夹杂。湿热疫毒内侵，毒盛于里，熏灼肠道，耗伤气血，为疫毒痢。如痢疾失治，迁延日久，或收涩太早，关门留寇，正虚邪恋，可发展为下痢时发时止，日久难愈的休息痢。

本病初期多为暴痢，属湿热或寒湿壅滞，表现为湿热痢或寒湿痢。日久，可由实转虚或虚实夹杂，湿热伤阴，形成阴虚痢；脾胃素虚，寒湿留滞肠中，则为虚寒痢。

要点三 诊断与鉴别诊断

（一）诊断依据

1. 以腹痛、里急后重、大便次数增多、排赤白脓血便为主症。
2. 急性痢疾起病急骤，病程短，可伴恶寒、发热等；慢性痢疾起病缓慢，反复发作，迁延不愈；疫毒痢病情严重而病势凶险，以儿童为多见，起病急骤，腹痛、腹泻尚未出现之时，即有高热神疲、四肢厥冷、面色青灰、呼吸浅表、神昏惊厥，而痢下、呕吐并不一定严重。
3. 常见于夏秋季节，多有饮食不洁史，或具有传染性。

（二）鉴别诊断

痢疾与泄泻

疾病	相同点	不同点
泄泻	均有大便次数增多、粪质稀薄的症状	以大便次数增加，粪质稀溏，甚则如水样，或完谷不化为主症。大便不带脓血，也无里急后重，腹痛或无
痢疾		痢疾以腹痛、里急后重、便下赤白脓血为主症

[常考考点] 痢疾与泄泻的鉴别。

要点四 辨证论治

分型	辨证要点	治法	方药
湿热痢	腹部疼痛，里急后重，痢下赤白脓血，黏稠如胶冻，腥臭，肛门灼热，小便短赤，舌苔黄腻，脉滑数	清肠化湿，调气行血	芍药汤加减
疫毒痢	起病急骤，痢下鲜紫脓血，腹痛剧烈，后重感特著，壮热口渴，头痛烦躁，恶心呕吐，大便频频，甚者神昏惊厥，舌质红绛，舌苔黄燥，脉滑数或微欲绝	清热解毒，凉血除积	白头翁汤加减
寒湿痢	腹痛拘急，里急后重，痢下赤白黏冻，白多赤少，或为纯白冻，口淡乏味，脘胀腹满，头身困重，舌质或淡，舌苔白腻，脉濡缓	温中燥湿，调气和血	不换金正气散加减
阴虚痢	痢下赤白，日久不愈，脓血黏稠，或下鲜血，脐下灼痛，虚坐努责，食少，心烦口干，至夜转剧，舌红绛少津，苔腻或花剥，脉细数	养阴和营，清肠化湿	驻车丸加减
虚寒痢	痢下赤白清稀，无腥臭，或为白冻，甚则滑脱不禁，肛门坠胀，便后更甚，腹部隐痛，缠绵不已，喜按喜温，形寒畏冷，四肢不温，食少神疲，腰膝酸软，舌淡苔薄白，脉沉细弱	温补脾肾，收涩固脱	桃花汤合真人养脏汤加减
休息痢	下痢时发时止，迁延不愈，常因饮食不当、受凉、劳累而发，发时大便次数增多，夹有赤白黏冻，腹胀食少，倦怠嗜卧，舌质淡苔腻，脉濡软或虚数	温中清肠，调气化滞	连理汤加减

[常考考点] 痢疾的证型及其辨证要点、治法、使用方剂。

【例题实战模拟】

A1 型题

1. 痢久不愈或反复发作，最易损伤的脏腑是
   A. 肝、胃 B. 脾、胃 C. 肝、脾 D. 肝、肾 E. 脾、肾

2. 下列不属于痢疾诊断要点的是
   A. 腹痛 B. 里急后重 C. 大便次数增多 D. 赤白脓血便 E. 肛门灼热

A2 型题

3. 患者腹痛，里急后重，下痢赤白脓血，肛门灼热，小便短赤，舌苔微黄，脉滑数。其治法是
   A. 清热解毒，调气行血   B. 清热化湿，理气止痛   C. 清热凉血，和胃利湿
   D. 清肠和胃，利湿解毒   E. 清胃利湿，和胃通降

4. 患者，男，30岁。腹痛，里急后重，赤多白少，肛门灼热，小便短赤，舌红苔黄，脉滑数。其辨证是

A.疫毒痢　B.湿热痢　C.阴虚痢　D.休息痢　E.寒湿痢

5.患者腹痛剧烈，起病急骤，大便频频，痢下鲜紫色脓血，伴有壮热口渴，头痛烦躁，恶心呕吐，舌红绛，苔黄燥，脉滑数。治疗应首选

A.芍药汤　B.白头翁汤合芍药汤　C.藿香正气丸　D.连理汤　E.黄连阿胶汤

6.患者，男，35岁。下痢3月余，痢下稀薄白冻，腹部隐痛，里急后重，食少神疲，四肢不温，舌淡苔薄白，脉沉细。治疗应首选

A.桃花汤　B.驻车丸　C.芍药汤　D.胃苓汤　E.白头翁汤

【参考答案】

1.E　2.E　3.A　4.B　5.B　6.A

细目九　便秘

【考点突破攻略】

要点一　概述

便秘是指<u>大便排出困难，排便周期延长，或周期不长，但粪质干结，排出艰难，或粪质不硬，虽有便意，但便而不畅</u>的病证。

要点二　病因病机

内因为饮食不节、情志失调、年老体虚。外因为感受外邪。

<u>病位在大肠，涉及肺、脾、胃、肝、肾等脏腑。基本病机为大肠传导失常。病理性质可概括为寒、热、虚、实四个方面</u>。燥热内结于肠胃者，属热秘；气机郁滞者，属实秘；气血阴阳亏虚者，为虚秘；阴寒积滞者，为冷秘或寒秘。四者之中，又以虚实为纲，热秘、气秘、冷秘属实，阴阳气血不足的便秘属虚。而寒、热、虚、实之间，常又相互兼夹或相互转化。如热秘久延，津液渐耗，可致阴津亏虚，肠失濡润，病情由实转虚。气机郁滞，久而化火，则气滞与热结并存。气血不足者，如受饮食所伤或情志刺激，则虚实相兼。阳虚阴寒凝结者，如温燥太过，津液被耗，或病久阳损及阴，则可见阴阳俱虚之证。

要点三　诊断与鉴别诊断

（一）诊断依据

1.排便间隔时间超过自己的习惯1天以上，或两次排便时间间隔3天以上。

2.粪质干结，排出艰难，或欲大便而艰涩不畅。

3.常伴腹胀、腹痛、口臭、纳差及神疲乏力、头眩、心悸等症。

4.本病常有饮食不节、情志内伤、劳倦过度等病史。

（二）鉴别诊断

便秘与肠结

疾病	相同点	不同点
便秘	均可出现腹部包块	便秘者，常出现在小腹左侧，多扪及条索状物，包块为燥屎内结，通下排便后消失或减少
肠结		在腹部各处均可出现，形状不定，包块与排便无关

要点四　辨证论治

分型	辨证要点	治法	方药
热秘	大便干结，腹胀腹痛，<u>口干口臭，面红心烦，或有身热，小便短赤，舌红苔黄燥，脉滑数</u>	泄热导滞，润肠通便	麻子仁丸加减

续表

分型	辨证要点	治法	方药
气秘	大便干结，或不甚干结，欲便不得出，或便而不爽，肠鸣矢气，腹中胀痛，嗳气频作，纳食减少，胸胁痞满，舌苔薄腻，脉弦	顺气导滞	六磨汤加减
冷秘	大便艰涩，腹痛拘急，胀满拒按，胁痛，手足不温，呃逆呕吐，舌苔白腻，脉弦紧	温里散寒，通便止痛	温脾汤加减
气虚秘	大便并不干硬，虽有便意，但排便困难，用力努挣则汗出短气，便后乏力，面白神疲，肢倦懒言，舌淡苔白，脉弱	益气润肠	黄芪汤加减
血虚秘	大便干结，面色无华，皮肤干燥，头晕目眩，心悸气短，健忘少寐，口唇色淡，舌淡苔少，脉细	养血润燥	润肠丸
阴虚秘	大便干结，如羊屎状，形体消瘦，头晕耳鸣，两颧红赤，心烦少眠，潮热盗汗，腰膝酸软，舌红少苔，脉细数	滋阴通便	增液汤加减
阳虚秘	大便干或不干，排出困难，小便清长，面色㿠白，四肢不温，腹中冷痛，或腰膝酸冷，舌淡苔白，脉沉迟	温阳通便	济川煎加减

[常考考点] 便秘的证型及其辨证要点、治法、使用方剂。

【知识纵横比较】

便秘（中医内科学）		便秘（中医儿科学）	
分型	方药	分型	方药
热秘	麻子仁丸	燥热便秘证	麻子仁丸
气秘	六磨汤	气滞便秘证	六磨汤
冷秘	温脾汤	—	—
—	—	食积便秘证	枳实导滞丸
气虚秘	黄芪汤	气虚便秘证	黄芪汤
血虚秘	润肠丸	血虚便秘证	润肠丸
阴虚秘	增液汤	—	—
阳虚秘	济川煎	—	—

【例题实战模拟】

A1 型题

1.治疗阳虚便秘的最佳选方是
　　A.济川煎　　B.右归丸　　C.半硫丸　　D.温脾汤　　E.麻子仁丸

A2 型题

2.患者大便艰涩，腹痛拘急，胀满拒按，胁下偏痛，手足不温，呃逆呕吐，舌苔白腻，脉弦紧。治疗应首选
　　A.麻仁丸　　B.六磨汤　　C.温脾汤　　D.济川煎　　E.更衣丸

3.李某，70 岁。便秘 30 余年，虽有便意，但临而努挣乏力，便难排出，汗出气短，便后乏力，大便并不干结，面色㿠白，神疲气怯，舌淡嫩，苔薄，脉弱。其治法是
　　A.益气润肠　　B.养血润燥　　C.温阳通便　　D.顺气导滞　　E.清热润肠

4.患者，男，56 岁。大便秘结，排出困难，面色无华，头晕目眩，心悸，舌淡，苔白，脉细涩。其诊断是
　　A.气虚便秘　　B.血虚便秘　　C.阴虚便秘　　D.冷秘　　E.气秘

B1 型题

　　A.四磨饮　　B.五磨饮　　C.黄芪汤　　D.黄芪建中汤　　E.六磨汤

5.治疗气滞便秘的最佳选方是

6.治疗气虚便秘的最佳选方是

【参考答案】
1.A 2.C 3.A 4.B 5.E 6.C

第五单元　肝胆病证

细目一　胁痛

【考点突破攻略】

要点一　概述

胁痛是指以一侧或两侧胁肋部疼痛为主要表现的病证。胁，指侧胸部，为腋以下至第12肋骨部的总称。

要点二　病因病机

内因为情志不畅、饮食不调、久病体虚或劳欲过度。外因为外感湿热。

基本病机为络脉失和。病理变化归结为"不通则痛"和"不荣则痛"。胁痛的病位在肝、胆，又与脾、胃及肾相关。病理性质有虚有实，而以实为多。实证中以气滞、血瘀、湿热为主，三者又以气滞为先。虚证多属阴血亏损，肝失所养。一般说来，胁痛初病在气，日久气滞转为血瘀，或气滞血瘀并见。实证日久，化燥伤阴，故临床可见虚实夹杂之证。

[常考考点] 基本病机为络脉失和。病理性质以气滞、血瘀、湿热为主。

要点三　诊断与鉴别诊断

（一）诊断依据

1.以一侧或两侧胁肋部疼痛为主要表现者，可以诊断为胁痛。胁痛的性质可以表现为刺痛、胀痛、灼痛、隐痛、钝痛等不同特点。

2.部分患者可伴见胸闷、腹胀、嗳气呃逆、急躁易怒、口苦纳呆、厌食恶心等症。

3.常有饮食不节、情志内伤、感受外湿、跌仆闪挫或劳欲久病等病史。

（二）鉴别诊断

1.胁痛与胃脘痛

疾病	二者联系	不同点
胃痛	肝气犯胃的胃痛可出现胁肋部疼痛，易与胁痛混淆	胃痛为胃脘部近心窝处发生的疼痛。肝气犯胃所致的胃痛有时亦可攻痛连胁，但仍以胃脘部疼痛为主症，兼有嗳气频作、吞酸嘈杂等胃失和降的症状
胁痛		胁痛是以胁部疼痛为主症，伴有目眩、口苦、胸闷、喜太息的症状

2.胁痛与悬饮

疾病	相同点	不同点
胸痛	均可见胁肋部疼痛	胁痛发病与情志不遂，过食肥甘，劳欲过度，跌仆外伤有关。主要表现为一侧或两侧胁肋部疼痛
悬饮		悬饮多因素体虚弱，时邪外袭，肺失宣通，饮停胸胁而致。其表现为咳唾引痛胸胁，呼吸或转侧加重，患侧肋间饱满，叩诊呈浊音，或见发热

要点四　辨证论治

胁痛首辨在气在血，次辨虚实。治疗原则是疏肝和络止痛。

分型	辨证要点	治法	方药
肝郁气滞证	胁肋胀痛，走窜不定，甚则引及胸背肩臂，疼痛每因情志变化而增减，胸闷腹胀，嗳气频作，得嗳气而胀痛稍舒，纳少口苦，舌苔薄白，脉弦	疏肝理气	柴胡疏肝散加减
肝胆湿热证	胁肋胀痛或刺痛，口苦口黏，胸闷纳呆，恶心呕吐，小便黄赤，大便不爽，或兼有身热恶寒，身目发黄，舌红苔黄腻，脉弦滑数	清热利湿	龙胆泻肝汤加减
瘀血阻络证	胁肋刺痛，痛有定处，痛处拒按，入夜痛甚，胁肋下或见有癥块，舌质紫暗，脉沉涩	祛瘀通络	血府逐瘀汤或复元活血汤加减
肝络失养证	胁肋隐痛，悠悠不休，遇劳加重，口干咽燥，心中烦热，头晕目眩，舌红少苔，脉细弦而数	养阴柔肝	一贯煎加减

[常考考点] 胁痛的证型及其辨证要点、治法、使用方剂。

【例题实战模拟】

A1型题

1. 下列不属于胁痛病机的是
   A. 肝气郁结 B. 胃气上逆 C. 瘀血凝滞 D. 肝胆湿热 E. 肝阴不足
2. 与胁痛发病关系最为密切的脏腑是
   A. 心、肺 B. 脾、胃 C. 肝、胆 D. 肝、肾 E. 脾、肾

A2型题

3. 患者，男，55岁。3个月前因胸胁部撞伤后出现胁肋刺痛，痛有定处，入夜痛甚，舌质紫暗，脉沉涩。治疗应首选
   A. 复元活血汤 B. 少腹逐瘀汤 C. 膈下逐瘀汤 D. 调营饮 E. 香附旋覆花汤
4. 患者，男，60岁。久患胁痛，悠悠不休，遇劳加重，头晕目眩，口干咽燥，舌红少苔，脉弦细。治疗应首选
   A. 柴胡疏肝散 B. 逍遥散 C. 杞菊地黄丸 D. 一贯煎 E. 二阴煎

【参考答案】
1. B 2. C 3. A 4. D

细目二 黄疸

【考点突破攻略】

要点一 概念

黄疸是以目黄、身黄、小便黄为主症的一种病证，其中目睛黄染尤为本病的重要特征。

[常考考点] 黄疸是以目黄、身黄、小便黄为主要特征，其中目睛黄染尤为本病的重要特征。

要点二 病因病机

内因为饮食不节、劳倦过度或病后续发。外因为外感湿热疫毒。

黄疸的病位在脾、胃、肝、胆。基本病机为湿邪困遏，脾胃运化失健，肝胆疏泄失常，胆汁泛溢肌肤。病理性质有阴阳之分。湿热交蒸，发为阳黄；寒湿瘀滞，发为阴黄。病理因素有湿邪、热邪、寒邪、疫毒、气滞、瘀血六种，但其中以湿邪为主。湿热蕴积化毒，疫毒炽盛，充斥三焦，深入营血，内陷心肝，发为急黄；阳黄误治失治，迁延日久，脾阳损伤，湿从寒化，则可转为阴黄；阴黄复感外邪，湿郁化热，又可呈阳黄表现。

[常考考点] 黄疸的病位在脾、胃、肝、胆。基本病机为湿邪困遏。

要点三 诊断与鉴别诊断

（一）诊断依据

1. 目黄、肤黄、小便黄，其中目睛黄染为本病的重要特征。

2. 常伴食欲减退、恶心呕吐、胁痛腹胀等症状。
3. 常有外感湿热疫毒、内伤酒食不节，或有胁痛、癥积等病史。

（二）鉴别诊断

1. 黄疸与萎黄

疾病	相同点	不同点
黄疸	均有身黄	黄疸发病与感受外邪、饮食劳倦或病后有关。其病机为湿滞脾胃，肝胆失疏，胆汁外溢。主症为身黄、目黄、小便黄
萎黄		萎黄的病因与饥饱劳倦、食滞虫积或病后失血有关。其病机为脾胃虚弱，气血不足，肌肤失养。主症为肌肤萎黄不泽，目睛及小便不黄，常伴头昏倦怠、心悸少寐、纳少便溏等症状

2. 阳黄和阴黄

疾病	相同点	不同点
阳黄	均有身黄、目黄、小便黄	阳黄黄色鲜明，发病急，病程短，伴有发热，口干苦，舌苔黄腻，脉弦。急黄为阳黄重症，起病急，黄色如金，伴有神昏、发斑、出血等危候
阴黄		阴黄黄色晦暗，病程长，病势缓，伴有纳少、乏力，舌淡，脉沉迟或细缓

要点四　辨证论治

黄疸首辨阴阳，次辨湿热轻重，再辨病因，最后辨黄疸病势轻重。治疗原则是<u>化湿邪，利小便</u>。

分型		辨证要点	治法	方药
阳黄	热重于湿证	<u>身目俱黄，黄色鲜明</u>，<u>发热口渴</u>，或见心中懊侬，腹部胀闷，<u>口干而苦</u>，恶心呕吐，<u>小便短少黄赤，大便秘结，舌苔黄腻，脉弦数</u>	清热通腑，利湿退黄	茵陈蒿汤加减
	湿重于热证	<u>身目俱黄，黄色不及前者鲜明</u>，头重身困，胸脘痞满，<u>食欲减退，恶心呕吐</u>，腹胀或大便溏垢，<u>舌苔厚腻微黄，脉濡数或濡缓</u>	利湿化浊运脾，佐以清热	茵陈五苓散合甘露消毒丹加减
	胆腑郁热证	身目发黄，黄色鲜明，<u>上腹、右胁胀闷疼痛</u>，牵引肩背，<u>身热不退，或寒热往来</u>，口苦咽干，呕吐呃逆，尿黄赤，大便秘，苔黄舌红，脉弦滑数	疏肝泄热，利胆退黄	大柴胡汤加减
	疫毒炽盛证	<u>发病急骤，黄疸迅速加深，其色如金</u>，皮肤瘙痒，高热口渴，胁痛腹满，神昏谵语，烦躁抽搐，或见衄血、便血，或肌肤瘀斑，舌质红绛，苔黄而燥，脉弦滑或数	清热解毒，凉血开窍	《千金》犀角散加味
阴黄	寒湿阻遏证	<u>身目俱黄，黄色晦暗</u>，或如烟熏，脘腹痞胀，纳谷减少，大便不实，神疲畏寒，口淡不渴，<u>舌淡苔腻，脉濡缓或沉迟</u>	温中化湿，健脾和胃	茵陈术附汤加减
	脾虚湿滞证	面目及肌肤淡黄，甚则晦暗不泽，<u>肢软乏力，心悸气短，大便溏薄</u>，舌质淡苔薄，脉濡细	健脾养血，利湿退黄	黄芪建中汤加减
黄疸消退后的调治	湿热留恋证	<u>黄疸消退后</u>，脘痞腹胀，胁肋隐痛，饮食减少，<u>口中干苦，小便黄赤，苔腻，脉濡数</u>	清热利湿	茵陈四苓散加减
	肝脾不调证	<u>黄疸消退后，脘腹痞闷，肢倦乏力</u>，胁肋隐痛不适，饮食欠香，大便不调，<u>舌苔薄白，脉来细弦</u>	调和肝脾，理气助运	柴胡疏肝散或归芍六君子汤加减
	气滞血瘀证	<u>黄疸消退后，胁下结块</u>，隐痛、刺痛不适，胸胁胀闷，<u>面颈部见有赤丝红纹，舌有紫斑或紫点，脉涩</u>	疏肝理气，活血化瘀	逍遥散合鳖甲煎丸

［常考考点］黄疸的治疗原则；黄疸的证型及其辨证要点、治法、使用方剂。

【知识纵横比较】

黄疸（中医内科学）			胎黄（中医儿科学）		
分型		方药	分型		方药
阳黄	热重于湿证	茵陈蒿汤加减	常证	湿热郁蒸证	茵陈蒿汤
	湿重于热证	茵陈五苓散合甘露消毒丹加减		寒湿阻滞证	茵陈理中汤
	胆腑郁热证	大柴胡汤加减		气滞血瘀证	血府逐瘀汤
	疫毒炽盛证	《千金》犀角散加味	变证	胎黄动风证	羚角钩藤汤
阴黄	寒湿阻遏证	茵陈术附汤加减		胎黄虚脱证	参附汤合生脉散
	脾虚湿滞证	黄芪建中汤加减			
黄疸消退后的调治	湿热留恋证	茵陈四苓散加减			
	肝脾不调证	柴胡疏肝散或归芍六君子汤加减			
	气滞血瘀证	逍遥散合鳖甲煎丸			

【例题实战模拟】

A1 型题

1. 诊断黄疸最主要的依据是
   A. 目黄　　B. 身黄　　C. 尿黄　　D. 苔黄　　E. 齿垢黄
2. 黄疸形成的关键病理因素是
   A. 热邪　　B. 寒邪　　C. 疫毒　　D. 瘀血　　E. 湿邪
3. 阴黄的最主要病机是
   A. 湿热熏蒸，湿遏热伏　　　　　B. 湿热内蕴，蒙蔽心包　　　　C. 瘀阻肝脾，水气内盛
   D. 寒湿阻滞，脾阳不足　　　　　E. 肝胆郁热，气机阻滞
4. 黄疸的辨证纲领是
   A. 阴阳　　B. 寒热　　C. 虚实　　D. 气血　　E. 表里

A2 型题

5. 患者，女，45 岁。突发身目发黄，黄色鲜明，右胁胀闷疼痛，牵引肩背，寒热往来，口苦咽干，尿黄便秘，舌红苔黄，脉弦滑数。其辨证属
   A. 热重于湿　　B. 湿重于热　　C. 疫毒炽盛　　D. 胆腑郁热　　E. 脾虚湿滞
6. 患者身目俱黄，头重身困，胸脘痞满，食欲减退，恶心呕吐，腹胀，便溏，苔厚腻微黄，脉濡缓。治疗应首选
   A. 茵陈蒿汤　　B. 茵陈五苓散　　C. 茵陈术附汤　　D. 鳖甲煎丸　　E. 逍遥散

【参考答案】

1.A　2.E　3.D　4.A　5.D　6.B

细目三　积证

【考点突破攻略】

要点一　概述

积证是以腹内结块，或痛或胀，结块固定不移，痛有定处为主要临床表现的一类病证。

[常考考点] 积证以腹内结块，或痛或胀，结块固定不移，痛有定处为特征。

要点二 病因病机

病因是情志失调、饮食所伤、感受外邪、他病续发所致。积证的基本病机是气机阻滞，瘀血内结。病位主要在肝、脾。其病理因素有气滞、血瘀等，但主要以血瘀为主。其病理性质初起多实，后期转以正虚为主。本病初起，气滞血瘀，邪气壅实，正气未虚，病理性质多属实；积证日久，病势较深，正气耗伤，可转为虚实夹杂之证。病至后期，气血衰少，体质羸弱，则往往转以正虚为主。

[常考考点] 积证的病位主要在肝、脾。基本病机为气机阻滞，瘀血内结。

要点三 诊断与鉴别诊断

（一）诊断依据

1. 以腹内结块，或痛或胀为主要临床表现。
2. 腹内结块特征为触之有形，固定不移，以痛为主，痛有定处。
3. 常有情志失调、饮食不节、外邪侵袭，或黄疸、胁痛、虫毒、久疟、久泻、久痢、虚劳等病史。

（二）鉴别诊断

1. 积证与聚证

疾病	相同点	不同点
积证	都以腹内结块、腹痛为主症	积证腹内结块触之有形，固定不移，痛有定处，刺痛为主，病在血分，多属脏病。积证多为逐渐形成，结块大多由小渐大，由软渐硬，疼痛逐渐加剧，病史较长，病情较重
聚证		聚证腹内结块聚散无常，痛无定处，胀痛为主，病在气分，多属腑病。聚证病史较短，病情较轻

2. 积证与臌胀

疾病	相同点	不同点
积证	都可见腹内积块	积证一般腹内尚无停水，但积证日久可转化为臌胀
臌胀		臌胀是以腹部胀大如鼓，甚者腹皮青筋暴露、四肢微肿等为临床特征。臌胀除腹内积块以外，更有水液停聚于腹内，肚腹胀大

3. 积证与腹痛

疾病	相同点	不同点
积证	均可有腹部刺痛、痛处不移，但瘀血内停之腹痛甚，亦可有腹部结块	积证以腹内结块为主症，兼有腹痛
腹痛		腹痛以腹部疼痛为主症，或可伴有腹部结块，瘀血内停腹痛日久亦可能转化为积证

[常考考点] 积证与聚证、臌胀、腹痛的鉴别。

要点四 积与聚的主症特点和病机的异同点

积证与聚证都以腹内结块、腹痛为主症，常相兼为病。然病机与主症皆有不同。积证病在血分，多属脏病，病机以痰凝血瘀为主。积证的主症为腹内结块触之有形，固定不移，痛有定处，刺痛为主。聚证病在气分，多属腑病，病机为气机阻滞。聚证的主症为腹内结块聚散无常，痛无定处，胀痛为主。积证多为逐渐形成，结块大多由小渐大，由软渐硬，继而疼痛逐渐加剧，病史较长，病情较重。聚证病史较短，病情较轻。

要点五 辨证论治

积证应首先辨明积块的部位，其次辨积证的初、中、末三期，再辨病证的标本缓急。积证治疗宜分初、中、末三个阶段：积证初期属邪实，应予消散；中期邪实正虚，应予消补兼施；后期以正虚为主，应予养正除积。

分型	辨证要点	治法	方药
气滞血阻证	腹部积块质软不坚，固定不移，胀痛不适，舌苔薄，脉弦	理气消积，活血散瘀	大七气汤加减
瘀血内结证	腹部积块明显，质地较硬，固定不移，隐痛或刺痛，形体消瘦，纳谷减少，面色晦暗黧黑，面颈胸臂或有血痣赤缕，女子可见月事不下，舌质紫或有瘀斑、瘀点，脉细涩	祛瘀软坚，佐以扶正健脾	膈下逐瘀汤合六君子汤加减
正虚瘀结证	久病体弱，积块坚硬，隐痛或剧痛，饮食大减，肌肉瘦削，神倦乏力，面色萎黄或黧黑，甚则面肢浮肿，舌质淡紫，或光剥无苔，脉细数或弦细	补益气血，化瘀消积	八珍汤合化积丸加减

[常考考点] 积证的证型及其辨证要点、治法、使用方剂。

【例题实战模拟】

A1 型题

1. 积证的基本病机是
   A. 肝郁气滞，络脉失和　　B. 湿邪困遏，脾胃不和　　C. 气机阻滞，不通则痛
   D. 气机阻滞，瘀血内结　　E. 气机郁滞，津凝痰聚

2. 积证与臌胀的主要鉴别点是
   A. 腹内结块　B. 水肿　C. 腹壁青筋显露　D. 腹内停水　E. 腹胀疼痛

A2 型题

3. 患者，女，53岁。久病体弱，积块坚硬，隐痛或剧痛，饮食大减，肌肉瘦削，神倦乏力，面色黧黑，面肢浮肿，舌质淡紫，光剥无苔，脉细数。其证候是
   A. 肝气郁滞　B. 瘀血内结　C. 正虚瘀结　D. 气滞痰阻　E. 气虚血瘀

4. 患者腹内积块明显，硬痛不移，面暗消瘦，纳食减少，时有寒热，舌紫暗苔薄，脉细涩。其证候是
   A. 肝气郁滞　B. 食滞痰阻　C. 气滞血阻　D. 瘀血内结　E. 正虚瘀结

5. 患者，男，45岁。腹部积块质软不坚，固定不移，胀痛不适，舌苔薄，脉弦。其治疗的方剂是
   A. 柴胡疏肝散　B. 逍遥散　C. 五磨汤　D. 四七汤　E. 大七气汤

【参考答案】
1. D　2. D　3. C　4. D　5. E

细目四　聚证

要点一　概述

聚证是以腹内结块，或痛或胀，聚散无常，痛无定处为主要临床表现的一类病证。

[常考考点] 聚证以腹内结块，或痛或胀，聚散无常，痛无定处为主要临床表现。

要点二　病因病机

病因是情志失调、食滞痰阻。聚证的基本病机是气机阻滞。病位主要在肝、脾。其病理因素有气滞、寒湿、痰浊、食滞、虫积等，但主要以气滞为主。其病理性质初起多实，后期转以正虚为主。

[常考考点] 聚证的基本病机是气机阻滞。病位主要在肝、脾。

要点三　诊断与鉴别诊断

（一）诊断依据

1. 主要临床表现为腹内结块，或痛或胀，以胀为主。
2. 腹内结块特征为聚散无常，时作时止，痛无定处。
3. 常有情志失调、饮食不节、外邪侵袭等病史。

（二）鉴别诊断

1. 聚证与积证　参见积证。

2. 聚证与臌胀

疾病	相同点	不同点
聚证	聚证与臌胀之气臌均有脘腹满闷、胀痛的症状	聚证以腹中气聚，局部可见结块，望之有形，按之柔软，聚散无常，时作时止，痛无定处为主要表现
臌胀		臌胀之气臌以腹部膨隆、叩之如鼓为临床特征

3. 聚证与胃痞

疾病	相同点	不同点
聚证	都有脘腹满闷的症状	聚证有腹部时聚时散的结块，结块消散时，脘腹胀闷好转
胃痞		胃痞的胃脘满闷是自觉症状，而无结块可扪及

[常考考点] 聚证与积证、臌胀和胃痞的鉴别。

要点四　辨证论治

聚证主要辨别结块的成因。聚证结块的形成多由气滞、食积、痰阻、燥屎等内结所致。聚证病在气分，应以疏肝理气、行气消聚为治疗原则。

分型	辨证要点	治法	方药
肝气郁结证	腹中结块柔软，时聚时散，攻窜胀痛，脘胁胀闷不适，常随情绪变化而起伏，苔薄，脉弦	疏肝解郁，行气散结	逍遥散加减
食滞痰阻证	腹胀或痛，腹部时有条索状物聚起，按之胀痛更甚，便秘，纳呆，舌苔腻，脉弦滑	理气化痰，导滞散结	六磨汤加减

[常考考点] 聚证的常见证候类型、辨证要点和治疗方剂。

【例题实战模拟】

A1型题

1. 患者症见腹内结块，或痛或胀，聚散无常，痛无定处。其诊断为
   A. 痞块　B. 痞满　C. 积证　D. 聚证　E. 臌胀

2. 聚证是指结块出现在
   A. 身体任何部位　B. 颈部　C. 胸腔内　D. 腹腔内　E. 腹壁上

3. 聚证的病位主要在
   A. 心、肺　B. 肺、肾　C. 肝、脾　D. 肝、肾　E. 脾、肾

A2型题

4. 顾某，男，35岁。两天来腹中结块柔软，时聚时散，攻窜胀痛，脘胁胀闷不适，苔薄，脉弦。其诊断是
   A. 聚证，肝气郁结证　　B. 聚证，食滞痰阻证　　C. 积证，气滞血阻证
   D. 积证，肝气郁结证　　E. 积证，正虚瘀结证

5. 患者，男，36岁。腹胀痛，腹部时有条索状物聚起，按之胀痛更甚，便秘，纳呆，舌苔腻，脉弦滑。治宜使用的方剂是
   A. 柴胡疏肝散　B. 逍遥散　C. 五磨饮子　D. 大七气汤　E. 六磨汤

【参考答案】
1. D　2. D　3. C　4. A　5. E

细目五 臌胀

【考点突破攻略】

要点一 概述

臌胀是指腹部胀大如鼓的一类病证，临床以腹大胀满，绷急如鼓，皮色苍黄，脉络显露为特征，故名臌胀。

［常考考点］臌胀以腹大胀满，绷急如鼓，皮色苍黄，脉络显露为特征。

要点二 病因病机

病因与酒食不节、情志刺激、虫毒感染、病后续发有关。其基本病机为肝、脾、肾受损，气滞、血瘀、水停腹中。其病位主要在肝、脾，久则及肾。病理性质属本虚标实。病理因素为气滞、血瘀、水湿。臌胀初期，肝脾先伤，气滞湿阻，此时以实为主；进而湿浊内蕴中焦，郁而化热，致水热蕴结，亦可因湿从寒化，出现水湿困脾之候；久则气血凝滞，隧道壅塞，瘀结水停更甚。肝脾日虚，病延及肾，肾火虚衰，不但无力温助脾阳，蒸化水湿，且开阖失司，气化不利，而致阳虚水盛；若肝伤及阴，或湿热内盛，湿聚热郁，热耗阴津，则肝肾之阴亏虚，肾阴既损，阳无以化，则水津失布，阳虚水停，故后期以虚为主。

［常考考点］臌胀的病位主要在肝、脾，久则及肾。基本病机为肝脾肾受损，气滞、血瘀、水停腹中。

要点三 诊断与鉴别诊断

（一）诊断依据

1. 初起脘腹作胀，食后尤甚，继而腹部胀大如鼓，重者腹壁青筋显露，脐孔突起。
2. 常伴乏力、纳差、尿少及齿衄、鼻衄、皮肤紫斑等出血现象，可见面色萎黄、黄疸、手掌殷红、面颈胸部红丝赤缕、血痣及蟹爪纹。
3. 本病常有酒食不节、情志内伤、虫毒感染或黄疸、胁痛、癥积等病史。

（二）鉴别诊断

1. 臌胀与水肿

疾病	相同点	不同点		
		病机	主症	兼症
臌胀	均可有四肢浮肿和腹水的表现	肝、脾、肾受损，气、血、水互结于腹中	以腹部胀大为主，四肢肿不甚明显，晚期方伴肢体浮肿	兼见面色青晦，面颈部有血痣赤缕，胁下癥积坚硬，腹皮青筋显露
水肿		肺、脾、肾功能失调，水湿泛溢肌肤	浮肿多从眼睑开始，继则延及头面及肢体；或下肢先肿，后及全身	见面色㿠白、腰酸倦怠等，水肿较甚者亦可伴见腹水

2. 臌胀与痞满

疾病	相同点	不同点
臌胀	均有腹部胀满的症状	臌胀胀及全腹，皮色苍黄，脉络显露，按之腹皮绷紧
痞满		胃痞胀满见于上腹部，外观无胀形可见，按之柔软

［常考考点］臌胀与水肿、痞满的鉴别。

要点四 辨证论治

臌胀首辨虚实，次辨气、血、水三者轻重，再辨寒热。标实为主者，或行气、活血、祛湿利水；正虚为主者，调补阴阳，或温补脾肾，或调补肝肾。

分型	辨证要点	治法	方药
气滞湿阻证	腹胀按之不坚，胁下胀满或疼痛，饮食减少，食后胀甚，得嗳气、矢气稍减，小便短少，舌苔薄白腻，脉弦	疏肝理气，运脾利湿	柴胡疏肝散合胃苓汤加减
水湿困脾证	腹大胀满，按之如囊裹水，甚则颜面微浮，下肢浮肿，脘腹痞胀，得热则舒，精神困倦，怯寒懒动，小便少，大便溏，舌苔白腻，脉缓	温中健脾，行气利水	实脾饮加减
水热蕴结证	腹大坚满，脘腹胀急，烦热口苦，渴不欲饮，或有面、目、皮肤发黄，小便赤涩，大便秘结或溏垢，舌边尖红，苔黄腻或兼灰黑，脉弦数	清热利湿，攻下逐水	中满分消丸合茵陈蒿汤加减
瘀结水留证	脘腹坚满，青筋显露，胁下癥结痛如针刺，面色晦暗鳌黑，或见赤丝血缕、面、颈、胸、臂出现血痣或蟹爪纹，口干不欲饮水，或见大便色黑，舌质紫暗或有紫斑，脉细涩	活血化瘀，行气利水	调营饮加减
阳虚水盛证	腹大胀满，形似蛙腹，朝宽暮急，面色苍黄或呈㿠白，脘闷纳呆，神倦怯寒，肢冷浮肿，小便短少不利，舌体胖，质紫，苔白滑，脉沉细无力	温补脾肾，化气利水	附子理苓汤或济生肾气丸加减
阴虚水停证	腹大胀满，或见青筋暴露，面色晦滞，唇紫，口干面燥，心烦失眠，时或鼻衄，牙龈出血，小便短少，舌质红绛少津，苔少或光剥，脉弦细数	滋肾柔肝，养阴利水	六味地黄丸合一贯煎加减
臌胀变证 大出血	骤然大量呕血或便血	清热凉血，活血止血	犀角地黄汤加减
臌胀变证 昏迷	痰热内扰，蒙蔽心窍	清热豁痰，开窍息风	安宫牛黄丸合龙胆泻肝汤加减
臌胀变证 昏迷	痰浊壅盛，蒙蔽心窍	化痰泻浊开窍	苏合香丸合菖蒲郁金汤

[常考考点] 臌胀的证型及其辨证要点、治法、使用方剂。

【例题实战模拟】

A1 型题

1. 与臌胀发生相关的脏腑是
   A.胃、肝、脾　　B.胃、脾、肾　　C.肝、脾、肾　　D.胃、肝、肾　　E.脾、胃、心

A2 型题

2. 患者腹胀以上腹为重，按之不坚，胁下胀满，食少嗳气，食后胀甚，尿少，舌苔白腻，脉沉弦。其证候是
   A.气滞湿阻　　B.脾肾阳虚　　C.寒湿困脾　　D.湿热蕴积　　E.肝脾血瘀

3. 患者腹大胀满，按之如囊裹水，颜面微浮肿，胸脘胀闷，遇热则舒，精神困倦，怯寒懒动，小便少，大便溏，舌苔白腻，脉缓。治疗应首选
   A.柴胡疏肝散　　B.济生肾气丸　　C.实脾饮　　D.调营饮　　E.胃苓汤

4. 患者腹大坚满，脘腹绷急，烦热口苦，渴不欲饮，小便短赤，便溏不爽，舌红苔黄腻，脉滑数。其证候是
   A.气滞湿阻　　B.寒湿困脾　　C.湿热蕴结　　D.脾胃阳虚　　E.肝脾血瘀

5. 患者腹大坚满，脉络怒张，胁腹刺痛，面色暗黑，面、颈、胸、臂有血痣，手掌赤缕，大便色黑，舌质紫暗，有紫斑，脉细涩。治疗应首选
   A.实脾饮　　B.调营饮　　C.膈下逐瘀汤　　D.少腹逐瘀汤　　E.血府逐瘀汤

6. 患者，男，50岁。肝硬化腹水，症见腹膨大，按之坚满，脘闷腹胀纳呆，大便溏泄，小便不利，舌苔白腻，脉弦缓。其治法是
   A.疏肝理气，利湿散满　　　　B.运脾利湿，化气行水　　　　C.活血化瘀，利水消肿
   D.调脾行气，清热利湿　　　　E.温补肾阳，通阳利水

【参考答案】

1.C　2.A　3.C　4.C　5.B　6.B

细目六 瘿病

【考点突破攻略】

要点一 概述

瘿病是以颈前喉结两旁结块肿大为主要临床特征的一类疾病。

[常考考点] 瘿病的特征是颈前喉结两旁结块肿大。

要点二 病因病机

瘿病的病因与情志内伤、饮食及水土失宜、体质因素有关。瘿病的基本病机是气滞、痰凝、血瘀壅结颈前。初期多为气机郁滞，津凝痰聚，痰气搏结颈前所致，日久引起血脉瘀阻，气、痰、瘀三者合而为患。本病的病变部位主要在肝、脾，与心有关。其病理因素有气滞、痰浊、瘀血。瘿病的病理性质以实证居多，久病由实致虚，可见气虚、阴虚等虚候或虚实夹杂之证。在本病的病变过程中，常发生病机转化。如痰气郁结日久可化火，形成肝火亢盛证；火热内盛，耗伤阴津，导致阴虚火旺之候，其中以心肝阴虚最为常见；气滞或痰气郁结日久，则深入血分，血液运行不畅，形成痰结血瘀之候。重症患者阴虚火旺的各种症状常随病程的延长而加重。

[常考考点] 瘿病的病机是气滞、痰凝、血瘀壅结颈前。

要点三 诊断与鉴别诊断

（一）诊断依据

1. 瘿病以颈前喉结两旁结块肿大为临床特征，可随吞咽动作而上下移动。初作可如樱桃或指头大小，一般生长缓慢。大小程度不一，大者可如囊如袋，触之多柔软、光滑，病程日久则质地较硬，或可扪及结节。

2. 多发于女性，常有饮食不节、情志不舒的病史，或发病有一定的地区性。

3. 早期多无明显的伴随症状，发生阴虚火旺的病机转化时，可见低热、多汗、心悸、眼突、手抖、多食易饥、面赤、脉数等表现。

（二）鉴别诊断

1. 瘿病与瘰疬

疾病	相同点	不同点
瘿病	均可在颈项部出现肿块	瘿病肿块在颈部正前方，肿块一般较大，随吞咽上下移动
瘰疬		瘰疬的病变部位在颈项的两侧或颌下，肿块一般较小，每个约黄豆大，个数多少不等

2. 瘿病与消渴

疾病	相同点	不同点
瘿病	均有多食症状	瘿病中的阴虚火旺证虽有多食，但无多饮、多尿等症，而以颈前瘿肿为主要特征，并伴有烦热心悸、急躁易怒、眼突、脉数等症
消渴		消渴病以多饮、多食、多尿为主要临床表现，三消的症状常同时并见，尿中常有甜味，而颈部无瘿肿

[常考考点] 瘿病与瘰疬、消渴的鉴别。

要点四 辨证论治

瘿病首先需辨明在气在血，其次辨别火旺与阴伤的不同，再次辨清病情的轻重。治疗以理气化痰、消瘿散结为基本治则。

分型	辨证要点	治法	方药
气郁痰阻证	颈前喉结两旁结块肿大，质软不痛，颈部觉胀，胸闷，喜太息，或兼胸胁窜痛，病情常随情志波动，苔薄白，脉弦	理气舒郁，化痰消瘿	四海舒郁丸加减
痰结血瘀证	颈前喉结两旁结块肿大，按之较硬或有结节，肿块经久未消，胸闷，纳差，舌质暗或紫，苔薄白或白腻，脉弦或涩	理气活血，化痰消瘿	海藻玉壶汤加减
肝火旺盛证	颈前喉结两旁轻度或中度肿大，一般柔软光滑，烦热，容易出汗，性情急躁易怒，眼球突出，手指颤抖，面部烘热，口苦，舌质红，苔薄黄，脉弦数	清肝泻火，消瘿散结	栀子清肝汤合消瘰丸加减
心肝阴虚证	颈前喉结两旁结块或大或小，质软，病起较缓，心悸不宁，心烦少寐，易出汗，手指颤动，眼干，目眩，倦怠乏力，舌质红，苔少或无苔，舌体颤动，脉弦细数	滋阴降火，宁心柔肝	天王补心丹或一贯煎加减

[常考考点] 瘿病的证候类型、辨证要点、治法方药。

【例题实战模拟】

A1型题

1. 以颈前喉结两旁结块肿大为主要临床特征的疾病是
   A. 瘰疬　　B. 颈痈　　C. 瘿病　　D. 梅核气　　E. 痰核

A2型题

2. 患者，女，34岁。颈前喉结两旁结块肿大，质软不痛，颈部觉胀，胸闷，喜太息，兼胸胁窜痛，病情常随情志波动，苔薄白，脉弦。其辨证为
   A. 心肝阴虚证　　B. 肝火旺盛证　　C. 痰结血瘀证　　D. 气滞血瘀证　　E. 气滞痰阻证

3. 患者，女，43岁。颈前喉结两旁轻度肿大，柔软光滑，烦热，容易出汗，性情急躁易怒，眼球突出，手指颤抖，面部烘热，口苦，舌质红，苔薄黄，脉弦数。治疗宜选用的方剂是
   A. 四海舒郁丸加减　　B. 海藻玉壶汤加减　　C. 栀子清肝汤合消瘰丸加减
   D. 龙胆泻肝汤　　E. 天王补心丹或一贯煎加减

4. 患者，女，28岁。颈前喉结两旁结块肿大，按之较硬，有结节，肿块经久未消，胸闷，纳差，舌质暗或紫，苔白腻，脉弦。常用的治疗方法是
   A. 清肝泻火，消瘿散结　　B. 滋阴降火，宁心柔肝　　C. 清肝泻火，活血止痛
   D. 理气活血，化痰消瘿　　E. 理气舒郁，化痰消瘿

【参考答案】

1. C　2. E　3. C　4. D

细目七　疟疾

【考点突破攻略】

要点一　概述

疟疾是感受疟邪引起的以寒战、壮热、头痛、汗出、休作有时为临床特征的一类疾病。

要点二　病因病机

本病病位在少阳、募原，并可内搏五脏。疟疾的基本病机为疟邪伏于少阳，出入营卫，邪正交争，引起发作；疟邪伏藏，则发作休止。病理性质以邪实为主。疟邪久留，屡发不已，气血耗伤，不时寒热，可成为遇劳即发的劳疟。久疟不愈，气血瘀滞，痰浊凝结，壅阻于左胁下而形成疟母，常兼有气血亏虚之象。

要点三　诊断与鉴别诊断

（一）诊断依据

1. 发作时寒战，高热，汗出热退，每日或隔日或三日发作一次，伴有头痛身楚、恶心呕吐等症。

2. 多发于夏秋季节和流行地区，或输入过疟疾患者的血液，反复发作后可出现脾脏肿大。

（二）鉴别诊断

1. 疟疾与风温发热

疾病	相同点	不同点	
		主症	发病季节
风温发热	均有寒战发热的症状	风温初起，邪在卫分时，可见寒战发热，多伴有咳嗽气急、胸痛等肺经症状	多见于冬春季
疟疾		疟疾以寒热往来、汗出热退、休作有时为特征，无肺经症状	常发于夏秋季

2. 疟疾与淋证发热

疾病	相同点	主症
疟疾	均有寒战发热的症状	疟疾以寒热往来、汗出热退、休作有时为特征
淋证		淋证初起，湿热蕴蒸，邪正相搏，亦常见寒战发热，但多兼小便频急、滴沥刺痛、腰部酸胀疼痛等症

要点四　辨证论治

疟疾首辨瘴疟和一般疟疾的不同，次辨寒热的偏盛，再辨气血的盛衰和病程的久暂。治疗原则是<u>祛邪截疟</u>。

分型		辨证要点	治法	方药
正疟		<u>发作症状比较典型</u>，常先有呵欠乏力，继则寒战鼓颔，寒罢则内外皆热，头痛面赤，口渴引饮，终则遍身汗出，热退身凉，每日或间一两日发作一次，寒热休作有时，舌红，苔薄白或黄腻，脉弦	祛邪截疟，和解表里	柴胡截疟饮或截疟七宝饮加减
温疟		<u>发作时热多寒少</u>，汗出不畅，头痛，骨节酸痛，口渴引饮，便秘尿赤，舌红苔黄，脉弦数	清热解表，和解祛邪	白虎加桂枝汤或白虎加人参汤加减
寒疟		<u>发作时热少寒多</u>，口不渴，头身酸痛，胸闷脘痞，神疲体倦，舌苔白腻，脉弦紧	和解表里，温阳达邪	柴胡桂枝干姜汤合截疟七宝饮加减
瘴疟	热瘴	<u>热甚寒微，或壮热不寒</u>，头痛，肢体烦疼，面红目赤，胸闷呕吐，烦渴饮冷，大便秘结，小便赤热，甚至神昏谵语，舌质红绛，苔黄腻或垢黑，脉洪数或弦数	解毒除瘴，清热保津	清瘴汤加减
	冷瘴	<u>寒甚热微，或但寒不热，</u>或呕吐腹泻，甚则嗜睡不语，神志昏蒙，舌苔厚腻色白，脉弦	解毒除瘴，芳化湿浊	加味不换金正气散
劳疟		疟疾迁延日久，每遇劳累辄易发作，发时寒热较轻，面色萎黄，倦怠乏力，短气懒言，纳少自汗，舌质淡，脉细弱	益气养血，扶正截疟	何人饮加减

[常考考点] 疟疾的证型及其辨证要点、治法、使用方剂。

【例题实战模拟】

A1 型题

1. 病情最凶险的疟疾种类是
   A. 正疟　B. 温疟　C. 瘴疟　D. 冷疟　E. 劳疟
2. 疟疾的病理因素是
   A. 风寒、风热　B. 疟邪、瘴毒　C. 暑湿、热毒　D. 风痰、瘀血　E. 疟蚊
3. 疟疾的治疗原则是
   A. 祛邪截疟　B. 解毒除瘴　C. 扶正截疟　D. 祛瘀化痰软坚　E. 灭蚊截疟
4. 治疗疟母首选的方剂是
   A. 八珍汤　B. 十全大补汤　C. 膈下逐瘀汤　D. 玉枢丹　E. 鳖甲煎丸
5. 下列预防疟疾发病的措施中，最重要的是
   A. 防暑降温　　　　　　B. 避免到人群集中的地方去　　　　　C. 保障食品卫生

D. 灭蚊、防蚊　　　　　　　　E. 避免过度劳累

【参考答案】
1. C　2. B　3. A　4. E　5. D

第六单元　肾系病证

细目一　水肿

【考点突破攻略】

要点一　概述

水肿是体内水液潴留，泛滥肌肤，表现以头面、眼睑、四肢、腹背甚至全身浮肿为特征的一类病证。

要点二　病因病机

水肿的病因为风邪袭表、疮毒内犯、外感水湿、饮食不节及禀赋不足、久病劳倦。水肿的病位在肺、脾、肾，关键在肾。基本病机为肺失通调，脾失转输，肾失开阖，三焦气化不利。病理性质有阴水、阳水之分，阳水属实，阴水属虚或虚实夹杂。肺主一身之气，有通调水道、下输膀胱的作用。风邪犯肺，肺气失于宣畅，不能通调水道，风水相搏，发为水肿。脾主运化，有布散水精的功能，外感水湿，脾阳被困；或饮食劳倦等损及脾气，造成脾失转输，水湿内停，乃成水肿。肾主水，水液的输化有赖于肾阳的蒸化、开阖作用。久病劳欲，损及肾脏，则肾失蒸化、开阖不利，水液泛滥肌肤，则为水肿。《景岳全书·肿胀》云："凡水肿等证……其本在肾……其标在肺……其制在脾。"

[常考考点] 水肿发病涉及的脏腑是肺、脾、肾。

要点三　诊断与鉴别诊断

（一）诊断依据

1. 水肿先从眼睑或下肢开始，继及四肢全身。
2. 轻者仅眼睑或足胫浮肿，重者全身皆肿，甚则腹大胀满，气喘不能平卧；更严重者可见尿闭或尿少，恶心呕吐，口有秽味，鼻衄牙宣，头痛，抽搐，神昏谵语等危象。
3. 可有乳蛾、心悸、疮毒、紫癜以及久病体虚病史。

（二）鉴别诊断

1. 水肿与臌胀

疾病	相同点	不同点		
		病机	主症	兼症
臌胀	均可有四肢浮肿和腹水表现	肝、脾、肾受损，气血、水互结于腹中	以腹部胀大为主，四肢浮肿不甚明显，晚期方伴肢体浮肿	兼见面色晦暗，面颈部有血痣赤缕，胁下癥积坚硬，腹皮青筋显露
水肿		肺、脾、肾功能失调，水湿泛溢肌肤	浮肿多从眼睑开始，继则延及头面及肢体；或下肢先肿，后及全身	见面色㿠白、腰酸倦怠等，水肿较甚者亦可伴见腹水

2. 阳水与阴水

疾病	病因	发病情况	主症
阳水	风邪、疮毒、水湿	发病急，病成于数日之间，病程短	水肿自面目开始，自上而下，继则全身，肿处皮肤绷急、光亮，按之凹陷即起，兼寒热等表证，属于表证、实证
阴水	饮食劳倦、先天或后天因素，致脏腑亏损	发病缓慢，病程较长	水肿自足部开始，自下而上，继则全身，肿处皮肤松弛，按之凹陷不易恢复，甚至按之如泥，属于里证、虚证或虚实兼夹证

[常考考点] 水肿与臌胀的鉴别、阳水与阴水的鉴别。

要点四 辨证论治

水肿首辨阴阳，次辨病变脏腑。治疗原则是发汗、利尿、泻下逐水。

分型		辨证要点	治法	方药
阳水	风水相搏证	眼睑浮肿，继则四肢及全身皆肿，来势迅速，多有恶寒发热，肢节酸楚，小便不利等症。偏于风热者，伴咽喉红肿疼痛，舌质红，脉浮滑数。偏于风寒者，兼恶寒、咳喘，舌苔薄白，脉浮滑或浮紧	疏风清热，宣肺行水	越婢加术汤加减
	湿毒浸淫证	眼睑浮肿，延及全身，皮肤光亮，尿少色赤，身发疮痍，甚则溃烂，恶风发热，舌质红，苔薄黄，脉浮数或滑数	宣肺解毒，利湿消肿	麻黄连翘赤小豆汤合五味消毒饮加减
	水湿浸渍证	起病缓慢，病程较长，全身水肿，下肢明显，按之没指，小便短少，身体困重，胸闷，纳呆，泛恶，苔白腻，脉沉缓	运脾化湿，通阳利水	五皮饮合胃苓汤加减
	湿热壅盛证	遍体浮肿，皮肤绷急光亮，胸脘痞闷，烦热口渴，小便短赤，或大便干结，舌红苔黄腻，脉沉数或濡数	分利湿热	疏凿饮子加减
阴水	脾阳虚衰证	身肿日久，腰以下为甚，按之凹陷不易恢复，脘腹胀闷，纳减便溏，面色不华，神疲乏力，四肢倦怠，小便短少，舌质淡，苔白腻或白滑，脉沉缓或沉弱	健脾温阳利水	实脾饮加减
	肾阳衰微证	水肿反复消长不已，面浮身肿，腰以下甚，按之凹陷不起，尿量减少或反多，腰酸冷痛，四肢厥冷，怯寒神疲，面色㿠白，甚者心悸胸闷，喘促难卧，腹大胀满，舌质淡胖，苔白，脉沉细或沉迟无力	温肾助阳，化气行水	济生肾气丸合真武汤加减
	瘀水互结证	水肿延久不退，肿势轻重不一，四肢或全身浮肿，以下肢为主，皮肤瘀斑，腰部刺痛，或伴血尿，舌紫暗，苔白，脉沉细涩	活血祛瘀，化气行水	桃红四物汤合五苓散

[常考考点] 水肿的证型及其辨证要点、治法、使用方剂。

【知识纵横比较】

	水肿（中医内科学）			水肿（中医儿科学）	
	分型	方药		分型	方药
阳水	风水相搏证	越婢加术汤加减	常证	风水相搏证	麻黄连翘赤小豆汤合五苓散
	湿毒浸淫证	麻黄连翘赤小豆汤合五味消毒饮加减		湿热内侵证	五味消毒饮合小蓟饮子
	水湿浸渍证	五皮饮合胃苓汤加减		肺脾气虚证	参苓白术散合玉屏风散
	湿热壅盛证	疏凿饮子加减		脾肾阳虚证	真武汤
阴水	脾阳虚衰证	实脾饮加减		气阴两虚证	六味地黄丸加黄芪
	肾阳衰微证	济生肾气丸合真武汤加减	变证	水凌心肺证	己椒苈黄合合参附汤
	瘀水互结证	桃红四物汤合五苓散		邪陷心肝证	龙胆泻肝汤合羚角钩藤汤
				水毒内闭证	温胆汤合附子泻心汤

【例题实战模拟】

A1 型题

1. 水肿病变的脏腑是
   A.心、肝、脾　　B.肝、脾、肾　　C.肺、脾、肾　　D.脾、肾、心　　E.肾、心、肺
2. 下列不属于阴水特点的是
   A.多由下而上，继及全身　　　　B.肿处皮肤绷急光亮　　　　C.按之凹陷不易恢复

D. 多逐渐发病　　　　　　　　　　E. 小便少赤涩

3. 治疗水肿脾阳虚衰证，应首选

A. 真武汤　　B. 越婢加术汤　　C. 五皮饮　　D. 五苓散　　E. 实脾饮

A2 型题

4. 患者因皮肤疮疡破溃而引发水肿，肿势从颜面渐及全身，发热咽红，舌红苔薄黄，脉滑数。其治法是

A. 温运脾阳，以利水湿　　　　　B. 健脾化湿，通阳利水　　　　　C. 宣肺解毒，利湿消肿

D. 疏风清热，宣肺利水　　　　　E. 温肾助阳，化气行水

5. 患者，女，42岁。全身水肿，下肢明显，按之没指，小便短少，身体困重，胸闷，纳呆，泛恶，舌苔白腻，脉沉缓。治疗应首选

A. 五皮饮合胃苓汤　　B. 麻黄连翘赤小豆汤　　C. 越婢加术汤　　D. 实脾饮　　E. 疏凿饮子

6. 患者，女，15岁。浮肿3月余，下肢为甚，按之凹陷不易恢复，心悸，气促，腰部冷痛，尿少，四肢冷，舌质淡胖，苔白，脉沉。其证候是

A. 湿毒浸淫　　B. 湿热壅盛　　C. 脾阳虚衰　　D. 水湿浸渍　　E. 肾阳衰微

【参考答案】

1. C　2. B　3. E　4. C　5. A　6. E

细目二　淋证

【考点突破攻略】

要点一　概述

淋证是指以小便频数短涩，淋沥刺痛，小腹拘急或痛引腰腹为主症的病证。

要点二　病因病机

内因为饮食不节、情志失调、禀赋不足或劳伤久病。外因为外感湿热、秽浊之邪从下侵入机体。

基本病机为湿热蕴结下焦，肾与膀胱气化不利。淋证的病位在膀胱与肾，与肝、脾相关。病理性质有实、有虚，且每见虚实夹杂之证。初起多属实证，淋久湿热伤正，每致脾肾两虚，由实转虚。如邪气未尽，正气渐伤，或虚体受邪，则成虚实夹杂之证。各种淋证间存在着一定的联系。表现在转归上，首先是虚实之间的转化，其次是某些淋证间的相互转化或同时并见。若病久不愈，或反复发作，不仅可转为劳淋，甚则转变成水肿、癃闭、关格等证。石淋因结石过大，阻塞水道亦可成水肿、癃闭、关格。膏淋日久，精微外泄，可致消瘦乏力，气血大亏，终成虚劳。

[常考考点] 淋证的病位在膀胱与肾，与肝、脾相关。基本病机为湿热蕴结下焦，肾与膀胱气化不利。

要点三　诊断与鉴别诊断

（一）诊断依据

1. 小便频数，淋沥涩痛，小腹拘急，痛引腰腹，为各种淋证的主症，是诊断淋证的主要依据。但还需根据各种淋证的不同临床特征，确定不同的淋证类型。

2. 病久或反复发作后，常伴有低热、腰痛、小腹坠胀、疲劳等。

3. 多见于已婚女性，每因疲劳、情志变化、不洁房事而诱发。

（二）鉴别诊断

1. 六种淋证

疾病	共同点	不同点
热淋	小便频涩，淋沥刺痛，小腹拘急引痛	起病多急骤，小便赤热，溲时灼痛，或伴有发热，腰痛拒按
石淋		以小便排出砂石为主症，或排尿时突然中断，尿道窘迫疼痛，或腰腹绞痛难忍
气淋		小腹胀满较明显，小便艰涩疼痛，尿后余沥不尽
膏淋		小便混浊如米泔水，或滑腻如膏脂
血淋		溺血而痛
劳淋		小便不甚赤涩，溺痛不甚，但淋沥不已，时作时止，遇劳即发

2. 淋证与癃闭

疾病	相同点	不同点
淋证	都有小便量少、排尿困难之症	淋证尿频而尿痛，且每日排尿总量多为正常
癃闭		癃闭则无尿痛，每日排尿量少于正常，严重时甚至无尿

3. 血淋与尿血

疾病	相同点	不同点
尿血	都有小便出血，尿色红赤，甚至溺出纯血	尿血多无疼痛之感，虽亦间有轻微的胀痛或热痛，但较淋证轻
血淋		血淋则小便滴沥而疼痛难忍

4. 膏淋与尿浊

疾病	相同点	不同点
膏淋	均可见小便混浊	膏淋排尿时淋漓涩痛，伴有小腹引痛
尿浊		尿浊排尿时无疼痛滞涩感

[常考考点] 淋证与癃闭、血尿的鉴别在于排尿时是否有疼痛感。

要点四　辨证论治

淋证首辨六淋，次辨证候虚实，再辨证候转化和兼夹。治疗原则是实则清利，虚则补益。

分型	辨证要点	治法	方药
热淋	小便频数短涩，灼热刺痛，溺色黄赤，少腹拘急胀痛，或有寒热、口苦、呕恶，或有腰痛拒按，或有大便秘结，苔黄腻，脉滑数	清热利湿通淋	八正散加减
石淋	尿中夹砂石，排尿涩痛，或排尿时突然中断，尿道窘迫疼痛，少腹拘急，往往突发一侧腰腹绞痛难忍，甚则牵及外阴，尿中带血，舌红，苔薄黄，脉弦或带数。若病久砂石不去，可伴见面色少华，精神委顿，少气乏力，舌淡边有齿印，脉细而弱；或腰腹隐痛，手足心热，舌红少苔，脉细带数	清热利湿，排石通淋	石韦散加减
血淋	小便热涩刺痛，尿色深红，或夹有血块，疼痛满急加剧，或见心烦，舌尖红，苔黄，脉滑数	清热通淋，凉血止血	小蓟饮子加减
气淋	郁怒之后，小便涩滞，淋沥不宣，少腹胀满疼痛，苔薄白，脉弦	理气疏导，通淋利尿	沉香散加减
膏淋	小便混浊，乳白或如米泔水，上有浮油，置之沉淀，或伴有絮状凝块物，或混有血液、血块，尿道热涩疼痛，尿时阻塞不畅，口干，舌质红，苔黄腻，脉濡数	清热利湿，分清泄浊	程氏萆薢分清饮加减
劳淋	小便不甚赤涩，溺痛不甚，但淋沥不已，时作时止，遇劳即发，腰膝酸软，神疲乏力，病程缠绵，舌质淡，脉细弱。	补脾益肾	无比山药丸加减

[常考考点] 淋证的证型及其辨证要点、治法、使用方剂。

【知识纵横比较】

淋证（中医内科学）		尿石症（中医外科学）	
分型	方药	分型	方药
热淋	八正散加减	湿热蕴结证	三金排石汤加减
石淋	石韦散加减	气血瘀滞证	金铃子散合石韦散加减
血淋	小蓟饮子加减	肾气不足证	济生肾气丸加减
气淋	沉香散加减		
膏淋	程氏萆薢分清饮加减		
劳淋	无比山药丸加减		

【例题实战模拟】

A1 型题

1. 淋证的主要病位在
   A. 心 B. 肝 C. 脾 D. 肾与膀胱 E. 肺

2. 尿血与血淋的鉴别要点是
   A. 有无发热 B. 有无尿痛 C. 有无腹痛 D. 有无排尿困难 E. 出血量的多少

A2 型题

3. 患者，男，40岁。病发于夏季，小便艰涩疼痛，尿道窘迫，曾排尿中断，腰腹绞痛难忍，舌红苔黄腻，脉弦数。应首先考虑的诊断是
   A. 膏淋 B. 石淋 C. 热淋 D. 劳淋 E. 气淋

4. 患者，女，45岁。因淋雨后突发小便频急短数，刺痛灼热，尿色黄赤，口苦，舌苔黄腻，脉濡数。治疗应首选
   A. 八正散 B. 小蓟饮子 C. 导赤散 D. 石韦散 E. 茜根散

5. 患者小便频数短涩，灼热刺痛，尿中夹砂石，排尿时突然中断，尿道窘迫疼痛，尿中带血。治疗应首选
   A. 八正散 B. 石韦散 C. 小蓟饮子 D. 沉香散 E. 无比山药丸

6. 患者，女，60岁。小便涩痛，尿色淡红，反复发作，疼痛不重，形体消瘦，腰酸膝软，舌淡红，脉细。其诊断是
   A. 血淋 B. 消渴 C. 热淋 D. 劳淋 E. 癃闭

【参考答案】

1. D 2. B 3. B 4. A 5. B 6. D

细目三 癃闭

【考点突破攻略】

要点一 概述

癃闭是指以小便量少，排尿困难，其则小便闭塞不通为主症的一种病证。其中小便不畅，点滴而短少，病势较缓者称为癃；小便闭塞，点滴不通，病势较急者称为闭。

要点二 病因病机

内因为饮食不节、情志内伤、尿路阻塞、体虚久病。外因为外邪侵袭、湿热秽浊之邪上犯膀胱。

癃闭的基本病机为膀胱气化功能失调。病位主要在膀胱，与肺、脾、肾、肝密切相关。病理性质有虚实之分。膀胱湿热、肺热气壅、肝郁气滞、尿路阻塞以至膀胱气化不利者为实证。脾气不升、肾阳衰惫导致膀胱气化无权者为虚证。尿闭不通，水气内停，上凌于心肺，则可并发喘证、心悸、胸痹。水液潴留体内，溢于肌肤则伴发水肿。湿浊上逆犯胃，则成

呕吐。脾肾衰败，气化不利，湿浊内壅，则可导致关格。

[常考考点] 癃闭的病位主要在膀胱，与肺、脾、肾、肝密切相关。基本病机为膀胱气化功能失调。

要点三 诊断与鉴别诊断

（一）诊断依据

1. 起病急骤或逐渐加重，主症为小便不利，点滴不畅，甚或小便闭塞，点滴全无，每日尿量明显减少。
2. 触叩小腹部可发现膀胱明显膨隆等水蓄膀胱证候，或查膀胱内无尿液，甚或伴有水肿、头晕、喘促等肾元衰竭证候。
3. 多见于老年男性或产后妇女及腹部手术后患者，或患有水肿、淋证、消渴等病，迁延日久不愈之患者。

（二）鉴别诊断

1. 癃闭与淋证

疾病	相同点	不同点
淋证	均属膀胱气化不利，都有小便量少、排尿困难之症	淋证尿频而尿痛，且每日排尿总量多为正常。淋证日久不愈，可发展成癃闭
癃闭		癃闭则无尿痛，每日排尿量少于正常，严重时甚至无尿。癃闭感受外邪，常可并发淋证

2. 癃闭与水肿

疾病	相同点	不同点
癃闭	都表现为小便不利、小便量少	癃闭多不伴有浮肿，部分患者还兼有小腹胀满膨隆，小便欲解不能，或点滴而出的水蓄膀胱之证
水肿		水肿是体内水液潴留，泛溢于肌肤，引起头面、眼睑、四肢浮肿，甚者伴有胸、腹水，并无水蓄膀胱之证候

3. 癃闭与关格

疾病	相同点	不同点
癃闭	都有小便量少或闭塞不通	癃闭不伴有呕吐，部分患者有水蓄膀胱之证候，以此可资鉴别，但癃闭进一步恶化可转变为关格
关格		关格常由水肿、淋证、癃闭等经久不愈发展而来，是小便不通与呕吐并见的病证，常伴有皮肤瘙痒、口中尿味、四肢搐搦，甚或昏迷等症状

要点四 辨证论治

癃闭首辨虚实，次辨病情缓急和病势轻重。治疗原则是"腑以通为用"。

分型	辨证要点	治法	方药
膀胱湿热证	小便点滴不通，或量极少而短赤灼热，小腹胀满，口苦口黏，或口渴不欲饮，或大便不畅，舌质红，苔黄腻，脉数	清利湿热，通利小便	八正散加减
肺热壅盛证	小便不畅或点滴不通，咽干，烦渴欲饮，呼吸急促，或有咳嗽，舌红，苔薄黄，脉数	清泄肺热，通利水道	清肺饮加减
肝郁气滞证	小便不通或通而不爽，情志抑郁，或多烦善怒，胁腹胀满，舌红，苔薄黄，脉弦	疏利气机，通利小便	沉香散加减
浊瘀阻塞证	小便点滴而下，或尿如细线，甚则阻塞不通，小腹胀满疼痛，舌紫暗或有瘀点，脉涩	行瘀散结，通利水道	代抵挡丸加减
脾气不升证	小腹坠胀，时欲小便而不得出，或量少而不畅，神疲乏力，食欲不振，气短而语声低微，舌淡，苔薄，脉细	升清降浊，化气行水	补中益气汤合春泽汤加减
肾阳衰惫证	小便不通或点滴不爽，排出无力，面色㿠白，神气怯弱，畏寒肢冷，腰膝冷而酸软无力，舌淡胖，苔薄白，脉沉细或弱	温补肾阳，化气利水	济生肾气丸加减

[常考考点] 癃闭的证型及其辨证要点、治法、使用方剂。

【知识纵横比较】

癃闭（中医内科学）		精浊（中医外科学）		精癃（中医外科学）	
分型	方药	分型	方药	分型	方药
膀胱湿热证	八正散加减	湿热蕴结证	八正散或龙胆泻肝汤	湿热下注证	八正散
肺热壅盛证	清肺饮加减	—	—	—	—
肝郁气滞证	沉香散加减	气滞血瘀证	前列腺汤	气滞血瘀证	沉香散
浊瘀阻塞证	代抵挡丸加减	阴虚火旺证	知柏地黄汤	肾阴亏虚证	知柏地黄丸
肾阳衰惫证	济生肾气丸加减	肾阳虚损证	济生肾气丸	肾阳不足证	济生肾气丸
脾气不升证	补中益气汤合春泽汤加减	—	—	脾肾气虚证	补中益气汤

【例题实战模拟】

A1 型题

1. 下列各项，对于诊断癃闭无意义的是
   A. 排尿点滴不畅　　　B. 每次尿量减少　　　C. 有水蓄膀胱之证候
   D. 每日尿量减少　　　E. 多见于老年男性

2. 下列各项，不属于癃闭病理因素的是
   A. 湿热　　B. 热毒　　C. 气滞　　D. 疮毒　　E. 痰瘀

3. 癃闭的基本病机是
   A. 膀胱气化失调　　　B. 膀胱气化不利　　　C. 膀胱气化无权
   D. 肾失封藏　　　　　E. 肾脏分清泌浊功能失常

4. 癃闭的病位虽在膀胱，但与本病关系密切的脏腑还有
   A. 肺、脾、肾、三焦　　B. 肺、肾、胃、三焦　　C. 肝、脾、肾、小肠
   D. 肺、脾、胃、三焦　　E. 肺、脾、肝、小肠

A2 型题

5. 患者，男，70岁。小便点滴不通，短赤灼热，尿细如线，小腹胀满，口苦口黏，舌质红，苔黄腻，脉数。治疗应首选
   A. 八正散　　B. 沉香散　　C. 春泽汤　　D. 清肺饮　　E. 石韦散

6. 患者小便点滴不畅，烦渴欲饮，咽干，咳嗽，舌苔薄黄，脉数。治疗应首选
   A. 八正散　　B. 导赤散　　C. 沉香散　　D. 代抵当丸　　E. 清肺饮

【参考答案】
1. B　2. D　3. A　4. A　5. A　6. E

细目四　阳痿

要点一　概述

阳痿是指成年男性性交时，由于阴茎痿软不举，或举而不坚，或坚而不久，无法进行正常性生活的病证。但对发热、过度劳累、情绪反常等因素造成的一时性阴茎勃起障碍，不能视为病态。

[常考考点] 阳痿的特征是成年男性性交时，由于阴茎痿软不举，或举而不坚，或坚而不久，无法进行正常性生活。

要点二　病因病机

病因是禀赋不足或劳倦久病、情志失调、饮食不节、外感湿热。其基本病机是肝、肾、心、脾受损，气血阴阳亏虚，阴络失荣，或肝郁湿阻，经络失畅，导致宗筋不用而成。阳痿之病位在宗筋，病变脏腑主要在肝、肾、心、脾。阳痿的

病理性质有虚实之分,且多虚实相兼。

[常考考点]阳痿的病机是肝、肾、心、脾受损,气血阴阳亏虚,阴络失荣,或肝郁湿阻,经络失畅,导致宗筋不用而成。

要点三 诊断与鉴别诊断

(一)诊断依据

1. 成年男子性交时,由于阴茎痿而不举,或举而不坚,或坚而不久,无法进行正常性生活。但须除外阴茎发育不良引起的性交不能。
2. 常有性欲下降,神疲乏力,腰膝酸软,畏寒肢冷,夜寐不安,精神苦闷,胆怯多疑,或小便不畅,滴沥不尽等症。
3. 本病常有房劳过度,手淫频繁,久病体弱,或有惊悸、郁证等病史。

(二)鉴别诊断

阳痿与早泄

疾病	相同点	不同点
阳痿	均属性功能障碍疾病	阳痿是指欲性交时阴茎不能勃起,或举而不坚,或坚而不久,不能进行正常性生活的病证
早泄		早泄是同房时阴茎能勃起,但因过早射精,射精后阴茎痿软的病证。早泄日久不愈可发展为阳痿

[常考考点]阳痿与早泄的鉴别。

要点四 辨证论治

分型	辨证要点	治法	方药
命门火衰证	阳痿不举,或举而不坚,精薄清冷,神疲倦怠,畏寒肢冷,面色㿠白,头晕耳鸣,腰膝酸软,夜尿清长,舌质淡,苔薄白,脉沉细	温肾壮阳	赞育丸加减
心脾亏虚证	阳痿不举,心悸,失眠多梦,神疲乏力,面色萎黄,食少纳呆,腹胀便溏,舌淡,苔薄白,脉细弱	补益心脾	归脾汤加减
肝郁不舒证	阳事不起,或起而不坚,心情抑郁,胸胁胀痛,脘闷不适,食少便溏,苔薄白,脉弦	疏肝解郁	柴胡疏肝散加减
惊恐伤肾证	阳痿不举,心悸易惊,胆怯多疑,夜多噩梦,常有被惊吓史,苔薄白,脉弦细	益肾宁神	启阳娱心丹加减
湿热下注证	阴茎痿软,阴囊潮湿,瘙痒腥臭,睾丸坠胀疼痛,小便赤涩灼痛,胁胀腹闷,肢体困倦,泛恶口苦,舌红苔黄腻,脉滑数	清利湿热	龙胆泻肝汤加减

[常考考点]阳痿的证候类型、辨证要点、治疗方药。

【例题实战模拟】

A1型题

1. 下列不属于阳痿的特征的是
   A. 阴茎痿软不举　　　　B. 过早射精　　　　C. 阴茎举而不坚
   D. 无法进行正常性生活　　　E. 阴茎坚而不久

2. 阳痿的病变脏腑在
   A. 精室　　B. 肾　　C. 肝、肾　　D. 肝、肾、心、脾　　E. 心、脾、肾

A2型题

3. 患者,男,32岁。阳痿不举,精薄清冷,神疲倦怠,畏寒肢冷,面色㿠白,头晕耳鸣,腰膝酸软,夜尿清长,苔薄白,脉沉细。其辨证为
   A. 命门火衰　　B. 心脾两虚　　C. 肝郁不舒　　D. 惊恐伤肾　　E. 湿热下注

4. 患者,男,43岁。阳痿不举,心悸易惊,胆怯多疑,夜多噩梦,曾有被惊吓史,苔薄白,脉弦细。适宜的治疗方剂是

A. 归脾汤 B. 柴胡疏肝散 C. 启阳娱心丹 D. 龙胆泻肝汤 E. 赞育丸

5. 患者，男，28岁。阴茎痿软，阴囊潮湿，瘙痒腥臭，睾丸坠胀疼痛，小便赤涩灼痛，胁胀胸闷，肢体困倦，泛恶口苦，舌红苔黄腻，脉滑数。常用的治疗方法是

A. 补益心脾 B. 疏肝解郁 C. 益肾填精 D. 清利湿热 E. 温肾壮阳

【参考答案】

1. B 2. D 3. A 4. C 5. D

第七单元　气血津液病证

细目一　郁证

【考点突破攻略】

要点一　概述

郁证是由于情志不舒、气机郁滞所致，以心情抑郁，情绪不宁，胸部满闷，胁肋胀痛，或易怒易哭，或咽中如有异物梗塞等为主要临床表现的一类病证。脏躁、梅核气等属于本病范畴。

要点二　病因病机

病因为情志内伤、思虑劳倦、脏气素虚、体质偏颇。郁证的基本病机是气机失常、脏腑阴阳气血失调。病理性质初起属实，日久属虚或见虚实夹杂。郁证初起，病变以气滞为主，常兼血瘀、化火、痰结、食滞等，多属实证。病久则易由实转虚，随其影响的脏腑及损耗气血阴阳的不同，而形成心、脾、肝、肾亏虚的不同病变。

要点三　诊断与鉴别诊断

（一）诊断依据

1. 以忧郁不畅，情绪不宁，胸胁胀满疼痛为主要临床表现，或有易怒易哭，或有咽中如有炙脔，吞之不下，咯之不出等症状。
2. 患者多有忧愁、焦虑、悲哀、恐惧、愤懑等情志内伤的病史。郁证病情的反复常与情志因素密切相关。
3. 多发于青中年女性。无其他病证的症状及体征。

（二）鉴别诊断

1. 郁证梅核气与虚火喉痹

疾病	相同点	不同点
梅核气	咽部异物感	梅核气多见于青中年女性，因情志抑郁而起病，自觉咽中有物梗塞，但无咽痛及吞咽困难，咽中梗塞的感觉与情绪波动有关，在心情愉快、工作繁忙时，症状可减轻或消失，而当心情抑郁或注意力集中于咽部时，则梗塞感觉加重
虚火喉痹		虚火喉痹以青中年男性发病较多，多因感冒、长期吸烟饮酒及嗜食辛辣食物而引发，咽部除有异物感外，尚觉咽干、灼热、咽痒，咽部症状与情绪无关，若过度辛劳或感受外邪则易加剧

2. 郁证梅核气与噎膈

疾病	相同点	不同点
噎膈	皆有咽中有物梗塞的感觉	噎膈多见于中老年人，男性居多，梗塞的感觉主要在胸骨后的部位，与情绪波动无关，吞咽困难的程度日渐加重，做食管检查常有异常发现
梅核气		梅核气咽中梗塞的感觉与情绪波动有关，当心情抑郁或注意力集中于咽部时，则梗塞感觉加重，但无吞咽困难

3. 郁证脏躁与癫证

疾病	相同点	不同点
脏躁	均与五志过极、七情内伤有关，临床表现都有心神失常	脏躁好发于青中年女性，在精神因素的刺激下呈间歇性发作，不发作时可如常人
癫证		癫证多发于青壮年，男女发病率无显著差异，病程迁延，主要表现为精神错乱，失去自控能力，心神失常的症状极少自行缓解

要点四　辨证论治

郁证首辨脏腑与六郁的关系，次辨证候虚实。治疗原则是理气开郁，调畅气机，怡情易性。

分型	辨证要点	治法	方药
肝气郁结证	精神抑郁，情绪不宁，胸部满闷，胁肋胀痛，痛无定处，脘闷嗳气，不思饮食，大便不畅，女子月经不调，舌质淡红，苔薄腻，脉弦	疏肝解郁，理气畅中	柴胡疏肝散加减
气郁化火证	性情急躁易怒，胸胁胀满，口苦而干，或头痛、目赤、耳鸣，或吞酸嘈杂，大便秘结，舌质红，苔黄，脉弦数	疏肝解郁，清肝泻火	丹栀逍遥散加减
痰气郁结证	精神抑郁，胸部闷塞，胁肋胀满，咽中如有物梗塞，吞之不下，咯之不出，苔白腻，脉弦滑。《医宗金鉴·诸气治法》将本证称为"梅核气"	行气开郁，化痰散结	半夏厚朴汤加减
心神失养证	精神恍惚，心神不宁，多疑易惊，悲忧善哭，喜怒无常，或时时欠伸，或手舞足蹈，骂詈喊叫等，舌质淡，脉弦。《金匮要略·妇人杂病脉证并治》将此种证候称为"脏躁"	甘润缓急，养心安神	甘麦大枣汤加减
心脾两虚证	情绪不宁，多思善疑，头晕神疲，心悸胆怯，失眠健忘，纳差，面色不华，舌质淡，苔薄白，脉细	健脾养心，补益气血	归脾汤加减
心肾阴虚证	虚烦少寐，惊悸多梦，头晕耳鸣，健忘，腰膝酸软，五心烦热，盗汗，口咽干燥，男子遗精，女子月经不调，舌质红，少苔或无苔，脉细数	滋养心肾	天王补心丹合六味地黄丸加减

[常考考点] 郁证的证型及其辨证要点、治法、使用方剂。

【例题实战模拟】

A1 型题

1. 郁证的主要治法是
　A. 调理阴阳　　B. 疏通气机　　C. 滋养气血　　D. 调和营卫　　E. 调理气血
2. 治疗郁证心肾阴虚证，应首选
　A. 丹栀逍遥散　　　　　　B. 知柏地黄丸　　　　　　C. 天王补心丹合六味地黄丸
　D. 一贯煎　　　　　　　　E. 滋水清肝饮

A2 型题

3. 患者，女，45岁。性情急躁易怒，胸胁胀满，口苦而干，头痛，目赤，耳鸣，大便秘结，舌红苔黄，脉弦数。治疗应首选
　A. 柴胡疏肝散　　B. 丹栀逍遥散　　C. 半夏厚朴汤　　D. 甘麦大枣汤　　E. 天王补心丹
4. 患者咽中不适，如有物梗阻，胸中闷塞，精神抑郁则症状加重，舌苔白腻，脉沉弦而滑。其证候属
　A. 肝气郁结　　B. 气血郁滞　　C. 痰热内蕴　　D. 痰瘀互结　　E. 痰气郁结
5. 患者精神恍惚，心神不宁，悲忧善哭，时时欠伸，舌淡苔薄白，脉弦细。其治法是
　A. 益气养血　　B. 补肾宁心　　C. 养心安神　　D. 解郁化痰　　E. 疏肝解郁
6. 患者，女，50岁。多思善虑，心悸胆怯，少寐健忘，面色少华，头晕神疲，食欲不振，舌淡，脉细弱。其证候是
　A. 忧郁伤神　　B. 心脾两虚　　C. 阴虚火旺　　D. 气滞痰郁　　E. 气郁化火

【参考答案】
1. B　2. C　3. B　4. E　5. C　6. B

细目二 血证

【考点突破攻略】

要点一 概述

凡血液不循常道，或上溢于口鼻诸窍，或下泄于前后二阴，或渗出于肌肤，所形成的一类出血性疾患，统称为血证。在古代典籍中，亦称为血病或失血。

要点二 病因病机

内因为情志过极、饮食不节、劳欲体虚、久病之后（久病阴伤、气虚、血瘀）。外因为感受外邪，以热邪及湿热所致者为多。

血证的病位，根据出血部位，分属不同脏腑。共同的病机可以归结为火热熏灼，迫血妄行及气虚不摄，血溢脉外两类。病理性质，由火热亢盛所致者属于实证；由阴虚火旺及气虚不摄所致者，则属于虚证。虚实常发生转化，如开始为火盛气逆，迫血妄行，但在反复出血之后，则会导致阴血亏损，虚火内生；或因出血过多，血去气伤，以致气虚阳衰，不能摄血。因此，有时阴虚火旺及气虚不摄，既是引起出血的病理因素，又是出血导致的结果。

要点三 诊断与鉴别诊断

（一）诊断依据

1. 鼻衄 凡血自鼻道外溢而非因外伤、倒经所致者，可诊断为鼻衄。

2. 齿衄 血自齿龈或齿缝外溢，且排除外伤所致者，即可诊断为齿衄。

3. 咳血 血由肺、气道而来，经咳嗽而出，或觉喉痒胸闷，一咳即出，血色鲜红，或夹泡沫，或痰血相兼，痰中带血。多有慢性咳嗽、痰喘、肺痨等病史。

4. 吐血 发病急骤，吐血前多有恶心、胃脘不适、头晕等症。血随呕吐而出，常伴有食物残渣等胃内容物，血色多为咖啡色或紫暗色，也可为鲜红色，大便色黑如漆，或呈暗红色。有胃痛、胁痛、黄疸、癥积等病史。

5. 便血 大便色鲜红、暗红或紫暗，甚至黑如柏油样，次数增多。有胃肠或肝病病史。

6. 尿血 小便中混有血液或夹有血丝，排尿时无疼痛。

7. 紫斑 肌肤出现青紫斑点，小如针尖，大者融合成片，压之不褪色。紫斑好发于四肢，尤以下肢为甚，常反复发作。重者可伴有鼻衄、齿衄、尿血、便血及崩漏。小儿及成人皆可患此病，但以女性为多见。

（二）鉴别诊断

1. 尿血与血淋 血淋与尿血均表现为血由尿出，两者以小便时痛与不痛为其鉴别要点，不痛者为尿血，痛（滴沥刺痛）者为血淋。

2. 咳血与吐血 咳血与吐血血液均经口出，但两者截然不同。咳血是血由肺来，经气道随咳嗽而出，血色多鲜红，常混有痰液，咳血之前多有咳嗽、胸闷、喉痒等症状，大量咳血后，可见痰中带血数天，大便一般不呈黑色。吐血是血自胃而来，经呕吐而出，血色紫暗，常夹有食物残渣，吐血之前多有胃脘不适或胃痛、恶心等症状，吐血之后无痰中带血，但大便多呈黑色。

3. 便血之远血与近血 远血其位在胃、小肠（上消化道），血与粪便相混，血色如黑漆色或暗紫色。近血来自乙状结肠、直肠、肛门（下消化道），血便分开，或便外裹血，色多鲜红或暗红。

4. 紫斑与出疹、丹毒 紫斑与出疹均有局部肤色的改变，紫斑呈点状者需与出疹的疹点区别。紫斑隐于皮内，压之不褪色，触之不碍手。疹高出于皮肤，压之褪色，摸之碍手。且二者成因、病位均有不同。丹毒属外科皮肤病，以皮肤色红如丹得名，轻者压之褪色，重者压之不褪色，但其局部皮肤灼热肿痛与紫斑有别。

要点四 辨证论治

血证首辨病证的不同，次辨病变脏腑，再辨证候虚实。血证的治疗原则包括治火、治气、治血三个原则。

分型		辨证要点	治法	方药
鼻衄	热邪犯肺证	鼻燥衄血，口干咽燥，或兼有身热、咳嗽、痰少等症，舌质红，苔薄，脉数	清泄肺热，凉血止血	桑菊饮加减
	胃热炽盛证	鼻衄，或兼齿衄，血色鲜红，口渴欲饮，鼻干，口干臭秽，烦躁，便秘，舌红，苔黄，脉数	清胃泻火，凉血止血	玉女煎加减
	肝火上炎证	鼻衄，头痛，目眩，耳鸣，烦躁易怒，两目红赤，口苦，舌红苔黄，脉弦数	清肝胃火，凉血止血	龙胆泻肝汤加减
	气血亏虚证	鼻衄，血色淡红，或兼齿衄、肌衄，神疲乏力，面色㿠白，头晕，耳鸣，心悸，夜寐不宁，舌质淡，脉细无力	补气摄血	归脾汤加减
齿衄	胃火炽盛证	齿衄，血色鲜红，齿龈红肿疼痛，头痛，口臭，口渴，舌红，苔黄，脉洪数	清胃泻火，凉血止血	加味清胃散合泻心汤加减
	阴虚火旺证	齿衄，血色淡红，起病较缓，常因受热及烦劳而诱发，齿摇不坚，舌质红，苔少，脉细数	滋阴降火，凉血止血	六味地黄丸合茜根散加减
咳血	燥热伤肺证	喉痒咳嗽，痰中带血，口干鼻燥，或有身热，舌质红，苔薄黄，少津，脉数	清热润肺，宁络止血	桑杏汤加减
	肝火犯肺证	咳嗽阵作，痰中带血或纯血鲜红，胸胁胀痛，烦躁易怒，口苦，舌质红，苔薄黄，脉弦数	清肝泻肺，凉血止血	泻白散合黛蛤散加减
	阴虚肺热证	咳嗽痰少，痰中带血或反复咳血，血色鲜红，口干咽燥，颧红，潮热盗汗，舌质红，少苔，脉细数	滋阴润肺，宁络止血	百合固金汤加减
吐血	胃热壅盛证	吐血色红或紫暗，常夹有食物残渣，脘腹胀闷，甚则作痛，口臭，便秘，大便色黑，舌质红，苔黄腻，脉滑数	清胃泻火，化瘀止血	泻心汤合十灰散加减
	肝火犯胃证	吐血色红或紫暗，口苦胁痛，心烦易怒，寐少梦多，舌质红绛，脉弦数	泻肝清胃，凉血止血	龙胆泻肝汤加减
	气虚血溢证	吐血缠绵不止，时轻时重，血色暗淡，神疲乏力，心悸气短，面色苍白，舌质淡，脉细弱	健脾益气摄血	归脾汤加减
便血	肠道湿热证	便血色红，大便不畅或稀溏，或有腹痛，口苦，舌质红，苔黄腻，脉濡数	清化湿热，凉血止血	地榆散合槐角丸加减
	气虚不摄证	便血色淡红或紫暗，食少，体倦，面色萎黄，心悸，少寐，舌质淡，脉细	益气摄血	归脾汤加减
	脾胃虚寒证	便血紫暗，甚则黑色，脘腹隐痛，喜热饮，面色不华，神倦懒言，便溏，舌质淡，脉细	健脾温中，养血止血	黄土汤加减
尿血	下焦湿热证	小便黄赤灼热，尿血鲜红，心烦口渴，面赤口疮，夜寐不安，舌质红，脉数	清热利湿，凉血止血	小蓟饮子加减
	肾虚火旺证	小便短赤带血，头晕耳鸣，神疲，颧红潮热，腰膝酸软，舌质红，少苔，脉细数	滋阴降火，凉血止血	知柏地黄丸加减
	脾不统血证	久病尿血，甚或兼见齿衄、肌衄，食少，体倦乏力，气短声低，面色不华，舌质淡，脉细弱	补中健脾，益气摄血	归脾汤加减
	肾气不固证	久病尿血，血色淡红，头晕耳鸣，精神困惫，腰脊酸痛，舌质淡，脉沉弱	补益肾气，固摄止血	无比山药丸加减
紫斑	血热妄行证	皮肤出现青紫斑点或斑块，或伴有鼻衄、齿衄、便血、尿血，或有发热，口渴，便秘，舌质红，苔黄，脉弦数	清热解毒，凉血止血	十灰散加减
	阴虚火旺证	皮肤出现青紫斑点或斑块，时发时止，常伴鼻衄、齿衄或月经过多，颧红，心烦，口渴，手足心热，或有潮热，盗汗，舌质红，苔少，脉细数	滋阴降火，宁络止血	茜根散加减
	气不摄血证	反复发生肌衄，久病不愈，神疲乏力，头晕目眩，面色苍白或萎黄，食欲不振，舌质淡，脉细弱	补气摄血	归脾汤加减

[常考考点] 血证的证型及其辨证要点、治法、使用方剂。

【例题实战模拟】

A2 型题

1. 患者皮肤有青紫斑点、量多，时发时止，手足烦热，颧红咽干，午后潮热，盗汗，月经过多，色红而稠，伴齿衄，舌红少苔，脉细数。其证型是
   A. 阴虚火旺　　B. 脾不摄血　　C. 血热伤络　　D. 肝肾阴虚　　E. 气滞血瘀

2. 患者，男，34岁。近来时常鼻衄，或兼齿衄，血色鲜红，牙龈红肿疼痛，口臭便秘，鼻干口干，舌红苔黄，脉洪数。其治法是
   A. 益气摄血　　B. 滋阴润肺　　C. 滋阴降火　　D. 清肝泻火　　E. 清胃泻火

3. 患者，男，40岁。咳嗽，痰稠带血，咳吐不爽，心烦易怒，胸胁刺痛，颊赤，便秘，舌红苔黄，脉弦数。治疗应首选
   A. 十灰散　　B. 四生丸　　C. 咳血方　　D. 百合固金汤　　E. 养阴清肺汤

4. 患者吐血色红或紫暗，脘腹胀闷，甚则作痛，口臭，便秘，舌红苔黄腻，脉滑数。治疗应首选
   A. 泻心汤合十灰散　　　　　B. 白虎汤合四生丸　　　　　C. 玉女煎合十灰散
   D. 失笑散合四生丸　　　　　E. 丹参饮合十灰散

B1 型题

   A. 玉女煎　　　　　　　　　B. 泻心汤合十灰散　　　　　C. 龙胆泻肝汤
   D. 加味清胃散合泻心汤　　　E. 泻白散合黛蛤散

5. 治疗吐血肝火犯胃证，应首选
6. 治疗鼻衄胃热壅盛证，应首选

【参考答案】

1. A　2. E　3. C　4. A　5. C　6. A

细目三　痰饮

【考点突破攻略】

要点一　概述

痰饮是指体内水液输布、运化失常，停积于某些部位的一类病证。

要点二　病因病机

内因为饮食不当（暴饮过量、恣饮冷水、进食生冷）、劳欲所伤。外因为外感寒湿。

痰饮的病位在三焦、肺、脾、肾，三脏之中，脾运失司，首当其冲。基本病机为<u>三焦气化失宣，肺失通调，脾失转输，肾失蒸化，阳虚水液不运，水饮停积为患</u>。病理性质总属阳虚阴盛，输化失调，因虚致实，水饮停积为患。间有因时邪与里水相搏，或饮邪久郁化热，表现为饮热相杂之候。

要点三　诊断与鉴别诊断

（一）诊断依据

1. **痰饮**　心下满闷，呕吐清水痰涎，胃肠沥沥有声，形体昔肥今瘦，属饮停胃肠。
2. **悬饮**　胸胁饱满，咳唾引痛，喘促不能平卧，或有肺痨病史，属饮流胁下。
3. **溢饮**　身体疼痛而沉重，甚则肢体浮肿，当汗出而不汗出，或伴咳喘，属饮溢肢体。
4. **支饮**　咳逆倚息，短气不得平卧，其形如肿，属饮邪支撑胸肺。

［常考考点］四饮的部位和特征。

（二）鉴别诊断

1. 悬饮与胸痹

疾病	相同点	不同点
悬饮	均有胸痛	悬饮为胸胁胀痛，持续不解，多伴咳唾，转侧、呼吸时疼痛加重，肋间饱满，并有咳嗽、咳痰等肺系证候
胸痹		胸痹为胸膺部或心前区闷痛，且可引及左侧肩背或左臂内侧，常于劳累、饱餐、受寒、情绪激动后突然发作，历时较短，休息或用药后得以缓解

2. 溢饮与水肿之风水相搏证

疾病	相同点	不同点
悬饮	均有水肿表现	悬饮为胸胁胀痛，持续不解，多伴咳唾，转侧、呼吸时疼痛加重，肋间饱满，并有咳嗽、咳痰等肺系证候
水肿		水肿之风水相搏证，可分为表实、表虚两个类型。表实者，水肿而无汗，身体疼重，与水泛肌表之溢饮基本相同。如见肢体浮肿而汗出恶风，则属表虚，与溢饮有异

要点五　辨证论治

痰饮首辨饮停部位，次辨标本主次，再辨病邪兼夹。痰饮的治疗以温化为原则，即"病痰饮者，当以温药和之"。

分型		辨证要点	治法	方药
痰饮	脾阳虚弱证	胸胁支满，心下痞闷，胃中有振水音，脘腹喜温畏冷，泛吐清水痰涎，饮入易吐，口渴不欲饮水，头晕目眩，心悸气短，食少，大便或溏，形体逐渐消瘦，舌苔白滑，脉弦细而滑	温脾化饮	苓桂术甘汤合小半夏加茯苓汤加减
	饮留胃肠证	心下坚满或痛，自利，利后反快，虽利，心下续坚满，或水走肠间，沥沥有声，腹满，便秘，口舌干燥，舌苔腻，色白或黄，脉沉弦或伏	攻下逐饮	甘遂半夏汤或己椒苈黄丸加减
悬饮	邪犯胸肺证	寒热往来，身热起伏，汗少，或发热不恶寒，有汗而热不解，咳嗽，痰少，气急，胸胁刺痛，呼吸、转侧疼痛加重，心下痞硬，干呕，口苦，咽干，舌苔薄白或黄，脉弦数	和解宣利	柴枳半夏汤加减
	饮停胸胁证	胸胁疼痛，咳唾引痛，痛势较前减轻，而呼吸困难加重，咳逆气喘，息促不能平卧，或仅能偏卧于停饮的一侧，病侧肋间胀满，甚则可见偏侧胸廓隆起，舌苔白，脉沉弦或弦滑	泻肺祛饮	椒目瓜蒌汤合十枣汤或控涎丹加减
	络气不和证	胸胁疼痛，如灼如刺，胸闷不舒，呼吸不畅，或有闷咳，甚则迁延，经久不已，阴雨天更甚，可见病侧胸廓变形，舌苔薄，质暗，脉弦	理气和络	香附旋覆花汤加减
	阴虚内热证	胸胁胀满，咳呛时作，咳吐少量黏痰，口干咽燥，或午后潮热，颧红，心烦，手足心热，盗汗，或伴胸胁闷痛，病久不复，形体消瘦，舌质红，少苔，脉细数	滋阴清热	沙参麦冬汤合泻白散加减
溢饮	表寒里饮证	身体沉重而疼痛，甚则肢体浮肿，恶寒，无汗，或有咳嗽，痰多白沫，胸闷，干呕，口不渴，苔白，脉弦紧	发表化饮	小青龙汤加减
支饮	寒饮伏肺证	咳逆喘满不得卧，痰吐白沫量多，经久不愈，天冷受寒加重，甚至引起面浮跗肿，或平素伏而不作，遇寒即发，发则寒热、背痛、腰痛、目泣自出、身体振振瞤动，舌苔白滑或白腻，脉弦紧	宣肺化饮	小青龙汤加减
	脾肾阳虚证	喘促动则为甚，心悸，气短，或咳而气怯，痰多，食少，胸闷，怯寒肢冷，神疲，少腹拘急不仁，脐下动悸，小便不利，足跗浮肿，或吐涎沫而头目昏眩，舌体胖大，质淡，苔白润或腻，脉沉细而滑	温脾补肾，以化水饮	金匮肾气丸合苓桂术甘汤加减

[常考考点] 痰饮的证型及其辨证要点、治法、使用方剂。

【例题实战模拟】

A1 型题

1. 支饮饮邪停积的部位是
   A. 胃肠   B. 胁下   C. 肢体   D. 胸肺   E. 腹内
2. 下列属于悬饮病主症的是
   A. 心下满闷,呕吐清水痰涎   B. 胸胁饱满,咳唾引痛   C. 咳逆倚息,短气不得平卧
   D. 身体沉重,肢体浮肿   E. 胃肠沥沥有声
3. 痰饮的治疗原则是
   A. 宣肺   B. 健脾   C. 温化   D. 补肾   E. 发汗

A2 型题

4. 患者胸胁支满,心下痞闷,胃中有振水音,脘腹喜温畏冷,背寒,呕吐清水痰涎,水入易吐,口渴不欲饮,心悸,气短,头昏目眩,食少,形体逐渐消瘦,舌苔白滑,脉弦细而滑。其治法是
   A. 宣肺化饮   B. 淡渗利水   C. 温脾化饮   D. 温化寒湿   E. 逐水化饮
5. 患者胸胁疼痛,咳唾引痛,咳逆气喘,息促不能平卧,喜向右侧偏卧,右侧肋间胀满,舌苔白,脉沉弦。其治法是
   A. 攻下逐饮   B. 和解宣利   C. 理气和络   D. 泻肺祛饮   E. 发表化饮

【参考答案】

1. D   2. B   3. C   4. C   5. A

细目四　消渴

【考点突破攻略】

要点一　概述

消渴是以<u>多饮、多食、多尿、乏力、消瘦</u>为主要临床表现的一种疾病。

要点二　病因病机

病因为禀赋不足、饮食失节、情志失调、劳逸失度。基本病机为阴津亏损,燥热偏盛,而以阴虚为本、燥热为标。消渴的病位主要在<u>肺、胃、肾,尤以肾为关键</u>。病理性质属本虚标实。消渴日久,则易发生以下两种病理转化:一是阴损及阳,阴阳俱虚;二是病久入络,血脉瘀滞。

要点三　诊断与鉴别诊断

(一) 诊断依据

1. 口渴多饮、多食易饥、尿频量多、形体消瘦等具有特征性的临床症状,是诊断消渴病的主要依据。
2. 有的患者"三多"症状不著,但若于中年之后发病,且嗜食膏粱厚味、醇酒炙煿,以及病久并发眩晕、肺痨、胸痹、心痛、中风、雀目、疮痈等病证者,应考虑消渴的可能性。
3. 由于本病的发生与禀赋不足有较为密切的关系,故消渴病的家族史可供诊断参考。

(二) 鉴别诊断

1. 消渴与口渴症

疾病	相同点	不同点
消渴	都可出现口干多饮的症状	消渴以口渴多饮、多食易饥、尿频量多、形体消瘦为特征
口渴症		口渴症是指口渴饮水的一个临床症状,可出现于多种疾病过程中,尤以外感热病为多见。但这类口渴各随其所患病证的不同而出现相应的临床症状,不伴多食、多尿、瘦削等消渴的特点

2. 消渴与瘿病

疾病	相同点	不同点
消渴	两者都可见多食易饥、消瘦的症状	消渴以口渴多饮、多食易饥、尿频量多、形体消瘦为特征
瘿病		瘿病中气郁化火、阴虚火旺的类型，以情绪激动、多食易饥、形体日渐消瘦、心悸、眼突、颈部一侧或两侧肿大为特征。其中的多食易饥、消瘦，类似消渴病的中消，但眼球突出、颈前瘿肿有形则与消渴有别，且无消渴的多饮多尿等症

要点四　辨证论治

消渴首辨三消的病变脏腑，次辨标本，再辨本证与并发症。治疗原则是清热润燥，养阴生津。

	分型	辨证要点	治法	方药
上消	肺热津伤证	口渴多饮，口舌干燥，尿频量多，烦热多汗，舌边尖红，苔薄黄，脉洪数	清热润肺，生津止渴	消渴方加减
中消	胃热炽盛证	多食易饥，口渴，尿多，形体消瘦，大便干燥，苔黄，脉滑实有力	清胃泻火，养阴增液	玉女煎加减
	气阴亏虚证	口渴引饮，能食与便溏并见，或饮食减少，精神不振，四肢乏力，体瘦，舌质淡红，苔白而干，脉弱	益气健脾，生津止渴	七味白术散加减
下消	肾阴亏虚证	尿频量多，混浊如脂膏，或尿甜，腰膝酸软，乏力，头晕耳鸣，口干唇燥，皮肤干燥，瘙痒，舌红苔少，脉细数	滋阴固肾	六味地黄丸加减
	阴阳两虚证	小便频数，混浊如膏，甚至饮一溲一，面容憔悴，耳轮干枯，腰膝酸软，四肢欠温，畏寒肢冷，阳痿或月经不调，舌苔淡白而干，脉沉细无力	滋阴温阳，补肾固涩	金匮肾气丸加减

［常考考点］消渴的证型及其辨证要点、治法、使用方剂。

【例题实战模拟】

A1 型题

1. 消渴并发白内障、耳聋、雀盲，治疗首选
   A. 六味地黄丸　　B. 石斛夜光丸　　C. 杞菊地黄丸　　D. 龙胆泻肝丸　　E. 镇肝熄风汤

A2 型题

2. 患者烦渴多饮，口干舌燥，兼见小便频多，舌边尖红，苔薄黄，脉洪数。其治法是
   A. 清胃泻火，养阴增液　　　　B. 清热润肺，生津止渴　　　　C. 滋补肾阴，固摄肾气
   D. 温阳滋肾，固摄肾气　　　　E. 养阴清热，镇肝潜阳

3. 患者，男，40 岁。多食易饥 3 个月，消瘦 5 公斤，口干渴，大便干燥，舌苔黄，脉滑实有力。其诊断是
   A. 消渴（上消，肺热津伤）　　B. 消渴（中消，胃热炽盛）　　C. 消渴（下消，肾阴亏虚）
   D. 消渴（下消，阴阳两虚）　　E. 便秘（热秘）

4. 患者，女，60 岁。消渴病史 8 年。形体消瘦，尿频量多，混浊如脂膏，口干唇燥，舌红，脉细数。治疗应首选
   A. 玉女煎　　B. 消渴方　　C. 六味地黄丸　　D. 金匮肾气丸　　E. 生脉饮

5. 患者，男，51 岁。素患糖尿病 10 年，未予系统治疗。近 2 年来病情加重，小便频数量多，混浊如脂膏，面色黧黑，腰膝酸软，形寒畏冷，阳痿不举，舌淡苔白，脉沉细无力。治疗应首选
   A. 金匮肾气丸　　B. 知柏地黄丸　　C. 六味地黄丸　　D. 消渴方　　E. 玉女煎

【参考答案】
1. C　2. B　3. B　4. C　5. A

细目五 汗证

【考点突破攻略】

要点一 概述

汗证是指由于阴阳失调，腠理不固，而致汗液外泄失常的病证。其中，不因外界环境因素的影响，而白昼时时汗出，动辄益甚者，称为自汗；寐中汗出，醒来自止者，称为盗汗，亦称为寝汗。

要点二 病因病机

病因为病后体虚、情志不调、饮食不节。汗证的基本病机为阴阳失调，腠理不固，营卫失和，汗液外泄失常。汗证的病变脏腑涉及心、肝、脾、胃、肺、肾。病理性质多属虚证，一般自汗多为气虚，盗汗多为阴虚。自汗日久，阴液亏虚，易并发盗汗。属实证者，多由肝火或湿热郁蒸所致。

要点三 诊断与鉴别诊断

（一）诊断依据

1. 不因外界环境影响，在头面、颈胸，或四肢、全身出汗者，昼日汗出溱溱，动则益甚为自汗；睡眠中汗出津津，醒后汗止为盗汗。
2. 除外其他疾病引起的汗证。作为其他疾病过程中出现的汗证，因疾病不同，各具有该疾病的症状及体征，且出汗大多不居于突出地位。
3. 有病后体虚、表虚受风、思虑烦劳过度、情志不舒、嗜食辛辣等易于引起自汗、盗汗的病因存在。

（二）鉴别诊断

1. 自汗与脱汗

疾病	相同点	不同点
自汗	均有汗出症状	白昼时时汗出，动辄益甚者，称为自汗
脱汗		脱汗表现为大汗淋漓，汗出如珠，常同时出现声低息微，精神疲惫，四肢厥冷，脉微欲绝或散大无力，多在疾病危重时出现，为病势危急的征象，故脱汗又称为绝汗

2. 自汗与战汗

疾病	相同点	不同点
自汗	均有汗出症状	白昼时时汗出，动辄益甚者，称为自汗
战汗		战汗主要出现于急性热病过程中，表现为突然恶寒战栗，全身汗出，发热，口渴，烦躁不安，为邪正交争的征象。若汗出之后，热退脉静，气息调畅，为正气拒邪，病趋好转

3. 汗证与黄汗

疾病	相同点	不同点
汗证	均有汗出症状	白昼时时汗出，动辄益甚者，称为自汗；寐中汗出，醒来自止者，称为盗汗，亦称为寝汗
黄汗		黄汗汗出色黄，染衣着色，常伴口中黏苦，渴不欲饮，小便不利，苔黄腻，脉弦滑等湿热内郁表现。可以为汗证中的邪热郁蒸型，但汗出色黄的程度较重

要点四 辨证论治

汗证的辨证着重辨阴阳虚实。虚证治宜补气、养阴、补血、调和营卫；实证治宜清肝泄热、化湿和营。

分型	辨证要点	治法	方药
肺卫不固证	汗出恶风，稍劳汗出尤甚，或表现半身、某一局部出汗，易于感冒，体倦乏力，周身酸楚，面色少华，舌苔薄白，脉细弱	益气固表	桂枝加黄芪汤或玉屏风散加减
心血不足证	自汗或盗汗，心悸少寐，神疲气短，面色不华，舌质淡，脉细	养血补心	归脾汤加减
阴虚火旺证	夜寐盗汗，或有自汗，五心烦热，或兼午后潮热，两颧色红，口渴，舌红少苔，脉细数	滋阴降火	当归六黄汤加减
邪热郁蒸证	蒸蒸汗出，汗黏，汗液易使衣服黄染，面赤烘热，烦躁，口苦，小便色黄，舌苔薄黄，脉弦数	清肝泄热，化湿和营	龙胆泻肝汤加减

[常考考点] 汗证的证型及其辨证要点、治法、使用方剂。

【知识纵横比较】

	汗证（中医内科学）	汗证（中医儿科学）	
分型	方药	分型	方药
肺卫不固证	桂枝加黄芪汤或玉屏风散加减	肺卫不固证	玉屏风散合牡蛎散
心血不足证	归脾汤加减	营卫失调证	黄芪桂枝五物汤
阴虚火旺证	当归六黄汤加减	气阴亏虚证	生脉散合当归六黄汤
邪热郁蒸证	龙胆泻肝汤加减	湿热迫蒸证	泻黄散

【例题实战模拟】

A2 型题

1. 患者汗出恶风，遇劳则发，易于感冒，体倦乏力，面色少华，舌苔薄白，脉细弱。治疗应首选
   A. 桂枝汤　B. 四妙丸　C. 玉屏风散　D. 当归六黄汤　E. 龙胆泻肝汤
2. 患者，女，48岁。时常汗出，恶风，周身酸楚，时寒时热，舌苔薄白，脉缓。其治法是
   A. 益气固表　B. 调和营卫　C. 滋阴降火　D. 清肝泄热　E. 益气化湿
3. 患者夜寐盗汗，五心烦热，两颧色红，口渴，舌红少苔，脉细数。治疗应首选
   A. 黄连阿胶汤　B. 黄连温胆汤　C. 当归六黄汤　D. 养阴清肺汤　E. 甘麦大枣汤
4. 患者，女，34岁。自汗并有盗汗，伴心悸少寐，神疲气短，面色不华，舌质淡，脉细。其证候是
   A. 心血不足证　B. 气血两虚证　C. 邪热郁蒸证　D. 阴虚火旺证　E. 肺卫不固证
5. 患者，男，36岁。蒸蒸汗出，汗液易使衣服黄染，面赤烘热，烦躁，口苦，小便色黄，舌苔薄黄，脉弦数。治疗应首选
   A. 当归六黄汤　B. 归脾汤　C. 龙胆泻肝汤　D. 泻黄散　E. 玉屏风散

【参考答案】
1. C　2. B　3. C　4. A　5. C

细目六　内伤发热

【考点突破攻略】

要点一　概述

内伤发热是指以内伤为病因，以脏腑功能失调，气、血、阴、阳失衡为基本病机，以发热为主要临床表现的病证。一般起病较缓，病程较长但以低热为多，或自觉发热而体温并不升高。

要点二 病因病机

病因为久病体虚、饮食劳倦、情志失调及外伤出血。内伤发热的基本病机是气血阴阳失衡，脏腑功能失调。病理性质大体可归纳为虚、实两类。由气郁化火、瘀血阻滞及痰湿停聚所致者属实；由中气不足、血虚失养、阴精亏虚及阳气虚衰所致者属虚。本病病机比较复杂，可由一种也可由多种病因同时引起发热。如气郁血瘀、气阴两虚、气血两虚等。久病往往由实转虚，其中以瘀血病久，损及气、血、阴、阳，分别兼见气虚、血虚、阴虚或阳虚，而成为虚实兼夹之证的情况较为多见。他如气郁发热日久，热伤阴津，则转化为气郁阴虚；气虚发热日久，病损及阳，阳气虚衰，发展为阳虚发热。

要点三 诊断与鉴别诊断

（一）诊断依据

1. 内伤发热起病缓慢，病程较长，多为低热，或自觉发热，表现为高热者较少。不恶寒，或虽有怯冷，但得衣被则温。常兼见头晕、神疲、自汗、盗汗、脉弱等症。
2. 一般有气、血、阴、阳亏虚或气郁、血瘀、湿阻的病史，或有反复发热史。
3. 无感受外邪所致的头身疼痛、鼻塞、流涕、脉浮等症。

（二）鉴别诊断

内伤发热与外感发热

疾病	相同点	不同点
内伤发热	均有发热	内伤发热起病缓慢，病程较长，多为低热，或自觉发热，表现为高热者较少。不恶寒，或虽有怯冷，但得衣被则温，常兼见头晕、神疲、自汗、盗汗、脉弱等症。一般有气、血、水壅遏或气血阴阳亏虚的病史，或有反复发热的病史
外感发热		外感发热是因感受外邪而起，起病较急，病程较短，发热初期大多伴有恶寒，其恶寒得衣被而不减。发热的热度大多较高，发热的类型随病种的不同而有所差异，常兼有头身疼痛、鼻塞、流涕、咳嗽、脉浮等表证。外感发热由感受外邪，正邪相争所致，属实证者居多

要点四 辨证论治

内伤发热首辨证候虚实，次辨病情轻重，再辨病位。属实者，治宜解郁、活血、除湿；属虚者，治宜益气、养血、滋阴、温阳。

分型	辨证要点	治法	方药
阴虚发热证	午后潮热，或夜间发热，不欲近衣，手足心热，烦躁，少寐多梦，盗汗，口干咽燥，舌质红，或有裂纹，苔少甚至无苔，脉细数	滋阴清热	清骨散或知柏地黄丸加减
血虚发热证	发热，热势多为低热，头晕眼花，身倦乏力，心悸不宁，面白少华，唇甲色淡，舌质淡，脉细弱	益气养血	归脾汤加减
气虚发热证	发热，热势或低或高，常在劳累后发作或加剧，倦怠乏力，气短懒言，自汗，易感冒，食少便溏，舌质淡，苔薄白，脉细弱	益气健脾，甘温除热	补中益气汤加减
阳虚发热证	发热而欲近衣被，形寒怯冷，四肢不温，少气懒言，头晕嗜卧，腰膝酸软，纳少便溏，面色㿠白，舌质淡胖，或有齿痕，苔白润，脉沉细无力	温补阳气，引火归原	金匮肾气丸加减
气郁发热证	发热多为低热或潮热，热势常随情绪波动而起伏，精神抑郁，胁肋胀满，烦躁易怒，口干而苦，纳食减少，舌红苔黄，脉弦数	疏肝理气，解郁泄热	丹栀逍遥散加减
痰湿郁热证	低热，午后热甚，心内烦热，胸闷脘痞，不思饮食，渴不欲饮，呕恶，大便稀薄或黏滞不爽，舌苔白腻或黄腻，脉濡数	燥湿化痰，清热和中	黄连温胆汤合中和汤或三仁汤加减
血瘀发热证	午后或夜晚发热，或自觉身体某些部位发热，口燥咽干，但不多饮，肢体或躯干有固定痛处或肿块，面色萎黄或晦暗，舌质青紫或有瘀点、瘀斑，脉弦或涩	活血化瘀	血府逐瘀汤加减

[常考考点] 内伤发热的证型及其辨证要点、治法、使用方剂。

【例题实战模拟】

A1型题

1. 下列不属于内伤发热诊断要点的是
   A. 起病缓慢，病程长　　B. 多为低热　　C. 多为高热
   D. 自觉发热，体温并不高　　E. 有反复发热史

A2型题

2. 患者经常发低热，头晕眼花，身倦乏力，心悸不宁，面白少华，唇甲色淡，舌质淡，脉细。其治法是
   A. 滋阴清热　　B. 益气养血　　C. 活血化瘀　　D. 温补肾阳　　E. 清肝泄热

3. 患者发热，热势或低或高，常在劳累后发作，乏力气短，自汗，食少便溏，舌质淡，苔薄白，脉细弱。治疗应首选
   A. 清骨散　　B. 归脾汤　　C. 金匮肾气丸　　D. 补中益气汤　　E. 中和汤

4. 患者低热，热势常随情绪波动而变化，胸胁胀痛，烦躁易怒，口干而苦，舌苔黄，脉弦数。治疗应首选
   A. 柴胡疏肝散　　B. 四逆散　　C. 丹栀逍遥散　　D. 木香顺气散　　E. 龙胆泻肝汤

5. 患者，男，56岁。发热而欲近衣被，形寒怯冷，四肢不温，少气懒言，头晕嗜卧，腰膝酸软，纳少便溏，面色㿠白，舌质淡胖，有齿痕，苔白润，脉沉细无力。其证候是
   A. 血虚发热证　　B. 气虚发热证　　C. 阳虚发热证　　D. 痰湿郁热证　　E. 阴虚发热证

【参考答案】

1. C　2. B　3. D　4. C　5. C

细目七　虚劳

【考点突破攻略】

要点一　概述

虚劳又称虚损，是以<u>脏腑亏虚，气血阴阳虚衰，久虚不复成劳为主要病机</u>，以五脏虚证为主要临床表现的多种慢性虚弱证候的总称。

要点二　病因病机

病因为禀赋薄弱、烦劳过度、饮食不节、情志刺激、大病久病、误治失治。

虚劳的病损部位主要在五脏，尤以脾、肾两脏更为重要。基本病机为<u>脏腑亏虚，气血阴阳虚衰，久虚不复成劳</u>。病理性质主要为气、血、阴、阳亏虚。由于引起虚损的病因不一，往往首先导致相关某脏气、血、阴、阳的亏损，但由于五脏相关，气血同源，阴阳互根，所以在病变过程中常互相影响。一脏受病，累及他脏，气虚不能生血，血虚无以生气；气虚者，日久阳也渐衰；血虚者，日久阴也不足；阳损日久，累于阴；阴虚日久，累及于阳。

要点三　诊断与鉴别诊断

（一）诊断依据

1. 多见形神衰败，身体羸瘦，大肉尽脱，食少厌食，心悸气短，自汗盗汗，面容憔悴，或五心烦热，或畏寒肢冷，脉虚无力等症。若病程较长，久虚不复，症状可呈进行性加重。

2. 具有引起虚劳的致病因素及较长的病史。

3. 排除类似病证。应着重排除其他病证中的虚证。

（二）鉴别诊断

1. 虚劳和肺痨

疾病	相同点	不同点
虚劳	均有虚损症状	虚劳是由多种原因所致，久虚不复，病程较长，无传染性，以脏腑气血阴阳亏虚为基本病机，出现五脏气、血、阴、阳亏虚的多种症状，以补虚扶正为基本治则，根据病情的不同而采用益气、养血、滋阴、温阳等法
肺痨		肺痨系正气不足而被痨虫侵袭所致，主要病位在肺，具有传染性，以阴虚火旺为其病理特点，以咳嗽、咳痰、咯血、潮热、盗汗、消瘦为主要临床症状，治疗以养阴清热、补肺杀虫为主要治则

2. 虚劳与其他疾病的虚证

疾病	相同点	不同点	
		主症	病变脏腑
虚劳	均有虚损症状	虚劳的各种证候，均以出现一系列精气亏虚的症状为特征	病变脏腑涉及五脏，以气血阴阳亏虚为主症
虚证		其他病证的虚证则各以其病证的主要症状为突出表现	其他病证中的虚证虽然也以久病属虚者为多，但亦有病程较短而呈现虚证者，且病变脏器单一

要点四　辨证论治

虚劳首辨五脏气血阴阳亏虚，次辨有无兼夹病证。治疗原则以补益为主。

分型		辨证要点	治法	方药
气虚	肺气虚证	短气自汗，声音低怯，时寒时热，平素易于感冒，面白，舌质淡，脉弱	补益肺气	补肺汤加减
	心气虚证	心悸，气短，劳则尤甚，神疲体倦，自汗，舌质淡，脉弱	益气养心	七福饮加减
	脾气虚证	饮食减少，食后胃脘不舒，倦怠乏力，大便溏薄，面色萎黄，舌淡苔薄，脉弱	健脾益气	加味四君子汤加减
	肾气虚证	神疲乏力，腰膝酸软，小便频数而清，白带清稀，舌质淡，脉弱	益气补肾	大补元煎加减
血虚	心血虚证	心悸怔忡，健忘，失眠，多梦，面色不华，舌质淡，脉细或结代	养血宁心	养心汤加减
	肝血虚证	头晕，目眩，胁痛，肢体麻木，筋脉拘急，或筋惕肉瞤，妇女月经不调，甚则闭经，面色不华，舌质淡，脉弦细或细涩	补血养肝	四物汤加减
阴虚	肺阴虚证	干咳，咽燥，甚或失音，咯血，潮热，盗汗，面色潮红，舌红少津，脉细数	养阴润肺	沙参麦冬汤加减
	心阴虚证	心悸，失眠，烦躁，潮热，盗汗，或口舌生疮，面色潮红，舌红少津，脉细数	滋阴养心	天王补心丹加减
	脾胃阴虚证	口干唇燥，不思饮食，大便燥结，甚则干呕，呃逆，面色潮红，舌干，苔少或无苔，脉细数	养阴和胃	益胃汤加减
	肝阴虚证	头痛，眩晕，耳鸣，目干畏光，视物不明，急躁易怒，或肢体麻木，筋惕肉瞤，面潮红，舌干红，脉弦细数	滋养肝阴	补肝汤加减
	肾阴虚证	腰酸，遗精，两足痿弱，眩晕，耳鸣，甚则耳聋，口干，咽痛，颧红，舌红少津，脉沉细	滋补肾阴	左归丸加减
阳虚	心阳虚证	心悸，自汗，神倦嗜卧，心胸憋闷疼痛，形寒肢冷，面色苍白，舌质淡或紫暗，脉细弱或沉迟	益气温阳	保元汤加减
	脾阳虚证	面色萎黄，食少，形寒，神倦乏力，少气懒言，大便溏薄，肠鸣腹痛，每因受寒或饮食不慎而加剧，舌质淡，苔白，脉弱	温中健脾	附子理中汤加减
	肾阳虚证	腰背酸痛，遗精，阳痿，多尿或不禁，面色苍白，畏寒肢冷，下利清谷或五更泄泻，舌质淡胖，有齿痕，苔白，脉沉迟	温补肾阳	右归丸加减

[常考考点] 虚劳的证型及其辨证要点、治法、使用方剂。

【例题实战模拟】

A1 型题

1. 虚劳与肺痨的鉴别中，最有意义的是
   A. 有无咳血   B. 有无午后低热   C. 有无盗汗   D. 有无消瘦   E. 有无传染性

A2 型题

2. 患者短气自汗，声音低怯，时寒时热，平素易于感冒，舌质淡，脉弱。其证候是
   A. 肺气虚   B. 脾气虚   C. 肺阴虚   D. 脾阳虚   E. 肾阳虚

3. 患者心悸，气短，劳则尤甚，神疲体倦，自汗。治疗应首选
   A. 补肺汤   B. 七福饮   C. 加味四君子汤   D. 大补元煎   E. 金匮肾气丸

4. 患者，女，40岁。平素多病，自觉头晕、目眩加重半月，胁痛，肢体麻木，筋脉拘急，闭经，面色不华，唇甲色淡，肌肤粗糙，舌质淡红，苔少，脉细。本证候的证机概要是
   A. 肝肾阴虚，瘀血阻络   B. 阴虚阳亢，上扰清空   C. 肝血亏虚，筋脉失养
   D. 肝阳上亢，神窍闭阻   E. 气虚血瘀，脉络失养

5. 患者，男，68岁。面色萎黄，食少，形寒，神倦乏力，少气懒言，大便溏薄，肠鸣腹痛，每因受寒或饮食不慎而加剧，舌质淡，苔白，脉弱。治疗宜选用的方剂是
   A. 理中汤   B. 小建中汤   C. 保元汤   D. 附子理中汤   E. 右归丸

【参考答案】

1. E   2. A   3. B   4. C   5. D

细目八 癌病

【考点突破攻略】

要点一 概述

癌病是由于脏腑组织发生异常增生，以肿块逐渐增大、表面高低不平、质地坚硬，时有头痛，常伴发热、乏力、纳差、消瘦并进行性加重为主症的疾病。

要点二 病因病机

病因是素体内虚、六淫邪毒、饮食失调、内伤七情。癌病的基本病机是正气亏虚，脏腑功能失调，气机郁滞，痰瘀酿毒久羁而成有形之肿块。病理性质为标实本虚、虚实夹杂，常见全身属虚而局部属实。发病初期，邪毒偏盛而正虚不显；中晚期由于癌毒耗伤人体气血津液，多出现气虚、阴伤、气血亏虚或阴阳两虚等。

主要病理因素为气郁、痰浊、湿阻、血瘀、毒聚（热毒、寒毒）。不同癌病的病理因素各有特性，如脑瘤常以风火痰瘀上蒙清阳为主，肺癌则多属痰瘀郁热，食道癌、胃癌多属痰气瘀阻，甲状腺癌多属火郁痰瘀，肝癌、胆囊癌多属湿热瘀毒，大肠癌多为湿浊瘀滞，肾癌、膀胱癌多为湿热浊瘀。

癌病不同，病位亦不同。如脑瘤病位在脑，肺癌病位在肺，大肠癌病位在肠，肾癌及膀胱癌病位在肾与膀胱等。由于肝藏血，主疏泄，条达气机；脾为气血生化之源；肾藏精，藏元阴元阳，因此各种癌病都与肝、脾、肾三脏功能失调密切相关。

要点三 诊断与鉴别诊断

（一）诊断依据

1. 癌病中晚期可出现相关特异性证候表现。由于肿瘤部位不同而主症各异，如脑瘤患者常以头痛、呕吐、视力障碍为主；肺癌患者以顽固性干咳或痰中带血，以及胸痛、气急、发热多见；肝癌患者可见右胁疼痛、乏力、纳差、黄疸等；大肠癌患者可有大便习惯改变，如腹泻或便秘等；肾癌患者可有腰部不适、尿血等。

2. 病变局部可有坚硬、表面不平的肿块，肿块进行性增大，伴乏力、纳差、疼痛，或不明原因发热及消瘦，并进行

性加重，多为癌病诊断的主要参考依据。

（二）鉴别诊断

癌病与良性肿瘤

疾病	相同点	不同点
癌病	均有增生的肿块	癌病生长较快，常与皮肤粘连，凹陷或形成溃疡，肿块表面粗糙，无包膜，活动度差或固定，质硬，无弹性，早期症状隐匿，可出现不明原因的消瘦、发热、出血，或发病部位的相应症状
良性肿瘤		良性肿瘤生长缓慢，皮肤无改变，除皮脂腺囊肿外，肿块表面光滑，与周围不粘连，边界清，活动度好，一般质地较软，无症状，肿瘤体积较大或发生于特殊部位，可产生压迫症状

要点四　辨证论治

分型	辨证要点	治法	方药
气郁痰瘀证	胸膈痞闷，脘腹胀满，或胀痛不适，或隐痛或刺痛，善太息，神疲乏力，纳呆食少，便溏，呕血，黑便，或咳嗽咳痰，痰质稠黏，痰白或黄白相兼，舌苔薄腻，质暗隐紫，脉弦或细涩	行气解郁，化痰祛瘀	越鞠丸合化积丸加减
热毒炽盛证	局部肿块灼热疼痛，发热，口咽干燥，心烦寐差，或热势壮盛，久稽不退，咳嗽无痰或少痰，或痰中带血，甚则咳血不止，胸痛或腰酸背痛，小便短赤，大便秘结或便溏泄泻，舌质红，舌苔黄腻或薄黄少津，脉细数或弦细数	清热凉血，解毒散结	犀角地黄汤合犀黄丸加减
湿热郁毒证	时有发热，恶心，胸闷，口干口苦，心烦易怒，胁痛或腹部阵痛，身黄、目黄，尿黄，便中带血或黏液脓血便，里急后重，或大便干稀不调，肛门灼热，舌质红，苔黄腻，脉弦滑或滑数	清热利湿，解毒散结	龙胆泻肝汤合五味消毒饮加减。
瘀毒内阻证	面色晦暗，或肌肤甲错，胸痛或腰腹疼痛，痛有定处，如锥如刺，痰中带血或尿血，血色暗红，口唇紫暗，舌质暗或有瘀点、瘀斑，苔薄或薄白，脉涩或细弦或细涩	活血化瘀，理气散结	血府逐瘀汤加减
气阴两虚证	神疲乏力，口咽干燥，盗汗，头晕耳鸣，视物昏花，五心烦热，腰膝酸软，纳差，大便秘结或溏烂，舌质淡红少苔，脉细或细数	益气养阴，扶正抗癌	生脉地黄汤加减
气血双亏证	形体消瘦，面色无华，唇甲色淡，气短乏力，动辄尤甚，伴头昏心悸，目眩眼花，动则多汗，口干燥，纳呆食少，舌质红或淡，脉细或细弱	益气养血，扶正抗癌	十全大补丸加减

[常考考点]癌病的证型及其辨证要点、治法、使用方剂。

【例题实战模拟】

A1 型题

1. 下列各项，不属于癌病病因的是
    A.六淫邪毒　　B.七情怫郁　　C.饮食失调　　D.久病伤正　　E.误治失治

2. 下列各项，不属于癌病基本病理变化的是
    A.毒聚　　B.气滞　　C.血瘀　　D.痰结　　E.疫毒入脏腑

3. 治疗癌病气阴两虚证，首选的方剂是
    A.生脉饮　　B.十全大补丸　　C.杞菊地黄丸　　D.大定风珠　　E.生脉地黄汤

A2 型题

4. 患者时有发热，恶心，胸闷，口干口苦，心烦易怒，胁痛或腹部阵痛，身黄，目黄，尿黄，便中带血或黏液脓血便，里急后重，或大便干稀不调，肛门灼热，舌质红，苔黄腻，脉弦滑或滑数。其辨证属
    A.气郁痰瘀证　　B.热毒炽盛证　　C.湿热郁毒证　　D.瘀毒内阻证　　E.气阴两虚证

5. 患者，男，65岁。面色晦暗，肌肤甲错，腰腹疼痛，痛有定处，如锥如刺，尿血，血色暗红，口唇紫暗，舌质暗有瘀点、瘀斑，苔薄白，脉涩。治疗首选方是
    A.血府逐瘀汤　　B.少腹逐瘀汤　　C.膈下逐瘀汤　　D.复元活血汤　　E.化积丸

【参考答案】
1. E 2. E 3. E 4. C 5. A

细目九 厥证

【考点突破攻略】

要点一 概述

厥证是以突然昏倒，不省人事，或伴有四肢逆冷为主要临床表现的一种急性病证。病情轻者，一般在短时内苏醒，醒后无偏瘫、失语及口舌㖞斜等后遗症；病情重者，昏厥时间较长，甚至一厥不复而导致死亡。

要点二 病因病机

病因为情志内伤（恼怒致厥为多）、饮食不节（过度饥饿或暴饮暴食）、亡血失津、体虚劳倦。

本病病位在心、肝。基本病机为气机逆乱，升降乖戾，阴阳不相顺接。病理性质有虚实之分。大凡气盛有余，气血上逆，或夹痰浊壅滞于上，以致清窍闭塞，成为厥之实证；气虚不足，清阳不升，或大量出血，气随血脱，以致神明失养，发为厥之虚证。厥证的病机转归主要有三：一是阴阳气血相失，进而阴阳离决，发展为一厥不复之死证。二是表现为各种证候之间的转化，如气厥和血厥之实证，常转化为气滞血瘀之证；失血致厥的血厥虚证，严重者转化为气随血脱之脱证等。

要点三 诊断与鉴别诊断

（一）诊断依据

1. 以突然昏仆，不省人事，或伴四肢逆冷为主症。
2. 患者在发病之前，常有先兆症状，如头晕、视物模糊、面色苍白、出汗等，而后突然发生昏仆，不知人事，移时苏醒。发病时常伴有恶心、汗出，或伴有四肢逆冷，醒后感头晕、疲乏、口干，但无失语、瘫痪等后遗症。
3. 既往有类似病证发生。发病前有明显的情志变动、精神刺激的因素，或有大失血病史，或有暴饮暴食史，或有素体痰盛宿疾。

（二）鉴别诊断

1. 厥证与眩晕

疾病	相同点	不同点
厥证	均可有头晕的症状	可有头晕等先兆症状，继而发作突然昏倒，不省人事
眩晕		头目眩晕，视物旋转不定，甚则不能站立，耳鸣，但无神志异常表现

2. 厥证与中风

疾病	相同点	不同点
中风	均可出现猝然昏仆	中风患者昏仆倒地，其神昏症状严重，持续时间长，难以自行苏醒，需及时治疗方可逐渐清醒。中风多伴有半身不遂、口舌㖞斜等症
厥证		厥证神昏时间短暂，发作时常伴有四肢逆冷，一般移时可自行苏醒，醒后无半身不遂、口舌㖞斜、言语不利等表现

3. 厥证与痫病

疾病	相同点	不同点
厥证	均有突然昏仆、不省人事的症状	厥证之昏倒，仅表现为四肢厥冷，无吼叫、吐涎沫、抽搐等症
痫病		痫病常有先天因素，以青少年为多见。病情重者，虽亦为突然昏仆，不省人事，但发作时间短暂，且发作时常伴有号叫、抽搐、口吐涎沫、两目上视、小便失禁等。常反复发作，每次症状均相类似，苏醒缓解后可如常人

4. 厥证与昏迷

疾病	相同点	不同点
厥证	均有昏迷、不省人事症状	厥证常为突然发生，昏倒时间较短，常因情志刺激、饮食不节、劳倦过度、亡血失津等导致发病
昏迷		昏迷为多种疾病发展到一定阶段出现的危重证候。一般来说，发生较为缓慢，有一个昏迷前的临床过程，先轻后重，由烦躁、嗜睡、谵语渐次发展，一旦昏迷后，持续时间一般较长，恢复较难，苏醒后原发病仍然存在

［常考考点］厥证与中风、痫病、昏迷的鉴别。

要点四 辨证论治

厥证首辨病因，次辨虚实，再辨气血。基本治疗原则是醒神回厥。

分型		辨证要点	治法	方药
气厥	实证	常因情志异常、精神刺激而发作，突然昏倒，不知人事，或四肢厥冷，呼吸气粗，口噤拳握，舌苔薄白，脉伏或沉弦	开窍顺气解郁	通关散合五磨饮子加减
	虚证	发病前有明显的情绪紧张、恐惧、疼痛或站立过久等诱发因素，发作时眩晕昏仆，面色苍白，呼吸微弱，汗出肢冷，舌淡，脉沉细微	补气回阳醒神	生脉注射液、参附注射液、四味回阳饮
血厥	实证	多因急躁恼怒而发，突然昏倒，不知人事，牙关紧闭，面赤唇紫，舌暗红，脉弦有力	平肝潜阳，理气通瘀	羚角钩藤汤或通瘀煎加减
	虚证	因失血过多而发，突然昏厥，面色苍白，口唇无华，四肢震颤，自汗肢冷，目陷口张，呼吸微弱，舌质淡，脉芤或细数无力	补养气血	急用独参汤灌服，继服人参荣汤
痰厥		素有咳喘宿痰，多湿多痰，恼怒或剧烈咳嗽后突然昏厥，喉有痰声，或呕吐涎沫，呼吸气粗，舌苔白腻，脉沉滑	行气豁痰	导痰汤加减

［常考考点］厥证的证型及其辨证要点、治法、使用方剂。

【例题实战模拟】

A1 型题

1. 下列关于厥证的叙述中，错误的是
   A. 突然昏倒，不省人事
   B. 昏厥时间较长，甚至一厥不复
   C. 短时内苏醒，醒后无偏瘫
   D. 伴有号叫、抽搐、口吐涎沫、两目上视、小便失禁等
   E. 发病前或有精神刺激，或有大失血病史

2. 气厥实证的治疗原则是
   A. 补气，回阳，醒神
   B. 开窍，顺气，解郁
   C. 清心泻火，涤痰醒神
   D. 解郁，化痰，醒神
   E. 平肝潜阳，理气通瘀

3. 厥证的基本病机是
   A. 气虚下陷，清阳不升
   B. 气机逆乱，升降乖戾
   C. 痰随气升，上蒙清窍
   D. 失血过多，气随血脱
   E. 气血凝滞，脉络瘀阻

4. 气厥实证反复发作的原因，常是
   A. 精神刺激 B. 头部外伤 C. 嗜食肥甘 D. 思虑过度 E. 先天禀赋

A2 型题

5. 患者，男，56岁。素有咳喘宿痰，多湿多痰，恼怒后突然昏厥，喉有痰声，呕吐涎沫，呼吸气粗，舌苔白腻，脉沉滑。治疗应首选
   A. 通关散 B. 五磨饮子 C. 导痰汤 D. 苏合香丸 E. 越鞠丸

【参考答案】
1. D 2. B 3. B 4. A 5. C

第八单元 肢体经络病证

细目一 痹证

【考点突破攻略】

要点一 概述

痹证是由于风、寒、湿、热等邪气闭阻经络,影响气血运行,导致肢体筋骨、关节、肌肉等处发生疼痛、重着、酸楚、麻木,或关节屈伸不利、僵硬、肿大、变形等症状的一种疾病。

要点二 病因病机

内因为饮食、药物失当,跌仆损伤,老年久病。外因为感受风寒湿邪、风湿热邪。

痹证的病位,病初邪在经脉、筋骨、肌肉、关节,日久也可由经络累及脏腑。基本病机为风、寒、湿、热、痰、瘀等邪气滞留筋脉、关节、肌肉,经脉闭阻。病理性质属虚实相兼。痹证日久,痰浊瘀血阻痹经络,深入骨骱,可出现皮肤瘀斑,关节肿胀、僵硬、变形;或日久耗伤气血,损及肝肾,虚实相兼;或日久可由经络累及脏腑,出现相应的脏腑病变,其中以心痹较为多见。如《素问·痹论》云:"心痹者,脉不通,烦则心下鼓,暴上气而喘。"

要点三 诊断与鉴别诊断

(一)诊断依据

1. 临床表现为肢体关节肌肉疼痛,屈伸不利,或疼痛游走不定,甚则关节剧痛、肿大、强硬、变形。
2. 发病及病情的轻重常与劳累及季节、气候的寒冷、潮湿等天气变化有关。某些痹证的发生和加重可与饮食不当有关。
3. 本病可发生于各年龄,但不同年龄的发病与疾病的类型有一定的关系。

(二)鉴别诊断

痹证与痿证

疾病	鉴别要点		
	痛与不痛	肢体的活动障碍情况	是否有肌肉萎缩
痹证	关节疼痛	因痛而影响活动	由于疼痛甚或关节僵直不能活动,日久废而不用导致肌肉萎缩
痿证	肢体力弱,无疼痛症状	无力运动	部分痿证病初即有肌肉萎缩

[常考考点]痹证和痿证的鉴别。

要点四 辨证论治

痹证首辨病邪,次辨虚实,再辨体质。基本治疗原则为祛邪通络。

分型		辨证要点	治法	方药
风寒湿痹	行痹	肢体关节、肌肉疼痛酸楚,屈伸不利,可涉及肢体多个关节,疼痛呈游走性,初起可见恶风、发热等表证,舌苔薄白,脉浮或浮缓	祛风通络,散寒除湿	防风汤加减
	痛痹	肢体关节疼痛,痛势较剧,部位固定,遇寒则痛甚,得热则痛缓,关节屈伸不利,局部皮肤或有寒冷感,舌质淡,舌苔薄白,脉弦紧	散寒通络,祛风除湿	乌头汤加减
	着痹	肢体关节肌肉酸楚、重着、疼痛,肿胀散漫,关节活动不利,肌肤麻木不仁,舌质淡,舌苔白腻,脉濡缓	除湿通络,祛风散寒	薏苡仁汤加减

续表

分型	辨证要点	治法	方药
风湿热痹	游走性关节疼痛，可涉及一个或多个关节，活动不便，局部灼热红肿，痛不可触，得冷则舒，可有皮下结节或红斑，常伴有发热、恶风、汗出、口渴、烦躁不安等全身症状，舌质红，舌苔黄或黄腻，脉滑数或浮数	清热通络，祛风除湿	白虎加桂枝汤或宣痹汤加减
痰瘀痹阻证	痹证日久，肌肉关节刺痛，固定不移，或关节肌肤紫暗、肿胀，按之较硬，肢体顽麻或重着，或关节僵硬变形、屈伸不利，有硬结、瘀斑，面色黧黑，眼睑浮肿，或胸闷痰多，舌质紫暗或有瘀斑，舌苔白腻，脉弦涩	化痰行瘀，蠲痹通络	双合汤加减
肝肾亏虚证	痹证日久不愈，关节屈伸不利，肌肉瘦削，腰膝酸软，或畏寒肢冷，阳痿遗精，或骨蒸劳热，心烦口干，舌质淡红，舌苔薄白或少津，脉沉细弱或细数	培补肝肾，舒筋止痛	独活寄生汤加减

[常考考点] 痹证的证型及其辨证要点、治法、使用方剂。

【例题实战模拟】

A1 型题

1. 引起痛痹最主要的外邪是
   A. 风邪   B. 寒邪   C. 湿邪   D. 热邪   E. 燥邪

2. 痹证日久出现关节周围结节、关节肿大畸形的病机是
   A. 气血不足   B. 肝肾亏虚   C. 瘀血痰浊痹阻经络   D. 寒湿留滞经脉   E. 湿热壅滞经脉

A2 型题

3. 患者，女，35 岁。肢体关节酸痛，游走不定，屈伸不利，恶风发热，舌苔薄白，脉浮。治疗应首选
   A. 薏苡仁汤   B. 桂枝芍药知母汤   C. 乌头汤   D. 防风汤   E. 白虎加桂枝汤

4. 患者肢体关节疼痛，痛势较剧，部位固定，遇寒加重，得热痛缓，局部皮肤有寒凉感，舌淡苔白，脉弦紧。治疗应首选
   A. 防风汤   B. 乌头汤   C. 薏苡仁汤   D. 双合汤   E. 补血荣筋丸

5. 患者，女，35 岁。肢体关节重着、酸痛，痛有定处，手足沉重，肌肤麻木不仁。可诊断为
   A. 行痹   B. 痛痹   C. 着痹   D. 热痹   E. 久痹

【参考答案】

1. B   2. C   3. D   4. B   5. C

细目二 痿证

【考点突破攻略】

要点一 概述

痿证是指肢体筋脉弛缓，软弱无力，不能随意运动，或伴有肌肉萎缩的一种病证。

要点二 病因病机

内因为饮食所伤、久病房劳、跌打损伤、药物损害。外因为感受温毒、湿热浸淫。基本病机是气血津液输布不畅，肌肉四肢失养而痿弱不用。痿证的病变部位在筋脉、肌肉，与肝、肾、肺、脾、胃关系最为密切。各种外感、内伤致病因素，引起五脏受损，精津不足，气血亏耗，进而肌肉筋脉失养，而发为痿证。病理因素为湿和热。病理性质虚多实少。本病以热证、虚证为多，虚实夹杂者亦不少见。实则筋脉肌肉受邪，气血运行受阻；虚则气血阴精亏耗，筋脉肌肉失养。急性发病者多属邪实，久病多为正虚。肺主皮毛，脾主肌肉，肝主筋，肾主骨，心主血脉，五脏病变，皆能致痿，五脏精气耗伤，致使精血津液亏损，而五脏受损，功能失调，气化不行，又加重了精血津液的不足。临证常表现为因实致虚、因虚致实和虚实错杂的复杂病机。

要点三 诊断与鉴别诊断

（一）诊断依据

1. 肢体筋脉弛缓不收，软弱无力，甚则瘫痪，部分患者伴有肌肉萎缩。
2. 由于肌肉痿软无力，可有睑废、视歧、声嘶低暗、抬头无力等症状，甚则影响呼吸、吞咽。
3. 部分患者发病前有感冒、腹泻病史，有的患者有神经毒性药物接触史或家族遗传史。

（二）鉴别诊断

1. 痿证与偏枯

疾病	相同点	不同点
痿证	均有肢体痿弱不用的症状	肢体筋脉弛缓不收，软弱无力，甚则瘫痪，部分患者伴有肌肉萎缩
偏枯		偏枯亦称半身不遂，是中风症状，病见一侧上下肢偏废不用，常伴有语言謇涩、口舌㖞斜，久则患肢肌肉枯瘦。其瘫痪是由于中风而致

2. 痿证与痹证 参见痹证。

［常考考点］痿证与偏枯、痹证的鉴别。

要点四 辨证论治

痿证首辨脏腑病位，次辨标本虚实。虚证治宜扶正补虚，实证治宜祛邪和络。

分型	辨证要点	治法	方药
肺热津伤证	发病急，病起发热，或热后突然出现肢体软弱无力，可较快发生肌肉瘦削，皮肤干燥，心烦口渴，咳呛少痰，咽干不利，小便黄赤或热痛，大便干燥，舌质红，苔黄，脉细数	清热润燥，养阴生津	清燥救肺汤加减
湿热浸淫证	起病较缓，逐渐出现肢体困重，痿软无力，尤以下肢或两足痿弱为甚，兼见微肿，手足麻木，扪及微热，喜凉恶热，或有发热，胸脘痞闷，小便赤涩热痛，舌质红，舌苔黄腻，脉濡数或滑数	清热利湿，通利经脉	加味二妙散加减
脾胃虚弱证	起病缓慢，肢体软弱无力逐渐加重，神疲肢倦，肌肉萎缩，少气懒言，纳呆便溏，面色㿠白或萎黄无华，面浮，舌淡，苔薄白，脉细弱	补中益气，健脾升清	参苓白术散合补中益气汤加减
肝肾亏损证	起病缓慢，渐见肢体痿软无力，尤以下肢明显，腰膝酸软，不能久立甚至步履全废，腿胫大肉渐脱，或伴有眩晕耳鸣，舌咽干燥，遗精或遗尿，或妇女月经不调，舌红少苔，脉细数	补益肝肾，滋阴清热	虎潜丸加减
脉络瘀阻证	久病体虚，四肢痿弱，肌肉瘦削，手足麻木不仁，四肢青筋显露，可伴有肌肉活动时隐痛不适，舌痿不能伸缩，舌质暗淡或有瘀点、瘀斑，脉细涩	益气养营，活血行瘀	圣愈汤合补阳还五汤加减

［常考考点］痿证的证型及其辨证要点、治法、使用方剂。

【例题实战模拟】

A2 型题

1. 患者发热后出现肢体痿软不用，皮肤枯燥，心烦口渴，咳呛少痰，小便短赤，舌红苔黄，脉细数。其证候是
   A. 肺热津伤　B. 脾胃虚弱　C. 湿热浸淫　D. 肝肾亏损　E. 气血不足

2. 患者，肢体痿软，麻木微肿，足胫热气上腾，身体困重，胸脘痞闷，溲短涩痛，舌苔黄腻，脉滑数。其证候是
   A. 肺热津伤　B. 脾胃虚弱　C. 肝肾亏损　D. 湿热浸淫　E. 阴损及阳

3. 患者，男，40岁。肢体软弱无力，渐进加重，食少便溏，腹胀，神疲乏力，舌苔薄白，脉细。治疗应首选
   A. 泻白散　B. 杏苏散　C. 参苓白术散　D. 清燥救肺汤　E. 沙参麦冬汤

B1 型题

　A. 痿证　B. 痉证　C. 痹证　D. 厥证　E. 痫病

4. 以突然昏仆、不省人事、口吐白沫、两目上视、四肢抽搐为主要表现的病证是

5. 以肢体筋脉弛缓、软弱无力，日久因不能随意运动而致肌肉萎缩为主要表现的病证是

【参考答案】
1.A 2.D 3.C 4.E 5.A

细目三 颤证

【考点突破攻略】

要点一 概述

颤证是以头部或肢体摇动颤抖，不能自制为主要临床表现的一种病证。

要点二 病因病机

病因为年老体虚、情志过极、饮食不节、劳逸失当。

颤证的基本病机为肝风内动，筋脉失养。其病位在筋脉，与肝、肾、脾等关系密切。病理因素为风、火、痰、瘀。病理性质总属本虚标实。本为气血阴阳亏虚，其中以阴津精血亏虚为主；标为风、火、痰、瘀为患。标本之间密切联系。病久则虚实寒热转化不定，而成寒热错杂、虚实夹杂之证。

风以阴虚生风为主，也有阳亢风动或痰热化风者。痰或因脾虚不能运化水湿而成，或由热邪煎熬津液所致。痰邪多与肝风或热邪兼夹为患，闭阻气机，致使肌肉筋脉失养，或化热生风致颤。火有实火、虚火之分。虚火为阴虚生热化火，实火为五志过极化火。火热耗灼阴津，扰动筋脉不宁。久病多瘀，瘀血常与痰浊并病，阻滞经脉，影响气血运行，致筋脉肌肉失养而病颤。

要点三 诊断与鉴别诊断

（一）诊断依据

1. 头部及肢体颤抖、摇动，不能自制，甚者颤动不止，四肢强急。
2. 常伴动作笨拙，活动减少，多汗流涎，语言缓慢不清，烦躁不寐，神识呆滞等症状。
3. 多发生于中老年人，一般呈隐袭起病，逐渐加重，不能自行缓解。部分患者发病与情志有关，或继发于脑部病变。

（二）鉴别诊断

颤证与瘛疭

疾病	相同点	不同点
颤证	均可有肢体震颤	颤证是一种慢性疾病过程，以头颈、手足不自主颤动、振摇为主要症状，手足颤抖动作幅度小，频率较快，而无肢体抽搐牵引和发热、神昏等症
瘛疭		瘛疭即抽搐，多见于急性热病或某些慢性疾病急性发作，抽搐多呈持续性，有时伴短暂性间歇，手足屈伸牵引，弛纵交替，部分患者可有发热、两目上视、神昏等症

要点四 辨证论治

分型	辨证要点	治法	方药
风阳内动证	肢体颤动粗大，程度较重，不能自制，眩晕耳鸣、面赤烦躁，易激动，心情紧张时颤动加重，伴有肢体麻木，口苦而干，语言迟缓不清，流涎，尿赤，大便干，舌质红，苔黄，脉弦	镇肝息风，舒筋止颤	天麻钩藤饮合镇肝熄风汤加减
痰热风动证	头摇不止，肢麻震颤，重则手不能持物，头晕目眩，胸脘痞闷，口苦口黏，甚则口吐痰涎，舌体胖大，有齿痕，舌质红，舌苔黄腻，脉弦滑数	清热化痰，平肝息风	导痰汤合羚角钩藤汤加减
气血亏虚证	头摇肢颤，面色淡白，表情淡漠，神疲乏力，动则气短，心悸健忘，眩晕，纳呆，舌体胖大，舌质淡红，舌苔薄白滑，脉沉濡无力或沉细弱	益气养血，濡养筋脉	人参养荣汤加减
髓海不足证	头摇肢颤，持物不稳，腰膝酸软，失眠心烦，头晕，耳鸣，善忘，老年患者常兼有神呆、痴傻，舌质红，舌苔薄白或红绛无苔，脉细数	填精补髓，育阴息风	龟鹿二仙膏合大定风珠加减

续表

分型	辨证要点	治法	方药
阳气虚衰证	头摇肢颤，筋脉拘挛，面色㿠白，畏寒肢冷，四肢麻木，心悸懒言，动则气短、自汗，小便清长或自遗，大便溏，舌质淡，舌苔薄白，脉沉迟无力	补肾助阳，温煦筋脉	地黄饮子加减

[常考考点] 颤证的证型及其辨证要点、治法、使用方剂。

【例题实战模拟】

A1 型题

1. 下列不属于颤证临床特征的是
   A. 头部及肢体颤抖不能自制　　B. 四肢抽搐　　　　C. 动作笨拙，活动减少
   D. 隐袭起病，逐渐加重　　　　E. 多发生于中老年人

2. 颤证的病位在
   A. 筋脉　　B. 关节　　C. 肌肉　　D. 脑　　E. 心

3. 下列关于颤证的叙述，错误的是
   A. 基本病机为肝风内动，筋脉失养　　B. 与肝、肾、心关系密切
   C. 病理因素为风、火、痰、瘀　　　　D. 病理性质属本虚标实
   E. 以阴津精血亏虚为主

4. 治疗颤证痰热风动证，首选的方剂是
   A. 大定风珠　　　　　　　　B. 天麻钩藤饮合镇肝熄风汤　　C. 导痰汤合羚角钩藤汤
   D. 地黄饮子　　　　　　　　E. 黄连温胆汤

5. 下列不属于颤证气血亏虚证主症特点的是
   A. 头摇肢颤　　B. 心情紧张时颤抖加重　　C. 神疲乏力　　D. 面色淡白　　E. 表情淡漠

【参考答案】
1. B　2. A　3. B　4. C　5. B

细目四　腰痛

【考点突破攻略】

要点一　概述

腰痛又称"腰脊痛"，是以腰脊或脊旁部位疼痛为主要表现的一种病证。

要点二　病因病机

病因为外邪侵袭、体虚年衰、跌仆闪挫。

腰为肾之府，赖肾之精气以濡养，故腰痛病位在肾，与足太阳膀胱经及任、督、冲、带等经脉有关。基本病机为筋脉痹阻，腰府失养。腰痛分外感与内伤，外感为风寒湿热之邪痹阻经脉，气血运行不畅；内伤多因肾精气亏虚，腰府失养，偏于阴虚则腰府失于濡养，偏于阳虚者则腰府不得温煦。经脉以通为常，跌仆闪挫，影响气血运行，以致气滞血瘀，壅滞经络，凝涩血脉，不通则痛。病理性质有虚实不同，但以肾虚为主，或见本虚标实。凡因寒湿、湿热、瘀血等痹阻腰部，经脉不利，气血运行不畅者属实；因肾精气亏虚，腰府经脉失养者属虚。外感腰痛经久不愈，可转为内伤腰痛，由实转虚；内伤腰痛复感外邪则内外合邪，虚实夹杂，病情加重而变复杂。

要点三　诊断与鉴别诊断

（一）诊断依据

1. 急性腰痛，病程较短，轻微活动即可引起一侧或两侧腰部疼痛加重，脊柱两旁常有明显压痛。
2. 慢性腰痛，病程较长，缠绵难愈，腰部多隐痛或酸痛。常因体位不当、劳累过度、天气变化等因素而加重。

3. 本病常有居处潮湿阴冷、涉水冒雨、跌仆闪挫或劳损等相关病史。

（二）鉴别诊断

1. 腰痛与背痛、尻痛、胯痛 腰痛是指腰脊及其两侧部位的疼痛。背痛为背脊以上部位疼痛。尻痛是指尻骶部位的疼痛。胯痛是指尻尾以下及两侧胯部的疼痛。疼痛的部位不同，应予区别。

2. 腰痛与肾痹 腰痛是以腰部疼痛为主。肾痹是指腰背强直弯曲，不能屈伸，行动困难而言，多由骨痹日久发展而成。

要点四　辨证论治

腰痛应辨外感、内伤与跌仆闪挫之外伤的不同。治疗当分标本虚实。

分型		辨证要点	治法	方药
寒湿腰痛		腰部冷痛重着，转侧不利，逐渐加重，静卧病痛不减，寒冷和阴雨天则加重，舌质淡，苔白腻，脉沉而迟缓	散寒行湿，温经通络	甘姜苓术汤加减
湿热腰痛		腰部疼痛，重着而热，暑湿阴雨天症状加重，活动后或可减轻，身体困重，小便短赤，苔黄腻，脉濡数或弦数	清热利湿，舒筋止痛	四妙丸加减
瘀血腰痛		腰痛如刺，痛有定处，痛处拒按，日轻夜重，轻者俯仰不便，重者不能转侧，舌质暗紫或有瘀斑，脉涩	活血化瘀，通络止痛	身痛逐瘀汤加减
肾虚腰痛	肾阴虚	腰部隐隐作痛，酸软无力，缠绵不愈，心烦少寐，口燥咽干，面色潮红，手足心热，舌红少苔，脉弦细数	滋补肾阴，濡养筋脉	左归丸加减
	肾阳虚	腰部冷痛，缠绵不愈，局部发凉，喜温喜按，遇劳更甚，卧则减轻，常反复发作，少腹拘急，面色㿠白，肢冷畏寒，舌质淡，脉沉细无力	补肾壮阳，温煦经脉	右归丸加减

［常考考点］腰痛的证型及其辨证要点、治法、使用方剂。

【例题实战模拟】

A1 型题

1. 下列不属于寒湿腰痛主症特点的是
   A. 腰部冷痛重着　　　　　　B. 腰部转侧不利　　　　　　C. 静卧腰痛减轻
   D. 寒冷和阴雨天则腰痛加重　　E. 脉沉而迟缓
2. 腰痛日久、屡次复发者，治疗时可用活血化瘀药配合
   A. 补益肝肾药　B. 健脾养血药　C. 搜风通络药　D. 化痰通络药　E. 祛风胜湿药
3. 腰痛发病的关键是
   A. 寒湿　B. 湿热　C. 肾虚　D. 气滞　E. 血瘀

A2 型题

4. 患者，男，45 岁。腰部冷痛重着，转侧不利，逐渐加重，遇阴雨天加重，静卧痛不减，舌苔白腻，脉沉。其证候是
   A. 肾虚　B. 气滞　C. 寒湿　D. 湿热　E. 瘀血
5. 患者，男，31 岁。近一周来暑湿阴雨天气连绵，患者腰部疼痛，重着而热，身体困重，小便短赤，苔黄腻，脉濡数。其诊断是
   A. 寒湿腰痛　B. 湿热腰痛　C. 风湿热痹　D. 着痹　E. 热淋

【参考答案】
1. C　2. C　3. C　4. C　5. B

中医外科学

全面精讲班
中医外科学

【本章通关攻略】

中医外科学是中医学的一个重要临床学科，在历年中医执业医师资格考试中占有重要地位。实践技能考试第一站"病案分析"中，中医外科学和妇科、儿科一样，会以同等概率出一道病案分析题，占 20 分（实践技能总分 100 分）。综合笔试考试中，约占 50 分（综合笔试总分 600 分）。

本科目考试涉及 12 个单元 62 种疾病，主要考查外科常见病、多发病的诊断和治疗，如疮疡、乳房疾病、瘿病、瘤岩、皮肤及性传播疾病、肛门直肠病、泌尿男科疾病、周围血管病等。考生需要重点掌握各种疾病的诊断要点、中医内科辨证论治、外治法及其他有特色的治疗方法等。

第一单元 中医外科疾病的病因病机

细目一 致病因素

【考点突破攻略】

要点一 外感六淫致病

1. 风 风为阳邪，善行而数变，故发病迅速，多为阳证；风性燥烈，风性上行，多侵犯人体上部。风邪致病特点为其肿宣浮，患部皮色红或不变，痛无定处，走注甚速，伴恶风、头痛等症状。

2. 寒 具有"寒主收引""寒胜则痛"的特征，且侵袭人体易致局部气血凝滞，血脉流行失常，故易生冻疮、脱疽、流痰等；寒为阴邪，其病一般多为阴证，常侵袭人体的筋骨关节，患部特点多为色紫青暗，不红不热，肿势散漫，痛有定处，得暖则减，化脓迟缓，常伴恶寒、四肢不温、小便清长等症状。

3. 暑 夏季多暑热，且暑必夹湿，暑湿逗留，易发生暑疖，甚至形成暑湿流注。同时皮肤经常处于潮湿的环境，不仅影响阳气通达于肌表，而且降低局部的抵抗力，更易为外邪所侵。暑为阳邪，具有热微则痒、热甚则痛、热胜肉腐等特征，故其致病特点多为阳证。患部焮红、肿胀、灼热、糜烂流脓或伴滋水，或痒或痛，其痛遇冷则减，常伴口渴胸闷、神疲乏力等症状。

4. 湿 湿性趋下，重浊黏腻。冒雨涉水或居地潮湿等均可感受湿邪。在外科疾病中，湿热相兼尤为多见。外科疾病发于身体下部者多与湿邪有关，如湿热流注于下肢，可发臁疮、脱疽及急慢性下肢丹毒等；湿热下注于膀胱，则见尿频、尿急、尿痛、尿血等症，如血淋、石淋等；湿侵肌肤，郁结不散，与气血相搏，可发生湿疮、水疱、脓疱疮、渗液等损害。

5. 燥 秋季多燥，燥有凉燥与温燥之分。在外科疾病的发病过程中，以温燥者居多。燥邪易致皮肤干燥皲裂，外邪乘机侵袭，易生痈或引起手足部疔疮等病。燥邪易伤人体阴液，侵犯皮肤，致患部干燥、枯槁、皲裂、脱屑等，常伴口干唇燥、咽喉干燥或疼痛等症状。

6. 火 火邪属热，热为火之轻，火为热之重，两者仅在程度上有差别。其患病大多由于直接感受温热之邪而引起，如疔疮、有头疽、痈、药毒、丹毒等。火为阳邪，其病一般多为阳证，患部特点多为发病迅速，来势急猛，焮红灼热，肿势皮薄光亮，疼痛剧烈，易化脓腐烂，或有皮下瘀斑，常伴口渴喜饮、小便短赤、大便干结等症状。

总之，六淫邪毒均可成为外科疾病的致病因素。在发病过程中，由于风、寒、暑、燥诸邪毒均能化热生火，故外科疾病的发生尤以"热毒""火毒"最为常见。正如《医宗金鉴·外科心法要诀》所说的"痈疽原是火毒生"。

[常考要点]外科疾病的病因以火、热最为常见。

要点二 情志内伤致病

长期的精神刺激或突然受到剧烈的精神创伤，超过了人体生理活动所能调节的范围，可使体内的气血、经络、脏腑功能失调而发生外科疾病。如郁怒伤肝，肝气郁结，郁久化火，肝郁伤脾，脾失健运，痰湿内生，以致气郁、火郁、痰湿阻于经络，气血凝滞，结聚成块，形成痰核或引起疼痛等。由情志内伤所致的外科疾病常有循肝经走行部位夹郁夹痰的特点。

要点三 饮食不节致病

恣食膏粱厚味、醇酒炙煿或辛辣刺激之品，可使脾胃功能失调，湿热火毒内生，同时感受外邪则易发生痈、有头疽、疔疮等疾病。故《素问·生气通天论》曰："膏粱之变，足生大丁。"

要点四 外来伤害致病

凡跌仆损伤、沸水、火焰、寒冻及金刃竹木创伤等可直接伤害人体，引起局部气血凝滞，郁久化热，热盛肉腐等，导致瘀血流注、水火烫伤、冻伤、外伤染毒等外伤性疾病。同时也可因外伤而再感受毒邪，发生破伤风或手足疔疮等。或因损伤致脉络瘀阻，气血运行失常，筋脉失养而发生脱疽等。

要点五 劳伤虚损致病

主要是指过度劳力、劳神、房事过度等因素，导致脏腑气血受损，阴阳失和，使正气亏损而发生疾病。如肾主骨，肾虚则骨骼空虚，风寒痰浊乘隙入侵而生流痰；肾阴不足，虚火上炎，灼津为痰，痰火凝结而生瘰疬，且瘰疬治愈之后，可因体虚而复发。肝肾不足，寒湿外侵，凝聚经络，痹塞不通，气血运行不畅而成脱疽。劳力过度，久立久行使肌肉劳损，可引起下肢筋瘤等。

要点六 感受特殊之毒致病

特殊之毒除虫毒、蛇毒、疯犬毒、药毒、食物毒外，尚有疫毒及未能找到明确治病原因的病邪。外科疾病中可因虫兽咬伤，感受特殊之毒而发病，如毒蛇咬伤、狂犬病；接触疫畜，如牛、马、羊而感染疫毒所致的疫疔；虫咬伤后引起的虫咬皮炎；某些人由于禀性不耐，接触生漆后而发漆疮。由毒而致病的特点，一般发病迅速，有的可具有传染性，常伴有疼痛、瘙痒、麻木、发热、口渴、便秘等症状。

要点七 痰饮瘀血致病

临床上痰与瘀常相兼致病，互为因果。外科之痰，主要指凝聚于肌肉、经络、骨节之间，有征可凭的有形之痰。其致病具有起病缓慢，病程较长，早期症状多不明显等特点。瘀血致病范围广泛，病种多，症状复杂，多具有疼痛、癥块、出血紫暗等特点。

【例题实战模拟】

A1 型题

1. 外科疾病发于身体下部者多与下列哪种外邪有关
   A.风邪 B.湿邪 C.火邪 D.寒邪 E.燥邪
2. 外科辨肿，肿势平坦，根盘散漫，其成因是
   A.火 B.风 C.气 D.郁结 E.虚
3. 下列各项，不属于岩的病因病机的是
   A.情志郁结 B.六淫之邪 C.脏腑失调 D.饮食不节 E.感受特殊之毒

B1 型题
   A.外感六淫邪毒 B.外来伤害 C.情志内伤 D.饮食不节 E.感受特殊之毒

4. 疫疔的致病因素是
5. 乳岩的致病因素是

　　A. 红丝疔　　B. 失荣　　C. 漆疮　　D. 水火烫伤　　E. 酒渣鼻
6. 其病因属感受特殊之毒的是
7. 其病因属外来伤害的是
【参考答案】
1. B　2. E　3. E　4. E　5. C　6. C　7. D

细目二　发病机理

【考点突破攻略】

要点一　邪正盛衰

邪正斗争不但决定疾病证候"邪气盛则实""精气夺则虚"的特性，而且还直接影响着疾病的预后与转归。正气旺盛，多表现为阳证、实证，发展顺利，预后良好；正气不足则表现为阴证、虚证；正虚邪实、正虚邪恋则容易逆变，预后不良。外科疾病发展过程中邪正盛衰的变化受治疗用药的影响较大。

要点二　气血凝滞

局部气血凝滞可出现疼痛、肿胀、结节、肿块、皮肤增厚等。气血凝滞，郁而化热，热盛肉腐则血肉腐败成脓。

外科疾病的发生与否与人体的气血盛衰有着密切的关系。气血盛者，即使外感六淫邪毒、内伤七情也不一定发病，反之则易发病。此外，气血的盛衰直接关系着外科疮疡的起发、破溃、收口等，对病程的长短有一定的影响。如气血充足，外科疮疡不仅易于起发、破溃，而且易于生肌愈合；如气虚则难于起发、破溃；血虚则难以生肌收口。气虚下陷可致脱肛；血虚不润可致皮肤干燥、脱屑、瘙痒。

要点三　经络阻塞

局部经络阻塞是外科疾病总的发病机理之一，同时身体经络的局部虚弱，也能成为外科疾病发病的条件。此外，患处所属经络与外科疾病的发生发展也有着重要联系，如有头疽生于项的两侧者为足太阳膀胱经所属，该经为寒水之经，也为多血少气之经，所以难以起发。臁疮本属难以愈合之病，外臁较内臁易于收口，乃因外臁为多气多血之足三阳经所属，内臁为多气少血之足三阴经所属。经络也是传导毒邪的通路，具有运行气血、联络人体内外各组织器官的作用。体表毒邪，可由外传里，内攻脏腑；脏腑内在病变可由里达表，均是通过经络的传导而形成的。

要点四　脏腑失和

外科疾病虽然绝大多数发于体表的皮、肉、脉、筋、骨的某一部位，但与脏腑有着一定的联系。如脏腑功能失调，可以导致疮疡的发生，《素问·至真要大论》说："诸痛痒疮，皆属于心。"《外科启玄》亦云："凡疮疡，皆由五脏不和，六腑壅滞，则令经脉不通而生焉。"故有"有诸内必形诸外""有诸外必本诸内"之说。因此，外科疾病的发生与脏腑功能失调有关。

脏腑内在的病变可以反映于体表，而体表的毒邪通过经络的传导也可以影响脏腑而发生病变。如有头疽、颜面疔疮、疫疔、毒蛇咬伤等可因热毒、疫毒、蛇毒的毒邪炽盛，或因体虚正不胜邪而使毒邪走散，内攻脏腑。如毒邪攻心，蒙蔽心包，扰乱神明，则出现神昏谵语；毒邪犯肺可见咳嗽、胸痛、血痰等，形成走黄、内陷等危证。故古代医家有"五善""七恶"的精辟论述。

【例题实战模拟】

A1型题
1. 下列关于外科疾病总的发病机理的叙述，错误的是
　A. 气血凝滞　　B. 经络阻塞　　C. 邪正盛衰　　D. 脏腑失和　　E. 热毒火毒

B1 型题
　　A. 邪气偏盛　　B. 阴阳失调　　C. 阴毒结聚　　D. 正气不足　　E. 经络阻塞
2. 形成瘤的主要病机是
3. 形成岩的主要病机是
【参考答案】
1. E　2. A　3. D

第二单元　中医外科疾病辨证

细目一　辨病

【考点突破攻略】

要点一　辨病的概念

辨病，就是认识和掌握疾病的现象、本质及其变化规律。如均为疔疮，疫疔、手足部疔疮、颜面部疔疮的症状表现、施治方法和预后转归等是不同的。

要点二　辨病的方法

辨病必须具备扎实的理论知识，详细、全面、认真的诊病态度，留心积累临床经验，结合西医学及相关检查知识等条件，并按详询病史、全面体检、注重局部、选用新技术和必要的辅助检查、综合全面分析等程序进行，才能准确辨病。

细目二　阴阳辨证

【考点突破攻略】

要点一　以局部症状辨别阴阳

辨证要点	阳证	阴证
发病缓急	急性发作	慢性发作
皮肤颜色	红活焮赤	紫暗或皮色不变
皮肤温度	灼热	不热或微热
肿形高度	肿胀形势高起	平塌下陷
肿胀范围	根盘收束	根盘散漫
肿块硬度	软硬适度，溃后渐消	坚硬如石，或柔软如棉
疼痛感觉	疼痛剧烈、拒按	疼痛和缓、隐痛、不痛或酸麻
病位深浅	皮肉	筋骨
脓液稀稠	脓液稠厚	脓液稀薄或纯血水
病程长短	病程较短	病程较长
全身症状	初期常伴有形寒发热、口渴、纳呆、大便秘结、小便短赤，溃后渐消	初期一般无明显症状，酿脓期常有骨蒸潮热、颧红，或面色㿠白、神疲自汗、盗汗等症状，溃后尤甚
预后顺逆	易消、易溃、易敛，预后多顺（良好）	难消、难溃、难敛，预后多逆（不良）

要点二　阴阳辨证应注意的问题

1. 局部和全身相结合。
2. 辨别真假。
3. 消长与转化与病位深浅、邪毒盛衰、疾病特性、治疗等因素有关。
4. 凡不属典型阴证或阳证，介于两者之间者，称为半阴半阳证。

细目三　部位辨证

【考点突破攻略】

要点一　发于上部的疾病的病因与特点

1. 病因　风邪易袭，温热多侵。风邪易袭阳位，温热其性趋上，故病因多风温、风热。

2. 特点　多发于头面、颈项、上肢。上部疾病的发生一般来势迅猛。因风邪侵袭常发于突然之间，起病缓慢者风邪为患则较少。常见症状：发热恶风，头痛头晕，面红目赤，口干耳鸣，鼻燥咽痛，舌尖红而苔薄黄，脉浮而数；或局部红肿宣浮，忽起忽消，根脚收束，肿势高突，疼痛剧烈，溃疡则脓稠而黄。

要点二　发于中部的疾病的病因与特点

1. 病因　七情内伤、五志不畅可致气机郁滞，过极则化热生火；或由于饮食不节、劳伤虚损、气血郁阻、痰湿凝滞而致脏腑功能失和，多为气郁、火郁。

2. 特点　多发于胸、腹、胁、肋、腰、背。中部疾病的发生常于发病前有情志不畅的刺激史，或素有性格抑郁。一般发病时常不易察觉，一旦发病，情志变化可影响病情。常见症状：呕恶上逆，胸胁胀痛，腹胀痞满，纳食不化，大便秘结或硬而不爽，腹痛肠鸣，小便短赤，舌红，脉弦数。

要点三　发于下部的疾病的病因与特点

1. 病因　寒湿、湿热多见。由于湿性趋下，故下部疾病者多夹湿邪。

2. 特点　多发于臀、前后阴、腿、胫、足。起病缓慢，缠绵难愈，反复发作。常见症状：患部沉重不爽，二便不利，或肿胀如棉，或红肿流滋，或疮面紫暗，腐肉不脱，新肉不生。

［常考考点］发于上部多为风温、风热，发于中部多为气郁、火郁，发于下部多为湿热、寒湿。

细目四　经络辨证

【考点突破攻略】

要点一　十二经脉气血多少与外科疾病的关系

手足阳明经为多气多血之经，手足太阳、厥阴经为多血少气之经，手足少阳、太阴经为多气少血之经。

凡外疡发于多血少气之经，血多则凝滞必甚，气少则外发较缓，故治疗时注重破血，注重补托。发于多气少血之经，气多则结甚，血少则收敛较难，故治疗时要注重行气，注重滋养。发于多气多血之经，病多易溃易敛，实证居多，故治疗时要注重行气活血。

［常考考点］手足阳明经为多气多血之经，手足太阳、厥阴经为多血少气之经，手足少阳、太阴经为多气少血之经。

要点二　引经药

1. 太阳经　手——黄柏、藁本；足——羌活。
2. 阳明经　手——升麻、石膏、葛根；足——白芷、升麻、石膏。
3. 少阳经　手——柴胡、连翘、地骨皮（上）、青皮（中）、附子（下）；足——柴胡、青皮。
4. 太阴经　手——桂枝、升麻、白芷、葱白；足——升麻、苍术、白芍。

5. 厥阴经 手——柴胡、丹皮；足——柴胡、青皮、川芎、吴茱萸。
6. 少阴经 手——黄连、细辛；足——独活、知母、细辛。

细目五 局部辨证

【考点突破攻略】

要点一 辨肿

肿是由各种致病因素引起的经络阻隔、气血凝滞而成的体表症状。而肿势的缓急、集散程度，常为判断病情虚实、轻重的依据。

1. **热肿** 肿而色红，皮薄光泽，焮热疼痛，肿势急剧。见于阳证疮疡。
2. **寒肿** 肿而不硬，皮色不泽，苍白或紫暗，皮肤清冷，常伴有酸痛，得暖则舒。见于冻疮、脱疽等。
3. **风肿** 发病急骤，漫肿宣浮，或游走不定，不红微热，或轻微疼痛。见于痄腮、大头瘟等。
4. **湿肿** 皮肉重垂胀急，深按凹陷，如烂棉不起，浅则光亮如水疱，破流黄水，浸淫皮肤。见于股肿、湿疮。
5. **痰肿** 肿势软如棉，或硬如馒，大小不一，形态各异，无处不生，不红不热，皮色不变。见于瘰疬、脂瘤等。
6. **气肿** 皮紧内软，按之凹陷，松手即起。似皮下藏气，富有弹性，不红不热，或随喜怒消长。见于气瘿、乳癖等。
7. **瘀血肿** 肿而胀急，病程较快，色初暗褐，后转青紫，逐渐变黄至消退。也有血肿染毒、化脓而肿。见于皮下血肿等。
8. **脓肿** 肿势高突，皮肤光亮，焮红灼热，剧烈跳痛，按之应指。见于外痈、肛痈等。
9. **实肿** 肿势高突，根盘收束。见于正盛邪实之疮疡。
10. **虚肿** 肿势平坦，根盘散漫。见于正虚不能托毒之疮疡。

[常考考点] 各类肿的特征。

要点二 辨肿块结节

肿块是指体内比较大的或体表显而易见的肿物，如腹腔内肿物或体表较大的肿瘤等。而较小触之可及的称之为结节，主要见于皮肤或皮下组织。

辨肿块结节时应注意大小、形态、质地、活动度、位置、界限、有无疼痛及内容物。

要点三 辨痛

痛是气血凝滞，阻塞不通的反映。疼痛增剧与减轻常为病势进展与消退的标志。

1. **热痛** 皮色焮红，灼热疼痛，遇冷则痛减。见于阳证疮疡。
2. **寒痛** 皮色不红，不热，酸痛，得温则痛缓。见于脱疽、寒痹等。
3. **风痛** 痛无定处，忽彼忽此，走注甚速，遇风则剧。见于行痹等。
4. **气痛** 攻痛无常，时感抽掣，喜缓怒甚。见于乳癖等。
5. **湿痛** 痛而酸胀，肢体沉重，按之出现可凹水肿或见糜烂流滋。见于臁疮、股肿等。
6. **痰痛** 疼痛轻微，或隐隐作痛，皮色不变，压之酸痛。见于脂瘤、肉瘤。
7. **化脓痛** 痛势急胀，痛无止时，如同鸡啄，按之中软应指。见于疮疡成脓期。
8. **瘀血痛** 初起隐痛，胀痛，皮色不变或皮色暗褐，或见皮色青紫瘀斑。见于创伤或创伤性皮下出血。

[常考考点] 各类痛的特征。

要点四 辨痒

痒是因风、湿、热、虫之邪客于皮肤肌表，引起皮肉间气血不和，郁而生微热所致；或因血虚风燥阻于皮肤，肤失濡养，内生虚热而发。

1. **风胜** 走窜无定，遍体作痒，抓破血溢，随破随收，不致化腐，多为干性。见于牛皮癣、白疕、瘾疹等。
2. **湿胜** 浸淫四窜，黄水淋漓，最易沿表皮蚀烂，越腐越痒，多为湿性。见于急性湿疮；或有传染性，如传染疱疮。
3. **热胜** 皮肤瘾疹，焮红灼热作痒，或只发于裸露部位，或遍布全身。甚则糜烂滋水淋漓，结痂成片，常不传染。

见于接触性皮炎。

4. 虫淫 浸淫蔓延，黄水频流，状如虫行皮中，其痒尤甚，最易传染。见于手足癣、疥疮等。

5. 血虚 皮肤变厚、干燥、脱屑，很少糜烂流滋水。见于牛皮癣、慢性湿疮。

6. 肿疡作痒 见于毒势炽盛，病变发展，或毒势已衰，气血通畅，病变消散之际。

7. 溃疡作痒 一是脓区不洁，脓液浸渍皮肤，护理不善所致；二是应用汞剂、砒剂、敷贴膏药等引起皮肤过敏；三是毒邪渐化，气血渐充，助养新肉，将要收口之象。

[常考考点] 各类痒的特征。

要点五　辨脓

脓是皮肉之间热胜肉腐蒸酿而成。疮疡出脓是正气载毒外出的现象。及时正确辨别脓的有无、脓的部位深浅，进行适当的处理；依据脓液性质、色泽、气味等变化，有助于正确判断疾病的预后顺逆。

1. 成脓的特点

（1）疼痛：阳证脓疡，局部按之灼热痛甚，拒按明显。阴证脓疡，则痛热不甚，而酸胀明显。

（2）肿胀：皮肤肿胀，皮薄光亮为有脓。深部脓肿，皮肤变化不明显，但胀感较甚。

（3）温度：阳证脓疡，局部温度增高。

（4）硬度：按之坚硬，指起不复，未有脓；按之半软半硬已成脓；按之大软，指起即复为脓成。

2. 确认成脓的方法

（1）按触法：用两手食指指腹轻放于脓肿患部，相隔适当距离，后以一手指稍用力按一下，则另一手指端即有一种波动感觉，称为应指。经反复多次及左右相互交替试验，若应指明显者为有脓。在检查时注意两手指腹应放于相对应位置，并且在上下左右四处互相垂直方向检查。若脓肿范围较小，则用左手拇、食两指固定于脓肿两侧，以右手食指按触脓肿中央，如有应指为有脓。

（2）透光法：适用于指、趾部甲下辨脓。不同部位脓液积聚，其阴影可在其相应部位显现。如蛇眼疔、甲根后的脓液积聚，可在指甲根部见到轻度的遮暗；蛇头疔脓液在骨膜部，沿指骨的行程有增强的阴影，而周围清晰；在骨部的，沿着骨有黑色遮暗，并在感染区有明显的轮廓；关节部的，则关节处有很少的遮暗；在腱鞘内的，有轻度遮暗，其行程沿整个手指的掌面；全手指尖部，整个手指的脓肿则呈一片显著暗区。

（3）点压法：适用于指、趾部脓液很少。用大头针尾或火柴头等小的圆钝物，轻轻点压患部，如有局限性的剧痛点，即为可疑脓肿。

（4）穿刺法：适用于脓液不多且位于组织深部时，用按触法辨脓有困难者。穿刺法不仅可辨别脓的有无，确定脓肿深度，而且可以采集脓液标本，进行培养和药物敏感实验。

（5）B超：可比较准确地确定脓肿部位，并判断脓肿大小，引导穿刺或切开排脓。

[常考考点] 几种常见的确认成脓方法的名称。

3. 辨脓的部位深浅　为切开引流提供进刀深度。

（1）浅部脓疡：如阳证脓疡，患部高突坚硬，中有软陷，皮薄焮红灼热，轻按则痛且应指。

（2）深部脓疡：肿块散漫坚硬，按之隐隐软陷，皮厚不热或微热，不红或微红，重按方痛。

4. 辨脓的形质、色泽和气味

（1）脓的形质：宜稠不宜清。

（2）脓的色泽：宜明净不宜污浊。

（3）脓的气味：脓液一般略带腥味。腥秽恶臭者多为逆证。

要点六　辨溃疡

1. 辨溃疡色泽

（1）阳证溃疡，色泽红活鲜润，疮面脓液稠厚黄白，腐肉易脱，新肉易生，疮口易收，知觉正常。

（2）阴证溃疡，疮面色泽灰暗，脓液清稀，或时流血水，腐肉不脱，或新肉不生，疮口经久难敛，疮面不知痛痒。

（3）如疮顶突然陷黑无脓，四周皮肤暗红，肿势扩散，多为疔疮走黄。

（4）如疮面腐肉已尽，而脓水灰薄，新肉不生，状如镜面，光白板亮，为虚陷。

2. 辨溃疡形态

（1）化脓性溃疡，疮面边沿整齐，周围皮肤微有红肿，一般口大底小，内有少量脓性分泌物。

（2）压迫性溃疡（缺血性溃疡），初期皮肤暗紫，很快变黑并坏死，滋水、液化、腐烂，脓液有臭味，可深及筋膜、肌肉、骨膜。多见于褥疮。

（3）疮痨性溃疡，疮口多呈凹陷形或潜行空洞或漏管，疮面肉色不鲜，脓水清稀，并夹有败絮状物，疮口愈合缓慢或反复溃破，经久难愈。

（4）岩性溃疡，疮面多翻花如岩穴，有的在溃疡底部见有珍珠样结节，内有紫黑坏死组织，渗流血水，伴腥臭味。

（5）梅毒性溃疡，多呈半月形，边缘整齐，坚硬削直如凿，略微内凹，基底面高低不平，存有稀薄臭秽分泌物。

[常考考点] 各种溃疡的形态特点。

要点七　辨出血

以便血、尿血最为常见，准确辨认出血性状、部位、原因，及时诊断、合理治疗有十分重要的意义。

【例题实战模拟】

A1型题

1. 下列表现中属于阴证的是
   A. 皮肤红活焮赤　　B. 肿胀范围局限　　C. 皮色紫暗　　D. 肿势高突　　E. 局部高热

2. 下列表现中属于阳证的是
   A. 皮肤不热　　B. 根盘散漫　　C. 皮色紫暗　　D. 肿势高突　　E. 皮肤发凉

3. 下列是少阳经引经药的是
   A. 柴胡　　B. 升麻　　C. 细辛　　D. 白芷　　E. 吴茱萸

4. 多气多血的经脉是
   A. 少阳经　　B. 阳明经　　C. 太阳经　　D. 少阴经　　E. 太阴经

5. 透光法适用于
   A. 手指甲下　　B. 指、趾部　　C. 组织深部　　D. 关节部位　　E. 胸部

6. 下列属于脓已成的特点的是
   A. 按之大软，指起即复　　　　B. 局部按之灼热痛甚，拒按明显　　　　C. 皮肤肿胀，皮薄光亮
   D. 局部温度增高　　　　E. 以上均是

7. 风胜作痒的特点是
   A. 皮肤瘾疹，焮红灼热作痒　　B. 浸淫四窜，黄水淋漓　　　　C. 走窜无定，遍体作痒
   D. 皮肤变厚、干燥、脱屑　　E. 糜烂滋水淋漓，结痂成片

8. 肿势软如棉，或硬如馒，大小不一，形态各异，无处不生，不红不热，皮色不变为
   A. 热肿　　B. 气肿　　C. 风肿　　D. 湿肿　　E. 痰肿

B1型题

A. 风温、风热　　B. 风寒、风湿　　C. 湿热、寒湿　　D. 气滞、血瘀　　E. 气郁、火郁

9. 发于人体上部的疮疡，其病因多为

10. 发于人体下部的疮疡，其病因多为

【参考答案】

1.C　2.E　3.A　4.B　5.A　6.E　7.C　8.E　9.A　10.C

第三单元　中医外科疾病治法

细目一　内治法

【考点突破攻略】

要点一　外科内治法三个总则消、托、补的定义和适应证

按照疮疡初起、成脓、溃后三个不同发展阶段，确立消、托、补三个总的治疗原则。

1. 消法
（1）含义：是运用不同的治疗方法和方药，使初起的肿疡得到消散，是一切肿疡初起的治法总则。
（2）适应证：尚未成脓的初期肿疡和非化脓性肿块性疾病及各种皮肤性疾病。

2. 托法
（1）含义：是用补益气血和透脓的药物扶助正气、托毒外出，以免毒邪扩散和内陷的治疗法则。
（2）适应证：外疡中期，即成脓期。
（3）分类：分为补托和透托两种方法。补托法用于正虚毒盛，不能托毒外达，疮形平塌，根脚散漫不收，难溃难腐的虚证；透托法用于毒气虽盛而正气未衰者，可用透脓的药物，促其早日脓出毒泄，肿消痛减，以免脓毒旁窜深溃。如毒邪炽盛，加用清热解毒药物。

3. 补法
（1）含义：是用补养的药物恢复其正气，助养其新生，使疮口早日愈合的治疗法则。
（2）适应证：适用于溃疡后期。补法是治疗虚证的法则，所以外科疾病只要有虚的证候存在，特别是疮疡的生肌收口期，均可应用。

要点二　清热法、温通法、祛痰法、和营法、内托法的代表方剂及应用

1. 清热法
（1）定义：用寒凉的药物使内蕴之热毒得以清解。由于外科疮疡多因火毒所生，所以清热法是外科的主要治疗法则。
（2）代表方剂及应用：首先必须分清热之盛衰、火之虚实。实火宜清热解毒，方如五味消毒饮；热在气分者，当清气分之热，方如黄连解毒汤；邪在营血者，当清血分之热，如犀角地黄汤、清营汤；阴虚火旺者，当养阴清热，方如知柏八味丸；清骨蒸潮热方，如清骨散。
（3）注意事项：应用清热药切勿太过，必须兼顾胃气，如过用苦寒，势必损伤胃气而致纳呆、呕恶、泛酸、便溏等症状。尤其在疮疡溃后体质虚弱者更宜注意，过投寒凉能影响疮口愈合。

2. 温通法
（1）定义：用温经通络、散寒化痰的药物，以驱散阴寒凝滞之邪，为治疗寒证的主要法则。
（2）代表方剂及应用：代表方剂有温经通阳方，如阳和汤；温经散寒方，如独活寄生汤。温经通阳、散寒化痰法适用于体虚寒痰阻于筋骨，患处隐隐作痛，漫肿不显，不红不热，面色苍白，形体恶寒，小便清利，舌淡苔白，脉迟或沉等内寒证，如流痰、脱疽等病。温经散寒、祛风化湿法，适用于体虚风寒湿邪侵袭筋骨，患处酸痛麻木，漫肿，皮色不变，恶寒重，发热轻，苔白腻，脉迟紧等外寒证者。阳和汤以温阳补虚为主，一般多用于体质较虚者，为治疗虚寒阴证之代表方；独活寄生汤祛邪补虚并重，如体质较强者，只要去其补虚之品，仍可应用。
（3）注意事项：阴虚有热者不可施用本法，因温燥之药能助火劫阴，若用之不当，能造成其他变证。临床上应用温通法多配以补气养血、活血通络之品。

3. 祛痰法
（1）定义：用咸寒软坚化痰的药物，使因痰凝聚之肿块得以消散的法则。
（2）代表方剂及应用：代表方剂有疏风化痰方，如牛蒡解肌汤合二陈汤；清热化痰方，如清咽利膈汤合二母散；解郁化痰方，如逍遥散合二陈汤；养营化痰方，如香贝养营汤。疏风化痰法适用于风热夹痰之证，如颈痈结块肿痛，伴有咽喉肿痛、恶风发热；清热化痰法适用于痰火凝聚之证，如锁喉痈红肿坚硬、灼热疼痛，伴气喘痰壅，壮热口渴，便秘溲赤，舌质红绛，苔黄腻，脉弦滑数；解郁化痰法适用于气郁夹痰之证，如瘰疬、肉瘿结块坚实，色白不痛或微痛，伴有胸闷憋气，性情急躁等；养营化痰法适用于体虚夹痰之证，如瘰疬、流痰后期，形体消瘦、神疲肢软者。

（3）注意事项：因痰而致的外科病每与气滞、火热相合，应注意辨证。临床应用可根据病变部位、经络脏腑之所属而随经用药，如病在颈项腮颐加疏肝清火之品，又如病在乳房加清泄胃热之品。

4. 和营法

（1）定义：用调和营血的药物使经络疏通，血脉调和流畅，从而达到疮疡肿消痛止的目的。

（2）代表方剂及应用：外科病中疮疡多因"营气不从，逆于肉理"而成，所以和营法在内治法中应用还是比较广泛的。大致可分活血化瘀和活血逐瘀两种治法。活血化瘀法适用于经络阻隔，气血凝滞引起的外科疾病，如肿疡或溃后肿硬疼痛不减，结块，色红较淡，或不红或青紫者，方如桃红四物汤；活血逐瘀法适用于瘀血凝聚，闭阻经络所引起的外科疾病，如乳岩、筋瘤等，方如大黄䗪虫丸。和营法在临床上有时需与其他治法合并应用，若有寒邪者，宜与祛寒药合用；血虚者，宜与养血药合用；痰、气、瘀互结者，宜与理气化痰药合用等。

（3）注意事项：和营活血的药一般性多温热，所以火毒炽盛的疾病不应使用，以防助火；对气血亏损者，破血逐瘀药也不宜过用，以免伤血。

5. 内托法

（1）定义：用补益和透脓的药物扶助正气，托毒外出，使疮疡毒邪移深居浅，早日液化成脓，或使病灶趋于局限化，使邪盛者不致脓毒旁窜深溃，正虚者不致毒邪内陷，从而达到脓出毒泄，肿痛消退的目的，寓有"扶正达邪"之意。

（2）代表方剂及应用：临床上根据病情虚实情况，托法可分为透托法和补托法两类。其中补托法又可分为益气托毒法和温阳托毒法。透托方，如透脓散；益气托毒方，如托里消毒散；温阳托毒方，如神功内托散。

（3）注意事项：透脓法不宜用之过早，肿疡初起未成脓时勿用。补托法在正实毒盛的情况下不可施用，否则不但无益，反能滋长毒邪，使病势加剧而犯"实实之戒"，故透脓散方中的当归、川芎凡湿热火毒炽盛之时皆去而不用。此外，内托法常与清热法同用，因热盛则肉腐，肉腐则为脓，故透脓同时要酌加清热药物，火热则脓腐尽。

[常考考点] 清热法、温通法、祛痰法、和营法、内托法的代表方剂及应用。

细目二 外治法

【考点突破攻略】

要点一 膏药、油膏的临床应用

1. 膏药 古代称薄贴，现称硬膏。适用于一切外科疾病初起、成脓、溃后各个阶段。太乙膏、千捶膏均用于红肿热痛明显之阳证疮疡，为肿疡、溃疡通用方。太乙膏性偏清凉，消肿、清火、解毒、生肌。千捶膏性偏寒凉，消肿、解毒、提脓、去腐、止痛。阳和解凝膏温经和阳，祛风散寒，调气活血，化痰通络，用于疮形不红不热，漫肿无头之阴证疮疡未溃者。咬头膏具有腐蚀性，功能蚀破疮头，适用于肿疡脓成，不能自破，以及患者不愿接受手术切开排脓者。

此外，薄型膏药多适用于溃疡，宜勤换；厚型膏药多适用于肿疡，宜少换，一般3～5天调换一次。

注意点：凡疮疡使用膏药，有时可能引起皮肤焮红，或起丘疹，或发生水疱，瘙痒异常，甚则溃烂等现象。此为膏药风，或溃疡脓水过多，浸淫皮肤，而引起湿疮。此外，膏药不可去之过早。

2. 油膏 现称软膏。适用于肿疡、溃疡，皮肤病糜烂结痂渗液不多者，以及肛门病等。金黄膏、玉露膏清热解毒、消肿止痛、散瘀化痰，适用于疮疡阳证。金黄膏长于除湿化痰，对肿而有结块，尤其是急性炎症控制后形成的慢性迁延性炎症更适宜。玉露膏性偏寒凉，对焮红灼热明显、肿势散漫者效果较佳。冲和膏活血止痛、疏风祛寒、消肿软坚，适用于半阴半阳证。回阳玉龙膏温经散寒、活血化瘀，适用于阴证。溃疡期可选用生肌玉红膏、红油膏、生肌白玉膏。生肌玉红膏活血去腐、解毒止痛、润肤生肌收口，适用于一切溃疡腐肉未脱、新肉未生之时，或经久不能收口者。红油膏防腐生肌，适用于一切溃疡。生肌白玉膏润肤生肌收敛，适用于溃疡腐肉已净、疮口不敛者，以及乳头皲裂、肛裂等。疯油膏润燥杀虫止痒，适用于牛皮癣、慢性湿疮、皲裂等。青黛散油膏收湿止痒、清热解毒，适用于蛇串疮、急慢性湿疮等皮肤焮红痒痛、渗液不多之症，痄腮及对各种油膏过敏者。消痔膏、黄连膏消肿退肿止痛，适用于内痔脱出、赘皮外痔、血栓外痔等出血、水肿、疼痛之症。

注意点：凡皮肤湿烂，疮口腐肉已尽，油膏应薄而勤换。如油膏刺激皮肤引起皮炎，应改用植物油或动物油调制油膏。在溃疡腐肉已脱、新肉生长之时，油膏宜薄。

要点二　箍围药的适应证、用法及注意点

箍围药古称敷贴，是药粉和液体调制成的糊剂。具有箍集围聚、收束疮毒的作用。用于肿疡初期，促其消散；或毒已结聚，促使疮形缩小，趋于局限，早日成脓和破溃；或肿疡破溃，余肿未消，能消肿，截其余毒。

1. 适应证　外疡初起、成脓及溃后，肿势散漫不聚，而无集中之硬块者。

2. 用法　金黄散、玉露散用于红肿热痛明显的阳证疮疡；冲和膏用于疮形肿而不高，痛而不甚，微红微热，属半阴半阳证者；回阳玉龙膏用于疮形不红不热，漫肿无头，属阴证者。箍围药的调制，以醋调者，散瘀解毒；以酒调者，助行药力；以葱、姜、韭、蒜捣汁调者，辛香散邪；以菊花汁、丝瓜叶汁、银花露调者，清凉解毒，而用丝瓜叶汁调制的玉露散治疗暑疖效果较好；以鸡子清调者，缓和刺激；以油类调者，润泽肌肤。

总之，阳证多用菊花汁、银花露或冷茶汁调制，半阴半阳证多用葱、姜、韭捣汁或用蜂蜜调制，阴证多用醋、酒调敷。用于外疡初起时，箍围药宜敷满整个病变部位。若毒已结聚，或溃后余肿未消，宜敷于患处四周，不要完全涂布。敷贴应超过肿势范围。

3. 注意点　凡外疡初起，肿块局限者，一般宜用消散药。箍围药敷后干燥之时，宜用液体湿润。

[常考考点] 箍围药的适应证及用于阳证、半阴半阳证和阴证的代表药物。

要点三　掺药的种类及临床应用

掺药是将各种不同的药物研成粉末，根据制方规律，并按其不同的作用，配伍成方，用时掺布于膏药或油膏上，或直接掺布于病变部位。古称散剂，现称粉剂。掺药包括以下九类：

1. 消散药　具有渗透和消散作用。适用于肿疡初起，而肿势局限尚未成脓者。阳毒内消散、红灵丹活血止痛、消肿化痰，适用于一切阳证。阴毒内消散、桂麝散、黑退消温经活络、破坚化痰、散风逐寒，适用于一切阴证。

2. 提脓去腐药　具有提脓去腐的作用。适用于溃疡初期，脓栓未溶，腐肉未脱，或脓水不净，新肉未生之际。提脓去腐的主药是升丹，目前常用的有九一丹、八二丹、七三丹、五五丹、九黄丹等。在腐肉已脱，脓水已少的情况下，宜减少升丹含量。此外，尚有不含升丹的提脓祛腐药，如黑虎丹，用于对升丹过敏者。

3. 腐蚀药与平胬药　腐蚀药又称追蚀药，腐蚀组织，能使疮疡不正常的组织得以腐蚀枯落。平胬药平复胬肉，能使疮口增生的胬肉回缩。适用于肿疡在脓未溃时；痔疮、瘰疬、赘疣、息肉等病；溃疡破溃以后，疮口太小，引流不畅；疮口僵硬，胬肉突出，腐肉不脱等。如白降丹，适用于溃疡疮口太小，脓腐难去；或肿疡脓成不能穿溃，同时不愿接受手术治疗者；或赘疣、瘰疬。枯痔散一般用于痔疮。三品一条枪插入患处，能腐蚀漏管，蚀去内痔，攻溃瘰疬。平胬丹适用于疮面胬肉突出。

4. 祛腐生肌药　具有提脓祛腐、解毒活血、生肌收敛的作用，适用于溃疡日久，腐肉难脱，新肉不生；或腐肉已脱，新肉不长，久不收口者。回阳玉龙散温阳活血，去腐生肌，适用于阴证溃疡，腐肉难脱、肉芽暗红或腐肉已脱，肉芽灰白，新肉不长者。月白珍珠散、拔毒生肌散用于阳证溃疡。月白珍珠散清热解毒、去腐生肌，用于腐肉脱而未尽，新肉不生，久不收口者。拔毒生肌散拔毒生肌，用于腐肉未脱，常流毒水，疮口下陷，久不生肌者。黄芪六一散、回阳生肌散用于虚证溃疡，脓水清稀，久不收口，前者补气和营生肌，擅治偏气虚；后者回阳生肌，擅治偏阳虚。

5. 生肌收口药　具有解毒、收敛、促进新肉生长的作用。适用于溃疡腐肉已脱、脓水将尽时。常用的有生肌散、八宝丹等。

6. 止血药　具有收涩凝血的作用，适用于溃疡或创伤出血。桃花散适用于溃疡出血，圣金刀散适用于创伤性出血，云南白药对于溃疡出血、创伤性出血均可使用。其他如三七粉，调成糊状涂敷患处，也有止血作用。

7. 清热收涩药　具有清热收涩止痒的作用，适用于一切皮肤病急性或亚急性皮炎而渗液不多者。常用的有青黛散，以其清热止痒的作用较强，故用于皮肤病大片潮红丘疹而无渗液者；三石散收涩生肌作用较好，故用于皮肤糜烂，稍有渗液而无红热者。

8. 酊剂　一般用于疮疡未溃及皮肤病等。红灵酒活血、消肿、止痛，用于冻疮、脱疽未溃之时；10%土槿皮酊、复方土槿皮酊杀虫、止痒，适用于鹅掌风、灰指甲、脚湿气等；白屑风酊祛风、杀虫、止痒，适用于面游风。

9. 洗剂　也称混合振荡剂或振荡洗剂。一般用于急性、过敏性皮肤病，如酒渣鼻和粉刺等。三黄洗剂清热止痒，用于一切急性皮肤病，如湿疮、接触性皮炎，皮损为潮红、肿胀、丘疹等；颠倒散洗剂清热散瘀，用于酒渣鼻、粉刺。

［常考考点］常用掺药的代表药物及适应证。

要点四　切开法的适应证及具体运用

1. 适应证　一切外疡，确已成脓者。

2. 具体运用

（1）选择有利时机：肿疡成脓，脓肿中央出现透脓点（脓腔中央最软的一点），即为脓已熟。

（2）切口选择：选择脓腔最低点或最薄弱处进刀。一般疮疡宜循经直切；乳房部应以乳头为中心，放射状切开；面部脓肿应尽量沿皮肤自然纹理切开；手指脓肿，应从侧方切开；关节区附近的脓肿，切口尽量避免越过关节；关节区脓肿，一般施行横切口、弧形切口或"S"形切口；肛旁低位脓肿，应以肛管为中心做放射状切开。

（3）切开原则：进刀深浅必须适度，以得脓为度。如脓腔浅者，或生在皮肉较薄的头、颈、胁肋、腹、手指等部位，必须浅刺；如脓腔深者，或生在皮肉较厚的臀、臂等部位，稍深无妨。切口大小应根据脓肿范围大小，以及病变部位的肌肉厚薄而定，以脓流通畅为原则。凡是脓肿范围大，肌肉丰厚而脓腔较深的，切口宜大；脓肿范围小，肉薄而脓肿较浅的，切口宜小。一般切口不能超越脓腔以外。

（4）操作方法：切开时以右手握刀，刀锋向外，拇食两指夹住刀口要进刀的尺寸，其余三指把住刀柄，并把刀柄的末端顶在鱼际上1/3处，同时左手拇食两指按在所要进刀部位的两侧，进刀时刀刃宜向上，在脓点部位向内直刺，深入脓腔即止。

（5）注意点：当辨清脓成熟的程度、脓的深浅、患部的血脉经络位置等情况，然后决定切开与否。在关节和筋脉的部位宜谨慎开刀；如患者过于体弱，切开时应注意体位并做好充分准备，以防晕厥；凡颜面疔疮，尤其在鼻唇部位，忌早期切开。切开后，由脓自流，切忌用力挤压。

［常考考点］切开法的切口选择及切开原则。

要点五　砭镰法、挑治法、挂线法、结扎法的适应证及用法

1. 砭镰法

（1）定义：是用三棱针或刀锋在疮疡患处，浅刺皮肤或黏膜，放出少量血液，使内蕴热毒随血外泄的一种治疗方法，俗称飞针。

（2）适应证：适用于急性阳证疮疡，如下肢丹毒、红丝疔、疖疮痈肿初起、外伤瘀血肿痛、痔疮肿痛等。

（3）用法：在常规消毒下，用三棱针或刀锋迅速移动直刺患处或特选部位的皮肤、黏膜，宜轻、准、浅、快，以微微出血为度。刺毕，用消毒棉球按压针孔或敷药包扎。

（4）注意点：头、面、颈部不宜施用砭镰法，阴证、虚证及有出血倾向者禁用。

2. 挑治法

（1）定义：是在人体的腧穴、敏感点，或一定区域内，用三棱针挑破皮肤、皮下组织，挑断部分皮内纤维，通过刺激皮肤经络，使脏腑得到调理的一种治疗方法。

（2）适应证：适用于内痔出血、肛裂、脱肛、肛门瘙痒、颈部多发性疖肿等。

（3）用法：常用的方法有选点挑治、区域挑治和截根疗法三种。①选点挑治：适用于颈部多发性疖肿。在背部上起第七颈椎，下至第五腰椎，旁及两腋后线范围内，寻找疾病反应点。反应点多为棕色、灰白色、暗灰色等，按之不褪色小米粒大小的丘疹。②区域挑治：适用于内痔出血、肛裂、脱肛、肛门瘙痒等。在腰椎两侧旁开1～1.5寸的纵线上任选一点挑治，尤其在第二腰椎到第三腰椎之间旁开1～1.5寸的纵线上。③截根疗法：取大椎下四横指处，在此处上下左右各1cm范围内寻找反应点或敏感点。挑治前局部常规消毒，用小号三棱针刺入皮下至浅筋膜层，挑断黄白色纤维数根。挑毕，以消毒纱布敷盖。一次不愈，可于2～3周后再行挑治，部位可以另选。

（4）注意点：挑治后一般3～5天内禁止洗澡。

3. 挂线法

（1）定义：采用普通丝线，或药制丝线，或纸裹药线，或橡皮筋线等来挂断漏管或窦道的治疗方法。

（2）适应证：适用于疮疡溃后，脓水不净，虽经内服、外敷等治疗无效而形成漏管或窦道者；或疮口过深，或生于血络丛处，而不宜采用切开手术者。

（3）用法：先用球头银丝自甲孔探入管道，使银丝从乙孔穿出（如没有乙孔，可在局麻下用硬性探针顶穿，引出银丝），然后用丝线做成双套结，将橡皮筋线一根结扎在自乙孔穿的银丝球头部，再由乙孔退回管道，从甲孔抽出。橡皮筋

线与丝线贯穿漏管管道两口,此时将扎在球头上的丝线与橡皮筋线剪开,再在橡皮筋线下先垫两根丝线,然后收紧橡皮筋线,打一个单结,再将所垫的两根丝线,各自分别在橡皮筋线打结处予以结缚固定,最后抽出管道内保留的丝线。

(4)注意点:如发现挂线松弛时,必须紧线;探查管道时,要轻巧、细致,避免形成假道。

4. 结扎法

(1)定义:是将线缠扎于病变部位与正常皮肉分界处,通过结扎,促使病变部位经络阻塞、气血不通,结扎远端的病变组织失去营养而致逐渐坏死脱落,从而达到治疗目的的一种方法,又名缠扎法。

(2)适应证:适用于瘤、赘疣、痔、脱疽等病,以及脉络断裂引起的出血之症。

(3)用法:凡头大蒂小的赘疣、痔核等,可在根部以双套结扣住扎紧;凡头小蒂大的痔核,可以缝针贯穿其根部,再用"8"字式结扎法,或"回"字式结扎法两线交叉扎紧;如截除脱疽坏死的趾、指,可在其上端预先用丝线缠绕十余圈,渐渐紧扎;如脉络断裂,可先找到断裂的络头,再用缝针引线贯穿出血底部,然后系紧打结。结扎所使用线的种类有普通丝线、药制丝线、纸裹药线等,目前多采用较粗的普通丝线或医用缝合线。

(4)注意点:如内痔用缝针穿线,不可穿过患处的肌层;扎线应扎紧;扎线未脱,应俟其自然脱落。对血瘤、岩肿当禁忌使用。

[常考考点]砭镰法、挑治法、挂线法、结扎法的常见适应证。

要点六 引流法、垫棉法、药筒拔法、针灸法、熏法、熨法、溻渍法、冷冻法、激光疗法的适应证、用法及注意点

1. 引流法 是在脓肿切开或自行溃破后,运用药线、导管或扩创等使脓液畅流,腐脱新生,防止毒邪扩散,促使溃疡早日愈合的一种治法。包括药线引流、导管引流和扩创引流等。

(1)药线引流:药线俗称纸捻或药捻,是借助药物及物理作用,插入溃疡疮孔中,使脓水外流;同时利用药线之线形,使坏死组织附着于药线而使之外出;此外,尚能探查脓肿的深浅,以及有否死骨的存在。

①适应证:适用于溃疡疮口过小,脓水不易排出者,或已成漏管、窦道者。

②用法:有外黏药物及内裹药物两类,目前临床上大多应用外黏药物的药线。外黏药物法适用于溃疡疮口过深过小,脓水不易排出者。多将搓成的纸线,临用时放在油中或水中润湿,蘸药插入疮口。外黏药物多用含有升丹成分的方剂或黑虎丹等。内裹药物法适用于溃疡已成漏管或窦道者。将药物预先放在纸内,裹好搓成线状备用。内裹药物多用白降丹、枯痔散等。

③注意点:药线插入疮口中,应留出一小部分在疮口之外,并应将留出的药线末端向疮口侧方或下方折放,再以膏药或油膏盖贴固定。如脓水尽,流出淡黄色黏稠液体时,不可再插药线。

(2)导管引流:是将导管(塑胶管或橡皮管)插入疮口中,引导脓水外流的一种引流方法。

①适应证:附骨疽、流痰、流注等脓腔较深、脓液不易畅流者,或腹腔手术后。

②用法:将消毒的导管轻轻插入疮口,达到底部后,再稍退出一些即可。当管腔中已有脓液排出时,即用橡皮膏固定导管,外盖厚层纱布,放置数日,当脓液减少后,改药线引流;或当脓腔位于肌肉深部,切开后脓液不易畅流,将导管插入,引流脓液外出,待脓稍少后,即拔去导管,再用药线引流。

③注意点:导管的放置应放在疮口较低的一端;导管必须固定;管腔如被腐肉阻塞,可松动引流管或轻轻冲洗。

(3)扩创引流:是应用手术的方法来进行引流。

①适应证:适用于痈、有头疽等脓肿溃后有袋脓者,瘰疬溃后形成空腔或脂瘤染毒化脓等,经其他引流、垫棉法等无效者。

②用法:在消毒局麻下,对脓腔范围较小者,用手术刀将疮口上下延伸即可;如脓腔范围较大者,则作十字形扩创。瘰疬之溃疡,除扩创外,并须将空腔之皮修剪,使疮面全部暴露;有头疽溃疡的袋脓,除作十字形扩创外,切忌将空腔之皮剪去,以免愈合后形成较大的瘢痕,影响活动功能;脂瘤染毒化脓的扩创,作十字形切开后,将疮面两侧皮肤稍作修剪,便于棉花嵌塞,并用刮匙将渣样物质及囊壁一并刮清。

③注意点:扩创后,须用消毒棉花按疮口大小,蘸八二丹或七三丹嵌塞疮口以去腐,并加压固定,以防止出血,以后可按溃疡处理。

2. 垫棉法

(1)定义:是用棉花或纱布折叠成块以衬垫疮部的一种辅助疗法。它是借助加压的力量,使溃疡的脓液不致下坠而潴留,或使过大的溃疡空腔皮肤与新肉得以黏合而达到愈合的目的。

（2）适应证：适用于溃疡脓出不畅有袋脓者；或疮孔窦道形成，脓水不易排尽者；或溃疡脓腐已尽，新肉已生，但皮肉一时不能黏合者。

（3）用法：袋脓者，使用时将棉花或纱布垫衬在疮口下方空隙处，并用宽绷带加压固定；对窦道深而脓水不易排尽者，用棉垫压迫整个窦道空腔，并用绷带扎紧；溃疡空腔的皮肤与新肉一时不能黏合者，使用时可将棉垫按空腔的范围稍为放大，满垫在疮口之上，再用绑带扎紧。具体应用时，需根据不同部位，在垫棉后采用不同的绷带予以加压固定，如项部用四头带，腹壁多用多头带，会阴部用丁字带，腋部、腘窝部用三角巾包扎，小范围的用宽橡皮膏加压固定。

（4）注意点：在急性炎症红肿热痛尚未消退时不可应用。所用棉垫必须比脓腔或窦道稍大。用于黏合皮肉，一般5～7天更换一次；用于袋脓，可2～3天更换一次。若垫棉法无效，宜采取扩创引流手术。应用本法期间，若出现发热、局部疼痛加重者，立即终止使用，采取相应的措施。

3. 药筒拔法

（1）定义：是采用一定的药物与竹筒若干个同煎，乘热迅速扣于疮上，借助药筒吸取脓液毒水，从而达到脓毒自出、毒尽疮愈目的的方法。

（2）适应证：适用于有头疽坚硬散漫不收，脓毒不得外出；或脓疱已溃，疮口狭小，脓稠难出，有袋脓者；或毒蛇咬伤，肿势迅速蔓延，毒水不出者；或反复发作的流火等。目前因操作不便，多以拔火罐方法代替。

4. 针灸法 包括针法与灸法。在外科方面，古代多采用灸法。

（1）针刺：适用于瘰疬、乳痈、乳癖、湿疮、瘾疹、蛇串疮、脱疽、内痔术后疼痛、排尿困难等。针刺的用法，一般采取病变远离部位取穴，手法大多应用泻法，不同疾病取穴各异。

（2）灸法：是用药物在患处燃烧，借着药力、火力的温暖作用，可以温阳祛寒、活血散瘀、疏通经络、拔引蓄毒。适用于肿疡初起坚肿，特别是阴寒毒邪凝滞筋骨，而正气虚弱，难以起发，不能托毒外达者；或溃疡久不愈合，脓水稀薄，肌肉僵化，新肉生长迟缓者。灸法主要有明灸、隔灸两类。目前常用的是隔灸。隔灸是捣药成饼，或切药成片（如豆豉、附子等作饼，或姜、蒜等切片），上置艾炷，于疮上灸之。

注意点：凡针刺一般不宜直接刺于病变部位。疔疮等实热阳证，不宜灸。头面、颈项、手指等部位，不宜用灸法。

5. 熏法

（1）定义：是把药物燃烧后，取其烟气上熏，借助药力与热力的作用，使腠理疏通、气血流畅而达到治疗目的的一种治法。包括神灯照法、桑柴火烘法、烟熏法等。

（2）适应证：适用于肿疡、溃疡。神灯照法活血消肿、解毒止痛，适用于痈疽轻证，未成脓者自消，已成脓者自溃，不腐者即腐；桑柴火烘法助阳通络、消肿散坚、化腐生肌、止痛，适用于疮疡坚而不溃、溃而不腐、新肉不生、疼痛不止之症；烟熏法杀虫止痒，适用于干燥而无渗液的各种顽固性皮肤病。

（3）注意点：避免引起皮肤灼伤及保持室内适当空气流通。

6. 熨法

（1）定义：是把药物加酒、醋炒热，布包熨摩患处，使腠理疏通而达到治疗目的的一种方法。

（2）适应证：适用于风寒湿痰凝滞筋骨肌肉等证，以及乳痈的初起或回乳。

（3）注意点：一般阳证肿疡慎用。

7. 溻渍法

（1）定义：溻是将饱含药液的纱布或棉絮湿敷患处；渍是将患处浸泡在药液中。溻渍法是通过湿敷、淋洗、浸泡对患处的物理作用，以及不同药物对患部的药效作用，而达到治疗目的的一种方法。

（2）适应证：适用于阳证疮疡初起、溃后，半阴半阳证及阴证疮疡，美容、保健等。常用方法有溻法和浸渍法。溻法，用6～8层纱布浸透药液，轻拧至不滴水，湿敷患处，包括冷溻、热溻、罨敷。浸渍法包括淋洗、冲洗、浸泡等。2%～10%黄柏溶液适用于疮疡热毒炽盛，皮肤焮红或糜烂，或溃疡脓水较多，疮口难敛者；苦参汤适用于尖锐湿疣、白疕等；五倍子汤适用于内、外痔肿痛及脱肛等；鹅掌风浸泡方适用于鹅掌风。

8. 冷冻法

（1）定义：是利用各种不同等级的低温作用于患病部位，使之冰寒凝集，气血阻滞，病变组织失去气血濡养而发生坏死脱落的一种治疗方法。

（2）适应证：适用于瘤、赘疣、痔核、痣、早期皮肤癌等。

9. 激光疗法

（1）定义：是用各种不同的激光治疗不同疾病的方法。

（2）适应证：目前常用的有二氧化碳激光和氦氖激光。二氧化碳激光适用于瘤、赘疣、痔核、痣、部分皮肤良恶性疾病等。氦氖激光适用于疮疡初起及僵块、溃疡久不愈合、皮肤瘙痒症、蛇串疮后遗症、油风等。一般分弱激光治疗和中、强功率激光治疗。

【例题实战模拟】

A1 型题

1.中医外科内治法的总则是
　A.温、托、补　　B.清、消、补　　C.清、补、托　　D.消、通、补　　E.消、托、补

2.疮疡三陷证中，火陷证的治法是
　A.凉血清热解毒，养阴清心开窍　　　B.补益气血，清心安神开窍
　C.温补脾肾，清心开窍　　　　　　　D.托毒透邪，养阴清心开窍
　E.生津养胃，清心解毒

3.下列切开法的注意事项中，错误的是
　A.在关节部位，宜谨慎开刀，切口应越过关节
　B.血瘤、岩肿不宜切开
　C.患者体弱应先内服调补药，然后开刀
　D.面部疔疮，尤其是口鼻部位，忌早期开刀
　E.进刀时，刀头要求向上挑刺，不宜向下割划

4.下列各项中需用砭镰法治疗的是
　A.托盘疔　　B.颜面部疔　　C.红丝疔　　D.蛇眼疔　　E.蛀节疔

5.贯穿结扎法最适用的是
　A.内痔嵌顿　　B.静脉曲张性外痔　　C.血栓性外痔　　D.赘皮外痔　　E.Ⅱ、Ⅲ期内痔

6.适用于乳漏疮口漏乳不止、脓腐已脱尽后的外治法是
　A.腐蚀法　　B.垫棉法　　C.切开法　　D.挂线法　　E.结扎法

7.挑治法适用于
　A.疮疡溃后脓水不净　　B.内痔出血　　C.赘疣出血　　D.腹腔手术后　　E.脓肿溃后有袋脓者

【参考答案】

1. E　2. A　3. A　4. C　5. E　6. B　7. B

第四单元　疮疡

细目一　疖

【考点突破攻略】

要点一　定义与特点

疖是指发生在肌肤浅表部位范围较小的急性化脓性疾病。根据病因、证候不同，又可分有头疖、无头疖、蝼蛄疖、疖病等。相当于西医的疖、头皮穿凿性脓肿、疖病等。其特点是：①肿势限局，范围多在3cm左右；②突起根浅，色红、灼热、疼痛，易脓、易溃、易敛。

［常考考点］疖的特点为肌肤浅表部位范围较小的急性化脓性疾病，范围多在3cm左右，可分有头疖、无头疖、蝼蛄疖、疖病。

要点二 疖的病因病机

常因内郁湿火，外感风邪，两相搏结，蕴阻肌肤所致；或夏秋季节感受暑毒而生；或因天气闷热，汗出不畅，暑湿热蕴蒸肌肤，引起痱子，复经搔抓，破伤染毒而成。

患疖后若处理不当，疮口过小，脓毒潴留；或搔抓染毒，脓毒旁窜，在头顶皮肉较薄、头皮窜空而成蝼蛄疖。

凡体质虚弱，或伴消渴、习惯性便秘等慢性疾病阴虚内热者，或脾虚便溏者，更易染毒而成疖病。

要点三 疖的临床表现

1. **有头疖** 患处皮肤上有一红色结块，范围约3cm，灼热疼痛，突起根浅，中心有一脓头，出脓即愈。
2. **无头疖** 皮肤上有一红色结块，范围约3cm，无脓头，表面灼热，触之疼痛，2～3天化脓，溃后多迅速愈合。
3. **蝼蛄疖** 多发于儿童头部。临床常见两种类型。一种是坚硬型，疮形肿势虽小，但根脚坚硬，溃破出脓而坚硬不退，疮口愈合后还会复发，常为一处未愈，他处又生。另一种是多发型，疮大如梅李，相联三五枚，溃破脓出而不易愈合，日久头皮窜空，如蝼蛄串穴之状。
4. **疖病** 好发于项后发际、背部、臀部。几个到几十个，反复发作，缠绵不愈。也可在身体各处散发疖肿，一处将愈，他处续发，或间隔周余、月余再发。患消渴病、习惯性便秘或营养不良者易患本病。

[常考考点] 四种疖的临床特点。

要点四 疖的治疗方法

以清热解毒为主。暑疖需兼清暑化湿。

1. 内治法

证型	辨证要点	治法	方药
热毒蕴结证	常见于气实火盛患者，好发于项后发际、背部、臀部。轻者只有一两个，多则可散发全身，或簇集一处，或此愈彼起。伴发热、口渴、溲赤、便秘。苔黄，脉数	清热解毒	五味消毒饮、黄连解毒汤加减
暑热浸淫证	发于夏秋季节，以小儿及产妇多见。局部皮肤红肿结块，灼热疼痛，根脚很浅，范围局限。伴发热、口干、便秘、溲赤。舌苔薄腻，脉滑数	清暑化湿解毒	清暑汤加减
体虚毒恋，阴虚内热证	疖肿常此愈彼起，不断发生。或散发全身各处，或固定一处，疖肿较大，易转变成有头疖。伴口干唇燥。舌质红苔薄，脉细数	养阴清热解毒	仙方活命饮合增液汤加减
体虚毒恋，脾胃虚弱证	疖肿泛发全身各处，成脓、收口时间均较长，脓水稀薄。伴面色萎黄，神疲乏力，纳少便溏。舌质淡或边有齿痕，苔薄，脉濡	健脾和胃，清化湿热	五神汤合参苓白术散加减

2. 外治法

（1）初起，小者用千捶膏盖贴或三黄洗剂外搽，大者用金黄散或玉露散，以金银花露或菊花露调成糊状覆于患处，或紫金锭水调外敷。

（2）脓成，宜切开排脓，掺九一丹、太乙膏盖贴；深者可用药线引流。脓尽用生肌散掺白玉膏收口。

（3）蝼蛄疖，宜作"十"字形剪开。

[常考考点] 疖内治法的证型、治法，使用方剂。外治法中蝼蛄疖宜作十字形剪开。

细目二 疔

【考点突破攻略】

要点一 疔的特点与种类

疔是一种发病迅速、易于变化而危险性较大的急性化脓性疾病。多发于颜面和手足等处。其特点是疮形虽小，但根脚坚硬，状如钉丁，病情变化迅速，易毒邪走散。发于颜面部的疔疮，易走黄而有生命危险；发于手足部的疔疮，易损筋伤骨而影响功能。

根据发病部位和性质的不同，疗分颜面部疗疮、手足部疗疮、红丝疗、烂疗、疫疗等。

[常考考点]疗的特点是疮形虽小，但根脚坚硬，状如钉丁。

要点二　颜面部疗疮的定义与特点

颜面部疗疮是指发生于颜面部的急性化脓性疾病。相当于西医的颜面部疖、痈。由于发病部位不同，名称各异，如疗疮生于眉心者，叫眉心疗，又称印堂疗；生于两眉棱者，称眉棱疗；生于眼胞者，称眼胞疗；生于颧部者，称颧疗；生于人中者，称人中疗；生于人中两旁者，称虎须疗；生于口角者，称锁口疗；生于两唇内里者，称反唇疗；生于颏部者，称承浆疗等。

要点三　颜面部疗疮的病因病机

主要因火热之毒为患。其毒或从内发，如恣食膏粱厚味，醇酒辛辣炙煿，脏腑蕴热内生；或从外受，如感受风热火毒，或皮肤破损染毒。火热之毒蕴蒸肌肤，以致气血凝滞，火毒结聚，热胜肉腐而成。若火毒炽盛，内燔营血，则成走黄重症。

要点四　颜面部疗疮的临床表现及与疖的鉴别

1. 临床表现　多发于额前、颧、颊、鼻、口唇等部。初期，在颜面部某处皮肤上忽起一粟米样脓头，或痒或麻，以后逐渐红肿热痛，肿势范围为3～6cm，但根深坚硬，状如钉丁，重者有恶寒发热等症状。中期，第5～7日，肿势逐渐增大，四周浸润明显，疼痛加剧，脓头破溃。伴发热口渴，便干溲赤，苔薄腻或黄腻，脉象弦滑数等。后期，第7～10日，肿势局限，顶高根软溃脓，脓栓（疗根）随脓外出，肿消痛止，身热减退。病程一般10～14天。

若处理不当，或妄加挤压，或不慎碰伤，或过早切开等，可引起走黄，见疗疮顶陷色黑无脓，四周皮肤暗红，头面、耳、项俱肿，伴壮热烦躁，神昏谵语，舌质红绛，苔黄糙，脉洪数等。

2. 颜面部疗疮与疖的鉴别　疖好发于颜面部，但红肿范围不超过3cm，无明显根脚，一般无全身症状。

[常考考点]颜面部疗疮易引起走黄。

要点五　颜面部疗疮的治疗

内治以清热解毒为大法，火毒炽盛证宜凉血清热解毒。外治根据初起、成脓、溃后，分别采用箍毒消肿、提脓祛腐、生肌收口治疗。

1. 内治法

证型	辨证要点	治法	方药
热毒蕴结证	红肿高突，根脚收束，发热头痛。舌红，苔黄，脉数	清热解毒	五味消毒饮、黄连解毒汤
火毒炽盛证	疮形平塌，肿势散漫，皮色紫暗，焮热疼痛。伴高热，头痛，烦渴，呕恶，溲赤。舌红，苔黄腻，脉洪数	凉血清热解毒	犀角地黄汤、黄连解毒汤、五味消毒饮

[常考考点]颜面部疗疮的证型及其辨证要点、治法、使用方剂。

2. 外治法

（1）初起：宜箍毒消肿，用金黄散、玉露散以金银花露或水调成糊状围敷，或千捶膏盖贴，或六神丸、紫金锭研碎醋调外敷。

（2）脓成：宜提脓祛腐，用九一丹、八二丹撒于疮顶部，再用玉露膏或千捶膏敷贴。若脓出不畅，用药线引流；若脓已成熟，中央已软有波动感时，可切开排脓。

（3）溃后：宜提脓祛腐，生肌收口。疮口掺九一丹，外敷金黄膏；脓尽改用生肌散、太乙膏或红油膏盖贴。

要点六　手足部疗疮的临床表现

手足部疗疮发病部位多有受伤史。

1. 蛇眼疗　初起时多局限于指甲一侧边缘的近端处，有轻微的红肿疼痛，2～3天成脓，待出脓后即能肿退脓尽，迅速愈合；若脓毒浸淫皮肉，则可出现甲下溃空或有胬肉突出，甚至指（趾）甲脱落。

2. 蛇头疔 初起指端感觉麻痒而痛，继则刺痛，灼热肿胀，色红不明显，后肿势逐渐扩大。

3. 蛇肚疔 发于指腹部，整个患指红肿疼痛，呈圆柱状，形似小红萝卜，关节轻度屈曲，不能伸展，若强行扳直即觉剧痛，7～10天成脓。

4. 托盘疔 初起整个手掌肿胀高突，失去正常的掌心凹陷或稍凸出，手背肿势通常更为明显，甚则延及手臂，疼痛剧烈，或伴发红丝疔。伴有恶寒发热、头痛、纳呆、苔薄黄、脉滑数等症状。

5. 足底疔 初起足底部疼痛，不能着地，按之坚硬。3～5日有啄痛，修去老皮后，可见到白色脓点。重者肿势蔓延到足背，痛连小腿，不能行走，伴有恶寒发热、头痛、纳呆、苔黄腻、脉滑数等。溃后流出黄稠脓液，肿消痛止，全身症状也随之消失。

［常考考点］手足部疔疮发病部位及其特点。

要点七　手足部疔疮成脓期切开引流要求

一般应尽可能循经切开。①蛇眼疔宜沿甲旁0.2cm挑开引流。②蛇头疔宜在指掌面一侧作纵形切口，务必引流通畅，必要时可对口引流，不可在指掌面正中切开。③蛇肚疔宜在手指侧面作纵形切口，切口长度不得超过上下指关节面。④托盘疔应依掌横纹切开，切口应够大，保持引流通畅。

［常考考点］手足部疔疮成脓期切开引流的部位。

要点八　红丝疔的定义、特点及治疗

红丝疔是发于四肢，皮肤呈红丝显露，迅速向上走窜的急性感染性疾病。可伴恶寒发热等症状，邪毒重者可内攻脏腑，发生走黄。相当于西医的急性淋巴管炎。

治疗宜清热解毒，佐以凉血活血。应积极治疗原发病灶。

1. 内治法

证型	辨证要点	治法	方药
火毒入络证	患肢红丝较细，红肿疼痛，全身症状较轻，苔薄黄，脉濡数	清热解毒	五味消毒饮加减
火毒入营证	患肢红丝粗肿明显，迅速向近端蔓延，并伴臀核肿大作痛，全身寒战高热，头痛，口渴，苔黄腻，脉洪数	凉血清营，解毒散结	犀角地黄汤、黄连解毒汤、五味消毒饮加减

［常考考点］红丝疔的证型及其辨证要点、治法、使用方剂。

2. 外治法　红丝细者，宜用砭镰法，局部皮肤消毒后，以刀针沿红丝行走途径，寸寸挑断，并用拇指和食指轻捏针孔周围皮肤，微令出血，或在红丝尽头挑断，挑破处均盖贴太乙膏掺红灵丹。初期可外敷金黄膏、玉露散；若结块成脓，则宜切开排脓，外敷红油膏；脓尽改用生肌散、白玉膏收口。

［常考考点］红丝疔宜用砭镰法治疗。

细目三　痈

【考点突破攻略】

要点一　痈的概念与特点

痈是指发生于体表皮肉之间的急性化脓性疾病。相当于西医的皮肤浅表脓肿、急性化脓性淋巴结炎等。其特点有：①局部光软无头，红肿疼痛（少数初起皮色不变）。②结块范围多在6～9cm。③发病迅速，易肿、易脓、易溃、易敛。④可伴有恶寒、发热、口渴等症状。

［常考考点］痈的特点是结块范围多在6～9cm，易肿、易脓、易溃、易敛。

要点二　痈的病因病机

外感六淫邪毒，或皮肤受外来伤害感染毒邪，或过食膏粱厚味，聚湿生浊，邪毒湿浊留阻肌肤，郁结不散，致使营卫不和，气血凝滞，经络壅遏，化火成毒而成痈肿。

要点三　痈的辨证论治方法

治疗宜清热解毒，和营消肿，并结合发病部位辨证用药。外治按一般阳证疮疡治疗。

1. 内治法

证型	辨证要点	治法	方药
火毒凝结证	局部突然肿胀，光软无头，迅速结块，皮肤焮红，灼热疼痛，日后逐渐扩大，变成高肿发硬，重者可有恶寒发热，头痛，泛恶，口渴，舌苔黄腻，脉弦滑或洪数	清热解毒，行瘀活血	仙方活命饮加减
热胜肉腐证	红热明显，肿势高突，疼痛剧烈，痛如鸡啄，溃后脓出则肿痛消退，舌红，苔黄，脉数	和营清热，透脓托毒	仙方活命饮合五味消毒饮加减
气血两虚证	脓水稀薄，疮面新肉不生，色淡红而不鲜或暗红，愈合缓慢，伴面色无华，神疲乏力，纳少，舌质淡胖，苔少，脉沉细无力	益气养血，托毒生肌	托里消毒散加减

[常考考点] 痈的证型及其辨证要点、治法、使用方剂。

2. 外治法

（1）初起：用金黄膏或金黄散，以冷开水调成糊状外敷。热盛者，可用玉露膏或玉露散外敷，或太乙膏外敷，掺药均可用红灵丹或阳毒内消散。

（2）成脓：宜切开排脓，以得脓为度。

（3）溃后：先用药线蘸八二丹插入疮口，三五日后改用九一丹，外盖金黄膏或玉露膏。待肿势消退十之八九时，改用红油膏盖贴。脓腐已尽，见出透明浅色黏液者，改用生肌散、太乙膏、生肌白玉膏或生肌玉红膏盖贴。

（4）有袋脓者：可先用垫棉法加压包扎，如无效可扩创引流。

要点四　颈痈的特点与治疗

1. 特点　颈痈是发生在颈部两侧的急性化脓性疾病，俗称痰毒，又称时毒。相当于西医的颈部急性化脓性淋巴结炎。其特点有：①多见于儿童，冬春易发。②初起时局部肿胀、灼热、疼痛而皮色不变，结块边界清楚，具有明显的风温外感症状。

2. 治疗　内治宜散风清热、化痰消肿，以达到消肿止痛的目的。方用牛蒡解肌汤或银翘散加减。

细目四　发

【考点突破攻略】

要点一　发的概念与特点

发是病变范围较痈大的急性化脓性疾病，相当于西医的蜂窝织炎。其特点有：①初起无头，红肿蔓延成片。②中央明显，四周较淡，边界不清。③灼热疼痛，有的 3～5 日后中央色褐腐溃，周围湿烂。④全身症状明显。

[常考考点] 发的特点。

要点二　锁喉痈、臀痈的临床特点与治疗

（一）锁喉痈

1. 概念　锁喉痈是发于颈前正中结喉处的急性化脓性疾病，因其红肿绕喉故名。又称猛疽、结喉痈，俗称盘颈痰毒。相当于西医的口底部蜂窝织炎。

2. 特点　来势暴急，初起结喉处红肿绕喉，根脚散漫，坚硬灼热疼痛，范围较大，肿势蔓延至颈部两侧、腮、颊及胸前，可连及咽喉、舌下，并发喉风、重舌甚至痉厥等险症，伴壮热口渴、头痛项强等症状。

3. 治疗

(1) 内治法

证型	辨证要点	治法	方药
痰热蕴结证	红肿绕喉,坚硬疼痛,肿势散漫,壮热口渴,头痛项强,大便燥结,小便短赤,舌红绛,苔黄腻,脉弦滑数或洪数	散风清热,化痰解毒	普济消毒饮加减
热胜肉腐证	肿势局限,按之中软应指,脓出黄稠,热退肿减,舌红,苔黄,脉数	清热化痰,和营托毒	仙方活命饮加减
热伤胃阴证	溃后脓出稀薄,疮口有空壳,或脓从咽喉溃出,收口缓慢,胃纳不香,口干少津,舌光红,脉细	清养胃阴	益胃汤加减

(2) 外治法:初起用玉露散或金黄散或双柏散,以金银花露或菊花露调敷。成脓后应及早切开,用九一丹药线引流,外盖金黄膏或红油膏。脓尽用生肌散、白玉膏。

(二) 臀痈

1. 概念 臀痈是发生于臀部肌肉丰厚处范围较大的急性化脓性疾病。由肌肉注射引起者,俗称针毒结块。相当于西医的臀部蜂窝织炎。

2. 特点 来势急,病位深,范围大,难于起发,成脓较快,但腐溃较难,收口亦慢。

3. 治疗

(1) 内治法

证型	辨证要点	治法	方药
湿火蕴结证	臀部先痛后肿,焮红灼热,或湿烂溃脓。伴恶寒发热,头痛骨楚,食欲不振,舌质红,苔黄或黄腻,脉数	清热解毒,和营化湿	黄连解毒汤合仙方活命饮加减
湿痰凝滞证	漫肿不红,结块坚硬,病情进展缓慢,多无全身症状,舌苔薄白或白腻,脉缓	和营活血,利湿化痰	桃红四物汤合仙方活命饮加减
气血两虚证	溃后腐肉大片脱落,疮口较深,形成空腔,收口缓慢,面色萎黄,神疲乏力,纳谷不香,舌质淡,苔薄白,脉细	调补气血	八珍汤加减

(2) 外治法

1) 未溃时红热明显的用玉露膏;红热不显的用金黄膏或冲和膏外敷。

2) 成脓后宜切开排脓。待腐黑坏死组织与正常组织分界明显时,可以切开,切口应注意低位、够大够深,并清除腐肉。

3) 溃后用八二丹、红油膏盖贴,脓腔深者用药线引流;脓尽用生肌散、白玉膏收口;疮口有空腔不易愈合者,用垫棉法。

[常考考点] 锁喉痈和臀痈的特点及治疗。

细目五 有头疽

【考点突破攻略】

要点一 有头疽的特点

有头疽是发生于肌肤间的急性化脓性疾病。相当于西医的痈。其特点是:①初起皮肤上即有粟粒样脓头,焮热红肿胀痛,迅速向深部及周围扩散。②脓头相继增多,溃烂后状如莲蓬、蜂窝,范围常超过9～12cm,大者可在30cm以上。③好发于项后、背部等皮肤厚韧之处。④多见于中老年人及消渴病患者。⑤容易发生内陷。

[常考考点] 有头疽的特点。

要点二 有头疽的病因病机

本病总由外感风温、湿热,内有脏腑蕴毒,内外邪毒互相搏结,凝聚肌肤,以致营卫不和、气血凝滞、经络阻隔而成。素体虚弱时更易发生，如消渴患者常易并发本病。阴虚之体因水亏火炽，则热毒蕴结更甚；气血虚弱之体因正虚毒滞难化，不能透毒外出，均可使病情加剧，甚至发生疮毒内陷。

要点三　有头疽的临床表现

凡皮肤坚韧、肌肉丰厚之处均可发生，以项、背部为多见。好发于成年人，以中老年人居多。按局部症状可分为四候，每候约7天。

1. 初期　局部红肿结块，上有粟粒状脓头，作痒作痛，逐渐向周围和深部扩散，脓头增多，色红、灼热、疼痛。伴有恶寒发热，头痛，食欲不振，舌苔白腻或黄腻，脉多滑数或洪数等明显的全身症状。此为一候。

2. 溃脓期　疮面腐烂形似蜂窝，肿势范围大小不一，常超过10cm，甚至大逾盈尺。伴高热口渴，便秘溲赤。如脓液畅泄，腐肉逐渐脱落，红肿热痛随之减轻，全身症状也渐减或消失。此为二至三候，病变范围大者往往需3～4周。

3. 收口期　脓腐渐尽，新肉生长，肉色红活，逐渐收口而愈。少数病例，亦有腐肉虽脱，但新肉生长迟缓者。此为四候，常需1～3周。

若兼见神昏谵语、气息急促、恶心呕吐、腰痛、尿少、尿赤、发斑等严重全身症状者，为合并内陷。体虚或消渴患者容易并发内陷。

要点四　有头疽的治疗

1. 内治法

证型	辨证要点	治法	方药
火毒凝结证	多见于壮年正实邪盛者。局部红肿高突、灼热疼痛，根脚收束，迅速化脓脱腐，脓出黄稠，伴发热、口渴、尿赤，舌苔黄，脉数有力	清热泻火，和营托毒	黄连解毒汤合仙方活命饮加减
湿热壅滞证	局部症状与火毒凝结相同，伴全身壮热，朝轻暮重，胸闷呕恶，舌苔白腻或黄腻，脉濡数	清热化湿，和营托毒	仙方活命饮加减
阴虚火炽证	多见于消渴患者。肿势平塌，根脚散漫，皮色紫滞，脓腐难化，脓水稀少或带血水，疼痛剧烈，伴发热烦躁，口干唇燥，饮食少思，大便燥结，小便短赤，舌质红，苔黄燥，脉细弦数	滋阴生津，清热托毒	竹叶黄芪汤加减
气虚毒滞证	多见于年迈体虚、气血不足患者。肿势平塌，根脚散漫，皮色灰暗不泽，化脓迟缓，腐肉难脱，脓液稀少，色带灰绿，闷肿胀痛，容易形成空腔，伴高热，或身热不扬，小便频数，口渴喜热饮，精神萎靡，面色少华，舌质淡红，苔白或微黄，脉数无力	扶正托毒	八珍汤合仙方活命饮加减

[常考考点] 有头疽的证型、治法、使用方剂。

2. 外治法

（1）初起未溃，患部红肿，脓头尚未溃破，属火毒凝结证或湿热壅滞证，金黄膏或千捶膏外敷；阴虚火炽证或气虚毒滞证，冲和膏外敷。

（2）酿脓期，以八二丹掺疮口，如脓水稀薄而带灰绿色者，用七三丹，外敷金黄膏。待脓腐大部脱落，疮面渐洁，用九一丹，外敷红油膏。

（3）若脓腐阻塞疮口，脓液蓄积，引流不畅者，用五五丹药线或八二丹药线多枚分别插入疮口，蚀脓引流。或用棉球蘸五五丹或八二丹，松松填于脓腔以祛腐。若疮肿有明显波动，可采用手术扩创排毒，作"+"或"++"字形切开。如大块坏死组织一时难脱，可分次祛除，以不出血为度。

（4）收口期，疮面脓腐已净，新肉渐生，以生肌散掺疮口，外敷白玉膏。若疮口有空腔，皮肤与新肉一时不能黏合者，可用垫棉法。

[常考考点] 有头疽脓成可作"+"或"++"字形切开。

细目六　流注

【考点突破攻略】

要点一　流注的特点

流注是发于肌肉深部的急性化脓性疾病。其特点是<u>好发于四肢、躯干肌肉丰厚处的深部，发病急骤，局部漫肿疼痛，皮色如常，容易走窜，常见此处未愈，他处又起</u>。

[常考考点] 流注的特点：好发于四肢、躯干肌肉丰厚处的深部，发病急骤，局部漫肿疼痛，皮色如常，容易走窜，常见此处未愈，他处又起。

要点二　流注的病因病机

总因正气不足，邪毒流窜，使经络阻隔，气血凝滞而成。

1. 暑湿流注　因感受暑湿，客于营卫，阻于肌肉而成。

2. 余毒流注　因先患疔疮、疖、痈，强行挤压或过早切开，或其他热病失于诊治，火热之毒窜入血分，稽留于肌肉之中而发。

3. 瘀血流注　多因跌打损伤，瘀血停留，或产后瘀露停滞，经络为之壅滞而成。

4. 髂窝流注　除可由上述流注的病因引起外，还可由会阴、肛门、外阴、下肢有破损或生疮疖，或附近脏器染毒，邪毒流窜，阻滞经络而成。

[常考考点] 流注的病因病机是正气不足，邪毒流窜，使经络阻隔，气血凝滞。

要点三　流注的临床表现

流注除头面、前后二阴、腕、踝等远端比较少见外，其余任何部位均可发生，<u>尤多见于腰部、臀部、大腿后部、髂窝部</u>等处。

初起，先在四肢近端或躯干部有一处或数处肌肉疼痛，漫肿，微热而皮色不变。2～3天后，肿胀、焮热、疼痛日趋明显，并可触及肿块。伴寒战高热，头痛头胀，周身关节疼痛，食欲不振等全身症状。继则肿块增大，疼痛加剧，约2周，肿块中央微红而热，按之有波动感，兼见高热不退，时时汗出，口渴欲饮，苔黄腻，脉洪数。溃后脓出黄稠或白黏脓水，瘀血流注则夹有瘀血块。随之肿硬疼痛渐消，身热渐退，食欲增加，约经2周，脓尽收口愈合。

若溃后身热不退，身体消瘦，面色无华，脉虚数等，可能他处另有新发，属正虚邪恋之证。若兼神昏谵语，胸胁疼痛，咳喘痰血等，为毒传脏腑，导致内陷变证或引发内痈。

髂窝流注仅发于髂窝部一侧。初起患侧大腿突然拘挛不适，步履呈跛行，伴恶寒发热，头痛，无汗或微汗，纳呆倦怠。2～3日后局部疼痛，大腿即向上收缩，略向内收，不能伸直，妨碍行走，但膝关节仍能伸屈。倘用手将患肢拉直，则可引起剧烈疼痛，痛牵腰部，腹部前突，脊柱似弓状。7～10天，在髂窝部可触到一长圆形肿块，质较硬，有压痛。约1个月成脓，但皮色如常。可在髂窝部或腰部破溃，溃后约20天可以收口。愈后患侧大腿仍然屈曲难伸，往往要经过1～2个月才能恢复正常。

要点四　流注的治疗

1. 内治法

证型	辨证要点	治法	方药
余毒攻窜证	发病前有疔疮、痈、疖等病史。局部漫肿疼痛，全身伴壮热，口渴，甚则神昏谵语，舌苔黄，脉洪数	清热解毒，凉血通络	黄连解毒汤合犀角地黄汤加减
暑湿交阻证	多发于夏秋之间。初起恶寒发热，头胀，胸闷，呕恶，周身骨节酸痛，胸部布白痦，舌苔白腻，脉滑数	解毒清暑化湿	清暑汤加减

续表

证型	辨证要点	治法	方药
瘀血凝滞证	劳伤筋脉诱发者，多发于四肢内侧；跌打损伤诱发者，多发于伤处。局部漫肿疼痛，皮色微红，或呈青紫，溃后脓液中夹有瘀血块。妇女产后恶露停滞而成者，多发于小腹及大腿等处。发病较缓，初起一般无全身症状或全身症状较轻，化脓时出现高热，舌苔薄白或黄腻，脉涩或数	和营活血，祛瘀通络	活血散瘀汤加减

[常考考点] 流注的证型及其辨证要点、治法，使用方剂。

2. 外治法　初期肿而无块者，用金黄膏或玉露膏外敷；肿而有块者，用太乙膏掺红灵丹贴之。脓熟宜切开引流，先用八二丹药线引流，脓净用生肌散，均以红油膏或太乙膏盖贴。见结块两三处相互串联贯通者，可予以彻底切开后换药，可加用垫棉法。

细目七　丹毒

【考点突破攻略】

要点一　丹毒的临床特点及不同部位丹毒的病名

1. 概念　丹毒是患部皮肤突然发红成片、色如涂丹的急性感染性疾病，西医也称丹毒。本病发无定处，根据其发病部位的不同又有不同的病名：①生于躯干部者，称内发丹毒。②发于头面部者，称抱头火丹。③发于小腿足部者，称流火。④新生儿多生于臀部，称赤游丹毒。

[常考考点] 丹毒是皮肤突然发红成片、色如涂丹的急性感染性疾病。不同部位丹毒的名称。

2. 特点
（1）病起突然，恶寒发热。
（2）局部皮肤忽然变赤，色如丹涂脂染，焮热肿胀。
（3）边界清楚，迅速扩大，数日内可逐渐痊愈，但容易复发。

要点二　丹毒的病因病机

本病总由血热火毒为患。发于头面部者，多夹风热；发于胸腹腰胯部者，多夹肝脾郁火；发于下肢者，多夹湿热；发于新生儿者，多有胎热火毒。素体血分有热，或在肌肤破损处有湿热火毒之邪乘隙侵入，郁阻肌肤而发。

西医学认为本病是由溶血性链球菌从皮肤或黏膜的细微破损处侵入皮内网状淋巴管所引起的急性炎症。

[常考考点] 丹毒的病因是血热火毒。

要点三　丹毒的内、外治法

本病以凉血清热、解毒化瘀为基本治则。发于头面者，须兼散风清火；发于胸腹腰胯者，须兼清肝泻脾；发于下肢者，须兼利湿清热。

1. 内治法

证型	辨证要点	治法	方药
风热毒蕴证	发于头面部，皮肤焮红灼热，肿胀疼痛，甚则发生水疱，眼胞肿胀难睁，伴恶寒，发热，头痛，舌质红，苔薄黄，脉浮数	疏风清热解毒	普济消毒饮加减
肝脾湿火证	发于胸腹腰胯部，皮肤红肿蔓延，摸之灼手，肿胀疼痛，伴口干且苦，舌红苔黄腻，脉弦滑数	清肝泻火利湿	柴胡清肝汤、龙胆泻肝汤或化斑解毒汤加减
湿热毒蕴证	发于下肢，局部红赤肿胀、灼热疼痛，或见水疱、紫斑，甚至结毒化脓或皮肤坏死；或反复发作，可形成大脚风，伴发热，胃纳不香，舌红，苔黄腻，脉滑数	利湿清热解毒	五神汤合萆薢渗湿汤加减
胎火蕴毒证	发生于新生儿，多见于臀部，局部红肿灼热，常呈游走性；或伴壮热烦躁，甚则神昏谵语、恶心呕吐	凉血清热解毒	犀角地黄汤合黄连解毒汤加减

[常考考点] 丹毒的证型及治法、使用方剂。

2. 外治法

（1）外敷法：用玉露散或金黄散，以冷开水或鲜丝瓜叶捣汁或金银花露调敷。或鲜荷叶、鲜蒲公英、鲜地丁全草、鲜马齿苋、鲜冬青树叶等捣烂湿敷。

（2）砭镰法：患处消毒后，用七星针或三棱针叩刺患部皮肤，放血泻毒。适用于下肢复发性丹毒、抱头火丹患者。

（3）若流火结毒成脓者，可在坏死部分做小切口引流，掺九一丹，外敷红油膏。

细目八 走黄与内陷

【考点突破攻略】

要点一 走黄与内陷的概念及病因病机

（一）走黄

1. 概念 走黄是疔疮火毒炽盛，早期失治，毒势未能及时控制，走散入营，内攻脏腑而引起的一种全身性危急疾病。又名癀走。其特点是<u>疮顶忽然凹陷，色黑无脓，肿势迅速扩散，伴见心烦作躁，神识昏愦等七恶证</u>。

2. 病因病机 走黄的发生主要在于<u>火毒炽盛，毒入营血，内攻脏腑</u>。

生疔之后，早期失治，毒势不得控制，或挤压碰伤，过早切开，毒邪扩散，或误食辛热及酒肉鱼腥等发物，或艾灸疮头，更增火毒，均可促使疔毒发散，入营入血，内攻脏腑而成。

[常考考点] 走黄的特点是疮顶忽然凹陷，色黑无脓，肿势迅速扩散，伴见心烦作躁，神识昏愦等七恶证。病因病机是火毒炽盛，毒入营血，内攻脏腑。

（二）内陷

1. 概念 内陷为疮疡阳证疾病过程中，因正气内虚，火毒炽盛，导致毒邪走散，正不胜邪，毒不外泄，反陷入里，客于营血，内传脏腑的一种危急疾病。因多由有头疽患者并发，故名疽毒内陷。又称"三陷变局"。<u>其特点是肿疡隆起的疮顶忽然凹陷，或溃疡脓腐未净而忽然干枯无脓，或脓净红活的疮面忽变光白板亮，同时伴邪盛热极或正虚邪盛或阴阳两竭的全身证候</u>。

2. 病因病机 内陷发生的根本原因在于正气内虚，火毒炽盛，加之治疗失时或不当，以致正不胜邪，反陷入里，客于营血，内犯脏腑。

（1）火陷：阴液不足，火毒炽盛，复因挤压疮口，或治疗不当或失时，以致正不胜邪，毒邪客于营血，内犯脏腑而成。

（2）干陷：气血两亏，正不胜邪，不能酿化为脓，载毒外泄，以致正愈虚，毒愈盛，形成内闭外脱。

（3）虚陷：毒邪虽已衰退，而气血大伤，脾气不复，肾阳亦衰，导致生化乏源，阴阳两竭，余邪走窜入营。

[常考考点] 内陷的特点是肿疡隆起的疮顶忽然凹陷，或溃疡脓腐未净而忽然干枯无脓，或脓净红活的疮面忽变光白板亮，同时伴邪盛热极或正虚邪盛或阴阳两竭的全身证候。病机是正气内虚，火毒炽盛。

要点二 内陷的分类

根据病变不同阶段的临床表现分为三种：①火陷：发生于有头疽的1～2候毒盛期。②干陷：发生于2～3候溃脓期。③虚陷：发生于4候收口期。

[常考考点] 内陷的三种分类。

要点三 走黄与内陷的治疗原则

1. 走黄的治疗原则 应用<u>清热、凉血、解毒</u>之品，直折其势，随证灵活加减。外治主要是处理原发病灶。

2. 内陷的治疗原则 当<u>扶正达邪</u>，并审邪正之消长，随证治之。①火陷证：邪盛热极，当凉血清热解毒为主，并顾护津液；②干陷证：正虚邪胜，当补养气血、托毒透邪；③虚陷证：当温补脾肾或生津养胃。

【例题实战模拟】

A1 型题

1. 疖的特点是
   A. 易脓、易溃、易敛　B. 易于走黄　C. 易于内陷　D. 易溃而不易敛　E. 多伴全身症状

2. 下列属于无头疽特点的是
   A. 皮肤上有一红色结块，范围约 3cm，无脓头
   B. 红色结块，范围约 3cm 大小，灼热疼痛，突起根浅，中心有一脓头
   C. 多发于儿童头部　D. 不易成脓，易溃，易敛　E. 不易溃烂，不易收敛

3. 疔的肿势特点是
   A. 肿势范围较大，多在 10cm 以上　B. 范围多在 3cm 左右　C. 漫肿无边
   D. 形如粟米，坚硬如钉　E. 不红不肿

4. 颜面部疔的特点是
   A. 易脓、易溃、易敛　B. 易成走黄之势　C. 易内陷　D. 易溃而不易敛　E. 多伴全身症状

5. 颈痈初起内治方剂最宜
   A. 五味消毒饮　B. 仙方活命饮　C. 牛蒡解肌汤　D. 黄连解毒汤　E. 普济消毒饮

6. 下列不属于痈的特点的是
   A. 局部光软无头，红肿疼痛（少数初起皮色不变）　B. 结块范围多在 6～9cm
   C. 发病迅速，易肿、易脓、易溃、易敛　D. 可伴有恶寒、发热、口渴等症状
   E. 根脚坚硬，状如钉丁，病情变化迅速，易毒邪走散

7. 有头疽初起症状多见
   A. 粟粒样脓头　B. 蜂窝样脓头　C. 肿块坚硬如钉丁之状　D. 漫肿无头　E. 腐烂疮面

8. 丹毒发于小腿，称为
   A. 流火　B. 抱头火丹　C. 内发丹毒　D. 赤游丹毒　E. 流注

9. 新生儿丹毒称
   A. 赤游丹毒　B. 抱头火丹　C. 流火　D. 内发丹毒　E. 腿游风

10. 疔疮走黄的主要病理是
    A. 正虚　B. 邪实　C. 阴伤　D. 腑实　E. 表虚

11. 丹毒的主要病因病机是
    A. 风温夹痰凝结经络　B. 风温湿热蕴结肌肤　C. 外邪侵犯，血分有热，郁于肌肤
    D. 经络阻塞，气血凝滞　E. 暑湿热毒流注肌间

12. 有头疽切开引流常作
    A. 对口引流　B. "一"字形切口　C. "十"字形切口　D. 梭形切口　E. "S"形切口

A2 型题

13. 患者，男，48 岁。背部生疮，初起肿块上有一粟粒样脓头，抓破后局部肿痛加剧，色红灼热，脓头相继增多，溃后如蜂窝状，伴有寒热头痛、纳呆、便秘、溲赤，舌质红，苔黄，脉弦数。其诊断是
    A. 疔　B. 疖　C. 有头疽　D. 发　E. 痈

14. 患儿，男，5 岁。右颌下肿痛 3 天，灼热，皮色微红，伴恶寒发热、纳呆，舌红苔薄黄，脉滑数。其诊断是
    A. 臀核　B. 颈痈　C. 烂疔　D. 流注　E. 红丝疔

15. 患者，女，50 岁。5 天前左足第 3、4 趾缝足癣水疱溃破，次日局部红肿疼痛，并见红线 1 条向上走窜至小腿中段，边界清晰，伴有发热，左腹股部淋巴结肿痛。其诊断是
    A. 流火　B. 流注　C. 青蛇毒　D. 蛇串疮　E. 红丝疔

【参考答案】

1. A　2. A　3. D　4. B　5. C　6. E　7. A　8. A　9. A　10. B　11. C　12. C　13. C　14. B　15. E

第五单元 乳房疾病

细目一 概述

【考点突破攻略】

要点一 乳房与脏腑经络的关系

乳房与经络的关系密切，如：足阳明胃经行贯乳中；足太阴脾经络胃上膈，布于胸中；足厥阴肝经上膈，布胸胁，绕乳头而行；足少阴肾经，上贯肝膈而与乳联。冲任两脉起于胞中，任脉循腹里，上关元至胸中；冲脉夹脐上行，至胸中而散。故有称"男子乳头属肝，乳房属肾；女子乳头属肝，乳房属胃"。所以乳房疾病与肝、胃、肾经及冲任两脉有密切联系。

要点二 乳房肿块检查法

乳房检查的体位可采用坐位或仰卧位。

1. 望诊

（1）乳房的形状、大小是否对称。

（2）乳房表面有无块状突起或凹陷。

（3）乳头的位置有无内缩或抬高。

（4）乳房皮肤有无发红、水肿或橘皮样、湿疹样改变等。

（5）乳房浅表静脉是否扩张。

2. 触诊

（1）检查顺序：应先检查健侧乳房，再检查患侧。

（2）检查方法：四指并拢，用指腹平放乳上轻柔触摸，切勿用手指去抓捏，否则会将捏起的腺体组织错误地认为是乳腺肿块。

（3）触摸顺序：先触按整个乳房，然后按照一定次序触摸乳房的四个象限：内上、外上、外下、内下象限，继而触摸乳晕部分，注意有无血液从乳头溢出。最后触摸腋窝、锁骨下及锁骨上区域。

（4）触诊时应注意几个问题

1）发现乳房内肿块时，应注意肿块的位置、形状、数目、大小、质地、边界、表面情况、活动度及有无压痛。

2）肿物是否与皮肤粘连，可用手指轻轻提起肿物附近的皮肤，以确定有无粘连。

3）检查乳房时间选择，最好是月经来潮的第7～10天，是乳房生理最平稳时期，有病变容易发现。

4）确定一个肿块的性质，还需要结合年龄、病史及其他辅助检查方法。触诊的正确性取决于经验、手感、正确的检查方法等。

[常考考点] 乳房触诊的方法和顺序。

细目二 乳痈

【考点突破攻略】

要点一 乳痈的病因病机

1. 乳汁郁积 乳汁郁积是最常见的原因。乳汁郁积、乳络阻塞结块，郁久化热酿脓而成痈肿。

2. 肝郁胃热 情志不畅，肝气郁结，产后饮食不节，均可使乳络闭阻不畅，郁而化热，形成乳痈。

3. 感受外邪。

要点二　乳痈的临床表现

1. 发病年龄　多见于产后 3～4 周的哺乳期妇女。

2. 临床表现

（1）初起：常有乳头皲裂，哺乳时感觉乳头刺痛，伴有乳汁郁积或结块，乳房局部肿胀疼痛，皮色不红或微红，皮肤不热或微热。或伴有全身感觉不适，恶寒发热，食欲不振，脉滑数。

（2）成脓：患乳肿块逐渐增大，局部疼痛加重，或有雀啄样疼痛，皮色焮红，皮肤灼热。同侧腋窝淋巴结肿大压痛。至乳房红肿热痛第 10 天左右肿块中央渐渐变软，按之应指有波动感，穿刺抽吸有脓液，有时脓液可从乳窍中流出，全身症状加剧。壮热不退，口渴思饮，小便短赤，舌红苔黄腻，脉洪数。

（3）溃后：若脓出通畅，则肿消痛减，寒热渐退，疮口逐渐愈合。若溃后脓出不畅，肿势不消，疼痛不减，身热不退，可能形成脓袋，或脓液波及其他乳络形成传囊乳痈。亦有溃后乳汁从疮口溢出，久治不愈，形成乳漏者。

要点三　乳痈的治疗

1. 内治法

证型	辨证要点	治法	方药
气滞热壅证	乳汁郁积结块，皮色不变或微红，肿胀疼痛，伴有恶寒发热，周身酸楚，口渴，便秘，苔薄，脉数	疏肝清胃，通乳消肿	瓜蒌牛蒡汤加减
热毒炽盛证	乳房肿痛，皮肤焮红灼热，肿块变软，有应指感；或切开排脓后引流不畅，红肿热痛不消，有"传囊"现象，壮热，舌红，苔黄腻，脉洪数	清热解毒，托里透脓	透脓散加味
正虚毒恋证	溃脓后乳房肿痛虽轻，但疮口脓水不断，脓汁清稀，愈合缓慢或形成乳漏，全身乏力，面色少华，或低热不退，饮食减少，舌淡，苔薄，脉弱无力	益气和营托毒	托里消毒散加减

[常考考点] 乳痈的证型、治法、使用方剂。

2. 外治法

（1）初起：乳汁郁滞致乳房肿痛、结块，可用热敷加乳房按摩，以疏通乳络。先轻揪乳头数次，然后从乳房四周轻柔地向乳头方向按摩，将郁滞的乳汁渐渐推出。可用金黄散或玉露散外敷；或用鲜菊花叶、鲜蒲公英、仙人掌去刺捣烂外敷；或用六神丸研细末，适量凡士林调敷；亦可用 50% 芒硝溶液湿敷。

（2）成脓：脓肿形成时，应在波动感及压痛最明显处及时切开排脓。切口应按乳络方向并与脓腔基底大小一致，切口位置应选择脓肿稍低的部位，使引流通畅而不致袋脓，并应避免手术损伤乳络形成乳漏。若脓肿小而浅者，可用针吸穿刺抽脓或用火针刺脓。

（3）溃后：切开排脓后，用八二丹或九一丹提脓拔毒，并用药线插入切口内引流，切口周围外敷金黄膏。待脓净仅有黄稠滋水时，改用生肌散收口。若有袋脓现象，可在脓腔下方用垫棉法加压，使脓液不致潴留；若有乳汁从疮口溢出，可在患侧用垫棉法束紧，以促进愈合；若成传囊乳痈者，也可在疮口一侧用垫棉法；若无效可另作一切口以利引流；形成乳房部窦道者，可先用七三丹药捻插入窦道以腐蚀管壁，至脓净改用生肌散、红油膏盖贴直至愈合。

要点四　乳痈的预防与调护

1. 妊娠 5 个月后经常用温开水或肥皂水洗净乳头。乳头内陷者可经常提拉矫正。
2. 乳母宜心情舒畅，情绪稳定。忌食辛辣炙煿之物，不过食肥甘厚腻之品。
3. 保持乳头清洁，不使婴儿含乳而睡，注意乳儿口腔清洁；要定时哺乳，每次哺乳应将乳汁吸空，如有积滞，可用按摩或吸奶器帮助排出乳汁。
4. 若有乳头擦伤、皲裂，可外涂麻油或蛋黄油；身体其他部位有化脓性感染时，应及时治疗。
5. 断乳时应先逐步减少哺乳时间和次数，再行断乳。断乳前可用生麦芽 60g、生山楂 60g，煎汤代茶，并用皮硝 60g 装入纱布袋中外敷。
6. 以胸罩或三角巾托起患乳，脓未成者可减少活动牵痛；破溃后可防止袋脓，有助于加速疮口愈合。

细目三 粉刺性乳痈

【考点突破攻略】

要点一 粉刺性乳痈的概述与特点

粉刺性乳痈即西医学的浆细胞性乳腺炎。是一种以乳腺导管扩张、浆细胞浸润为病变基础的慢性非细菌性感染的乳腺化脓性疾病。其特点是多在非哺乳期或非妊娠期发病，常有乳头凹陷或溢液，初起肿块多位于乳晕部，化脓溃破后脓中夹有脂质样物质，易反复发作，形成漏管，经久难愈，全身炎症反应较轻。

[常考考点] 粉刺性乳痈的特点：多在非哺乳期或非妊娠期发病，常有乳头凹陷或溢液，初起肿块多位于乳晕部，化脓溃破后脓中夹有脂质样物质，易反复发作，形成漏管，经久难愈，全身炎症反应较轻。

要点二 粉刺性乳痈的鉴别诊断

1. 乳腺癌 粉刺性乳痈在急性炎症期易与炎性乳腺癌相混淆，炎性乳腺癌多见于妇女妊娠期及哺乳期，乳房迅速增大、发热、皮肤呈红色或紫红色，弥漫性肿大，无明显肿块，同侧腋窝淋巴结明显肿大，质硬固定，病变进展迅速，预后不良，甚至于发病数周后死亡。

2. 乳晕部痈疖 粉刺性乳痈在急性期局部有红肿热痛等炎症反应，常被误诊为乳晕部一般痈疖，根据素有乳头凹陷、反复发作的炎症以及切开排脓时脓液中夹有粉渣样或油脂样物等特点，可与一般乳房部痈疖相鉴别。

3. 导管内乳头状瘤 导管内乳头状瘤有乳头溢液，呈血性及淡黄色液体，有时乳晕部触到绿豆大圆形肿块，易与粉刺性乳痈相混淆。但无乳头凹陷畸形，乳孔无粉渣样物排出，肿块不会化脓。

4. 乳房部漏管 多为急性乳腺炎、乳房蜂窝织炎或乳房结核溃后形成，病变在乳房部，漏管与乳孔多不相通，无乳头凹陷畸形。

此外，还应注意与乳房结核、乳腺增生病及乳腺纤维瘤相鉴别。

细目四 乳癖

【考点突破攻略】

要点一 乳癖的概念与特点

1. 概念及特点 乳癖是乳腺组织的既非炎症也非肿瘤的良性增生性疾病。相当于西医的乳腺增生病。其特点：①单侧或双侧乳房疼痛并出现肿块；②乳痛和肿块与月经周期及情志变化密切相关；③乳房肿块大小不等，形态不一，边界不清，质地不硬，活动度好。

2. 好发年龄 本病好发于25～45岁的中青年妇女，其发病率占乳房疾病的75%，是临床上最常见的乳房疾病。

[常考考点] 乳癖的临床特征。

要点二 乳癖的病因病机

1. 情志不遂，郁怒伤肝，肝郁气滞，气血凝结乳络；思虑伤脾，痰浊内生，气滞痰凝瘀血结聚形成乳房肿块。
2. 冲任失调，使气血瘀滞，或阳虚痰湿内结，经脉阻塞，导致乳房结块、疼痛、月经不调。

要点三 乳癖的临床表现

1. 发病年龄 好发年龄为25～45岁。
2. 高发人群
（1）城市妇女的发病率高于农村妇女。
（2）社会经济地位高或受教育程度高的妇女。
（3）月经初潮年龄早的妇女。

(4) 低经产状况的妇女。
(5) 初次怀孕年龄大的妇女。
(6) 未授乳的妇女。
(7) 绝经迟的妇女。

3. 疼痛特点
(1) 乳房疼痛以胀痛为主,也有刺痛或牵拉痛。
(2) 疼痛月经前加剧,经后疼痛减轻,或疼痛随情绪波动而变化,行走或活动时也有乳痛。乳痛主要以乳房肿块处为甚,常涉及胸胁部或肩背部。有些患者还可伴有乳头疼痛和作痒,乳痛重者影响工作或生活。

4. 肿块
(1) 位置:乳房肿块可发生于单侧或双侧,大多位于乳房的外上象限,也可见于其他象限。
(2) 质地:肿块的质地中等或质硬不坚,表面光滑或颗粒状。
(3) 活动度:活动度好,大多伴有压痛。
(4) 大小:肿块的大小不一,直径一般在1~2cm,大者可超过3cm。
(5) 形态:肿块的形态常可分为片块型、结节型、混合型、弥漫型等类型。

[常考考点] 乳癖的典型临床表现。

要点四 乳癖的辨证论治

治疗要点是<u>止痛、消块</u>。

1. 内治法

证型	辨证要点	治法	方药
肝郁痰凝证	多见于青壮年妇女。乳房肿块随喜怒消长,伴有胸闷胁胀,善郁易怒,失眠多梦,心烦口苦,苔薄黄,脉弦滑	疏肝解郁,化痰散结	逍遥蒌贝散加减
冲任失调证	多见于中年妇女。乳房肿块月经前加重,经后缓减,伴有腰酸乏力,神疲倦怠,月经失调,量少色淡,或闭经,舌淡,苔白,脉沉细	调摄冲任	二仙汤合四物汤加减

2. 外治法 中药局部外敷,如用阳和解凝膏掺黑退消或桂麝散盖贴。

[常考考点] 乳癖的证型、治法、使用方剂。

细目五 乳核

【考点突破攻略】

要点一 乳核的特点与临床表现

1. 特点 乳核是发生在乳房部最常见的良性肿瘤。相当于西医的乳腺纤维腺瘤。历代文献将本病归属于"乳癖""乳痞""乳中结核"的范畴。<u>其特点是好发于20~25岁青年妇女,乳中结核,形如丸卵,边界清楚,表面光滑,推之移动</u>。

2. 临床表现 好发于<u>20~25岁青年妇女</u>。其次是15~20岁和25~30岁。乳中结核,形如丸卵,边界清楚,表面光滑,推之活动。肿块一般无疼痛感,少数可有轻微胀痛,但与月经无关。一般生长缓慢,妊娠期可迅速增大,应排除恶变可能。

[常考考点] 乳核的临床特征是好发于20~25岁青年妇女,乳中结核,形如丸卵,边界清楚,表面光滑,推之移动。

要点二 乳核的辨证论治

1. 内治法

证型	辨证要点	治法	方药
肝气郁结证	肿块较小，发展缓慢，不红不热，不觉疼痛，推之可移，伴胸闷叹息，舌质正常，苔薄白，脉弦	疏肝解郁，化痰散结	逍遥散加减
血瘀痰凝证	肿块较大，坚硬木实，重坠不适，伴胸闷牵痛，烦闷急躁，或月经不调、痛经等，舌质暗红，苔薄腻，脉弦滑或弦细	疏肝活血，化痰散结	逍遥散合桃红四物汤加山慈菇、海藻

2. 外治法 阳和解凝膏掺黑退消盖贴，7日换药1次。

[常考考点] 乳核的证型、治法、使用方剂。

细目六 乳岩

【考点突破攻略】

要点一 乳岩的发病情况与特点

乳岩是指乳房部的恶性肿瘤。相当于西医的乳腺癌。其特点是乳房部出现无痛、无热、皮色不变而质地坚硬的肿块，推之不移，表面不光滑，凹凸不平，或乳头溢血，晚期溃烂，凹如泛莲。

乳岩是女性最常见的恶性肿瘤之一。无生育史或无哺乳史的妇女、月经过早来潮或绝经期愈晚的妇女、有乳腺癌家族史的妇女乳腺癌的发病率相对较高。男性乳腺癌较少发生。

[常考考点] 乳岩的临床特征是乳房部出现无痛、无热、皮色不变而质地坚硬的肿块，推之不移，表面不光滑，凹凸不平，或乳头溢血，晚期溃烂，凹如泛莲。

要点二 乳岩的诊断

乳岩的诊断主要根据临床表现，结合辅助检查，确诊依赖于病理学检查。

1. 临床表现 发病年龄一般在40～60岁，绝经期妇女发病率相对较高。乳癌可分为一般类型乳腺癌及特殊类型乳腺癌。

（1）一般类型乳腺癌：常为乳房内触及无痛性肿块，边界不清，质地坚硬，表面不光滑，不易推动，常与皮肤粘连而呈现酒窝征，个别可伴乳头血性或水样溢液。后期随着癌肿逐渐增大，产生不同程度疼痛，皮肤可呈橘皮样水肿、变色；病变周围可出现散在的小肿块，状如堆栗；乳头内缩或抬高，偶可见到皮肤溃疡。晚期出现乳房肿块溃烂，疮口边缘不整齐，中央凹陷似岩穴，有时外翻似菜花，时渗紫红色血水，恶臭难闻。癌肿转移至腋下及锁骨上时，可触及散在、质硬无痛的臖核，以后渐大，互相粘连，融合成团，逐渐出现形体消瘦、面色苍白、憔悴等恶病质貌。

（2）特殊类型乳腺癌

1）炎性癌：临床少见，多发于青年妇女，半数发生在妊娠期或哺乳期。起病急骤，乳房迅速增大，皮肤肿胀，色红或紫红，发热，但无明显的肿块。转移甚广，对侧乳房往往不久即被侵及，并很早出现腋窝部、锁骨上淋巴结肿大。本病恶性程度极高，病程较短，常于1年内死亡。

2）湿疹样癌：临床较少见，其发病率占女性乳腺癌的0.7%～3%。早期临床表现似慢性湿疮，乳头和乳晕的皮肤发红，轻度糜烂，有浆液渗出，有时覆盖着黄褐色的鳞屑状痂皮。病变的皮肤甚硬，与周围分界清楚。多数患者感到奇痒，或有轻微灼痛。中期为数年后病变蔓延到乳晕以外皮肤，色紫而硬，乳头凹陷。后期表现为溃后易于出血，逐渐乳头蚀落，疮口凹陷，边缘坚硬，乳房内也可出现坚硬的肿块。

2. 实验室及辅助检查

（1）钼靶X线摄片：病变部位可见致密的肿块阴影，大小比实际触诊的要小，形态不规则，边缘呈现毛刺状或结节状，密度不均匀，可有细小成堆的钙化点，常伴血管影增多增粗，乳头回缩，乳房皮肤增厚或凹陷。

（2）B超检查：可见实质性占位病变，形状不规则，边缘不齐，光点不均匀，血流有改变。

（3）病理切片检查：可作为确诊的依据。

[常考考点] 乳岩的诊断是根据临床表现，结合辅助检查，确诊依赖于病理学检查。

要点三　乳岩的辨证分型治疗

早期诊断是乳岩治疗的关键。原则上以手术治疗为主。中医药治疗多用于晚期患者。

证型	辨证要点	治法	方药
肝郁痰凝证	情志抑郁，或性情急躁，胸闷胁胀，伴经前乳房作胀或少腹作胀，乳房部肿块皮色不变，质硬而边界不清，苔薄，脉弦	疏肝解郁，化痰散结	神效瓜蒌散合开郁散加减
冲任失调证	经事紊乱，素有经前期乳房胀痛，或婚后从未生育，或有多次流产史，乳房结块坚硬，舌淡，苔薄，脉弦细	调摄冲任，理气散结	二仙汤合开郁散加减
正虚毒盛证	乳房肿块扩大，溃流愈坚，渗流血水，不痛或剧痛，精神萎靡，面色晦暗或苍白，饮食少进，心悸失眠，舌紫或有瘀斑，苔黄，脉弱无力	调补气血，清热解毒	八珍汤加减
气血两亏证	多见于癌肿晚期或手术、放化疗后，患者形体消瘦，面色萎黄或㿠白，头晕目眩，神倦乏力，少气懒言，术后切口皮瓣坏死糜烂，时流渗液，皮肤灰白，腐肉色暗不鲜，舌淡，苔白，脉沉细	补益气血，宁心安神	人参养荣汤加味
脾虚胃弱证	手术或放化疗后，食欲不振，神疲肢软，恶心欲呕，肢肿怠倦	健脾和胃	参苓白术散或理中汤加减

[常考考点] 乳岩的证型、治法、使用方剂。

要点四　乳岩与乳癖、乳核的鉴别

鉴别要点	乳核	乳岩	乳癖
好发年龄	20～30岁	40～60岁	30～45岁
肿块特点	大多为单个，也可以有多个，圆形或卵圆形，边缘清楚，表面光滑，质地坚实，生长比较缓慢	多为单个，形状不规则，边缘不清楚，质地硬或不均匀，生长速度较快	常为多个，双侧乳房散在分布，形状多样，呈片状、结节或条索状，边缘清或不清，质地软或韧或有囊性感
疼痛	无	少数病例有疼痛	明显胀痛，多有周期性，或与情绪变化有关
与皮肤及周围组织粘连情况	无粘连	极易粘连，皮肤呈"酒窝"征或"橘皮样变"	无粘连
活动度	活动度好，用手推动时有滑脱感	早期活动度可，中期及晚期肿块固定	可活动
乳头及分泌物情况	乳头正常；无分泌物	乳头可缩回或被牵拉；可有分泌物溢出，血性或水样，多为单孔	乳头正常；部分有分泌物溢出或挤压后才有，多为乳汁样或浆液样，常为双侧多孔
淋巴结肿大	无	可有同侧腋窝淋巴结肿大，质地硬，活动度差	无

[常考考点] 乳岩与乳癖、乳核的鉴别。

【例题实战模拟】

A1型题

1. 正确的乳房检查方法是
   A. 以手掌放于乳房上轻轻按摩　　B. 四指并拢，用指腹平放于乳房上轻柔按摩
   C. 以食指先触到肿物，并仔细区别与周围组织的关系
   D. 以食指首先触摸是否有肿物存在，并注意是否活动
   E. 以手托起乳房，用另一手仔细触摸

2. 检查乳房的最佳时间是
   A. 经前　　B. 经后3天　　C. 经后7～10天　　D. 经后2周　　E. 经后3周

3. 乳痈初起，证属肝气不舒，胃热壅滞，内治应首选
   A. 逍遥散   B. 透脓散   C. 四妙汤   D. 瓜蒌牛蒡汤   E. 牛蒡解肌汤
4. 乳癖的特点是
   A. 乳块肿痛，皮色微红，按后痛甚
   B. 乳块皮肉相连，溃破脓稀薄如痰
   C. 乳块呈卵圆形，表面光滑，推之活动
   D. 肿块的大小不一，形态多样，疼痛与月经周期有关
   E. 肿块高低不平，质硬，推之不动
5. 乳岩的特点是
   A. 乳块肿痛，皮色微红，按后痛甚   B. 乳块皮肉相连，溃破脓稀薄
   C. 乳块呈卵圆形，表面光滑，推之活动   D. 乳块质地较软，月经后缩小
   E. 肿块高低不平，质硬，推之不动
6. 乳核肿物的特点是
   A. 生长迅速，常与周围组织粘连   B. 多发肿物，随月经周期发生变化
   C. 如丸卵大小，表面光滑，推之活动   D. 常伴有乳头溢液，不痛不痒
   E. 以上都不是
7. 以下关于乳癖的论述，错误的是
   A. 乳癖是乳腺组织的非炎症非肿瘤的良性增生病   B. 肿块生长与月经无关
   C. 肿块可表现出不同形态   D. 症状与情志变化关系密切
   E. 好发于25～45岁中青年妇女
8. 乳痈最常见的原因是
   A. 哺乳不洁   B. 未哺乳   C. 妇女多产   D. 乳汁郁积   E. 感受外邪
9. 乳房检查的体位是
   A. 左侧或右侧卧位   B. 俯卧位   C. 坐位或仰卧位   D. 截石位   E. 膝胸位
10. 与乳房有关的经脉是
    A. 肝经、胆经   B. 脾经、肾经、督脉、带脉   C. 肝经、肾经、带脉、督脉
    D. 肝经、肾经、胃经、冲脉、任脉   E. 脾经、胃经、带脉、督脉

A2型题

11. 患者，女，28岁。产后乳房胀痛，位于乳房外上方皮肤焮红，肿块形似鸡卵，压痛明显，按之中软，有波动感，伴壮热口渴。其切开引流的部位及切口是
    A. 循乳络方向作放射状切口   B. 乳晕旁弧形切口   C. 脓肿处作任意切口
    D. 以乳头为中心的弧形切口   E. 脓肿波动明显处作切口
12. 患者，女，40岁。双乳肿胀疼痛，月经前加重，经后减轻，肿块大小不等，形态不一，伴乳头溢液，月经不调，腰酸乏力，舌淡苔白，脉弦细。其证候是
    A. 肝郁痰凝   B. 肝气郁结   C. 冲任失调   D. 肝郁火旺   E. 肝郁脾虚
13. 张某，女，52岁。左乳腺癌晚期，破溃外翻如菜花，疮口渗流血水，面色苍白，动则气短，身体瘦弱，不思饮食，舌淡红，脉沉细无力。其治法是
    A. 疏肝解郁   B. 扶正解毒   C. 调理冲任   D. 化痰散结   E. 调补气血

B1型题

A. 心   B. 肾   C. 脾   D. 肝   E. 胃

14. 女子的乳房，属
15. 男子的乳房，属

【参考答案】
1. B 2. C 3. D 4. D 5. E 6. C 7. B 8. D 9. C 10. D 11. A 12. C 13. E 14. E 15. B

第六单元 瘿

细目一 气瘿

【考点突破攻略】

要点一 气瘿的病因病机

外因为平素饮水或食物中含碘不足；内因为情志不畅，忧怒无节，气化失调，升降障碍，营运阻塞。产后肾气亏虚，外邪乘虚侵入，亦能引起本病。

西医学认为本病的病因可分为三类：①甲状腺激素原料（碘）的缺乏；②甲状腺激素需要量的激增；③甲状腺素生物合成和分泌的障碍。

要点二 气瘿的临床表现

1. 女性发病率较男性略高。一般多发生在青春期，在流行地区常见于入学年龄的儿童。
2. 初起时无明显不适感，甲状腺呈弥漫性肿大，腺体表面较平坦，质软不痛，皮色如常，腺体随吞咽动作而上下移动。
3. 肿块进行性增大，可呈下垂，自觉沉重感，可压迫气管、食管、血管、神经等而引起各种症状。

［常考考点］气瘿的主要临床特征：甲状腺呈弥漫性肿大，腺体表面较平坦，质软不痛，皮色如常，腺体随吞咽动作而上下移动。

要点三 气瘿的内治法与预防

1. 内治法

肝郁气滞证

证候：颈部弥漫性肿大，边缘不清，随喜怒消长，皮色如常，质软无压痛，肿块随吞咽动作上下移动，伴急躁易怒，善太息，舌淡红，苔薄，脉沉弦。

治法：疏肝解郁，化痰软坚。

方药：四海舒郁丸加减。怀孕期或哺乳期，加菟丝子、何首乌、补骨脂。

2. 预防调护

（1）在流行地区内，除改善水源外，应以碘化食盐煮菜，作为集体性预防，服用至青春发育期过后。
（2）经常用海带或其他海产植物佐餐，尤其在怀孕期和哺乳期。
（3）平时保持心情舒畅，勿郁怒动气。

［常考考点］肝郁气滞证的辨证要点、治法和治疗方剂。

细目二 肉瘿

【考点突破攻略】

要点一 肉瘿的概念与特点

肉瘿是瘿病中较常见的一种，由于忧思郁怒，气滞、痰浊、瘀血凝结而成。相当于西医的甲状腺腺瘤或囊肿，属甲状腺的良性肿瘤。其临床特点是：①部位：颈前喉结一侧或两侧结块，柔韧而圆，如肉之团。②随吞咽动作而上下移动，发展缓慢。③好发于青年女性及中年人。

[常考考点] 肉瘿的特点。

要点二　肉瘿的病因病机

由于忧思郁怒，气滞、痰浊、瘀血凝结而成。情志抑郁，肝失条达，气滞血瘀；或忧思郁怒，肝旺乘土，脾失运化，痰湿内蕴。气滞、湿痰、瘀血随经络而行，流注于结喉，聚而成形，乃成肉瘿。

要点三　肉瘿的辨证论治

1. 内治法

证型	辨证要点	治法	方药
气滞痰凝证	颈部一侧或两侧肿块呈圆形或卵圆形，不红、不热，随吞咽动作上下移动，一般无明显全身症状，如肿块过大可有呼吸不畅或吞咽不利，苔薄腻，脉弦滑	理气解郁，化痰软坚	逍遥散合海藻玉壶汤加减
气阴两虚证	颈部肿块柔韧，随吞咽动作上下移动，常伴有急躁易怒，汗出心悸，失眠多梦，消谷善饥，形体消瘦，月经不调，手部震颤等，舌红，苔薄，脉弦	益气养阴，软坚散结	生脉散合海藻玉壶汤加减

[常考考点] 肉瘿的证型、治法、使用方剂。

2. 外治法　阳和解凝膏掺黑退消或桂麝散外敷。

细目三　瘿痈

【考点突破攻略】

要点一　瘿痈的含义与特点

瘿痈是瘿病中一种急性炎症性疾病，相当于西医的急性甲状腺炎、亚急性甲状腺炎。其特点是：①结喉两侧结块；②色红灼热，疼痛肿胀，甚而化脓；③常伴有发热、头痛等症状。

[常考考点] 瘿痈的特点是：①结喉两侧结块；②色红灼热，疼痛肿胀，甚而化脓；③常伴有发热、头痛等症状。

要点二　瘿痈的诊断

发病前多有感冒、咽痛等病史。颈部肿胀多突然发生，局部嫩红灼热，按之疼痛，其痛可牵引至耳后枕部，活动或吞咽时加重，伴发热、畏寒等。严重者可有声嘶、气促、吞咽困难。少数患者可出现寒战、高热，局部胀痛、跳痛而化脓，成脓后可出现波动感。

要点三　瘿痈的内外治法

1. 内治法

证型	辨证要点	治法	方药
风热痰凝证	局部结块疼痛明显，伴恶寒发热、头痛、口渴、咽干，苔薄黄，脉浮数或滑数	疏风清热化痰	牛蒡解肌汤加减
气滞痰凝证	肿块坚实，轻度作胀，重按才感疼痛，其痛牵引耳后枕部，或有喉间梗塞感，痰多，一般无全身症状，苔黄腻，脉弦滑	疏肝理气，化痰散结	柴胡疏肝汤加减

2. 外治法

（1）初期：宜用箍围药，如金黄散、四黄散、双柏散，水或蜜调制外敷，每日1～2次。

（2）成脓：宜切开排脓，八二丹药线引流，金黄膏外敷。

[常考考点] 瘿痈的证型、治法、使用方剂。

细目四　石瘿

【考点突破攻略】

要点一　石瘿的含义与特点

瘿病坚硬如石，不可移动者，称为石瘿。相当于西医的甲状腺癌。其特点是：①结喉两侧结块；②坚硬如石，高低不平，推之不移。

[常考考点] 石瘿的特点是：①结喉两侧结块；②坚硬如石，高低不平，推之不移。

要点二　石瘿的病因病机

由于情志内伤，肝脾气逆，痰湿内生，气滞则血瘀，瘀血与痰湿凝结，上逆于颈部而成。亦有由肉瘿日久转化而来者。

要点三　石瘿的诊断

1. 临床表现　多见于40岁以上患者，女多于男，或既往有肉瘤病史者。颈前多年存在的肿块，生长迅速，质地坚硬如石，表面凹凸不平，推之不移，并可出现吞咽时移动受限，可伴有疼痛。石瘿的淋巴结合转移较为常见，有时颈部出现的淋巴结肿大，往往是一些微小而不易触及的乳头状腺癌的最初体征。

2. 辅助检查　甲状腺同位素^{131}碘扫描多显示为凉结节（或冷结节），进行B超、CT检查，以明确诊断。

[常考考点] 石瘿的主要特征：质地坚硬，表面凹凸不平，推之不移，并可出现吞咽时移动受限。甲状腺同位素^{131}碘扫描多显示为凉结节（或冷结节）。

要点四　石瘿的治疗

石瘿为恶性肿瘤，应及早诊断并早期手术治疗。

1. 内治法

证型	辨证要点	治法	方药
痰瘀内结证	颈部结块迅速增大，坚硬如石，高低不平，推之不移，但全身症状尚不明显，舌暗红，苔薄黄，脉弦	解郁化痰，活血消坚	海藻玉壶汤合桃红四物汤加白花蛇舌草、三棱、莪术等
瘀热伤阴证	石瘿晚期，或溃破流血水，或颈部他处发现转移性结块，或声音嘶哑，形倦体瘦，舌紫暗，或见瘀斑，脉沉涩	和营养阴	通窍活血汤合养阴清肺汤加减，气阴两虚者用黄芪鳖甲汤加减

2. 外治法　可用阳和解凝膏掺阿魏粉敷贴。肿块疼痛灼热者，可用生商陆根捣烂外敷。

【例题实战模拟】

A1型题

1. 气瘿的病因是
   A. 忧思郁怒，湿痰凝结而成　　B. 气郁、湿痰、瘀血凝滞而成　　C. 一为忧患，二为水土不佳
   D. 肺气失宣，痰浊凝结　　E. 脾失健运，痰湿内生，气血凝结而成
2. 气瘿内治通常以疏肝理气、解郁消肿为主，宜选用的方剂是
   A. 海藻玉壶汤　　B. 四海舒郁丸　　C. 逍遥散　　D. 桃红四物汤　　E. 通气散结丸
3. 石瘿的病因病机是
   A. 忧思郁怒，湿痰凝结而成　　B. 气郁、湿痰、瘀血凝滞而成　　C. 一为忧患，二为水土不佳
   D. 平素饮水和食物中含碘不足　　E. 产后亏虚，外邪入侵
4. 在对瘿病肿块扪诊时，除对其肿块位置、数目、硬度、光滑度、活动度、界限进行重点检查外，还应注意的是
   A. 颈部活动是否受限　　B. 颈部皮肤是否肿胀

C.肿块有无震颤，气管是否移位，淋巴结是否肿大   D.下颌活动是否正常
E.颈静脉是否怒张

5.诊断瘿病的重要体征是
  A.肿块的位置   B.有无压痛   C.有无震颤   D.是否随吞咽上下移动   E.有无波动感
6.下列不属于瘰疬特征的是
  A.颈中两侧结块   B.皮色不变   C.微有灼热   D.疼痛牵引至耳后枕部   E.容易化脓

A2型题

7.患者，女，19岁。半月前无意中发现颈部粗大，无异常不适。颈部呈弥漫性肿大，边缘不清，皮色不变，无触痛，并可扪及数个大小不等的结节，随吞咽动作而上下移动。其具体诊断是
  A.气瘿   B.石瘿   C.肉瘿   D.瘿痈   E.颈痈
8.患者，女，28岁，已婚。颈前肿物10年余，渐渐增大，边缘不清，皮色如常，无疼痛，可触及肿物表面结节，随吞咽上下移动。其诊断是
  A.肉瘿   B.石瘿   C.瘿痈   D.气瘿   E.血瘿

【参考答案】
1.C 2.B 3.B 4.C 5.D 6.B 7.A 8.A

第七单元 瘤、岩

细目一 脂瘤

【考点突破攻略】

要点一 脂瘤的概念

脂瘤是皮脂腺中皮脂潴留郁积而形成的囊肿，亦称粉瘤。其临床特点是皮肤间出现圆形质软的肿块，中央有粗大毛孔，可挤出有臭味的粉渣样物。脂瘤并非体表肿瘤，相当于西医的皮脂腺囊肿。

［常考考点］脂瘤的特点：圆形质软的肿块，中央有粗大毛孔，可挤出有臭味的粉渣样物。相当于西医的皮脂腺囊肿。

要点二 脂瘤的诊断

本病好发于青春期。多见于头面部、臀部、背部等皮脂腺、汗腺丰富的部位，生长缓慢，一般无明显自觉症状。肿块呈圆形或椭圆形，边界清楚，与皮肤无粘连，表皮紧张，中央导管开口处呈青黑色小孔，挤压后可有粉渣样内容物溢出，有臭味。脂瘤染毒后可有局部红肿、增大、疼痛、破溃流脓等。

要点三 脂瘤的治疗

脂瘤之小如豆粒者，可暂行观察，不予特殊治疗。脂瘤较大而未染毒者，宜首选手术疗法予以完整切除。脂瘤染毒成脓者要及时予行切开引流。伴有全身症状者，可予内服药物治疗。

1.内治法

证型	辨证要点	治法	方药
痰气凝结证	脂瘤表皮中央有黑点，伴咽喉如有梅核堵塞、胸膈痞闷，情志抑郁，急躁易怒，舌淡，苔腻，脉滑	理气化痰散结	二陈汤合四七汤加减
痰湿化热证	瘤体红肿、灼热、疼痛，甚至跳痛化脓，伴发热、恶寒、头痛、尿黄、舌红，苔薄黄，脉数	清热化湿，和营解毒	龙胆泻肝汤合仙方活命饮加减

［常考考点］脂瘤的证型及其辨证要点、治法、使用方剂。

2. 外治法

（1）脂瘤染毒而未成脓者，予金黄膏、玉露膏外敷。

（2）脂瘤染毒成脓者，予十字切开引流，清除皮脂、脓液后，用棉球蘸七三丹填塞腔内，待囊壁被腐蚀脱落后，再予生肌散生肌收口，以免复发。

3. 其他疗法 将脂瘤完整手术切除，是最有效、最根本的治疗方法。

［常考考点］将脂瘤完整手术切除，是最有效、最根本的治疗方法。

细目二 血瘤

【考点突破攻略】

要点一 血瘤的概念

血瘤是指体表血络扩张，纵横丛集而形成的肿瘤，相当于西医的血管瘤。常见的有毛细血管瘤和海绵状血管瘤。其特点是：①病变局部色泽鲜红或暗紫，或呈局限性柔软肿块；②边界不清；③触之如海绵状。

要点二 血瘤的诊断

1. 毛细血管瘤 多在出生后 1～2 个月内出现，部分在 5 岁左右自行消失，多发生在颜面、颈部，可单发，也可多发。多数表现为在皮肤上有红色丘疹或小的红斑，逐渐长大，界限清楚，大小不等，质软可压缩，色泽为鲜红色或紫红色，压之可褪色，抬手复原。

2. 海绵状血管瘤 表现为质地柔软似海绵，常呈局限性半球形、扁平或高出皮面的隆起物，肿物有很大压缩性，可因体位下垂而充盈，或随患肢抬高而缩小，在瘤内有时可扪及颗粒状的静脉石硬结，外伤后可引起出血，继发感染，可形成慢性出血性溃疡。

［常考考点］毛细血管瘤和海绵状血管瘤的特点。

要点三 血瘤的治疗

瘤体局限者可行手术切除，中医可辨证论治，或配合外治和其他疗法。

细目三 肉瘤

【考点突破攻略】

要点 肉瘤的概念及临床表现特点

肉瘤是发于皮里膜外，由脂肪组织过度增生而形成的良性肿瘤，相当于西医的脂肪瘤。其特点是：①软似棉，肿似馒；②皮色不变，不紧不宽；③如肉之隆起。

西医所称的肉瘤是指发生于软组织的恶性肿瘤，如脂肪肉瘤、纤维肉瘤等，与本病有质的区别，临证中不可混淆。

本病多见于成年女性，可发于身体各部，好发于肩、背、腹、臀及前臂皮下。大小不一，边界清楚，皮色不变，生长缓慢，触之柔软，呈扁平团块状或分叶状，推之可移动，基底较广阔，一般无疼痛。多发者常见于四肢、胸或腹部，呈多个较小的圆形或卵圆形结节，质地较一般肉瘤略硬，压之有轻度疼痛。

［常考考点］肉瘤的特点：软似棉，肿似馒；皮色不变，不紧不宽；如肉之隆起。

细目四 失荣

【考点突破攻略】

要点一 失荣的概念

失荣是发于颈部及耳之前后的岩肿,因其晚期气血亏乏,面容憔悴,形体消瘦,状如树木枝叶发枯,失去荣华而命名。相当于西医的颈部淋巴结转移癌和原发性恶性肿瘤。多见于40岁以上的男性,属古代外科四大绝症之一。

要点二 失荣的病因病机

足少阳胆经循行耳之前后,失荣的发生与肝胆关系密切。

要点三 失荣的临床表现

一般表现为颈部淋巴结肿大,生长较快,质地坚硬。病变开始时多为单发结节,可活动;后期肿块体积增大,数量增多,融合成团块或联结成串,表面不平,固定不移。一般无疼痛,但合并染毒时,可有压痛。日久癌肿溃破,疮面渗流血水,高低不平,形似翻花状。其肿痛波及范围可向面部、胸部、肩背部扩展。

要点四 失荣的辨证论治方法

1. 内治法

证型	辨证要点	治法	方药
气郁痰结证	颈部或耳前、耳后有坚硬之肿块,肿块较大聚结成团,与周围组织粘连而固定,有轻度刺痛或胀痛,颈项牵扯感,活动转侧不利,患部皮色暗红微热,伴胸闷胁痛、心烦口苦等症,舌质红,苔微黄腻,脉弦滑	理气解郁,化痰散结	化痰开郁方(经验方)
阴毒结聚证	颈部肿块坚硬,不痛不胀,尚可推动,患部初起皮色如常,以后可呈橘皮样变,伴畏寒肢冷、纳呆便溏,舌质淡,苔白腻,脉沉细或弦细	温阳散寒,化痰散结	阳和汤加减
瘀毒化热证	颈部岩肿迁延日久,肿块迅速增大,中央变软,周围坚硬,溃破后渗流血水,状如翻花,并向四周漫肿,范围可波及面部、胸部、肩背等处,伴疼痛、发热、消瘦、头项活动受限,舌质红,苔黄,脉数	清热解毒,化痰散瘀	五味消毒饮合化坚二陈丸加减
气血两亏证	颈部肿块溃破以后,长期渗流脓血,不能愈合,疮面苍白水肿,肉芽高低不平,胬肉翻花。伴低热、乏力、消瘦等,舌质淡,苔白或无苔,脉沉细	补益气血,解毒化瘀	八珍汤合四妙勇安汤加减

2. 外治法

(1)早期颈部硬肿为气郁痰结者,可外贴太乙膏;或外敷天仙子膏,取天仙子50g,用醋、蜜各半调敷,每日换1次。

(2)早期颈部硬肿若为阴毒结聚者,可外贴阳和解凝膏或冲和膏。

(3)岩肿溃破胬肉翻花者,可用白降丹掺于疮面,其上敷太乙膏。若溃久气血衰败,疮面不鲜,可用神灯照法,疮面掺阴毒内消散,外敷阳和解凝膏。

[常考考点] 失荣的证型、治法、使用方剂。

【例题实战模拟】

A1型题

1.下列关于脂瘤的叙述,错误的是
　A.好发于青春期　　B.多发于汗腺、皮脂腺丰富的部位　　C.最有效的治疗方法是手术切除
　D.痰湿化热型脂瘤可复用龙胆泻肝汤　　E.脂瘤肿块不规则,边界不清楚

2.失荣相当于西医的
　A.恶性肿瘤颈部转移　　B.鼻咽癌　　C.甲状腺癌　　D.唇癌　　E.舌癌

3. 凡发生于颈部或耳之前后的一类岩证，面容憔悴，形体消瘦者，称之为
   A. 石瘿   B. 失荣   C. 石疽   D. 筋瘤   E. 血瘤
4. 毛细血管瘤多发于
   A. 四肢部   B. 颜面、颈部   C. 内脏   D. 皮肤   E. 脂肪多的地方
5. 脂瘤独有的特征是
   A. 数目不等，大小不一，肿形如馒，推之可移
   B. 青筋垒垒，盘曲成团，质地柔软，表面青蓝
   C. 瘤中心有粗大毛囊孔，可挤出臭味脂浆
   D. 瘤体单发，质地硬韧，界限清楚，推之可移
   E. 瘤体深隐，质地坚硬，境界清楚，推之不移
6. 失荣初期的治法是
   A. 益气养荣，疏肝散结   B. 调补气血，化痰散结   C. 解郁化痰，活血散结
   D. 益气养阴，疏肝解郁   E. 养血柔肝，化痰散结

A2 型题

7. 患者，男，48岁。肩背皮肤浅层肿块，与皮肤粘连，瘤体表面中心有黑色粗大毛孔，挤压时有臭味脂浆溢出。其诊断是
   A. 脂瘤   B. 肉瘤   C. 流痰   D. 血瘤   E. 筋瘤
8. 患者，男，45岁。左上臂内侧有一肿块，呈半球形，暗红色，质地柔软，状如海绵，压之可缩小。应首先考虑的诊断是
   A. 气瘤   B. 筋瘤   C. 脂瘤   D. 血瘤   E. 肉瘤

【参考答案】
1. E   2. A   3. B   4. B   5. C   6. C   7. A   8. D

第八单元　皮肤及性传播疾病

细目一　概述

【考点突破攻略】

要点一　皮肤及性传播疾病的病因病机

皮肤病的病因复杂，但归纳起来不外乎内因、外因两类。外因主要是风、湿、热、虫、毒；内因主要是七情内伤、饮食劳倦和肝肾亏损。其病机主要因气血不和、脏腑失调、邪毒结聚而致生风、生湿、化燥、致虚、致瘀、化热、伤阴等。性传播疾病主要由性接触染毒致病。

1. 风　许多皮肤病都与风邪有着密切关系。由风邪引起的皮肤病一般具有以下特点：发无定处，骤起骤消，如瘾疹、游风；剧烈瘙痒，皮肤干燥、脱屑，如风瘙痒；多发生于上部，如面游风、白屑风等。临床上风邪常与他邪相兼为病，如风湿、风热、风寒等。

2. 湿　湿有内湿、外湿之分，皮肤病以外湿所致者居多，但有时外湿与内湿相合致病。湿邪侵入肌肤，郁结不散，与气血相搏，多发生疱疹、渗液、糜烂、瘙痒等。湿邪所致的皮肤病，其皮肤损害以水疱为主，或为多形性，或皮肤糜烂，或淫浸四窜、滋水淋漓，常患病于下部，病程缠绵，难以速愈，愈后易发。

3. 热　热为阳邪，火热同源，热为火之渐，热微则痒；火为热之甚，热盛则痛。外感热邪，或脏腑实热，蕴阻肌肤，不得外泄，熏蒸肌表，均可发生皮肤病。热邪致病多发于人体上部，其皮肤损害以红斑、红肿、脓疱、糜烂为主，自觉瘙痒或疼痛。

4. 虫　由虫致生的皮肤病多种多样，虫不同则皮损也不相同。一为皮肤中寄生虫直接致病，如疥虫引起的疥疮，真

菌则可引起手癣、脚癣、体癣、甲癣等病；一为由昆虫的毒素侵入或过敏引起的皮肤病，如蚊虫、臭虫、蠓虫、虱子叮咬所致的损伤和虫咬皮炎。

此外，尚可由肠道寄生虫过敏及禽类寄生虫毒、桑毛虫毒、松毛虫毒等引起皮肤病等，在临床中均较常见。由虫引起的皮肤病，其症状是皮肤瘙痒甚剧，有的表现糜烂，有的能互相传染，有的可伴局部虫斑，脘腹疼痛，大便中可查到虫卵等。

5. 毒 由毒邪引起的皮肤病可分为食毒、药物毒、虫毒、漆毒等，其病机不外中其毒邪，或禀赋不耐，对某物质过敏而成。由毒邪引发的皮肤病，发病前有食"毒"物史或曾内服某种药物，或接触某种物质，或有毒虫叮咬史，需经过一定的潜伏期后方发病。其症状是皮损表现为灼红、肿胀、丘疹、水疱、风团、糜烂等多种形态，或痒或痛，轻则局限一处，重则泛发全身。停止上述毒邪来源后，其病去也快。病重者皮肤暴肿，起大疱，破流滋水，皮肤层层剥脱，甚则危及生命，如药物毒。

6. 血瘀 为皮肤病重要的病因病机，凡外感六淫、内伤七情，均可导致气机不畅，气为血之帅，血随气行，气滞则血瘀而为病。血瘀证候多见于慢性皮肤病，其特点如：皮损色暗、紫红、青紫，或出现肌肤甲错、色素沉着、瘀斑、肥厚、结节、肿块、瘢痕、脱发、舌紫或有瘀点、脉弦涩等，如黧黑斑。

7. 血虚风燥 亦为皮肤病的重要病机。多种慢性皮肤病因长期皮肤瘙痒，寝食不安，脾虚食减，脾胃失其健运，阴血失其化源；或风湿郁久，郁而化热化火，伤其阴血，致阴血亏虚；或本虚病久，均可导致血虚风燥。其皮损特点以干燥、肥厚、粗糙、脱屑为主，很少糜烂、渗液，自觉瘙痒，病期较长，如牛皮癣、白疕、慢性湿疮、风瘙痒、鱼鳞病等慢性皮肤病。

8. 肝肾不足 脏腑失调是皮肤病重要的病因病机，其中以肝肾不足为多见。肝肾不足主要包括先天之精不足及后天精血不足。如肝血虚，爪甲失养，则指甲肥厚干燥变脆；肝虚血燥，筋气失荣，则生疣目；肝经火郁血滞，可致血痣。肾精不充，发失其养，则毛发干枯易脱；肾虚，本色上泛，则面生黧黑斑。因肝肾不足所致的皮肤病，其特点是大多呈慢性过程，其皮损有干燥、肥厚粗糙、脱屑或伴毛发枯槁，脱发、色素沉着，指甲受损，或伴生疣目、血痣等。因肾为先天之本，故某些先天性、遗传性皮肤病与肝肾亦有一定的关系，如鱼鳞病、毛周角化症。

总之，皮肤病的发生往往不是单一病因所引起，常为数个以上的病因共同作用所致，或内伤与外感兼夹在一起，或为实证，或为虚证，或虚实夹杂。

[常考考点] 外因主要是风、湿、热、虫、毒；内因主要是七情内伤、饮食劳倦和肝肾亏损。其病机主要因气血不和、脏腑失调、邪毒结聚而致生风、生湿、化燥、致虚、致瘀、化热、伤阴等。

要点二 皮肤及性传播疾病的辨证

（一）辨皮肤病的常见症状

皮肤病在发病过程中，可产生一系列的自觉症状和他觉症状，是皮肤病辨证的主要依据，亦是诊断皮肤病的重要依据。

1. 自觉症状 即患者主观的感觉。皮肤病的自觉症状取决于皮肤病的性质、病变程度以及患者个体的差异等。最常见的症状是瘙痒，其次是疼痛，此外尚有灼热、麻木、蚁走感等。

（1）瘙痒：可由多种因素引起，但着重在"风"邪的辨证。一般急性皮肤病的瘙痒，多由外风所致，故其有症状流窜不定、泛发而起病迅速的特点，可有风寒、风热、风湿热的不同。风寒所致瘙痒，遇寒加重而皮疹色白；风热所致瘙痒，皮疹色红，遇热加重；风湿热所致瘙痒，抓破有渗液或起水疱。此外，营血有热所致瘙痒，皮损色红灼热，见丘疹、红斑、风团，瘙痒剧烈，抓破出血。慢性皮肤病的瘙痒原因复杂，寒、湿、痰、瘀、虫淫、血虚风燥、肝肾不足等因素均可致瘙痒。寒证瘙痒除因寒邪外袭，尚可由脾肾阳虚生内寒而致，皮疹色红，发热症状不明显，或呈寒性结节、溃疡等；湿热所致瘙痒可表现为流滋或出现水疱；痰邪所致瘙痒则常呈结节；瘀血所致瘙痒可见紫斑、色素沉着等；瘀血夹湿所致瘙痒剧烈，皮损结节坚硬，顽固难愈；虫淫所致瘙痒，痒如虫行或蚁走，阵阵奇痒难忍，且多具传染性；血虚风燥及肝肾不足所致瘙痒常有血痂或糠秕样脱屑，皮肤干裂，苔藓样变等。

（2）疼痛：皮肤病有疼痛症状者不多，一般多由寒邪或热邪或痰凝血瘀，阻滞经络不通所致，"通则不痛，痛则不通"。寒证疼痛表现为局部青紫，遇寒加剧，得温则缓；热证疼痛，有红肿、发热与疼痛性皮损；痰凝血瘀疼痛可有痰核结节或瘀斑、青紫，疼痛位置多固定不移。此外，在有些较重的皮肤病后期或年老体弱、气血虚衰的蛇串疮患者，虽皮肤损害已愈，但后遗疼痛，且较剧烈，属虚证兼气滞血瘀疼痛。

（3）灼热感、蚁走感、麻木感：为皮肤病较特殊的局部自觉症状。灼热感为热邪蕴结或火邪炽盛，炙灼肌肤的自觉感受，常见于急性皮肤病。蚁走感与瘙痒感颇为近似，但程度较轻，由虫淫为患或气血失和所致。麻木感常见于一些特殊的皮肤病，如麻风病的皮损，有的慢性皮肤病后期也偶见麻木的症状，一般认为麻木为血虚或湿痰瘀血阻络，导致经脉失养，或气血凝滞，经络不通所致。

[常考考点] 皮肤病自觉症状是瘙痒，其次是疼痛，此外尚有灼热、麻木、蚁走感等。

2. 他觉症状　皮肤病的他觉症状，以表现在患部的皮肤损害最具诊断意义。皮肤损害（简称皮损），也称皮疹，分为原发性和继发性两大类，但有时二者不能截然分开，如脓疱为原发性皮损，但也可继发于丘疹或水疱。掌握这些基本皮损的特点，对皮肤病诊断、辨证治疗都很重要。

（1）原发性损害：原发性皮损是皮肤病在其病变过程中，直接发生及初次出现的皮损，有斑疹、丘疹、风团、结节、疱疹、脓疱等。

1）斑疹：为局限性皮肤黏膜的颜色改变，与周围皮肤平齐，不隆起或凹陷。直径达到或超过1cm时，称为斑片，分为红斑、色素沉着斑、色素减退斑。红斑压之褪色者多属血热；压之不褪色者除血热外，尚兼血瘀。红斑稀疏者为热轻，密集者为热重，红而带紫为热毒炽盛。红斑常见于丹毒、药毒等皮肤病。色素沉着斑如黧黑斑，是肝肾不足，气血瘀滞所致。色素减退斑多由气血凝滞或血虚风邪所致，最常见者为白驳风。

2）丘疹：为高出皮面的实性丘形小粒，直径一般小于1cm，多为风热、血热所致。丘疹数目多少不一，有散在分布的，有的互相融合而成扁平隆起的片状损害，直径大于1cm，称斑块。丘疹顶端扁平的称扁平丘疹，常见于牛皮癣、接触性皮炎、湿疮等。介于斑疹与丘疹之间，稍有隆起的皮损称斑丘疹。丘疹顶部有较小水疱或脓疱时，称丘疱疹或丘脓疱疹。

3）风团：为皮肤上局限性水肿隆起，常突然发生，迅速消退，不留任何痕迹，发作时伴有剧痒。有红色与白色之分，红色者为风热所致，白色者为风寒所致。常见于瘾疹。

4）结节：为大小不一、境界清楚的实质性损害，质较硬，深在皮下或高出皮面，多由气血凝滞所致，常见于结节性红斑等病。

5）疱疹：为内有腔隙、含有液体、高出皮面的损害。水疱内含有血样液体者称血疱。水疱为白色，血疱为红色或紫红色。疱疹的疱壁一般较薄易破，破后形成糜烂，干燥后结痂脱屑。疱疹常发于红斑之上，多属湿热或热毒所致，常见于湿疮、接触性皮炎、虫咬皮炎等。

6）脓疱：疱内含有脓液，其色呈混浊或为黄色，周围常有红晕，疱破后形成糜烂，溢出脓液，结脓痂。多因湿热或热毒炽盛所致，常见于脓疱疮等。

（2）继发性损害：是原发性皮损经过搔抓、感染、治疗处理和在损害修复过程中演变而成，有鳞屑、糜烂、溃疡、痂、抓痕、皲裂、苔藓样变、瘢痕、色素沉着、萎缩等。

1）鳞屑：为表皮角质层的脱落，大小、厚薄、形态不一，可呈糠秕状（如花斑癣）、蛎壳状（如白疕）或大片状（如剥脱性皮炎）。急性病后见之，多为余热未清；慢性病见之，多由血虚生风、生燥，皮肤失其濡养所致。

2）糜烂：为局限性的表皮或黏膜上皮缺损，系疱疹、脓疱的破裂，痂皮的脱落等露出的红色湿润面，多属湿热为患。糜烂因损害较浅，愈后较快，一般不留瘢痕。

3）溃疡：为皮肤或黏膜深层真皮或皮下组织的局限性缺损。溃疡大小不一，疡面有脓液、浆液或血液，基底可有坏死组织。多为热胜肉腐而成，常见于疮疖、外伤染毒等溃烂形成，愈后留有瘢痕。

4）痂皮：皮肤损害处的渗液、滋水、渗血或脓液与脱落组织及药物等混合干燥后即形成痂。脓痂为热毒未清；血痂为血热络伤，血溢所结；滋痂为湿热所致。

5）抓痕：由搔抓将表皮抓破、擦伤而形成的线状损害，表面结成血痂，皮肤瘙痒，多由风盛或内热所致。

6）皲裂：为皮肤上的线形坼裂，好发于掌跖、指趾、口角等处，多由血虚、风燥所致。

7）苔藓样变：为皮肤增厚、粗糙、皮纹加宽、增深、干燥、局限性边界清楚的大片或小片损害，常为一些慢性瘙痒性皮肤病的主要表现，多由血虚风燥，肌肤失养所致。常见于牛皮癣、慢性湿疮等。

8）色素沉着：为皮肤中色素增加所致，多呈褐色、暗褐色或黑褐色。色素沉着有的属原发皮损，如黧黑斑、黑变病等，多由肝火、肾虚引起；有的属继发皮损，如一些慢性皮肤病后期局部皮肤色素沉着，多因气血失和所致，如风热疮、固定性药疹等。

9）萎缩：为皮肤的结构成分减少、变薄所致。表皮萎缩时皮肤呈半透明羊皮纸样外观，皮纹变浅或消失，其下血管较为清晰可见；真皮或皮下脂肪萎缩时皮肤呈局限性凹陷，皮纹不变。常为一些慢性皮肤病的皮损表现，多因气血两虚，营卫失和，肌肤失养而成。

[常考考点] 原发性损害有斑疹、丘疹、风团、结节、疱疹、脓疱；继发性损害有鳞屑、糜烂、溃疡、痂、抓痕、皲裂、苔藓样变、瘢痕、色素沉着、萎缩。

（二）辨皮肤病的性质

按照临床表现来分，主要分为急性、慢性两大类，急性者大多为实证，慢性者当以虚证为主。

1. 急性皮肤病 大多发病急骤，皮损表现以原发性为主，如红斑、丘疹、疱疹、风团、结节、脓疱等，亦可相继出现糜烂、渗液、鳞屑等继发性皮损。病因大多为风、湿、热、虫、毒，以实证为主。与肺、脾、心三脏的关系最为密切。

2. 慢性皮肤病 大多发病缓慢，皮损表现以继发性为主，如苔藓样变、色素沉着、皲裂、鳞屑等，或伴有脱发、指（趾）甲变化。发病原因大多为血瘀或营血不足，肝肾亏损，冲任不调，以虚证为主。与肝、肾两脏关系最为密切。肝藏血，血虚则生风生燥，肤失濡养而为病；肾主藏精，黑色属肾，发为肾之所华，肾精不足，则可产生皮肤的色素改变以及脱发等病。

要点三 皮肤及性传播疾病的治法

中医治疗皮肤病主张"治外必本诸内"，局部与整体并重。治疗方法分内治、外治两大类，在临床应用时，必须根据患者的体质情况、不同的致病因素和皮损形态，制定内治和外治的法则。

（一）内治

1. 祛风法 疏风清热用于风热证，方选银翘散、桑菊饮、消风散。疏风散寒用于风寒证，方选麻黄汤、麻桂各半汤等。祛风胜湿用于风湿证，方选独活寄生汤。祛风潜镇用于风邪久羁证、顽癣类皮肤病、疣类皮肤病或由皮肤病所引起的神经痛，方选天麻钩藤饮。

2. 清热法 清热解毒用于实热证，方选五味消毒饮、黄连解毒汤。清热凉血用于血热证，方选犀角地黄汤、化斑解毒汤。

3. 祛湿法 清热利湿用于湿热证和暑湿证，方选茵陈蒿汤、龙胆泻肝汤、萆薢渗湿汤。健脾化湿用于脾湿证，方选除湿胃苓汤。滋阴除湿用于渗利伤阴证，方选滋阴除湿汤。

4. 润燥法 养血润燥用于血虚风燥证，方选四物汤、当归饮子等。凉血润燥用于血热风燥证，方选凉血消风散。

5. 活血法 理气活血用于气滞血瘀证，方选桃红四物汤、通络活血方等。活血化瘀用于瘀血凝结证，方选通窍活血汤、血府逐瘀汤等。

6. 温通法 温阳通络用于寒湿阻络证，方选当归四逆汤、独活寄生汤等。通络除痹用于寒凝皮痹证，方选阳和汤、独活寄生汤等。

7. 软坚法 消痰软坚用于痰核证，方选海藻玉壶汤。活血软坚用于瘀阻结块证，方选活血散瘀汤。

8. 补肾法 滋阴降火用于阴虚内热证或肝肾阴虚证，方选知柏地黄汤、大补阴丸。温补肾阳用于脾肾阳虚证，方选肾气丸、右归丸。

[常考考点] 皮肤病常用的内治八法。

（二）外治

皮肤病的病变部位多在皮肤或黏膜，采用各种外治法可以减轻患者的自觉症状，并使皮损迅速消退；有些皮肤病单用外治即可达到治疗目的。因此，外治法在皮肤病治疗中十分重要。在使用外治法时，必须根据皮损情况，依照外用药物的使用原则进辨证施治，正确使用外用剂型及药物。外治法同样遵循同病异治、异病同治的治疗法则。

1. 外用药物的常用剂型

（1）溶液：是药物的水溶液，将单味药或复方加水，煎熬至一定浓度，滤过药渣所得，具有清洁、止痒、消肿、收敛、清热解毒的作用。适用于急性皮肤病渗出较多或剧烈红肿或脓性分泌物多的皮损。可用于湿敷和熏洗。常用药物如苦参、黄柏、蛇床子、马齿苋、生地榆、野菊花、金银花、蒲公英、千里光等煎出液；或10%黄柏溶液、3%硼酸溶液、生理盐水及蒸馏水等。溶液用于湿敷是治疗皮肤病常用的方法，适用于急性红肿、渗出糜烂的皮损，或浅表溃疡。使用时将5~6层消毒纱布置于药液中浸透，稍挤拧至不滴水为度，冷敷于患处，一般每1~2小时换1次即可；如渗液不多，可4~5小时换1次。溶液熏洗应当温度适当，一般以40℃左右为宜，太热易烫伤皮肤，太凉则疗效不佳。

（2）粉剂（又名散剂）：为单味药或复方中药研磨或粉碎成极细粉末的制剂。具有保护、吸收、蒸发、干燥、止痒的作用。适用于无渗液的急性或亚急性皮炎。常用药物如青黛散、六一散、滑石粉、止痒扑粉等。用法为每天3~5次，扑患处。

（3）洗剂（又名混悬剂、悬垂剂）：是粉加水混合在一起的制剂，粉不溶于水，故久置后一些药粉沉淀于水底，使用时需振荡摇匀。有清凉止痒、保护、干燥、消斑解毒之功。适应证同粉剂。常用药物如三黄洗剂、炉甘石洗剂、颠倒散洗剂等。用法为用前摇匀，外搽皮损处，每日 4～6 次。若制剂中有薄荷脑、樟脑、冰片等清凉药物，婴儿面部、外阴等薄嫩处及寒冷冬天不宜使用。

（4）酊剂：是将药物浸泡于 50%～75% 乙醇或白酒中，密封 7～30 天后滤过即成的酒浸剂（也有用醋浸泡的醋剂）。具有收敛散风、活血消肿、杀菌止痒、溶解皮脂、刺激色素生长等作用。适用于慢性瘙痒性皮肤病、色素脱失性皮肤病、脱发、脚湿气、鹅掌风、圆癣等。常用药物如复方土槿皮酊、1 号癣药水、百部酊、补骨脂酊等。用法为用棉棒蘸药液直接外涂皮损区，每天 1～3 次。凡急性炎症性皮肤病破皮糜烂者，头面、会阴部皮肤薄嫩处禁用。

（5）油剂：为粉剂与植物油调和成糊状或以药物浸在植物油中煎炸后滤去药渣而成。具有润泽保护、解毒收敛、止痒生肌、软化皮痂的作用。适用于亚急性皮肤病中有少量渗出、鳞屑、痂皮、溃疡的皮损。常用药物如紫草油、青黛散油、三石散油等。常用的植物油为麻油、菜籽油、花生油等，以麻油最佳，有清凉润肤之功。用法为每天外搽患处 1～2 次。

（6）软膏：是将药物研成细粉，用凡士林、羊毛脂等作为基质调成均匀、细腻、半固体状的剂型。具有保护、润滑、杀菌、止痒、去痂的作用。适用于一切慢性皮肤病具有结痂、皲裂、苔藓样变等皮损者。常用药物如青黛膏、黄连膏、疯油膏、5% 硫黄软膏、皮脂膏等。用法为每天外搽皮损处 2～3 次，或涂于纱布上敷贴于患部，再用塑料薄膜封包。去痂时宜厚涂；用于皲裂、苔藓样变时，加用热烘疗法效果更好。凡糜烂、渗出及分泌物较多的皮损忌用。

2. 外用药物使用原则 皮肤病的外用药物使用原则是根据皮损的表现来选择适当的剂型和药物。

（1）根据病情阶段正确选择剂型：皮肤炎症在急性阶段，若仅有红斑、丘疹、水疱而无渗液，宜用洗剂、粉剂；若有大量渗液或明显红肿，则用溶液作开放性冷湿敷。皮肤炎症在亚急性阶段，渗液与糜烂很少，红肿减轻，有鳞屑和结痂，则用油剂为宜。皮肤炎症在慢性阶段，有浸润肥厚、苔藓样变者，则用软膏及酊剂。

（2）根据疾病性质合理选择药物：如有感染时先用清热解毒、抗感染制剂控制感染，然后再针对原来皮损选用药物。

（3）用药宜先温和后强烈：先用性质比较温和的药物。尤其是儿童或女性患者不宜使用刺激性强、浓度高的药物。面部、阴部皮肤慎用刺激性强的药物。

（4）用药浓度宜先低后高：先用低浓度制剂，根据病情需要再提高浓度。一般急性皮肤病用药宜温和安抚，顽固性慢性皮损可用刺激性较强或浓度较高的药物。

（5）随时注意药敏反应：一旦出现皮肤过敏、刺激或中毒反应，应立即停用，并给予及时处理。

［常考考点］皮肤病外用剂型及其使用原则。

细目二　热疮

【考点突破攻略】

要点一　热疮的病因病机

外感风温热毒，阻于肺胃二经，蕴蒸皮肤而生；或由肝经湿热下注，阻于阴部而成疮；或因反复发作，热邪伤津，阴虚内热所致。

西医学认为，本病是由单纯疱疹病毒引起的。发热、日晒、月经来潮、妊娠、肠胃功能障碍等常为诱发因素。

要点二　热疮的诊断

本病好发于皮肤黏膜交界处，常见于口角、唇缘、鼻孔周围、面颊及外阴等部位。皮损初起为红斑，灼热而痒，继而形成针头大小簇集成群的水疱，内含透明浆液，破裂后露出糜烂面，逐渐干燥，结痂脱落而愈，留有轻微色素沉着。病程 1～2 周，易反复发作。

一般无全身不适。发病前患处皮肤有发紧、烧灼、痒痛感。发于眼部者，常有刺痒、疼痛、怕冷、发热等风热毒盛的症状；发于口角唇缘或口腔黏膜者，可引起颌下或颈部臖核肿痛；发于外阴者，水疱易糜烂染毒，可伴有发热、便干、溲赤、尿频、尿痛、苔黄、脉数等湿热下注的症状；反复发作多年不愈者，常有咽干、口渴、舌红、脉数等阴虚内热的症状。

［常考考点］热疮好发于皮肤黏膜交界处，皮损为红斑，灼热而痒，继而形成针头大小簇集成群的水疱，内含透明浆液，破裂后露出糜烂面，逐渐干燥，结痂脱落而愈，留有轻微色素沉着。

要点三 热疮的治疗

本病以清热解毒养阴为主要治法。初发以清热解毒治之；反复发作者，扶正祛邪并治。

1. 内治法

证型	辨证要点	治法	方药
肺胃热盛证	群集小疱，灼热刺痒，轻度周身不适，心烦郁闷，大便干，小便黄，舌红，苔黄，脉弦数	疏风清热	辛夷清肺饮合竹叶石膏汤加减
湿热下注证	疱疹发于外阴，灼热痛痒，水疱易破糜烂，可伴有发热，尿赤、尿频、尿痛，苔黄，脉数等	清热利湿	龙胆泻肝汤加板蓝根、紫草、玄胡
阴虚内热证	间歇发作，反复不愈，口干唇燥，午后微热，舌红，苔薄，脉细数	养阴清热	增液汤加板蓝根、马齿苋、紫草、石斛、生薏苡仁

[常考考点] 热疮的证型、治法、使用方剂。

2. 外治法

（1）初起者局部酒精消毒，用三棱针或一次性5号注射针头浅刺放出疱液。

（2）局部外用药以清热解毒、干燥收敛为主。可用紫金锭磨水外搽，或金黄散蜂蜜调敷，或青吹口散油膏、黄连膏外涂。

3. 其他疗法 局部外用3%阿昔洛韦水剂或乳剂，或1%喷昔洛韦乳膏等。病情严重者可以口服阿昔洛韦或泛昔洛韦。

细目三 蛇串疮

【考点突破攻略】

要点一 蛇串疮的概念与特点

蛇串疮是一种皮肤上出现成簇水疱，多呈带状分布，痛如火燎的急性疱疹性皮肤病。相当于西医的带状疱疹，又名缠腰火丹，亦称为火带疮、蛇丹、蜘蛛疮等。

其特点是：①皮肤上出现红斑、水疱或丘疱疹；②累累如串珠，排列成带状，沿一侧周围神经分布区出现；③局部刺痛，或伴臀核肿大；④好发于春秋季节，四季皆有；⑤好发于成人，老年人病情尤重；⑥好发于胸胁部。

[常考考点] 蛇串疮的概念与临床特点。

要点二 蛇串疮的辨证论治

1. 治疗原则 初期清热利湿，后期活血通络止痛。

2. 辨证分型

证型	辨证要点	治法	方药
肝经郁热证	皮损鲜红，灼热刺痛，疱壁紧张，口苦咽干，心烦易怒，大便干燥，小便黄，舌质红，苔薄黄或黄厚，脉弦滑数	清泻肝火，解毒止痛	龙胆泻肝汤加紫草、板蓝根、延胡索等
脾虚湿蕴证	皮损色淡，疼痛不显，疱壁松弛，口不渴，食少腹胀，大便时溏或正常，苔白或白腻，脉沉缓或滑	健脾利湿，解毒消肿	除湿胃苓汤加减
气滞血瘀证	皮疹减轻或消退后局部疼痛不止，放射到附近部位，痛不可忍，坐卧不安，重者可持续数月或更长时间，舌暗，苔白，脉弦细	理气活血，通络止痛	柴胡疏肝散合桃红四物汤加减

[常考考点] 蛇串疮的证型、治法、使用方剂。

细目四 疣

【考点突破攻略】

要点一 不同疣的特点与好发部位

疣是一种发于皮肤浅表的良性赘生物。因其皮损形态及发病部位不同而名称各异。
（1）如发于手背、手指、头皮等处者，称千日疮、疣目、枯筋箭或瘊子（相当于西医的寻常疣）。
（2）发于颜面、手背、前臂等处者，称扁瘊（相当于西医的扁平疣）。
（3）发于胸背部有脐窝的赘疣，称鼠乳；（相当于西医的传染性软疣）
（4）发于足跖部者，称跖疣（相当于西医的掌跖疣）。
（5）发于颈周围及眼睑部位，呈细软丝状突起者，称丝状疣或线瘊。
［常考考点］皮损形态和发病部位不同的疣的名称。

要点二 寻常疣、扁平疣、传染性软疣的治疗

治疗原则是清热、解毒、散结。
1. 内治法

证型		治法	方药
寻常疣（疣目）	风热血燥证	养血活血，清热解毒	治瘊方加板蓝根、夏枯草
	湿热血瘀证	清化湿热，活血化瘀	马齿苋合剂加薏苡仁、冬瓜仁
扁平疣（扁瘊）	风热蕴结证	疏风清热，解毒散结	马齿苋合剂去桃仁、红花，加木贼草、郁金、浙贝母、板蓝根
	热瘀互结证	活血化瘀，清热散结	桃红四物汤加生黄芪、板蓝根、紫草、马齿苋、浙贝母、薏苡仁

［常考考点］疣的证型、治法、使用方剂。
2. 外治法 各种疣均可选用木贼草、板蓝根、马齿苋、香附、苦参、白鲜皮、薏苡仁等中药煎汤，趁热洗涤患处，每天2～3次，可使部分皮疹脱落。
（1）疣目：可选用推疣法、鸦胆子散敷贴法、荸荠或菱蒂摩擦法。
（2）扁瘊：可选用洗涤法、涂法。
（3）鼠乳：用消毒针头挑破患处，挤尽白色乳酪样物，再用碘酒或浓石炭酸溶液点患处。若损害较多，应分批治疗，注意保护周围皮肤。

细目五 癣

【考点突破攻略】

癣是发生在表皮、毛发、指（趾）甲的浅部真菌皮肤病。临床常见的癣病，有发于头部的白秃疮、肥疮；发于手部的鹅掌风；发于足部的脚湿气；发于面、颈、躯干、四肢的圆癣、紫白癜风等。癣都具有传染性、长期性和广泛性的特征。

要点一 头癣、手足癣、体癣和花斑癣的临床特点与诊断

1. 白秃疮 相当于西医的白癣。
①部位：头。②年龄：多见于学龄儿童。③性别：男性多于女性。④皮损特征：在头皮有圆形或不规则的覆盖灰白鳞屑的斑片。病损区毛发干枯无泽，常在距头皮0.3～0.8cm处折断而呈参差不齐。头发易于拔落且不疼痛，病发根部包绕有白色鳞屑形成的菌鞘。自觉瘙痒。发病部位以头顶、枕部居多，但发缘处一般不被累及。青春期可自愈，秃发也能再生，不遗留瘢痕。
2. 肥疮 相当于西医的黄癣，俗称"黄癞"。

①部位：头。②年龄：儿童多见。③人群：多见于农村。④皮损特征：有黄癣痂堆积。癣痂呈蜡黄色，肥厚，富黏性，边缘翘起，中心微凹，上有毛发贯穿，质脆易粉碎，有特殊的鼠尿臭。除去黄癣痂，其下为鲜红湿润的糜烂面，病变部位可相互融合，形成大片黄痂。病变区头发干燥，失去光泽。久之毛囊被破坏而成永久性脱发。病变痊愈后在头皮留下广泛、光滑的萎缩性瘢痕。病变四周约1cm处头皮不易受损。

3. 鹅掌风 相当于西医的手癣。

①部位：手。②年龄：成年人多见，男女老幼均可染病。③发病季节：夏季起水疱病情加重，冬季则枯裂、疼痛明显。④皮损特点：初起为掌心或指缝水疱或掌部皮肤角化脱屑、水疱。水疱多透明如晶，散在或簇集，瘙痒难忍。水疱破后干涸，叠起白屑，中心向愈，四周继发疱疹，并可延及手背、腕部。若反复发作，可致手掌皮肤肥厚，枯槁干裂，疼痛，屈伸不利，宛如鹅掌。损害若侵及指甲，可使甲板被蛀蚀变形，甲板增厚或萎缩翘起，色灰白而成灰指甲（甲癣）。鹅掌风病程为慢性，反复发作。

4. 脚湿气 相当于西医的足癣。

①部位：脚。②年龄：多发于成年人，儿童少见。③发病季节：夏秋病重。④皮损特征：脚湿气主要发生在趾缝，也见于足底。以皮下水疱、趾间浸渍糜烂、渗流滋水、角化过度、脱屑、瘙痒等为特征。分为水疱型、糜烂型、脱屑型。

5. 圆癣 相当于西医的体癣。

皮损多呈钱币状、圆形，故名圆癣，亦称铜钱癣。发于股胯、外阴等处者，称阴癣（股癣）。①部位：面部、颈部、躯干及四肢近端。②年龄：青壮年男性。③发病季节：多发于夏季。④皮损特征：为环形、多环形，边界清楚，中心消退，外围扩张的斑块。

6. 紫白癜风 相当于西医的花斑癣，俗称汗斑。可在家庭中互相传染。

①部位：颈项、躯干，尤其是多汗部位以及四肢近心端。②年龄：多汗体质青年。③发病季节：夏发冬愈。④皮损特征：皮损为大小不一、边界清楚的圆形或不规则的无炎症性斑块；色淡褐、灰褐至深褐色，或轻度色素减退，或附少许糠秕状细鳞屑，常融合成片；有轻微痒感，复发率高。

[常考考点] 头癣、手足癣、体癣和花斑癣的临床特点。

要点二 癣的治疗

治疗原则是以**杀虫止痒**为主要治法，必须彻底治疗。抗真菌西药有一定优势，可中西药合用。

1. 白秃疮、肥疮 采用拔发疗法。其方法为剪发后每天以0.5%明矾水或热肥皂水洗头，然后在病灶处敷药（敷药宜厚），可用5%硫黄软膏或雄黄膏，用薄膜盖上，包扎或戴帽固定。每天如上法换药1次。敷药1周病发比较松动，即用镊子将病发连根拔除（争取在3天内拔完）。拔发后继续薄涂原药膏，每天1次，连续2~3周

2. 鹅掌风、脚湿气

（1）水疱型：可选用1号癣药水、2号癣药水、复方土槿皮酊外搽；二矾汤熏洗；鹅掌风浸泡方或藿黄浸剂浸泡。

（2）糜烂型：可选1 : 1500高锰酸钾溶液、3%硼酸溶液、二矾汤或半边莲60g煎汤待温，浸泡15分钟，次以皮脂膏或雄黄膏外搽。

（3）脱屑型：可选用以上软膏外搽，浸泡剂浸泡。如角化增厚较剧，可选以10%水杨酸软膏厚涂，外用油纸包扎，每晚1次，使其角质剥脱，然后再用抗真菌药物，也可以市售治癣中成药。

3. 灰指甲 每日以小刀刮除病甲变脆部分，然后用棉花蘸2号癣药水或3%冰醋酸浸涂；或用鹅掌风浸泡方浸泡，白凤仙花捣烂敷病甲上；或采用拔甲方法。

4. 圆癣 可选用1号癣药水、2号癣药水、复方土槿皮酊等外搽。阴癣由于患部皮肤薄嫩，不宜选用刺激性强的外用药物，若皮损有糜烂痒痛者，宜选用青黛膏外涂。

5. 紫白癜风 用密陀僧散，以茄子片蘸药涂搽患处，或用2号癣药水，或1%土槿皮酊外搽，每天2~3次。治愈后，继续用药1~2周，以防复发。

细目六 白屑风

【考点突破攻略】

要点一 白屑风的概念与特点

1. 概念 白屑风是因皮肤油腻,出现红斑,覆有鳞屑而得名,是发生在皮脂溢出部位的慢性炎症性皮肤病。相当于西医的脂溢性皮炎。

2. 特点 头发、皮肤多脂发亮,油腻,瘙痒,出现红斑、白屑,脱而复生。以青壮年为多,乳儿期亦有发生。

[常考考点]白屑风的特点是头发、皮肤多脂发亮,油腻,瘙痒,出现红斑、白屑,脱而复生。

要点二 白屑风的辨证论治

根据本病皮疹干性与湿性的临床特点,干性者以养血润燥为主,湿性者以清热祛湿为主,内外治相结合。

证型	辨证要点	治法	方药
风热血燥证	多发于头面部,为淡红色斑片,干燥、脱屑、瘙痒,受风加重,或头皮瘙痒,头屑多,毛发干枯脱落,伴口干口渴,大便干燥,舌质偏红,舌苔薄白或黄,脉细数	祛风清热,养血润燥	消风散合当归饮子加减
肠胃湿热证	皮损为潮红斑片,有油腻性痂屑,甚至糜烂、渗出,伴口苦口黏,脘腹痞满,小便短赤,大便臭秽,舌质红,舌苔黄腻,脉滑数	健脾除湿,清热止痒	参苓白术散合茵陈蒿汤

[常考考点]白屑风的证型、治法、使用方剂。

细目七 油风

【考点突破攻略】

要点一 油风的概念与特点

1. 概念 油风是一种头发突然发生斑块状脱落的慢性皮肤病。因头发脱落之处头皮光亮而得名,又称鬼舐头、鬼剃头。相当于西医的斑秃。

2. 特点 突然发生斑片状脱发,脱发区皮肤变薄,多无自觉症状。可发生于任何年龄,多见于青年,男女均可发病。

[常考考点]油风的特点:突然发生斑片状脱发,脱发区皮肤变薄,多无自觉症状。

要点二 油风的辨证论治

本病实证以清以通为主,血热清则血循其经,血瘀祛则新血易生;虚证以补摄为要,精血得补则毛发易生。选用适当的外治或其他疗法能促进毛发生长。

证型	辨证要点	治法	方药
血热风燥证	突然脱发成片,偶有头皮瘙痒,或伴头部烘热,心烦易怒,急躁不安,舌质红,舌苔薄,脉弦	凉血息风,养阴护发	四物汤合六味地黄汤加减
气滞血瘀证	病程较长,头发脱落前先有头痛或胸胁疼痛等症,伴夜多噩梦,烦热难眠,舌质暗红,有瘀点、瘀斑,舌苔薄,脉沉细	通窍活血,祛瘀生发	通窍活血汤加减
气血两虚证	多在病后或产后头发呈斑块状脱落,并呈渐进性加重,范围由小而大,毛发稀疏枯槁,触摸易脱,伴唇白,心悸,气短懒言,倦怠乏力,舌质淡,舌苔薄白,脉细弱	益气补血	八珍汤加减
肝肾不足证	病程日久,平素头发焦黄或花白,发病时呈大片均匀脱落,甚或全身毛发脱落,伴头昏,耳鸣,目眩,腰膝酸软,舌质淡,舌苔淡,脉细	滋补肝肾	七宝美髯丹加减

[常考考点] 油风的证型及其辨证要点、治法、使用方剂。

细目八　黄水疮

【考点突破攻略】

要点一　黄水疮的概念与特点

1. 概念　黄水疮是一种发于皮肤有传染性的化脓性皮肤病。中医古代文献又称为滴脓疮、天疱疮等。相当于西医的脓疱疮。

2. 特点　皮损主要表现为浅表性脓疱和脓痂，有接触传染和自体接种的特性，在托儿所、幼儿园或家庭中传播流行。

[常考考点] 黄水疮的特点是皮损主要表现为浅表性脓疱和脓痂，有接触传染和自体接种的特性。

要点二　黄水疮的辨证论治

本病治疗以清暑利湿为主要治法。实证以祛邪为主；虚证以健脾为主。

证型	辨证要点	治法	方药
暑湿热蕴证	皮疹多而脓疱密集，色黄，四周有红晕，破后糜烂面鲜红，附近伴臖核肿大；或有发热，多有口干、便干、小便黄等，舌红，苔黄腻，脉濡数或滑数	清暑利湿解毒	清暑汤加马齿苋、藿香
脾虚湿滞证	皮疹少而脓疱稀疏，色淡黄或淡白，四周红晕不显，破后糜烂面淡红，多有食少，面白无华，大便溏薄，舌淡，苔薄微腻，脉濡细	健脾渗湿	参苓白术散加冬瓜仁、广藿香

[常考考点] 黄水疮的证型及其辨证要点、治法、使用方剂。

细目九　虫咬皮炎

【考点突破攻略】

要点一　虫咬皮炎的概念与特点

1. 概念　虫咬皮炎是被致病虫类叮咬，接触其毒液或虫体的毒毛而引起的一种皮炎。较常见的致病害虫有蠓、螨、隐翅虫、刺毛虫、跳蚤、虱类、臭虫、飞蛾、蜂等。

2. 特点　皮肤上呈丘疹样风团，上有针尖大小的瘀点、丘疹或水疱，呈散在性分布。

[常考考点] 虫咬皮炎的特征是皮肤上呈丘疹样风团，上有针尖大小的瘀点、丘疹或水疱，呈散在性分布。

要点二　虫咬皮炎的辨证论治

本病以预防为主，发病后以外治为主，轻者外治可愈，重者内外合治。治法主要为清热解毒止痒。外治是关键。

1. 内治法

热毒蕴结证

证候：皮疹较多，成片红肿，水疱较大，瘀斑明显，皮疹附近臖核肿大；伴畏寒，发热，头痛，恶心，胸闷；舌红，苔黄，脉数。

治法：清热解毒，消肿止痒。

方药：五味消毒饮合黄连解毒汤加地肤子、白鲜皮、紫荆皮。

2. 外治法

（1）初起红斑、丘疹、风团等皮损，用1%薄荷三黄洗剂（即三黄洗剂加薄荷脑1g）外搽。

（2）生于毛发处者，剃毛后外搽50%百部酊杀虫止痒。

（3）感染邪毒，水疱破后糜烂红肿者，可用马齿苋煎汤湿敷，再用青黛散油剂涂搽；或外用颠倒散洗剂外搽。

（4）松毛虫、桑毛虫皮炎可用橡皮膏黏去毛刺，外涂5%碘酒。

（5）蜂蜇皮炎应先拔去毒刺，火罐吸出毒汁，消毒后外用紫金锭磨水涂。

细目十　疥疮

【考点突破攻略】

要点一　疥疮的病因病机

疥疮是由人型疥虫通过密切接触而传染。其传染性很强，在家庭或集体宿舍中可相互传播，或使用患者用过而未经消毒的衣服、被席、用具等传染而得。

［常考考点］疥疮是由人型疥虫通过密切接触而传染。其传染性很强。

要点二　疥疮的临床特点

夜间剧痒，在皮损处有灰白色、浅灰色或普通皮色的隧道，可找到疥虫。继发感染者，称脓窝疥。

［常考考点］隧道为疥疮的特异性皮疹。

要点三　疥疮的治疗与预防

1. 治疗　本病以杀虫止痒为主要治法。必须隔离治疗，以外治为主。一般不需内服药，若抓破染毒，需内外合治。

（1）疥疮以外治杀虫为主：硫黄治疗疥疮，古今皆为常用特效药物。临床多与水银、雄黄等杀虫药配用，以油调敷，或与大枫子、蓖麻仁等有油脂之果仁捣膏用之。目前临床常用浓度5%～20%的硫黄软膏，小儿用5%～10%、成人用10%～15%的浓度，若患病时间长，可用20%的浓度，但浓度不宜过高，否则易产生皮炎；亦可用含水银的制剂一扫光或雄黄软膏等外搽。

（2）涂药方法：先以花椒9g、地肤子30g煎汤外洗，或用温水肥皂洗涤全身后，再擦药。一般先擦好发部位，再涂全身。每天早、晚各涂1次，连续3天，第4天洗澡，换洗席被，此为1个疗程。一般治1～2个疗程，停药后观察1周左右，如无新皮损出现，即为痊愈。因为疥虫卵在产生后1周左右才能发育为成虫，故治疗后观察以1周为妥。

2. 预防

（1）加强卫生宣传及监督管理，对公共浴室、旅馆、车船上的衣服应定期严格消毒。

（2）注意个人卫生，勤洗澡，勤换衣服，被褥经常洗晒。

（3）接触疥疮患者后，用肥皂水洗手。患者所用衣服、被褥、毛巾等均需煮沸消毒，或在阳光下充分曝晒，以便杀灭疥虫及虫卵。

（4）彻底消灭传染源，注意消毒隔离。家庭和集体宿舍患者应分居，并积极治疗，以杜绝传染源。

［常考考点］疥疮以外治杀虫为主。硫黄为治疗疥疮的特效药。

细目十一　湿疮

【考点突破攻略】

要点一　湿疮的临床特点

湿疮是一种过敏性炎症性皮肤病。相当于西医的湿疹。根据病程可分为急性、亚急性、慢性湿疮三类。急性湿疮以丘疱疹为主，有渗出倾向；慢性湿疮以苔藓样变为主，易反复发作。本病男女老幼皆可发病，但以先天禀赋不耐者为多，无明显季节性，但冬季常复发。其特点是：对称分布、多形性损害、剧烈瘙痒、渗出倾向、反复发作、易成慢性。

［常考考点］湿疮的临床特点是：对称分布、多形性损害、剧烈瘙痒、渗出倾向、反复发作、易成慢性。

要点二　湿疮的病因病机

由于禀赋不耐，饮食失节，或过食辛辣刺激、荤腥动风之物，脾胃受损，失其健运，湿热内生，又兼外受风邪，内外两邪相搏，风湿热邪浸淫肌肤所致。急性者以湿热为主；亚急性者多与脾虚湿恋有关；慢性者则多病久耗伤阴血，血虚风燥，乃至肌肤甲错。

要点三 湿疮的辨证治疗

本病以清热利湿止痒为主要治法。急性者以清热利湿为主；慢性者以养血润肤为主。外治宜用温和的药物，以免加重病情。

1. 内治法

证型	辨证要点	治法	方药
湿热蕴肤证	发病快，病程短，皮损潮红，有丘疱疹，灼热瘙痒无休，抓破渗液流脂水，伴心烦口渴，身热不扬，大便干，小便短赤，舌红，苔薄白或黄，脉滑或数	清热利湿止痒	龙胆泻肝汤合草薢渗湿汤加减
脾虚湿蕴证	发病较缓，皮损潮红，有丘疹，瘙痒，抓后糜烂渗出，可见鳞屑，伴纳少，腹胀便溏，易疲乏，舌淡胖，苔白腻，脉濡缓	健脾利湿止痒	除湿胃苓汤或参苓白术散加紫荆皮、地肤子、白鲜皮
血虚风燥证	病程久，反复发作，皮损色暗或色素沉着，或皮损粗糙肥厚，剧痒难忍，遇热或肥皂水洗后瘙痒加重，伴有口干不欲饮，纳差，腹胀，舌淡，苔白，脉弦细	养血润肤，祛风止痒	当归饮子或四物消风饮加丹参、鸡血藤、乌梢蛇

[常考考点] 湿疮的证型、治法、使用方剂。

2. 外治法

（1）急性湿疮：初起仅有潮红、丘疹，或少数水疱而无渗液时，外治宜清热安抚，避免刺激，可选用清热止痒的中药苦参、黄柏、地肤子、荆芥等煎汤湿敷，或用三黄洗剂、炉甘石洗剂外搽。若水疱糜烂、渗出明显时，外治宜收敛、消炎，促进表皮恢复，可选用黄柏、生地榆、马齿苋、野菊花等煎汤，或10%黄柏溶液，或2%~3%硼酸水冷敷。再用青黛散麻油调搽，急性湿疮后期滋水减少时，外治宜保护皮损，避免刺激，促进角质新生，清除残余炎症，可选黄连膏、青黛膏外搽。

（2）亚急性湿疮：外治原则为消炎、止痒、燥湿、收敛，选用三黄洗剂、3%黑豆馏油等外搽。

（3）慢性湿疮：可选用各种软膏剂、乳剂，根据瘙痒及皮肤肥厚程度加入不同浓度的止痒剂、角质促成和溶解剂，一般可外搽青黛膏、5%硫黄软膏、10%~20%黑豆馏油软膏

要点四 婴儿湿疮的病因、辨证论治

婴儿湿疮是发于1~2岁婴儿的过敏性皮肤病，又称奶癣、胎疮。相当于西医的婴儿湿疹。其特点是：好发于头面，重者可延及躯干和四肢，患儿常有家族过敏史，多见于人工哺育的婴儿。由于禀性不耐，脾胃运化失职，内有胎火湿热，外受风湿热邪，两者蕴阻肌肤而成；或因消化不良、食物过敏、衣服摩擦、肥皂水洗等刺激而诱发。

1. 内治法

证型	辨证要点	治法	方药
胎火湿热证	皮肤潮红，红斑水疱，抓痒流滋，甚则黄水淋漓、糜烂，结黄色痂皮，大便干，小便黄赤，苔黄腻，脉滑数	凉血清火，利湿止痒	消风导赤汤加减
脾虚湿蕴证	初起皮肤暗淡，继而出现成片水疱，瘙痒，抓破后结薄痂，患儿多有消化不良，大便稀溏，或完谷不化，舌淡，苔白或白腻，脉缓	健脾利湿	小儿化湿汤加土茯苓、鱼腥草

[常考考点] 婴儿湿疮的证型、治法、使用方剂。

2. 外治法

（1）脂溢性和湿性：用生地榆、黄柏煎水或马齿苋合剂、2%硼酸水外用冷湿敷，待流滋、糜烂减轻后，选用青黛散油、黄连油或蛋黄油外搽。

（2）干性：用三黄洗剂、黄柏霜外搽。

细目十二 接触性皮炎

【考点突破攻略】

要点一 接触性皮炎的诊断要点

1. 发病前有明显的接触史，均有一定的潜伏期。
2. 一般急性发病，常见于暴露部位，如面、颈、四肢。
3. 皮损的形态、范围、严重程度取决于接触物质种类、性质、浓度、接触时间的久暂、接触部位和面积大小及机体对刺激物的反应程度。皮损边界清楚，多局限于接触部位，形态与接触物大抵一致。皮疹一般为红斑、肿胀、丘疹、水疱或大疱、糜烂、渗出等，一个时期内以某一种皮损为主。
4. 病因去除和恰当处理后可在1～2周内痊愈。但反复接触或处理不当，可转变为亚急性或慢性，皮损表现为肥厚粗糙，呈苔藓样变。
5. 皮肤斑贴试验。将可疑致敏物用适当溶剂配成一定比例的浓度作斑贴试验，若示阳性则提示患者对被试物过敏。

［常考考点］本病有明确接触史，有一定的潜伏期，第一次在4～5天以上；再次接触发病时间缩短，多数在数小时或1天左右。

要点二 接触性皮炎与急性湿疮、颜面丹毒的鉴别

1. 急性湿疮 病因常不明确，无明显接触史，皮损为多形性，对称性分布，部位不定，边界不清楚，有趋向于慢性或再发的倾向。

2. 颜面丹毒 无异物接触史；全身症状严重，常有寒战、高热、头痛、恶心等症状；皮疹以水肿性红斑为主，形如云片，色若涂丹；自感灼热，疼痛而无瘙痒。

［常考考点］接触性皮炎与急性湿疮、颜面丹毒的鉴别。

要点三 接触性皮炎的治疗

1. 内治法

证型	辨证要点	治法	方药
风热蕴肤证	起病较急，好发于头面部，皮损色红，肿胀轻，其上为红斑或丘疹，自觉瘙痒、灼热、心烦、口干、小便微黄，舌红，苔黄白或薄黄，脉浮数	疏风清热止痒	消风散加紫荆皮（花）、僵蚕
湿热毒蕴证	起病急骤，皮损面积较广泛，其色鲜红肿胀，上有水疱或大疱，水疱破后则糜烂渗液，自觉灼热瘙痒，伴发热、口渴、大便干、小便短黄，舌红，苔黄，脉弦滑数	清热祛湿，凉血解毒	龙胆泻肝汤合化斑解毒汤加减
血虚风燥证	病程长，病情反复发作，皮损肥厚干燥有鳞屑，或呈苔藓样变，瘙痒剧烈，有抓痕及结痂，舌淡红，苔薄，脉弦细	养血润燥，祛风止痒	当归饮子合消风散加减

［常考考点］接触性皮炎的证型、治法、使用方剂。

2. 外治法 找出致病原因，去除刺激物质，避免再次接触。

细目十三 药毒

【考点突破攻略】

要点一 药毒的病因病机

总由禀赋不耐，邪毒侵犯所致。风热之邪侵袭腠理，入里化热，热入营血，血热妄行，溢于肌肤；或禀血热之体，受药毒侵扰，火毒炽盛，燔灼营血，外发皮肤，内攻脏腑；或禀湿热之体，受药毒侵扰，体内湿热蕴蒸，郁于肌肤；病久药毒灼伤津液，气阴两伤，肌肤失养。久病阴液耗竭，阳无所附，浮越于外，病重而危殆。

要点二 药毒的诊断

1. 临床表现

（1）发病前有用药史。

（2）有一定的潜伏期，第一次发病多在用药后5～20天内，重复用药常在24小时内发生，短者甚至在药后瞬间或数分钟内发生。

（3）突然发病，自觉灼热瘙痒，重者伴有发热、倦怠、纳差、大便干燥、小便黄赤等全身症状。

（4）皮损形态多样，颜色鲜艳，分布为全身性、对称性，可泛发或仅限于局部。

2. 常见类型　药疹的临床表现多种多样，不同患者用同一种药物可引起不同的皮疹和症状，常见的临床类型有以下几种：

（1）固定红斑型：典型皮损为圆形或椭圆形水肿性紫红斑，边界清楚，重者红斑中央形成水疱或大疱。如再服此药，可在数分钟或数小时后先感原发疹部位瘙痒，随之局部发生同样皮损，但损害可扩大。

（2）荨麻疹样型：症状为大小不等，颜色较一般荨麻疹红，持续时间较长。

（3）麻疹样或猩红热样型：皮损为密集、红色、帽针头至米粒大的斑疹或斑丘疹，常对称分布，可泛发全身，以躯干为多，类似麻疹。猩红热样发疹型开始为小片红斑，从面、颈、上肢、躯干向下发展，快者24小时，慢者3～4天可遍及全身，为水肿性鲜红色斑疹，弥漫对称分布，互相融合，很似猩红热。若不及时停药，则可发展为重症药疹。

（4）湿疹皮炎样型：大都先由外用药物引起局部接触过敏，发生湿疹样皮炎后，再服用或注射同样的或化学结构相似的药物，即可发生泛发的湿疹样皮损。

（5）多形红斑型：临床表现与多形红斑相似，皮损为豌豆至蚕豆大圆形或椭圆形水肿性红斑、丘疹，红斑中心呈紫红色或有水疱，有虹膜样或靶样损害，境界清楚。

（6）紫癜型：轻者双小腿出现针头至豆大或更大的紫红色瘀点或瘀斑，散在或密集分布，皮疹平或稍隆起。重者可累及四肢、躯干，有时可有风团，甚至中央有小血疱。

（7）大疱性表皮松解型：是最严重的一型药疹。发病急。初起皮损发生于面、颈、胸部，为紫红色或暗红色略带铁灰色斑，很快扩大、增多、融合，红斑上出现大小不等的松弛性水疱及表皮松解，水疱极易破，形成大片糜烂面或外观无水疱，该处表皮极松，一推即形成糜烂面，似浅Ⅱ度烫伤。严重者可因感染、重要脏器病变、水电解质失衡等造成死亡。

（8）剥脱性皮炎型：属重症药疹，可开始即有全身皮肤潮红肿胀，或从麻疹样或猩红热样发疹型发展而来。面部及手足皮损尤为严重。2周左右全身皮肤大量脱屑，呈落叶状或鳞片状，手足呈手套袜套样剥脱。严重者全身衰竭或继发感染而死亡。

要点三　药毒的治疗

停用一切可疑致敏药物，临床以辨证论治为主。重症宜中西医结合治疗。

1. 中医治疗

证型	辨证要点	治法	方药
湿毒蕴肤证	皮疹为红斑、丘疹、风团、水疱，甚则糜烂渗液、表皮剥脱，伴灼热剧痒、口干，大便燥结，小便黄赤，或有发热，舌红，苔薄白或黄，脉滑或数	清热利湿，解毒止痒	萆薢渗湿汤加减
热毒入营证	皮疹鲜红或紫红，甚则为紫斑、血疱，灼热痒痛，伴高热、神志不清、口唇焦燥、口渴不欲饮，大便干结，小便短赤，舌红绛，苔少或镜面舌，脉洪数	清热凉血，解毒护阴	清营汤加减
气阴两虚证	严重药疹后期大片脱屑，伴低热、神疲乏力、气短、口干欲饮，舌红，少苔，脉细数	益气养阴清热	增液汤合益胃汤加减

［常考考点］药毒的证型及其辨证要点、治法、使用方剂。

2. 西医治疗

（1）一般药疹，使用抗组胺药物、维生素C和钙剂。

（2）重症药疹，宜采用中西医结合疗法，除运用上述内治、外治方法外，宜早期足量使用皮质类固醇激素，如氢化可的松300～400mg或地塞米松10～15mg，维生素C 2～3g，加入5%～10%葡萄糖溶液1000～2000mL中，静脉滴注。至病情缓解后，改为强的松或地塞米松口服。必要时配合抗生素以防止继发感染。

要点四　药毒的预防与调护

1. 预防本病发生的关键是合理用药。用药前必须询问患者有无药物过敏史。应用青霉素及抗毒血清制剂，用药前要做过敏试验。
2. 用药过程中要注意观察用药后的反应，遇到全身起疹、瘙痒，要考虑药疹的可能，及时诊断，及时处理。
3. 多饮开水，忌食辛辣发物。
4. 皮损忌用热水烫洗或搔抓。
5. 重症药疹应按危重患者进行护理。

细目十四　瘾疹

【考点突破攻略】

要点一　瘾疹的病因病机

本病因先天禀赋不足，卫外不固，风邪乘虚侵袭所致；或表虚不固，风寒、风热外袭，客于肌表，致使营卫失调而发；或饮食不节，过食辛辣肥厚，或肠道寄生虫，使肠胃积热，复感风邪，内不得疏泄，外不得透达，郁于皮毛腠理之间而发。此外，情志内伤，冲任不调，肝肾不足，血虚生风生燥，阻于肌肤也可发生。对食物、生物制品、肠道寄生虫等过敏亦可作本病。

要点二　瘾疹的临床表现与治疗

（一）临床表现

1. 急性荨麻疹　皮疹为大小不等的风团，色鲜红，也可为苍白色，孤立、散在或融合成片，数小时内风团减轻，变为红斑而渐消失，但不断有新的风团出现。病情严重者可有烦躁、心慌、恶心、呕吐等症状，甚至血压下降，发生过敏性休克样症状；有的可因累及胃肠道黏膜而出现腹痛、恶心、呕吐、腹泻，有的甚似急腹症，有的因食管水肿有进食困难；累及喉头黏膜时，可出现喉头水肿、呼吸困难、甚至窒息。如有高热、寒战等全身中毒症状，应注意有无严重感染的可能，大约有90%的急性荨麻疹在2～3周后症状消失，不再复发。

2. 慢性荨麻疹　全身症状一般较轻，风团时多时少，反复发生，病程在6周以上。大多数患者不能找到病因，有约50%的患者在5年内病情减轻，约20%患者病程可长达20年以上。

3. 特殊类型荨麻疹

（1）皮肤划痕症：亦称人工荨麻疹。用钝器划或用手搔抓皮肤后，沿着划痕发生条状隆起，并有瘙痒，不久即消退。

（2）寒冷性荨麻疹：较常见。可分为家族性（较罕见）和获得性两种。好发于面部、手背等暴露部位，在接触冷物、冷空气、冷风或食冷物后，发生红斑、风团，有轻到中等度瘙痒。

（3）胆碱能性荨麻疹：即小丘疹状荨麻疹。在热水浴、进食辛辣的食物、饮料、饮酒、情绪紧张、工作紧张、剧烈运动等刺激后数分钟发生风团。

（4）压迫性荨麻疹：身体受压部位如臀部、上肢、掌拓等处受一定压力后，4～8小时，局部发生肿胀性斑块，累及真皮和皮下组织，多数有痒感，或灼痛、刺痛等。

4. 实验室和其他辅助检查　血液中嗜酸性粒细胞升高。若伴感染时，白细胞总数增高及中性粒细胞的百分比增高。

[常考考点] 瘾疹的典型临床表现。

（二）治疗

1. 内治法

证型	辨证要点	治法	方药
风寒束表证	风团色白，遇寒加重，得暖则减，恶寒怕冷，口不渴，舌淡红，苔薄白，脉浮紧	疏风散寒止痒	麻黄桂枝各半汤加减

续表

证型	辨证要点	治法	方药
风热犯表证	风团鲜红，灼热剧痒，遇热加重，得冷则减，伴有发热，恶寒，咽喉肿痛，舌质红，苔薄白或薄黄，脉浮数	疏风清热止痒	消风散加减
胃肠湿热证	风团片大、色红、瘙痒剧烈，发疹的同时伴脘腹疼痛，恶心呕吐，神疲纳呆，大便秘结或泄泻，舌质红，苔黄腻，脉弦滑数	疏风解表，通腑泄热	防风通圣散加减
血虚风燥证	反复发作，迁延日久，午后或夜间加剧，伴心烦易怒，口干，手足心热，舌红少津，脉沉细	养血祛风，润燥止痒	当归饮子加减

[常考考点] 瘾疹的证型、治法、使用方剂。

2. 外治法

（1）中药熏洗：瘙痒明显，无胸闷气憋者适用。风团红，瘙痒明显者，选用马齿苋、白鲜皮等解毒止痒中药熏洗；风团色淡白，皮肤干燥者，选用当归、茯苓、白术等健脾养血中药熏洗，每日1次。

（2）中药保留灌肠：对于因饮食不慎而诱发者，采取苦参、黄柏等中药保留灌肠以泻浊解毒，每日1次。

3. 其他疗法

（1）西药治疗

1）急性荨麻疹：可选用1～2种抗组胺药物。严重者可短期内应用皮质类固醇激素。发疹急骤而广泛，或喉头水肿，呼吸困难，或伴胃肠道症状，可皮下或肌内注射0.1%肾上腺素，或静脉滴注氢化可的松或地塞米松。

2）慢性荨麻疹：应积极寻找病因，一般以抗组胺药物治疗为主，可根据风团发生的时间决定给药的时间。风团控制后，可持续服药月余，并逐渐减量。一种抗组胺药物无效时，可2～3种同时给药。

3）特殊类型荨麻疹：常选用兼有抗5-羟色胺、抗乙酰胆碱的抗组胺药物，或与肥大细胞膜稳定剂联合应用。

（2）针灸疗法：皮疹发于上半身者，取穴曲池、内关；发于下半身者，取穴血海、足三里、三阴交；发于全身者，配风市、风池、大椎、大肠俞等。耳针取穴肝区、脾区、肾上腺、皮质下、神门等。

细目十五　牛皮癣

【考点突破攻略】

要点一　牛皮癣的皮损特点

牛皮癣是一种皮肤状如牛项之皮，厚而且坚的慢性瘙痒性皮肤病。在中医古代文献中，因其好发于颈项部，又称摄领疮；因其病缠绵顽固，亦称顽癣。相当于西医的神经性皮炎，其特点是：①皮损多呈圆形或多角形的扁平丘疹，融合成片。②剧烈瘙痒。③搔抓后皮损肥厚，皮沟加深，皮嵴隆起，极易形成苔藓样变。

[常考考点] 牛皮癣的皮损特点。

要点二　牛皮癣的治疗

本病治疗以疏风清热、养血润燥为治则。对继发感染应采用抗菌药物，及时控制感染。

1. 内治法

证型	辨证要点	治法	方药
肝郁化火证	皮疹色红，伴心烦易怒，失眠多梦，眩晕，心悸，口苦咽干，舌边尖红，脉弦数	疏肝理气，清肝泻火	龙胆泻肝汤加减
风湿蕴肤证	皮损呈淡褐色片状，粗糙肥厚，剧痒时作，夜间尤甚，舌淡红，苔薄白或白腻，脉濡缓	祛风利湿，清热止痒	消风散加减
血虚风燥证	皮损色淡或灰白，状如枯木，肥厚粗糙似牛皮，心悸怔忡，失眠健忘，女子月经不调，舌淡，苔薄，脉沉细	养血润燥，息风止痒	当归饮子加减

[常考考点] 牛皮癣的证型、治法、使用方剂。

2. 外治法

（1）肝郁化火。风湿蕴肤，用三黄洗剂外搽，每天3～4次。

（2）血虚风燥。外用油膏加热烘疗法，局部涂油膏后，热烘10～20次，烘后可将所涂药膏擦去，每天1次，4周为1疗程。

（3）羊蹄根散，醋调搽患处，每天1～2次。

（4）醋泡鸡蛋，以醋泡过鸡蛋的蛋黄与蛋白搅匀，用棉棒或棉球蘸其液外搽数次。

（5）皮损浸润肥厚剧痒者，外用核桃枝或叶，刀砍取汁，外搽患处，每天1～2次。

细目十六　白疕

【考点突破攻略】

要点一　白疕（寻常型）的皮损特点

皮损初起为针头大小的丘疹，逐渐扩大为绿豆、黄豆大小的淡红色或鲜红色丘疹或斑丘疹，可融合成形态不同的斑片，边界清楚，表面覆盖多层干燥银白色鳞屑，刮除鳞屑则露出发亮的半透明薄膜，为薄膜现象。再刮除薄膜，出现多个筛状出血点，为点状出血现象。在头部可出现束状发，在指甲甲板可呈顶针状凹陷。可见点滴状、钱币状、斑块状、地图状、蛎壳状、混合状等多种皮损状态。

[常考考点] 白疕的皮损特点。

要点二　白疕（寻常型）的辨证治疗

证型	辨证要点	治法	方药
血热内蕴证	多见于进行期。皮疹多呈点滴状，发展迅速，颜色鲜红，层层鳞屑，瘙痒剧烈，刮去鳞屑有点状出血，伴口干舌燥，咽喉疼痛，心烦易怒，便干溲赤，舌质红，舌苔薄黄，脉弦滑或数	清热凉血，解毒消斑	犀角地黄汤加减
血虚风燥证	多见于静止期。病程较久，皮疹多呈斑片状，颜色淡红，鳞屑减少，干燥皲裂，自觉瘙痒，伴口咽干燥，舌质淡红，舌苔少，脉沉细	养血滋阴，润肤息风	当归饮子加减
气血瘀滞证	多见于静止期或消退期。皮损反复不愈，皮疹多呈斑块状，鳞屑较厚，颜色暗红，舌质紫暗，有瘀点、瘀斑，脉涩或细缓	活血化瘀，解毒通络	桃红四物汤加减
湿毒蕴阻证	皮损多发生在腋窝、腹股沟等皱褶部位，红斑糜烂，痂屑黏厚，瘙痒剧烈；或掌跖红斑、脓疱、脱皮；或伴关节酸痛、肿胀、下肢沉重，舌质红，苔黄腻，脉滑	清利湿热，解毒通络	萆薢渗湿汤加减
火毒炽盛证	全身皮肤潮红、肿胀、灼热痒痛，大量脱皮，或有密集小脓疱，伴壮热、口渴、头痛、畏寒，大便干燥，小便黄赤，舌红绛，苔黄腻，脉弦滑数	清热泻火，凉血解毒	清瘟败毒饮加减

[常考考点] 白疕的证型、治法、使用方剂。

细目十七　淋病

【考点突破攻略】

要点一　淋病的病因病机

贪恋色情，宿娼嫖妓；或内裤污染，误用误穿；或浴具污秽，误用误洗；或下阴不洁，湿热易侵。湿热淋毒趁机从下窍而入，蕴结膀胱精室，损伤尿路精道，于是发为本病（<u>湿热下注</u>）。

素体阳盛，湿热从阳化热；或饮酒嗜辛，湿热因燥化火；或失治误治，湿热郁而化热。火热淫毒郁遏膀胱、精室，损伤尿路精道，于是加重本病（<u>热毒内结</u>）。

湿热蕴结下焦，损伤尿路精道，影响气血运行，导致气滞血瘀，败血浊瘀壅阻尿路精道，致使本病迁延难愈（<u>气滞血瘀)。

失治误治,湿热不去,久郁化火,火毒伤阴,肝肾阴虚,虚火妄动,余邪不解,正气不支,正虚邪恋,致使本病缠绵难愈(肝肾阴虚)。

要点二　淋病的诊断

有不洁性交或间接接触传染史。潜伏期一般为2～10天,平均3～5天。

1. 男性淋病　一般症状和体征较明显。

(1) 急性淋病:尿道口红肿、发痒及轻度刺痛,继而有稀薄黏液流出,引起排尿不适,24小时后症状加剧。排尿开始时尿道外口刺痛或灼热痛,排尿后疼痛减轻,尿道口溢脓,开始为浆液性分泌物,以后逐渐出现黄色黏稠的脓性分泌物,特别是清晨起床后分泌物的量较多。当病变上行蔓延至尿道时,可出现终末血尿、血精、会阴部轻度坠胀等现象。

(2) 慢性淋病:表现为尿痛轻微,排尿时仅感尿道灼热或轻度刺痛,常可见终末血尿。尿道外口不见排脓,挤压阴茎根部或用手指压迫会阴部,尿道外口仅见少量稀薄浆液性分泌物。

2. 女性淋病　大多数患者可无症状,有症状者往往不太明显,多在出现严重病变或娩出感染淋病的新生儿时才被发现。

急性淋病的主要类型有淋菌性宫颈炎、淋菌性尿道炎、淋菌性前庭大腺炎。

[常考考点]淋病的潜伏期一般为2～10天。

要点三　淋病的辨证论治

证型	辨证要点	治法	方药
湿热毒蕴证 (急性淋病)	尿道口红肿,尿液混浊如脂,尿道口溢脓,尿急、尿频,尿痛,尿道灼热,严重者尿道黏膜水肿,附近淋巴结红肿疼痛,女性宫颈充血、触痛,并有脓性分泌物,或有前庭大腺红肿热痛等,可伴有发热等全身症状,舌红,苔黄腻,脉滑数	清热利湿,解毒化浊	龙胆泻肝汤酌加土茯苓、红藤、萆薢等
阴虚毒恋证 (慢性淋病)	小便不畅、短涩,淋沥不尽,女性带下多,或尿道口见少许黏液,酒后或疲劳易复发,腰酸腿软、五心烦热,食少纳差,舌红,苔少,脉细数	滋阴降火,利湿祛浊	知柏地黄丸酌加土茯苓、萆薢等

[常考考点]淋病的证型、治法、使用方剂。

要点四　淋病的其他治疗方法

普鲁卡因青霉素G 480万U,一次肌内注射;氨苄西林3.5g,一次口服或肌内注射,并加服丙磺舒1.0g。壮观霉素(淋必治)2g,一次肌内注射;或头孢曲松(菌必治)250mg,一次肌内注射。急性期且为初次感染者,给药1～2次即可;慢性者应给药7天以上。诺氟沙星800mg,一次口服,或800mg,每天2次;氧氟沙星400mg,一次口服,或每天2次,共服10天。

[常考考点]西医可以使用青霉素类、壮观霉素、头孢曲松或喹诺酮类药物治疗。

细目十八　梅毒

【考点突破攻略】

要点一　梅毒的病因病机

中医认为淫秽疫毒可与湿热、风邪杂合致病。传播方式主要是精化传染(直接传染),间有气化传染(间接传染)和胎中染毒。

邪之初染,疫毒结于阴器及肛门等处,发为疳疮;流于经脉,则生横痃;后期疫毒内侵,伤及骨髓、关窍、脏腑,变化多端,证候复杂。

要点二 梅毒的诊断

一般有不洁性交史，或性伴侣有梅毒病史。

（一）临床表现

1. 一期梅毒 主要表现为疳疮（硬下疳），发生于不洁性交后2～4周，常发生在外生殖器部位，少数发生在唇、咽、宫颈等处，男性多发生在阴茎的包皮、冠状沟、系带或龟头上，同性恋男性常见于肛门部或直肠；女性多在大、小阴唇或子宫颈上。硬下疳常为单个，偶为多个，初为丘疹或浸润性红斑，继之轻度糜烂或成浅表性溃疡，其上有少量黏液性分泌物或覆盖灰色薄痂，边缘隆起，边缘及基底部呈软骨样硬度，无痛无痒，直径1～2cm，圆形，呈牛肉色，局部淋巴结肿大。疳疮不经治疗，可在3～8周内自然消失，而淋巴结肿大持续较久。

2. 二期梅毒 主要表现为杨梅疮，一般发生在感染后7～10周或硬下疳出现后6～8周。早期症状有流感样综合征，表现为头痛、恶寒、低热、食欲差、乏力、肌肉及骨关节疼痛、全身淋巴结肿大，继而出现皮肤黏膜损害、骨损害、眼梅毒、神经梅毒等。

3. 三期梅毒 亦称晚期梅毒，主要表现为杨梅结毒。此期特点为病程长，易复发，除皮肤黏膜损害外，常侵犯多个脏器。

（1）三期皮肤梅毒：损害多为局限性、孤立性、浸润性斑块或结节，发展缓慢，破坏性大，愈后留有瘢痕。常见的有：

1）结节性梅毒疹：多见于面部和四肢，为豌豆大小铜红色的结节，成群而不融合，呈环形、蛇形或星形，质硬，可溃破，愈后留有萎缩性瘢痕。

2）树胶样肿：先为无痛性皮下结节，继之中心软化溃破，溃疡基底不平，为紫红色肉芽，分泌如树胶样黏稠脓汁，持续数月至2年，愈后留下瘢痕。

3）近关节结节：为发生于肘、膝、髋等大关节附近的皮下结节，对称发生，其表现无炎症，坚硬，压迫时稍有痛感，无其他自觉症状，发展缓慢，不溃破，治疗后可逐渐消失。

（2）三期黏膜梅毒：主要见于口、鼻腔，为深红色浸润型，上腭及鼻中隔黏膜树胶肿可侵犯骨质，产生骨坏死，死骨排出，形成上腭、鼻中隔穿孔及马鞍鼻，引起吞咽困难及发音障碍，少数可发生咽喉树胶肿而引起呼吸困难、声音嘶哑。

（3）三期骨梅毒：以骨膜炎为多见，常侵犯长骨，损害较少，疼痛较轻，病程缓慢。其次为骨树胶肿，常见于扁骨，如颅骨，可形成死骨及皮肤溃疡。

（4）三期眼梅毒：可发生虹膜睫状体炎、视网膜炎及角膜炎等。

（5）三期心血管梅毒：主要有梅毒性主动脉炎、梅毒性主动脉瓣闭锁不全、梅毒性主动脉瘤和梅毒性冠状动脉狭窄等。

（6）三期神经梅毒、脑膜梅毒、脑血管梅毒及脊髓脑膜血管梅毒和脑实质梅毒可见麻痹性痴呆、脊髓痨、视神经萎缩等。

4. 潜伏梅毒（隐性梅毒） 梅毒未经治疗或者用药剂量不足，无临床症状，血清反应阳性，排除其他可以引起血清反应阳性的疾病存在，脑脊液正常，这类患者称为潜伏梅毒。

5. 胎传梅毒（先天梅毒） 母体内的梅毒螺旋体由血液经过胎盘传入胎儿血液中，导致胎儿感染的梅毒。多发生在妊娠4个月后。

（二）辅助检查

梅毒螺旋体抗原血清试验阳性，或蛋白免疫印迹试验阳性，均有利于诊断。聚合酶链式反应检查梅毒螺旋体核糖核酸阳性，或取硬下疳、病损皮肤、黏膜损害的表面分泌物、肿大的淋巴结穿刺液在暗视野显微镜下查到梅毒螺旋体，均可确诊。

要点三 梅毒的辨证论治

证型	辨证要点	治法	方药
肝经湿热证	多见于一期梅毒。外生殖器疳疮质硬而润，或伴有横痃，杨梅疮多在下肢、腹部、阴及部，兼见口苦口干，小便黄赤，大便秘结，舌质红，苔黄腻，脉弦滑	清热利湿，解毒驱梅	龙胆泻肝汤酌加土茯苓、虎杖

证型	辨证要点	治法	方药
血热蕴毒证	多见于二期梅毒。周身起杨梅疮，色如玫瑰，不痛不痒，或见丘疹、脓疱、鳞屑，兼见口干咽燥、口舌生疮、大便秘结，舌质红绛，苔薄黄或少苔，脉细滑或细数	凉血解毒，泄热散瘀	清营汤合桃红四物汤加减
毒结筋骨证	见于杨梅结毒。患病日久，在四肢、头面、鼻咽部出现树胶肿，伴关节、骨骼作痛，行走不便，肌肉消瘦，疼痛夜甚，舌质暗，苔薄白或灰或黄，脉沉细涩	活血解毒，通络止痛	五虎汤加减
肝肾亏损证	见于三期梅毒脊髓痨者。患病可达数十年之久，逐渐两足瘫痪或痿弱不行，肌肤麻木或虫行作痒，筋骨窜痛，腰膝酸软，小便困难，舌质淡，苔薄白，脉沉细弱	滋补肝肾，填髓息风	地黄饮子加减
心肾亏虚证	见于心血管梅毒患者。症见心慌气短，神疲乏力，下肢浮肿，唇甲青紫，腰膝酸软，动则气喘，舌质淡，有齿痕，苔薄白而润，脉沉弱或结代	养心补肾，祛瘀通阳	苓桂术甘汤加减

［常考考点］梅毒的证型、治法、使用方剂。

要点四 梅毒的其他治疗方法

1. 早期梅毒 水剂普鲁卡因青霉素 G 80 万 U/d，肌内注射，每日 1 次，连续 10 日。四环素或红霉素，2g/d，分 4 次口服，连续 15 日，肝肾功能不良者禁用。

2. 晚期梅毒 水剂普鲁卡因青霉素 G 80 万 U/d，肌内注射，每日 1 次，连续 15 日为 1 疗程。苄星青霉素 240 万 U，肌内注射，每周 1 次，共 3 次。

3. 胎传梅毒 普鲁卡因青霉素 G 每日 5 万 U/kg，肌内注射，连续 10 日。对青霉素过敏者，可选用红霉素 7.5～25mg/kg，口服，每日 4 次。

细目十九 尖锐湿疣

【考点突破攻略】

要点一 尖锐湿疣的病因病机

本病主要为性滥交或房室不洁，感受秽浊之毒，毒邪蕴聚，酿生湿热，湿热下注皮肤黏膜而产生的赘生物。

本病的病原体系人类乳头瘤病毒（HPV）的 6、11、16、18 等型。该病毒属 DNA 病毒，具有高度的宿主性和组织特异性，只侵犯人体皮肤黏膜，不侵犯动物。病毒通过局部细微损伤的皮肤黏膜而接种在患部，经过一定的潜伏期而出现赘生物。

要点二 尖锐湿疣的诊断

1. 临床表现

（1）病史：有与尖锐湿疣患者不洁性交或生活接触史。潜伏期一般为 1～12 个月，平均 3 个月。

（2）好发部位：外生殖器及肛门周围皮肤黏膜湿润区为好发部位，少数患者可见于肛门生殖器以外部位（如口腔、腋窝、乳房、趾间等）。

（3）基本损害：为淡红色或污秽色、柔软的表皮赘生物。赘生物大小不一，单个或群集分布，表面分叶或呈棘刺状，湿润，基底较窄或有蒂，但在阴茎体部可出现基底较宽的"无蒂疣"。由于皮损排列分布不同，外观上常表现为点状、线状、重叠状、乳头瘤状、鸡冠状、菜花状、蕈状、扁平状等不同形态。巨大的尖锐湿疣多见于男性，且好发于阴茎和肛门附近，女性则见于外阴部，偶尔可转化为鳞状细胞癌。

2. 辅助检查 醋酸白试验：用 3%～5% 的醋酸液涂擦或湿敷 3～10 分钟，阳性者局部变白，病灶稍隆起，在放大镜下观察更明显。组织病理学检查有特异性。

［常考考点］尖锐湿疣的潜伏期一般为 1～12 个月，平均 3 个月。

要点三 尖锐湿疣的鉴别诊断

1. 假性湿疣 多发生于 20～30 岁的女性外阴，特别是小阴唇内侧和阴道前庭；皮损为直径 1～2mm 大小的白色或淡红色小丘疹，表面光滑如鱼子状，群集分布；无自觉症状。

2. 扁平湿疣 为梅毒常见的皮肤损害，皮损为扁平而湿润的丘疹，表面光滑，成片或成簇分布；损害内可找到梅毒螺旋体；梅毒血清反应强阳性。

3. 阴茎珍珠状丘疹 多见于青壮年；皮损为冠状沟部珍珠样半透明小丘疹，呈半球状、圆锥状或不规则状，色白或淡黄、淡红，沿冠状沟排列成一行或数行，或包绕一周；无自觉症状。

要点四 尖锐湿疣的辨证论治

以清热解毒、燥湿除疣为主要治法，也可运用抗病毒中草药施治。临床常用中西医结合治疗去除疣体，并针对病原体进行治疗。中医药在控制复发方面有较好疗效。

证型	辨证要点	治法	方药
湿毒下注证	外生殖器或肛门等处出现疣状赘生物，色灰或褐或淡红，质软，表面秽浊潮湿，触之易出血，恶臭，伴小便黄或不畅，苔黄腻，脉滑或弦数	利湿化浊，清热解毒	萆薢化毒酌加黄柏、土茯苓、大青叶
湿热毒蕴证	外生殖器或肛门等处出现疣状赘生物，色淡红，易出血，表面有大量秽浊分泌物，色淡黄，恶臭，瘙痒，疼痛，伴小便色黄量少、口渴欲饮、大便干燥，舌红，苔黄腻，脉滑数	清热解毒，化浊利湿	黄连解毒汤加苦参、萆薢、土茯苓、大青叶、马齿苋等

[常考考点] 尖锐湿疣的证型、治法、使用方剂。

要点五 尖锐湿疣的其他治疗方法

1. 内服或注射可选用阿昔洛韦、伐昔洛韦、干扰素等抗病毒药物和免疫增强剂。
2. 外用可根据病情选用 10%～25% 足叶草酯素（疣脱欣）、1%～5%5-氟尿嘧啶、30%～50% 三氯醋酸或咪喹莫特乳膏等涂敷于疣体表面，注意保护正常皮肤黏膜。
3. 使用激光、冷冻、电灼疗法时注意不要过度治疗，避免损害正常皮肤黏膜和瘢痕形成，预防感染。
4. 疣体较大者可手术切除。

【例题实战模拟】

A1 型题

1. 蛇串疮的特点是
   A. 皮肤上出现红斑、水疱或丘疱疹　　B. 排列成带状，沿一侧周围神经分布区出现
   C. 好发于胸胁部　　D. 好发于春秋季节　　E. 以上都是

2. 下列属于白秃疮特点的是
   A. 灰白色鳞屑斑片　　B. 特殊的鼠尿臭味　　C. 愈后留有瘢痕
   D. 毛发永久脱落　　E. 病发刚出头皮即折断

3. 关天圆癣的描述，不正确的是
   A. 好发于长夏高温、潮湿季节　　B. 好发于面部、躯干及四肢近端
   C. 皮损为环形，边界清楚，中心消退　　D. 边缘处可见水疱、鳞屑、结痂
   E. 愈后常留有瘢痕

4. 疥疮的特异性皮损是
   A. 丘疹　　B. 丘疱疹　　C. 小水疱　　D. 隧道　　E. 结节

5. 关于婴儿湿疮的论述，错误的是
   A. 好发于头面部　　B. 相当于西医的婴儿湿疹　　C. 常有家族过敏史
   D. 多见于人工哺育的婴儿　　E. 多由于婴儿先天禀赋不足所致

6. 好发于儿童的癣是

A. 白癣、圆癣　　B. 黄癣、白癣　　C. 体癣、花斑癣　　D. 圆癣、花斑癣　　E. 黄癣、体癣

A2 型题

7. 患者，女，58岁。左侧腰周出现绿豆大水疱，簇集成群，累累如串珠，排列成带状，疼痛较重，舌苔薄黄，脉弦数。其诊断是

A. 接触性皮炎　　B. 药物性皮炎　　C. 蛇串疮　　D. 热疮　　E. 湿疮

8. 患者，女，21岁。手背部有5～6枚表面光滑的扁平丘疹，如针头到米粒大，呈淡褐色，偶有瘙痒感。其诊断是

A. 传染性软疣　　B. 寻常疣　　C. 掌跖疣　　D. 丝状疣　　E. 扁平疣

9. 某女，突发风团鲜红，灼热剧痒，遇热加重，得冷则减，伴有发热、恶寒、咽喉肿痛，舌质红，苔薄白或薄黄，脉浮数。治疗宜选用

A. 消风散加减　　　　　　B. 麻黄桂枝各半汤加减　　　　　　C. 防风通圣散加减

D. 当归饮子加减　　　　　　E. 桃红四物汤

B1 型题

A. 瘊子　　B. 扁瘊　　C. 鼠乳　　D. 跖疣　　E. 丝状疣

10. 发于手指手背处的疣为

11. 发于胸背部有脐窝的疣为

12. 发于颜面、前臂等处的疣为

13. 发于颈部周围的疣为

A. 脚湿气　　B. 白秃疮　　C. 鹅掌风　　D. 白癜风　　E. 肥疮

14. 初起为掌心或指缝水疱，或掌部皮肤角化脱屑、水疱为特征的是

15. 以皮下水疱、趾间浸渍糜烂、渗流滋水、角化过度、脱屑、瘙痒等为特征的是

【参考答案】

1. E　2. A　3. E　4. D　5. E　6. B　7. C　8. E　9. A　10. A　11. C　12. B　13. E　14. C　15. A

第九单元　肛门直肠疾病

细目一　痔

【考点突破攻略】

要点一　痔的概念与分类

痔是直肠末端黏膜下和肛管皮下的静脉丛发生扩大曲张所形成的柔软静脉团。是临床常见病、多发病。本病好发于20岁以上的成年人。根据发病部位的不同，分为内痔、外痔和混合痔。

内痔是发生于齿线以上，由直肠上静脉丛瘀血、扩张、屈曲所形成的柔软静脉团，好发于肛门右前、右后和左侧正中部位，即膀胱截石位3、7、11点处，以便血、坠胀、肿块脱出为主要临床表现。

外痔是发生于齿线下，由痔外静脉丛扩大、曲张，或痔外静脉丛破裂，或反复发炎纤维增生所形成的疾病。以自觉坠胀、疼痛和有异物感为主要临床表现。常见的外痔有结缔组织性外痔、静脉曲张性外痔、血栓性外痔、炎性外痔。

混合痔是直肠上、下静脉丛瘀血、扩张、屈曲、相互沟通吻合而形成的静脉团。其位于齿线上下同一点位，表面分别为直肠黏膜和肛管皮肤所覆盖。内痔发展到二期以上时多形成混合痔。

［常考考点］内痔以便血、坠胀、肿块脱出为主要临床表现。外痔以自觉坠胀、疼痛和有异物感为主要临床表现。

要点二　内痔的病因病机、诊断与治疗

（一）内痔的病因病机

内痔的发生，主要是由于先天性静脉壁薄弱，兼因饮食不节、过食辛辣醇酒厚味，燥热内生，下迫大肠，以及久坐久蹲、负重远行、便秘努责、妇女生育过多、腹腔癥瘕，致血行不畅，血液瘀积，热与血相搏，则气血纵横，筋脉交错，结滞不散而成。

（二）内痔的诊断

1. 临床表现

（1）便血：是内痔最常见的早期症状。初起多为无痛性便血，血色鲜红，不与粪便相混。可表现为手纸带血、滴血、喷射状出血，便后出血停止。出血呈间歇性，饮酒、疲劳、过食辛辣食物、便秘等诱因，常使症状加重。出血严重者可出现继发性贫血。

（2）脱出：随着痔核增大，排便时可脱出肛门外。若不及时回纳，可致内痔嵌顿。

（3）肛周潮湿、瘙痒：痔核反复脱出，肛门括约肌松弛，常有分泌物溢于肛门外，故感肛门潮湿；分泌物长期刺激肛周皮肤，易发湿疹、瘙痒不适。

（4）疼痛：脱出的内痔发生嵌顿，引起水肿、血栓形成、糜烂坏死，可有剧烈疼痛。

（5）便秘：患者常因出血而人为控制排便，造成习惯性便秘，干燥粪便又极易擦伤痔核表面黏膜而出血，形成恶性循环。

2. 分期

Ⅰ期内痔：痔核较小，不脱出，以便血为主。

Ⅱ期内痔：痔核较大，大便时可脱出肛外，便后自行回纳，便血或多或少。

Ⅲ期内痔：痔核更大，大便时痔核脱出肛外，甚至行走、咳嗽、喷嚏、站立时也会脱出，不能自行回纳，须用手推回，或平卧、热敷后才能回纳，便血不多或不出血。

Ⅳ期内痔：痔核脱出，不能及时回纳，嵌顿于外，因充血、水肿和血栓形成，以致肿痛、糜烂和坏死，即嵌顿性内痔。

［常考考点］内痔的诊断和分期。

（三）内痔的治疗

1. 辨证论治　多适用于Ⅰ、Ⅱ期内痔，或内痔嵌顿伴有继发感染，或年老体弱者发病，或内痔兼有其他严重慢性疾病不宜手术治疗者。

证型	辨证要点	治法	方药
风伤肠络证	大便带血、滴血或呈喷射状出血，血色鲜红，或有肛门瘙痒，舌红，苔薄白或薄黄，脉浮数	清热凉血祛风	凉血地黄汤加减
湿热下注证	便血鲜红，量多，肛内肿物脱出，可自行还纳，肛门灼热，舌红，苔薄黄腻，脉弦数	清热利湿止血	脏连丸加减
气滞血瘀证	肛内肿物脱出，甚或嵌顿，肛门紧缩，坠胀疼痛，甚则肛缘水肿、血栓形成，触痛明显，舌质红或暗红，苔白或黄，脉弦细涩	清热利湿，祛风活血	止痛如神汤加减
脾虚气陷证	肛门松弛，痔核脱出，需用手法复位，便血鲜红或淡红，面色无华，神疲乏力，少气懒言，纳呆便溏，舌淡胖，边有齿痕，苔薄白，脉弱	补中益气	补中益气汤加减

［常考考点］痔的证型及其辨证要点、治法、使用方剂。

2. 外治疗法　适用于各期内痔及术后。

（1）熏洗法：以药物加水煮沸，先熏后洗，或用毛巾蘸药液趁热湿敷患处，冷则更换。具有活血止痛、收敛消肿等作用。常用五倍子汤、苦参汤等。

（2）外敷法：将药物敷于患处。具有消肿止痛、收敛止血、祛腐生肌等作用。根据不同病情可选用油膏或散剂，如九华膏、黄连膏、消痔膏（散）、五倍子散等。

（3）塞药法：将药物制成栓剂，塞入肛内。具有消肿、止痛、止血作用。如痔疮栓等。

（4）挑治法：适用于内痔出血。其机理是疏通经络，调理气血，促使肿消痛减。常用穴位有肾俞、大肠俞、长强、上髎、中髎、次髎、下髎等，一般挑治1次即可见效，必要时可隔10日再挑治1次。

（5）枯痔法：即以药物如枯痔散、灰皂散敷于Ⅱ、Ⅲ期脱出肛外的内痔痔核的表面，具有强腐蚀作用，能使痔核干枯坏死，达到痔核脱落痊愈的目的。此法目前已少采用。

3. 其他疗法

（1）注射疗法：目前国内外普遍应用的是<u>硬化萎缩疗法</u>。

<u>适应证</u>：①Ⅰ、Ⅱ、Ⅲ期内痔；②内痔兼有贫血者；③混合痔的内痔部分。

<u>禁忌证</u>：①Ⅳ期内痔；②外痔；③内痔伴肛门周围急慢性炎症或腹泻；④内痔伴有严重肺结核或高血压、肝肾疾病及血液病者；⑤因腹腔肿瘤引起的内痔和妊娠期妇女。

<u>常用药物</u>：消痔灵注射液等。

<u>注意事项</u>：①注射时必须注意严格消毒，每次注射都须再次消毒。②必须用5号针头进行注射，否则针孔大，易出血。③进针后应先作回血试验，注射药液宜缓缓进行。④进针的针头勿向痔核内各方向乱刺，以免过多损伤痔内血管而引起出血，致使痔核肿大，增加局部的液体渗出，延长痔核的枯脱时间。⑤注意勿使药液注入外痔区，或注射位置过低而使药液向肛管扩散，造成肛门周围水肿和疼痛。⑥操作时应先注射小的痔核，再注射大的痔核，以免小痔核被大痔核挤压、遮盖，从而增加操作困难。

[常考考点] 注射疗法的适应证和禁忌证。

（2）结扎疗法：是中医传统的外治法，用线缠扎痔核根部，阻断痔核的气血流通，使痔核坏死脱落，遗留创面修复自愈。临床上常用的有<u>单纯结扎法、贯穿结扎法和胶圈套扎法</u>。

1）<u>单纯结扎法</u>

<u>适应证</u>：Ⅰ、Ⅱ期内痔。

<u>禁忌证</u>：①肛门周围有急性脓肿或湿疮者；②内痔伴有痢疾或腹泻者；③因腹腔肿瘤引起的内痔；④内痔伴有严重肺结核、高血压及肝肾脏疾病或血液病者；⑤临产期孕妇。

<u>操作方法</u>：患者取侧卧位（患侧在下）或截石位，尽量暴露臀部，局部或腰俞麻醉后肛管及直肠下段常规消毒，再用双手食指扩肛，使痔核暴露，用弯血管钳夹住痔核基底部，用10号丝线在止血钳下方剪口处结扎。

2）<u>贯穿结扎法</u>

<u>适应证</u>：Ⅱ、Ⅲ期内痔，对纤维型内痔更为适宜。

<u>禁忌证</u>：同单纯结扎法。

<u>操作方法</u>：基本同单纯结扎法。用弯血管钳夹住痔核基底部，用左手向肛外同一方向牵引，右手用持针钳夹住已穿有<u>丝线</u>的缝针，将双线从痔核基底部中央稍偏上穿过；将已贯穿痔核的双线交叉放置，并用剪刀沿齿线剪一浅表裂缝，再分端进行"8"字形结扎或作"回"字形结扎。

<u>注意事项</u>：①结扎内痔时，宜先扎小的痔核，后扎大的痔核；②环形内痔采取分段结扎；③缝针穿过痔核基底部时，不可穿入肌层，否则结扎后可引起肌层坏死或并发肛门直肠周围脓肿；④结扎术后当天不要解大便，若便后痔核脱出，应立即将痔核送回肛内，以免发生水肿，加剧疼痛反应；⑤在结扎后的7～9天为痔核脱落阶段，嘱患者减少行动，大便时不宜用力努挣，以避免术后大出血。

3）<u>胶圈套扎法</u>：本法是通过器械将橡胶圈套入痔核根部，利用胶圈较强的弹性阻止血液循环，促使痔核缺血、坏死、脱落，从而治愈内痔。

<u>适应证</u>：Ⅱ、Ⅲ期内痔及混合痔的内痔部分。

<u>禁忌证</u>：同单纯结扎法。

<u>操作方法</u>：让患者排便后取膝胸位或侧卧位。先作直肠指诊，以排除其他病变。插入肛门镜，检查痔核位置及数目，选定套扎部位。用负压将痔体吸入套扎器管腔内，之后将胶圈套扎于痔核基底部。

另外，目前痔的治疗还有痔上黏膜环切术（即PPH术）、超声引导下痔动脉结扎术、痔上黏膜选择性切除术（即TST术）等。

[常考考点] <u>结扎疗法的适应证和禁忌证</u>。

（3）<u>术后常见反应及处理方法</u>

1）疼痛：术后用0.75%罗哌卡因5mL+生理盐水5mL+亚甲蓝注射液2mL在肛周皮下点状注射；或肛内纳入吲哚美辛栓（消炎痛栓）1枚。

2）小便困难：应消除患者精神紧张。下腹部热敷或针刺三阴交、关元、中极等穴，留针15～30分钟；或用1%利多卡因 10mL 长强穴封闭。因肛门敷料过多或压迫过紧引起者，可适当放松敷料，必要时采用导尿术。

3）出血：内痔结扎不牢而脱落，或内痔枯萎脱落时可出现创面出血，甚至小动脉出血。对于创面渗血，可用凡士林纱条填塞压迫，或用桃花散外敷；至于小动脉出血，必须显露出血点，进行缝合结扎，以彻底止血；如出血过多，面色苍白，血压下降者，给予快速补液、输血、抗休克治疗。

4）发热：一般因组织坏死、吸收而引起的发热不超过 38℃，除加强观察外，无须特殊处理。局部感染引起的可应用清热解毒药或抗生素等。

5）水肿：以芒硝 30g 煎水熏洗，每日 1～2 次，或用五倍子汤或苦参汤加减熏洗，再外敷消痔膏，也可用热水袋外敷。

要点三　血栓性外痔的诊断与治疗

（一）血栓性外痔的诊断

1. 病史　病前有便秘、饮酒或用力负重等诱因。

2. 好发部位　多发于截石位 3、9 点。

3. 典型症状　肛门部突然剧烈疼痛，肛缘皮下有一触痛性肿物，排便、坐下、行走，甚至咳嗽等动作均可使疼痛加剧。

4. 体格检查　在肛缘皮肤表面有一暗紫色圆形硬结节，界限清楚，触按痛剧。有时经 3～5 天血块自行吸收，疼痛缓解而自愈。

［常考考点］血栓性外痔的诊断要点。

（二）血栓性外痔的治疗

1. 辨证施治

血热瘀结证

证候：肛缘肿物突起，其色暗紫，疼痛剧烈难忍，肛门坠胀，伴口渴便秘，舌紫，苔薄黄，脉弦涩。

治法：清热凉血，散瘀消肿。

方药：凉血地黄汤合活血散瘀汤加减。

2. 外治　用苦参汤熏洗，外敷消痔膏。

3. 其他疗法　血栓外痔剥离术。适用于血栓外痔较大，血块不易吸收，炎症水肿局限者。

要点四　混合痔的诊断与治疗

（一）混合痔的诊断

1. 定义　内、外痔相连，无明显分界。

2. 诱因　用力排便或负重等致腹压增加，可一并扩大隆起。

3. 特征　内痔部分较大者，常可脱出肛门外。大便后滴血或射血，量或多或少，色鲜。

4. 好发部位　多发生于肛门截石位 3、7、11 点处，以 11 点处最多见。

（二）混合痔的治疗

1. 辨证论治　参见内痔辨证论治。

2. 外治疗法　参见内、外痔外治法。

3. 其他疗法　必要时可选用外痔剥离、内痔结扎术。操作方法：取侧卧位或截石位，局部常规消毒，局部浸润麻醉或腰俞穴麻醉。将混合痔充分暴露，在其外痔部分做"V"字形皮肤切口，用剪刀锐性剥离外痔皮下静脉丛至齿线处。然后用弯形血管钳夹住被剥离的外痔静脉丛和内痔基底部，在内痔基底正中用圆针粗丝线贯穿做"8"字形结扎，距结扎线 1cm 处剪去"V"字形皮肤切口内的皮肤及静脉丛，使其在肛门部呈一放射状伤口。同法处理其他痔核后，创面用红油膏纱布掺桃花散或云南白药引流，外用纱布敷盖，胶布固定。手术中注意保留适当的黏膜和皮肤，以防术后肛门直肠狭窄。

［常考考点］混合痔的特点，其外科治疗方法是外痔剥离、内痔结扎术。

细目二　息肉痔

【考点突破攻略】

要点一　息肉痔的概念

息肉痔是指直肠内黏膜上的赘生物，是一种常见的直肠良性肿瘤。其临床特点为：肿物蒂小质嫩，其色鲜红，便后出血。分为单发性和多发性两种，前者多见于儿童，后者多见于青壮年。

[常考考点] 息肉痔的特征是直肠内黏膜上的赘生物。

要点二　息肉痔的病因病机

本病多因湿热下迫大肠，以致肠道气机不利，经络阻滞，瘀血浊气凝聚而成。

现代医学认为其发病可能与遗传有关，或因慢性刺激、慢性炎症、痢疾、血吸虫病感染等所致。

要点三　息肉痔的诊断与鉴别诊断

（一）息肉痔的诊断

1. 临床表现

（1）症状：因息肉大小及位置高低的不同，临床表现也不尽相同。位置较高的小息肉一般无症状；低位带蒂息肉大便时可脱出肛门外，小的能自行回纳，大的便后须用手推回，常伴有排便不畅、下坠或里急后重感。多发性息肉常伴腹痛、腹泻，排出血性黏液便，久之则体重减轻、体弱无力、消瘦、贫血等。若息肉并发溃疡及感染，可有大便次数增加，便后有里急后重感，便后出血，伴血性黏液排出。

（2）专科检查：肛门指诊对低位息肉有重要诊断价值。可扪及圆形柔软肿物，表面光滑，活动度大，有长蒂时常有肿物出没不定的情况。肛镜下可见直肠黏膜有圆形肿物，有蒂。多发性息肉则可触及直肠腔内有葡萄串样大小不等的球形肿物，指套染血或附有血性黏液。

2. 实验室及辅助检查　电子结肠镜检查并取活体组织行病理检查，可进一步明确诊断。气钡双重造影检查能发现早期微小病变，可确定息肉的部位与数目。长期出血者可见红细胞及血红蛋白下降，甚至贫血。

[常考考点] 息肉痔的诊断要点：典型症状＋专科检查＋辅助检查。

（二）息肉痔的鉴别诊断

1. 直肠癌　可有大便习惯的改变，大便变扁变细，便血，指诊可触及坚硬不规则、活动范围小、基底粘连而压痛的肿物，指套上有脓血黏液，有恶臭味，病理检查可明确诊断。

2. 肛乳头肥大　位置在肛窦附近，质韧，表面光滑，呈灰白色，多无便血，可脱出肛外，常伴有肛裂等。

3. 内痔　二者均可脱出，便血。但内痔多位于齿线上左中、右前、右后三处，基底较宽而无蒂，便血量较多。多见于成年人。

[常考考点] 息肉痔与直肠癌、肛乳头肥大、内痔的鉴别。

要点四　息肉痔的治疗

1. 辨证论治

证型	辨证要点	治法	方药
风伤肠络证	便血鲜红，或滴血，或便时带血，息肉表面充血明显，脱出或不脱出肛外，舌质红，苔薄白或薄黄，脉浮数	清热凉血，祛风止血	槐角丸加减
气滞血瘀证	肿物脱出肛外，不能回纳，疼痛甚，息肉表面紫暗，舌紫，脉涩	活血化瘀，软坚散结	少腹逐瘀汤加减
脾气亏虚证	肿物易于脱出肛外，表面增生粗糙，或有少量出血，肛门松弛，舌质淡，苔薄，脉弱	补益脾胃	参苓白术散加减

[常考考点] 息肉痔的证型及其辨证要点、治法、使用方剂。

2. 外治疗法 灌肠法适用于多发性息肉。选用具有收敛、软坚散结作用的药液，方法如下：

（1）6% 明矾液 50mL 保留灌肠，每天 1 次。

（2）乌梅、海浮石各 12g，五倍子 6g，牡蛎、夏枯草各 30g，紫草、贯众各 15g，浓煎为 150～200mL，每次取 50～80mL 保留灌肠，每天 1 次。

3. 其他疗法 本病应采用综合治疗。对保守治疗效果不佳者，可采用结扎或镜下套扎或手术切除等治疗。

（1）结扎法

适应证：低位带蒂息肉。

操作方法：侧卧位或截石位，局部常规消毒，局部麻醉并扩肛后，用食指将息肉轻轻拉出肛外，或在肛镜下用组织钳夹住息肉轻轻拉出肛外，用圆针丝线在息肉基底贯穿结扎，然后切除息肉。

（2）套扎法：本法是通过器械将胶圈套入息肉根部，利用胶圈较强的弹性阻止血液循环，促使息肉缺血、坏死、脱落。

适应证：低位带蒂息肉。

禁忌证：同单纯结扎法。

操作方法：让患者排便后取膝胸位或侧卧位；先行直肠指诊，以排除其他病变；插入肛门镜，检查息肉位置及数目，选定套扎部位，用套扎器行息肉套扎。

（3）内镜下息肉切除术：对中高位直肠息肉及结肠息肉，可以在结肠镜下行息肉圈套电切或内镜下黏膜剥离术（EMR）。

（4）直肠结肠切除术：对高位多发性腺瘤，必要时可考虑行直肠结肠切除术。

[常考考点] 结扎法、套扎法的适应证和禁忌证。

细目三 肛隐窝炎

【考点突破攻略】

要点一 肛隐窝炎的并发症

肛隐窝炎是肛隐窝、肛门瓣发生的急慢性炎症性疾病，又称肛窦炎，常并发肛乳头炎、肛乳头肥大。肛隐窝炎是肛周化脓性疾病的重要诱因，因此对本病的早期诊断、治疗有积极的意义。

[常考考点] 本病常并发肛乳头炎、肛乳头肥大。

要点二 肛隐窝炎的病因病机、主要症状及手术治疗适应证

1. 病因病机 多因饮食不节，过食醇酒厚味、辛辣炙煿；或虫积骚扰，湿热内生，下注肛部；或因肠燥便秘，破损染毒而成。

2. 主要症状

（1）自觉肛门部不适。

（2）疼痛：排便时因粪便压迫肛隐窝，可感觉肛门疼痛，一般不甚剧烈，数分钟内消失。若括约肌受刺激而挛缩则疼痛加剧，常可出现不排便时的短时间阵发性刺痛，并波及臀部和股后侧。

（3）便秘：急性期伴便秘，粪便常带少许黏液，此种黏液常在粪便前流出，有时混有血丝。

（4）肛门潮湿瘙痒：若并发肛乳头肥大，并从肛门脱出，可使肛门潮湿瘙痒。

[常考考点] 肛隐窝炎的主要症状。

3. 手术治疗的适应证

（1）切开引流术

适应证：单纯肛隐窝炎或脓者，或有隐性漏管者。

操作方法：肛门部皮肤常规消毒，在局麻或腰俞穴位麻醉下，取截石位或侧卧位，在双叶肛门镜下，暴露病灶，沿肛隐窝作纵向切口，使引流通畅。术后每天便后坐浴、换药。

（2）切除术

适应证：本病伴肛乳头肥大者。

操作方法：准备同上，在双叶肛门镜下，暴露病灶，将肛窦、肛门瓣作纵向切口，并剥离至肛乳头根部，用止血钳夹住肛乳头基底部，贯穿结扎切除。

[常考考点] 切开引流术和切除术的适应证。

细目四　肛痈

【考点突破攻略】

要点一　肛痈的定义及病因病机

1. 肛痈的定义　肛痈是指肛管直肠周围间隙发生急慢性感染而形成的脓肿。相当于西医的肛门直肠周围脓肿。由于发生的部位不同，可有不同的名称，如肛门旁皮下脓肿、坐骨直肠间隙脓肿、骨盆直肠间隙脓肿、直肠后间隙脓肿。

中医学对本病也有不同的称谓，如脏毒、悬痈、坐马痈、跨马痈等。其特点是多发病急骤，疼痛剧烈，伴高热，破溃后多形成肛漏。

2. 病因病机　多因过食肥甘、辛辣、醇酒等物，湿热内生，下注大肠，蕴阻肛门；或肛门破损染毒，致经络阻塞，气血凝滞而成；也有因肺、脾、肾亏损，湿热乘虚下注而成。现代医学认为，本病系由于肛腺感染后炎症向肛管直肠周围间隙组织蔓延而成。

[常考考点] 肛痈的特点。

要点二　肛痈的诊断

1. 临床表现　发病男性多于女性，尤以青壮年为多，主要表现为肛门周围疼痛、肿胀、有结块，伴有不同程度的发热、倦怠等全身症状。

由于脓肿的部位和深浅不同，症状也有差异。如提肛肌以上的间隙脓肿，位置深隐，全身症状重，而局部症状轻；提肛肌以下的间隙脓肿，部位浅，局部红、肿、热、痛明显，而全身症状较轻。

（1）肛门旁皮下脓肿：发生于肛门周围的皮下组织内，局部红、肿、热、痛明显，脓成按之有波动感，全身症状轻微。

（2）坐骨直肠间隙脓肿：发于肛门与坐骨结节之间，感染区域比肛门皮下脓肿广泛而深。初起仅感肛门部不适或微痛，逐渐出现发热、畏寒、头痛、食欲不振等症状，而后局部症状加剧，肛门有灼痛或跳痛，在排便、咳嗽、行走时疼痛加剧，甚则坐卧不安。肛门指诊，患侧饱满，有明显压痛和波动感。

（3）骨盆直肠间隙脓肿：位于提肛肌以上，腹膜以下，位置深隐，局部症状不明显，有时仅有直肠下坠感，但全身症状明显。肛门指诊，可触及患侧直肠壁处隆起、压痛及波动感。

（4）直肠后间隙脓肿：症状与骨盆直肠间隙脓肿相同，但直肠内有明显的坠胀感，骶尾部可产生钝痛，并可放射至下肢，在尾骨与肛门之间有明显的深部压痛。肛门指诊，直肠后方肠壁处有触痛、隆起和波动感。

本病5～7天成脓，若成脓期逾月，溃后脓出灰色稀薄，不臭或微臭，无发热或低热，应考虑结核性脓肿。

2. 实验室和其他辅助检查

（1）血常规：白细胞及中性粒细胞可有不同程度的增加。

（2）超声波检查：有助于了解肛痈的大小、位置及与肛门括约肌和肛提肌的关系。

[常考考点] 肛痈的诊断是典型症状和实验室及其他辅助检查。

要点三　肛痈的治疗

肛痈的治疗以手术为主，注意预防肛漏的形成。

1. 内治法

证型	辨证要点	治法	方药
热毒蕴结证	肛门周围突然肿痛，持续加剧，伴恶寒、发热、便秘、溲赤，肛周红肿，触痛明显，质硬，皮肤焮热，舌红，苔薄黄，脉数	清热解毒	仙方活命饮、黄连解毒汤加减

续表

证型	辨证要点	治法	方药
火毒炽盛证	肛周肿痛剧烈，持续数日，痛如鸡啄，难以入寐，伴恶寒发热，口干便秘，小便困难，肛周红肿，按之有波动感或穿刺有脓，舌红，苔黄，脉弦滑	清热解毒透脓	透脓散加减
阴虚毒恋证	肛周肿痛，皮色暗红，成脓时间长，溃后脓出稀薄，疮口难敛，伴有午后潮热，心烦口干，盗汗，舌红，苔少，脉细数	养阴清热，祛湿解毒	青蒿鳖甲汤合三妙丸加减

［常考考点］肛痈的证型、治法、使用方剂。

2. 外治法

（1）初起：实证用<u>金黄膏、黄连膏</u>外敷，位置深隐者，可用金黄散调糊灌肠；<u>虚证用冲和膏或阳和解凝膏外敷</u>。

（2）成脓：宜早期<u>切开引流</u>，并根据脓肿部位深浅和病情缓急选择手术方法。

（3）溃后：用<u>九一丹纱条引流</u>，脓尽改用生肌散纱条。日久成瘘者，按肛漏处理。

3. 手术方法

（1）脓肿一次切开法：适用于浅部脓肿。

（2）一次切开挂线法：适用于高位脓肿及马蹄形脓肿等。

（3）分次手术：适用于体质虚弱或不愿住院治疗的深部脓肿。

［常考考点］肛痈手术疗法的适应证。

细目五 肛漏

【考点突破攻略】

要点一 肛漏的病因病机

肛痈溃后，余毒未尽，蕴结不散，血行不畅，疮口不合，日久成漏；亦有虚劳久嗽，肺、脾、肾亏损，邪乘于下，郁久肉腐成脓，溃后成漏。

西医学认为，肛漏与肛周脓肿分别属于肛周间隙化脓性感染的两个病理阶段，急性期为肛周脓肿，慢性期即为肛漏。

要点二 肛漏的诊断与分类

1. 临床表现

（1）肛漏的主要症状：本病可发生于各种年龄和不同性别，但以成年人为多见。通常有肛痈反复发作史，并有自行溃破或曾作切开引流的病史。

1）<u>流脓</u>：局部间歇性或持续性流脓，久不收口。一般初形成的漏流脓较多，有粪臭味，色黄而稠；久之，则脓水稀少，或时有时无，呈间歇性流脓；若过于疲劳，则脓水增多，有时可有粪便流出；若脓液已少而突然又增多，兼有肛门部疼痛者，常表示有急性感染或有新的支管形成。

2）<u>疼痛</u>：当漏管通畅时，一般不觉疼痛，而仅有局部坠胀感。若外口自行闭合，脓液积聚，可出现局部疼痛，或有寒热；若溃破后脓水流出，症状可迅速减轻或消失。但也有因内口较大，粪便流入管道而引起疼痛者，尤其是排便时疼痛加剧。

3）<u>瘙痒</u>：由于脓液不断刺激肛门周围皮肤而引起瘙痒，有时可伴发肛周湿疮。

［常考考点］肛漏的主要症状：流脓、疼痛、瘙痒。

（2）查体：肛门视诊可见外口，外口凸起较小者多为化脓性；外口较大，凹陷，周围皮肤暗紫，皮下有穿凿者，<u>应考虑复杂性或结核性肛漏</u>。低位肛漏可在肛周皮下触及硬索，高位或结核性肛漏一般不易触及。以探针探查，常可找到内口。

（3）分类

1）单纯性肛漏：指肛门旁皮肤仅有一个外口，直通入齿线上肛隐窝之内口者，称为完全漏，又叫内外漏；若只有外口下连漏管，而无内口者，称为单口外漏，又叫外盲漏；若只有内口与漏管相通，而无外口者，称为单口内漏，又叫内盲漏。

2）复杂性肛漏：指在肛门内、外有三个以上的开口；或管道穿通两个以上间隙；或管道多而支管横生；或管道绕肛门而生，形如马蹄者，称为马蹄形肛漏。

1975年全国首届肛管直肠学术会议制定了肛漏的统一分类标准，以外括约肌深部画线为标志，漏管经过此线以上者为高位，在此线以下者为低位，其分类如下：

<u>低位单纯性肛漏</u>：只有一个漏管，并通过外括约肌深层以下，内口在肛窦附近。

<u>低位复杂性肛漏</u>：漏管在外括约肌深层以下，有两个以上外口，或两条以上管道，内口在肛窦部位。

<u>高位单纯性肛漏</u>：仅有一条管道，漏管穿过外括约肌深层以上，内口位于肛窦部位。

<u>高位复杂性肛漏</u>：有两个以上外口及管道有分支窦道，其主管道通过外括约肌深层以上，有一个或两个以上内口者。

（4）肛漏的发展规律：将肛门两侧的坐骨结节画一条横线，当漏管外口在横线之前距离肛缘4cm以内，内口在齿线处与外口位置相对，其管道多为直行；如外口在距离肛缘4cm以外，或外口在横线之后，内口多在后正中齿线处，其漏管多为弯曲或马蹄形。

2. 实验室和其他辅助检查 X线碘油造影术，可显示漏管走行、深浅、有无分枝及内口的位置，与直肠及周围脏器的关系等，为手术提供可靠的依据。

3. 鉴别诊断

（1）肛门部化脓性汗腺炎：是皮肤及皮下组织的慢性炎性疾病，常可在肛周皮下形成漏管及外口，流脓，并不断向四周蔓延。检查时可见肛周皮下多处漏管及外口，皮色暗褐而硬，肛管内无内口。

（2）骶前畸胎瘤溃破：骶前畸胎瘤是胚胎发育异常的先天性疾病。多在青壮年时期发病，初期无明显症状，如肿瘤增大压迫直肠可发生排便困难。若继发感染，可从肛门后溃破而在肛门后尾骨前有外口，但肛门指诊常可触及骶前有囊性肿物感，而无内口。手术可见腔内有毛发、牙齿、骨质等。

要点三　肛漏的挂线疗法和切开疗法的适应证、禁忌证及治疗原理

肛漏的治疗一般以手术治疗为主。目前常用的手术疗法有挂线疗法、切开疗法、切开与挂线相结合等三种，分述如下。

1. 切开疗法

适应证：<u>低位单纯性肛漏和低位复杂性肛漏</u>，对高位肛漏切开时，必须配合挂线疗法，以免造成肛门失禁。

禁忌证：①肛门周围有皮肤病患者；②漏管仍有酿脓现象存在者；③有严重的肺结核病、梅毒等或极度虚弱者；④有癌变者。

治疗原理：该法是将漏管全部切开，必要时可将漏管周围的瘢痕组织作适当修剪，使之引流通畅，创口逐渐愈合。手术成败的关键，在于正确地找到内口，并将内口切开或切除，否则创口就不能愈合，即使暂时愈合，日久又会复发。

2. 挂线疗法 本疗法具有操作简便、引流通畅、瘢痕小、对肛门功能无影响等优点。

适应证：<u>适用于距离肛门4cm以内，有内外口的低位肛漏</u>；亦作为复杂性肛漏切开疗法或切除疗法的辅助方法。

禁忌证：同切开法。

治疗原理：在于利用结扎线的机械作用，以其紧缚所产生的压力或收缩力，缓慢勒开管道，给断端以生长和周围组织产生炎症粘连的机会，从而防止了肛管直肠环突然断裂回缩而引起的肛门失禁。目前多以橡皮筋代替丝线，可缩短疗程，减轻术后疼痛。

[常考考点]肛漏的挂线疗法和切开疗法的适应证、禁忌证。

要点四　肛漏手术注意事项

1. 探针由外口探入时，不能用力，以免造成假道。

2. 如漏管在肛管直肠环下方通过，可以一次全部切开漏管。如漏管通过肛管直肠环的上方，必须加用挂线疗法，即先切开外括约肌皮下部浅部及其下方的漏管，然后用橡皮筋由剩余的管道口通入，由内口引出，缚在肛管直肠环上，这样可避免由一次切断肛管直肠环而造成失禁。如肛管直肠环已纤维化者，也可一次全部切开，无须挂线。

3. 漏管若在外括约肌深、浅两层之间通过者，该处肌肉未形成纤维化时，不能同时切断两处外括约肌。在切断外括约肌时，要与肌纤维成直角，不能斜角切断。

4. 高位肛漏通过肛尾韧带，可以作纵行切开，不能横行切断肛尾韧带，以免造成肛门向前移位。

细目六　肛裂

【考点突破攻略】

要点一　肛裂的定义与病因病机

肛管的皮肤全层纵行裂开并形成感染性溃疡者称肛裂，临床上以肛门周期性疼痛、出血、便秘为主要特点。中医将本病称为"钩肠痔""裂痔"等。

《医宗金鉴》载："肛门围绕，折纹破裂，便结者，火燥也。"故阴虚津亏，或热结肠燥，导致大便秘结，排便困难，而使肛门皮肤裂伤，然后染毒而逐渐形成慢性溃疡。

西医学认为，肛裂的形成与解剖因素、局部损伤、慢性感染、内括约肌痉挛等因素有关。

[常考考点]肛裂以疼痛、出血、便秘为主要特点。

要点二　肛裂的诊断

1. 主要症状

（1）疼痛：周期性疼痛是肛裂的主要症状。

（2）出血：大便时出血，量不多，鲜红色，有时染红便纸，或附着于粪便表面，有时滴血。

（3）便秘。

2. 肛裂的分类

（1）早期肛裂：发病时间较短，仅在肛管皮肤见一个小的溃疡，创面浅而色鲜红，边缘整齐而有弹性。

（2）陈旧性肛裂：裂口边缘变硬变厚，裂口周围组织发炎、充血、水肿及结缔组织增生，形成赘皮性外痔。在裂口上端齿线附近并发肛窦炎、肛乳头炎，形成单口内瘘及肛乳头肥大。溃疡基底因炎症刺激结缔组织增生，栉膜增厚变硬形成栉膜带，妨碍括约肌松弛，致使裂口边缘不整齐，缺乏弹性，形成较深大溃疡而不易愈合。裂口、栉膜带、赘皮性外痔、单口内瘘、肛窦炎、肛乳头炎和肛乳头肥大的六种病理改变，成为陈旧性肛裂的特征。

要点三　肛裂的辨证论治

证型	辨证要点	治法	方药
血热肠燥证	大便两三日一行，质干硬，便时肛门疼痛、滴血或手纸染血，裂口色红，腹部胀满，溲黄，舌偏红，脉弦数	清热润肠通便	凉血地黄汤合脾约麻仁丸
阴虚津亏证	大便干结，数日一行，便时疼痛点滴下血，裂口深红，口干咽燥，五心烦热，舌红，苔少或无苔，脉细数	养阴清热润肠	润肠汤
气滞血瘀证	肛门刺痛明显，便时便后尤甚，肛门紧缩，裂口色紫暗，舌紫暗，脉弦或涩	理气活血，润肠通便	六磨汤加红花、桃仁、赤芍等

[常考考点]肛裂的证型、治法、使用方剂。

要点四　肛裂手术治疗的不同方法及其适应证

1. 扩肛法　适用于早期肛裂，无结缔组织外痔、肛乳头肥大等合并症者。

2. 切开疗法　适用于陈旧性肛裂，伴有结缔组织外痔、肛乳头肥大等。

3. 肛裂侧切术　适用于不伴有结缔组织外痔、皮下瘘等的陈旧性肛裂。

4. 纵切横缝法　适用于陈旧性肛裂伴有肛管狭窄者。

[常考考点]肛裂手术治疗的不同方法及其适应证。

细目七 脱肛

【考点突破攻略】

要点一 脱肛的定义及病因病机

1.脱肛的定义 脱肛是直肠黏膜、肛管、直肠全层和部分乙状结肠向下移位，脱出肛门外的一种疾病。其特点是以直肠黏膜及直肠反复脱出肛门外伴肛门松弛。相当于西医的直肠脱垂。

[常考考点]脱肛的特点是以直肠黏膜及直肠反复脱出肛门外伴肛门松弛。

2.脱肛的病因病机 小儿气血未旺，老年人气血衰退，中气不足，或妇女分娩用力耗气，气血亏损，以及慢性泻痢、习惯性便秘、长期咳嗽均易导致气虚下陷，固摄失司，以致肛管直肠向外脱出。

西医学认为，全身机能状况尤其是神经系统机能减退对直肠脱垂的发生有重大影响。但局部因素如解剖结构缺陷和机能不全、肠源性疾病、腹压增高等，亦是造成脱垂的重要条件。

要点二 脱肛的症状与分类

1.症状

（1）好发人群：多见于幼儿、老年人、久病体弱者及身高瘦弱者。女性因骨盆下口较大及多次分娩等因素，发病率高于男性。

（2）直肠脱出：起病缓慢，无明显全身症状，早期便后有黏膜从肛门脱出，便后能自行还纳，以后渐渐不能自然回复，需手托或平卧方能复位。日久失治，致使直肠各层组织向下移位，直肠或部分乙状结肠脱出，甚至咳嗽、蹲下或行走时也可脱出。

（3）伴随症状：患者常有大便不尽和大便不畅，或下腹部坠痛、腰部、腹股沟及两侧下肢酸胀和沉重感觉。因直肠黏膜反复脱出暴露在外，常发生充血、水肿、糜烂、出血，故肛门可流出黏液，刺激肛周皮肤，可引起瘙痒。

2.分类 直肠脱垂可分为三度：

（1）一度脱垂：为直肠黏膜脱出，脱出物淡红色，长3～5cm，触之柔软，无弹性，不易出血，便后可自行回纳。

（2）二度脱垂：为直肠全层脱出，脱出物长5～10cm，呈圆锥状，淡红色，表面为环状而有层次的黏膜皱襞，触之较厚，有弹性，肛门松弛，便后有时需用手回纳。

（3）三度脱垂：直肠及部分乙状结肠脱出，长达10cm以上，呈圆柱形，触之很厚，肛门松弛无力。

[常考考点]脱肛的典型症状及三度分类特点。

要点三 一度直肠黏膜脱垂与内痔脱出的鉴别

脱肛应与一度直肠脱垂鉴别。内痔脱出时痔核分颗脱出，无环状黏膜皱襞，暗红色或青紫色，容易出血。

要点四 脱肛的内治法

证型	辨证要点	治法	方药
脾虚气陷证	便时肛内肿物脱出，轻重不一，色淡红，伴有肛门坠胀，大便带血，神疲乏力，食欲不振，甚则头昏耳鸣，腰膝酸软，舌淡，苔薄白，脉细弱	补气升提，收敛固涩	补中益气汤加减
湿热下注证	肛内肿物脱出，色紫暗或深红，甚则表面溃破、糜烂，肛门坠痛，肛内指检有灼热感，舌红，苔黄腻，脉弦数	清热利湿	萆薢渗湿汤加减

[常考考点]脱肛的证型、治法、使用方剂。

要点五 脱肛的其他疗法

1.熏洗 以苦参汤加石榴皮、枯矾、五倍子，煎水熏洗，每天2次。

2.外敷 五倍子散或马勃散外敷。

3.注射法 将药液注入直肠黏膜下层或直肠周围，使分离的直肠黏膜与肌层粘连固定，或使直肠与周围组织粘连固定。

（1）黏膜下注射法：此法分为黏膜下层点状注射法和柱状注射法两种。

适应证：一、二度直肠脱垂，以一度直肠脱垂效果最好。

禁忌证：直肠炎、腹泻、肛周炎及持续性腹压增加疾病。

药物：6%～8%明矾溶液。

（2）直肠周围注射法

适应证：二、三度直肠脱垂。

禁忌证：肠炎、腹泻、肛门周围急性炎症。

药物：6%～8%明矾溶液。

术前准备：术前晚上和术前各灌肠1次。

4. 针灸

（1）体针及电针：取穴长强、百会、足三里、承山、八髎、提肛穴。

（2）梅花针：在肛门周围外括约肌部位点刺。

此外，还有直肠瘢痕支持固定术、肛门紧缩术和直肠悬吊术等手术方法。

［常考考点］注射法的适应证和禁忌证。

细目八　锁肛痔

【考点突破攻略】

要点一　锁肛痔的主要症状及常用检查方法

1. 主要症状　初期表现为直肠黏膜或肛门皮肤一突起小硬结，无明显症状，病情进一步发展可出现一系列改变。

（1）便血：是直肠癌最常见的早期症状。

（2）排便习惯改变：也是直肠癌常见的早期症状。表现为排便次数增多，便意频繁，便不尽感等。有时为便秘，同时肛门内有不适或下坠感。

（3）大便变形：大便形状变细、变扁等。

（4）转移征象。

［常考考点］锁肛痔的主要症状：便血、排便习惯改变、大便变形。

2. 检查方法

（1）指诊：直肠指诊是诊断直肠癌最重要的方法。80%的直肠癌位于手指可触及的部位。

（2）直肠镜或乙状结肠镜检查：对所有指检可疑或已明确无疑的直肠癌均应进行直肠镜检或乙状结肠镜检查，不仅可以看到直肠内病变的范围，更重要的是取活组织进行病理检查，以确定诊断。

（3）钡剂灌肠检查：可以发现肠腔狭窄或钡影残缺等。为排除结肠中多发性原发癌，应常规进行钡剂灌肠或气钡双重造影术。

（4）其他检查：直肠下端癌肿较大时，女性患者应行阴道及双合诊检查，男性患者必要时应行膀胱镜检查。疑有肝转移时应行B型超声检查、CT或MRI。直肠癌肿侵及肛管而有腹股沟淋巴结肿大时，应将淋巴结切除活检。

［常考考点］直肠指检是诊断直肠癌最重要的方法。

要点二　锁肛痔的鉴别诊断

早期排便次数增多或便血，应与痢疾、溃疡性结肠炎、内痔出血等鉴别；指检触到肿块，应与息肉、肛乳头肥大等鉴别；肛管癌性溃疡，应与肛漏、湿疣等鉴别。

1. 直肠息肉　无痛性便血，量时多时少，少夹黏液，肛门镜或直肠镜检查可见有蒂或无蒂肿物，病理检查可协助诊断。

2. 溃疡性结肠炎　黏液血便，或里急后重，结肠镜检查可见直肠或结肠黏膜充血、水肿或糜烂、溃疡，无明显肿物及肠腔狭窄，大便培养无致病菌生长。

3. 痢疾　黏液血便，里急后重，大便培养有痢疾杆菌，抗痢疾治疗效果显著。

要点三　锁肛痔的治疗

本病一经诊断，应及早采取根治性手术治疗。中医辨证论治具有很重要的治疗作用，尤其是放化疗及术后、中晚期患者采用中医药治疗，能有效地提高5年生存率，降低放化疗的毒副作用，增强机体抗病能力，改善生活质量，提高临床远期疗效。

1. 辨证论治

证型	辨证要点	治法	方药
湿热蕴结证	肛门坠胀，便次增多，大便带血，色泽暗红，或夹黏液，或下痢赤白，里急后重，舌红，苔黄腻，脉滑数	清热利湿	槐角地榆丸加减
气滞血瘀证	肛周肿物隆起，触之坚硬如石，疼痛拒按，或大便带血，色紫暗，里急后重，排便困难，舌紫暗，脉涩	行气活血	桃红四物汤合失笑散加减
气阴两虚证	面色无华，消瘦乏力，便溏或排便困难，便中带血，色泽紫暗，肛门坠胀或伴心烦口干，夜间盗汗，舌红或绛，苔少，脉细弱或细数	益气养阴，清热解毒	四君子汤合增液汤加减

[常考考点] 锁肛痔的证型及其辨证要点、治法、使用方剂。

2. 外治疗法

（1）灌肠疗法

1）苦参20g，青黛10g，血竭9g，全蝎9g，枯矾6g，儿茶12g，鸦胆子5g（打碎）。将上方药物加水600mL，煎至200mL左右。从肛门插入导尿管20～30cm深，注药后保留2～3小时。每日1～2次，30日为1个疗程。

2）生大黄20g，黄柏15g，山栀15g，蒲公英30g，金银花20g，红花15g，苦参20g。方法同上。

3）败酱草、白花蛇舌草等浓煎保留灌肠，每日2次，每次40mL。

（2）敷药法：直肠、肛管癌溃烂者外敷九华膏或黄连膏等。

3. 其他疗法

（1）手术：对能切除的肛管直肠癌应尽早行根治性切除术。适用于癌肿局限在直肠壁或肛管，或只有局部淋巴结转移的患者。已侵犯的子宫、阴道壁也可以同时切除。当晚期肛管直肠癌已广泛转移，不能行根治性手术时，可行乙状结肠造瘘术，以解除梗阻，减轻患者痛苦。常用的手术方式有局部切除术、直肠癌经腹会阴联合切除术（Miles手术）、直肠癌经腹前切除术（Dixon手术）等。

（2）新辅助治疗：对于T_3期或淋巴结转移的直肠癌患者都应该进行术前的新辅助治疗。术前新辅助治疗可降低结直肠癌术后肝转移的发生，延缓肝转移的发生时间，能提高患者的生存质量。较晚期的直肠癌前放疗可以改善局部状况，一部分患者因此而能行根治性切除。直肠癌术后局部复发多见于会阴部，放疗可以抑制其生长，但不能根治。化疗配合根治性切除可以提高5年生存率。

【例题实战模拟】

A1型题

1. 内痔分期的主要依据是

　　A. 脱出　　B. 疼痛　　C. 便血　　D. 患病时间　　E. 肛门异物感

2. 枯痔法的适应证是

　　A. 各期内痔及混合痔的内痔部分　　B. 静脉曲张性外痔　　C. 血栓外痔

　　D. 各种痔　　E. 结缔组织外痔

3. 下列属于Ⅱ期内痔临床表现的是

　　A. 痔核小，便时粪便带血或滴血，量少，无痔核脱出

　　B. 呈滴血或射血状，量较多，痔核较大，便时痔核能脱出肛外

　　C. 痔核大，呈灰白色，便时痔核经常脱出肛外

　　D. 腹压稍大时痔核即脱出肛外，手托亦常不能复位，痔核经常位于肛外

　　E. 以上都不是

4. 切开法适用于

A. 距离肛门 4cm 以内，有内外口的低位肛漏　　B. 复杂性肛漏切开疗法或切除疗法的辅助方法

C. 低位单纯性肛漏和低位复杂性肛漏　　D. 高位肛漏　　E. 肛门周围有皮肤病患者

5. 中医学中的"钩肠痔"指的是

A. 内痔　　B. 混合痔　　C. 血栓外痔　　D. 直肠息肉　　E. 肛裂

6. 二度直肠脱垂的形态是

A. 颗粒状　　B. 花瓣状　　C. 长柱形　　D. 圆锥形　　E. 腊肠形

7. 对诊断肛管直肠癌有重要意义的简易方法是

A. X 线检查　　B. B 超检查　　C. 直肠指诊　　D. 病理组织学检查　　E. 纤维结肠镜检查

8. 大便时肛门剧痛，便血者为

A. 直肠息肉　　B. 血栓外痔　　C. 肛漏　　D. 肛裂　　E. 肛管直肠脱垂

A2 型题

9. 患者，男，65 岁。近来大便次数增多，伴有排便不尽感，偶有便血，量少，色不鲜。该患者应首先进行的检查方法是

A. 化验大便常规　　B. 钡灌肠检查　　C. 结肠镜检查　　D. 肛管直肠指诊　　E. 血常规检查

B1 型题

A. 有一条管道，通过外括约肌深层以上

B. 有两个以上外口及管道有分支窦道，其主管道通过外括约肌深层以上，有一个或两个以上内口者

C. 仅有一条管道，漏管穿过外括约肌深层以上，内口位于肛窦部位

D. 漏管在外括约肌深层以下，有两个以上外口或两条以上管道，内口在肛窦部位

E. 只有一个漏管，并通过外括约肌深层以下，内口在肛窦附近

10. 低位单纯性肛漏是指

11. 高位单纯性肛漏是指

A. 扩肛法　　B. 切开疗法　　C. 肛裂侧切术　　D. 纵切横缝法

12. 适用于不伴有结缔组织外痔、皮下瘘等陈旧性肛裂者的手术是

13. 适用于早期肛裂，无结缔组织外痔、肛乳头肥大等合并症者的手术是

14. 适用于陈旧性肛裂伴有肛管狭窄者的手术是

【参考答案】

1. A　2. A　3. B　4. C　5. E　6. D　7. C　8. D　9. D　10. E　11. C　12. C　13. A　14. D

第十单元　泌尿男性疾病

细目一　子痈

【考点突破攻略】

要点一　子痈的概念

中医称睾丸和附睾为肾子。子痈是指睾丸及附睾的化脓性疾病。临证中分急性子痈与慢性子痈，以睾丸或附睾肿胀疼痛为特点。相当于西医的急慢性附睾炎或睾丸炎。

［常考考点］子痈是指睾丸及附睾的化脓性疾病，以睾丸或附睾肿胀疼痛为特点。

要点二　子痈的病因病机、诊断及治疗

1. 病因病机

（1）湿热下注：外感六淫或过食辛辣炙煿，湿热内生，或房事不洁，外染湿热秽毒，或跌仆闪挫，肾子受损，经络

阻隔，气血凝滞，郁久化热，发为本病。

（2）气滞痰凝：郁怒伤肝，情志不畅，肝郁气结，经脉不利，血瘀痰凝，发于肾子，则为慢性子痈。

2. 诊断

（1）急性子痈：附睾或睾丸肿痛，突然发作，疼痛程度不一，行动或站立时加重。疼痛可沿输精管放射至腹股沟及下腹部。伴有恶寒发热，口渴欲饮，尿黄便秘等症状。附睾可触及肿块，触痛明显。化脓后阴囊红肿，可有波动感，溃破或切开引流后，脓出毒泄，症状消退迅速，疮口容易愈合。化验检查血白细胞总数增高，尿中可有白细胞。

（2）慢性子痈：临床较多见。患者常有阴囊部隐痛、发胀、下坠感，疼痛可放射至下腹部及同侧大腿根部，可有急性子痈发作史。检查可触及附睾增大，变硬，伴轻度压痛，同侧输精管增粗。

3. 治疗 急性子痈在辨证论治的同时，可配合使用抗生素；慢性子痈多应用中医药治疗。

（1）内治法

证型	辨证要点	治法	方药
湿热下注证	多见于成年人。睾丸或附睾肿大疼痛，阴囊皮肤红肿，灼热疼痛，少腹抽痛，局部触痛明显，脓肿形成时，按之应指，伴恶寒发热，苔黄腻，脉滑数	清热利湿，解毒消肿	枸橘汤或龙胆泻肝汤加减。疼痛剧烈者，加延胡索、金铃子
气滞痰凝证	附睾结节，子系粗肿，轻微触痛，或牵引少腹不适，多无全身症状，舌淡或有瘀斑，苔薄白或腻，脉弦滑	疏肝理气，化痰散结	橘核丸加减

[常考考点] 子痈的证型及其辨证要点、治法、使用方剂。

（2）外治法

1）急性子痈：未成脓者，可用金黄散或玉露散水调匀，冷敷。病灶有波动感，穿刺有脓者，应及时切开引流。脓稠、腐肉较多时，可选用九一丹或八二丹药线引流，脓液已净，外用生肌白玉膏。

2）慢性子痈：葱归溻肿汤坐浴，或冲和膏外敷。

4. 其他疗法 急性子痈主张早期应用抗生素，在药敏试验未获结果前，可选用抗菌谱较广的抗生素。

细目二 子痰

【考点突破攻略】

要点一 子痰的概念

子痰是发于肾子的疮痨性疾病。其特点是附睾有慢性硬结，逐渐增大，形成脓肿，溃破后脓液稀薄如痰，并夹有败絮样物质，易成窦道，经久不愈。相当于西医的附睾结核。

[常考考点] 子痰是发于肾子的疮痨性疾病。其特点是附睾有慢性硬结，逐渐增大，形成脓肿，溃破后脓液稀薄如痰，并夹有败絮样物质，易成窦道，经久不愈。

要点二 子痰的病因病机、诊断及治疗

1. 病因病机 因肝肾亏损，脉络空虚，浊痰乘虚下注，结于肾子；或阴虚内热，相火偏旺，灼津为痰，阻于经络，痰瘀互结而成。浊痰日久，郁而化热，热胜肉腐成脓。若脓水淋漓，病久不愈，阴损及阳，可出现阴阳两虚，气血两亏之候。西医认为本病是由结核杆菌感染而引起。

2. 诊断

（1）临床表现：本病多发于中青年，以20～40岁居多。初起自觉阴囊坠胀，附睾尾部有不规则的局限性结节，质硬，触痛不明显，结节常与阴囊皮肤粘连。日久结节逐渐增大，可形成脓肿，溃破后脓液清稀，或夹有豆腐渣样絮状物，易形成反复发作、经久不愈的窦道。输精管增粗变硬，呈串珠状。常有五心烦热，午后潮热，盗汗，倦怠乏力等症状。

（2）辅助检查：尿常规检查可有红、白细胞及脓细胞，红细胞沉降率多增高。脓液培养有结核杆菌生长。

（3）鉴别诊断

1）慢性子痈：可有急性发作史，附睾肿块压痛明显，一般与阴囊皮肤无粘连，输精管无串珠样改变。

2）精液囊肿：多发于附睾头部，形圆光滑，透光试验阳性，穿刺有乳白色液体，镜检有死精子。

3. 治疗 在辨证论治的同时，应用西药抗结核治疗6个月以上。
（1）内治法

证型	辨证要点	治法	方药
浊痰凝结证	见于初起硬结期。肾子处酸胀不适，附睾硬结，子系呈串珠状肿硬，无明显全身症状，苔薄，脉滑	温经通络，化痰散结	阳和汤加减，配服小金丹
阴虚内热证	见于中期成脓期。病程日久，肾子硬结逐渐增大并与阴囊皮肤粘连，阴囊红肿疼痛，触之可有应指感，伴低热、盗汗、倦怠、舌红、少苔，脉细数	养阴清热，除湿化痰，佐以透脓解毒	滋阴除湿汤合透脓散加减
气血两亏证	见于后期溃脓期。脓肿破溃，脓液稀薄，夹有败絮样物质，疮口凹陷，形成漏管，反复发作，经久不愈，虚热不退，面色无华，腰膝酸软，舌淡，苔白，脉沉细无力	益气养血，化痰消肿	十全大补汤加减，兼服小金丹

［常考考点］子痰的证型及其辨证要点、治法、使用方剂。

（2）外治：未成脓者，宜消肿散结，外敷冲和膏，每天1～2次。已成脓者，及时切开引流。窦道形成者，选用腐蚀平胬药物制成药线或药条外用。

（3）西医治疗：应用抗结核治疗，常用药物有异烟肼、利福平、吡嗪酰胺、乙胺丁醇等，一般主张联合使用。

细目三　阴茎痰核

【考点突破攻略】

要点一　阴茎痰核的临床表现

阴茎痰核是指阴茎海绵体白膜发生纤维化硬结的一种疾病，相当于西医的阴茎硬结症。其特点是：①多见于中年人；②阴茎背侧可触及硬结或条索状斑块；③无压痛；④大小不一，单发或数个不等；⑤发展缓慢，从不破溃；⑥阴茎勃起时有疼痛或弯曲变形，严重者可影响性交，甚至引起阳痿。

［常考考点］阴茎痰核的特点。

要点二　阴茎痰核的辨证论治

痰浊凝结证：温阳通脉，化痰散结。阳和汤合化坚二陈丸加减。
外治以阳和解凝膏或黑退消外敷。

细目四　尿石症

【考点突破攻略】

要点一　尿石症的病因病机

本病多由肾虚和下焦湿热引起，病位在肾、膀胱和溺窍，肾虚为本，湿热为标。肾虚则膀胱气化不利，尿液生成与排泄失常，加之摄生不慎，感受湿热之邪，或饮食不节，嗜食辛辣肥甘醇酒之品，致湿热内生，蕴结膀胱，煎熬尿液，结为砂石；湿热蕴结，气机不利，结石梗阻，不通则痛；热伤血络，可引起血尿。

西医认为，许多因素均可导致结石的形成，但其中主要因素是尿中盐类呈超饱和状态，尿中抑制晶体形成物质不足和核基的存在。

［常考考点］尿石症由肾虚和下焦湿热引起，病位在肾、膀胱和溺窍，肾虚为本，湿热为标。

要点二　尿石症的诊断

1. 临床表现

（1）上尿路结石：上尿路结石包括肾和输尿管结石，典型的临床症状是突然发作的肾或输尿管绞痛和血尿。其程度与结石的部位、大小及移动情况等有关。绞痛发作时疼痛剧烈，患者可出现恶心、呕吐、冷汗、面色苍白等症状。疼痛为阵发性，并沿输尿管向下放射到下腹部、外阴部和大腿内侧。

检查时肾区有叩击痛或压痛。结石较大或固定不动时，可无疼痛，但常伴有肾积水或感染。绞痛发作后出现血尿，多为镜下血尿，肉眼血尿较少，或有排石现象。有时活动后镜下血尿是上尿路结石唯一的临床表现。

结石合并感染时，可有尿频、尿急、尿痛，伴发急性肾盂肾炎或肾积脓时，可有发热、畏寒、寒战等全身症状。

双侧上尿路结石或孤肾伴输尿管结石引起完全梗阻时，可导致无尿。

（2）膀胱结石：膀胱结石的典型症状为<u>排尿中断，并引起疼痛</u>，放射至阴茎头和远端尿道。此时患者常手握阴茎，蹲坐哭叫，经变换体位又可顺利排尿。多数患者平时有排尿不畅、尿频、尿急、尿痛和终末血尿。前列腺增生继发膀胱结石时，排尿困难加重；结石位于膀胱憩室内时，多有尿路感染的表现。

（3）尿道结石：主要表现为<u>排尿困难、排尿费力，呈点滴状，或出现尿流中断及急性尿潴留</u>。排尿时疼痛明显，可放射至阴茎头部，后尿道结石可伴有会阴和阴囊部疼痛。

2. 辅助检查 腹部X线平片多能发现结石的大小、形态和位置。排泄性尿路造影、B型超声、膀胱镜、CT等检查有助于临床诊断。

3. 鉴别诊断

（1）胆囊炎：表现为右上腹疼痛且牵引背部作痛，疼痛不向下腹及会阴部放射，墨菲征阳性。经腹部X线平片、B超及血、尿常规检查，两者不难鉴别。

（2）急性阑尾炎：以转移性右下腹痛为主症，麦氏点压痛，可有反跳痛或肌紧张。经腹部X线平片和B超检查即可鉴别。

[常考考点] 尿石症的诊断依据典型表现和辅助检查结果。

要点三 尿石症的治疗方法

1. 辨证论治

（1）内治法

证型	辨证要点	治法	方药
湿热蕴结证	腰痛或小腹痛，或尿流突然中断，尿频，尿急，尿痛，<u>小便混赤</u>，或为血尿，口干欲饮，舌红，苔黄腻，脉弦数	清热利湿，通淋排石	三金排石汤加减
气血瘀滞证	发病急骤，<u>腰腹胀痛或绞痛，疼痛向外阴部放射，尿频，尿急，尿黄或赤，舌暗红或有瘀斑，脉弦或弦数</u>	理气活血，通淋排石	金铃子散合石韦散加减
肾气不足证	结石日久，留滞不去，腰部胀痛，时发时止，<u>遇劳加重，疲乏无力，尿少或频数不爽，或面部轻度浮肿，舌淡苔薄，脉细无力</u>	补肾益气，通淋排石	济生肾气丸加减

[常考考点] 尿石症的证型及其辨证要点、治法、使用方剂。

2. 总攻疗法

（1）适应证：结石横径＜1cm，表面光滑；双肾功能基本正常；无明显尿路狭窄或畸形。

（2）方法：总攻疗法以6～7次为一疗程，隔天1次。总攻治疗后结石下移或排而未净者，休息2周可继续进行下一个疗程，一般不超过2个疗程。多次使用氢氯噻嗪等利尿药进行总攻时，需口服氯化钾1g，每日3次，以防低血钾。

3. 其他疗法 根据病情选择使用体外震波碎石或手术治疗。

【知识纵横比较】

尿石症（中医外科学）		淋证（中医内科学）	
分型	方药	分型	方药
湿热蕴结证	三金排石汤加减	热淋	八正散加减
气血瘀滞证	金铃子散合石韦散加减	石淋	石韦散加减
肾气不足证	济生肾气丸加减	血淋	小蓟饮子加减
		气淋	沉香散加减
		膏淋	程氏萆薢分清饮加减
		劳淋	无比山药丸加减

细目五 精浊

【考点突破攻略】

要点一 精浊的病因病机

急性者多由饮食不节，嗜食醇酒肥甘，酿生湿热；或因外感湿热之邪，壅聚于下焦而成。

慢性者多由相火妄动，所愿不遂，或忍精不泄，肾火郁而不散，离位之精化成白浊；或房事不洁，精室空虚，湿热从精道内侵，湿热壅滞，气血瘀阻而成。病久伤阴，肾阴暗耗，可出现阴虚火旺证候；亦有体质偏阳虚者，久则火势衰微，易见肾阳不足之象。

西医学认为，本病病因复杂，可能与致病菌或病原微生物感染、尿液反流以及免疫因素等有关。

[常考考点] 精浊的病因病机是湿热蕴结下焦。

要点二 精浊的诊断

1. 临床表现

（1）急性者：发病较急，突发寒战高热，尿频、尿急、尿痛，腰骶部及会阴部疼痛，或伴有直肠刺激征。形成脓肿时常发生尿潴留。直肠指检前列腺饱满肿胀，压痛明显，温度增高。

（2）慢性者：临床症状表现不一，患者可出现不同程度的尿频、尿急、尿痛、尿不尽、尿道灼热，腰骶、小腹、会阴及睾丸等处坠胀隐痛。晨起、尿末或大便时尿道偶见有少量白色分泌物。部分病程长患者可出现阳痿、早泄、遗精或射精痛等，或头晕耳鸣、失眠多梦、腰酸乏力等症状。直肠指检前列腺多为正常大小，或稍大或稍小，质软或软硬不均，轻度压痛。

2. 实验室及辅助检查

（1）尿道口溢出分泌物镜检：急性者有大量脓细胞，涂片可找到细菌。

（2）前列腺按摩液镜检：慢性者白细胞每高倍视野在10个以上，卵磷脂小体减少或消失。尿三杯试验可作为参考。

（3）前列腺液培养：有利于病原菌诊断。细菌性前列腺炎前列腺液培养有较固定的致病菌生长；慢性非细菌性前列腺炎细菌培养呈阴性。

（4）超声波检查：多表现为内部回声强弱不均，可见增强的光斑及结节回声，被膜回声欠清晰。

[常考考点] 精浊的诊断依据为典型临床表现和实验室辅助检查。

要点三 精浊的辨证论治

临床以辨证论治为主，抓住肾虚（本）、湿热（标）、瘀滞（变）三个基本病理环节，分清主次，权衡用药。

证型	辨证要点	治法	方药
湿热蕴结证	尿频、尿急、尿痛，尿道有灼热感，排尿终末或大便时偶有白浊，会阴、腰骶、睾丸、少腹坠胀疼痛，苔黄腻，脉滑数	清热利湿	八正散或龙胆泻肝汤加减
气滞血瘀证	病程较长，少腹、会阴、睾丸、腰骶部坠胀不适、疼痛，有排尿不尽之感，舌暗或有瘀斑，苔白或薄黄，脉沉涩	活血祛瘀，行气止痛	前列腺汤加减
阴虚火旺证	排尿或大便时偶有白浊，尿道不适，遗精或血精，腰膝痿软，五心烦热，失眠多梦，舌红少苔，脉细数	滋阴降火	知柏地黄汤加减
肾阳虚损证	多见于中年人，排尿淋漓，腰膝酸痛，阳痿早泄，形寒肢冷，舌淡胖，苔白，脉沉细	补肾助阳	济生肾气丸加减

[常考考点] 精浊的证型及其辨证要点、治法、使用方剂。

细目六 精癃

【考点突破攻略】

要点一 精癃的诊断

1. 临床表现

（1）发病年龄：本病多见于50岁以上的中老年男性患者。

（2）主要症状：逐渐出现进行性尿频，以夜间为著，并伴排尿困难，尿线变细。部分患者由于尿液长期不能排尽，致膀胱残余尿增多，而出现假性尿失禁。

（3）并发症：在发病过程中，常因受寒、劳累、憋尿、便秘等，而发生急性尿潴留。严重者可引起肾功能损伤，而出现肾功能不全的一系列症状。有些患者可并发尿路感染、膀胱结石、疝气或脱肛等。

（4）直肠指检：前列腺常有不同程度的增大，表面光滑，中等硬度而富有弹性，中央沟变浅或消失。

（5）辅助检查：B型超声、CT、膀胱尿道造影、膀胱镜及尿流动力学等检查以协助诊断。

要点二 精癃的辨证论治

中医治疗应以通为用，温肾益气、活血利尿是其基本的治疗法则。出现并发症时应采用中西医综合疗法。

1. 内治法

证型	辨证要点	治法	方药
湿热下注证	小便频数黄赤，尿道灼热或涩痛，排尿不畅，甚或点滴不通，小腹胀满，或大便干燥，口苦口黏，舌暗红，苔黄腻，脉滑数或弦数	清热利湿，消癃通闭	八正散加减
脾肾气虚证	尿频，滴沥不畅，尿线细甚或夜间遗尿或尿闭不通，神疲乏力，纳谷不香，面色无华，便溏脱肛，舌淡，苔白，脉细无力	补脾益气，温肾利尿	补中益气汤加菟丝子、肉苁蓉、补骨脂、车前子等
气滞血瘀证	小便不畅，尿线变细或点滴而下，或尿道涩痛，闭塞不通，或小腹胀满隐痛，偶有血尿，舌质暗或有瘀点瘀斑，苔白或薄黄，脉弦或涩	行气活血，通窍利尿	沉香散加减
肾阴亏虚证	小便频数不爽，尿少热赤，或闭塞不通，头晕耳鸣，腰膝酸软，五心烦热，大便秘结，舌红少津，苔少或黄，脉细数	滋补肾阴，通窍利尿	知柏地黄丸加丹参、琥珀、王不留行、地龙等
肾阳不足证	小便频数，夜间尤甚，尿线变细，余沥不尽，尿程缩短，或点滴不爽，甚则尿闭不通，精神萎靡，面色无华，畏寒肢冷，舌质淡润，苔薄白，脉沉细	温补肾阳，通窍利尿	济生肾气丸加减

［常考考点］精癃的证型及其辨证要点、治法、使用方剂。

2. 外治法 多为急则治标之法，必要时可行导尿术。

（1）脐疗法：取独头蒜1个、生栀子3枚、盐少许，捣烂如泥，敷脐部；或以葱白适量，捣烂如泥，加少许麝香，和匀，敷脐部，外用胶布固定；或以食盐250g，炒热，布包，熨脐腹部，冷后再炒再熨。

（2）灌肠法：大黄15g，泽兰、白芷各10g，肉桂6g，煎汤150mL，每日保留灌肠1次。

要点三 精癃的其他疗法

1. 手术疗法 一般来说，当残余尿量在60mL以上，或因梗阻诱发膀胱憩室、结石、肾及输尿管积水者，或由于梗阻引起慢性或反复发作的泌尿系感染者，或因急性尿潴留或反复出现尿潴留经非手术治疗无效或导尿失败者，可采用手术疗法。但当膀胱逼尿肌功能受损时则手术效果不理想。

2. 西药治疗 常用的有α-受体阻滞剂，如高特灵等；5α-还原酶抑制剂，如保列治；生长因子抑制剂，如通尿灵等。

3. 物理疗法 如微波、射频、激光等。

4. 针灸疗法 主要用于尿潴留患者，可针刺中极、归来、三阴交、膀胱俞、足三里等穴，强刺激，反复捻转提插；

体虚者灸气海、关元、水道等穴。

【知识纵横比较】

精浊与精癃的鉴别

鉴别要点	精浊	精癃
好发年龄	中青年男性	55 岁以上的老年男性
临床症状	①尿频、尿急、尿痛、尿道内灼热不适或排尿不净之感； ②腰骶、腹股沟、下腹及会阴部等处坠胀隐痛，有时可牵涉到耻骨上、阴茎、睾丸及股内侧； ③阳痿、早泄、遗精或射精痛等； ④头晕、耳鸣、失眠多梦、腰酸乏力等神经衰弱症状	①进行性尿频，以夜间为著，并伴排尿困难，尿线变细； ②可出现假性尿失禁； ③急性尿潴留，严重者可引起肾功能损伤； ④可并发尿路感染、膀胱结石、疝气或脱肛等
直肠指检	前列腺正常大小，或稍大或稍小，轻度压痛。可表现为软硬不均或缩小变硬等异常现象	前列腺常增大，表面光滑，中等硬度富有弹性，中央沟变浅或消失
前列腺液检查	白细胞在 10 个以上，卵磷脂小体减少	可无异常

精浊、精癃和癃闭的鉴别

精浊（中医外科学）		精癃（中医外科学）		癃闭（中医内科学）	
分型	方药	分型	方药	分型	方药
湿热蕴结证	八正散或龙胆泻肝汤	湿热下注证	八正散	膀胱湿热证	八正散
—	—	—	—	肺热壅盛证	清肺饮
气滞血瘀证	前列腺汤	气滞血瘀证	沉香散	肝郁气滞证	沉香散
阴虚火旺证	知柏地黄汤	肾阴亏虚证	知柏地黄丸	—	—
肾阳虚损证	济生肾气丸	肾阳不足证	济生肾气丸	—	—
—	—	脾肾气虚证	补中益气汤	脾气不升证	补中益气汤合春泽汤
—	—	—	—	浊瘀阻塞证	代抵挡丸

【例题实战模拟】

A1 型题

1. 附睾及睾丸的急性化脓性感染，称为
   A. 子痰　　B. 子痈　　C. 囊痈　　D. 水疝　　E. 脱囊

2. 慢性子痈气滞痰凝证可用
   A. 阳和汤　　B. 泻热汤　　C. 橘核丸　　D. 滋阴除湿汤　　E. 化坚二陈丸

3. 临床表现为肾子上或阴茎上慢性结节，皮色不变，亦不疼痛，治宜温阳化痰散结，常用的处方是
   A. 阳和汤　　B. 枸橘汤　　C. 香贝养荣汤　　D. 消核丸　　E. 活血散瘀汤

4. 精浊（前列腺炎）的病因病机是
   A. 肾虚、湿热、瘀滞　　B. 湿热、瘀滞、血热　　C. 肾虚、瘀滞、痰浊
   D. 肾虚、血热、瘀滞　　E. 肾虚、血热、湿热

A2 型题

5. 患者，男，48 岁。排尿困难，呈点滴状，或出现尿流中断及急性尿潴留，排尿时疼痛明显，可放射至阴茎头部。其诊断为
   A. 尿道结石　　B. 膀胱结石　　C. 肾结石　　D. 输尿管结石　　E. 胆囊炎

6. 患者腰痛，尿流突然中断，尿频，尿急，尿痛，小便混赤，口干欲饮，舌红，苔黄腻，脉弦数。其适宜的方剂是
   A. 三金排石汤　　B. 金铃子散　　C. 石韦汤　　D. 济生肾气丸　　E. 六味地黄丸

7. 某男，30 岁。近 1 周出现腰骶部及会阴部疼痛，小便频急，茎中热痛，尿色黄浊，苔黄腻，脉滑数。直肠指诊，

前列腺饱满肿胀，有明显压痛，光滑无硬节。诊为精浊（前列腺炎），其病因病机是

  A. 肾阴不足 B. 湿热蕴结 C. 气滞血瘀 D. 中气下陷 E. 肾虚不固

  8. 患者，男，65岁。近8年来夜尿由2～3次渐增至4～5次，排尿踌躇，涩滞不畅，昨晚发生小便欲解不能，小腹急满胀痛，舌暗，脉细涩。直肠指诊前列腺增大约5.5cm×4.1cm×3.3cm，中央沟消失，质韧有弹性，光滑无结节。该患者最有可能的诊断是

  A. 泌尿系结核 B. 前列腺炎 C. 良性前列腺增生 D. 膀胱结石 E. 神经源性膀胱

【参考答案】

  1. B 2. C 3. A 4. A 5. A 6. A 7. B 8. C

第十一单元　周围血管疾病

细目一　股肿

【考点突破攻略】

要点一　股肿的含义与特点

1. 股肿的含义　股肿是指血液在深静脉血管内发生异常凝固，而引起静脉阻塞、血液回流障碍的疾病。相当于西医的下肢深静脉血栓形成，以往称血栓性深静脉炎。

2. 股肿的发病特点　其发病特点为肢体肿胀、疼痛、局部皮温升高和浅静脉怒张四大症状，好发于下肢髂股静脉和股腘静脉，可并发肺栓塞和肺梗死而危及生命。

[常考考点] 股肿的发病特点：肢体肿胀、疼痛、局部皮温升高和浅静脉怒张四大症状，好发于下肢髂股静脉和股腘静脉，可并发肺栓塞和肺梗死而危及生命。

要点二　股肿的病因病机

本病的病因主要是创伤或产后长期卧床，以致肢体气血运行不畅，气滞血瘀，瘀血阻于脉络，脉络滞塞不通，营血回流受阻，水津外溢，聚而为湿，发为本病。

要点三　股肿的诊断

1. 临床表现　主要表现为肢体水肿、疼痛、浅静脉曲张三大主证，疾病后期还可伴有小腿色素沉着、皮炎、臁疮等。由于阻塞的静脉部位不同，临床表现不一。

  （1）小腿深静脉血栓形成：肢体疼痛是其最主要的临床症状之一。肢体肿胀一般较局限，以踝及小腿部为主，行走时加重，休息或平卧后减轻，腓肠肌压痛，一般无全身表现。

  （2）髂股静脉血栓形成：突然性、广泛性、单侧下肢粗肿是本病的临床特征。一般患肢的周径可较健侧增粗5～8cm。疼痛性质为胀痛，部位可为全下肢，以患肢的髂窝、股三角区疼痛明显，甚至可连及同侧腰背部或会阴部。疾病初期主要是表浅静脉的网状扩张，后期可在患肢侧的下腹部、髋部、会阴部都见到曲张的静脉。

  （3）混合性深静脉血栓形成：是指血栓起源于小腿肌肉内的腓肠静脉丛，顺行性生长、蔓延扩展至整个下肢静脉主干，或由原发性髂股静脉血栓形成逆行扩展到整个下肢静脉者。临床上此被称为混合型。其临床表现兼具小腿深静脉和髂股静脉血栓形成的特点。

  （4）深静脉血栓形成后遗症：是指深静脉血栓形成后期，由于血液回流障碍或血栓机化再通后，静脉瓣膜被破坏，血液倒流，回流不畅，引起的肢体远端静脉高压、瘀血而产生的肢体肿胀、浅静脉曲张、色素沉着、溃疡形成等临床表现。

2. 实验室及辅助检查　放射性纤维蛋白原试验、核素静脉造影、多普勒血流和体积描记仪检查，为无创性检查方法，有助于明确患肢血液回流和供血状况。静脉造影能使静脉直接显影，可判断有无血栓及其范围、形态及侧支循环状况，

不仅有助于明确诊断，亦有助于直接观察治疗效果。

[常考考点] 股肿的诊断依据是典型临床表现和实验室及辅助检查。

要点四 股肿的辨证论治

1. 内治法

证型	辨证要点	治法	方药
湿热下注证	发病较急，表现为下肢粗肿，局部发热、发红，疼痛，活动受限，舌质红，苔黄腻，脉弦滑	清热利湿，活血化瘀	四妙勇安汤加味
血脉瘀阻证	下肢肿胀，皮色紫暗，固定性压痛，肢体青筋怒张，舌质暗或有瘀斑，苔白，脉弦	活血化瘀，通络止痛	活血通脉汤加减
气虚湿阻证	表现为下肢肿胀日久，朝轻暮重，活动后加重，休息抬高下肢后减轻，皮色略暗，青筋迂曲，倦怠乏力，舌淡边有齿痕，苔薄白，脉沉	益气健脾，祛湿通络	参苓白术散加味

[常考考点] 股肿的证型、治法、使用方剂。

2. 外治法

（1）急性期：可用芒硝加冰片外敷。方法是芒硝500g，冰片5g，共研成粉状，混合后装入纱布袋中，敷于患肢小腿肚及小腿内侧，待芒硝结块干硬时，重新更换，发病后连用数日，可减轻患肢疼痛等症状。

（2）慢性期：可用中药煎汤趁热外洗患肢，可选用活血止痛散每日1次，每次30～60分钟。

3. 其他疗法 西医治疗深静脉血栓形成主张早期（72小时内）手术取栓和溶栓及抗凝、祛聚、降黏、扩血管等疗法。对于发生了急性肺栓塞和疼痛性股白肿、股青肿应采用中西医结合方法积极救治。另外，植入下腔静脉滤器—防止发生肺栓塞也是近年来常用的方法之一。

[常考考点] 西医主张早期（72小时内）手术取栓和溶栓及抗凝、祛聚、降黏、扩血管等疗法。

细目二 青蛇毒

【考点突破攻略】

要点一 青蛇毒的病因病机

（一）病因

本病多由湿热蕴结，寒湿凝滞，痰浊瘀阻，脾虚失运，外伤血脉等因素致使气血运行不畅，留滞脉中而发病。

（二）病机

本病外由湿邪为患，与热而蕴结，与寒而凝滞，与内湿相合，困脾而生痰，是病之标；经脉受损，气血不畅，络道瘀阻，为病之本。

要点二 青蛇毒的临床表现与常见类型

（一）临床表现

发病多见筋瘤后期，部位则以四肢多见（尤其多见于下肢），次为胸腹壁等处。

1. 初期（急性期） 在浅层脉络（静脉）径路上出现条索状柱，患处疼痛，皮肤发红，触之较硬，扪之发热，按压疼痛明显，肢体沉重。一般无全身症状。

2. 后期（慢性期） 患处遗有一条索状物，其色黄褐，按之如弓弦，可有按压疼痛，或结节破溃形成臁疮。

（二）常见类型

1. 四肢血栓性浅静脉炎 临床最为常见，下肢多于上肢。临床主要是累及一条浅静脉，沿着发病的静脉出现疼痛、红肿、灼热感，常可扪及结节或硬索状物，有明显压痛。当浅静脉炎累及周围组织时，可出现片状区域炎性结节，则为浅静脉周围炎。患者可伴有低热，站立时疼痛尤为明显。患处炎症消退后，局部可遗留色素沉着或无痛性纤维硬结，一般需1～3个月后才能消失。

2. 胸腹壁浅静脉炎 多为单侧胸腹壁出现一条索状硬物，长10～20cm，皮肤发红、轻度刺痛。肢体活动时，局部可有牵掣痛，用手按压条索两端，皮肤上可现一条凹陷的浅沟，炎症消退后遗留皮肤色素沉着。一般无全身表现。

3. 游走性血栓性浅静脉炎 多发于四肢，即浅静脉血栓性炎症呈游走性发作，当一处炎性硬结消失后，其他部位的浅静脉又出现病变，具有<u>游走、间歇、反复发作的特点</u>。可伴有低热、全身不适等。若全身反应较重者，应考虑全身血管炎、胶原性疾病、内脏疾病及深静脉病变等。

［常考考点］青蛇毒的典型临床表现。

要点三　青蛇毒的辨证论治

1. 内治法

证型	辨证要点	治法	方药
湿热瘀阻证	患肢肿胀、发热，皮肤发红、胀痛，喜冷恶热，或有条索状物，或微恶寒发热，苔黄腻或厚腻，脉滑数	清热利湿，解毒通络	二妙散合茵陈赤豆汤加减
血瘀湿阻证	患肢疼痛、肿胀、皮色红紫，活动后则甚，小腿部挤压刺痛，或见条索状物，按之柔韧或似弓弦，<u>舌有瘀点、瘀斑</u>，脉沉细或沉涩	活血化瘀，行气散结	活血通脉汤加减
肝郁蕴结证	胸胁壁有条索状物，固定不移，刺痛，胀痛，或牵掣痛；伴胸闷、嗳气等，舌质淡红或有瘀点、瘀斑，苔薄，<u>脉弦</u>或弦涩	疏肝解郁，活血解毒	柴胡清肝汤或复元活血汤

［常考考点］青蛇毒的证型、治法、使用方剂。

2. 外治法

（1）初期：可用消炎软膏或金黄散软膏外敷，每日换药1次。局部红肿渐消，可选用拔毒膏贴敷。

（2）后期：可用熏洗疗法。当归尾12g，白芷9g，羌活9g，独活9g，桃仁9g，红花12g，海桐皮9g，威灵仙12g，生艾叶15g，生姜60g，水煎后熏洗。有活血通络，疏风散结之功。

细目三　筋瘤

【考点突破攻略】

要点一　筋瘤的定义与特点

1. 定义　<u>筋瘤是以筋脉色紫、盘曲突起状如蚯蚓、形成团块</u>为主要表现的浅表静脉病变。相当于西医的<u>下肢静脉曲张</u>。

2. 特点　筋瘤者，<u>坚而色紫，累累青筋，盘曲甚者结若蚯蚓</u>。由于长期从事站立负重工作，劳倦伤气，或多次妊娠等，使筋脉结块成瘤。

［常考考点］筋瘤的特点是坚而色紫，累累青筋，盘曲甚者结若蚯蚓。

要点二　筋瘤的治疗方法

1. 内治法

证型	辨证要点	治法	方药
劳倦伤气证	<u>久站久行或劳累时瘤体增大，下坠不适感加重，常伴气短乏力</u>，脘腹坠胀，腰酸，舌淡，苔薄白，脉细缓无力	补中益气，活血舒筋	补中益气汤加减
寒湿凝筋证	瘤色紫暗，喜暖，下肢轻度肿胀，<u>伴形寒肢冷，口淡不渴，小便清长</u>，舌淡暗，苔白腻，脉弦细	暖肝散寒，益气通脉	暖肝煎合当归四逆汤加减
外伤瘀滞证	<u>青筋盘曲，状如蚯蚓，表面色青紫</u>，患肢肿胀疼痛，<u>舌有瘀点，脉细涩</u>	活血化瘀，和营消肿	活血散瘀汤加减

［常考考点］筋瘤的证型及其辨证要点、治法、使用方剂。

2. 外治法　患肢穿<u>医用弹力袜或用弹力绷带包扎</u>，有助于使瘤体缩小或停止发展。并发青蛇毒、湿疮、臁疮者，参考有关章节治疗。

3. 其他疗法

（1）手术疗法：凡是诊断明确的筋瘤，无手术禁忌证者，都可手术治疗。

（2）硬化剂注射疗法：适用于程度较轻的单纯性下肢静脉曲张，亦可作为手术的辅助疗法，处理残留或复发的曲张静脉。

细目四 臁疮

【考点突破攻略】

要点一 臁疮的病因病机

臁疮是指发生于小腿臁骨部位的慢性皮肤溃疡。本病多由久站或过度负重而致小腿筋脉横解，青筋显露，瘀停脉络，久而化热；或小腿皮肤破损染毒，湿热下注而成，疮口经久不愈。

相当于西医的下肢慢性溃疡，俗称"老烂腿"，常发于双小腿内外侧下 1/3 处。

[常考考点] 臁疮的特点及好发部位。

要点二 臁疮的局部辨证

根据臁疮的局部特点，临床中将其分为结核性、放射性、瘀滞性等范畴。本病的后期如果经久不愈，则有发生恶变的可能。

要点三 臁疮的治疗

中医认为臁疮是本虚标实证，气虚血瘀为基本病机，益气活血以消除下肢瘀血是治疗的关键。

1. 内治法

证型	辨证要点	治法	方药
湿热下注证	小腿青筋怒张，局部发痒，红肿、疼痛，继则破溃，滋水淋漓，疮面腐暗，伴口渴、便秘、小便黄赤，苔黄腻，脉滑数	清热利湿，和营解毒	二妙丸合五神汤加减
气虚血瘀证	病程日久，疮面苍白、肉芽色淡，周围色黑暗、板硬，肢体沉重，倦怠乏力，舌淡紫或有瘀斑，苔白，脉细涩无力	益气活血，祛瘀生新	补阳还五汤合四妙汤加减

[常考考点] 臁疮的证型、治法、使用方剂。

2. 外治法

（1）初期：局部红肿，溃破渗液较多者，宜用洗药。如马齿苋 60g，黄柏 20g，大青叶 30g，煎水温湿敷，每日 3～4 次。局部红肿，渗液较少者，宜用金黄膏薄敷，每日 1 次。

（2）后期：久不收口，皮肤乌黑，疮口凹陷，疮面腐肉不脱，时流污水，用八二丹麻油调后，摊贴疮面，并用绷带缠缚，每日换药。腐肉已脱，露新肉者，用生肌散外盖生肌玉红膏。周围有湿疹者，用青黛散调麻油盖贴。

细目五 脱疽

【考点突破攻略】

要点一 脱疽的定义、特点与病因病机

（一）定义

脱疽是指发生于四肢末端，严重时趾（指）节坏疽脱落的周围血管疾病，又称脱骨疽。相当于西医的动脉硬化性闭塞症、糖尿病足和血栓闭塞性脉管炎。

（二）特点

其临床特点是好发于四肢末端，以下肢多见，初起患肢末端发凉、怕冷、苍白、麻木，可伴间歇性跛行，继则疼痛剧烈，日久患趾（指）坏死变黑，甚至趾（指）节脱落。部分患者起病急骤，进展迅速，预后严重，需紧急处理。

[常考考点] 脱疽的特点是好发于四肢末端,以下肢多见,初起患肢末端发凉、怕冷、苍白、麻木,可伴间歇性跛行,继则疼痛剧烈,日久患趾(指)坏死变黑,甚至趾(指)节脱落。

(三)病因病机

1.病因 本病主要由于脾气不健,肾阳不足,又加外受寒冻,寒湿之邪入侵而发病。本病的发生还与长期吸烟、饮食不节、环境、遗传及外伤等因素有关。

2.病机 脾气不健,化生不足,气血亏虚,气阴两伤,内不能荣养脏腑,外不能充养四肢。脾肾阳气不足,不能温养四肢,复受寒湿之邪,则气血凝滞,经络阻塞,不通则痛,四肢气血不充,失于濡养则皮肉枯槁,坏死脱落。若寒邪久蕴,则郁而化热,湿热浸淫,则患趾(指)红肿溃脓。热邪伤阴,阴虚火旺,病久可致阴血亏虚,肢节失养,坏疽脱落。本病的发生以脾肾亏虚为本,寒湿外伤为标;气血凝滞,经脉阻塞为其主要病机。

[常考考点] 本病的发生以脾肾亏虚为本,寒湿外伤为标;气血凝滞,经脉阻塞为其主要病机。

要点二 脱疽的诊断与鉴别诊断

(一)诊断

1.临床表现 血栓闭塞性脉管炎多发于寒冷季节,以20~40岁男性多见;常先于一侧下肢发病,继而累及对侧,少数患者可累及上肢;患者多有受冷、潮湿、嗜烟、外伤等病史。本病病程较长,常在寒冷季节加重,治愈后又可复发。根据疾病的发展过程,临床一般可分为三期。

一期(局部缺血期):患肢末端发凉、怕冷、麻木、酸痛、间歇性跛行,患肢出现轻度肌肉萎缩,皮肤干燥,皮温稍低于健侧,皮肤指压试验可见充盈缓慢,足背动脉、胫后动脉搏动减弱,部分患者小腿可出现游走性红硬条索(游走性血栓性浅静脉炎)。

二期(营养障碍期):患肢发凉,怕冷,麻木,坠胀疼痛,间歇性跛行加重,并出现静息痛。患肢肌肉明显萎缩,皮肤干燥,汗毛脱落,趾甲增厚且生长缓慢,皮肤苍白或潮红或发绀,患侧足背动脉、胫后动脉搏动消失。

三期(坏死期或坏疽期):坏疽可先为一趾或数趾,逐渐向上发展,合并感染时,足趾紫红肿胀、溃烂坏死,呈湿性坏疽;或足趾发黑,干瘪,呈干性坏疽。病程日久,患者可出现疲乏无力、不欲饮食、口干、形体消瘦,甚则壮热神昏。

根据肢体坏死的范围,将坏疽分为3级:1级坏疽局限于足趾或手指部位;2级坏疽局限于足跖部位;3级坏疽发展至足背、足跟、踝关节及其上方。

2.辅助检查 肢体动脉彩色多普勒超声、血流图、甲皱微循环、计算机扫描血管三维成像(CTA)、动脉造影等影像学检查及血脂、血糖等实验室检查,可以明确诊断,并有助于鉴别诊断,了解病情严重程度。

(二)鉴别诊断

1.脱疽相关疾病的临床鉴别

脱疽相关疾病的临床鉴别

项目	动脉硬化性闭塞症	糖尿病足	血栓闭塞性脉管炎
发病年龄	40岁以上	40岁以上	20~40岁
浅静脉炎	无	无	游走性
高血压	大部分有	大部分有	极少
冠心病	有	可有可无	无
血脂	升高	多数升高	基本正常
血糖、尿糖	正常	血糖高,尿糖阳性	正常
受累血管	大、中动脉	大、微血管	中、小动脉

2.雷诺综合征(肢端动脉痉挛症) 多见于青年女性;上肢较下肢多见,好发于双手;每因寒冷和精神刺激双手出现发凉苍白,继而发绀、潮红,最后恢复正常的三色变化(雷诺现象),患肢动脉搏动正常,一般不出现肢体坏疽。

[常考考点] 脱疽的诊断及相关疾病的临床鉴别。

要点三 脱疽的辨证论治

1. 内治法

证型	辨证要点	治法	方药
寒湿阻络证	患趾（指）喜暖怕冷，麻木，酸胀疼痛，多走则疼痛加剧，稍歇痛减，皮肤苍白，触之发凉，趺阳脉搏动减弱，舌淡，苔白腻，脉沉细	温阳散寒，活血通络	阳和汤加减
血脉瘀阻证	患趾（指）酸胀疼痛加重，夜难入寐，步履艰难，患趾（指）皮色暗红或紫暗，下垂更甚，皮肤发凉干燥，肌肉萎缩，趺阳脉搏动消失，舌暗红或有瘀斑，苔薄白，脉弦涩	活血化瘀，通络止痛	桃红四物汤加减
湿热毒盛证	患肢剧痛，日轻夜重，局部肿胀，皮肤紫暗，浸淫蔓延，溃破腐烂，肉色不鲜，身热口干，便秘溲赤，舌红，苔黄腻，脉弦数	清热利湿，解毒活血	四妙勇安汤加减
热毒伤阴证	皮肤干燥，毫毛脱落，趾（指）甲增厚变形，肌肉萎缩，趾（指）呈干性坏疽，口干欲饮，便秘溲赤，舌红，苔黄，脉弦细数	清热解毒，养阴活血	顾步汤加减
气阴两虚证	病程日久，坏死组织脱落后疮面久不愈合，肉芽暗红或淡而不鲜，倦怠乏力，口不欲饮，面色无华，形体消瘦，五心烦热，舌淡尖红，少苔，脉细无力	益气养阴	黄芪鳖甲汤加减

［常考考点］脱疽的证型及其辨证要点、治法、使用方剂。

2. 外治法

（1）未溃者：可选用冲和膏、红灵丹油膏外敷；亦可用当归15g，独活30g，桑枝30g，威灵仙30g，煎水熏洗，每日1次；或用附子、干姜、吴茱萸各等份研末，蜜调，敷于患足涌泉穴，每日换药1次，如发生药疹即停用；或用红灵酒少许揉擦患肢足背、小腿，每次20分钟，每日2次。

（2）已溃者：溃疡面积较小者，可用上述中药熏洗后，外敷生肌玉红膏；溃疡面积较大，坏死组织难以脱落者，可先用冰片锌氧油（冰片2g，氧化锌油98g）软化创面硬结痂皮，按疏松程度，依次清除坏死痂皮，先除软组织，后除腐骨，彻底的清创术必须待炎症完全消退后方可施行。

要点四 脱疽的其他疗法

1. 手术疗法

（1）坏死组织清除术（清创术）：待坏死组织与健康组织分界清楚，近端炎症控制后，可行坏死组织清除术，骨断面宜略短于软组织断面，术后需每日局部换药治疗。

（2）坏死组织切除缝合术：坏死组织与正常组织分界清楚，且近端炎症控制，血运改善，可取分界近端切口，行趾（指）切除缝合术或半足切除缝合术。

（3）截肢术：当坏死延及足背及踝部，可行小腿截肢术，坏疽发展至踝以上者，可行膝上截肢术。

（4）植皮术：点状或邮票状植皮术适用于创面过大，难以自行愈合，但经治疗后血液循环改善，感染已被控制，肉芽新鲜者。

2. 病因治疗

（1）动脉硬化性闭塞症：可应用降血脂、降血压药物。

（2）糖尿病足：积极控制血糖，规范治疗，防治感染，促进肢体血液循环的恢复。

3. 其他治疗

（1）血运重建术：采用动脉切开取栓术、动脉内膜剥脱术、动脉旁路移植术等开放手术或血管成形术（PTA）、血管内支架成形术等血管介入治疗恢复肢体的血流，以改善肢体循环，阻止坏疽发生或降低截肢平面。

（2）干细胞移植术：干细胞具有高度增殖和分化为体内各种细胞的潜能。提取患者自身骨髓或外周血中的干细胞，注射入缺血肢体的肌肉中，对缺血肢体的血管新生具有一定的促进作用。

【例题实战模拟】

A1型题

1.可引起股肿（血栓性深静脉炎）的发病原因是

A. 吸烟　B. 寒冷　C. 长期站立　D. 手术　E. 静脉注射药液

2. 股肿最大的危险性为

　A. 局部疼痛　B. 发热　C. 肺栓塞　D. 水肿　E. 患肢增粗

3. 股肿多发生于

　A. 上肢静脉　B. 下肢静脉　C. 胸壁静脉　D. 颈静脉　E. 面部静脉

4. 下列与臁疮关系最密切的是

　A. 好发于易受压迫及摩擦的部位　　B. 气血亏虚，或因局部受压，肌肤失养

　C. 多由湿热下注，瘀血凝滞经络所致　D. 好发于儿童与少年

　E. 痰浊凝聚，风寒侵袭是病因

5. 臁疮的好发部位是

　A. 前臂下 1/3　B. 小腿下 1/3　C. 臀部下 1/3　D. 大腿下 1/3　E. 足部

6. 脱疽的好发部位是

　A. 双侧小腿　B. 四肢末端，以下肢多见　C. 双上肢　D. 足踝部　E. 双手

7. 2 级坏疽局限于

　A. 足趾或手指部位　B. 足跖部位　C. 足背、足跟、踝关节及其上部

　D. 膝关节以下　　E. 膝关节与踝关节之间

A2 型题

8. 某男，左足怕冷、疼痛、间歇性跛行年余。近 1 月来足痛转为持续性静止痛，夜间痛剧，不能入睡，足背动脉搏动消失。应诊断为

　A. 痹证　B. 脱疽　C. 臁疮　D. 股肿　E. 雷诺综合征

9. 患者，男，65 岁。表现为患肢暗红、紫红或青紫，下垂更甚，肌肉萎缩，趺阳脉搏动消失，患肢持久性疼痛，夜间尤甚。其证候是

　A. 寒湿阻络　B. 血脉瘀阻　C. 湿热毒盛　D. 热毒伤阴　E. 气阴两虚

【参考答案】

1. D　2. C　3. B　4. C　5. B　6. B　7. B　8. B　9. B

第十二单元　其他外科疾病

细目一　冻疮

【考点突破攻略】

要点一　冻疮的临床表现

1. 局部性冻疮　主要发生在手足、耳郭、面颊等暴露部位，多呈对称性。

（1）轻者：受冻部位先有寒冷感和针刺样疼痛，皮肤呈苍白、发凉，继则出现红肿、硬结或斑块，自觉灼痛、麻木、瘙痒。

（2）重者：受冻部位皮肤呈灰白、暗红或紫色，并有大小不等的水疱或肿块，疼痛剧烈，或局部感觉消失。如果出现紫血疱，势将腐烂，溃后流脓、流水，甚至形成溃疡。严重的可导致肌肉、筋骨损伤。

冻疮轻症一般经 10 天左右痊愈，愈后不留瘢痕。重症患者往往需经 1～2 个月，或气温转暖时方能痊愈。

2. 全身性冻疮　开始时全身血管收缩产生寒战，随着体温的下降，患者出现疼痛性发冷、发绀、知觉迟钝、头晕、四肢无力、昏昏欲睡等表现。继而出现肢体麻木、僵硬、幻觉、视力或听力减退、意识模糊、呼吸浅快、脉搏细弱、知觉消失甚至昏迷，如不及时抢救，可导致死亡。

[常考考点] 冻疮的典型临床表现。

3. 冻伤的程度 根据冻疮复温解冻后的损伤程度，可将其分为三度。

Ⅰ度（红斑性冻疮）：损伤在表皮层。局部皮肤红斑、水肿，自觉发热、瘙痒或灼痛。

Ⅱ度（水疱性冻疮）：损伤达真皮层。皮肤红肿更加显著，有水疱或大疱形成，疱内液体色黄或成血性。疼痛较剧烈，对冷、热、针刺感觉不敏感。

Ⅲ度（腐蚀性冻疮）：损伤达全皮层或深及皮下组织，创面由苍白变为褐色，皮肤温度极低，触之冰冷，痛觉迟钝或消失。一般呈干性坏疽，坏死皮肤周围红肿、疼痛，可出现血性水疱。若无感染，坏死组织干燥成痂，脱落后形成肉芽创面，愈合后遗留瘢痕。

Ⅳ度（坏死性冻疮）：损伤达全皮层，严重者可深及皮下组织、肌肉、骨骼，甚至机体坏疽。

［常考考点］三度冻疮的特点。

要点二 严重全身冻疮的急救和复温方法

1. 急救 迅速使患者脱离寒冷环境，首先脱去冰冷潮湿的衣服、鞋袜（如衣服、鞋袜连同肢体冻结者，不可勉强，以免造成皮肤撕脱，可立即浸入40℃左右温水中，待融化后脱下或剪开）。必要时还应施行人工呼吸和抗休克等各种对症处理。

2. 复温方法

（1）对冻僵患者立即施行局部或全身快速复温，用38～42℃温水恒温浸泡伤肢或全身，局部20分钟、全身30分钟内，体温可迅速提高至接近正常，以指（趾）甲床出现潮红有温热感为度，不宜过久。

（2）可给予姜汤、糖水、茶水等温热饮料，亦可少量饮酒及含酒饮料，以促进血液循环，扩张周围血管。

（3）早期复温过程中，严禁用雪搓、用火烤或冷水浴等。在急救时，如一时无法获得热水，可将冻肢置于救护者怀中或腋下复温。

［常考考点］冻疮的复温方法为38～42℃温水恒温浸泡。

细目二 烧伤

【考点突破攻略】

要点一 烧伤面积的计算方法及烧伤深度的分类

（一）烧伤面积的计算

1. 手掌法 伤员本人五指并拢时，一只手掌的面积占体表面积的1%。此法常用于小面积或散在烧伤的计算。

2. 中国九分法 将全身体表面积分为11个9等份。成人头、面、颈部为9%；双上肢为2×9%；躯干前后包括外阴部为3×9%；双下肢包括臀部为5×9%+1%=46%。

3. 儿童烧伤面积计算法 小儿的躯干和双上肢的体表面积所占百分比与成人相似。特点是头大、下肢小，随着年龄的增长，其比例也不同。计算公式如下：

头颈面部：9+（12-年龄）

双下肢：46-（12-年龄）

［常考考点］烧伤面积的三种计算方法。

（二）烧伤深度的计算

烧伤深度的计算

分度		深度	创面表现	创面无感染的愈合过程
Ⅰ度（红斑）		达表皮角质层	红肿热痛，感觉过敏，表面干燥	2～3天后脱屑痊愈，无瘢痕
Ⅱ度（水疱）	浅Ⅱ度	达真皮浅层，部分生发层健在	剧痛，感觉过敏，有水疱，基底部呈均匀红色、潮湿，局部肿胀	1～2周愈合，无瘢痕，有色素沉着
	深Ⅱ度	达真皮深层，有皮肤附件残留	痛觉消失，有水疱，基底苍白，间有红色斑点，潮湿	3～4周愈合，可有瘢痕

续表

分度	深度	创面表现	创面无感染的愈合过程
Ⅲ度（焦痂）	达皮肤全层，甚至伤及皮下组织、肌肉和骨骼	痛觉消失，无弹力，坚硬如皮革样，蜡白焦黄或炭化，干燥。干后皮下静脉阻塞如树枝状	2～4周焦痂脱落，形成肉芽创面，除小面积外，一般均需植皮才能愈合，可形成瘢痕和瘢痕挛缩

［常考考点］烧伤的分度。

要点二　重度烧伤的辨证分型、治疗原则

1. 辨证分型

证型	辨证要点
火毒伤津证	壮热烦躁，口干喜饮，便秘尿赤。舌红绛而干，苔黄或黄糙；或舌光无苔，脉洪数或弦细数
阴伤阳脱证	神疲倦卧，面色苍白，呼吸气微，表情淡漠，嗜睡，自汗肢冷，体温不升反降，尿少；全身或局部水肿，创面大量液体渗出。舌淡暗，苔灰黑；或舌淡嫩无苔，脉微欲绝或虚大无力
火毒内陷证	壮热不退，口干唇燥，躁动不安，大便秘结，小便短赤。舌红绛而干，苔黄或黄糙，或焦干起刺，脉弦数等。若火毒传心，可见烦躁不安，神昏谵语；若火毒传肺，可见呼吸气粗，鼻翼扇动，咳嗽痰鸣，痰中带血；若火毒传肝，可见黄疸，双目上视，痉挛抽搐；若火毒传脾，可见腹胀便结，便溏黏臭，恶心呕吐，不思饮食，或有呕血、便血；若火毒传肾，可见浮肿，尿血或尿闭
气血两虚证	疾病后期，火毒渐退，低热或不发热，精神疲倦，气短懒言，形体消瘦，面色无华，食欲不振，自汗，盗汗；创面肉芽色淡，愈合迟缓。舌淡，苔薄白或薄黄，脉细弱
脾虚阴伤证	疾病后期，火毒已退，脾胃虚弱，阴津耗损，面色萎黄，纳呆食少，腹胀便溏，口干少津，或口舌生糜。舌暗红而干，苔花剥或光滑无苔，脉细数

2. 治疗原则　大面积重度烧伤，必须内外兼治，中西医结合治疗。内治原则以清热解毒，益气养阴为主。外治在于正确处理烧伤创面，保持创面清洁，预防和控制感染，促进愈合为原则。深Ⅱ度创面要争取和促进痂下愈合，减少瘢痕形成；Ⅲ度创面早期保持焦痂完整干燥，争取早期切痂植皮，缩短疗程。

要点三　中小面积烧伤创面的正确处理

根据创面的大小、部位、深浅，选用不同方法。一般肢体部位，<u>中小面积烧伤创面多采用包扎疗法；头面、颈部、会阴部和大面积创面多采用暴露疗法</u>。

中小面积Ⅰ、Ⅱ度烧伤可外涂京万红烫伤药膏、清凉膏、紫草膏、万花油等，暴露或包扎；或用地榆粉、大黄粉各等份，麻油调敷后包扎，隔日换药一次。

［常考考点］中小面积烧伤创面多采用包扎疗法；头面、颈部、会阴部和大面积创面多采用暴露疗法。

细目三　毒蛇咬伤

【考点突破攻略】

要点一　我国常见毒蛇的种类、有毒蛇与无毒蛇在形态和齿痕上的区别

1. 常见毒蛇种类　目前已知我国的蛇类有173种，其中毒蛇48种，华南地区较多，主要出没于山林、田野、海边等处，是一种对劳动人民危害较大的灾害性、外伤性外科疾病。毒蛇咬伤虽然在我国南方多见，但毒蛇在全国范围内均有不同程度分布。危害较大，能致人死亡的主要有10种。

（1）神经毒者有银环蛇、金环蛇、海蛇。

（2）血循毒者有蝰蛇、尖吻蝮蛇、竹叶青蛇和烙铁头蛇。

（3）混合毒者有眼镜蛇、眼镜王蛇和蝮蛇。

［常考考点］神经毒者有银环蛇、金环蛇、海蛇；血循毒者有蝰蛇、尖吻蝮蛇、竹叶青蛇和烙铁头蛇；混合毒者有眼镜蛇、眼镜王蛇和蝮蛇。

2. 有毒蛇与无毒蛇的区别　有毒蛇咬伤后，患部一般有粗大而深的毒牙痕，一般有 2～4 个毒牙痕。无毒蛇咬伤后牙痕呈锯齿状或弧形，数目多，浅小，大小一致，间距密。

要点二　毒蛇咬伤的病因病机

1. 病因　中医认为蛇毒系风、火二毒。风者善行数变；火者生风动血，耗伤阴津。风毒偏盛，每多化火；火毒炽盛，极易生风。风火相扇，则邪毒鸱张，必客于营血或内陷厥阴，形成严重的全身性中毒症状。

2. 病机　毒蛇咬伤人体后，风火邪毒壅滞不通，化热腐肌溶肉。风火相扇，蛇毒鸱张，则邪毒内陷。毒热炽盛，内传营血，耗血动血。火毒炽盛伤阴，而热毒炽盛，热极生风，神昏谵语，抽搐。若邪毒内陷厥阴，毒入心包，可发生邪毒蒙闭心包的闭证；或邪热耗伤心阳的脱证。

要点三　毒蛇咬伤的治疗措施

1. 局部处理　毒蛇咬伤的局部常规处理，是指咬伤后在短时间内采取的紧急措施。包括早期结扎、扩创排毒、烧灼、针刺、火罐排毒、封闭疗法、局部用药等。

2. 辨证论治　根据毒蛇咬伤的毒理、病理和症状，将毒蛇咬伤分为风毒证、火毒证、风火毒证、蛇毒内陷证四个证型进行辨证施治。

3. 抗蛇毒血清治疗　抗蛇毒血清又名蛇毒抗毒素，有单价和多价两种。抗蛇毒血清特异性较高，效果确切，应用越早，疗效越好。

［常考考点］毒蛇咬伤抗蛇毒血清的应用越早，疗效越好。

细目四　破伤风

【考点突破攻略】

要点一　破伤风的病因病机

1. 病因　本病是因皮肉破伤，感受风毒之邪所引起。《诸病源候论》谓"金创得风"，简要说明了破伤风的发生，必须具备创伤和感受风毒这两个因素。

2. 病机　创伤后，皮破血损，卫外失固，风毒之邪从伤口侵袭人体，从外达里而发病。风为阳邪，善行数变，通过经络、血脉入里传肝，外风引动内风。肝风内动，筋脉失养，而出现牙关紧闭、角弓反张、四肢抽搐。重者可导致脏腑功能失和，筋脉拘急不止，甚至造成呼吸、循环衰竭和全身衰竭而危及生命。

［常考考点］"金创得风"即破伤风必须具备创伤和感受风毒这两个因素。

要点二　破伤风的临床表现

1. 潜伏期　长短不一，一般为 4～14 天，短者 24 小时之内，长者数月或数年不等。潜伏期的长短，与创伤性质、部位和伤口的早期处理方式，以及是否接受过预防注射因素有关。潜伏期越短，病情越严重，预后也越差，死亡率也越高。

2. 前驱期　一般 1～2 天，患者常有头痛、头晕、乏力、多汗、烦躁不安、打呵欠，下颌微感紧张酸胀，咀嚼无力，张口略感不便；伤口往往干陷无脓，周围皮肤暗红，创口疼痛并有紧张牵制感。

3. 发作期　发作的典型症状是全身或局部肌肉强直性痉挛和阵发性抽搐。

（1）肌肉强直性痉挛：首先从头面部开始，进而延展至躯干四肢。其顺序为咀嚼肌、面肌、颈项肌、背腹肌、四肢肌群、膈肌和肋间肌。

（2）阵发性抽搐：是在肌肉持续性痉挛的基础上，轻微的刺激，如声音、光亮、震动、饮水、注射等均可诱发强烈的阵发性抽搐。

发作间歇期长短不一，在间歇期，疼痛稍减，但肌肉仍不能完全松弛。可有发热，大便秘结，小便短赤或尿闭，舌红或红绛，苔黄或黄浊，脉弦数等。

4. 后期　因长期肌肉痉挛和频繁抽搐，体力大量消耗，水、电解质紊乱或酸中毒，可致全身衰竭而死亡。

［常考考点］破伤风发作的典型症状是全身或局部肌肉强直性痉挛和阵发性抽搐。

要点三 破伤风的治疗原则

破伤风的发生和发展过程甚为迅速,死亡率高,必须坚持中西医结合综合治疗。以息风、镇痉、解毒为原则。尽快消除毒素来源和中和体内毒素,有效地控制和解除痉挛,保持呼吸道通畅,必要时行气管切开,不能进食者可鼻饲,防止并发症等。

细目五 肠痈

【考点突破攻略】

要点一 肠痈的病因病机

饮食不节 暴饮暴食,嗜食生冷、油腻,损伤脾胃,导致肠道功能失调,糟粕积滞,湿热内生,积结肠道而成痈。

要点二 肠痈的诊断

1. 临床表现

(1)初期:腹痛多起于脐周或上腹部,数小时后腹痛转移并固定在右下腹部,疼痛呈持续性、进行性加重。一般可伴有轻度发热,恶心纳减,舌苔白腻,脉弦滑或弦紧等。

(2)酿脓期:若病情发展,渐至化脓,则腹痛加剧,右下腹明显压痛、反跳痛、局限性腹皮挛急;或右下腹可触及包块;壮热不退,恶心呕吐,纳呆,口渴,便秘或腹泻。舌红苔黄腻,脉弦数或滑数。

(3)溃脓期:腹痛扩展至全腹,腹皮挛急,全腹压痛、反跳痛;恶心呕吐,大便秘结或似痢不爽;壮热自汗,口干唇燥。舌质红或绛,苔黄糙,脉洪数或细数等。

2. 实验室及其他辅助检查

(1)血常规:初期,多数患者白细胞计数及中性粒细胞比例增高,在酿脓期和溃脓期,白细胞计数常升至18×10^9/L以上。

(2)尿常规:盲肠后位阑尾炎可刺激右侧输尿管,尿中可出现少量红细胞和白细胞。

(3)诊断性腹腔穿刺检查和B型超声检查对诊断有一定帮助。

[常考考点]肠痈三个证型的临床特征。

要点三 肠痈的辨证论治

1. 内治法 六腑以通为用,通腑泄热是治疗肠痈的关键。清热解毒、活血化瘀法及早应用可以缩短疗程。

证型	辨证要点	治法	方药
瘀滞证	转移性右下腹痛,呈持续性、进行性加剧,右下腹局限性压痛或拒按,伴恶心纳差,可有轻度发热,苔白腻,脉弦滑或弦紧	行气活血,通腑泄热	大黄牡丹汤合红藤煎剂加减
湿热证	腹痛加剧,右下腹或全腹压痛、反跳痛、腹皮挛急,右下腹可摸及包块,壮热,纳呆,恶心呕吐,便秘或腹泻,舌红苔黄腻,脉弦数或滑数	通腑泄热,解毒利湿透脓	复方大柴胡汤加减
热毒证	腹痛剧烈,全腹压痛、反跳痛、腹皮挛急,高热不退或恶寒发热,时时汗出,烦渴,恶心呕吐,腹胀,便秘或似痢不爽,舌红绛而干,苔黄厚干燥或黄糙,脉洪数或细数	通腑排脓,养阴清热	大黄牡丹汤合透脓散加减

2. 外治法

(1)中药外敷:无论脓已成或未成,均可选用金黄散、玉露散或双柏散,用水或蜜调成糊状,外敷右下腹。如阑尾周围脓肿形成后,可先行脓肿穿刺抽脓,注入抗生素(2~3天抽脓1次),用金黄膏或玉露膏外敷。

(2)中药灌肠:采用通里攻下、清热解毒等中药,如大黄牡丹汤、复方大柴胡汤等煎剂150~200mL,直肠内缓慢滴入(滴入管插入肛门内15cm以上,药液30分钟左右滴完),以达到通腑泄热排毒的目的。

[常考考点]肠痈的证型、治法、使用方剂。

要点四 肠痈的其他疗法

1. 液体疗法 对禁食或脱水或有水、电解质紊乱者，静脉补液予以纠正。

2. 胃肠减压 阑尾穿孔并发弥漫性腹膜炎伴有肠麻痹者，应行胃肠减压，目的在于抽吸上消化道所分泌的液体，以减轻腹胀，并为灌入中药准备条件。

3. 抗生素应用 腹膜炎体征明显，或中毒症状较重，可选用广谱抗生素。

4. 手术疗法 西医治疗急性阑尾炎的原则是早期行手术治疗。

5. 针刺疗法 可作为辅助治疗手段。

【例题实战模拟】

A1 型题

1. 毒蛇咬伤局部的处理措施，不包括
 A. 早期结扎　　B. 烧灼　　C. 扩创排毒　　D. 给予抗生素　　E. 封闭疗法

2. 破伤风内治的原则是
 A. 疏风解毒，安神止痉　　B. 镇痉安神，祛风化痰　　C. 息风镇痉，祛痰通络
 D. 息风镇痉，清热解毒　　E. 清热解毒，养阴息风

3. 肠痈的临床表现有
 A. 腹痛多起于脐周或上腹部　　B. 腹痛转移并固定在右下腹部
 C. 疼痛呈持续性、进行性加重　　D. 右下腹明显压痛、反跳痛，局限性腹皮挛急
 E. 以上都是

A2 型题

4. 患者，女，40 岁。10 天前在做农活时被利刃扎伤足底，不治自愈。近日出现头痛头晕，全身不适，乏力多汗，烦躁不安。病情延续，还可能出现的症状是
 A. 张口困难，牙关紧闭　　B. 恶寒发热，腹痛腹泻　　C. 周身乏力，食入即吐
 D. 发热较高，喷射性呕吐　　E. 看见水或听到水声，便发生吞咽肌痉挛

B1 型题

 A. 破伤风　　B. 漆疮　　C. 冻疮　　D. 褥疮　　E. 脱疽

5. 患者，男，45 岁。出现疼痛性发冷，知觉迟钝，肌张力减退，麻痹，步履蹒跚，视力和听力减退，意识模糊，幻觉，嗜睡，脉搏细弱，呼吸变浅。其诊断为

6. 患者，女，34 岁。近日常有头痛头晕，全身不适，乏力多汗，恶寒低热，烦躁不安，下颌微感紧张，张口略感困难，肌肉轻度发硬，反射亢进等前驱症状。其诊断为

【参考答案】

1. D　2. D　3. E　4. A　5. C　6. A

中医妇科学

强化进阶班
中医妇科学

【本章通关攻略】

中医妇科学是中医学的一门重要临床课程，在历年中医执业医师资格考试中占有重要地位。实践技能考试第一站"病案分析"中，中医妇科学和外科、儿科一样，会以同等概率出一道病案分析题，占 20 分（实践技能总分 100 分）。综合笔试考试中，占 50 分左右（综合笔试总分 600 分）。

本科目重点考查的是经、带、胎、产、杂五大类疾病。重点掌握五方面内容：一是辨病，二是病因病机，三是证候类型，四是治疗方法，五是使用方剂。复习过程中，要抓住疾病的诊断要点，记忆证候类型和辨证要点，强化记忆治疗方剂。其中病机－证候－治法三者是有机联系的，病机和证候有着内在联系。一般来说，有几种发病机制，就有几种证候类型，而治法又是针对证候确立的。

同时，在学习过程中，要注意妇科疾病与内科、儿科相同或类似疾病的比较，如经行感冒与内科感冒和儿科感冒，经行泄泻与内科泄泻和小儿泄泻等；并对异病同治现象进行归纳总结，加深记忆。

第一单元 绪 论

【考点突破攻略】

要点　各历史时期中医妇科主要著作及其对中医妇科学发展的重要影响

主要著作	主要内容及其影响
《经效产宝》	主张妊娠期以养胎、保胎为要，是我国现存的第一部妇产科专著
《妇人大全良方》	宋·陈自明所著。该书论理精详，条目清晰，对经、孕、产、带等8门所属诸病，均先明生理、病理，后列诊断、治疗以及防护等，对后世有一定影响和启发
《邯郸遗稿》	论述妇女异于男子的特点，提出天癸是促进人体生长发育和生殖的物质，命门之火是其主宰。该书重视脾肾，倡命门学说，认为妇科病与气血失调、中气虚弱、肝脾肾三脏功能失调有关
《景岳全书·妇人规》	张介宾主张"阳非有余，阴常不足"，强调阴阳互根为用，治疗妇科病侧重滋补精血调经。他认为"女子以血为主，血旺则经调"，安胎之法，主张"当随证随经因其经而药之，乃为至善；若谓白术、黄芩安胎之圣药，执而用之，鲜不误矣"。
《叶氏女科证治》	又名《叶天士女科证治秘方》。全书论女科病证较全面，方药俱备，切于实用。某些病的论述能对世俗说法加以批驳，如论不孕，谓"世俗专主妇人，此不通之论也"
《女科要旨》	为清·陈修园所著。该书调经重脾胃，胎前善养血健脾、清热舒气，产后、杂病多效法《金匮要略》。所论篇幅不大，但切中关键，集前人精华及陈氏自己心得之佳作，不失为一部中医妇科较好的参考书
《傅青主女科》	为明末清初傅山所著。该书学术立论着眼于肝、脾、肾三脏，治疗侧重于培养气血、调理脾胃。傅氏学术上崇经而不泥古，长于独创，别具一格。方中所载方剂，既取前人已效之良，也列入大量自己所创而有效的经验方，如完带汤、易黄汤、生化汤等

[常考考点] 对妇科发展做出突出贡献的医家及其医著。

【例题实战模拟】

A1型题

我国现存第一部妇产科专著是

A.《傅青主女科》　B.《女科要旨》　C.《叶氏女科证治》　D.《经效产宝》　E.《妇人大全良方》

【参考答案】

D

第二单元　女性生殖器官

细目一　外生殖器

【考点突破攻略】

要点一　阴户的位置

阴户又称四边。是女性外生殖器官的解剖术语，系指女性外阴，包括阴蒂、大小阴唇、阴唇系带及前庭部位。

要点二　阴户的功能

功能：①是防御外邪入侵的第一道门户。②是排月经、泌带下、排恶露之出口。③是合阴阳之入口。④又是娩出胎儿、胎盘之产门。

[常考考点] 阴户的功能。

细目二　内生殖器

【考点突破攻略】

要点一　阴道的位置及功能

阴道，是阴户连接子宫的通道，位于子宫与阴户之间。

阴道的功能：①娩出胎儿；②排出月经、带下、恶露的通道；③合阴阳；④防御外邪入侵的关口。

要点二　子门的位置及功能

子门又名子户，指子宫颈口的部位。

子门的功能：①预防外邪入侵的第二道关口；②是排出月经和娩出胎儿的关口。

要点三　子宫的位置形态及功能特性

子宫位于带脉之下，小腹正中，直肠之前，膀胱之后，下口连接阴道。形如合钵，如倒置的梨形。

子宫的主要功能是产生、排出月经，孕育、分娩胎儿。另外，还有排出余血浊液、分泌生理性带下的功能。子宫的生理特点具有明显的周期性、节律性。

[常考考点] 子门、子宫的功能。

【例题实战模拟】

A1型题

1.胞宫的主要生理功能是

A. 主月经　B. 主带下　C. 主孕育胎儿　D. 主月经和孕育胎儿　E. 主经、带、胎、产

2. 预防外邪入侵的第一道门户是

A. 阴户　B. 阴道　C. 子门　D. 子宫　E. 外阴

3. 下列不属于子门功能的是

A. 预防外邪入侵的第二道关口　　　　B. 排出月经　　　　C. 娩出胎儿的关口

D. 合阴阳　　　　E. 排出带下、恶露的关口

4. 下列不属于子宫名称的是

A 胞宫　B. 胞脏　C. 四边　D. 子脏　E. 胞室

【参考答案】

1. E　2. A　3. D　4. C

第三单元　女性生殖生理

细目一　女性一生各期的生理特点

【考点突破攻略】

要点一　胎儿期

父母精卵结合成受精卵是胚胎的开始，从受精后到受精卵在子宫内种植、生长、发育、成熟的时期为胎儿期。

要点二　新生儿期

界定：从婴儿出生至生后 4 周内。

特点：①乳房隆起或泌乳（性腺和胎盘分泌的性激素的影响）；②阴道出血（雌激素水平迅速下降所致）。

要点三　儿童期

界定：新生儿期以后至 12 岁，称儿童期，又分儿童前期和儿童后期。

特点：儿童前期身体持续增长和发育，但是生殖器官幼稚。儿童后期第二性征开始发育。

要点四　青春期

界定：从月经初潮至生殖器官逐渐发育成熟的时期。世界卫生组织（WHO）规定青春期是 10～19 岁。

特点：①全身发育，身高、体形已渐发育成女性特有的体形。②内外生殖器官发育渐趋成熟，第二性征发育，呈现女性特有体态。③月经来潮是青春期开始的一个重要标志。④具有生育能力，但生殖系统的功能尚不完善。

要点五　性成熟期（生育期）

界定：一般从 18 岁左右开始，历时 30 年。中医从"三七"至"七七"之年。

特点：①生殖功能经历由成熟→旺盛→开始衰退的生理过程。②女性乳房发育成熟。中医认为"乳头属肝"，"乳房属胃"，足少阴肾经行乳内。③孕期乳房充分发育，以适应产后哺乳。

要点六　围绝经期

"七七"之年，中医称"经断前后"或"绝经前后"。一般称更年期，包括绝经前期、绝经期、绝经后期三阶段。

绝经期：年龄一般在 44～54 岁（80%）。绝经通常是指女性生命中最后一次月经后，停经达到 1 年以上者，最后一次月经称绝经。

绝经后期：是指绝经后至生殖功能完全消失，行将步入老年期。肾气渐虚，冲任二脉虚衰，天癸渐竭，生殖器官和乳房逐渐萎缩。

要点七　老年期

界定：一般指60岁以后的妇女。

特点：①肾气虚，天癸竭，生殖器官萎缩，骨质疏松而易发骨折。②心、脑功能减退，全身功能处于衰退期。

[常考考点] 青春期、性成熟期和绝经期的特点。

细目二　月经的生理

【考点突破攻略】

要点一　月经的生理现象

1. 月经初潮　女性第一次月经来潮，称初潮。年龄一般为13～15岁，平均14岁，即"二七"之年。

2. 月经周期　月经有月节律的周期性，出血的第一天为月经周期的开始，两次月经第一天之间的间隔时间称为一个月经周期，一般28～30天。

3. 经期　即月经持续时间，正常经期为3～7天，多数为3～5天。

4. 月经的量、色、质　经量50～80mL，经色暗红，经质不稀不稠，不凝固，无血块，无特殊臭气。

5. 月经期表现　行经前，可出现胸乳略胀，小腹略坠，腰微酸，情绪易于波动，一般经来自消。

6. 绝经　妇女一生中最后一次行经后，停经1年以上，称为绝经。

7. 月经的特殊生理现象　①并月：是指身体无病而月经定期两个月来潮一次。②居经：或称季经，是指身体无病而月经三个月来潮一次。③避年：是指身体无病而月经1年一行。④暗经：是指终生不潮但却能受孕。⑤激经：又称盛胎或垢胎，是指受孕初期仍能按月经周期有少量出血而无损于胎儿。

[常考考点] 月经的各种生理现象及特殊生理现象。

要点二　月经产生的机理

1. 脏腑与月经　五脏贮藏和化生精气，肾藏精，肝藏血，脾为气血生化之源，心主血，肺主气，气为血之帅。五脏在月经产生当中各司其职，但与月经产生尤为密切的是肾、肝、脾。

（1）肾：肾藏精，主生殖；肾为天癸之源；肾为冲任之本；肾为气血之根；肾与胞宫相系；肾与脑髓相通；肾为五脏阴阳之本。

（2）肝：肝血下注冲脉，司血海之定期蓄溢，参与月经周期、经期及经量的调节。

（3）脾（胃）：脾胃为后天之本，气血生化之源。脾具有统摄血液，固摄子宫之权。胃中水谷盛，则冲脉之血盛，月事以时下。

（4）心：心主血脉，心气有推动血液在经脉内运行的作用。心又通过胞脉与胞宫相通。心气下通于肾，心肾相交，血脉流畅，月事如常。

（5）肺：肺主气，朝百脉而输精微，若雾露之溉，下达精微于胞宫，参与月经的产生与调节。

2. 天癸与月经　天癸，男女皆有，是肾中精气充盛到一定程度时体内出现的具有促进人体生长、发育、生殖的一种精微物质。天癸来源于先天肾气，靠后天水谷精微的不断滋养而逐渐成熟，后又随肾气的虚衰而竭止。

现代中医认为天癸是影响人体生长、发育与生殖的阴精，女性天癸与月经相始终；天癸是肾主生殖的物质基础；天癸主宰月经的潮与止。

3. 气血与月经　月经的主要成分是血，气为血之帅，血为气之母。血是月经的物质基础，而气能生血、行血、摄血。气血调和，经候如常。

4. 经络与月经　经络是经脉和络脉的总称，是运行全身气血，联络脏腑形体官窍，沟通上下内外，感应传导信息的通路系统。与妇女的生理、病理关系最大的是奇经八脉中的冲、任、督、带。其生理功能主要是通过起源、循行路线和各自的功能对十二经脉气血运行起蓄溢和调节作用，并联系子宫、脑、髓等奇恒之府。

（1）循行路线：冲、任、督三脉同起于胞中，一源而三歧。带脉环腰一周，络胞而过。冲、任、督在下腹部所经路线正是女性生殖器官所在部位，冲、任、督、带之气又参与月经产生的活动，故关系密切。

（2）功能作用："冲为血海"，为"十二经之海"，广聚脏腑之血；"任主胞胎"，为"阴脉之海"，总司精、血、津、液等一身之阴；督脉属肾络脑，为阳脉之海，总督一身之阳；任督相通，调节一身阴阳脉气的平衡协调；带脉约束诸经，使经脉气血循行保持常度。在天癸的作用下，冲、任、督、带脉各司其职，调节着月经的产生，维持其正常的生理状态。

5.胞宫与月经 子宫是化生月经和受孕育胎的内生殖器官。其生理由肾、天癸、气血、冲任调节，并主司子宫藏泻，胞宫周期性变化主要表现为子宫的周期性出血。综上所述，脏腑、天癸、气血、冲、任、督、带与胞宫，是月经产生的生理基础，其中肾、天癸、冲任、胞宫是产生月经的中心环节，各环节之间互相联系，不可分割，现代中医妇科学家称之为"肾-天癸-冲任-胞宫生殖轴"。

要点三 月经的周期变化与调节

1.月经周期节律 月经周期分为行经期、经后期、经间期、经前期四个时期。

2.月经周期的调节机理 ①天人相应说。②肾阴阳转化说。③肾-天癸-冲任-胞宫生殖轴说。④脑-肾-天癸-冲任-胞宫轴说。

要点四 绝经机理

中医认为，"七七"之年，肾气虚，任虚冲衰，天癸竭，最终导致绝经。

细目三 带下生理

【考点突破攻略】

要点一 带下的生理现象及作用

健康女性阴道排出的一种阴液，色白或无色透明，其性黏而不稠，其量适中，无特殊臭气，津津常润，是正常生理现象，称生理性带下，俗称白带。

①带下属津液。②带下有周期性月节律，即带下随肾气和天癸的调节，呈现周期性的变化并与生殖有关。③带下量随妊娠期增多。④带下淖泽胞宫、阴道。

要点二 带下产生的机理

带下的产生是脏腑、津液、经络协调作用于胞宫的结果。

1.脏腑与带下 带下属阴液。生理性带下，由精所化，精又有滋润、濡养补益之功。与阴液生成关系最大的脏腑是肾、脾，故可以认为生理性带下的产生：①由肾精所化，禀肾气藏泻，布露于子宫，润泽于阴道。②脾为气血津液生化之源，主运化，赖脾气之升清，将胃肠吸收的谷气和津液上输于肺，而后由肺宣发和肃降，使津液输布全身而灌溉脏腑、形体和诸窍，其泌布于胞宫、阴道者，为生理性带下的组成部分。

2.津液与带下 带下源于津液。

3.经络与带下 ①带下为阴液，而任脉为阴脉之海，主一身之阴液；任脉出胞中，循阴器；任脉与带下的生理、病理直接相关。②带脉约束带液，使带液的量泌有常。③带脉环腰一周，约束诸经，与冲、任、督三脉纵横交错，络胞而过。任脉所司之阴液，若失去督脉的温化，则化为湿浊之邪，伤于带脉则为带下病。

4.胞宫与带下 带下由胞宫渗润阴道，并能防御外邪入侵。生理性带下的产生与调节，是以脏腑功能正常为基础的，是脏腑、津液、经络协调作用于胞宫的生理现象。

[常考考点] 生理性带下的特点。

细目四 妊娠生理

【考点突破攻略】

要点一 受孕机理

女子发育成熟后，月经按期来潮，就有了孕育的功能。受孕的机理在于肾气亢盛，天癸成熟，冲任二脉通盛，男女之精适时相合，便可构成胎孕。妊娠后经十月怀胎，则"瓜熟蒂落"，足月分娩。

要点二 妊娠的生理现象

1. 月经停闭 生育期的妇女，月经一贯正常而突然停闭，首先应考虑妊娠。

2. 脉滑 妊娠后出现脉滑，是中医候胎重要依据之一。

3. 妊娠反应 孕后常出现胃纳不馨、饱胀不思饮食、恶心欲吐、择食的早孕反应。一般不影响工作，3个月内逐渐适应或消失。

4. 子宫增大 孕后子宫育胎，变化最大。早孕40多天，可扪及子宫增大变软，子宫颈紫蓝色质软。非孕时子宫容量为5mL，至妊娠足月约5000mL，增加1000倍。子宫重量，非孕时50g，至足月妊娠约1000g，增加20倍。

5. 乳房变化 乳房自孕早期开始增大、发胀。乳头增大变黑，易勃起。乳晕加大变黑，乳晕外周有散在褐色小结节状隆起。妊娠4～5个月，挤压乳头可有少量乳汁。

6. 下腹膨隆 妊娠3个月以后，可于下腹部手测子宫底高度以候胎之长养。每次妊娠一般一胎，若一孕二胎者称"双胎"或"骈胎"，一孕三胎称"品胎"。

[常考考点] 妊娠的生理现象。

要点三 预产期的计算方法

现代推算的公式是：<u>从末次月经的第一天算起，月数加9（或减3）日数加7（阴历则加14）。</u>

[常考考点] 预产期的计算方法。

细目五 产褥生理

【考点突破攻略】

要点一 临产先兆

1. 释重感 妊娠末期胎头入盆后，孕妇骤然释重，呼吸变得轻松，但可能感到行走不便和尿频。

2. 弄胎（假宫缩）《医宗金鉴·妇科心法要诀》云："<u>若数月已足，腹痛或作或止，腰不痛者，此名弄胎。</u>"即在产程正式发动的前一段时间内，可出现间隔与持续时间不恒定、强度不增加的"假宫缩"。

[常考考点] 临产的先兆是释重感和弄胎。

要点二 正产现象

1. 见红 接近分娩发动或分娩已发动时，阴道有少量血性分泌物和黏液。

2. 离经脉 临产时可扪得产妇中指本节有脉搏跳动，称为离经脉。

3. 阵痛 从有规律的宫缩开始至产门开全（子宫颈口完全扩张）的腹部阵发性疼痛，称阵痛，开始时阵痛间隔时间约15分钟，逐渐缩短为5～6分钟，最后为2～3分钟，这一现象称开口期，分娩正式发动。

[常考考点] 正产的现象有见红、离经脉和阵痛。

要点三 产褥期生理

分娩结束后，产妇逐渐恢复到孕前状态，需6～8周，此期称为<u>产褥期，又称产后</u>。产褥期的生理特点是<u>多虚多瘀</u>。<u>恶露是产后自子宫排出的余血浊液，先是暗红色的血性恶露</u>，也称红恶露，持续<u>3～4天</u>干净；后渐变淡红，量由多渐少，称为<u>浆液性恶露，7～10天干净</u>；继后渐为不含血色的<u>白恶露，2～3周</u>干净。如果血性恶露10天以上仍未干净，应考虑子宫复旧不良或感染，当予以诊治。

[常考考点] 红恶露的持续时间是3～4天。

细目六 哺乳生理

【考点突破攻略】

顺产者，生产后30分钟即可开乳。哺乳时间一般以8个月为宜。3个月后婴儿适当添加辅食。哺乳期月经大多停闭，少数有排卵，注意避孕。

［常考考点］产后开乳的时间是产后30分钟内；断乳时间是8个月。

【例题实战模拟】

A1 型题

1. 下列不属于女性青春期生理特点的是
   A. 第二性征出现　　　　　　　　B. 月经来潮　　　　　　　　C. 生殖器官为幼稚型
   D. 渐渐发育成为女性特有体形　　E. 具有生育能力
2. 性成熟期一般
   A. 自 14 岁左右开始　　　　　　B. 自 16 岁左右开始　　　　C. 自 18 岁左右开始
   D. 自 19 岁左右开始　　　　　　E. 自 21 岁左右开始
3. 妇女的主要生理特点是
   A. 经、带、胎、产　　　　　　　B. 经、孕、产、乳　　　　　C. 冲、任、督、带
   D. 胞宫、天癸　　　　　　　　　E. 经、孕、产
4. 下列有关月经的叙述，错误的是
   A. 一次经血总量为 50～80mL　　B. 月经周期为 28～30 天　　C. 经期为 3～7 天
   D. 初潮约在 14 岁　　　　　　　E. 经血无臭味，夹少量血块
5. 身体无病而月经两个月来潮1次者，称为
   A. 季经　　B. 并月　　C. 漏胎　　D. 垢胎　　E. 避年
6. 下列不属于带下特点的是
   A. 阴道排出的一种阴液，津津常润　　B. 色白或无色透明　　C. 其性黏稠
   D. 其量适中，排卵期或经前期会增多　　E. 无特殊臭气
7. 产后最佳的开乳时间是
   A. 3 天　　B. 1 天　　C. 30 分钟　　D. 12 小时　　E. 产后立即
8. 妊娠足月，胎位下移，腰腹阵痛，有便意或"见红"者，提示
   A. 临产　　B. 试胎　　C. 弄胎　　D. 分娩　　E. 滑胎

B1 型题

   A. 心　　B. 肝　　C. 脾　　D. 胃　　E. 肾
9. 中医学认为女性乳头属
10. 中医学认为女性乳房属

【参考答案】

1. C　2. C　3. A　4. E　5. B　6. C　7. C　8. A　9. B　10. D

第四单元　妇科疾病的病因病机

细目一　病因

【考点突破攻略】

要点一　寒热湿邪

1. 寒邪　寒邪致病，有外寒、内寒之分。外寒，是指寒邪由外及里，伤于肌表、经络、血脉，或经期、产后血室正开，寒邪由阴户上客，入侵冲任、子宫，进而发生经行发热、经行身痛、痛经、月经后期、月经过少、闭经、产后身痛、不孕症等病证。内寒，是机体阳气虚衰，命火不足，或阴寒之气不散，故内寒的产生与肾脾阳虚关系最大。内寒致病一

是由于失于温煦，因而出现各种虚寒之象和血脉收缩、血流减慢之征象；二是由于气化功能减退，阳不化阴，代谢障碍，阴寒性病理产物如水湿、痰饮堆积，阳气的温煦和气化功能减退，常导致闭经、多囊卵巢综合征、月经后期、痛经、带下病、子肿、宫寒不孕。

2. 热邪 热邪伤人，以高热恶寒、出血、扰乱神明等上部症状多见；又因热邪易耗气伤津，损伤正气，津液亏乏，故出现功能减退之证；热邪易生风动血，所谓"热极生风"，可出现抽搐；热迫血行，故可出现出血之证。热邪致病，也有外热、内热之异。外热为外感火热之邪，尤其是月经期、孕期、产褥期，热邪易乘虚而入，损伤冲任，发为经行发热、经行头痛、月经先期、月经过多、崩漏、妊娠小便淋痛、产后发热等病证；热邪结聚冲、任、胞中，使气血壅滞，"热盛则肿""热盛肉腐"，则发为产褥热、盆腔炎或盆腔脓肿、阴疮、孕痈等病证。内热又称"火热内生"，若伤及冲任，迫血妄行，可发为月经先期、月经过多、经行吐衄、经行头痛、经行情志异常、恶阻、胎漏、子烦、子痫、产后发热、阴疮等病证。

3. 湿邪 湿邪致病，也有内湿、外湿之分。外湿多与气候、环境有关，如气候潮湿，阴雨连绵，或久居湿地，或经期、产后冒雨涉水，湿邪内渗致病。湿留体内日久，又可随体质的阴阳盛衰而发生寒化或热化，导致带下、阴痒或盆腔炎等。内湿，又称湿浊内生，主要是由脾运化和输布津液的功能减退引起的水湿痰浊在体内蓄积停滞致病。湿浊既停，极易困阻脾阳，而形成脾生湿，湿困脾，脾伤肾，或湿聚成痰的病机转归。湿为有形之邪，随着湿邪留滞的部位、时间不同，分别发生经行浮肿、经行泄泻、闭经、多囊卵巢综合征、带下病、子肿、子满、产后身痛、不孕症等。内湿与外湿，病理不同，又互相影响，如湿邪外袭，每易伤脾；而脾肾阳虚之人，又易被湿邪入侵。

要点二　情志因素

七情内伤的病机复杂，关键为"气机逆乱"，严重者还可以影响心、脑，导致脑或心脏的功能异常而发生病变。七情内伤导致妇科病，以怒、思、恐为害尤甚。怒，抑郁忿怒，使气郁、气逆，可致月经后期、闭经、痛经、不孕、癥瘕。思，忧思不解，每使气结，发为闭经、月经不调、痛经。恐，惊恐伤肾，每使气下，可致月经过多、闭经、崩漏、胎动不安、不孕。

要点三　生活因素

1. 房劳多产 妇女若先天不足，或早婚、房事不节、产多乳众，都可损伤肾气，耗伤气血，引起诸病。若孕期房劳可致流产、早产或产褥感染。此外，在经期、产后，余血未净而阴阳交合，精浊与血相结为邪，影响冲任、胞宫，发生妇科疾病者。

2. 饮食不节 凡过食寒凉生冷、辛辣燥热、暴饮暴食、偏食嗜食均可导致脏腑功能失常。若饮食不节，更易发生月经过少、闭经、胎萎不长、妊娠贫血等。

3. 劳逸失常 妇女在月经期、孕期、产褥期特别要注意劳逸结合。过劳足以伤气，损伤心、脾、肾的功能；过于安逸又影响气血的运行，发生月经不调或难产。

4. 跌仆损伤 妇女在月经期，尤其是孕期生活不慎，跌仆损伤，撞伤腰腹部，可致堕胎、小产或胎盘早期剥离；若撞伤头部，可引起经行头痛、闭经或崩漏；若跌仆损伤阴户，可致外阴血肿或撕裂。

5. 调摄失宜 正常规律的生活是健康的基础。无论是过度节食减肥，还是长期药物减肥，都会对女性身心造成伤害，可致月经后期、月经过少，甚至闭经。口服短效避孕药，有时会发生不规则阴道出血，甚则闭经。孕前酗酒可致"胎儿酒精中毒综合征"（可见生长迟缓、小头畸形）；孕后大量吸烟，可致流产、死胎、畸胎、低体重儿及胎儿宫内窒息等。

此外，嗜烟酗酒或经常夜生活影响生物钟的调节均可致月经失调、闭经、流产、不孕。不健康、不科学的生活方式和环境因素所造成的疾病，被现代人称为"生活方式病"。

要点四　体质因素

体质在疾病的发生、发展、转归以及辨证论治中有着重要地位。体质强健者，病轻而易治；体质虚弱者，病重而难愈。作为病因学说之一的体质因素在妇产科疾病中甚为重要，因女性有特殊的体质特点缘故。"妇人以血为本"，治疗需时时固护阴血即属其例。

[常考考点] 导致妇科病发生的常见病因是寒、热、湿三邪和怒、思、恐三种情志。

细目二 病机

【考点突破攻略】

要点一 脏腑功能失常

人体是以五脏为中心的有机整体，脏腑生理功能的紊乱和脏腑气血阴阳的失调，均可导致妇产科疾病，其中关系最密切的是肾、肝、脾三脏。

1. 肾的病机

（1）肾气虚：肾气虚，封藏失职，冲任不固，可致月经先期、月经过多、崩漏、产后恶露不绝；肾气虚，胎失所系，冲任不固，可致胎漏、胎动不安、滑胎；肾气虚，摄纳或系胞无力，则致胎动不安、子宫脱垂。

（2）肾阳虚：肾阳虚，命门火衰，冲任失于温煦，下不能暖宫，胞宫虚寒，可致妊娠腹痛、产后腹痛、宫寒不孕；肾阳虚，命门火衰，上不能暖土，水湿下注，发为经行浮肿、经行泄泻、子肿、子满；肾阳虚，气化失司，水液代谢失常，湿聚成痰，痰浊阻滞冲任、胞宫，可致月经后期、闭经、不孕；肾阳虚，气化失常，水湿下注任、带，使任脉不固，带脉失约，发为带下病；肾阳虚，兴奋施泻功能减退，可出现性冷淡、闭经、无排卵性不孕症；肾阳虚，血失温运而迟滞成瘀，血瘀阻碍生机加重肾虚，而发生肾虚血瘀，导致子宫内膜异位症、多囊卵巢综合征等更为错综复杂的妇产科病证。

（3）肾阴虚：肾阴虚，精血不足，冲任血虚，血海不能按时由满而溢，可致月经后期、月经过少、闭经；肾阴虚，冲任、胞宫胞脉失养，可致痛经、妊娠腹痛或不孕症；若阴虚生内热，热伏冲任，迫血妄行，发为崩漏、经间期出血、胎漏、胎动不安；若肾阴虚，孕后阴血下聚冲任以养胎元，致令阴虚益甚，肝失所养，肝阳上亢，发为妊娠眩晕，甚或子痫等。阴损可以及阳，阳损可以及阴，若病程日久，往往可导致肾阴阳两虚，上述病证可以夹杂出现。

2. 肝的病机

（1）肝气郁结：肝气郁结，则血为气滞，冲任不畅，发生月经先后无定期、痛经、经行乳房胀病、闭经、妊娠腹痛、缺乳、不孕症、盆腔炎；肝郁化热化火，火热之邪下扰冲任血海，迫血妄行，可致月经先期、月经过多、崩漏、胎漏、产后恶露不绝；气火上炎，则发为经行头痛、经行吐衄、经行情志异常、乳汁自出；肝气犯胃，经前、孕期冲脉气盛，夹胃气上逆，可发生经前呕吐、妊娠恶阻。

（2）肝经湿热：肝郁乘脾，脾失健运，湿从内生，湿郁化热，湿热之邪下注任、带，使任脉不固，带脉失约，可发生带下病、阴痒。湿热蕴结胞中，或湿热蕴结，阻滞冲任，冲任不畅，发生不孕、盆腔炎、癥瘕等。

（3）肝阴不足：肝阴不足，冲任失养，血海不盈，可致月经过少、闭经、不孕症等；肝血不足，经前、经时、孕期阴血下注冲任血海，阴血益虚，血虚生风化燥，发生经行风疹块、妊娠身痒。

（4）肝阳上亢：肝阳偏亢，出现经前头痛、经行眩晕、子晕；阴虚阳亢，阳化风动，肝火愈炽，风火相扇，发为子痫。

3. 脾的病机

（1）脾失健运：脾虚气弱，健运失常，气血生化不足而脾虚血少，冲任失养，血海不盈，可出现月经后期、月经过少、闭经、胎萎不长、产后缺乳；或素体阳虚，或寒凉生冷、膏粱厚味损伤脾阳，脾阳不振，运化失职，水湿流注下焦，湿聚成痰，痰湿壅滞冲任、胞宫，可出现月经过少、闭经、不孕、癥瘕、多囊卵巢综合征等；脾失健运，湿邪内生，损伤任、带，失于固约，发生带下病。

（2）脾失统摄：脾气虚弱，中气不足，统摄无权，冲任不固，可出现月经过多、经期延长、崩漏、胎漏、产后恶露不绝、乳汁自出。

（3）脾虚下陷：脾气虚而下陷，则可见经崩、子宫脱垂如脾胃虚弱，孕后冲气偏盛，上逆犯胃，胃失和降，发为恶阻。

4. 心的病机 若忧愁思虑，积想在心，心气不得下通于肾，胞脉闭阻，可出现闭经、月经不调、不孕；心火偏亢，肾水不足，则水火失济，出现脏躁、产后抑郁等。

5. 肺的病机 肺主气，主肃降，朝百脉而输精微，通调水道。若阴虚火旺，经行阴血下注冲任，肺阴益虚，虚火灼伤肺络，则出现经行吐衄；若肺失宣降，不能通调水道，可引起子嗽或妊娠小便异常、产后小便异常。

要点二 气血失调

1. 气分病机

（1）气虚：肺气虚，卫外不固，易出现经行感冒、产后自汗、产后发热；中气虚或肾气虚，均可致冲任不固，发生月经先期、月经过多、崩漏、胎漏、乳汁自出。

（2）气陷：是指中气虚而下陷的病理，可发生子宫脱垂、崩漏。

（3）气滞：肝气郁结，疏泄失调，则冲任血海阻滞，可发生痛经、闭经、月经先后无定期、不孕等；气行不畅，津液停滞，可致水湿不化，痰湿内生，发生经行浮肿、子肿、闭经、不孕症；气郁化火，火热之邪上扰神明，下迫冲任血海，可发生经行情志异常、产后抑郁、脏躁、月经先期、月经过多、崩漏、胎漏等。

（4）气逆：肺主气，主肃降，肺气上逆，可发生子嗽。胃气宜降，若胃气上逆，可致经行呕吐、恶阻。

2. 血分病机

（1）血虚：各种原因导致的血虚，致冲任血海匮乏不能由满而溢，或失于濡养，可发生月经后期、月经过少、闭经、痛经、妊娠腹痛、胎动不安、滑胎、胎萎不长、产后缺乳、产后身痛、产后血劳、不孕。

（2）血瘀：血寒、血热、血虚、气滞、气虚、出血、久病、肾虚等均可导致血瘀，进而发生痛经、闭经、崩漏、月经过多、经期延长、胎动不安、异位妊娠、产后腹痛、恶露不绝、产后发热、不孕、癥瘕等。

（3）血热：素体阳盛血热，或过食辛热，或误服助阳暖宫之品，热伏冲任，迫血妄行而出现月经过多、月经先期、崩漏、经行吐衄、胎漏、产后发热；若肝郁化热，热性炎上，可致经行头痛、经行情志异常；若素体阴虚，经、孕、产、乳数伤于血，阴血益亏，阴虚生内热，热扰冲任，冲任不固，发生月经先期、崩漏、胎动不安、产后恶露不绝。

（4）血寒：血为寒凝，冲任失畅，功能减退，可发生痛经、月经后期、月经过少、闭经、妊娠腹痛、产后腹痛、产后身痛、宫寒不孕等。

要点三 冲任督带损伤

1. 冲任损伤 冲脉能调节十二经的气血；任脉对人身的阴经有调节作用；天癸对人体的生长、发育与生殖功能的影响，主要通过冲任二脉来实施。因此，冲任损伤必然导致妇产科诸疾。冲任损伤主要表现为冲任不固、冲任不足、冲任失调、冲任血热、冲任寒凝和冲任阻滞等。

2. 督脉虚损 督脉为"阳脉之海"，总督诸阳。督脉与任脉同起于胞宫，二脉协同调节人体阴阳脉气的平衡，维持胞宫的生理功能。督脉虚损，阴阳平衡失调可致闭经、崩漏、经断前后诸证、绝经妇女骨质疏松症。

3. 带脉失约 带脉束腰一周，约束诸经。带脉的功能主要是健运水湿，提摄子宫，约束诸经。故带脉失约可导致带下病、胎动不安、滑胎、子宫脱垂等。

要点四 胞宫、胞脉、胞络受损

1. 胞宫

（1）子宫形质异常：子宫形质异常多由先天发育不良和后天损伤所致，可出现幼稚子宫、子宫畸形、子宫过度屈曲、子宫肌瘤或手术损伤子宫等，致发生月经不调、痛经、滑胎、癥瘕、不孕等病证。若手术损伤子宫可致急腹症。

（2）子宫藏泻失司：若先天肾气不足或房劳多产，久病大病失血伤精，精血不充，使冲任不能通盛，子宫蓄藏阴精匮乏，藏而不泻，可发生月经后期、闭经、带下过少、胎死不下、滞产、难产、过期妊娠；若肾气不固，肝气疏泄太过，或脾虚不摄，导致子宫藏纳无权，泻而不藏，可发生流产、早产、经期延长、带下病、恶露不绝。

（3）子宫闭阻：是指病邪客于子宫后，使子宫闭塞或阻滞而产生妇科疾病的病机。瘀、痰有形之邪使子宫闭阻是妇科常见的病机之一。此外，子宫内膜息肉、黏膜下肌瘤、宫腔手术后部分粘连，均可瘀阻生化之机，导致月经过少、闭经、崩漏、不孕等病证。

2. 胞脉、胞络 若胞脉、胞络受损，同样可发生闭经、痛经、崩漏、不孕等病。胞宫、胞脉、胞络虽各有自身受损的病机，但它们之间又是互相联系不可分割的整体，常相互影响。

要点五 肾-天癸-冲任-胞宫轴失调

肾-天癸-冲任-胞宫生殖轴，以肾气为主导，由天癸来调节，通过冲任的通盛、相资，由胞宫体现经、带、胎、产的生理特点。其中任何一个环节失调都会引起生殖轴功能失调，发生崩漏、闭经、迟发或"早发"绝经、流产、不孕症等妇科病。而调经、种子、安胎的关键就是调整肾-天癸-冲任-胞宫生殖轴的功能及其相互间的平衡协调，其中补肾气、资天癸最为关键。所以肾-天癸-冲任-胞宫生殖轴失调又是妇科疾病的主要发病机理。

[常考考点] 妇科病的发生与肝、脾、肾三脏的功能失调密切相关。

【例题实战模拟】

A1 型题

1. 六淫邪气中与妇科病发生密切相关的是
   A. 风、寒、热   B. 寒、热、湿   C. 风、暑、燥   D. 寒、燥、湿   E. 热、燥、风
2. 湿邪为病，多责之于
   A. 肝、肾二脏   B. 脾、肾二脏   C. 脾、肝二脏   D. 脾、肺二脏   E. 肝、脾、肾三脏
3. 与妇科病的发生关系最密切的三脏是
   A. 肺、肝、脾   B. 心、肾、肝   C. 肺、脾、肾   D. 心、脾、肝   E. 肝、脾、肾

【参考答案】
1. B   2. B   3. E

第五单元　妇科疾病的诊断与辨证

细目一　四诊

【考点突破攻略】

要点一　问诊

问诊是医生通过询问，了解患者的主观感觉以及有关疾病发生、发展、治疗的情况，这是作出诊断不可缺少的第一步。

1. 问年龄　在初诊时先要询问年龄，因为妇科疾病与年龄有密切关系。

年龄	病因病机	易患疾病
青春期	肾气初盛，天癸始至，冲任功能尚未稳定	月经失调
中年期	因经、孕、产、乳耗伤气血，使肝失血养，情志易伤	带下、崩漏、胎产诸疾
老年期	肾气渐衰，冲任衰少，脾胃易虚	经断前后诸证，肿瘤相对高发

2. 问主诉　了解患者最感痛苦的症状、体征及其持续时间，这也是患者求诊的原因。他既可估计疾病的范围、类别和病情的轻重缓急，也是认识分析和处理疾病的重要依据，因此描述应简洁、明了、精确。注意不能把病名作为主诉记录。

3. 问现病史　围绕主诉询问发病诱因，疾病发生发展过程，检查、治疗情况和结果，目前自觉症状等。

4. 问月经史　需询问月经初潮年龄、月经周期、月经持续时间、经量多少、经色、经质稀或稠或有无血块、气味、末次月经日期及伴随月经周期而出现的症状（如乳房胀病、头痛、腹痛、腹泻、浮肿、吐衄、发热等）。中老年妇女应了解是否绝经和绝经年龄以及绝经后有无阴道出血、骨质疏松症状。

5. 问带下史　了解带下量多少、带下颜色（如白色、淡黄、黄色、赤色或脓性等）、带下性质（稀薄、黏稠）、气味以及伴随症状。

6. 问婚育史　未婚、已婚或再婚史，胎产史。未婚者，在某些特殊情况下或病情需要，应了解有无性生活史、人工流产史。已婚者，需了解结婚年龄、配偶健康情况、性生活情况、妊娠胎次、分娩次数，有无堕胎、小产、人工流产。孕妇应了解妊娠过程，有无妊娠疾病（如胎漏、胎动不安、妊娠肿胀、头晕、恶阻、子痫等）。

7. 问产后　询问分娩情况，有无难产、产后出血量多少、输血与否。了解恶露量多少、颜色、性质、气味，有无产

后疾病史，以及避孕情况。

8. 问既往史 有针对性地了解与现在疾病有关的以往病史、个人史与家族史。

要点二 望诊

通过望诊，运用视觉对患者有目的地观察，可获得临床诊断的重要依据。由于妇女生理和解剖特点，妇科望诊除望全身、舌诊外（结合中医诊断学部分内容），还需观察外生殖器官、经血、带下、恶露和乳汁的量、色、质的变化。

1. 望月经 观察月经量、颜色、性质是妇科望诊特点。经量多、经色淡红、质稀，多为气虚；经量多、色深红、质稠，多为血热；经量少、色淡暗、质稀，多为肾阳虚；经量少、色淡红、质稀，多为血虚；经量时多时少，多为气郁；经色鲜红、质稠，多为阴虚血热；经色紫暗、有血块，多为血瘀。

2. 望带下 观察带下量多少、颜色、性质是带下病诊断及辨证的主要依据。带下量多、色白质清，多为脾虚、肾虚；带下量少失润，多为津液不足；带下色黄、量多、质黏稠，多为湿热；带下色赤或赤白相兼，或黏稠如脓，多为湿热或热毒。

3. 望恶露 产后望恶露量之多少、颜色、性质亦是产后病辨证的重要内容。量多、色淡红、质稀，多为气虚；色红、质稠为血热；色紫暗、有血块，多为血瘀；色暗若败酱，应注意是否感染邪毒。

4. 望阴户、阴道 主要观察阴户、阴道的形态、色泽与带下情况。若阴道如螺纹之状，或阴户呈鼓、角之形，均属先天畸形；阴户色泽减退、变白，枯槁干涩，粗糙增厚，甚至皲裂，多为肾精亏虚、肝血不足所致；阴户、阴道潮红，带下黄稠，多为感染湿热或诸虫而致；阴户局部肿胀，多属阴疮；阴道有物脱出，多为阴挺。

[常考考点] 望月经、带下、恶露的临床意义。

要点三 闻诊

妇科闻诊包括听声音、听胎心、闻气味三个方面。
1. 听声音 内容同"中医诊断学"。
2. 听胎心 妊娠20周后，可用听诊器在腹壁相应部位听到胎心音。
3. 闻气味 正常的月经、带下、恶露无特殊臭气，如有秽臭、腥臭或腐臭味，多属感染淫邪所致。

要点四 切诊

1. 切脉 妇人之脉在一般情况下稍弱于男子，略沉细而柔软，尺脉稍盛。月经期、妊娠期、临产之际及新产后脉象均有所变化。

（1）月经脉：月经将至或正值月经期，脉多呈滑象，为月经常脉。脉滑数而有力，多为热伏冲任，常见月经先期、月经过多、崩漏；脉沉迟而细，多为阳虚内寒、生化不足，常见于月经后期或过少；脉细数，为虚热伤津、阴亏血少，可见于月经先期、闭经；脉缓弱无力，多为气虚，尺脉微涩多为血虚，尺脉滑多为血实；崩中下血或漏下不止，脉应虚小缓滑，反见浮洪而数者，多属重证。

（2）妊娠脉：女子怀孕6周左右易见脉滑有力或滑数，尺脉按之不绝，因月经停止，阴血下注以养胎，冲任气血旺盛之故，此为妊娠常脉。脉细软或欠滑利或沉细无力，常见于胎动不安、堕胎、胎萎不长、胎死腹中等病之虚证；若妊娠晚期，脉弦滑劲急，多为阴虚肝旺、肝风内动之象，当警惕发生子晕、子痫等。

（3）临产脉：《产孕集》云："尺脉转急，如切绳转珠者，欲产也。"描述了孕妇在临产前脉象的变化。若孕妇双手中指两旁从中节至末节，均可扪及脉之搏动，亦为临产之脉。如《景岳全书·妇人规·产要》所云"试捏产母手中指本节，跳动即当产也"，有一定临床意义。

（4）产后脉：因分娩之际，失血耗气伤津，新产血气未复，脉常滑数而重按无力。三五日后，脉渐平和而呈虚缓之势，此属产后常脉。脉见浮大虚数，应注意是否气血亏脱；脉浮滑而数，可能是阴血未复，阳气外浮或为外感之征。

2. 按肌肤 如肌肤寒冷，特别是四肢不温，多为阳虚；四肢厥冷、大汗淋漓，多属亡阳危候。如手足心热多为阴虚内热。头面四肢浮肿，按之凹陷不起为水肿；按之没指，随按随起为气肿。

3. 扪腹部 了解腹壁冷热、软硬、胀满、压痛以及有无包块及包块之部位、大小、性质等情况。若腹痛喜按多为虚证，拒按多为实证，喜温多为寒证。下腹包块质坚、推之不动多为癥疾；若腹块时有时不明显、按之不坚、推之可动，多属瘕证。通过扪孕妇腹部可了解子宫大小与孕周是否相符合，以初步推测胎儿状况。如腹形明显小于孕周，胎儿存活，可能为胎萎不长；如腹形明显大于孕周，可能为胎水肿满、多胎妊娠等。

[常考考点] 月经脉、妊娠脉、临产脉和产后脉的表现及临床意义。

细目二 辨证要点

【考点突破攻略】

要点一 常用辨证方法

妇科疾病的辨证主要以八纲辨证为纲领，以脏腑辨证和气血辨证为主要辨证方法，个别疾病如产后发热的感染邪毒证采用卫气营血辨证。临床上应根据月经、带下、恶露等期、量、色、质、气味异常的特点，生殖系统局部临床表现的特征，结合全身证候表现和舌脉征象进行综合分析，以辨明疾病的病性、病势、病位、病因和病机，为正确论治、选方用药提供可靠依据。

（一）脏腑辨证

脏腑辨证是以脏腑的生理、病理为基础进行辨证分析。

1. 肾病辨证 肾病主要表现为虚证，包括肾气虚、肾阴虚、肾阳虚、肾阴阳两虚，可导致多种妇科疾病，如月经先期、月经后期、月经先后无定期、崩漏、闭经、绝经前后诸证、带下病、胎漏、胎动不安、堕胎、小产、滑胎、子肿、阴挺、不孕症等。肾虚证必有"头晕耳鸣，腰酸腿软"。肾气虚常兼小便频数，精神不振，舌淡苔薄，脉沉细弱；肾阴虚常兼口燥咽干，手足心热，舌红少苔，脉细数；肾阳虚常兼畏寒肢冷，小便清长，夜尿多，舌淡苔白，脉沉细而迟或沉弱。

2. 心病辨证 心病在现代妇科疾病谱也多见，如心神不宁，可见烦躁失眠、多梦、月经过少、闭经、胎动不安。心血瘀阻可见月经量少、闭经、痛经、产后腹痛、癥瘕等。心火上炎又可见烦躁易怒、口舌生疮、崩漏、月经延长、经间期出血、胎漏等。

3. 肝病辨证 肝病主要表现为实证和虚中夹实证，包括肝气郁结、肝郁化火、肝经湿热、肝阳上亢、肝风内动等，可引起月经先期、月经先后无定期、痛经、闭经、崩漏、带下病、阴痒、妊娠恶阻、子晕、子痫、缺乳、不孕等疾病。肝实证多有"胸胁、乳房、少腹胀痛，烦躁易怒"。肝气郁结者常兼时欲太息，食欲不振，脉弦；肝郁化火（热）者常兼头晕胀痛，目赤肿痛，或头晕目眩，口苦咽干，舌红苔薄黄，脉弦数；肝经湿热者常兼口苦咽干，便秘溲赤，带下色黄、臭秽，舌红苔黄腻，脉弦滑而数。肝阳上亢为虚中夹实证，可见头晕头痛，目眩心烦，舌红苔少，脉弦细或弦而有力；肝风内动是肝阳上亢进一步发展，常兼四肢抽搐，角弓反张，甚至昏厥，舌红或绛，无苔或苔花剥，脉弦细而数。

4. 脾病辨证 脾病主要表现为虚证或虚中夹实证，包括脾气虚（胃虚）、脾阳虚（痰湿）等，可导致月经先期、月经后期、月经过多、崩漏、闭经、经行泄泻、带下病、妊娠恶阻、胎动不安、子肿、阴挺、不孕。脾虚证多有"脘腹胀满，不思饮食，四肢无力"。脾气虚常兼口淡乏味，面色淡黄，舌淡，脉缓弱；脾阳虚常兼畏寒肢冷，大便溏泄，甚则浮肿，舌淡，苔白腻，脉缓滑无力；脾虚湿盛者常兼头晕头重，形体肥胖，舌淡胖嫩，苔腻，脉滑。

5. 肺病辨证 肺病在妇科较少见，可见于经行吐衄、妊娠咳嗽、妊娠小便不通、产后小便不通等。肺病多有"咳嗽喘满"。阴虚肺燥、肺失宣降等各有相应兼症。

[常考考点] 肾、脾、肝三脏辨证的要点。

（二）气血辨证

气血辨证是以气、血的生理、病理为基础进行辨证分析。气血由脏腑所化生并使之运行，又是脏腑功能活动的物质基础，故脏腑、气血的病变可相互影响。气和血关系密切，两者的病变也互相影响，气病及血，或血病及气。

1. 气病辨证

（1）气虚证：以全身功能活动低下为主要特征。气虚可导致月经先期、月经过多、崩漏、胎动不安、产后恶露不绝、阴挺等。气虚证常见"气短懒言，神疲乏力，舌淡苔薄，脉缓弱"。气虚证与脾虚证有一定联系，但在证候上有所区别。

（2）气滞证：以全身或局部的气机不畅与阻滞为主要特征，气滞可引起月经后期、痛经、经行乳房胀痛、子肿、难产、缺乳等。气滞证常见"胸闷不舒，小腹胀痛，脉弦"。气滞证与肝郁证有一定联系，但在证候上也有所区别。

（3）气逆证：气滞证进一步发展可出现气逆证，引起妊娠恶阻等。在气滞证的基础上，兼见咳逆喘息，或恶心呕吐，或头晕胀痛等症。

（4）气陷证：气虚证进一步发展可引起气陷证，导致崩漏、阴挺等。在气虚证的基础上有头晕目眩、小腹空坠等症。

2. 血病辨证

（1）血虚证：以血虚不荣、全身虚弱为主要特征。血虚可导致月经后期、月经过少、闭经、胎动不安、胎萎不长、产后腹痛、不孕症等。血虚证常见"头晕眼花，心悸少寐，皮肤不润，面色萎黄或苍白，舌淡苔少，脉细无力"。

（2）血瘀证：血瘀可引起崩漏、闭经、痛经、产后腹痛、产后恶露不绝、胞衣不下等。血瘀证常见"刺痛拒按，痛有定处，腹内积块，舌紫暗或有瘀斑、瘀点，脉沉涩或弦涩"。

（3）血热证：血热可导致月经先期、月经过多、崩漏、胎动不安、产后恶露不绝等。血热证常见"心胸烦闷，渴喜冷饮，小便黄赤，大便秘结，舌红苔黄，脉滑数"。

（4）血寒证：血寒可引起月经后期、月经过少、痛经、闭经、胞衣不下、不孕症等。血寒证常"小腹绞痛或冷痛，得温痛减，畏寒肢冷，面色青白，舌暗苔白，脉沉紧"。

[常考考点] 气病和血病辨证的要点。

要点二　月经病、带下病、妊娠病、产后病的辨证要点

1. 月经病　月经病的辨证，以月经期、量、色、质的变化结合全身症状、舌脉，作为辨证的依据。若月经提前、量多、色淡质稀，伴神疲乏力，多为气虚；月经延后、量少、色淡红质稀，伴头晕眼花，大多为血虚；月经量多或日久不止、色深红质稠，多为血热；月经延后、量少色暗，喜温畏寒，多为血寒；月经量多、色紫暗、质稠有血块，大多为血瘀；月经初潮年龄过迟，周期不定，量少色淡，常为肾气未充，冲任不盛或脾肾亏虚，气血生化不足；月经提前或延后、经量或多或少、色紫红有块，伴胸胁作胀，大多为肝郁；月经提前或延后、经量少、色淡暗质稀，伴腰酸，大多为肾虚；月经延后、经行下腹冷痛、拒按，得热则减，大多为实寒；经行或经后下腹冷痛，形寒畏冷，喜按得热则减，大多为虚寒；经行下腹刺痛，经量多、色紫红有块，块下痛减，大多为血瘀。

2. 带下病　带下病的辨证，应以带下量、色、质、气味的变化结合全身症状、舌脉作为依据。一般而论，带下量多、色淡质稀、无臭，为虚证；带下量多、色黄质稠、有秽臭，为实证；带下量多、色白、质清稀如水，多为阳虚；带下量多或不多、色黄或赤白带下，质稠，多为阴虚夹湿；若带下量多、色淡黄或白、质稀无气味，伴神疲乏力，多为脾虚；带下量多、色黄或黄白、质黏腻、有臭味，多为湿热；赤白带下、质稠或带如脓样、有臭味或腐臭难闻，多为湿毒；带下量明显减少，甚至无带，大多为肾精亏虚，天癸早衰，任带虚损。

3. 妊娠病　妊娠病涉及孕妇、胎儿两方面，故妊娠病的辨证，首先应分清属母病或胎病。因母病而胎不安，孕后经常腰酸胀坠，有堕胎或小产史，大多属肾虚；孕后小腹绵绵作痛，大多属虚证。同时应辨明胎儿情况，以明确胎孕可安，还是当下胎益母。如孕后阴道流血量少，无腹痛，或轻微腹痛、胎儿活者，可安胎；若阴道流血量多、腹痛阵阵、胚胎或胎儿已死，或异位妊娠，则应去胎益母。如为子满病证，还须辨清有无畸形胎儿再论治。

4. 产后病　多虚多瘀为产后病机特点，因此产后病辨证应四诊八纲结合"产后三审"，即根据恶露的量、色、质和气味；乳汁多少、色质；饮食多少和产后大便、腹痛状况并结合全身证候、舌脉为辨证依据。如恶露量多或少、色紫红、有块、小腹痛拒按，多属血瘀；恶露量多、色红有臭气，多属血热；恶露量多、色淡质稀、神疲乏力，多属气虚；产后大便干涩难下，大多属津血不足；乳汁甚少、质稀薄，食少神疲，面色无华者，多属气血虚弱。

[常考考点] 月经病、带下病、妊娠病、产后病的辨证要点。

要点三　辨病与辨证

辨病和辨证是两个密切相关的思维过程，也是中医诊断学的核心。

病是整体，证是当前病位与病性的本质，病和证之间存在着千丝万缕的联系。由于致病因素不同，患者个体差异，环境和诊治情况等不同，一种疾病可存在几种证。如妊娠恶阻，可见脾胃虚弱、肝胃不和、痰饮停滞等证，但均从属于妊娠恶阻病。同时，这些证也不是固定不变的，随着病情的变化而变化，妊娠恶阻，无论何种证型，当呕吐不止，饮食少进而导致阴液亏损时，均可出现气阴两亏的证候。然而同是一证，又可见于不同疾病中，如气虚证既可见于月经先期、月经过多，也可见于崩漏、子宫脱垂等疾病。因此妇科临床有同病异治、异病同治等法。辨病与辨证，又可分中医辨病与辨证结合和中医辨证与西医病结合。

1. 中医辨病与辨证结合　中医辨病与辨证结合是指先辨中医之病，后辨中医之证。如妇科临床诊治时，通过四诊所得到的临床资料，进行分析，以明确是什么病，然后根据中医辨证体系，运用脏腑辨证、气血辨证、冲任督带与胞宫辨证等方法，辨证明确后施以治疗。但有时在疾病发展过程中，病证可出现传变。如产后发热病之感染邪毒型，在治疗过程中，可出现温热病的发展过程，针对此变化可运用卫气营血辨证采用相应治法。一种症状在某些情况下既可单独作为

一病,也可是其他疾病中的一个症状表现。

2. 中医辨证与辨西医病结合 中医辨证与辨西医病,虽然这是两个截然不同的理论体系和思维模式,但长期以来妇科临床在对某些疾病的分析处理时,把这两者有机地结合起来进行施治取得了一定的疗效。

(1)辨病基础上分型治疗:先西医诊病,然后根据中医理论以中医学术体系为基础选择脏腑、气血、经络等辨证方法分型治疗。如不孕症辨证分肾虚、血瘀、肝郁、痰湿阻滞等证治疗;多囊卵巢综合征主要病因为肾虚、血瘀、肝经湿热、痰湿阻滞等,临床可按病因分型辨证治疗。由于西医之病有诸多症状,而其症状既可能是中医之病又可能是中医之证。如盆腔炎有发热、腹痛、白带增多、月经失调、炎性包块、不孕等症状,这些症状分属于中医"热入血室""带下病""月经不调""癥瘕""不孕"等病证,因此治疗可根据中医之病而辨证论治。

(2)按中医病因病机本质论治西医疾病:如子宫内膜异位症是由于部分有功能的内膜周期性出血,蓄积于局部,引起周围组织纤维化而粘连。对此中医认为其病机本质是"离经之血"所致。因此,血瘀是内异症之中医学论病析证的主因。由于血瘀成因不同,临床又有气滞血瘀、寒凝血瘀、气虚血瘀、瘀热互结、肾虚血瘀等证型。而分别采用理气活血、散寒活血、益气活血、清热活血、补肾活血等法治疗。但中医辨证与西医辨病的结合需注意病与证之间的密切关系,既从整体调治,又从局部病损施治,特别要抓住该病的病机本质治其本。

(3)中医辨证论治与分阶段论治结合:由于疾病本身是多样、多变的,所以临床往往根据疾病发展及演变特点进行分阶段辨证论治。如妊娠高血压疾病以妊娠20周后高血压、蛋白尿、水肿为其主症,并伴有全身多脏器的损害,本病属于中医学的"子肿""子晕""子痫"范畴。子肿阶段分脾虚、肾虚、气滞三型辨证施治;子晕阶段分肝阳上亢、阴虚肝旺、脾虚肝旺三型辨证论治;子痫阶段分肝风内动、痰火上扰等型辨证治疗。

(4)辨西医病因病理专方论治:在子宫内膜异位症、多囊卵巢综合征、不孕症、妊娠高血压等疑难疾病的中医辨证论治中,均可根据其病的特点及病因病理设专方治疗。如在多囊卵巢综合征、排卵障碍性不孕症的辨证治疗中,因西医病因均为下丘脑-垂体-卵巢轴功能失调,中医辨证论治时常根据中医学对该轴功能失调的认识,确立治法,设置专方如天癸汤、促排卵汤等,并结合妇女月经周期阴阳消长的变化规律,于月经周期之不同时期在专方的基础上采用周期性给药方式。这样可扬中医之长,也是中医辨证论治在妇科疾病治疗中的发展和完善。又如对免疫性不孕的治疗中,有时患者无任何症状可辨,但是中医学也可以从该病的病因病机理论入手,拟立专方施治。上述中医辨证与西医辨病结合的各种方法,有利于中医辨证的研究和发展,更有利于中医妇科学术精华的发挥,为现代妇科医疗服务。

【例题实战模拟】

A1型题

1. 月经病的辨证注重
   A. 量、色、质、味　　　B. 期、量、色、质　　　C. 期、色、质、味
   D. 期、量、色、味　　　E. 色、质、味

2. 月经将至或正值经期的脉象是
   A. 脉细无力　B. 脉缓滑　C. 脉细数　D. 脉沉弱　E. 脉多滑利

3. 带下病的辨证注重
   A. 量、色、质、味　　　B. 期、量、色、质　　　C. 期、色、质、味
   D. 期、量、色、味　　　E. 色、质、味

4. 经量多、经色淡红、质稀,多为
   A. 气虚　B. 血虚　C. 血热　D. 血瘀　E. 气滞

5. 经量少、色淡暗、质稀,多为
   A. 气虚　B. 血虚　C. 血热　D. 血瘀　E. 肾阳虚

【参考答案】

1. B　2. E　3. A　4. A　5. E

第六单元 妇科疾病的治疗

细目一 常用内治法

【考点突破攻略】

要点一 调补脏腑

1. 滋肾补肾

（1）补益肾气：肾气不足会影响天癸的成熟、泌至和冲任的充盈、通畅，呈现功能不足或减退的状态。常用方如寿胎丸、肾气丸、归肾丸、加减苁蓉菟丝子丸、补肾固冲丸。

（2）温补肾阳：肾阳不足，命门火衰，阴寒内盛，治宜温肾暖宫，补益命门之火，所谓"益火之源，以消阴翳"。代表方如右归丸、右归饮、温胞饮等。

（3）滋肾益阴（滋肾填精）：肾阴不足，治宜滋肾益阴。方如左归丸、补肾地黄汤、六味地黄丸。

2. 疏肝养肝

（1）疏肝解郁：抑郁或忧思致肝失条达，治宜疏肝解郁。代表方如柴胡疏肝散、逍遥散、乌药汤。

（2）疏肝清热：肝郁化火，治宜疏肝理气、清肝泄热。代表方如丹栀逍遥散、宣郁通经汤。

（3）养血柔肝：营阴不足，肝血衰少，肝脉乳络失于濡养，治宜养血柔肝。代表方如一贯煎、杞菊地黄丸。若肝阴不足，肝阳上亢者，应于育阴之中加入潜阳之品，常用方如三甲复脉汤。阳化则风动，急当平肝息风，用羚角钩藤汤。

（4）疏肝清热利湿：肝郁乘脾，运化失司，水湿内生，肝热与脾湿相合；或肝经湿热下注冲任或任带二脉，治宜疏肝清热利湿。代表方如龙胆泻肝汤、清肝止淋汤、四逆四妙散。

3. 健脾和胃

（1）健脾法：凡脾虚气弱者皆宜本法主之。

1）健脾养血：脾虚运化失司，气血生化之源不足，治宜健脾益气、气血双补。常用方如八珍汤、人参养荣丸、圣愈汤等。

2）健脾除湿：脾虚气弱，精微不布，水湿内生，溢于肌肤或下注损伤任带，治当健脾益气与利水渗湿同施。代表方如白术散、完带汤、参苓白术散。

3）补气摄血：适用于脾虚气陷，统摄无权所致的月经过多、崩漏、经期延长、胎漏、产后恶露不绝等以阴道异常出血为主症诸疾。代表方如固本止崩汤、安冲汤等。

4）健脾升阳：脾虚气弱，气虚下陷，胎失所载或胞脉失系，致胞宫从正常解剖位置下移等，均当健脾益气，升阳举陷。代表方如补中益气汤、举元煎。

（2）利胃法

1）和胃降逆：凡胃气不和，失于顺降者均可选用此法。妇科中胃失和降常因脾虚胃弱，或中宫虚寒，或木郁横侮所致，其治虽均以和胃降逆为要，但需分清虚、实、寒、热而调之。如因虚而逆以致妊娠恶阻，常用香砂六君子汤，偏寒以干姜人参半夏丸主之；因热而逆可选橘皮竹茹汤；肝胃失和而气逆作呕，则当抑肝利胃，并视其郁热之偏盛，以苏叶黄连汤或芩连橘茹汤分治之；若久吐耗气伤阴，又当养阴和胃或益气养阴、降逆止呕合用。

2）清胃泄热：冲脉隶于阳明，胃热炽盛灼烁津液，谷气不盛，血海不满，甚而冲任津血无源变生经闭，治当清胃泄热、养阴润燥，方用瓜石汤；若胃热并冲气上逆，火载血上而病经行吐衄者，又当清热降逆、引血下行，以玉女煎类方药治之。

要点二 调理气血

1. 理气法

理气行滞（与疏肝法同）。

调气降逆（与和胃法同）。
补气升提（与健脾法同）。

2. 调血法

补血养血——代表方如四物汤、人参养荣汤、滋血汤等。
清热凉血——实热证，宜清经散、保阴煎；阴虚血热者，如知柏地黄汤。
清热解毒——代表方如五味消毒饮、银甲丸、银翘红酱解毒汤等。
活血化瘀——代表方如桃红四物汤、少腹逐瘀汤、生化汤、大黄䗪虫丸。

要点三 温经散寒

寒邪客于冲任、胞络，影响血气运行，致瘀血形成或不通则痛，应以温经散寒法主之，方如温经汤、少腹逐瘀汤、艾附暖宫丸等。其中均体现有温经散寒与化瘀止痛之品同用的治法。

要点四 利湿祛痰

属湿热为患，需析其源而调治。伤于外，如带下病、阴痒的湿热证，以止带方、萆薢渗湿汤主之；因于内，则有因肝经湿热下注，肝脾不调而肝热与脾湿相合，或因"脾胃有亏，下陷于肾，与相火相合，湿热下迫"所起，宜用龙胆泻肝汤、四逆四妙散、三妙红藤汤等分治之。

聚湿成痰，下注胞中，影响胞宫、胞脉、脉络，损及冲、任、带诸经，可致闭经、不孕等，治宜燥湿化痰，利湿与化痰药同用。化痰药如南星、半夏、生姜、竹茹、橘皮、白芥子、莱菔子等，常用方如苍附导痰丸、启宫丸。

要点五 调治冲任督带

调补冲任——补肾固冲丸、固冲汤、鹿角菟丝子丸、大补元煎。
温化冲任——温冲汤、温经汤、艾附暖宫丸。
清泄冲任——清经散、保阴煎、清热固经汤、清海丸、解毒活血汤。
疏通冲任——少腹逐瘀汤、四逆四妙散、苍附导痰丸、桃红四物汤、柴胡疏肝散。
和胃降冲——小半夏加茯苓汤、紫苏饮。
扶阳温督（温阳补督）——右归丸、二仙汤。
健脾束带——健固汤、完带汤、补中益气汤。
以往多认为肝肾为冲任之本，调补肝肾即益冲任之源。

要点六 调治胞宫

温肾暖宫——艾附暖宫丸、温胞饮。
补肾育宫——加减苁蓉菟丝子丸、滋肾育胎丸、五子衍宗丸、育宫片。
补血益宫——四二五合方。
补肾固胞——大补元煎、寿胎丸。
益气举胞——补中益气汤、益气升提汤、升麻汤。
逐瘀荡胞——桂枝茯苓丸、生化汤、桃红四物汤、脱花煎、逐瘀止崩汤、大黄䗪虫丸。
泄热清胞——清经散、清热调血汤、清热固经汤、银翘红酱解毒汤。
散寒温胞——温经汤、少腹逐瘀汤、艾附暖宫丸。

要点七 调控肾-天癸-冲任-胞宫生殖轴

1. 中药人工周期疗法

（1）经后期——滋肾阴，养精血。
（2）经间期——温肾，助阳，活血。
（3）经前期——补肾滋阴为主，佐以疏肝。
（4）月经期——理气，活血，调经。

2. "三补一攻"法（先补后攻）。

3. 针刺调治促进排卵。

细目二 常用外治法

【考点突破攻略】

"外治之理，即内伤之理"，外洗阴户、阴中纳药、肛门导入等外治方法始于汉代（《金匮要略》）。

特点：①多途径给药，局部治疗，提高疗效。②可与内治法配合使用。③外治法适用于外阴、阴道、子宫颈及子宫内等局部病变。

要点一 坐浴——熏蒸、浸浴

作用：清热解毒，止带消肿。

适应证：阴疮、阴痒、带下病。

要点二 外阴、阴道冲洗——以器械注入药液，冲洗外阴、阴道

作用：清洁阴道，解毒杀虫，止带止痒。

适应证：阴痒、带下病、术前准备。

要点三 阴道纳药——以栓剂、胶囊或膏剂纳入，留置时间较长、局部药物浓度较高

作用：清热解毒，祛腐生肌，收敛止血。

适应证：阴痒、带下病。

要点四 贴敷法——药膏、药末或袋装中药蒸敷

作用：解毒消肿，止痛利尿，托脓生肌。

适应证：痛经、慢性盆腔炎、癥瘕、产后尿闭。

要点五 宫腔注入——把注射液注入子宫、输卵管

作用：活血化瘀通络。

适应证：宫腔、输卵管粘连、痛经、不孕等。

要点六 直肠导入——栓剂纳入或药液保留灌肠

作用：清热解毒，活血化瘀，散结通络。

适应证：慢性盆腔炎、癥瘕。

要点七 中药离子导入——通过直流电场经皮肤黏膜导入

作用：活血化瘀。

适应证：慢性盆腔炎、盆腔粘连。

要点八 介入治疗

在医学影像设备（X线、超声）引导下，经皮穿刺或经自然孔道至靶器官局部给予介质进行治疗。

细目三 中医妇科急症治疗

【考点突破攻略】

要点一 血崩证

妇科血崩证是指以阴道急剧而大量出血为主症。治以止血为首务，同时注意采取相应措施，积极预防厥脱。

1. 辨证用药 血热而崩者，可选用牛西西注射液、贯众注射液、断血流片；血瘀而崩者，常选用三七注射液；脾虚气弱或肾阳不足者，选用生脉注射液静脉注射或静脉滴注，或参附注射液静脉滴注；肾阴虚者，可选用生脉或参麦注射液。

2. 辨病施治 一般而言，经病血崩者，当固冲止血，可辨证结合相应止血方药治之。若属妊娠期、产后或妇科杂病引起的如崩下血证，首应辨病识证，采取药物止血或方法急治之。如堕胎、小产胞胎殒堕不全，应急以下胎益母，必要时当刮宫清除宫腔内残留之妊娠物。产后血崩者，属气虚、血瘀，可辨证急治，若因胎盘、胎膜部分残留，或软产道损伤所引起，应及时手术止血。若绒癌或恶性葡萄胎转移瘤或子宫颈癌引起血崩，可采取压迫止血救急。外伤失血，当查清部位、伤势、伤情而处理。

3. 西药治疗 血崩者，因证情急重，必要时中西药结合治疗。常用西药有止血环酸、止血芳酸、止血敏等，静脉缓注或肌内注射。对功能失调性子宫出血者，也可采用激素止血。而子宫收缩乏力性产后出血，又可应用催产素、麦角新碱类宫缩剂减少出血。

要点二 痛证

妇科痛证以下腹痛为主要症状，对于急性下腹痛者，在采取缓解疼痛的止痛法之前，必须先明确诊断并进行必要的鉴别，切忌随意使用止痛剂，以免掩盖病情，造成误诊。

辨证首先要问清病史，仔细检查。明确病因、疼痛的时间、部位、性质、局部有无压痛或反跳通，有无结块，进行辨病和辨证。按之痛甚者多实，按之痛减者多虚；得热痛甚为热证，得热痛减为寒证；刺痛、痛有定处为血瘀；绞痛为寒凝；反跳痛多为化脓性炎症。

1. 辨证用药 血瘀而痛，可选用田七痛经胶囊、血竭胶囊口服，或丹参注射液、川芎嗪注射液静脉滴注，延胡索注射液肌内或穴位注射。寒凝致痛，可用当归注射液肌内注射或足三里、三阴交穴位注射，或参附注射液静脉滴注。湿热壅滞，可用野木瓜注射液肌内注射或清开灵注射液静脉滴注。

血寒，治宜温经止痛。常用药如艾叶、小茴香、肉桂、乌药、吴茱萸、高良姜、荔枝核、细辛、白芷等。气滞，治宜行气止痛，常用药如香附、郁金、川芎、木香、青皮、沉香、九香虫、佛手等。血瘀，治宜化瘀止痛，常用药如川芎、延胡索、三七、当归、没药、乳香、五灵脂、王不留行等。血热，治以清热止痛，常用药如川楝子、丹皮、赤芍、红藤、败酱草等。

2. 针灸 气滞者，针刺气海、太冲、血海、三阴交；寒凝者，于中极、地机、关元、水道，针灸并施；湿热者，针刺阳陵泉、行间、次髎。

要点三 高热证

热证是以发热为主症，体温升高达39℃以上，常因经期、产后房事不洁或分娩、流产后感染邪毒，甚至热入营血所致。其治疗首先应明确诊断，辨证求因，并尽快查出病原体或作出病原学诊断，但"退热"是当务之急。辨证首先要了解病史，明确病因和病位所在，仔细检查全身与局部体征，以明确诊断。

中成药注射液及口服液常取效较迅速。表热证可用感冒清热冲剂、重感灵等中成药口服，柴胡注射液、青蒿素注射液等肌注。热入气分，则选用清开灵注射液、穿琥宁注射液静脉滴注以清热解毒。冷敷毛巾或冰袋冷敷，25%～50%乙醇擦浴等物理方法降温可配合使用。

高热持续，体温超过40℃，宜中西医结合治疗。如用氯丙嗪25～50mg溶于5%的葡萄糖溶液或生理盐水中，静脉滴注；或地西泮10～20mg，静滴；或同时予以地塞米松5～10mg，加入50%葡萄糖注射液20mL，静脉注射后，继以10～20mg加入5%葡萄糖注射液500mL中，静脉滴注。

外阴脓肿、盆腔脓肿形成，应采取半坐卧位，使炎症局限，并及时切开排脓和引流。感染性流产者，可据阴道出血量及感染控制的情况，择时手术清除残留组织。若患者发生脓毒血症，应使用足量的广谱抗生素或根据药敏试验选用。如出现中毒性休克，应使用血管加压药物。在严重休克时，将冬眠合剂与加压药物同时使用。

要点四 厥脱证

厥脱证常继发于妇科急性血崩、急性下腹痛或高热证之后。

1. 中药治疗

（1）血崩而厥脱：可急用参附注射液、参附丹参注射液、生脉注射液、丽参注射液、枳实注射液等加入5%葡萄糖注射液中静脉注射或静脉滴注。

（2）高热证而致厥脱：可用参附注射液、升压灵注射液、清开灵注射液、醒脑静注射液等加入葡萄糖注射液或生理盐水中静脉滴注，也可用安宫牛黄丸鼻饲给药。

2. 西医药治疗

（1）失血性休克：争取就地急救，患者保持平卧位，或头胸部和下肢均抬高体位，保持呼吸道通畅，常规给氧。尽快针对出血原因，采取有效止血措施；快速补充血容量；注意纠正酸中毒和预防肾衰，保护肾功能。

（2）感染性休克：积极有效地控制感染；适当地补液扩容；纠正酸中毒；在补充血容量和纠正酸中毒的基础上加用扩血管药如多巴胺、间羟胺或氢溴酸山莨菪碱；有心肌乏力乃至心衰表现者，应给予快速强心剂；严重的感染性休克，在有效抗感染药物已经输入后，应用大剂量皮质激素；同时注意预防肾衰，保护肾功能。

【例题实战模拟】

A1 型题

1. 下列外治法不用于治疗慢性盆腔炎的是

　　A. 介入治疗　　B. 中药离子导入　　C. 宫腔注入　　D. 直肠导入　　E. 坐浴

2. 下列疾病，不会出现妇科血崩证的是

　　A. 堕胎　　B. 崩漏　　C. 经行吐衄　　D. 晚期产后出血　　E. 小产

3. 下列不属于妇科急症的是

　　A. 血崩证　　B. 高热证　　C. 痛证　　D. 厥脱证　　E. 痛经

【参考答案】

1. E　2. C　3. E

第七单元　月经病

细目一　概述

【考点突破攻略】

要点一　月经病的定义

凡月经的周期、经期和经量发生异常，以及伴随月经周期出现明显不适症状的疾病，称为月经病，是妇科临床的常见病。

要点二　月经病的病因病机

月经病发生的主要机理是脏腑功能失调，气血不和，冲任二脉损伤，以及肾、天癸、冲任、胞宫轴失调。其病因主要是寒热湿邪侵袭、内伤七情、房劳多产、饮食不节、劳倦过度和体质因素。

要点三　月经病的诊断

月经病的诊断多以四诊收集的临床表现为依据，以主要症状而命名。

要点四　月经病的辨证

着重注意月经的期、量、色、质的异常或伴随月经周期或经断前后出现明显不适的症状，同时结合全身证候，运用四诊八纲辨其脏腑、气血、经络的寒热虚实。

要点五　月经病的治疗原则

月经病的治疗原则重在治本以调经。所谓治本，即消除病因，平衡阴阳。调经，即运用各种治疗方法，使月经恢复正常。

论治过程中，首辨他病、经病的不同。如因他病致经不调者，当治他病，病去则经自调；若因经不调而生他病者，当予调经，经调则他病自愈。次辨标本缓急的不同，急则治其标，缓则治其本。如痛经剧烈，应以止痛为主，若经崩暴下，当以止血为先，缓则审证求因治其本，使经病得到彻底治疗。再辨月经周期各阶段的不同。经期血室正开，大寒大热之剂用时宜慎；经前血海充盛，勿滥补，宜予疏导；经后血海空虚，勿强攻，宜予调补，但总以证之虚实酌用攻补。这是月经病论治的一般规律。

要点六　治疗中应注意的问题

1. 顺应月经周期中阴阳气血的变化规律。
2. 顺应不同年龄阶段妇女生理病理特点。
3. 掌握虚实补泻规律。

细目二　月经先期

【考点突破攻略】

要点一　概述

月经周期提前7天以上，甚至十余日一行，连续两个周期以上者，称为"月经先期"，亦称"经期超前"或"经早"等。

［常考考点］月经周期提前7天以上，甚至十余日一行，连续两个周期以上者，称为"月经先期"。

要点二　病因病机

1. 气虚

（1）脾气虚：素体虚弱，或劳力过度，忧思不解，饮食失节，损伤脾气，脾伤则中气虚弱，冲任不固，不能统摄经血，故月经提前而至。

（2）肾气虚：房劳多产，或久病伤肾，肾气虚弱，肾虚则冲任不固，不能制约经血，遂致月经提前而至。

2. 血热

（1）阴虚血热：素体阴虚，或失血伤阴，产多乳众，耗损精血；或思虑过度，营阴暗耗，阴血虚少，虚热内生，热扰冲任，冲任不固，不能制约经血，遂致月经提前而至。

（2）阳盛血热：素体阳盛，或过食温燥、辛辣之品，或感受热邪，热伤冲任，迫血妄行，遂致月经提前而至。

（3）肝郁化热：素性抑郁，或情志内伤，抑郁不乐，肝气郁结，郁久化热，热伤冲任，迫血妄行，遂致月经提前而至。

要点三　月经先期与经间期出血的鉴别

疾病	出血时间	月经量	基础体温
月经先期	均发生在经间期	经量正常或时多时少	由高温下降呈低温开始时出血
经间期出血		出血较月经量少	低温、高温交替时出血

［常考考点］月经先期与经间期出血的鉴别。

要点四　辨证论治

分型		辨证要点	治法	方药
气虚证	脾气虚证	月经周期提前，或经血量多，色淡质稀，神疲肢倦，气短懒言，小腹空坠，纳少便溏，舌淡红，苔薄白，脉缓弱	补脾益气，摄血调经	补中益气汤
	肾气虚证	周期提前，经量或多或少，色淡暗，质清稀，腰酸腿软，头晕耳鸣，面色晦暗或有暗斑，舌淡暗，苔薄白，脉沉细	补肾益气，固冲调经	固阴煎
血热证	阴虚血热证	经来先期，量少或量多，色红，质稠，或伴两颧潮红，手足心热，咽干口燥，舌红，苔少，脉细数	养阴清热调经	两地汤
	阳盛血热证	经来先期，量多，色深红或紫红，质黏稠，或伴心烦，面红口干，小便短赤，大便燥结，舌红，苔黄，脉数或滑数	清热凉血调经	清经散
	肝郁血热证	月经提前，量或多或少，经色深红或紫红，质稠，经行不畅或有块，或少腹胀痛，或胸闷胁胀，或乳房胀痛，或烦躁易怒，口苦咽干，舌红，苔黄，脉弦数	疏肝清热，凉血调经	丹栀逍遥散

［常考考点］月经先期的证型及其辨证要点、治法、使用方剂。

细目三　月经后期

【考点突破攻略】

要点一　概述

月经周期延后 7 天以上，甚至 3～5 个月一行者，称为"月经后期"，亦称"经期落后""经迟"。
本病相当于西医学的月经稀发。月经后期如伴经量过少，常可发展为闭经。
［常考考点］月经周期延后 7 天以上，甚至 3～5 个月一行者，称为"月经后期"。

要点二　病因病机

本病的主要发病机理是精血不足或邪气阻滞，血海不能按时满溢，遂致月经后期。常见的分型有肾虚、血虚、血寒、气滞和痰湿。

要点三　月经后期与早孕的鉴别

疾病	相同点	不同点
月经后期	均有月经延后现象	月经延后 7 天以上，甚则 3～5 个月一行，无孕象。以往多有月经失调病史
早孕		有早孕反应，妇科检查宫颈着色，子宫体增大、变软，妊娠试验阳性，B 超检查可见子宫腔内有孕囊

［常考考点］月经后期与早孕的鉴别。

要点四　辨证论治

分型	辨证要点	治法	方药
肾虚证	周期延后，量少，色暗淡，质清稀，或带下清稀，腰膝酸软，头晕耳鸣，面色晦暗，或面部暗斑，舌淡，苔薄白，脉沉细	补肾养血调经	当归地黄饮
血虚证	周期延后，量少，色淡红，质清稀，或小腹绵绵作痛，或头晕眼花，心悸少寐，面色苍白或萎黄，舌质淡红，脉细弱	补血益气调经	大补元煎

续表

分型		辨证要点	治法	方药
血寒证	实寒证	月经周期延后，<u>量少</u>，色暗有块，小腹冷痛拒按，<u>得热痛减</u>，畏寒肢冷，或面色青白，舌质淡暗，苔白，<u>脉沉紧</u>	温经散寒调经	温经汤（《妇人大全良方》）
	虚寒证	月经延后，<u>量少</u>，<u>色淡红</u>，<u>质清稀</u>，小腹隐痛，<u>喜暖喜按</u>，腰酸无力，小便清长，大便稀溏，舌淡，苔白，脉沉迟或细弱	扶阳祛寒调经	温经汤（《金匮要略》）
气滞证		月经周期延后，<u>量少或正常</u>，<u>色暗红</u>，<u>或有血块</u>，小腹胀痛，或精神抑郁，<u>胸胁、乳房胀痛</u>，舌质正常或红，苔薄白或微黄，<u>脉弦或弦数</u>	理气行滞调经	乌药汤
痰湿证		经期错后，量少，色淡，质黏，头晕体胖，心悸气短，<u>脘闷恶心</u>，带下量多，舌淡胖，<u>苔白腻</u>，<u>脉滑</u>	燥湿化痰，活血调经	苍附导痰丸

［常考考点］月经后期的证型及其辨证要点、治法、使用方剂。

细目四 月经先后无定期

【考点突破攻略】

要点一 概述

<u>月经周期或前或后 7 天以上，连续 3 个周期以上者</u>，称为"月经先后无定期"，又称"经水先后无定期""月经愆期""经乱"。

本病相当于西医学排卵性功能失调性子宫出血的月经不规则。青春期初潮后 1 年内及更年期月经先后无定期者，如无其他证候，可不予治疗。月经先后无定期若伴有经量增多及经期紊乱，常可发展为崩漏。

［常考考点］月经周期或前或后 7 天以上，连续 3 个周期以上者，称为"月经先后无定期"。

要点二 病因病机

本病主要机理是肝肾功能失调，<u>冲任功能紊乱</u>，<u>血海蓄溢失常</u>。常见的病因有肾虚、肝郁。

要点三 鉴别诊断

疾病	月经周期	特征
月经先后无定期	或前或后，但在 1～2 周内波动	经期、经量基本正常
崩漏	经血非时暴下不止或淋沥不尽	周期、经期、经量均异常

［常考考点］月经先后无定期与崩漏的鉴别点在于崩漏的周期、经期、经量均异常。

要点四 辨证论治

分型	辨证要点	治法	方药
肾虚证	经行或先或后，<u>量少</u>，<u>色淡暗</u>，<u>质清</u>，<u>或腰骶酸痛</u>，或头晕耳鸣，舌淡，苔白，脉沉弱	补肾调经	固阴煎
肝郁证	经行或先或后，<u>经量或多或少</u>，色暗红，有血块，<u>或经行不畅</u>，胸胁、乳房、少腹胀痛，脘闷不舒，时欲太息，嗳气食少，苔薄白或薄黄，脉弦	疏肝理气调经	逍遥散

［常考考点］月经先后无定期的证型及其辨证要点、治法、使用方剂。

细目五　月经过多

【考点突破攻略】

要点一　概述

月经周期正常，经量明显多于既往者，称为"月经过多"，亦称"经水过多"。

本病相当于西医学的排卵性功能失调性子宫出血引起的月经过多，或子宫肌瘤、盆腔炎症、子宫内膜异位症等疾病引起的月经过多。宫内节育器放置引起的月经过多，可按本病治疗。

要点二　病因病机

主要病机是冲任不固，经血失于制约而致血量多。常见的病因有气虚、血热和血瘀。

1. 气虚　素体虚弱，或饮食失节，劳倦过度，大病久病，损伤脾气，中气不足，冲任不固，血失统摄，遂致经行量多。

2. 血热　素体阳盛，或恣食辛燥，感受热邪，七情过极，郁而化热，热扰冲任，迫血妄行，遂致经行量多。

3. 血瘀　素性抑郁，或忿怒过度，气滞而致血瘀；或经期、产后余血未尽，感受外邪；或不禁房事，瘀血内停，瘀阻冲任，血不归经，遂致经行量多。

要点三　辨证论治

分型	辨证要点	治法	方药
气虚证	经行量多，色淡红，质清稀，神疲体倦，气短懒言，小腹空坠，面色㿠白，舌淡，苔薄，脉缓弱	补气摄血固冲	举元煎
血热证	经行量多，色鲜红或深红，质黏稠，或有小血块，口渴饮冷，心烦多梦，尿黄便结，舌红，苔黄，脉滑数	清热凉血，固冲止血	保阴煎加地榆、茜草
血瘀证	经行量多，色紫暗，有血块，经行腹痛，或平时小腹胀痛，舌紫暗或有瘀点，脉涩	活血化瘀止血	失笑散加益母草、三七、茜草

[常考考点] 月经过多的证型及其辨证要点、治法、使用方剂。

细目六　月经过少

【考点突破攻略】

要点一　概述

月经周期正常，经量明显少于既往，或行经时间不足2天，甚或点滴即净者，称为"月经过少"，亦称"经水涩少""经量过少"。

本病相当于西医学的性腺功能低下、子宫内膜结核、炎症或刮宫过深等引起的月经过少。月经过少伴月经后期者，可发展为闭经。本病属器质性病变者，病程较长，疗效较差。

[常考考点] 月经过少的辨病要点是月经周期正常，经量明显少于既往，或行经时间不足2天，甚或点滴即净。

要点二　病因病机

本病的主要机理为精亏血少，冲任气血不足；或寒凝瘀阻，冲任气血不畅，血海满溢不多而致。常见的病因有肾虚、血虚、血瘀和痰湿。

1. 肾虚　先天禀赋不足，或房劳久病，损伤肾气；或屡次堕胎，伤精耗气，肾精亏损，肾气不足，冲任亏虚，血海满溢不多，遂致月经量少。

2. 血虚　数伤于血，大病久病，营血亏虚，或饮食劳倦，思虑过度，损伤脾气，脾虚化源不足，冲任气血亏虚，血海满溢不多，致经行量少。

3. 血瘀 经期产后，余血未净之际，七情内伤，气滞血瘀，或感受邪气，邪与血结，瘀滞冲任，气血运行不畅，血海满溢不多，致经行量少。

4. 痰湿 素体痰湿，脾失健运，致痰湿阻滞。

［常考考点］月经过少的病机是精亏血少，冲任气血不足，或寒凝瘀阻，冲任气血不畅，血海满溢不多而致。

要点三　月经过少与激经的鉴别

疾病	相同点	不同点				
		症状	妊娠试验	妇科检查	基础体温测定	B超
月经过少	月经周期、经期均看似"正常"，"经量"较以往明显减少	—	—	—	—	—
激经		应有早孕反应，诸如恶心、呕吐等症状	阳性	子宫体增大，宫体软	BBT呈双向，高温相持续18天以上	可见子宫腔内有孕囊、胚芽或胎心搏动

［常考考点］月经过少与激经的鉴别。

要点四　辨证论治

以经量的明显减少而周期正常为辨证，也可伴有经期缩短。治疗须分辨虚实，虚证者重在补肾益精，或补血益气以滋经血之源；实证者重在温经行滞，或祛瘀行血以通调冲任。

分型	辨证要点	治法	方药
肾虚证	经来素少或渐少，色淡暗，质稀，腰酸腿软，头晕耳鸣，足跟痛，或小腹冷，或夜尿多，舌淡，脉沉弱或沉迟	补肾益精，养血调经	归肾丸
血虚证	经来血量渐少，或点滴即净，色淡，质稀，或伴小腹空坠，头晕眼花，心悸怔忡，面色萎黄，舌淡红，脉细	补血益气调经	滋血汤
血瘀证	经行涩少，色紫暗，有血块，小腹胀痛，血块排出后胀痛减轻，舌紫暗，或有瘀斑、瘀点，脉沉涩或沉涩	活血化瘀调经	桃红四物汤
痰湿证	月经量少，色淡红，质黏稠如痰，形体肥胖，胸闷呕恶，或带多黏腻，舌淡，苔白腻，脉滑	化痰燥湿调经	苍附导痰丸

［常考考点］月经过少的证型及其辨证要点、治法、使用方剂。

细目七　经期延长

【考点突破攻略】

要点一　概述

月经周期正常，经期超过了7天以上，甚或淋沥半月方净者，称为"经期延长"，又称"经事延长"。

本病相当于西医学的排卵性功能失调性子宫出血的黄体萎缩不全者、盆腔炎症、子宫内膜炎等引起的经期延长。宫内节育器和输卵管结扎后引起的经期延长也按本病治疗。

［常考考点］经期延长的辨病要点是月经周期正常，经期超过了7天以上，甚或淋沥半月方净。

要点二　病因病机

本病的发病机理主要是冲任不固，经血失于制约而致。常见的病因有气虚、虚热和血瘀。

1. 气虚 素体虚弱，或劳倦过度，损伤脾气，中气不足，冲任不固，不能制约经血，以致经期延长。

2. 虚热 素体阴虚，或病久伤阴，产多乳众；或忧思念急，阴血亏耗，阴虚内热，热扰冲任，冲任不固，不能制约经血以致经期延长。

3. 血瘀 素体抑郁,或大怒伤肝,肝气郁结,气滞血瘀;或经期交合阴阳,以致外邪客于胞内,邪与血相搏成瘀,瘀阻冲任,经血妄行。

[常考考点] 经期延长的病机是冲任不固,经血失于制约。

要点三 辨证论治

分型	辨证要点	治法	方药
气虚证	经行时间延长,量多,经色淡红,质稀,肢倦神疲,气短懒言,面色㿠白,舌淡,苔薄,脉缓弱	补气摄血,固冲调经	举元煎加阿胶、炒艾叶、乌贼骨
虚热证	经行时间延长,量少,经色鲜红,质稠,咽干口燥,潮热颧红,手足心热,舌红,苔少,脉细数	养阴清热止血	两地汤合二至丸
血瘀证	经行时间延长,量或多或少,经色紫暗有块,经行小腹疼痛拒按,舌紫暗或有瘀点,脉弦涩	活血祛瘀止血	桃红四物汤合失笑散加味

[常考考点] 经期延长的证型及其辨证要点、治法、使用方剂。

细目八 经间期出血

【考点突破攻略】

要点一 概述

月经周期基本正常,在两次月经之间氤氲之时,发生周期性的少量阴道出血者,称为"经间期出血"。
本病相当于西医学的排卵期出血,若出血期延长、出血量增多、失治误治则常可发展为崩漏。

[常考考点] 经间期出血的辨病要点是月经周期基本正常,在两次月经之间氤氲之时,发生周期性的少量阴道出血。

要点二 病因病机

1. 肾阴虚 素体阴虚,房劳多产,肾中精血亏损,阴虚内热,热伏冲任,于氤氲之时,阳气内动,阳气乘阴,迫血妄行,因而出血;血出之后,阳气外泄,阴阳又趋平衡,故出血停止,下次周期,又再复发。

2. 湿热 外感湿热之邪,或情志所伤,肝郁犯脾,水湿内生,湿热互结,蕴于冲任,于氤氲之时,阳气内动,引起湿热,迫血妄行,遂致出血;湿热随经血外泄,冲任复宁,出血停止,下次周期,又再复发。

3. 血瘀 经期产后,余血内留,离经之血内蓄为瘀,或情志内伤,气郁血结,久而成瘀,瘀阻冲任,于氤氲之时,阳气内动,引动瘀血,血不循经,遂致出血;瘀随血泄,冲任暂宁,出血停止,下次周期,又再复发。

[常考考点] 经间期出血的病机与肾阴虚、湿热和血瘀有关。

要点三 鉴别诊断

疾病	出血时间	血量	月经周期	伴随症状
经间期出血	两次月经之间,周期性出血	少	正常	基础体温测定提示出血发生在低高温交替时
月经先期	非经间期,但偶有落在经间期者	正常或多或少	提前	基础体温测定提示出血发生在体温由高温下降呈低温开始时
月经过少	每次月经来潮时	少	正常	甚或点滴而下
赤带	不定时,持续时间长	少	无周期性	反复发作,可有接触性出血,妇检可见宫颈糜烂、赘生物和子宫、附件压痛明显

[常考考点] 经间期出血与月经先期和月经过少的鉴别。

要点四　辨证论治

分型	辨证要点	治法	方药
肾阴虚证	两次月经中间，阴道少量出血或稍多，色鲜红，质稠，头晕耳鸣，腰腿酸软，手足心热，夜寐不宁，便坚尿黄，舌体偏小质红，脉细数	滋肾益阴，固冲止血	两地汤合二至丸或加减一阴煎
脾气虚证	经前期出血，量少，色淡，质稀，神疲体倦，气短懒言，食少腹胀，舌淡，苔薄，脉缓弱	健脾益气，固冲摄血	归脾汤
湿热证	两次月经中间，阴道出血量稍多，血色深红，质黏腻，无血块，平时带下量多色黄，小腹时痛，心烦口渴，口苦咽干，舌红，苔黄腻，脉细弦或滑数	清利湿热，固冲止血	清肝止淋汤去阿胶、红枣，加小蓟、茯苓
血瘀证	经间期出血量少或多少不一，血色紫暗或有血块，少腹两侧或一侧胀痛或刺痛，情志抑郁，胸闷烦躁，舌紫暗或有瘀点，脉细弦	化瘀止血	逐瘀止血汤

［常考考点］经期延长的证型及其辨证要点、治法、使用方剂。

细目九　崩漏

【考点突破攻略】

要点一　概述

妇女不在行经期间阴道突然大量出血，或淋漓下血不断者，称为"崩漏"，前者称为"崩中"，后者称为"漏下"。若经期延长达2周以上者，应属崩漏范畴，称为"经崩"或"经漏"。一般突然出血，来势急，血量多者为崩；淋漓下血，来势缓，血量少者为漏。

［常考考点］崩漏的辨病要点是周期异常、行经期异常、经量异常。

要点二　病因病机

本病的主要病机是冲任不固，不能制约经血。引起冲任不固的常见原因有肾虚、脾虚、血热和血瘀。

［常考考点］崩漏的病机是冲任不固，不能制约经血。

要点三　崩漏的诊断与鉴别诊断

（一）诊断

1.病史　注意患者的年龄和月经史，尤需询问以往月经的周期、经期、经量有无异常，有无崩漏病史，有无口服避孕药及其他激素，有无宫内节育器及输卵管结扎术史，有无内科出血病史。

2.临床表现　月经周期紊乱，行经时间超过半个月以上，甚或数月断续不休，亦有停闭数月又突然暴下不止或淋沥不尽，常有不同程度的贫血。

3.检查

（1）妇科检查：应无明显的器质性病变，如发现子宫颈息肉、子宫肌瘤应按该病论治。

（2）辅助检查：主要是排除生殖器肿瘤、炎症及全身性疾病（如再生障碍性贫血等）引起的阴道出血，可根据病情需要做B超，MRI、宫腔镜检查，或诊断性刮宫、基础体温测定等。

（二）鉴别诊断

1.崩漏与月经先期、月经过多、经期延长的鉴别

疾病	月经周期	经量、色、质	行经期
月经先期	缩短	正常	正常
月经过多	正常	经量明显增多	正常，可自止
经期延长	正常	正常	延长，甚或半月方净，可自止
崩漏	异常	异常	异常

2. 崩漏与月经先后无定期的鉴别

疾病	月经周期	经量、色、质	行经期
月经先后无定期	或前或后，在1~2周内波动	正常	正常
崩漏	异常	异常	异常

3. 崩漏与经间期出血的鉴别

疾病	月经（出血）周期	经量、色、质	行经期（出血期）
经间期出血	发生在两次月经之间	量少	仅2~3天，不超过7天自然停止
崩漏	异常	异常	异常，不能自止

4. 崩漏与赤带的鉴别

疾病	月经周期	经量、色、质	行经期
赤带	出血无周期性	—	—
崩漏	异常	异常	异常

［常考考点］崩漏与月经先期、月经过多、经期延长、月经先后无定期、经间期出血、赤带的鉴别。

要点四　崩漏治疗原则及塞流、澄源、复旧的含义

崩漏的治疗原则是"急则治其标，缓则治其本"。灵活运用塞流、澄源、复旧三法。

塞流即止血。崩漏以失血为主，止血乃治疗本病的当务之急。具体运用止血方法时，还要注意崩与漏的不同点。治崩宜固摄升提，不宜辛温行血，以免失血过多导致阴竭阳脱；治漏宜养血行气，不可偏于固涩，以免血止成瘀。塞流之药可酌用十灰散、云南白药、紫地宁血散等。

澄源即正本清源，亦是求因治本。崩漏是由多种原因引起的，针对引起崩漏的具体原因，采用补肾、健脾、清热、理气、化瘀等法，使崩漏得到根本上的治疗。塞流、澄源两法常常是同步进行的。

复旧即调理善后。崩漏在血止之后，应理脾益肾以善其后。历代医家都认为崩漏之后应调理脾胃，化生气血，使之康复。近代研究指出，补益肾气，重建月经周期，才能使崩漏得到彻底的治疗。"经水出诸肾"，肾气盛，月事才能以时下，对青春期、育龄期的虚证患者，补肾调经更为重要。当然复旧也需兼顾澄源。

总之，塞流、澄源、复旧既有分别，又有内在联系，必须结合具体病情灵活运用。

［常考考点］崩漏的治疗原则是"急则治其标，缓则治其本"。治疗崩漏三法为塞流、澄源、复旧。

要点五　急症处理和辨证论治

（一）急症处理

崩漏属血证、急症。根据"急则治其标，缓则治其本"的原则，暴崩之际，急当"塞流"止崩，以防厥脱，视病情及条件可选择下列方法及方药。

1. 补气摄血止崩　暴崩下血，"留得一分血，便是留得一分气"，"气者，人之根本也"。补气摄血止崩最常用。方选独参汤（高丽参10g，水煎服）；或丽参注射液10mL，加入50%葡萄糖液40mL，静脉推注；或丽参注射液20~30mL，加入5%葡萄糖液250mL，静脉滴注。

2. 温阳止崩　若出现阴损及阳，血无气护时，症见血崩如注，动则大下，卧不减势，神志昏沉，头仰则晕，胸闷泛恶，四肢湿冷，脉芤或脉微欲绝，血压下降。病情已陷入阴竭阳亡之危象，急需中西医结合抢救。中药宜回阳救逆、温阳止崩，急投参附汤（高丽参10g，熟附子10g，急煎服）；亦可选六味回阳汤（人参、制附子、炮姜、炙甘草、熟地黄、当归），原方治中寒或元阳虚脱，危在顷刻者。

3. 滋阴固气止崩　使气固阴复血止。急用生脉注射液或参麦注射液20mL加入5%葡萄糖液250mL静脉滴注。煎剂方选生脉二至止血汤（《中医妇科验方集锦》）。

4. 祛瘀止崩　使瘀祛血止，用于瘀血阻滞血海，子宫泻而不藏，下血如注。

(1)田七末3~6g，温开水冲服。

(2)云南白药1支，温开水冲服。

(3)宫血宁胶囊，每次2粒，日3次，温开水送服。此胶囊为单味重楼（七叶一枝花）研制而成。

5. 针灸止血 艾灸百会穴、大敦穴（双）、隐白穴（双）。

6. 西药或手术止血 主要是输液、输血补充血容量以抗休克或激素止血。

对于顽固性崩漏，不论中年或更年期妇女，务必诊断性刮宫送病理检查，及早排除子宫内膜腺癌，以免贻误病情。

（二）辨证论治

分型		辨证要点	治法	方药
脾虚证		经血非时而下，量多如崩，或淋漓不断，色淡质稀，神疲体倦，气短懒言，不思饮食，四肢不温，或面浮肢肿，面色淡黄，舌淡胖，边有齿印，苔白，脉沉弱	补气摄血，固冲止崩	固本止崩汤
肾虚证	肾气虚型	经乱无期，出血量多势急如崩，或淋淋沥沥日久不净，或由崩而漏，由漏而崩反复发作，色淡红或淡暗，质稀，面色晦暗，眼眶暗，小腹空坠，腰骶酸软，舌淡暗，苔白润，脉沉弱	补肾益气，固冲止血	加减苁蓉菟丝子丸加党参、黄芪、阿胶
	肾阴虚证	经乱无期，出血量少，淋沥累月不止，或停闭数月后又突然暴崩下血，血色鲜红，质稍稠，头晕耳鸣，腰酸膝软，手足心热，颧赤唇红，舌红，少苔或有裂纹，脉细数	滋肾益阴，固冲止血	左归丸合二至丸
	肾阳虚证	经乱无期，出血量多或淋沥不尽，或停经数月后又暴下不止，色淡质稀，腰痛如折，畏寒肢冷，小便清长，大便溏薄，面色晦暗，舌淡暗，苔白润，脉沉细无力	温肾益气，固冲止血	右归丸加党参、黄芪
血热证	实热证	经来无期，经血突然暴崩如注，或淋沥日久难止，血色深红，质稠，心烦少寐，渴喜冷饮，便秘溺黄，舌红，苔黄，脉滑数	清热凉血，固冲止血	清热固经汤
	虚热证	经来无期，量少淋沥不尽或量多势急，色鲜红质稠，伴有潮热颧红，心烦少寐，眼干口渴，便干溲黄，舌红，少苔，脉细数	养阴清热，固冲止血	上下相资汤
血瘀证		经血非时而下，量时多时少，时出时止，或淋沥不断，或停闭数月又突然崩中，继之漏下，经色暗，有血块，小腹疼痛或胀痛，舌紫暗或尖边有瘀点，脉弦细或涩	活血化瘀，固冲止血	逐瘀止血汤

[常考考点]崩漏的证型及其辨证要点、治法、使用方剂。

要点六 崩漏血止后的治疗

崩漏血止后的治疗是治愈崩漏的关键，但临证中个体化治疗要求较高。对青春期患者，有两种治疗目标：一是调整月经周期，并建立排卵功能以防复发；二是调整月经周期，不强调有排卵。因青春期非生殖最佳年龄，可让机体在自然状态下逐渐去建全排卵功能；对生育期患者，多因崩漏而导致不孕，故治疗要解决调经种子的问题；至于更年期患者，主要是解决因崩漏导致的体虚贫血、防止复发及预防恶性病变。临床常用的治疗方法有如下几种。

1. 辨证论治 寒热虚实均可导致崩漏，针对病因病机进行辨证论治以复旧。可参照出血期各证型辨证论治，但应去除各方中的止血药。

2. 中药人工周期疗法 对青春期、生育期患者的复旧目标，主要是调整肾—天癸—冲任—胞宫生殖轴，以达到调整月经周期或同时建立排卵功能。常可采用中药人工周期疗法：分别按卵泡期、排卵期、黄体期、行经期设计，以补肾为主的促卵泡汤、促排卵汤、促黄体汤、调经活血汤进行序贯治疗，一般连用3个月经周期以上，可望恢复或建立正常的月经周期，有的可建立或恢复排卵功能，经调子嗣而病愈。

3. 先补后攻法 根据月经产生的机理，同样以补肾为主，多从止血后开始以滋肾填精、养血调经为主。常选左归丸或归肾丸、定经汤等先补3周左右，第4周在子宫蓄经渐盈的基础上改用攻法，即活血化瘀通经，多选桃红四物汤加香附、枳壳、益母草、川牛膝。这是传统的调经法，同样可达到调整月经周期或促进排卵的治疗目的。

4. 健脾补血法 主要运用于更年崩漏患者，尽快消除因崩漏造成的贫血和虚弱症状。可选大补元煎或人参养荣汤。

5. 手术治疗 对于生育期和更年期久治不愈的顽固性崩漏，或已经诊刮子宫内膜送病理检查，提示有恶变倾向者，宜手术治疗。手术方法分别选择诊刮术、子宫内膜切除术或全子宫切除术。

6. 促绝经法　对于年龄超过 55 周岁仍未绝经，崩漏反复发作又无须手术者，可选用中药或西药促其绝经。

细目十　闭经

【考点突破攻略】

要点一　概述

女子年逾 16 周岁，月经尚未来潮，或月经来潮后又中断 6 个月以上者，称为"闭经"，前者称原发性闭经，后者称继发性闭经，古称"女子不月""月事不来""经水不通""经闭"等。妊娠期、哺乳期或更年期的月经停闭属生理现象，不作闭经论，有的少女初潮 2 年内偶尔出现月经停闭现象，可不予治疗。

本病属难治之症，病程较长，疗效较差，因此，必要时应采用多种方法综合治疗以提高疗效。因先天性生殖器官缺如，或后天器质性损伤致无月经者，因药物治疗难以奏效，不属闭经讨论范围。

[常考考点] 闭经的辨病要点是女子年逾 16 周岁，月经尚未来潮，或月经来潮后又中断 6 个月以上。

要点二　病因病机

闭经的病因病机不外虚实两端。虚者，多因肾气不足，冲任虚弱；或肝肾亏损，精血不足；或脾胃虚弱，气血乏源；或阴虚血燥等，导致精亏血少，冲任血海空虚，源断其流，无血可下而致闭经。实者，多为气血阻滞，或痰湿流注下焦，使血流不通，冲任受阻，血海阻隔，经血不得下行而成闭经，临床常见的有气血虚弱、肾气亏虚、阴虚血燥、气滞血瘀、痰湿阻滞、寒凝血瘀或虚实错杂的复合病机。

要点三　闭经的诊断

1. 病史　首先区分原发闭经与继发闭经。对原发闭经者，应了解其家族史、生长发育史及有无因某种严重疾病影响其发育等。对继发闭经者应了解过去月经情况、闭经期限、闭经前有无诱因、诊治情况、曾否用过内分泌治疗及对各种治疗的反应、健康状况及生育、生活和工作情况等。

2. 临床表现　女子年逾 16 周岁，月经尚未来潮，或月经来潮后 1 年余，或已建立月经周期后，又中断 6 个月以上者。同时应注意有无周期性下腹胀痛、头痛及视觉障碍，有无溢乳、厌食、恶心等，有无体重变化、畏寒潮热或阴道干涩等症状。

3. 体检

（1）全身检查：注意发育、营养、胖瘦、精神状态、智力与第二性征发育以及毛发多少与分布、乳房有无乳汁分泌等。

（2）妇科检查：注意外阴发育情况，有无畸形及内生殖器有无异常。疑有宫颈、宫腔粘连者，可用子宫探针探测是否通畅，或做碘油造影。必要时做阴道、宫颈黏液涂片及（或）内膜活检等，以初步了解性激素水平。

（3）辅助检查：除外器质性病变后，可按以下步骤做有关内分泌方面的检查：①基础体温（BBT）测定。②血清性激素测定。③B 超检查。④头颅蝶鞍摄片或 CT、MRI 检查，以排除垂体肿瘤所致闭经。⑤内窥镜检查、宫腔镜检查。⑥诊断性刮宫。

要点四　鉴别诊断

1. 闭经与少女停经的鉴别　少女月经初潮后，可有一段时间月经停闭，为正常现象。因此时正常性周期尚未建立，但绝大部分可在年内建立，一般无须治疗。而闭经是月经周期已经建立而出现的月经停闭 6 个月以上。

2. 闭经与妊娠期停经的鉴别　育龄期妇女月经停闭停经达 6 个月以上者，需与妊娠月经停闭鉴别。妊娠停经有月经停闭，但有厌食、择食、恶心呕吐等早孕反应，并伴有乳头着色、乳房增大等妊娠体征。妇科检查见宫颈着色、质软，子宫增大。B 超检查提示子宫增大，宫腔见胚芽、胚胎或胎儿。闭经者在停经前大部分有月经紊乱，继而闭经，无妊娠反应和其他妊娠变化。

3. 闭经与哺乳期停经的鉴别　产妇分娩后进行哺乳，月经持续停闭不行，属于正常的生理性闭经，停止哺乳后月经一般可恢复正常。

4. 闭经与围绝经前停经的鉴别　围绝经前停经患者一般年龄已进入围绝经期，月经正常或紊乱，继而闭经，可伴有面部烘热汗出、心烦、心悸失眠、心神不宁等围绝经期症状。妇科检查子宫大小正常或稍小，血清性激素可出现围绝经期变化。闭经无围绝经期症状。

要点五 闭经的治疗原则

1. 虚证——补而通之（补益肝肾，调养气血）。
2. 实证——泻而通之（活血化瘀，理气行滞，除邪调经）。
3. 虚实夹杂——补中有通，攻中有养。

注意：①不可不分虚实，滥用攻破方药。②不可一味峻补，或过用辛温香燥之剂，反燥涩精血。③因他病而致经闭者，当先治他病。

[常考考点] 闭经的治疗原则是虚者补而通之，实者泻而通之。

要点六 辨证论治

分型	辨证要点	治法	方药
气血虚弱证	月经周期延迟、量少、血色淡而质薄，继而停闭不行，面色萎黄或苍白，头目眩晕，神疲肢倦，间有头痛，心悸失眠，舌淡，苔薄，脉沉缓或细弱	益气养血调经	人参养荣汤
肾气亏损证	年逾16周岁尚未行经，或月经初潮偏迟，时有月经停闭，或月经周期建立后，由月经周期延后、经量减少渐至月经停闭；或体质虚弱，全身发育欠佳，第二性征发育不良，或腰酸腿软，头晕耳鸣，倦怠乏力，夜尿频多，舌淡暗，苔薄白，脉沉细	肝肾益气，调理冲任	加减苁蓉菟丝子丸加淫羊藿、紫河车
阴虚血燥证	月经周期延后，经量少、色红质稠，渐至月经停闭不行，五心烦热，颧红唇干，盗汗甚至骨蒸劳热，干咳或咳嗽唾血，舌红，少苔，脉细数	养阴清热调经	加减一阴煎加丹参、黄精、女贞子、制香附
气滞血瘀证	月经停闭不行，胸胁、乳房胀痛，精神抑郁，少腹胀痛拒按，烦躁易怒，舌紫暗，有瘀点，脉沉弦而涩	理气活血，祛瘀通经	血府逐瘀汤
痰湿阻滞证	月经延后，经量少、色淡质黏腻，渐至月经停闭，伴形体肥胖，胸闷泛恶，神疲倦怠，纳少痰多或带下量多、色白，苔腻，脉滑	健脾燥湿化痰，活血调经	苍附导痰丸
寒凝血瘀证	月经停闭数月，小腹冷痛拒按，得热则痛缓，形寒肢冷，面色清白，舌紫暗，苔白，脉沉紧	温经散寒，活血调经	温经汤（《妇人大全良方》）

[常考考点] 闭经的证型及其辨证要点、治法、使用方剂。

细目十一 痛经

【考点突破攻略】

要点一 概述

凡在经期或经行前后，出现周期性小腹疼痛，或痛引腰骶，甚至剧痛晕厥者，称为"痛经"，亦称"经行腹痛"。

西医妇产科学将痛经分为原发性痛经和继发性痛经。前者又称功能性痛经，系指生殖器官无明显器质性病变者；后者多继发于生殖器官某些器质性病变，如子宫内膜异位症、子宫腺肌病、慢性盆腔炎或宫颈狭窄等。本节讨论的痛经，包括原发性痛经和继发性痛经。功能性痛经容易痊愈，器质性病变导致的痛经病程较长，缠绵难愈。

痛经的四大特征

时间	伴随月经周期发作
部位	以小腹部为主，可放射至腰骶部、肛门、阴道、股内侧
性质	呈阵发性发作，无腹肌紧张，无反跳痛
程度	疼痛程度不等，严重者可致晕厥，一般经血通畅或经净后缓解

［常考考点］痛经的辨病要点是经期或经行前后，出现周期性小腹疼痛，或痛引腰骶，甚至剧痛晕厥。

要点二　病因病机

本病的主要病机在于邪气内伏或精血素亏，更值经期前后冲任二脉气血的生理变化急骤，导致胞宫的气血运行不畅，"不通则痛"；或胞宫失于濡养，"不荣则痛"，故使痛经发作。常见病因有肾气亏损、气血虚弱、气滞血瘀、寒凝血瘀和湿热蕴结。

［常考考点］痛经的病机：实则不通则痛，虚则不荣则痛。

要点三　辨证要点

中医辨证主要要分清寒热虚实，并考虑月经的周期、经量、颜色、性质，以及伴随的症状出现的时间、部位、性质等方面来进行分析。如果痛经性质属寒，可见到月经延期，经量不多，经色暗淡，质稀或有块，面色苍白，畏寒肢冷，下腹冷痛，热敷后疼痛可缓解，遇冷则疼痛加重，舌苔白润，脉弦紧。如痛经性质属热，可见月经先期，经量较多，经色鲜红或紫红或有血块而质稠，面红，口渴，便秘，舌红，苔薄白微黄，脉滑或数。如痛经发生在行经，或值月经来潮的时候，下腹按之不舒，或按之反而疼痛加重，这种属于实证痛经；如痛经发生在经净之后，下腹喜按，按压时疼痛减轻，并可见到少气懒言，倦怠乏力，心悸气短，面色无华，腰酸头晕，脉弱无力，这种属于虚证痛经。另外，还要根据痛经发生的时间、部位、疼痛的性质，以区别是以气滞为主，还是以血瘀为主。

要点四　痛经发作时的急症处理

1. 针灸　对原发性痛经有较好疗效，目前临床应用较广泛。

（1）实证：毫针泻法，寒邪甚者可用灸法。主穴：三阴交、中极、次髎。配穴：寒凝者，加归来、地机；气滞者，加太冲；腹胀者，加天枢、气海；胁痛者，加阳陵泉、光明；胸闷者，加内关。

（2）虚证：毫针补法，可加用灸法。主穴：三阴交、足三里、气海；配穴：气血亏虚者，加用脾俞、胃俞；肝肾不足者，加太溪、肝俞、肾俞；头晕耳鸣者，加悬钟。

2. 田七痛经胶囊　蒲黄0.275g，醋炒五灵脂、田七末、延胡索、川芎、小茴香各0.3g，木香0.2g，冰片0.025g。每小瓶2g药粉或每1g药粉分装胶囊3粒，日服3次，每服2g。

要点五　辨证论治

分型	辨证要点	治法	方药
气滞血瘀证	经前或经期小腹胀痛拒按，胸胁、乳房胀痛，经行不畅，经色紫暗有块，块下痛减，舌紫暗或有瘀点，脉弦	理气行滞，化瘀止痛	膈下逐瘀汤
寒凝血瘀证	经前或经期小腹冷痛拒按，得热痛减，月经或见推后，经血量少，色暗有块，畏寒肢冷，面色青白，舌暗，苔白，脉沉紧	温经散寒，化瘀止痛	少腹逐瘀汤
湿热瘀阻证	经前或经期小腹灼痛拒按，痛连腰骶，或平时小腹痛，至经前疼痛加剧，经量多或经期长，经色紫红，质稠或有血块，平素带下量多，黄稠臭秽，或伴低热，小便黄赤，舌红，苔黄腻，脉滑数或弦数	清热除湿，化瘀止痛	清热调血汤加车前子、薏苡仁、败酱草或银甲丸
气血虚弱证	经期或经后小腹隐痛喜按，月经量少，色淡质稀，神疲乏力，头晕心悸，失眠多梦，面色苍白，舌淡，脉细无力	益气养血，调经止痛	圣愈汤
肾气亏损证	经期或经后小腹隐隐作痛，喜按，月经量少，色淡质稀，头晕耳鸣，腰酸腿软，小便清长，面色晦暗，舌淡，苔薄，脉沉细	补肾益精，养血止痛	益肾调经汤或调肝汤
阳虚内寒证	经期或经后小腹冷痛，喜按，得热则舒，经量少，经色暗淡，腰腿酸软，小便清长，舌淡胖，苔白润，脉沉	温经扶阳，暖宫止痛	温经汤（《金匮要略》）加附子、艾叶、小茴香

［常考考点］痛经的证型及其辨证要点、治法、使用方剂。

细目十二 经行乳房胀痛

【考点突破攻略】

要点一 概述

每于经前或经期乳房作胀，或乳头痒痛，甚至不能触衣者，称"经行乳房胀痛"。

本病属西医学经前期紧张综合征范畴，多见于青壮年妇女，为常见病。乳痛症（乳腺结构不良症中的常见轻型病变）也可按本病论治。

［常考考点］经行乳房胀痛的辨病要点是每于经前或经期乳房作胀，或乳头痒痛，甚至不能触衣者。

要点二 病因病机

本病的病因病机是肝气郁结，不通则痛；肝肾亏虚，不荣则痛，或者脾胃虚弱，运化失职，水湿聚而成痰，冲气夹痰湿阻络，乳络不畅，遂作乳房胀痛或痒痛。

要点三 辨证论治

分型	辨证要点	治法	方药
肝气郁结证	经前或经行乳房胀满疼痛，或乳头痒痛，甚则痛不可触衣；经行不畅，血色暗红，小腹胀痛，胸闷胁胀，精神抑郁，时叹息，苔薄白，脉弦	疏肝理气，和胃通络	柴胡疏肝散
肝肾亏虚证	经行或经后两乳作胀作痛，乳房按之柔软无块，月经量少，色淡，两目干涩，咽干口燥，五心烦热，舌淡或舌红，少苔，脉细数	滋肾养肝，和胃通络	一贯煎
胃虚痰滞证	经前或经期乳房胀痛或乳头痒痛，痛甚不可触衣，胸闷痰多，食少纳呆，平素带下量多，色白稠黏，月经量少，色淡，舌淡胖，苔白腻，脉缓滑	健胃祛痰，活血止痛	四物汤合二陈汤去甘草

［常考考点］经行乳房胀痛的证型及其辨证要点、治法、使用方剂。

细目十三 经行头痛

【考点突破攻略】

要点一 概述

每于经期或经行前后，出现以头痛为主的症状，经后辄止者，称为"经行头痛"。

本病属西医学经前期紧张综合征的范畴。慢性盆腔炎患者发生经行头痛，可按本病论治。

经行头痛的特征：①时间：伴随月经周期出现。②部位：颠顶或在头部一侧，或两侧太阳穴。③性质：掣痛、刺痛、胀痛或绵绵作痛。

［常考考点］经行头痛的辨病要点是每于经期或经行前后，出现以头痛为主的症状，经后辄止者。

要点二 病因病机

本病的病因病机有肝火、血瘀和血虚。情志内伤，肝郁化火，上扰清窍；或瘀血内阻，经络不通；或素体血虚，经行时阴血愈感不足，脑失所养。

要点三 辨证论治

分型	辨证要点	治法	方药
肝火证	经行头痛，甚或颠顶掣痛，头晕目眩，月经量稍多，色鲜红；烦躁易怒，口苦咽干，舌质红，苔薄黄，脉弦细数	清热平肝息风	羚角钩藤汤
血瘀证	每逢经前、经期头痛剧烈，痛如锥刺，经色紫暗有块；伴小腹疼痛拒按，胸闷不舒，舌暗或尖边有瘀点，脉细涩或弦涩	化瘀通络	通窍活血汤
痰湿中阻证	经前或经期头痛，头晕目眩，形体肥胖，胸闷泛恶，平日带多稠黏，月经量少、色淡，面色不华；痰湿困脾，则胸闷泛恶，形体肥胖；痰湿滞于冲任，故经血量少色淡；痰湿下注，伤于带脉，则带下量多稠黏；舌淡胖，苔白腻，脉滑，也为痰湿之征	燥湿化痰，通络止痛	半夏白术天麻汤加葛根、丹参
血虚证	经期或经后头晕，头部绵绵作痛，月经量少，色淡质稀；心悸少寐，神疲乏力；舌淡苔薄，脉虚细	养血益气	八珍汤加何首乌、蔓荆子

［常考考点］经行头痛的证型及其辨证要点、治法、使用方剂。

细目十四 经行感冒

【考点突破攻略】

要点一 概述

每值经行前后或正值经期，出现感冒症状，经后逐渐缓解者，称经行感冒，又称"触经感冒"。

［常考考点］经行感冒的辨病要点是每值经行前后或正值经期，出现感冒症状，经后逐渐缓解。

要点二 病因病机

本病以感受风邪为主，夹寒则为风寒，夹热则为风热。多由素体气虚，卫阳不密，经行阴血下注于胞宫，体虚益甚，此时血室正开，腠理疏松，卫气不固，风邪乘虚侵袭；或素有伏邪，随月经周期反复乘虚而发。经后因气血渐复，则邪去表解而缓解。常见病因有风寒、风热、邪入少阳。

要点三 辨证论治

分型	辨证要点	治法	方药
风寒证	每至经行期间，发热、恶寒、无汗，鼻塞流涕，咽喉痒痛，咳嗽痰稀，头痛身痛，舌淡红，苔薄白，脉浮紧。经血净后，诸证渐愈	解表散寒，和血调经	荆穗四物汤
风热证	每于经行期间，发热身痛，微恶风，头痛汗出，鼻塞咳嗽，痰稠，口渴欲饮，舌红，苔黄，脉浮数	疏风清热，和血调经	桑菊饮加当归、川芎
邪入少阳证	每于经期即出现寒热往来，胸胁苦满，口苦咽干，心烦欲呕，头晕目眩，默默不欲饮食，舌红，苔薄白或薄黄，脉弦或弦数	和解表里	小柴胡汤

［常考考点］经行感冒的证型及其辨证要点、治法、使用方剂。

细目十五 经行身痛

【考点突破攻略】

要点一 概述

每值经前或经行前后，出现以身体疼痛为主症者，称经行身痛。

［常考考点］经行身痛的辨病要点是每值经前或经行前后，出现以身体疼痛为主症。

要点二　病因病机

本病病机是素体正气不足，营卫失调，筋脉失养（血虚）——<u>不荣则痛</u>；或因素有寒湿留滞，经行时气血下注冲任，因寒凝血瘀，经脉阻滞（血瘀）——<u>不通则通</u>。

要点三　辨证论治

分型	辨证要点	治法	方药
血虚证	经行时<u>肢体疼痛麻木，肢软无力，经量少，色淡，质薄，面色无华</u>，舌淡红，苔白，脉细弱	养血益气，柔筋止痛	当归补血汤加鸡血藤、白芍、丹参、玉竹
血瘀证	经行时<u>腰膝、肢体、关节疼痛，得热痛减，遇寒痛甚，月经推迟，经量少，色暗，或有血块</u>，舌紫暗或有瘀斑，苔薄白，脉沉紧	活血通络，益气散寒止痛	趁痛散

[常考考点] 经行身痛的证型及其辨证要点、治法、使用方剂。

细目十六　经行泄泻

【考点突破攻略】

要点一　概述

<u>每值行经之际或行经前后，出现大便溏薄，甚或水泻，日解数次，经净自解者，称经行泄泻</u>，又称"经来泄泻""经行而泻"。

要点二　病因病机

本病的发生主要责之于脾肾虚弱。脾主运化，肾主温煦，为胃之关，主司二便。若二脏功能失于协调，脾气虚弱或肾阳不足，则运化失司，水谷精微不化，水湿内停。经行之际，气血下注冲任，脾肾益虚而致经行泄泻。

要点三　辨证论治

分型	辨证要点	治法	方药
脾虚证	经前或经期<u>大便溏泄，经行量多，色淡质稀</u>，脘腹胀满，神疲肢倦，或面浮肢肿，舌淡红，苔白，脉濡缓	健脾渗湿，理气调经	参苓白术散
肾虚证	经行或经后，大便泄泻，或五更泄泻，月经色淡，质清稀，<u>腰酸腿软</u>，头晕耳鸣，畏寒肢冷，舌淡，苔白，<u>脉沉迟</u>	温阳补肾，健脾止泻	健固汤合四神丸

[常考考点] 经行泄泻的证型及其辨证要点、治法、使用方剂。

细目十七　经行浮肿

【考点突破攻略】

要点一　概述

<u>每值行经前后或正值经期，头面四肢浮肿者，称为经行浮肿</u>，或称"经来遍身浮肿""经来浮肿"。
[常考考点] 经行浮肿的辨病要点是每值行经前后或正值经期，头面四肢浮肿。

要点二　病因病机

临床常见病因有脾肾阳虚和气滞血瘀。思虑劳倦，损及脾肾（经行之际气血下注胞宫），脾肾阳虚，气化不利；或情志内伤，肝失条达（经前、经时冲任气血壅滞），气机升降失常，水湿运化不利，溢于肌肤，经行水肿。

要点三 辨证论治

分型	辨证要点	治法	方药
脾肾阳虚证	经行面浮肢肿，按之没指，晨起头面肿甚，月经推迟，经行量多，色淡质薄；腹胀纳减，腰膝酸软，大便溏薄，舌淡，苔白腻，脉沉缓或濡细	温肾化气，健脾利水	肾气丸合苓桂术甘汤
气滞血瘀证	经行肢体肿胀，按之随手而起，经色暗有块；脘闷胁胀，善叹息，舌紫暗，苔薄白，脉弦涩	理气行滞，养血调经	八物汤加泽泻、益母草

[常考考点] 经行浮肿的证型及其辨证要点、治法、使用方剂。

细目十八　经行吐衄

【考点突破攻略】

要点一　概述

每逢经行前后，或正值行经之时，出现周期性的衄血或吐血者，称经行吐衄，或称"倒经""逆经"。

[常考考点] 经行吐衄的辨病要点是每逢经行前后，或正值行经之时，出现周期性的衄血或吐血。

要点二　病因病机

本病常见的病因有肝经郁火和肺肾阴虚两种。由血热而冲气上逆，迫血妄行所致。

要点三　辨证论治

分型	辨证要点	治法	方药
肝经郁火证	经前或经期吐血、衄血，量较多，色鲜红，月经可提前、量少甚或不行；心烦易怒，或两胁胀痛，口苦咽干，头晕耳鸣，尿黄便结，舌红，苔黄，脉弦数	清肝调经	清肝引经汤
肺肾阴虚证	经前或经期吐血、衄血，量少，色暗红，月经每先期、量少；平素可有头晕耳鸣，手足心热，两颧潮红，潮热咳嗽，咽干口渴，舌红或绛，苔花剥或无苔，脉细数	滋阴养肺	顺经汤

[常考考点] 经行吐衄的证型及其辨证要点、治法、使用方剂。

细目十九　经行口糜

【考点突破攻略】

要点一　概述

每值经前或经行时，口舌糜烂，如期反复发作，经后渐愈者，称"经行口糜"。

[常考考点] 经行口糜的辨病要点是每值经前或经行时，口舌糜烂，如期反复发作，经后渐愈。

要点二　病因病机

本病发于口舌，总因于热。有阴虚火旺，热乘于心者；有胃热熏蒸而致者。

1. 阴虚火旺　素体阴虚，或欲念志火内动，或热病后耗津伤阴，值经行则营阴愈虚，虚火内炽，热乘于心，遂致口糜。

2. 胃热熏蒸　素食辛辣香燥或膏粱厚味，肠胃蕴热，经行冲气偏盛，夹胃热上冲，以致口糜。

要点三　辨证论治

分型	辨证要点	治法	方药
阴虚火旺证	经期口舌糜烂，口燥咽干，月经量少，色红；五心烦热，尿少色黄，舌红，少苔，脉细数	滋阴降火	知柏地黄汤
胃热熏蒸证	经行口舌生疮，口臭，月经量多，色深红；口干喜饮，尿黄便结，舌苔黄厚，脉滑数	清胃泄热	凉膈散

[常考考点] 经行口糜的证型及其辨证要点、治法、使用方剂。

细目二十　经行风疹块

【考点突破攻略】

要点一　概述

每值临经时或行经期间，周身皮肤突起红疹，或起风团，瘙痒异常，经净渐退者，称"经行风疹块"或称"经行瘾疹"。

[常考考点] 经行风疹块的辨病要点是每值临经时或行经期间，周身皮肤突起红疹，或起风团，瘙痒异常，经净渐退。

要点二　病因病机

本病多因风邪为患，有因血虚生风，有因风邪于行经之际乘虚而入。

1. 血虚　因素体血虚，或因多产、久病失养，营阴暗损，经行时阴血益感不足，血虚生风，风盛则痒。

2. 风热　素体阳盛，或过食辛辣之品，血分蕴热，经行时气血俱虚，风邪乘虚而入，与热相搏，遂发风疹块。

要点三　辨证论治

分型	辨证要点	治法	方药
血虚证	经行风疹频发，瘙痒难忍，入夜尤甚，月经多推迟，量少色淡；面色不华，肌肤枯燥，舌淡红，苔薄，脉虚数	养血祛风	当归饮子
风热证	经行身发红色风团、疹块，瘙痒不甚，感风遇热，其痒尤甚，月经多提前、量多色红；口干喜饮，尿黄便结，舌红，苔黄，脉浮数	疏风清热	消风散

[常考考点] 经行风疹块的证型及其辨证要点、治法、使用方剂。

细目二十一　经行发热

【考点突破攻略】

要点一　概述

每值经期或经行前后出现以发热为主症者，称"经行发热"，又称"经来发热"。

本病与西医学的慢性盆腔炎、生殖器结核、子宫内膜异位症及临床症状不明显的感染有关。

[常考考点] 经行发热的辨病要点是每值经期或经行前后出现发热症状。

要点二　病因病机

本病的主要发病机理是气血营卫失调，值月经的生理改变而发。临床常见有肝肾阴虚、血气虚弱和瘀热壅阻发热。

要点三　辨证论治

分型	辨证要点	治法	方药
肝肾阴虚证	经期或经后，午后潮热，月经量少，色红；两颧红赤，五心烦热，烦躁少寐，舌红而干，脉细数	滋养肝肾，育阴清热	蒿芩地丹四物汤
血气虚弱证	经行或经后发热，热势不扬，动则自汗出，经量多，色淡质薄，神疲肢软，少气懒言，舌淡，苔白润，脉虚缓	补益血气，甘温除热	补中益气汤
瘀热壅阻证	经前或经期发热，腹痛拒按，经色紫暗，夹有血块，舌紫暗或舌边有瘀点，脉沉弦数	化瘀清热	血府逐瘀汤加丹皮

[常考考点] 经行发热的证型及其辨证要点、治法、使用方剂。

细目二十二　经行情志异常

【考点突破攻略】

要点一　概述

每值经期或行经前后，出现烦躁易怒，悲伤欲哭，或情志抑郁，喃喃自语，或彻夜不眠，甚或狂躁不安，经后复如常人者，称为经行情志异常。

[常考考点] 经行情志异常的辨病要点是经期或行经前后，出现烦躁易怒，悲伤欲哭，或情志抑郁，喃喃自语，或彻夜不眠，甚或狂躁不安，经后复如常人。

要点二　病因病机

本病的主要发病机理是痰火、郁热或心血素虚，值月经周期的生理改变时扰动心神或心神失养而致。常见的分型有心血不足、肝经郁热和痰火上扰。

1. 心血不足　素性怯懦，思虑劳倦伤脾，脾虚化源不足，精血虚少，心失所养，经期气血下注冲任，心血更感不足，心神失养，遂致情志异常。

2. 肝经郁热　素性抑郁，或大怒伤肝，肝气郁结，郁而化热，经前冲气偏盛，冲气夹肝热上逆，上扰心神，肝郁更甚，气机不畅，遂致情志异常。

3. 痰火上扰　素体痰盛，五志化火，或情志内伤，肝木乘脾，脾虚生湿，湿聚成痰，痰积日久化热，痰火内盛，经前冲气偏盛，冲气夹痰火上逆，上蒙心窍，扰动心神，遂致情志异常。

要点三　辨证论治

分型	辨证要点	治法	方药
心血不足证	经前或经期，精神恍惚，心神不宁，无故悲伤，心悸失眠，月经量少、色淡，舌淡，苔薄白，脉细	补血养心，安神定志	甘麦大枣汤合养心汤去川芎、半夏曲
肝经郁热证	经前或经期，烦躁易怒，或抑郁不乐，头晕目眩，口苦咽干，胸胁胀满，不思饮食，月经量多、色深红，舌红，苔黄，脉弦数	清肝泄热，解郁安神	丹栀逍遥散酌加川楝子、生龙齿、赭石
痰火上扰证	经前或经期，精神狂躁，烦乱不安，或语无伦次，头痛失眠，或面红目赤，溲黄便结，或心胸烦闷，不思饮食，月经量或偏少，色红或深红，质稠黏，或夹小血块，舌红，苔黄腻，脉滑数有力	清热化痰，宁心安神	生铁落饮加郁金、川连

[常考考点] 经行情志异常的证型及其辨证要点、治法、使用方剂。

细目二十三 绝经前后诸证

【考点突破攻略】

要点一 概述

妇女在绝经前后，出现烘热面赤，进而汗出，精神倦怠，烦躁易怒，头晕目眩，耳鸣心悸，失眠健忘，腰酸背痛，手足心热，或伴有月经紊乱等与绝经有关的症状，称"经断前后诸证"，又称"绝经前后诸证"。这些证候常参差出现，发作次数和时间无规律性，病程长短不一，短者数月，长者可迁延数年以至十数年不等。

本病相当于西医学的围绝经期综合征。双侧卵巢切除或放射治疗后卵巢功能衰竭出现围绝经期综合征表现者，可参照本病治疗。

[常考考点] 绝经前后诸证的辨病要点是妇女在绝经前后，出现烘热面赤，进而汗出，精神倦怠，烦躁易怒，头晕目眩，耳鸣心悸，失眠健忘，腰酸背痛，手足心热，或伴有月经紊乱。

要点二 病因病机

本病发生的主要病机以肾虚为主，常见的有肾阴虚、肾阳虚、肾阴阳两虚和心肾不交。

要点三 辨证论治

本病以肾虚为本，在治疗上应注重调理肾阴肾阳，使之恢复平衡。若涉及他脏者，则兼而治之。

分型	辨证要点	治法	方药
肾阴虚证	经断前后，月经周期紊乱，量少或多，经色鲜红，头晕耳鸣，腰酸腿软，烘热汗出，五心烦热，失眠多梦，口燥咽干，或皮肤瘙痒，舌红，少苔，脉细数	滋肾益阴，佐以潜阳	左归饮加减
肾阳虚证	经断前后，月经不调，量多或少，色淡暗，或崩中漏下，精神萎靡，面色晦暗，腰背冷痛，小便清长，夜尿频数，或面浮肢肿，舌淡或胖嫩，边有齿痕，苔薄白，脉沉细弱	温肾扶阳	右归丸加减
肾阴阳俱虚证	经断前后，月经紊乱，量少或多，乍寒乍热，烘热汗出，头晕耳鸣，健忘，腰背冷痛，舌淡，苔薄，脉沉弱	阴阳双补	二仙汤加减
心肾不交证	绝经前后，心烦失眠，心悸易惊，甚至情志失常，月经周期紊乱，量少或多，经色鲜红，头晕健忘，腰酸乏力，舌红苔少，脉细数	滋阴补血，养心安神	天王补心丹

[常考考点] 绝经前后诸证的证型及其辨证要点、治法、使用方剂。

细目二十四 经断复来

【考点突破攻略】

要点一 概述

经断复来是指绝经期妇女月经停止1年或1年以上，又再次出现子宫出血，称经断复来，亦称为"年老经水复行"或"妇人经断复来"。

[常考考点] 经断复来的辨病要点是绝经期妇女月经停止1年或1年以上，又再次出现子宫出血。

要点二 病因病机

经断复来见于老年妇女，其一生经历了经、孕、产、乳等数伤阴血的阶段，年届七七，肾气虚，天癸竭，太冲脉衰少，地道不通，经水断绝。当进入老年期后，肾阴虚逐渐影响他脏，或脾虚肝郁、冲任失固，或湿热下注，或血热，或湿毒瘀结，损伤冲任以致经断复行。

要点三　鉴别诊断

1. 宫颈癌　阴道不规则出血，常为接触性出血，或见血性带下，量时多时少，也可大量出血；严重者可见下腹胀痛，腰痛，一侧或两侧下腹痉挛性疼痛；妇科检查见宫颈糜烂严重或呈菜花样改变；需行宫颈TCT检查，阴道镜检查及活检以确诊。

2. 宫颈炎　表现为宫颈糜烂或息肉时均可见接触性出血，宫颈刮片细胞学检查示巴氏Ⅰ～Ⅱ级。TCT呈良性反应。

3. 宫颈结核　表现为阴道不规则出血，伴白带增多，局部见多个溃疡，甚至呈菜花样赘生物。可局部活检以确诊。

4. 子宫肉瘤或子宫内膜癌　子宫出血反复量多，子宫增大等，需做诊刮以确诊。

要点四　辨证论治

分型	辨证要点	治法	方药
脾虚肝郁证	经断后阴道出血，量少，色淡，质稀，气短懒言，神疲肢倦，食少腹胀，胁肋胀满，舌苔薄白，脉弦无力	健脾调肝，安冲止血	安老汤
肾阴虚证	经断后阴道出血，量少，色鲜红，质稠，腰膝酸软，潮热盗汗，头晕耳鸣，口咽干燥，舌质偏红，苔少，脉细数	滋阴清热，安冲止血	知柏地黄丸加阿胶、龟甲
湿热下注证	绝经后阴道出血，色红或紫色，量较多，平时带下色黄有味，外阴及阴道瘙痒，口苦咽干，大便不爽，疲惫无力，纳谷不馨，小便短赤，舌质偏红，苔黄腻，脉细数	清热利湿，止血凉血	易黄汤加黄芩、茯苓、泽泻、侧柏叶、大小蓟
血热证	自然绝经2年以上经水复来，色深红，质稠，带下增多，色黄，有臭味，口苦口干，小便短赤，大便秘结，舌红，苔黄，脉弦滑	清热凉血，固冲止血	益阴煎加生牡蛎、茜根、地榆
湿毒瘀结证	绝经后复见阴道出血，量少，淋漓不断，夹有杂色带下，恶臭；小腹疼痛，低热起伏，神疲，形体消瘦，舌质暗，或有瘀斑，苔白腻，脉细弱	利湿解毒，化瘀散结	萆薢渗湿汤合桂枝茯苓丸去滑石，加黄芪、三七

[常考考点] 经断复来的证型及其辨证要点、治法、使用方剂。

【例题实战模拟】

A1型题

1. 崩漏的治疗原则是
   A. 塞流与澄源结合　　B. 澄源与复旧结合　　C. 复旧与塞流结合
   D. 固本与澄源结合　　E. 急则治标，缓则治本

2. 清热固经汤适合的崩漏证型是
   A. 虚热　　B. 实热　　C. 肾阴虚　　D. 血瘀　　E. 脾虚

3. 治疗痛经气滞血瘀证，应首选
   A. 血府逐瘀汤　　B. 膈下逐瘀汤　　C. 少腹逐瘀汤　　D. 身痛逐瘀汤　　E. 通窍活血汤

A2型题

4. 患者，女，25岁，已婚。月经周期先后不定，量多如注，持续十余日不净，婚后1年半，未避孕未孕。可诊断为
   A. 月经先后无定期　　B. 崩漏　　C. 月经过多　　D. 经期延长　　E. 不孕症

5. 患者，女，28岁。近2年月经量渐减。现症见点滴即止，胸闷呕恶，带下量多，形体肥胖，舌淡苔白腻，脉滑。其诊断是
   A. 月经过少血瘀证　　B. 带下病脾虚证　　C. 月经过少痰湿证
   D. 月经过少阴虚证　　E. 月经过少血虚证

6. 患者，女，45岁。月经不规律8个月。现症见阴道出血40天，量时多时少，近3天量极多、色淡、质稀，伴气短神疲，面浮肢肿，舌淡苔薄白，脉缓弱。治疗应首选
   A. 举元煎　　B. 补中益气汤　　C. 固本止崩汤　　D. 清热固经汤　　E. 保阴煎

7. 患者，女，29岁，已婚。近1年月经后期量少，现已停经4个月，伴五心烦热，潮热颧红，舌红少苔，脉细数；

尿妊娠试验阴性。其治法是

　　A.养阴清热调经　　　　B.理气活血通经　　　　C.豁痰活血通经
　　D.益气养血调经　　　　E.补肾养肝调经

8.患者，女，38岁，已婚。近几年形体渐胖，胸闷呕恶，倦怠乏力，月经停闭半年，平时带下量多色白，舌淡胖，苔白腻，脉沉滑；尿妊娠试验阴性。治疗宜选用

　　A.血府逐瘀汤　　B.苍附导痰丸　　C.参苓白术散　　D.开郁二陈汤　　E.香砂六君子汤

9.患者，女，35岁。月经周期正常，唯月经量少、色红、质稠，经期鼻衄，量不多，色暗红，伴手足心热，潮热颧红，舌红少苔，脉细数。其证候是

　　A.肝经郁火　　B.阴虚内热　　C.心肝火旺　　D.阴虚阳亢　　E.肺肾阴虚

【参考答案】

1.E　2.B　3.B　4.B　5.C　6.C　7.A　8.B　9.E

第八单元　带下病

细目一　概述

【考点突破攻略】

要点一　带下病的定义

带下病是指带下量增多或减少，色、质、气味异常，或伴有全身或局部症状者。带下明显增多者称为带下过多，带下明显减少者称为带下过少。

要点二　带下病的治疗原则

带下病的治则以除湿为主，治脾宜运、宜升、宜燥；治肾宜补、宜固、宜涩；湿热和热毒宜清、宜利。

细目二　带下过多

【考点突破攻略】

要点一　概述

带下过多是指带下量明显增多，色、质、气味异常，或伴有局部及全身症状者。

[常考考点] 带下过多的辨病要点是带下量明显增多，色、质、气味异常，或伴有局部及全身症状。

要点二　病因病机

本病的病机是任脉不固，带脉失约。湿邪是导致本病的主要原因，但有内外之别。脾、肾、肝三脏功能失调是产生内湿之因，脾虚失运，水湿内生；肾阳虚衰，气化失常，水湿内停；肝郁侮脾，肝火夹脾湿下注。外湿多因久居湿地，或涉水淋雨，或摄生不洁，或不洁性交等，以致感受湿热毒虫邪。常见的病因有脾虚、肾阳虚、阴虚夹湿、湿热下注、热毒蕴结。

[常考考点] 带下过多的病机是任脉不固，带脉失约。

要点三　辨证要点

带下色深（黄、赤、青绿），质黏稠，气味臭秽者，属实属热；带下色淡（淡白、淡黄），质稀或有腥气者，属虚属寒。

要点四 辨证论治

分型	辨证要点	治法	方药
脾虚证	带下量多，<u>色白或淡黄，质稀薄，或如涕如唾</u>，绵绵不断，无臭，<u>面色㿠白或萎黄，四肢倦怠，脘胁不舒，纳少便溏</u>，或四肢浮肿，舌淡胖，苔白或腻，脉缓缓	健脾益气，升阳除湿	完带汤
肾阳虚证	带下量多，绵绵不断，<u>质清稀如水，腰酸如折</u>，畏寒肢冷，小腹冷感，面色晦暗，<u>小便清长，或夜尿多</u>，大便溏薄，舌质淡，<u>苔白润，脉沉迟</u>	温肾培元，固涩止带	内补丸
阴虚夹湿证	带下量多，<u>色黄或赤白相兼，质稠，有气味，阴部灼热感，或阴部瘙痒</u>，腰酸腿软，头晕耳鸣，<u>五心烦热，咽干口燥</u>，或烘热汗出，失眠多梦，舌质红，苔少或黄腻，脉细数	滋肾益阴，清热利湿	知柏地黄汤
湿热下注证	带下量多，<u>色黄或呈脓性，质黏稠，有臭气，或带下色白质黏，呈豆渣样，外阴瘙痒</u>，小腹作痛，口苦口腻，胸闷纳呆，小便短赤，舌红，苔黄腻，脉滑数	清利湿热，佐以解毒杀虫	止带方
热毒蕴结证	带下量多，<u>黄绿如脓，或赤白相兼，或五色杂下，质黏腻，臭秽难闻</u>，小腹疼痛，腰骶酸痛，烦热头晕，口苦咽干，小便短赤，大便干结，舌红，苔黄或黄腻，脉滑数	清热解毒	五味消毒饮加土茯苓、败酱草、鱼腥草、薏苡仁

［常考考点］带下过多的证型及其辨证要点、治法、使用方剂。

要点五 外治法

实证带下病多结合白带检查结果配合外治法治疗。

1. 外洗法 洁尔阴、肤阴洁、皮肤康等洗剂，适用于各类阴道炎。

2. 阴道纳药法 洁尔阴泡腾片、保妇康栓等，适用于各类阴道炎；双料喉风散、珍珠层粉等，适用于宫颈糜烂及老年性阴道炎。

3. 热熨法 火熨、电灼、激光等，使病变组织凝固、坏死、脱落、修复、愈合而达到治疗目的，适用于因宫颈炎而致带下过多者。

细目三 带下过少

【考点突破攻略】

要点一 概述

带下过少是指带下量减少，导致阴中干涩痒痛，甚至阴部萎缩者。

［常考考点］带下过少的辨病要点是带下量减少，导致阴中干涩痒痛，甚至阴部萎缩者。

要点二 病因病机

本病的主要病机是阴液不足，不能渗润阴道。肝肾亏损、血枯瘀阻是导致带下过少的主要原因。

要点三 辨证论治

分型	辨证要点	治法	方药
肝肾亏损证	<u>带下过少，其至全无，阴部干涩灼痛，或伴阴痒，阴部萎缩，性交疼痛＋肝肾亏损证</u>（头晕耳鸣，腰膝酸软，烘热汗出，烦热胸闷，夜寐不安，小便黄，大便干结，舌红少苔，脉细数或沉弦细）	滋补肝肾，养精益血	左归丸加知母、肉苁蓉、紫河车、麦冬
血枯瘀阻证	<u>带下过少，其至全无，阴中干涩，阴痒＋血枯瘀阻证</u>（面色无华，头晕眼花，心悸失眠，神疲乏力，或经行腹痛，经色紫暗，有血块，肌肤甲错，或下腹有包块，舌质暗，边有瘀点瘀斑，脉细涩）	补血益精，活血化瘀	小营煎加丹参、桃仁、牛膝

[常考考点] 带下过少的证型及其辨证要点、治法、使用方剂。

【例题实战模拟】

A1 型题

1. 带下病的主要发病机理是
   A. 外感湿邪，损及任、带，约固无力 B. 肾气不足，封藏失职，阴液滑脱而下
   C. 湿邪影响任、带，任脉不固，带脉失约 D. 脾虚生湿，流注下焦，伤及任、带
   E. 肝经湿热，流注下焦，伤及任、带

A2 型题

2. 患者，女，48岁。平时白带量多，终日不断，质稀清冷，腰膝酸冷，小腹发凉，小便清长，夜尿频多，舌淡苔薄白，脉沉迟。治疗应首选
   A. 完带汤 B. 金匮肾气丸 C. 内补丸 D. 止带方 E. 易黄汤

3. 患者，女，40岁。月经规律，平时带下量多，色黄白，有臭气，纳呆，大便黏腻不爽，舌苔黄腻，脉濡数。其证候是
   A. 脾虚证 B. 肾阳虚证 C. 阴虚血燥证 D. 湿热下注证 E. 热毒证

4. 患者，女，34岁。带下量多，色黄，呈脓性，质黏稠，有臭气，外阴瘙痒，小腹作痛，口苦口腻，胸闷纳呆，小便短赤，舌红，苔黄腻，脉滑数。其证候是
   A. 脾虚证 B. 肾阳虚证 C. 阴虚血燥证 D. 湿热下注证 E. 热毒证

5. 患者，女，45岁。带下过少，阴部干涩灼痛，伴阴痒，阴部萎缩，性交疼痛，平素头晕耳鸣，腰膝酸软，烘热汗出，烦热胸闷，夜寐不安，小便黄，大便干结，舌红少苔，脉细数。其证候是
   A. 脾虚证 B. 肾阳虚证 C. 肝肾亏损证 D. 湿热下注证 E. 热毒证

【参考答案】
1. C 2. C 3. D 4. D 5. C

第九单元　妊娠病

细目一　概述

【考点突破攻略】

要点一　妊娠病的定义

妊娠期间，发生与妊娠有关的疾病，称妊娠病，又称"胎前病"。

要点二　妊娠病的范围

包括妊娠恶阻、胎漏、胎动不安、妊高征、异位妊娠等。

要点三　妊娠病的诊断

首先要明确妊娠诊断。根据停经史、早孕反应、脉滑等临床表现，结合辅助检查，如妊娠试验、基础体温、B超等判断是否妊娠。如需保胎可暂不进行妇科检查。如病情需要亦需择时进行妇科检查以明确诊断。并注意与激经、闭经、癥瘕等鉴别。妊娠病的诊断，自始至终要注意胎元未殒与已殒的鉴别，注意胎儿的发育情况以及母体的健康状况，必要时要注意排除畸胎等。

要点四　妊娠病的发病机理

1. **阴血虚**　阴血素虚，孕后阴血下聚以养胎元，阴血益虚，可致阴虚阳亢而发病。

2. 脾肾虚 脾虚则气血生化乏源，胎失所养，若脾虚湿聚，则泛溢肌肤或水停胞中为病。肾虚则肾精匮乏，胎失所养；或肾气虚弱，胎失所系，胎元不固。

3. 冲气上逆 孕后经血不泻，聚于冲任、子宫以养胎，冲脉气盛。冲脉隶于阳明，若胃气素虚，冲气上逆犯胃，胃失和降则呕恶。

4. 气滞 素多忧郁，气机不畅，腹中胎体渐大，易致气机升降失常，气滞则血瘀水停而致病。

要点五　妊娠病的治疗原则

1. 胎元正常，治病与安胎并举。安胎之法，以补肾健脾、调理气血为主。补肾为固胎之本，健脾为益血之源，理气以通调气机，理血以养血为主或佐以清热。

2. 胎元异常，下胎以益母。胎元不正，胎堕难留，胎死不下或孕妇有疾不能继续妊娠，则宜从速下胎以益母。

要点六　妊娠期间用药的注意事项

1. 凡峻下、滑利、祛瘀、破血、耗气、散气及一切有毒药品，都应慎用或禁用。
2. 禁用影响胎儿正常发育的药物。
3. 慎用影响母体妊娠的药物，病情需要时，适量使用。
4. "衰其大半而止"。

细目二　妊娠恶阻

【考点突破攻略】

要点一　概述

妊娠早期出现恶心呕吐，头晕厌食，甚至食入即吐者，称为妊娠恶阻。

[常考考点] 妊娠恶阻的辨病要点是妊娠早期出现恶心呕吐，头晕厌食，甚至食入即吐。

要点二　病因病机

本病的病因为脾胃虚弱、肝胃不和。脾胃素虚，孕后冲脉气盛，冲气循经上逆犯胃；或素体肝郁化热，孕后肝血愈虚，火性炎上，上逆犯胃。本病的病机为胃失和降，冲气上逆。

[常考考点] 妊娠恶阻的病机是胃失和降，冲气上逆。

要点三　鉴别诊断

本病应与葡萄胎、妊娠合并急性胃肠炎或孕痫相鉴别。

要点四　辨证论治

分型	辨证要点	治法	方药
脾胃虚弱证	妊娠早期，恶心呕吐不食，甚则食入即吐，口淡，呕吐清水痰涎，头晕乏力，神疲嗜睡，脘痞腹胀，舌淡，苔白，脉细滑无力	健脾和胃，降逆止呕	香砂六君子汤
肝胃不和证	妊娠早期，恶心，呕吐酸水或苦水，恶闻油腻，烦渴，口苦口干，头胀头晕，胸满胁痛，嗳气叹息，舌淡红，苔微黄，脉弦滑	清肝和胃，降逆止呕	橘皮竹茹汤或苏叶黄连汤加姜半夏、枇杷叶、竹茹、乌梅
痰滞证	妊娠早期，呕吐痰涎，胸膈满闷，不思饮食，口中淡腻，头晕目眩，心悸气短，舌淡胖，苔白腻，脉滑	化痰除湿，降逆止呕	青竹茹汤

[常考考点] 妊娠恶阻的证型及其辨证要点、治法、使用方剂。

细目三 异位妊娠

【考点突破攻略】

要点一 概述

受精卵在子宫体腔以外着床发育，称为异位妊娠，俗称"宫外孕"。

要点二 病因病机

异位妊娠的发病机理与少腹宿有瘀滞，冲任不畅，或先天肾气不足等有关。由于孕卵未能移行胞宫，在输卵管内发育，以致胀破脉络，阴血内溢于少腹，发生血瘀、血虚、厥脱等一系列证候。

1. 气虚血瘀 素禀肾气不足，或早婚、房事不节，损伤肾气，或素体虚弱，饮食劳倦伤脾，中气不足，气虚运血无力，血行瘀滞，以致孕卵不能及时运达胞宫，而成宫外孕。

2. 气滞血瘀 素性抑郁，或忿怒过度，气滞而致血瘀，或经期产后，余血未尽，不禁房事，或感染邪毒，以致血瘀气滞，气滞血瘀，胞脉不畅，孕卵阻滞，不能运达胞宫，而成宫外孕。

要点三 诊断与鉴别诊断

根据病史，临床表现有停经、阴道不规则出血、腹痛及相关体征，妇科检查、尿妊娠试验、B超、后穹隆穿刺可明确诊断。本病应与妊娠腹痛、胎动不安、黄体破裂、急性阑尾炎、急性盆腔炎、卵巢囊肿蒂扭转等相鉴别。

[常考考点] 异位妊娠的主要临床表现有停经、阴道不规则出血、腹痛。

要点四 临床表现

1. 症状

（1）停经：输卵管壶腹部及峡部妊娠一般停经6～8周，间质部妊娠停经时间较长。当月经延迟几日即出现阴道不规则流血时，常被误认为月经来潮。约有25%无明显停经史。应详细询问病史，若有腹痛与阴道不规则流血的生育期妇女，即使无停经史亦不能完全除外输卵管妊娠。

（2）阴道流血：常表现为短暂停经后出现不规则流血，量少，点滴状，色暗红或深褐色。部分患者阴道流血量较多，似月经量，约5%患者表现为大量阴道流血。阴道流血表明胚胎受损或已死亡，导致HCG下降，卵巢黄体分泌的激素难以维持蜕膜生长而发生剥离出血，并伴有蜕膜碎片或管型排出。当病变去除后，阴道流血才停止。

（3）腹痛：95%以上输卵管妊娠患者以腹痛为主诉就诊。输卵管妊娠未破裂时，增大的胚胎膨胀输卵管，导致输卵管痉挛及逆蠕动，患侧下腹出现隐痛或胀痛。输卵管妊娠破裂时，突感患侧下腹部撕裂样剧痛，疼痛为持续性或阵发性；血液积聚在直肠子宫陷凹而出现肛门坠胀感（里急后重）；出血多时可流向全腹而引起全腹疼痛，恶心呕吐；血液刺激横膈，出现肩胛部放射痛。腹痛可出现于阴道流血前或后，也可与阴道流血同时发生。

（4）晕厥和休克：部分患者由于腹腔内急性出血及剧烈腹痛，入院时即处于休克状态。患者面色苍白、四肢厥冷、脉搏快而细弱、血压下降。休克程度取决于内出血的速度及出血量，而与阴道流血量不成比例。体温一般正常，休克时略低，腹腔内积血被吸收时略高，但一般不超过38℃。间质部妊娠一旦破裂，常因出血量多而发生严重休克。

2. 体征

（1）腹部体征：出血量不多时，患侧下腹明显压痛、反跳痛，轻度肌紧张；出血较多时可见腹部膨隆，全腹压痛及反跳痛，但压痛仍以输卵管妊娠处为甚，移动性浊音阳性。当输卵管妊娠流产或破裂而形成较大血肿，或与子宫、附件、大网膜、肠管等粘连包裹成大包块时，可在下腹部扪及触痛、质实的块物。

（2）盆腔体征：妇科检查可见阴道少量血液，后穹隆饱满、触痛；宫颈举痛明显，有血液自宫腔流出；子宫略增大、变软，内出血多时检查子宫有漂浮感；子宫后方或患侧附件扪及压痛性包块，边界多不清楚，其大小、质地、形状随病变差异而不同。包块过大时可将子宫推向对侧，如包块形成过久，机化变硬，边界可逐渐清楚。

要点五　急症处理及手术适应证

1. 急症处理

（1）患者平卧，立即测血压、脉搏、呼吸、体温及观察患者神志。

（2）急查血常规、血型及交叉配血。

（3）立即给予吸氧、输液。可用丽参注射液10mL配50%的葡萄糖注射液20mL，静脉推注；或用5%葡萄糖注射液500mL加丽参注射液20mL，静脉滴注。必要时输血。

（4）有条件者可同时服用参附汤回阳救逆，或服生脉散合宫外孕Ⅰ号方（赤芍、丹参、桃仁）以益气固脱、活血化瘀。

（5）若腹腔内出血多者，或经以上处理休克仍不能纠正者，应立即手术治疗。输卵管妊娠确诊后，可以考虑手术治疗。手术治疗止血迅速。

2. 手术适应证

（1）停经时间长，疑为输卵管间质部或残角子宫妊娠者。

（2）休克严重，内出血量多或持续出血，虽经抢救而不易控制者。

（3）妊娠试验持续阳性，包块继续长大，杀胚药无效者。

（4）愿意同时施行绝育术者。

［常考考点］异位妊娠的手术适应证。

要点六　辨证论治

分型		辨证要点	治法	方药
未破损期		停经后可有早孕反应，或下腹一侧有隐痛，双合诊可触及一侧附件有软性包块，有压痛，尿妊娠试验阳性，脉弦滑	活血化瘀，消癥杀胚	宫外孕Ⅱ号方加蜈蚣、全蝎、紫草
已破损期	休克型	突发下腹剧痛，面白肢冷，或冷汗淋漓，恶心呕吐，血压下降或不稳定，有时烦躁不安，脉微欲绝，或细数无力，并有腹部及妇科检查的体征	益气固脱，活血祛瘀	生脉散合宫外孕Ⅰ号方
	不稳定型	腹痛拒按，腹部有压痛及反跳痛，但逐渐减轻，可触及界限不清的包块，时有少量阴道出血，血压平稳，脉细缓	活血化瘀，佐以益气	宫外孕Ⅰ号方
	包块型	腹腔血肿包块形成，腹痛逐渐消失，可有下腹坠胀或便意感，阴道出血逐渐停止，脉细涩	活血祛瘀消癥	宫外孕Ⅱ号方

［常考考点］异位妊娠的证型及其辨证要点、治法、使用方剂。

细目四　胎漏、胎动不安

【考点突破攻略】

要点一　概述

妊娠期间，阴道不时有少量出血，时出时止，或淋沥不断，而无腰酸、腹痛、小腹下坠者，称为胎漏，也称"胞漏""漏胎"。妊娠期间出现腰酸、腹痛、小腹下坠，或伴有少量阴道出血者，称胎动不安。

胎动不安与胎漏有别，胎漏仅见出血，胎动不安则又有腰腹疼痛及阴道出血，故二者以有无腰腹疼痛为鉴别点。

［常考考点］胎动不安与胎漏有别，胎漏仅见出血，胎动不安则又有腰腹疼痛及阴道出血，故二者以有无腰腹疼痛为鉴别点。

要点二　病因病机

胎漏、胎动不安的主要病机是冲任损伤，胎元不固。妊娠是胚胎寄生于母体子宫内生长发育和成熟的过程。母体和胎儿必须互相适应，否则易发生流产。胎元包括胎气、胎儿、胎盘三个方面，任何一方有问题，均可发生胎漏、胎动不安。常见病因有肾虚、气血虚弱、血热、跌仆伤胎、癥瘕伤胎。

要点三　鉴别诊断

疾病	相同点	不同点
异位妊娠	均可引起阴道出血	阴道出血呈点滴状，褐色，少腹隐痛或突发剧痛。妇检宫口闭合，宫颈举摇痛明显，子宫较孕周小；附件可有小包块，触痛明显。B超可区别
胎漏、胎动不安		阴道少量出血，淡红、暗红或鲜红。妇检宫颈无举摇痛，附件无包块

[常考考点] 异位妊娠和胎漏、胎动不安的鉴别。

要点四　辨证论治

分型	辨证要点	治法	方药
肾虚证	妊娠期阴道少量出血，色淡暗，腰酸，腹痛下坠，或曾屡孕屡堕，头晕耳鸣，夜尿多，眼眶暗黑或有面部暗斑，舌淡，苔白，脉沉细滑，尺脉弱	补肾健脾，益气安胎	寿胎丸加减
血热证	妊娠期阴道少量下血，色鲜红或深红，质稠，或腰酸，口苦咽干，心烦不安，便结溺黄，舌质红，苔黄，脉滑数	清热凉血，养血安胎	保阴煎加减
气血虚弱证	妊娠期阴道少量出血，色淡红，质清稀，或小腹空坠而痛，腰酸，面色白，心悸气短，神疲肢倦，舌质淡，苔薄白，脉细弱略滑	补气养血，固肾安胎	胎元饮加减
跌仆伤胎证	妊娠外伤，腰酸，腹胀坠，或阴道下血，舌象正常，脉滑无力	补气和血，安胎	圣愈汤合寿胎丸
癥瘕伤胎证	宿有癥瘕，孕后阴道不时少量下血，色红或暗红，胸腹胀满，少腹拘急，甚则腰酸下坠，皮肤粗糙，口干不欲饮，舌暗红或边尖有瘀斑，苔白，脉沉弦或沉涩	祛瘀消癥，固冲安胎	桂枝茯苓丸合寿胎丸

[常考考点] 胎漏、胎动不安的证型及其辨证要点、治法、使用方剂。

细目五　堕胎、小产

【考点突破攻略】

要点一　概述

凡妊娠12周内，胚胎自然殒堕者，称为"堕胎"；妊娠12～28周内，胎儿已成形而自然殒堕者，称为"小产"，亦称"半产"。怀孕1个月不知受孕而殒堕者，称"暗产"。

[常考考点] 堕胎、小产、暗产的定义。

要点二　病因病机

本病的发病机理主要是冲任损伤，胎结不实，胎元不固，而致胚胎、胎儿自然殒堕离宫而下，多由胎漏、胎动不安发展而来。常见病因有肾气虚弱、气血不足、热病伤胎和跌仆伤胎。

要点三　鉴别诊断

本病诊断的关键是妊娠物是否完全堕出或产出，需与异位妊娠、葡萄胎相鉴别，经妇科检查、B超、后穹隆穿刺多可区分。

要点四　辨证论治

本病的治疗原则以下胎益母为主，若胎堕完全者应按产后处理，宜调养气血为主。

分型	辨证要点	治法	方药
胎堕难留证	妊娠早期，阴道流血逐渐增多，色红有块，小腹坠胀疼痛，或妊娠中晚期，小腹疼痛，阵阵紧逼，会阴逼胀下坠，或有羊水溢出，继而阴道下血量多，或伴心悸气短，面色苍白，头晕目眩，舌质正常或紫暗，舌边尖有瘀点，脉滑或涩	祛瘀下胎	脱花煎或生化汤加益母草
胎堕不全证	胎殒之后，尚有部分组织残留于子宫，阴道流血不止，甚至经血如崩，腹痛阵阵紧逼，舌淡红，苔薄白，脉沉细无力	活血化瘀，佐以益气	脱花煎加人参、益母草、炒蒲黄

[常考考点] 堕胎、小产的证型及其辨证要点、治法、使用方剂。

细目六 滑胎

【考点突破攻略】

要点一 概述

凡堕胎或小产连续发生3次或3次以上者，称为滑胎，又称数堕胎。

[常考考点] 滑胎的辨病要点是堕胎或小产连续发生3次或3次以上。

要点二 病因病机

滑胎的主要机理为母体冲任损伤和胎元不健。若母体脾肾不足，气血虚弱，或宿有癥瘕之疾，或孕后跌仆闪挫，伤及冲任，均可导致胎元不固而致滑胎。先天禀赋不足，胎元不健，致使胚胎损伤或不能成形，或成形易损，则发生屡孕屡堕。滑胎的病因临床常见的有肾虚、脾肾虚弱、气血两虚、血热和血瘀。

要点三 诊断

1. 病史 堕胎、小产连续发生3次或3次以上者，称为滑胎。诊断时注意其连续性和自然殒堕的特点。多数滑胎患者，往往发生在妊娠后的相同月份，但也有部分患者滑胎不在相同月份。

2. 检查

（1）妇科检查：了解子宫发育情况，有无子宫肌瘤、子宫畸形及盆腔肿物等。

（2）实验室检查：查男女双方染色体。男子因诸多因素所导致的精子数目、活动力、畸形率的异常。女方查黄体功能、胎盘内分泌功能、ABO抗原、血清抗体效价、抗心磷脂抗体等。

（3）辅助检查：通过B超或子宫-输卵管造影观察子宫形态、大小，有无畸形、宫腔粘连、子宫肌瘤、盆腔肿物，宫颈内口情况。特别是大月份小产者更应重视是否存在宫颈机能不全的情况，若宫颈内口达1.9cm以上者可诊断为宫颈内口松弛。

要点四 辨证论治

分型		辨证要点	治法	方药
肾虚证	肾气不足证	屡孕屡堕或应期而堕，孕后腰酸膝软，头晕耳鸣，夜尿频多，面色晦暗，舌质淡，苔薄白，脉细滑，尺脉沉弱	补肾健脾，固冲安胎	补肾固冲丸
	肾阳亏虚证	屡孕屡堕，腰酸膝软，甚至腰痛如折，头晕耳鸣，畏寒肢冷，小便清长，夜尿频多，大便溏薄，舌淡，苔薄润，脉沉迟或沉弱	温补肾阳，固冲安胎	肾气丸去泽泻，加菟丝子、杜仲、白术
	肾精亏虚证	屡孕屡堕，腰酸膝软，或足跟痛，头晕耳鸣，手足心热，两颧潮红，大便秘结，舌红，少苔，脉细数	补肾填精，固冲安胎	育阴汤
气血两虚证		屡孕屡堕，头晕目眩，神疲乏力，面色㿠白，心悸气短，舌质淡，苔薄白，脉细弱	益气养血，固冲安胎	泰山磐石散
血热证		屡孕屡堕，孕后阴道出血，色深红质稠，腰酸腹痛，面赤唇红，口干咽燥，便结尿黄，舌红苔黄，脉弦滑数	清热养血，滋肾安胎	保阴煎合二至丸加白术

续表

分型	辨证要点	治法	方药
血瘀证	素有癥瘕，孕后屡孕屡堕，肌肤无华，舌质紫暗或有瘀斑，脉弦滑或涩	祛瘀消癥，固冲安胎	桂枝茯苓丸合寿胎丸

［常考考点］滑胎的证型及其辨证要点、治法、使用方剂。

细目七　胎萎不长

【考点突破攻略】

要点一　概述

妊娠4～5个月后，孕妇腹形与宫体增大明显小于正常妊娠月份，胎儿存活而生长迟缓者，称为"胎萎不长"。

［常考考点］胎萎不长的辨病要点是妊娠4～5个月后，孕妇腹形与宫体增大明显小于正常妊娠月份，胎儿存活而生长迟缓。

要点二　病因病机

本病的主要机理是气血不足以荣养其胎，而致胎儿生长迟缓。主要病因有气血虚弱、脾肾不足、血寒宫冷。

要点三　辨证论治

分型	辨证要点	治法	方药
气血虚弱证	妊娠4～5个月后，腹形和宫体增大明显小于妊娠月份，胎心、胎动微弱，孕妇面色萎黄或㿠白，头晕心悸，纳少乏力，舌质淡，苔少，脉稍滑或细弱无力	补气益血养胎	胎元饮
脾肾不足证	妊娠腹形明显小于妊娠月份，胎儿存活，孕妇腰酸膝冷，纳少便溏，或形寒畏冷，手足不温，舌淡，苔白，脉沉迟	补养脾肾，养胎长胎	寿胎丸合四君子汤
血寒宫冷证	妊娠腹形明显小于妊娠月份，胎儿存活，形寒怕冷，腰腹冷痛，四肢不温，舌淡苔白，脉沉迟滑	温肾扶阳，养血育胎	长胎白术散加巴戟天、艾叶

［常考考点］胎萎不长的证型及其辨证要点、治法、使用方剂。

细目八　子满

【考点突破攻略】

要点一　概述

妊娠5～6个月后出现腹大异常，胸膈满闷，甚则遍身俱肿，喘息不得卧者，称"子满"，又称"胎水肿满"。

［常考考点］子满的辨病要点是妊娠5～6个月后出现腹大异常，胸膈满闷，甚则遍身俱肿，喘息不得卧。

要点二　病因病机

子满多由脾胃虚弱，土不制水，水渍胞中所致，或因胎元缺陷，发展为畸胎。

要点三　辨证论治

本病为本虚标实证，治宜标本兼顾，本着治病与安胎并举的治则，健脾消水而不伤胎。

主要证候：妊娠中期后，腹部增大异常，胸膈满闷，呼吸短促，神疲体倦，四肢不温，小便短少，甚则喘不得卧；舌淡胖，苔白，脉沉滑无力。

治法：健脾利水，养血安胎。

方药：鲤鱼汤加黄芪、桑白皮或当归芍药散。

细目九　子肿

【考点突破攻略】

要点一　概述

妊娠中晚期，孕妇出现肢体面目肿胀者称"子肿"，又称"妊娠肿胀"。

[常考考点] 子肿的辨病要点是妊娠中晚期，孕妇出现肢体面目肿胀。

要点二　子气、皱脚、脆脚的含义

①头面遍身浮肿，小水短少者，属水气为病，故名曰子肿。②自膝至足肿，小水长者，属湿气为病，故名曰子气。③遍身俱肿，腹胀而喘，在6～7个月时者，名曰子满。④但两脚肿而肤厚者，属湿，名曰皱脚；皮薄者属水，名曰脆脚。

要点三　病因病机

1. 脾虚　脾气素虚，因孕重虚；或过食生冷，内伤脾阳；或忧思劳倦伤脾，脾虚不能敷布津液，反聚为湿，水湿停聚，流于四末，泛于肌肤，遂发水肿。

2. 肾虚　肾气素虚，孕后精血下聚养胎，有碍肾阳敷布，不能化气行水，且肾为胃之关，肾气不布，关门不利，膀胱气化失司，水聚而从其类，泛溢而为水肿。

3. 气滞　素多忧郁，气机不畅，孕后胎体渐长，有碍气机升降，两因相感，气滞湿停，浊阴下滞，溢于肌肤，遂发子肿。

要点四　辨证论治

分型	辨证要点	治法	方药
脾虚证	妊娠数月，四肢面目浮肿或遍及全身，皮薄光亮，按之凹陷不起 + 脾阳虚证（面色㿠白无华，神疲气短懒言，口淡而腻，脘腹胀满，食欲不振，小便短少，大便溏薄），舌淡体胖，边有齿痕，苔白润或腻，脉缓滑	健脾利水	白术散加砂仁
肾虚证	妊娠数月，面浮肢肿，下肢尤甚，按之如泥 + 肾阳虚证（腰酸乏力，下肢逆冷，小便不利）；舌淡，苔白润，脉沉迟	补肾温阳，化气利水	真武汤或肾气丸
气滞证	妊娠3～4个月后，肢体肿胀，始于两足，渐延于腿，皮色不变，随按随起 + 气滞证（胸闷胁胀，头晕胀痛），苔薄腻，脉弦滑	理气行滞，除湿消肿	天仙藤散或正气天香散

[常考考点] 子肿的证型及其辨证要点、治法、使用方剂。

细目十　子晕

【考点突破攻略】

要点一　概述

子晕又称"妊娠眩晕"，是指妊娠期出现以头晕目眩，状若眩冒为主症，甚或眩晕欲厥，称"子晕"。子晕有轻重之分，若发生在妊娠中后期，多属重证，往往伴有视物模糊、恶心欲吐、头痛等，多为子痫先兆。

[常考考点] 子晕的辨病要点是妊娠期出现以头晕目眩，状若眩冒为主症，甚或眩晕欲厥。

要点二　病因病机

本病发生的主要机理是阴血不足、肝阳上亢或痰浊上扰。脏气本虚，孕后精血下注养胎，阴分必亏，阴不潜阳，肝阳化火生风；或妊娠中期后，胎体渐大，影响气机升降，气郁犯脾，脾虚湿聚，化为痰浊，肝阳夹痰浊上扰清窍。阴虚肝旺、脾虚肝旺属子晕重证，尤应预防子痫的发生。

要点三　辨证论治

分型	辨证要点	治法	方药
阴虚肝旺证	妊娠中后期，头晕目眩，视物模糊，耳鸣失眠，心中烦闷，颜面潮红，口干咽燥，手足心热，舌红或绛，少苔，脉弦数	育阴潜阳	杞菊地黄丸加石决明、龟甲、钩藤、白蒺藜、天麻
脾虚肝旺证	妊娠中晚期，头晕头重目眩，胸闷心烦，呕逆泛恶，面浮肢肿，倦怠嗜睡，苔白腻，脉弦滑	健脾化湿，平肝潜阳	半夏白术天麻汤加钩藤、丹参、蔓荆子
气血虚弱证	妊娠后期头晕目眩，眼前发黑，心悸健忘，少寐多梦，神疲乏力，气短懒言，面色苍白或萎黄，舌淡，脉细弱	调补气血	八珍汤加何首乌、钩藤、石决明

［常考考点］子晕的证型及其辨证要点、治法、使用方剂。

细目十一　子痫

【考点突破攻略】

要点一　概述

子痫又称"子冒""妊娠痫证"，其主症是妊娠晚期或临产前及新产后，突然发生眩晕倒仆，昏不知人，两目上视，牙关紧闭，四肢抽搐，全身强直，须臾醒，醒复发，甚至昏迷不醒者，称为"子痫"。

［常考考点］子痫的辨病要点是妊娠晚期或临产前及新产后，突然发生眩晕倒仆，昏不知人，两目上视，牙关紧闭，四肢抽搐，全身强直，须臾醒，醒复发，甚至昏迷不醒。

要点二　诊断

1.病史　孕前可有或无高血压史、肾病史、糖尿病史、家族高血压病史；双胎、多胎妊娠，羊水过多，葡萄胎病史；子痫病史等。

2.临床表现　妊娠后期，或正值分娩时，或分娩后，忽然眩晕倒仆，昏不知人，两目上视，牙关紧闭，四肢抽搐，角弓反张，须臾醒，醒复发，甚或昏迷不醒；或者在先兆子痫的基础上出现抽搐昏迷症状为子痫。

3.检查　妊娠前或妊娠20周前可有或无高血压史，妊娠20周后血压升高到18.7/12.0kPa（140/90mmHg），或较基础血压升高4.0kPa（30/15mmHg），伴蛋白尿、水肿即可诊断为子痫前期。

［常考考点］子痫的诊断要点：病史、临床表现和血压情况检查。

要点三　急症处理原则

一经确诊，立即住院治疗，积极处理。治疗原则为解痉、降压、镇静、合理扩容，必要时利尿、适时中止妊娠，中西医配合抢救。

［常考考点］子痫急症的处理原则：解痉、降压、镇静、合理扩容，必要时利尿、适时中止妊娠，中西医配合抢救。

细目十二　妊娠小便淋痛

【考点突破攻略】

要点一　概述

妊娠期间出现尿频、尿急、淋沥涩痛等症，称"妊娠小便淋痛"，亦称"妊娠小便难"，俗称"子淋"。

［常考考点］子淋的辨病要点是妊娠期间出现尿频、尿急、淋沥涩痛。

要点二 病因病机

本病的病因总因于热。虚者阴虚内热：素体阴虚，孕后精血下聚养胎，虚火内生。实者心火偏亢：素体阳盛，孕后阴血养胎，阴不上乘，心火偏旺；或孕后过食辛辣助火之品，热蕴于内，引动心火。湿热下注：摄生不慎，用具不洁或胎压膀胱，尿液留滞。

本病的基本病机为热灼膀胱，气化失司，水道不利。膀胱郁热，实热者由于心火偏亢，移热小肠，传入膀胱，或湿热下注，蕴结膀胱；虚热者由于阴虚内热，下移膀胱。最终导致灼伤津液，膀胱气化失司，水道不利，发生子淋。

要点三 辨证论治

分型	辨证要点	治法	方药
阴虚津亏证	妊娠期间，小便频数，淋沥涩痛，量少色淡黄，午后潮热，手足心热，大便干结，颧赤唇红，舌红少苔，脉细滑而数	滋阴清热，润燥通淋	知柏地黄丸加麦冬、五味子、车前子
心火偏亢证	妊娠期间，小便频数，尿短赤，艰涩刺痛，面赤心烦，咳喜冷饮，甚至口舌生疮，舌红欠润，少苔或无苔，脉细数	清心泻火，润燥通淋	导赤散加玄参、麦冬
湿热下注证	妊娠期间，突然尿频、尿急、尿痛，尿意不尽，欲解不能，小便短赤，小腹坠胀，胸闷食少，带下黄稠量多，舌红，苔黄腻，脉弦滑数	清热利湿，润燥通淋	加味五苓散

［常考考点］妊娠小便淋痛的证型及其辨证要点、治法、使用方剂。

细目十三 妊娠小便不通

【考点突破攻略】

要点一 概述

妊娠期间，小便不通，甚至小腹胀急疼痛，心烦不得卧，称为"妊娠小便不通"，又称"转胞"或"胞转"。常见于妊娠晚期7～8个月时。

［常考考点］妊娠小便不通的辨病要点是妊娠期间，小便不通，甚至小腹胀急疼痛，心烦不得卧。

要点二 病因病机

妊娠小便不通的病因病机主要是胎气下坠，压迫膀胱，致膀胱不利，水道不通，溺不得出。属本虚标实证，临床有肾虚、气虚之分。

要点三 辨证论治

本病以小便不通为主，但其实质是肾虚或气虚。治疗本着"急则治其标，缓则治其本"的原则，以补气升提助膀胱气化为主，不可妄投通利之品，以免影响胎元。

分型	辨证要点	治法	方药
肾虚证	妊娠小便频数不畅，继则闭而不通，小腹胀满而痛，坐卧不安，腰膝酸软，畏寒肢冷，舌淡，苔薄润，脉沉滑无力均为肾虚之象	温肾补阳，化气行水	肾气丸去丹皮、附子，加巴戟天、菟丝子
气虚证	妊娠期间，小便不通，或频数量少，小腹胀急疼痛，坐卧不安，面色㿠白，神疲倦怠，头重眩晕；舌淡，苔薄白，脉虚缓滑	补中益气，导溺举胎	益气导溺汤

［常考考点］妊娠小便不通的证型及其辨证要点、治法、使用方剂。

【例题实战模拟】

A1 型题

1.下列不属于妊娠禁药的是

A. 峻下剂　　B. 破血剂　　C. 逐瘀剂　　D. 和血剂　　E. 有毒剂

2.《千金要方》鲤鱼汤为胎水肿满之常用方，方中鲤鱼的主要功用是

A. 行水消肿　　　　　　　B. 健脾益气，利湿退肿　　　　　　C. 温肾利水

D. 和胃祛湿，行气利水　　E. 养血安胎利水

A2 型题

4. 患者，女，26 岁，已婚。停经 2 个月，尿妊娠试验阳性。恶心呕吐 10 天，加重 3 天，食入即吐，口淡无味，时时呕吐清涎，倦怠嗜卧，舌淡苔白润，脉缓滑无力。其证候是

A. 脾胃虚弱　　B. 痰湿中阻　　C. 肝胃不和　　D. 肝脾不和　　E. 气阴两伤

5. 患者，女，34 岁，已婚。自然流产 3 次，现又停经 42 天，尿妊娠试验阳性。晨起恶心，近 2 天又有阴道出血，量少、色淡暗，伴头晕耳鸣，双腿酸软，舌淡苔白，脉沉滑尺弱。治疗应首选

A. 胎元饮　　B. 泰山磐石散　　C. 加味阿胶汤　　D. 举元煎　　E. 补肾固冲汤

5. 患者，女，27 岁，已婚。孕 7 个月，面目四肢浮肿，皮薄光亮，按之凹陷，气短懒言，纳少便溏，舌质胖嫩，边有齿痕，舌苔白腻，脉缓滑。治疗应首选

A. 真武汤　　B. 苓桂术甘汤　　C. 白术散　　D. 天仙藤散　　E. 四苓散

6. 患者，女，30 岁，已婚。怀孕 3 个月，近 3 天尿频、尿急、尿道灼热刺痛，两颧潮红，五心烦热，舌红苔薄黄，脉细滑数。治疗应首选

A. 五皮饮　　B. 加味五淋散　　C. 知柏地黄汤　　D. 六味地黄汤　　E. 导赤散

【参考答案】

1. D　2. A　3. A　4. E　5. C　6. C

第十单元　产后病

细目一　概述

【考点突破攻略】

要点一　产后病的定义

产妇在新产后及产褥期间，发生与分娩或产褥有关的疾病，称为"产后病"。

要点二　产后"三冲""三病""三急"的含义

1. 三冲　产后三冲，即冲心、冲胃、冲肺。《张氏医通·妇人门》云："败血上冲有三，或歌舞谈笑，或怒骂坐卧，甚者逾墙上屋，口咬拳打，山腔野调，号佛名神，此败血冲心，多死……若饱闷呕恶，腹满胀痛者曰冲胃……若面赤呕逆欲死，曰冲肺……大抵冲心者，十难救一，冲胃者，五死五生，冲肺者，十全一二。"

2. 三病　产后三病，即病痉、病郁冒、大便难。《金匮要略·妇人产后病脉证治》指出："新产妇人有三病，一者病痉，二者病郁冒，三者病大便难。"

3. 三急　产后三急，即呕吐、盗汗、泄泻。《张氏医通·妇人门》论："产后诸病，惟呕吐、盗汗、泄泻为急，三者并见必危。"

[常考考点] 产后"三冲""三病""三急"的含义。

要点三　产后病的病因病机

由产后亡血伤津、元气受损、瘀血内阻所形成的"多虚多瘀"的病机特点，是产后病发生的基础和内因。

1. 亡血伤津　由于分娩用力、出汗、产创和出血，而使阴血暴亡，虚阳浮越，变生他病，易患产后血晕、产后痉病、产后发热、产后大便难、产后小便淋痛、产后血劳等。

2. 元气受损　分娩是一个持续时间较长（初产妇需持续12～14小时，经产妇一般为6～8小时）的体力持续消耗过程。若产程过长，产时用力耗气，产后操劳过早，或失血过多，气随血耗，而致气虚失摄、冲任不固，可致产后小便不通、产后恶露不绝、产后乳汁自出、产后汗证、产后发热、产后血劳等。

3. 血瘀内阻　分娩创伤，脉络受损，血溢脉外，离经成瘀。产后百节空虚，若起居不慎，感受寒热之邪，寒凝热灼成瘀；或胞衣、胎盘残留，瘀血内阻，败血为病，可致产后腹痛、产后发热、产后恶露不绝、产后抑郁等。

4. 外感六淫或饮食房劳所伤　产后元气、津血俱伤，腠理疏松，所谓"产后百节空虚"，生活稍有不慎或调摄失当，均可致气血不调，营卫失利，脏腑功能失常，冲任损伤而变生产后诸疾。

要点四　产后病的诊断及产后"三审"

应用四诊采集病史、体征资料，进行八纲、脏腑、气血辨证，同时还必须根据新产后的生理、病因病机特点进行"三审"，即先审小腹痛与不痛，以辨有无恶露停滞；次审大便通与不通，以验津液的盛衰；再审乳汁的行与不行和饮食多少，以察胃气的强弱。同时，还应根据病证，了解产妇体质，产前、产时、产后情况，参以脉证，必要时配合妇科检查及相应的实验室和辅助检查进行全面综合的分析，才能作出正确的判断。

[常考考点] 产后"三审"，即先审小腹痛与不痛，以辨有无恶露停滞；次审大便通与不通，以验津液的盛衰；再审乳汁的行与不行和饮食多少，以察胃气的强弱。

要点五　产后病的治疗原则

本着"勿拘于产后，亦勿忘于产后"的原则，结合病情进行辨证论治。注意补虚扶正与逐瘀攻邪的关系。

要点六　产后用药"三禁"

①禁大汗以防亡阳。②禁峻下以防亡阴。③禁通利小便以防亡津液。

[常考考点] 产后用药三禁。

细目二　产后血晕

【考点突破攻略】

要点一　概述

产妇分娩后突然头晕眼花，不能起坐，或心胸满闷，恶心呕吐，痰涌气急，心烦不安，甚则神昏口噤，不省人事，称为"产后血晕"。本病为产后危重急症之一，属于"三冲"。

[常考考点] 产后血晕的辨病要点是产妇分娩后突然头晕眼花，不能起坐，或心胸满闷，恶心呕吐，痰涌气急，心烦不安，甚则神昏口噤，不省人事。

要点二　病因病机

本病的病因分虚实两个方面。虚证因素体气血虚弱或产时失血过多。实证乃因产时或产后感受风寒，寒凝血瘀。

要点三　鉴别诊断

1. 产后郁冒

疾病	相同点	不同点
产后血晕	都可见眩晕症状	多由于产后阴血暴亡，心神失养，或瘀血停滞，气逆攻心所致，晕来势急，病情严重，临床诊断时以不省人事，口噤，甚则昏迷不醒为其特点
产后郁冒		因为产后亡血复汗，感受寒邪所致。症见头晕目眩，郁闷不适，呕不能食，大便反坚，但头汗出

2. 产后痉病

鉴别	相同点	不同点
产后血晕	都可见口噤不开症状	多与产后阴血暴亡，心神失养，或瘀血停滞，气逆攻心所致，晕来势急，病情严重，临床诊断时以不省人事，口噤，甚则昏迷不醒为其特点
产后痉病		多由于产时创伤、感染邪毒，或产后亡血伤津，筋脉失养所致。其发病时间较产后血晕缓慢，其症状以四肢抽搐、项背强直、角弓反张为主

3. 产后子痫

鉴别	相同点	不同点
产后血晕	都可见神志不清症状	多与产后阴血暴亡，心神失养，或瘀血停滞，气逆攻心所致，晕来势急，病情严重，临床诊断时以不省人事，口噤，甚则昏迷不醒为其特点。产后血晕无下述病史及典型的抽搐症状
产后子痫		除了产前有头晕目眩、头面及四肢浮肿、高血压、蛋白尿等病史以外，尚有典型的抽搐症状

[常考考点]产后血晕与产后郁冒、产后痉病、产后子痫的鉴别。

要点四 急症处理

<u>治疗原则：急则治其标，缓则治其本</u>。针对出血原因迅速止血，补充血容量，抗休克，预防并发症和预防感染。
1. 立即将产妇置于头低脚高的仰卧体位，同时予以保温。
2. 针刺眉心、水沟、涌泉等穴，强刺激以促速醒。
3. 中药固脱救厥。常用丽参注射液、参麦注射液、参附针注射液，静脉推注或滴注，迅速补充血容量以抗休克。
4. 结合西医有关"产后出血"的原因，即子宫收缩乏力、胎盘因素、软产道裂伤、凝血功能障碍，进行中西医结合的抢救。

要点五 预防与调护

本病多由产后大出血发展而来，因此防治产后大出血是预防产后血晕的主要措施。
1. 注意做好孕期保健。对双胎、多胎、羊水过多、妊娠高血压综合征等有可能发生产后出血孕妇，或有产后出血史、剖宫史者，应严格把好产前检查关，择期住院待产；对胎盘早剥者，应及早处理，避免发生凝血功能障碍。
2. 提高助产技术，正确处理分娩三个产程。认真检查胎盘、胎膜是否完整，有无残留。如发现软产道损伤等体征，应及时处理。
3. 注意子宫收缩及阴道出血情况，同时观察血压、脉搏及全身情况。
4. 一旦发生产后出血量多，需迅速查明引起出血的原因，及时纠正失血引起的低血容量，进行针对性治疗。

在产妇分娩过程中，应注意保健，避免风寒，注意外阴部清洁卫生，避免产妇情绪激动，并应注意产后饮食调摄，清除其他导致产后血晕的因素，确保产妇生命安全。

细目三 产后发热

【考点突破攻略】

要点一 概述

产褥期间，出现发热持续不退，或突然高热寒战，并伴有其他症状者，称"产后发热"。
[常考考点]产后发热的辨病要点是在产褥期间，出现发热持续不退，或突然高热寒战，并伴有其他症状者。

要点二 病因病机

产后发热的原因较为复杂，但其致病机理与产后"正气易虚，易感病邪，易生瘀滞"的特殊生理状态密切相关。由于产后胞脉空虚，邪毒乘虚直犯胞宫，正邪交争，正气亏虚，易感外邪，败血停滞，营卫不通，阴血亏虚，阳气浮散，均可致发热。常见病因有感染邪毒、外感、血瘀、血虚。

要点三　诊断

1. 病史　妊娠晚期不节房事，或产程不顺（难产、滞产），接生不慎，产创护理不洁；或产后失血过多；或产后不禁房事；或当风感寒；或冒暑受热；或有情志不遂史。

2. 临床表现　产褥期内，尤以新产后出现发热为主，表现为持续发热，或突然寒战高热，或发热恶寒，或乍寒乍热，或低热缠绵等症状。若产后24小时之后至10天内出现体温≥38℃，大多数情况下表示有产褥感染。

3. 检查

（1）妇科检查：软产道损伤，局部可见红肿化脓。盆腔呈炎性改变，恶露秽臭。

（2）辅助检查：血常规检查见白细胞总数及中性粒细胞升高。宫腔分泌物或血培养可找到致病菌。B超检查见盆腔有液性暗区，提示有炎症或脓肿。彩色多普勒、CT、磁共振等检测，能对感染形成的包块、脓肿及静脉血栓作出定位和定性。产后发热的关键是早期诊断，以排除感染邪毒证，因此证最急最重，常危及生命。

要点四　急症处理

感染邪毒所致的产后发热，是产科危急重症，若治疗不当或延误治疗可使病情进一步发展，邪毒内传，热入营血，或热陷心包，甚则发展至热深厥脱危重之候。此时应参照"产褥感染"，积极进行中西医结合救治。

1. 支持疗法　加强营养，纠正水、电解质平衡紊乱，病情严重者或贫血者，多次少量输血或输血浆。

2. 热入营血　高热不退，心烦汗出，斑疹隐隐，舌红绛，苔黄燥，脉弦细数。治宜解毒清营，凉血养阴。方药用清营汤加味。或用清开灵注射液，每日20～40mL，加入5%葡萄糖注射液或生理盐水内静脉滴注，以清热解毒、醒神开窍。

3. 热入心包　高热不退，神昏谵语，甚则昏迷，面色苍白，四肢厥冷，脉微而数。治以凉血脱毒，清心开窍。方药用清营汤送服安宫牛黄丸或紫雪丹。或醒脑静注射液，肌内注射。每次2～4mL，每日1～2次，或每次20mL稀释于10%葡萄糖注射液200mL或生理盐水100mL内，静脉滴注。

4. 热深厥脱　冷汗淋淋，四肢厥冷，脉微欲绝等亡阳证候，急当回阳救逆，方用独参汤、生脉散或参附汤，或用参附注射液肌内注射，每次2～4mL，每日1～2次，或每次20mL稀释于5%或10%葡萄糖注射液20mL内，静脉推注，以回阳救逆、益气固脱。此时病情复杂，可配合西医治疗，如给予抗生素或皮质激素，纠正电解质紊乱，抗休克，及时处理伤口等。

要点五　辨证论治

分型	辨证要点	治法	方药
感染邪毒证	产后高热寒战，热势不退，小腹疼痛拒按，恶露量或多或少，色紫暗如败酱，气臭秽，心烦口渴，尿少色黄，大便燥结，舌红苔黄，脉数有力	清热解毒，凉血化瘀	五味消毒饮合失笑散加减或解毒活血汤加减
外感证	产后恶寒发热，鼻流清涕，头痛，肢体酸痛，无汗，舌苔薄白，脉浮紧	养血祛风，疏解表邪	荆防四物汤加减
血虚证	产后低热不退，腹痛绵绵，喜按，恶露量或多或少，色淡质稀，自汗，头晕心悸，舌质淡，苔薄白，脉细数	补血益气，和营退热	八珍汤加减
血瘀证	产后寒热时作，恶露不下或下亦甚少，色紫暗有块，小腹疼痛拒按，舌质紫暗或有瘀点，脉弦涩	活血化瘀，和营退热	生化汤加味或桃红消瘀汤

[常考考点] 产后发热的证型及其辨证要点、治法、使用方剂。

细目四　产后腹痛

【考点突破攻略】

要点一　概述

产妇在产褥期内，发生与分娩或产褥有关的小腹疼痛，称为"产后腹痛"。

要点二　病因病机

主要病因：气血两虚，瘀滞子宫。
主要病机：气血运行不畅——不荣则痛；迟滞而痛——不通则痛。

要点三　鉴别诊断

1. 产后伤食腹痛　多有伤食史，痛在脘腹，常伴有胃脘满闷、嗳腐吞酸、呕吐腹泻、大便臭秽、舌苔垢腻，而恶露无异常改变。

2. 产褥感染腹痛　小腹疼痛剧烈，持续不减拒按，伴有发热恶寒或高热寒战，恶露时多时少，色紫暗如败酱，气臭秽，舌质红，苔黄腻，脉弦数或洪数。实验室检查（血常规和分泌物培养）、妇科检查、B超检测所获相应阳性资料，可资鉴别。

3. 产后痢疾　可有产后腹痛窘迫症状，里急后重，大便呈赤白脓血样，大便常规检查可见多量红细胞和白细胞。

要点四　辨证论治

治疗原则以"<u>补虚化瘀，调畅气血</u>"为主。虚者补而调之，实者通而调之。用药勿过于滋腻，亦勿过于攻逐。胎盘、胎衣残留者，手术清除。

分型	辨证要点	治法	方药
气血两虚证	产后小腹隐隐作痛，数日不止，<u>喜按喜揉，恶露量少，色淡红，质稀无块</u>，面色苍白，头晕眼花，<u>心悸怔忡，大便干结</u>，舌质淡，苔薄白，脉细弱	补血益气，缓急止痛	肠宁汤
瘀滞子宫证	产后小腹疼痛，拒按，得热痛缓；恶露量少，涩滞不畅，<u>色紫暗有块</u>，块下痛减，面色青白，四肢不温，或伴胸胁胀痛，舌质紫暗，脉沉紧或弦涩	活血化瘀，温经止痛	生化汤加益母草

[常考考点] 产后腹痛的证型及其辨证要点、治法、使用方剂。

细目五　产后身痛

【考点突破攻略】

要点一　概述

<u>产妇在产褥期内，出现肢体或关节酸楚、疼痛、麻木、重着者，称为"产后身痛"，俗称"产后风"</u>。

[常考考点] 产后身痛的辨病要点是产妇在产褥期内，出现肢体或关节酸楚、疼痛、麻木、重着。

要点二　病因病机

本病的发生机理，主要是产后营血亏虚，经脉失养或风寒湿邪乘虚而入，稽留关节、经络所致。常见病因有血虚、风寒、血瘀、肾虚。

要点三　鉴别诊断

1. 痹证　本病外感风寒型与痹证的发病机理相近，临床表现也有类似，二者病位都在肢体关节。但本病只发生在产褥期，与产褥生理有关，痹证则任何时候均可发病。若产后身痛日久不愈，迁延至产褥期后，则不属本病，当属痹证论治。

2. 痿证　二者症状均在肢体关节。产后身痛以肢体、关节疼痛、重着、屈伸不利为特点，有时亦兼麻木不仁或肿胀，但无瘫痪的表现；痿证则以肢体痿弱不用、肌肉瘦削为特点，肢体关节一般不痛。

要点四　辨证论治

分型	辨证要点	治法	方药
血虚证	产后遍身关节酸痛、肢麻、面色萎黄、头晕心悸、舌淡、苔薄、脉细弱	养血益气，温经通络	黄芪桂枝五物汤加当归、秦艽、丹参、鸡血藤
外感证	产后肢体关节疼痛，屈伸不利，或痛无定处、或冷痛剧烈，宛如针刺，得热则舒，或关节肿胀、麻木、重着，伴有恶寒怕风，舌淡，苔薄白，脉濡细	养血祛风，散寒除湿	独活寄生汤
血瘀证	产后身痛，下肢为甚，痛有定处、麻木发硬、重着、屈伸不利，恶露量少，腹痛拒按，舌暗苔白，脉弦涩	养血活血，化瘀祛湿	身痛逐瘀汤加毛冬青、忍冬藤、益母草、木瓜
肾虚证	产后腰膝、足跟痛，艰于俯仰，头晕耳鸣，夜尿多，舌淡暗，脉沉细涩	补肾养血，强腰壮骨	养荣壮肾汤加秦艽、熟地黄

［常考考点］产后身痛的证型及其辨证要点、治法、使用方剂。

细目六　产后恶露不绝

【考点突破攻略】

要点一　概述

产后血性恶露持续10天以上仍淋沥不尽者，称为"恶露不绝"。又称"恶露不尽"。相当于西医学的子宫复旧不良、晚期产后出血。

［常考考点］产后恶露不绝的辨病要点是产后血性恶露持续10天以上仍淋沥不尽。

要点二　病因病机

产后恶露不绝的主要病机是胞宫藏泻失度，冲任不固，血海不宁。常见病因有气虚、血热、血瘀。

要点三　鉴别诊断

1. 子宫黏膜下肌瘤　产后阴道出血淋沥不尽，B超提示宫内无胎盘胎膜残留，或可提示黏膜下肌瘤，HCG阴性。

2. 绒毛膜癌　本病25%发生于正常妊娠足月产2～3个月后，除产后阴道出血淋沥不尽外，有时可见转移症状，如咯血、阴道紫蓝色结节，可拍胸片，查尿HCG、B超、诊刮等辅助诊断，如HCG阳性，B超提示宫内无胎盘胎膜残留、子宫增大而软，或有子宫壁肿瘤，或卵巢黄素化囊肿。诊断性刮宫，组织物病理检查见坏死组织间夹有增生活跃，异型性滋养细胞，则可确诊。

要点四　辨证论治

分型	辨证要点	治法	方药
气虚证	产后恶露过期不止，量多，色淡，质稀，无臭味，面色㿠白，神疲懒言，四肢无力，小腹空坠，舌淡，苔薄白，脉细弱	补气摄血固冲	补中益气汤加艾叶、阿胶、益母草
血热证	产后恶露过期不止，量较多，色紫红，质黏稠，其气臭秽，面色潮红，口燥咽干，舌质红，脉细数	养阴清热止血	保阴煎加益母草、七叶一枝花、贯众
血瘀证	产后恶露过期不止，量时多时少，色紫暗，夹有血块，块下痛减，小腹疼痛拒按，舌紫暗或边有瘀点，脉沉涩	活血化瘀止血	生化汤加益母草、炒蒲黄

［常考考点］产后恶露不绝的证型及其辨证要点、治法、使用方剂。

细目七 缺乳

【考点突破攻略】

要点一 概述

产后哺乳期内，产妇乳汁甚少或全无者，称为"缺乳"，又称"产后乳汁不行"。

要点二 病因病机

乳汁为血所化生，来源于中焦脾胃。乳汁的分泌是否畅通，还有赖于肝气的疏泄。乳汁缺乏，多因气血虚弱，生化之源不足，或肝郁气滞，乳络不畅所致。常见病因有气血虚弱、肝郁气滞、痰浊阻滞。

要点三 辨证论治

辨证依据乳汁和乳房的情况辨虚实。虚：乳房松软不胀不痛，挤压乳汁点滴而出，质稀。实：乳房胀满而痛，挤压乳汁疼痛难出，质稠。治法：虚则补之，实则疏之。具体治法：调理气血，通络下乳。

分型	辨证要点	治法	方药
气血虚弱证	产后乳汁少，甚或全无，乳汁清稀，乳房柔软，无胀满感，面色少华，倦怠乏力，舌淡苔薄白，脉细弱	补气养血，佐以通乳	通乳丹
肝郁气滞证	产后乳汁分泌少，甚或全无，乳房胀硬、疼痛，乳汁稠，伴胸胁胀满，情志抑郁，食欲不振，舌质正常，苔薄黄，脉弦或弦滑	疏肝解郁，通络下乳	下乳涌泉散
痰浊阻滞证	乳汁甚少或无乳可下，乳房硕大或下垂不胀满，乳汁不稠，形体肥胖，胸闷痰多，纳少便溏，或食多乳少，舌淡胖，苔腻，脉沉细	健脾化痰通乳	苍附导痰丸合漏芦散

[常考考点] 缺乳的证型及其辨证要点、治法、使用方剂。

细目八 产后抑郁

【考点突破攻略】

要点一 概述

产后抑郁是以产妇在分娩后出现情绪低落、精神抑郁为主要症状的病证，是产褥期精神综合征中最常见的一种类型。西医称之为"产褥期抑郁症"。

要点二 病因病机

本病的发生与产妇的个性特征、体质因素及产后多虚多瘀的生理变化有关。主要病机是血虚或血瘀导致心神不守。常见病因有心脾两虚、瘀血内阻、肝郁气结。

要点三 辨证论治

分型	辨证要点	治法	方药
心脾两虚证	产后焦虑，忧郁，心神不宁，常悲伤欲哭，情绪低落，失眠多梦，健忘，精神萎靡，伴神疲乏力，面色萎黄，纳少便溏，脘闷腹胀，舌淡，苔薄白，脉细弱	健脾益气，养心安神	归脾汤
瘀血内阻证	产后抑郁寡欢，默默不语，失眠多梦，神志恍惚，恶露淋沥日久，色紫暗有块，面色晦暗，舌暗有瘀斑，苔白，脉弦而涩	活血逐瘀，镇静安神	调经散或芎归泻心汤
肝郁气结证	产后心情抑郁，心神不安，夜不入寐，或噩梦纷纭，惊恐易醒，恶露量或多或少，色紫暗有块，胸闷纳呆，善太息，苔薄，脉弦	疏肝解郁，镇静安神	逍遥散加首乌藤、合欢皮、磁石、柏子仁

[常考考点] 产后抑郁的证型及其辨证要点、治法、使用方剂。

细目九　产后小便不通

【考点突破攻略】

要点一　概述

新产后产妇发生排尿困难，小便点滴而下，甚则闭塞不通，小腹胀急疼痛者，称"产后小便不通"，又称"产后癃闭"。

[常考考点] 产后小便不通的辨病要点是新产后产妇发生排尿困难，小便点滴而下，甚则闭塞不通，小腹胀急疼痛。

要点二　病因病机

产后小便不通的主要病机是膀胱气化失司所致。若肺脾气虚，肾阳不足，气机阻滞或瘀血阻滞，可导致膀胱气化失常，发为小便不通。常见的病因有气虚、肾虚和血瘀。

要点三　辨证论治

产后小便不通因病在产后，不可滥用通利之品。

分型	辨证要点	治法	方药
气虚证	产后小便不通，小腹胀急疼痛，或小便清白，点滴而下，倦怠乏力，少气懒言，语音低微，面色少华，舌质淡，苔薄白，脉缓弱	补气升清，化气行水	补中益气汤去升麻，加桔梗、茯苓、通草
肾虚证	产后小便不通，小腹胀急疼痛或小便色白而清，点滴而下，面色晦暗，腰膝酸软，舌质淡，苔白，脉沉细无力	温补肾阳，化气行水	济生肾气丸或金匮肾气丸
血瘀证	产程不顺，产时损伤膀胱，产后小便不通或点滴而下，尿色略混浊、带血丝，小腹胀满疼痛，舌正常或暗，脉涩	活血化瘀，行气利水	加味四物汤或小蓟饮子

[常考考点] 产后小便不通的证型及其辨证要点、治法、使用方剂。

细目十　产后小便淋痛

【考点突破攻略】

要点一　概述

产后出现尿频、尿急、淋沥涩痛等症状，称"产后小便淋痛"，又称"产后淋""产后溺淋"。

要点二　病因病机

产后小便淋痛的主要病机是膀胱气化失司，水道不利。肾与膀胱相表里，肾阴亏虚，阴虚火旺，热灼膀胱，或湿热客于脬中，热迫膀胱，或肝郁化热，移热膀胱，膀胱气化不利，致小便淋沥涩痛。常见的病因有湿热蕴结、肾阴亏虚、肝经郁热。

要点三　辨证论治

分型	辨证要点	治法	方药
湿热蕴结证	产时不顺，产后突感小便短涩，淋沥灼痛，尿黄赤或混浊，口渴不欲饮，心烦，舌红，苔黄腻，脉滑数	清热利湿通淋	加味五淋散加益母草，或八正散，或分清饮
肾阴亏虚证	产后小便频数，淋沥不爽，尿道灼热疼痛，尿少色深黄，伴腰酸膝软，头晕耳鸣，手足心热，舌红，苔少，脉细数	滋肾养阴通淋	知柏地黄汤

续表

分型	辨证要点	治法	方药
肝经郁热证	产后小便艰涩而痛，余沥不尽，尿色红赤色，情志抑郁或心烦易怒，小腹胀满，甚或两胁胀痛，口苦而干，大便干结，舌红，苔黄，脉弦数	疏肝清热通淋	沉香散

[常考考点] 产后小便淋痛的证型及其辨证要点、治法、使用方剂。

【例题实战模拟】

A1 型题

1. 产后"三病"是指
   A. 呕吐、泄泻、盗汗　　　B. 尿失禁、缺乳、大便难　　　C. 血晕、发热、痉证
   D. 病痓、病郁冒、大便难　　　E. 腹痛、恶露不下、发热

A2 型题

2. 患者，女，24 岁，已婚。产后 10 天，高热 3 天，下腹疼痛拒按，恶露量少、色紫暗、有臭味，烦热渴饮，尿黄便结，舌红苔黄厚，脉滑数。其证候是
   A. 外感风热　　B. 阴虚内热　　C. 血热　　D. 血瘀　　E. 感染邪毒

3. 患者，女，24 岁，已婚。产后 1 周，小腹隐隐作痛，喜按，恶露量少、色淡，头晕耳鸣，舌淡红，苔薄白，脉虚细。其证候是
   A. 气虚　　B. 肾虚　　C. 血虚　　D. 虚寒　　E. 脾肾两虚

4. 患者，女，24 岁，已婚。产后 4 周恶露过期不止，量多，色淡红，质稀，小腹空坠，面色苍白，舌淡，脉缓弱。治疗应首选
   A. 归脾汤　　B. 补中益气汤　　C. 圣愈汤　　D. 人参养荣汤　　E. 参附汤

5. 患者，女，29 岁，已婚。因分娩时受寒，产后小腹疼痛、拒按，恶露量少、行而不畅、色暗、有块，四肢不温，面色青白，脉沉紧。治疗应首选
   A. 温经汤（《妇人大全良方》）　　B. 肠宁汤　　C. 温胞饮　　D. 生化汤　　E. 川楝汤

6. 患者，女，35 岁，已婚。产后半月余，全身关节疼痛，肢体酸楚麻木，头晕心悸，舌淡红，少苔，脉细无力。治疗应首选
   A. 黄芪桂枝五物汤　　B. 养荣壮肾汤　　C. 独活寄生汤　　D. 八珍汤　　E. 黄芪汤

【参考答案】

1. D　2. E　3. C　4. B　5. D　6. A

第十一单元　妇科杂病

细目一　概述

【考点突破攻略】

要点一　妇科杂病的定义

凡不属于经、带、胎、产疾病范围，而又与妇女解剖、生理、病机特点密切相关的各种妇科疾病，称为"妇科杂病"。

要点二　妇科杂病的范围

常见的妇科杂病有癥瘕、盆腔炎、不孕症、阴痒、阴疮、子宫脱垂、妇人脏躁。

要点三　妇科杂病的病因病机

由于杂病范围广，其病因病机较为复杂。寒热湿邪、七情内伤、生活因素、体质因素均可导致疾病的发生。病机主要是肾、肝、脾功能失调，气血失调，直接或间接影响冲任、胞宫、胞脉、胞络而发生妇科杂病。最常见的病因病机是气滞血瘀，湿热瘀结，痰湿壅阻，肾虚，肝郁，脾虚，冲任、胞脉、胞络损伤，及脏阴不足等。

要点四　妇科杂病的治疗

重在整体调补肾、肝、脾功能，调理气血，调治冲任、胞宫，以恢复其生理功能。

细目二　癥瘕

【考点突破攻略】

要点一　概述

妇女下腹结块，伴有或胀，或痛，或满，或异常出血者，称为癥瘕。癥者有形可征，固定不移，推揉不散，痛有定处，病属血分。瘕者假聚成形，聚散无常，推之可移，痛无定处，病属气分。

[常考考点] 癥与瘕的区别。

要点二　病因病机

癥瘕的发生，主要是由于机体正气不足，风寒湿热之邪内侵，或七情、房事、饮食内伤，脏腑功能失调，气机阻滞，瘀血、痰饮、湿浊等有形之邪凝结不散，停聚小腹，日月相积，逐渐而成。由于病程日久，正气虚弱，气、血、痰、湿互相影响，故多互相兼夹而有所偏重，极少出现单纯的气滞、血瘀或痰湿。主要病因有气滞血瘀、痰湿瘀结、湿热瘀阻和肾虚血瘀。

要点三　鉴别诊断

主要与内科、外科之积聚相鉴别，如消化道肿瘤、泌尿系肿瘤、多囊肾等，一般通过妇科检查可以鉴别。但对于盆腔的包块，要结合病史并参考影像学检查进行鉴别。如子宫增大，要首先排除妊娠。

要点四　辨证论治

分型	辨证要点	治法	方药
气滞血瘀证	下腹部结块，触之有形，按之痛或不痛，小腹胀满，月经先后不定，经血量多有块，经行难净，精神抑郁，胸闷不舒，面色晦暗，肌肤甲错，舌质紫暗，或有瘀斑，脉沉弦涩	行气活血，化瘀消癥	香棱丸或大黄䗪虫丸
痰湿瘀结证	下腹结块，触之不坚，固定难移，经行量多，淋沥难净，经间带下增多，胸脘痞闷，腰腹疼痛，舌体胖大，紫暗，有瘀斑、瘀点，苔白厚腻，脉弦滑或沉涩	化痰除湿，活血消癥	苍附导痰丸合桂枝茯苓丸
湿热瘀阻证	下腹部肿块，热痛起伏，触之痛剧，痛连腰骶，经行量多，经期延长，带下量多，色黄如脓，或赤白相杂，兼见身热口渴，心烦不宁，大便秘结，小便黄赤，舌暗红，有瘀斑，苔黄，脉弦滑数	清热利湿，化瘀消癥	大黄牡丹皮汤
肾虚血瘀证	下腹部结块，触痛，月经量多或少，经行腹痛较剧，经色紫暗有块，婚久不孕或曾反复流产，腰酸膝软，头晕耳鸣，舌暗，脉弦细	补肾活血，消癥散结	补肾祛瘀汤或益肾调经汤

[常考考点] 癥瘕的证型及其辨证要点、治法、使用方剂。

细目三 盆腔炎

【考点突破攻略】

要点一 概述

女性内生殖器及其周围的结缔组织、盆腔腹膜发生的炎症，称为盆腔炎。

盆腔炎可分为急性和慢性两种。急性盆腔炎继续发展可转化为慢性盆腔炎。

要点二 病因病机

急性盆腔炎多发在产后、流产后、宫腔内手术处置后，或经期卫生保健不当之际，邪毒乘虚侵袭，稽留于冲任及胞宫脉络，与气血相搏结，邪正交争，而发热疼痛，邪毒炽盛则腐肉酿脓，甚至泛发为急性腹膜炎、感染性休克。常见病因有热毒炽盛、湿热瘀结。

慢性盆腔炎常为急性盆腔炎未能彻底治疗，或患者体质虚弱，病程迁延所致；亦可无急性发病史，起病缓慢，病情顽固，反复不愈。临床根据病变特点及部位的不同，分别称为慢性输卵管炎、输卵管积水、输卵管卵巢炎、输卵管卵巢囊肿、慢性盆腔结缔组织炎。其病因病机主要是经行产后，胞门未闭，风寒湿热之邪，或虫毒乘虚内侵，与冲任气血相搏结，蕴积于胞宫，反复进退，耗伤气血，虚实错杂，缠绵难愈。常见病因有湿热瘀结、气滞血瘀、寒湿凝滞、气虚血瘀。

要点三 盆腔炎的诊断

1. 急性盆腔炎的诊断

（1）病史：近期有经行、产后、妇产科手术、房事不洁等发病因素。

（2）临床表现：呈急性病容，辗转不安，面部潮红，高热不退，小腹部疼痛难忍，赤白带下或恶露量多，甚至入脓血，亦可伴有腹胀、腹泻、尿频、尿急等症状。

（3）检查

1）妇科检查：小腹部紧张，压痛、反跳痛；阴道充血，脓血性分泌物量多；宫颈充血，宫颈触压痛拒按，宫体两侧压痛明显，甚则触及包块；盆腔形成脓肿，位置较低者则后穹隆饱满，有波动感。

2）辅助检查：血常规检查见白细胞升高，粒细胞更明显。阴道、宫腔分泌物或血培养可见致病菌。后穹隆穿刺可吸出脓液。B超可见盆腔内有炎性渗出液或肿块。

2. 慢性盆腔炎的诊断

（1）病史：既往有急性盆腔炎、阴道炎、节育或妇科手术史，或不洁性生活史。

（2）临床表现：下腹部疼痛，痛连腰骶，可伴有低热起伏，易疲劳，劳则复发，带下增多，月经不调，甚至不孕。

（3）妇科检查：子宫触压痛，活动受限，宫体一侧或两侧附件增厚、压痛，甚则触及炎性肿块。盆腔B超、子宫输卵管造影及腹腔镜检查有助于诊断。

要点四 鉴别诊断

1. 急性盆腔炎需与如下疾病相鉴别

（1）异位妊娠：输卵管妊娠流产、破裂者，腹腔内出血，临床表现为腹痛、阴道流血，甚至晕厥，与急性盆腔炎相似。盆腔炎者高热，白细胞明显升高。异位妊娠者HCG（+）。后穹隆穿刺，异位妊娠者可吸出不凝固的积血，盆腔炎者则为脓液，可资鉴别。

（2）急性阑尾炎：与急性盆腔炎都有身热、腹痛、白细胞升高。盆腔炎痛在下腹部两侧，病位较低，常伴有月经异常；急性阑尾炎多局限于右下腹部，有麦氏点压痛、反跳痛。

（3）卵巢囊肿蒂扭转：常有突然腹痛，渐加重，甚至伴有恶心呕吐，一般体温不甚高。B超检查或妇科盆腔检查可资鉴别。

2. 慢性盆腔炎需与如下疾病相鉴别

（1）子宫内膜异位症：以进行性加重的痛经为特征，病程长，与慢性盆腔炎相似。后者的特点是长期慢性疼痛，可有反复急性发作，低热，经行、性交、劳累后疼痛加重。子宫内膜异位症平时不通，或仅有轻微疼痛不适，经期则腹痛难忍，并呈进行性加重。腹腔镜检、B超及抗子宫内膜抗体等检验有助于确诊。

（2）卵巢囊肿：慢性盆腔炎形成输卵管积水，或输卵管卵巢囊肿者，需与卵巢囊肿者鉴别。前者有盆腔炎病史，肿块成腊肠型，囊壁较薄，周围有粘连，活动受限，卵巢囊肿多为网形或椭圆形，周围无粘连，活动自如，常无明显自觉不适，偶于妇科体检中发现。B超可资鉴别。

要点五　辨证论治

分型		辨证要点	治法	方药
急性盆腔炎	热毒炽盛证	高热腹痛，恶寒或寒战，下腹部疼痛拒按，咽干口苦，大便秘结，小便短赤，带下量多、色黄、或赤白相杂，质黏稠，如脓血，舌红，苔黄厚，脉滑数	清热解毒，利湿排脓	五味消毒饮合大黄牡丹汤
急性盆腔炎	湿热瘀结证	下腹部疼痛拒按或胀满，热势起伏，寒热往来，带下量多、色黄、质稠、味臭秽，经量增多，经期延长，淋沥不止，大便溏或燥结，小便短赤，舌红，有瘀点，苔黄厚，脉弦滑	清热利湿，化瘀止痛	仙方活命饮加薏苡仁、冬瓜仁
慢性盆腔炎	湿热瘀结证	少腹部隐痛或疼痛拒按，痛连腰骶，低热起伏，经行或劳累时加重，带下量多，色黄，质黏稠，胸闷纳呆，口干不欲饮，大便溏或秘结，小便黄赤，舌体胖大，色红，苔黄腻，脉弦数或滑数	清热利湿，化瘀止痛	银甲丸或当归芍药散加丹参、毛冬青、忍冬藤、田七
慢性盆腔炎	气滞血瘀证	少腹部胀痛或刺痛，经行腰腹疼痛加重，经量多，有血块，带下量多，婚后多年不孕，经前乳房胀痛，舌体紫暗，有瘀斑、瘀点，苔薄，脉弦涩	活血化瘀，理气止痛	膈下逐瘀汤
慢性盆腔炎	寒湿凝滞证	小腹冷痛，或坠胀疼痛，经行腹痛加重，喜热恶寒，得热痛减，月经错后，经量少、色暗，带下淋沥，腰骶冷痛，小便频数，婚久不孕，舌暗红，苔白腻，脉沉迟	祛寒除湿，活血化瘀	少腹逐瘀汤
慢性盆腔炎	气虚血瘀证	下腹部疼痛结块，缠绵日久，痛连腰骶，经行加重，经量多，有血块，带下量多，疲乏无力，食少纳呆，舌暗红，有瘀点、瘀斑，苔白，脉弦涩无力	益气健脾，化瘀散结	理冲汤

[常考考点]急、慢性盆腔炎的证型及其辨证要点、治法、使用方剂。

细目四　不孕症

【考点突破攻略】

要点一　概述

凡女子婚后未避孕，有正常性生活，同居1年以上，而未受孕者，称原发性不孕，古称"全不产"。曾有过妊娠，而后未避孕，又连续1年以上未再受孕者，称继发性不孕，古称"断绪"。

[常考考点]不孕症的辨病要点是女子婚后未避孕，有正常性生活，同居1年以上，而未受孕者，称原发性不孕。

要点二　病因病机

本病的病机有虚实两端。虚者因冲任、胞宫失于濡养与温煦，难以成孕。引起其病机变化的主要因素有肾阳亏损和肾阴不足等诸端。而实者因瘀滞内停，冲任受阻，不能摄精成孕。引起实证病机变化的主要因素有肝郁、痰湿和血瘀。

要点三　诊断

1. 询问病史　结婚年龄、丈夫健康状况、性生活情况、月经史、既往史（有无结核、阑尾炎手术、甲状腺病等）、家族史、既往生育史。对继发不孕者尤需问清有无感染病史。

2. 体格检查　注意第二性征的发育，内外生殖器的发育，有无畸形、炎症、包块及溢乳等。

3. 不孕症特殊检查

(1) 卵巢功能检查：了解卵巢有无排卵及黄体功能状态。如BBT、B超监测排卵、阴道脱落细胞涂片检查、子宫颈黏液结晶检查、子宫内膜活检、女性激素测定等。

(2) 输卵管通畅试验：常用输卵管通液术、子宫输卵管碘油（或碘水）造影及B超下输卵管过氧化氢溶液通液术。除检查子宫输卵管有无畸形、是否通畅、有无子宫内膜结核和肌瘤外，还有一定的分离粘连的治疗作用。

(3) 免疫因素检查：如抗精子抗体（ASAB）、抗内膜抗体（EMAB）。

(4) 子宫腔镜检查：怀疑有宫腔或宫内膜病变时，可做宫腔镜检查或做宫腔粘连分离。

(5) 腹腔镜检查：上述检查均未见异常，或输卵管造影有粘连等，可做腹腔镜检查，可发现术前未发现的病变，如子宫内膜异位症等。亦可做粘连分离术、内异病灶电凝术、多囊卵巢打孔术。必要时剖腹探查。

(6) 排除垂体病变：当怀疑垂体病变时，应做头CT、MRI检查，排除垂体病变引起的不孕。

要点四　辨证论治

分型		辨证要点	治法	方药
肾虚证	肾气虚证	婚久不孕，月经不调或停闭，经量或多或少，色暗，头晕耳鸣，腰膝酸软，精神疲倦，小便清长，舌淡，苔薄，脉沉细，两尺尤甚	补肾益气，温养冲任	毓麟珠
	肾阳虚证	婚久不孕，月经后推或停闭不行、色淡暗，性欲淡漠，小腹冷，带下量多，清稀如水，或子宫发育不良，头晕耳鸣，腰膝酸软，夜尿多，眼眶暗、面部暗斑，舌淡暗，苔白，脉沉细尺弱	温肾暖宫，调补冲任	温胞饮或右归丸
	肾阴虚证	婚久不孕，月经提前，经量少或停闭，经色鲜红，或行经时间延长，甚至崩中或漏下不止，形体消瘦，头晕耳鸣，腰膝酸软，五心烦热，失眠多梦，眼花心悸，肌肤失润，阴中干涩，舌稍红略干，苔少，脉细或细数	滋肾养血，调补冲任	养精种玉汤
肝气郁结证		婚久不孕，月经或先或后，经量多少不一，或经来腹痛，或经前烦躁易怒，胸胁、乳房胀痛，精神抑郁，善太息，舌暗红或有瘀点、瘀斑，脉弦细	疏肝解郁，理血调经	开郁种玉汤加减
瘀滞胞宫证		婚久不孕，月经推后或周期正常，经来腹痛，或呈进行性加剧，经量多少不一，经色紫暗，有血块，块下痛减；或经行不畅，淋沥难净，或经间出血；或肛门坠胀不适，性交痛，舌紫暗或有瘀点、瘀斑，脉弦或弦细涩	逐瘀荡胞，调经助孕	少腹逐瘀汤加减
痰湿内阻证		婚久不孕，形体肥胖，月经推后，甚闭不行，带下量多、色白、质黏、无臭，头晕心悸，胸闷泛恶，面目浮肿或㿠白，舌淡胖，苔白腻，脉滑	燥湿化痰，理气调经	苍附导痰丸

[常考考点] 不孕症的证型及其辨证要点、治法、使用方剂。

要点五　辨病与辨证结合

1. 排卵障碍性不孕　包括无排卵和黄体功能不全。伴发的病种如先天性卵巢发育不良、席汉综合征、无排卵性功能失调性子宫出血、多囊卵巢综合征、高催乳素血症、未破裂卵泡黄素化综合征、子宫内膜异位症、卵巢早衰等。无排卵者，治疗多以补益肾气，平衡肾阴阳，调整肾–天癸–冲任–胞宫生殖轴以促排卵，如促排卵汤（《罗元恺论医集》）。黄体功能不全者，治疗多以补肾疏肝为主。常见的证型有脾肾阳虚、肝肾阴虚、肾虚血瘀、肾虚痰湿和肾虚肝郁等。

2. 免疫性不孕　导致免疫性不孕的因素很多，在人体中不论精子、卵子、受精卵、性激素、促性腺激素及精浆，都具有一定的抗原性，导致免疫反应，造成不孕。造成不孕的免疫反应可分为同种免疫、局部免疫及自身免疫三种。目前进行的大多是对抗精子免疫性不孕的研究。中医学认为引起免疫性不孕的常见病因病机是肾虚血瘀、阴虚火旺、气滞血瘀和湿热互结，并按相应的证型进行临床和实验室研究，取得了一定的经验，值得进一步研究。

3. 输卵管阻塞性不孕　多因盆腔慢性炎症导致输卵管粘连、积水、僵硬、扭曲或闭塞，使输卵管丧失其输送精子、卵子和受精卵的功能，或造成精卵结合障碍而发为不孕。输卵管阻塞性不孕的中医常见证型为气滞血瘀、湿热瘀阻、肾虚血瘀、寒凝血瘀。治疗多以疏肝理气、化瘀通络为主，内服外治（中药保留灌肠或外敷下腹部），配合导管扩通（介入治疗）可提高疗效。

细目五　阴痒

【考点突破攻略】

要点一　概述

妇女外阴及阴道瘙痒，甚则痒痛难忍，坐卧不宁，或伴有带下增多等，称为"阴痒"。

要点二　病因病机

本病的内因是脏腑虚损，肝肾功能失常；外因是会阴局部损伤，带下尿液停积，湿蕴生热，湿热生虫，虫毒侵蚀，则致外因瘙痒难忍。常见病因是肝经湿热，带下浸渍；湿虫滋生，虫蚀阴中；或肝肾阴虚，外阴失养。

要点三　诊断

1. 病史　有不良的卫生习惯，带下量多，长期刺激外阴部，或有外阴、阴道炎病史。
2. 临床表现　妇人前阴部瘙痒时作，甚则难以忍受，坐卧不宁，亦可波及肛门周围或大腿内侧。
3. 检查
（1）妇科检查：外阴部皮肤粗糙，有抓痕，色素蜕变，甚则皲裂、破溃、黄水淋漓。
（2）实验室检查：白带镜检正常或可见念珠菌、滴虫等。

要点四　辨证论治

分型	辨证要点	治法	方药
肝经湿热证	阴部瘙痒难忍，坐卧不安，外阴皮肤粗糙增厚，有抓痕，黏膜充血破溃，或带下量多，色黄如脓，或呈泡沫米泔样，或灰白如凝乳，味腥臭，伴心烦易怒，胸胁满痛，口苦口腻，食欲不振，小便黄赤，舌体胖大，色红，苔黄腻，脉弦滑	清热利湿，杀虫止痒	龙胆泻肝汤或萆薢渗湿汤，外用蛇床子散
肝肾阴虚证	阴部瘙痒难忍，干涩灼热，夜间加重，或会阴部肤色变浅白，皮肤粗糙，皲裂破溃，眩晕耳鸣，五心烦热，烘热汗出，腰酸腿软，口干不欲饮，舌红苔少，脉细数无力	滋阴补肾，清肝止痒	知柏地黄汤加当归、栀子、白鲜皮

[常考考点] 阴痒的证型及其辨证要点、治法、使用方剂。

要点五　阴痒的外治法

1. 熏洗盆浴　蛇床子30g，百部30g，苦参30g，徐长卿15g，黄柏20g，荆芥（或薄荷）20g（后下）。
2. 阴道纳药　根据白带检查结果，针对病源选药。

细目六　阴疮

【考点突破攻略】

要点一　概述

女子外阴部结块红肿，或溃烂成疮，黄水淋沥，局部肿痛，甚则溃疡如虫蚀状者，称"阴疮"，又称"阴蚀""阴蚀疮"。

要点二　病因病机

本病主要由热毒炽盛或寒湿凝滞，侵袭外阴部肌肤所致，常见病因有热毒、寒湿。

要点三　辨证论治

分型	辨证要点	治法	方药
热毒证	外阴部皮肤局限性鲜红肿胀，破溃糜烂，灼热结块，脓苔稠黏，或脓水淋沥，全身可见身热心烦，口干纳少，便秘尿黄，舌红苔黄腻，脉弦滑数	清热利湿，解毒消疮	龙胆泻肝汤
寒湿证	阴部肌肤肿溃，触之坚硬，色晦暗不泽，日久不愈，脓水淋沥，疼痛绵绵，伴面色㿠白，精神不振，疲乏无力，畏寒肢冷，食少纳呆，舌淡，苔白腻，脉细弱	温经散寒，除湿消疮	阳和汤或托里消毒散

[常考考点] 阴疮的证型及其辨证要点、治法、使用方剂。

细目七　阴挺

【考点突破攻略】

要点一　概述

妇女子宫下脱，甚则挺出阴户之外，或阴道壁膨出。前者为阴挺，西医称为子宫脱垂；后者为阴道壁膨出，称阴挺，又称"阴菌""阴脱"。因多发生在产后，故又有"产肠不收"之称。

要点二　病因病机

本病的主要病机是气虚下陷与肾虚不固致胞络损伤，不能提摄子宫。

1. 气虚　素体虚弱，中气不足，或产时损伤，或产后过早操劳负重，或长期咳嗽等，以致脾虚气弱，中气下陷，不能提摄，故阴挺下脱。

2. 肾虚　先天不足，或房劳多产，或年老体弱，肾气亏虚，以致胞络损伤，子宫虚冷，摄纳无力，亦令下脱。

要点三　子宫脱垂的诊断与分度

根据病史及检查诊断不难。根据患者平卧并用力向下屏气时子宫下降的程度，将子宫脱垂分为三度：

Ⅰ度　轻型：宫颈外口距处女膜缘＜4cm，未达处女膜缘。

　　　重型：宫颈已达处女膜缘，阴道口可见宫颈。

Ⅱ度　轻型：宫颈脱出阴道口，宫体仍在阴道内。

　　　重型：宫颈及部分宫体脱出阴道口。

Ⅲ度　宫颈与宫体全部脱出于阴道口外。

要点四　辨证论治

分型	辨证要点	治法	方药
气虚证	子宫下移或脱出于阴道口外，阴道壁松弛膨出，劳则加剧，小腹下坠，四肢无力，气少懒言，面色少华，小便频数，带下量多，质稀色白，舌淡苔薄，脉缓弱	补中益气，升阳举陷	补中益气汤加金樱子、杜仲、续断
肾虚证	子宫下脱，日久不愈，头晕耳鸣，腰膝酸软，小腹下坠，小便频数，夜间尤甚，带下清稀，舌淡红，脉沉弱	补肾固脱，益气升提	大补元煎加黄芪

[常考考点] 阴挺的证型及其辨证要点、治法、使用方剂。

【例题实战模拟】

A2型题

1. 患者，女，32岁。小腹及少腹疼痛拒按，有灼热感，伴腰骶疼痛，低热起伏，带下量多，色黄、质稠，溲黄，舌红苔黄腻，脉弦滑。其治法是

　　A. 清热除湿，化瘀止痛　　B. 行气活血，化瘀止痛　　C. 疏肝理气，化瘀止痛

D.凉血活血，化瘀止痛　　E.健脾利湿，化瘀止痛
2.患者，女，30岁。发现下腹包块1月余，小腹胀痛，痛无定处，舌苔薄润，脉沉弦。其证候是
　　A.血瘀　　B.寒凝　　C.气滞　　D.痰湿　　E.湿郁
3.患者，女，43岁，已婚。结婚10年不孕，月经先后无定期，量少，色暗，头晕耳鸣，腰膝酸软，舌淡，苔薄，脉沉细。治疗应首选
　　A.养精种玉汤　　B.毓麟珠　　C.开郁种玉汤　　D.温胞饮　　E.育阴汤
4.患者，女，56岁。阴部奇痒、干涩7天，五心烦热，腰酸腿软，舌红少苔，脉细数。治疗应首选
　　A.知柏地黄汤　　B.保阴煎　　C.两地汤　　D.六味地黄丸　　E.左归丸

B1型题
　　A.冲任虚衰，胞脉失于濡养，不荣则痛　　B.冲任阻滞，胞脉失畅，不通则痛
　　C.肝血不足，冲任失荣　　　　　　　　　D.肾阳虚衰，胞脉失于温煦
　　E.气血亏虚，冲任失养
5.实性妇人腹痛（盆腔炎）与痛经的共同病机是
6.虚性妇人腹痛（盆腔炎）与痛经的共同病机是

　　A.开郁二陈汤　　B.苍附导痰丸　　C.香棱丸　　D.桂枝茯苓丸　　E.血府逐瘀汤
7.治疗癥瘕气滞证，应首选
8.治疗癥瘕痰湿证，应首选

【参考答案】
1.A　2.C　3.B　4.A　5.B　6.A　7.C　8.B

第十二单元　计划生育

细目一　避孕

【考点突破攻略】

要点一　工具避孕

利用器具防止精液泄入阴道，阻止泄入阴道内的精子进入宫腔，或改变子宫腔内的环境，以实现避孕目的的方法。

宫内节育器

（1）适应证：已婚育龄妇女，愿意选用而无禁忌证者均可放置。

（2）禁忌证：①月经过多过频。②生殖道急性炎症。③生殖器官肿瘤。④子宫畸形。⑤宫颈口过松、重度子宫脱垂。⑥严重全身性疾病，如心力衰竭、重度贫血。⑦严重的出血性疾患。

（3）放置时间：①月经干净后3～7日。②人工流产术后，无感染或出血倾向者。③足月产及孕中期引产后3个月或剖宫产后半年；④自然流产转经后。

（4）节育器的取出与置换

1）取器指征：放置年限已到需更换者；计划再生育；宫内节育器并发症较重，治疗无效者；宫内节育器变形或异位者；要求改用其他避孕措施或节育器；已绝经半年以上，或丧偶、离婚者；有感染化脓、嵌顿等并发症。

2）取器时间：月经干净后3～7天，或绝经后半年至一年为宜；如因为盆腔肿瘤需取出，则随时可取；带器妊娠者，妊娠终止时同时取出疑有感染者，术前、术后应给予抗生素治疗。

3）更换节育器：旧节育器取出后，可立即放置新的，或待下次月经干净后再放置。

［常考考点］宫内节育器放置的适应证和禁忌证。

要点二 药物避孕

1. 适应证 生育年龄的健康妇女。

2. 禁忌证 严重心血管疾病、急慢性肝炎或肾炎、血液病或血栓性疾病、内分泌疾病（糖尿病、甲状腺功能亢进症）、子宫肌瘤、恶性肿瘤、乳房肿块、哺乳、产后半年内或月经未复潮者，月经稀少、年龄大于45岁、年龄大于35岁吸烟者，精神病患者。

细目二 人工流产

【考点突破攻略】

要点一 人工流产的适应证和禁忌证

1. 适应证 妊娠10周内要求终止妊娠而无禁忌证者；妊娠10周内因某种疾病而不宜继续妊娠者。

2. 禁忌证 ①各种疾病的急性期或严重的全身性疾病不能耐受手术者。②生殖器官急性炎症。③妊娠剧吐酸中毒尚未纠正者。④术前相隔4小时两次体温在37.5℃以上者。

要点二 人工流产并发症的诊断与防治

1. 人流综合征

（1）诊断要点：头晕、恶心、呕吐、面色苍白、出冷汗，甚至晕厥，心率减慢，小于60次/分，心律不齐，血压下降。

（2）预防：手术动作轻柔；扩张宫颈缓慢；负压不宜过高；勿反复、过度吸刮；过于紧张者术前予止痛处理。

（3）治疗：平卧休息；心率过缓者予阿托品0.5mg，静脉注射并吸氧。

2. 子宫穿孔

（1）诊断要点：无底感，宫腔深度超过应有深度；吸引过程中突感阻力消失或有突破感、无底感；腹痛剧烈，甚至内脏牵拉感，内出血或腹膜刺激征象；吸出物有脂肪、肠管等组织。

（2）预防及治疗：子宫穿孔较小，穿孔后无吸引操作，症状较轻，宫腔内容物已清除干净，无内出血征象则可保守治疗。若上述征象在胚胎未吸出前发生，则应换有经验的医师避开穿孔部分完成吸宫术，术后保守治疗，有内出血或内脏损伤征象可剖腹探查。

3. 人流不全

（1）诊断要点：术后阴道持续或间断出血超过10天，或出血量大于月经量，夹有黑血块或烂肉样组织；术后腰酸腹痛，下坠感，且由阵发性腹痛后出血增加；妇检示子宫软，稍大，宫口松弛；尿HCG持续阳性；B超示宫腔内有组织残留。

（2）预防及治疗：流血不多可用抗生素加中药；流血多可清宫加抗生素加缩宫剂；合并大出血、休克应及时抢救，好转后清宫；伴有急性感染可应用大量抗生素，轻轻夹出大块组织，感染控制后清宫。

4. 宫腔或宫颈管内口粘连

（1）诊断要点：术后闭经或月经过少，伴周期性下腹痛，肛门坠胀；妇检示子宫稍大，压痛，宫颈举痛，附件压痛明显；探针不能顺利进入宫腔，引出暗红色血；继发不孕、反复流产、早产；子宫碘油造影示宫腔狭窄或充盈缺损或不显影；宫腔镜可观察粘连部位、形态及萎缩内膜的面积。

（2）预防：避免负压过高；吸管进出宫颈口不应带负压；怀疑感染时，尽早使用抗生素。

（3）治疗：宫颈内口粘连可探针分离后使用宫颈扩张器扩张至7～8号；宫腔粘连可探针或4号扩张器伸入宫腔摇摆分离；或宫腔镜直视分离，然后置入宫内节育器，口服炔雌酚；抗生素预防感染。

5. 人流术后感染

（1）诊断要点：术后2周内出现发热、下腹疼痛、腰痛、阴道分泌物混浊、白细胞增高；妇检示子宫增大而软、压痛，双侧附件增厚或有包块，压痛明显。

（2）预防：严格把握适应证；术中注意无菌操作；禁性生活1个月。

（3）治疗：抗感染。

[常考考点]人工流产术的适应证和禁忌证。

要点三　药物流产的适应证和禁忌证

1. 适应证　正常宫内妊娠 7 周以内；自愿要求药物终止妊娠的健康妇女；高危人流对象；对手术流产有恐惧心理者。

2. 禁忌证　①肾上腺疾病或内分泌有关的肿瘤。②心血管系统疾病、青光眼、胃肠功能紊乱、哮喘、高血压（血压在 20/13.3kPa 以上）及贫血患者。③过敏体质者。④带器妊娠或疑宫外孕者。⑤妊娠剧吐。⑥生殖器急性炎症。⑦长期服用下列药物：利福平、异烟肼、西咪替丁、抗抑郁药、前列腺素抑制剂、巴比妥类。⑧距医疗单位远，不能及时就诊。

[常考考点]药物流产的适应证和禁忌证。

细目三　经腹输卵管结扎术

【考点突破攻略】

要点　绝育手术的适应证和禁忌证

1. 适应证　①已有子女而夫妇双方都不愿再生育，要求绝育者。②患有严重疾病或不能承受妊娠带来的生理性负担者。③患有严重遗传疾病不宜生育者。

2. 禁忌证　①各种疾病急性期。②全身情况不良不能胜任手术者，如心力衰竭、血液病等。③腹壁皮肤感染，急、慢性盆腔炎等，应在感染治愈后再行手术。④严重神经官能症者。⑤ 24 小时内有两次体温在 37.5℃或以上者。

[常考考点]绝育手术的适应证和禁忌证。

【例题实战模拟】

A1 型题

1. 下列各项，不属于放置宫内节育器禁忌证的是

　A. 滴虫性阴道炎　　B. 月经过多　　C. 重度痛经　　D. 宫颈口松　　E. 足月产后 3 个月

2. 下列各项，不属于人工流产并发症的是

　A. 人流综合征　　B. 子宫穿孔　　C. 人流后宫缩不良　　D. 人流不全　　E. 人流术后感染

【参考答案】

1. E　2. C

第十三单元　女性生殖功能的调节与周期性变化

细目一　卵巢的功能及周期性变化

【考点突破攻略】

要点一　卵巢功能的周期性变化

1. 卵泡的发育及成熟　新生儿出生时卵巢内可有 10 万～ 50 万个卵细胞。每个卵母细胞周围有一层原始的卵泡细胞，称颗粒细胞，两者之外还围有一层基膜而形成一个始基卵泡。由于垂体前叶促卵泡素（FSH）的作用，始基卵泡开始发育，在开始发育后的不同阶段部分自行退化、萎缩成闭锁卵泡，一般每月只有一个发育成熟而排卵。在妇女一生中，能发育至成熟而排卵的卵细胞有 400 ～ 500 个。青春期后，有的始基卵泡内的卵母细胞增大，其周围颗粒细胞增生成复层，细胞表面 FSH 受体增多，卵母细胞的周围形成一层透明膜，称透明带。透明带之外的颗粒细胞呈放射状排列，称放射冠。同时，在 FSH 的作用下卵泡的发育及成熟卵泡周围的间质细胞分化成内外两层卵泡膜细胞。卵泡膜细胞分泌雄激素，经颗粒细胞中已活化的芳香化酶的作用转化为雌激素。雌激素与 FSH 的协同作用又使卵泡膜细胞和颗粒细胞膜合成黄体生

成素（LH）受体。这些激素和血循环中渗出的液体及其他蛋白质等聚于颗粒细胞群之间隙中，称卵泡液。卵泡液逐渐增多，空隙随之增大，卵母细胞连同增殖的颗粒细胞层凸入空腔内形成卵丘。至此卵泡发育成熟，并移行至卵巢表面，呈透明的小泡状，称成熟卵泡。成熟卵泡B超仪显示直径在18～25mm。

2. 排卵 成熟卵泡受垂体前叶黄体生成素（LH）的影响，卵泡膜溶解和破裂，卵泡液流出，成熟的卵母细胞及其周围之卵丘一并挤出卵巢，此过程称排卵。排卵机理尚未完全阐明，最近有人认为，排卵可能与前列腺素引起成熟卵泡周围的平滑肌纤维收缩有关。排卵一般发生在28天的月经周期中间，或下次月经前14天左右。排卵可由两侧卵巢轮流发生，或持续见于某一侧卵巢。

3. 黄体的形成和萎缩 排卵后卵泡壁塌陷，泡膜内血管破裂出血，于泡内凝成血块，称血体。其后卵泡壁的破口很快被纤维蛋白封闭而修复，血块被吸收形成黄体。卵泡内遗留的颗粒细胞、膜细胞积聚黄色的类脂质颗粒而形成黄体细胞。于排卵后的7～8天，黄体发育达最盛期，直径1～3cm，色黄，突出于卵巢表面。若卵子受精，则黄体继续发育为妊娠黄体，到妊娠10周后其功能由胎盘取代。若卵子未受精，黄体于排卵后9～10天（即月经周期第24～25天）开始萎缩，黄体消退，细胞变性，性激素的分泌量也减退，约至周期的28天子宫内膜不能维持而脱落，形成月经来潮。萎缩的黄体历时8～10周后，最终转变成纤维化的白体，呈瘢痕状。

要点二　卵巢分泌的激素及其功能

1. 雌激素 主要有雌二醇（E_2）、雌酮及其代谢产物雌三醇（E_3）。以17β-雌二醇活性最强，雌三醇作用最弱。其主要生理作用为：

（1）促使子宫发育，肌层增厚，血管增生，内膜呈增生期改变，宫颈分泌透明稀薄黏液，便于精子通过。有增强子宫对催产素的敏感性作用。

（2）促进输卵管的发育及蠕动，出现纤毛细胞，有利于卵子或受精卵的运行。

（3）促使阴道上皮细胞增生角化，角化程度与雌激素水平成正比，并使上皮细胞内糖原增加，经阴道杆菌分解成为乳酸，使阴道分泌物呈酸性反应，有抑制致病菌繁殖的作用，从而增强局部的抵抗力。

（4）促使乳腺管增生。产后立即用较大量雌激素能抑制乳汁的分泌。

（5）促使女性第二性征发育。

（6）促使体内钠和水的潴留。

（7）加速骨骺端的闭合。

（8）对雄激素起拮抗作用。

（9）可以调节脂肪代谢（降低胆固醇与磷脂的比例）。

（10）一定浓度的激素通过丘脑下部来影响垂体促性腺激素的分泌，一方面是抑制垂体促卵泡成熟激素的分泌，另一方面是刺激黄体生成素的分泌。

2. 孕激素 人体内产生的孕激素，主要是孕酮，其代谢产物主要为孕二醇，与葡萄糖醛酸或硫酸结合，从尿中排出。其作用为：

（1）使增生的子宫内膜出现分泌现象，宫颈黏液变得黏稠，精子不易通过。

（2）抑制输卵管的蠕动。

（3）逐渐使阴道上皮细胞角化现象消失，脱落的细胞多蜷缩成堆。

（4）促使乳腺小泡的发育，但必须在雌激素刺激乳腺管增生之后才起作用。

（5）有致热作用，可能通过中枢神经系统使体温升高约0.5℃。

（6）促使体内钠和水的排出。

（7）通过丘脑下部抑制垂体促性腺激素的分泌。

3. 雄激素 女子体内有少量的雄激素，是由卵泡内膜细胞和肾上腺皮质网状带细胞产生的。其作用为：

（1）适量的雄激素配合雌激素可刺激阴毛及腋毛的生长；女子雄激素过多时，可引起男性化与多毛症。

（2）雄激素能增强女子的性欲，维持性快感，这可能是由于它促进阴蒂的发育并提高其敏感性，或是由于它对中枢神经系统的作用。

[常考考点] 雌孕激素的生理效应。

细目二 子宫内膜的周期性变化

要点一 增生期

增生早期：约在月经周期的第5～7日，内膜厚1～2mm。
增生中期：约在月经周期的第8～10日，此期间质水肿明显，腺体数增多、增长，呈弯曲形。
增生晚期：约在月经周期的第11～14日，内膜厚3～5mm。

要点二 分泌期

约在月经周期的第15～28日，内膜腺体出现分泌现象。
分泌早期：约在月经周期的第15～19日，此期内膜腺体更长，弯曲更明显。
分泌中期：约在月经周期的第20～23日，内膜较前更厚并呈锯齿状。
分泌晚期：约在月经周期的第24～28日，此期为月经来潮前期。子宫内膜厚达10mm，并呈海绵状。雌、孕激素分泌减少，内膜腺体及腺细胞缩小、变性等。

要点三 月经期

约在月经周期的第1～4日。体内雌、孕激素水平下降，内膜中血循环障碍加剧，内膜功能层的螺旋小动脉持续痉挛，血流减少，组织变性，血管壁破裂形成血肿，促使组织坏死剥脱，变性、坏死的内膜碎片与血液相混一起从阴道排出，形成月经血。

细目三 下丘脑-垂体-卵巢轴的相互关系

【考点突破攻略】

要点一 反馈作用

女性的性周期是以月经的周期性变化为标志，而月经周期的调节是一个非常复杂的过程。其主要环节在于下丘脑下部-垂体-卵巢三者之间协调作用，因而称为下丘脑-垂体-卵巢轴（HPOA），又称女性性腺轴，是一个完整而协调的神经内分泌系统。性腺轴受中枢神经系统的调控，才能发挥正常生理功能。子宫内膜的周期性变化受卵巢激素的影响，卵巢功能受垂体控制，而垂体的活动又受下丘脑的调节，下丘脑又受大脑皮层的支配。卵巢所产生的激素还可以反过来影响下丘脑与垂体的功能。现将HPOA在月经周期中的变化简述如下。

下丘脑的神经分泌细胞分泌卵泡刺激素释放激素（FSH-RH）与黄体生成激素释放激素（LH-RH），二者可通过下丘脑与脑垂体之间的门静脉系统进入脑垂体前叶，脑垂体在其作用下，释放卵泡刺激素（FSH）与黄体生成激素（LH）。二者直接控制卵巢的发育和性激素的周期性变化。FSH、LH在整个月经周期中都有产生，但在排卵前1～2日水平最高，形成高峰，能刺激成熟的卵泡排卵，促使排卵后的卵泡变成黄体，并产生孕激素与雌激素。

此外，垂体前叶嗜酸性细胞能分泌一种纯蛋白质，称为催乳激素（PRL），其功能与刺激泌乳有关，其分泌的调节与下丘脑有关。下丘脑分泌的催乳激素抑制激素（PIH）能抑制催乳激素的分泌。

卵巢分泌的性激素反过来影响下丘脑的分泌功能，这种作用称为反馈作用。使下丘脑兴奋，分泌性激素增多者，称为正反馈；反之，使下丘脑抑制，分泌性激素减少者，称为负反馈。

要点二 调节功能

循环中雌激素当低于200pg/mL时对垂体FSH的分泌起抑制作用（负反馈）。因此，在卵泡期，随卵泡发育，由于卵巢分泌雌激素的增加，垂体释放FSH受抑制，使循环中FSH下降。当卵泡发育接近成熟，卵泡分泌雌激素使循环中雌激素达到高峰，循环中雌激素浓度达到或高于200pg/mL时，即刺激下丘脑GnRH和垂体LH、FSH大量释放（正反馈），形成循环中的LH、FSH排卵峰。成熟卵泡在LH、FSH排卵峰的作用下排卵，继后黄体形成，卵巢不仅分泌雌激素，还分泌孕酮。黄体形成期在雌、孕两种性激素的联合作用下，无论对垂体LH、FSH的释放还是合成均是抑制作用，使循环中LH、FSH下降，卵泡发育受抑制；黄体萎缩时，由于循环中雌激素和孕激素下降，使雌、孕激素对LH、FSH的抑制解除，故 LH、FSH 又回升，卵泡又开始发育，新的卵巢周期开始，如此周而复始。

可见下丘脑－垂体－卵巢轴分泌的激素的相互作用是女性生殖周期运转的机制，卵巢是调节女性生殖周期的生物钟。若未受孕，卵巢黄体萎缩，致使子宫内膜失去雌、孕激素的支持而萎陷、坏死，引起子宫内膜脱落和出血。因此，月经来潮是一个生殖周期生殖失败，而一个新的生殖周期开始的标志。此外，月经周期还受外界环境、精神因素及体液的影响，大脑皮质也参与生殖内分泌活动的调节。

【例题实战模拟】

A1 型题

下列各项，不属于雌激素作用的是
- A. 促进卵泡发育
- B. 使阴道上皮细胞脱落加快
- C. 促使乳腺管增生
- D. 促进第二性征发育
- E. 促进骨中钙的沉积

【参考答案】

B

第十四单元　妇产科特殊检查与常用诊断技术

细目一　妇科检查

【考点突破攻略】

要点一　双合诊

妇科双合诊，是盆腔检查中最重要、最常用的方法。

方法：检查者用一手的两指或一指放入阴道，另一手在腹部配合检查的方法。目的在于扪清阴道、宫颈、宫体、附件、宫旁组织和韧带以及盆腔内壁有无异常，了解：①阴道深度、通畅、弹性及有无瘢痕、狭窄、肿块等；②宫颈质地，外口是否松弛，有无举痛等；③子宫位置、大小、质地、活动度以及有无压痛；④宫旁、附件等有无增厚，包块位置、大小、质地、形状以及压痛。

要点二　三合诊

三合诊即腹部、阴道、直肠联合检查。

方法：检查者一手食指放入阴道，中指放入直肠以替代双合诊时阴道内两指，弥补双合诊的不足，了解极度后位的子宫大小，发现子宫后壁、直肠子宫凹陷、骶骨韧带及骨盆腔内侧壁及后部病变。

[常考考点] 双合诊和三合诊的检查方法和内容。

细目二　妇科特殊诊断技术

要点一　基础体温测定

基础体温（BBT）是指机体处于静息状态下的体温。

临床应用：检查不孕原因，指导避孕和受孕，协助诊断妊娠，协助诊断月经失调。

要点二　阴道脱落细胞检查

1. 应用　了解体内性激素水平，可用于闭经、功血诊断。

2. 涂片种类及标本采集

（1）阴道涂片：了解卵巢功能。①阴道壁刮片法：阴道前壁上 1/3 处轻轻刮取分泌物及细胞做涂片，固定、镜检。

②棉签采取法。

（2）TCT（防癌涂片）：早期发现宫颈癌。

要点三　宫颈黏液检查

1. 宫颈黏液结晶检查

（1）宫颈黏液结晶的分类与周期变化

Ⅰ型：典型羊齿状结晶，主梗直而粗硬，分支密而长。

Ⅱ型：类似Ⅰ型，但主梗弯曲较软，分支少而短，似树枝着雪后的形态。

Ⅲ型：不典型结晶，其特点为树枝形象较模糊，分支少而稀疏，呈离散状态。

Ⅳ型：主要为椭圆体或梭形物体，顺同一方向排列成行，比白细胞长2～3倍，但稍窄，透光度大。

（2）临床应用：预测排卵期，借以指导避孕与受孕。

2. 宫颈黏液拉丝试验　与宫颈黏液结晶检查结合，作为了解卵巢功能的简便方法。

要点四　常用女性内分泌激素测定

1. 垂体促性腺激素测定　包括卵泡刺激素（FSH）和黄体生成激素（LH）。

闭经患者测定垂体促性腺激素有助于鉴别垂体性闭经和卵巢性闭经。前者垂体促性腺激素水平低，后者垂体促性腺激素升高。卵巢功能不足（更年期、绝经期、绝经后期、双侧卵巢切除术后、卵巢发育不良、卵巢早衰），垂体促性腺激素水平均升高。如LH/FSH比值>3，提示多囊卵巢综合征。

2. 垂体泌乳素（PRL）测定　垂体肿瘤、空蝶鞍干扰多巴胺运输致PRL抑制因子减少，下丘脑疾病、颅咽管瘤等，原发性甲状腺功能低下、闭经-溢乳综合征、多囊卵巢综合征、卵巢早衰、黄体功能欠佳，药物作用如氯丙嗪、避孕药、雌激素、利血平等，神经精神刺激，长期哺乳等，均可引起PRL增高。

3. 雌二醇（E_2）测定　临床主要用于：

（1）监测卵巢功能。

（2）判断闭经原因：E_2持续在早卵泡期或更低的水平，表明卵巢内几乎无卵泡发育，闭经可能由于卵巢功能早衰或继发于下丘脑、垂体功能失调，高泌乳素血症或药物的抑制作用。欲明确原因，还需结合病史及其他辅助检查，E_2水平符合正常的周期变化，表明卵泡发育正常，应考虑子宫性闭经。

（3）诊断无排卵：E_2持续在早、中卵泡期水平，无周期性变化，常见于无排卵性功能失调性子宫出血、多囊卵巢综合征等。

（4）监测卵泡发育：使用药物诱导排卵时，测定血E_2作为监测卵泡发育、成熟的指标之一，用于指导HCG用药及确定取卵时间。

（5）诊断女性性早熟：临床多以8岁以前出现第二性征发育诊断性早熟，血E_2水平升高，大于275pmol/L为诊断性早熟的激素指标之一。

4. 孕酮（P）测定　临床应用主要作为排卵的标准之一，血P达到16nmol/L以上，提示有排卵。若P测定符合有排卵，又无其他原因的不孕患者，需配合B超观察卵泡的发育及排卵过程，以除外未破卵泡黄素化综合征。探讨避孕及抗早孕药物作用的机理。观察促排卵的效果。了解黄体的功能，黄体期P水平低于生理值或月经来潮4～5日仍高于生理水平，分别代表黄体功能不足及黄体萎缩不全。肾上腺皮质亢进或肿瘤时，孕酮可呈高值。

5. 睾酮（T）测定　卵巢男性化肿瘤，血T明显增高；用于鉴别两性畸形；评价多囊卵巢综合征的治疗效果，治疗后血T水平应有所下降；多毛症患者血T水平正常者，多考虑由于毛囊对雄激素敏感所致；肾上腺皮质增生或肿瘤时，血T水平可异常升高。

此外，人绒毛膜促性腺激素（HCG）的测定，对妊娠及相关疾病的诊断和监测亦很常用。

要点五　活体组织检查

1. 外阴活组织检查

适应证：确定外阴白色病变的类型及排除恶性病变；外阴赘生物或久治不愈的溃疡需明确诊断及排除恶性病变。

2. 宫颈活组织检查

适应证：宫颈溃疡或有赘生物需明确诊断者；宫颈细胞学检查巴氏分级Ⅲ级以上者；有宫颈接触性出血或可疑宫颈

癌者；宫颈特异性炎症。

要点六　诊断性刮宫

1. 适应证

（1）子宫异常出血，需排除或证实子宫内膜癌、宫颈癌者。

（2）月经失调需了解子宫内膜变化及其对性激素的反应者。

（3）不孕症，了解有无排卵。

（4）疑有子宫内膜结核者。

（5）因宫腔残留组织或子宫内膜脱落不完全，导致长时间多量出血者。

2. 禁忌证

（1）急性或亚急性生殖道炎症。

（2）疑有妊娠要求继续妊娠者。

（3）急性或严重的全身性疾病。

（4）手术前体温大于37.5℃者。

3. 注意事项

（1）不孕症或功血者，应在月经前或月经来潮12小时内诊刮，以判断有无排卵或黄体功能不良。

（2）术前查清子宫位置及大小，术中注意无菌操作，轻柔操作，切忌反复刮宫。

（3）双子宫、双角子宫或纵隔子宫，应将两处宫内膜全部刮除。

（4）术前有阴道出血者，术前、术后应予预防感染治疗。

（5）术后两周内禁止性生活、盆浴。

要点七　后穹隆穿刺

适应证：明确子宫直肠凹陷积液性质；明确贴近阴道后穹隆的肿块性质。

要点八　输卵管通畅检查

（一）输卵管通液术

有手感通液术、B超通液术、腹腔镜下通液术、治疗性通液术4种方法。

（二）子宫输卵管造影术

1. 适应证　不孕症；习惯性流产；确定生殖器畸形的类别。

2. 禁忌证　急性或亚急性生殖道炎症；严重的全身性疾病；产后、流产后、刮宫术后6周内；停经不能排除妊娠者；过敏体质或碘过敏者。

要点九　超声检查

常用的方法有B超显像法、多普勒超声法两种。其中最广泛使用的B型超声经腹壁或经阴道探查法。其临床应用主要有：①鉴别增大的子宫。②鉴别胎儿存活或死亡。③胎儿头径的测量。④探测多胎妊娠。⑤探测胎儿畸形。⑥胎盘定位。⑦探测羊水量。⑧探测宫内节育器。⑨盆、腹腔包块的定位和（或）定性。

要点十　宫腔镜检查

1. 宫腔镜检查适应证

（1）异常子宫出血。

（2）可疑宫腔粘连及畸形。

（3）可疑妊娠物残留。

（4）影像学检查提示宫腔内占位病变。

（5）原因不明的不孕或反复流产。

（6）宫内节育器异常。

（7）宫腔内异物。

（8）宫腔镜术后相关评估。

2. 宫腔镜手术适应证

（1）子宫内膜息肉。

（2）子宫黏膜下肌瘤及部分影响宫腔形态的肌壁间肌瘤。

（3）宫腔粘连。

（4）纵隔子宫。

（5）子宫内膜切除。

（6）宫腔内异物取出，如嵌顿节育器及流产残留物等。

（7）宫腔镜引导下输卵管插管通液、注药及绝育术。

3. 禁忌证

（1）绝对禁忌证：①急性、亚急性生殖道感染。②心、肝、肾衰竭急性期及其他不能耐受手术者。

（2）相对禁忌证：①体温＞37.5℃。②子宫颈瘢痕，不能充分扩张者。③近期（3个月内）有子宫穿孔或子宫手术史者。④浸润性子宫颈癌、生殖道结核未经系统抗结核治疗者。

要点十一　腹腔镜检查

1. 适应证

（1）急腹症（如异位妊娠、卵巢囊肿破裂、卵巢囊肿蒂扭转等）。

（2）盆腔包块。

（3）子宫内膜异位症。

（4）确定不明原因急、慢性腹痛和盆腔痛的原因。

（5）不孕症。

（6）计划生育并发症（如寻找和取出异位宫内节育器、子宫穿孔等）。

（7）有手术指征的各种妇科良性疾病。

（8）子宫内膜癌分期手术和早期子宫颈癌根治术。

2. 禁忌证

（1）绝对禁忌证：①严重的心脑血管疾病及肺功能不全。②严重的凝血功能障碍。③绞窄性肠梗阻。④大的腹壁疝或膈疝。⑤腹腔内大出血。

（2）相对禁忌证：①盆腔肿块过大。②妊娠＞16周。③腹腔内广泛粘连。④晚期或广泛转移的妇科恶性肿瘤。

腹腔镜手术作为一种微创手术方式，具有创伤小、恢复快、住院时间短等优点，已成为当代妇科疾病诊治的常用手段。

【例题实战模拟】

A1型题

1. 下列不属于宫腔镜检查适应证的是

　A. 可疑妊娠物残留　　　　　　　　B. 原因不明的不孕或反复流产　　　C. 纵隔子宫

　D. 可疑宫腔粘连及畸形　　　　　　E. 异常子宫出血

2. 下列属于腹腔镜检查适应证的是

　A. 严重的心脑血管疾病及肺功能不全　　B. 严重的凝血功能障碍　　　　C. 绞窄性肠梗阻

　D. 大的腹壁疝或膈疝　　　　　　　　　E. 急腹症

3. 诊断性刮宫的禁忌证是

　A. 子宫异常出血，需排除或证实子宫内膜癌、宫颈管癌

　B. 月经失调需了解子宫内膜变化及其对性激素的反应

　C. 不孕症，了解有无排卵

　D. 疑有子宫内膜结核

　E. 急性或亚急性生殖道炎症

4. 属于宫颈黏液结晶检查Ⅱ型特点的是

A. 典型羊齿状结晶，主梗直而粗硬，分支密而长
B. 典型羊齿状结晶，但主梗弯曲较软，分支少而短，似树枝着雪后的形态
C. 典型羊齿状结晶，但树枝形象较模糊，分支少而稀疏，呈离散状态
D. 不典型结晶，其特点为树枝形象较模糊，分支少而稀疏，呈离散状态
E. 主要为椭圆形或梭形物体，顺同一方向排列成行，比白细胞长2～3倍，但稍窄，透光度大

5. 阴道细胞学诊断标准（巴氏分级）中Ⅲ级代表
   A. 正常　　B. 炎症　　C. 可疑癌　　D. 高度可疑癌　　E. 癌

【参考答案】
1.C　2.E　3.E　4.B　5.C

中医儿科学

【本章通关攻略】

中医儿科学是中医学的一门重要临床课程，在历年中医执业医师资格考试中占有重要地位。实践技能考试第一站病案分析中，中医儿科学和内科、外科、妇科以同等概率出一道病案分析题，占20分（实践技能总分100分）。综合笔试考试中，大约占50分（综合笔试总分600分）。

本科目重点考查的是新生儿疾病及小儿肺系统、脾系统、肾系统、心肝系统的疾病和儿科传染病。本章重点掌握五方面内容：一是辨病，二是病因病机，三是证候类型，四是治疗方法，五是使用方剂。复习过程中，要抓住该病的诊断要点，记忆证候类型和辨证要点，强化记忆治疗方剂。其中病机 - 证候 - 治法三者是有机联系的，病机和证候有着内在联系。一般来说，有几种发病机制，就有几种证候类型，而治法又是针对证候确立的。

在学习过程中，要注意儿科疾病与内、妇科类似疾病的比较，如儿科感冒与内科感冒、妇科经行感冒，小儿泄泻与经行泄泻、内科泄泻等，从中找到联系与区别，以加强记忆。

第一单元　儿科学基础

细目一　小儿年龄分期

【考点突破攻略】

要点　年龄分期的标准和特点

（一）胎儿期

从男女生殖之精相合而受孕，直至分娩断脐，胎儿出生，称为胎儿期。特点：妊娠早期12周的胚胎期，最易受到各种病理因素，如感染、药物、劳累、物理、营养缺乏以及不良心理因素等伤害，造成流产、死胎或先天畸形。妊娠中期、晚期若胎儿受到伤害，易发生早产。

（二）新生儿期

从出生后脐带结扎开始至生后满28天，称为新生儿期。特点：易患产伤、窒息、硬肿、脐风等疾病。

（三）婴儿期

出生后至满1周岁，称为婴儿期。特点：自身免疫力尚未健全，容易发生肺系疾病、脾系疾病及各种传染病。

（四）幼儿期

从1周岁至满3周岁，称为幼儿期。特点：容易发生吐泻、疳证等脾系疾病；传染病发病率增高；易于发生中毒、烫伤等意外事故。

（五）学龄前期

从3周岁后到入小学前（6～7岁）为学龄前期，也称幼童期。特点：容易发生意外伤害，如溺水、烫伤、坠床、误服药物中毒等。

（六）学龄期

从6～7周岁入小学至青春期来临（女12岁，男13岁），称为学龄期。特点：注意保护视力，防止近视；防治龋齿；

注意情绪和行为变化，减少精神行为障碍的发病率。

（七）青春期

女孩从11～12岁到17～18岁，男孩从13～14岁到18～20岁。特点：青春期体格发育出现第二次高峰；容易出现各种身心疾病，如月经紊乱、性心理障碍、酗酒等。

[常考考点] 年龄分期的标准及特点。

细目二 小儿生长发育

【考点突破攻略】

要点一 体重测量方法、正常值及临床意义

1. 测量方法及正常值

方法：测量体重，宜在清晨空腹，排空大小便，仅穿单衣情况下进行，平时以餐后2小时称量为佳。

正常值：出生时体重约为3kg，出生后前半年平均每月增长约0.7kg，后半年平均每月增长约0.5kg，1周岁以后平均每年增加约2kg。临床可用以下公式推算小儿体重：

≤6个月　　体重（kg）=出生时体重+0.7×月龄
7～12个月　体重（kg）=6+0.25×月龄
1岁以上　　体重（kg）=8+2×年龄

[常考考点] 不同时期的体重计算公式。

2. 临床意义　①体重测定可以反映小儿体格生长状况和衡量小儿营养情况。②体重是临床用药的主要依据。③体重增长过快常见于肥胖症，体重低于正常均值的85%者为营养不良。

要点二 身长（高）测定方法、正常值及临床意义

1. 测量方法及正常值　身长是指从头顶至足底的垂直长度。一般3岁以下小儿应仰卧位以量床测量。3岁以上小儿测量身高时，应脱去鞋袜，摘帽，取立正姿势，枕、背、臀、足跟均紧贴测量尺。

出生时身长约为50cm。生后第一年增长约25cm，其中前3个月约增长12cm。第二年身长增长约10cm。2周岁后至青春期身高每年增长约7cm。进入青春期，身高增长出现第二个高峰，其增长速度约为学龄期的2倍，持续2～3年。临床可用以下公式推算2岁后至12岁儿童的身高：

$$身高（cm）=75+7×年龄$$

[常考考点] 2岁后至12岁儿童的身高：身高（cm）=75+7×年龄。

2. 临床意义　①身高（长）是反映骨骼发育的重要指标之一，其增长与种族、遗传、体质、营养、运动、疾病等因素有关。②身高的显著异常是疾病的表现，身高低于正常均值的70%，考虑侏儒症、克汀病和营养不良。

要点三 囟门测量方法、闭合时间及临床意义

1. 测量方法及正常值　前囟是额骨与顶骨之间的菱形间隙，以囟门对边中点间的连线距离表示，出生时1.5～2cm，至12～18个月闭合。后囟是顶骨和枕骨之间的三角形间隙，部分小儿出生时就已闭合，未闭合者正常情况应在生后2～4个月内闭合。

[常考考点] 前囟应在小儿出生后的12～18个月闭合。后囟在部分小儿出生时就已闭合，未闭合者应在生后2～4个月内闭合。

2. 临床意义　囟门闭合时间对某些疾病的诊断有一定意义。囟门早闭且头围明显小于正常者，为头小畸形；囟门迟闭及头围大于正常者，常见于解颅（脑积水）、佝偻病等。囟门凹陷多见于阴伤液竭之失水或极度消瘦者，称囟陷；囟门凸出多见于热炽气营之脑炎、脑膜炎等，称囟填。

要点四 头围的测量方法、正常值及临床意义

1. 测量方法及正常值　自双眉弓上缘处，经过枕骨结节绕头一周的长度为头围。足月出生时头围为33～34cm，出生后前3个月和后9个月各增长6cm，1周岁时约46cm，2周岁时约48cm，5周岁时约50cm，15岁时接近成人，为

54～58cm。

[常考考点]足月出生时头围为33～34cm,1周岁时约46cm,2周岁时约48cm。5周岁时约50cm,15岁时接近成人,为54～58cm。

2.临床意义 头围的大小与脑和颅骨的发育有关。头围小者提示脑发育不良,头围增长过速提示为解颅。

要点五 胸围的测量方法、正常值及临床意义

1.测量方法及正常值 用软尺在乳头下缘（乳房已发育的女孩,固定于胸骨中线第4肋间）向背后绕两侧肩胛角下缘1周,取呼气和吸气时的平均值。新生儿胸围约32cm；1岁时约44cm,接近头围；2岁后胸围渐大于头围,其差数（cm）约等于其岁数减1。

[常考考点]新生儿胸围约32cm；1岁时约44cm,接近头围；2岁后胸围渐大于头围,其差数（cm）约等于其岁数减1。

2.临床意义 胸围反映胸廓、胸背的肌肉、皮下脂肪及肺的发育程度。一般营养不良或缺少锻炼的小儿胸廓发育差,胸围超过头围的时间较晚；反之,营养状况良好的小儿,胸围超过头围的时间较早。

要点六 乳牙和恒牙的萌出时间、数目正常值及临床意义

1.牙齿萌出时间及正常值 人一生有两副牙齿,即乳牙（20颗）和恒牙（32颗）。生后4～10个月乳牙开始萌出,出牙顺序是先下颌后上颌,自前向后依次萌出,唯尖牙例外。乳牙在2～2.5岁出齐。6岁左右开始萌出第1颗恒牙,自7～8岁开始,乳牙按萌出先后逐个脱落,代之以恒牙,最后一颗恒牙（第三磨牙）一般在20～30岁时出齐,也有终生不出者。

2岁以内乳牙颗数可用以下公式推算：乳牙数＝月龄－4（或6）

[常考考点]2岁以内乳牙颗数推算公式：乳牙数＝月龄－4（或6）。

2.临床意义 出牙时间推迟或出牙顺序混乱,常见于佝偻病、呆小病、营养不良。

要点七 呼吸、脉搏、血压的正常值及与年龄增长的关系

1.呼吸脉搏与年龄的关系 小儿呼吸、脉搏的正常频率,随着年龄增长而逐渐减低,见下表。

各年龄组小儿呼吸、脉搏次数（次/分）

年龄	呼吸	脉搏	呼吸/脉搏
新生儿	45～40	140～120	1:3
≤1岁	40～30	130～110	1:(3～4)
1^+～3岁	30～25	120～100	1:(3～4)
3^+～7岁	25～20	100～80	1:4
7^+～14岁	20～18	90～70	1:4

2.血压与年龄的关系 小儿血压的正常值,随着年龄增长而逐渐增高。不同年龄小儿血压正常值可用公式推算：

$$收缩压（mmHg）＝80＋2×年龄$$

$$舒张压（mmHg）＝收缩压×2/3$$

[常考考点]收缩压和舒张压的计算公式。

要点八 感知、运动、语言、性格发育特点

智能发育指神经心理发育,包括感知、运动、语言、性格等方面。智能发育除与先天遗传因素有关外,还与后天所处环境及受到的教育等密切相关。

（一）感知发育

1.视觉 新生儿视觉不敏锐,在15～20cm距离处最清晰,可短暂地注视和反射地跟随近距离内缓慢移动的物体；2个月起可协调地注视物体,初步有头眼协调；3个月时头眼协调好,可追寻活动的物体或人；4～5个月开始能认识母亲,见到奶瓶表示喜悦；6个月时能转动身体协调视觉；9个月时出现视深度感觉,能看到小物体；1岁半时能区别各种形状；

2岁时能区别垂直线与横线，目光跟踪落地的物体；5岁时可区别各种颜色；6岁时视力才达到1.0。

2. 听觉 新生儿出生3～7天听觉已相当良好；3个月时可转头向声源；4个月时听到悦耳声音会有微笑；5个月时对母亲语声有反应；8个月时能区别语声的意义；9个月时能寻找来自不同方向的声源；1岁时听懂自己的名字；2岁时听懂简单的吩咐；4岁时听觉发育完善。

3. 嗅觉和味觉 嗅觉和味觉出生时已基本发育成熟，新生儿对母乳香味已有反应，对不同味道如甜、酸、苦等反应也不同；3～4个月时能区别好闻和难闻的气味；5个月时对食物味道的微小改变很敏感，应适时合理添加各类辅食，使之适应不同味道和食物。

4. 皮肤感觉 新生儿的触觉已很敏感，尤其以嘴唇、手掌、脚掌、前额和眼睑等部位最敏感；痛觉出生时已存在，疼痛可引起全身或局部的反应；温度觉也很灵敏，尤其对冷的反应，如出生时离开母体环境温度骤降就引发啼哭。2～3岁时小儿能通过皮肤觉与手眼协调一致的活动区分物体的大小、软硬和冷热等。5岁时能分辨体积相同重量不同的物体。

5. 知觉 知觉是人对事物的综合反应，与上述各感觉能力的发育密切相关。小儿1岁末开始有空间和时间知觉；3岁能辨上下；4岁辨前后，开始有时间概念；5岁能辨别自身的左右。

（二）运动发育

小儿动作发育遵循一定的规律，发育顺序是由上向下、由粗到细、由不协调到协调进展的。

1. 粗动作 发育过程可归纳为"二抬四撑六会坐，七滚八爬周会走"。新生儿仅有反射性活动（如吮吸、吞咽等）和不自主的活动；1个月小儿睡醒后常做伸欠动作；2个月时扶坐或侧卧时能勉强抬头；4个月时可用手撑起上半身；6个月时能独坐片刻；7个月会翻滚；8个月会爬；10个月可站立扶走；12个月后能独走；18个月可跑步和倒退行走；24个月时可双足起跳；36个月会骑三轮车。

[常考考点]"二抬四撑六会坐，七滚八爬周会走"。

2. 细动作 手指精细运动的发育过程为：新生儿时双手握拳；3～4个月时可自行玩手，并企图抓东西；5个月时眼与手的动作取得协调，能有意识地抓取面前的物品；5～7个月时出现换手与捏、敲等探索性的动作；9～10个月时可用拇指、示指拾东西；12～15个月时学会用匙，乱涂画；18个月时能摆放2～3块方积木；2岁时会粗略地翻书页；3岁时会穿简单的衣服。

（三）语言发育

小儿语言发育要经过发音、理解与表达三个阶段。新生儿已会哭叫；2个月能发出和谐喉音；3个月发出咿呀之声；4个月能发出笑声；7～8个月会发复音，如"妈妈""爸爸"等；1岁时能说出简单的生活用语，如吃、走、拿等，通过视觉、触觉、体位感等与听觉的联系逐步理解一些日常用品，如"奶瓶""电灯"等名称；1岁半时能用语言表达自己的要求；2岁后能简单地交谈；5岁后能用完整的语言表达自己的意思。

（四）性格发育

性格是指人在对事、对人的态度和行为方式上所表现出来的心理特点，如英勇、刚强、懦弱、粗暴等。小儿性格特征的形成和建立，是随着小儿的生长发育逐步完成的。

1. 婴儿期 一切生理需要必须依赖于成人的照顾，因而随之建立的足以相依情感为突出表现的性格。2～3个月的小儿以笑、停止啼哭、伸手、眼神或发出声音等表示见到父母的愉快；3～4个月会对外界感到高兴的事情表现出大笑；7～8个月会对不熟悉的人表现出认生；9～12个月会对外界不同的事情做出许多不同的面部表情反应。

2. 幼儿期 能独立行走、自己进食，并且具备了一定的语言表达能力，产生一种自主感。性格的相依性较前减弱，表现为相依情感与自主情感或行为交替出现的性格特征。如果家长对小儿的行为限制过多、批评过多或者惩罚过多，易使小儿产生羞耻感或自卑感。

3. 学龄前期 运动、言语能力发展较快，具有一定的独立性、主动性，如果家长经常嘲笑儿童的活动，就会令他们对自己的活动产生内疚感。

4. 学龄期 如果在学习方面经常得到别人的表扬，会变得越来越勤奋上进；反之，如果学习上遭到失败，受到批评，则易形成厌学、自卑感。

5. 青春期 生理发育逐渐成熟，心理适应能力有很大发展，有明确的身份意识及未来目标。如果在感情问题、伙伴关系、职业选择、道德价值等问题上处理不当，则易产生身份紊乱。

细目三 小儿生理、病因、病理特点

【考点突破攻略】

要点一 生理特点及临床意义

（一）脏腑娇嫩，形气未充

脏腑娇嫩，形气未充，是概括地说明小儿处于生长发育时期，其机体脏腑的形态未曾成熟、各种生理功能未曾健全。脏腑柔弱，对病邪侵袭、药物攻伐的抵抗和耐受能力都较低。

小儿的脏腑娇嫩，是指小儿五脏六腑的形与气皆属不足，其中又以肺、脾、肾三脏不足更为突出。相对于小儿的生长发育需求，经常会出现肾、脾、肺气之不足，表现出肺脏娇嫩、脾常不足、肾常虚的特点。清代医家吴鞠通运用阴阳理论，将小儿的生理特点概括为"稚阳未充，稚阴未长"。

（二）生机蓬勃，发育迅速

小儿的机体，无论是在形态结构方面，还是在生理功能方面，都在不断地、迅速地发育成长。小儿的年龄越小，这种蓬勃的生机、迅速地生长发育就越明显。

我国现存最早的儿科专著《颅囟经·脉法》中说："凡孩子三岁以下，呼为纯阳，元气未散。"将小儿这种蓬勃生机、迅速发育的生理特点概括为"纯阳"。

[常考考点] 小儿生理特点：脏腑娇嫩，形气未充（"稚阳未充，稚阴未长"）；生机蓬勃，发育迅速（"纯阳"）。

要点二 病因特点及临床意义

（一）外感因素

由于小儿为稚阴稚阳之体，脏腑娇嫩，卫外功能较成人为弱，又寒温不知自调，因而更易被"六淫"邪气所伤，产生各种肺系疾病；小儿脏腑娇嫩，又易被燥邪、暑邪所伤，形成肺胃阴津不足、气阴两伤等病证；小儿为纯阳之体，六气易从火化，小儿伤于外邪以热性病证为多。

疫疠是一类具有强烈传染性的病邪，其引发的疾病有起病急骤、病情较重、症状相似、易于流行等特点。小儿之体为"稚阴稚阳"，形气未充，御邪能力较弱，是疫疠邪气所伤的易感群体，容易形成疫病的发生与流行。

（二）乳食因素

小儿"脾常不足"，且饮食不知自调，易于为乳食所伤。由于家长喂养不当，初生缺乳，或未能按期添加辅食，或任意纵儿所好，饮食营养不均衡，皆能使小儿脾气不充，运化失健，产生脾胃病证。又常因小儿幼稚，不能自控、自调饮食，易于造成挑食、偏食，过食寒凉者伤阳，过食辛热者伤阴，过食肥甘厚腻者伤脾等；小儿易见饥饱不均，乳食食入量偏少可导致气血生化不足，乳食食入量过多又可导致食伤脾胃。

饮食不洁也是小儿发病的一个常见原因。小儿缺乏卫生知识，易于误食一些被污染的食物，引发肠胃疾病，如吐泻、腹痛、寄生虫病等。

（三）先天因素

先天因素即胎产因素，是指小儿出生之前已作用于胎儿的致病因素。遗传病因是小儿先天因素中的主要病因，父母的基因缺陷可导致小儿先天畸形、生理缺陷或代谢异常等。妇女受孕以后，不注意养胎护胎，也是导致小儿出现先天性疾病的常见原因，如妇女妊娠饮食失节、情志不调、劳逸失度、感受外邪、房事不节等，都可能损伤胎儿而为病。

（四）情志因素

小儿心怯神弱，最常见的情志所伤是惊恐。当小儿乍见异物或骤闻异声时，容易导致惊伤心神，出现夜啼、心悸、惊惕、抽风等病证；长时间的所欲不遂，缺少关爱，容易导致忧思、思虑损伤心脾，出现厌食、呕吐、腹痛、孤独忧郁等病证；家长对子女的过于溺爱，使儿童心理承受能力差，或者学习负担过重、家长期望值过高，都易于产生精神行为障碍类疾病。

（五）意外因素

小儿没有或者缺少生活自理能力，没有或者缺乏对周围环境安全或危险状况的判断能力，因而容易受到意外伤害。例如：误触水火的烫伤，跌仆损伤的外伤，误食毒物的中毒，误吸异物的窒息等。

（六）其他因素

环境污染，食品污染，或农药、激素含量超标等，已成为当前普遍关心的致病因素。放射性物质损伤，包括对胎儿和儿童的伤害，引起了广泛的重视。医源性损害，包括治疗、护理不当，院内感染等，有增多的趋势，需要特别引起儿科工作者的注意。

要点三　病理特点及临床意义

（一）发病容易，传变迅速

小儿脏腑娇嫩，形气未充，为"稚阴稚阳"之体，年龄越小，脏腑娇嫩的表现就越突出。正是由于小儿机体的这种不够成熟、不够完善的生理特点，形成了小儿的御邪能力较弱，抗病能力不强，容易被外邪所伤，出现病情多变而迅速传变的特点。小儿发病容易，突出表现在肺、脾、肾系疾病及传染病方面。

小儿病理特点的另一方面表现为"心常有余""肝常有余"。这是指儿科临床上既易见心惊，又易见肝风的病证。小儿生理上心神怯弱、肝气未盛，病理上易感外邪、各种外邪均易从火化，因此易见火热伤心生惊、伤肝引动肝风的证候。

小儿为病传变迅速的病理特点，主要表现在寒热虚实的迅速转化方面，即易虚易实、易寒易热的病理表现特点。

（二）脏气清灵，易趋康复

与成人相比，小儿的机体生机蓬勃，脏腑之气清灵，随拨随应，对各种治疗反应灵敏；并且小儿宿疾较少，病情相对单纯。因而，小儿为病虽具有发病容易、传变迅速的特点，但一般说来，病情好转的速度较成人为快、疾病治愈的可能也较成人为大。

[常考考点] 小儿病理特点：发病容易，传变迅速；脏气清灵，易趋康复。

细目四　儿科四诊特点

【考点突破攻略】

要点一　儿科四诊应用特点

小儿疾病的诊断方法，与临床其他各科一样，均用望、闻、问、切四种不同的诊查手段进行诊断和辨证。因乳婴儿不会说话，较大儿童虽已会说话，也不能正确叙述自己的病情，所以问诊较成人困难。加上就诊时常啼哭吵闹，影响气息脉象，造成诊断上的困难。所以，历代儿科医家对于小儿诊法，既主张四诊合参，又特别重视望诊。

要点二　望诊特点及临床意义

（一）望神色

凡精神振作，双目有神，表情活泼，面色红润，呼吸调匀，反应敏捷，均为气血调和、神气充沛的表现，是健康或病情轻浅之象；反之，若精神委顿，双目无神，表情呆滞，面色晦暗，呼吸不匀，反应迟钝，均为体弱有病之表现，或病情较重之象。

五色主病，即望面色红、青、黄、白、黑五种不同颜色的偏向表现来诊察疾病，是望神色的重要内容。

面呈白色，多为寒证、虚证。面呈红色，多为热证，有实热证和虚热证之分。面呈黄色，多为脾虚证或有湿浊。面呈青色，多为寒证、痛证、瘀证、惊痫。面呈黑色，多为寒证、痛证、瘀证、水饮证。

（二）望形态

凡发育正常，筋骨强健，肌丰肤润，毛发黑泽，姿态活泼者，是胎禀充足，营养良好，属健康表现；若生长迟缓，筋骨软弱，肌瘦形瘠，皮肤干枯，毛发萎黄，囟门逾期不合，姿态呆滞者，为胎禀不足，营养不良，属于病态。

头小顶尖，颅缝闭合过早，是头小畸形；如方方发稀，囟门宽大，当闭不闭，可见于五迟证；头大颌缩，前囟宽大，头缝开解，目睛下垂，见于解颅；前囟及眼窝凹陷，皮肤干燥，可见于婴幼儿泄泻阴伤液脱。

头发稀细，色枯无泽，多是肾气亏虚或阴血内亏；发细结穗，色黄不荣，多是气血亏虚，积滞血瘀；头发脱落，见于枕部，是为气虚多汗之枕秃；脱落成片，界限分明，是为血虚血瘀之斑秃。

面容瘦削，气色不华，是为气血不足；面部浮肿，脸肿如蚕，是为水湿泛溢。耳下腮部肿胀，是为邪毒窜络之痄腮或发颐；颌下肿胀热痛，多为热毒壅结之臖核肿大。五官不正，眼距缩小，鼻梁扁平，口张舌伸，见于先天禀赋异常之痴呆；口角歪斜，眼睑不合，偏侧流涎，表情不对称，见于风邪留络之面瘫。面呈苦笑貌，是风毒从创口内侵之破伤风；

面肌抽搐，是风邪走窜经络之惊风或痫病；小儿面部表情异常，或眨眼，或搐鼻，或咧嘴，或龇牙，或多咽，多属抽动障碍。

胸廓前凸形如鸡胸，可见于佝偻病、哮喘；腹部膨大，肢体瘦弱，发稀，额上有青筋显现，属于疳积。

（三）审苗窍

1. 察舌 正常小儿舌体柔软、淡红润泽、伸缩自如，舌面有干湿适中的薄苔。小儿舌质较成人红嫩。新生儿舌红无苔和哺乳婴儿的乳白苔，均属正常舌象。若心火上炎则舌红，甚则生疮；心血瘀阻，则舌质紫暗或有瘀斑；心阳不足，则舌质淡白胖嫩；心阴不足，则舌质红绛瘦瘪。

（1）舌体：舌体胖嫩，舌边齿痕显著，多为脾肾阳虚，或有水饮痰湿内停；舌体肿大，色泽青紫，可见于气血瘀滞；舌体强硬，多为热盛伤津；急性热病中出现舌体短缩，舌干绛者，则为热甚伤津，经脉失养。

（2）舌质：正常舌质淡红。若舌质淡白为气血虚亏；舌质绛红，舌有红刺，为温热病邪入营血；舌质红少苔，甚则无苔而干，为阴虚火旺；舌质紫暗或紫红，为气血瘀滞；舌起粗大红刺，状如草莓者，常见于丹痧、皮肤黏膜淋巴结综合征。

（3）舌苔：苔白为寒；苔黄为热；苔白腻为寒湿内滞，或有寒痰食积；苔黄腻为湿热内蕴，或乳食内停；热性病见剥苔，多为阴伤津亏所致；舌苔花剥，状如地图，时隐时现，经久不愈，多为胃之气阴不足所致；若舌苔厚腻垢浊不化，状如霉酱，伴便秘腹胀者，为宿食内积，中焦气机阻滞。

2. 察目 黑睛等圆，目珠灵活，目光有神，开阖自如，是肝肾气血充沛之象；若眼睑浮肿，多为水肿之象；眼睑开阖无力，是元气虚惫；寐时眼睑张开而不能闭合，是脾虚气弱之露睛；上眼睑下垂不能提起，是气血两虚之睑废；两目呆滞，转动迟钝，是肾精不足，或为惊风之先兆；两目直视，瞪目不活，是肝风内动；白睛黄染，多为黄疸；目赤肿痛，是风热上攻；目眶凹陷，啼哭无泪，是阴津大伤。

3. 察鼻 主要观察鼻内分泌物和鼻形的变化。鼻塞流清涕，为风寒感冒；鼻流黄浊涕，为风热客肺；长期鼻流浊涕，气味腥臭，为肺经郁热；鼻孔干燥，为肺经燥热伤阴；鼻衄鲜红，为肺热迫血妄行；鼻翼扇动，伴气急喘促，为肺气郁闭。

4. 察口 唇色淡白为气血不足；唇色淡青为风寒束表；唇色红赤为热；唇色红紫为瘀热互结；唇色樱红，为暴泻伤阴；唇白而肿，是为唇风；面颊潮红，唯口唇周围苍白，是丹痧征象。口腔黏膜色淡白为虚为寒，色红为实为热。口腔破溃糜烂，为心脾积热之口疮；口内白屑成片，为鹅口疮。两颊黏膜有针尖大小的白色小点，周围红晕，为麻疹黏膜斑。上下白齿间腮腺管口红肿如粟粒，按摩肿胀腮部无脓水流出者为痄腮（流行性腮腺炎），有脓水流出者为发颐（化脓性腮腺炎）。齿龈痛，为胃火上炎；牙龈红肿，为胃热熏蒸。新生儿牙龈上有白色斑点斑块，称为马牙，并非病态。咽红恶寒发热是外感之象；咽红乳蛾肿痛为外感风热或肺胃之火上炎；乳蛾红肿溢脓，是热壅肉腐；乳蛾大而不红，多为瘀热未尽，或气虚不敛；咽痛微红，有灰白色假膜，不易拭去，为白喉之症。

5. 察耳 小儿耳壳丰厚，颜色红润，是先天肾气充沛的表现；耳壳薄软，耳舟不清，是先天肾气未充的征象；耳内疼痛流脓，为肝胆火盛之证；以耳垂为中心的腮部漫肿疼痛，是痄腮（流行性腮腺炎）之表现。

6. 察二阴 男孩阴囊不紧不松是肾气充沛的表现。若阴囊松弛，多为体虚或发热；阴囊中睾丸肿大透亮不红，为水疝；阴囊中有物下坠，时大时小，上下可移，为小肠下坠之狐疝。阴囊、阴茎均见水肿，常见于阳虚阴水；女孩前阴部潮红灼热，常见于湿热下注，亦须注意是否有蛲虫病。

小儿肛门潮湿红痛，多属尿布皮炎；肛门脱出，为中气下陷之脱肛；肛门裂开出血，多因大便秘结，热迫大肠所致。

（四）辨斑疹

皮肤之发斑，形态大小不一，不高出皮面，压之不褪色；皮肤之出疹，高出皮面，压之褪色。斑与疹在儿科多见于外感时行疾病，如麻疹、幼儿急疹、风疹、猩红热、水痘等；也见于杂病，如紫癜等。

发热3~4天出疹，疹形细小，状如麻粒，口腔颊黏膜出现"麻疹黏膜斑"者，为麻疹；皮疹细小，呈浅红色，身热不甚，常见于风疹；肤红如锦，稠布疹点，身热，舌绛如草莓，常见于丹痧；丘疹、疱疹、结痂并见，疱疹内有水液色清，见于水痘；斑丘疹大小不一，如云出没，瘙痒难忍，常见于荨麻疹。

斑色红艳，摸之不碍手，压之不褪色，多为热毒炽盛，病在营血；斑色紫暗，面色苍白，肢冷脉细，为气不摄血，血溢脉外。

（五）察二便

初生婴儿的胎粪，呈暗绿色或赤褐色，黏稠无臭；母乳喂养儿，大便呈卵黄色，稠而不成形，常发酸臭气；牛奶、羊奶喂养儿，大便呈淡黄白色，质地较硬，有臭气。大便燥结，为内有实热或津伤内热；大便稀薄，夹有白色凝块，为内伤乳食；大便稀薄，色黄秽臭，为肠腑湿热；下利清谷，洞泄不止，为脾肾阳虚；大便赤白黏冻，为湿热积滞，常见于痢疾；婴幼儿大便呈果酱色，伴阵发性哭闹，常为肠套叠；大便色泽灰白不黄，多系胆道阻滞。

小便黄褐如浓茶，伴身黄、目黄，多为湿热黄疸；若小便色红如洗肉水，或镜检红细胞增多者，为尿血，鲜红色为血热妄行，淡红色为气不摄血，红褐色为瘀热内结，暗红色为阴虚内热；若小便混浊如米泔水，为脾胃虚弱，饮食不调所致，常见于积滞与疳证。

（六）察指纹

指纹的辨证纲要，可以归纳为"<u>浮沉分表里，红紫辨寒热，淡滞定虚实，三关测轻重</u>"。"浮"指指纹浮现，显露于外，主病邪在表；"沉"指指纹沉伏，深而不显，主病邪在里。纹色鲜红浮露，多为外感风寒；纹色紫红，多为邪热郁滞；纹色淡红，多为内有虚寒；纹色青紫，多为瘀热内结；纹色深紫，多为瘀滞络闭，病情深重。指纹色淡，推之流畅，主气血亏虚；指纹色紫，推之滞涩，复盈缓慢，主实邪内滞，如瘀热、痰湿、积滞等。纹在风关，示病邪初入，病情轻浅；纹达气关，示病邪入里，病情较重；纹进命关，示病邪深入，病情加重；纹达指尖，称透关射甲，若非一向如此，则示病情重危。

[常考考点]指纹的辨证纲要：浮沉分表里，红紫辨寒热，淡滞定虚实，三关测轻重。

要点三　闻诊特点及临床意义

（一）听声音

1. 啼哭声　啼哭声音洪亮有力者多为实证；细弱无力者多为虚证；哭声尖锐，阵作阵缓，弯腰曲背，多为腹痛；啼哭声嘶，呼吸不利，谨防急喉风；夜卧啼哭，睡卧不宁，为夜啼或积滞。

2. 呼吸声　若呼吸气粗有力，多为外感实证，肺蕴痰热；若呼吸急促，喉间哮鸣者，为邪塞气道，是为哮喘；呼吸急迫，甚则鼻扇，咳嗽频作者，是为肺气闭郁；呼吸窘迫，面青不咳或呛咳，常为异物堵塞气道。

3. 咳嗽声　如干咳无痰或痰少黏稠，多为燥邪犯肺，或肺阴受损；咳声清高，鼻塞声重，多为外感；咳嗽频频，痰稠难咳，喉中痰鸣，多为肺蕴痰热，或肺气闭塞；咳声嘶哑如犬吠者，常见于白喉、急喉风；连声咳嗽，夜咳为主，咳而呕吐，伴鸡鸣样回声者，为顿咳（百日咳）。

4. 语言声　呻吟不休，多为身体不适；妄言乱语，语无伦次，声音粗壮，称为谵语，多属心气大伤。语声低弱，多语无力，常属气虚心怯。语声重浊，伴有鼻塞，多为风寒束肺；语声嘶哑，呼吸不利，多为毒结咽喉。小儿惊呼尖叫，多为剧痛、惊风；语声謇涩，多为热病高热伤津，或痰湿蒙蔽心包。

（二）嗅气味

1. 口气　口气臭秽，多属胃热；嗳气酸腐，多为伤食；口气腥臭，见于血证，如齿衄；口气如烂苹果味，为糖尿病酮症酸中毒的表现。

2. 便臭　大便臭秽，是湿热积滞；大便酸臭而稀，多为伤食；下利清谷，无明湿臭味，为脾肾两虚。

3. 尿臭　小便短赤，气味臊臭，为湿热下注；小便清长少臭，为脾胃虚寒。

4. 呕吐物气味　吐物酸臭，多因食滞化热；吐物臭秽如粪，多因肠结气阻，秽粪上逆。

要点四　问诊特点及临床意义

（一）问年龄

新生儿应问明出生天数，2岁以内的小儿应问明实足月龄，2岁以上的小儿应问明实足岁数及月数。

（二）问病情

问病情包括询问疾病的症状及持续时间，病程中的病情变化，发病的原因等。着重询问以下内容：

1. 问寒热　小儿恶寒发热无汗，多为外感风寒；发热有汗，多为外感风热；寒热往来，多为邪郁少阳；但热不寒为里热；但寒不热为里寒；大热、大汗、口渴不已，为阳明热盛；发热持续，热势鸱张，身热不扬，午后热盛，面黄苔腻，为湿热内蕴；夏季高热，持续不退，伴有无汗、口渴、多尿，秋凉后自平，常为夏季热；午后或傍晚低热，伴盗汗者，为阴虚燥热；夜间发热，腹壁及手足心热，腹满不食者，多为内伤乳食。

2. 问出汗　小儿入睡之时，头额汗出，若汗出不多，又无他症者，不属病态。若在白天汗出较多，稍动尤甚，不发热者，为气虚卫外不固的自汗；入睡则汗出淋漓，醒后汗止，为阴虚或气阴两虚的盗汗；热病中汗出热不解者，为表邪入里；若口渴、烦躁、脉大、大汗者，为里热实证。

3. 问头身　头痛而兼发热恶寒为外感风寒；头痛呕吐，高热抽搐，为邪热入营，属急惊风；头晕而兼发热，多因外感；头晕而兼面白乏力，多为气血不足；头痛如刺，痛有定处，多为瘀阻脑络。

4. 问二便 若大便酸臭，或如败卵，完谷不化，或腹痛则泻，泻后痛减，多属内伤乳食；若大便溏薄不化，或先干后溏，次数较多，或食后欲便者，多为脾虚运化失职；若便泻日久，形瘦脱肛者，多为中气下陷；便次多而量少，泻下黏冻，或见脓血，并伴里急后重者，多为痢疾。

小便频数短赤，伴尿急尿痛，多为湿热下注膀胱之热淋；排尿不畅或突然中断，或见尿血鲜红，或排出砂石者，为湿热煎熬之石淋。

5. 问饮食 若食欲不振，腹部胀满，嗳气吞酸，为伤乳伤食；多吃多便，形体消瘦，多见于疳证中之胃强脾弱者。渴欲饮水，口舌干燥，为胃热津伤；渴不欲饮，或饮亦不多，多为湿热内蕴。

6. 问睡眠 小儿白天如常，夜不能寐，啼哭不休，或定时啼哭者，为夜啼；睡卧不安，烦躁不宁，多属邪热内蕴，心经郁热；睡中龂齿，或是胃热兼风，或是虫积；寐而不宁，肛门瘙痒，多为蛲虫病；睡中露睛，多为脾气虚弱。

（三）问个人史

包括胎产史、喂养史、生长发育史、预防接种史等。

要点五 切诊特点及临床意义

（一）脉诊

小儿脉象较成人软而稍数，年龄越小，脉搏越快。注意恐惧、活动、啼哭等影响脉象。一般认为，以成人一息 6～7 至为常度，5 至以下为迟，7 至以上为数。<u>基本脉象主要分浮、沉、迟、数、有力、无力六种</u>，同时应注意结、代、细、弦、滑、不整脉等病脉。

浮为病在表，沉为病在里；迟为寒，数为热；有力为实，无力为虚。结脉为心气伤；代脉为脏气损；细脉为阴虚；弦脉为肝旺或为痛、为惊；滑脉为痰食中阻；脉律不整，时缓时数，为心之气血失和。

（二）按诊

1. 按头囟 囟门凹陷者为囟陷，多见于阴伤液竭之失水或极度消瘦者；囟门隆凸，按之紧张，为囟填，多见于热炽气营之脑炎、脑膜炎等；颅骨开解，头缝四破，头大额缩，囟门宽大者，为解颅，多属先天肾气不足，或后天髓热膨胀之故。

2. 按颈腋 耳下腮部肿胀疼痛，咀嚼障碍者，多是痄腮；触及质地较硬之圆形肿块，推之可移，头面口咽有炎症感染者，属痰热壅结之蠼核肿痛；若仅见增大，按之不痛，质坚成串，则为瘰疬。

3. 按胸腹 胸骨高突，按之不痛者，为"鸡胸"；脊背高突，弯曲隆起，按之不痛，为"龟背"；胸胁触及串珠，两肋外翻，可见于佝偻病；剑突下疼痛多属胃脘痛；脐周疼痛，按之痛减，并可触及条索状包块者，多为蛔虫病；腹部胀满，叩之如鼓者，为气胀；叩之音浊，按之有液体波动之感，多为腹水；右下腹按之疼痛，兼发热，右下肢拘急者，多属肠痈。

4. 按四肢 四肢厥冷，多属阳虚；手足心热者，多属阴虚内热或内伤乳食；高热时四肢厥冷，为热深厥甚；四肢厥冷，面白唇淡者，多属虚寒；四肢厥冷，唇舌红赤者，多是真热假寒之象。

5. 按皮肤 肤热无汗，为热炽所致。肌肤肿胀，按之随手而起，属阳水水肿；肌肤肿胀，按之凹陷难起，属阴水水肿。

细目五 儿科辨证概要

要点 小儿常用的辨证方法

儿科常用的辨证方法有脏腑辨证、八纲辨证、卫气营血辨证、气血津液辨证、病因辨证。

（一）脏腑辨证

脏腑辨证以五脏、六腑、奇恒之腑的生理功能、病理特点为临床分析辨证的依据。在中医基础理论藏象学说的基础上，钱乙博采各家之学，结合自己对小儿"脏腑柔弱""成而未全……全而未壮"的生理及"易虚易实，易寒易热"的病理特点的认识，首创了儿科五脏辨证学说。提出<u>"心主惊""肝主风""脾主困""肺主喘""肾主虚"</u>的辨证纲领，各脏证有虚、实、寒、热之分，方有温、清、补、泻之别。

1. 肺、大肠病辨证 《小儿药证直诀·五脏所主》言："肺主喘，实则闷乱喘促，有饮水者，有不饮水者；虚则哽气，长出气。"小儿肺脏的病变常表现为呼吸功能失常，肺气宣肃不利，通调水道失职。外邪易从口鼻皮毛侵入，大肠传导失司，症见咳嗽、气喘、咳痰、小便不利、大便秘结或泄泻等。

2. 脾、胃病辨证 "脾主困，实则困睡，身热，饮水；虚则吐泻，生风"。小儿脾胃病变常因水谷受纳运化失常，生化无源，气血亏虚，水湿留滞，痰浊内生，乳食积滞，血失统摄等，临床表现为食欲不振、恶心呕吐、腹痛腹泻、腹胀水肿、痰涎壅盛、衄血紫癜等。

3. 肝、胆病辨证 "肝主风，实则目直，大叫，呵欠，项急，顿闷；虚则咬牙，多欠气。热则外生气，湿则内生气"。小儿肝胆病变，常为疏泄功能失常，肝风易动，阴血亏虚，筋脉失养，目失涵养等，临床可出现动风抽搐、黄疸、急躁易怒、胁痛、呕吐、肢体痿痹等症。

4. 心、小肠病辨证 "心主惊，实则叫哭发热，饮水而摇；虚则卧而悸动不安"。小儿心与小肠病变，常为心主血的功能失常和心主神志的功能失调，出现心悸怔忡、心烦易惊、夜啼多汗、少血出血、行为失常、神志失聪等症。

5. 肾、膀胱病辨证 "肾主虚，无实也，唯疮疹；肾实则变黑陷"。小儿肾与膀胱病变，常表现为藏精、主水、纳气等功能失常，生长发育障碍等，出现水肿、小便异常、久喘、生长障碍、发育迟缓等症。

（二）八纲辨证

由于小儿病理上易虚易实，易寒易热，证情往往错综不清，不易分辨，再加上"四诊"不全，供辨识的主、客观症状和体征不多，故在八纲辨证时一般首先分清寒、热，危急重证当辨识虚、实。寒热之辨，主要从唇、舌、咽部颜色及二便的变化来分。虚实之辨，多注意了解病情的缓急、病程的久暂、神色变化、体温、脉搏、呼吸、血压、哭声、先后天情况等。

（三）卫气营血辨证

卫气营血辨证，适用于多种温病，是小儿温病病机辨证的基本方法。

（四）气血津液辨证

气血津液辨证是八纲辨证在气血津液不同层面的深化和具体化，也是对病因辨证的不可或缺的补充，常与脏腑辨证结合应用。

（五）病因辨证

中医学病因的内容，除外邪致病的六淫（风、寒、暑、湿、燥、火）、疠疫，内伤致病的七情（喜、怒、忧、思、悲、恐、惊）、饮食不节、劳倦过度等因素外，还包括疾病过程中的病理产物如痰饮、瘀血、积滞等，对儿科亦有重要的意义。

其他辨证方法还有三焦辨证、六经辨证等。

细目六　儿科治法概要

【考点突破攻略】

要点一　儿科常用内治疗法的用药原则、给药剂量及方法

（一）用药原则

1. 治疗及时准确　小儿脏腑娇嫩，形气未充，发病容易，变化迅速，易寒易热，易虚易实，因此要辨证准确，掌握有利时机，及时采取有效措施，争取主动，力求及时控制病情的发展变化。

2. 方药精简灵巧　小儿脏气清灵，随拨随应，对于药物的反应较成人灵敏。因此，在治疗时处方用药应力求精简，以"药味少、剂量轻、疗效高"为儿科处方原则。尤应注意不得妄用攻伐，对于大苦、大寒、大辛、大热、峻下、毒烈之品，均当慎用。

3. 重视先证而治　由于小儿发病容易，传变迅速，虚实寒热的变化较成人为快，故应见微知著，先证而治，挫病势于萌芽之时，挽病机于欲成未成之际。

4. 注意顾护脾胃　脾胃为后天之本，小儿的生长发育，全靠脾胃化生精微之气以充养，疾病的恢复赖脾胃健运生化，先天不足的小儿也要靠后天来调补。因此，不论病中和病后，合理调护均有利于康复，其中以调理脾胃为主。

5. 掌握用药剂量　小儿中药的用量相对较大，尤其是益气健脾、养阴补血、消食和中一类药性平和的药物，更是如此。但对一些辛热、苦寒、攻伐和药性较猛烈的药物，如麻黄、附子、细辛、乌头、大黄、巴豆、芒硝等，在应用时则需控制剂量。

小儿用药剂量常随年龄大小、个体差异、病情轻重、医者经验而不同。为方便掌握，中药汤剂可采用下列比例用药：新生儿用成人量的1/6，乳婴儿用成人量的1/3，幼儿用成人量的1/2，学龄期儿童用成人量的2/3或接近成人量。

（二）给药方法

1. 口服给药法 根据年龄不同，每剂内服中药煎剂总药量为：新生儿，10～30mL；婴儿，50～100mL；幼儿及学龄前期儿童，120～240mL；学龄期儿童，250～300mL。服用汤剂，一般1日1剂，分2～3次温服，但应根据病情、病位、病性和药物的特点来决定不同的服药方法。

2. 鼻饲给药法 重危昏迷患儿反应差，无吞咽动作，可鼻饲给药。

3. 蒸气及气雾吸入法 是用蒸气吸入器或气雾吸入器，使水蒸气或气雾由病儿口鼻吸入的一种疗法，常用于肺炎喘嗽、咳嗽、哮喘、感冒、鼻渊等肺系疾病。一般不可用汤剂作雾化吸入，常用中药注射液，如炎琥宁注射液、清开灵注射液等。

4. 直肠给药法 肛管插入前先用凡士林滑润头部，徐徐插入肛门，依年龄大小，插入5～15cm。治疗便秘，可将药液装入底部连接肛管的量杯内直接灌入。治疗其他疾病，常采用直肠点滴灌注法。此法在一定程度上避免了小儿用药难的问题，而且对于外感发热、肠胃疾病、水毒内闭等有较好的疗效。

5. 注射给药法 将供肌内注射、静脉滴注的中药制剂，按要求给予肌内注射、静脉注射或静脉点滴。肌内注射或静脉注射给药，使用便捷，给药准确，作用迅速，是儿科比较理想的一种给药方法。

要点二 儿科常用内治法及其适应病证

1. 疏风解表法 适用于外邪侵袭肌表所致的表证。由于外邪郁闭肌表，开阖失司，故可出现发热、恶风、汗出或无汗等。可用疏散风邪的药物，使郁于肌表的邪毒从汗而解。

2. 止咳平喘法 适用于邪郁肺经，痰阻肺络所致的咳喘。寒痰内伏可用温肺散寒、化痰平喘的方药，如小青龙汤、射干麻黄汤等；热痰内蕴可用清热化痰、宣肺平喘的方药，如定喘汤、麻杏石甘汤等。

3. 清热解毒法 适用于邪热炽盛的实热证，如温热病、湿热病、斑疹、痢疾、血证等。

4. 消食导滞法 适用于小儿饮食不节，乳食内滞之证，如积滞、伤食吐泻、疳证等。

5. 利水消肿法 适用于水湿停聚，小便短少而水肿的患儿。若为湿邪内蕴，脾失健运，水湿泛于肌肤者，则为阳水；若脾肾阳虚，不能化气行水，水湿内聚为肿，则为阴水。常用方剂，阳水可用麻黄连翘赤小豆汤、五苓散、五皮饮、越婢加术汤等；阴水可用防己黄芪汤、实脾饮、真武汤等。此外，车前子、荠菜花、玉米须等，也有较好的消肿利尿作用。

6. 安蛔驱虫法 适用于小儿各种肠道寄生虫病，如蛔虫病、蛲虫病等。

7. 镇惊息风法 适用于小儿窍闭神昏，抽搐等证，如惊风、癫痫。

8. 健脾益气法 适用于脾虚证，是通过补益脾气、滋养脾血、补益脾阴、温补脾阳，治疗脾胃气、血、阴、阳不足病证的治法。

9. 调脾助运法 适用于脾运失健证，是通过运脾化湿、运脾开胃、理气助运、温运脾阳，消除影响脾运的各种病理因素，治疗湿困于脾、乳食积滞、中焦气滞等各种原因所致的脾运胃纳功能失健病证的治法。

10. 培元补肾法 适用于小儿胎禀不足，肾气虚弱及肾不纳气之证，如解颅、五迟、五软、遗尿、哮喘等。

11. 凉血止血法 适用于诸种出血证候，如鼻衄、齿衄、尿血、便血、紫癜等。小儿血证常由血热妄行、血不循经引起，用清热凉血法治疗居多；但气不摄血、脾不统血、阴虚火旺等其他原因引起的出血临床也不少见，可用补气、健脾、养阴等法治疗。

12. 活血化瘀法 适用于各种血瘀之证，如肺炎喘嗽时见口唇青紫，肌肤瘀斑瘀点，以及腹痛如针刺，痛有定处，按之有痞块等。

13. 回阳救逆法 适用于小儿元阳虚衰欲脱之危重证候，临床可见面色苍白、神疲肢厥、冷汗淋漓、气息奄奄、脉微欲绝等，此时必须用峻补阳气、救逆固脱的方药加以救治。

要点三 儿科常用外治法及其临床应用

1. 熏洗法 是将药物煎成药液熏蒸、浸泡、洗涤、沐浴患者局部或全身的治疗方法。如夏日高热无汗，可用香薷煎汤熏洗，发汗退热；麻疹初期，为助透疹，用生麻黄、浮萍、芫荽子、西河柳煎汤后，加黄酒擦洗头部和四肢，并将药液放在室内煮沸，使空气湿润，体表亦能接触药气。

2. 涂敷法 是将新鲜的中草药捣烂，或用药物研末加入水或醋调匀后，涂敷于体表的一种外治法。如用鲜马齿苋、大青叶、青黛、紫金锭等，任选一种，调敷于腮部，治疗流行性腮腺炎；用吴茱萸粉涂敷于足底涌泉穴，治疗滞颐等。

3. 罨包法 是将药物置于皮肤局部，并加以包扎的一种外治法。如用皮硝包扎于脐部，以消食积；用五倍子粉加食醋调罨包脐内，治疗盗汗等。

4. 热熨法 是将药炒热后，用布包裹以熨肌表的一种外治法。如炒热食盐熨腹部，治疗腹痛；用生葱、食盐炒热，熨脐周围及少腹，治疗尿闭等。

5. 敷贴法 是将药物制成软膏、药饼，或研粉撒于普通膏药上，敷贴于局部的一种外治法。如用丁香、肉桂等药粉，撒于普通膏药上贴于脐部，治疗寒证泄泻。再如在夏季三伏天，用延胡索、芥子、甘遂、细辛研末，以生姜汁调成药饼，中心放少许丁香末，敷于肺俞、膏肓、百劳穴上，治疗哮喘等。

6. 擦拭法 是用药液或药末擦拭局部的一种外治法。如冰硼散擦拭口腔，或用淡盐水，或银花甘草水拭洗口腔，治疗鹅口疮、口疮等。

7. 药袋疗法 选用山柰、苍术、白芷、砂仁、丁香、肉桂、甘松、草豆蔻、沉香、檀香等芳香药物，根据病情，选药配合成方，研成粉末，制成香囊、肚兜、香枕等。经常佩带使用，具有辟秽解毒、增进食欲、改善环境、防病治病的作用。

8. 推拿疗法 具有促进气血循行、通畅经络、安定神气、调和脏腑的作用。常用于治疗脾系疾病，如泄泻、呕吐、腹痛、疳证、厌食、积滞、口疮等；肺系疾病，如感冒、咳嗽、肺炎喘嗽、哮喘等；杂病，如遗尿、痿证、痹证、惊风、肌性斜颈、五迟、五软等。推拿疗法亦有一些禁忌证，如急性出血性疾病、急性外伤、脊背皮肤感染等。

【例题实战模拟】

A1 型题

1. 小儿营养不良是指体重低于正常均值的
 A. 66%　　B. 70%　　C. 85%　　D. 95%　　E. 90%

2. 4 周岁小儿的身长应为
 A. 90cm　　B. 98cm　　C. 102cm　　D. 105cm　　E. 110cm

3. 小儿出齐 20 颗乳牙的时间是
 A. 8～10 个月　　B. 11～12 个月　　C. 13～15 个月　　D. 16～19 个月　　E. 24～30 个月

4. 随着小儿年龄的增加
 A. 脉搏增快，血压增高　　B. 脉搏增快，血压减低　　C. 脉搏减慢，血压增高
 D. 脉搏减慢，血压减低　　E. 脉搏、血压均无明显变化

5. 小儿能独走的时间一般是
 A. 8 个月　　B. 10 个月　　C. 12 个月　　D. 16 个月　　E. 18 个月

6. 新生儿在上腭中线和齿龈部位有散在黄白色、碎米粒样颗粒，称为
 A. 马牙　　B. 板牙　　C. 螳螂子　　D. 口疮　　E. 鹅口疮

7. "纯阳"学说是指小儿
 A. 发育迅速　　B. 脏腑娇嫩　　C. 有阳无阴　　D. 阳亢阴亏　　E. 形气未充

8. 小儿"稚阴稚阳"学说，是指其生理状态为
 A. 阳常有余，阴常不足　　B. 脏腑娇嫩，形气未充　　C. 生机蓬勃，发育迅速
 D. 脏气清灵，易趋健康　　E. 脾常不足，肝常有余

9. 小儿疾病谱中最为多见的是
 A. 肺肾系病证　　B. 心肺系病证　　C. 肺脾系病证　　D. 心肝系病证　　E. 肝肾系病证

10. 小儿患病后易趋康复的主要原因是
 A. 心常有余　　B. 肝常有余　　C. 稚阴稚阳　　D. 脏腑已成　　E. 脏气清灵

11. 小儿面呈红色，证候多属
 A. 热　　B. 湿　　C. 燥　　D. 虚　　E. 实

12. 小儿正常舌象是
 A. 淡白　　B. 绛红　　C. 紫暗　　D. 暗红　　E. 淡红

13. 小儿"地图舌"是由于

A. 肺气虚弱　　B. 脾阳亏虚　　C. 脾失健运　　D. 宿食内停　　E. 胃之气阴不足

14. 小儿指纹色紫主证为

A. 燥　　B. 热　　C. 寒　　D. 滞　　E. 瘀

15. 小儿指纹淡红，其证候是

A. 虚寒　　B. 食积　　C. 痰热　　D. 虚热　　E. 实热

A2 型题

16. 患儿，3 岁。体重 14kg，身长 86cm。该患儿的生长发育状况为

A. 体重正常，身长偏高　　B. 体重正常，身长偏低　　C. 体重偏高，身长正常

D. 体重偏高，身长偏低　　E. 体重偏低，身长正常

B1 型题

A. 胎产史　　B. 喂养史　　C. 生长发育史　　D. 预防接种史　　E. 家族史

17. 当小儿出现脾胃病时，应特别注意询问的是

18. 需要与传染病鉴别时，应特别注意询问的是

【参考答案】

1. C　2. B　3. E　4. C　5. C　6. A　7. A　8. B　9. C　10. E　11. A　12. E　13. E　14. B　15. A　16. B　17. B

18. D

第二单元　儿童保健

细目一　胎儿期保健

【考点突破攻略】

要点　养胎护胎的主要内容

1. 饮食调养，嗜好有节　孕妇的饮食，应当富于营养，清淡可口，易于消化，进食按时、定量。禁忌过食大冷、大热、甘肥黏腻、辛辣炙烤等食物，以免酿生胎寒、胎热、胎肥等病证。饮食调养还包括嗜好有节。孕妇应戒去烟酒。孕妇吸烟过多，也会伤身而造成流产、早产，或胎怯、智力低下、先天性心脏病等疾病。

2. 调适寒温，防感外邪　妇女怀孕之后，气血聚以养胎，卫气不足，卫外不固，多汗而易为虚邪贼风所感。怀胎 10 月，要经历 3～4 个不同的季节，气候变化很大，孕要比常人更加注意寒温的调摄，顺应气温的变化。同时，也要注意居室内空气流通，保持空气新鲜，勿去空气污浊、环境污染的场所，避免为其所害。

3. 劳逸结合，适当活动　孕妇应当动静兼备，劳逸结合，在妊娠的不同时期又有注意的侧重点。一般说来，妊娠 1～3 个月应适当静养，谨防劳伤，以稳固其胎。4～7 个月可增加一些活动量，以促进气血流行，适应此期胎儿迅速生长的需要。妊娠后期只能做较轻的工作，体力劳动者要有工间休息，不做夜班，脑力劳动者要保证每天仍有一定的活动。足月之后，又转入以静为主，安待分娩，每天只安排一定时间的散步。分娩前两周应停止工作。现代还编有适用于孕期不同阶段的妊娠期保健操，可以学习后坚持去做。

4. 精神内守，调畅情志　七情为人之常情，尽皆有之，但若情志过极，便能伤人致病。孕妇情志过极不仅损害自身的健康，而且因气血逆乱，影响胎儿的正常发育。所以，孕妇应当精神内守，情绪稳定，喜怒哀乐适可而止，避免强烈的精神刺激，才能安养胎儿。

5. 避免外伤，节制房事　妊娠期间，孕妇要防止各种有形和无形的外伤，以保护自己和胎儿。孕妇要谨防跌仆损伤，注意保护腹部，避免受到挤压和冲撞。进入现代社会，无形损伤的机会更是日益增多。噪声会损害胎儿的听觉，放射线能诱发基因突变，造成染色体异常，都可能导致流产或胎儿发育畸形。

妊娠期间要控制房事，节欲保胎。若妊娠早期房事不节，扰动相火，耗劫真阴，可导致冲任损伤而致胎元不固，造成流产、早产。

6. 审慎用药，避其药毒 孕妇如果用药，很多药物都可以通过母体进入胎儿，而胎儿形质初成，娇嫩异常，易于因药物引起中毒而影响正常生长发育。

妊娠禁忌中药主要分为以下3类：①毒性药类，如乌头、附子、南星、野葛、水银、轻粉、铅粉、砒石、硫黄、雄黄、斑蝥、蜈蚣等。②破血药类，如水蛭、虻虫、干漆、麝香、瞿麦等。③攻逐药类，如巴豆、牵牛子、大戟、芫花、皂荚、藜芦、冬葵子等。这些药物药性峻猛，可能引起中毒，损伤胎儿，造成先天性畸形，或者流产、早产。这些药物使用于孕妇，可能引起中毒，损伤胎儿，造成胚胎早期死亡或致残、致畸等。

细目二 婴儿期保健

【考点突破攻略】

要点一 新生儿的特殊生理现象

新生儿有几种特殊生理状态，不可误认为病态。新生儿两侧颊部各有一个脂肪垫隆起，称为"<u>螳螂子</u>"，有助吮乳，不能挑割。新生儿上腭中线和齿龈部位有散在黄白色、碎米大小隆起颗粒，称为"<u>马牙</u>"，会于数周或数月自行消失，不需挑刮。女婴生后3～5天<u>乳房隆起</u>如蚕豆到鸽蛋大小，可在2～3周后消退，不应处理或挤压。女婴生后5～7天阴道有少量流血，持续1～3天自止者，是为<u>假月经</u>，一般不必处理。还有新生儿<u>生理性黄疸</u>等，均属于新生儿的特殊生理状态。

[常考考点] 新生儿的几种特殊生理现象："螳螂子""马牙"、乳房隆起、假月经、生理性黄疸。

要点二 新生儿护养的主要措施

1. 拭口洁眼 小儿出腹，必须立即做好体表皮肤黏膜的清洁护理。应用消毒纱布探入口内，轻轻拭去小儿口中秽浊污物，包括羊水、污血及胎粪等，以免吞咽入腹甚至误吸入气道。同时，要轻轻拭去眼睛、耳朵中的污物。新生儿皮肤上的胎脂有一定的保护作用，不要马上拭去。但皮肤皱折处及二阴前后应当用纱布醮消毒植物油轻轻擦拭，去除多余的污垢。

2. 断脐护脐 新生儿娩出1～2分钟，就要结扎脐带后剪断，处理时必须无菌操作，脐带残端要用干法无菌处理，然后用无菌敷料覆盖。若在特殊情况下未能保证无菌处理，则应在24小时内重新消毒、处理脐带残端，以防止感染及脐风。断脐后还需护脐。脐部要保持清洁、干燥，让脐带残端在数天后自然脱落。在此期间，要注意勿让脐部为污水、尿液及其他脏物所侵，沐浴时勿浸湿脐部，避免脐部污染，预防脐风、脐湿、脐疮等疾病。

3. 洗浴衣着 新生儿出生之后，当时用消毒纱布将体表污物、血渍揩拭干净，稍后即可用温开水洗澡。新生儿的衣着应选择柔软、浅色、吸水性强的纯棉织物。衣服式样宜简单，容易穿脱，宽松而少接缝，不用纽扣、松紧带，以免损伤娇嫩的皮肤。新生儿体温调节功能较差，容易散热而不易保温，常出现体温下降，故必须特别注意保暖，尤其是寒冷季节更需做好防寒保暖。

4. 祛除胎毒 胎毒指胎中禀受之毒，主要指热毒。胎毒重者，出生时常表现为面目红赤、多啼声响、大便秘结等，易于发生丹毒、痈疖、湿疹、胎黄、胎热、口疮等病证。

临床常用的祛胎毒法有多种，可结合小儿体质情况选用。

（1）银花甘草法：金银花6g，甘草2g。煎汤。用此药液拭口，并以少量喂服初生儿。

（2）豆豉法：淡豆豉10g。浓煎取汁，频频饮服。适用于胎弱之初生儿。

（3）黄连法：黄连2g。用水浸泡令汁出，取汁滴入小儿口中。黄连性寒，适用于热毒重者，胎禀气弱者勿用。

（4）大黄法：生大黄3g。沸水适量浸泡或略煮，取汁滴入小儿口中。胎粪通下后停服。脾虚气弱者勿用。

要点三 喂养方式及选择原则

婴儿喂养方法分为母乳喂养、人工喂养和混合喂养三种。母乳喂养最适合婴儿需要，故大力提倡母乳喂养。

要点四 母乳喂养的方法、优点、注意事项及断乳时间

生后6个月之内以母乳为主要食品者，称为母乳喂养。母乳喂养的方法，以按需喂哺为原则。<u>母乳喂养的优点</u>：①母乳中含有最适合婴儿生长发育的各种营养素，易于消化和吸收，是婴儿期前4～6个月最理想的食物。另外，母乳含不饱和脂肪酸较多，有利于脑发育。②母乳中含有丰富的抗体、活性细胞和其他免疫活性物质，可增强婴儿抗感染能力。③母乳温度及泌乳速度适宜，新鲜无细菌污染，直接喂哺，简便经济。④母乳喂养有利于增进母子感情，又便于观察小儿变化，随时照料护理。⑤产后哺乳可促进母体子宫收缩复原，推迟月经复潮，不易怀孕，减少乳母患乳腺癌和卵巢肿瘤的可能性。

若母亲患有严重疾病，如急慢性传染病、活动性肺结核、慢性肾炎、糖尿病、恶性肿瘤、精神病、癫痫或心功能不全等，应停止哺乳。乳头皲裂、急性感染等可暂停哺乳，但要定时吸出乳汁，以免乳量减少。

断奶时间视母婴情况而定。小儿4～6个月起应逐渐添加辅食，8～12个月时可以完全断乳。若遇婴儿患病或正值酷暑、严冬，可延至婴儿病愈、秋凉或春暖季节断奶。

[常考考点] 母乳喂养的优点。

要点五 人工喂养的方法

4个月以内的婴儿由于各种原因不能进行母乳喂养，完全采用配方乳或牛乳、羊乳等喂养婴儿，称为人工喂养。

要点六 混合喂养的方法

因母乳不足需添加牛乳、羊乳或其他代乳品时，称为混合喂养，亦称部分母乳喂养。混合喂养的方法有两种：补授法与代授法。补授时，每日母乳喂养的次数照常，每次先哺母乳，将两侧乳房吸空后，再补充一定量代乳品，"缺多少补多少"，直到婴儿吃饱。补授法可因经常吸吮刺激而维持母乳的分泌，因而较代授法为优。代授法是一日内有一至数次完全用乳品或代乳品代替母乳。

要点七 添加辅食的原则

无论母乳喂养、人工喂养或混合喂养的婴儿，都应按时于一定月龄添加辅助食品。添加辅助食品的原则：<u>由少到多，由稀到稠，由细到粗，由一种到多种</u>，在婴儿健康、消化功能正常时逐步添加。

[常考考点] 辅食添加的原则：由少到多，由稀到稠，由细到粗，由一种到多种。

【例题实战模拟】

A1型题

1. 下列不属于母乳喂养优点的是
   A. 母乳中含有丰富的抗体　　B. 母乳温度及泌乳速度适宜　　C. 母乳喂养有利于增进母子感情
   D. 产后哺乳可促进母体子宫收缩复原　　E. 母乳含有大量葡萄糖

2. 小儿断奶时间宜在
   A. 2～3个月　　B. 4～5个月　　C. 6～7个月　　D. 8～12个月　　E. 13～18个月

3. 下列有关辅食添加原则，错误的是
   A. 由少到多　　　　　　　　B. 由稀到稠　　　　　　　　C. 由粗到细
   D. 由一种到多种　　　　　　E. 婴儿健康、消化功能正常时逐步添加

4. 下列不属于小儿生理现象的是
   A. 螳螂子　　B. 马牙　　C. 乳房隆起　　D. 假月经　　E. 核黄疸

5. 下列不属于妊娠禁忌中药的是
   A. 附子　　B. 硫黄　　C. 瞿麦　　D. 冬葵子　　E. 桂枝

【参考答案】
1. E　2. D　3. C　4. E　5. E

第三单元 新生儿疾病

细目一 胎怯

【考点突破攻略】

要点一 概述

胎怯，是指新生儿体重低下，身材短小，脏腑形气均未充实的一种病证，又称"胎弱"。临床不论胎龄长短，以低出生体重儿多见。胎怯多因先天不足，肾脾两虚而致，新生儿一时难以适应出生后的变化，并发新生儿窒息、黄疸、硬肿症、败血症等疾病的比例高，死亡率也较高，成为目前围产期死亡的主要原因之一。

要点二 病因病机

胎怯的病因与先天禀赋不足。病变脏腑关键在肾、脾两脏。发病机制是先天禀赋不足，化源未充，涵养不足，肾脾两虚，五脏失养。

要点三 诊断要点与鉴别诊断

（一）诊断要点

1. 有早产、多胎，孕妇体弱、疾病、胎养不周等造成先天不足的各种病因，及胎盘、脐带异常等。
2. 新生儿出生时形体瘦小，肌肉瘠薄，面色无华，精神委顿，气弱声低，吮乳无力，筋弛肢软。一般体重低于2500g，身长少于46cm。

（二）鉴别诊断

胎怯多数为低出生体重儿，常见于早产儿和小于胎龄儿。二者鉴别见下表。

小于胎龄儿与早产儿的鉴别

鉴别要点	小于胎龄儿	早产儿
出生体重、身长、头围	体重低于2500g，身长、头围大多在正常范围内	满37～42周
出生月龄	体重低于2500g，身长不足46cm	未满37周
皮肤	皮肤极薄、干燥、脱皮，无毳毛，胎脂少	皮肤薄，甚至水肿，皮肤发亮，有毳毛，胎脂多
头发	头发细丝状，清晰可数	头发乱如绒线头
耳壳	耳软骨已发育，耳舟已形成	耳壳软，缺乏软骨，耳舟不清
指（趾）甲	指（趾）甲稍软，已达到指（趾）端	指（趾）甲软，多未达到指（趾）端

要点四 辨证论治

1. **辨证要点** 胎怯以脏腑辨证为纲，重在辨五脏禀受不足之轻重。其肺虚者，气弱声低，皮肤薄嫩，胎毛细软；心虚者，神委面黄，唇爪淡白，虚里动疾；肝虚者，筋弛肢软，目无光彩，易作瘛疭；脾虚者，肌肉瘠薄，痿软无力，吮乳量少，呛乳溢乳，便下稀薄，目肤黄疸；肾虚者，形体矮小，肌肤欠温，耳郭软，指甲软短，骨弱肢柔，睾丸不降。
2. **治疗原则** 胎怯的关键病机是肾脾两虚，因此治疗以补肾培元为基本原则。
3. **分证论治**

分型	辨证要点	治法	方药
肾精薄弱证	体短形瘦，头大囟张，头发稀黄，耳壳软，哭声低微，肌肤不温，指甲软短，骨弱肢柔，或有先天性缺损畸形，指纹淡	益精充髓，补肾温阳	补肾地黄丸

续表

分型	辨证要点	治法	方药
脾肾两虚证	啼哭无力，多卧少动，皮肤干皱，肌肉瘠薄，四肢不温，吮乳乏力，呛乳溢乳，腹胀腹泻，甚而水肿，指纹淡	健脾益肾，温运脾阳	保元汤

[常考考点] 胎怯的证型及其辨证要点、治法、使用方剂。

要点五 预防与调护

1. 预防

（1）孕妇年龄不宜过大或过小。有慢性心、肝、肾等疾病的妇女不宜妊娠。
（2）孕妇应注意营养，保持心情愉悦，不可吸烟及饮酒。若有较严重的妊娠呕吐，应服用中药调理。
（3）孕期应注意防治各种急性传染病和妊娠高血压综合征等。
（4）胎儿期发现胎萎不长者，可由孕母服药补肾培元，促进胎儿宫内发育。

2. 调护

（1）胎儿正气不足，应注意保暖，根据不同情况及条件采用各种保温措施。
（2）按体重、日龄计算热量，尽量母乳喂养，喂足奶量。吞咽功能差者需静脉补充营养液，也可采用胃管喂养。
（3）保持居室空气新鲜，一切用品均应消毒后使用。接触患儿者应戴口罩、帽子，防止患儿继发感染。
（4）密切观察患儿病情变化，及时发现并发症加以处理。

细目二 硬肿症

【考点突破攻略】

要点一 概述

硬肿症是新生儿时期特有的一种严重疾病，是由多种原因引起的局部甚至全身皮肤和皮下脂肪硬化及水肿，常伴有低体温及多器官功能低下的综合征，亦称新生儿寒冷损伤综合征。

好发季节：硬肿症在寒冷的冬春季节多见；若由于早产或感染所引起，夏季亦可发病。不同季节发生的硬肿症，临床证候有所不同。

好发对象：硬肿症多发生在生后 7～10 天的新生儿，以胎怯儿多见。新生儿由于受寒、早产、感染、窒息等原因都可引起发病。本病重症预后较差，病变过程中可并发肺炎和败血症，严重者常合并肺出血等而引起死亡。

要点二 病因病机

硬肿症的内因是肾阳虚衰，外因是感受寒邪。先天禀赋不足，阳气虚弱，若护养保暖不当，复感寒邪，或感受他病，气血运行失常为发病之外因。亦有部分患儿由于感受温热之邪而发病。本病的病变脏腑在脾、肾，阳气虚衰、寒凝血涩是本病的主要病机。

要点三 诊断要点与鉴别诊断

（一）诊断要点

1. 寒冷季节，环境温度低，保温不够，早产儿或足月小样儿。或有感染、窒息、产伤、热量摄入不足史等。
2. 低体温，全身或手足冰凉，体温 < 35℃，严重者 < 30℃，腋–肛温差由正值变为负值。硬肿为对称性，依次为双下肢、臀、面颊、双上肢、背、腹、胸部等，可有凹陷性水肿。患儿不吃、不哭、少动，严重者可伴有休克、肺出血及多脏器功能衰竭等。
3. 实验室检查 血常规红细胞压积增高，血小板减少。由于缺氧与酸中毒，血气分析 pH 降低、PaO_2 降低、$PaCO_2$ 增高。由于心肌损害，心电图呈低电压、Q-T 延长、T 波低平或 S-T 段下移。
4. 病情分度 见下表。

新生儿硬肿症诊断分度标准

分度	体温		硬肿范围	器官功能改变
	肛温（℃）	腋-肛温差		
轻度	≥35	正值	<20%	无或轻度功能低下
中度	<35	0或正值	20%~50%	功能损害明显
重度	<30	负值	>50%	功能衰竭、DIC、肺出血

注：硬肿范围估算：头颈部20%，双上肢18%，前胸及腹部14%，背部及腰骶部14%，臀部8%，双下肢26%。

（二）鉴别诊断

1. 新生儿水肿 可由先天性心脏病、心功能不全、新生儿溶血、低蛋白血症、肾功能障碍、维生素B_1或维生素E缺乏等引起。生后任何时候均可发生，表现为凹陷性浮肿，但不硬，常见于眼睑、足背、外阴等处，皮肤不红，无体温下降。

2. 新生儿皮下坏疽 常由金黄色葡萄球菌、链球菌感染引起，多见于背、臀、骶等受压部位，局部皮肤变硬、发红、边缘不清，病变中央初期较硬以后软化，先呈暗红色，以后变为黑色，重者可有出血和溃疡形成。

要点四 辨证论治

1. 辨证要点 本病临床主要从虚、实、寒、瘀辨证。寒证全身欠温，僵卧少动，肌肤硬肿，是多数患儿共同的临床表现，其实证以外感寒邪为主，有保温不当病史，体温下降较少，硬肿范围较小；虚证以阳气虚衰为主，常伴胎怯，体温常不升，硬肿范围大。血瘀证在本病普遍存在，辨证要点为肌肤质硬色紫暗。本病轻症多属寒凝血涩证，重症多属阳气虚衰证。

2. 治疗原则 以<u>温阳散寒</u>、<u>活血化瘀</u>为治疗原则。

3. 分证论治

分型	辨证要点	治法	方药
阳气虚衰证	全身冰冷，僵卧少动，反应极差，气息微弱，哭声低怯，吸吮困难，面色苍白，<u>肌肤板硬而肿</u>，<u>范围波及全身</u>，皮肤暗红，尿少或无，唇舌色淡，指纹淡红不显	益气温阳，通经活血	参附汤
寒凝血涩证	全身欠温，四肢发凉，<u>肌肤硬肿</u>，<u>难以捏起</u>，硬肿多局限于臀、小腿、臂、面颊等部位，色暗红、青紫，或红肿如冻伤，哭声较低，精神萎靡，反应尚可，或伴呼吸不匀，气息微弱，指纹紫滞	温经散寒，活血通络	当归四逆汤

[常考考点] 硬肿症的证型及其辨证要点、治法、使用方剂。

要点五 其他疗法

1. 中药外敷

（1）生葱、生姜、淡豆豉各30g。捣碎混匀，酒炒，热敷于局部。用于寒凝血涩证。

（2）当归、红花、川芎、赤芍、透骨草各15g，丁香、川乌、草乌、乳香、没药、肉桂各7g。研末，加羊毛脂100g，凡士林900g，拌匀成膏。油膏均匀涂于纱布上，加温后敷于患处。1日1次。用于阳气虚衰证。

2. 推拿疗法 万花油含红花、独活、三棱等20味药，功效为消肿散瘀、舒筋活络。施术者先洗净双手，手涂万花油，在患儿安静时用温暖双手推拿硬肿部位。

3. 复温疗法

（1）轻度：先置于远红外线辐射台，调节温度至34℃，利用远红外线辐射复温。30分钟后置于预热到32℃的暖箱中，恒温复温。

（2）中重度：先置于远红外线辐射台上，以同样的温度和方法配合按摩复温，60~90分钟后移入到预热好的32℃暖箱中，每小时升高箱温0.5~1℃（箱温不超过34℃），恒温复温。

轻中度患儿于6~12小时内、重度患儿于12~24小时内恢复正常体温。

要点六　预防与调护

1. 预防

（1）做好孕妇保健，尽量避免早产，减少低体重儿的产生，同时防止产伤、窒息。

（2）严冬季节出生的新生儿要做好保暖，调节产房内温度为20℃左右，尤其注意早产儿及低体重儿的保暖工作。

（3）出生后1周内的新生儿，应经常检查皮肤及皮下脂肪的软硬情况。加强消毒隔离，防止新生儿感染发生。

2. 调护

（1）注意消毒隔离，防止交叉感染。

（2）患儿衣被、尿布应清洁柔软干燥，睡卧姿势须勤更换，严防发生并发症。

（3）应给足够热量，促进疾病恢复，对吸吮能力差的新生儿，可用滴管喂奶，必要时鼻饲，或静脉点滴葡萄糖注射液、血浆等。

细目三　胎黄

【考点突破攻略】

要点一　概述

胎黄以婴儿出生后皮肤、面目出现黄疸为特征，因与胎禀因素有关，故称"胎黄"或"胎疸"。胎黄相当于西医学新生儿黄疸，包括了新生儿生理性黄疸和病理性高胆红素血症，如溶血性黄疸、肝细胞性黄疸、阻塞性黄疸、新生儿溶血症、胆汁淤阻、母乳性黄疸等。

本病多见于早产儿、多胎儿、素体虚弱的新生儿。我国50%足月儿及80%早产儿可见黄疸，占住院新生儿的20%～40%。部分高未结合胆红素血症可引起胆红素脑病（核黄疸），一般多留有后遗症，严重者可死亡。

要点二　病因病机

形成新生儿病理性黄疸的原因很多，主要为胎禀湿蕴，如湿热郁蒸、寒湿阻滞，久则气滞血瘀。胎黄的病变脏腑在肝胆、脾胃。其发病机理主要为脾胃湿热或寒湿内蕴，肝失疏泄，胆汁外溢而致发黄，日久则气滞血瘀。

要点三　病理性黄疸的诊断与生理性黄疸的鉴别诊断

（一）诊断要点

病理性黄疸出现早（在生后24小时内即出现黄疸）、发展快（血清总胆红素每日上升幅度＞85.5μmol/L或每小时上升幅度＞8.5μmol/L）、程度重（足月儿血清总胆红素＞221μmol/L，早产儿＞257μmol/L）、消退迟（黄疸持续时间足月儿＞2周，早产儿＞4周）或消退后复现，3周后仍不消退。常伴有不欲吮乳、口渴便秘、发热，或精神萎靡、肢凉纳呆、大便溏薄，甚或右胁下痞块质硬、肚腹膨胀、青筋显露等症状。

［常考考点］病理性黄疸的特点：出现早、发展快、程度重、消退迟。

（二）鉴别诊断

1. 生理性黄疸　生理性胎黄大多在生后2～3天出现，4～6天达高峰。足月儿在生后2周消退，早产儿可延迟至3～4周消退。黄疸程度轻（足月儿血清总胆红素≤221μmol/L，早产儿≤257μmol/L）。除有轻微食欲不振外，一般无其他临床症状。

2. 病理性黄疸

（1）溶血性黄疸：生后24小时内出现黄疸并迅速加重，可有贫血及肝脾肿大，重者可见水肿及心力衰竭。严重者合并胆红素脑病，早产儿更易发生。见于母婴ABO血型不合和Rh血型不合溶血病、葡萄糖-6-磷酸脱氢酶缺乏症、遗传性球形红细胞增多症、地中海贫血等疾病。

（2）新生儿感染性黄疸：表现为黄疸持续不退或2～3周后又出现。细菌感染是导致新生儿高胆红素血症的一个重要原因，以金黄色葡萄球菌、大肠杆菌引起的败血症多见。病毒所致感染多为宫内感染，如巨细胞病毒、乙肝病毒等。

3. 阻塞性黄疸 常见原因为先天性胆道畸形,如先天性胆道闭锁、胆总管囊肿等。生后1～4周时出现黄疸,以结合胆红素升高为主;大便颜色渐变浅黄或白陶土色;尿色随黄疸加重而加深,尿胆红素阳性;肝脾肿大,肝功能异常;腹部B超、同位素胆道扫描、胆道造影可确诊。

4. 母乳性黄疸 纯母乳喂养,生长发育好;除外其他引起黄疸的因素;试停母乳喂养48～72小时,胆红素下降30%～50%。

要点四 辨证论治

1. 辨证要点

(1) 辨生理性黄疸和病理性黄疸:首先要辨别是生理性的,还是病理性的。可从三个方面进行分析辨别:黄疸出现、持续、消退时间,黄疸程度,及伴随症状。

(2) 常证辨阴阳及虚实:若起病急,病程短,肤黄色泽鲜明,舌苔黄腻者,常由湿热引起,表现为湿热郁蒸,为阳黄,属实证。若起病较缓慢,黄疸日久不退,色泽晦暗,便溏色白,舌淡苔腻者,常因寒湿和脾阳虚弱引起,或由阳黄失治转化而来,表现为寒湿阻滞,伴有虚寒之象,为阴黄,属虚证。瘀积发黄者,黄疸逐渐加深,伴肚腹胀满,腹壁青筋显露,属虚中夹实之证。

(3) 变证辨胎黄动风和胎黄虚脱:黄疸迅速加重,伴神昏抽搐,角弓反张,为胎黄动风证。若黄疸急剧加深,四肢厥冷,神昏气促,脉微欲绝,为胎黄虚脱证。此皆为胎黄变证。

2. 治疗原则 生理性黄疸能自行消退,一般不需治疗。病理性黄疸以<u>利湿退黄</u>为基本原则。

3. 分证论治

	分型	辨证要点	治法	方药
常证	湿热郁蒸证	<u>面目皮肤发黄,色泽鲜明如橘</u>,哭声响亮,不欲吮乳,口渴唇干,或有发热,大便秘结,<u>小便深黄</u>,<u>舌质红,苔黄腻</u>	清热利湿退黄	茵陈蒿汤
	寒湿阻滞证	<u>面目皮肤发黄,色泽晦暗,持久不退</u>,精神萎靡,<u>四肢欠温</u>,纳呆,<u>大便溏薄、色灰白</u>,小便短少,舌质淡,苔白腻	温中化湿退黄	茵陈理中汤
	气滞血瘀证	面目皮肤发黄,颜色逐渐加深,晦暗无华,右胁下<u>痞块质硬</u>,<u>肚腹膨胀</u>,<u>青筋显露</u>,或见瘀斑、衄血,唇色暗红,舌见瘀点,苔黄	行气化瘀消积	血府逐瘀汤
变证	胎黄动风证	黄疸迅速加重,<u>嗜睡,神昏,抽搐,舌质红,苔黄腻</u>	平肝息风,利湿退黄	羚角钩藤汤
	胎黄虚脱证	黄疸迅速加重,<u>伴面色苍黄</u>,浮肿,气促,神昏,四肢厥冷,胸腹欠温,舌淡苔白	大补元气,温阳固脱	参附汤合生脉散

[常考考点] 黄疸的证型及其辨证要点、治法、使用方剂。

【知识纵横比较】

黄疸(中医内科学)			胎黄(中医儿科学)		
分型		方药	分型		方药
阳黄	热重于湿证	茵陈蒿汤加减	常证	湿热郁蒸证	茵陈蒿汤
	湿重于热证	茵陈五苓散合甘露消毒丹加减		寒湿阻滞证	茵陈理中汤
	胆腑郁热证	大柴胡汤加减		气滞血瘀证	血府逐瘀汤
	疫毒炽盛证	《千金》犀角散加味	变证	胎黄动风证	羚角钩藤汤
阴黄	寒湿阻遏证	茵陈术附汤加减		胎黄虚脱证	参附汤合生脉散
	脾虚湿滞证	黄芪建中汤加减			
黄疸消退后	湿热留恋证	茵陈四苓散加减			
	肝脾不调证	柴胡疏肝散或归芍六君子汤加减			
	气滞血瘀证	逍遥散合鳖甲煎丸			

要点五 其他疗法

1. 中药成药

（1）茵栀黄口服液（颗粒）：新生儿按医嘱服用。用于湿热郁蒸证。

（2）茵栀黄注射液：每次10～20mL，加10%葡萄糖注射液，静脉滴注，1日1次。用于湿热郁蒸证。

2. 药物外治

（1）灌肠疗法：茵陈蒿10g，栀子4g，大黄3g，黄芩4g，薏苡仁10g，郁金4g。水煎2次，浓缩过滤成25mL，每日1剂，直肠滴注，连用7日。

（2）泡浴疗法：茵陈蒿30g，白头翁30g，大黄15g，黄柏20g，黄芩20g。煎水去渣，水温适宜时，让患儿浸浴，反复擦洗10分钟，1日1次，连用3日。

3. 西医治疗

（1）光照治疗：①最好选择蓝光。双面光疗法及非溶血性黄疸，采用10～12小时间断光疗；单面光疗法及溶血性黄疸，采用24小时持续光疗。②尽量裸露，用黑布遮盖，保护眼睛和生殖器。③光疗时不显性失水增加，因此光疗时液体入量需增加15%～20%。④光疗时可出现发热、腹泻、皮疹、青铜症等，停止光疗可痊愈。

（2）病因治疗：生理性黄疸不需治疗，病理性黄疸针对病因治疗：①感染性黄疸：选用有效抗生素，如羟氨苄青霉素、头孢氨噻肟、头孢曲松等。②肝细胞性黄疸：选用保肝利胆药，如肝泰乐、消胆胺。③溶血性黄疸：光照疗法，肝酶诱导剂，输大剂量丙种球蛋白、血浆或白蛋白。严重时给予换血疗法。④胆道闭锁：手术治疗。

要点六 预防与调护

1. 如孕母有肝炎病史，或曾产育病理性黄疸婴儿者，产前宜测定血中抗体及其动态变化，并采取相应预防性服药措施。
2. 婴儿出生后密切观察皮肤颜色的变化，及时了解黄疸的出现时间及消退时间。
3. 新生儿注意保暖，早期开奶。
4. 注意观察病情变化，有无黄疸加重、精神萎靡、嗜睡、吸吮困难、抽搐等，及早发现和治疗胎黄变证。

【例题实战模拟】

A1型题

1. 下列不属于病理性胎黄的是
   A. 生后24小时内出现　　B. 黄疸10～14天消退　　C. 黄疸退而复现
   D. 黄疸持续加深　　E. 黄疸持续3周后仍不消退

2. 胎黄伴肝脏进行性肿大，大便灰白，黄疸逐渐加深，多因
   A. 肠腑阻结　　B. 寒湿内蕴　　C. 脾运失职　　D. 肝失疏泄　　E. 气滞血瘀

A2型题

3. 患儿，22天。面目皮肤发黄20天，色泽鲜明如橘皮，精神疲倦，不欲吮乳，尿黄便秘，舌红苔黄。其证候是
   A. 肝失疏泄证　　B. 瘀积发黄证　　C. 寒湿阻滞证　　D. 湿热熏蒸证　　E. 胆道不利证

4. 患儿，25天。面目皮肤发黄23天，颜色逐渐加深，晦暗无华，右胁下痞块质硬，肚腹膨胀，青筋显露，衄血，唇色暗红，舌见瘀点，苔黄。治疗应选的方剂是
   A. 茵陈蒿汤　　B. 茵陈五苓散　　C. 茵陈术附汤　　D. 羚角钩藤汤　　E. 血府逐瘀汤

5. 患儿，14天。黄疸迅速加重，伴面色苍黄，浮肿，气促，神昏，四肢厥冷，胸腹欠温，舌淡苔白。其证候是
   A. 湿热熏蒸证　　B. 寒湿阻滞证　　C. 瘀积发黄证　　D. 胎黄动风证　　E. 胎黄虚脱证

6. 患儿，26天。黄疸未退，皮肤色黄无光泽，精神萎靡，四肢不温，大便灰白而溏，舌淡苔白腻。其治法是
   A. 清热利湿　　B. 温中化湿　　C. 化瘀消积　　D. 平肝息风　　E. 温阳固脱

【参考答案】

1. B　2. E　3. D　4. E　5. E　6. B

第四单元 肺系病证

细目一 感冒

【考点突破攻略】

要点一 概述

感冒是感受外邪引起的一种疾病，以发热、鼻塞流涕、喷嚏、咳嗽为主要临床特征，是儿科最常见的疾病。本病一年四季均可发生，以气候骤变及冬春时节发病率较高。任何年龄皆可发病，婴幼儿更为多见。

小儿具有肺脏娇嫩、脾常不足、肝火易亢的生理特点，患感冒后易出现夹痰、夹滞、夹惊的兼夹证。

[常考考点] 小儿感冒常见夹痰、夹滞、夹惊的兼夹证。

要点二 病因病机

小儿感冒发生的原因，以感受风邪为主，常兼杂寒、热、暑、湿、燥等，亦有感受时邪疫毒所致者。感冒的病变部位主要在肺，可累及肝、脾。病机关键为卫表失和，肺气失宣。肺主皮毛，司腠理开阖，开窍于鼻，外邪自口鼻或皮毛而入，客于肺卫，致卫表失和，卫阳被遏，肺气失宣，因而出现发热、恶风寒、鼻塞流涕、喷嚏、咳嗽等症。

由于小儿肺脏娇嫩，感邪之后，失于宣肃，气机不利，津液不得敷布而内生痰液，痰壅气道，则咳嗽加剧，喉间痰鸣，此为感冒夹痰。小儿脾常不足，感邪之后，脾运失司，稍有饮食不节，致乳食停积，阻滞中焦，则脘腹胀满，不思乳食，或伴呕吐、泄泻，此为感冒夹滞。小儿神气怯弱，肝气未盛，感邪之后，热扰心肝，易致心神不宁，睡卧不实，惊惕抽风，此为感冒夹惊。

[常考考点] 感冒的病变部位主要在肺，可累及肝、脾。病机关键为卫表失和，肺气失宣。

要点三 诊断要点与鉴别诊断

（一）诊断要点

1. 气候骤变，冷暖失调，感受外邪，或有与感冒患者接触史。
2. 发热、恶风寒、鼻塞流涕、喷嚏、咳嗽等为主症。
3. 感冒伴兼夹证者，可见咳嗽加剧，喉间痰鸣；或脘腹胀满，不思饮食，呕吐酸腐，大便失调；或睡卧不宁，惊惕抽搐。
4. 血常规检查：病毒感染者白细胞总数正常或偏低；细菌感染者白细胞总数及中性粒细胞均增高。
5. 病原学检查：鼻咽分泌物病毒分离、咽拭子培养等可明确病原。

（二）鉴别诊断

急性传染病早期 多种急性传染病的早期都有类似感冒的症状，如麻疹、奶麻、丹痧、水痘等，应根据流行病学史、临床特点、实验室检查等加以鉴别。

要点四 辨证论治

1. 辨证要点

（1）根据发病季节及流行特点辨证：冬春二季多为风寒、风热感冒；夏季多为暑邪感冒；冬春之季，发病呈流行性者，多为时邪感冒。

（2）根据全身及局部症状辨证：风寒感冒恶寒重，发热轻，无汗，喷嚏，流清涕，咽不红，舌苔薄白；风热感冒发热重，有汗，鼻塞，流浊涕，咽红，舌苔薄黄；暑邪感冒发热较高，头痛，身重困倦，食欲不振，舌苔黄腻；时邪感冒起病急，全身症状重，高热，恶寒，无汗，头痛，咽痛，肢体酸痛，或恶心、呕吐。

2. 治疗原则 以疏风解表为基本治疗原则。

3. 分证论治

	分型	辨证要点	治法	方药
主证	风寒感冒证	发热轻，恶寒重，无汗，头痛，鼻流清涕，喷嚏，咳嗽，口不渴，咽部不红肿，舌淡红，苔薄白，脉浮紧或指纹浮红	辛温解表，疏风散寒	荆防败毒散
	风热感冒证	发热重，恶风，有汗或少汗，头痛，鼻塞，鼻流浊涕，喷嚏，咳嗽，痰稠色白或黄，咽红肿痛，口干渴，舌质红，苔薄黄，脉浮数或指纹浮紫	辛凉解表，疏风清热	银翘散
	暑邪感冒证	发热，无汗或汗出热不解，头晕，头痛，鼻塞，身重困倦，胸闷，泛恶，口渴心烦，食欲不振，或有呕吐、泄泻，小便黄，舌质红，苔黄腻，脉数或指纹紫滞	清暑解表，化湿和中	新加香薷饮
	时邪感冒证	起病急骤，全身症状重，高热，恶寒，无汗或汗出热不解，头痛，心烦，目赤咽红，肌肉酸痛，腹痛，或有恶心、呕吐，舌质红，舌苔黄，脉数	清瘟解表消毒	银翘散合普济消毒饮
兼证	感冒夹痰证	感冒兼见咳嗽较剧，痰多，喉间痰鸣	风寒夹痰者，辛温解表，宣肺化痰；风热夹痰者，辛凉解表，清肺化痰	风寒夹痰者加三拗汤、二陈汤；风热夹痰者加桑菊饮、黛蛤散
	感冒夹滞证	感冒兼见脘腹胀满，不思饮食，呕吐酸腐，口气秽浊，大便酸臭，或腹痛泄泻，或大便秘结，小便短黄，舌苔厚腻，脉滑	解表兼以消食导滞	加用保和丸
	感冒夹惊证	感冒兼见惊惕哭闹，睡卧不宁，甚至骤然抽风，舌质红，脉浮弦	解表兼以清热镇惊	加用镇惊丸

[常考考点] 小儿感冒的证型及其辨证要点、治法、使用方剂。

【知识纵横比较】

感冒（中医内科学）		感冒（中医儿科学）		经行感冒（中医妇科学）	
分型	方药	分型	方药	分型	方药
风寒证	荆防败毒散	风寒证	荆防败毒散	风寒证	荆穗四物汤
风热证	银翘散	风热证	银翘散	风热证	桑菊饮
暑湿证	新加香薷饮	暑湿证	新加香薷饮	邪入少阳证	小柴胡汤
气虚证	参苏饮	时行感冒	银翘散合普济消毒饮	—	—
阴虚证	加减葳蕤汤	—	—	—	—

细目二 乳蛾

【考点突破攻略】

要点一 概述

乳蛾为小儿常见肺系疾病，因喉核红肿，形似乳头或蚕蛾，故称乳蛾，溃烂化脓为烂乳蛾，临床以咽痛、喉核红肿，甚则溃烂化脓为特征。据病程可分为急乳蛾和慢乳蛾。

本病属西医学"扁桃体炎"范畴。常由链球菌感染引起。据病程，分为急性扁桃体炎和慢性扁桃体炎。多见于4岁以上小儿。一年四季均可发病。多数预后良好，但也可迁延不愈或反复发生，合并鼻窦炎、中耳炎及急性肾炎等。

[常考考点] 乳蛾的典型特征是咽痛、喉核红肿，甚则溃烂化脓。

要点二 病因病机

本病病因为外感风热，或平素过食辛辣炙煿之品，肺胃蕴热所致。故本病病变部位在肺、胃，病机是热毒蕴结咽喉。

外感风热之邪犯肺，邪毒循经上逆，风热搏结于咽喉，导致喉核赤肿疼痛。若风热犯肺失治，化热入里，或素体肺胃热盛，复感外邪，循经上攻，搏结喉核，热毒炽盛，故见喉核溃烂化脓。因风热搏结或热毒炽盛之余，耗伤肺胃之阴，肺胃阴虚，虚火上炎，搏结咽喉，则喉核肿大，日久不消。

[常考考点] 本病病因为外感风热，或平素过食辛辣炙煿之品，肺胃蕴热所致。故本病病变部位在肺、胃，病机是热毒蕴结咽喉。

要点三 诊断要点与鉴别诊断

（一）诊断要点

1. 以咽痛、吞咽困难为主要症状。急乳蛾有发热，慢乳蛾不发热或有低热。
2. 急乳蛾起病较急，病程较短；反复发作则转化为慢乳蛾，病程较长。
3. 咽部检查：急乳蛾可见扁桃体充血呈鲜红或深红色，肿大，表面可有脓点，严重者有小脓肿；慢乳蛾可见扁桃体肿大，充血呈暗红色，或不充血，表面或有脓点，或挤压后有少许脓液溢出。
4. 实验室检查：急乳蛾及部分慢乳蛾者可见血白细胞总数及中性粒细胞增高。

（二）鉴别诊断

乳蛾与感冒鉴别　感冒以发热恶寒、鼻塞流涕、喷嚏、咳嗽为主要表现，也可有咽喉红赤。若以咽红、喉核红肿疼痛，甚至溃烂化脓等局部表现为主者，则诊断为乳蛾。

[常考考点] 乳蛾的诊断要点及与感冒的鉴别。

要点四 辨证论治

1. 辨证要点　主要根据喉核局部表现及伴随症状进行辨证。凡起病急，咽痛，喉核红肿，伴风热表证者，多为风热乳蛾；喉核红肿疼痛化脓，伴里热证者，多为热毒炽盛；凡起病较缓，咽痛不甚，喉核暗红，伴阴虚内热证者，多为肺胃阴虚。

2. 治疗原则　以清热解毒、利咽消肿为基本治疗原则。

3. 分证论治

分型	辨证要点	治法	方药
风热搏结证	喉核赤肿，咽喉疼痛，或咽痒不适，吞咽不利，发热重，恶寒轻，鼻塞流涕，头痛身痛，舌红，苔薄白或黄，脉浮数或指纹浮紫	疏风清热，利咽消肿	银翘马勃散
热毒炽盛证	喉核赤肿明显，甚至溃烂化脓，吞咽困难，壮热不退，口干口臭，大便干结，小便黄少，舌红，苔黄，脉数或指纹青紫	清热解毒，利咽消肿	牛蒡甘桔汤
肺胃阴虚证	喉核肿大暗红，咽干咽痒，日久不愈，干咳少痰，大便干结，小便黄少，舌质红，苔少，脉细数或指纹淡紫	养阴润肺，软坚利咽	养阴清肺汤

[常考考点] 乳蛾的证型及其辨证要点、治法、使用方剂。

细目三 咳嗽

【考点突破攻略】

要点一 概述

咳嗽是小儿常见的一种肺系病证。有声无痰为咳，有痰无声为嗽，有声有痰谓之咳嗽。一年四季均可发生，以冬春二季发病率高。任何年龄小儿皆可发病，以婴幼儿为多见。小儿咳嗽有外感和内伤之分，临床上小儿的外感咳嗽多于内伤咳嗽。

要点二 病因病机

小儿咳嗽的病因，主要外因为感受风邪，主要内因为肺脾虚弱。病变部位在肺，常涉及脾，基本病机为肺失宣肃。外邪从口鼻或皮毛而入，首犯肺卫，肺失宣肃，气机不利，肺气上逆，发为外感咳嗽。小儿脾常不足，脾虚生痰，上贮于肺，或咳嗽日久不愈，耗伤正气，可转为内伤咳嗽。

要点三 诊断要点和鉴别诊断

（一）诊断要点

1. 病史 好发于冬春二季，常因气候变化而发病，病前多有感冒病史。

2. 临床表现 以咳嗽、咳痰为主症。肺部听诊两肺呼吸音粗糙，可闻及干啰音或不固定的粗湿啰音。

3. 辅助检查

（1）X线检查：胸片显示肺纹理增粗模糊，肺门阴影增深。

（2）血常规：病毒感染者血白细胞总数正常或偏低；细菌感染者血白细胞总数及中性粒细胞增高。

（3）病原学检查：取鼻咽或气管分泌物标本作病毒分离或桥联酶标法检测，有助于病毒学的诊断。血肺炎支原体抗体 IgG、IgM 检测用于肺炎支原体感染诊断。痰细菌培养，可作为细菌学诊断。

（二）鉴别诊断

1. 肺炎喘嗽 以气喘、咳嗽、痰壅、发热为主症，双肺听诊吸气末可闻及固定的中细湿性啰音，胸部X线检查可见肺纹理增粗、紊乱及斑片状阴影。

2. 原发性肺结核 以低热、咳嗽、盗汗为主要临床症状。多有结核病接触史，结核菌素试验阳性，气道排出物中可找到结核杆菌，胸部X线检查显示活动性原发性肺结核改变，纤维支气管镜检查可见明显的支气管结核病变。

3. 支气管异物 有异物吸入史，突然出现呛咳，胸部X线检查可见纵隔摆动，纤维支气管镜检查可确定诊断。

［常考考点］咳嗽与肺炎喘嗽和原发性肺结核的鉴别。

要点四 辨证论治

1. 辨证要点

（1）辨外感内伤：小儿咳嗽起病急，病程短，咳声高扬，常伴有表证，多属外感咳嗽；起病缓，病程较长，咳声低沉，多兼有不同程度的里证，多属内伤咳嗽。

（2）辨寒热虚实：咳嗽痰稀色白易咳者，多属寒证；咳嗽痰黄质黏咳之不爽者，多属热证。外感咳嗽属实；内伤咳嗽多虚或虚中夹实。咳声高亢，有力，为实；咳声低微，气短无力，为虚。

2. 治疗原则 小儿咳嗽的基本治疗原则为宣通肺气。外感咳嗽以疏散外邪、宣通肺气为主，根据寒热证候不同治以散寒宣肺、解热宣肺。内伤咳嗽应辨别病位、病性，随证施治，痰热咳嗽以清肺化痰为主，痰湿咳嗽以燥湿化痰为主，气虚咳嗽以健脾益气为主，阴虚咳嗽则以养阴润肺为主。

3. 分证论治

分型		辨证要点	治法	方药
外感咳嗽	风寒咳嗽证	咳嗽频作、声重，咽痒，痰白清稀，鼻塞流涕，恶寒无汗，发热头痛，全身酸痛，舌苔薄白，脉浮紧或指纹浮红	疏风散寒，宣肺止咳	杏苏散或金沸草散
	风热咳嗽证	咳嗽不爽，痰黄黏稠，不易咳出，口渴咽痛，鼻流浊涕，伴有发热恶风，头痛，微汗出，舌质红，苔薄黄，脉浮数或指纹浮紫	疏风解热，宣肺止咳	桑菊饮
	风燥咳嗽证	咳嗽痰少，或痰黏稠难咳，或干咳无痰，连声作呛，咳声嘶哑，鼻燥咽干，心烦口渴，皮肤干燥，或伴发热、微恶风寒、鼻塞、咽红等表证，大便干，舌质红，苔少乏津，脉浮数或指纹浮紫	疏风清肺，润燥止咳	清燥救肺汤或桑杏汤

续表

分型		辨证要点	治法	方药
内伤咳嗽	痰热咳嗽证	咳嗽痰多，色黄黏稠，难以咳出，甚则喉间痰鸣，发热口渴，烦躁不宁，尿少色黄，大便干结，舌质红，苔黄腻，脉滑数或指纹青紫	清热化痰，宣肺止咳	清金化痰汤或清气化痰汤
	痰湿咳嗽证	咳嗽重浊，痰多壅盛，色白而稀，喉间痰声辘辘，胸闷纳呆，神乏困倦，舌淡红，苔白腻，脉滑	燥湿化痰，宣肺止咳	二陈汤
	气虚咳嗽证	咳而无力，痰白清稀，面色苍白，气短懒言，语声低微，自汗畏寒，舌淡嫩，边有齿痕，脉细无力	健脾补肺，益气化痰	六君子汤
	阴虚咳嗽证	干咳无痰，或痰少而黏，或痰中带血，不易咳出，口渴咽干，喉痒，声音嘶哑，潮热盗汗，手足心热，舌红，少苔，脉细数	滋阴润燥，养阴清肺	沙参麦冬汤

［常考考点］咳嗽的证型及其辨证要点、治法、使用方剂。

【知识纵横比较】

咳嗽（中医内科学）		咳嗽（中医儿科学）	
分型	方药	分型	方药
风寒袭肺证	三拗汤合止嗽散加减	风寒咳嗽证	杏苏散或金沸草散
风热犯肺证	桑菊饮加减	风热咳嗽证	桑菊饮
风燥伤肺证	桑杏汤加减	风燥咳嗽证	清燥救肺汤或桑杏汤
痰湿蕴肺证	二陈平胃散合三子养亲汤加减	痰热咳嗽证	清金化痰汤或清气化痰汤
痰热郁肺证	清金化痰汤加减	痰湿咳嗽证	二陈汤
肝火犯肺证	黛蛤散合加减泻白散加减	气虚咳嗽证	六君子汤
肺阴亏耗证	沙参麦冬汤加减	阴虚咳嗽证	沙参麦冬汤

要点五　预防与调护

1. 预防

（1）适当增加户外活动，加强体育锻炼，增强体质。

（2）避免感受风邪，积极预防感冒。

（3）避免与煤气、烟尘等接触，减少不良刺激。

2. 调护

（1）保持室内空气新鲜、流通，温湿度适宜。

（2）经常变换体位及拍打背部，以促进痰液的排出。

（3）饮食宜清淡、易于消化，多饮水。忌食辛辣、煎炒、油腻食物，少给生冷、过甜、过咸之品。咳嗽时应停止喂哺或进食，以防食物呛入气管。

细目四　肺炎喘嗽

【考点突破攻略】

要点一　概述

肺炎喘嗽是小儿时期常见的一种肺系疾病，临床以发热、咳嗽、痰壅、气喘，肺部闻及中细湿啰音，X线胸片见炎性阴影为主要表现，重者可见张口抬肩、呼吸困难、面色苍白、口唇青紫等症。

本病一年四季均可发生，但多见于冬春季节。好发于婴幼儿，年龄越小，发病率越高。本病若治疗及时得当，一般预后良好。病情较重者，容易合并心阳虚衰及邪陷心肝等严重变证。

［常考考点］肺炎喘嗽的临床特点是发热、咳嗽、痰壅、气喘，肺部闻及中细湿啰音。

要点二　病因病机

本病外因责之于感受风邪，或由其他疾病传变而来；内因责之于小儿形气未充，肺脏娇嫩，卫外不固。病位在肺，病机为肺气郁闭。痰热是其病理产物。小儿外感风邪，由口鼻或皮毛而入，侵犯肺卫，肺失宣降，清肃之令不行，致肺被邪束，闭郁不宣，化热灼津，炼液成痰，阻于气道，肃降无权，从而出现咳嗽、气喘、痰鸣、鼻扇、发热等肺气郁闭的证候，发为肺炎喘嗽。

若邪气壅盛或正气虚弱，病情进一步发展，可由肺而涉及其他脏腑。若正不胜邪，气滞血瘀加重，可致心失所养，心气不足，甚而心阳虚衰，并使肝脏藏血失调，出现呼吸不利，或喘促息微，颜面唇甲发绀，胁下痞块增大，肢端逆冷，皮肤花纹等心阳虚衰的变证。

［常考考点］病位在肺。病机为肺气郁闭。病理产物是痰热。

要点三　诊断要点与鉴别诊断

（一）诊断要点

1. 临床表现

（1）起病较急，有发热、咳嗽、气急、鼻扇、痰鸣等症，或有轻度发绀。

（2）肺部听诊可闻及较固定的中细湿啰音，常伴干性啰音，如病灶融合，可闻及管状呼吸音。

（3）新生儿患肺炎时，常以不乳、精神萎靡、口吐白沫等症状为主，而无上述典型表现。

2. 实验室检查

（1）X线检查：肺纹理增多、紊乱，肺部透亮度降低或增强，可见小片状、斑片状阴影，也可出现不均匀的大片状阴影。

（2）血常规检查：细菌引起的肺炎，白细胞总数可升高，中性粒细胞增多；若由病毒引起的肺炎，白细胞总数正常或降低。

（3）病原学检查：细菌培养、病毒学检查、肺炎支原体检测等可获得相应的病原学诊断，病原特异性抗原或抗体检测常有早期诊断价值。

（二）鉴别诊断

儿童哮喘　呈反复发作的喘息、气促、胸闷或咳嗽，发作时双肺可闻及呼气相为主的哮鸣音，呼气相延长，支气管舒张剂有显著疗效。

［常考考点］儿童哮喘与肺炎的鉴别要点。

要点四　辨证论治

1. 辨证要点

本病辨证，重在辨常证和变证。常证重在辨表里、寒热、虚实及痰重热重。

（1）初期辨风寒风热：凡恶寒发热，无汗，咳嗽气急，痰多清稀，舌质不红，苔白，为风寒袭肺；若发热恶风，咳嗽气急，痰多黏稠或色黄，舌质红，苔薄白或黄，为风热犯肺。

（2）极期辨痰重热重：痰重则咳嗽剧烈，气促鼻扇，痰多喉鸣，甚则痰声辘辘，胸高抬肩撷肚，舌红苔白滑而腻，脉滑。热重则高热不退，面赤唇红，便秘尿赤，舌红苔黄糙，脉洪大。若高热持续，气急喘憋，烦躁口渴者，可为毒热闭肺。

（3）后期辨气虚阴伤：病程较长者以虚证居多。低热盗汗，干咳无痰，舌红少津，舌苔花剥、苔少或无苔，为阴虚肺热。若面白少华，动则汗出，咳嗽无力，舌质淡，舌苔薄白，为肺脾气虚。

（4）重症辨常证变证：如见呼吸困难，张口抬肩，鼻翼扇动，为本病中的重症。若正气不足，邪毒闭肺后，阳气虚衰，可见喘促肢厥，脉细弱而数，为心阳虚衰之变证。若邪毒炽盛，内陷心肝，蒙蔽清窍，引动肝风，可见神昏抽搐，为邪陷厥阴之变证。

2. 治疗原则　肺炎喘嗽治疗，以宣肺开闭，化痰平喘为基本原则。若痰多壅盛者，首先降气涤痰；喘憋严重者，治以平喘利气；气滞血瘀者，佐以活血化瘀；肺与大肠相表里，壮热炽盛时可用通腑泄热；病久肺脾气虚者，宜健脾补肺以扶正为主；若阴虚肺燥，宜养阴润肺、化痰止咳。若出现变证，心阳虚衰者，温补心阳；邪陷厥阴者，开窍息风，并配合中西医结合救治。

3. 分证论治

	分型	辨证要点	治法	方药
常证	风寒闭肺证	恶寒发热，头身痛，无汗，鼻塞流清涕，呛咳频作，呼吸气急，痰白而稀，口不渴，咽不红，面色淡白，纳呆，舌质红，苔薄白，脉浮紧，指纹浮红	辛温宣肺，化痰止咳	华盖散
	风热闭肺证	发热恶风，头痛有汗，鼻塞流浊涕，咳嗽，气促，咳吐黄痰，咽红肿，喉核红肿，纳呆，舌红，苔薄黄，脉浮数，指纹浮紫	辛凉宣肺，化痰止咳	麻杏石甘汤
	痰热闭肺证	发热烦躁，咳嗽喘促，气急鼻扇，咳痰黄稠或喉间痰鸣，口唇发绀，咽红肿，面赤口渴，大便干结，小便短黄，舌质红，苔黄，脉滑数，指纹紫滞，显于气关	清热涤痰，开肺定喘	麻杏石甘汤合葶苈大枣泻肺汤
	毒热闭肺证	壮热不退，咳嗽剧烈，痰黄稠难咳或痰中带血，气急喘憋，呼吸困难，鼻翼扇动，胸高胁满，张口抬肩，鼻孔干燥，面色红赤，口唇发绀，涕泪俱无，烦躁不宁或嗜睡，甚至神昏谵语，口渴引饮，便秘，小便黄少，舌红少津，苔黄腻或黄燥，脉洪数，指纹紫滞	清热解毒，泻肺开闭	黄连解毒汤合麻杏石甘汤
	阴虚肺热证	咳喘持久，低热盗汗，手足心热，干咳无痰，面色潮红，口干便结，舌质红乏津，苔少或花剥，脉细数，指纹淡紫	养阴清肺，润肺止咳	沙参麦冬汤
	肺脾气虚证	久咳、咳痰无力，痰稀白易咳，多汗，易感冒，纳呆，便溏，面白少华，神疲乏力，舌质淡红，苔薄白，脉细无力，指纹淡	补肺益气，健脾化痰	人参五味子汤
变证	心阳虚衰证	面色苍白，口唇发绀，呼吸浅促、困难，四肢不温，多汗，右胁下出现痞块，心悸动数，虚烦不安，神萎淡漠，小便减少，舌质淡紫，脉细弱疾数，指纹紫滞，可达命关	温补心阳，救逆固脱	参附龙牡救逆汤
	邪陷厥阴证	壮热不退，口唇发绀，气促，喉间痰鸣，神昏谵语，双目上视，四肢抽搐，舌红，苔黄，脉细数，指纹青紫，可达命关	清心开窍，平肝息风	羚角钩藤汤合牛黄清心丸

［常考考点］肺炎喘嗽的证型及其辨证要点、治法、使用方剂。

【知识纵横比较】

		喘证（中医内科学）		肺炎喘嗽（中医儿科学）	
	分型	方药		分型	方药
实喘	风寒壅肺证	麻黄汤合华盖散	常证	风寒闭肺证	华盖散
	表寒肺热证	麻杏石甘汤		风热闭肺证	麻杏石甘汤
	痰热郁肺证	桑白皮汤		痰热闭肺证	麻杏石甘汤合葶苈大枣泻肺汤
	痰浊阻肺证	二陈汤合三子养亲汤		毒热闭肺证	黄连解毒汤合麻杏石甘汤
	肺气郁痹证	五磨饮子		阴虚肺热证	沙参麦冬汤
虚喘	肺气虚耗证	生脉散合补肺汤		肺脾气虚证	人参五味子汤加减
	肾虚不纳证	金匮肾气丸合参蛤散	变证	心阳虚衰证	参附龙牡救逆汤
	正虚喘脱证	参附汤送服黑锡丹，配合蛤蚧粉		邪陷厥阴证	羚角钩藤汤合牛黄清心丸

要点五 肺炎合并心力衰竭的诊断与治疗

1. 诊断

（1）心率突然加快，婴儿超过180次/分，幼儿超过160次/分。

（2）呼吸突然加快，超过60次/分。

(3)骤发极度烦躁不安。
(4)面色明显发绀，皮肤苍白、发灰、发花、发凉，指（趾）甲微血管再充盈时间延长，少尿或无尿。
(5)心音低钝，奔马律，颈静脉怒张，X线示心脏增大。
(6)肝脏迅速扩大。
(7)颜面、眼睑或双下肢水肿。
具有前5项者即可诊断心力衰竭。

2.治疗

(1)一般处理：给氧、祛痰、止咳、镇静及病因治疗。
(2)洋地黄类药物的使用：首选西地兰或毒毛旋花子苷K或地高辛。西地兰剂量为每次0.01～0.015mg/kg，静脉推注或加入点滴小壶中，必要时2～3小时重复给一次，以后改为地高辛洋地黄化。不严重的病例，一开始即可应用地高辛，口服剂量为：＜2岁0.04～0.06mg/kg，＞2岁0.03～0.04mg/kg。首次用化量的2/5，以后每6～8小时给1/5量；末次给药12小时后开始用维持量，维持量每日为化量的1/5，分2次服。静脉注射为口服量的3/4。危急者选用毒毛旋花子苷K时可先用饱和量的2/3，必要时2～4小时后重复使用首剂的半量。
(3)必要时可<u>使用利尿剂及血管扩张剂</u>。

要点六　预防与调护

1.预防

(1)保持室内空气新鲜，适当增加户外活动，加强体育锻炼，增强体质。
(2)根据气温变化，随时增减衣服，避免着凉感冒。
(3)尽量减少到拥挤的公共场所，预防各种感染性疾病。

2.调护

(1)保持居室空气新鲜，温湿度适宜。
(2)饮食宜清淡富有营养，多喂开水。
(3)保持气道通畅，定时翻身拍背及转换体位，以利于排痰。
(4)密切观察病情变化，防止发生变证。

细目五　哮喘

【考点突破攻略】

要点一　概述

哮喘是小儿时期常见的肺系疾病。哮指声响言，喘指气息言，哮必兼喘，故通称哮喘。临床以<u>反复发作，发作时喘促气急、喉间哮鸣、呼吸困难、张口抬肩、摇身撷肚</u>为主要特征。

本病包括了西医学所称的喘息性支气管炎、儿童哮喘等。本病有明显的遗传倾向，发病年龄以1～6岁为多见，大多在3岁以内初次发作。多数病儿可经治疗缓解或自行缓解；部分儿童哮喘在青春发育期可完全消失。接受正确治疗和调护的病儿，随年龄的增长，大都可以终生控制而不发作。但如治疗不当，长时间反复发作，会影响肺的功能，易造成肺肾两虚，喘息持续，难以缓解，甚至终生不得控制或危及生命。其发作有明显的季节性，冬春二季及气候骤变时易于发作。

[常考考点]哮喘的临床特征是反复发作，发作时喘促气急、喉间哮鸣、呼吸困难、张口抬肩、摇身撷肚。

要点二　病因病机

哮喘的发病原因有外因和内因两个方面。内因责之于肺、脾、肾三脏功能不足，导致痰饮留伏，隐伏于肺窍，成为哮喘之夙根。外因责之于感受外邪，接触异物、异味以及嗜食咸酸等。

哮喘的发作，都是内有痰饮留伏，外受邪气引动而发。感受外邪，以六淫为主，六淫之邪，以风寒、风热为多。邪入肺经，肺失宣肃，肺气不利，引动伏痰，痰气交阻于气道，痰随气升，气因痰阻，相互搏击，气机升降不利，以致呼吸困难，气息喘促，喉间痰鸣哮吼，发为哮喘。

本病的发生都是外因作用于内因的结果。其发作之病机为内有壅塞之气，外有非时之感，膈有胶固之痰。三者相合，闭拒气道，搏击有声，发为哮喘。

要点三　诊断要点与鉴别诊断

（一）诊断要点

1. 多有婴儿期湿疹史、过敏史、家族哮喘史。
2. 有反复发作的病史。发作多与某些诱发因素有关，如气候骤变、受凉受热、进食或接触某些过敏物质。发作之前多有喷嚏、鼻塞、咳嗽等先兆。
3. 常突然发作，发作时咳嗽阵作，喘促，气急，喉间痰鸣，甚至不能平卧，烦躁不安，口唇青紫。
4. 肺部听诊两肺可闻及哮鸣音，以呼气时明显，呼气延长。若支气管哮喘有继发感染，可闻及湿啰音。
5. 实验室检查　外周血嗜酸性粒细胞增高。肺功能测定、支气管激发试验及支气管舒张试验阳性均有助于确诊哮喘。

[常考考点] 哮喘的诊断要点。

（二）鉴别诊断

1. 咳嗽变异性哮喘　①咳嗽持续＞4周，常在夜间和（或）清晨及运动后发作或加重，以干咳为主。②临床上无感染征象，或经较长时间抗生素治疗无效。③抗哮喘药物诊断性治疗有效。④排除其他原因引起的慢性咳嗽。

2. 毛细支气管炎　多由上呼吸道合胞病毒感染所致。常见于2岁以下婴幼儿，尤以2～6个月婴儿最为多见。发病季节以寒冷时多发。常于上呼吸道感染后2～3天出现咳嗽、发热、呼吸困难，喘憋来势凶猛，但中毒症状轻微。肺部听诊可闻及多量哮鸣音、呼气性喘鸣，当毛细支气管接近完全梗阻时，呼吸音可明显减低，往往听不到湿啰音。胸部X线常见不同程度的梗阻性肺气肿和支气管周围炎，有时可见小点片状阴影或肺不张。

3. 支气管肺炎（肺炎喘嗽）　以发热、咳嗽、痰壅、气急、鼻扇为主症。肺部听诊可闻及细湿啰音，以脊柱两旁及肺底部为多。胸部X线见斑点状或片状阴影。

[常考考点] 咳嗽变异性哮喘的诊断。

要点四　辨证论治

1. 辨证要点　哮喘临床分发作期与缓解期，辨证主要从寒热虚实和肺、脾、肾三脏入手。发作期以邪实为主，重点辨寒热。咳喘痰黄，身热面赤，口干舌红，为热性哮喘；咳喘畏寒，痰多清稀，舌苔白滑，为寒性哮喘。缓解期以正虚为主，重点辨脏腑，再辨气阴阳。气短多汗，易感冒，多为气虚；形寒肢冷面白，动则心悸，为阳虚；消瘦盗汗，面色潮红，为阴虚。

2. 治疗原则　发作期当攻邪以治其标，治肺为主，分辨寒热虚实而随证施治。缓解期当扶正以治其本，调其肺、脾、肾等脏腑功能，消除伏痰夙根。

3. 分证论治

	分型	辨证要点	治法	方药
发作期	寒性哮喘证	气喘，喉间哮鸣，咳嗽，胸闷，痰稀色白有泡沫，喷嚏鼻塞，流清涕，唇青，形寒肢冷，无汗，口不渴，小便清长，大便溏薄，咽不红，舌淡红，苔薄白或白滑，脉浮紧，指纹红	温肺散寒，涤痰定喘	小青龙汤合三子养亲汤
	热性哮喘证	气喘，声高息涌，喉间哮鸣，咳嗽痰壅，痰黏色黄难咳，胸闷，呼吸困难，鼻塞，流涕黄稠，身热，面赤，口干，夜卧不安，烦躁不宁，口渴，小便黄赤，大便干，咽红，舌质红，苔黄或黄腻，脉滑数，指纹紫	清肺涤痰，止咳平喘	麻杏石甘汤合苏葶丸
	外寒内热证	气喘，喉间哮鸣，咳嗽痰黏，色黄难咳，胸闷，喷嚏，鼻塞，流清涕，恶寒发热，面红目赤，夜卧不安，无汗，口渴，大便干结，尿黄，咽红，舌红，苔薄白或黄，脉滑数或浮紧，指纹浮红或沉紫	解表清里，止咳定喘	大青龙汤
	肺实肾虚证	气喘，喉间哮鸣，持续较久，喘促胸满，动则喘甚，咳嗽，痰稀易咳，形寒肢冷，面色苍白或晦滞少华，神疲倦怠，小便清长，舌淡，苔薄白或薄腻，脉细弱或沉迟，指纹淡滞	泻肺平喘，补肾纳气	偏于肺实者，用苏子降气汤；偏于肾虚者，用都气丸合射干麻黄汤

续表

分型		辨证要点	治法	方药
缓解期	肺脾气虚证	反复感冒，气短自汗，<u>咳嗽无力</u>，神疲懒言，<u>形体消瘦</u>，纳差，面白少华或萎黄，便溏，舌质淡，苔薄白，脉细软，指纹淡	补肺固表，健脾益气	玉屏风散合人参五味子汤
	脾肾阳虚证	喘促乏力，动则气喘，气短心悸，咳嗽无力，形体消瘦，<u>寒肢冷</u>，腰膝酸软，<u>面白少华</u>，腹胀纳差，夜尿多，<u>发育迟缓</u>，舌质淡，苔薄白，脉细弱，指纹淡	温补脾肾，固摄纳气	金匮肾气丸
	肺肾阴虚证	喘促乏力，动则气喘，干咳少痰，痰黏难咳，咳嗽无力，盗汗，形体消瘦，腰膝酸软，<u>面色潮红</u>，午后潮热，<u>口咽干燥</u>，<u>手足心热</u>，便秘，舌红少津，苔花剥，脉细数，指纹淡红	养阴清热，敛肺补肾	麦味地黄丸

[常考考点] 哮喘的证型及其辨证要点、治法、使用方剂。

要点五 其他疗法

1. 针灸疗法

（1）体针：取定喘、天突、内关。咳嗽痰多者，加膻中、丰隆。针刺，1日1次。用于发作期，取大椎、肺俞、足三里、肾俞、关元、脾俞。每次取3～4穴，针刺加灸，隔日1次。在好发季节前作预防性治疗。

（2）耳针：选喘点、内分泌、交感、肺、肾。用于哮喘发作期。

2. 中药敷贴疗法 芥子、延胡索、甘遂、细辛，共研细末，加生姜汁调膏，分别贴在肺俞、心俞、膈俞、膻中穴。适用于哮喘缓解期。每年夏季三伏及冬季三九贴敷，疗效尤佳。

【知识纵横比较】

哮病（中医内科学）			哮病（中医儿科学）		
分型		方药	分型		方药
发作期	冷哮证	射干麻黄汤或小青龙汤加减	发作期	寒性哮喘证	小青龙汤合三子养亲汤
	热哮证	定喘汤或越婢加半夏汤加减		热性哮喘证	麻杏石甘汤合苏葶丸
	寒包热哮证	小青龙加石膏汤或厚朴麻黄汤加减		外寒内热证	大青龙汤
	风痰哮证	三子养亲汤加味		肺实肾虚证	肺实者用苏子降气汤，肾虚者用都气丸合射干麻黄汤
	虚哮证	平喘固本汤加减	缓解期	肺脾气虚证	玉屏风散合人参五味子汤
缓解期	肺脾气虚证	六君子汤加减		脾肾阳虚证	金匮肾气丸
	肺肾两虚证	生脉地黄汤合金水六君煎加减		肺肾阴虚证	麦味地黄丸

要点六 预防与调护

1. 预防

（1）积极治疗和清除感染病灶，避免各种诱发因素如烟味、尘螨、花粉、动物皮毛、海鲜发物、冰凉饮料等。

（2）注意气候影响，做好防寒保暖工作，冬季外出防止受寒。尤其气候转变或换季时，要预防外感诱发哮喘。

（3）发病季节，避免活动过度和情绪激动，以防诱发哮喘。

（4）加强自我管理教育，将防治知识教给患儿及家属，调动他们的抗病积极性，配合长期治疗。

2. 调护

（1）居室宜空气流通，阳光充足。冬季要保暖，夏季要凉爽通风。避免接触特殊气味。

（2）饮食宜清淡而富有营养，忌进生冷油腻、辛辣酸甜以及海鲜鱼虾等可能引起过敏的食物。

（3）注意呼吸、心率变化，防止哮喘持续发作。

细目六 反复呼吸道感染

【考点突破攻略】

要点一 概述

反复呼吸道感染（包括上呼吸道感染和下呼吸道感染）年发病在一定次数以上者。以感冒、乳蛾、咳嗽、肺炎喘嗽在一段时间内反复发作经久不愈为主要临床特征。反复感染患儿简称"复感儿"。

本病一年四季均可发生，以冬季气候变化剧烈时尤易反复不已。发病年龄以6个月～6岁的小儿，1～3岁的婴幼儿最为常见。若反复呼吸道感染治疗不当，容易发生咳喘、水肿、痹证等病证，严重影响小儿生长发育与身体健康。

要点二 病因病机

小儿反复呼吸道感染内因是禀赋虚弱，肺、脾、肾三脏功能不足，卫外不固。外因是喂养不当，精微摄取不足，调护失宜，外邪乘虚侵袭；用药不当，损伤正气，疾病所伤，正气未复。

小儿为脏腑娇嫩，形气未充之体，藩篱疏松，卫外功能较差，对疾病抵抗力不强，易受外邪侵袭。肺司呼吸，又主皮毛，故肺脏病证最为多见。若小儿肺脾虚亏，或先天禀赋不足，体质柔弱；或属人工喂养，饮食长期失于调理；或少见风日，户外活动较少，表气虚弱，卫外不固，则可因正气不足，御外乏力，易为外邪侵袭而发病。总之，本病的病位在肺，但与脾、肾两脏有密切关联。

要点三 诊断要点与鉴别诊断

（一）诊断要点

1. 按不同年龄每年呼吸道感染的次数诊断 见下表。

反复呼吸道感染诊断条件（次/年）

年龄	上呼吸道感染	下呼吸道感染	
		气管支气管炎	肺炎
0～2	7	3	2
2⁺～5	6	2	2
5⁺～14	5	2	2

注：①两次感染间隔时间至少7日以上。②若上呼吸道感染次数不够，可以将上、下呼吸道感染次数相加；反之，则不能。但若反复感染，是以下呼吸道感染为主，则应定义为反复下呼吸道感染。③确定次数需连续观察1年。④肺炎需由肺部体征和影像学证实，两次肺炎诊断期间肺炎体征和影像学改变应完全消失。

2. 按半年内呼吸道感染的次数诊断 半年内呼吸道感染≥6次，其中下呼吸道感染≥3次（其中肺炎≥1次）。

（二）鉴别诊断

1. 哮喘 反复发作，但发作时呼吸困难，呼气延长，伴有哮鸣音，其发作多由异物过敏引起，包括特异性体质的内因和变态反应性的外因所致；也可因呼吸道感染而诱发，或病程中兼有感染。

2. 咳嗽变异性哮喘 咳嗽经久不愈，以干咳为主，常在夜间和/或清晨及运动后发作或加重；常伴有过敏性鼻炎、湿疹等过敏性疾病；抗生素治疗无效，但抗哮喘药物治疗有效。

[常考考点]反复呼吸道感染的诊断条件及其与哮喘的鉴别。

要点四 辨证论治

1. 辨证要点 本病辨证，重在明察邪正消长变化。感染期以邪实为主，迁延期正虚邪恋，恢复期则以正虚为主。初起时多有外感表证，当辨风寒、风热、外寒里热之不同，夹积、夹痰之差异，本虚标实之病机。迁延期邪毒渐平，虚象显露，热、痰、积未尽，肺、脾、肾显现。恢复期正暂胜而邪暂退，当辨肺、脾、肾何脏虚损为主，肺虚者气弱，脾虚者运艰，肾虚者骨弱。

2. 治疗原则　本病发作期，应按不同的疾病治疗。迁延期以扶正为主，兼以祛邪。恢复期当固本为要，或补气固表，或温卫和营，或温补脾肾，或滋养肺脾。

3. 分证论治

分型	辨证要点	治法	方药
肺脾气虚证	反复外感，面黄少华，形体消瘦，肌肉松软，少气懒言，气短，自汗多汗，食少纳呆，大便不调，舌质淡，苔薄白，脉无力，指纹淡	补肺固表，健脾益气	玉屏风散合六君子汤
营卫失调证	反复外感，恶风、恶寒，面色少华，四肢不温，多汗易汗，舌淡红，苔白，脉无力，指纹淡红	调和营卫，益气固表	黄芪桂枝五物汤
脾肾两虚证	反复外感，面白少华，形体消瘦，肌肉松软，鸡胸龟背，腰膝酸软，形寒肢冷，发育落后，动则气喘，少气懒言，多汗易汗，食少纳呆，大便稀溏，舌质淡，苔薄白，脉沉细无力	温补肾阳，健脾益气	金匮肾气丸合理中丸
肺脾阴虚证	反复外感，面白颧红少华，食少纳呆，口渴，盗汗自汗，手足心热，大便干结，舌质红，苔少或花剥，脉细数，指纹淡红	养阴润肺，益气健脾	生脉散合沙参麦冬汤

[常考考点] 反复呼吸道感染的证型及其辨证要点、治法、使用方剂。

【例题实战模拟】

A1 型题

1. 可治疗风热感冒与时邪感冒的方剂是
   A. 银翘散　　B. 桑菊饮　　C. 新加香薷饮　　D. 普济消毒饮　　E. 杏苏散

2. 小儿感冒夹痰的病机是
   A. 肺脏娇嫩　　B. 先天不足　　C. 乳食积滞　　D. 脾胃湿困　　E. 肾气不足

3. 下列以咳嗽痰多、色黄稠黏、喉中痰鸣为辨证要点的是
   A. 风寒咳嗽　　B. 风热咳嗽　　C. 痰热咳嗽　　D. 痰湿咳嗽　　E. 气虚咳嗽

4. 哮喘与肺炎喘嗽的主要区别是
   A. 咳嗽气喘　　B. 痰壅　　C. 气急　　D. 鼻扇　　E. 哮鸣，呼气延长

5. 肺炎喘嗽的基本病机是
   A. 肺气失宣　　B. 肺失清肃　　C. 肺气上逆　　D. 邪热闭肺　　E. 痰热内蕴

A2 型题

6. 患儿，7岁。发热1天，恶寒，无汗，头痛，鼻塞，流清涕，喷嚏，咳嗽，口不渴，咽不红，舌苔薄白，脉浮紧。其诊断是
   A. 风寒感冒　　B. 风热感冒　　C. 暑邪感冒　　D. 感冒夹滞　　E. 感冒夹痰

7. 患儿，9个月。发热，微汗，鼻塞流涕，咽红，夜间体温升高，又见惊惕啼叫，夜卧不安，舌质红，苔薄白，指纹浮紫。其诊断是
   A. 夜啼　　B. 感冒夹痰　　C. 感冒夹惊　　D. 急惊风　　E. 小儿暑温

8. 患儿，2岁。咳嗽2天，咳声不爽，痰黄黏稠，口渴咽痛，鼻流浊涕，伴发热、恶寒、头痛，微汗出，舌红苔薄黄，脉浮数。其证候是
   A. 风寒咳嗽　　B. 风热咳嗽　　C. 痰热咳嗽　　D. 痰湿咳嗽　　E. 阴虚燥咳

9. 患儿，10岁。昨天受凉后见喷嚏、鼻塞、流清涕，今晨起喘咳，咳痰稠黄，口渴欲饮，大便干燥。查体：鼻扇，口周发绀，咽红，双肺满布哮鸣音，舌质红，苔薄白，脉滑数。其证候是
   A. 寒性哮喘　　B. 热性哮喘　　C. 外寒内热　　D. 肺实肾虚　　E. 肺肾阴虚

10. 患儿，10个月。高热烦躁，气急鼻扇，张口抬肩，喉中痰鸣，声如拽锯，口唇发绀。其治法是
    A. 清热宣肺，涤痰定喘　　B. 清热解毒，止咳化痰　　C. 辛凉开肺，清热化痰
    D. 清热活血，泻肺化痰　　E. 泻肺镇咳，清热化痰

11. 患儿，流涕、咳嗽3天后高热不退，咳嗽喘促，鼻扇，喉中痰声辘辘，口唇发绀。其证候是
    A. 风寒闭肺　　B. 风热闭肺　　C. 痰热闭肺　　D. 痰热咳嗽　　E. 心阳虚衰

12. 患儿，2岁。高热、咳喘9天后，潮热盗汗，面色潮红，口唇樱赤，干咳无痰，质红而干，舌苔光剥。其治法是
    A. 养阴清肺　　B. 清肺止咳　　C. 止咳化痰　　D. 养阴益胃　　E. 益气健脾
13. 患儿，7岁。曾咳喘反复发作，现面色白，气短懒言，倦怠乏力，自汗怕冷，舌淡苔薄，脉细无力。治疗应首选
    A. 玉屏风散　　B. 六君子汤　　C. 金匮肾气丸　　D. 二陈汤　　E. 参苓白术散

B1型题
    A. 人参五味子汤　　B. 沙参麦冬汤　　C. 参附龙牡救逆汤　　D. 四君子汤　　E. 玉屏风散
14. 治疗肺炎喘嗽肺脾气虚证，应首选
15. 治疗顿咳恢复期脾胃气虚证，应首选

    A. 温肺化痰　　B. 清肺化痰　　C. 补肺固卫　　D. 健脾化痰　　E. 补肾固本
16. 哮喘肺气虚弱证的治法是
17. 哮喘肾虚不纳证的治法是

【参考答案】
1. A　2. A　3. C　4. E　5. D　6. A　7. C　8. B　9. B　10. A　11. C　12. A　13. A　14. A　15. A　16. C　17. E

第五单元　脾系病证

细目一　鹅口疮

【考点突破攻略】

要点一　概述

鹅口疮以口腔、舌上蔓生白屑为主要临床特征的一种口腔疾病。因其状如鹅口，故称鹅口疮；因其色白如雪片，故又名"雪口"。

本病一年四季均可发生。多见于新生儿，久病体弱者，或长期使用抗生素及激素患者。轻者治疗得当，预后良好；若体虚邪盛者，鹅口疮白屑蔓延，阻碍气道，也可影响呼吸，甚至危及生命。

［常考考点］鹅口疮的临床特征是口腔、舌上蔓生白屑。

要点二　病因病机

鹅口疮内因主要为胎热内蕴，遗患小儿；或因大病久病久泻，或过用药物攻伐，以致正气亏虚；外因孕母产道秽毒蕴积，胎儿娩出时受染；或调护不当，口腔不洁，秽毒之邪侵袭所致。本病病机为火热上炎，熏灼口舌。病性有虚实之别，病位在心脾。因少阴之脉通于舌，太阴之脉通于口，若感受秽毒之邪，循经上扰，熏灼口舌则口舌蔓生白屑，发为鹅口疮。

［常考考点］病机是火热上炎，熏灼口舌。

要点三　诊断要点与鉴别诊断

（一）诊断要点
1. 多见于新生儿，久病体弱者，或长期使用抗生素、激素患者。
2. 舌上、颊内、牙龈或上颚散布白屑，可融合成片。重者可向咽喉处蔓延，影响吸奶与呼吸，偶可累及食管、肠道、气管等。
3. 取白屑少许涂片，加10%氢氧化钠液，置显微镜下，可见白色念珠菌芽孢及菌丝。

（二）鉴别诊断
1. 白喉　是一种传染病。白喉假膜多起于扁桃体，渐次蔓延于咽或鼻腔等处，其色灰白，不易擦去，若强力擦去则

易出血，多有发热、喉痛、疲乏等症状，病情严重。

2. 残留奶块 其状与鹅口疮相似，但以温开水或棉签轻拭，即可除去奶块。

［常考考点］鹅口疮与白喉的鉴别。

要点四 辨证论治

1. 辨证要点 本病重在辨别实证、虚证。实证一般病程短，口腔白屑堆积，周围红，疼痛哭闹，尿赤便秘；虚证多病程较长，口腔白屑较少，周围不红，疼痛不著，大便稀溏，食欲不振，或形体瘦弱等。

2. 治疗原则 本病总属邪火上炎，治当清火。根据虚实辨证，实火证应治以清泄心脾积热；虚火证应治以滋肾养阴降火。病在口腔局部，除内服药外，当配合外治法治疗。

3. 分证论治

分型	辨证要点	治法	方药
心脾积热证	口腔满布白屑，周围黏膜掀红较甚，面赤，唇红，或伴发热、烦躁、多啼，口干或渴，大便干结，小便黄赤，舌红，苔薄白，脉滑或指纹青紫	清心泻脾	清热泻脾散
虚火上浮证	口腔内白屑散在，周围红晕不著，形体瘦弱，颧红，手足心热，口干不渴，舌红，苔少，脉细或指纹紫	滋阴降火	知柏地黄丸

［常考考点］鹅口疮的证型及其辨证要点、治法、使用方剂。

要点五 其他疗法

1. 外治疗法

（1）生石膏2.5g，青黛1g，黄连1g，乳香1g，没药1g，冰片0.3g。共研细末，瓶装贮存。每次少许涂患处，1日4～5次。用于心脾积热证。

（2）选用冰硼散、青黛散、珠黄散。每次适量，涂敷患处，1日3次。用于心脾积热证。

（3）吴茱萸15g，胡黄连6g，大黄6g，生南星3g。共研细末，用醋调成糊状，晚上涂于患儿两足心，外加包扎，晨起除去。用于各种证型。

2. 西医治疗 2%碳酸氢钠溶液于哺乳前后清洗口腔，制霉菌素甘油涂患处，1日3～4次。

要点六 预防与调护

1. 孕妇注意个人卫生，患阴道霉菌病者要及时治愈。
2. 注意口腔清洁，婴儿用具要消毒。
3. 注意小儿营养，积极治疗原发病。长期用抗生素或肾上腺皮质激素者，尽可能暂停使用。
4. 注意观察口腔黏膜白屑变化，如发现患儿吞咽或呼吸困难，应立即处理。

细目二 口疮

【考点突破攻略】

要点一 概述

小儿口疮，以齿龈、舌体、两颊、上颚等处出现黄白色溃疡，疼痛流涎，或伴发热为特征。若满口糜烂，色红作痛者，称为口糜；溃疡只发生在口唇两侧，称为燕口疮。本病可单独发生，也可伴发于其他疾病之中。口疮一年四季均可发病，无明显的季节性。发病年龄以2～4岁为多见，预后良好。若体质虚弱，则口疮可反复出现，迁延难愈。

［常考考点］口疮的特征是齿龈、舌体、两颊、上颚等处出现黄白色溃疡，疼痛流涎，或伴发热。

要点二 病因病机

小儿口疮的病因主要为外感风热之邪；或饮食不节，蕴积生热；或禀赋不足，气阴两虚。其主要病变在心、脾、胃、肾。病机关键是心、脾、胃、肾素蕴积热，或阴虚火旺，复感邪毒熏蒸口舌所致。

[常考考点] 病变在心、脾、胃、肾。病机关键是心、脾、胃、肾素蕴积热，或阴虚火旺，复感邪毒熏蒸口舌。

要点三 诊断要点与鉴别诊断

（一）诊断要点

1. 有喂养不当、过食炙煿或外感发热的病史。
2. 齿龈、舌体、两颊、上颚等处出现黄白色溃疡点，大小不等，甚则满口糜腐，疼痛流涎，可伴发热或颌下淋巴结肿大、疼痛。
3. 血常规检查　白细胞总数及中性粒细胞偏高或正常。

（二）鉴别诊断

1. **鹅口疮**　多发生于初生儿或体弱多病的婴幼儿。口腔及舌上满布白屑，周围有红晕，其疼痛、流涎一般较轻。
2. **手足口病**　多见于4岁以下小儿，春夏季流行。除口腔黏膜溃疡之外，伴手、足、臀部皮肤疱疹。

[常考考点] 口疮与鹅口疮和手足口病的鉴别。

要点四 辨证论治

1. **辨证要点**　本病以八纲辨证结合脏腑辨证。口疮有实火与虚火之分，辨证根据起病、病程、溃疡溃烂程度，结合伴有症状区分虚实。
2. **治疗原则**　口疮的治疗，实证治以清热解毒，泻心脾积热；虚证治以滋阴降火，引火归原。并应配合口腔局部外治。
3. **分证论治**

分型	辨证要点	治法	方药
风热乘脾证	以口颊、上颚、齿龈、口角溃烂为主，甚则满口糜烂，周围嫩红，疼痛拒食，烦躁不安，口臭，涎多，小便短赤，大便秘结，或伴发热，舌红，苔薄黄，脉浮数，指纹紫	疏风散火，清热解毒	银翘散
心火上炎证	舌上、舌边溃烂，色赤疼痛，饮食困难，心烦不安，口干欲饮，小便短黄，舌尖红，苔薄黄，脉数，指纹紫	清心凉血，泻火解毒	泻心导赤散
虚火上浮证	口腔溃疡或糜烂，周围色不红或微红，疼痛不甚，反复发作或迁延不愈，神疲颧红，口干不渴，舌红，苔少或花剥，脉细数，指纹淡紫	滋阴降火，引火归原	六味地黄丸加肉桂

[常考考点] 口疮的证型及其辨证要点、治法、使用方剂。

要点五 药物外治

1. 冰硼散少许，涂敷患处，1日3次。用于风热乘脾证、心火上炎证。
2. 锡类散少许，涂敷患处，1日3次。用于心火上炎证、虚火上浮证。
3. 吴茱萸适量，捣碎，醋调敷涌泉穴，临睡前固定，翌晨去除。用于虚火上浮证。

要点六 预防与调护

1. 保持口腔清洁，注意饮食卫生，餐具应经常消毒。
2. 给初生儿、小婴儿清洁口腔时，动作宜轻，避免损伤口腔黏膜。
3. 选用金银花、野菊花、板蓝根、大青叶、甘草煎汤，频频漱口。
4. 注意口腔外周皮肤卫生，颈项处可围清洁毛巾，口中涎水流出及时擦干。
5. 饮食宜清淡，忌辛辣刺激、粗硬及过咸食品，忌饮食过烫。

细目三 泄泻

【考点突破攻略】

要点一 概述

泄泻是以大便次数增多，粪质稀薄或如水样为特征的一种小儿常见病。本病一年四季均可发生，以夏秋季节发病率为高，不同季节发生的泄泻，其证候表现有所不同。2 岁以下小儿发病率高，因婴幼儿脾常不足，易于感受外邪、伤于乳食，或脾肾阳气亏虚，均可导致脾病湿盛而发生泄泻。

要点二 病因病机

小儿泄泻发生的原因，以感受外邪、伤于饮食、脾胃虚弱为多见。其主要病变在脾胃。病机关键是脾虚湿困。

1. 感受外邪 小儿脏腑柔嫩，肌肤薄弱，冷暖不知自调，易为外邪侵袭而发病。

2. 伤于饮食 小儿脾常不足，运化力弱，饮食不知自节，若调护失宜，乳哺不当，饮食失节或不洁，过食生冷瓜果或难以消化之食物，皆能损伤脾胃，发生泄泻。

3. 脾胃虚弱 小儿素体脾虚，或久病迁延不愈，脾胃虚弱，胃弱则腐熟无能，脾虚则运化失职，不能分清别浊，水湿水谷合污而下，形成脾虚泄泻。

4. 脾肾阳虚 脾虚致泻者，一般先耗脾气，继伤脾阳，日久则脾损及肾，造成脾肾阳虚。阳气不足，脾失温煦，阴寒内盛，水谷不化，并走肠间，而致澄澈清冷、洞泄而下的脾肾阳虚泻。

[常考考点] 泄泻的主要病变在脾胃，病机关键是脾虚湿困。

要点三 诊断要点与鉴别诊断

（一）诊断要点

1. 有乳食不节、饮食不洁，或冒风受寒、感受时邪病史。
2. 大便次数较平时明显增多，重症达 10 次以上。粪便呈淡黄色或清水样；或夹奶块、不消化物，如同蛋花汤；或黄绿稀溏，或色褐而臭，夹少量黏液。可伴有恶心、呕吐、腹痛、发热、口渴等症。
3. 重症泄泻，可见小便短少、高热烦渴、神疲萎软、皮肤干瘪、囟门凹陷、目眶下陷、啼哭无泪等脱水征，以及口唇樱红、呼吸深长、腹胀等酸碱平衡失调和电解质紊乱的表现。
4. 大便镜检可有脂肪球或少量白细胞、红细胞。
5. 大便病原学检查可有轮状病毒等病毒检测阳性，或致病性大肠杆菌等细菌培养阳性。

（二）鉴别诊断

痢疾（细菌性痢疾） 急性起病，便次频多，大便稀，有黏冻脓血，腹痛明显，里急后重。大便常规检查脓细胞、红细胞多，可找到吞噬细胞；大便培养有痢疾杆菌生长。

[常考考点] 泄泻与痢疾的鉴别点是痢疾有里急后重，大便夹有脓血。

要点四 辨证论治

1. 辨证要点 本病以八纲辨证为纲，常证重在辨寒、热、虚、实，变证重在辨阴、阳。常证按起病缓急、病程长短分为久泻、暴泻，暴泻多属实，久泻多属虚或虚中夹实。变证可见泻下不止，精神萎软，皮肤干燥，为气阴两伤证，属重证；精神萎靡，尿少或无，四肢厥冷，脉细欲绝，为阴竭阳脱证，属危证。

2. 治疗原则 泄泻治疗，以运脾化湿为基本原则。

3. 分证论治

分型		辨证要点	治法	方药
常证	湿热泻证	大便水样，或如蛋花汤样，泻下急迫，量多次频，气味秽臭，或见少许黏液，腹痛时作，食欲不振，或伴呕恶，神疲乏力，或发热烦躁，口渴，小便短黄，舌质红，苔黄腻，脉滑数，指纹紫	清肠解热，化湿止泻	葛根黄芩黄连汤
	风寒泻证	大便清稀，夹有泡沫，臭气不甚，肠鸣腹痛，或伴恶寒发热，鼻流清涕，咳嗽，舌质淡，苔薄白，脉浮紧，指纹淡红	疏风散寒，化湿和中	藿香正气散
	伤食泻证	大便稀溏，夹有乳凝块或食物残渣，气味酸臭，或如败卵，脘腹胀满，便前腹痛，泻后痛减，腹痛拒按，嗳气酸馊，或有呕吐，不思乳食，夜卧不安，舌苔厚腻，或微黄，脉滑实，指纹滞	运脾和胃，消食化滞	保和丸
	脾虚泻证	大便稀溏，色淡不臭，多于食后作泻，时轻时重，面色萎黄，形体消瘦，神疲倦怠，舌淡苔白，脉缓弱，指纹淡	健脾益气，助运止泻	参苓白术散
	脾肾阳虚泻证	久泻不止，大便清稀，澄澈清冷，完谷不化，或见脱肛，形寒肢冷，面色㿠白，精神萎靡，睡时露睛，舌淡苔白，脉细弱，指纹色淡	温补脾肾，固涩止泻	附子理中汤合四神丸
变证	气阴两伤证	泻下过度，质稀如水，精神委顿或心烦不安，目眶及囟门凹陷，皮肤干燥或枯瘪，啼哭无泪，口渴引饮，小便短少，甚至无尿，唇红而干，舌红少津，苔少或无苔，脉细数	益气养阴	人参乌梅汤
	阴竭阳脱证	泻下不止，次频量多，精神萎靡，表情淡漠，面色青灰或苍白，哭声微弱，啼哭无泪，尿少或无，四肢厥冷，舌淡无津，脉沉细欲绝	回阳固脱	生脉散合参附龙牡救逆汤

[常考考点] 泄泻的证型及其辨证要点、治法、使用方剂。

要点五 其他疗法

1. 针灸疗法

（1）体针：常用大肠俞、天枢、支沟等穴。配合谷、曲池穴，用于燥热便秘；中脘、行间穴，用于气滞便秘；脾俞、胃俞穴，用于气虚便秘。1日1次，针刺，气虚便秘针后加灸。

（2）耳穴压豆：选取大肠、便秘点，用生王不留行籽置于胶布中，贴压耳穴，并轻轻按压，每天3～5次，每周换贴2～3次。

2. 贴敷疗法 大黄研细末，取药末10g，加酒调糊，敷脐纱布覆盖，胶布固定。用于燥热便秘。

3. 推拿疗法

（1）实证：清大肠、退六腑、推下七节骨。食积证加清胃经、揉板门；燥热证加清天河水、揉膊阳池；气滞证加推肝经、揉膊阳池、推四横纹、推肺经。

（2）虚证：推下七节骨、补脾经、补肾经、推上三关、点揉足三里。气虚证加揉中脘、脾俞、肾俞，摩腹；血虚证加推四横纹。

【知识纵横比较】

泄泻（中医内科学）		小儿泄泻（中医儿科学）		
分型	方药		分型	方药
湿热伤中证	葛根芩连汤	常证	湿热泻证	葛根黄芩黄连汤
寒湿内盛证	藿香正气散		风寒泻证	藿香正气散
食滞肠胃证	保和丸		伤食泻证	保和丸
肝气乘脾证	痛泻要方		—	—
脾胃虚弱证	参苓白术散		脾虚泻证	参苓白术散
肾阳虚衰证	四神丸		脾肾阳虚泻证	附子理中汤合四神丸
—	—	变证	气阴两伤证	人参乌梅汤
—	—		阴竭阳脱证	生脉散合参附龙牡救逆汤

要点六　预防与调护

1. 注意饮食卫生，食品应新鲜、清洁，不吃变质食品，不要暴饮暴食。饭前、便后要洗手，餐具要卫生。
2. 提倡母乳喂养，不宜在夏季及小儿有病时断奶，遵守添加辅食的原则，注意科学喂养。
3. 加强户外活动，注意气候变化，防止感受外邪，避免腹部受凉。
4. 对吐泻严重及伤食泄泻患儿暂时禁食，以后随着病情好转，逐渐增加饮食量。忌食油腻、生冷及不易消化的食物。
5. 密切观察病情变化，及早发现泄泻变证。

细目四　厌食

【考点突破攻略】

要点一　概述

厌食是小儿时期的一种常见病证，临床以<u>较长时期厌恶进食，食量减少</u>为特征。本病可发生于任何季节，但夏季暑湿当令之时，可使症状加重。各年龄儿童均可发病，以1～6岁为多见。

[常考考点] 厌食的临床特征是较长时期厌恶进食，食量减少。

要点二　病因病机

本病多由喂养不当、他病伤脾、先天不足、情志失调引起。<u>其病变脏腑主要在脾胃。病机关键是脾胃失和，纳化失职</u>。盖因胃司受纳，脾主运化，脾胃调和，则口能知五谷饮食之味；若脾胃不和，纳化失职，则造成厌食。

[常考考点] 厌食的病变脏腑主要在脾胃。病机关键是脾胃失和，纳化失职。

要点三　诊断要点与鉴别诊断

（一）诊断要点

1. 有喂养不当、病后失调、先天不足或情志失调史。
2. 长期食欲不振，厌恶进食，食量明显少于同龄正常儿童。
3. 面色少华，形体偏瘦，但精神尚好，活动如常。
4. 除外其他外感、内伤慢性疾病。

（二）鉴别诊断

疰夏　为夏季季节性疾病，有"春夏剧，秋冬瘥"的发病特点。临床表现<u>除食欲不振外，可见精神倦怠、大便不调、或有发热</u>等症。

要点四　辨证论治

1. 辨证要点　本病应以脏腑辨证为纲，主要从脾胃辨证，再区别是以运化功能失健为主，还是以脾胃气阴亏虚为主。
2. 治疗原则　本病治疗，以<u>运脾开胃</u>为基本原则。
3. 分证论治

分型	辨证要点	治法	方药
脾失健运证	食欲不振，厌恶进食，食而无味，或伴<u>胸脘痞闷</u>，嗳气泛恶，大便不调，偶尔多食后则脘腹饱胀，<u>形体尚可，精神正常</u>，舌淡红，苔薄白或苔腻，<u>脉尚有力</u>	调和脾胃，运脾开胃	不换金正气散
脾胃气虚证	不思进食，食而不化，<u>大便溏薄夹不消化食物</u>，面色少华，<u>形体偏瘦，肢倦乏力</u>，舌质淡，苔薄白，<u>脉缓无力</u>	健脾益气，佐以助运	异功散
脾胃阴虚证	不思进食，食少饮多，皮肤失润，<u>大便偏干，小便短黄，甚或烦躁少寐，手足心热</u>，舌红少津，苔少或花剥，脉细数	滋脾养胃，佐以助运	养胃增液汤

[常考考点] 厌食的证型及其辨证要点、治法、使用方剂。

要点五　预防与调护

1.掌握正确的喂养方法，饮食起居按时、有度，饭前勿食糖果饮料，夏季勿贪凉饮冷。根据不同年龄给予富含营养、易于消化、品种多样的食品。母乳喂养的婴儿4个月后应逐步添加辅食。

2.纠正不良饮食习惯，做到"乳贵有时，食贵有节"，不偏食、挑食，不强迫进食，饮食定时适量，荤素搭配，少食肥甘厚味、生冷坚硬等不易消化食物，鼓励多食蔬菜及粗粮。

3.遵照"胃以喜为补"的原则，先从小儿喜欢的食物着手来诱导开胃，暂时不要考虑营养价值，待其食欲增进后，再按营养的需要供给食物。

4.注意生活起居，加强精神调护，保持良好情绪，饭菜多样化，讲究色香味，以促进食欲。

细目五　积滞

【考点突破攻略】

要点一　概述

积滞是指小儿内伤乳食，停聚中焦，积而不化，气滞不行所形成的一种胃肠疾病。以不思乳食，食而不化，脘腹胀满，嗳气酸腐，大便溏薄或秘结酸臭为特征。本病既可单独出现，也可夹杂于其他疾病中。各种年龄均可发病，但以婴幼儿为多见。禀赋不足，脾胃虚弱，人工喂养及病后失调，更易罹患。

[常考考点]积滞的临床特征是不思乳食，食而不化，脘腹胀满，嗳气酸腐，大便溏薄或秘结酸臭。

要点二　病因病机

引起本病的主要原因为乳食不节，伤及脾胃，致脾胃运化功能失调；或脾胃虚弱，腐熟运化不及，乳食停滞不化。其病位在脾胃。病机关键为乳食停聚中脘，积而不化，气滞不行。若积久不消，迁延失治，则可进一步损伤脾胃，导致气血生化乏源，营养及生长发育障碍，形体日渐消瘦而转为疳证。

[常考考点]积滞病位在脾胃。病机关键为乳食停聚中脘，积而不化，气滞不行。

要点三　诊断要点与鉴别诊断

（一）诊断要点

1.有伤乳、伤食史。

2.以不思乳食，食而不化，脘腹胀满，嗳气酸腐，大便溏泄或便秘，气味酸臭为特征。

3.可伴有烦躁不安、夜间哭闹或呕吐等症。

4.大便化验检查可见不消化食物残渣、脂肪滴。

（二）鉴别诊断

厌食　长期食欲不振，厌恶进食，一般无脘腹胀满、大便酸臭等症。

[常考考点]厌食与积滞的鉴别要点是厌食以长期食欲不振、厌恶进食为特征，一般无脘腹胀满、大便酸臭等症。

要点四　辨证论治

1.辨证要点　本病病位以脾胃为主，病属实证，但若患儿素体脾气虚弱，可呈虚实夹杂证。积滞内停，又有寒化或热化的演变，可根据病史、伴随症状以及病程长短以辨别其虚、实、寒、热。

2.治疗原则　本病治疗以消食化积、理气行滞为基本原则。实证以消食导滞为主。虚实夹杂者，宜消补兼施。

3.分证论治

分型	辨证要点	治法	方药
乳食内积证	不思乳食，嗳腐酸馊或呕吐食物、乳片，脘腹胀满疼痛，大便酸臭，烦躁啼哭，夜眠不安，手足心热，舌质红，苔白厚或黄厚腻，脉象弦滑，指纹紫滞	消乳化食，和中导滞	乳积者，选消乳丸；食积者，选保和丸
脾虚夹积证	面色萎黄，形体消瘦，神疲肢倦，不思乳食，食则饱胀，腹满喜按，大便稀溏腥臭，夹有乳片或不消化食物残渣，舌质淡，苔白腻，脉细滑，指纹淡滞	健脾助运，消食化滞	健脾丸

[常考考点]积滞的证型及其辨证要点、治法、使用方剂。

要点五 预防调护

1. 调节饮食，合理喂养，乳食宜定时定量，富含营养，易于消化，忌暴饮暴食、过食肥甘炙煿、生冷瓜果、偏食零食及妄加滋补。
2. 应根据小儿生长发育需求，逐渐给婴儿添加辅食，按循序渐进的原则由少到多、由稀到稠、由一种到多种进行。
3. 伤食积滞患儿应暂时控制饮食，给予药物调理，积滞消除后，逐渐恢复正常饮食。

细目六 疳证

【考点突破攻略】

要点一 概述

疳证是由喂养不当或多种疾病影响，导致脾胃受损，气液耗伤，而形成的一种慢性疾病。临床以形体消瘦，面色无华，毛发干枯，精神萎靡或烦躁，饮食异常为特征。本病发病无明显季节性，各种年龄均可罹患，临床多见于5岁以下小儿。

[常考考点]疳证的临床特征是形体消瘦，面色无华，毛发干枯，精神萎靡或烦躁，饮食异常。

要点二 病因病机

小儿疳证的病因较多，临床以饮食不节、喂养不当、营养失调、疾病影响以及先天禀赋不足为常见，主要病变部位在脾胃，脾胃受损，气血津液耗伤为其基本病理改变。因脾胃受损程度不一，病程长短有别，而病情轻重差异悬殊。初起仅表现脾胃失和，运化不健，或胃气未损，脾气已伤，胃强脾弱，肌肤失荣不著者，为病情轻浅，正虚不著的疳气阶段。继之脾胃虚损，运化不及，积滞内停，壅塞气机，阻滞络脉，则呈现虚中夹实的疳积证候。若病情进一步发展或失于调治，脾胃日渐衰败，津液消亡，气血耗伤，元气衰惫者，则导致干疳。

干疳及疳积重症阶段，因脾胃虚衰，生化乏源，气血亏耗，诸脏失养，必累及其他脏腑，因而易于出现各种兼证，正所谓"有积不治，传之余脏"也。

[常考考点]主要病变部位在脾胃，脾胃受损，气血津液耗伤为其基本病理改变。

要点三 诊断要点与鉴别诊断

（一）诊断要点

1. 有喂养不当或病后饮食失调及长期消瘦史。
2. 形体消瘦，体重比正常同年龄儿童平均值低15%以上，面色不华，毛发稀疏枯黄；严重者干枯羸瘦，体重可比正常平均值低40%以上。
3. 饮食异常，大便干稀不调，或脘腹膨胀等明显脾胃功能失调症状。
4. 兼有精神不振，或好发脾气，烦躁易怒，或喜揉眉擦眼，或吮指磨牙等症。
5. 贫血者，血红蛋白及红细胞减少。出现肢体浮肿，属于疳肿胀（营养性水肿）者，血清总蛋白大多在45g/L以下，血清白蛋白常在20g/L以下。

（二）鉴别诊断

1. 厌食 由喂养不当，脾胃运化功能失调所致，以长期食欲不振、食量减少、厌恶进食为主症，无明显消瘦，精神尚好，病在脾胃，不涉及他脏，一般预后良好。

2. 积滞 本病以不思乳食、食而不化、脘腹胀满、大便酸臭为特征，与疳证以形体消瘦为特征有明显区别。但两者也有密切联系，若积久不消，影响水谷精微化生，致形体日渐消瘦，可转化为疳证。

[常考考点]疳证与厌食和积滞的鉴别。

要点四 辨证论治

1. 辨证要点 本病有常证、兼证之不同，常证应以八纲辨证为纲，重在辨清虚、实；兼证宜以脏腑辨证为纲，以分清疳证所累及之脏腑。常证按病程长短、病情轻重、病性虚实分为疳气、疳积、干疳三种证候。

2. 治疗原则 本病治疗原则以健运脾胃为主，通过调理脾胃，助其纳化，以达气血丰盈、津液充盛、肌肤得养之目的。

3. 分证论治

分型		辨证要点	治法	方药
常证	疳气证	形体略瘦，面色少华，毛发稀疏，不思饮食，精神欠佳，性急易怒，大便干稀不调，舌质略淡，苔薄微腻，脉细有力	调脾健运	资生健脾丸
	疳积证	形体明显消瘦，面色萎黄，肚腹膨胀，甚则青筋暴露，毛发稀疏结穗，性情烦躁，夜卧不宁，或见揉眉挖鼻，吮指磨牙，动作异常，食欲不振，或善食易饥，或嗜食异物，舌淡苔腻，脉沉细而滑	消积理脾	肥儿丸
	干疳证	形体极度消瘦，皮肤干瘪起皱，大肉已脱，皮包骨头，貌似老人，毛发枯，面色㿠白，精神萎靡，啼哭无力，腹凹如舟，杳不思食，大便稀溏或便秘，舌淡嫩，苔少，脉细弱	补益气血	八珍汤
兼证	疳肿胀证	足踝浮肿，甚或颜面及全身浮肿，面色无华，神疲乏力，四肢欠温，小便不利，舌淡嫩，苔薄白，脉沉迟无力	健脾温阳，利水消肿	防己黄芪汤合五苓散
	眼疳证	两目干涩，畏光羞明，眼角赤烂，甚则黑睛混浊，白翳遮睛，或有夜盲等	养血柔肝，滋阴明目	石斛夜光丸
	口疳证	口舌生疮，甚或满口糜烂，秽臭难闻，面赤心烦，夜卧不宁，小便短黄，或吐舌、弄舌，舌质红，苔薄黄，脉细数	清心泻火，滋阴生津	泻心导赤散

[常考考点] 疳证的证型及其辨证要点、治法、使用方剂。

要点五　预防与调护

1. 提倡母乳喂养，乳食定时定量，按时按序添加辅食，供给多种营养物质，以满足小儿生长发育的需要。
2. 合理安排小儿生活起居，保证充足的睡眠时间，经常户外活动，呼吸新鲜空气，多晒太阳，增强体质。
3. 纠正饮食偏嗜、过食肥甘滋补、贪吃零食、饥饱无常等不良饮食习惯。
4. 病情较重的患儿要加强全身护理，防止褥疮、眼疳、口疳等并发症的发生。
5. 定期测量患儿的体重、身高，及时了解和分析病情，检验治疗效果。

细目七　腹痛

要点一　概述

小儿腹痛是小儿时期常见的一种病证。是指小儿胃脘以下、脐周及耻骨以上部位发生的疼痛，具体可分为胃脘以下、脐部以上的大腹痛；脐周部位的脐腹痛；脐部以下正中部位的小腹痛；脐部以下小腹两侧或一侧的少腹痛。腹痛为一临床症状，可在多种内科及外科疾病中出现。其发病无季节性，任何年龄都可发生。中医小儿腹痛病常指除外小儿急腹症的各类腹痛。

[常考考点] 小儿腹痛的临床特征是小儿胃脘以下、脐周及耻骨以上部位发生的疼痛。

要点二　病因病机

小儿腹痛的发病原因较多，或因腹部中寒，或因乳食积滞，或因胃肠结热，或因素体脾胃虚寒，或因瘀血内阻所致。病位主要在脾、胃、大肠，亦与肝有关。其总的病机为气机不畅，气血运行受阻。病初多以实证为主，若因素体虚弱，气滞血瘀者，则属虚实夹杂或虚多实少之证。

[常考考点] 小儿腹痛病位主要在脾、胃、大肠，亦与肝有关。其总的病机为气机不畅，气血运行受阻。

要点三　诊断要点与鉴别诊断

（一）诊断要点

1. 病史　患儿可有外感寒邪、伤于乳食、脾胃虚寒、情志不畅等病史或诱因。

2. 临床表现

（1）表现在胃脘部、脐周部位、小腹两侧或一侧部位、下腹部正中部位。

（2）腹痛时作时止、时轻时重，常有反复发作、发作后自行缓解的特点。

（3）疼痛的性质可有隐痛、钝痛、胀痛、刺痛、掣痛等。

（4）除外腹部器官器质性病变、全身性疾病及腹部以外器官疾病引起的腹痛。

3. 实验室及特殊检查 血、尿、便检查，腹部超声波检查、X线检查等有助于临床诊断及鉴别诊断。腹腔穿刺、胃镜、腹腔镜、CT等，根据病情及临床需要选择。

（二）鉴别诊断

1. 腹部器官与非腹部器官引起的腹痛鉴别 应排除肛门、尿道、四肢、腰背等的疼痛，应注意全身查体，注意有腹泻、呕吐等胃肠症状。此外，须注意呼吸道感染、病毒性心肌炎、代谢性疾病以及腹型癫痫等均可致急性腹痛。

2. 腹部器质性病变腹痛与功能性腹痛鉴别 器质性病变指某器官有病理解剖上的变化，如阑尾炎、肠梗阻、腹膜炎、消化性溃疡等。器质性病变引起的腹痛比较持续，体征较固定，只要病变继续存在，腹痛也存在，有时还可由于肠蠕动或暂时的痉挛而引起阵发性腹痛加剧。

3. 急腹症的鉴别 包括腹腔内脏器急性炎症、腹膜炎、肠梗阻及腹部损伤等。腹腔内脏器急性炎症主要症状为腹痛，继之发热，白细胞升高，腹部出现局限范围的压痛、肌紧张、反跳痛。腹膜炎以腹部出现局限或全腹压痛、肌紧张、反跳痛，腹胀，肠鸣音减弱或消失为主要表现。肠梗阻的主要症状为阵发性腹绞痛、呕吐、无大便等。腹部损伤则多有外伤史及腹膜刺激征表现。

要点四 辨证论治

1. 辨证要点 本病辨证要考虑腹痛发生的部位、性质。

（1）辨部位：感受寒邪或素体脾胃虚寒多为脐周痛；因食伤多有饮食不节、不洁及暴饮暴食的病史，同时可伴有呕吐酸腐，多为胃脘及脐部以上疼痛；肠痈多为右侧少腹痛。因瘀血、虫积、食积者，痛有定处。因寒、热、虚而痛者痛无定处。

（2）辨性质：腹痛遇寒而发或加重，得温而减者属寒；腹痛拒按，进食后痛甚者为实，腹痛喜按，进食痛减者为虚；积滞者腹胀痞满，按之痛甚；血瘀者痛如针刺，固定不移；气滞者痛时走窜，游走不定。

2. 治疗原则 本病以调理气机，和中缓急为基本治则。根据不同病因分别治以温中散寒、消食导滞、通腑泄热、温阳补虚、活血化瘀等法。除内治法外，还可以配合针灸、推拿等外治方法。

腹痛证候在临床往往寒热、虚实相互兼夹，相互转化，气滞可以导致血瘀，血瘀可以使气机壅滞；实证腹痛日久可至脏腑虚弱，而虚证腹痛又可导致脾胃失运而产生积滞。

3. 分证论治

分型	辨证要点	治法	方药
腹部中寒证	<u>腹部疼痛，拘急疼痛，得温则舒，遇寒痛甚，痛处喜暖，面色苍白</u>，痛甚者额冷汗出，唇色紫暗，肢冷不温，或兼吐泻，小便清长，舌淡，苔白滑，<u>脉沉弦紧</u>，指纹红	温中散寒，理气止痛	养脏汤
乳食积滞证	脘腹胀满，按之痛甚，<u>嗳腐吞酸</u>，不思乳食，矢气频作<u>或腹痛欲泻</u>，泻后痛减，或有呕吐，<u>吐物酸馊</u>，矢气频作，大便秽臭，夜卧不安，时时啼哭，舌红，<u>苔厚腻，脉沉滑</u>，指纹紫滞	消食导滞，行气止痛	香砂平胃散
胃肠结热证	腹痛胀满，<u>疼痛拒按，大便秘结</u>，烦躁口渴，<u>手足心热</u>，口唇舌红，<u>舌苔黄燥，脉滑数或沉实</u>，指纹紫滞	通腑泄热，行气止痛	大承气汤
脾胃虚寒证	<u>腹痛绵绵，时作时止，痛处喜按，得温则舒</u>，面白少华，<u>精神倦怠，手足清冷</u>，乳食减少，或食后腹胀，大便稀溏，舌淡苔白，脉沉缓，指纹淡红	温中理脾，缓急止痛	小建中汤合理中丸
气滞血瘀证	腹痛经久不愈，<u>痛有定处，痛如针刺，或腹部癥块拒按</u>，肚腹硬胀，青筋显露，<u>舌紫暗或有瘀点，脉涩</u>，指纹紫滞	活血化瘀，行气止痛	少腹逐瘀汤

[常考考点] 腹痛的证型、辨证要点、治法和使用方剂。

要点五　预防与调护

1. 预防

（1）注意饮食卫生，避免过食生冷。

（2）注意气候变化，防止感受外邪，避免腹部受凉。

（3）餐后稍事休息，勿做剧烈运动。

2. 调护

（1）剧烈或持续腹痛者要卧床休息，及时检查腹部体征，并进行必要的辅助检查，以利鉴别诊断和及时处理。

（2）根据病因，给予相应饮食调护。

（3）虚性、寒性腹痛者应温服或热服药液；呕吐者，药液要少量多次分服。

【知识纵横比较】

腹痛（中医内科学）		小儿泄泻（中医儿科学）	
分型	方药	分型	方药
寒邪内阻证	良附丸合正气天香散	腹部中寒证	养脏汤
湿热壅滞证	大承气汤	胃肠结热证	大承气汤
饮食积滞证	枳实导滞丸	乳食积滞证	香砂平胃散
肝郁气滞证	柴胡疏肝散	—	—
瘀血内停证	少腹逐瘀汤	气滞血瘀证	少腹逐瘀汤
中虚脏寒证	小建中汤	脾胃虚寒证	小建中汤合理中丸

细目八　便秘

要点一　概述

便秘是指大便干燥坚硬，秘结不通，排便时间间隔延长，或虽有便意但排出困难的一种病证。本病可发生于任何年龄，一年四季均可发病。由于排便困难，部分小儿可发生食欲不振，烦躁不安，或可由于便时努力，引起肛裂、痔疮或脱肛。

［常考考点］便秘的临床特征是大便干燥坚硬，秘结不通，排便时间间隔延长，或虽有便意但排出困难。

要点二　病因病机

便秘的病因包括饮食因素、情志因素、正虚因素及热病伤津。主要病位在大肠，与脾、肝、肾三脏相关。病机关键是大肠传导功能失常。若脾胃升降功能失常，或肝气失疏则胃失和降；或肾气失煦，脾胃升降无力，导致大肠传导失职而形成便秘。

［常考考点］便秘主要病位在大肠，与脾、肝、肾三脏相关。病机关键是大肠传导功能失常。

要点三　诊断要点与鉴别诊断

（一）诊断要点

1. 病史　患儿可有喂养不当、挑食、偏食、外感时邪、情志不畅、脏腑虚损等病史。

2. 临床表现

（1）不同程度的大便干燥，轻者仅大便前部干硬；重者大便坚硬，状如羊屎。

（2）排便次数减少，间隔时间延长，常2～3日排便1次，甚者可达6～7日1次，或虽排便间隔时间如常，但排便艰涩或时间延长，或便意频频，难以排出或排净。

（3）伴有腹胀、腹痛、食欲不振、排便哭闹等症。可因便秘而发生肛裂、便血、痔疮。部分患儿左下腹部可触及粪块。

（二）鉴别诊断

1. 先天性巨结肠 主要表现为<u>顽固性便秘</u>，新生儿有胎便排出延迟，小儿便秘症状进行性加重，伴有严重腹胀、消瘦、生长发育落后等。<u>钡剂灌肠检查显示近直肠-乙状结肠处狭窄，上段结肠异常扩大。</u>

2. 机械性肠梗阻 主要表现为急性便秘，伴阵发性剧烈腹痛腹胀、恶心呕吐、肠鸣音亢进，<u>腹部X线检查显示多个扩张肠袢及较宽液平面，结肠远端及直肠无气。</u>

［常考考点］便秘与先天性巨结肠、机械性肠梗阻的鉴别。

要点四 辨证论治

1. 辨证要点 本病辨证，应首辨虚实，继辨寒热。

（1）辨别实证、虚证：实证多由乳食积滞、燥热内结和气机郁滞所致，一般病程短，粪质多干燥坚硬，腹胀拒按。食积者，不思进食，或恶心呕吐；气机郁滞者，常胸胁痞满，腹胀嗳气。虚证多因气血不足，肠失濡润，传导乏力，一般病程较长，病情顽固，大便虽不甚干硬，但多欲便不出或便出艰难，腹胀喜按。因气虚所致者，神疲乏力，气短多汗；由血虚引起者，面色无华，唇甲色淡。

（2）分清寒热：热证多身热面赤，口渴尿黄，喜凉恶热；寒证多面白肢冷，小便清长，喜热恶凉。

2. 治疗原则 本证治疗，以<u>润肠通便</u>为基本法则。临证应根据病因不同，分别采用消食导滞、清热润肠、理气通便、益气养血等治法。用药应注意通下不可太过，以免损伤正气。

3. 分证论治

分型	辨证要点	治法	方药
燥热便秘证	<u>大便干结，排便困难，甚则便秘不通</u>，面赤身热，腹胀或痛，小便短赤，或口干口臭，或口舌生疮，舌质红，苔黄燥，脉滑实，指纹紫滞	清热润肠通便	麻子仁丸
气滞便秘证	<u>大便秘结，欲便不得</u>，甚或胸胁痞满，腹胀疼痛，嗳气频作，舌质红，苔薄白，<u>脉弦</u>，指纹滞	理气导滞通便	六磨汤
食积便秘证	<u>大便秘结，脘腹胀满</u>，不思饮食，或恶心呕吐，或有口臭，手足心热，小便黄少，舌质红，苔黄厚，脉沉有力，指纹紫滞	消积导滞通便	枳实导滞丸
气虚便秘证	时有便意，大便不干燥，仍努挣难下，排便时汗出气短，便后神疲乏力，面色少华，舌淡苔薄，<u>脉虚弱</u>，指纹淡红	益气润肠通便	黄芪汤
血虚便秘证	大便干结，艰涩难下，面白无华，唇甲色淡，心悸目眩，舌质淡嫩，苔薄白，<u>脉细弱</u>，指纹淡	养血润肠通便	润肠丸

［常考考点］便秘的证型、辨证要点、治法和使用方剂。

要点五 预防与调护

1. 预防

（1）适量多饮水，多进食蔬菜、水果，尤其是粗纤维类蔬菜。

（2）经常参加体育活动，避免久坐少动。

2. 调护

（1）对患儿进行排便训练，养成定时排便的习惯。

（2）大便干结临时对症处理，可用开塞露塞肛或肥皂条纳入肛门通便。

【知识纵横比较】

便秘（中医内科学）		便秘（中医儿科学）	
分型	方药	分型	方药
热秘	麻子仁丸	燥热便秘证	麻子仁丸
气秘	六磨汤	气滞便秘证	六磨汤
冷秘	温脾汤	—	—

续表

便秘（中医内科学）		便秘（中医儿科学）	
分型	方药	分型	方药
—	—	食积便秘证	枳实导滞丸
气虚秘	黄芪汤	气虚便秘证	黄芪汤
血虚秘	润肠丸	血虚便秘证	润肠丸
阴虚秘	增液汤	—	—
阳虚秘	济川煎	—	—

细目九 营养性缺铁性贫血

【考点突破攻略】

要点一 概述

营养性缺铁性贫血，是由于体内铁缺乏致使血红蛋白合成减少而引起的一种小细胞低色素性贫血。本病为儿科常见疾病，属于中医学"血虚"范畴。多见于婴幼儿，尤以6个月~3岁最常见。轻度贫血可无自觉症状，中度以上的贫血，可出现头晕乏力、纳呆、烦躁等症，并有不同程度的面色苍白及指甲、口唇和睑结膜苍白。

要点二 病因病机

小儿先天禀赋不足，后天喂养不当，或感染诸虫、疾病损伤等，皆可导致本病。病变主要在脾、肾、心、肝。血虚不荣是主要病理基础。

1. 先天禀赋不足 由于孕母体弱或孕期调护不当，饮食不足或偏食挑食，致使孕母气血化生不足，影响胎儿生长发育，先天肾精不足，气血匮乏而发生本病。

2. 后天喂养不当 小儿生机蓬勃，发育迅速，但小儿脾常不足，脾胃运化输布功能薄弱，加上家长喂养不当，偏食少食，或未及时添加辅食，或母乳数量不足、质地清稀，或疾病损伤脾胃，致使气血生化乏源，皆成贫血。

3. 诸虫耗气伤血 饮食不洁，感染诸虫，或不良卫生习惯，使虫卵进入体内并发育为成虫。诸虫寄生体内耗伤气血，尤其是钩虫踞于肠腑直接吮吸血液，皆能形成本病。

4. 急慢性出血外伤 失血过多或长期小量失血也可导致贫血。

要点三 诊断要点与鉴别诊断

（一）诊断要点

1. 病史 有明确的缺铁病史，如铁供给不足、吸收障碍、需要增多或慢性失血等。

2. 临床表现 发病缓慢，皮肤黏膜逐渐苍白或苍黄，以口唇、口腔黏膜及甲床最为明显，神疲乏力，食欲减退。年长儿有头晕等症状。部分患儿可有肝脾肿大。

3. 实验室检查 ①贫血为小细胞低色素性，平均血红蛋白浓度（MCHC）<31%，红细胞平均体积（MCV）<80fL，平均血红蛋白（MCH）<27pg。②3个月~6岁血红蛋白<110g/L，6岁以上血红蛋白<120g/L。③血清铁、总铁结合力、运铁蛋白饱和度、红细胞原卟啉、血清铁蛋白等异常。④铁剂治疗有效。用铁剂治疗6周后，血红蛋白上升20g/L以上。

4. 病情分度 ①轻度：血红蛋白，6个月~6岁（90~110）g/L，6岁以上（90~120）g/L；红细胞（3~4）×10^{12}/L。②中度：血红蛋白（60~90）g/L；红细胞（2~3）×10^{12}/L。③重度：血红蛋白（30~60）g/L；红细胞（1~2）×10^{12}/L。④极重度：血红蛋白<30g/L；红细胞<1×10^{12}/L。

[常考考点] 营养性缺铁性贫血的诊断依据病史、典型临床表现和实验室检查。

（二）鉴别诊断

1.再生障碍性贫血（再障） 又称全血细胞减少症，临床以贫血、出血、感染等为特征。外周血象检查呈全血减低现象。骨髓象多部位增生减低。

2.营养性巨幼红细胞性贫血 维生素 B_{12} 缺乏或（和）叶酸缺乏为主要病因，临床除贫血表现外，并有神经系统表现，重则出现震颤、肌无力等。血象呈大细胞性贫血。骨髓象增生明显活跃，以红细胞系统增生为主，各期幼红细胞均出现巨幼变。

[常考考点] 营养性缺铁性贫血与再障、营养性巨幼红细胞性贫血的鉴别点主要是血象和骨髓象。

要点四 辨证论治

1.辨证要点 本病的辨证以气血阴阳辨证与脏腑辨证相结合。本病总有气血亏虚、阴阳不足，需进一步辨其轻重，主要根据临床表现结合实验室检查分度判断。脏腑从脾、心、肝、肾分证：食少纳呆，体倦乏力，大便不调，病在脾；心悸心慌，夜寐欠安，语声不振，病在心；头晕目涩，潮热盗汗，爪甲枯脆，病在肝；腰腿酸软，畏寒肢冷，发育迟缓，病在肾。

2.治疗原则 本病以虚证为主，补其不足、培其脾肾、化生气血是治疗本病的原则。

3.分证论治

分型	辨证要点	治法	方药
脾胃虚弱证	长期纳食不振，神疲乏力，形体消瘦，面色苍黄，唇淡甲白，大便不调，舌淡苔白，脉细无力，指纹淡红	健运脾胃，益气养血	六君子汤
心脾两虚证	面色萎黄或苍白，唇淡甲白，发黄稀疏，时有头晕目眩，心悸心慌，夜寐欠安，语声不振甚至低微，气短懒言，体倦乏力，纳食不振，舌淡红，脉细弱，指纹淡红	补脾养心，益气生血	归脾汤
肝肾阴虚证	面色皮肤黏膜苍白，爪甲色白易脆，发育迟缓，头晕目涩，两颧潮红，潮热盗汗，毛发枯黄，四肢震颤抽动，舌红，苔少或光剥，脉弦数或细数	滋养肝肾，益精生血	左归丸
脾肾阳虚证	面色㿠白，唇舌爪甲苍白，精神萎靡不振，纳谷不馨，或有大便溏泄，发育迟缓，毛发稀疏，四肢不温，舌淡苔白，脉沉细无力，指纹淡	温补脾肾，益阴养血	右归丸

[常考考点] 营养性缺铁性贫血的证型及其辨证要点、治法、使用方剂。

要点五 西药治疗

使用铁剂治疗。一般用硫酸亚铁口服，每次 5～10mg/kg，1 日 2～3 次，同时口服维生素 C 有助吸收。服用至血红蛋白达正常水平后 2 个月左右再停药。

[常考考点] 西医使用硫酸亚铁治疗，服用至血红蛋白达正常水平后 2 个月左右再停药。

要点六 预防调护

1.提倡母乳喂养，及时添加辅食。
2.养成良好的饮食习惯，合理配置膳食结构。纠正偏食、挑食、嗜零食等不良习惯。
3.贫血患儿预防外感，应随气候变化及时增减衣服。重度贫血应避免剧烈运动，注意休息。
4.饮食宜易消化，且富于营养，多食含铁丰富且铁吸收率高的食品，如肝、瘦肉、鱼等。

【例题实战模拟】

A1 型题

1.治疗鹅口疮心脾积热证，应首选
　A.凉膈散　B.泻黄散　C.清热泻脾散　D.泻心导赤散　E.知柏地黄丸

2.治疗小儿口疮风热乘脾证，应首选
　A.清胃散　B.清热泻脾散　C.六味地黄丸　D.泻心导赤汤　E.银翘散

3.小儿泄泻的病变部位是

A. 脾、胃   B. 肝、胆   C. 心、小肠   D. 肺、大肠   E. 肾、膀胱

4. 大便澄澈清冷、完谷不化的病机是

   A. 感受外邪   B. 伤于饮食   C. 脾胃虚弱   D. 脾肾阳虚   E. 气阴两伤

5. 疳证的基本病理改变为

   A. 脾胃虚弱，运化失健   B. 脾胃虚弱，乳食停滞   C. 脾失运化，水湿内停

   D. 脾胃不和，生化乏源   E. 脾胃受损，津液消亡

6. 诊断3个月～6岁小儿营养性缺铁性贫血的标准，其血红蛋白值应低于的数值是

   A. 80g/L   B. 90g/L   C. 100g/L   D. 110g/L   E. 120g/L

7. 小儿厌食脾失健运证的治法是

   A. 调和脾胃，运脾开胃   B. 健脾益气，佐以温中   C. 滋脾养胃，佐以助运

   D. 运脾化湿，消积开胃   E. 补脾开胃，消食助运

A2型题

8. 患儿，6岁。发热3天，口腔内黏膜、齿龈溃烂，周围焮红，疼痛拒食，舌质红，苔薄黄。其诊断是

   A. 感冒   B. 口糜   C. 心疳   D. 燕口疮   E. 鹅口疮

9. 患儿，1岁。昨起舌上溃破，色红疼痛，进食哭闹，心烦不安，口干欲饮，小便短赤。治疗应首选

   A. 凉膈散   B. 泻心导赤汤   C. 清胃散   D. 泻心汤   E. 六味地黄丸

10. 患儿，3岁。口腔溃烂，周围色不红，疼痛不甚，反复发作，神疲颧红，口干不渴，舌红，苔少，脉细数，指纹淡紫。其证候是

    A. 肺热壅盛   B. 心火上炎   C. 脾胃积热   D. 肝胆火旺   E. 虚火上浮

11. 患儿，6岁。泄泻1天，泻下稀薄如水注，粪色深黄臭秽，夹有少量黏液，腹部时感疼痛，食欲减退，恶心欲吐，口渴引饮，舌红苔黄腻。其证候是

    A. 脾肾阳虚泻   B. 伤食泻   C. 风寒泻   D. 湿热泻   E. 脾虚泻

13. 患儿，2岁。大便清稀，澄澈清冷，完谷不化，形寒肢冷，面色㿠白，精神萎靡，睡时露睛，舌淡苍白，脉细弱，指纹色淡。其证候是

    A. 外感惊风   B. 痰食惊风   C. 脾肾阳虚   D. 土虚木亢   E. 阴虚风动

13. 患儿，11个月。泄泻2周，起病时每日泻10多次，经治疗大减，但近日仍日行3～4次，大便稀溏色淡，每于食后作泻，面色萎黄，神疲倦怠，舌质淡，苔薄白。其证候是

    A. 风寒   B. 湿热   C. 伤食   D. 脾虚   E. 脾肾阳虚

14. 患儿，2岁。泄泻2天，大便日行10余次，质稀如水，色黄混浊；精神不振，口渴心烦，眼眶凹陷，皮肤干燥，小便短赤，舌红少津，苔少。其治法是

    A. 消食化积   B. 疏风散寒   C. 酸甘敛阴   D. 渗湿止泻   E. 清热利湿

15. 患儿，2岁。纳差2个月，腹泻1周。平素食欲不振，挑食偏食。近日大便日行3～4次，食后作泻，面色萎黄，舌淡苔白，指纹淡红。治疗应首选

    A. 熏洗法   B. 擦拭法   C. 割治疗法   D. 推拿疗法   E. 拔罐疗法

16. 患儿，3岁。面色少华，不思纳食，形体偏瘦，肢倦乏力，舌质淡，苔薄白，脉缓无力。其治法是

    A. 健脾化湿   B. 健脾和胃   C. 疏肝和胃   D. 消食导滞   E. 和脾助运

17. 患儿，5岁。1年来食少饮多，皮肤干燥，大便干结，舌红少津，舌苔光剥，脉细数。治疗应首选

    A. 沙参麦冬汤   B. 增液承气汤   C. 养胃增液汤   D. 六味地黄丸   E. 麦门冬汤

18. 患儿，10个月。近半个月不思乳食，脘腹胀满，疼痛拒按，呕吐酸馊，烦躁哭吵，大便较干，臭秽，舌淡苔白腻。其诊断是

    A. 厌食   B. 腹痛   C. 疳证   D. 积滞   E. 呕吐

19. 患儿，3岁。面色萎黄，困倦乏力，不思乳食，食则饱胀，呕吐酸馊，大便溏薄酸臭。其治法是

    A. 消乳消食，和中导滞   B. 健脾和胃，消食导滞   C. 和脾助运，降逆止呕

    D. 补土抑木，消食导滞   E. 健脾助运，消补兼施

20. 患儿，2岁。形体极度消瘦，面呈老人貌，皮包骨头，腹凹如舟，精神萎靡，大便溏薄，舌淡苔白腻。其证候是

    A. 疳肿胀   B. 疳气   C. 疳积   D. 干疳   E. 心疳

21. 患儿，2岁。面色苍白，唇淡甲白，发黄稀疏，神疲乏力，形体消瘦3个月，诊断为营养性缺铁性贫血。西药选用铁剂治疗后，正确的停药时间为血红蛋白

  A. 开始升高时   B. 达正常时   C. 达正常后2个月左右

  D. 达正常后4个月左右 E. 达正常后6个月左右

22. 患儿，11个月。早产，生后一直人工喂养，经常泄泻。近4个月来食欲不振，面色㿠白，唇舌爪甲苍白，毛发稀黄，精神萎靡，手足欠温，舌淡苔白，指纹淡；检查：血红蛋白60g/L。治疗应首选

  A. 金匮肾气丸 B. 六味地黄丸 C. 右归丸 D. 理中丸 E. 小建中汤

B1型题

  A. 脾病及心 B. 脾病及肺 C. 脾病及肝 D. 阳虚水泛 E. 脾病及肾

23. 舌疳的病机是

24. 疳肿胀的病机是

【参考答案】

1. C 2. E 3. A 4. D 5. E 6. D 7. A 8. B 9. B 10. E 11. D 12. C 13. D 14. C 15. D 16. E 17. C
18. D 19. E 20. D 21. C 22. C 23. A 24. D

第六单元 心肝病证

细目一 夜啼

【考点突破攻略】

要点一 概述

小儿白天能安静入睡，入夜则啼哭不安，时哭时止，或每夜定时啼哭，甚则通宵达旦，称为夜啼。多见于新生儿及6个月内的小婴儿。

[常考考点] 夜啼的临床特征是小儿白天能安静入睡，入夜则啼哭不安，时哭时止，或每夜定时啼哭，甚则通宵达旦。

要点二 病因病机

本病主要因脾寒、心热、惊恐所致。

脾寒腹痛是导致夜啼的常见原因。常由孕母素体虚寒、恣食生冷，胎禀不足，脾寒内生；或因护理不当，腹部中寒；或用冷乳哺食，中阳不振，以致寒邪内侵，凝滞气机，不通则痛，因痛而啼。由于夜间属阴，脾为至阴，阴盛则脾寒愈甚，腹中有寒，故入夜腹中作痛而啼。

若孕母脾气急躁，或平素恣食香燥炙烤之物，或过服温热药物，蕴蓄之热遗于胎儿。出生后将养过温，受火热之气熏灼，心火上炎，积热上扰，则心神不安而啼哭不止。心主惊而藏神，小儿神气怯弱，智慧未充，若见异常之物，或闻特异声响，而致惊恐，惊则伤神，恐则伤志，致使心神不宁，神志不安，寐中惊惕，因惊而啼。

总之，寒则痛而啼，热则烦而啼，惊则神不安而啼，是以寒、热、惊为本病之主要病因病机。

[常考考点] 寒则痛而啼，热则烦而啼，惊则神不安而啼，是以寒、热、惊为本病之主要病因病机。

要点三 诊断要点与鉴别诊断

(一)诊断要点

婴儿难以查明原因的入夜啼哭不安，时哭时止，或每夜定时啼哭，甚则通宵达旦，但白天如常。临证必须详细询问病史，仔细检查体格，必要时辅以有关实验室检查，排除外感发热、口疮、肠套叠、寒疝等疾病引起的啼哭，以免贻误患儿病情。

（二）鉴别诊断

注意与不适、拗哭相鉴别。小儿夜间若喂哺不足或过食，尿布潮湿未及时更换，环境及衣被过冷或过热，襁褓中夹有缝衣针或其他异物等，均可引起婴儿不适而啼哭，采取相应措施后则婴儿啼哭即止。有些婴儿因不良习惯而致夜间拗哭，如夜间开灯而寐、摇篮中摇摆而寐、怀抱而寐、边走边拍而寐等，要注意加以纠正。

要点四 辨证论治

1. 辨证要点 辨证重在辨别轻重缓急，寒热虚实。婴儿夜间啼哭而白天能正常入睡，首先考虑由于喂养不当所致，应给予相应的指导。要仔细观察，寻找原因，确认夜啼无直接病因者，方可按脾寒、心热、惊恐辨治。虚实寒热的鉴别要以哭声的强弱、持续时间、兼症的属性来辨别。

2. 治疗原则 因脾寒气滞者，治以温脾行气；因心经积热者，治以清心导赤；因惊恐伤神者，治以镇惊安神。

3. 分证论治

分型	辨证要点	治法	方药
脾寒气滞证	啼哭时哭声低弱，时哭时止，睡喜蜷曲，腹喜摩按，四肢欠温，吮乳无力，胃纳欠佳，大便溏薄，小便较清，面色青白，唇色淡红，舌苔薄白，指纹多淡红	温脾散寒，行气止痛	乌药散合匀气散
心经积热证	啼哭时哭声较响，见灯尤甚，哭时面赤唇红，烦躁不宁，身腹俱暖，大便秘结，小便短赤，舌尖红，苔薄黄，指纹多紫	清心导赤，泻火安神	导赤散
惊恐伤神证	夜间突然啼哭，似见异物状，神情不安，时作惊惕，紧偎母怀，面色乍青乍白，哭声时高时低，时急时缓，舌苔正常，脉数，指纹色紫	定惊安神，补气养心	远志丸

[常考考点] 夜啼的证型及其辨证要点、治法、使用方剂。

细目二 汗证

【考点突破攻略】

要点一 概述

汗证是指小儿在安静状态下，正常环境中，全身或局部出汗过多，甚则大汗淋漓的一种病证。多见于5岁以内的小儿。

要点二 病因病机

小儿脏腑娇嫩，元气未充，腠理不密，若先天禀赋不足，或后天脾胃失调，肺气虚弱，均可自汗或盗汗。肺主皮毛，脾主肌肉，肺脾气虚，表虚不固，故汗出不止。

小儿汗证有虚实之分，虚证有肺卫不固、营养失调、气阴亏损，实证多因湿热迫蒸所致。

要点三 诊断要点与鉴别诊断

（一）诊断要点

婴儿难以查明原因的入夜啼哭不安，时哭时止，或每夜定时啼哭，甚则通宵达旦，而白天如常。临证必须详细询问病史，仔细检查身体，必要时辅以有关实验室检查，排除外感发热、口疮、肠套叠、寒疝等疾病，以免贻误患儿病情。

（二）鉴别诊断

1. 脱汗 发生于病情危笃之时，出现大汗淋漓，或汗出如油，伴有肢冷、脉微、呼吸微弱，甚至神志不清等。

2. 战汗 在恶寒发热时全身战栗，随之汗出淋漓，或但热不寒，或汗出身凉，常出现在热病病程中。

3. 黄汗 汗色发黄，染衣着色如黄柏色，多见于黄疸及湿热内盛者。

[常考考点] 脱汗、战汗和黄汗的鉴别。

要点四 辨证论治

1. 辨证要点 汗证多属虚证。自汗以气虚、阳虚为主；盗汗以阴虚、血虚为主。肺卫不固证，多汗以头颈胸背为主；

营卫失调证，多汗而抚之不温；起因亏虚证，汗出遍身而伴虚热征象；湿热迫蒸证，则汗出肤热。

2. 治疗原则 汗证以虚为主，补虚是其基本治则。

3. 分证论治

分型	辨证要点	治法	方药
肺卫不固证	以自汗为主，或伴盗汗，以头部、肩背部汗出明显，动则尤甚，神疲乏力，面色少华，平时易患感冒，舌质淡，苔薄白，脉细弱	益气固表	玉屏风散合牡蛎散
营卫失调证	以自汗为主，或伴盗汗，汗出遍身而抚之不温，畏寒恶风，不发热或伴低热，精神疲倦，胃纳不振，舌质淡红，苔薄白，脉缓	调和营卫	黄芪桂枝五物汤
气阴亏虚证	以盗汗为主，也常伴自汗，形体消瘦，汗出较多，神萎不振，心烦少寐，寐后汗多，或伴低热、口干、手足心灼热，哭声无力，口唇淡红，舌质淡，苔少或见剥苔，脉细弱或细数	益气养阴	生脉散、当归六黄汤
湿热迫蒸证	汗出过多，以额、心胸为甚，汗出肤热，汗渍色黄，口臭，口渴不欲饮，小便色黄，舌质红，苔黄腻，脉滑数	清热泻脾	泻黄散

[常考考点] 汗证的证型及其辨证要点、治法、使用方剂。

要点五 预防与调护

1. 预防

（1）进行适当的户外活动，加强体格锻炼，增强小儿体质。
（2）积极治疗各种急慢性疾病，注意病后调护。
（3）药物治疗时不宜辛散太过，需用时应中病即止。

2. 护理

（1）减少剧烈运动，注意个人卫生，勤换衣被，保持皮肤清洁。
（2）汗出衣湿后，应及时用柔软干毛巾拭干皮肤，更换干净内衣，避免直接吹风受凉。
（3）汗出过多应补充水分，进食易于消化、营养丰富的食物。

【知识纵横比较】

汗证（中医内科学）		汗证（中医儿科学）	
分型	方药	分型	方药
肺卫不固证	桂枝加黄芪汤或玉屏风散加减	肺卫不固证	玉屏风散合牡蛎散
心血不足证	归脾汤加减	营卫失调证	黄芪桂枝五物汤
阴虚火旺证	当归六黄汤加减	气阴亏虚证	生脉散、当归六黄汤
邪热郁蒸证	龙胆泻肝汤加减	湿热迫蒸证	泻黄散

细目三 病毒性心肌炎

【考点突破攻略】

要点一 概述

病毒性心肌炎是指由病毒感染引起的以局限性或弥漫性心肌炎性病变为主的疾病。以神疲乏力、面色苍白、心悸、气短、肢冷、多汗为临床特征。本病发病以3～10小儿为多。

[常考考点] 病毒性心肌炎的临床特征是神疲乏力、面色苍白、心悸、气短、肢冷、多汗。

要点二 病因病机

小儿素体正气亏虚是发病之内因，温热邪毒侵袭是发病之外因。心脉痹阻，气阴耗伤是其主要病理表现。瘀血、痰浊为本病的主要病理产物。病性为邪实正虚，或以虚为主，或虚中夹实，病机演病多端，可发生心阳暴脱等危证。

小儿肺脏娇嫩，卫外不固，脾常不足，易遭风热、湿热时邪所侵。外感风热邪毒多从鼻咽而入，先犯于肺卫；外感湿热邪毒多从口鼻而入，蕴郁于肠胃。邪毒由表入里，留而不去，内舍于心，导致心脉痹阻，心血运行不畅，或热毒之邪灼伤营阴，可致心之气阴亏虚，心气不足，血行无力，血流不畅，可致气滞血瘀；心阴耗伤，心脉失养，阴不制阳，可致心悸不宁；心阳受损，阳失振奋，气化失职，可致怔忡不安。

要点三 诊断要点与鉴别诊断

（一）诊断要点

1. 病史　发病前有感冒、泄泻、风疹等病史。

2. 临床表现

（1）心功能不全、心源性休克或心脑综合征。有明显心悸、胸闷、乏力、气短、面色苍白、肢冷、多汗、脉结代等表现。

（2）心脏听诊可有心音低钝，心率加快，心律不齐，奔马律等。

3. 辅助检查　X线或超声心动图检查示心脏扩大；心电图示Ⅰ、Ⅱ、aVF、V_5导联中2个或2个以上ST-T改变持续4天以上，以及其他严重心律失常；血清肌酸激酶同工酶（CK-MB）升高，心肌肌钙蛋白（cTnI或cTnT）阳性。

4. 分期

（1）急性期：新发病，症状及体征明显且多变，一般病程在半年以内。

（2）迁延期：临床症状反复出现，客观检查指标迁延不愈，病程多在半年以上。

（3）慢性期：进行性心脏增大，反复心力衰竭或心律失常，病情时轻时重，病程在1年以上。

[常考考点] 病毒性心肌炎的诊断要点是病史、典型临床表现、辅助检查。

（二）鉴别诊断

1. 风湿性心肌炎　亦可出现发热、心悸、头晕、心律失常等类似本病的表现，但病前1～3周多有链球菌感染史，风湿活动期表现明显，如发热、关节炎、皮下结节、环形红斑、血沉增快、抗链球菌溶血素"O"增高，心电图PR间期增长，病原学检测有助鉴别。

2. 中毒性心肌炎　由非病毒性病原体，如细菌、真菌、立克次体、支原体等的毒素引起，可有类似本病的胸闷、憋气、心悸、乏力等表现，但几乎均见其原发病的特殊临床表现，如大叶性肺炎、支原体肺炎、伤寒等，而且中毒症状明显，如高热、苍白、神疲、白细胞及中性粒细胞增高等，以此鉴别。

[常考考点] 病毒性心肌炎与风湿性心肌炎的鉴别。

要点四 辨证论治

1. 辨证要点

（1）辨明虚实：凡病程短暂，见胸闷胸痛、鼻塞咽痛、气短多痰，或恶心呕吐、腹痛腹泻、舌红苔黄，属实证；病程长达数月，见心悸气短、神疲乏力、面白多汗、舌淡或偏红、舌光少苔，属虚证。一般急性期以实证为主，迁延期、慢性期以虚证为主，后遗症期常虚实夹杂。

（2）辨别轻重：神志清楚，神态自如，面色红润，脉实有力者，病情轻；若面色苍白，气急喘息，四肢厥冷，口唇青紫，烦躁不安，脉微欲绝或频繁结代者，病情危重。

2. 治疗原则　扶正祛邪，清热解毒，活血化瘀，温振心阳，养心固本。

3. 分证论治

分型	辨证要点	治法	方药
风热犯心证	发热，低热绵延，或不发热，鼻塞流涕，咽红肿痛，咳嗽有痰，肌痛肢楚，头晕乏力，心悸气短，胸闷胸痛，舌质红，舌苔薄，脉数或结代	清热解毒，宁心复脉	银翘散

续表

分型	辨证要点	治法	方药
湿热侵心证	寒热起伏，全身肌肉酸痛，恶心呕吐，腹痛泄泻，心悸胸闷，肢体乏力，舌质红，苔黄腻，脉濡数或结代	清热化湿，宁心复脉	葛根黄芩黄连汤
气阴亏虚证	心悸不宁，活动后尤甚，少气懒言，神疲倦怠，头晕目眩，烦热口渴，夜寐不安，舌光红少苔，脉细数或促或结代	益气养阴，宁心复脉	炙甘草汤合生脉散
心阳虚弱证	心悸怔忡，神疲乏力，畏寒肢冷，面色苍白，头晕多汗，甚则肢体浮肿，呼吸急促，舌质淡胖或淡紫，脉缓无力或结代	温振心阳，宁心复脉	桂枝甘草龙骨牡蛎汤
痰瘀阻络证	心悸不宁，胸闷憋气，心前区痛如针刺，脘闷呕恶，面色晦暗，唇甲青紫，舌体胖，舌质紫暗，或舌边尖见有瘀点，舌苔腻，脉滑或结代	豁痰化瘀，宁心通络	瓜蒌薤白半夏汤合失笑散

[常考考点] 病毒性心肌炎的证型及其辨证要点、治法、使用方剂。

要点五　西医治疗

1. 重症患儿应卧床休息以减轻心脏负担及减少耗氧量。心脏扩大及并发心力衰竭者，应延长卧床时间，至少 3～6 个月。

2. 针对心肌治疗。①大剂量维生素 C，100mg/kg，加入 10% 葡萄糖注射液 100～150mL，静脉滴注，1 日 1 次。辅酶 Q_{10}，每日 1mg/kg，分 2 次口服。1,6-二磷酸果糖，每次 100～250mg/kg，静脉滴注，1 日 1 次。②免疫抑制剂。重症患儿可用地塞米松或氢化可的松静脉滴注。

3. 出现心力衰竭，可用强心剂如地高辛或毛花苷丙（西地兰），剂量为常规量的 1/3～2/3，注意防止洋地黄中毒。

4. 严重心律失常，选用心律平、慢心律等抗心律失常药。

要点六　预防与调护

1. 增强体质，积极预防呼吸道、肠道病毒感染。

2. 急性期应卧床休息，一般需休息 3～6 周，重者宜休息 6 个月～1 年。待体温稳定 3～4 周，心衰控制，心律失常好转，心电图改变好转时，患儿可逐渐增加活动量。

3. 患儿烦躁不安时，给予镇静剂，尽量保持安静，以减轻心脏负担，减少耗氧量。饮食宜营养丰富而易消化，少量多餐。忌食过于肥甘厚腻或辛辣之品，不饮浓茶。

4. 密切观察患儿病情变化，一旦发现患儿心率明显增快或减慢、严重心律失常、呼吸急促、面色青紫，应立即采取各种抢救措施。

细目四　注意力缺陷多动障碍

【考点突破攻略】

要点一　概述

注意力缺陷多动症又称轻微脑功能障碍综合征，是一种较常见的儿童时期行为障碍性疾病。以注意力不集中，自我控制差，动作过多，情绪不稳，冲动任性，伴有学习困难，但智力正常或基本正常为主要临床特征。本病男孩多于女孩，多见于学龄期儿童。发病与遗传、环境、产伤等有一定关系。

[常考考点] 注意力缺陷多动障碍的发病特点：注意力不集中，自我控制差，动作过多，情绪不稳，冲动任性，伴有学习困难，但智力正常或基本正常

要点二　病因病机

注意力缺陷多动症的病因主要有先天禀赋不足，或后天护养不当、外伤、病后、情志失调等。病位主要在心、肝、脾、肾。病机关键是脏腑功能失常，阴阳平衡失调。

1. 先天禀赋不足　父母体质较差，肾气不足，或妊娠期间孕妇精神调养不宜等，致使胎儿先天不足，肝肾亏虚，精

血不充,脑髓失养,元神失藏。

2. 产伤、外伤瘀滞　产伤及其他外伤可导致患儿气血瘀滞,经脉流行不畅,心肝失养而神魂不宁。

3. 后天护养不当　过食辛热炙煿,则心肝火炽,过食肥甘厚味,则酿生湿热痰浊。过食生冷则损伤脾胃,病后失养,脏腑损伤,气血亏虚,均可导致心神失养、阴阳失调,而出现心神不宁、注意力涣散和多动。

4. 情绪意志失调　小儿为稚阴稚阳之体,肾精未充,肾气未盛。由于生长发育迅速,阴精相对不足,导致阴不制阳,阳胜而多动。小儿年幼,心脾不足,情绪未稳,若教育不当,溺爱过度,放任不羁,所欲不遂,则心神不定,脾意不藏,躁动不安,失忆善忘。

[常考考点] 病位主要在心、肝、脾、肾。病机关键是脏腑功能失常,阴阳平衡失调。

要点三　诊断要点与鉴别诊断

(一) 诊断要点

1. 多见于学龄期儿童,男性多于女性。
2. 注意力涣散,上课时思想不集中,话多,坐立不安,在不该动的场合乱跑乱爬,喜欢做小动作,活动过度,做事粗心大意,不能按要求做事,经常忘事。
3. 情绪不稳,冲动任性,动作笨拙,学习成绩差,但智力正常。
4. 翻手试验、指鼻试验、指指试验阳性。

(二) 鉴别诊断

正常顽皮儿童　虽有时出现注意力不集中,但大部分时间仍能正常学习,功课作业完成迅速。能遵守纪律,上课一旦出现小动作,经指出即能自我制约而停止。

要点四　辨证论治

1. 辨证要点　本病以脏腑、阴阳辨证为纲。脏腑辨证:在心者,注意力不集中,情绪不稳定,多梦烦躁;在肝者,易于冲动,好动难静,容易发怒,常不能自控;在脾者,兴趣多变,做事有头无尾,记忆力差;在肾者,脑失精明,学习成绩低下,记忆力欠佳,或有遗尿、腰酸乏力等。阴阳辨证:阴静不足,注意力不集中,自我控制差,情绪不稳,神思涣散;阳亢躁动,动作过多,冲动任性,急躁易怒。本病的本质为虚证,亦有标实之状,临床多见虚实夹杂之证。

2. 治疗原则　以调和阴阳为治疗原则。心肾不足者,治以补益心肾;肾虚肝亢者,治以滋肾平肝;心脾气虚者,治以补益心脾。病程中见有痰浊、痰火、瘀血等兼证,则佐以化痰、清热、祛瘀等治法。

3. 分证论治

分型	辨证要点	治法	方药
肝肾阴虚证	多动难静,急躁易怒,冲动任性,难以自控,神思涣散,注意力不集中,难以静坐,或有记忆力欠佳、学习成绩低下,或有遗尿、腰酸乏力,或有五心烦热、盗汗、大便秘结,舌质红,苔薄,脉细弦	滋养肝肾,平肝潜阳	杞菊地黄丸
心脾两虚证	神思涣散,注意力不能集中,神疲乏力,形体消瘦或虚胖,多动而不暴躁,言语冒失,做事有头无尾,睡眠不实,记忆力差,伴自汗盗汗,偏食纳少,面色无华,舌质淡,苔薄白,脉虚弱	养心安神,健脾益气	归脾汤合甘麦大枣汤
痰火内扰证	多动多语,烦躁不宁,冲动任性,难以制约,兴趣多变,注意力不集中,胸中烦热,懊憹不眠,纳少口苦,便秘尿赤,舌质红,苔黄腻,脉滑数	清热泻火,化痰宁心	黄连温胆汤

[常考考点] 注意力缺陷多动障碍的证型及其辨证要点、治法、使用方剂。

要点五　预防与调护

1. 孕妇应保持心情愉快,营养均衡,禁烟酒,慎用药物,避免早产、难产及新生儿窒息。
2. 关心体谅患儿,对其行为及学习进行耐心的帮助与训练,要循序渐进,不责骂,不体罚,稍有进步即应给予表扬和鼓励。
3. 训练患儿有规律地生活,起床、吃饭、学习等都要形成规律,不要过于迁就。加强管理,及时疏导,防止攻击性、破坏性及危险性行为发生。

4.保证患儿营养，补充蛋白质、水果及新鲜蔬菜，避免食用有兴奋性和刺激性的饮料和食物。

细目五　抽动障碍

【考点突破攻略】

要点一　概述

抽动障碍主要表现为<u>不自主、无目的、反复、快速的一个部位或多部位肌群运动抽动和发声抽动，并可伴发其他行为症状</u>，包括注意力不集中、多动、自伤和强迫障碍等。起病在2～12岁之间，发病无季节性，男孩发病率较女孩约高3倍，病程不一，可自行缓解或加重，如长期持续，可成为慢性神经精神障碍。

［常考考点］抽动障碍主要表现为不自主、无目的、反复、快速的一个部位或多部位肌群运动抽动和发声抽动。

要点二　病因病机

本病病因是多方面的，与先天禀赋不足、产伤、窒息、感受外邪、情志失调等因素有关，多由五志过极，风痰内蕴而引发。病位主要在肝，与心、脾、肾密切相关。肝风内动是本病的主要病理特征。

1.外风引动　小儿肺脏娇嫩，腠理薄弱，易为外邪所袭，从阳化热，引动肝风，发为抽动；风为阳邪，易袭阳位，上扰头面，则见点头摇头，挤眉眨眼，张口歪嘴，怪象丛生。

2.肝亢风动　肝体阴而用阳，为风木之脏，主疏泄，性喜条达。小儿"肝常有余"，若情志失调，气机不畅，郁久化火，引动肝风，则发为抽动。

3.痰火扰神　"怪病多由痰作祟"，小儿情志不悦，肝气不畅，肝郁化火，灼津液为痰；或肝旺克脾，脾失健运，水湿潴留，聚液为痰。痰火上扰，蒙蔽心神，引动肝风，发为抽动。

4.脾虚肝亢　小儿禀赋不足，或饮食不节，或病后失养，损伤脾胃，脾气虚弱，土虚木旺，肝亢风动，发为抽动。

5.阴虚风动　先天不足，真阴亏虚，或热病伤阴，肾阴虚损则水不涵木，肝阴虚损则无以制阳，肝阳亢动，发为抽动。

要点三　诊断要点与鉴别诊断

（一）诊断要点

1.起病年龄在2～12岁，可有疾病后及情志失调的诱因或有家族史。

2.不自主的眼、面、颈、肩及上下肢肌肉快速收缩，以固定方式重复出现，无节律性，入睡后消失。抽动时，可出现异常的声音，如咯咯、咳声、呻吟声或粗言秽语。

3.抽动能受意志遏制，可暂时不发作。

4.病状呈慢性过程，但病程呈明显波动性。

5.实验室检查多无特殊异常，脑电图正常或非特异性异常。智力测试基本正常。

（二）鉴别诊断

1.风湿性舞蹈病　6岁以后多见，女孩居多，是风湿热的主要表现之一。常表现为四肢较大幅度的无目的而不规则的舞蹈样动作，生活经常不能自理，常伴肌力及肌张力减低，并可有风湿热其他症状。无发声抽动或秽语症状。抗链球菌溶血素"O"增高。抗风湿治疗有效。

2.肌阵挛　是癫痫发作的一个类型，表现为全身肌肉或某部肌肉突然、短暂、触电样收缩，可一次或多次发作，发作时常伴有意识障碍，脑电图异常。抗癫痫治疗可控制发作。

3.习惯性抽搐　4～6岁多见。往往只有一组肌肉抽搐，如眨眼、皱眉、呲牙或咳嗽声。发病前常有某些诱因，此症一般轻，预后较好。但此症与多发性抽搐症并无严格的界限，有些病儿能发展为多发性抽搐症。

4.注意力缺陷多动症　以注意力不集中、自我控制差、动作过多、情绪不稳、冲动任性，伴有学习困难，但智力正常或基本正常为主要临床特征。

［常考考点］抽动障碍与风湿性舞蹈病和肌阵挛的鉴别。

要点四 辨证论治

1. 辨证要点 本病以八纲辨证为主,重在辨阴阳虚实。其标在风、火、痰、湿,其本在肝、脾、肾三脏,尤与肝最为密切。往往三脏合病,虚实并见,风火痰湿并存,变异多端。

2. 治疗原则 抽动障碍的治疗,以息风止动为基本原则。

3. 分证论治

分型	辨证要点	治法	方药
外风引动证	喉中异声或秽语,挤眉眨眼,每于感冒后症状加重,常伴鼻塞流涕、咽红咽痛,或有发热,舌淡红,苔薄白,脉浮数	疏风解表,息风止动	银翘散
肝亢风动证	摇头耸肩,挤眉眨眼,噘嘴踢腿,抽动频繁有力,不时喊叫,声音高亢,急躁易怒,自控力差,伴头晕头痛,面红目赤,或腹动胁痛,便干尿黄,舌红苔黄,脉弦数	平肝潜阳,息风止动	天麻钩藤饮
痰火扰神证	肌肉抽动有力,喉中痰鸣,异声秽语,偶有眩晕,睡眠多梦,喜食肥甘,烦躁易怒,口干口苦,大便秘结,小便短赤,舌红苔黄腻,脉滑数	清热化痰,息风止动	黄连温胆汤
脾虚肝旺证	抽动无力,时轻时重,眨眼皱眉,噘嘴搐鼻,腹部抽动,喉出怪声,精神倦怠,面色萎黄,食欲不振,形瘦性急,夜卧不安,大便不调,舌质淡,苔白或薄腻,脉细或细弦	扶土抑木,调和肝脾	缓肝理脾汤
阴虚风动证	挤眉弄眼,摇头扭腰,肢体抖动,咽干清嗓,形体消瘦,性情急躁,两颧潮红,五心烦热,睡眠不安,大便偏干,舌质红少津,苔少或花剥,脉细数或弦细无力	滋水涵木,柔肝息风	大定风珠加减

[常考考点] 抽动障碍的证型及其辨证要点、治法、使用方剂。

要点五 预防与调护

1. 平时注意合理的教养,并重视儿童的心理状态,保证儿童有规律地生活,培养良好的生活习惯。
2. 关爱患儿,耐心讲清病情,给予安慰和鼓励,不在精神上施加压力,不责骂或体罚。
3. 饮食宜清淡,不进食兴奋性、刺激性的饮料。
4. 注意休息,不看紧张、惊险、刺激的影视节目,不宜长时间看电视、玩电脑和玩游戏机。

细目六 惊风

惊风是小儿时期常见的急重病证,临床以<u>抽搐、昏迷</u>为主要症状。惊风是一个证候,可发生在许多疾病中,以1～5岁的儿童发病率最高,一年四季都可发生。临床抽搐时的主要表现可归纳为八种,即<u>搐、搦、掣、颤、反、引、窜、视,古人称之为惊风八候</u>。

[常考考点] 惊风八候:搐、搦、掣、颤、反、引、窜、视。

急惊风

【考点突破攻略】

要点一 概述

<u>急惊风为痰、热、惊、风四种证候俱备,临床以高热、抽风、神昏为主要表现</u>,多由外感时邪、内蕴湿热和暴受惊恐而引发。

[常考考点] 急惊风为痰、热、惊、风四种证候俱备,临床以高热、抽风、神昏为主要表现。

要点二 病因病机

<u>病位主要在心、肝</u>。病机关键为邪陷厥阴,蒙蔽心窍,引动肝风。

1. 外感时邪 时邪包括六淫之邪和疫疠之气。小儿肌肤薄弱,卫外不固,若冬春之季,寒温不调,气候骤变,感受

风寒、风热之邪，邪袭肌表或从口鼻而入，易于传变，郁而化热，热极生风；小儿元气薄弱，真阴不足，易受暑邪，暑为阳邪，化火最速，传变急骤，内陷厥阴，引动肝风；暑多夹湿，湿蕴热蒸，化为痰浊，蒙蔽心窍，痰动则风生；若感受疫疠之气，则起病急骤，化热化火，逆传心包，火极动风。

2. 内蕴湿热 饮食不洁，误食污秽或毒物，湿热疫毒蕴结肠腑，内陷心肝，扰乱神明，而致痢下臭秽，高热昏厥，抽风不止，甚至肢冷脉伏，口鼻气凉，皮肤花斑。

3. 暴受惊恐 小儿元气未充，神气怯弱，若猝见异物，乍闻怪声，或不慎跌仆，暴受惊恐，惊则气乱，恐则气下，致使心失守舍，神无所依。轻者神志不宁，惊惕不安；重者心神失主，痰涎上壅，引动肝风，发为惊厥。

要点三 诊断要点

1. 多见于3岁以下婴幼儿，5岁以上则逐渐减少。
2. 以四肢抽搐、颈项强直、角弓反张、神志昏迷为主要临床表现。
3. 可有接触传染患者或饮食不洁或暴受惊恐史。
4. 有明显的原发疾病，如感冒、肺炎喘嗽、疫毒痢、流行性腮腺炎、流行性乙型脑炎等。中枢神经系统感染患儿，脑脊液检查有异常改变，神经系统检查病理性反射阳性。
5. 必要时可做大便常规、大便细菌培养、血培养、脑脊液等检查，以协助诊断。

[常考考点] 急惊风的诊断要点。

要点四 辨证论治

1. 辨证要点

（1）辨表热、里热：昏迷、抽搐为一过性，热退后抽搐自止，为表热；高热持续，反复抽搐、昏迷，为里热。

（2）辨痰热、痰火、痰浊：神志昏迷，高热痰鸣，为痰热上蒙清窍；妄言谵语，狂躁不宁，为痰火上扰清空；深度昏迷，嗜睡不动，为痰浊内陷心包，蒙蔽心神。

（3）辨外风、内风：外风邪在肌表，清透宣解即愈，若见高热惊厥，为一过性证候，热退惊风可止；内风病在心、肝，热、痰、惊、风四证俱全，反复抽搐，神志不清，病情严重。

（4）辨外感惊风，区别时令、季节与原发疾病：六淫致病，春季以春温伏气为主，兼夹火热，症见高热、抽风、神昏、呕吐、发斑；夏季以暑热为主，暑必夹湿，暑喜归心，其症以高热、昏迷为主，兼见抽风，常痰、热、风三证俱全。若夏季高热、抽风、昏迷，伴下痢脓血，则为湿热疫毒，内陷厥阴。

（5）辨轻重：一般说来，抽风发作次数较少，持续时间较短，发作后无神志障碍者，为轻症；若发作次数较多，或抽搐时间较长，发作后神志不清者，为重症。

2. 治疗原则 急惊风的主证是热、痰、惊、风，治疗以清热、豁痰、镇惊、息风为基本原则。

3. 分证论治

分型	辨证要点	治法	方药
风热动风证	起病急骤，<u>发热，头痛</u>，咳嗽、鼻塞、流涕、咽痛，<u>随即出现烦躁、神昏、抽搐</u>，舌苔薄白或微黄，脉浮数	疏风清热，息风定惊	银翘散
气营两燔证	多见于盛夏之季，起病较急，<u>壮热多汗，头痛项强</u>，恶心呕吐，烦躁嗜睡，抽搐，口渴便秘，舌红，苔黄，脉弦数。病情严重者高热不退，反复抽搐，神志昏迷，舌红，苔黄腻，脉滑数	清气凉营，息风开窍	清瘟败毒饮
邪陷心肝证	起病急骤，高热不退，烦躁口渴，<u>谵语，神志昏迷，反复抽搐，两目上视</u>，舌质红，苔黄腻，脉数	清心开窍，平肝息风	羚角钩藤汤
湿热疫毒证	<u>持续高热，频繁抽风，神志昏迷</u>，谵语，腹痛呕吐，<u>大便黏腻或夹脓血</u>，舌质红，苔黄腻，脉滑数	清热化湿，解毒息风	黄连解毒汤合白头翁汤
惊恐惊风证	<u>暴受惊恐后惊惕不安</u>，身体战栗，喜投母怀，夜间惊啼，甚则惊厥、抽风，神志不清，大便色青，脉律不整，指纹紫滞	镇惊安神，平肝息风	琥珀抱龙丸

[常考考点] 急惊风的证型及其辨证要点、治法、使用方剂。

要点五　西医治疗

尽快控制惊厥发作，同时积极寻找原发感染，确定发热的原因，退热和抗感染同时进行。

1. 退热

（1）物理降温：用退热贴或冷湿毛巾敷额头处，过高热时头、颈侧放置冰袋。

（2）药物降温：安乃近滴鼻，或用安痛定每次 1～2mL 肌内注射。

2. 抗惊厥　地西泮（安定），每次 0.3～0.5mg/kg，最大剂量不超过 10mg，静脉缓慢注射，惊厥止则停用，注射过程中注意防止呼吸抑制。5% 水合氯醛 1mL/kg，保留灌肠；或用苯巴比妥钠，每次 8～10mg/kg，肌内注射。

3. 预防脑损伤　减轻惊厥后脑水肿。惊厥持续 30 分钟以上者，给予吸氧，并用高张葡萄糖 1g/kg 静脉注射；或用 20% 甘露醇 1～2g/kg，于 20～30 分钟内快速静脉滴注，必要时 6～8 小时重复 1 次。

要点六　预防与调护

1. 按时免疫接种，预防传染病。
2. 有高热惊厥史的患儿，在发热初期，及时给予解热降温药物，必要时加服抗惊厥药物。
3. 抽搐发作时，切勿强制按压，以防骨折。应将患儿平放，头侧位，并用纱布包裹压舌板，放于上下牙齿之间，以防咬伤舌体。
4. 保持呼吸道通畅。痰涎壅盛者，随时吸痰，同时注意给氧。
5. 保持室内安静，避免过度刺激。
6. 随时观察患儿面色、呼吸及脉搏变化，防止突然变化。

慢惊风

【考点突破攻略】

要点一　概述

慢惊风来势缓慢，抽搐无力，时作时止，反复难愈，常伴昏迷、瘫痪等症。

[常考考点] 慢惊风来势缓慢，抽搐无力，时作时止，反复难愈，常伴昏迷、瘫痪等症。

要点二　病因病机

慢惊风多由脾胃虚弱，土虚木亢；或脾肾阳虚，失于温煦；或热邪伤阴，经脉失去濡养所致。病位在肝、脾、肾，性质以虚为主。

1. 脾胃虚弱　由于暴吐暴泻，或他病妄用汗、下之法，导致中焦受损，脾胃虚弱。脾土既虚，则脾虚肝旺，肝亢化风，致成慢惊之证。

2. 脾肾阳虚　胎禀不足，脾胃素虚，复因吐泻日久，或误服寒凉，伐伤阳气，以致脾阳式微，阴寒内盛，不能温煦筋脉，而致时时搐动之慢脾风证。

3. 阴虚风动　急惊风迁延失治，或温病后期，阴液亏耗，肝肾精血不足，阴虚内热，灼烁筋脉，致虚风内动而成慢惊。

要点三　诊断要点

1. 有反复呕吐、长期腹泻、急惊风、解颅、佝偻病等病史。
2. 多起病缓慢，病程较长，也具有惊风八候的表现。
3. 根据不同疾病出现的证候，结合血液生化、脑电图、脑脊液 CT 等检查，以明确原发疾病。

要点四　辨证论治

1. 辨证要点　慢惊风病程较长，起病缓慢，神昏、抽搐症状相对较轻，有时仅见手指蠕动。辨证多属虚证，继辨脾、肝、肾及阴、阳。

2. 治疗原则 慢惊风一般属于虚证，有虚寒和虚热的区别，其治疗大法应以补虚治本为主，常用的治法有温中健脾、温阳逐寒、育阴潜阳、柔肝息风。

3. 分证论治

分型	辨证要点	治法	方药
脾虚肝亢证	精神萎靡，嗜睡露睛，面色萎黄，不欲饮食，大便稀溏，色带青绿，时有肠鸣，四肢不温，抽搐无力，时作时止，舌淡，苔白，脉沉弱	温中健脾，缓肝理脾	缓肝理脾汤
脾肾阳衰证	精神委顿，昏睡露睛，面白无华或灰滞，口鼻气冷，额汗不温，四肢厥冷，溲清便溏，手足蠕动震颤，舌质淡，苔薄白，脉沉微	温补脾肾，回阳救逆	固真汤合逐寒荡惊汤
阴虚风动证	精神疲惫，形容憔悴，面色萎黄或时有潮红，虚烦低热，手足心热，易出汗，大便干结，肢体拘挛或强直，抽搐时轻时重，舌绛少津，苔少或无苔，脉细数	育阴潜阳，滋肾养肝	大定风珠

[常考考点] 慢惊风的证型及其辨证要点、治法、使用方剂。

要点五　预防与调护

1. 加强体育锻炼，增强体质，提高抗病能力。
2. 积极治疗原发病，防止急惊风反复发作。
3. 抽搐发作时，切忌强行牵拉，以防伤及筋骨。
4. 长期卧床患儿，常改变体位，勤擦澡，多按摩，防止发生褥疮。昏迷、抽搐病儿，常吸痰，保持呼吸道畅通。

细目七　痫病

【考点突破攻略】

要点一　概述

痫病是以突然仆倒，昏不识人，口吐涎沫，两目上视，肢体抽搐，惊掣啼叫，喉中发出异声，片刻即醒，醒后一如常人为特征，具有反复发作特点的一种疾病。本病多发生于4岁以上的儿童。男女之比为(1.1～1.7)∶1。

[常考考点] 痫病的临床特征是突然仆倒，昏不识人，口吐涎沫，两目上视，肢体抽搐，惊掣啼叫，喉中发出异声，片刻即醒，醒后一如常人。

要点二　病因病机

痫病的病位主要在心、肝、脾、肾。病机关键是痰气逆乱，蒙蔽心窍，引动肝风。

1. 顽痰内伏　痰之所生，常因小儿脾常不足，内伤积滞，水聚为痰，痰阻经络，上逆窍道，阻滞脏腑气机升降之道，致使阴阳气不相顺接，清阳被蒙，因而作痫。

2. 暴受惊恐　惊吓是小儿痫病的常见原因之一。小儿受惊有先天、后天之分。先天之惊多指胎中受惊，儿在母腹之中，动静莫不随母，若母惊于外，则胎感于内，势必影响胎儿，生后若有所犯，则引发痫病。

3. 惊风频发　外感瘟疫邪毒，化热化火，火盛生风，风盛生痰，风火相煽，痰火交结，可发惊风。惊风频作，未得根除，风邪与伏痰相搏，进而扰乱神明，闭塞经络，亦可继发痫病。

4. 外伤血瘀　难产手术或颅脑外伤，血络受损，血溢络外，瘀血停积，脑窍不通，以致精明失主，昏乱不知人，筋脉失养，一时抽搐顿作，发为痫病。

[常考考点] 痫病的病位主要在心、肝、脾、肾。病机关键是痰气逆乱，蒙蔽心窍，引动肝风。

要点三　诊断要点与鉴别诊断

（一）诊断要点

1. 主症：①猝然仆倒，不省人事。②四肢抽搐，项背强直。③口吐涎沫，牙关紧闭。④目睛上视。⑤瞳仁散大，对光反射迟钝或消失。

2. 反复发作，可自行缓解。

3. 急性起病，经救治多可恢复，若日久频发，则可并发健忘、痴呆。
4. 发作前常有眩晕、胸闷等先兆症状，发病可有诱因。
5. 脑电图表现异常。

主症中有①、②、⑤，并具备2、3两项条件者，结合先兆、诱因、脑电图等方面的特点，可确定诊断。

（二）鉴别诊断

惊风 急惊风急性起病，以高热、神昏、抽风为主要表现；慢惊风则来势缓慢，抽搐无力，有体质羸弱的明显征象。痫病一般无发热，有反复发作史，发时抽搐、神昏，平时则如常人，脑电图检查可见癫痫波型。

[常考考点] 痫病与惊风的鉴别。

要点四　辨证论治

1. 辨证要点 本病的发作期以病因辨证为主，常见的病因有惊、风、痰、瘀等。惊痫发病前常有惊吓史，发作时多伴有惊叫、恐惧等精神症状；风痫易由外感发热诱发，发作时抽搐明显，或伴有发热等症；痰痫发作以神识异常为主，常有失神、摔倒、手中持物坠落等；瘀血痫通常有明显的颅脑外伤史，头部疼痛位置较为固定。痫病虚证的辨证，以病位为主，区分脾虚痰盛与脾肾两虚。

2. 治疗原则 痫病的治疗，宜遵标本虚实，实证以治标为主，着重豁痰顺气，息风开窍定痫；虚证以治本为重，宜健脾化痰，柔肝缓急；癫痫持续状态可用中西医配合抢救。

3. 分证论治

分型	辨证要点	治法	方药
惊痫证	起病前常有惊吓史。发作时惊叫、吐舌、急啼，神志恍惚，面色时红时白，惊惕不安，如人将捕之状，四肢抽搐，舌淡红，苔白，脉弦滑，乍大乍小，指纹色青	镇惊安神	镇惊丸
痰痫证	发作时痰涎壅盛，喉间痰鸣，瞪目直视，神志恍惚，状如痴呆、失神，或仆倒于地，手足抽搐不甚明显，或局部动，智力逐渐低下，或头痛、腹痛、呕吐、肢体疼痛，骤发骤止，日久不愈，舌苔白腻，脉弦滑	豁痰开窍	涤痰汤
风痫证	发作常由外感发热引起。发作时突然仆倒，神志不清，颈项及全身强直，继而四肢抽搐，两目上视或斜视，牙关紧闭，口吐白沫，口唇及面部色青，舌苔白，脉弦滑	息风止痉	定痫丸
瘀血痫证	发作时头晕眩仆，神识不清，单侧或四肢抽搐，抽搐部位及动态较为固定，头痛，大便干硬如羊屎，舌红或见瘀点，舌苔少，脉涩，指纹沉滞	化瘀通窍	通窍活血汤
脾虚痰盛证	痫病发作频繁或反复发作，神疲乏力，面色无华，时作眩晕，食欲欠佳，大便稀薄，舌质淡，苔薄腻，脉细软	健脾化痰	六君子汤
脾肾两虚证	发病年久，屡发不止，瘛疭抖动，时有眩晕，智力迟钝，腰膝酸软，神疲乏力，少气懒言，四肢不温，睡眠不宁，大便稀溏，舌淡红，舌苔白，脉沉细无力	补益脾肾	河车八味丸

[常考考点] 痫病的证型及其辨证要点、治法、使用方剂。

要点五　西医治疗

1. 病因治疗 对有明确可治性病因（如颅内占位、代谢异常等）所致的症状性癫痫，应及时对因治疗。

2. 合理应用抗癫痫药物 是治疗癫痫的主要手段。应遵循以下原则：

（1）用药要审时：一旦诊断明确，应尽早予抗癫痫药。对首次发作，症状不重，既往体健，各项检查无异常者，可暂不用药，但应密切观察。

（2）选药应正确：主要根据发作类型选择抗癫痫药。

（3）联合用药应谨慎：尽量采用单药治疗，避免药物相互作用导致毒性增加；若单药不能控制，需联合用药时，必须了解药物相互作用及机制，正确应用。

（4）用药个体化：由于药物代谢及对药物的敏感性存在个体差异，因此用药应从小剂量开始，逐渐增加。

（5）服药宜规律：用药疗程要足，一般控制发作后还要继续服药2～4年。

（6）停药要缓慢：减药过程一般3～6个月，甚至1～2年。减药过快或突然停药易致再次发作或发作加重；停药后复发者应重新开始抗癫痫药物治疗。

（7）定期复查：定期复查动态脑电图，监测血药浓度以评价药物治疗效果；定期检测血、尿常规及肝肾功能等以观察药物不良反应。

3. 手术治疗 经规范药物治疗无效或效差，严重影响患儿日常生活，并具有手术指征者。

4. 其他疗法 如激素、丙种球蛋白、迷走神经刺激术等。

5. 癫痫持续状态的治疗

（1）快速控制发作：①地西泮 0.25～0.5mg/kg 缓慢静脉注射，必要时 20 分钟后可再用。②氯硝西泮每次 0.01～0.06mg/kg。③咪达唑仑 0.1～0.2mg/kg 缓慢静脉注射。④苯巴比妥 20mg/kg 分次肌内注射，24 小时后改为维持量 3～5mg/（kg·d）。⑤10% 水合氯醛 0.5mg/kg 稀释后灌肠。仍不能控制者，备好气管插管使用麻醉药物。

（2）保持呼吸道通畅，吸痰。

（3）保护脑、心等重要脏器功能，防治并发症。

【知识纵横比较】

痫病（中医内科学）		痫病（中医儿科学）	
分型	方药	分型	方药
风痰闭阻证	定痫丸	风痫证	定痫丸
痰火扰神证	龙胆泻肝汤合涤痰汤	痰痫证	涤痰汤
瘀阻脑络证	通窍活血汤	瘀血痫证	通窍活血汤
—	—	惊痫证	镇惊丸
心脾两虚证	六君子汤合归脾汤	脾虚痰盛证	六君子汤
心肾亏虚证	左归丸合天王补心丹	—	—
—	—	脾肾两虚证	河车八味丸

要点六 预防与调护

1. 孕妇宜保持心情舒畅、情绪稳定，避免精神刺激，避免跌仆或撞击腹部。

2. 孕妇应定期进行产前检查，临产时注意保护胎儿，及时处理难产，使用产钳或胎头吸引器时要特别慎重，避免窒息，注意防止颅脑外伤。

3. 禁止观看恐怖性影视剧，避免惊吓。

4. 对于急惊风，若是流行性乙型脑炎、中毒性菌痢等疾病，治疗必须彻底，除痰务尽，慎防留有痰湿阻络扰心等后遗症。

5. 控制发作诱因，如高热、惊吓、紧张、劳累、情绪激动等。发作期禁止玩电子游戏机等。

6. 抽搐时，切勿强力制止，以免扭伤筋骨，应使患儿保持侧卧位，用纱布包裹压舌板放在上下牙齿之间，使呼吸通畅，痰涎流出，避免咬伤舌头或发生窒息。

【例题实战模拟】

A1 型题

1. 小儿汗证的常见病因是

　　A. 气虚　　B. 阴虚　　C. 阳虚　　D. 血虚　　E. 体虚

2. 小儿癫痫痰痫证的治法是

　　A. 祛风涤痰　　B. 息风开窍　　C. 健脾化痰　　D. 通窍定痫　　E. 豁痰开窍

A2 型题

3. 患儿，6 岁。2 个月来胃纳不振，精神疲倦，伴有低热，遍身汗出，微恶风寒。治疗应首选

　　A. 玉屏风散　　B. 牡蛎散　　C. 生脉散　　D. 黄芪桂枝五物汤　　E. 当归六黄汤

4. 患儿，8 岁。身体瘦弱，汗出较多，心烦少寐，寐后汗多，低热，口干，手足心热，唇舌色淡，脉细弱。治疗应首选

A. 人参五味子汤　　B. 当归六黄汤　　C. 黄芪桂枝五物汤　　D. 生脉散　　E. 玉屏风散

5. 患儿，自汗，头、肩、背出汗明显，活动后加重，易感冒，神倦乏力，面色少华，四肢欠温，舌淡苔薄，脉弱。其治法是

　　A. 调和营卫　　B. 益气固表　　C. 益气养阴　　D. 益气敛汗　　E. 敛汗潜阳

6. 患儿，3 岁。自汗明显，伴盗汗，汗出以头部、肩背部明显，动则益甚，面色少华，少气乏力，平时容易感冒，舌淡苔少，脉细弱。其证候是

　　A. 表虚不固　　B. 营卫不和　　C. 气阴虚弱　　D. 心脾两虚　　E. 肝肾阴虚

7. 患儿，男，6 岁。皱眉眨眼，摇头耸肩，嘴角抽动，时伴异常发声，病情时轻时重，抽动能受意志遏制，可暂时不发作；查脑电图未见异常。其诊断是

　　A. 习惯性抽搐　　B. 抽动障碍　　C. 痫病　　D. 注意力缺陷多动症　　E. 风湿性舞蹈病

B1 型题

A. 自汗为主，头部、肩背部明显　　B. 自汗为主，遍身汗出而不温　　C. 盗汗为主，手足心热

D. 自汗或盗汗，头部、四肢为多　　E. 盗汗为主，遍身汗出

8. 汗证肺卫不固的主症是

9. 汗证营卫失调的主症是

A. 白昼时时汗出，动则益甚　　B. 寐中汗出，醒来自止　　C. 冷汗如珠，气息微弱

D. 咳而汗出，痰黄质稠　　E. 汗出色黄，染衣着色

10. 自汗的特点是

11. 脱汗的特点是

A. 大定风珠　　B. 十全大补汤　　C. 缓肝理脾汤　　D. 固真汤　　E. 逐寒荡惊汤

12. 治疗慢惊风脾虚肝亢证，应首选

13. 治疗慢惊风阴虚风动证，应首选

【参考答案】

1. A　2. E　3. D　4. D　5. B　6. A　7. B　8. A　9. B　10. A　11. C　12. C　13. A

第七单元　肾系病证

细目一　水肿

【考点突破攻略】

要点一　概述

小儿水肿是由多种病证引起的体内水液潴留，泛滥肌肤，引起面目、四肢甚则全身浮肿及小便短少，严重的可伴有胸水、腹水为主要表现的常见病证，临床以肾脏疾病引发者多见。好发于 2～7 岁小儿，一年四季均可发病。

[常考考点] 水肿的临床特点是面目、四肢甚则全身浮肿及小便短少，严重的可伴有胸水、腹水。

要点二　病因病机

小儿水肿与体质稚弱，不慎感受外邪，导致肺的通调、脾的传输、肾的开阖及三焦、膀胱的气化异常，不能输布水津有关。水肿的基本病机为水液泛滥。主要病因为外感风邪、湿热、疮毒。

1. 感受风邪　风邪从口鼻而入，首先犯肺。肺为水之上源，主通调水道，下输膀胱。风邪外袭，客于肺卫，肺失宣降，通调失司，气不化水，水液潴留，流溢肌肤，发为水肿。

2. 湿热内侵　湿热疮毒由皮毛肌肤而入，湿热熏蒸，内归肺脾，肺失通调，脾失运化，影响水液的转输代谢，水液

泛滥,而发为水肿。

3. 肺脾气虚 肺为水之上源,水由气化,气行则水行;脾主运化精微,主传化水气,为水之堤防,脾健土旺,水湿自能运行。肺虚则气不化精而化水,脾虚则土不制水而反克,故导致水不归经,渗于脉络,横溢皮肤,从而周身浮肿。

4. 脾肾阳虚 脾恶湿,主运化;肾主水,为水之下源,主温煦和蒸化水液。脾肾阳虚,命门火衰,膀胱气化不利,水湿内停,泛于肌肤,而发为水肿。

5. 气阴两虚 由于迁延不已,脾气已损,肾阴不足,故出现气阴两虚证候,如潮热、面红、头晕、舌红等。

[常考考点]水肿的病变部位在肺、脾、肾、三焦,病机是水液泛滥。

要点三 急性肾小球肾炎与肾病综合征的诊断要点与鉴别诊断

(一)诊断要点

1. 急性肾小球肾炎

(1)发病前1～4周多有呼吸道或皮肤感染、猩红热等链球菌感染病史或其他急性感染史。

(2)急性起病,急性期一般为2～4周。

(3)浮肿及尿量减少:浮肿为紧张性,浮肿轻重与尿量无关。

(4)血尿:起病即有血尿,呈肉眼血尿或镜下血尿。

(5)1/3～2/3患儿病初有高血压,常为120～150/80～110mmHg(16.0～20.0/10.7～14.4kPa)。非典型病例可无水肿、高血压及肉眼血尿,仅发现镜下血尿。

(6)重症早期可出现高血压脑病、严重循环充血、急性肾功能衰竭的并发症。

①高血压脑病:血压急剧增高,常见剧烈头痛及呕吐;继之出现视力障碍,嗜睡,烦躁,或阵发性惊厥,渐至昏迷;少数可见暂时偏瘫失语,严重时发生脑疝。具有高血压伴视力障碍、惊厥、昏迷三项之一者即可诊断。

②严重循环充血:可见气急咳嗽、胸闷、不能平卧、肺底部湿啰音、肺水肿、肝大压痛、心率快、奔马律等。

③急性肾功能衰竭:严重少尿或无尿患儿可出现血尿素氮及肌酐升高、电解质紊乱和代谢性酸中毒。一般持续3～5日,在尿量逐渐增多后,病情好转。若持续数周仍不恢复,则预后严重,可能为急进性肾炎。

(7)尿检均有红细胞增多。尿蛋白增高,也可见透明、颗粒管型。血清总补体及C_3可一过性明显下降,6～8周恢复正常。非链球菌感染后肾炎,补体C_3不低。抗链球菌溶血素"O"(ASO)抗体可增高。

2. 肾病综合征

(1)单纯型肾病:应具备四大特征:①全身水肿。②大量蛋白尿:尿蛋白定性在(+++)以上,24小时尿蛋白定量≥50mg/kg。③低蛋白血症:血浆白蛋白,儿童<30g/L,婴儿<25g/L。④高脂血症:血浆胆固醇,儿童≥5.7mmol/L,婴儿≥5.2mmol/L。其中以大量蛋白尿和低蛋白血症为必备条件。

(2)肾炎型肾病:除单纯型肾病的四大特征外,还具有以下四项中一项或多项。①明显血尿,尿中红细胞≥10/HP(见于2周内3次离心尿标本)。②高血压持续或反复出现,学龄儿童血压≥130/90mmHg(17.3/12kPa),学龄前儿童血压≥120/80mmHg(16.0/10.7kPa),并排除激素所致者。③持续性氮质血症(血尿素氮≥10.7mmol/L),并排除血容量不足所致者。④血总补体量(CH_{50})或血C_3反复降低。

(二)鉴别诊断

肾病综合征与急性肾炎均以浮肿及尿改变为主要特征,但肾病综合征以大量蛋白尿为主,且伴低白蛋白血症及高脂血症,浮肿多为指陷性。急性肾炎则以血尿为主,浮肿多为非指陷性。

[常考考点]急性肾小球肾炎和肾病综合征的鉴别。

要点四 辨证论治

1. 辨证要点 本病首重辨阴阳虚实,凡起病急,病程短,水肿以头面为重,按之凹陷即起者,多为阳水,属实;起病缓,病程长,水肿以腰以下为重,皮肤色暗,按之凹陷难起者,多为阴水,属虚或虚中夹实。尚辨常证与变证,凡病情单纯,精神、食欲尚可者,为常证;病情复杂,除水肿外,兼有胸满、咳喘、心悸,甚则尿闭、恶心呕吐者,均为危重变证。

2. 治疗原则 总的治疗原则为利水消肿。

3. 分证论治

	分型	辨证要点	治法	方药
常证	风水相搏证	水肿自眼睑开始迅速波及全身，以头面肿势为甚，皮色光亮，按之凹陷，随手而起，尿少色赤，微恶风寒或伴发热，咽红咽痛，肢体酸痛，舌苔薄白，脉浮	疏风宣肺，利水消肿	麻黄连翘赤小豆汤合五苓散
	湿热内侵证	头面肢体浮肿或轻或重，小便黄赤而少，尿血，伴脓疱疮、疖肿、丹毒等，发热口渴，烦躁，头痛头晕，大便干结，舌红，苔黄腻，脉滑数	清热解毒，凉血止血	五味消毒饮合小蓟饮子
	肺脾气虚证	浮肿不著，或仅见面目浮肿，面色少华，倦怠乏力，纳呆便溏，小便略少，汗自出，易感冒，舌质淡，苔薄白，脉缓弱	益气健脾，利水消肿	参苓白术散合玉屏风散
	脾肾阳虚证	全身浮肿明显，按之深陷难起，腰腹下肢尤甚，面白无华，畏寒肢冷，神倦乏力，小便短少不利，甚或无尿，大便溏，舌质淡，苔白滑，脉沉细	温肾健脾，利水消肿	真武汤
	气阴两虚证	面色无华，腰膝酸软，或有浮肿，头晕耳鸣，口干咽燥或长期咽痛，咽部暗红，手足心热，舌质稍红，舌苔少，脉细弱	益气养阴，利水消肿	六味地黄丸加黄芪
变证	水凌心肺证	肢体浮肿，尿少或尿闭，频咳气急，胸闷心悸，烦躁不宁，喘息不能平卧，面色苍白，唇指青紫，苔白或白腻，脉细数无力	泻肺逐水，温阳扶正	己椒苈黄丸合参附汤
	邪陷心肝证	头痛眩晕，烦躁不安，视物模糊，甚至抽搐，昏迷，舌质红，苔黄燥，脉弦数	平肝息风，泻火利水	龙胆泻肝汤合羚角钩藤汤
	水毒内闭证	全身浮肿，尿少或尿闭，头晕头痛，恶心呕吐，口中气秽，腹胀，甚则昏迷，苔腻，脉弦	辛开苦降，解毒利尿	温胆汤合附子泻心汤

[常考考点] 水肿的证型及其辨证要点、治法、使用方剂。

要点五 西医治疗

1. 抗感染 急性肾炎患儿有咽部及皮肤感染灶者，应给予青霉素或其他敏感抗生素治疗10～14天。肾病患儿合并感染时，抗感染对症治疗。

2. 激素疗法 肾病综合征患儿采用肾上腺皮质激素治疗，多采用中、长程疗法。先以泼尼松2mg/(kg·d)，最大量60mg/d，分次服用。尿蛋白转阴2周后开始减量至隔日2mg/kg顿服，按照每月2.5～5mg速度逐渐减量，疗程6～9个月为中程疗法，疗程9个月以上者为长程疗法。复发病例可延长隔日服药时间，即采用"拖尾疗法"，对于难治性肾病可使用免疫抑制剂治疗。

3. 利尿 急性肾炎患儿一般采用噻嗪类或者袢利尿剂。慎用保钾利尿剂及渗透性利尿剂。肾病综合征患儿利尿时常选用氢氯噻嗪、螺内酯、呋塞米等，必要时可予低分子右旋糖酐、血浆以扩容利尿。

4. 降压 可选用钙拮抗剂、血管紧张素转换酶抑制剂等。

5. 严重合并症 积极进行降压、利尿、止痉、强心等抢救方法。

[常考考点] 急性肾小球肾炎采用青霉素抗感染治疗；肾病综合征采用激素疗法。

要点六 预防与调护

1. 锻炼身体，增强体质，提高抗病能力。
2. 预防感冒，保持皮肤清洁，彻底治疗各种皮肤疮毒。
3. 发病早期应卧床休息，待病情好转后逐渐增加活动。
4. 水肿期及血压升高者，应限制钠盐及水的摄入。每日准确记录尿量、入水量和体重，监测血压。

【知识纵横比较】

水肿（中医内科学）			水肿（中医儿科学）		
	分型	方药		分型	方药
阳水	风水相搏证	越婢加术汤	常证	风水相搏证	麻黄连翘赤小豆汤合五苓散
	湿毒浸淫证	麻黄连翘赤小豆汤合五味消毒饮		湿热内侵证	五味消毒饮合小蓟饮子
	水湿浸渍证	五皮饮合胃苓汤		肺脾气虚证	参苓白术散合玉屏风散
	湿热壅盛证	疏凿饮子		脾肾阳虚证	真武汤
阴水	脾阳虚衰证	实脾饮		气阴两虚证	六味地黄丸加黄芪
	肾阳衰微证	济生肾气丸合真武汤	变证	水凌心肺证	己椒苈黄丸合参附汤
	瘀水互结证	桃红四物汤合五苓散		邪陷心肝证	龙胆泻肝汤合羚角钩藤汤
	—	—		水毒内闭证	温胆汤合附子泻心汤

细目二　尿频

【考点突破攻略】

要点一　概述

尿频是以小便频数为特征的疾病。多发于学龄前儿童，尤以婴幼儿发病率最高，女孩多于男孩。

要点二　病因病机

尿频的发生，多由于湿热之邪蕴结下焦，也可因脾肾气虚，使膀胱气化功能失常所致，或病久不愈，损伤肾阴而致阴虚内热。主要病机为膀胱气化失常。

1. 湿热下注　湿热来源有两个方面：其一为外感，外感湿热或阴部不洁，湿热之邪感受，熏蒸于下；其二为内伤，因小儿脾胃不足，运化力差，内伤乳食，积滞内蕴，化为湿热。湿热之邪客于肾与膀胱，湿阻热郁，气化不利，开阖失司，膀胱失约而致尿频。

2. 脾肾气虚　尿频长期不愈，或小儿先天不足，素体虚弱，病后失调，导致脾肾气虚，肾主闭藏而司二便，肾气虚则下元不固，气化不利，开阖失司；脾主运化而制水，脾气虚则中气下陷，运化失常，水失制约。故无论肾虚、脾虚，均可使膀胱失约，排尿异常，而致尿频。

3. 阴虚内热　尿频日久不愈，湿热久恋不去，损伤肾阴；或脾肾阳虚，日久阳损及阴，致肾阴不足；或初为阳虚而过用辛温，损伤肾阴；或素为阴虚体质。肾阴不足，虚热内生，虚火客于膀胱，膀胱失约而致尿频。

要点三　泌尿系感染及白天尿频综合征的诊断要点与鉴别诊断

（一）诊断要点

本病常见泌尿系感染和白天尿频综合征两种疾病。

1. 泌尿系感染

（1）有外阴不洁或坐地嬉戏等湿热外侵病史。

（2）起病急，以小便频数，淋沥涩痛，或伴发热、腰痛等为特征。小婴儿往往尿急、尿痛等局部症状不突出而表现为高热等全身症状。

（3）实验室检查：尿常规白细胞增多或见脓细胞，可见白细胞管型。中段尿细菌培养阳性。

2. 白天尿频综合征（神经性尿频）

（1）多发生在婴幼儿时期。

（2）醒时尿频，次数较多，甚者数分钟1次，点滴淋沥，但入寐消失。反复发作，无明显其他不适。

（3）实验室检查：尿常规、尿培养无阳性发现。

（二）鉴别诊断

尿频为一种临床病证，临证时要明确其原发疾病。尿频本身要将泌尿系感染和白天尿频综合征鉴别开来。除此之外，泌尿系结石和肿瘤也可导致尿频，临床可结合B超和CT或泌尿系造影等影像学检查进行鉴别。此外，尿频还需与消渴相鉴别。

［常考考点］泌尿系感染及白天尿频综合征的诊断要点。

要点四　辨证论治

1. 辨证要点　本病的辨证，关键在于辨虚实。病程短，起病急，小便频数短赤，尿道灼热疼痛，或见发热恶寒，烦躁口渴，恶心呕吐者，为湿热下注所致，多属实证；病程长，起病缓，小便频数，淋沥不尽，但无尿热、尿痛之感，多属虚证。

2. 治疗原则　本病治疗要分清虚实。实证宜清热利湿；虚证宜温补脾肾或滋阴清热；病程日久或反复发作者，多为本虚标实、虚实夹杂之候，治疗要标本兼顾，攻补兼施。

3. 分证论治

分型	辨证要点	治法	方药
湿热下注证	起病较急，小便频数短赤，尿道灼热疼痛，尿液淋沥混浊，小腹坠胀，腰部酸痛，婴儿则时时啼哭不安，常伴有发热、烦躁口渴、头痛身痛、恶心呕吐，舌质红，苔薄腻微黄或黄腻，脉数有力	清热利湿，通利膀胱	八正散
脾肾气虚证	病程日久，小便频数，滴沥不尽，尿液不清，面色萎黄，精神倦怠，食欲不振，甚则畏寒怕冷，手足不温，大便稀薄，眼睑浮肿，舌质淡，或有齿痕，苔薄腻，脉细弱	温补脾肾，升提固摄	缩泉丸
阴虚内热证	病程日久，小便频数或短赤，低热，盗汗，颧红，五心烦热，咽干口渴，唇干舌红，舌苔少，脉细数	滋阴补肾，清热降火	知柏地黄丸

［常考考点］尿频的证型及其辨证要点、治法、使用方剂。

要点五　预防与调护

1. 注意卫生，常洗会阴与臀部，防止外阴部感染。
2. 勤换尿布和内裤，不穿开裆裤，不坐地玩耍。
3. 湿热下注证多饮水。虚证患儿要增加饮食营养，加强锻炼，增强体质。

细目三　遗尿

【考点突破攻略】

要点一　概述

遗尿又称尿床，是指3周岁以上的小儿睡中小便自遗，醒后方觉的一种病证。正常小儿1岁后白天已渐渐能控制小便，随着小儿经脉渐盛，气血渐充，脏腑渐实，知识渐开，排尿的控制与表达能力逐步完善。若3岁以后夜间仍不能自主控制排尿而经常尿床，就是遗尿症。多见于10岁以下的儿童。

要点二　病因病机

遗尿多与膀胱和肾的功能密切相关，其中尤以肾气不足、膀胱虚寒最为常见。膀胱失约是遗尿的主要病机。

1. 肾气不足　小儿肾气不足，下焦虚寒，不能温养膀胱，膀胱气化功能失调，闭藏失职，不能制约水道，则发遗尿。
2. 肺脾气虚　肺主敷布津液，脾主运化水湿。若肺脾气虚则水道制约无权，所谓"上虚不能制下"，而发为遗尿。
3. 肝经郁热　肝经湿热，郁而化火，迫于膀胱，则致遗尿。
4. 心肾失交　心肾失交，水火不济，夜梦纷纭，梦中尿床，或欲醒而不能，小便自遗。

［常考考点］遗尿多与膀胱和肾的功能密切相关，其中尤以肾气不足、膀胱虚寒最为常见。膀胱失约是遗尿的主要

病机。

要点三 诊断要点与鉴别诊断

（一）诊断要点

1. 发病年龄在3周岁以上，寐中小便自出，醒后方觉。
2. 睡眠较深，不易唤醒，每夜或隔几天发生尿床，甚则每夜遗尿数次者。
3. 尿常规及尿培养无异常发现。
4. 部分患儿腰骶部X线摄片显示隐性脊柱裂。

（二）鉴别诊断

热淋（尿路感染） 尿频急、疼痛，白天清醒时小便也急迫难耐而尿出，裤裆常湿。小便常规检查有白细胞或脓细胞。

[常考考点] 遗尿与热淋的鉴别。

要点四 辨证论治

1. 辨证要点 本病重在辨其虚实寒热，虚寒者多，实热者少。虚寒者病程长，体质弱，尿频清长，舌质淡，苔薄滑。实热者病程短，体质尚壮实，尿量少而色黄味臊，舌质红，苔黄。

2. 治疗原则 以温补下元、固摄膀胱为主要治疗原则，采用温肾阳、益脾气、补肺气、醒心神、固膀胱等法，偶需泻肝清热。

3. 分证论治

分型	辨证要点	治法	方药
肾气不足证	寐中多遗，可达数次，<u>小便清长、面白少华</u>、神疲乏力，智力较同龄儿稍差，肢冷畏寒，舌质淡，苔白滑，脉沉无力	温补肾阳，固涩膀胱	菟丝子散
肺脾气虚证	睡中遗尿，日间尿频而量多，经常感冒，<u>面色少华</u>、神疲乏力、食欲不振、<u>大便溏薄</u>，舌质淡红，苔薄白，脉沉无力	补肺益脾，固涩膀胱	补中益气汤合缩泉丸
心肾失交证	<u>梦中遗尿，寐不安宁，烦躁叫扰，白天多动少静</u>，难以自制，或五心烦热，形体较瘦，舌质红，<u>苔薄少津，脉沉细而数</u>	清心滋肾，安神固脬	交泰丸合导赤散
肝经湿热证	寐中遗尿，<u>小便量少色黄、性情急躁</u>、夜梦纷纭或寐中龂齿、性情急躁、目睛红赤，舌质红，<u>苔黄腻、脉滑数</u>	清热利湿，泻肝止遗	龙胆泻肝汤

[常考考点] 遗尿的证型及其辨证要点、治法、使用方剂。

要点五 预防与调护

1. 勿使患儿白天玩耍过度，睡前饮水太多。
2. 幼儿每晚按时唤醒排尿，逐渐养成自控的排尿习惯。
3. 白天可饮水，晚餐不进稀饭、汤水，睡前尽量不喝水，中药汤剂也不要在晚间服。
4. 既要严格要求，又不能打骂体罚，消除紧张心理，积极配合治疗。

【知识纵横比较】

遗尿		尿频	
分型	方药	分型	方药
肾气不足证	菟丝子散	湿热下注证	八正散
肺脾气虚证	补中益气汤合缩泉丸	脾肾气虚证	缩泉丸
心肾失交证	交泰丸合导赤散	阴虚内热证	知柏地黄丸
肝经湿热证	龙胆泻肝汤	—	—

细目四 五迟、五软

【考点突破攻略】

要点一 概述

五迟、五软是小儿生长发育障碍的病证。五迟，指立迟、行迟、发迟、语迟、齿迟；五软，指头项软、口软、手软、脚软、肌肉软。本病由先天禀赋不足、后天调护失当引起。

[常考考点] 五迟，指立迟、行迟、发迟、语迟、齿迟；五软，指头项软、口软、手软、脚软、肌肉软。

要点二 病因病机

1. 先天因素 父母精血亏损，或孕期调摄失宜，精神、饮食、药治不慎等致病因素遗患胎儿，损伤胎元之气，或年高得子，或堕胎不成而成胎者，先天精气未充，髓脑未满，脏气虚弱，筋骨肌肉失养而成。

2. 后天因素 分娩时难产、产伤，使颅内出血；或生产过程中胎盘早剥、脐带绕颈，生后护理不当，发生窒息、中毒；或温热病后，因高热惊厥、昏迷造成脑髓受损；或乳食不足，喂养失调，致脾胃受损，气血虚弱，精髓不充，而致生长发育障碍。

本病病因病机可概括为正虚和邪实两个方面。正虚是五脏不足，气血虚弱，精髓不充；邪实为痰瘀阻滞心经脑络，心脑神明失主所致。

要点三 诊断要点与鉴别诊断

（一）诊断要点

1. 可有孕期调护失宜、药物损害、产伤、窒息、早产，以及喂养不当史，或有家族史，父母为近亲结婚者。

2. 小儿2～3岁还不能站立、行走，为立迟、行迟；初生无发或少发，随年龄增长，仍稀疏难长，为发迟；12个月时尚未出牙及此后牙齿萌出过慢，为齿迟；1～2岁还不会说话，为语迟。

3. 小儿半岁前后颈项仍软弱下垂，为头项软；咀嚼无力，时流清涎，为口软；手臂不能握举，为手软；2岁以后尚不能站立、行走，为足软；皮宽肌肉松软无力，为肌肉软。

4. 五迟、五软不一定悉具，但见一二症者可分别作出诊断。临床还应根据小儿生长发育规律，及早发现生长发育迟缓的变化。

（二）鉴别诊断

1. 智力低下 ①智能明显低于同龄儿童正常水平，即智商低于均值以下两个标准差，在70以下。②同时存在适应功能缺陷或损害，即与其年龄和群体文化相称的个体功能，如社会技能、社会责任、交谈、日常生活料理、独立和自给智力的缺陷或损害。③出现在发育年龄阶段，即18岁以下，其轻度者智商为50～70，中度者为35～49，重度者为20～34，极重度者在20以下。④理化检查：某些疾病引起的智能低下，如苯丙酮尿症者，尿三氯化铁试验阳性；先天性愚型者，染色体检查有助诊断；甲状腺功能减低者，骨骼X线检查提示发育落后，甲状腺功能检查提示甲低。

2. 脑性瘫痪 ①出生前到生后1个月以内各种原因（如早产、多胎、低体重、高龄妊娠、窒息、高胆红素血症）所致的非进行性脑损伤。②中枢性运动障碍及姿势异常，表现为多卧少动，颈项、肢体关节活动不灵，分为痉挛型（约占2/3）、共济失调型、肌张力低下型、混合型等。③常伴有智力迟缓，视、听、感觉障碍，以及学习困难。④行头颅X线或CT检查，了解脑部有无异常、畸形，或异常钙化影等，脑电图有助于支持合并癫痫的诊断。

要点四 辨证论治

1. 辨证要点

（1）辨脏腑：立迟、行迟、齿迟、头项软、手软、足软，主要在肝肾脾不足；语迟、发迟、肌肉软、口软，主要在心脾不足。伴有脑性瘫痪、智力低下者，常兼有痰浊瘀血阻滞心经脑络。

（2）辨病因：肉眼能查出的脑病（包括遗传变性）及原因不明的先天因素、染色体病，可归属于先天不足，病多在肝肾脑髓；代谢营养因素所致者，病多在脾；不良环境、社会心理损伤，伴发精神病者，病多在心肝；感染、中毒、损伤、物理因素所致者，多属痰浊瘀血为患。

（3）辨轻重：五迟、五软仅见一二症者，病情较轻；五迟、五软并见，病情较重，脑性瘫痪伴重度智力低下或癫痫者，病重。

2. 治疗原则 五迟五软属于虚证，以补为其治疗大法。

3. 分证论治

分型	辨证要点	治法	方药
肝肾亏损证	筋骨痿弱，发育迟缓，坐起、站立、行走、生齿等明显迟于正常同年龄小儿，头项痿软，天柱骨倒，头型方大，目无神采，反应迟钝，囟门宽大，易惊，夜卧不安，舌质淡，舌苔少，脉沉细无力，指纹淡	补肾填髓，养肝强筋	加味六味地黄丸
心脾两虚证	语言发育迟滞，精神呆滞，智力低下，头发生长迟缓，发稀萎黄，四肢痿软，肌肉松弛，口角流涎，吮吸咀嚼无力，或见弄舌，纳食欠佳，大便秘结，舌淡胖，苔少，脉细缓，指纹色淡	健脾养心，补益气血	调元散
痰瘀阻滞证	失聪失语，反应迟钝，意识不清，动作不自主，或有吞咽困难，口流痰涎，喉间痰鸣，或关节强硬，肌肉软弱，或有癫痫发作，舌体胖有瘀斑、瘀点，苔腻，脉沉涩或滑，指纹暗滞	涤痰开窍，活血通络	通窍活血汤合二陈汤

［常考考点］五迟、五软的证型及其辨证要点、治法、使用方剂。

要点五　预防与调护

1. 大力宣传优生优育知识，禁止近亲结婚，婚前进行健康检查，以避免发生遗传性疾病。
2. 孕妇注意养胎、护胎，加强营养，不乱服药物。
3. 重视功能锻炼，加强智力训练教育。
4. 加强营养，科学调养。

【例题实战模拟】

A1 型题

1. 小儿痫病痰痫证的治法是
   A. 祛风涤痰　B. 息风开窍　C. 健脾化痰　D. 通窍定痫　E. 豁痰开窍

A2 型题

2. 患儿，3 岁。全身明显浮肿，按之凹陷难起，腰腹下肢尤甚，畏寒肢冷，神疲倦卧，小便短少，纳少便溏，舌淡胖苔白，脉沉细。其治法是
   A. 疏风利水　B. 清热利湿　C. 健脾渗湿　D. 温肾健脾　E. 滋阴补肾

3. 患儿，6 岁。小便频数日久，淋沥不尽，尿液不清，畏寒怕冷，舌淡，苔薄腻。治疗应首选
   A. 八正散　B. 缩泉丸　C. 菟丝子散　D. 补中益气汤　E. 金匮肾气丸

4. 患儿，3 岁。语言发育迟滞，精神呆滞，智力低下，头发生长迟缓，发稀萎黄，四肢痿软，肌肉松弛，口角流涎，吮吸、咀嚼无力，纳食欠佳，大便秘结，舌质胖，苔少，脉细缓，指纹色淡。其证候是
   A. 脾肾气虚　B. 心脾两虚　C. 肝肾不足　D. 心血不足　E. 肾阳亏虚

5. 患儿，3 岁。筋骨痿弱，发育迟缓，坐、立、行走、牙齿的发育都晚于同龄小儿，颈项痿软，目无神采，夜卧不安，舌淡，苔少。其证候是
   A. 脾肾气虚　B. 痰瘀阻滞　C. 肝肾亏损　D. 心脾两虚　E. 肾阳亏虚

【参考答案】
1. E　2. D　3. B　4. B　5. C

第八单元 传染病

细目一 麻疹

【考点突破攻略】

要点一 概述

麻疹是由麻毒时邪（麻疹病毒）引起的一种急性出疹性传染病。临床以发热恶寒，咳嗽咽痛，鼻塞流涕，泪水汪汪，羞明畏光，口腔两颊近白齿处可见麻疹黏膜斑，周身皮肤按序布发红色斑丘疹，皮疹消退时皮肤有糠麸样脱屑和棕色色素沉着斑为特征。本病一年四季都有发生，但好发于冬春季节，且常可引起流行。好发年龄为6个月至5岁，容易并发肺炎。

[常考考点]麻疹是由麻毒时邪（麻疹病毒）引起的一种急性出疹性传染病。临床以发热恶寒，咳嗽咽痛，鼻塞流涕，泪水汪汪，羞明畏光，口腔两颊近白齿处可见麻疹黏膜斑，周身皮肤按序布发红色斑丘疹，皮疹消退时皮肤有糠麸样脱屑和棕色色素沉着斑为特征。

要点二 病因病机

麻疹的病因为外感麻毒时邪。病机是邪犯肺脾，肺脾热炽，外发肌肤。其主要病变部位在肺、脾。

麻毒时邪经口鼻而入，首先犯肺，邪侵肺卫，表卫失和，肺气失宣，而见发热、咳嗽、喷嚏、流涕、眼泪汪汪等，此为初热期。继之邪毒由肺及脾，肺胃热盛，与气血相搏，正气抗邪，托毒外达，从肌肤透发，而见高热、出疹，此为出疹期。疹随热出，毒随疹泄，疹点透齐后，热退疹回，但麻为阳毒，易伤阴液，热去津伤，而见皮肤脱屑、舌红少津等，此为收没期。

若麻毒炽盛，正气不支，无力托毒于外，或复感新邪，化火内陷入里便产生逆证。脏腑之伤，唯肺尤甚，邪毒闭肺，肺气郁闭，可见咳喘痰鸣，形成邪毒闭肺证。肺胃邪毒炽盛，化热化火，循经上攻咽喉，而见喉肿声嘶，形成热毒攻喉证。邪毒不能外达，内陷心肝，蒙闭清窍，引动肝风，而见神昏抽搐，形成邪陷心肝证。

[常考考点]麻疹的病因为外感麻毒时邪。病机是邪犯肺脾，肺脾热炽，外发肌肤。病变部位主要在肺、脾。

要点三 诊断要点与鉴别诊断

（一）诊断要点

麻疹的病程，一般分为"初热""见形""恢复"三期。若属"顺证"，预后良好。但年幼体弱，正气不足，或护理不当，再感外邪或感染邪毒较重，正不胜邪，麻毒不能顺利外透，极易引起"逆证""险证"而危及生命。本病患病后一般可获得终身免疫。

（二）鉴别诊断

1.幼儿急疹（奶麻） 多见于2岁以下婴幼儿，突然高热，持续3～5天，身热始退或热退稍后即出现玫瑰红色皮疹，以躯干、腰部、臀部为主，面部及肘、膝关节等处较少。全身症状轻微，皮疹出现1～2天后即消退，疹退后无脱屑及色素沉着斑。

2.风疹（风痧） 发热1天左右，皮肤出现淡红色斑丘疹，可伴耳后枕部淋巴结肿大。皮疹初见于头面部，迅速向下蔓延，1天内布满躯干和四肢。出疹2～3天后，发热渐退，皮疹逐渐隐没，皮疹消退后，可有皮肤脱屑，但无色素沉着。无畏光、泪水汪汪和麻疹黏膜斑。

[常考考点]麻疹与幼儿急诊及风疹的鉴别。

要点四 辨证论治

1.辨证要点 治疗麻疹首辨顺证、逆证。

（1）顺证：起病时患儿身热不甚，常有微汗，神气清爽，咳嗽而不气促。3～4天后热势上扬，精神尚可，开始出疹，先见于耳后发际，渐次延及头面、颈部，而后急速蔓延至胸背、腹部、四肢，最后鼻准部及手心、足心均可见疹点。疹点色泽红润，分布均匀，无其他合并症。疹点均在3天内透发完毕，嗣后依次隐退，热退咳减，精神转佳，胃纳渐增，渐趋康复。

（2）逆证：出疹期疹出不畅或疹出即没，或疹色紫暗，并见壮热咳剧，痰鸣辘辘，呼吸气急，甚则鼻扇胸高，口唇青紫，此属热毒闭肺，并发肺炎喘嗽的证候；若伴见咽红肿痛，呛咳气急，声音嘶哑，咳如犬吠，为邪毒攻喉；若神昏谵语，惊厥抽风，乃热毒内陷心肝。

2. 治疗原则 在治疗上，以透为顺，以清为要，故以"麻不厌透""麻喜清凉"为指导原则。透疹宜取清凉。还要按其不同阶段辨证论治。初热期以透表为主，见形期以清解为主，收没期以养阴为主。同时注意透发防耗伤津液，清解勿过于寒凉，养阴忌滋腻留邪。若是已成逆证，治在祛邪安正。

3. 分证论治

分型		辨证要点	治法	方药
顺证	邪犯肺卫证（初热期）	发热咳嗽，微恶风寒，鼻塞流涕，喷嚏，咽喉肿痛，眼睑红赤，泪水汪汪，畏光羞明，神烦哭闹，纳减口干，小便短少，大便不调。发热第2~3天，口腔两颊黏膜红赤，贴近白齿处可见麻疹黏膜斑（细小白色疹点，周围红晕，舌质偏红，苔薄白或微黄，脉浮数	辛凉透表，清宣肺卫	宣毒发表汤
	邪入肺胃证（出疹期）	壮热持续，起伏如潮，肤微有汗，烦躁不安，目赤眵多，咳嗽阵作，皮疹布发，疹点由细小稀少而逐渐稠密，疹色先红后暗，皮疹凸起，触之碍手，压之褪色，大便干结，小便短少，舌质红赤，苔黄腻，脉数有力	清凉解毒，透疹达邪	清解透表汤
	阴津耗伤证（收没期）	疹点出齐后，发热渐退，咳嗽渐减，胃纳增加，疹点依次渐回，皮肤呈糠麸状脱屑，并有色素沉着，舌红少津，苔薄净，脉细无力或细数	养阴益气，清解余邪	沙参麦冬汤
逆证	邪毒闭肺证	高热烦躁，咳嗽气促，鼻翼扇动，喉间痰鸣，疹点紫暗或隐没，甚则面色青灰，口唇发绀，舌红，苔黄腻，脉数	宣肺开闭，清热解毒	麻杏石甘汤
	邪毒攻喉证	咽喉肿痛，声音嘶哑，或咳声重浊，状如犬吠，甚则吸气困难，胸高胁陷，面唇发绀，烦躁不安，舌质红，苔黄腻，脉滑数	清热解毒，利咽消肿	清咽下痰汤
	邪陷心肝证	高热不退，烦躁谵语，皮肤疹点密集成片，遍及周身，色泽紫暗，甚则神昏、抽搐，舌红绛起刺，苔黄糙，脉数	平肝息风，清心开窍	羚角钩藤汤

[常考考点] 麻疹的证型及其辨证要点、治法、使用方剂。

要点五　其他治疗

1. 外治疗法

（1）芫荽子（或新鲜茎叶）适量，加鲜葱、黄酒同煎取汁。乘热置于罩内熏蒸，然后擦洗全身，再覆被保暖，以取微汗。用于麻疹初热期或出疹期，皮疹透发不畅者。

（2）西河柳30g，荆芥穗15g，樱桃叶15g。煎汤熏洗。用于麻疹初热期或出疹期，皮疹透发不畅者。

2. 推拿疗法

初热期：推攒竹，分推坎宫，推太阳，擦迎香，按风池，清肺经。

出疹期：拿风池，清脾胃，清肺经，清天河水，按揉二扇门，推天柱。

收没期：补脾胃，补肺经，揉中脘，揉脾俞、胃俞，揉足三里。

要点六　预防与调护

1. 预防

（1）按计划接种麻疹减毒活疫苗。

（2）麻疹流行期间，未患过麻疹的小儿尽量不去公共场所或流行区域，减少感染机会。

（3）麻疹患儿，隔离至出疹后5天，合并肺炎者延长隔离至出疹后10天。对密切接触的易感儿，宜隔离观察14天。

2. 护理

（1）卧室空气要流通，温度、湿度适宜，但须避免直接吹风受寒和过强阳光刺激。

（2）保持口腔、鼻孔、眼睛、皮肤清洁。
（3）注意补足水分，多吃清淡、容易消化的食物，饮食以流质或半流质为宜，忌食油腻、辛辣食物。收没期根据食欲逐渐增加营养丰富的食物。

细目二　奶麻

【考点突破攻略】

要点一　概述

奶麻，又称假麻，西医学称为幼儿急疹，是由人疱疹病毒6型感染而引起的一种急性出疹性传染病，临床以持续高热3～5天，热退疹出为特征。

好发年龄为6～18个月小儿，3岁以后少见。一年四季都可发病，多见于冬春两季。患病后可获持久免疫力，很少有两次得病者。

[常考考点] 奶麻的发病特点为持续高热3～5天，热退疹出。

要点二　病因病机

奶麻的发病原因，为感受幼儿急疹时邪。幼儿急疹时邪由口鼻而入，侵袭肺卫，郁于肌表，与气血相搏，其主要病变在肺、脾。正邪相争，热蕴肺胃，正气抗邪，时邪出于肺卫，疹透于肌肤，邪毒外泄。部分患儿疹出后气阴耗损，调养后多能康复。

要点三　诊断要点与鉴别诊断

（一）诊断要点

1. 发病年龄多在2岁以内，尤以6～12个月婴儿多见。
2. 起病急骤，突起高热，持续3～4天后热退，全身症状轻微。
3. 身热始退，或热退稍后，即出现玫瑰红色皮疹。
4. 皮疹出现部位以躯干、腰部、臀部为主，面部及四肢较少。皮疹出现1～2天即消退，无色素沉着，也不脱屑。
5. 血常规检查：血中白细胞总数正常或稍低，中性粒细胞减少，淋巴细胞相对增多。

（二）鉴别诊断

1. 麻疹　发热3～4天出疹，出疹时发热更高，玫瑰色斑丘疹自耳后发际到额面、颈部，到躯干，到四肢，3天左右出齐。病程2～3天时可出现麻疹黏膜斑。疹退后遗留棕色色素斑、糠麸样脱屑。

2. 猩红热（丹痧）　多见于3～15岁儿童，起病急骤，发热数小时至1天皮肤猩红，伴细小红色丘疹，自颈、胸、腋下、腹股沟处开始，2～3天遍布全身。在出疹时可伴见口周苍白圈、皮肤线状疹、草莓舌等典型症状。

[常考考点] 奶麻与麻疹和猩红热的鉴别。

要点四　辨证论治

1. 辨证要点　本病以卫气营血辨证为纲，但病在卫分为主，可涉气分，一般不深入营血。

2. 治疗原则　本病治疗以解表清热为主。

3. 分证论治

分型	辨证要点	治法	方药
邪郁肌表证	骤发高热，持续3～4天，神情正常或稍有烦躁，饮食减少，偶有囟填，或见抽风，咽红，舌质偏红，苔薄黄，指纹浮紫	疏风清热，宣透邪毒	银翘散
毒透肌肤证	身热已退，肌肤出现玫瑰红色小丘疹，皮疹始见于躯干部，很快延及全身，经1～2天皮疹消退，肤无痒感，或有口干，纳差，舌质偏红，苔薄少津，指纹淡紫	清热生津，以助康复	银翘散合养阴清肺汤

[常考考点] 奶麻的证型及其辨证要点、治法、使用方剂。

细目三 风痧

【考点突破攻略】

要点一 概述

风痧即风疹，是由外感风痧时邪（风疹病毒）引起的一种急性出疹性传染病。临床以轻度发热，咳嗽，全身皮肤出现细沙样玫瑰色斑丘疹，耳后及枕部臖核（淋巴结）肿大为主要特征。

一年四季均可发生，但好发于冬春季节。多见于1～5岁的小儿。患病后可获得持久性免疫，预后好。孕妇在妊娠3个月内患本病，容易影响胚胎正常发育，引发先天性心脏病、白内障、脑发育障碍等疾病，因此必须特别重视防止孕期感染。

[常考考点] 风痧临床以轻度发热，咳嗽，全身皮肤出现细沙样玫瑰色斑丘疹，耳后及枕部臖核（淋巴结）肿大为主要特征。

要点二 病因病机

风痧的病因以感受风痧时邪为主。病机为邪犯肺卫，外发肌肤。其主要病变在肺卫。风痧时邪自口鼻而入，首先犯肺，邪蕴于肺，肺气失宣，则见发热、咳嗽、鼻塞、流涕等症；风痧时邪与气血相搏，发于肌肤，则皮疹透发；肺主皮毛，邪从外泄，所以疹点透发后，即热退而解。

[常考考点] 风痧的病因以感受风痧时邪为主。病机为邪犯肺卫，外发肌肤。其主要病变在肺卫。

要点三 诊断要点与鉴别诊断

（一）诊断要点
1. 患儿有风疹接触史。
2. 初期类似感冒，发热1天左右，皮肤出现淡红色斑丘疹，经过1天后皮疹布满全身，出疹1～2天后，发热渐退，皮疹逐渐隐没，皮疹消退后，可有皮肤脱屑，但无色素沉着。
3. 一般全身症状较轻，但常伴耳后及枕部臖核肿大、左胁下痞块。
4. 血象检查可见白细胞总数减少，分类淋巴细胞相对增多。
5. 直接免疫荧光试验法可在咽部分泌物中查见病毒抗原。
6. 患儿恢复期血清学检测风疹病毒抗体增加4倍以上可确诊。

（二）鉴别诊断
1. **麻疹** 发热3～4天出疹，出疹时发热更高，玫瑰色斑丘疹自耳后发际到额面、颈部，到躯干，到四肢，3天左右出齐。疹退后遗留棕色色素斑、糠麸样脱屑。
2. **猩红热（丹痧）** 起病急骤，发热数小时至1天皮肤猩红，伴细小红色丘疹，自颈、胸、腋下、腹股沟处开始，2～3天遍布全身。在出疹时可伴见口周苍白圈、皮肤线状疹、草莓舌等典型症状。

[常考考点] 风痧与麻疹、猩红热的鉴别。

要点四 辨证论治

1. **辨证要点** 按温病卫气营血辨证为纲，主要分辨证候的轻重。邪犯肺卫属轻证，以轻度发热、精神安宁、疹色淡红、分布均匀、其他症状轻为特征。邪犯气营属重证，以壮热烦渴、疹色鲜红或紫暗、分布密集为特点，临床较少见。
2. **治疗原则** 以疏风清热为基本原则。
3. **分证论治**

分型	辨证要点	治法	方药
邪犯肺卫证	发热恶风，喷嚏流涕，轻微咳嗽，精神倦怠，胃纳欠佳，疹色浅红，先起于头面、躯干，随即遍及四肢，分布均匀，稀疏细小，2～3日渐见消退，有瘙痒感，耳后及枕部臖核肿大有触痛，舌质偏红，舌苔薄白或薄黄，脉象浮数	疏风解表清热	银翘散

续表

分型	辨证要点	治法	方药
邪入气营证	壮热口渴，烦躁哭闹，疹色鲜红或紫暗，疹点稠密，甚至可见皮疹融合成片或皮肤猩红，小便黄少，大便秘结，舌质红赤，苔黄糙，脉洪数	清气凉营解毒	透疹凉解汤

［常考考点］风痧的证型及其辨证要点、治法、使用方剂。

要点五　预防与调护

1. 预防

（1）风痧流行期间，不要带易感儿去公共场所。
（2）有接触史者，可口服板蓝根颗粒预防发病。
（3）保护孕妇，尤其在妊娠3个月内，应避免与风痧患者接触。
（4）对儿童及婚前女子进行风疹疫苗接种，可预防风疹。

2. 调护

（1）一般可不必采取隔离措施，但在易感儿群集的地方，须适当隔离，可隔离至出疹后5天。
（2）患儿在出疹期间不宜外出，防止交叉感染。
（3）注意休息与保暖，多饮开水，对体温较高者可物理降温。
（4）皮肤瘙痒者，不要用手挠抓，防止损伤皮肤导致感染。
（5）饮食需清淡而易于消化，不宜吃辛辣、煎炸爆炒等食物。

细目四　丹痧

【考点突破攻略】

要点一　概述

丹痧是因感受痧毒疫疠之邪所引起的急性时行疾病。临床以发热、咽喉肿痛或伴糜烂、全身布发猩红色皮疹，疹后脱屑脱皮为特征。

本病一年四季都可发生，但以冬春季节为多。任何年龄均可发病，以2~8岁的儿童发病率较高。本病属于中医学温病范畴，又称为"疫痧""疫疹""烂喉痧""烂喉丹痧"。西医学则称为"猩红热"。本病若早期诊断，及时治疗，一般预后良好，但也有少数病例并发心悸、痹证、水肿等。

［常考考点］丹痧临床以发热，咽喉肿痛或伴糜烂，全身布发猩红色皮疹，疹后脱屑脱皮为特征。

要点二　病因病机

丹痧的病因为感受痧毒疫疠之邪（猩红热时邪）所致。猩红热病变部位主要在肺胃二经。主要病机为邪侵肺胃，热毒炽盛，内外充斥，外透肌肤。猩红热时邪，乘时令不正、寒暖失常、机体脆弱之时，从口鼻而入，蕴于肺胃，邪正相搏，卫阳被遏，则见恶寒发热、头痛咽痛等症。邪毒化火，上攻咽喉，则咽喉红肿疼痛，或起白腐糜烂。火热上熏舌本，则舌色红赤，灼津伤液，则舌生芒刺，状如草莓。肺主皮毛，胃主肌肉，热毒外泄，则皮疹发于肌肤之间。热毒炽盛，由气分窜于营分，则表现出气营两燔的证候，故见壮热、烦渴、皮疹如丹或紫红、融合成片。严重者邪毒炽盛，热闭心包，引动肝风，则出现抽搐、昏迷等危重证候。

［常考考点］丹痧的病因为感受痧毒疫疠之邪（猩红热时邪）所致。猩红热病变部位主要在肺胃二经。主要病机为邪侵肺胃，热毒炽盛，内外充斥，外透肌肤。

要点三　诊断要点与鉴别诊断

（一）诊断要点

1. 有与猩红热患者接触史。
2. 起病急，突然发热，咽部红肿疼痛，并可化脓。

3. 在起病 12～36 小时内开始出疹。皮疹从耳后、颈部、胸背迅速蔓延四肢，全身皮肤呈弥漫性红晕，压之褪色，其上散布针尖大小猩红色皮疹，疏密不等，以颈部、肘前、腋窝、腹股沟等皮肤皱褶处皮疹密集，形成紫红色线条，称线状疹。皮肤表面似鸡皮样，皮疹有瘙痒感。面颊充血潮红，唯口唇周围苍白，称环口苍白圈。病初舌苔厚，3～4 天后舌苔剥脱，舌红起刺，称"草莓舌"。

4. 皮疹出齐后 1～2 天，身热、皮疹渐退，伴脱屑或脱皮。

5. 实验室检查：周围血象白细胞总数及中性粒细胞增高。咽拭子细菌培养可分离出 A 组乙型溶血性链球菌。

（二）鉴别诊断

1. 几种出疹性疾病的鉴别 见下表。

五种发疹性疾病的鉴别

病名	麻疹	奶麻	风疹	丹痧	药疹
潜伏期	6～21 天	7～17 天	5～25 天	1～7 天	
初期症状	发热，咳嗽，流涕，泪水汪汪	突然高热，一般情况好	发热，咳嗽，流涕，枕部淋巴结肿大	发热，咽喉红肿化脓疼痛	原发病症状
出疹与发热关系	发热 3～4 天出疹，出疹时发热更高	发热 3～4 天出疹，热退疹出	发热 1～2 天出疹	发热数小时～1 天出疹，出疹时热高	无发热，有用药史
特殊体征	麻疹黏膜斑	无	耳后、枕部淋巴结肿大	环口苍白圈，草莓舌，帕氏线	
皮疹特点	玫瑰色斑丘疹自耳后发际→额面、颈部→躯干→四肢，3 天左右出齐。疹退后遗留棕色色斑、糠麸样脱屑	玫瑰色斑疹或斑丘疹，较麻疹细小，发疹无一定顺序，疹出后 1～2 天消退。疹退后无色素沉着，无脱屑	玫瑰色细小斑丘疹自头面→躯干→四肢，24 小时布满全身。疹退后无色素沉着，无脱屑	细小红色丘疹，皮肤猩红，自颈、腋下、腹股沟处开始，2～3 天遍布全身。疹退后无色素沉着，有大片脱皮	皮疹与用药有关，常反复出现，痒感明显，摩擦及受压部位多。皮疹呈斑丘疹、疱疹、猩红热样皮疹、荨麻疹
周围血象	白细胞总数下降，淋巴细胞升高	白细胞总数下降，淋巴细胞升高	白细胞总数下降，淋巴细胞升高	白细胞总数升高，中性粒细胞升高	

2. 金黄色葡萄球菌感染 金黄色葡萄球菌可产生红疹毒素，引起猩红热样皮疹。其皮疹比猩红热皮疹消退快，且退疹后无脱皮现象，皮疹消退后全身症状不减轻。咽拭子、血培养可见金黄色葡萄球菌。

3. 皮肤黏膜淋巴结综合征（川崎病） 可有草莓舌、猩红热样皮疹，或多形性红斑皮疹。川崎病婴儿多见持续高热 1～3 周，眼结膜充血，唇红皲裂，手足出现硬性水肿，掌、跖及指趾端潮红，持续 10 天左右始退，于甲床皮肤交界处出现特征性指趾端薄片状或膜状脱皮。有时可引起冠状动脉病变。青霉素等抗生素治疗无效。

［常考考点］麻疹、奶麻、风疹、丹痧和药疹的鉴别诊断。

要点四　辨证论治

1. 辨证要点 丹痧属于瘟疫，以卫气营血为主要辨证方法。其病期与证候有一定的联系，前驱期属邪侵肺卫证，以发热恶寒、咽喉肿痛、痧疹隐现为主要表现；出疹期属毒炽气营证，以壮热口渴、咽喉糜烂有白腐、皮疹猩红如丹或紫暗如斑、舌光红为主要表现；恢复期属疹后阴伤证，以口渴唇燥、皮肤脱屑、舌红少津为主要表现。

2. 治疗原则 以清热解毒、清利咽喉为基本原则。

3. 分证论治

分型	辨证要点	治法	方药
邪侵肺卫证	发热骤起，头痛畏寒，肌肤无汗，咽喉红肿疼痛，常影响吞咽，皮肤潮红，痧疹隐隐，舌质红，苔薄白或薄黄，脉浮数有力	辛凉宣透，清热利咽	解肌透痧汤
毒炽气营证	壮热不解，烦躁口渴，咽喉肿痛，伴有糜烂白腐，皮疹密布，色红如丹，甚则色紫如瘀点，疹由颈、胸开始，继而弥漫全身，压之褪色，见疹后的 1～2 天舌苔黄糙，舌质起刺，3～4 天后舌苔剥脱，舌面光红起刺，状如草莓，脉数有力	清气凉营，泻火解毒	凉营清气汤

续表

分型	辨证要点	治法	方药
疹后阴伤证	丹痧布齐后1~2天，身热渐退，咽部糜烂疼痛亦渐减轻，或见低热，唇干口燥，或伴有干咳，食欲不振，舌红少津，苔剥脱，脉细数。约2周后可见皮肤脱屑、脱皮	养阴生津，清热润喉	沙参麦冬汤

[常考考点]丹痧的证型及其辨证要点、治法、使用方剂。

要点五　西医治疗

首选青霉素，每日5~10万U/kg，分2次肌内注射，疗程7~10天。重症患者加大剂量并予静脉滴注。如对青霉素过敏，可用红霉素或头孢菌素。

要点六　预防与调护

1. 预防

（1）控制传染源：对丹痧患儿隔离治疗7日，至症状消失。咽拭子培养3次阴性，方可解除隔离。对密切接触的易感人员，隔离观察7~12天。

（2）切断传播途径：对患者的分泌物和污染物及时消毒处理，解除患者应戴口罩。流行期间不去公共场所。

（3）保护易感人群：对密切接触患者的易感儿童，可口服板蓝根等清热解毒中药。

2. 调护

（1）急性期卧床休息，注意居室空气流通，防止继发感染。

（2）供给充足的营养和水分，饮食宜以清淡、易消化、流质或半流质为主。

（3）注意皮肤与口腔的清洁卫生，可用淡盐水含漱。皮肤瘙痒者不可抓挠，脱皮时不可撕扯。

细目五　水痘

【考点突破攻略】

要点一　概述

水痘是由水痘时邪引起的一种传染性强的出疹性疾病。以发热，皮肤黏膜分批出现瘙痒性皮疹，丘疹、疱疹、结痂同时存在为主要特征。

本病一年四季均可发生，以冬春季发病率高。任何年龄皆可发病，但以6~9岁儿童最为多见。本病一般预后良好，一次感染水痘大多可获终生免疫，当机体免疫功能受损时，或已接种过水痘疫苗者，也可有第二次感染，但症状轻微。

[常考考点]水痘以发热，皮肤黏膜分批出现瘙痒性皮疹，丘疹、疱疹、结痂同时存在为主要特征。

要点二　病因病机

本病为感受水痘时邪，主要病机为时邪蕴郁于肺脾，湿热蕴蒸，透于肌腠。病变部位主要在肺脾两经。水痘时邪由口鼻而入，蕴郁于肺脾，时邪袭肺，且与内湿相搏，而出现发热、流涕、水痘布露等症。

[常考考点]本病为感受水痘时邪，主要病机为时邪蕴郁于肺脾，湿热蕴蒸，透于肌腠。病变部位主要在肺脾两经。

要点三　诊断要点与鉴别诊断

（一）诊断要点

1. 起病2~3周前有水痘接触史。

2. 初起有发热、流涕、咳嗽、不思饮食等症，发热大多不高。在发热同时1~2天内即于头、面、发际及全身其他部位出现红色斑丘疹，以躯干部较多，四肢部位较少，疹点出现后很快为疱疹，大小不等，内含水液，周围有红晕，继而结成痂盖脱落，不留瘢痕。

3. 皮疹分批出现，此起彼落，在同一时期，丘疹、疱疹、干痂往往同时可见。

4.血常规检查及刮取新鲜疱疹基底物检查等可协助诊断。

（二）鉴别诊断

1.脓疱疮 好发于炎热夏季，多见于头面部及肢体暴露部位，病初为疱疹，很快成为脓疱，疱液混浊。疱液可培养出细菌。

2.水疥（丘疹样荨麻疹） 好发于婴儿，多有过敏史，多见于四肢，呈风团样丘疹，长大后其顶部略似疱疹，较硬，不易破损，数日后渐干或轻度结痂，瘙痒重，易反复出现。

[常考考点]水痘与脓疱疮的鉴别。

要点四 辨证论治

1.辨证要点 水痘的辨证，重在辨卫分、气分、营分。凡痘形小而稀疏，色红润，疱内浆液清亮，或伴有轻度发热、咳嗽、流涕等症状，为病在卫气；若水痘邪毒较重，痘形大而稠密，色赤紫，疱浆混浊，伴有高热、烦躁等症状，为病在气分、营分。病重者易出现邪毒闭肺、邪陷心肝之变证。

2.治疗原则 以清热解毒利湿为原则。

3.分证论治

分型	辨证要点	治法	方药
邪伤肺卫证	发热轻微，或无热，鼻塞流涕，喷嚏，咳嗽，起病后1～2天出疹，疹色红润，疱浆清亮，根盘红晕，皮疹瘙痒，分布稀疏，此起彼伏，以躯干为多，舌苔薄白，脉浮数	疏风清热，利湿解毒	银翘散
邪炽气营证	壮热不退，烦躁不安，口渴欲饮，面红目赤，皮疹分布较密，疹色紫暗，疱浆混浊，甚至可见出血性皮疹、紫癜，大便干结，小便短黄，舌质红或绛，苔黄糙而干，脉数有力	清气凉营，解毒化湿	清胃解毒汤

[常考考点]水痘的证型及其辨证要点、治法、使用方剂。

要点五 预防与调护

1.预防

（1）本病流行期间，少去公共场所。

（2）易感孕妇在妊娠早期接触水痘，应给予水痘-带状疱疹免疫球蛋白被动免疫。如患水痘，则应终止妊娠。

（3）控制传染源，隔离水痘病儿至疱疹结痂为止。学校、托幼机构中已接触水痘的易感儿，应检疫3周，并立即给予水痘减毒活疫苗预防发病。

（4）已被水痘病儿污染的被服及用具，应采用曝晒、煮沸、紫外线灯照射等措施进行消毒。

（5）对使用大剂量肾上腺皮质激素、免疫抑制剂患儿及免疫功能受损、恶性肿瘤患儿，在接触水痘72小时内可肌内注射水痘-带状疱疹免疫球蛋白，以预防感染本病。

2.调护

（1）保持室内空气流通、新鲜，注意避风寒，防止复感外邪。

（2）饮食宜清淡、易消化，多饮温开水。

（3）保持皮肤清洁，勤换内衣，剪短手指甲，或带连指手套，以防抓破疱疹，减少继发感染。

（4）正在使用肾上腺皮质激素治疗的患儿，若发生水痘，应立即减量或停用。

（5）对水痘伴发热的患儿，不可使用水杨酸制剂，以免发生瑞氏综合征。

细目六 手足口病

【考点突破攻略】

要点一 概述

手足口病是由感受手足口病时邪引起的发疹性传染病，临床以手足肌肤、口咽部发生疱疹为特征。

本病一年四季均可发生，但夏秋季节为多见。任何年龄均可发病，常见于5岁以下小儿。本病传染性强，易于流行，一般预后较好，少数重症患儿可合并心肌炎、脑炎、脑膜炎，甚至危及生命。

[常考考点] 手足口病以手足肌肤、口咽部发生疱疹为特征。

要点二 病因病机

本病的病因为感受手足口病时邪。病变部位在肺脾二经。病机是邪蕴肺脾，外透肌表。

小儿肺脏娇嫩，不耐邪扰，脾常不足，易受损伤。时邪疫毒由口鼻而入，内侵肺脾。肺属卫外，合皮毛，主宣发肃降，为水之上源；脾属土，司运化，主四肢肌肉，为水谷之海，开窍于口。邪毒初犯，肺气失宣，卫阳被遏，脾气失健，胃失和降，则见发热、咳嗽、流涕、口痛、纳差、恶心、呕吐、泄泻等症；邪毒蕴郁，气化失司，水湿内停，与毒相搏，外透肌表，则发疱疹。感邪轻者，疱疹仅见于手足肌肤及口咽部，分布稀疏，全身证候轻浅；若感邪较重，毒热内盛，则疱疹波及四肢、臀部，且分布稠密，根盘红晕显著，全身症状深重，甚或邪毒内陷而出现神昏、抽搐等。

[常考考点] 本病的病因为感受手足口病时邪。病变部位在肺脾二经。病机是邪蕴肺脾，外透肌表。

要点三 诊断要点与鉴别诊断

（一）诊断

1. 病前1～2周有手足口病患儿接触史。
2. 潜伏期2～7天，多数突然起病，发病前1～2天或发病的同时出现发热，多在38℃左右，可伴头痛、咳嗽、流涕、咽痛、纳差、恶心、呕吐、泄泻等症状。一般体温越高，病程越长，则病情越重。
3. 主要表现为口腔及手足部发生疱疹。口腔疱疹多发生在硬腭、颊部、齿龈、唇内及舌部，破溃后形成小的溃疡，疼痛较剧，年幼儿常表现为烦躁、哭闹、流涎、拒食等。1～2天后可见皮肤斑丘疹，呈离心性分布，手足部多见，很快变为疱疹，疱疹呈圆形或椭圆形扁平凸起，如米粒至豌豆大，质地较硬，多不破溃，内有混浊液体，周围绕以红晕，其数目少则几个，多则百余个。其长轴与指、趾皮纹走向一致。少数患儿臂、腿、臀等部位也可出现，但躯干及颜面部极少。疱疹一般7～10天消退，疹退后无瘢痕及色素沉着。
4. 血白细胞计数正常，淋巴细胞和单核细胞比值相对增高。

（二）鉴别诊断

1. **水痘** 疱疹较手足口病稍大，呈向心性分布，躯干、头面多，四肢少，疱壁薄，易破溃结痂，疱疹多呈椭圆形，其长轴与躯体的纵轴垂直，且在同一时期同一皮损区斑丘疹、疱疹、结痂并见。
2. **疱疹性咽峡炎** 多见于5岁以下小儿，起病较急，常突发高热、流涕、口腔疼痛甚或拒食，体检可见软腭、悬雍垂、舌腭弓、扁桃体、咽后壁等部位出现灰白色小疱疹，1～2天内疱疹破溃形成溃疡，颌下淋巴结可肿大，但很少累及颊黏膜、舌、龈以及口腔以外部位皮肤。

[常考考点] 手足口病与水痘和疱疹性咽峡炎的鉴别。

要点四 辨证论治

1. **辨证要点** 本病以脏腑辨证为纲，根据病程、发疹情况及临床其他症状区分轻证、重证。轻证者病程短，皮疹少，全身症状轻；重证者病程长，皮疹多，全身症状重。
2. **治疗原则** 以清热祛湿解毒为治疗原则。
3. **分证论治**

分型	辨证要点	治法	方药
邪犯肺脾证	发热轻微，或无发热，或流涕咳嗽、纳差恶心、呕吐泄泻，1～2天后或同时出现口腔内疱疹，破溃后形成小的溃疡，疼痛流涎，不欲进食。随病情进展，手足掌心部出现米粒至豌豆大斑丘疹，并迅速转为疱疹，分布稀疏，疹色红润，根盘红晕不著，疱液清亮，舌质红，苔薄黄腻，脉浮数	宣肺解表，清热化湿	甘露消毒丹
湿热蒸盛证	身热持续，烦躁口渴，小便黄赤，大便秘结，手、足、口部及四肢、臀部疱疹，痛痒剧烈，甚或拒食，疱疹色泽紫暗，分布稠密，或成簇出现，根盘红晕显著，疱液混浊，舌质红绛，苔黄厚腻或黄燥，脉滑数	清热凉营，解毒祛湿	清瘟败毒饮

[常考考点] 手足口病的证型及其辨证要点、治法、使用方剂。

要点五 预防与调护

1. 预防

（1）加强流行病学监测，本病流行期间，勿带孩子去公共场所，发现疑似患者，应及时进行隔离，对密切接触者应隔离观察7～10天，并给予板蓝根颗粒冲服。

（2）注意搞好个人卫生，养成饭前便后洗手的习惯。对被污染的日常用品、食具等应及时消毒处理，患儿粪便及其他排泄物可用3%漂白粉澄清液浸泡，衣物置阳光下曝晒，室内保持通风换气。

（3）注意饮食起居，合理供给营养，保持充足睡眠，避免阳光曝晒，防止过度疲劳。

2. 调护

（1）患病期间，宜给予清淡无刺激的流质或软食，多饮开水，进食前后可用生理盐水或温开水漱口，以减轻食物对口腔的刺激。

（2）注意保持皮肤清洁，对皮肤疱疹切勿挠抓，以防溃破感染。对已有破溃感染者，可用金黄散或青黛散麻油调后敷布患处，以收敛燥湿，助其痊愈。

细目七 痄腮

【考点突破攻略】

要点一 概述

痄腮是由痄腮时邪引起的一种急性传染病，西医学称为流行性腮腺炎，以发热、耳下腮部肿胀疼痛为主要临床特征。本病一年四季都有发生，冬春两季易于流行。好发于3岁以上儿童，2岁以下婴幼儿少见。感染本病后可获得终生免疫。

[常考考点] 痄腮以发热、耳下腮部漫肿疼痛为主要临床特征。

要点二 病因病机

主要病机为邪毒壅阻足少阳经脉，与气血相搏，凝滞于耳下腮部。

要点三 诊断要点与鉴别诊断

（一）诊断要点

1. 发病前2～3周有流行性腮腺炎接触史。
2. 发热，以耳垂为中心的腮部肿痛，边缘不清，触之有弹性感，压痛明显。常一侧先肿大，2～3天后对侧亦可肿大。腮腺管口红肿，或同时有颌下腺肿大。
3. 血常规检查：白细胞总数可正常，或稍降低，或稍增高，淋巴细胞可相对增高。
4. 血、尿淀粉酶增高。
5. 可疑病例应做血清学检查及病原学检查。

（二）鉴别诊断

化脓性腮腺炎 中医名发颐。腮腺肿大多为一侧，表皮泛红，疼痛剧烈，拒按，按压腮部可见口腔内腮腺管口有脓液溢出，无传染性，血白细胞总数及中性粒细胞增高。

[常考考点] 流行性腮腺炎与化脓性腮腺炎的鉴别。

要点四 辨证论治

1. 辨证要点 本病辨证以经络辨证为主，同时辨常证、变证。根据全身及局部症状，凡发热、耳下腮肿，但无神志障碍，无抽搐，无睾丸肿痛或少腹疼痛者，为常证，病在少阳经为主；若高热不退，神志不清，反复抽搐，或睾丸肿痛、少腹疼痛者，为变证，病在少阳、厥阴二经。

2. 治疗原则 以清热解毒、软坚散结为基本原则。本病治疗宜采用药物内服与外治相结合，有助于腮部肿胀的消退。

3. 分证论治

	分型	辨证要点	治法	方药
常证	邪犯少阳证	轻微发热恶寒，一侧或两侧耳下腮部漫肿疼痛，咀嚼不便，或有头痛、咽红、纳少，舌质红，苔薄白或淡黄，脉浮数	疏风清热，散结消肿	柴胡葛根汤
	热毒蕴结证	高热，一侧或两侧耳下腮部肿胀疼痛，坚硬拒按，张口咀嚼困难，或有烦躁不安，口渴欲饮，头痛，咽红肿痛，颌下肿块胀痛，纳少，大便秘结，尿少而黄，舌红苔黄，脉滑数	清热解毒，软坚散结	普济消毒饮
变证	邪陷心肝证	高热，耳下腮部肿痛，坚硬拒按，神昏嗜睡，项强，反复抽搐，头痛，呕吐，舌红，苔黄，脉弦数	清热解毒，息风开窍	清瘟败毒饮
	毒窜睾腹证	腮部肿胀消退后，一侧或双侧睾丸肿胀疼痛，或少腹疼痛，痛时拒按，舌红，苔黄，脉数	清肝泻火，活血止痛	龙胆泻肝汤

[常考考点] 痄腮的证型及其辨证要点、治法、使用方剂。

要点五　其他疗法

1. 药物外治

（1）鲜地龙加白糖、鲜仙人掌（去刺）、鲜马齿苋，任选一种，捣烂外敷腮部，1日1～2次。适用于腮部肿痛。

（2）如意金黄散、紫金锭、青黛散，任选一种，以水或醋调匀后外敷腮部，1日1～2次。适用于腮部肿痛。

2. 针灸疗法

（1）灯火灸法：取患侧角孙穴，用灯心草蘸麻油，点燃后，迅速按于角孙穴上。火灸后局部皮肤呈白色，或发红。1日1次。

（2）针刺法：取翳风、颊车、合谷穴，泻法，强刺激。发热者，加大椎、曲池；睾丸、小腹疼痛，加血海、三阴交。1日1次。

3. 激光疗法　用氦-氖激光穴位照射。主穴：合谷、少商、阿是穴（腮肿痛处）。配穴：风池、曲池。每次4～8穴。

要点六　预防与调护

1. 预防

（1）痄腮流行期间，易感儿应少去公共场所。幼儿园及中小学校等集体单位要经常体格检查，有接触史的可疑患儿，要进行隔离观察，并用板蓝根15～30g煎汤口服，每日1次，连服3～5日。

（2）未曾患过本病的儿童，可给予免疫球蛋白。

（3）生后14个月可给予减毒腮腺炎活疫苗接种。

2. 调护

（1）发病期间应隔离治疗，直至腮部肿胀完全消退后3天为止。患儿的衣被、用具等物品均应煮沸消毒。居室用食醋加水熏蒸进行空气消毒，每次30分钟，每日1次。

（2）患儿应卧床休息直至热退，并发睾丸炎者适当延长卧床休息时间。

（3）给予易消化、清淡流质饮食或软食为宜，忌吃酸、硬、辣等刺激性食物。每餐后用生理盐水或4%硼酸溶液漱口或清洗口腔，以保持口腔清洁。

（4）高热、头痛、嗜睡、呕吐者密切观察病情，及时给予必要的处置。睾丸肿大痛甚者，局部给予冷湿敷，并用纱布做成吊带，将肿胀的阴囊托起。

细目八　顿咳

【考点突破攻略】

要点一　概述

百日咳是小儿时期感受时行邪毒引起的肺系传染病，临床以阵发性痉挛咳嗽，咳后有特殊的鸡鸣样吸气性吼声为特征。

本病一年四季都可发生，但主要发生于<u>冬春季节</u>。<u>5岁以下婴幼儿最易发病</u>，年龄愈小，病情大多愈重，10岁以上儿童较少发病。本病病程较长，如不及时治疗，可持续2～3个月以上。重症或体弱婴儿易并发肺炎喘嗽；若痰热内陷心肝，则可致昏迷、抽搐之变证。西医学称为百日咳。近年来，由于广泛开展百日咳菌苗的预防接种，百日咳发病率已大为降低。

［常考考点］百日咳是小儿时期感受时行邪毒引起的肺系传染病，临床以阵发性痉挛咳嗽，咳后有特殊的鸡鸣样吸气性吼声为特征。

要点二　病因病机

<u>本病主要病因病机为外感时行邪毒侵入肺系，夹痰胶结气道，导致肺失肃降</u>。病变脏腑以肺为主，初犯肺卫，继则影响肝、胃、大肠、膀胱，甚则内陷心肝。

［常考考点］本病主要病因病机为外感时行邪毒侵入肺系，夹痰胶结气道，导致肺失肃降。

要点三　诊断要点与鉴别诊断

（一）诊断要点

1. 根据流行病学资料，未接种百日咳疫苗，有百日咳接触史。
2. 发病初期感冒症状逐渐减轻，而咳嗽反增，阵发性痉咳，咳嗽末有鸡鸣样吸气性回声，日轻夜重，面目浮肿，目睛出血，舌系带溃疡等。
3. <u>实验室检查</u>：血常规、细菌培养、免疫荧光检查和血清抗体检测可助确诊。

（二）鉴别诊断

1. 支气管炎、肺炎　无鸡鸣样吸气性吼声，常伴发热，肺部听诊有干性或湿性啰音，胸部X光片有炎症改变。

2. 气管、支气管异物　有异物吸入史，起病突然，无鸡鸣样吸气性吼声。

3. 百日咳综合征　副百日咳杆菌、肺炎支原体、腺病毒、呼吸道合胞病毒、副流感病毒等引起类似百日咳的痉挛性咳嗽，称为百日咳综合征。但其血常规中淋巴细胞增高不如百日咳明显，依靠病原体分离或血清学检查可进行鉴别。

［常考考点］百日咳与支气管炎、肺炎的鉴别。

要点四　辨证论治

1. 辨证要点　顿咳辨证大体可按初咳、痉咳及恢复三期分证。主要表现为咳嗽、痰阻，性质有寒热差异。初咳期邪在肺卫，属表证，咳嗽痰白者为风寒；咳嗽痰黄者为风热。痉咳期邪郁肺经，属里证，痉咳痰稀为痰湿阻肺；痉咳痰稠为痰火伏肺。恢复期邪去正伤，多虚证，呛咳痰少黏稠为肺阴不足；咳而无力、痰液稀薄为肺脾气虚。

2. 治疗原则　重在化痰清火、泻肺降逆。本病主症虽呛咳不已，但不可妄用止涩之药，以防留邪为患。痉咳期不可早用滋阴润肺之品，以防痰火不清，病程迁延难愈。

3. 分证论治

分型	辨证要点	治法	方药
邪犯肺卫证（初咳期）	一般不发热或伴低热，<u>咳嗽、喷嚏、鼻塞流涕，或有发热</u>，2～3天后咳嗽日渐加剧，日轻夜重，痰稀白，量不多或痰稠不易咳出，咳声不畅，舌苔薄白或薄黄，<u>脉浮紧或浮数，指纹浮红或浮紫在风关</u>。历时1周左右	疏风祛邪，宣肺止咳	三拗汤
痰火阻肺证（痉咳期）	咳嗽明显较前加重，咳呛不已，持续难止，日轻夜重，<u>痉咳后伴有深吸气样鸡鸣声，吐出痰涎及食物后方止</u>，不久又发作。轻者每日咳5～6次，重者多达40～50次。每次痉咳多出于自发，有些外因，如进食、用力活动、闻到刺激性气味、情绪激动时常引起发作。一般痉咳3周后，可伴有目睛红赤、两胁作痛、舌系带溃疡等。<u>舌质红，苔薄黄，脉数，指纹紫达气关</u>。历时一般持续2～6周，亦有达8周以上者	清热泻肺，涤痰镇咳	桑白皮汤合葶苈大枣泻肺汤

续表

分型	辨证要点	治法	方药
气阴耗伤证（恢复期）	痉咳缓解，咳嗽逐渐减轻，仍有干咳无痰，或痰少而稠，声音嘶哑，伴低热，午后颧红，烦躁，夜寐不宁，盗汗，口干，舌红，苔少或无苔，脉细数。或表现为声音无力，痰白清稀，神倦乏力，气短懒言，纳差食少，自汗或盗汗，大便不实，舌淡，苔薄白，脉细弱。历时2～4周	养阴润肺，健脾益气	肺阴亏虚证用沙参麦冬汤；肺脾气虚证用人参五味子汤

[常考考点] 顿咳的证型及其辨证要点、治法、使用方剂。

要点五 西医治疗

1.抗生素 早期应用，常用红霉素40～50mg/（kg·d），口服，疗程1～2周，或选用头孢克洛等。

2.并发症治疗 并发百日咳脑病惊厥时，可用地西泮或苯巴比妥；有脑水肿者，可行脱水疗法；病危重者，可应用肾上腺皮质激素。

[常考考点] 百日咳抗菌治疗首选红霉素或头孢克洛；百日咳脑病惊厥时，可用地西泮或苯巴比妥；有脑水肿者，可行脱水疗法。

要点六 预防与调护

1.预防

（1）按时接种白百破三联疫苗。

（2）易感儿在疾病流行期间避免去公共场所。

（3）发现百日咳患儿要及时隔离4～7周。

（4）与百日咳病儿有接触史的易感儿应观察3周，并服中药预防。

2.护理

（1）居室空气新鲜，防止受凉，避免接触烟尘、异味、辛辣等刺激物。

（2）注意休息，保证充足睡眠，保持心情愉快，防止精神刺激、情绪波动。

（3）饮食富营养、易消化，避免煎炸辛辣酸咸等刺激性食物。宜少食多餐，防止剧咳时呕吐。婴幼儿要注意防止呕吐物呛入气管，避免引起窒息。

【例题实战模拟】

A1型题

1.麻疹的好发年龄是

　　A.6个月以内　　B.6个月到5岁　　C.6～7岁　　D.8～9岁　　E.10～12岁

2.麻疹的特殊体征是

　　A.高热　　B.咳嗽　　C.眼泪汪汪　　D.喷嚏流涕　　E.麻疹黏膜斑

3.治疗风疹邪郁肺卫证，应首选

　　A.桑菊饮　　B.银翘散　　C.透疹凉解汤　　D.清胃解毒汤　　E.普济消毒饮

A2型题

4.患儿，2岁。持续壮热5天，起伏如潮，肤有微汗，烦躁不安，目赤眵多，皮疹布发，疹点由细小稀少而逐渐稠密，疹色先红后暗，皮疹凸起，触之碍手，压之褪色，大便干结，小便短少，舌质红赤，舌苔黄腻，脉数有力。治疗应首选

　　A.宣毒发表汤　　B.清解透表汤　　C.沙参麦冬汤　　D.麻杏甘石汤　　E.羚角钩藤汤

5.患儿，2岁。麻疹高热4天，皮肤疹点密集成片，色紫红，遍及周身，神昏，抽搐3次。治疗应首选

　　A.清金化痰汤　　B.清解透表汤　　C.羚角钩藤汤　　D.天麻钩藤饮　　E.银翘散

6.患儿，1岁。发热1天，全身见散在细小淡红色皮疹，喷嚏，流涕，偶有咳嗽，精神不振，胃纳欠佳，耳后翳核肿大，咽红，舌苔薄白。其诊断是

　　A.麻疹　　B.奶麻　　C.风疹　　D.丹痧　　E.水痘

7. 患儿，4岁。晨起喷嚏，流涕，继而发热，体温38.1℃，精神倦怠，夜间头面、躯干见稀疏细小皮疹，疹色淡红。治疗应首选

　　A.银翘散　　B.葱豉汤　　C.桑菊饮　　D.杏苏散　　E.清营汤

8. 患儿，2岁。发热，体温38℃，鼻塞流涕，咳嗽，皮疹初现，疹色红润，点粒稀疏，躯干为多，多为丘疹，少数疱疹，舌苔薄白，精神尚可。其治法是

　　A.疏风宣肺止咳　　　　　　B.疏风清热解毒　　　　　　C.辛凉解表透疹

　　D.辛温宣肺透疹　　　　　　E.清热凉营解毒

9. 患儿，5岁。发热2天，咳嗽，鼻塞，流涕，皮肤出疹，见有丘疹、水疱，疱浆清亮，分布稀疏，以躯干为多，舌苔薄白，脉浮数。治疗应首选

　　A.柴葛解肌汤　　B.透疹凉解汤　　C.清胃解毒汤　　D.银翘散　　E.桑菊饮

10. 患儿，6岁。发热2天，出现淡红色小丘疹，根盘红晕，丘疹上部可见疱疹，形态椭圆，疱浆清亮，皮疹以躯干为多，苔薄白，脉浮数。其治法是

　　A.疏风清热，利湿解毒　　　B.清气凉营，解毒化湿　　　C.发散风寒，清热利湿

　　D.芳香化湿，兼以健脾　　　E.清解郁热，活血化瘀

11. 患儿，4岁。发热2天，纳差恶心，呕吐腹泻，口腔内可见数个疱疹，手足掌心部出现米粒大小的斑丘疹、疱疹，疱液清亮，躯干处未见有皮疹，舌质红，苔薄黄腻，脉浮数。其证候是

　　A.邪伤肺卫　　B.邪犯肺脾　　C.邪炽气营　　D.湿热熏蒸　　E.湿盛阴伤

12. 患儿，8岁。发热2天，左侧腮部肿胀、疼痛，边缘不清，触之痛甚，咀嚼不便，伴头痛、咽痛、纳少，舌红苔薄黄，脉浮数。其治法是

　　A.清热解毒，软坚散结　　　B.疏风清热，散结消肿　　　C.疏肝理气，软坚散结

　　D.清肝泻火，活血镇痛　　　E.滋阴降火，活血消肿

13. 患儿，男，10岁。患痄腮，腮部肿胀渐消退，右侧睾丸肿胀疼痛，舌红苔黄，脉数。治疗应首选

　　A.银翘散　　B.小柴胡汤　　C.知柏地黄丸　　D.龙胆泻肝汤　　E.普济消毒饮

14. 患儿，2岁。咳嗽2周，日轻夜重，咳后伴有吸气样鸡鸣声，吐出痰涎或食物后暂时缓解，不久又复发作，昼夜达十余次，舌质红，舌苔黄，脉滑数。治疗应首选

　　A.桑白皮汤合葶苈大枣泻肺汤　　　B.苏子降气汤合黛蛤散　　　C.麻杏甘石汤合苏葶丸

　　D.麻黄汤合葶苈大枣泻肺汤　　　　E.泻白散合黛蛤散

B1型题

　　A.宣毒发表汤　　B.清解透表汤　　C.透疹凉解汤　　D.解肌透痧汤　　E.凉营清气汤

15. 治疗麻疹初热期，应首选

16. 治疗丹痧毒在气营证，应首选

【参考答案】

1.B　2.E　3.B　4.B　5.C　6.C　7.A　8.B　9.D　10.A　11.B　12.B　13.D　14.A　15.A　16.E

第九单元　虫　证

细目一　蛔虫病

【考点突破攻略】

要点一　概述

蛔虫病是感染蛔虫卵引起的小儿常见肠道寄生虫病，以脐周疼痛，时作时止，饮食异常，大便下虫，或粪便镜检有

蛔虫卵为主要特征。成虫寄生小肠，劫夺水谷精微，妨碍正常的消化吸收，严重者影响儿童生长发育。

本病无明显的季节性。其发生率农村高于城市，儿童高于成人，尤多见于3～10岁的儿童。蛔虫病不仅影响小儿的食欲及肠道功能，而且影响小儿的生长发育。重者可能出现并发症，其中以蛔厥证、虫瘕证多见。

[常考考点] 蛔虫病以脐周疼痛，时作时止，饮食异常，大便下虫，或粪便镜检有蛔虫卵为主要特征。

要点二 诊断要点

1. 可有吐蛔、便蛔史。

2. 反复脐周疼痛，时作时止，腹部按之有条索状物或团块，轻揉可散，食欲异常，形体消瘦，可见挖鼻、咬指甲、睡眠磨牙、面部白斑。

3. 合并蛔厥、虫瘕，可见阵发性剧烈腹痛，伴恶心呕吐，甚或吐出蛔虫。蛔厥者，可伴有畏寒发热，甚至出现黄疸。虫瘕者，腹部可扪及虫团，按之柔软可动，多见大便不通。

4. 大便病原学检查 应用直接涂片法，或厚涂片法，或饱和盐水浮聚法，检出粪便中蛔虫卵即可确诊，但粪检未查出虫卵也不能排除本病。

要点三 辨证论治

1. 辨证要点 本病以六腑辨证为纲。肠虫证最为多见，虫踞肠腑，多为实证，以发作性脐周腹痛为主要症状。蛔厥证蛔虫入膈，窜入胆腑，腹痛在剑突下、右上腹，呈阵发性剧烈绞痛，痛时肢冷汗出，多有呕吐，且常见呕吐胆汁和蛔虫，证属寒热错杂，病初多偏寒，继之渐化热。虫瘕者虫团聚结肠腑，腹部剧痛不止，阵发性加重，腹部可扪及条索状或团状包块，伴有剧烈呕吐，大便多不通。

2. 治疗原则 本病治疗以驱蛔杀虫为主，辅以调理脾胃之法。如病情较重，腹痛剧烈，或出现蛔厥、虫瘕等并发症者，根据蛔"得酸则安、得辛则伏、得苦则下"的特性，先予酸、辛、苦等药味，以安蛔止痛治标，也可以标本兼施，安蛔、驱虫、通下并用，使胆腑、肠腑通利，腹痛较快缓解。

3. 分证论治

分型	辨证要点	治法	方药
肠虫证	腹部疼痛，轻重不一，时作时止，或不思饮食，或嗜食异物，大便不调，或泄泻，或便秘，或便下蛔虫，面色多黄滞，可见面部白斑、白睛蓝斑、唇内粟状白点、夜寐龂齿。甚者腹部扪扣及条索状物，时聚时散，形体消瘦、肚腹胀大，青筋显露。舌苔腻或花剥，舌尖红赤，脉弦滑	驱蛔杀虫，调理脾胃	使君子散
蛔厥证	有肠蛔虫症状，突然腹部绞痛，弯腰曲背，辗转不安，肢冷汗出，恶心呕吐，常吐出胆汁或蛔虫。腹部绞痛呈阵发性，疼痛部位在右上腹或剑突下为主，发作间歇时，痛止如常人。重者腹痛持续不止，时轻时剧，畏寒发热，甚则出现黄疸。舌苔多黄腻，脉弦数或滑数	安蛔定痛，继则驱虫	乌梅丸
虫瘕证	有肠蛔虫症状，突然阵发性脐腹剧烈疼痛，部位不定，频繁呕吐，可呕出蛔虫，大便不下或量少，腹胀，腹部可扪及质软、无痛的可移动团块。病情持续不缓解者，见腹硬、压痛明显，肠鸣，无矢气。舌苔白或黄腻，脉滑数或弦数	行气通腑，散蛔驱虫	驱蛔承气汤

[常考考点] 蛔虫病的证型及其辨证要点、治法、使用方剂。

要点四 其他疗法

1. 单方验方

（1）使君子仁文火炒黄嚼服。每岁1～2粒，最大剂量不超过20粒。晨起空腹服之，连服2～3天。用于驱蛔。

（2）鹤虱丸。南鹤虱180g，吴茱萸150g，橘皮120g，桂心90g，槟榔120g。捣筛，蜜和丸，如梧桐子大。每服20丸，蜜汤下，1日2次，渐加至30丸，以虫出为度。用于蛔虫腹痛。

（3）椒目6g，豆油150mL。油烧开后入椒目，椒目以焦为度，去椒喝油，分1～2次喝下。用于虫瘕证。

2. 推拿疗法

（1）按压上腹部剑突下3～4cm处，手法先轻后重，一压一推一松，连续操作7～8次，待腹肌放松时，突然重力推压一次，若患儿腹痛消失或减轻，表明蛔虫已退出胆道，可停止推拿。用于蛔厥证。

（2）用掌心以旋摩法顺时针方向按摩患儿脐部，手法由轻到重。如虫团松动，但解开较慢，可配合捏法帮助松解。用于虫瘕证。

3. 针灸疗法

（1）迎香透四白、胆囊、内关、足三里、中脘、人中。强刺激，泻法。用于蛔厥证。
（2）天枢、中脘、足三里、内关、合谷。强刺激，泻法。用于虫瘕证。

4. 西医治疗

（1）甲苯咪唑200mg，顿服。2岁以下小儿禁用。用于驱虫。
（2）阿苯达唑（丙硫咪唑）200mg，顿服。2岁以下小儿禁用。用于驱虫。
（3）枸橼酸哌嗪（驱蛔灵）每日100～160mg/kg，最大量不超过3g，连服2日。

［常考考点］西医治疗常用甲苯咪唑200mg或阿苯达唑（丙硫咪唑）200mg顿服。

要点五　预防与调护

1. 预防

（1）注意个人卫生，饭前便后洗手，不吃生菜及未洗净的瓜果，不饮用生水，以减少虫卵入口的机会。
（2）不随地大便，妥善处理好粪便，切断传染途径，保持水源及食物不受污染，减少感染机会。

2. 护理

（1）饮食宜清淡，少食辛辣肥腻之品，以免助热生湿。
（2）服驱虫药宜空腹，服药后要注意休息和饮食，保持大便通畅，注意服药后反应及排虫情况。

细目二　蛲虫病

【考点突破攻略】

要点一　概述

蛲虫病是由蛲虫寄生人体所致的小儿常见肠道寄生虫病，以夜间肛门及会阴附近奇痒并见到蛲虫为特征。蛲虫色白，形细小如线头，俗称"线虫"。

本病无明显的季节性。患儿是唯一的传染源。儿童感染率高于成人，2～9岁儿童感染率最高，尤以集体机构的儿童高发。蛲虫的寿命不超过2个月，如果无重复感染可自行痊愈。因此，本病强调预防为主，防治结合，杜绝重复感染，否则药物治疗也难奏效。

要点二　诊断要点

1. 有喜以手摄取食物、吮手指等不良卫生习惯。
2. 以夜间肛门及会阴部奇痒，睡眠不安为主要临床表现，可并见尿频、遗尿、腹痛等症。大便或肛周可见8～13mm长的白色线状成虫。
3. 用肛门拭子法检查虫卵，常用方法有：①透明胶纸法：用透明胶纸黏擦肛门周围皮肤，虫卵即被黏于胶面，然后将纸平贴在玻璃片上，镜检虫卵。②棉签拭子法：用蘸有生理盐水的消毒棉签拭擦肛周，然后将拭擦物洗入饱和生理盐水，用漂浮法查虫卵。

要点三　辨证论治

1. 辨证要点　本病应辨明虚实轻重。病初多属实证，轻者一般无明显全身症状，仅有肛门及会阴部瘙痒；重者蛲虫较多，湿热内生，并见烦躁、夜惊、磨牙、恶心、食欲不振、腹痛；若病程较久，耗伤气血，可引起一些全身症状，以脾胃虚弱为主。

2. 治疗原则　本病治疗以驱虫为主，常内服、外治相结合。对病久脾胃虚弱者，在驱虫、杀虫时，应注意调理脾胃。

3. 分证论治

证候：肛门、会阴部瘙痒，夜间尤甚，睡眠不宁，烦躁不安，或尿频、遗尿，或女孩前阴瘙痒，分泌物增多，或食欲不振，形体消瘦，面色苍黄。舌淡，苔白，脉无力。

治法：杀虫止痒，结合外治。

代表方剂：驱虫粉。

要点四　其他疗法

1. 外治疗法

（1）百部150g，苦楝皮60g，乌梅9g。加水适量，煎煮取汁20～30mL，保留灌肠，连续3天为1疗程。用于驱杀蛲虫。

（2）百部50g，苦参25g。共研细末，加凡士林调成膏状，每晚睡前用温水洗肛门后涂药膏，连用7天。用于杀虫止痒。

（3）蛲虫软膏（含30%百部浸膏，0.2%龙胆紫）擦肛门皱襞周围，并挤少许入肛门内，有杀虫止痒作用。

2. 西医治疗

（1）扑蛲灵，每次5mg/kg，总量不超过0.25g，睡前1次顿服。必要时2～3周后重复治疗。用于驱虫。

（2）阿苯哒唑（丙硫咪唑），每次200～400mg，1次顿服。为防止再感染，服药后间隔1～2周再服100～200mg。用于2岁以上小儿驱虫。

［常考考点］西医可用扑蛲灵，每次5mg/kg，总量不超过0.25g，睡前1次顿服；或阿苯哒唑（丙硫咪唑），每次200～400mg，1次顿服。

要点五　预防与调护

1. 预防

（1）加强卫生宣教，普及预防蛲虫感染的知识，改善环境卫生，切断传播途径。

（2）注意个人卫生，养成良好卫生习惯，不吮吸手指，勤剪指甲，饭前、便后洗手。

2. 调护

（1）患儿床单及内衣应勤洗换，并用开水煮沸消毒，以杀死虫卵。

（2）勤洗肛门。防止小儿用手搔抓肛门。

（3）治疗期间应配合清洁环境和衣被、食物、玩具的消毒，0.5%碘液可用于消毒玩具等物品。

【例题实战模拟】

A1型题

1. 治疗蛔虫病肠虫证，应首选的方剂是

　　A. 追虫丸　　B. 化虫丸　　C. 使君子散　　D. 乌梅丸　　E. 驱虫粉

2. 下列各项，不属于蛔厥证临床症状的是

　　A. 腹部突然绞痛，主要在胃脘及右胁下　　B. 伴恶心呕吐，常吐出蛔虫　　C. 肢冷汗出

　　D. 腹胀腹痛，腹部有包块，推之移动　　E. 疼痛过后如常

3. 蛲虫病的主要特征是

　　A. 阵发性腹痛　　B. 夜寐磨牙　　C. 夜间肛门奇痒　　D. 腹部有移动包块　　E. 食欲异常

A2型题

4. 患儿，7岁。突然胃脘部绞痛，弯腰曲背，肢冷汗出，呕吐蛔虫1条。治疗应首选

　　A. 使君子散　　B. 加味温胆汤　　C. 丁萸理中汤　　D. 乌梅丸　　E. 定吐丸

5. 患儿，8岁。腹痛以脐周痛为主，乍作乍止，饮食不振，日渐消瘦，大便不调，睡眠不安，寐中磨牙，爱挖鼻孔，咬衣角，嗜食异物，舌尖红赤，脉弦滑。其诊断是

　　A. 蛔虫病，蛔厥证　　B. 蛔虫病，肠虫证　　C. 蛲虫病　　D. 蛔虫病，虫瘕证　　E. 绦虫病

6. 患儿，6岁。突然腹部绞痛，弯腰曲背，辗转不安，恶心，呕吐，肢冷汗出，常吐出胆汁，腹部绞痛时作时止，疼痛主要在胃脘部及右胁下，痛止后可如常人，苔黄腻，脉弦数。其诊断是

　　A. 钩虫病　　B. 蛔虫病，肠虫证　　C. 蛲虫病　　D. 蛔虫病，蛔厥证　　E. 绦虫病

【参考答案】

1. C　2. D　3. C　4. D　5. B　6. D

第十单元 其他病证

细目一 夏季热

【考点突破攻略】

要点一 概述

夏季热又称暑热症，是婴幼儿在暑天发生的特有的季节性疾病。临床以长期发热、口渴、多饮、多尿、少汗或汗闭为特征。

本病多见于6个月至3岁的婴幼儿，5岁以上者少见。我国南方气候炎热地区发病者较多。本病有严格的发病季节，多集中在6、7、8三个月，与气温升高、气候炎热有密切关系，气温愈高，发病就愈多，且随着气温升高而病情加重。秋凉以后，症状多能自行消退。

[常考考点] 小儿夏季热以长期发热、口渴、多饮、多尿、少汗或汗闭为特征。

要点二 病因病机

本病的发生与患儿的体质因素有密切关系，尤以先天禀赋薄弱，肾气不足者，或病后失调，气阴不足者，入夏之后，暑热亢盛，小儿不能耐受暑气熏蒸，而患本病。病机关键是小儿正气虚弱，不耐暑气熏蒸，气阴耗伤所致。

小儿感受暑气，肌腠受灼，内侵肺胃。暑性炎热，易耗气伤津，暑热内蕴，灼伤肺胃之津，故发热，口渴多饮。暑气伤于肺卫，腠理开阖失司，肌肤闭而失宣；又肺津为暑热所伤，津气两亏，水源不足，水液无以敷布，故见少汗或汗闭。同时，小儿脾胃薄弱，加之暑伤脾气，中阳不振，气虚下陷，气不化水，使水液下趋膀胱而尿多。

本病虽发生于夏季，但因属小儿体质不耐炎暑而发，并非感受暑邪，因而无一般暑邪致病而入营入血之传变变化，至秋凉后可愈。

[常考考点] 病机关键是小儿正气虚弱，不耐暑气熏蒸，气阴耗伤所致。

要点三 诊断要点与鉴别诊断

（一）诊断要点

1. 发热 多数病儿表现为盛夏时节渐起发热，体温在38～40℃。持续不退，天气越热，体温越高。发热期可达1～3个月，待气候凉爽时自然下降。

2. 多饮多尿 病儿口渴多饮，尿亦频繁、清长。

3. 少汗或汗闭 大多不出汗，仅有时在起病时头部稍有汗出。

4. 其他症状 病初一般情况良好，不显病容，或偶有感冒症状，但多不严重。发热持续不退时可伴食欲减退，面色苍白，形体消瘦，倦怠乏力，烦躁不安。

5. 实验室检查 除部分患儿血常规可呈淋巴细胞百分数增高外，其他检查在正常范围。

（二）鉴别诊断

1. 疰夏 多发生在长夏季节，主要表现为低热，一般无高热、汗闭、口渴多饮、多尿等症状，可伴有食欲减退，身困乏力。

2. 湿温 系感受湿热时邪所致。主要发生于夏秋季节，发热持续不退，与夏季热相类似，但口渴不甚明显、尿不多，这是与夏季热的主要区别之处。

[常考考点] 夏季热与疰夏、湿温的鉴别。

要点四 辨证论治

1. 辨证要点 本病是因暑气熏蒸而发病，多伤气阴，辨别是以累及上焦肺胃气阴为主，还是已损及下焦肾之阳气。

疾病初期，多不显病容，但发热、口渴、多饮，纳食如常，舌红，脉数，为暑伤肺胃；发热持续不退，随之多饮多尿，食欲渐见减退，面色出现苍白，身体日渐消瘦，口唇干燥，皮肤灼热，肢端欠温，精神疲乏，舌淡，脉无力等，则为上盛下虚。

2.治疗原则 本病治疗，以清暑泄热、益气生津为原则。

3.分证论治

分型	辨证要点	治法	方药
暑伤肺胃证	入夏后体温逐渐增高，发热持续，气温越高，体温越高，皮肤灼热，少汗或无汗，口渴引饮，小便频数，甚则饮一溲一，精神烦躁，口唇干燥，舌质稍红，苔薄黄，脉数	清暑益气，养阴生津	王氏清暑益气汤
上盛下虚证	发热日久不退，朝盛暮衰，精神萎靡或虚烦不安，面色苍白，下肢清冷，小便清长，频繁无度，大便稀溏，口渴多饮，舌质淡，苔薄黄，脉细数无力	温补肾阳，清心护阴	温下清上汤

[常考考点] 夏季热的证型及其辨证要点、治法、使用方剂。

要点五 预防与调护

1. 改善居住环境，注意调节室内温度，保持凉爽，或易地避暑。
2. 加强体格锻炼，注意防治各种疾病，病后注意调理，及时恢复健康。
3. 注意营养，饮食宜清淡，多补充水分，可用西瓜汁、金银花露等代茶饮。
4. 高热时可适当用物理降温，常洗温水浴，可帮助发汗降温。注意皮肤清洁，防止并发症。

细目二 紫癜

【考点突破攻略】

要点一 概述

紫癜是小儿常见的出血性疾病之一，以血液溢于皮肤、黏膜之下，出现瘀点瘀斑，压之不褪色为其临床特征，常伴鼻衄、齿衄，甚则呕血、便血、尿血。

本病包括西医学的过敏性紫癜和免疫性血小板减少症。过敏性紫癜好发年龄为3～14岁，尤以学龄儿童多见，男性多于女性，春秋两季发病较多。免疫性血小板减少症发病年龄多在2～5岁，男女发病比例无差异，其死亡率约1%，主要致死原因为颅内出血。

[常考考点] 紫癜以血液溢于皮肤、黏膜之下，出现瘀点瘀斑，压之不褪色为其临床特征，常伴鼻衄、齿衄，甚则呕血、便血、尿血。

要点二 病因病机

小儿素体正气亏虚是发病之内因，外感风热时邪及其他异气是发病之外因。

风热之邪与气血相搏，热伤血络，迫血妄行，溢于脉外，渗于皮下，发为紫癜。邪重者，还可伤其阴络，出现便血、尿血等。若血热损伤肠络，血溢络外，碍滞气机，可致剧烈腹痛；夹湿流注关节，则可见局部肿痛，屈伸不利。若小儿先天禀赋不足，或疾病迁延日久，耗气伤阴，均可致气阴阴伤，病情由实转虚，或虚实夹杂。气虚则统摄无权，气不摄血，血液不循常道而溢于脉外；阴虚火旺，血随火动，渗于脉外，可致紫癜反复发作。本病病位在心、肝、脾、肾。

要点三 过敏性紫癜与免疫性血小板减少症的诊断要点与鉴别诊断

1.过敏性紫癜

（1）病史：发病前可有上呼吸道感染或服食某些致敏食物、药物等诱因。

（2）典型表现：紫癜多见于下肢伸侧及臀部、关节周围，为高出皮肤的鲜红色至深红色丘疹、红斑或荨麻疹，大小不一，多呈对称性，分批出现，压之不褪色。

（3）伴随症状：可伴有腹痛、呕吐、血便等消化道症状，游走性大关节肿痛及血尿、蛋白尿等。

(4)实验室检查:血小板计数、出凝血时间、血块收缩时间均正常。

2. 免疫性血小板减少症

(1)典型表现:皮肤黏膜见瘀点、瘀斑。瘀点多为针尖样大小,一般不高出皮面,多不对称,可遍及全身,但以四肢及头面多见。

(2)伴随症状:可伴见鼻衄、齿衄、尿血、便血等,严重者可并发颅内出血。

(3)实验室检查:血小板计数显著减少,出血时间延长,血块收缩不良,束臂试验阳性。

[常考考点]过敏性紫癜和免疫性血小板减少症的诊断要点及鉴别。

要点四 辨证论治

1. 辨证要点 首先根据起病、病程、紫癜颜色等辨虚实。起病急,病程短,紫癜颜色鲜明者,多属实;起病缓,病情反复,病程缠绵,紫癜颜色较淡者,多属虚。其次要注意判断病情轻重,以出血量的多少及是否伴有肾脏损害或颅内出血等作为判断轻重的依据。辨病与辨证相结合,过敏性紫癜早期多为风热伤络,血热妄行,常兼见湿热痹阻或热伤胃络,后期多见阴虚火旺或气不摄血。免疫性血小板减少症,急性型多为血热妄行,慢性型多为气不摄血或阴虚火旺。

2. 治疗原则 实证以清热凉血为主;虚证以益气摄血、滋阴降火为主。

3. 分证论治

分型	辨证要点	治法	方药
风热伤络证	起病较急,全身皮肤紫癜散发,尤以下肢及臀部居多,呈对称分布,色泽鲜红,大小不一,或伴痒感,可有发热、腹痛、关节肿痛、尿血等,舌质红,苔薄黄,脉浮数	疏风清热,凉血安络	银翘散
血热妄行证	起病较急,皮肤出现瘀点瘀斑,色泽鲜红,或伴鼻衄、齿衄、尿血、便血,血色鲜红或紫红,同时见心烦、口渴、便秘,或伴腹痛,或有发热,舌红,脉数有力	清热解毒,凉血止血	犀角地黄汤
气不摄血证	起病缓慢,病程迁延,紫癜反复出现,瘀点、瘀斑颜色淡紫,常有鼻衄、齿衄,面色苍黄,神疲乏力,食欲不振,头晕心慌,舌淡苔薄,脉细无力	健脾养心,益气摄血	归脾汤
阴虚火旺证	紫癜时发时止,鼻衄齿衄,血色鲜红,低热盗汗,心烦少寐,大便干燥,小便黄赤,舌光红,苔少,脉细数	滋阴降火,凉血止血	知柏地黄丸

[常考考点]紫癜的证型及其辨证要点、治法、使用方剂。

要点五 西医治疗

1. 过敏性紫癜 积极寻找和去除致病因素,如控制感染、补充维生素。有荨麻疹或血管神经性水肿时,应用抗组胺药物和钙剂。腹痛时应用解痉剂,消化道出血时应禁食,可静脉滴注西咪替丁,必要时输血。急性期对腹痛和关节痛者可应用肾上腺皮质激素,症状缓解后即可停用。过敏性紫癜若并发肾炎且经激素治疗无效者,可考虑联合用免疫抑制剂,如硫唑嘌呤、环磷酰胺(冲击或口服)以抑制严重免疫损伤,有利于保护残存肾功能。

2. 免疫性血小板减少症 急性型可用大剂量丙种球蛋白、短疗程肾上腺皮质激素等,病情重者可考虑大剂量甲基强的松龙、血小板输注、血浆置换等。慢性型必要时行脾切除术。

[常考考点]过敏性紫癜和免疫性血小板减少症的西医治疗。

要点六 预防与调护

1. 预防

(1)积极参加体育活动,增强体质,提高抗病能力。

(2)过敏性紫癜要尽可能找出引发的各种原因。积极防治上呼吸道感染,控制扁桃体炎、龋齿、鼻窦炎,驱除体内各种寄生虫,不吃容易引起过敏的饮食及药物。

(3)对免疫性血小板减少症,要注意预防呼吸道感染、麻疹、水痘、风疹及肝炎等疾病,否则易于诱发或加重病情。

2. 调护

(1)急性期或出血量多时,要卧床休息,限制患儿活动,消除其恐惧紧张心理。

(2)避免外伤跌仆碰撞,以免引起出血。

（3）血小板计数低于 20×10^9/L 时，要密切观察病情变化，防治各种创伤与颅内出血。

（4）饮食宜清淡、富于营养、易于消化。呕血、便血者应进半流质饮食，忌硬食及粗纤维食物。忌辛辣刺激食物。免疫性血小板减少症患儿平素可多吃带衣花生、红枣等食物。

细目三　皮肤黏膜淋巴结综合征

【考点突破攻略】

要点一　概述

皮肤黏膜淋巴结综合征又称川崎病，是一种以全身血管炎性病变为主要病理特点的急性发热出疹性疾病，临床以急性发热、多形红斑、球结膜充血、草莓舌和颈淋巴结肿大、手足硬肿为特征。

本病好发于婴幼儿，男女比例为（1.3～1.5）：1，病程多为 6～8 周。绝大多数患儿经积极治疗可以康复，但尚有 1%～2% 的死亡率。死亡原因多为心肌炎、动脉瘤破裂及心肌梗死。有些患儿的心血管症状可持续数月至数年。

[常考考点] 皮肤黏膜淋巴结综合征又称川崎病，是一种以全身血管炎性病变为主要病理特点的急性发热出疹性疾病。临床以急性发热、多形红斑、球结膜充血、草莓舌和颈淋巴结肿大、手足硬肿为特征。

要点二　病因病机

本病为温热邪毒从口鼻而入，犯于肺卫，蕴于肌腠，内侵入气及营扰血而传变，尤以侵犯营血为甚，病变脏腑则以肺胃为主，可累及心、肝、肾诸脏。温热邪毒初犯于肺卫，蕴于肌腠，酿生发热，迅速入里，热盛化火，内入肺胃，阳热亢盛，炽于气分，熏蒸营血，动血耗血，见壮热不退、皮肤斑疹、口腔黏膜及眼结膜充血等症。热毒痰邪凝阻经络，瘰核肿大疼痛；热盛伤津，致口干、舌红、草莓舌；热炽营血，血液凝滞，运行不畅，造成血瘀诸症。病之后期，热势去而气虚阴津耗伤，疲乏少力，指（趾）皮肤脱皮。

要点三　诊断要点与鉴别诊断

（一）诊断要点

1. 持续 5 天以上，抗生素治疗无效。
2. 双侧球结合结膜充血。
3. 口腔及咽部黏膜弥漫充血，口唇鲜红、皲裂，并呈草莓舌。
4. 手足硬肿，掌跖发红，恢复期指趾端出现膜状脱皮。
5. 躯干部多形性红斑样皮疹，但无水疱及结痂。
6. 颈淋巴结肿大，多为单侧，很快消退。

以上 6 条中具备包括发热在内的 5 条即可确诊。不足 4 项，而有冠状动脉损害者，也可确诊。

（二）鉴别诊断

幼年类风湿病　发热时间较长，可持续数周或数月，对称性、多发性关节炎，尤以指趾关节受累比较突出，类风湿因子可为阳性。

[常考考点] 皮肤黏膜淋巴结综合征与幼年类风湿病的鉴别。

要点四　辨证论治

1. 辨证要点　本病以卫气营血辨证为纲。初起邪在肺卫，症见发热、微恶风、咽红，一般为时短暂；迅速化热入里，热炽气分，症见高热持续、口渴喜饮、皮疹布发；继入营血，症见斑疹红紫、草莓舌、烦躁嗜睡；后期气阴两伤，症见疲乏多汗、指趾脱皮。本病易于形成瘀血，症见斑疹色紫、手足硬肿、舌质红绛、指纹紫滞等；若是瘀血阻塞脉络，还可见心悸、胁下痞块等多种征象。

2. 治疗原则　以清热解毒、活血化瘀为主。本病易于形成瘀血，自初期至后期始终应注意活血化瘀法的应用。温毒之邪多从火化，最易伤阴，在治疗中又要分阶段滋养胃津，顾护心阴。

3. 分证论治

分型	辨证要点	治法	方药
卫气同病证	病起急骤，持续高热，微恶风，口渴喜饮，目赤，咽红，手掌足底潮红，躯干皮疹显现，颈部淋巴结肿大，或伴咳嗽，轻度腹泻，舌质红，苔薄，脉浮数	辛凉透表，清热解毒	银翘散
气营两燔证	壮热不退，昼轻夜重，咽红目赤，唇赤干裂，烦躁不宁或嗜睡，肌肤斑疹，或见关节痛，单侧或双侧颈部淋巴结肿大，手足硬肿，掌跖及指趾端潮红，随后指趾端脱皮，舌质红绛，状如草莓，苔薄黄，脉数有力	清气凉营，解毒化瘀	清瘟败毒饮
气阴两伤证	身热渐退，倦怠乏力，动辄汗出，咽干唇裂，口渴喜饮，指趾端脱皮或潮红脱屑，心悸，纳少，舌质红，苔少，脉细弱不整	益气养阴，清解余热	沙参麦冬汤

［常考考点］皮肤黏膜淋巴结综合征的证型及其辨证要点、治法、使用方剂。

要点五 西医治疗

1. 丙种球蛋白 在发病早期（发病10日以内）大剂量应用丙种球蛋白静脉输入，2g/kg，于10～12小时左右一次静脉缓慢滴入。

2. 阿司匹林 每天30～50mg/kg，热退后可减为每天3～5mg/kg，直至血沉、血小板恢复正常后停药（一般在发病后6～8周）。

3. 并发症的治疗 如有心源性休克、心力衰竭及心律失常者，予相应治疗。

［常考考点］西医治疗可用丙种球蛋白和阿司匹林。

要点六 预防与调护

1. 预防

（1）合理喂养，适当户外活动，增强体质。

（2）积极防治各种感染性疾病。

2. 调护

（1）饮食宜清淡新鲜，补充足够水分。保持口腔清洁。适度卧床休息。

（2）密切观察病情变化，特别是及时发现并发症。

（3）本症患儿须随访半年至1年。有冠状动脉扩张者须长期随访，每半年至少做1次超声心动图检查，直到冠状动脉扩张消失为止。

细目四 维生素D缺乏性佝偻病

【考点突破攻略】

要点一 概述

维生素D缺乏性佝偻病简称佝偻病，是由于儿童体内维生素D不足，致使钙磷代谢失常的一种慢性营养性疾病，以正在生长的骨骺端软骨板不能正常钙化，造成骨骼病变为其特征。

婴幼儿生长快，户外活动少，容易发生维生素D缺乏，故本病主要见于2岁以内婴幼儿。北方地区发病率高于南方地区，城市高于农村，人工喂养的婴儿发病率高于母乳喂养者。本病轻者如治疗得当，预后良好；重者如失治、误治，易导致骨骼畸形，留有后遗症，影响儿童正常生长发育。

［常考考点］佝偻病以正在生长的骨骺端软骨板不能正常钙化，造成骨骼病变为其特征。

要点二 病因病机

1. 胎元失养 孕妇起居失常，少见阳光，营养失调，或疾病影响，导致孕妇体弱，胎儿养育失宜，而使胎元先天未充，肾气不足。

2. 乳食失调 母乳缺乏，人工喂养，未及时添加辅食，或食品的质和量不能满足小儿生长的需要，致使营养失衡，脾肾虚亏，发生本病。

3. 其他因素 日照不足，或体虚多病等，均可造成体质下降，脾肾不足。

本病病机主要是脾肾虚亏，常累及心、肺、肝。若肾气不足则骨髓不充，骨骼发育障碍，出现颅骨软化，前囟晚闭，齿迟，甚至骨骼畸形；脾虚则面色欠华，纳呆，肌肉松弛，大便不实；脾虚及肺，卫外不固，则见多汗，反复感冒，甚至肺气闭塞而引起肺炎喘嗽；心气不足，心神不宁，脾虚失抑，肝木亢旺，因而夜惊、烦躁。

要点三 诊断要点与鉴别诊断

（一）诊断要点

早期的多汗、烦躁等神经兴奋性增高的症状无特异性，因此仅根据临床表现诊断的准确率较低。要结合患儿年龄、季节、早产、日光照射或维生素D摄入不足以及母亲孕期情况等进行综合分析。可疑病例可做X线长骨检查和血清生化检测以助诊断。

（二）鉴别诊断

1. 先天性甲状腺功能低下 出生3个月后呈现生长发育迟缓，体格明显矮小，出牙迟，前囟大而闭合晚，神情呆滞，腹胀，食欲不振等。患儿智力低下，有特殊面容。血清TSH、T_4测定可资鉴别。

2. 脑积水 中医学称"解颅"。发病常在出生后数月，前囟及头颅进行性增大，且前囟饱满紧张，骨缝分离，两眼下视，如"落日状"。X线片示颅骨穹隆膨大，颅骨变薄，囟门及骨缝宽大等。

[常考考点] 佝偻病与先天性甲状腺功能低下及脑积水的鉴别。

要点四 辨证论治

1. 辨证要点 本病采用脏腑辨证，辨别以脾虚为主或肾虚为主。病在脾，除佝偻病一般表现外，尚有面色欠华、纳呆、便溏、反复呼吸道感染；病在肾，则以骨骼改变为主。继辨轻重，如单有神经精神症状，骨骼病变较轻或无病变者，为轻证；若不分寤寐，汗出较多，头发稀少，筋肉痿软，骨骼改变明显者，则为重证。

2. 治疗原则 本病的治疗当以调补脾肾为要。

3. 分证论治

分型	辨证要点	治法	方药
肺脾气虚证	多汗夜惊，烦躁不安，发稀枕秃，囟门增大，伴有轻度骨骼改变，形体虚胖，肌肉松软，食欲不振，易反复感冒，舌淡苔薄白，脉细无力	健脾补肺	人参五味子汤
脾虚肝旺证	头部多汗，发稀枕秃，囟门迟闭，出牙延迟，坐立行走无力，夜啼不宁，易惊多惕，甚则抽搐，纳呆食少，舌淡苔薄，脉细弦	健脾助运，平肝息风	益脾镇惊散
肾精亏损证	有明显的骨骼改变症状，如头颅方大，肋软骨沟，肋串珠，手镯，足镯，鸡胸，漏斗胸等，"O"形或"X"形腿，出牙、坐立、行走迟缓，并有面白虚烦，多汗肢软，舌淡苔少，脉细无力	补肾填精，佐以健脾	补肾地黄丸

[常考考点] 维生素D缺乏性佝偻病的证型及其辨证要点、治法、使用方剂。

要点五 西医治疗

初期每日口服维生素D 5000~10000U，连服1个月。激期每日口服维生素D 1万~2万U，连服1个月。不能坚持口服者可肌内注射维生素D_2，每次40万U（或D_3 30万U），连用1~3次，每次间隔1个月。在给维生素D的同时应给钙剂每次0.5~1.0g，每日2~3次，连服2~3个月。

要点六 预防与调护

1. 预防

（1）加强孕期保健，孕妇要有适当的户外活动。

（2）加强婴儿护养，提倡母乳喂养，及时添加辅食，多晒太阳，增强体质。

（3）早期补充维生素D，每日口服400U。

2. 调护

（1）患儿不要久坐、久站，不系过紧的裤带，提倡穿背带裤，减轻骨骼畸形。

（2）每日户外活动，直接接受日光照射，同时防止受凉。

细目五 传染性单核细胞增多症

【考点突破攻略】

要点一 概述

传染性单核细胞增多症（简称传单）是由传单时邪（EB病毒）引起的急性传染病。临床表现多样，以发热、咽峡炎、淋巴结肿大、肝脾肿大、外周血中淋巴细胞增多并出现异型淋巴细胞增多为特征。

本病任何年龄均可发病，以年长儿及青少年为多见，四季均可发病，多散发或小流行。患病后可获得持久免疫力，二次发病的很少。本病病程长短不一，自数周至数月不等，有并发症者病程较长。预后一般良好。本病属中医"瘟疫"范畴。

［常考考点］传染性单核细胞增多症（简称传单）是由传单时邪（EB病毒）引起的急性传染病。临床表现多样，以发热、咽峡炎、淋巴结肿大、肝脾肿大、外周血中淋巴细胞增多并出现异型淋巴细胞增多为特征。

要点二 病因病机

本病的病因为传单时邪。传单时邪由口鼻而入，首犯肺胃，致肺卫失宣，胃失和降，而致发热恶寒、鼻塞流涕、头痛咳嗽、咽红咽痛、恶心呕吐、不思饮食等。若瘟疫时邪不解，化火入里，燔灼气营，炼液成痰，痰热互结，上壅咽喉，瘀滞肝胆、经络，阻塞肺窍，则见发热持续、斑疹显露、咽喉红肿糜烂、瘰核肿大、腹中痞块、口舌㖞斜、失语偏瘫、咳喘气促等。感邪较重者，邪陷厥阴，扰动内风，出现高热、抽搐、昏迷等。疾病后期，余邪未清，气阴耗伤，痰瘀流连，故见持续低热、盗汗神萎、瘰核肿大、消退缓慢等。

本病为疫邪致病，发病按卫气营血规律传变，病涉脏腑经络，主要病机为热痰瘀互结。

要点三 诊断要点与鉴别诊断

（一）诊断要点

1. 有传单接触史。

2. 不规则发热。热型不定，体温波动在39℃左右，发热持续约1周左右，少数热程可达数周。

3. 咽峡炎。咽痛，咽部充血，扁桃体肿大、充血，可有灰白色假膜，或腭及咽部有小出血点及溃疡。

4. 淋巴结肿大。全身浅表淋巴结普遍受累，以颈部最为常见，腋下、腹股沟次之，中等硬度，无粘连及明显压痛，一般在发热退后数天或数周逐渐消退。

5. 肝脾肿大。约1/3患者有肝大，可有肝功能异常及黄疸。有半数患者脾大，偶有发生脾破裂。

6. 皮疹。约10%的患者在病后1周出现皮疹，形态多样，可为斑疹、丘疹、猩红热样斑疹，多在躯干部位，1周左右消退。

7. 累及心、肺、肾、脑时，可出现咳喘、惊厥、血尿、水肿、失语、偏瘫等症状。

8. 实验室检查。血常规白细胞计数增高，淋巴细胞和单核细胞增多，异型淋巴细胞10%以上。嗜异性凝集试验阳性，EB病毒特异性抗体阳性。

［常考考点］传单的诊断是病史、典型临床表现和实验室检查。

（二）鉴别诊断

1. 溶血性链球菌感染引起的咽峡炎 传单早期发热、咽峡炎、淋巴结肿大，与链球菌性咽峡炎类似，但溶血性链球菌感染引起的咽峡炎血象示中性粒细胞增多，咽拭子细菌培养可得阳性结果，且青霉素治疗有效。

2. 传染性淋巴细胞增多症 临床症状轻微，轻度发热，多无明显肝脾及淋巴结肿大。外周血白细胞总数可升高，分类中以成熟淋巴细胞为主，占60%～90%，异常淋巴细胞并不增高，骨髓象正常，嗜异性凝集试验阴性。

3. 急性淋巴细胞白血病 传单病程远较急性淋巴细胞白血病缓和，且嗜异性凝集试验阳性，血液异常淋巴细胞呈多形性，红细胞及血小板大多正常，骨髓象幼稚细胞比例不增高。

[常考考点] 传单与溶血性链球菌感染引起的咽峡炎、传染性淋巴细胞增多症及急性淋巴细胞白血病的鉴别。

要点四 辨证论治

1. 辨证要点 本病按卫气营血辨证。初起邪郁肺卫，症见畏寒发热、咳嗽咽痛、头痛不适。继而热毒化火入里，肺胃气分热盛，故壮热不退、口渴烦躁。热毒攻喉则咽喉肿烂，热毒流注则瘰疬结核，热毒外泄则皮疹发斑。严重者热陷营血，表现为气营两燔，营血受邪则发斑出血、神昏抽搐。后期气阴损耗，余毒未尽，表现为精神软弱、低热盗汗、瘰疬瘿核消退缓慢。

2. 治疗原则 以清热解毒、化痰祛瘀为基本治疗原则。

3. 分证论治

分型	辨证要点	治法	方药
邪犯肺胃证	发热，微恶风寒，鼻塞流涕，头痛咳嗽，咽红疼痛，恶心呕吐，不思饮食，颈淋巴结轻度肿大，或见皮肤斑丘疹，舌质红，苔薄白或薄黄，脉浮数	疏风清热，宣肺利咽	银翘散
气营两燔证	壮热烦渴，咽喉红肿疼痛，乳蛾肿大，甚则溃烂，口疮口臭，面红唇赤，红疹显露，便秘尿赤，淋巴结或肝脾肿大，舌质红，苔黄糙，脉洪数	清气凉营，解毒化痰	普济消毒饮
痰热流注证	发热，热型不定，颈、腋、腹股沟处浅表淋巴结肿大，以颈部为重，肝脾肿大，舌质红，苔黄腻，脉滑数	清热化痰，通络散瘀	清肝化痰丸
湿热蕴滞证	发热持续，缠绵不退，身热不扬，汗出不透，头身重痛，精神困倦，呕恶纳呆，口渴不欲饮，胸腹痞闷，面色苍黄，皮疹色红，大便黏滞不爽，小便短黄不利，舌偏红，苔黄腻，脉濡数	清热解毒，行气化湿	甘露消毒丹
正虚邪恋证	病程日久，发热渐退，或低热不退，神疲气弱，口干唇红，大便或干或稀，小便短黄，咽部稍红，淋巴结、肝脾肿大逐渐缩小，舌红绛或淡红，或剥苔，脉细弱	益气生津，兼清余热	气虚邪恋，竹叶石膏汤；阴虚邪恋，青蒿鳖甲汤、沙参麦冬汤

[常考考点] 传染性单核细胞增多症的证型及其辨证要点、治法、使用方剂。

要点五 西医治疗

1. 抗病毒治疗 阿昔洛韦或更昔洛韦有一定效果，也可应用 EBV 特异性免疫球蛋白。

2. 对症治疗 高热者可予物理降温，亦可用退热剂。注意口腔清洁和水、电解质平衡。继发细菌性咽峡炎、肺炎者，应进行咽拭子培养，给予敏感抗生素。对持续高热、重症肝炎伴黄疸、心肌炎、咽喉水肿、血小板减少、溶血性贫血及中枢系统严重合并症者，可用肾上腺皮质激素治疗。

3. 急症处理 本病最严重的并发症为脾破裂。常发生在疾病的第二周，触摸脾脏或轻微创伤均可引起。应及时确诊，迅速处理。宜迅速补充血容量，输血和脾切除。脾肿大患者应避免剧烈运动，防止腹部外伤，体检时亦应谨慎。

【例题实战模拟】

A1 型题

1. 夏季热上盛下虚证的病机是
   A. 脾胃亏虚　　B. 脾阳不振　　C. 胃热炽盛　　D. 心火内盛　　E. 脾肾阳虚

2. 实验室检查有异型淋巴细胞的疾病是
   A. 夏季热　　　　　　　　B. 过敏性紫癜　　　　　　　C. 免疫性血小板减少症
   D. 传染性单核细胞增多症　　E. 川崎病

3. 下列不属于川崎病临床特征的是
   A. 发热恶寒　B. 多形红斑　C. 球结膜充血　D. 颈淋巴结肿大　E. 手足硬肿

A2 型题

4. 患儿，2岁。时值夏季，发热持续1月余，朝盛暮衰，口渴多饮，尿多清长，无汗，面色苍白，下肢欠温，大便溏薄，舌淡苔薄。治疗应首选
   A. 白虎汤　B. 新加香薷饮　C. 温下清上汤　D. 竹叶石膏汤　E. 清暑益气汤

5. 患儿，5岁。臀部及下肢紫癜1天，呈对称性，色鲜红，瘙痒，发热，舌红，苔薄黄，脉浮数。治疗应首选

A. 犀角地黄汤　　B. 银翘散　　C. 归脾汤　　D. 化斑汤　　E. 大补阴丸

6. 患儿，2岁。头部多汗，发稀枕秃，囟门迟闭，出牙延迟，坐立、行走无力，夜啼不宁，易惊多惕，甚则抽搐，纳呆食少，舌淡苔薄，脉细弦。其证候是

　　A. 脾虚肝旺证　　B. 肾精亏损证　　C. 肺肾阴虚证　　D. 脾肾阳虚证　　E. 肺脾气虚证

B1型题

　　A. 滋阴降火，凉血止血　　　　B. 疏风清热，凉血安络　　　　C. 理气化瘀，活血止血
　　D. 健脾养心，益气摄血　　　　E. 清热解毒，凉血止血

7. 紫癜风热伤络证的治法是
8. 紫癜阴虚火旺证的治法是

　　A. 银翘散　　B. 清瘟败毒饮　　C. 白虎汤　　D. 新加香薷饮　　E. 凉膈散

9. 治疗皮肤黏膜淋巴结综合征卫气同病证，应首选
10. 治疗皮肤黏膜淋巴结综合征气营两燔证，应首选

【参考答案】

1. E　2. D　3. A　4. C　5. B　6. A　7. B　8. A　9. A　10. B

针 灸 学

全面精讲班
针灸学

【本章通关攻略】

针灸学是中医专业的一门重要临床课程，在历年的中医执业医师资格考试中占据非常重要的地位。其中实践技能考试第二站技能操作中涉及腧穴的定位或针刺、灸法、拔罐、推拿等技术操作，第三站临床答辩中涉及腧穴的主治、常见病的针灸取穴（包括主穴和配穴）以及针灸异常情况的处理，共占20分（实践技能总分100分）。综合笔试考试中，平均每年出题60道，占60分（综合笔试总分600分）。

本科目共涉及32个单元41种疾病，考查的重点主要分布在十四经穴的定位主治、特定穴，以及常见病的针灸取穴，包括主穴及配穴。其中常见病的针灸取穴占据大部分分值。

针灸学课程的学习，要在牢固掌握中医基础课程和中医临床课程的基础上，在具备中医辨病辨证能力的条件下，进一步深入学习，重点是各科常见病的针灸治疗取穴。

第一单元　经络系统

细目一　经络系统的组成

【考点突破攻略】

经络系统由经脉和络脉组成，其中经脉包括十二经脉、奇经八脉，以及附属于十二经脉的十二经别、十二经筋、十二皮部；络脉包括十五络脉和难以计数的浮络、孙络等。

细目二　十二经脉

【考点突破攻略】

十二经脉指十二脏腑所属的经脉，是经络系统的主体，又称"正经"。

要点一　十二经脉的名称

十二经脉的名称由手足、阴阳、脏腑三部分组成。十二经脉的名称分别为手太阴肺经、手阳明大肠经、足阳明胃经、足太阴脾经、手少阴心经、手太阳小肠经、足太阳膀胱经、足少阴肾经、手厥阴心包经、手少阳三焦经、足少阳胆经、足厥阴肝经。

要点二　十二经脉的分布规律

十二经脉左右对称地分布于头面、躯干、四肢，纵贯全身。六条阴经分布于四肢内侧和胸腹部，六条阳经分布于四肢外侧、头面、躯干。

十二经脉在四肢的分布规律是：

（1）手足三阳经：阳明在前，少阳在中，太阳在后。

（2）手足三阴经：太阴在前，厥阴在中，少阴在后。

特殊点：下肢内侧是足三阴经，内踝上8寸以下，厥阴在前，太阴在中，少阴在后。
[常考考点]十二经脉在四肢的分布规律及特殊点。

要点三　十二经脉的属络表里关系

互为表里的阴经与阳经有属络关系，即阴经属脏络腑，阳经属腑络脏，阴阳配对，在脏腑阴阳经脉之间形成了六组表里属络关系。

要点四　十二经脉与脏腑器官的联络

经络名称	联络的脏腑	联络的器官
手太阴肺经	起于中焦，属肺，络大肠，还循胃口	喉咙
手阳明大肠经	属大肠，络肺	入下齿中，夹口、鼻
足阳明胃经	属胃，络脾	起于鼻，入上齿，环口夹唇，循喉咙
足太阴脾经	属脾，络胃，流注心中	夹咽，连舌本，散舌下
手少阴心经	属心，络小肠，上肺	夹咽，系目系
手太阳小肠经	属小肠，络心，抵胃	循咽，至目内外眦，入耳中，抵鼻
足太阳膀胱经	属膀胱，络肾	起于目内眦，至耳上角，入络脑
足少阴肾经	属肾，络膀胱，上贯肝，络心，注肺中	循喉咙，夹舌本
手厥阴心包经	属心包，络三焦	
手少阳三焦经	属三焦，络心包	系耳后，出耳上角，入耳中，至目锐眦
足少阳胆经	属胆，络肝	起于目锐眦，下耳后，入耳中，出耳前
足厥阴肝经	属肝，络胆，夹胃，注肺	过阴器，连目系，环唇内

[常考考点]十二经脉联络的重要器官。

要点五　十二经脉的循行走向与交接规律

十二经脉循行走向总的规律是：手三阴经从胸走手，手三阳经从手走头，足三阳经从头走足，足三阴经从足走腹胸。

十二经脉的循行交接规律是：①相表里的阴经与阳经在手足末端交接。②同名的阳经与阳经在头面部交接。③相互衔接的阴经与阴经在胸中交接。

[常考考点]十二经脉的循行走向与交接规律。

要点六　十二经脉的气血循环流注

十二经脉的气血循环流注是从手太阴肺经开始到足厥阴肝经为止，再由肝经逐经相传。其流注顺序是：肺经→大肠经→胃经→脾经→心经→小肠经→膀胱经→肾经→心包经→三焦经→胆经→肝经。

简便记忆歌诀：肺大胃脾心小肠，膀肾包焦胆肝藏。

[常考考点]十二经脉的气血循环流注顺序。

细目三　奇经八脉

【考点突破攻略】

要点一　奇经八脉的名称

奇经八脉包括督脉、任脉、冲脉、带脉、阴维脉、阳维脉、阴跷脉、阳跷脉，共8条。

奇经八脉与十二经脉不同，不直接隶属于十二脏腑，也无阴阳表里配合（属络）关系，"别道奇行"，故称"奇经"。奇经八脉中的任脉、督脉，各有其所属的腧穴，故与十二经脉相提并论合称"十四经"。

要点二　奇经八脉的循行分布

1. 督脉　行于腰背正中，上至头面，总督六阳经。

2. 任脉　循行于胸腹正中，上抵颏部。

3. 冲脉　与足少阴肾经相并上行，环绕口唇，且与任、督、足阳明等有联系。

4. 带脉　起于胁下，绕行腰间一周。

5. 维脉　阴维脉起于小腿内侧，沿腿股内侧上行，至咽喉与任脉会合。阳维脉起于足跗外侧，沿腿膝外侧上行，至项后与督脉相会。

6. 跷脉　阴跷脉起于足跟内侧，随足少阴等经上行，至目内眦与阳跷脉会合。阳跷脉起于足跟外侧，伴足太阳等经上行，至目内眦与阴跷脉会合，再沿足太阳经上额，于项后会合足少阳经。

督脉、任脉、冲脉皆起于胞中，同出会阴，称为"一源三歧"。

要点三　奇经八脉的作用及临床意义

1. 统率、主导作用　奇经八脉将部位相近、功能相似的经脉联系起来，达到统帅有关经脉气血，协调阴阳的作用。如：督脉督领诸阳经，统摄全身阳气和真元，为"阳脉之海"。任脉妊养诸阴经，总调全身阴气和精血，为"阴脉之海"。冲脉具有涵蓄十二经气血的作用，有"十二经脉之海"和"血海"之称。带脉横绕腰腹约束了纵行躯干部的诸条经脉。阳维脉主一身之表，阴维脉主一身之里，阴阳维脉具有维系一身阴经和阳经的作用。阴阳跷脉主肢体两侧的阴阳，调节下肢运动与寤寐。

2. 沟通、联络作用　奇经八脉在循行分布过程中，与其他各经相互交会沟通，也加强了十二经脉之间的相互联系。如手足三阳经共会督于大椎，关元、中极穴为任脉与足三阴经交会之处，冲脉加强了足阳明与足少阴经之间的联系，带脉联系着纵行于躯干的各条经脉等。

3. 蓄积、渗灌作用　奇经八脉犹如湖泊水库，而十二经脉之气则犹如江河之水。当十二经脉和脏腑之气旺盛时，奇经储蓄气血；当十二经脉生理功能需要时，奇经又能渗灌和供应气血。奇经八脉大体的循行分布和作用、临床意义见下表。

奇经八脉循行分布和作用、临床意义

奇经八脉	循行分布情况	作用、临床意义
督脉	腰、背、头面正中	督领六阳经，调节全身阳经经气，故称"阳脉之海"
任脉	腹、胸、颏下正中	妊养六阴经，调节全身阴经经气，故称"阴脉之海"
冲脉	与足少阴经并行，环绕口唇，且与任、督、足阳明经等有联系	涵蓄十二经气血，故称"十二经脉之海"或"血海"
带脉	起于胁下，环腰一周，状如束带	约束纵行躯干的诸条经脉
阴维脉	起于小腿内侧，并足太阴、足厥阴上行，至咽喉合于任脉	维系全身阴经
阳维脉	起于足跗外侧，并足少阳经上行，至项后会于督脉	维系全身阳经
阴跷脉	起于足跟内侧，伴足少阴等经上行，至目内眦与阳跷脉会合	调节下肢运动，司寤寐
阳跷脉	起于足跟外侧，伴足太阳等经上行，至目内眦与阴跷脉会合	调节下肢运动，司寤寐

[常考考点] 奇经八脉的作用和临床意义。

细目四　十五络脉

【考点突破攻略】

十二经脉和任、督二脉各自别出一络，加上脾之大络（大包），总计15条，称为十五络脉。

要点一　十五络脉的分布

十五络脉的分布特点是：①十二经脉的别络均从本经四肢肘膝关节以下的络穴分出，走向其相表里的经脉，即阴经别络走向阳经，阳经别络走向阴经。②任脉、督脉以及脾之大络，主要分布在头身部。

要点二　十五络脉的作用及临床意义

1. 四肢部的十二经别络，加强了十二经中相表里两经的联系，沟通了表里两经的经气，补充了十二经脉循行的不足。
2. 躯干部的任脉别络、督脉别络和脾之大络，分别沟通了腹、背和全身经气，输布气血以濡养全身组织。

［常考考点］十二经别络的作用是加强了十二经中相表里两经的联系。

细目五　十二经别

【考点突破攻略】

十二经别是十二正经离、入、出、合的别行部分，是正经别行深入体腔的支脉。

要点一　十二经别的分布

十二经别具有离、入、出、合的循行特点：十二经别多从肘膝关节附近的正经别出（离）；经过躯干深入体腔，与相关的脏腑联系（入）；再浅出于体表上行头项部（出）；在头项部，阳经经别合于本经的经脉，阴经经别合于其相表里的阳经经脉（合）。十二经别按阴阳表里关系汇合成六组，故有"六合"之称。

［常考考点］十二经别循行特点是离、入、出、合。

要点二　十二经别的作用及临床意义

十二经别加强了十二经脉的内外联系，补充了十二经脉在体内外循行的不足。体现在：
（1）加强了表里两经的联系作用。
（2）加强经脉与脏腑联系的作用。
（3）加强了十二经别与头部的联系的作用。
（4）经别还弥补了十二经脉分布的不足。

［常考考点］十二经别的作用。

细目六　十二经筋

【考点突破攻略】

十二经筋是十二经脉之气濡养筋肉骨节的体系，是附属于十二经脉的筋肉系统。

要点一　十二经筋的分布

十二经筋均起于四肢末端，上行于头面胸腹部。行于体表，不入内脏。具有结、聚、散、络的特点。每遇骨节部位则结聚于此，遇胸腹壁或入胸腹腔则散布于该部而成片，但与脏腑无属络关系。

手足三阳经筋分布于项背和四肢外侧，手足三阴经筋分布于胸腹和四肢内侧。足三阳经筋起于足趾，循股外上行结于（面）；足三阴经筋起于足趾，循股内上行结于阴器（腹），足厥阴肝经除结于阴器外，还能总络诸筋；手三阳经筋起于手指，循臑外上行结于角（头）；手三阴经筋起于手指，循臑内上行结于贲（胸）。

［常考考点］十二经筋均起始于四肢末端，结聚于关节。

要点二　十二经筋的作用及临床意义

经筋的作用主要是约束骨骼，利于关节屈伸活动，以保持人体正常的运动功能。《素问·痿论》曰："宗筋主束骨而利机关也。"

经筋为病多属于筋肉方面的疾病和运动功能的异常，如转筋、筋痛、弛纵等、痹证、口眼㖞斜、痿证等。针灸治疗经筋病多局部取穴，且多用燔针劫刺。如《灵枢·经筋》云："治在燔针劫刺，以知为数，以痛为输。"

细目七 十二皮部

【考点突破攻略】

十二皮部是十二经脉功能活动反映于体表的部位，也是络脉之气在皮肤所散布的部位。《素问·皮部论》说："皮者，脉之部也。""凡十二经络脉者，皮之部也。"

要点一 十二皮部的分布

十二皮部的分布区域，是以十二经脉体表的分布范围为依据的，是十二经脉在皮肤上分属的部位，《素问·皮部论》指出："欲知皮部，以经脉为纪者，诸经皆然。"同时，皮部也是别络的分区，是络脉之气散布之所在。它同别络，特别是浮络有更密切的关系。

要点二 十二皮部的作用及临床意义

由于十二皮部居于人体最外层，又与经络气血相通，是络脉之气（卫气）散布之处，故是机体的卫外屏障，起着保卫机体、抵御外邪和反映病候、协助诊断的作用。

【例题实战模拟】

A1 型题

1. 以下关于十二经脉的名称，叙述错误的是
   A. 手太阴肺经
   B. 手厥阴心包经
   C. 手阳明大肠经
   D. 手太阳小肠经
   E. 手少阳心包经

2. 以下有关奇经八脉的叙述，错误的是
   A. 奇经八脉不直接隶属于十二脏腑
   B. 奇经八脉没有表里的属络关系
   C. 任脉和督脉没有所属腧穴
   D. 任脉和督脉与十二经脉合称为十四经
   E. 奇经八脉一共有八条

3. 十二经脉的命名原则是
   A. 阴阳、五行、脏腑
   B. 五行、手足、阴阳
   C. 手足、阴阳、脏腑
   D. 脏腑、手足、五行
   E. 以上均非

4. 手太阴肺经在上肢的分布是
   A. 内侧前廉 B. 外侧前廉 C. 内侧中行 D. 外侧后廉 E. 内侧后廉

5. 与足太阳膀胱经交接的经脉是
   A. 足少阳胆经 B. 手太阳小肠经 C. 足厥阴肝经 D. 足太阴脾经 E. 手厥阴心包经

【参考答案】
1. E 2. C 3. C 4. A 5. B

第二单元 经络的作用和经络学说的临床应用

细目一 经络的作用

【考点突破攻略】

要点一 联系脏腑，沟通内外

人体的五脏六腑、四肢百骸、五官九窍、皮肉筋骨等组织器官通过经络的联系而构成一个有机的整体，完成正常的

生理活动。十二经脉及其分支等纵横交错、入里出表、通上达下联系了脏腑器官，奇经八脉沟通于十二经之间，经筋皮部联结了肢体筋肉皮肤，从而使人体的各脏腑组织器官有机地联系起来。正如《灵枢·海论》所说："夫十二经脉者，内属于腑脏，外络于肢节。"

要点二　运行气血，营养全身

气血必须通过经络的传注，才能输布全身，以濡润全身各脏腑组织器官，维持机体的正常功能。如营气之和调于五脏，洒陈于六腑，这就为五脏藏精、六腑传化的功能活动提供了物质条件。所以《灵枢·本脏》说："经脉者，所以行血气而营阴阳，濡筋骨，利关节者也。"指明经络具有运行气血和营养全身的作用。

要点三　抗御病邪，保卫机体

经络是传注病邪的途径，当体表受到病邪侵犯时，可通过经络由表及里，由浅入深。《素问·缪刺论》载："夫邪之客于形也，必先舍于皮毛，留而不去，入舍于孙脉，留而不去，入舍于络脉，留而不去，入舍于经脉，内连五脏，散于肠胃。"此为外邪侵入人体，由表传里的发病过程的描述。在此过程中，经络则抗邪于外，起到了卫外为固的作用。

要点四　传导感应，调整虚实

针刺过程中的得气和行气现象都是经络传导感应的功能表现。人身经络之气发于周身腧穴，《灵枢·九针十二原》说："节之交，三百六十五会……所言节者，神气之所游行出入也。"所以针刺操作的关键在于调气，所谓"刺之要，气至而有效"。当经络或内脏功能失调时，通过针、灸等刺激体表的穴位，经络可以将刺激传导到有关的部位和脏腑，从而发挥调节人体脏腑气血的作用，使阴阳平复，达到治疗疾病的目的。

[常考考点] 经络的作用：联系脏腑，沟通内外；运行气血，营养全身；抗御病邪，保卫机体；传导感应，调整虚实。

细目二　经络学说的临床应用

【考点突破攻略】

要点一　诊断方面

<u>经络具有反映病候的特点。</u>

<u>其一</u>，可以通过辨析患者的症状、体征及相关部位发生的病理变化，以确定疾病所在的经脉。如头痛，可根据经脉在头部的循行分布规律进行鉴别，如前额痛与阳明经有关，侧头痛与少阳经有关，枕部痛与太阳经有关，巅顶痛与足厥阴经有关。

<u>其二</u>，临床上常通过望诊、切诊以发现病理反应，从而帮助诊断疾病。经络望诊主要观察全身经络穴位的色泽、形态变化，如皮肤的皱缩、隆陷、松弛以及颜色的变异、光泽的明晦、色素的沉着和斑疹的有无等；经络切诊主要是在经络腧穴部位上运用按压、触摸等方法来寻找异常变化，如压痛、麻木、硬结、条索状物、肿胀、凹陷等。经络按诊的部位多为背俞穴，其次是胸腹部的募穴以及四肢部的原穴、郄穴、合穴或阿是穴等。

<u>其三，通过现代的检测方法进行疾病诊断</u>。如观察皮肤温度、皮肤电阻、红外热像等现象进行疾病诊断。

要点二　治疗方面

经络学说广泛应用于临床各科的治疗。主要表现在：

1. 指导针灸治疗　<u>首先，指导针灸临床选穴</u>。针灸临床通常根据经脉循行和主治特点进行循经取穴，如上病下取、下病上取、中病旁取、左右交叉取以及前后对取。又如胃痛近取中脘，循经远取足三里、梁丘，胁痛循经选取阳陵泉、太冲等。《四总穴歌》所载"肚腹三里留，腰背委中求，头项寻列缺，面口合谷收"就是循经取穴的具体体现。

<u>其次，指导刺灸方法的选用</u>。如根据皮部与经络脏腑的密切联系，可用皮肤针、皮内针治疗脏腑经脉的病证；经络闭阻、气血瘀滞，可以刺其络脉出血进行治疗，如目赤肿痛刺太阳穴出血、软组织挫伤在其损伤局部刺络拔罐等。

2. 指导药物归经　中药治疗亦可通过经络，使药达病所，从而发挥其治疗作用。如麻黄入肺、膀胱经，故能发汗、平喘和利尿。金元四大家中的张洁古还根据经络学说，创立了"引经报使药"理论。如治头痛，属太阳经的用羌活，属

少阳经的用柴胡。

此外，推拿科的取穴、推拿手法多以经络理论为依据进行施治。

【例题实战模拟】

A1 型题

1. 以下关于经络作用的叙述，错误的是
   A. 联系脏腑   B. 沟通内外   C. 运行气血   D. 传导感应   E. 保健治病

2. 经络是传注病邪的途径，当体表受到病邪侵犯时，可通过经络由表及里、由浅入深，体现了经络
   A. 联系脏腑，沟通内外   B. 运行气血，协调阴阳   C. 抗御病邪，反映病候
   D. 传导感应，调整虚实   E. 保健治病

3. 经络具有反应病候的特点，以下说法错误的是
   A. 前额痛与太阴经有关   B. 侧头痛与少阳经有关   C. 枕部痛与太阳经有关
   D. 颠顶痛与足厥阴经有关   E. 前额痛与阳明经有关

【参考答案】

1. E　2. C　3. A

第三单元　腧穴的分类

【考点突破攻略】

腧穴总体上可归纳为十四经穴、经外奇穴、阿是穴三类。

要点　十四经穴、经外奇穴、阿是穴

1. 十四经穴　是指具有固定的名称和位置，归属于十二经脉和任、督脉的腧穴，简称"经穴"。经穴是腧穴的主要部分。这类腧穴具有主治本经病证的共同作用。

2. 经外奇穴　是指具有一定的名称，又有明确的位置，但尚未归入归入十四经穴范围的经验效穴，简称"奇穴"。这类腧穴的主治范围比较单纯，多数对某些病证有特殊疗效。

3. 阿是穴　是指既无固定名称，又无固定位置，而是以压痛点或其他反应点作为针灸施术部位的一类腧穴，又称"不定穴""天应穴""压痛点"等。阿是穴无一定数目。

[常考考点] 十四经穴、经外奇穴、阿是穴的特征。

【例题实战模拟】

A1 型题

1. 既无固定名称，又无固定位置的腧穴是
   A. 十二经穴   B. 络穴   C. 原穴   D. 奇穴   E. 阿是穴

B1 型题

   A. 有固定的位置   B. 属于十四经脉   C. 是腧穴的主要组成部分
   D. 主治病证较多   E. 以按压痛点取穴

2. 属于奇穴特点的是

3. 属于阿是穴特点的是

【参考答案】

1. E　2. A　3. E

第四单元 腧穴的主治特点和规律

细目一 主治特点

【考点突破攻略】

腧穴的主治特点主要表现在三个方面，即近治作用、远治作用、特殊作用。

要点一 近治作用

近治作用是指腧穴能治疗其所在部位局部及邻近脏腑、组织、器官的病证。这是一切腧穴主治作用所具有的共同特点。

要点二 远治作用

远治作用是指某些腧穴不仅能治疗局部病证，而且能治本经循行所到达的远隔部位的脏腑、组织、器官的病证。十四经穴，尤其是十二经脉中位于肘膝关节以下的经穴，远治作用尤其突出。

要点三 特殊作用

特殊作用是指某些腧穴具有双向的良性调整作用和相对的特异性治疗作用。所谓双向的良性调整作用，指同一腧穴对机体不同的病理状态，可以起到两种相反而有效的治疗作用。所谓相对的特异性治疗作用，指某些腧穴的治疗作用具有相对特异性。

[常考考点] 腧穴主治特点的三个方面：近治作用、远治作用和特殊作用。

细目二 主治规律

【考点突破攻略】

腧穴的主治呈现出一定的规律性，可概括为分经主治规律、分部主治规律。

要点一 分经主治规律

分经主治规律，是指某一经脉所属的经穴均可治疗该经循行部位及其相应脏腑的病证。同一经脉的不同经穴，可以治疗本经相同的病证。

十四经腧穴的分经主治既各具特点，又具有某些共性，见下表。

手三阴经腧穴分经主治规律

经名	本经主治	二经相同主治	三经相同主治
手太阴经	肺、喉病		
手厥阴经	心、胃病	神志病	胸部病
手少阴经	心病		

手三阳经腧穴分经主治规律

经名	本经主治	二经相同主治	三经相同主治
手阳明经	前头、鼻、口、齿病		
手少阳经	侧头、胁肋病	目病、耳病	目病、咽喉病、热病
手太阳经	后头、肩胛病，神志病		

足三阳经腧穴分经主治规律

经名	本经主治	二经相同主治	三经相同主治
足阳明经	前头、口齿、咽喉病，胃肠病		神志病、热病
足少阳经	侧头、耳、项、胁肋病，胆病	眼病	
足太阳经	后头、项、背腰病，肛肠病		

足三阴腧穴经分经主治规律

经名	本经主治	二经相同主治	三经相同主治
足太阴经	脾胃病		腹部病、妇科病
足厥阴经	肝病	前阴病	
足少阴经	肾病、肺病、咽喉病		

任脉、督脉腧穴分经主治规律

经名	本经主治	二经相同主治
任脉	中风脱证、虚寒、下焦病	神志病、脏腑病、妇科病
督脉	中风、昏迷、热病、头面部病	

[常考考点] 十四经腧穴分经主治规律。

要点二　分部主治规律

分部主治规律，是指处于身体某一部位的腧穴均可治疗该部位及某类病证。腧穴的分部主治与腧穴的位置密切相关。

【例题实战模拟】

A1 型题

1. 下列属于近部选穴的是
   A. 头痛取膈俞　　B. 脱肛取百会　　C. 咳嗽取列缺　　D. 鼻病取迎香　　E. 鼻病取合谷
2. 下列属于远部选穴的是
   A. 面瘫取风池　　B. 胃痛取中脘　　C. 耳聋取听宫　　D. 扭伤取阿是穴　　E. 头痛取至阴
3. 下列属于对症选穴的是
   A. 胁痛取日月　　　　　　　　B. 落枕取外劳宫　　　　　　　　C. 偏头痛取足临泣
   D. 肛门脱出取气海　　　　　　E. 视物昏花取风池
4. 手阳明经的主治特点是
   A. 前头、鼻、口齿病　　　　　B. 后头、神志病　　　　　　　　C. 侧头、胁肋病
   D. 侧头、耳病　　　　　　　　E. 前头、胁肋病
5. 足太阳膀胱经的主治特点是
   A. 后头、腰背病，脏腑病　　　B. 前头、鼻、口齿病　　　　　　C. 侧头、胁肋病
   D. 前头、胁肋病　　　　　　　E. 后头、神志病，鼻病

【参考答案】

1. C　2. E　3. B　4. A　5. A

第五单元　特定穴

【考点突破攻略】

要点一　特定穴的分类及概念

特定穴是指十四经中具有特殊治疗作用，并有特定称号的腧穴。根据其不同的分布特点、含义和治疗作用，将特定穴分为五输穴、原穴、络穴、郄穴、下合穴、背俞穴、募穴、八会穴、八脉交会穴和交会穴 10 类。特定穴的主治规律性强，应用范围广，有着极其重要的临床意义。

要点二　五输穴、原穴、络穴、背俞穴、募穴、八脉交会穴、八会穴、郄穴、下合穴、交会穴的内容及临床应用

（一）五输穴

五输穴是指十二经脉在肘膝关节以下的五个腧穴，称为井、荥、输、经、合。有关记载首见于《灵枢·九针十二原》："所出为井，所溜为荥，所注为输，所行为经，所入为合。"这是对五输穴经气流注特点的概括。

1. 分布特点与组成　古人把经气运行过程用自然界的水流由小到大，由浅入深的变化来形容，把五输穴按井、荥、输、经、合的顺序，从四肢末端向肘、膝方向依次排列。

（1）井穴：多位于手足之端，喻作水的源头，是经气所出的部位，即"所出为井"。

（2）荥穴：多位于掌指或跖趾关节之前，喻作水流尚微，萦迂未成大流，是经气流行的部位，即"所溜为荥"。

（3）输穴：多位于掌指或跖趾关节之后，喻作水流由小而大，由浅注深，是经气渐盛、由此注彼的部位，即"所注为输"。

（4）经穴：多位于腕踝关节以上，喻作水流变大，畅通无阻，是经气正盛运行经过的部位，即"所行为经"。

（5）合穴：位于肘膝关节附近，喻作江河水流汇入湖海，是经气由此深入，进而会合于脏腑的部位，即"所入为合"。

由于每条经有 5 个穴位属于五输穴，故五输穴共有 60 个。五输穴不仅有经脉归属，还配属五行，《灵枢·本输》指出阴经井穴属木，阳经井穴属金，以此类推。

阴经五输穴及五行属性

经脉名称	井（木）	荥（火）	输（土）	经（金）	合（水）
手太阴肺经	少商	鱼际	太渊	经渠	尺泽
手厥阴心包经	中冲	劳宫	大陵	间使	曲泽
手少阴心经	少冲	少府	神门	灵道	少海
足太阴脾经	隐白	大都	太白	商丘	阴陵泉
足少阴肾经	涌泉	然谷	太溪	复溜	阴谷
足厥阴肝经	大敦	行间	太冲	中封	曲泉

阳经五输穴及五行属性

经脉名称	井（金）	荥（水）	输（木）	经（火）	合（土）
手阳明大肠经	商阳	二间	三间	阳溪	曲池
手少阳三焦经	关冲	液门	中渚	支沟	天井
手太阳小肠经	少泽	前谷	后溪	阳谷	小海
足阳明胃经	厉兑	内庭	陷谷	解溪	足三里
足少阳胆经	足窍阴	侠溪	足临泣	阳辅	阳陵泉
足太阳膀胱经	至阴	足通谷	束骨	昆仑	委中

【简便记忆歌诀】
少商鱼际与太渊，经渠尺泽肺相连。商阳二三间（合谷），阳溪曲池大肠牵。
厉兑内庭陷谷胃，（冲阳）解溪三里随。隐白大都太白脾，商丘阴陵泉要知。
少冲少府属于心，神门灵道少海寻。少泽前谷后溪腕，阳谷小海小肠经。
至阴通谷来京骨，昆仑委中膀胱知。涌泉然谷与太溪，复溜阴谷肾所宜。
中冲劳宫心包络，大陵间使传曲泽。关冲液门中渚焦，（阳池）支沟天井索。
窍阴侠溪临泣胆，（丘墟）阳辅阳陵泉。大敦行间太冲看，中封曲泉属于肝。

[常考考点] 五腧穴定位及五行属性。

2. 临床应用 五输穴的临床应用主要归纳为以下三点：

（1）按五输穴主病特点选用：《灵枢·顺气一日分为四时》云："病在脏者，取之井；病变于色者，取之荥；病时间时甚者，取之输；病变于音者，取之经；经满而血者，病在胃及以饮食不节得病者，取之合。"其后《难经·六十八难》又作了补充："井主心下满，荥主身热，输主体重节痛，经主喘咳寒热，合主逆气而泄。"综合近代临床的应用情况，井穴多用于急救，荥穴多用于治疗热证，输穴多用于治疗关节疼痛，合穴多用于治疗相关脏腑病证。

（2）按五行生克关系选用：五输穴具有五行属性，根据《难经·六十九难》提出"虚者补其母，实者泻其子"的观点，将五输穴配属五行使用，然后按"生我者为母，我生者为子"的原则，虚证用母穴，实证用子穴。这一取穴法亦称为子母补泻取穴法。

在具体运用时，分本经子母补泻和他经子母补泻两种方法。

本经子母补泻。例如，肺经实证应"泻其子"，肺在五行中属"金"，因"金生水"，"水"为"金"之子，故可选本经五输穴中属"水"的合穴，即尺泽；肺经虚证应"补其母"，肺属"金"，"土生金"，"土"为"金"之母，因此应选本经属"土"的输穴，即太渊。这都属于本经子母补泻法的应用。

他经子母补泻。肺经实证，肺在五行属"金"，肾属"水"，肾经为肺经的"子经"，根据"实则泻其子"的原则，应在其子经（肾经）上选取"金"之"子"，即属"水"的五输穴，为肾经合穴阴谷。这属于他经子母补泻法的应用。各经五输穴子母补泻取穴见下表。

子母补泻取穴

		脏						腑					
		金	水	木	火	相火	土	金	水	木	火	相火	土
本经子母穴	经脉	肺经	肾经	肝经	心经	心包经	脾经	大肠经	膀胱经	胆经	小肠经	三焦经	胃经
	母穴	太渊	复溜	曲泉	少冲	中冲	大都	曲池	至阴	侠溪	后溪	中渚	解溪
	子穴	尺泽	涌泉	行间	神门	大陵	商丘	二间	束骨	阳辅	小海	天井	厉兑
他经子母穴	母经	脾经	肺经	肾经	肝经	肝经	心经	胃经	大肠经	膀胱经	胆经	胆经	小肠经
	母穴	太白	经渠	阴谷	大敦	大敦	少府	足三里	商阳	足通谷	足临泣	足临泣	阳谷
	子经	肾经	肝经	心经	脾经	脾经	肺经	膀胱经	胆经	小肠经	胃经	胃经	大肠经
	子穴	阴谷	大敦	少府	太白	太白	经渠	足通谷	足临泣	阳谷	足三里	足三里	商阳

（3）按时选用：经脉的气血运行和流注与季节和每日时辰的不同有密切的关系。《难经·七十四难》云："春刺井，夏刺荥，季夏刺输，秋刺经，冬刺合。"实质上是根据手足三阴经的五输穴均以井木为始，与一年的季节顺序相应而提出的季节选穴。另外，子午流注针法则是根据一日之中十二经脉气血盛衰开合的时间，而选用不同的五输穴，均属于五输穴的按时选用。

[常考考点] 本经子母补泻和他经子母补泻两种方法的应用。

（二）原穴、络穴

十二经脉在腕、踝关节附近各有一个腧穴，是脏腑原气经过和留止的部位，称为原穴，又名"十二原"。"原"指本原、原气之意，是人体生命活动的原动力。络穴是指络脉从本经别出的部位。"络"，是联络的意思。

1. 分布特点与组成 原穴分布在腕、踝关节附近的十二经上。阴经五脏之原穴，与五输穴中的输穴为同一穴，所谓"阴经之输并于原"（《类经图翼》），或说成"以输为原"。《难经·六十二难》指出："三焦行于诸阳，故置一腧名曰原。"认为三焦散布原气运行于外部，阳经的脉气较阴经盛长，所以在输穴之外又有一原穴。即阴经的输穴与原穴为同一穴，阳经则除输穴外，还有专门的一个原穴。

十二经的络穴都位于肘膝关节以下，任脉之络穴鸠尾位于上腹部，督脉之络穴长强位于尾骶部，脾之大络大包穴布于胸胁部，共十五穴，故称为"十五络穴"。

十二经脉原穴与络穴

经脉	原穴	络穴	经脉	原穴	络穴
手太阴肺经	太渊	列缺	手阳明大肠经	合谷	偏历
手厥阴心包经	大陵	内关	手少阳三焦经	阳池	外关
手少阴心经	神门	通里	手太阳小肠经	腕骨	支正
足太阴脾经	太白	公孙	足阳明胃经	冲阳	丰隆
足厥阴肝经	太冲	蠡沟	足少阳胆经	丘墟	光明
足少阴肾经	太溪	大钟	足太阳膀胱经	京骨	飞扬

【简便记忆歌诀】

十二原穴歌

肺渊包陵心神门，大肠合谷焦阳池，小肠之原腕骨穴，
足之三阴三原太，胃原冲阳胆丘墟，膀胱之原京骨取。

十五络穴歌

人身络穴一十五，我今逐一从头数，手太阴络为列缺，
手少阴络即通里，手厥阴络为内关，手太阳络支正是，
手阳明络偏历当，手少阳络外关位，足太阳络号飞扬，
足阳明络丰隆记，足少阳络为光明，足太阴络公孙寄，
足少阴络名大钟，足厥阴络蠡沟配，阳督之络号长强，
阴任之络号尾翳，脾之大络为大包，十五络脉君须记。

[常考考点] 十二经原穴、十五络穴。

2.临床应用 原穴可用于诊断和治疗脏腑疾病。《灵枢·九针十二原》曰："五脏有疾也，应出十二原，而原各有所出，明知其原，睹其应，而知五脏之害矣。"原穴是脏腑原气留止之处，因此脏腑发生病变时，就会反映到相应的原穴上。

《难经·六十六难》记载："三焦者，原气之别使也，主通行原气，历经于五脏六腑。五脏六腑之有病者，皆取其原也。"《灵枢·九针十二原》说："凡此十二原者，主治五脏六腑之有疾者也。"原穴有调整其脏腑经络虚实各证的功能，针刺原穴能使三焦原气通畅，从而发挥其维护正气，抗御病邪的作用。

十二络脉具有加强表里两经联系的作用，络穴能沟通表里二经，故有"一络通二经"之说。因此，十二经的络穴除可治疗本经脉的病证、本络脉的虚实病证外，还能治疗其相表里之经的病证。如手少阴心经别络的病候是，实则胸中支满，虚则不能言语，皆可取其络穴通里来治疗。又如手太阴经的络穴列缺，能治肺经的咳嗽、喘息，也能治手阳明大肠经的齿痛、头项痛等疾患；肝经络穴蠡沟，既可治疗肝经病证，又可治疗胆经病证；同样胆经络穴光明，既可治疗胆经病证，又可治疗肝经病证。

在临床上，原穴和络穴可单独使用，也可相互配合使用。常把先病经脉的原穴和后病的相表里经脉的络穴相配合，称为"原络配穴法"或"主客原络配穴法"。这是表里经配穴法的典型用法。如肺经先病，先取其原穴太渊，大肠后病，再取该经络穴偏历。反之，大肠先病，先取其原穴合谷，肺经后病，后取该经络穴列缺。

[常考考点] "主客原络配穴法"的应用。

（三）背俞穴、募穴

背俞穴是脏腑之气输注于背腰部的腧穴。募穴是脏腑之气结聚于胸腹部的腧穴。

1.分布特点和组成 背俞穴分布于背腰部的膀胱经第1侧线上，大体依脏腑所处位置的高低而上下排列，六脏（含心包）六腑各有一相应的背俞穴，共12个，依据脏腑的名称来命名。

募穴分布在胸腹部相关经脉上，又称为"腹募穴"。多位于相应脏腑附近的部位。六脏六腑各有一相应的募穴，共12个。募穴分布有在本经者，有在他经者；有呈双穴者，有为单穴者。分布于肺经的有本脏募中府；分布于胆经的有本腑

募日月、肾脏募京门；分布于肝经的有本脏募期门、脾脏募章门；分布于胃经的有大肠募天枢。其余募穴都分布于任脉，包括心包募膻中、心募巨阙、胃募中脘、三焦募石门、小肠募关元、膀胱募中极。

【简便记忆歌诀】

十二募穴歌

天枢大肠肺中府，关元小肠巨阙心，中极膀胱京门肾，期门日月肝胆寻，
脾募章门胃中脘，气化三焦石门针，心包募穴何处取？胸前膻中觅浅深。

十二背俞穴歌

肺三厥四心五找，肝九胆十脾十一，十二胃俞焦腰一，腰二肾俞大肠四，骶一骶二小膀胱。

［常考考点］背俞穴、募穴的名称。

2. 临床应用

（1）主要用于治疗相关脏腑的病变，如：肺热咳嗽，可泻肺之背俞穴肺俞；寒邪犯胃出现的胃痛，可灸胃之募穴中脘。

（2）用于治疗与对应脏腑经络相联属的组织器官疾患，如：肝开窍于目，主筋，故目疾、筋病可选肝俞；肾开窍于耳，耳疾可选肾俞。

《难经·六十七难》中有"阴病行阳，阳病行阴，故令募在阴，俞在阳"的论述，《素问·阴阳应象大论》中有"从阴引阳，从阳引阴"等论述，认为脏病（阴病）多与背俞穴（阳部）相关，腑病（阳病）多与募穴（阴部）联系。明代张世贤《图注八十一难经辨真》说："阴病行阳，当以阳引阴，其治在俞；阳病行阴，当以阴引阳，其治在募。"所以临床上<u>腑病多选其募穴治疗，脏病多选其背俞穴治疗</u>。

（3）<u>俞募配穴法</u>，如《灵枢·卫气》云："气在胸者，止之膺与背俞。气在腹者，止之背俞……"说明脏腑之气可通过气街与其俞、募穴相联系由于俞、募密切联系脏腑之气，所以临床上常用俞募配穴法，即把病变脏腑的俞、募穴配合运用，发挥其协同作用，是前后配穴法典型的实例。《素问·奇病论》载："口苦者……此人者，数谋虑不决，故胆虚，气上溢而口为之苦，治之以胆募、俞。"是最早记载的俞募配穴法。

（4）用于疾病的诊断。因为脏腑发生病变时，常在背俞穴、募穴上出现阳性反应，如压痛、敏感等。因此，诊察按压背俞穴、募穴，可结合其他四诊资料诊断脏腑的疾病。

［常考考点］俞募配穴法的应用。

（四）八脉交会穴

八脉交会穴是指与奇经八脉脉气相通的十二经脉在四肢部的八个腧穴，原称"交经八穴""流注八穴"和"八脉八穴"。

1. 分布特点和组成 八脉交会穴均分布于肘膝以下，包括公孙、内关、后溪、申脉、足临泣、外关、列缺、照海。

【简便记忆歌诀】

八脉交会穴歌

公孙冲脉胃心胸，内关阴维下总同，临泣胆经连带脉，阳维目锐外关逢，
后溪督脉内眦颈，申脉阳跷络亦通，列缺任脉行肺系，阴跷照海膈喉咙。

［常考考点］八脉交会穴的定位、配伍及主治。

2. 临床应用 古人认为这八个腧穴分别与相应的奇经八脉经气相通。《医学入门·子午八法》中说："周身三百六十穴，统于手足六十六穴。六十六穴又统于八穴。"这里的"八穴"就是指八脉交会穴。

临床应用中，八脉交会穴可以单独应用，治疗各自相通的奇经病证，如督脉病变出现的腰脊强痛，可选通督脉的后溪治疗，冲脉病变出现的胸腹气逆，可选通冲脉的公孙治疗。又常把公孙和内关、后溪和申脉、足临泣和外关、列缺和照海相配，治疗两条奇经相合部位的疾病，如公孙配内关治疗胃、心、胸部病证和疟疾，后溪配申脉治内眼角、耳、项、肩胛部位病及发热恶寒等表证，外关配足临泣治疗外眼角、耳、颊、颈、肩部病及寒热往来证，列缺配照海治咽喉、胸膈、肺病和阴虚内热等。

古人还以八脉交会穴为基础，创立按时取穴的灵龟八法和飞腾八法。

现将八脉交会穴配伍及主治病证列表如下：

八脉交会穴配伍及主治病证

穴名	主治	相配合主治
公孙	冲脉病证	心、胸、胃疾病
内关	阴维脉病证	
足临泣	带脉病证	目锐眦、耳后、颊、颈、肩部疾病
外关	阳维脉病证	
后溪	督脉病证	目内眦、颈项、耳、肩部疾病
申脉	阳跷脉病证	
列缺	任脉病证	肺系、咽、胸膈疾病
照海	阴跷脉病证	

（五）八会穴

八会穴，是指脏、腑、气、血、筋、脉、骨、髓等精气所会聚的腧穴。"会"，是聚会的意思。

1. 分布特点和组成 八会穴分布在躯干部和四肢部，其中脏、腑、气、血、骨之会穴位于躯干部，筋、脉、髓之会穴位于四肢部。八会穴的组成是：脏会章门，腑会中脘，气会膻中，血会膈俞，筋会阳陵泉，脉会太渊，骨会大杼，髓会绝骨。

2. 临床应用 八会穴对于各自所会的脏、腑、气、血、筋、脉、骨、髓相关的病证有特殊的治疗作用，凡与此八者有关的病证均可选用相应的八会穴来治疗，如六腑之病，可选腑之中脘，血证可选血之膈俞等。此外《难经·四十五难》记载："热病在内者，取其会之穴也。"提示八会穴还可治疗相关的热病。

［常考考点］脏会章门，腑会中脘，气会膻中，血会膈俞，筋会阳陵泉，脉会太渊，骨会大杼，髓会绝骨。

（六）郄穴

十二经脉和奇经八脉中的阴跷脉、阳跷脉、阴维脉、阳维脉之经气深聚的部位称为郄穴。

1. 分布特点和组成 郄穴大多分布在四肢肘膝关节以下。十二经脉各有一个郄穴，阴阳跷脉及阴阳维脉也各有一个郄穴，合称为十六郄穴（见下表）。

十六郄穴

阴经	郄穴	阳经	郄穴
手太阴肺经	孔最	手阳明大肠经	温溜
手厥阴心包经	郄门	手少阳三焦经	会宗
手少阴心经	阴郄	手太阳小肠经	养老
足太阴脾经	地机	足阳明胃经	梁丘
足厥阴肝经	中都	足少阳胆经	外丘
足少阴肾经	水泉	足太阳膀胱经	金门
阴维脉	筑宾	阳维脉	阳交
阴跷脉	交信	阳跷脉	跗阳

【简便记忆歌诀】

十六郄穴记忆歌诀

肺向孔最取，大肠温溜列，胃经是梁丘，脾属地机穴，
心则取阴郄，小肠养老列，膀胱金门守，肾向水泉施，
心包郄门刺，三焦会宗持，胆郄在外丘，肝经中都是，
阳跷跗阳走，阴跷交信期，阳维阳交穴，阴维筑宾知。

［常考考点］十六郄穴名称。

2. 临床应用 郄穴多用于治疗本经循行部位及所属脏腑的急性病证。一般来说，阴经郄穴多治疗血证，阳经郄穴多

治疗急性痛证。如孔最治咯血，中都治崩漏，颈项痛取外丘，胃脘疼痛取梁丘等。另外，脏腑疾患也可在相应的郄穴上出现疼痛或压痛，有助于疾病的诊断。

［常考考点］阴经郄穴多治疗血证；阳经郄穴多治疗急性痛证。

（七）下合穴

下合穴是指六腑之气下合于足三阳经的六个腧穴，又称六腑下合穴。

1. 分布特点和组成　下合穴共有六个，胃、大肠、小肠、胆、膀胱、三焦的下合穴依次为足三里、上巨虚、下巨虚、阳陵泉、委中、委阳。其中胃、胆、膀胱三腑的下合穴和本经五输穴中的合穴为同一穴位。大肠、小肠的下合穴位于胃经，三焦的下合穴位于膀胱经。六个穴位都分布在足三阳经膝关节及以下部位。

2. 临床应用　下合穴主要用于治疗六腑疾病，《灵枢·邪气脏腑病形》指出"合治内腑"，概括了下合穴的主治特点。如足三里治疗胃脘痛，下巨虚治疗泄泻，上巨虚治疗肠痈、痢疾等。另外，下合穴也可协助诊断。

【简便记忆歌诀】

下合穴歌

胃经下合足三里，上下巨虚大小肠，膀胱委中胆阳陵，三焦下合属委阳。

［常考考点］下合穴的名称及其主要用于治疗六腑疾病。

（八）交会穴

交会穴是指两经或数经相交会的腧穴，多分布于头面、躯干部。交会穴能治疗本经病，也能兼治所交会经脉的疾病。如大椎是督脉的腧穴，手足三阳与督脉在此相交会，故既可治疗督脉之疾，又可治诸阳经的全身性疾患；三阴交是足太阴脾经腧穴，足三阴经在此相交会，因此既能治脾经病，也能治肝、肾两经疾病。

中脘是任脉穴，足阳明、手太阳、手少阳经在此与任脉相交会。

关元、中极是任脉穴，均与足太阴、足厥阴、足少阴经在此与任脉相交会。

风池是足少阳胆经穴，阳维脉与胆经在此相交会。这些交会穴可治疗各自交会经脉的病证。

【例题实战模拟】

A1 型题

1. 小肠的募穴是
   A. 中极　　B. 关元　　C. 气海　　D. 神阙　　E. 中脘

2. 下列各项中，叙述不正确的是
   A. 所根为井　B. 所溜为荥　C. 所注为输　D. 所行为经　E. 所入为合

3. 手太阴肺经的井穴是
   A. 少商　　B. 少泽　　C. 少冲　　D. 商阳　　E. 历兑

4. 根据本经子母补泻法，心经虚证应选用
   A. 神门　　B. 少冲　　C. 太白　　D. 太冲　　E. 大敦

5. 手少阴心经的原穴是
   A. 少府　　B. 少海　　C. 通里　　D. 阴郄　　E. 神门

6. 公孙穴所通的奇经是
   A. 任脉　　B. 督脉　　C. 冲脉　　D. 阳维脉　　E. 阳跷脉

7. 大肠的下合穴是
   A. 委中　　B. 足三里　　C. 上巨虚　　D. 下巨虚　　E. 阳陵泉

B1 型题

   A. 太渊　　B. 合谷　　C. 后溪　　D. 内关　　E. 阳池

8. 既是络穴，又是八脉交会穴的是
9. 既是原穴，又是八会穴的是

   A. 足三里　　B. 阳陵泉　　C. 悬钟　　D. 足临泣　　E. 公孙

10. 八会穴中的筋会是

11. 八脉交会穴中通于带脉的是

【参考答案】

1. B 2. A 3. A 4. B 5. E 6. C 7. C 8. D 9. A 10. B 11. D

第六单元 腧穴的定位方法

【考点突破攻略】

要点一 骨度分寸定位法

骨度分寸定位法简称骨度法，是指以体表骨节为主要标志折量全身各部的长度和宽度，定出分寸，用于腧穴定位的方法。全身主要骨度折量寸见下表。

常用骨度折量寸

部位	起止点	折量寸	度量法
头面部	前发际正中至后发际正中	12	直寸
	眉间（印堂）至前发际正中	3	直寸
	前额角发际（头维）之间	9	横寸
	耳后两乳突（完骨）之间	9	横寸
胸腹胁部	胸骨上窝（天突）至胸剑结合中点（歧骨）	9	直寸
	胸剑结合中点（歧骨）至脐中	8	直寸
	脐中至耻骨联合上缘（曲骨）	5	直寸
	两肩胛骨喙突内侧缘之间	12	横寸
	两乳头之间	8	横寸
	腋窝顶点至第11肋游离端（章门）	12	直寸
背腰部	肩胛骨内侧缘至后正中线	3	横寸
上肢部	腋前、后纹头至肘横纹（平尺骨鹰嘴）	9	直寸
	肘横纹（平尺骨鹰嘴）至腕掌（背）侧远端横纹	12	直寸
下肢部	耻骨联合上缘至髌底	18	直寸
	髌底至髌尖	2	直寸
	髌尖（膝中）至内踝尖	15	直寸
	胫骨内侧髁下方阴陵泉至内踝尖	13	直寸
	股骨大转子至腘横纹（平髌尖）	19	直寸
	臀沟至腘横纹	14	直寸
	腘横纹（平髌尖）至外踝尖	16	直寸
	内踝尖至足底	3	直寸

【简便记忆歌诀】

针灸骨度分寸歌

头部分寸有何难，发发12印发3，印大18大发3，头维之间横9寸，乳突耳后9寸连。

胸腹胁部看周全，先说8寸两乳间，天突胸剑歧为9，5寸脐至耻上缘，腋顶章门取12，8寸胸剑歧脐间。

背腰唯后正中线，肩胛内缘只横3，另有8寸是哪里？后正中线肩峰缘。肘腕横纹有12，肘横9寸腋后前。

下肢（胭）横纹先看，相约16外踝尖，臀沟14转19，胫髁踝尖只13。

[常考考点] 常用骨度分寸的各部位数值。

要点二 体表解剖标志定位法

1. 固定标志 借助人体各部的骨节、肌肉所形成的突起、凹陷、五官轮廓、发际、指（趾）甲、乳头、脐窝等在自然姿势下可见的标志，定取腧穴位置的方法。

2. 活动标志 借助人体各部的关节、肌肉、肌腱、皮肤随着活动而出现的空隙、凹陷、皱纹、尖端等在活动姿势下才会出现的标志，定取腧穴位置的方法。

要点三 手指同身寸定位法

手指同身寸定位法，是指依据患者本人手指所规定的分寸以量取腧穴的方法，又称指量法、指寸定位法。

1. 中指同身寸 是以患者的中指中节桡侧两端纹头（拇指、中指屈曲成环形）间的距离作为1寸。

2. 拇指同身寸 是以患者拇指指间关节的宽度作为1寸。

3. 横指同身寸（一夫法） 是令患者将食指、中指、无名指及小指四指并拢，以中指中节横纹为标准，其四指的宽度作为3寸。

要点四 简便定位法

简便定位法是临床中一种简便易行的腧穴定位方法。常用的简便取穴方法如：两耳尖连线中点取百会；两虎口自然平直交叉，一手食指压在另一手腕后高骨的上方，当食指尽端处取列缺；半握拳，当中指端所指取劳宫；垂肩屈肘，于平肘尖处取章门；立正姿势，两手下垂，于中指尖处取风市等。此法是一种辅助取穴方法。

【例题实战模拟】

A1 型题

1. 耳后两乳突之间的骨度分寸是
   A. 4寸　B. 6寸　C. 8寸　D. 9寸　E. 12寸
2. 肩胛骨内缘至后正中线的骨度分寸是
   A. 1.5寸　B. 3寸　C. 4寸　D. 6寸　E. 8寸

【参考答案】

1. D　2. B

第七单元　手太阴肺经、腧穴

【考点突破攻略】

要点一 经脉循行

《灵枢·经脉》：肺手太阴之脉，起于中焦，下络大肠，还循胃口，上膈属肺。从肺系，横出腋下，下循臑内，行少阴、心主之前，下肘中，循臂内上骨下廉，入寸口，上鱼，循鱼际，出大指之端。

其支者，从腕后直出次指内廉，出其端。

要点二 主治概要

1. 胸、肺、咽喉部与肺系相关病证　咳嗽、气喘、咯血、咽喉肿痛、胸痛等。

2. 经脉循行部位的其他病证　肩背痛、肘臂挛痛、手腕痛等。

要点三 常用腧穴的定位、主治要点和操作

1. 中府 Zhōngfǔ（LU 1）肺募穴；手、足太阴经交会穴

【定位】在胸部，横平第1肋间隙，锁骨下窝外侧，前正中线旁开6寸。
【主治】①咳嗽、胸痛、咯血、肺胀满、胸中烦满、气喘等肺胸病证；②肩臂痛。
【操作】直刺0.8～1.2寸，或点刺出血。

2. 尺泽▲ Chǐzé（LU 5）合穴

【定位】在肘区，肘横纹上，肱二头肌腱桡侧缘凹陷中。
【主治】①咳嗽、气喘、咽喉肿痛、咯血等肺系病证；②肘臂挛痛；③小儿惊风、急性腹痛、吐泻等急症。
【操作】直刺0.8～1.2寸，或点刺出血。

注：▲标注的腧穴是实践技能考试中规定腧穴，要求掌握定位、主治及操作。

3. 孔最▲ Kǒngzuì（LU 6）郄穴

【定位】在前臂前区，腕掌侧远端横纹上7寸，尺泽与太渊连线上。
【主治】①咳嗽、气喘、咯血、鼻衄、咽喉肿痛等肺系病证；②肘臂挛痛；③痔疮出血。
【操作】直刺0.5～1.0寸。

4. 列缺▲ Lièquē（LU 7）络穴；八脉交会穴，通任脉

【定位】在前臂，腕掌侧远端横纹上1.5寸，拇短伸肌腱与拇长展肌腱之间，拇长展肌腱沟的凹陷中。简便取穴法：两手虎口自然平直交叉，一手食指按在另一手桡骨茎突上，指尖下凹陷中是穴。
【主治】①咳嗽、气喘、咽喉肿痛等肺系病证；②外感头痛、项强、齿痛、口㖞等头面五官疾患；③手腕痛。
【操作】向肘部斜刺0.5～0.8寸。

5. 太渊 Tàiyuān（LU 9）输穴；原穴；八会穴之脉会

【定位】在腕前区，桡骨茎突与手舟骨之间，拇长展肌腱尺侧凹陷中。
【主治】①咳嗽、气喘、咯血、喉痹等肺系病证；②无脉症；③胸痛、缺盆中痛、腕臂痛。
【操作】避开桡动脉，直刺0.3～0.5寸。

6. 鱼际▲ Yújì（LU 10）荥穴

【定位】在手外侧，第1掌骨桡侧中点赤白肉际处。
【主治】①咳嗽、气喘、咳血、失音、喉痹、咽干等肺系病证；②外感发热，掌中热；③小儿疳积。
【操作】直刺0.5～0.8寸。

7. 少商▲ Shàoshāng（LU 11）井穴

【定位】在手指，拇指末节桡侧，指甲根角侧上方0.1寸。
【主治】①咳嗽、气喘、咽喉肿痛、鼻衄等肺系实热病证；②中暑，发热；③昏迷，癫狂；④指肿、麻木。
【操作】浅刺0.1寸，或点刺出血。

［常考考点］常用腧穴的定位和某些特殊治疗作用。

【例题实战模拟】

A1型题

1.手太阴肺经的起止穴是
　A.少商、中府　B.中府、少商　C.商阳、中府　D.中府、商阳　E.商阳、迎香

2.肺的募穴所属的经脉是
　A.肺经　B.任脉　C.胃经　D.脾经　E.肾经

3.在肘横纹中，肱二头肌腱桡侧凹陷处的腧穴是
　A.小海　B.少海　C.曲泽　D.尺泽　E.曲池

4.治疗肺热咳血的首选穴是
　A.孔最　B.尺泽　C.列缺　D.太渊　E.少商

5.既可治疗咳嗽、气喘，又可治疗头项疾患的是
　A.中府　B.尺泽　C.列缺　D.太渊　E.少商

6.治疗无脉症的腧穴是
　A.孔最　B.尺泽　C.列缺　D.太渊　E.少商

7.治疗咽喉肿痛的首选穴是

A. 孔最　B. 尺泽　C. 列缺　D. 太渊　E. 少商

【参考答案】
1. B　2. A　3. D　4. A　5. C　6. D　7. E

第八单元　手阳明大肠经、腧穴

【考点突破攻略】

要点一　经脉循行

《灵枢·经脉》：大肠手阳明之脉，起于大指次指之端，循指上廉，出合谷两骨之间，上入两筋之中，循臂上廉，入肘外廉，上臑外前廉，上肩，出髃骨之前廉，上出于柱骨之会上，下入缺盆，络肺，下膈，属大肠。

其支者，从缺盆上颈，贯颊，入下齿中；还出夹口，交人中——左之右、右之左，上夹鼻孔。

要点二　主治概要

1. **头面五官病证**　头痛、鼻衄、齿痛、咽喉肿痛、口眼㖞斜、耳聋等。
2. **肠腑病证**　腹胀、腹痛、肠鸣、泄泻等。
3. **皮肤病证**　风疹、湿疹、瘾疹、荨麻疹、痤疮等。
4. **神志病证**　昏迷、癫狂等。
5. **热病**　发热、热病汗出等。
6. **经脉循行部位的其他病证**　手臂、肩部酸痛麻木、上肢不遂等。

要点三　常用腧穴的定位、主治要点和操作

1. **商阳▲　Shāngyáng（LI 1）井穴**
【定位】在手指，食指末节桡侧，指甲根角侧上方0.1寸。
【主治】①热病，昏迷；②耳聋、青盲、咽喉肿痛、颐颌肿、齿痛等五官病证；③手指麻木。
【操作】浅刺0.1寸，或点刺出血。

2. **合谷▲　Hégǔ（LI 4）原穴**
【定位】在手背，第2掌骨桡侧的中点处。
【主治】①头痛、齿痛、目赤肿痛、咽喉肿痛、牙关紧闭、口㖞、鼻衄、耳聋、痄腮等头面五官病证；②发热恶寒等外感病；③热病；④无汗或多汗；⑤经闭、滞产、月经不调、痛经、胎衣不下、恶露不止、乳少等妇科病证；⑥上肢疼痛、不遂；⑦皮肤瘙痒、荨麻疹等皮肤科病证；⑧小儿惊风，痉证；⑨腹痛、痢疾、便秘等肠腑病证；⑩牙拔出术、甲状腺手术等面口五官及颈部手术针麻常用穴。
【操作】直刺0.5～1.0寸。孕妇不宜针。

3. **阳溪　Yángxī（LI 5）经穴**
【定位】在腕区，腕背侧远端横纹桡侧，桡骨茎突远端，解剖学"鼻烟窝"凹陷中。
【主治】①头痛、目赤肿痛、咽喉肿痛、齿痛、耳聋、耳鸣等头面五官病证；②手腕痛，手指拘急。
【操作】直刺0.5～0.8寸。

4. **偏历　Piānlì（LI 6）络穴**
【定位】在前臂，腕背侧远端横纹上3寸，阳溪与曲池连线上。
【主治】①目赤、咽喉肿痛、耳聋、鼻衄等五官病证；②水肿，小便不利；③手臂酸痛；④腹部胀满。
【操作】直刺或斜刺0.3～0.5寸。

5. **手三里▲　Shǒusānlǐ（LI 10）**
【定位】在前臂，肘横纹下2寸，阳溪与曲池连线上。

【主治】①手臂麻痛、肘挛不伸、上肢不遂等上肢病证；②腹胀、泄泻等肠腑病证；③齿痛颊肿。
【操作】直刺0.8～1.2寸。

6. 曲池▲ Qūchí（LI 11） 合穴
【定位】在肘区，尺泽与肱骨外上髁连线的中点处。
【主治】①目赤肿痛、齿痛、咽喉肿痛等五官热性病证；②热病；③手臂肿痛、上肢不遂等上肢病证；④风疹、瘾疹、湿疹、丹毒、瘰疬等皮肤科病证；⑤腹痛、吐泻、痢疾等肠腑病证；⑥头痛，眩晕；⑦癫狂等神志病。
【操作】直刺1.0～1.5寸。

7. 肩髃▲ Jiānyú（LI 15） 手阳明经与阳跷脉的交会穴
【定位】在三角肌区，肩峰外侧缘前端与肱骨大结节两骨间凹陷中。
【主治】①肩痛不举，上肢不遂；②瘰疬；③瘾疹。
【操作】直刺或向下斜刺0.8～1.5寸。

8. 扶突 Fútū（LI 18）
【定位】在胸锁乳突肌区，横平喉结，胸锁乳突肌前、后缘中间。
【主治】①咽喉肿痛、暴喑、吞咽困难、呃逆等咽喉病证；②瘿气、瘰疬；③咳嗽，气喘；④颈部手术针麻用穴。
【操作】直刺0.5～0.8寸。避开颈动脉，不可深刺。一般不使用电针，以免引起迷走神经反应。

9. 迎香▲ Yíngxiāng（LI 20）
【定位】在面部，鼻翼外缘中点旁，鼻唇沟中。
【主治】①鼻塞、鼻衄、鼻渊等鼻病；②口㖞、面痒、面肿等口面部病证；③胆道蛔虫病。
【操作】略向内上方斜刺或平刺0.3～0.5寸。
［常考考点］常用腧穴的定位和某些特殊治疗作用。

【例题实战模拟】

A1型题
1. 循行"入下齿中"的经脉是
　　A. 小肠经　B. 大肠经　C. 胃经　D. 脾经　E. 肝经
2. 下列腧穴中，善治头面诸疾的是
　　A. 商阳　B. 二间　C. 合谷　D. 阳溪　E. 曲池
3. 位于腕背横纹桡侧，当拇短伸肌腱与拇长伸肌腱之间的凹陷中的穴位是
　　A. 大陵　B. 太渊　C. 阳溪　D. 神门　E. 阳池
4. 手三里位于阳溪与曲池连线上，肘横纹下
　　A. 1寸　B. 2寸　C. 3寸　D. 4寸　E. 5寸
5. 下列腧穴中，治疗高血压首选
　　A. 曲泽　B. 尺泽　C. 曲池　D. 中渚　E. 小海
6. 臂外展或平举时，肩部出现两个凹陷，当肩峰前下方凹陷处的穴位是
　　A. 肩髎　B. 肩贞　C. 肩髃　D. 肩中俞　E. 肩外俞

【参考答案】
1. B　2. C　3. C　4. B　5. C　6. C

第九单元　足阳明胃经、腧穴

【考点突破攻略】

要点一　经脉循行

《灵枢·经脉》：胃足阳明之脉，起于鼻，交頞中，旁约太阳之脉，下循鼻外，入上齿中，还出夹口，环唇，下交承

浆，却循颐后下廉，出大迎，循颊车，上耳前，过客主人，循发际，至额颅。

其支者，从大迎前，下人迎，循喉咙，入缺盆，下膈，属胃，络脾。

其直者，从缺盆下乳内廉，下夹脐，入气街中。

其支者，起于胃口，下循腹里，下至气街中而合，以下髀关，抵伏兔，下膝髌中，下循胫外廉，下足跗，入中指内间。

其支者，下廉三寸而别，以下入中指外间。

其支者，别跗上，入大指间，出其端。

要点二 主治概要

1. **脾胃肠病证** 胃痛、呕吐、腹痛、腹胀、肠鸣、泄泻、便秘等。
2. **头面五官病证** 头痛、眩晕、面痛、口㖞、眼睑𥆧动、齿痛、目赤肿痛、近视等。
3. **神志病证** 癫狂、谵语、吐舌等。
4. **热病**。
5. **经脉循行部位的其他病证** 下肢痿痹、中风瘫痪、足背肿痛、乳痈等。

要点三 常用腧穴的定位、主治要点和操作

1. **承泣** Chéngqì（ST 1） 足阳明经与任脉的交会穴

【定位】在面部，眼球与眶下缘之间，瞳孔直下。

【主治】①目赤肿痛、迎风流泪、近视、夜盲等眼病；②口㖞、眼睑𥆧动等面部病证。

【操作】以左手拇指向上轻推固定眼球，右手持针紧靠眶缘缓慢直刺 0.5～1 寸，不宜提插和大幅度捻转，以防刺破血管引起血肿。出针时稍加按压，以防出血；禁灸。

2. **四白** Sìbái（ST 2）

【定位】在面部，眶下孔处。

【主治】①目赤肿痛、目翳、近视等眼病；②口㖞、眼睑𥆧动、头痛、眩晕、面痛等头面部病证。

【操作】直刺或向上斜刺 0.3～0.5 寸。

3. **地仓**▲ Dìcāng（ST 4） 手、足阳明经与任脉的交会穴

【定位】在面部，口角旁开 0.4 寸（指寸）。

【主治】口㖞、眼睑𥆧动、流涎、齿痛、颊肿等头面五官病证。

【操作】斜刺或平刺 0.3～0.8 寸，可向颊车穴透刺。

4. **颊车** Jiáchē（ST 6）

【定位】在面部，下颌角前上方一横指（中指）。

【主治】口㖞、口噤、齿痛、面痛等面口病证。

【操作】直刺 0.3～0.5 寸，或向地仓穴透刺 1.5～2 寸。

5. **下关**▲ Xiàguān（ST 7）

【定位】在面部，颧弓下缘中央与下颌切迹之间凹陷中。

【主治】①牙关不利、面痛、齿痛、口㖞等面口病证；②耳鸣、耳聋、聍耳等耳疾。

【操作】直刺 0.5～1 寸。

6. **头维**▲ Tóuwéi（ST 8） 足阳明经与足少阳经和阳维脉的交会穴

【定位】在头部，额角发际直上 0.5 寸，头正中线旁开 4.5 寸。

【主治】头痛、眩晕、目痛、迎风流泪、眼睑𥆧动等头面五官病证。

【操作】平刺 0.5～1 寸。

7. **人迎** Rényíng（ST 9）

【定位】在颈部，横平喉结，胸锁乳突肌前缘，颈总动脉搏动处。

【主治】①咽喉肿痛、瘿气、瘰疬等咽喉、颈部病证；②胸满，气喘；③原发性高血压；④假性延髓麻痹。

【操作】避开颈总动脉，直刺 0.3～0.8 寸。

8. 梁门 Liángmén （ST 21）

【定位】在上腹部，脐中上 4 寸，前正中线旁开 2 寸。

【主治】纳少、胃痛、呕吐、腹胀等脾胃病证。

【操作】直刺 0.8～1.2 寸。

9. 天枢▲ Tiānshū （ST 25） 大肠募穴

【定位】在腹部，横平脐中，前正中线旁开 2 寸。

【主治】①绕脐腹痛、腹胀、便秘、泄泻、痢疾等脾胃肠病证；②癥瘕、月经不调、痛经等妇科病证。

【操作】直刺 1～1.5 寸。

10. 归来 Guīlái （ST 29）

【定位】在下腹部，脐中下 4 寸，前正中线旁开 2 寸。

【主治】①小腹胀痛，疝气；②月经不调、经闭、痛经、带下、阴挺等妇科病证。

【操作】直刺 1～1.5 寸。

11. 梁丘▲ Liángqiū （ST 34） 郄穴

【定位】在股前区，髌底上 2 寸，股外侧肌与股直肌肌腱之间。

【主治】①急性胃痛；②膝肿痛、下肢不遂等下肢病证；③乳痈、乳痛等乳房病证。

【操作】直刺 1～1.2 寸。

12. 足三里▲ Zúsānlǐ （ST 36） 合穴；胃下合穴

【定位】在小腿外侧，犊鼻下 3 寸，犊鼻与解溪连线上。

【主治】①胃痛、呕吐、腹胀、泄泻、痢疾、便秘、肠痈等脾胃肠病证；②膝痛、下肢痿痹、中风瘫痪等下肢病证；③癫狂、不寐等神志病证；④气喘，痰多；⑤乳痈；⑥虚劳诸证，为强壮保健要穴。

【操作】直刺 1～2 寸。

13. 上巨虚▲ Shàngjùxū （ST 37） 大肠下合穴

【定位】在小腿外侧，犊鼻下 6 寸，犊鼻与解溪连线上。

【主治】①肠鸣、腹中切痛、泄泻、便秘、肠痈等肠腑病证；②下肢痿痹、中风瘫痪等下肢病证。

【操作】直刺 1～2 寸。

14. 条口▲ Tiáokǒu （ST 38）

【定位】在小腿外侧，犊鼻下 8 寸，犊鼻与解溪连线上。

【主治】①下肢痿痹、跗肿、转筋等下肢病证；②肩臂痛；③脘腹疼痛。

【操作】直刺 1～1.5 寸。

15. 下巨虚 Xiàjùxū （ST 39） 小肠下合穴

【定位】在小腿外侧，犊鼻下 9 寸，犊鼻与解溪连线上。

【主治】①泄泻、痢疾、小腹痛等肠腑病证；②下肢痿痹；③乳痈。

【操作】直刺 1～1.5 寸。

16. 丰隆▲ Fēnglóng （ST 40） 络穴

【定位】在小腿外侧，外踝尖上 8 寸，胫骨前肌的外缘。

【主治】①头痛、眩晕等头部病证；②癫狂；③咳嗽、哮喘、痰多等肺系病证；④下肢痿痹。

【操作】直刺 1～1.5 寸。

17. 解溪 Jiěxī （ST 41） 经穴

【定位】在踝区，踝关节前面中央凹陷中，当拇长伸肌腱与趾长伸肌腱之间。

【主治】①头痛、眩晕等头部病证；②癫狂、谵语等神志病证；③下肢痿痹、足踝肿痛、足下垂等下肢病证。④腹胀，便秘。

【操作】直刺 0.5～1 寸。

18. 内庭▲ Nèitíng （ST 44） 荥穴

【定位】在足背，第 2、3 趾间，趾蹼缘后方赤白肉际处。

【主治】①胃痛、吐酸、泄泻、痢疾、便秘等胃肠病证；②足背肿痛；③齿痛、咽喉肿痛、鼻衄等五官病证；④热病。

【操作】直刺或斜刺0.5～0.8寸，可灸。

19. 厉兑　Lìduì（ST 45）井穴

【定位】在足趾，第2趾末节外侧，趾甲根角侧后方0.1寸（指寸）。

【主治】①齿痛、咽喉肿痛、鼻衄等五官病证；②热病；③梦魇不宁、癫狂等神志病证。

【操作】浅刺0.1寸。

[常考考点] 常用腧穴的定位和某些特殊治疗作用。

【例题实战模拟】

A1型题

1. 十二经脉循行中，分支最多的经脉是
   A. 足太阳膀胱经　B. 足少阳胆经　C. 足阳明胃经　D. 足厥阴肝经　E. 手少阳三焦经
2. 在胸部，距前正中线4寸的经脉是
   A. 足少阴肾经　B. 足阳明胃经　C. 手太阴肺经　D. 足太阴脾经　E. 手厥阴心包经
3. 足阳明胃经的起始穴是
   A. 厉兑　B. 承泣　C. 迎香　D. 大敦　E. 内庭
4. 位于脐中上4寸，前正中线旁开2寸的穴位是
   A. 不容　B. 承满　C. 关门　D. 梁门　E. 天枢
5. 平脐水平线，距脐中2寸的腧穴是
   A. 神阙　B. 大横　C. 天枢　D. 大巨　E. 胃俞
6. 以下不属于足三里穴主治病证的是
   A. 癫狂　B. 乳痈　C. 热病　D. 神志病　E. 虚劳诸证

B1型题

　A. 足三里　B. 上巨虚　C. 下巨虚　D. 条口　E. 丰隆
7. 强壮保健的要穴是
8. 治疗痰饮病证的要穴是

【参考答案】

1. C　2. B　3. B　4. D　5. C　6. C　7. A　8. E

第十单元　足太阴脾经、腧穴

【考点突破攻略】

要点一　经脉循行

《灵枢·经脉》：脾足太阴之脉，起于大指之端，循指内侧白肉际，过核骨后，上内踝前廉，上踹内，循胫骨后，交出厥阴之前，上循膝股内前廉，入腹，属脾，络胃，上膈，夹咽，连舌本，散舌下。

其支者，复从胃别，上膈，注心中。

脾之大络，名曰大包，出渊腋下三寸，布胸胁。

要点二　主治概要

1. **脾胃病证**　腹满、腹胀、食不化、胃痛、呕吐、腹痛、泄泻、痢疾等。
2. **妇科病证**　月经不调、痛经、经闭、崩漏等。
3. **前阴病证**　阴挺、遗尿、癃闭、阳痿、疝气等。
4. **经脉循行部位的其他病证**　胸胁胀痛、下肢痿痹、足踝肿痛等。

要点三　常用腧穴的定位、主治要点和操作

1. 隐白　Yǐnbái（SP 1）　井穴

【定位】在足趾，大趾末节内侧，趾甲根角侧后方0.1寸（指寸）。

【主治】①月经过多、崩漏等妇科病证；②鼻衄、便血、尿血等出血证；③腹满、呕吐、泄泻等脾胃病证；④癫狂、多梦等神志病证；⑤惊风。

【操作】浅刺0.1寸。

2. 太白　Tàibái（SP 3）　输穴；原穴

【定位】在跖区，第1跖趾关节近端赤白肉际凹陷中。

【主治】①肠鸣、腹胀、泄泻、胃痛、便秘等脾胃病证；②足痛、足肿等足部病证；③体重节痛。

【操作】直刺0.5～0.8寸。

3. 公孙▲　Gōngsūn（SP 4）　络穴；八脉交会穴，通冲脉

【定位】在跖区，第1跖骨底的前下缘赤白肉际处。

【主治】①胃痛、呕吐、肠鸣腹胀、腹痛、痢疾等脾胃病证；②心烦不寐、狂证等神志病证；③逆气里急，气上冲心（奔豚气）等冲脉病证。

【操作】直刺0.6～1.2寸。

4. 三阴交▲　Sānyīnjiāo（SP 6）　足三阴经的交会穴

【定位】在小腿内侧，内踝尖上3寸，胫骨内侧缘后际。

【主治】①肠鸣腹胀、泄泻、便秘等脾胃肠病证；②月经不调、经闭、痛经、带下、阴挺、不孕、滞产等妇产科病证；③心悸、不寐、癫狂等神志病证；④小便不利、遗尿、遗精、阳痿等生殖、泌尿系统病证；⑤下肢痿痹；⑥湿疹、荨麻疹等皮肤病证；⑦阴虚诸证。

【操作】直刺1～1.5寸。孕妇禁针。

5. 地机▲　Dìjī（SP 8）　郄穴

【定位】在小腿内侧，阴陵泉下3寸，胫骨内侧缘后际。

【主治】①痛经、崩漏、月经不调、癥瘕等妇科病证；②腹胀、腹痛、泄泻等脾胃肠病证；③小便不利，水肿，遗精；④下肢痿痹。

【操作】直刺1～2寸。

6. 阴陵泉▲　Yīnlíngquán（SP 9）　合穴

【定位】在小腿内侧，胫骨内侧髁下缘与胫骨内侧缘之间的凹陷中。

【主治】①腹痛、泄泻、水肿、黄疸等脾湿证；②小便不利、遗尿、癃闭等泌尿系统病证；③遗精、阴茎痛等男科病证；④带下、妇人阴痛等妇科病证；⑤膝痛、下肢痿痹。

【操作】直刺1～2寸。

7. 血海▲　Xuèhǎi（SP 10）

【定位】在股前区，髌底内侧端上2寸，股内侧肌隆起处。

【主治】①月经不调、痛经、经闭、崩漏等妇科病证；②湿疹、瘾疹、丹毒、皮肤瘙痒等皮外科病证；③膝股内侧痛。

【操作】直刺1～1.5寸。

8. 大横▲　Dàhéng（SP 15）　足太阴脾经与阴维脉的交会穴

【定位】在腹部，脐中旁开4寸。

【主治】①腹痛、泄泻、便秘等脾胃肠病证；②肥胖症。

【操作】直刺1～2寸。

9. 大包　Dàbāo（SP 21）

【定位】在胸外侧区，第6肋间隙，在腋中线上。

【主治】①气喘；②胸胁痛；③周身疼痛、四肢无力等肌肉病证。

【操作】斜刺或向外平刺0.5～0.8寸。

［常考考点］常用腧穴的定位和某些特殊治疗作用。

【例题实战模拟】

A1 型题

1. 在内踝上 8 寸处相交叉的经脉是
   A. 足太阴脾经与足少阴肾经   B. 足太阴脾经与足厥阴肝经   C. 足少阴肾经与足厥阴肝经
   D. 足少阴肾经与足太阳膀胱经   E. 足少阴肾经与足少阳胆经

2. 足大趾内侧趾甲根角旁约 0.1 寸的穴位是
   A. 隐白   B. 大敦   C. 厉兑   D. 至阴   E. 足临泣

3. 治疗月经过多、崩漏的首选穴是
   A. 隐白   B. 太白   C. 公孙   D. 地机   E. 三阴交

4. 三阴交穴的定位是
   A. 内踝尖上 2 寸，胫骨内侧面中央   B. 内踝尖上 3 寸，胫骨内侧面后缘
   C. 内踝尖上 3 寸，胫骨内侧面前缘   D. 内踝尖上 4 寸，胫骨内侧面后缘
   E. 内踝尖上 5 寸，胫骨内侧面前缘

5. 下列腧穴中，治疗痛经的首选穴是
   A. 隐白   B. 太白   C. 公孙   D. 血海   E. 地机

6. 大包穴的定位是侧胸部，腋中线上
   A. 当第 3 肋间隙处   B. 当第 4 肋间隙处   C. 当第 5 肋间隙处
   D. 当第 6 肋间隙处   E. 当第 7 肋间隙处

7. 足太阴脾经的终止穴是
   A. 隐白   B. 大敦   C. 厉兑   D. 大包   E. 章门

B1 型题

　　A. 隐白   B. 公孙   C. 地机   D. 三阴交   E. 阴陵泉

8. 善治慢性出血的腧穴是
9. 善治水湿病证的腧穴是

【参考答案】
1. B   2. A   3. A   4. B   5. E   6. D   7. D   8. A   9. E

第十一单元　手少阴心经、腧穴

【考点突破攻略】

要点一　经脉循行

《灵枢·经脉》：心手少阴之脉，起于心中，出属心系，下膈，络小肠。其支者，从心系，上夹咽，系目系。其直者，复从心系却上肺，下出腋下，下循臑内后廉，行太阴、心主之后，下肘内，循臂内后廉，抵掌后锐骨之端，入掌内后廉，循小指之内，出其端。

要点二　主治概要

1. **心系病证**　心痛、心悸、怔忡等。
2. **神志病证**　癫狂痫、癔症、不寐等。
3. **经脉循行部位的其他病证**　肩臂疼痛、胸胁痛、肘臂挛痛、小指疼痛等。

要点三 常用腧穴的定位、主治要点和操作

1. 极泉 Jíquán （HT 1）

【定位】在腋区，腋窝中央，腋动脉搏动处。

【主治】①心痛、心悸等心系病证；②胁肋疼痛；③肩臂疼痛、肘臂冷痛、上肢不遂等上肢病证；④瘰疬；⑤上肢针麻用穴。

【操作】避开腋动脉，直刺或斜刺 0.5～0.8 寸。

2. 少海 Shàohǎi （HT 3） 合穴

【定位】在肘前区，横平肘横纹，肱骨内上髁前缘。

【主治】①心痛、癔症、癫狂、痫证等心疾、神志病证；②肘臂挛痛、麻木，手颤；③腋胁痛，头项痛；④瘰疬。

【操作】直刺 0.5～1 寸。

3. 通里▲ Tōnglǐ （HT 5） 络穴

【定位】在前臂前区，腕掌侧远端横纹上 1 寸，尺侧腕屈肌腱的桡侧缘。

【主治】①心悸、怔忡等心疾；②暴喑、舌强不语等舌窍病证；③肘臂挛痛、麻木，手颤等上肢病证。

【操作】直刺 0.5～1 寸。

4. 阴郄 Yīnxì （HT 6） 郄穴

【定位】在前臂前区，腕掌侧远端横纹上 0.5 寸，尺侧腕屈肌腱的桡侧缘。

【主治】①心痛、心悸、惊恐等心疾；②吐血、衄血等血证；③骨蒸盗汗。

【操作】直刺 0.3～0.5 寸。

5. 神门▲ Shénmén （HT 7） 输穴；原穴

【定位】在腕前区，腕掌侧远端横纹尺侧端，尺侧腕屈肌腱的桡侧缘。

【主治】①心痛、心烦、惊悸、怔忡等心疾；②不寐、健忘、痴呆、癫狂痫等神志病证；③胸胁痛。

【操作】直刺 0.3～0.5 寸。

6. 少冲 Shàochōng （HT 9） 井穴

【定位】在手指，小指末节桡侧，指甲根角侧上方 0.1 寸（指寸）。

【主治】①心悸、心痛等心疾；②癫狂、昏迷等神志病证；③目赤；④热病；⑤胸胁痛。

【操作】浅刺 0.1 寸，或点刺出血。

[常考考点] 常用腧穴的定位和某些特殊治疗作用。

【例题实战模拟】

A1 型题

1. 屈肘，横平肘横纹，肱骨内上髁前缘的腧穴是
   A. 曲池   B. 曲泽   C. 尺泽   D. 少海   E. 小海
2. 治疗舌强不语、暴喑的首选穴是
   A. 少冲   B. 少府   C. 神门   D. 通里   E. 阴郄
3. 阴郄穴位于尺侧腕屈肌腱的桡侧缘，腕横纹上
   A. 0.5 寸   B. 1 寸   C. 1.5 寸   D. 2 寸   E. 2.5 寸
4. 常用于治疗盗汗的是
   A. 极泉   B. 少海   C. 通里   D. 阴郄   E. 神门
5. 以下不属于神门穴主治病证的是
   A. 心痛、惊悸   B. 健忘、失眠   C. 高血压   D. 胸胁痛   E. 呕血、衄血
6. 在胸部没有穴位的经脉是
   A. 手太阴肺经   B. 手少阴心经   C. 手厥阴心包经   D. 足少阴肾经   E. 足太阴脾经
7. 手少阴心经的起止穴是
   A. 极泉、少府   B. 中府、少冲   C. 天池、中冲   D. 极泉、少冲   E. 中府、少泽

【参考答案】
1. D 2. D 3. A 4. D 5. E 6. B 7. D

第十二单元 手太阳小肠经、腧穴

【考点突破攻略】

要点一 经脉循行

《灵枢·经脉》：小肠手太阳之脉，起于小指之端，循手外侧上腕，出踝中，直上循臂骨下廉，出肘内侧两骨之间，上循臑外后廉，出肩解，绕肩胛，交肩上，入缺盆，络心，循咽下膈，抵胃，属小肠。

其支者，从缺盆循颈，上颊，至目锐眦，却入耳中。

其支者，别颊上，抵鼻，至目内眦（斜络于颧）。

要点二 主治概要

1. 头面五官病证 头痛、眩晕、目翳、耳鸣、耳聋、咽喉肿痛等。

2. 热病。

3. 神志病 癫、狂、痫等。

4. 经脉循行部位的其他病证 肩臂酸痛、肘臂疼痛、颈项强痛、小指麻木疼痛等。

要点三 常用腧穴的定位、主治要点和操作

1. 少泽 Shàozé（SI 1） 井穴

【定位】在手指，小指末节尺侧，指甲根角侧上方0.1寸（指寸）。

【主治】①肩臂后侧痛、小指麻木疼痛等上肢病证；②乳痈、乳少、产后缺乳等乳房病证；③昏迷、癫狂等神志病证；④头痛、咽喉肿痛、目翳、胬肉攀睛、耳聋、耳鸣等头面五官病证。

【操作】斜刺0.1寸或点刺出血。孕妇慎用。

2. 后溪▲ Hòuxī（SI 3） 输穴；八脉交会穴，通督脉

【定位】在手内侧，第5掌指关节尺侧近端赤白肉际凹陷中。

【主治】①头项强痛、腰背痛、手指及肘臂挛痛等痛证；②耳聋、目赤、咽喉肿痛等五官病证；③癫、狂、痫等神志病证；④疟疾。

【操作】直刺0.5～1寸。治手指挛痛可透刺合谷穴。

3. 养老▲ Yǎnglǎo（SI 6） 郄穴

【定位】在前臂后区，腕背横纹上1寸，尺骨头桡侧凹陷中。

【主治】①肩、背、肘、臂酸痛，项强等经脉循行所过部位病证；②急性腰痛；③目视不明。

【操作】直刺或斜刺0.5～0.8寸。

4. 支正 Zhīzhèng（SI 7） 络穴

【定位】在前臂后区，腕背侧远端横纹上5寸，尺骨尺侧与尺侧腕屈肌之间。

【主治】①头痛、眩晕、项强等头项病证；②肘臂酸痛；③热病；④癫狂；⑤疣症。

【操作】直刺或斜刺0.5～0.8寸。

5. 天宗▲ Tiānzōng（SI 11）

【定位】在肩胛区，肩胛冈中点与肩胛骨下角连线的上1/3与下2/3交点凹陷中。

【主治】①肩胛疼痛；②气喘；③乳痈、乳癖等乳房病证。

【操作】直刺或斜刺0.5～1寸。遇到阻力不可强行进针。

6. 颧髎 Quánliáo（SI 18）

【定位】在面部，颧骨下缘，目外眦直下凹陷中。

【主治】口㖞、眼睑瞤动、齿痛、面痛等头面五官病证。
【操作】直刺 0.3～0.5 寸，斜刺或平刺 0.5～1 寸。

7. 听宫▲ Tīnggōng（SI 19）
【定位】在面部，耳屏正中与下颌骨髁状突之间的凹陷中。
【主治】①耳鸣、耳聋、聤耳等耳部病证；②面痛、齿痛等口面病证；③癫、狂、痫等神志病证。
【操作】微张口，直刺 0.5～1 寸。
[常考考点] 常用腧穴的定位和某些特殊治疗作用。

【例题实战模拟】

A1 型题
1. 循行"绕肩胛"的经脉是
   A. 手阳明大肠经　B. 足太阳膀胱经　C. 手太阳小肠经
   D. 足少阳胆经　E. 手少阳三焦经
2. 循行既到目内眦又到目外眦的经脉是
   A. 手阳明大肠经　B. 手太阳小肠经　C. 手少阳三焦经
   D. 足太阳膀胱经　E. 足少阳胆经
3. 位于肩胛冈下窝中央凹陷处，约当肩胛冈下缘与肩胛下角之间的 1/3 折点处的腧穴是
   A. 肩贞　B. 臑俞　C. 天宗　D. 秉风　E. 曲垣
4. 手太阳小肠经的起始穴是
   A. 少泽　B. 少冲　C. 少府　D. 听会　E. 听宫
5. 下列腧穴中，具有催乳作用的是
   A. 中冲　B. 关冲　C. 少冲　D. 隐白　E. 少泽
【参考答案】
1. C　2. B　3. C　4. A　5. E

第十三单元　足太阳膀胱经、腧穴

【考点突破攻略】

要点一　经脉循行

《灵枢·经脉》：膀胱足太阳之脉，起于目内眦，上额交巅。
其支者，从巅至耳上角。
其直者，从巅入络脑，还出别下项，循肩膊内，夹脊抵腰中，入循膂，络肾，属膀胱。其支者，从腰中，下夹脊，贯臀，入腘中。
其支者，从膊内左右别下贯胛，夹脊内，过髀枢，循髀外后廉下合腘中，以下贯腨内，出外踝之后，循京骨，至小指外侧。

要点二　主治概要

1. **脏腑病证**　背部第一侧线的背俞穴及第二侧线的腧穴，主治与其相关的脏腑病证和有关的组织器官病证。
2. **神志病证**　癫、狂、痫等。
3. **头面五官病证**　头痛、鼻塞、鼻衄、目视不明等。
4. **经脉循行部位的其他病证**　项、背、腰、下肢痹痛等。

要点三 常用腧穴的定位、主治要点和操作

1. 睛明 Jīngmíng（BL 1）

【定位】在面部，目内眦内上方眶内侧壁凹陷中。

【主治】①目赤肿痛、流泪、视物不明、目眩、近视、夜盲、色盲、目翳等眼病；②急性腰痛，坐骨神经痛；③心悸、怔忡等心疾。

【操作】嘱患者闭目，医者左手轻推眼球向外侧固定，右手缓慢进针，紧靠眶缘直刺0.5～1寸。遇到阻力时，不宜强行进针，应改变进针方向或退针。不捻转，不提插（或只轻微地捻转和提插）。出针后按压针孔片刻，以防出血。针具宜细，消毒宜严。禁灸。

2. 攒竹▲ Cuánzhú（BL 2）

【定位】在面部，眉头凹陷中，额切迹处。

【主治】①头痛、面痛、眉棱骨痛、面瘫等头面病证；②眼睑瞤动、眼睑下垂、目视不明、流泪、目赤肿痛等眼疾；③呃逆；④急性腰扭伤。

【操作】可向眉中或向眼眶内缘平刺或斜刺0.5～0.8寸，或直刺0.2～0.3寸。禁灸。

3. 天柱▲ Tiānzhù（BL 10）

【定位】在颈后区，横平第2颈椎棘突上际，斜方肌外缘凹陷中。

【主治】①后头痛，项强，肩背痛；②眩晕、咽喉肿痛、鼻塞、目赤肿痛、近视等头面五官病证；③热病；④癫狂痫。

【操作】直刺或斜刺0.5～0.8寸。不可向内上方深刺，以免伤及延髓。

4. 大杼 Dàzhù（BL 11） 八会穴之骨会

【定位】在脊柱区，第1胸椎棘突下，后正中线旁开1.5寸。

【主治】①咳嗽，发热；②项强，肩背痛；③颈椎病、腰椎病、膝骨关节炎、齿痛等骨病。

【操作】斜刺0.5～0.8寸。本经背部诸穴，不宜深刺，以免伤及内部重要脏器。

5. 风门 Fēngmén（BL 12）

【定位】在脊柱区，第2胸椎棘突下，后正中线旁开1.5寸。

【主治】①感冒、发热、头痛、咳嗽、哮喘等外感病证、肺系病证；②项强，胸背痛。

【操作】斜刺0.5～0.8寸。热证宜点刺放血。

6. 肺俞▲ Fèishū（BL 13） 肺之背俞穴

【定位】在脊柱区，第3胸椎棘突下，后正中线旁开1.5寸。

【主治】①鼻塞、咳嗽、气喘、咯血等肺系病证；②骨蒸潮热、盗汗等阴虚病证；③背痛；④皮肤瘙痒，瘾疹。

【操作】斜刺0.5～0.8寸。热证宜点刺放血。

7. 心俞 Xīnshū（BL 15） 心之背俞穴

【定位】在脊柱区，第5胸椎棘突下，后正中线旁开1.5寸。

【主治】①心痛、惊悸、不寐、健忘、癫痫等心神病证；②胸闷、胸痛、咳嗽、吐血等胸肺病证；③遗精、白浊等男科病证；④盗汗。

【操作】斜刺0.5～0.8寸。

8. 膈俞▲ Géshū（BL 17） 八会穴之血会

【定位】在脊柱区，第7胸椎棘突下，后正中线旁开1.5寸。

【主治】①胃痛；②呕吐、呃逆、咳嗽、气喘等气逆之证；③贫血、吐血、便血等血证；④瘾疹、皮肤瘙痒等皮肤病证；⑤潮热、盗汗等阴虚证。

【操作】斜刺0.5～0.8寸。

9. 肝俞 Gānshū（BL 18） 肝之背俞穴

【定位】在脊柱区，第9胸椎棘突下，后正中线旁开1.5寸。

【主治】①胁痛、黄疸等肝胆病证；②目赤、目视不明、夜盲、迎风流泪等目疾；③眩晕，癫狂痫；④脊背痛，角弓反张，转筋。

【操作】斜刺0.5～0.8寸。

10. 胆俞 Dǎnshū（BL 19） 胆之背俞穴

【定位】在脊柱区，第 10 胸椎棘突下，后正中线旁开 1.5 寸。

【主治】①胁痛、黄疸、口苦等肝胆病证；②肺痨，潮热。

【操作】斜刺 0.5～0.8 寸。

11. 脾俞 Píshū（BL 20） 脾之背俞穴

【定位】在脊柱区，第 11 胸椎棘突下，后正中线旁开 1.5 寸。

【主治】①腹胀、纳呆、呕吐、泄泻、痢疾、便血、多食善饥、身体消瘦等脾胃病证；②黄疸，水肿；③背痛。

【操作】斜刺 0.5～0.8 寸。

12. 胃俞▲ Wèishū（BL 21） 胃之背俞穴

【定位】在脊柱区，第 12 胸椎棘突下，后正中线旁开 1.5 寸。

【主治】胃痛、呕吐、腹胀、肠鸣、多食善饥、身体消瘦等脾胃病证。

【操作】斜刺 0.5～0.8 寸。

13. 肾俞▲ Shènshū（BL 23） 肾之背俞穴

【定位】在脊柱区，第 2 腰椎棘突下，后正中线旁开 1.5 寸。

【主治】①头晕、耳鸣、耳聋、慢性腹泻、气喘、腰酸痛、遗精、阳痿、不育等肾虚病证；②遗尿、癃闭等前阴病证；③月经不调、带下、不孕等妇科病证；④消渴。

【操作】直刺 0.5～1 寸。

14. 大肠俞▲ Dàchángshū（BL 25） 大肠之背俞穴

【定位】在脊柱区，第 4 腰椎棘突下，后正中线旁开 1.5 寸。

【主治】①腰痛；②腹胀、泄泻、便秘等肠腑病证。

【操作】直刺 0.8～1.2 寸。

15. 膀胱俞 Pángguāngshū（BL 28） 膀胱之背俞穴

【定位】在骶区，横平第 2 骶后孔，骶正中嵴旁开 1.5 寸。

【主治】①石淋、癃闭、遗尿等膀胱气化功能失调病证；②腰骶痛；③腹泻、便秘等肠腑病。

【操作】直刺或斜刺 0.8～1.2 寸。

16. 次髎▲ Cìliáo（BL 32）

【定位】在骶区，正对第 2 骶后孔中。

【主治】①月经不调、痛经、阴挺、带下等妇科病证；②遗精、阳痿等男科病证；③小便不利、癃闭、遗尿、疝气等前阴病证；④腰骶痛，下肢痿痹。

【操作】直刺 1～1.5 寸。

17. 承扶 Chéngfú（BL 36）

【定位】在股后区，臀沟的中点。

【主治】①腰腿痛、下肢痿痹等下肢病证；②痔疾。

【操作】直刺 1～2 寸。

18. 委阳 Wěiyáng（BL 39） 三焦下合穴

【定位】在膝部，腘横纹上，股二头肌腱的内侧缘。

【主治】①腹满，癃闭；②腰脊强痛，腿足挛痛。

【操作】直刺 1～1.5 寸。

19. 委中▲ Wěizhōng（BL 40） 合穴；膀胱下合穴

【定位】在膝后区，腘横纹中点。

【主治】①腰背痛、下肢痿痹等；②急性腹痛、急性吐泻等急症；③癃闭、遗尿等泌尿系病证；④丹毒、瘾疹、皮肤瘙痒、疔疮等血热病证。

【操作】直刺 1～1.5 寸，或用三棱针点刺腘静脉出血。针刺不宜过快、过强、过深，以免损伤血管和神经。

20. 膏肓▲ Gāohuāng（BL 43）

【定位】在脊柱区，第 4 胸椎棘突下，后正中线旁开 3 寸。

【主治】①咳嗽、气喘、肺痨等肺系虚损病证；②肩胛痛；③健忘、遗精、盗汗、羸瘦等虚劳诸证。

【操作】斜刺 0.5～0.8 寸。此穴多用灸法。

21. 志室 Zhìshì（BL 52）

【定位】在腰区，第 2 腰椎棘突下，后正中线旁开 3 寸。

【主治】①遗精、阳痿、癃闭、遗尿、水肿等肾虚病证；②腰脊强痛。

【操作】斜刺 0.5～0.8 寸。

22. 秩边▲ Zhìbiān（BL 54）

【定位】在骶区，横平第 4 骶后孔，骶正中嵴旁开 3 寸。

【主治】①腰骶痛，下肢痿痹；②癃闭、便秘、痔疾、阴痛等前后二阴病证。

【操作】直刺 1.5～3 寸。

23. 承山▲ Chéngshān（BL 57）

【定位】在小腿后区，腓肠肌两肌腹与肌腱交角处。

【主治】①腰腿拘急、疼痛；②痔疾、便秘；③腹痛，疝气。

【操作】直刺 1～2 寸。不宜过强地刺激，以免引起腓肠肌痉挛。

24. 飞扬 Fēiyáng（BL 58）络穴

【定位】在小腿后区，昆仑直上 7 寸，腓肠肌外下缘与跟腱移行处。

【主治】①头痛，眩晕，鼻塞，鼻衄；②颈痛，腰腿痛；③痔疾。

【操作】直刺 1～1.5 寸。

25. 昆仑▲ Kūnlún（BL 60）经穴

【定位】在踝区，外踝尖与跟腱之间的凹陷中。

【主治】①后头痛、目眩、项强等头项病证；②腰骶疼痛，足踝肿痛；③癫痫；④滞产。

【操作】直刺 0.5～0.8 寸。孕妇禁用，经期慎用。

26. 申脉▲ Shēnmài（BL 62）八脉交会穴，通阳跷脉；足太阳经与阳跷脉的交会穴

【定位】在踝区，外踝尖直下，外踝下缘与跟骨之间凹陷中。

【主治】①头痛、眩晕等头部疾病；②癫、狂、痫等神志病证；③嗜睡、不寐等眼睛开合不利病证；④腰腿酸痛，下肢运动不利。

【操作】直刺 0.3～0.5 寸。

27. 束骨 Shùgǔ（BL 65）输穴

【定位】在跖区，第 5 跖趾关节的近端，赤白肉际处。

【主治】①头痛、项强、目眩等头项部病证；②腰腿痛；③癫狂。

【操作】直刺 0.3～0.5 寸。

28. 至阴▲ Zhìyīn（BL 67）井穴

【定位】在足趾，小趾末节外侧，趾甲根角侧后方 0.1 寸（指寸）。

【主治】①胎位不正、滞产、胞衣不下等胎产病证；②头痛、目痛、鼻塞、鼻衄等头面五官病证。

【操作】浅刺 0.1 寸。胎位不正用灸法。

[常考考点] 常用腧穴的定位和某些特殊治疗作用。

【例题实战模拟】

A1 型题

1. 下列循行至头顶且入络脑的经脉是
    A. 足厥阴肝经　B. 足太阳膀胱经　C. 手少阳三焦经　D. 足少阳胆经　E. 手太阳小肠经
2. 下列有关睛明穴的针刺操作，叙述不正确的是
    A. 遇到阻力时，可继续进针，不必改变进针方向或退针　B. 不捻转，不提插
    C. 出针后按压针孔片刻，以防出血　D. 针具宜细，消毒宜严　E. 禁灸
3. 下列腧穴中，常用于治疗呃逆的是
    A. 睛明　B. 攒竹　C. 承泣　D. 四白　E. 印堂
4. 下列腧穴中，治疗急性吐泻有速效的是

A. 委阳　　B. 委中　　C. 承山　　D. 飞扬　　E. 昆仑
5. 下列腧穴中，治疗虚劳诸疾首选
   A. 中脘　　B. 膏肓　　C. 百会　　D. 膈俞　　E. 血海
6. 秩边穴的定位是
   A. 平第1骶后孔，骶正中嵴旁开3寸　　B. 平第2骶后孔，骶正中嵴旁开3寸
   C. 平第3骶后孔，骶正中嵴旁开3寸　　D. 平第4骶后孔，骶正中嵴旁开3寸
   E. 平第3骶后孔，骶正中嵴旁开1.5寸
7. 常用于纠正胎位的腧穴是
   A. 隐白　　B. 至阴　　C. 至阳　　D. 束谷　　E. 申脉

【参考答案】
1. B　2. A　3. B　4. B　5. B　6. D　7. B

第十四单元　足少阴肾经、腧穴

【考点突破攻略】

要点一　经脉循行

《灵枢·经脉》：肾足少阴之脉，起于小指之下，斜走足心，出于然骨之下，循内踝之后，别入跟中，以上踹内，出腘内廉，上股内后廉，贯脊属肾，络膀胱。

其直者，从肾上贯肝膈，入肺中，循喉咙，夹舌本。

其支者，从肺出，络心，注胸中。

要点二　主治概要

1. 头及五官病证　头痛、目眩、咽喉肿痛、齿痛、耳聋、耳鸣等。

2. 妇科病证，前阴病证　月经不调、遗精阳痿、小便频数等。

3. 经脉循行部位的其他病证　下肢厥冷、内踝肿痛等。

要点三　常用腧穴的定位、主治要点和操作

1. 涌泉▲　Yǒngquán（KI 1）　井穴

【定位】在足底，屈足卷趾时足心最凹陷中。

【主治】①昏厥、中暑、小儿惊风等急症；②癫狂痫、头痛、头晕、目眩、失眠等神志病证；③咽喉肿痛、喉痹、失音等头面五官病证；④大便难、小便不利等前后二阴病证；⑤足心热；⑥奔豚气。

【操作】直刺0.5～1.0寸。针刺时要防止刺伤足底动脉弓。临床常用灸法或药物贴敷。

2. 然谷　Rángǔ（KI 2）　荥穴

【定位】在足内侧，足舟骨粗隆下方，赤白肉际处。

【主治】①月经不调、阴痒、带下病、阴挺、白浊等妇科病证；②遗精、阳痿等男科病证；③癃闭、小便不利等泌尿系统病证；④咯血、咽喉肿痛；⑤消渴，腹泻；⑥下肢痿痹，足背痛；⑦小儿脐风，口噤。

【操作】直刺0.5～0.8寸。

3. 太溪▲　Tàixī（KI 3）　输穴；原穴

【定位】在踝区，内踝尖与跟腱之间的凹陷中。

【主治】①头晕目眩、不寐、健忘、遗精、阳痿、月经不调等肾虚证；②咽喉肿痛、齿痛、耳聋、耳鸣等阴虚性五官病证；③咳喘、胸痛、咯血等肺系病证；④消渴，小便频数，便秘；⑤腰脊痛，足跟痛，下肢厥冷。

【操作】直刺0.5～0.8寸。

4. 大钟 Dàzhōng （KI 4） 络穴

【定位】在跟区，内踝后下方，跟骨上缘，跟腱附着部前缘凹陷中。

【主治】①遗尿、癃闭、便秘等前后二阴病证；②咽痛、咳血、气喘；③痴呆；④腰脊强痛，足跟痛。

【操作】直刺 0.3～0.5 寸。

5. 照海▲ Zhàohǎi （KI 6） 八脉交会穴，通阴跷脉

【定位】在踝区，内踝尖下 1 寸，内踝下缘边际凹陷中。

【主治】①月经不调、痛经、阴痒、赤白带下等妇科病证；②癫痫、不寐、嗜卧、癔症等神志病证；③咽喉干痛，目赤肿痛；④小便频数，癃闭；⑤便秘。

【操作】直刺 0.5～0.8 寸。

6. 复溜▲ Fùliū （KI 7） 经穴

【定位】在小腿内侧，内踝尖上 2 寸，跟腱前缘。

【主治】①腹胀，泄泻，癃闭，水肿；②盗汗、汗出不止或热病无汗等津液输布失调病证；③下肢痿痹，腰脊强痛。

【操作】直刺 0.5～1 寸。

7. 肓俞 Huāngshū （KI 16） 足少阴经与冲脉的交会穴

【定位】在腹部，脐中旁开 0.5 寸。

【主治】①绕脐痛、腹胀、痢疾、泄泻、便秘等脾胃病证；②疝气；③月经不调。

【操作】直刺 0.8～1.2 寸。

[常考考点] 常用腧穴的定位和某些特殊治疗作用。

【例题实战模拟】

A1 型题

1. 肾经在循行中，未与以下何脏腑发生联系
    A. 肝　　B. 肺　　C. 心　　D. 膀胱　　E. 心包

2. 下列选项中"贯脊"的经脉是
    A. 督脉　　B. 带脉　　C. 足少阴肾经　　D. 足太阳膀胱经　　E. 足少阳胆经

3. 大钟穴的定位是
    A. 内踝前下方，足舟骨粗隆下缘凹陷中　　B. 内踝高点与跟腱后缘连线的中点凹陷处
    C. 内踝后下方，跟骨上缘，跟腱附着部前缘凹陷中　　D. 太溪穴直下 1 寸，当跟骨结节内上缘
    E. 太溪穴上 2 寸，当跟腱的前缘

4. 下列不属于照海穴主治病证的是
    A. 失眠、癫痫　　B. 呕吐涎沫，吐舌　　C. 月经不调，带下
    D. 小便频数，癃闭　　E. 咽喉干痛，目赤肿痛

5. 下列腧穴中，治疗汗证首选的是
    A. 复溜　　B. 然谷　　C. 太溪　　D. 阴谷　　E. 大钟

6. 下列经脉中，在大腿部没有经穴分布的是
    A. 足阳明胃经　　B. 足少阳胆经　　C. 足太阴脾经　　D. 足厥阴肝经　　E. 足少阴肾经

7. 足少阴肾经在腹部的循行是旁开前正中线
    A. 0.5 寸　　B. 1 寸　　C. 2 寸　　D. 4 寸　　E. 6 寸

【参考答案】

1. E　2. C　3. C　4. B　5. A　6. E　7. A

第十五单元　手厥阴心包经、腧穴

【考点突破攻略】

要点一　经脉循行

《灵枢·经脉》：心主手厥阴心包络之脉，起于胸中，出属心包，下膈，历络三焦。

其支者，循胸出胁，下腋三寸，上抵腋下，循臑内，行太阴、少阴之间，入肘中，下臂，行两筋之间，入掌中，循中指，出其端。

其支者，别掌中，循小指次指出其端。

要点二　主治概要

1. 心胸、神志病证　心痛、心悸、心烦、胸闷、癫狂痫等。

2. 胃腑病证　胃痛、呕吐等。

3. 经脉循行部位的其他病证　上臂内侧痛、肘臂挛麻、腕痛、掌中热等。

要点三　常用腧穴的定位、主治要点和操作

1. 天池　Tiānchí（PC 1）　手厥阴经与足少阳经的交会穴

【定位】在胸部，第4肋间隙，前正中线旁开5寸。

【主治】①咳嗽、气喘、胸闷、痰多、胸痛等肺胸病证；②腋下肿痛、乳痈、乳少；③瘰疬。

【操作】斜刺或平刺0.3～0.5寸，不可深刺，以免伤及心、肺。

2. 曲泽　Qūzé（PC 3）　合穴

【定位】在肘前区，肘横纹上，肱二头肌腱的尺侧缘凹陷中。

【主治】①心痛、心悸、善惊等心疾；②胃痛、呕吐、泄泻等胃腑热性病证；③热病，中暑；④肘臂挛痛，上肢颤动。

【操作】直刺1～1.5寸，或三棱针点刺出血。

3. 郄门▲　Xìmén（PC 4）　郄穴

【定位】在前臂前区，腕掌侧远端横纹上5寸，掌长肌腱与桡侧腕屈肌腱之间。

【主治】①心痛、心悸、心烦、胸痛等心胸病证；②咳血、呕血、衄血等血证；③疔疮；④癫痫。

【操作】直刺0.5～1寸。

4. 间使　Jiānshǐ（PC 5）　经穴

【定位】在前臂前区，腕掌侧远端横纹上3寸，掌长肌腱与桡侧腕屈肌腱之间。

【主治】①心痛、心悸等心疾；②胃痛、呕吐等胃腑病证；③热病，疟疾；④癫狂痫等神志病证；⑤肘臂挛痛。

【操作】直刺0.5～1寸。

5. 内关▲　Nèiguān（PC 6）　络穴；八脉交会穴，通阴维脉

【定位】在前臂前区，腕掌侧远端横纹上2寸，掌长肌腱与桡侧腕屈肌腱之间。

【主治】①心痛、心悸、胸闷等心胸病证；②胃痛、呕吐、呃逆等胃腑病证；③不寐、郁病、癫狂痫等神志病证；④中风，眩晕，偏头痛；⑤胁痛，胁下痞块，肘臂挛痛。

【操作】直刺0.5～1寸。注意穴位深层有正中神经。

6. 大陵▲　Dàlíng（PC 7）　输穴，原穴

【定位】在腕前区，腕掌侧远端横纹中，掌长肌腱与桡侧腕屈肌腱之间。

【主治】①心痛、心悸、胸胁胀痛等心胸病证；②胃痛、呕吐、口臭等胃腑病证；③喜笑悲恐、癫狂痫等神志病证；④手、臂挛痛。

【操作】直刺0.3～0.5寸。

7. 劳宫 Láogōng （PC 8） 荥穴

【定位】在掌区，横平第3掌指关节近端，第2、3掌骨之间偏于第3掌骨。简便取穴：半握拳，中指尖下是穴。

【主治】①中风昏迷、中暑等急症；②心痛、烦闷等心疾；③癫狂痫等神志病证；④口疮，口臭；⑤鹅掌风。

【操作】直刺0.3～0.5寸。为急救要穴之一。

8. 中冲▲ Zhōngchōng （PC 9） 井穴

【定位】在手指，中指末端最高点。

【主治】①中风昏迷、舌强不语、中暑、昏厥、小儿惊风等急症；②高热；③舌下肿痛。

【操作】浅刺0.1寸，或点刺出血。为急救要穴之一。

［常考考点］常用腧穴的定位和某些特殊治疗作用。

【例题实战模拟】

A1型题

1. 手厥阴经腧穴除主治心、心包、胸、神志病外，还主要用于治疗
   A. 胃病　　B. 肾病　　C. 肝病　　D. 胆病　　E. 脾病

2. 在肘前区，肘横纹上，肱二头肌腱尺侧缘凹陷中的腧穴是
   A. 少海　　B. 小海　　C. 曲泽　　D. 曲池　　E. 尺泽

3. 下列不属于曲泽穴主治病证的是
   A. 心痛、善惊　　B. 胃痛、呕血　　C. 咳嗽、胸满　　D. 暑热病　　E. 肘臂挛痛

4. 间使穴的定位是
   A. 腕横纹上5寸，掌长肌腱与桡侧腕屈肌腱之间
   B. 腕横纹上3寸，掌长肌腱与桡侧腕屈肌腱之间
   C. 腕横纹上2寸，掌长肌腱与桡侧腕屈肌腱之间
   D. 腕横纹上1寸，掌长肌腱与桡侧腕屈肌腱之间
   E. 腕横纹中央，掌长肌腱与桡侧腕屈肌腱之间

5. 内关穴的定位是
   A. 腕横纹上5寸，掌长肌腱与桡侧腕屈肌腱之间
   B. 腕横纹上3寸，掌长肌腱与桡侧腕屈肌腱之间
   C. 腕横纹上2寸，掌长肌腱与桡侧腕屈肌腱之间
   D. 腕横纹上1寸，掌长肌腱与桡侧腕屈肌腱之间
   E. 腕横纹中央，掌长肌腱与桡侧腕屈肌腱之间

6. 下列不属于内关主治病证的是
   A. 心痛、胸闷　　B. 胃痛、呃逆　　C. 遗尿、阳痿　　D. 失眠、郁证　　E. 中风、眩晕

7. 大陵穴的定位是
   A. 腕横纹上5寸，掌长肌腱与桡侧腕屈肌腱之间
   B. 腕横纹上3寸，掌长肌腱与桡侧腕屈肌腱之间
   C. 腕横纹上2寸，掌长肌腱与桡侧腕屈肌腱之间
   D. 腕横纹上1寸，掌长肌腱与桡侧腕屈肌腱之间
   E. 腕横纹中央，掌长肌腱与桡侧腕屈肌腱之间

8. 中冲穴的定位是
   A. 中指尺侧指甲根角旁0.1寸　　B. 中指桡侧指甲根角旁0.1寸
   C. 无名指桡侧指甲根角旁0.1寸　　D. 中指尖端的中央
   E. 无名指尖端的中央

【参考答案】
1. A　2. C　3. C　4. B　5. C　6. C　7. E　8. D

第十六单元　手少阳三焦经、腧穴

【考点突破攻略】

要点一　经脉循行

《灵枢·经脉》：三焦手少阳之脉，起于小指次指之端，上出两指之间，循手表腕，出臂外两骨之间，上贯肘，循臑外上肩，而交出足少阳之后，入缺盆，布膻中，散络心包，下膈，遍属三焦。

其支者，从膻中，上出缺盆，上项，系耳后，直上出耳上角，以屈下颊至䪼。

其支者，从耳后入耳中，出走耳前，过客主人，前交颊，至目锐眦。

要点二　主治概要

1. 头面五官病证　头、目、耳、颊、咽喉病等。
2. 热病。
3. 经脉循行部位的其他病证　胸胁痛，肩臂外侧痛，上肢挛急、麻木、不遂等。

要点三　常用腧穴的定位、主治要点和操作

1. 关冲　Guānchōng（TE 1）井穴
【定位】在手指，第4指末节尺侧，指甲根角侧上方0.1寸（指寸）。
【主治】①头痛、目赤、咽喉痛、耳鸣、耳聋、舌强等头面五官病证；②热病，中暑。
【操作】浅刺0.1寸，或点刺出血。

2. 中渚▲　Zhōngzhǔ（TE 3）输穴
【定位】在手背，第4、5掌骨间，第4掌指关节近端凹陷中。
【主治】①手指屈伸不利，肘臂肩背痛；②头痛、耳鸣、耳聋、聤耳、耳痛、目赤、咽喉肿痛等头面五官病证；③热病，疟疾。
【操作】直刺0.3～0.5寸。

3. 阳池　Yángchí（TE 4）原穴
【定位】在腕后区，腕背侧远端横纹上，指伸肌腱的尺侧缘凹陷中。
【主治】①手指屈伸不利、疼痛、麻木，腕痛，肘臂痉挛等上肢病证；②耳聋、目赤肿痛、咽喉肿痛、头痛等头面五官病证；③消渴。
【操作】直刺0.3～0.5寸。

4. 外关▲　Wàiguān（TE 5）络穴；八脉交会穴，通阳维脉
【定位】在前臂后区，腕背侧远端横纹上2寸，尺骨与桡骨间隙中点。
【主治】①耳鸣、耳聋、聤耳、耳痛、目赤肿痛、目生翳膜、目眩、咽喉肿痛、口噤、口㖞、齿痛、面痛等头面五官病证；②头痛，颈项及肩部疼痛，胁痛，上肢痹痛；③热病，疟疾，伤风感冒；④瘰疬。
【操作】直刺0.5～1.0寸。

5. 支沟▲　Zhīgōu（TE 6）经穴
【定位】在前臂后区，腕背侧远端横纹上3寸，尺骨与桡骨间隙中点。
【主治】①便秘；②热病；③耳鸣、耳聋、咽喉肿痛、暴喑、头痛等头面五官病证；④肘臂痛，胁肋痛，落枕；⑤瘰疬。
【操作】直刺0.5～1.0寸。

6. 肩髎　Jiānliáo（TE 14）
【定位】在三角肌区，肩峰角与肱骨大结节两骨间凹陷中。
【主治】①肩臂挛痛，不遂；②风疹。

【操作】直刺 0.8～1.5 寸。

7. 翳风▲ Yìfēng （TE 17） 手、足少阳经的交会穴

【定位】在颈部，耳垂后方，乳突下端前方凹陷中。

【主治】①耳鸣、耳聋、聤耳等耳病；②眼睑䁀动、颊肿、口㖞、牙关紧闭、齿痛等面口病证；③瘰疬。

【操作】直刺 0.5～1.0 寸。

8. 角孙 Jiǎosūn （TE 20）

【定位】在头部，耳尖正对发际处。

【主治】①耳部肿痛、耳聋、目赤肿痛、视物不明、目翳等官窍病证；②偏头痛，项强；③颊肿，痄腮，齿痛。

【操作】平刺 0.3～0.5 寸。治疗小儿腮腺炎常用灯草灸。

9. 耳门 Ěrmén （TE 21）

【定位】在耳区，耳屏上切迹与下颌骨髁突之间的凹陷中。

【主治】①耳鸣、耳聋、聤耳等耳病；②面痛、齿痛、牙关拘急、口㖞等口面病证。

【操作】直刺 0.3～0.5 寸，微张口。

10. 丝竹空 Sīzhúkōng （TE 23） 手、足少阳经的交会穴

【定位】在面部，眉梢凹陷中。

【主治】①头痛、眩晕、目赤肿痛、眼睑䁀动、视物不清等头目病证；②癫痫；③齿痛，牙关拘急，口㖞。

【操作】平刺 0.3～0.5 寸；不灸。

[常考考点] 常用腧穴的定位和某些特殊治疗作用。

【例题实战模拟】

A1 型题

1. 下列不属于外关穴主治病证的是
    A. 热病、头痛   B. 心痛、胸闷   C. 耳鸣、耳聋   D. 瘰疬、胁痛   E. 上肢痿痹不遂
2. 下列不属于支沟穴主治病证的是
    A. 失眠、癫痫狂   B. 便秘、热病   C. 耳鸣、耳聋   D. 暴喑、瘰疬   E. 胁肋疼痛
3. 下列腧穴中，治疗便秘较好的是
    A. 关冲   B. 中渚   C. 阳池   D. 支沟   E. 外关
4. 下列腧穴中，属于手少阳三焦经的是
    A. 肩髎   B. 巨髎   C. 次髎   D. 颧髎   E. 瞳子髎
5. 位于乳突前下方与下颌角之间的凹陷中的腧穴是
    A. 角孙   B. 翳风   C. 翳明   D. 牵正   E. 头临泣
6. 手少阳三焦经的起止穴是
    A. 关冲、耳门   B. 关冲、丝竹空   C. 少冲、耳门   D. 少冲、丝竹空   E. 中冲、耳门

【参考答案】
1. B 2. A 3. D 4. A 5. B 6. B

第十七单元　足少阳胆经、腧穴

【考点突破攻略】

要点一　经脉循行

《灵枢·经脉》：胆足少阳之脉，起于目锐眦，上抵头角，下耳后，循颈，行手少阳之前，至肩上，却交出手少阳之后，入缺盆。

其支者，从耳后入耳中，出走耳前，至目锐眦后。

其支者，别锐眦，下大迎，合于手少阳，抵于，下加颊车，下颈，合缺盆，以下胸中，贯膈，络肝，属胆，循胁里，出气街，绕毛际，横入髀厌中。

其直者，从缺盆下腋，循胸，过季胁，下合髀厌中。以下循髀阳，出膝外廉，下外辅骨之前，直下抵绝骨之端，下出外踝之前，循足跗上，入小指次指之间。

其支者，别跗上，入大指之间，循大指歧骨内，出其端；还贯爪甲，出三毛。

要点二 主治概要

1. 头面五官病证 侧头、目、耳、咽喉等。

2. 肝胆病证 黄疸、口苦、胁痛等。

3. 神志病证 癫狂等。

4. 热病。

5. 经脉循行部位的其他病证 胁肋痛，下肢痹痛、麻木、不遂等。

要点三 常用腧穴的定位、主治要点和操作

1. 瞳子髎 Tóngzǐliáo（GB 1） 手、足少阳经及手太阳经的交会穴

【定位】在面部，目外眦外侧0.5寸凹陷中。

【主治】①目痛、目赤、目翳等目疾；②头痛、口㖞、面痛等头面病证。

【操作】平刺0.3～0.5寸，或用三棱针点刺出血。

2. 听会 Tīnghuì（GB 2） 手、足少阳经的交会穴

【定位】在面部，耳屏间切迹与下颌骨髁状突之间的凹陷中。

【主治】①耳鸣、耳聋、聤耳等耳病；②齿痛、口㖞、面痛等面口病证。

【操作】张口，直刺0.5～1寸。

3. 完骨 Wángǔ（GB 12） 足少阳经与足太阳经的交会穴

【定位】在头部，耳后乳突的后下方凹陷中。

【主治】①头痛，颈项强痛；②不寐；③齿痛、口㖞、口噤不开、颊肿等面颊部病证。

【操作】直刺0.5～0.8寸。

4. 阳白 Yángbái（GB 14） 足少阳经与阳维脉的交会穴

【定位】在头部，眉上1寸，瞳孔直上。

【主治】①头痛，眩晕；②视物模糊、目痛等目疾；③眼睑眴动、眼睑下垂等目疾。

【操作】平刺0.3～0.5寸。

5. 头临泣 Tóulínqì（GB 15） 足少阳经、足太阳经与阳维脉的交会穴

【定位】在头部，前发际上0.5寸，瞳孔直上。

【主治】①头痛，眩晕；②流泪、鼻塞、鼻渊等头面五官病证；③癫痫等神志病证；④小儿惊风。

【操作】平刺0.3～0.5寸。

6. 风池▲ Fēngchí（GB 20） 足少阳经与阳维脉的交会穴

【定位】在颈后区，枕骨之下，胸锁乳突肌上端与斜方肌上端之间的凹陷中。

【主治】①中风、头痛、眩晕、不寐、癫痫等内风所致病证；②恶寒发热、口眼㖞斜等外风所致病证；③目赤肿痛、视物不明、鼻塞、鼻衄、鼻渊、耳鸣、咽喉肿痛等五官病证；④颈项强痛。

【操作】向鼻尖方向斜刺0.8～1.2寸。

7. 肩井▲ Jiānjǐng（GB 21） 手、足少阳经与阳维脉的交会穴

【定位】在肩胛区，第7颈椎棘突与肩峰最外侧点连线的中点。

【主治】①头痛、眩晕、颈项强痛等头项部病证；②肩背疼痛，上肢不遂；③瘰疬；④乳痈、乳少、难产、胞衣不下等妇科病证。

【操作】直刺0.3～0.5寸，切忌深刺、捣刺。孕妇禁用。

8. 日月 Rìyuè（GB 24） 胆募穴；足少阳经、足太阴经与阳维脉的交会穴

【定位】在胸部，第7肋间隙中，前正中线旁开4寸。

【主治】①黄疸、呕吐、吞酸等胆腑病证；②胁肋胀痛。
【操作】斜刺或平刺0.5～0.8寸。

9. 带脉 Dàimài （GB 26） 足少阳经与带脉的交会穴
【定位】在侧腹部，第11肋游离端垂线与脐水平线的交点上。
【主治】①带下、月经不调、阴挺、经闭、小腹痛等妇科病证；②疝气；③胁痛，腰痛。
【操作】直刺0.8～1.0寸。

10. 环跳▲ Huántiào （GB 30） 足少阳经与足太阳经的交会穴
【定位】在臀区，股骨大转子最凸点与骶管裂孔连线的外1/3与内2/3交点处。
【主治】①下肢痿痹，半身不遂，腰腿痛；②风疹。
【操作】直刺2～3寸。

11. 风市 Fēngshì （GB 31）
【定位】在股部，髌底上7寸；直立垂手，掌心贴于大腿时，中指尖所指凹陷中，髂胫束后缘。
【主治】①下肢痿痹；②遍身瘙痒。
【操作】直刺1～2寸。

12. 阳陵泉▲ Yánglíngquán （GB 34）合穴；胆下合穴；八会穴之筋会
【定位】在小腿外侧，腓骨头前下方凹陷中。
【主治】①黄疸、口苦、呕吐、胁痛等胆腑病证；②下肢痿痹、膝髌肿痛、肩痛等筋病；③小儿惊风；④脚气。
【操作】直刺1～1.5寸。

13. 光明 Guāngmíng （GB 37） 络穴
【定位】在小腿外侧，外踝尖上5寸，腓骨前缘。
【主治】①目痛、夜盲、目视不明等目疾；②乳房胀痛、乳少等乳疾。
【操作】直刺1～1.5寸。

14. 悬钟▲ Xuánzhōng （GB 39） 八会穴之髓会
【定位】在小腿外侧，外踝尖上3寸，腓骨前缘。
【主治】①中风、颈椎病、腰椎病等骨、髓病；②颈项强痛、偏头痛、咽喉肿痛；③胸胁胀痛；④下肢痿痹，脚气。
【操作】直刺0.5～0.8寸。

15. 丘墟▲ Qiūxū （GB 40） 原穴
【定位】在踝区，外踝的前下方，趾长伸肌腱的外侧凹陷中。
【主治】①偏头痛，胸胁胀痛；②下肢痿痹，外踝肿痛，足下垂，脚气；③疟疾。
【操作】直刺0.5～0.8寸。

16. 足临泣 Zúlínqì （GB 41） 输穴；八脉交会穴，通带脉
【定位】在足背，第4、5跖骨底结合部的前方，第5趾长伸肌腱外侧凹陷中。
【主治】①偏头痛、眩晕、目赤肿痛、目涩、耳鸣、耳聋等头面五官病证；②乳痈、乳胀、月经不调等妇科病证；③胁肋胀痛，足跗肿痛；④瘰疬；⑤疟疾。
【操作】直刺0.3～0.5寸。

17. 侠溪 Xiáxī （GB 43） 荥穴
【定位】在足背，第4、5跖骨间，趾蹼缘后方赤白肉际处。
【主治】①头痛、眩晕、目赤肿痛、耳鸣、耳聋等头面五官病证；②胁痛；③乳痈；④热病。
【操作】直刺0.3～0.5寸。

18. 足窍阴 Zúqiàoyīn （GB 44） 井穴
【定位】在足趾，第4趾末节外侧，趾甲根角侧后方0.1寸（指寸）。
【主治】①目赤肿痛、耳鸣、耳聋、咽喉肿痛等五官病证；②头痛，不寐，多梦；③热病；④胁痛，足跗肿痛。
【操作】浅刺0.1～0.2寸，或点刺出血。

［常考考点］常用腧穴的定位和某些特殊治疗作用。

【例题实战模拟】

A1 型题

1. 从耳后进入耳中，出走耳前的经脉是
   A. 足太阳膀胱经　　B. 手太阳小肠经　　C. 足阳明胃经　　D. 手阳明大肠经　　E. 足少阳胆经
2. 头临泣的定位是
   A. 入前发际 0.5 寸，督脉旁开 3 寸
   B. 目正视，瞳孔直上入前发际 0.5 寸，神庭与头维连线的中点
   C. 当额角发际上 0.5 寸，头正中线旁开 4.5 寸
   D. 攒竹穴直上，入前发际 0.5 寸
   E. 前发际正中直上 1 寸，旁开 1.5 寸
3. 治疗带下病应首选的腧穴是
   A. 太冲　　B. 归来　　C. 带脉　　D. 隐白　　E. 大敦
4. 针刺环跳穴的最佳体位是
   A. 坐位　　B. 站位　　C. 仰卧位　　D. 俯卧位　　E. 侧卧位
5. 下列不属于阳陵泉主治病证的是
   A. 黄疸、胁痛、口苦　　B. 腹泻、水肿、小便不利　　C. 呕吐、吞酸
   D. 膝肿痛、下肢痿痹　　E. 小儿惊风
6. 下列属于足少阳胆经起止穴的是
   A. 瞳子髎、足临泣　　B. 瞳子髎、足窍阴　　C. 丝竹空、足临泣
   D. 丝竹空、足窍阴　　E. 耳门、足窍阴

【参考答案】

1. E　2. B　3. C　4. E　5. B　6. B

第十八单元　足厥阴肝经、腧穴

【考点突破攻略】

要点一　经脉循行

《灵枢·经脉》：肝足厥阴之脉，起于大指丛毛之际，上循足跗上廉，去内踝一寸，上踝八寸，交出太阴之后，上腘内廉，循股阴，入毛中，环阴器，抵小腹，夹胃，属肝，络胆，上贯膈，布胁肋，循喉咙之后，上入颃颡，连目系，上出额，与督脉会于巅。

其支者，从目系下颊里，环唇内。

其支者，复从肝别贯膈，上注肺。

要点二　主治概要

1. **肝胆病证**　黄疸、胸胁胀痛、呕逆、中风、头痛、眩晕、惊风等。
2. **妇科病和前阴病证**　月经不调、痛经、崩漏、带下、遗尿、小便不利等。
3. **经脉循行部位的其他病证**　下肢痹痛、麻木、不遂等。

要点三　常用腧穴的定位、主治要点和操作

1. 大敦　Dàdūn（LR 1）井穴

【定位】在足趾，大趾末节外侧，趾甲根角侧后方 0.1 寸（指寸）。

【主治】①疝气，少腹痛；②遗尿、癃闭、淋证等泌尿系病证；③月经不调、经闭、崩漏、阴挺等妇科病证；④

癫痫。

【操作】浅刺 0.1～0.2 寸，或点刺出血。

2. 行间 Xíngjiān （LR 2） 荥穴

【定位】在足背，第 1、2 趾之间，趾蹼缘后方赤白肉际处。

【主治】①头痛、目眩、目赤肿痛、青盲、口㖞等头面五官热性病证；②月经过多、崩漏、痛经、经闭、带下等妇科病证；③阴中痛，疝气；④小便不利，癃闭，尿痛；⑤胁痛，黄疸。

【操作】直刺 0.5～0.8 寸。

3. 太冲▲ Tàichōng （LR 3） 输穴；原穴

【定位】在足背，第 1、2 跖骨间，跖骨底结合部前方凹陷中，或触及动脉搏动处。

【主治】①中风、癫狂痫、头痛、眩晕、口眼㖞斜、小儿惊风等内风所致病证；②目赤肿痛、口㖞、青盲、咽喉干痛、耳鸣、耳聋等头面五官热性病证；③月经不调、崩漏、痛经、难产等妇科病证；④黄疸、胁痛、腹胀、呕逆等肝胃病证；⑤下肢痿痹，足跗肿痛。

【操作】直刺 0.5～1 寸。

4. 蠡沟▲ Lígōu （LR 5） 络穴

【定位】在小腿内侧，内踝尖上 5 寸，胫骨内侧面的中央。

【主治】①睾丸肿痛、阳强挺长等男科病证；②月经不调、带下等妇科病证；③外阴瘙痒、小便不利、遗尿等前阴病证；④足胫疼痛。

【操作】平刺 0.5～0.8 寸。

5. 曲泉 Qūquán （LR 8） 合穴

【定位】在膝部，腘横纹内侧端，半腱肌肌腱内缘凹陷中。

【主治】①小便不利、淋证、癃闭等泌尿系病证；②月经不调、痛经、带下、阴挺、阴痒等妇科病证；③遗精、阳痿等男科病证；④膝股疼痛。

【操作】直刺 0.8～1 寸。

6. 章门 Zhāngmén （LR 13） 八会穴之脏会；脾募穴；足厥阴经与足少阳经的交会穴

【定位】在侧腹部，在第 11 肋游离端的下际。

【主治】①腹胀、泄泻、痞块等胃肠病；②胁痛、黄疸、痞块等肝胆脾病证。

【操作】直刺 0.8～1 寸。

7. 期门▲ Qīmén （LR 14） 肝募穴；足厥阴经与足太阴经的交会穴

【定位】在胸部，第 6 肋间隙，前正中线旁开 4 寸。

【主治】①胸胁胀痛；②腹胀、呃逆、吞酸等肝胃病证；③郁病，奔豚气；④乳痈。

【操作】斜刺 0.5～0.8 寸。

［常考考点］常用腧穴的定位和某些特殊治疗作用。

【例题实战模拟】

A1 型题

1. 经脉循行"环阴器"的是
   A. 足太阴脾经　B. 足阳明胃经　C. 足太阳膀胱经　D. 足厥阴肝经　E. 足少阳胆经

2. 经脉循行到达颠顶的是
   A. 手少阴心经　B. 足少阴肾经　C. 手厥阴心包经　D. 足厥阴肝经　E. 手太阴肺经

3. 肝经在循行中，未发生联系的脏腑是
   A. 肝　B. 胆　C. 肺　D. 胃　E. 心

4. 肝经在循行中，未发生联系的部位是
   A. 喉咙　B. 唇内　C. 耳中　D. 目系　E. 颊部

5. 太冲穴的定位是
   A. 在足背，当第 1、2 趾间的趾蹼缘上方纹头处
   B. 在足背，当第 2、3 趾间的趾蹼缘上方纹头处

C. 在足背，第 1、2 跖骨结合部之前凹陷中

D. 在足背，第 2、3 跖骨结合部之前凹陷中

E. 内踝前 1 寸，胫骨前肌腱内缘凹陷中

6. 期门穴的定位是

A. 在胸部，第 5 肋间隙，前正中线旁开 4 寸

B. 在胸部，第 6 肋间隙，前正中线旁开 4 寸

C. 在胸部，第 7 肋间隙，前正中线旁开 4 寸

D. 第 11 肋游离端下际

E. 在侧腰部，第 12 肋游离端下际

7. 下列被称为"四关"穴的腧穴是

A. 内关、外关　　B. 合谷、太冲　　C. 曲池、足三里　　D. 外关、阳陵泉　　E. 尺泽、委中

【参考答案】

1. D　2. D　3. E　4. C　5. C　6. B　7. B

第十九单元　督脉、腧穴

【考点突破攻略】

要点一　经脉循行

《难经·二十八难》：督脉者，起于下极之输，并于脊里，上至风府，入属于脑。

要点二　主治概要

1. **脏腑病证**　胸背腰段的腧穴主治与其相关的脏腑病证和有关的组织器官病证。

2. **神志病**　癫狂痫等。

3. **热病**。

4. **头面五官病证**　头痛、口㖞、面肿等。

5. **经脉循行部位的其他病证**　腰骶、背项疼痛等。

要点三　常用腧穴的定位、主治要点和操作

1. **长强**　Chángqiáng（GV 1）　络穴；督脉与足少阴经、足少阳经的交会穴

【定位】在会阴区，尾骨下方，尾骨端与肛门连线的中点处。

【主治】①便血、痔疾、脱肛等肠腑病证；②腰痛，尾骶骨痛，脊强反折；③癫狂痫等神志病证。

【操作】斜刺，针尖向上与骶骨平行刺入 0.5～1 寸，不宜直刺，以免伤及直肠。

2. **腰阳关▲**　Yāoyángguān（GV 3）

【定位】在脊柱区，第 4 腰椎棘突下凹陷中，后正中线上。

【主治】①月经不调、带下等妇科病证；②遗精、阳痿等男科病证；③腰骶疼痛，下肢痿痹。

【操作】直刺或向上斜刺 0.5～1 寸。

3. **命门▲**　Mìngmén（GV 4）

【定位】在脊柱区，第 2 腰椎棘突下凹陷中，后正中线上。

【主治】①月经不调、痛经、经闭、带下、不孕等妇科病证；②遗精、阳痿、不育等男科病证；③五更泄泻、小便频数、癃闭等肾虚病证；④腰脊强痛，下肢痿痹。

【操作】向上斜刺 0.5～1 寸。

4. **至阳**　Zhìyáng（GV 9）

【定位】在脊柱区，第 7 胸椎棘突下凹陷中，后正中线上。

【主治】①胸胁胀满，黄疸；②咳嗽，气喘；③腰背疼痛，脊强。

【操作】向上斜刺 0.5～1 寸。

5. 身柱 Shēnzhù （GV 12）

【定位】在脊柱区，第 3 胸椎棘突下凹陷中，后正中线上。

【主治】①身热、头痛、咳嗽、气喘等外感病证；②惊厥、癫狂痫等神志病证；③脊背强痛；④疔疮发背。

【操作】向上斜刺 0.5～1 寸。

6. 大椎▲ Dàzhuī （GV 14） 督脉与足三阳经的交会穴

【定位】在脊柱区，第 7 颈椎棘突下凹陷中，后正中线上。

【主治】①恶寒发热、疟疾等外感病证；②热病，骨蒸潮热；③咳嗽、气喘等肺气失于宣降证；④癫狂痫、小儿惊风等神志病证；⑤风疹、痤疮等皮肤疾病；⑥项强、脊痛等脊柱病证。

【操作】直刺 0.5～1 寸。

7. 哑门 Yǎmén （GV 15） 督脉与阳维脉的交会穴

【定位】在颈后区，第 2 颈椎棘突上际凹陷中，后正中线上。

【主治】①暴喑，舌强不语，聋哑；②癫狂痫、癔症等神志病证；③头痛，项强。

【操作】伏案正坐位，头微前倾，项肌放松，向下颌方向缓慢刺入 0.5～1 寸。不可向上斜刺或深刺，以免刺入枕骨大孔，伤及延髓。

8. 风府 Fēngfǔ （GV 16） 督脉与阳维脉的交会穴

【定位】在颈后区，枕外隆凸直下，两侧斜方肌之间凹陷中。

【主治】①中风、头痛、眩晕、痴呆等内风所致病证；②恶寒发热、项强等外感病证；③癫狂痫、癔症等神志病证；④目痛、鼻衄、咽喉肿痛、失音等五官病证。

【操作】伏案正坐位，头微前倾，项肌放松，向下颌方向缓慢刺入 0.5～1 寸。不可向上斜刺或深刺，以免刺入枕骨大孔，伤及延髓。

9. 百会▲ Bǎihuì （GV 20） 督脉与足太阳经的交会穴

【定位】在头部，前发际正中直上 5 寸。

【主治】①晕厥、中风、失语、痴呆等脑病；②癫狂、不寐、健忘等神志病；③头风、颠顶痛、眩晕、耳鸣等头面病证；④脱肛、阴挺、胃下垂等气虚下陷证。

【操作】平刺 0.5～0.8 寸，升阳固脱多用灸法。

10. 上星 Shàngxīng （GV 23）

【定位】在头部，前发际正中直上 1 寸。

【主治】①头痛、眩晕、目痛、鼻渊、鼻衄等头面五官病证；②癫狂；③热病，疟疾。

【操作】平刺 0.5～0.8 寸。

11. 素髎 Sùliáo （GV 25）

【定位】在面部，鼻尖的正中央。

【主治】①惊厥、昏迷、晕厥、脱证等急症；②鼻渊、鼻衄等鼻病。

【操作】向上斜刺 0.3～0.5 寸，或点刺出血。

12. 水沟▲ Shuǐgōu （GV 26） 督脉与手、足阳明经的交会穴

【定位】在面部，人中沟的上 1/3 与中 1/3 交点处。

【主治】①昏迷、晕厥、中风、中暑、脱证等急症，为急救要穴之一；②癫狂痫、癔症、急慢惊风等神志病；③闪挫腰痛，脊背强痛；④口㖞、面肿、鼻塞、牙关紧闭等头面五官病证。

【操作】向上斜刺 0.3～0.5 寸，强刺激；或指甲按掐。

13. 印堂▲ Yìntáng （GV 29）

【定位】在头部，两眉毛内侧端中间的凹陷中。

【主治】①不寐、健忘、痴呆、痫证、小儿惊风等神志病；②头痛、眩晕、鼻渊、鼻衄等头面五官病证；③小儿惊风，产后血晕，子痫。

【操作】平刺 0.3～0.5 寸，或三棱针点刺出血。

［常考考点］常用腧穴的定位和某些特殊治疗作用。

【例题实战模拟】

A1 型题
1. 以下腧穴中,治疗痫证较好的是
   A. 长强   B. 腰阳关   C. 命门   D. 秩边   E. 志室
2. 命门穴的定位是后正中线上
   A. 第1腰椎棘突下凹陷中   B. 第2腰椎棘突下凹陷中   C. 第3腰椎棘突下凹陷中
   D. 第4腰椎棘突下凹陷中   E. 第5腰椎棘突下凹陷中
3. 下列不属于大椎穴主治病证的是
   A. 热病、疟疾   B. 骨蒸潮热   C. 癫狂痫、小儿惊风
   D. 腹泻、痢疾、脱肛   E. 风疹、痤疮
4. 下列不属于督脉腧穴的是
   A. 腰阳关   B. 上星   C. 水沟   D. 承浆   E. 素髎

【参考答案】
1. A   2. B   3. D   4. D

第二十单元　任脉、腧穴

【考点突破攻略】

要点一　经脉循行

《素问·骨空论》：任脉者，起于中极之下，以上毛际，循腹里，上关元，至咽喉，上颐循面入目。

要点二　主治概要

1. **脏腑病**　腹部、胸部相关脏腑病。
2. **妇科病、男科病及前阴病**　月经不调、痛经、带下、遗精、阳痿、遗尿、小便不利等。
3. **神志病**　癫痫、失眠等。
4. **虚证**　部分腧穴具有强壮作用，主治各种虚证、虚劳、虚脱等。
5. **经脉循行部位的其他病证**　颈、头、胸、腹的局部病证。

要点三　常用腧穴的定位、主治要点和操作

1. 中极▲　Zhōngjí（CV 3）　膀胱之募穴；任脉与足三阴经的交会穴
【定位】在下腹部，脐中下4寸，前正中线上。
【主治】①遗尿、癃闭、尿频、尿急等泌尿系病证；②遗精、阳痿、不育等男科病证；③崩漏、月经不调、痛经、经闭、不孕、带下病等妇科病证。
【操作】直刺1～1.5寸，应在排尿后针刺，以免伤及深部膀胱。孕妇慎用。

2. 关元▲　Guānyuán（CV 4）小肠之募穴；任脉与足三阴经的交会穴
【定位】在下腹部，脐中下3寸，前正中线上。
【主治】①中风脱证、虚劳羸瘦、脱肛、阴挺等元气虚损所致病证；②遗精、阳痿、早泄、不育等男科病证；③崩漏、月经不调、痛经、闭经、不孕、带下等妇科病证；④遗尿、癃闭、尿频、尿急等泌尿系病证；⑤腹痛、泄泻、脱肛、便血等肠腑病证；⑥保健要穴。
【操作】直刺1～1.5寸，应在排尿后针刺，以免伤及深部膀胱。孕妇慎用。

3. 气海▲　Qìhǎi（CV 6）
【定位】在下腹部，脐中下1.5寸，前正中线上。

【主治】①中风脱证、虚劳羸瘦、脱肛、阴挺等气虚证；②遗精、阳痿、疝气、不育等男科病证；③崩漏、月经不调、痛经、经闭、不孕、带下等妇科病证；④遗尿、癃闭等泌尿系病证；④水谷不化、绕脐疼痛、便秘、泄泻等肠腑病证；⑤保健要穴。

【操作】直刺 1～1.5 寸，孕妇慎用。

4. 神阙 Shénquè（CV 8）

【定位】在脐区，脐中央。

【主治】①中风脱证、虚脱、脱肛、阴挺、胃下垂等元气虚损证；②腹胀、腹痛、肠鸣、泄泻、痢疾、便秘、水肿等脾肾虚损所致病证；③保健要穴。

【操作】此穴禁针，多用艾条灸或隔盐灸。

5. 下脘 Xiàwǎn（CV 10） 任脉与足太阴经的交会穴

【定位】在上腹部，脐中上 2 寸，前正中线上。

【主治】胃痛、呕吐、完谷不化、食欲不振、腹胀、泄泻、小儿疳积等脾胃病证。

【操作】直刺 1～1.5 寸。

6. 建里 Jiànlǐ（CV 11）

【定位】在上腹部，脐中上 3 寸，前正中线上。

【主治】①胃痛、呕吐、食欲不振、腹胀、腹痛等脾胃病证；②水肿，小便不利。

【操作】直刺 1～1.5 寸。

7. 中脘▲ Zhōngwǎn（CV 12） 胃之募穴；八会穴之腑会；任脉与手少阳经、手太阳经、足阳明经的交会穴

【定位】在上腹部，脐中上 4 寸，前正中线上。

【主治】①胃痛、呕吐、完谷不化、食欲不振、腹胀、泄泻、小儿疳积等脾胃病证；②癫痫、不寐等神志病；③黄疸。

【操作】直刺 1～1.5 寸。

8. 上脘 Shàngwǎn（CV 13） 任脉与手少阳经、足阳明经的交会穴

【定位】在上腹部，脐中上 5 寸，前正中线上。

【主治】①胃痛、呕吐、呃逆、腹胀等脾胃病证；②癫痫。

【操作】直刺 1～1.5 寸。

9. 膻中▲ Dànzhōng（CV 17） 心包之募穴；八会穴之气会

【定位】在胸部，横平第 4 肋间隙，前正中线上。

【主治】①咳嗽、气喘、胸闷等胸肺气机不畅病证；②心痛、心悸等心疾；③产后乳少、乳痈、乳癖等乳病；④呕吐、呃逆等胃气上逆证。

【操作】直刺 0.3～0.5 寸，或平刺。

10. 天突▲ Tiāntū（CV 22） 任脉与阴维脉的交会穴

【定位】在颈前区，胸骨上窝中央，前正中线上。

【主治】①咳嗽、气喘、咽喉肿痛、胸痛等肺系病证；②暴喑、梅核气、瘿气等咽部病证。

【操作】先直刺 0.2 寸，然后将针尖转向下方，紧靠胸骨后方、气管前缘缓慢刺入 1～1.5 寸。必须严格掌握针刺的角度和深度，以防刺伤肺和有关动、静脉。

11. 廉泉 Liánquán（CV 23） 任脉与阴维脉的交会穴

【定位】在颈前区，喉结上方，舌骨上缘凹陷中，前正中线上。

【主治】中风舌强不语、舌缓流涎、舌下肿痛、咽喉肿痛、暴喑、吞咽困难、喉痹等咽喉口舌病证。

【操作】向舌根斜刺 0.5～0.8 寸。

12. 承浆 Chéngjiāng（CV 24） 任脉与督脉及手、足阳明经的交会穴

【定位】在面部，颏唇沟的正中凹陷处。

【主治】①口㖞、流涎、齿龈肿痛、口舌生疮等面口舌病证；②癫狂；③暴喑。

【操作】斜刺 0.3～0.5 寸。

[常考考点] 常用腧穴的定位和某些特殊治疗作用。

【例题实战模拟】

A1 型题

1. 下列不属于关元穴主治病证的是
   A. 中风脱证、虚劳羸瘦　　　　B. 癫狂痫、失眠　　　　C. 少腹疼痛、疝气
   D. 遗精、阳痿、早泄　　　　　E. 月经不调、痛经

2. 中极、关元善于治疗泌尿生殖系统疾病，因其是
   A. 任脉与冲脉之交会穴　　　　B. 阳维脉与任脉之交会穴　　　　C. 足三阴经与任脉之交会穴
   D. 足太阴经与足厥阴经之交会穴　　E. 足少阴经与足厥阴经之交会穴

3. 气海穴的定位是前正中线上
   A. 脐下 0.5 寸　　B. 脐下 1 寸　　C. 脐下 1.5 寸　　D. 脐下 2 寸　　E. 脐下 2.5 寸

4. 下列各组腧穴中，相距不是 1 寸的是
   A. 中极、关元　　B. 下脘、中脘　　C. 中脘、上脘　　D. 内关、间使　　E. 外关、支沟

【参考答案】
1. B　2. C　3. C　4. B

第二十一单元　奇穴

【考点突破攻略】

要点　常用奇穴的定位、主治要点和操作

1. 四神聪▲　Sìshéncōng（EX-HN 1）
【定位】在头部，百会前后左右各旁开 1 寸，共 4 穴。
【主治】①头痛、眩晕、健忘等头脑病证；②不寐、癫痫等神志病证。
【操作】平刺 0.5～0.8 寸。

2. 太阳▲　Tàiyáng（EX-HN 4）
【定位】在头部，眉梢与目外眦之间，向后约一横指的凹陷中。
【主治】①头痛；②目赤肿痛，眼睑瞤动，色盲；③面瘫。
【操作】直刺 0.3～0.5 寸，或点刺出血。

3. 金津、玉液　Jīnjīn、Yùyè（EX-HN 12、EX-HN 13）
【定位】在口腔内，舌下系带静脉上，左侧称金津，右侧称玉液。
【主治】①舌强，舌肿，口疮，喉痹；②消渴，呕吐，泄泻；③失语。
【操作】点刺出血。

4. 牵正　Qiānzhèng
【定位】在面颊部，耳垂前 0.5～1 寸。
【主治】口喎，口疮。
【操作】向前斜刺 0.5～1 寸。

5. 安眠　Ānmián
【定位】在项部，翳风穴与风池穴连线的中点。
【主治】失眠、头痛、眩晕、心悸、癫狂等心神病。
【操作】直刺 0.5～1 寸。

6. 三角灸　Sānjiǎojiǔ
【定位】在下腹部，以患者两口角之间的长度为一边，做等边三角形，将顶角置于患者脐心，底边呈水平线，两底角处取穴。

【主治】①疝气，奔豚，绕脐疼痛；②不孕症。
【操作】艾炷灸 5～7 壮。

7. 定喘▲　Dìngchuǎn（EX-B 1）
【定位】在脊柱区，横平第 7 颈椎棘突下，后正中线旁开 0.5 寸。
【主治】①哮喘，咳嗽；②肩背痛，落枕。
【操作】直刺 0.5～1 寸。

8. 夹脊▲　Jiájǐ（EX-B 2）
【定位】在脊柱区，第 1 胸椎至第 5 腰椎棘突下两侧，后正中线旁开 0.5 寸，一侧 17 穴。
【主治】上背部的夹脊穴治疗心肺及上肢病证，下背部的夹脊穴治疗胃肠病证，腰部的夹脊穴治疗腰腹及下肢病证。
【操作】直刺 0.5～1 寸，或梅花针叩刺。

9. 胃脘下俞　Wèiwǎnxiàshū（EX-B 3）
【定位】在脊柱区，横平第 8 胸椎棘突下，后正中线旁开 1.5 寸。
【主治】①消渴；②胃痛，腹痛，胸胁痛。
【操作】斜刺 0.3～0.5 寸。

10. 腰眼　Yāoyǎn（EX-B 7）
【定位】在腰区，横平第 4 腰椎棘突下，后正中线旁开约 3.5 寸凹陷中。
【主治】①腰痛；②月经不调，带下；③虚劳。
【操作】直刺 0.5～1 寸。

11. 腰痛点▲　Yāotòngdiǎn（EX-UE 7）
【定位】在手背，第 2、3 掌骨间及第 4、5 掌骨间，腕背侧远端横纹与掌指关节的中点处，一手 2 穴。
【主治】急性腰扭伤。
【操作】直刺 0.3～0.5 寸。

12. 外劳宫　Wàiláogōng（EX-UE 8）
【定位】在手背，第 2、3 掌骨间，掌指关节后 0.5 寸（指寸）凹陷中。
【主治】①落枕；②手背红肿，手指麻木；③脐风。
【操作】直刺 0.5～0.8 寸。

13. 八邪　Bāxié（EX-UE 9）
【定位】在手背，第 1～5 指间，指蹼缘后方赤白肉际处，左右共 8 穴。
【主治】①毒蛇咬伤；②手指疼痛、麻木，手背肿痛；③目痛，烦热。
【操作】斜刺 0.5～0.8 寸，或点刺出血。

14. 四缝　Sìfèng（EX-UE 10）
【定位】在手指，第 2～5 指掌面的近侧指间关节横纹的中央，一手 4 穴。
【主治】①小儿疳积；②百日咳。
【操作】直刺 0.1～0.2 寸，点刺出血或挤出少许黄白色透明黏液。

15. 十宣▲　Shíxuān（EX-UE 11）
【定位】在手指，十指尖端，距指甲游离缘 0.1 寸（指寸），左右共 10 穴。
【主治】①中风、昏迷、晕厥等神志病；②中暑、高热等急症；③咽喉肿痛；④手指麻木。
【操作】直刺 0.1～0.2 寸，或点刺出血。

16. 内膝眼　Nèixīyǎn（EX-LE 5）
【定位】在膝部，髌韧带内侧凹陷处的中央。
【主治】①膝痛，腿痛；②脚气等下肢病证。
【操作】向膝中斜刺 0.5～1 寸，或透刺对侧膝眼。

17. 胆囊　Dǎnnáng（EX-LE 6）
【定位】在小腿外侧，腓骨小头直下 2 寸。
【主治】①胁痛、胆道蛔虫症等胆道病证；②下肢痿痹。

【操作】直刺 1~1.5 寸。

18. 阑尾 Lánwěi (EX-LE 7)

【定位】在小腿外侧，髌韧带外侧凹陷下 5 寸，胫骨前嵴外一横指（中指）。

【主治】①腹痛，胃痛，消化不良；②下肢痿痹。

【操作】直刺 1~1.5 寸。

19. 八风 Bāfēng (EX-LE 10)

【定位】在足背，第 1~5 趾间，趾蹼缘后方赤白肉际处，左右共 8 穴。

【主治】①足跗肿痛，足趾麻木无力；②毒蛇咬伤；③脚气。

【操作】斜刺 0.5~0.8 寸，或点刺出血。

[常考考点] 常用腧穴的定位和某些特殊治疗作用。

【例题实战模拟】

A1 型题

1. 以下腧穴定位中，不正确的是
   A. 四神聪穴在头顶部，当百会穴前后左右各 1 寸，共 4 穴
   B. 印堂穴在额部，当两眉头的中间
   C. 太阳穴在颞部，当眉梢与目外眦之间，向后约 1 横指的凹陷处
   D. 球后穴在面部，当眶下缘内 1/4 与外 3/4 交界处
   E. 牵正穴在面颊部，耳垂前 0.5~1 寸处

2. 安眠穴的定位是
   A. 在项部，当翳风穴后 1 寸
   B. 在项部，当翳风穴与风池穴连线的中点
   C. 在下颌角的后方，胸锁乳突肌前缘凹陷中
   D. 在乳突前下方与下颌角之间的凹陷中
   E. 以耳后，乳突后下方凹陷处

3. 夹脊穴位于后正中线旁开 0.5 寸
   A. 第 1 颈椎至第 12 胸椎棘突下两侧   B. 第 7 颈椎至第 5 腰椎棘突下两侧
   C. 第 1 胸椎至第 5 腰椎棘突下两侧   D. 第 1 胸椎至第 12 胸椎棘突下两侧
   E. 第 1 胸椎至骶管裂孔棘突下两侧

4. 腰眼穴除用于治疗腰痛外，还可治疗
   A. 胃痛、胸胁痛   B. 月经不调、带下、虚劳   C. 失眠、头痛、癫狂
   D. 呕吐、消渴   E. 目疾、鼻疾

5. 胆囊穴的定位是在小腿外侧上部，当腓骨小头前下方凹陷处直下
   A. 1 寸   B. 1.5 寸   C. 2 寸   D. 2.5 寸   E. 3 寸

【参考答案】
1. D   2. B   3. C   4. B   5. C

第二十二单元 毫针刺法

细目一 针刺准备

【考点突破攻略】

要点一 消毒

包括针具消毒（以高压蒸汽灭菌法为佳）、医者手指消毒、针刺部位消毒、治疗室内消毒。

要点二 体位

1. **仰卧位** 适宜于取头、面、胸、腹部腧穴和上下肢部分腧穴。
2. **侧卧位** 适宜于取身体侧面少阳经腧穴和上、下肢部分腧穴。
3. **俯卧位** 适宜于取头、项、背、腰骶部腧穴和下肢背侧及上肢部分腧穴。
4. **仰靠坐位** 适宜于取前头、颜面和颈前等部位的腧穴。
5. **俯伏坐位** 适宜于取后头和项、背部的腧穴。
6. **侧伏坐位** 适宜于取头部的一侧、面颊及耳前后部位的腧穴。

[常考考点] 针灸治疗时体位的选取。

细目二 进针方法

【考点突破攻略】

常用的进针方法包括单手进针法、双手进针法、针管进针法。双手进针法包括以下4种：

要点一 指切进针法

又称爪切进针法，用押手拇指或食指端切按在腧穴位置的旁边，刺手持针，紧靠手指甲面将针刺入腧穴。<u>适用于短针的进针</u>。

要点二 夹持进针法

又称骈指进针法，即用押手拇、食二指持捏无菌干棉球，夹住针身下端，将针尖固定在所刺腧穴的皮肤表面位置，刺手捻动针柄，将针刺入腧穴。<u>适用于长针的进针</u>。

要点三 舒张进针法

用押手拇、食二指将腧穴部位的皮肤向两侧撑开，使皮肤绷紧，刺手持针，使针从押手拇、食二指的中间刺入。<u>适用于皮肤松弛部位腧穴的进针</u>。

要点四 提捏进针法

用押手拇、食二指将腧穴部位的皮肤提起，刺手持针，从捏起皮肤的上端将针刺入。<u>适用于皮肉浅薄部位腧穴的进针</u>。

[常考考点] 常用进针方法的操作和适用部位。

细目三 针刺的方向、角度和深度

【考点突破攻略】

要点一 方向

针刺的方向是指针刺时针尖所朝的方向。针刺方向是否正确，是决定针刺疗效的因素之一。确定针刺的方向主要根据以下三方面：

1. 依经脉循行定方向 根据治疗需要使用的针刺补泻手法，采用顺经脉循行方向而刺的补法，或逆经脉循行方向而刺的泻法。如"迎随补泻"手法，补法针尖须与经脉循行的方向一致；泻法针尖则与经脉循行的方向相反。

2. 依腧穴位置定方向 根据腧穴的局部解剖，针刺某些穴位时，必须朝向某一特定方向进针。如哑门穴，针尖应朝下颌方向缓慢刺入；廉泉穴，针尖应朝向舌根方向缓慢刺入；背部膀胱经第一侧线的腧穴，针尖一般朝向脊柱方向等。

3. 依病性、病位定方向 根据病位的深浅、病性的虚实，选择针尖朝向阳经刺或朝向阴经刺。

4. 依病证定方向 为使针感达到病变所在的部位，即达到"气至病所"的目的，针尖应朝向病所。

要点二 角度

针刺角度是指针身与皮肤表面所形成的夹角。它是根据腧穴所在的位置和医者针刺时所要达到的目的结合起来而确定的。一般分为以下三种角度：

1. 直刺 是针身与皮肤表面呈90°刺入。适用于肌肉较为丰厚的大部分腧穴，如四肢、腰臀、腹部的穴位。

2. 斜刺 是针身与皮肤表面约呈45°刺入。适用于皮薄肉少处或内有重要脏器，或不宜直刺、深刺的腧穴。

3. 平刺 也称横刺、沿皮刺。是针身与皮肤表面呈约15°或沿皮以更小的角度刺入。此法适用于皮薄肉少部位的腧穴，如头部的腧穴等。

要点三 深度

针刺深度，主要根据年龄、体质、病情、腧穴部位等具体情况加以确定。

1. 年龄 年老体弱，气血衰退；小儿娇嫩，稚阴稚阳，均不宜深刺。中青年身强体壮者，可适当深刺。

2. 体质 对形瘦体弱者，宜浅刺；形盛体强者，宜深刺。

3. 病情 阳证、新病宜浅刺；阴证、久病宜深刺。

4. 病位 病在表、在肌肤宜浅刺；病在里、在筋骨、在脏腑宜深刺。

5. 腧穴部位 头面、胸腹及皮薄肉少处的腧穴宜浅刺；四肢、臀、腹及肌肉丰满处的腧穴可深刺。

6. 季节 一般原则是春夏宜浅、秋冬宜深。

针刺的角度和深度相互关联，一般来说，深刺多用直刺，浅刺多用斜刺、平刺。

细目四 行针手法

【考点突破攻略】

要点一 基本手法

主要有提插法和捻转法两种。

1. 提插法 是将针刺入腧穴的一定深度后，施以上提下插动作的操作方法。

2. 捻转法 是将针刺入腧穴的一定深度后，施以向前向后交替旋转捻动动作的操作方法。

要点二 辅助手法

行针的辅助手法，是基本手法的补充，是以促使得气和加强针刺感应、传导为目的的操作手法。临床常用的行针辅助手法有以下几种。

1. 循法 是医者用手指顺着经脉的循行径路，在腧穴的上下部轻柔地循按。本法可推动气血，激发经气，有催气、行气作用。

2. 弹法 针刺后在留针过程中，以手指轻弹针尾或针柄，使针体震摇，以加强针感，助气运行。本法有催气、行气的作用。

3. 刮法 毫针刺入一定深度后，以拇指或食指的指腹抵住针尾，用拇指、食指或中指指甲，频频刮动针柄。本法在针刺不得气时用之可激发经气，如已得气时用之可以加强针刺感应的传导和扩散。

4. 摇法 毫针刺入一定深度后，手持针柄，将针轻轻摇动。其法有二：一是直立针身而摇，以加强得气的感应；二是卧倒针身而摇，使经气向一定方向传导。

5. 飞法 针后不得气者，用刺手拇、食指执持针柄，细细捻搓数次，然后张开两指，一搓一放，反复数次，状如飞鸟展翅，故称飞法。本法的作用在于催气、行气，并使针刺感应增强。宜在肌肉丰厚处施术。

6. 震颤法 针刺入一定深度后，手持针柄，用小幅度、快频率的提插、捻转手法，使针身轻微震颤。本法可促使针下得气，增强针刺感应。

毫针行针手法以提插、捻转为基本操作方法，并根据临证情况，选用相应的辅助手法。如刮法、弹法，可应用于一些不宜施行大角度捻转的腧穴；飞法可应用于某些肌肉丰厚部位的腧穴；摇法、震颤法可用于较为浅表部位的腧穴。

［常考考点］行针的基本手法和辅助手法的操作要领。

细目五 得气

【考点突破攻略】

要点　得气的概念及临床意义

1. 概念 得气，古称"气至"，近又称"针感"，是指毫针刺入腧穴一定深度后，施以提插或捻转等行针手法，使针刺部位获得"经气"感应，谓之得气。

针下是否得气，可以从患者对针刺的感觉和反应、医者对刺手指下的感觉等两方面加以判断。当针刺得气时，患者的针刺部位有酸、麻、胀、重等自觉反应；有时可出现局部的热、凉、痒、痛、蚁行等感觉；或呈现沿着一定的方向和部位传导和扩散现象；少数患者还会出现循经性肌肤动、震颤等反应；有的还可见到针刺腧穴部位的循经性皮疹带或红、白线状现象。当患者有自觉反应的同时，医者的刺手亦能体会到针下沉紧、涩滞或针体颤动等反应。若针刺后未得气，则患者无任何特殊感觉或反应，医者刺手亦感觉到针下空松、虚滑。"轻滑慢而未来，沉涩紧而已至……气之至也，如鱼吞钩饵之浮沉；气未至也，如闲处幽堂之深邃"（《标幽赋》）是对得气与否所作的形象描述。

2. 临床意义 得气与否及气至的速迟，不仅关系到针刺的疗效，而且可以借此推断正气的盛衰、疾病的预后及转归。《灵枢·九针十二原》说："为刺之要，气至而有效。"《金针赋》指出："气速效速，气迟效迟。"一般而言，得气迅速，疗效较好；得气缓慢，疗效较差；不得气者，难于取效。

细目六 针刺补泻

【考点突破攻略】

"盛则泻之，虚则补之"（《灵枢·经脉》）为针刺补泻的原则。临床常用的单式补泻手法包括：

要点一 捻转补泻

1. 补法 针下得气后，捻转角度小，用力轻，频率慢，操作时间短，结合拇指向前、食指向后（左转用力为主）者为补法。

2. 泻法 针下得气后，捻转角度大，用力重，频率快，操作时间长，结合拇指向后、食指向前（右转用力为主）者为泻法。

要点二 提插补泻

1.补法 针下得气后，先浅后深，重插轻提，提插幅度小，频率慢，操作时间短，以下插用力为主者为补法。
2.补法 先深后浅，轻插重提，提插幅度大，频率快，操作时间长，以上提用力为主者为泻法。

要点三 徐疾补泻

1.补法 进针时徐徐刺入，少捻转，疾速出针者为补法。
2.泻法 进针时疾速刺入，多捻转，徐徐出针者为泻法。

要点四 迎随补泻

1.补法 进针时，针尖随着经脉循行去的方向刺入为补法。
2.泻法 进针时，针尖迎着经脉来的方向刺入为泻法。

要点五 呼吸补泻

1.补法 患者呼气时进针，吸气时出针为补法。
2.泻法 患者吸气时进针，呼气时出针为泻法。

要点六 开阖补泻

1.补法 出针后迅速按针孔为补法。
2.泻法 出针时摇大针孔而不按为泻法。

要点七 平补平泻

进针得气后，施行均匀的提插、捻转手法。

[常考考点] 临床常用单式补泻手法的操作要领。

细目七 针刺异常情况

【考点突破攻略】

要点一 晕针

1.原因 患者体质虚弱，精神紧张，或疲劳、饥饿、大汗、大泻、大出血之后，或体位不当，或医者在针刺时手法过重。
2.现象 患者突然出现精神疲倦，头晕目眩，面色苍白，恶心欲吐，多汗，心慌，四肢发冷，血压下降，脉象沉细，甚则神志昏迷，仆倒在地，唇甲青紫，二便失禁，脉微细欲绝。
3.处理 ①立即停止针刺，将针全部起出。②使患者平卧，注意保暖，轻者仰卧片刻，给饮温开水或糖水后，即可恢复正常。③重者在上述处理基础上，可刺人中、素髎、内关、足三里，灸百会、关元、气海等穴，即可恢复。④若仍不省人事，呼吸细微，脉细弱者，应配合其他治疗或采用急救措施。
4.预防 对于晕针应注重于预防，措施得当，晕针是可以避免的。对初次接受针刺治疗或精神过度紧张，身体虚弱者，应先做好解释安抚，消除对针刺的顾虑和恐惧，同时选择舒适的体位，最好采用卧位，选穴宜少，手法要轻；若饥饿、疲劳、大渴时，应在进食、休息、饮水后再行针刺；医者在针刺治疗过程中，要精神专一，注意观察患者的神色，询问患者的感觉，一旦有不适等晕针先兆，可及早采取处理措施，防患于未然。

要点二 滞针

滞针是指在行针时或留针期间出现医者感觉针下涩滞，捻转、提插、出针均感困难，而患者则感觉痛剧的现象。
1.原因 患者精神紧张，当针刺入腧穴后，患者局部肌肉强烈收缩，或行针手法不当，向单一方向捻针太过，以致肌肉组织缠绕针体而成滞针。若留针时间过长，有时也可出现滞针。

2.现象 行针时或留针后，医者感觉针下滞涩，捻转不动，提插、出针均感困难，患者感到疼痛。

3.处理 ①因患者精神紧张而局部肌肉过度收缩者，嘱其不要紧张，使肌肉放松，可稍延长留针时间，或在附近再刺一针，使局部肌肉放松后即可拔针。②因行针不当，或单向捻转而致者，可向相反方向将针捻回，并用刮柄、弹柄法，使缠绕的肌纤维回缩，即可消除滞针。

4.预防 对精神紧张者，应先做好解释工作，消除患者不必要的顾虑。注意行针的操作手法和避免单向捻转，若用搓法时，应注意与提插法的配合，则可避免肌纤维缠绕针身，防止滞针的发生。

要点三 血肿

血肿是指针刺部位出现的皮下出血而引起的肿胀疼痛。

1.原因 针尖弯曲带钩，使皮肉受损，或刺伤血管所致。

2.现象 针刺过程中或出针后，针刺部位肿胀疼痛，继则皮肤呈现青紫色。

3.处理 ①若微量的皮下出血而局部小块青紫时，一般不必处理，可以自行消退。②若局部肿胀疼痛较剧，青紫面积大而且影响到活动功能时，可先做冷敷止血后，再做热敷或在局部轻轻揉按，以促使局部瘀血消散吸收。

4.预防 仔细检查针具，熟悉人体解剖部位，避开血管针刺，出针时立即用消毒干棉球揉按压迫针孔。

要点四 断针

断针又称折针，是指针体折断在人体内。若能术前做好针具的检修和施术时加以应有的注意，是可以避免的。

1.原因 针具质量欠佳，针身或针根有损伤剥蚀，进针前失于检查；针刺时将针身全部刺入腧穴，行针时强力提插、捻转，肌肉猛烈收缩，留针时患者随意变更体位，或弯针、滞针未能进行及时正确的处理等，均可造成断针。

2.现象 行针时或出针后发现针身折断，其断端部分针身尚露于皮肤外，或断端全部没入皮肤之下。

3.处理 ①医者态度必须从容镇静，嘱患者切勿变动原有体位，以防断针向肌肉深部陷入。②若残端部分针身显露于体外时，可用手指或镊子将针起出。③若断端与皮肤相平或稍凹陷于体内者，可用左手拇、食二指垂直向下挤压针孔两旁，使断针暴露体外，右手持镊子将针取出。④若断针完全深入皮下或肌肉深层时，应在X线下定位，手术取出。

4.预防 为了防止折针，应认真仔细地检查针具，对认为不符合质量要求的针具，应剔出不用。避免过猛、过强的行针。在行针或留针时，应嘱患者不要随意更换体位。针刺时更不宜将针身全部刺入腧穴，应留部分针身在体外，以便于针根折断时取针。在进针行针过程中，如发现弯针时，应立即出针，切不可强行刺入、行针。对于滞针等亦应及时正确地处理，不可强行硬拔。

要点五 弯针

弯针是指进针时或将针刺入腧穴后，针身在体内形成弯曲。

1.原因 医者进针手法不熟练，用力过猛、过速，以致针尖碰到坚硬组织器官或患者在针刺或留针时移动体位，或因针柄受到某种外力压迫、碰击等，均可造成弯针。

2.现象 针柄改变了进针或刺入留针时的方向和角度，提插、捻转及出针均感困难，而患者感到疼痛。

3.处理 ①出现弯针后，不得再行提插、捻转等手法。②如针柄轻微弯曲，应慢慢将针起出。③若弯曲角度过大时，应顺着弯曲方向将针起出。④若由患者移动体位所致，应使患者慢慢恢复原来体位，局部肌肉放松后，再将针缓缓起出，切忌强行拔针以免将针体折断在体内。

4.预防 医者进针手法要熟练，用力要均匀，并要避免进针过速、过猛。选择适当体位，在留针过程中，嘱患者不要随意变动体位，注意保护针刺部位，针柄不得受外物硬碰和压迫。

要点六 刺伤内脏

1.气胸 针刺引起创伤性气胸是指针具刺穿了胸膜腔且伤及肺组织，气体积聚于胸膜腔，从而造成的气胸。

（1）原因：主要是针刺胸部、背部和锁骨附近的穴位过深，针具刺穿了胸膜腔且伤及肺组织，气体积聚于胸膜腔。

（2）现象：患者突感胸闷、胸痛、气短、心悸，严重者呼吸困难、发绀、冷汗、烦躁、恐惧，到一定程度会发生血压下降、休克等危急现象。检查：患侧肋间隙变宽，胸廓饱满，叩诊鼓音，听诊肺呼吸音减弱或消失，气管可向健侧移位。如气窜至皮下，患侧胸部、颈部可出现握雪音，X线胸部透视可见肺组织被压缩现象。有些病情轻者，出针后并不出现症状，而是过一定时间才慢慢感到胸闷、疼痛、呼吸困难。

（3）处理：①一旦发生气胸，应立即出针，采取半卧位休息，要求患者心情平静，切勿因恐惧而翻转体位。②一般漏气量少者，可自然吸收。同时要密切观察，随时对症处理，如给予镇咳消炎药物，以防止肺组织因咳嗽扩大创孔，加重漏气和感染。③对严重病例如发现呼吸困难、发绀、休克等现象需组织抢救，予胸腔排气、少量慢速输氧、抗休克等。

（4）预防：针刺治疗时，术者必须思想集中，选好适当体位，注意选穴，根据患者体型肥瘦，掌握进针深度，施行提插手法的幅度不宜过大。对于胸部、背部及缺盆部位的腧穴，最好平刺或斜刺，且不宜太深，一般避免直刺，不宜留针时间过长。

2. 刺伤其他内脏 针刺引起内脏损伤是指针刺内脏周围腧穴过深，针具刺入内脏引起内脏损伤，出现各种症状的现象。

（1）原因：由于针刺的角度和深度不当，造成内脏损伤。

（2）现象：刺伤内脏的主要症状是疼痛和出血。刺伤肝、脾时，可引起内出血，患者可感到肝区或脾区疼痛，有的可向背部放射。如出血不止，腹腔内积血过多，会出现腹痛、腹肌紧张，并有压痛及反跳痛等急腹症症状。刺伤心脏时，轻者可出现剧烈的刺痛；重者有剧烈的撕裂痛，引起心外射血，立即导致休克、死亡。刺伤肾脏时，可出现腰痛，肾区叩击痛，呈血尿，严重时血压下降、休克。刺伤胆囊、膀胱、胃、肠等空腔脏器时，可引起局部疼痛、腹膜刺激征或急腹症症状。

（3）处理：①伤轻者，卧床休息后一般即可自愈。②如果损伤严重或出血明显者，应密切观察，注意病情变化，特别是要定时检测血压。③若损伤严重，出血较多，出现休克、腹膜刺激征，应立即采取相应措施，必须迅速进行输血等急救或外科手术治疗。

（4）预防：医者必须熟悉解剖学、腧穴学。操作时，注意凡有脏器组织，大的血管、神经处都应改变针刺方向，避免深刺。肝、脾、胆囊肿大以及心脏扩大的患者，如针刺胸、背、胁、腋的穴位不宜深刺；尿潴留、肠粘连的患者，如针刺腹部的穴位不宜深刺。

要点七 刺伤脑与脊髓

刺伤脑与脊髓是指针刺颈项、背部腧穴过深，针具刺入脑、脊髓，引起头痛、恶心等现象。

1. 原因 针刺督脉腧穴及华佗夹脊穴时，针刺过深，或进针方向不当，均可伤及脑和脊髓，造成严重后果。

2. 现象 如误伤延髓时，可出现头痛、恶心、呕吐、抽搐、呼吸困难、休克和神志昏迷等。如刺伤脊髓，可出现触电样感觉向肢端放射，引起暂时性瘫痪，有时可危及生命。

3. 处理 ①应立即出针。②轻者，安静休息，经过一段时间可自行恢复。③重则应配合有关科室如神经外科，进行及时的抢救。

4. 预防 凡针刺督脉腧穴（12胸椎以上的项、背部）及华佗夹脊穴，都要认真掌握进针深度和进针方向。如风府、哑门，针刺不可向上斜刺，也不可深刺。悬枢穴以上的督脉穴及华佗夹脊穴均不可过深。行针中尽量用捻转手法，尽量避免提插，更不可行捣刺。

要点八 刺伤外周神经

外周神经损伤是指针刺操作不当造成相应的神经干的损伤。

1. 原因 使用粗针强刺激，或出现触电感后仍然大幅度的提插，造成神经及神经干的损伤。

2. 现象 刺中神经干或神经根时，会出现触电样针感。当神经受损后，多出现麻木、灼痛等症状，甚至出现神经分布区域及所支配脏器的功能障碍或末梢神经炎等症状。

3. 处理 ①一旦出现神经损伤症状，勿继续提插捻转，应缓慢出针。②可应用B族维生素类药物治疗。③严重者可在相应经络腧穴上进行B族维生素类药物穴位注射，或根据病情需要应用激素冲击疗法以对症治疗。

4. 预防 针刺神经干附近穴位时，手法宜轻；出现触电感时，不可再使用强刺激手法。

［常考考点］针刺异常情况的表现、处理和预防。

细目八 针刺注意事项

【考点突破攻略】

要点一 施术部位的宜忌

1. 颈项部位腧穴的针刺注意事项 针刺颈部的天突穴时，应注意针刺角度、方向和深度，避免刺伤气管、主动脉弓；针刺人迎穴时要用押手拨开颈总动脉，缓慢进针。针刺项部的风府、哑门等腧穴时，要注意掌握针刺角度、方向和深度，不宜大幅度的提插、捻转，以免刺伤延髓。

2. 眼区腧穴的针刺注意事项 针刺眼区的睛明、承泣、上明、球后等腧穴时，应注意针刺的方向、角度和深度，缓慢进针，仔细体察针下感觉，避免使用大幅度提插、捻转的手法。出针时动作轻柔，出针后按压针孔以防止或减少出血。

3. 胸胁、腰背部腧穴的针刺注意事项 对胸、胁、腰、背脏腑所居之处的腧穴不宜直刺、深刺，肝脾肿大、肺气肿患者更应注意。医者在进行针刺过程中，精神必须高度集中，令患者选择适当的体位，严格掌握进针的深度、角度，以防止事故的发生。

4. 腹部腧穴的针刺注意事项 上腹部近胸部的腧穴不宜深刺或向上斜刺，以免刺伤胃、肝或心脏。针刺下腹部腧穴时，应了解患者膀胱充盈状况，如有尿潴留时要掌握适当的针刺方向、角度、深度等，避免误伤膀胱。对于妇女，应注意询问其怀孕情况。

要点二 患者状态的宜忌

1. 过于饥饿、疲劳，精神过于紧张者不宜立即进行针刺。
2. 年老体弱、针刺耐受程度差、初次针刺者，应使用卧位针刺，且不宜强刺激。
3. 妇女行经时，若非为了调经，三阴交、合谷、昆仑、至阴等一些通经活血的腧穴应慎刺。妊娠妇女针刺时应注意：妇女怀孕3个月以内者，不宜针刺小腹部的腧穴；若怀孕3个月以上者，腹部、腰骶部的腧穴也不宜针刺。三阴交、合谷、昆仑、至阴等腧穴，在怀孕期间亦应禁刺。此外，怀孕期间需要针刺治疗者，应注意精简针刺穴位，不宜使用强刺激手法。习惯性流产的孕妇则应慎用针刺。
4. 小儿囟门未合时，头项部的腧穴一般不宜针刺。对于不能合作的小儿，针刺时宜采用快针法，不宜留针。

要点三 病情的宜忌

1. 常有自发性出血或损伤后出血不止的患者，不宜针刺。
2. 皮肤有感染、溃疡、瘢痕或肿瘤的部位，不宜针刺。

【例题实战模拟】

A1 型题

1. 下列关于毫针补法，叙述错误的是
   A. 患者吸气时进针，呼气时出针为补法
   B. 进针时徐徐刺入，少捻转，疾速出针者为补法
   C. 进针时针尖随着经脉循行去的方向刺入为补法
   D. 出针后迅速按针孔为补法
   E. 针下得气后，先浅后深，重插轻提，提插幅度小，频率慢，操作时间短

2. 有关晕针的处理方法，叙述不正确的是
   A. 立即停止针刺，将针全部起出　　B. 使患者平卧，头部抬高　　C. 宽衣解带，注意保暖
   D. 予以温开水或糖水　　E. 可刺人中、素髎、内关、足三里等穴

3. 有关妊娠妇女针刺时的注意事项，叙述不正确的是
   A. 孕期不可以针刺三阴交、合谷穴　　B. 怀孕3个月以内者，不宜针刺小腹部的腧穴
   C. 怀孕3个月以上者，腹部腧穴不宜针刺　　D. 怀孕3个月以上者，腰骶部腧穴不宜针刺
   E. 可针刺昆仑、至阴穴保胎

4. 夹持进针法适用于
   A. 短针的进针　　B. 长针的进针　　C. 皮肤松弛部位腧穴的进针
   D. 皮肤紧张部位腧穴的进针　　E. 皮肉浅薄部位腧穴的进针
5. 适用于皮肤松弛部位腧穴的进针方法是
   A. 单手进针法　B. 舒张进针法　C. 提捏进针法　D. 夹持进针法　E. 指切进针法
6. 适用于皮肉浅薄部位腧穴的进针方法是
   A. 指切进针法　B. 舒张进针法　C. 夹持进针法　D. 提捏进针法　E. 单手进针法
7. 斜刺是指进针时针身与皮肤表面的角度呈
   A. 15°左右　　B. 25°左右　　C. 30°左右　　D. 45°左右　　E. 60°左右
8. 下列有关针刺深度的叙述，错误的是
   A. 年老体弱者宜浅刺　　B. 形瘦体弱者宜浅刺　　C. 阳证宜浅刺
   D. 久病宜浅刺　　　　E. 头面、胸背部的腧穴宜浅刺
9. 属于行针基本手法的是
   A. 循法　B. 弹法　C. 刮法　D. 提插法　E. 震颤法
10. 以下不属于得气的感觉或反应的是
    A. 针刺部位有酸胀、麻重　　　　B. 针刺部位出现热、凉、痒、痛、抽搐、蚁行等感觉
    C. 患者出现循经性肌肤瞤动、震颤　　D. 医者刺手体会到针下空松、虚滑
    E. 医者刺手体会到针体颤动
11. 下列对捻转补泻中补法的叙述，错误的是
    A. 捻转角度小　B. 用力重　C. 频率慢
    D. 操作时间短　E. 拇指向前、食指向右（左转用力为主）
12. 下列对提插补泻中补法的叙述，错误的是
    A. 先深后浅　　B. 重插轻提　　C. 提插幅度小，频率慢
    D. 操作时间短　E. 以下插用力为主

【参考答案】
1. A　2. B　3. E　4. B　5. B　6. D　7. D　8. D　9. D　10. D　11. B　12. A

第二十三单元　灸　法

细目一　灸法的作用

【考点突破攻略】

要点一　温经散寒

灸火的温和热力具有直接的温通经络、驱散寒邪之功。临床上常用于治疗寒凝血滞、经络痹阻所引起的寒湿痹痛、痛经、经闭、胃脘痛、寒疝腹痛、泄泻等。灸法更适合治疗寒性病证。

要点二　扶阳固脱

灸火的热力具有扶助阳气、举陷固脱的功能。《扁鹊心书》记载："真气虚则人病，真气脱则人死，保命之法，灼艾第一。"阳气下陷或欲脱之危证，皆可用灸法，以扶助虚脱之阳气。临床上多用于治疗虚寒证、寒厥证、脱证和中气不足、阳气下陷而引起的遗尿、脱肛、阴挺、崩漏、带下、久泄、久痢、痰饮等。

要点三 消瘀散结

灸能使气机通畅，营卫调和，从而消瘀散结。常用于治疗气血凝滞之疾病，如乳痈初起、瘰疬、瘿瘤等病证。

要点四 防病保健

灸法可以激发人体正气，增强机体抗病能力，防病保健。

要点五 引热外行

艾火的温热能使皮肤腠理开放，毛窍通畅，引热外行。《医学入门·针灸》曰："热者灸之，引郁热之气外发。"灸法可用于治疗某些实热病证，如疖肿、带状疱疹、丹毒、甲沟炎等。对阴虚发热也可使用灸法，如选用膏肓、四花穴等治疗骨蒸潮热、虚劳咳喘。

[常考考点] 灸法的作用：温经散寒、扶阳固脱、消瘀散结、防病保健、引热外行。

细目二 灸法的种类

【考点突破攻略】

要点一 灸法的分类

灸法种类繁多，根据灸法所用的材料，可将常用的灸法分为艾灸法和其他灸法。艾灸法主要以艾绒为材料，包括艾炷灸、艾条灸、温针灸、温灸器灸；其他灸法则使用艾绒以外的其他材料，常用的包括灯火灸、天灸（如白芥子灸、蒜泥灸、斑蝥灸等）。

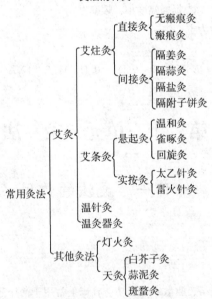

要点二 艾炷灸

（一）直接灸

1. 瘢痕灸 又名化脓灸。

操作方法：①施灸时先将所灸腧穴部位涂以少量大蒜汁，然后将大小适宜的艾炷置于腧穴上，用火点燃艾炷施灸。②每壮艾炷必须燃尽，除去灰烬后，方可继续易炷再灸，待规定壮数灸完为止。③施灸时由于艾火烧灼皮肤可产生剧痛，此时可用手在施灸腧穴四周轻轻拍打以减轻疼痛。④灸毕，在施灸穴位上贴敷消炎药膏，大约1周可化脓形成灸疮，灸疮5~6周愈合，留有瘢痕。

注意事项：在灸疮化脓期间，需注意局部清洁，每天换膏药1次，以避免继发感染。期间应叮嘱患者多吃羊肉、豆腐等营养丰富的食物，促使灸疮的透发。

适应证：本法常用于治疗哮喘、肺痨、瘰疬等慢性顽疾。

2. 无瘢痕灸 又称非化脓灸。

操作方法：①施灸时先在所灸腧穴部位涂以少量凡士林，以使艾炷便于黏附，然后将大小适宜的艾炷，置于腧穴上点燃施灸。②当艾炷燃剩2/5或1/4而患者感到微有灼痛时，即可易炷再灸，待将规定壮数灸完为止。③一般应灸至局部皮肤出现红晕而不起疱为度。

注意事项：施灸后皮肤不致起疱，或起疱后亦不致形成灸疮。

适应证：本法适用于虚寒性疾病，如哮喘、眩晕、慢性腹泻、风寒湿痹等。

（二）间接灸

1. 隔姜灸

操作方法：①将鲜生姜切成直径2~3cm，厚0.2~0.3cm的薄片，中间以针刺数孔备用。②然后将姜片置于应灸的腧穴部位或患处，再将艾炷放在姜片上点燃施灸。③当艾炷燃尽后，易炷再灸，直至灸完所规定的壮数，以皮肤红晕而不起疱为度。

适应证：本法应用很广，常用于因寒而致的呕吐、腹痛以及风寒湿痹等，有温胃止呕、散寒止痛的作用。

2. 隔蒜灸

操作方法：①用鲜大蒜头，切成厚0.2~0.3cm的薄片，中间以针刺数孔（捣蒜如泥亦可），置于应灸的腧穴部位或患处。②然后将艾炷放在蒜片上，点燃施灸。待艾炷燃尽，易炷再灸，直至灸完所规定的壮数。

适应证：本法多用于治疗瘰疬、肺痨及初起的肿疡等，有清热解毒、杀虫等作用。

3. 隔盐灸

操作方法：用纯净干燥的精制食盐填敷于脐部，或于盐上再置一薄姜片，上置大艾炷施灸。

适应证：本法多用于治疗伤寒阴证或吐泻并作、中风脱证等，有回阳、救逆、固脱之功，但需连续施灸，不拘壮数，以脉起、肢温、证候改善为度。

4. 隔附子饼灸

操作方法：以附子片或附子药饼作间隔物。将附子研成细末，以黄酒调和，制成直径约3cm，厚约0.8cm的附子饼，中间以针刺数孔，放在应灸腧穴或患处，上置艾炷，点燃施灸，直至灸完所规定的壮数为止。

适应证：本法多用于治疗命门火衰而致的阳痿、早泄、遗精和疮疡久溃不敛等，有温补肾阳的作用。

要点三 艾条灸

（一）悬起灸

1. 温和灸

操作方法：施灸时将艾条的一端点燃，对准应灸的腧穴部位或患处，距离皮肤2~3cm处进行熏烤，使患者局部有温热感而无灼痛为宜，一般每处灸10~15分钟，至皮肤出现红晕为度。

注意事项：对于昏厥、局部知觉减退的患者或小儿，医者可将食、中两指置于施灸部位的两侧，通过医者手指的感觉来测知患者局部的受热程度，以便随时调节施灸时间和距离，防止烫伤。

2. 雀啄灸

操作方法：施灸时，艾条点燃的一端与施灸部位的皮肤并不固定在一定距离，而是像鸟雀啄食一样上下活动施灸。

3. 回旋灸

操作方法：施灸时，艾条点燃的一端与施灸部位的皮肤虽然保持一定的距离，但不固定，而是向左右方向移动或反复旋转地施灸。

以上诸法对一般应灸的病证均可采用，但温和灸多用于治疗慢性病，雀啄灸、回旋灸多用于治疗急性病。

（二）实按灸

将点燃的艾条隔布或隔棉纸数层实按在穴位上，使热气透入皮肉，火灭热减后重新点火按灸，称为实按灸。实按灸分为太乙针灸、雷火针灸。

1. 太乙针灸

制作方法：用纯净细软的艾绒150g平铺在40cm见方的桑皮纸上。将人参125g，穿山甲250g，山羊血90g，千年健

500g、钻地风300g、肉桂500g、小茴香500g、苍术500g、甘草1000g、防风2000g、麝香少许，共为细末。取药末24g掺入艾绒内，紧卷成爆竹状，外用鸡蛋清封固，阴干后备用。

操作方法：施灸时，将太乙针的一端燃着，用布7层包裹其燃着的一端，立即紧按于应灸的腧穴或患处，进行灸熨，针冷则再燃再熨。如此反复灸熨7～10次为度。

适应证：此法可用于治疗风寒湿痹、肢体顽麻、痿弱无力、半身不遂等病证。

2. 雷火针灸

制作方法：与"太乙针灸"相同，唯药物处方有异。方用纯净细软的艾绒125g，沉香、乳香、羌活、干姜、穿山甲各9g，麝香少许，共为细末。

施灸方法：与"太乙针灸"相同。

适应证：与"太乙针灸"主治基本相同。

要点四　温针灸

温针灸是针刺与艾灸结合应用的一种方法，适用于既需要针刺留针而又适宜用艾灸的病证。

操作方法：①针刺得气并给予适当补泻手法而留针时，将纯净细软的艾绒捏在针尾上，或用一段长约2cm的艾条插在针柄上，点燃施灸。②待艾绒或艾条燃尽后，除去灰烬，将针取出。③每穴每次可施灸3～5壮，施灸完毕再将针取出。

[常考考点] 灸法的分类及操作要领。

细目三　灸法的注意事项

【考点突破攻略】

要点一　施灸的先后顺序

古人对施灸的先后顺序有明确的要求。《千金要方·针灸上》记载："凡灸当先阳后阴……先上后下。"《明堂灸经》也指出："先灸上，后灸下；先灸少，后灸多。"

临床上一般是：①先灸上部，后灸下部；②先灸阳部，后灸阴部；③壮数是先少而后多；④艾炷是先小而后大。

但在特殊情况下，则可酌情而施。如脱肛时，即可先灸长强以收肛，后灸百会以举陷。因此不可过于拘泥。

要点二　施灸的禁忌

1. 对颜面、五官、大血管以及关节活动部位，一般不适宜采用瘢痕灸。
2. 孕妇的腹部和腰骶部也不宜施灸。
3. 一般空腹、过饱、极度疲劳和对灸法恐惧者，应慎施灸。
4. 对于体弱患者，灸治时艾炷不宜过大，刺激量不可过强，以防晕灸。
5. 一旦发生晕灸，应立即停止施灸，并做出及时处理，其方法同晕针。

要点三　灸后处理

1. 施灸后，局部皮肤出现微红灼热，属于正常现象，无须处理。
2. 如因施灸过量，时间过长，局部出现小水疱，只要注意不擦破，可任其自然吸收。
3. 如水疱较大，可用无菌毫针刺破水疱，放出水液，或用注射针抽出水液，再涂以烫伤油等，并以纱布包敷。
4. 如用化脓灸者，在灸疮化脓期间，要注意适当休息，加强营养，保持局部清洁，并可用敷料保护灸疮，以防污染，待其自然愈合。
5. 如处理不当，灸疮脓液呈黄绿色或有渗血现象者，可用消炎药膏或玉红膏涂敷。
6. 施灸时应注意艾火勿烧伤皮肤或衣物。用过的艾条、太乙针等，应装入小口玻璃瓶或筒内，以防复燃。

【例题实战模拟】

A1 型题

1. 下列属于施灸禁忌证的是
   A. 泄泻　　B. 脱肛　　C. 瘿瘤　　D. 乳痈初起　　E. 阴虚发热证

2. 下列不属于灸法治疗作用的是
   A. 温经散寒　　B. 扶阳固脱　　C. 开窍泄热　　D. 消瘀散结　　E. 防病保健

3. 下列不属于艾灸的是
   A. 瘢痕灸　　B. 隔蒜灸　　C. 蒜泥灸　　D. 实按灸　　E. 温针灸

4. 下列属于直接灸的是
   A. 瘢痕灸　　B. 蒜泥灸　　C. 隔姜灸　　D. 实按灸　　E. 温灸器灸

5. 下列属于间接灸的是
   A. 无瘢痕灸　　B. 隔附子饼灸　　C. 蒜泥灸　　D. 太乙神灸　　E. 温灸器灸

6. 下列属于艾条灸的是
   A. 无瘢痕灸　　B. 隔盐灸　　C. 蒜泥灸　　D. 温和灸　　E. 瘢痕灸

7. 有关瘢痕灸的叙述，不正确的是
   A. 选用大小适宜的艾炷
   B. 施灸前先在所灸腧穴部位涂以少量大蒜汁
   C. 每壮艾炷不必燃尽，燃剩 1/4 时应易炷再灸
   D. 灸后 1 周左右，施灸部位化脓形成灸疮
   E. 常用于治疗哮喘、肺痨、瘰疬等慢性顽疾

8. 有关无瘢痕灸的叙述，不正确的是
   A. 要选用大艾炷
   B. 当艾炷燃剩 2/5 而患者感到微有灼痛时，即可易炷再灸
   C. 一般应灸至局部皮肤出现红晕而不起疱为度
   D. 灸后不化脓，不留瘢痕
   E. 可治疗一般虚寒性疾患

9. 隔姜灸多用于治疗
   A. 阳痿早泄　　B. 中风脱证　　C. 未溃疮疡　　D. 肺痨瘰疬　　E. 风寒痹痛

10. 隔蒜灸多用于治疗
    A. 阳痿早泄　　B. 呕吐腹痛　　C. 未溃疮疡　　D. 腹痛泄泻　　E. 疮疡久溃

11. 下列属于艾炷灸的是
    A. 温针灸　　B. 隔盐灸　　C. 回旋灸　　D. 温和灸　　E. 蒜泥灸

12. 有关温和灸的叙述，不正确的是
    A. 属于艾条灸
    B. 艾条点燃端应距腧穴处皮肤 2 ~ 3cm 处进行熏烤
    C. 一般每处灸 10 ~ 15 分钟
    D. 应使患者局部有温热感而无灼痛感为宜
    E. 多用于治疗急性病

【参考答案】
1. E　2. C　3. C　4. A　5. B　6. D　7. C　8. A　9. E　10. C　11. B　12. E

第二十四单元　拔罐法

【考点突破攻略】

要点一　拔罐的操作方法

1. 留罐法　又称坐罐法。

操作方法：将罐吸附在体表后，使罐子吸拔留置于施术部位 5 ~ 15 分钟，然后将罐取下。此法是拔罐中最常用的一种方法，可根据病变范围分别采用单罐或多罐。

适应证：一般疾病均可应用本法。

2. 走罐法 又称推罐法或拉罐法。

操作方法：拔罐时先在施术部位的皮肤或罐口上涂一层凡士林等润滑油，再将罐拔住。然后，医者用右手握住罐子，向上下或左右需要吸拔的部位，往返推移，至所拔部位的皮肤红润、充血，甚或瘀血时，将罐取下。

适应证：本法适宜于面积较大、肌肉丰厚的部位，如脊背、腰臀、大腿等部位。

3. 闪罐法

操作方法：即将罐拔住后，立即起下，如此反复多次地拔住起下、起下拔住，直至皮肤潮红、充血或瘀血为度。

适应证：本法多用于局部皮肤麻木、疼痛或功能减退等疾患，尤其适用于不宜留罐的患者，如小儿、年轻女性的面部。

4. 刺血拔罐法 又称刺络拔罐法。

操作方法：在应拔罐部位行皮肤消毒后，用三棱针点刺出血或用皮肤针叩刺后，再将火罐吸拔于点刺的部位上，使之出血，以加强刺血治疗的作用。一般刺血后拔罐留置10～15分钟。

适应证：本法应用广泛，多用于神经性皮炎、痤疮、丹毒、扭伤、乳痈等。

5. 留针拔罐法 简称针罐。

操作方法：在针刺留针时，将罐拔在以针为中心的部位上，5～10分钟，待皮肤红润、充血或瘀血时，将罐起下后出针。此法能起到针罐配合的作用。

上述拔罐操作时，应根据部位选择大小合适的罐，注意避免烧伤患者皮肤，留罐过程中应注意观察，一般避免出现水疱。皮肤有过敏、溃疡、水肿现象的部位，以及孕妇的腹部和腰骶部不宜拔罐。

要点二　拔罐的作用和适应范围

1. 作用　拔罐法具有通经活络、行气活血、消肿止痛、祛风散寒等作用。

2. 适应范围　较广泛，一般多用于风寒湿痹、腰背肩臂腿痛、关节痛、软组织闪挫伤及伤风感冒、头痛、咳嗽、哮喘、胃脘痛、呕吐、腹痛、泄泻、痛经、中风偏枯等。

要点三　拔罐的注意事项

1. 拔罐操作时要做到动作稳、准、轻、快；患者体位要舒适，拔罐后不要移动体位；同时拔多个罐时，罐间距离不宜太近；拔针罐时应避免碰压针柄；留罐过程中，若出现疼痛可减压放气或立即起罐；起罐时不可强拉或旋转罐具，以免引起疼痛或损伤。

2. 拔罐时要选择适当体位和肌肉丰满的部位。若体位不当、移动、骨骼凸凹不平，毛发较多的部位，火罐容易脱落，均不适用。

3. 拔罐时要根据所拔部位的面积大小而选择大小适宜的罐。

4. 用火罐时应注意勿灼伤或烫伤皮肤。若烫伤或留罐时间太长而皮肤起水疱时，小的无须处理，仅敷以消毒纱布，防止擦破即可。水疱较大时，用消毒针将水放出，涂以烫伤油等，或用消毒纱布包敷，以防感染。

5. 皮肤过敏、溃疡、水肿及心脏大血管分布部位，不宜拔罐；高热抽搐者，以及孕妇的腹部、腰骶部位，不宜拔罐；有自发性出血倾向疾患、高热、抽搐等禁止拔罐。

【例题实战模拟】

A1型题

1. 有关拔罐法的叙述，不正确的是
   A. 留罐法单罐、多罐皆可应用　　B. 走罐法多用于面积较大、肌肉丰厚部位
   C. 闪罐法多用于治疗丹毒、扭伤等　D. 刺血拔罐可以加强刺血治疗的作用
   E. 留针拔罐能起到针罐配合的作用

2. 局部皮肤麻木或功能减退，常选的拔罐法是
   A. 留罐法　B. 走罐法　C. 闪罐法　D. 刺血拔罐法　E. 留针拔罐法

3. 治疗丹毒、扭伤常选的拔罐法是
   A. 留罐法　B. 走罐法　C. 闪罐法　D. 刺血拔罐法　E. 留针拔罐法

4. 以下不属于拔罐治疗作用的是
   A. 通经活络   B. 祛风散寒   C. 行气活血   D. 消肿止痛   E. 解毒杀虫

【参考答案】
1. C   2. C   3. D   4. E

第二十五单元　其他针法

【考点突破攻略】

要点一　电针法

（一）电针常用输出波型和作用特点

1. 疏密波　动力作用较大，治疗时兴奋效应占优势。能增加代谢，促进气血循环，改善组织营养，消除炎性水肿。常用于出血、扭挫伤、关节周围炎、坐骨神经痛、面瘫、肌无力、局部冻伤、气血运行障碍等。

2. 断续波　机体不易产生适应。其动力作用颇强，能提高肌肉组织的兴奋性，对横纹肌有良好的刺激收缩作用。常用于治疗痿证、瘫痪等。

3. 连续波　高频连续波（密波），易抑制感觉神经和运动神经，常用于止痛、镇静、缓解肌肉和血管痉挛等；低频连续波（疏波），短时兴奋肌肉，长时抑制感觉神经和运动神经，常用于治疗痿证和各种肌肉关节、韧带、肌腱的损伤及慢性疼痛。

（二）操作方法

1. 配穴处方　电针法的处方配穴与针刺法相同。一般选用其中的主穴，配相应的辅穴。多选同侧肢体的穴位配对，以1～3对穴位为宜。

2. 电针方法　针刺入穴位有得气感应后，将输出电位器调至"0"位，将两根导线连接在两个配对的针柄上（或负极接主穴，正极接配穴），然后打开电源开关，选择波形，慢慢调高至适宜的输出电流量。通电时间一般在5～20分钟，如感觉弱时，可适当加大输出电流量，或暂时断电1～2分钟再行通电。当达到预定时间后，先将输出电位器调至"0"位，然后关闭电源开关，取下导线，最后出针。

3. 电流的刺激强度　当电流开到一定强度时，患者有麻、刺感，这时的电流强度为"感觉阈"。若将电流强度继续增加至患者局部开始出现刺痛感时，此时的电流强度称为"痛阈"。所需强度因人、因部位、因病而异。一般情况下，应在感觉阈和痛阈之间调节适宜的刺激强度，以患者能耐受为宜。

为确保电针治疗的安全，操作时应注意检查电针仪器（包括导线）的质量，连接导线时，一般应避免电流回路通过心脏、延髓、脊髓，输出电流强度不宜过大。此外，孕妇应慎用电针。

（三）适用范围

电针的治疗范围较广。临床常用于各种痛证和心、胃、肠、胆、膀胱、子宫等器官的功能失调，癫狂，肌肉、韧带、关节的损伤性疾病等，并可用于针刺麻醉。

要点二　三棱针法

（一）操作方法

一般分为点刺法、散刺法、刺络法、挑刺法4种。

1. 点刺法　是点刺腧穴放出少量血液或挤出少量液体的方法。本法多用于四肢末端的十宣、十二井穴和耳尖及头面部的攒竹、上星、太阳、印堂等穴。

2. 散刺法　又称豹纹刺，是在病变局部周围进行连续点刺以治疗疾病的方法。本法多用于局部瘀血、血肿或水肿、顽癣等。

3. 刺络法　是刺入浅表血络或静脉放出适量血液的方法。本法多用于曲泽、委中等穴，治疗急性吐泻、中暑、发热等。

4. 挑刺法　是用三棱针挑断穴位皮下纤维组织以治疗疾病的方法。本法常用于治疗肩周炎、胃痛、颈椎病、失眠、支气管哮喘、血管神经性头痛等。

[常考考点]三棱针法一般分为点刺法、散刺法、刺络法、挑刺法4种。

(二)适用范围

本法具有通经活络、开窍泄热、调和气血、消肿止痛等作用,适应范围较广,凡各种实证、热证、瘀血、疼痛等均可应用。常用于某些急症和慢性病,如昏厥、高热、中暑、中风闭证、咽喉肿痛、目赤肿痛、顽癣、痈疖初起、扭挫伤、疳证、痔疾、顽痹、头痛、丹毒、指(趾)麻木等。

要点三 皮肤针法

(一)操作方法

1. 叩刺部位

(1)穴位叩刺:是指在穴位上进行叩刺的一种方法,常用于各种特定穴、华佗夹脊穴、阿是穴等。

(2)局部叩刺:是指在患部进行叩刺的一种方法,如扭伤后局部的瘀肿疼痛、脱发处等,可在局部进行围刺或散刺。

(3)循经叩刺:是指沿着经脉进行叩刺的一种方法,常用于项背腰骶部的督脉和足太阳膀胱经。

2. 刺激强度

(1)弱刺激:用力稍小,以皮肤仅见潮红、充血为度。适用于头面部、老弱妇女患者,以及病属虚证、久病者。

(2)强刺激:用力较大,以皮肤有明显潮红,并有微出血为度。适用于压痛点、背部、臀部、年轻体壮患者,以及病属实证、新病者。

(3)中刺:介于轻刺与重刺之间,以局部有较明显潮红,但不出血为度。适用于一般部位,以及一般患者。

[常考考点]轻刺以用力稍小,以皮肤仅见潮红、充血为度;重刺以用力较大,以皮肤有明显潮红,并有微出血为度;中刺介于轻刺与重刺之间,以局部有较明显潮红,但不出血为度。

3. 扣刺操作 针具和叩刺部位用酒精消毒后,以右手拇指、中指、无名指握住针柄,食指伸直按住针柄中段,针头对准皮肤叩击,运用腕力弹力,使针尖叩刺皮肤后立即弹起,如此反复叩击。叩击时针尖与皮肤必须垂直,弹刺要准确,强度要均匀。

(二)适应范围

皮肤针的适应范围很广,临床各种病证均可应用,例如近视、视神经萎缩、急性扁桃体炎、感冒、咳嗽、慢性肠胃病、便秘、头痛、失眠、腰痛、皮神经炎、斑秃、痛经等。

要点四 火针法

火针法是将特制的针具用火烧红针体后,迅速刺入人体的腧穴或一定部位,以达到治疗疾病目的的方法。

(一)操作方法

1. 术前准备

(1)选穴:与毫针的选穴规律基本相同。取穴一般宜少,实证和青壮年患者取穴可略多。要采取舒适体位,以防因患者治疗中改变姿势而影响取穴的准确性。

(2)消毒:对针刺部位用75%乙醇溶液消毒,或用0.5%~1%碘伏棉球消毒后用75%乙醇棉球脱碘。

2. 烧针 用酒精灯烧红针尖及针体,根据针刺深度,决定针体烧红长度。刺手拇指、食指、中指微曲夹持针柄,针尖指向病变部位,置于火焰的上1/3处,先加热针体,再加热针尖。火针烧灼的热度应根据针刺深浅确定:若针刺较深,需烧至白亮;若针刺较浅,可烧至通红;若仅使针体在表皮部位轻而稍慢地烙熨,则烧至稍红即可。烧针是使用火针的关键步骤,一定要将针烧红才能使用,否则影响疗效。《针灸大成》说:"灯上烧,令通红,用方有功。若不红,不能祛病,反损于人。"

3. 进针、出针 针体烧红后,应迅速、准确地刺入针刺部位,疾进疾退,也可刺入后留针5~15分钟再出针。出针后用无菌干棉球按压针孔,以减少疼痛并防止出血。

4. 火针常用刺法

(1)点刺法:在腧穴上施以单针点刺的方法。

(2)密刺法:在体表病灶上施以多针密集刺激的方法,每针间隔不超过1cm。

(3)散刺法:在体表病灶上施以多针疏散刺激的方法,每针间隔2cm左右。

(4)围刺法:围绕体表病灶周围施以多针刺激的方法,针刺点在病灶与正常组织交界处。

（5）刺络法：用火针刺入体表血液瘀滞的血络，放出适量血液的方法。

5. 针刺深度 针刺的深度，要根据患者的病情、体质和年龄以及针刺部位的肌肉厚薄、血管深浅等而定。一般而言，四肢、腰背部腧穴针刺稍深，可刺2～5分，胸背部腧穴宜浅刺，可刺1～2分，痣、疣的针刺深度应以刺到其基底为宜。

6. 出针 操作完毕，火针出针提离皮肤后，要用消毒干棉球迅速按压针孔，以减轻疼痛。如针刺处出血，一般勿止，待其自止。

（二）适用范围

火针法具有温经散寒、活血化瘀、软坚散结、祛腐生肌、止痛缓急、清热解毒等作用。适用范围较为广泛，主要用于治疗疼痛类疾病，如风寒湿痹、颈痹、漏肩风、腰痛、膝痛、软组织扭伤；皮外科疾病，如蛇串疮、湿疹、神经性皮炎、痈疽、疮疡、瘰、痔、瘰疬等；也可用于胃下垂、泄泻、痢疾、脱肛、痛经、阳痿、小儿疳积、扁平疣、痣等疾病。

（三）注意事项

1. 治疗前应向患者做好解释工作，消除患者的恐惧心理。
2. 面部除用于治疗痣、疣等外，一般不宜用火针。
3. 血管和神经干分布部位不宜用火针。
4. 有自发性出血倾向的患者禁用火针。
5. 针后局部发痒，避免用手搔抓，以防感染。针刺后，局部呈现红晕或红肿未完全消失时，应注意局部清洁，以防感染。
6. 针刺较浅可不作特殊处理，若针刺3～5分，针刺后需用消毒纱布覆盖针孔，用胶布固定1～2天，以防感染。

要点五 穴位注射法

（一）操作方法

1. 选穴处方 选穴原则同毫针刺法。但作为本法的特点，常结合经络、腧穴触诊选取阳性反应点，如在背腰部、胸腹部或四肢部的特定部位出现的条索、结节、压痛，以及皮肤的凹陷、隆起、色泽变异等，软组织损伤可选取最明显的压痛点。选穴宜少而精，以1～2个腧穴为宜，最多不超过4个穴，一般选取肌肉比较丰满的部位进行穴位注射。

2. 注射剂量 一般耳穴每穴注射0.1～0.2mL，头面部每穴注射0.1～0.5mL，腹背及四肢部每穴注射1～2mL，腰臀部每穴注射2～5mL。

穴位注射操作时应严格执行无菌操作，防止感染。注意药物的性能、药理作用、剂量、配伍禁忌、副作用、过敏反应、药物的有效期、药液有无沉淀变质等情况。一般药液不宜注入关节腔、脊髓腔和血管内，否则会导致不良后果。此外，应注意避开神经干，以免损伤神经。孕妇的下腹部、腰骶部和三阴交、合谷穴等不宜用穴位注射法，以免引起流产。年老、体弱者，选穴宜少，药液剂量应酌减。

（二）适用范围

穴位注射法的适用范围非常广泛，凡是针灸的适应证大部分可采用本法治疗，如痹证、腰腿痛等。

【例题实战模拟】

A1型题

1. 下列不属于三棱针的常用操作方法的是
   A. 点刺法　B. 散刺法　C. 透刺法　D. 刺络法　E. 挑刺法
2. 三棱针刺络法常用于治疗的病证是
   A. 颈椎病　B. 肩周炎　C. 局部顽癣　D. 局部血肿　E. 急性吐泻

B1型题

   A. 疏密波　B. 断续波　C. 锯齿波　D. 疏波　E. 密波
3. 治疗痿证、瘫痪宜选用
4. 用于镇静、止痛、缓解肌肉痉挛宜选用

【参考答案】
1. C　2. E　3. B　4. E

第二十六单元 头针、耳针

细目一 头针

【考点突破攻略】

要点 标准头穴线的定位和主治

（一）额区

1. 额中线（MS 1）
【定位】在额部正中，前发际上下各 0.5 寸，即从督脉神庭穴向下前 1 寸。
【主治】头痛、强笑、自哭、失眠、健忘、多梦、癫狂痫、鼻病等。

2. 额旁 1 线（MS 2）
【定位】在额部，直对目内眦，发际上下各半寸，即从膀胱经眉冲穴向下 1 寸。
【主治】冠心病、心绞痛、支气管哮喘、支气管炎、失眠等。

3. 额旁 2 线（MS 3）
【定位】在额部，直对瞳孔，发际上下各半寸，即从胆经头临泣穴向下 1 寸。
【主治】急慢性胃炎、胃及十二指肠溃疡、肝胆疾病等。

4. 额旁 3 线（MS 4）
【定位】在额部，从胃经头维穴的内侧 0.75 寸处向下 1 寸。
【主治】功能性子宫出血、阳痿、遗精、子宫脱垂、尿频、尿急等下焦病证。

（二）顶区

1. 顶中线（MS 5）
【定位】在头顶正中线上，从督脉百会穴向前至前顶穴 1.5 寸。
【主治】腰、腿、足病证（如瘫痪、麻木、疼痛），皮层性多尿，小儿夜尿，脱肛，胃下垂，子宫脱垂，高血压，头顶痛等。

2. 顶颞前斜线（MS 6）
【定位】在头侧面，从督脉前顶穴至胆经悬厘穴的连线。
【主治】对侧肢体中枢性运动功能障碍。将全线分成 5 等分，上 1/5 治疗对侧下肢中枢性瘫痪，中 2/5 治疗对侧上肢中枢性瘫痪，下 2/5 治疗对侧中枢性面瘫、运动性失语、流涎、脑动脉硬化等。

3. 顶颞后斜线（MS 7）
【定位】在头侧面，从督脉百会穴至胆经曲鬓穴的连线。
【主治】对侧肢体中枢性感觉障碍。将全线分成 5 等分，上 1/5 治疗对侧下肢感觉异常，中 2/5 治疗对侧上肢感觉异常，下 2/5 治疗对侧头面部感觉异常。

4. 顶旁 1 线（MS 8）
【定位】在头顶部，顶中线左右各旁开 1.5 寸，从膀胱经承光穴向后 1.5 寸。
【主治】腰、腿、足病证，如瘫痪、麻木、疼痛等。

5. 顶旁 2 线（MS 9）
【定位】在头顶部，顶中线左右各旁开 2.25 寸，从胆经正营穴向后 1.5 寸。
【主治】肩、臂、手病证，如瘫痪、麻木、疼痛等。

（三）颞区

1. 颞前线（MS 10）
【定位】在头侧面，从胆经颔厌穴到悬厘穴。

【主治】偏头痛、运动性失语、周围性面瘫、口腔疾病等。

2. 颞后线（MS 11）

【定位】在头侧面，从胆经率谷穴到曲鬓穴。

【主治】偏头痛、眩晕、耳聋、耳鸣等。

（四）枕区

1. 枕上正中线（MS 12）

【定位】在枕部，枕外隆凸上方正中的垂直线。从督脉强间穴至脑户穴。

【主治】眼病。

2. 枕上旁线（MS 13）

【定位】在枕部，枕上正中线平行向外 0.5 寸。

【主治】皮层性视力障碍、白内障、近视眼等。

3. 枕下旁线（MS 14）

【定位】在枕部，从膀胱经玉枕穴向下引一直线，长 2 寸。

【主治】小脑疾病引起的平衡障碍、后头痛。

［常考考点］常用头针的部位和主治。

细目二 耳针

【考点突破攻略】

要点一 常用耳穴的部位和主治

根据《耳穴名称与部位》，耳郭上有 91 个穴位，常用耳穴的部位和主治如下：

（一）耳轮穴位

将耳轮分为 12 个区。耳轮脚为耳轮 1 区。耳轮脚切迹到对耳轮下脚上缘之间的耳轮分为 3 等分，自下向上依次为耳轮 2 区、3 区、4 区；对耳轮下脚上缘到对耳轮上脚前缘之间的耳轮为耳轮 5 区；对耳轮上脚缘到耳尖之间的耳轮为耳轮 6 区；耳尖到耳轮结节上缘为耳轮 7 区；耳轮结节上缘到耳轮结节下缘为耳轮 8 区。耳轮结节下缘到轮垂切迹之间的耳轮分为 4 等分，自上而下依次为耳轮 9 区、10 区、11 区和 12 区。

1. 耳中

【部位】在耳轮脚处，即耳轮 1 区。

【主治】呃逆、荨麻疹、皮肤瘙痒症、小儿遗尿、咯血、出血性疾病。

2. 外生殖器

【部位】在对耳轮下脚前方的耳轮处，即耳轮 4 区。

【主治】睾丸炎、附睾炎、外阴瘙痒症。

3. 耳尖

【部位】在耳郭向前对折的上部尖端处，即耳轮 6 区、7 区交界处。

【主治】发热、高血压、急性结膜炎、麦粒肿、牙痛、失眠。

（二）耳舟穴位

将耳舟分为 6 等分，自上而下依次为耳舟 1 区、2 区、3 区、4 区、5 区、6 区。

1. 风溪

【部位】在耳轮结节前方，指区与腕区之间，即耳舟 1 区、2 区交界处。

【主治】荨麻疹、皮肤瘙痒症、过敏性鼻炎。

2. 肘

【部位】在腕区的下方，即耳舟 3 区。

【主治】肱骨外上髁炎、肘部疼痛。

3. 肩

【部位】在肘区的下方，即耳舟 4 区、5 区。

【主治】肩关节周围炎、肩部疼痛。

（三）对耳轮穴位

将对耳轮分为13区。

对耳轮上脚分为上、中、下3等分；下1/3为对耳轮5区，中1/3为对耳轮4区；再将上1/3分为上、下2等分，下1/2为对耳轮3区，再将上1/2分为前后2等分，后1/2为对耳轮2区，前1/2为对耳轮1区。

对耳轮下脚分为前、中、后3等分，中、前2/3为对耳轮6区，后1/3为对耳轮7区。

对耳轮体从对耳轮上、下脚分叉处至轮屏切迹分为5等分，再沿对耳轮耳甲缘将对耳轮体分为前1/4和后3/4两部分，前上2/5为对耳轮8区，后上2/5为对耳轮9区，前中2/5为对耳轮10区，后中2/5为对耳轮11区，前下1/5为对耳轮12区，后下1/5为对耳轮13区。

1. 跟

【部位】在对耳轮上脚前上部，即对耳轮1区。

【主治】足跟痛。

2. 膝

【部位】在对耳轮上脚中1/3处，即对耳轮4区。

【主治】膝关节疼痛、坐骨神经痛。

3. 坐骨神经

【部位】在对耳轮下脚的前2/3处，即对耳轮6区。

【主治】坐骨神经痛、下肢瘫痪。

4. 交感

【部位】在对耳轮下脚末端与耳轮内缘相交处，即对耳轮6区前端。

【主治】胃肠痉挛、心绞痛、胆绞痛、输尿管结石、自主神经功能紊乱。

5. 腰骶椎

【部位】在腹区后方，即对耳轮9区。

【主治】腰骶部疼痛。

（四）三角窝穴位

将三角窝由耳轮内缘至对耳轮上、下脚分叉处分为前、中、后3等分，中1/3为三角窝3区；再将前1/3分为上、中、下3等分，上1/3为三角窝1区，中、下2/3为三角窝2区；再将后1/3分为上、下2等分，上1/2为三角窝4区，下1/2为三角窝5区。

1. 内生殖器

【部位】在三角窝前1/3的下部，即三角窝2区。

【主治】痛经、月经不调、白带过多、功能失调性子宫出血、阳痿、遗精、早泄。

2. 神门

【部位】在三角窝后1/3的上部，即三角窝4区。

【主治】失眠、多梦、戒断综合征、癫痫、高血压、神经衰弱。

3. 盆腔

【部位】在三角窝后1/3的下部，即三角窝5区。

【主治】盆腔炎、附件炎。

（五）耳屏穴位

将耳屏分成4区。耳屏外侧面分为上、下2等分，上部为耳屏1区，下部为耳屏2区。将耳屏内侧面分为上、下2等分，上部为耳屏3区，下部为耳屏4区。

1. 外鼻

【部位】在耳屏外侧面中部，即耳屏1区、2区之间。

【主治】鼻前庭炎、鼻炎。

2. 肾上腺

【部位】在耳屏游离缘下部尖端，即耳屏2区后缘处。

【主治】低血压、风湿性关节炎、腮腺炎、链霉素中毒、眩晕、哮喘、休克。

3. 咽喉

【部位】在耳屏内侧面上 1/2 处，即耳屏 3 区。

【主治】声音嘶哑、咽炎、扁桃体炎、失语、哮喘。

4. 内鼻

【部位】在耳屏内侧面下 1/2 处，即耳屏 4 区。

【主治】鼻炎、上颌窦炎、鼻衄。

（六）对耳屏穴位

将对耳屏分为 4 区。由对屏尖及对屏尖至轮屏切迹连线中点分别向耳垂上线作两条垂线，将对耳屏外侧面及其后部分成前、中、后 3 区，前为对耳屏 1 区，中为对耳屏 2 区，后为对耳屏 3 区。对耳屏内侧面为对耳屏 4 区。

1. 枕

【部位】在对耳屏外侧面的后部，即对耳屏 3 区。

【主治】头晕、头痛、癫痫、哮喘、神经衰弱。

2. 皮质下

【部位】在对耳屏内侧面，即对耳屏 4 区。

【主治】痛证、间日疟、神经衰弱、假性近视、失眠。

3. 缘中

【部位】在对耳屏游离缘上，对屏尖与轮屏切迹之中点处，即对耳屏 2 区、3 区、4 区交点处。

【主治】遗尿、梅尼埃病、尿崩症、功能失调性子宫出血。

4. 脑干

【部位】在轮屏切迹处，即对耳屏 3 区、4 区之间。

【主治】眩晕、后头痛、假性近视。

（七）耳甲穴位

将耳甲用标志点、线分为 18 个区。在耳轮的内缘上，设耳轮脚切迹至对耳轮下脚间中、上 1/3 交界处为 A 点；在耳甲内，由耳轮脚消失处向后作一水平线与对耳轮耳甲缘相交，设交点为 D 点；设耳轮脚消失处至 D 点连线中、后 1/3 交界处为 B 点；设外耳道口后缘上 1/4 与下 3/4 交界处为 C 点；从 A 点向 B 点作一条与对耳轮耳甲艇缘弧度大体相仿的曲线；从 B 点向 C 点作一条与耳轮脚下缘弧度大体相仿的曲线。

将 BC 线前段与耳轮脚下缘间分成 3 等分，前 1/3 为耳甲 1 区，中 1/3 为耳甲 2 区，后 1/3 为耳甲 3 区。ABC 线前方，耳轮脚消失处为耳甲 4 区。将 AB 线前段与耳轮脚上缘及部分耳轮内缘间分成 3 等分，后 1/3 为耳甲 5 区，中 1/3 为耳甲 6 区，前 1/3 为耳甲 7 区。将对耳轮下脚下缘前、中 1/3 交界处与 A 点连线，该线前方的耳甲艇部为耳甲 8 区。将 AB 线前段与对耳轮下脚下缘间耳甲 8 区以后的部分分为前、后 2 等分，前 1/2 为耳甲 9 区，后 1/2 为耳甲 10 区。在 AB 线后段上方的耳甲艇部，将耳甲 10 区后缘与 BD 线之间分成上、下 2 等分，上 1/2 为耳甲 11 区，下 1/2 为耳甲 12 区。由轮屏切迹至 B 点作连线，该线后方、BD 线下方的耳甲腔部为耳甲 13 区。以耳甲腔中央为圆心，圆心与 BC 线间距离的 1/2 为半径作圆，该圆形区域为耳甲 15 区。过 15 区最高点及最低点分别向外耳门后壁作两条切线，切线间为耳甲 16 区。15、16 区周围为耳甲 14 区。将外耳门的最低点与对耳屏耳甲缘中点相连，再将该线以下的耳甲腔部分为上、下 2 等分，上 1/2 为耳甲 17 区，下 1/2 为耳甲 18 区。

1. 口

【部位】在耳轮脚下方前 1/3 处，即耳甲 1 区。

【主治】面瘫、口腔炎、胆囊炎、胆石症、戒断综合征、牙周炎、舌炎。

2. 胃

【部位】在耳轮脚消失处，即耳甲 4 区。

【主治】胃痉挛、胃炎、胃溃疡、失眠、牙痛、消化不良、恶心呕吐、前额痛。

3. 大肠

【部位】在耳轮脚及部分耳轮与 AB 线之间的前 1/3 处，即耳甲 7 区。

【主治】腹泻、便秘、咳嗽、牙痛、痤疮。

4. 艇角

【部位】在对耳轮下脚下方前部，即耳甲 8 区。

【主治】前列腺炎、尿道炎。

5. 膀胱
【部位】在对耳轮下脚下方中部，即耳甲9区。
【主治】膀胱炎、遗尿、尿潴留、腰痛、坐骨神经痛、后头痛。

6. 肾
【部位】在对耳轮下脚下方后部，即耳甲10区。
【主治】腰痛、耳鸣、神经衰弱、肾盂肾炎、遗尿、遗精、阳痿、早泄、哮喘、月经不调。

7. 胰胆
【部位】在耳甲艇的后上部，即耳甲11区。
【主治】胆囊炎、胆石症、胆道蛔虫症、偏头痛、带状疱疹、中耳炎、耳鸣、急性胰腺炎。

8. 肝
【部位】在耳甲艇的后下部，即耳甲12区。
【主治】胁痛、眩晕、经前紧张征、月经不调、更年期综合征、高血压、近视、单纯性青光眼。

9. 脾
【部位】在BD线下方，耳甲腔的后上部，即耳甲13区。
【主治】腹胀、腹泻、便秘、食欲不振、功能失调性子宫出血、白带过多、梅尼埃病。

10. 心
【部位】在耳甲腔正中凹陷处，即耳甲15区。
【主治】心动过速、心律不齐、心绞痛、无脉症、神经衰弱、癔症、口舌生疮。

11. 肺
【部位】在心、气管区周围处，即耳甲14区。
【主治】咳嗽、胸闷、声音嘶哑、皮肤瘙痒症、荨麻疹、便秘、戒断综合征。

12. 三焦
【部位】在外耳门后下，肺与内分泌区之间，即耳甲17区。
【主治】便秘、腹胀、上肢外侧疼痛。

13. 内分泌
【部位】在屏间切迹内，耳甲腔的前下部，即耳甲18区。
【主治】痛经、月经不调、更年期综合征、痤疮、间日疟、甲状腺功能减退或亢进症。

（八）耳垂穴位

耳垂分为9区。在耳垂上线至耳垂下缘最低点之间画两条等距离平行线，上下平行线上引两条垂直等分线，将耳垂分为9个区，上部由前到后依次为耳垂1区、2区、3区；中部由前到后依次为耳垂4区、5区、6区；下部由前到后依次为耳垂7区、8区、9区。

1. 牙
【部位】在耳垂正面前上部，即耳垂1区。
【主治】牙痛、牙周炎、低血压。

2. 眼
【部位】在耳垂正面中央部，即耳垂5区。
【主治】急性结膜炎、电光性眼炎、麦粒肿、假性近视。

3. 面颊
【部位】在耳垂正面与内耳区之间，即耳垂5区、6区交界处。
【主治】面瘫、三叉神经痛、痤疮、扁平疣、面肌痉挛、腮腺炎。

4. 扁桃体
【部位】在耳垂正面下部，即耳垂7区、8区、9区。
【主治】扁桃体炎、咽炎。

（九）耳背穴位

将耳背分为5区。分别过对耳轮上、下脚分叉处耳背对应点和轮屏切迹耳背对应点作两条水平线，将耳背分为上、中、下3部，上部为耳背1区，下部为耳背5区，再将中部分为内、中、外3等分，内1/3为耳背2区，中1/3为耳背3区，外1/3为耳背4区。

耳背沟

【部位】在对耳轮沟和对耳轮上、下脚沟处。

【主治】高血压、皮肤瘙痒症。

（十）耳根穴位（略）

[常考考点] 常用耳穴的部位和主治。

要点二 临床选穴原则及注意事项

（一）选穴原则

1. 按相应部位选穴 当机体患病时，在耳郭的相应部位上有一定的敏感点，它便是本病的首选穴位，如胃痛取"胃"穴等。

2. 按脏腑辨证选穴 根据脏腑学说的理论，按各脏腑的生理功能和病理反应进行辨证取穴。如脱发取"肾"穴，皮肤病取"肺""大肠"穴等。

3. 按经络辨证选穴 根据十二经脉循行和其病候选取穴位。如坐骨神经痛取"膀胱"或"胰胆"穴，牙痛取"大肠"穴等。

4. 按西医学理论选穴 耳穴中一些穴名是根据西医学理论命名的，如"交感""肾上腺""内分泌"等。这些穴位的功能基本上与西医学理论一致，故在选穴时应考虑其功能，如炎性疾病取"肾上腺"穴。

5. 按临床经验选穴 临床实践发现有些耳穴具有治疗本部位以外疾病的作用，如"外生殖器"穴可以治疗腰腿痛。

（二）注意事项

1. 严格消毒，防止感染。针刺后如针孔发红、肿胀，应及时涂碘酒消毒消炎，防止化脓性软骨膜炎的发生。
2. 对扭伤和运动障碍的患者，进针后应嘱其适当活动患部，有助于提高疗效。
3. 有习惯性流产的孕妇应禁针。
4. 患有严重器质性病变和伴有高度贫血者不宜针刺，对严重心脏病、高血压者不宜行强刺激。
5. 耳针治疗时亦应注意防止发生晕针，一旦发生应及时处理。

【例题实战模拟】

A1 型题

1. 治疗左侧中枢性面瘫，应选择的头穴线是
   A. 右侧顶颞前斜线下 1/5   B. 右侧顶颞前斜线下 2/5   C. 右侧顶颞前斜线中 2/5
   D. 右侧顶颞后斜线下 2/5   E. 右侧顶颞后斜线中 2/5

2. 治疗周围性面瘫，应选择的头穴线是
   A. 顶颞前斜线   B. 顶颞后斜线   C. 顶旁 2 线   D. 颞前线   E. 颞后线

3. 位于三角窝后 1/3 的上部，即三角窝 4 区的耳穴是
   A. 角窝上   B. 内生殖器   C. 角窝中   D. 神门   E. 盆腔

4. 治疗失眠、多梦、神经衰弱宜选用
   A. 角窝上   B. 内分泌   C. 角窝中   D. 神门   E. 肾上腺

5. 下列不属于耳穴选穴原则的是
   A. 按相应部位选穴   B. 按脏腑辨证选穴   C. 按经络辨证选穴
   D. 按标本根结理论选穴   E. 按西医学理论选穴

6. 关于耳针疗法的叙述，不正确的是
   A. 要严格消毒，防止化脓性软骨膜炎的发生   B. 对扭伤患者，进针后可嘱其适当活动患部
   C. 有习惯性流产的孕妇应禁针   D. 对严重高血压患者不宜行强刺激
   E. 耳针治疗不会出现晕针

【参考答案】

1. B   2. D   3. D   4. D   5. D   6. E

第二十七单元　针灸治疗总论

细目一　针灸治疗原则

【考点突破攻略】

要点一　补虚泻实

补虚泻实是针灸治疗的基本原则。疾病有虚实，针灸分补泻，虚者宜补，实者宜泻。临床上，补虚泻实是通过腧穴的选择和配伍、针灸补泻手法等实现的，不同的针灸用具也有一定的偏补偏泻的作用。在针灸临床上补虚泻实原则有其特殊的含义。

1. 虚则补之，陷下则灸之

（1）虚则补之：是指虚证采用补法治疗。同义者还有"虚则实之"。针刺治疗虚证，主要是通过选择具有补虚作用的腧穴，选用具有补虚作用的针灸方法，采用刺灸手法之补法等来实现的。如特定穴中背俞穴、原穴偏于补益，脏腑经脉的虚损之证，取相应的脏腑背俞穴、原穴治疗，可改善脏腑功能，补益阴阳气血的不足。

（2）陷下则灸之：属于"虚则补之"的范畴，即指气虚下陷的治疗原则是以灸治为主。对于因脏腑经络之气虚弱，中气不足，气血及内脏失于固摄而出现的一系列病证，如久泻、久痢、遗尿、脱肛等，常灸百会、神阙、气海、关元等穴以补中益气、升阳举陷。

2. 实则泻之，菀陈则除之

（1）实则泻之：是指实证采用泻法治疗。同义者还有"满则泻之"，"邪盛则虚之"。针刺治疗实证，主要是通过选择具有泻实作用的腧穴，选用具有泻实作用的针灸方法，采用刺灸手法之泻法等来实现的。如特定穴中井穴、募穴偏于泻实，脏腑经脉的实证，取相应的井穴、募穴，可调节脏腑功能，疏泄脏腑邪气。

（2）菀陈则除之：属于"实则泻之"的范畴，是实证用泻法的一种。"菀"同"瘀"，有瘀结、瘀滞之义。"陈"即"陈旧"，引申为时间长久。"菀陈"泛指体表络脉瘀阻之类的病证。"除"即"清除"，指清除瘀血的刺血疗法。"菀陈则除之"指络脉瘀阻之类的病证可用清除瘀血的刺血疗法。对于病久入络及跌仆损伤、毒蛇咬伤、丹毒、腱鞘囊肿等病证，宜采用三棱针或皮肤针等方法使之出血，达到活血化瘀、消肿止痛的目的。一般多选用局部络脉瘀阻之处或反应点，以及尺泽、委中、井穴、十宣等。

3. 不盛不虚以经取之　是指由于病变脏腑、经脉本身的病变，而不涉及其他脏腑、经脉，属于本经自病者，治疗应当取本经穴。此"不盛不虚"，并非病证本身无虚实可言，而是脏腑、经络的虚实表现不明显。临床应用时还要注意，当针下得气后，一般再行均匀的提插捻转手法（即平补平泻），使本经的气血调和，脏腑功能恢复正常。

［常考考点］"盛则泻之"，"虚则补之"，"不盛不虚，以经取之"，"陷下则灸之"，"菀陈则除之"。

要点二　清热温寒

《灵枢·经脉》中"热则疾之，寒则留之"，是针对热性病证和寒性病证制定的清热、温寒的治疗原则。

"热则疾之"是指热性病证的治疗原则是浅刺疾出或点刺出血，手法宜轻而快，可以不留针或或短暂留针，以清泻热毒。

"寒则留之"是指寒性病证的治疗原则是深刺而久留针，以达温经散寒的目的。

［常考考点］"热则疾之""寒则留之"。

要点三　治病求本

1. 急则治标　是指标病急于本病时，首先要治疗标病，治标是在紧急情况下的一种权宜之计，而治本才是治病的根本目的。

2. 缓则治本　在大多数情况下，治疗疾病都要坚持"治病求本"的原则，正虚者固其本，邪盛者祛其邪。

3. 标本同治　当标病和本病处于俱重或俱缓的状态时，单纯地扶正或祛邪都不利于病情的恢复，应当采取标本同治的方法。

要点四　三因制宜

"三因制宜"是指因时、因地、因人制宜，即根据治疗对象、地理环境、季节（包括时辰）等具体情况制订适宜的治疗方法。

细目二　针灸治疗作用

【考点突破攻略】

要点一　疏通经络

疏通经络是指针灸通过调理经气，可使瘀阻的经络通畅而发挥其正常生理功能。主要是选择相应的腧穴和刺灸方法，使经络通畅，促进气血运行正常，从而达到治疗疾病的目的。

要点二　调和阴阳

调和阴阳是指针灸可使机体从阴阳的失衡状态向平衡状态转化。主要是通过针刺补泻手法和经穴配伍来完成的。

要点三　扶正祛邪

扶正祛邪是指针灸可以扶助机体正气而祛除病邪。主要是通过补虚泻实来实现的。

细目三　针灸处方

【考点突破攻略】

要点一　选穴原则

1. 近部选穴　是指在病变局部或距离比较接近的范围选取穴位的方法，是腧穴局部治疗作用的体现。如鼻病取睛明、上星，胃痛取中脘。

2. 远部选穴　是指在病变部位所属和相关的经络上，距离病位较远的部位选取穴位的方法，是"经脉所过，主治所及"治疗规律的具体体现。如腰痛取委中，胃痛取足三里，咳嗽取尺泽。

3. 辨证选穴　是根据疾病的证候特点，分析病因病机而辨证选取穴位的方法。如发热取大椎、曲池、合谷，便秘取支沟、天枢，痰邪所致的病证取丰隆，遗尿、脱肛取百会等。

4. 对症选穴　是根据疾病的特殊症状而选取穴位的原则，是腧穴特殊治疗作用及临床经验在针灸处方中的具体运用。如哮喘选定喘，腰痛取腰痛点。

［常考考点］选穴原则及具体应用。

要点二　配穴方法

1. 按部配穴

（1）远近配穴法：是以病变部位为依据，在病变附近和远部同时选穴配伍组成处方的方法。临床应用极为广泛，如眼病以局部的睛明、邻近的风池、远端的光明相配，痔疮以局部的长强、下肢的承山相配，痛经以局部的关元、远端的三阴交相配。

（2）上下配穴法：是将腰部以上腧穴和腰部以下腧穴配合应用的方法，临床应用较为广泛。如头项强痛，上取大椎，下配昆仑；胸腹满闷，上取内关，下配公孙；子宫脱垂，上取百会，下配气海；胃脘痛，上取内关，下取足三里；咽痛，上取鱼际，下取太溪等。八脉交会穴的配对应用即属于上下配穴法。

（3）前后配穴法：是指将人体前部和后部的腧穴配合应用的方法，主要指将胸腹部和背腰部的腧穴配合应用，又称

"腹背阴阳配穴法"。本法主要用于治疗内脏疾病，如肺病前取中府，后取肺俞；心胸疾病前取巨阙，后取心俞；胃脘疼痛，前取中脘、梁门，后取胃俞、筋缩等。《灵枢·官针》所指的"偶刺"属本法的范畴。俞募配穴法属于前后配穴法。

（4）左右配穴法：是将位于人体左侧和右侧的腧穴配合应用的方法，如急性胃痛取双侧梁丘，面瘫取双侧合谷。但本法不限于左右取同一个腧穴，如左侧偏头痛取左侧的太阳和右侧的外关，也属于左右配穴。《灵枢·官针》中的"缪刺""巨刺"属本法的范畴。

2. 按经配穴

（1）本经配穴法：当某一脏腑、经脉发生病变时，即选该脏腑、经脉的腧穴配成处方。如咳嗽取中府、太渊；急性胃痛取足三里、梁丘；下肢外侧痛，取环跳、阳陵泉。

（2）表里经配穴法：当某一脏腑、经脉发生病变时，取该经及其相表里的经脉腧穴配成处方，如胃痛取三阴交、足三里。原络配穴法是典型代表，如咳嗽取合谷、列缺。

（3）同名经配穴法：是将手足同名经的腧穴相互配合组成处方的方法。阳明头痛，取手阳明经的合谷配足阳明经的内庭；太阳头痛，取手太阳经的后溪配足太阳经的昆仑；失眠、多梦，取手少阴经的神门配足少阴经的太溪。

［常考考点］常用配穴方法及其应用。

【例题实战模拟】

A1 型题

1.有关"虚则补之"，下列叙述不正确的是
　　A. 指虚证采用补法治疗　　　　　　　　B. 可通过针刺补法和穴位的选择配伍来实现
　　C. 可选取关元、命门、肾俞等达到补虚的目的　　D. "菀陈则除之"属于虚则补之的范畴
　　E. "陷下则灸之"属于虚则补之的范畴

2.下列属于针灸治疗作用的是
　　A. 扶正祛邪　　B. 联系脏腑　　C. 运行气血　　D. 抗御病邪　　E. 沟通内外

3.根据针灸治疗原则，寒性病证应采用的治疗原则是
　　A. 补之　　B. 泻之　　C. 留之　　D. 除之　　E. 疾之

4.有关"热则疾之"，下列叙述不正确的是
　　A. 属于清热温寒的治疗原则　　　　　　B. 可通过针刺泻法来实现清泻热毒的目的
　　C. 对于热性病证针灸治疗要及时　　　　D. 可通过点刺不留针来实现清泻热毒的目的
　　E. 可通过针刺大椎、曲池等达到清热解表的目的

5.以下不属于针灸治疗原则的是
　　A. 因时制宜　　B. 菀陈则灸之　　C. 标本同治　　D. 寒则留之　　E. 不盛不虚，以经取之

6.下列不属于针灸选穴原则的是
　　A. 对证选穴　　B. 对症选穴　　C. 近部取穴　　D. 远部取穴　　E. 上下取穴

7.下列不属于表里经配穴的是
　　A. 咳嗽取列缺、合谷　　　　B. 失眠取神门、后溪　　　　C. 腰痛取昆仑、肾俞
　　D. 胃痛取公孙、足三里　　　E. 痛经取天枢、地机

8.下列不属于同名经配穴的是
　　A. 耳鸣取中渚、足临泣　　　B. 头痛取外关、阳陵泉　　　C. 失眠取神门、三阴交
　　D. 牙痛取合谷、内庭　　　　E. 便秘取天枢、曲池

9.下列属于前后配穴的是
　　A. 膻中、厥阴俞　　B. 中脘、三阴交　　C. 期门、太冲　　D. 太溪、肾俞　　E. 中极、三阴交

【参考答案】
1. D　2. A　3. C　4. C　5. B　6. E　7. C　8. C　9. A

第二十八单元 内科病证的针灸治疗

细目一 头痛

【考点突破攻略】

要点一 头痛的辨证要点

1. 病因病机 头痛常与外感风邪以及情志、饮食、体虚久病等因素有关。病位在头，与肝、脾、肾关系密切。头为诸阳之会，所有阳经都循行到头，足厥阴肝经上行颠顶，故头痛与手足三阳经、足厥阴经、督脉密切相关。各种外邪或内伤因素导致头部经络功能失常，气血失调，头部脉络不通或脑窍失养均可导致头痛的发生。头痛以实证多见，也有虚证或虚实夹杂之证。

2. 辨证分型 根据疼痛部位进行经络辨证：<u>枕部痛或下连于项者为太阳头痛；额痛或兼眉棱、鼻根部痛者为阳明头痛；两侧头部疼痛者为少阳头痛；颠顶痛或连于目系者为厥阴头痛</u>。

本病又可以分为外感头痛和内伤头痛：

1. 外感头痛

主症：头痛较急，痛无休止，外感表证明显。

若头痛连及项背，兼恶风畏寒，苔薄白，脉浮紧者为风寒头痛；头痛而胀，兼发热，苔黄，脉浮数者为风热头痛；头痛如裹，兼肢体困重，苔白腻，脉濡者为风湿头痛。

2. 内伤头痛

主症：头痛反复发作，时轻时重，常伴头晕，遇劳或情志刺激而发作、加重。

若头胀痛、跳痛、掣痛或两侧、颠顶作痛，兼心烦易怒、口苦、脉弦者为肝阳上亢头痛；头痛昏蒙，兼胸闷脘胀，苔白腻，脉滑者为痰浊头痛；头痛迁延日久，或头部有外伤史，痛处固定不移，舌紫暗，脉细涩者为瘀血头痛；头空痛、昏痛，兼神疲无力，面色不华，舌淡苔白，脉细弱者为血虚头痛。

要点二 头痛的治法

<u>调和气血，通络止痛</u>。根据头痛部位循经取穴和取阿是穴为主。

要点三 头痛的选穴

[主穴] 百会、风池、阿是穴、合谷。

[方义] 局部取百会、风池、阿是穴，可疏导头部经气；且风池为足少阳与阳维脉的交会穴，可以祛风活血，通络止痛；合谷为行气止痛要穴，善治头面诸疾。诸穴合用，共奏通经活络止痛之效。

[配穴] 见下表。

	分型	配穴	解析
经络辨证	太阳头痛	天柱、昆仑、后溪	天柱、昆仑皆足太阳经腧穴，就近取穴。后溪通督脉，八脉交会穴
	阳明头痛	阳白、内庭	阳白在前额部。内庭为足阳明经荥穴
	少阳头痛	率谷、足临泣、外关	率谷、足临泣属足少阳经，外关为手少阳经络穴，为同名经取穴
	厥阴头痛	四神聪、太冲、内关	四神聪在颠顶。太冲为足厥阴经原穴，内关为手厥阴经络穴，为同名经取穴

	分型	配穴	解析	内科处方
外感头痛	风寒头痛	风门、列缺	带风字的都祛风。头项寻列缺，为肺经络穴	川芎茶调散
	风热头痛	曲池、大椎	泄热常用曲池、大椎	芎芷石膏汤
	风湿头痛	头维、阴陵泉	头维属胃经，在鬓角发际，就近取穴。祛湿用阴陵泉	羌活胜湿汤
内伤头痛	肝阳头痛	太溪、太冲	太冲为肝经之原穴。取太溪为滋水涵木	天麻钩藤饮
	痰浊头痛	中脘、丰隆	化痰必用丰隆。中脘为胃经募穴，健运脾胃，杜生痰之源	半夏白术天麻汤
	瘀血头痛	血海、膈俞	瘀血证常用血海、膈俞	通窍活血汤
	血虚头痛	脾俞、足三里	脾胃为气血生化之源	加味四物汤

［常考考点］头痛的处方主穴及配穴。

要点四　头痛的治疗操作

1. 基本刺灸方法　毫针虚补实泻法，寒证加灸；瘀血头痛可在阿是穴点刺出血。头痛剧烈者，阿是穴可采用强刺激和久留针。

2. 其他治疗

（1）耳针法：取皮质下、额、枕、神门、肝，每次选2～3穴，毫针刺或用埋针法、压丸法。顽固性头痛可在耳背静脉点刺出血。

（2）皮肤针法：取太阳、印堂、阿是穴，中、重度叩刺，使之明显潮红或少量出血。适用于外感头痛、瘀血头痛。

（3）穴位注射法：取风池穴，用1%利多卡因或维生素B_{12}注射液，每穴注射0.5～1.0mL，每日或隔日1次。适用于顽固性头痛。

附：偏头痛

【考点突破攻略】

要点一　偏头痛的辨证要点

1. 病因病机　本病病位在头，与肝、胆关系密切。侧头部为足少阳胆经循行所过之处，恼怒、紧张及风火痰浊之邪导致侧头部经络功能失常，脉络不通可导致头痛的发生，以实证多见。

2. 主症　头痛多为一侧，常局限于额部、颞部和枕部，疼痛开始时为剧烈的搏动性疼痛，后转为持续性钝痛。任何时间皆可发作，但以早晨起床时多发，症状可持续数小时到数天。典型的偏头痛有先兆症状，如眼前闪烁暗点、视野缺损、单盲或同侧偏盲。发作时头痛部位可由头的一个部位到另一个部位，可同时放射至颈、肩部。

3. 辨证分型　兼头胀痛、眩晕，胸胁胀痛，舌红少苔，脉弦或细数者为肝阳上亢；兼头痛昏沉，胸脘痞闷，苔白腻，脉滑者为痰湿偏盛；头痛日久，痛有定处，其痛如刺，舌紫暗或有瘀斑，苔薄，脉细涩者为瘀血阻络。

要点二　偏头痛的治法

疏泄肝胆，通经止痛。取手足少阳、足厥阴经穴以及局部穴为主。

要点三　偏头痛的选穴

［主穴］率谷、阿是穴、风池、外关、足临泣、太冲。

［配穴］肝阳上亢配百会、行间；痰湿偏盛配中脘、丰隆；瘀血阻络配血海、膈俞。

要点四　偏头痛的治疗操作

基本刺灸方法　毫针刺，泻法。当偏头痛发作时一般以远端穴为主，用较强刺激。

［常考考点］治疗偏头痛取手足少阳、足厥阴经穴以及局部穴为主。偏头痛的处方主穴及配穴。

【例题实战模拟】

A1 型题

1. 外感头痛主取的经脉是
   A. 督脉、手太阴、手阳明经穴
   B. 督脉、手太阴、足少阳经穴
   C. 任脉、手太阴、足少阳经穴
   D. 手阳明、手太阴经穴
   E. 手阳明、足阳明经穴

2. 治疗阳明头痛,应配用
   A. 阳白、内庭
   B. 率谷、外关、足临泣
   C. 天柱、后溪、申脉
   D. 太冲、内关、四神聪
   E. 血海、膈俞、内关

3. 血虚头痛,应配合
   A. 列缺、曲池、大椎
   B. 太溪、肾俞、悬钟
   C. 血海、膈俞
   D. 太冲、太溪
   E. 足三里、脾俞

A2 型题

4. 患者,男,48岁。头胀痛近2年,时作时止,伴目眩易怒,面赤口苦,舌红苔黄,脉弦数。治疗除取主穴外,还应选用
   A. 头维、内庭、三阴交
   B. 血海、风池、足三里
   C. 风池、列缺、太阳
   D. 太溪、侠溪、太冲
   E. 丰隆、太阳、风门

5. 患者,女,45岁。头痛多年,后头部疼痛固定不移,痛如椎刺,舌暗,脉细涩。针灸治疗除取百会、风池穴外,还宜取
   A. 列缺、曲池
   B. 申脉、悬钟
   C. 肝俞、脾俞
   D. 太溪、侠溪
   E. 血海、膈俞

6. 患者,男,25岁。突发头痛,后头严重,连及项背,兼见恶风畏寒,口不渴,苔薄白,脉浮紧。治疗除选用百会、太阳、风池、合谷之外,还应配取
   A. 天柱
   B. 印堂
   C. 外关
   D. 曲池
   E. 头维

7. 患者,男,25岁。3日来头痛如裹,痛无休止,肢体困重,苔白腻,脉濡。针灸治疗除列缺、百会、太阳、风池外,还宜取
   A. 风门
   B. 曲池
   C. 丰隆
   D. 阴陵泉
   E. 足临泣

【参考答案】
1. B 2. A 3. E 4. D 5. E 6. A 7. D

细目二 面痛

【考点突破攻略】

要点一 面痛的辨证要点

1. 病因病机 本病病位在面部,与手、足三阳经密切相关。外感邪气、情志内伤、久病或外伤成瘀等,均可导致面部经络气血痹阻,经脉不通,从而产生面痛。面痛以实证为多见,亦有虚实夹杂之证。

2. 主症 面部突然发作疼痛,呈闪电样、刀割样、针刺样、电灼样剧烈疼痛,痛时可引起面部肌肉抽搐,多伴有面部潮红、流泪、流涎、流涕等,常因说话、吞咽、刷牙、洗脸、冷风刺激、情绪变化等诱发。一般持续数秒至数分钟。发作次数不定,间歇期无症状。疼痛以面颊、上下颌和舌部最明显,轻触鼻翼、颊部和舌可以诱发,称为扳机点。

3. 辨证分型 根据疼痛部位进行经络辨证:眼部痛属足太阳经病证;上颌、下颌部痛属手、足阳明和手太阳经病证。兼遇寒则甚,舌淡,苔白,脉浮紧者为外感风寒;兼痛处有灼热感,舌红,苔薄黄,脉浮数者为外感风热;兼有外伤史,或病程日久,痛点多固定不移,舌暗或有瘀斑,脉细涩者为气血瘀滞;兼烦躁易怒,口渴便秘,舌红,苔黄,脉数者为肝胃郁热;兼形体消瘦,颧红,脉细数无力者为阴虚阳亢。

要点二 面痛的治法

<u>疏通经络，祛风止痛</u>。取面部腧穴、手足阳明和足太阳经穴为主。

要点三 面痛的选穴

[主穴] 攒竹、四白、下关、地仓、合谷、太冲、内庭。

[方义] 面部诸穴为局部取穴，可疏通面部经络；合谷、太冲分属手阳明、足厥阴经，两经循行均上达面部，"面口合谷收"，与太冲相配为"四关"穴，可祛风通络、止痛定痉；内庭为足阳明经荥穴，与面部腧穴相配，可清泄阳明热邪、疏通阳明经气血。

[配穴] 见下表。

分型	配穴	解析
眼部疼痛	丝竹空、阳白、外关	丝竹空属三焦经，与胆经之阳白为就近取穴；外关属三焦经
上颌支痛	颧髎、迎香	颧髎属小肠经，迎香属大肠经，皆为就近取穴
下颌支痛	承浆、颊车、翳风	承浆属任脉，颊车属胃经，翳风属三焦经，皆为就近取穴
外感风寒	风池、列缺	风池、列缺为外感风寒常用穴（感冒也用到了）
外感风热	曲池、外关	曲池、大椎为泄热常用穴；外关亦常用到
气血瘀滞	内关、三阴交	化瘀常用血海、膈俞，三阴交也是活血常用穴，<u>内关特殊记忆</u>
肝胃郁热	行间、内庭	为肝经、胃经之荥穴，荥主身热
阴虚阳亢	风池、太溪	滋阴常用太溪；风池既祛外风，又息内风

要点四 面痛的治疗操作

1. 基本刺灸方法 毫针泻法。针刺时宜先取远端穴，重刺激。面部腧穴在急性期宜轻刺。风寒证可酌情加灸。

2. 其他治疗

（1）皮内针法：在面部寻找扳机点，将揿针刺入，外以胶布固定。

（2）耳针法：取面颊、额、颌、神门。毫针刺或用埋针法或压丸法。

（3）刺络拔罐法：取颧髎、地仓、颊车，用三棱针点刺后拔罐。

[常考考点] 治疗面痛取手足阳明和足太阳经穴为主。面痛的处方主穴及配穴。

【例题实战模拟】

A1 型题

1. 治疗风热面痛，除主穴外，应加用

　　A. 列缺、风门　　B. 曲池、尺泽　　C. 太冲、三阴交　　D. 血海、膈俞　　E. 太溪、肾俞

2. 根据经络辨证，与面痛相关的经脉是

　　A. 手、足阳明及足少阳经脉　　B. 手、足阳明及足太阳经脉　　C. 手、足太阳及足厥阴经脉

　　D. 手、足少阳及足太阳经脉　　E. 手、足阳明及足少阴经脉

A2 型题

3. 患者，女，62岁。右面部疼痛2年，间断发作，呈闪电样剧痛，持续数秒，痛时面部抽搐，伴流泪、有灼热感，苔薄黄，脉数。其辨证为

　　A. 风寒证　　B. 风热证　　C. 气血瘀滞证　　D. 肝气郁滞证　　E. 气血不足证

【参考答案】

1. B　2. B　3. B

细目三 腰痛

【考点突破攻略】

要点一 腰痛的辨证要点

1. 病因病机 腰痛的病位在腰部,腰为肾之府,肾经贯脊属肾,膀胱经夹脊络肾,督脉并于脊里,故本病与肾及足太阳膀胱经、督脉等关系密切。感受外邪、跌仆损伤、年老体衰、劳欲太过等因素导致腰部经络气血阻滞,或经络失于温煦、濡养,均可致腰痛。本病有虚证、实证、虚实夹杂之证。

2. 辨证分型 根据疼痛部位进行经络辨证:疼痛在腰脊中部者为督脉病证,疼痛在腰脊两侧者为足太阳经证。

腰部冷痛重着,或拘挛不可俯仰,有明显腰部受寒史者为寒湿腰痛;腰部刺痛,痛有定处,腰部有明显损伤或陈伤史者为瘀血腰痛;腰痛起病缓慢,隐隐作痛,反复发作者为肾虚腰痛。

要点二 腰痛的治法

通经止痛。取局部阿是穴及足太阳经穴为主。

要点三 腰痛的选穴

[主穴] 大肠俞、阿是穴、委中。
[方义] 大肠俞、阿是穴疏通腰部经络气血,通经止痛;膀胱之脉,夹脊抵腰络肾,"腰背委中求",循经远取委中,以疏通足太阳经气,是治疗腰背部疼痛的要穴。
[配穴] 见下表。

分型	配穴	解析	内科处方
督脉病证	后溪	后溪属小肠经,通督脉	—
足太阳经证	申脉	申脉属足太阳经,又通阳跷脉	—
腰椎病变	腰夹脊	就近取穴	—
寒湿腰痛	命门、腰阳关	命门为相火蕴藏之地,引火祛寒;腰阳关治腰骶疼痛,下肢痿痹	甘姜苓术汤
瘀血腰痛	膈俞、次髎	化瘀常用血海、膈俞;次髎为就近取穴	身痛逐瘀汤
肾虚腰痛	肾俞、太溪	肾俞为肾经之背俞穴;太溪为肾经原穴,滋肾阴,补肾精	左归丸或右归丸

要点四 腰痛的治疗操作

1. 基本刺灸方法 毫针虚补实泻法。寒湿腰痛或肾虚腰痛,加灸法;瘀血腰痛,阿是穴用刺络拔罐;痛势较急者,委中穴点刺放血。

2. 其他治疗
(1) 耳针法:取腰骶椎、肾、膀胱、神门,每次选2~3穴,毫针刺或用埋针法、压丸法。施治过程中同时活动腰部。
(2) 刺络拔罐法:取阿是穴。用于瘀血腰痛或寒湿腰痛。
(3) 穴位注射法:取阿是穴,选地塞米松注射液5mL和普鲁卡因注射液2mL混合液,每穴注射0.5~1mL,2~3日1次。

[常考考点] 治疗腰痛取局部阿是穴及足太阳经穴为主。腰痛的处方主穴及配穴。

【例题实战模拟】

A1 型题

1. 与腰痛关系不密切的经脉是
　　A. 足太阳膀胱经　　B. 足少阳胆经　　C. 足少阴肾经　　D. 带脉　　E. 督脉

2. 疼痛在腰脊中部，其相关的经脉是
   A. 足太阳膀胱经　　B. 足少阴肾经　　C. 足少阳胆经　　D. 带脉　　E. 督脉
3. 疼痛在腰脊两侧，其相关的经脉是
   A. 足少阴肾经　　B. 足太阳膀胱经　　C. 足少阳胆经　　D. 足厥阴肝经　　E. 督脉
4. 针灸治疗腰痛的主穴是
   A. 阿是穴、肾俞、太溪　　B. 委中、昆仑、太溪　　C. 阿是穴、大肠俞、委中
   D. 阿是穴、背俞穴、太溪　　E. 命门、昆仑、委中
5. 肾虚腰痛除主穴外，应加取
   A. 关元、腰阳关、昆仑　　B. 膈俞、三阴交、血海　　C. 太冲、肝俞、肾俞
   D. 肾俞、命门、志室　　E. 足三里、脾俞、胃俞

B1 型题
   A. 命门、腰阳关　　B. 肾俞、太溪　　C. 太冲、肝俞　　D. 关元、后溪　　E. 膈俞、次髎
6. 寒湿腰痛应配
7. 瘀血腰痛应配

【参考答案】
1. B　2. E　3. B　4. C　5. D　6. A　7. E

细目四　痹证

【考点突破攻略】

要点一　痹证的辨证要点

1. 病因病机　本病常与外感风、寒、湿、热等邪气及人体正气不足等因素有关。本病病位在肉、筋、骨。外邪侵入机体，痹阻关节肌肉经络，气血运行不畅，则导致痹证。根据病邪偏盛和症状特点，可分为行痹（风痹）、痛痹（寒痹）、着痹（湿痹）等。痹证以实证多见。

2. 主症　关节肌肉疼痛，屈伸不利。

3. 辨证分型　若痛无定处，舌质淡，苔薄白，脉浮者为行痹；疼痛剧烈，痛有定处，遇寒痛剧，苔薄白，脉弦紧者为痛痹；疼痛重着，或肿胀麻木，苔白腻，脉濡缓者为着痹；红肿热痛，舌红，苔黄燥，脉滑数者为热痹。

要点二　痹证的治法

通络止痛。以局部取穴为主，配合循经取穴及辨证选穴。

要点三　痹证的选穴

[主穴] 阿是穴、局部经穴。
[方义] 阿是穴和局部经穴能疏通患部经络气血，调和营卫，则风寒湿热等外邪无所依附，痹证自除。
[配穴] 见下表。

分型	配穴	解析	内科处方
行痹	血海、膈俞	治风先治血，血行风自灭；血海、膈俞为活血常用穴	防风汤
痛痹	肾俞、关元	关元可固本培元；肾俞补肾阳	乌头汤
着痹	阴陵泉、足三里	祛湿用阴陵泉；足三里健运脾胃，运化水湿	薏苡仁汤
热痹	大椎、曲池	曲池、大椎为泄热常用穴	白虎加桂枝汤、宣痹汤

要点四　痹证的治疗操作

1. 基本刺灸方法　毫针泻法或平补平泻。痛痹、着痹者加灸法。大椎、曲池可点刺放血，局部腧穴可加拔罐法。

2. 其他治疗

（1）皮肤针法：取阿是穴，中、重度叩刺，使少量出血。

（2）拔罐法：取阿是穴，行闪罐法拔至皮肤潮红；或用留罐法，每次留罐 10 分钟，隔日治疗 1 次。

（3）穴位注射法：取阿是穴、局部经穴，用1%的利多卡因、维生素 B_{12} 注射液或当归注射液等，每穴注射 0.5～1.0mL，每日或隔日 1 次。适用于顽固性疼痛。

［常考考点］治疗痹证以局部取为主，配合循经取穴及辨证选穴；痹证的处方主穴及配穴。

【例题实战模拟】

A1 型题

1．针灸治疗痹证，应该选取的主穴是

　　A．阿是穴、局部经穴　　B．督脉、足太阳经穴　　C．阿是穴、督脉

　　D．阿是穴、足阳明经穴　　E．阿是穴、足少阳经穴

2．辨证为行痹，应对证选用

　　A．肾俞、关元　　B．膈俞、血海　　C．肝俞、太冲　　D．大椎、曲池　　E．阴陵泉、足三里

3．若辨证为痛痹，应对证选用

　　A．肾俞、关元　　B．大椎、曲池　　C．肝俞、太冲　　D．膈俞、血海　　E．阴陵泉、足三里

A2 型题

4．患者，女，32 岁。膝关节肌肉酸痛重着，伴肿胀，肌肤麻木不仁，阴雨天加重，苔白腻，脉濡缓。治疗除主穴外，加取

　　A．曲池、尺泽　　B．曲池、大椎　　C．血海、膈俞　　D．肾俞、关元　　E．足三里、阴陵泉

5．谭某，女，36 岁。膝关节疼痛，得热痛减，遇冷则加剧，舌苔白，脉弦紧。针灸时选

　　A．血海、犊鼻、梁丘、阳陵泉　　　　B．大椎、膝阳关、梁丘、犊鼻

　　C．肾俞、关元、犊鼻、梁丘、阿是穴　　D．膈俞、犊鼻、梁丘、膝阳关

　　E．曲池、犊鼻、梁丘、阳陵泉

【参考答案】

1. A　2. B　3. A　4. E　5. E

细目五　坐骨神经痛

【考点突破攻略】

要点一　坐骨神经痛的辨证要点

1．病因病机　坐骨神经痛病位主要在足太阳、足少阳经脉和经筋。其发生与感受外邪、跌仆损伤等有关。感受风寒湿邪或湿热下注，痹阻经脉，腰部跌仆闪挫，损伤筋脉，均可导致经络不通，气血瘀滞而发生本病。本病以实证为主，也有虚证及虚实夹杂之证。

2．主症　腰或臀、大腿后侧、小腿后外侧及足外侧的放射样、电击样、烧灼样疼痛。腰部病变使神经根受压迫或刺激引起者为根性坐骨神经痛；坐骨神经干受压迫或刺激引起者为干性坐骨神经痛。

3．辨证分型　根据疼痛部位进行经络辨证：疼痛以下肢后侧为主者，为足太阳经证；以下肢外侧为主者，为足少阳经证。

腰腿冷痛重着，遇冷加重，舌质淡，苔白滑，脉沉迟者为寒湿证；腰腿疼痛剧烈，痛处固定不移，有外伤史，舌质紫暗，脉涩者为瘀血阻络证；痛势隐隐，喜揉喜按，舌淡，脉细者为气血不足证。

要点二　坐骨神经痛的治法

通经止痛。取足太阳、足少阳经穴为主。

要点三 坐骨神经痛的选穴

[主穴] 足太阳经证：腰夹脊、秩边、委中、承山、昆仑、阿是穴。

足少阳经证：腰夹脊、环跳、阳陵泉、悬钟、丘墟、阿是穴。

[方义] 腰夹脊穴是治疗腰腿痛的要穴，可疏通局部气血。治病求本，分别取足太阳、足少阳经诸穴，可以疏导本经痹阻不通之气血，达到"通则不痛"的目的。

[配穴] 见下表。

分型	配穴	解析
寒湿证	命门、腰阳关	命门内藏相火；腰阳关治腰骶疼痛，下肢痿痹
瘀血证	血海、阿是穴	血海为瘀血常用穴；阿是穴点刺放血以祛瘀
气血不足	足三里、三阴交	足三里为强壮要穴；三阴交为特殊记忆

要点四 坐骨神经痛的治疗操作

基本刺灸方法 毫针虚补实泻法。秩边、环跳以针感沿腰腿部足太阳、足少阳经向下传导为佳，但不宜多次重复。

[常考考点] 治疗坐骨神经痛以循经取足太阳、足少阳经穴为主；坐骨神经痛的处方主穴。

【例题实战模拟】

A1 型题

1. 坐骨神经痛主取的经脉是
   A. 足太阳和足阳明经穴　　B. 足太阳和足少阳经穴　　C. 足阳明和足少阳经穴
   D. 督脉和足太阳经学　　　E. 足厥阴和足太阴经穴

A2 型题

2. 患者，男，30岁。自觉腰腿冷痛重着，遇冷加重，舌质淡，苔白滑，脉沉迟。治疗除主穴外，常用的配穴是
   A. 命门、腰阳关　　B. 血海、阿是穴　　C. 足三里、三阴交
   D. 血海、膈俞　　　E. 肾俞、关元

3. 李某，男，39岁。左侧腰腿部疼痛，表现为左臀、大腿后侧、小腿后侧呈阵发性、放射性疼痛。针灸时宜选
   A. 足太阳和足阳明经穴　　B. 足阳明和足少阳经穴　　C. 足少阳和足太阴经穴
   D. 足少阳和足太阳经穴　　E. 足少阳和足少阴经穴

【参考答案】

1. B　2. A　3. D

细目六　中风

【考点突破攻略】

要点一　中风的辨证要点

1. 病因病机　中风的发生与多种因素有关，风、火、痰、瘀为主要病因。病位在脑，与心、肝、脾、肾关系密切。本病多在内伤积损的基础上，复因情志不遂、烦劳过度、饮食不节、外邪侵袭等因素，导致脏腑阴阳失调，气血逆乱，上扰清窍，窍闭神匿，神不导气所致。病性为本虚标实，上盛下虚。肝肾阴虚，气血虚弱为致病之本，风、火、痰、瘀为致病之标。

2. 辨证分型

（1）中经络

主症：意识清楚，半身不遂，口角㖞斜，语言不利。

兼见面红目赤，眩晕头痛，口苦，舌红或绛，苔黄，脉弦有力者为肝阳暴亢；兼肢体麻木或手足拘急，头晕目眩，苔腻，脉弦滑者为风痰阻络；兼口黏痰多，腹胀便秘，舌红，苔黄腻或灰黑，脉弦滑大者为痰热腑实；兼肢体软弱，偏

身麻木，面色淡白，气短乏力，舌暗，苔白腻，脉细涩者为气虚血瘀；兼肢体麻木，手足拘挛，眩晕耳鸣，舌红，苔少，脉细数者为阴虚风动。

（2）中脏腑

主症：突然昏仆，不省人事，或神志恍惚、嗜睡，兼见半身不遂，口角㖞斜。

若见神昏，牙关紧闭，口噤不开，两手握固，肢体强痉，大小便闭者为闭证；昏聩无知，目合口开，四肢瘫软，手撒肢冷，汗多，二便自遗，脉微细欲绝者为脱证。

要点二　中风的治法

1. 中经络　疏通经络，醒脑调神。取<u>督脉、手厥阴及足太阴经穴</u>为主。

2. 中脏腑　闭证：平肝息风，醒脑开窍。取<u>督脉、手厥阴和十二井穴</u>为主。脱证：回阳固脱。以<u>任脉经穴</u>为主。

要点三　中风的选穴

1. 中经络

[主穴] 水沟、内关、三阴交、极泉、尺泽、委中。

[方义] 中风病位在脑，督脉入络脑，水沟为督脉要穴，可醒脑开窍、调神导气；心主血脉藏神，内关为心包经络穴，可调理心气、疏通气血；三阴交为足三阴经交会穴，可滋补肝肾；极泉、尺泽、委中，可疏通肢体经络。

[配穴] 见下表。

分型	配穴	解析	内科处方
肝阳暴亢	太冲、太溪	肝肾经原穴，滋水涵木	天麻钩藤饮
风痰阻络	丰隆、合谷	化痰必选丰隆；合谷配太冲开四关，治抽搐拘挛	真方白丸子
痰热腑实	曲池、内庭、丰隆	丰隆化痰；曲池泄热；内庭为胃经荥穴，泄阳明之热	桃仁承气汤（内科属中脏腑，非中经络）
气虚血瘀	气海、血海、足三里	补气血，行气血	补阳还五汤
阴虚风动	太溪、风池	肾经原穴太溪滋肾阴；风池祛外风，息内风	镇肝熄风汤

病变部位	配穴	解析
上肢拘挛	肩髃、曲池、手三里、合谷	
下肢拘挛	环跳、足三里、风市、阳陵泉、悬钟、太冲	
口角㖞斜	地仓、颊车、合谷、太冲	
语言謇涩	廉泉、通里、哑门	
吞咽困难	廉泉、金津、玉液	
病侧肢体屈曲拘挛者	肘部配曲泽	按病变部位配穴的原则，以就近取穴为主，部分配穴属于循经取穴
	腕部配大陵	
	膝部配曲泉	
	踝部配太溪	
	足内翻配丘墟透照海	
	足外翻配太溪、中封	
	足下垂配解溪	

2. 中脏腑

（1）闭证

[主穴] 水沟、十二井、太冲、丰隆、劳宫。

[方义] 闭证为肝阳暴张，气血上逆所致，故取十二井穴点刺出血，并泻水沟，开窍启闭；足厥阴经循行至颠顶，泻太冲降肝经逆气以平息肝阳；脾胃为生痰之源，痰浊壅遏，气机失宣，取足阳明经络穴丰隆，以豁痰开窍；"荥主身热"，

故取手厥阴经荥穴劳宫清心泄热。

（2）脱证

[主穴] 关元、神阙。

[方义] 任脉为阴脉之海，关元为任脉与足三阴经交会穴，为三焦元气所出，联系命门真阳，为阴中含阳的穴位，取之能回阳救逆。神阙为真气所系，故用大艾炷重灸，以回垂绝之阳。

要点四 中风的治疗操作

1. 基本刺灸方法 水沟向上方斜刺，用雀啄法，以眼球湿润为度；内关用泻法；三阴交用补法；刺极泉时，在原穴位置下1寸心经上取穴，避开动脉，直刺进针，用提插泻法，以患者上肢有麻胀感和抽动感为度；尺泽、委中直刺，用提插法使肢体有抽动感。十二井穴用三棱针点刺出血；太冲、丰隆、劳宫用泻法；神阙用隔盐灸；关元用大艾炷灸，至四肢转温为止。

2. 其他治疗

（1）头针法：取顶颞前斜线、顶颞后斜线、顶旁1线及顶旁2线，快速捻转2～3分钟，每次留针30分钟，留针期间反复捻转2～3次，行针时嘱患者活动患侧肢体。此法适用于半身不遂早期。

（2）电针法：在患侧上、下肢各选一组穴位，采用断续波或疏密波，以肌肉微颤为度，每次通电20～30分钟。此法适用于半身不遂患者。

[常考考点] 治疗中风中经络取督脉、手厥阴及足太阴经穴为主。中脏腑闭证取督脉、手厥阴和十二井穴为主；脱证以任脉经穴为主。中风的处方主穴及配穴。

【例题实战模拟】

A1 型题

1. 治疗中风中脏腑闭证，应选用的主穴是
   A. 水沟、内关、三阴交、极泉、尺泽、委中   B. 水沟、十二井穴、太冲、丰隆、劳宫
   C. 关元、神阙   D. 水沟、关元、神阙、丰隆、劳宫
   E. 丰隆、劳宫、三阴交、极泉、尺泽、委中

2. 治疗中风中经络，应选用的主穴是
   A. 水沟、内关、三阴交、极泉、尺泽、委中   B. 水沟、十二井穴、太冲、丰隆、劳宫
   C. 关元、神阙   D. 水沟、关元、神阙、丰隆、劳宫
   E. 丰隆、劳宫、三阴交、极泉、尺泽、委中

A2 型题

3. 患者，女，53岁。2小时前突然发现右半身麻木，口角㖞斜，言语不利。现神志清，头晕目眩，苔白腻，脉弦滑。其诊断是
   A. 中经络，风痰阻络证   B. 中经络，肝阳暴亢证   C. 中经络，阴虚风动证
   D. 中脏腑，气虚血瘀证   E. 中脏腑，阴虚风动证

4. 患者，男，56岁。近年来常头晕，2小时前突然仆倒，人事不知。现牙关紧闭，肢体强直，痰多息促，脉弦滑有力。治疗除选用水沟、内关穴外，应加用
   A. 极泉、尺泽、委中   B. 十二井穴、太冲、合谷   C. 阳陵泉、三阴交、风市
   D. 颊车、地仓、丰隆   E. 关元、神阙、气海

5. 患者，女，63岁。突然出现右侧半身活动不利，舌强语謇，兼见面红目赤，眩晕头痛，烦躁，舌红，苔黄，脉弦有力。针灸治疗除主穴外，应加用
   A. 丰隆、合谷   B. 曲池、内庭   C. 太冲、太溪   D. 足三里、气海   E. 太溪、风池

【参考答案】

1. B　2. A　3. A　4. B　5. C

细目七　眩晕

【考点突破攻略】

要点一　眩晕的辨证要点

1. 病因病机　本病的发生多与忧郁恼怒、恣食厚味、劳伤过度、跌仆损伤等因素有关。病位在脑，与肝、脾、肾相关。基本病机不外虚实两端，虚证为髓海不足或气血虚弱，清窍失养；实证多与气、血、痰、瘀扰乱清窍有关。

2. 主症　头晕目眩、视物旋转。轻者如坐车船、飘摇不定，闭目少顷即可复常；重者两眼昏花缭乱，视物不明，旋摇不止，难以站立，昏昏欲倒，甚则跌仆。

3. 辨证分型　兼见面红目赤、目胀耳鸣、烦躁易怒，舌红，苔黄，脉弦数者为肝阳上亢；兼头重如裹，视物旋转，舌淡，苔白腻，脉弦滑者为痰湿中阻；兼目眩，面白或萎黄，神倦乏力，舌淡，苔薄白，脉弱者为气血两虚；眩晕久作不已，兼少寐健忘，耳鸣，腰酸膝软，舌红，脉弦细者为肾精不足。

要点二　眩晕的治法

1. 实证　<u>平肝潜阳，化痰定眩</u>。<u>取足少阳、足厥阴经穴及督脉穴为主</u>。

2. 虚证　<u>益气养血，填精定眩</u>。<u>以督脉穴及相应背俞穴为主</u>。

要点三　眩晕的选穴

1. 实证

[主穴]<u>百会、风池、太冲、内关</u>。

[方义]眩晕病位在脑，脑为髓海，督脉入络于脑，故选用位于颠顶的百会，清头目，止眩晕；风池亦为近部取穴，疏调头部气机；太冲为肝经之原穴，可平肝潜阳；内关为八脉交会穴，通于阴维脉，既可宽胸理气，和胃化痰，又与太冲相配以加强平肝之力。

[配穴]见下表。

分型	配穴	解析	内科处方
肝阳上亢证	行间、侠溪、太溪	行间为肝经荥穴；侠溪为胆经荥穴，荥主身热。太溪为肾经原穴，滋水涵木	天麻钩藤饮
痰湿中阻证	头维、中脘、丰隆	头维属胃经，在额角发际上0.5寸，腧穴所在，主治所及。中脘为胃经募穴，脾为生痰之源，刺中脘可促进脾胃运化水湿。丰隆为化痰必选穴	半夏白术天麻汤
高血压	曲池、足三里	曲池属于手阳明大肠经，治疗眩晕；足三里属于足阳明胃经。二穴属于经脉所过，主治所及	—
颈性眩晕	风府、天柱、颈夹脊	腧穴所在，主治所及	—

2. 虚证

[主穴]<u>百会、风池、肝俞、肾俞、足三里</u>。

[方义]百会升提气血；风池疏调头部气血；肝俞、肾俞滋补肝肾，益精填髓，培元固本；足三里补益气血，充髓止晕。

[配穴]见下表。

分型	配穴	解析	内科处方
气血两虚证	气海、脾俞、胃俞	气海，顾名思义，可行气补气；脾俞、胃俞，脾胃为气血生化之源	归脾汤
肾精不足证	太溪、悬钟、三阴交	太溪为肾经原穴，滋肾阴，补肾精；悬钟为髓会，髓通于脑，脑为髓海，虚证之头晕关键为髓海不足；三阴交为足三阴经交汇处	左归丸或右归丸

要点四 眩晕的治疗操作

1. 基本刺灸方法 实证毫针用泻法；虚证百会、风池用平补平泻法，余穴用补法，可灸。

2. 其他治疗

（1）头针法：取顶中线、枕下旁线，用毫针沿头皮刺入，快速捻转，留针30分钟。

（2）耳针法：取肾上腺、皮质下、枕、神门、额、内耳，每次取3～5穴，毫针刺或用压丸法。血压高者，可在耳尖点刺放血。

（3）三棱针法：取印堂、太阳、头维、百会等穴，用三棱针点刺出血数滴。适用于眩晕实证者。

[常考考点] 治疗眩晕实证取足少阳、足厥阴经穴及督脉穴为主。虚证以督脉穴和相应背俞穴为主。眩晕实证及虚证的处方主穴和配穴。

【例题实战模拟】

A1型题

1. 治疗眩晕实证的主穴是

　　A. 风池、百会、太阳、列缺　　B. 风池、头维、太阳、百会　　C. 风池、百会、内关、太冲

　　D. 风池、百会、肝俞、肾俞　　E. 百会、内关、后溪、水沟

2. 眩晕痰湿中阻证的配穴是

　　A. 气海、脾俞、胃俞　　B. 太溪、悬钟、三阴交　　C. 行间、侠溪、太溪

　　D. 太溪、合谷、三阴交　　E. 头维、中脘、丰隆

A2型题

3. 患者，男，63岁。头晕目眩，甚则昏眩欲仆，伴耳鸣，腰膝酸软，遗精，舌淡，脉沉细。除风池、百会穴外，应加用

　　A. 内关、太冲、行间、侠溪、太溪　　B. 内关、太冲、头维、丰隆、中脘

　　C. 肝俞、肾俞、足三里、脾俞、胃俞　　D. 肝俞、肾俞、足三里、太溪、三阴交

　　E. 头维、血海、膈俞、内关、太溪

4. 患者，女，40岁。头晕目眩，泛泛欲吐，急躁易怒，口苦，耳鸣，舌红，苔黄，脉沉。除主穴外，应加取

　　A. 头维、丰隆、中脘　　B. 行间、侠溪、太冲　　C. 气海、脾俞、胃俞

　　D. 太溪、悬钟、三阴交　　E. 血海、膈俞、气海

5. 患者，女，43岁。眩晕2个月，加重1周，昏眩欲仆，神疲乏力，面色㿠白，时有心悸，夜寐欠安，舌淡，脉细。治疗应首选

　　A. 风池、肝俞、肾俞、行间、侠溪　　B. 丰隆、中脘、内关、解溪、头维　　C. 百会、上星、风池、丰隆、合谷

　　D. 脾俞、足三里、气海、百会　　E. 百会、太阳、印堂、合谷

【参考答案】

1. C　2. E　3. D　4. B　5. D

细目八　面瘫

【考点突破攻略】

要点一　面瘫的辨证要点

1. 病因病机 本病的发生多与正气不足，脉络空虚，风寒或风热之邪乘虚而入等因素有关。病位在面部，与太阳、阳明经筋有关。手足阳经均上行头面部，当邪气阻滞面部经络，尤其是手太阳和足阳明经筋功能失调，可导致面瘫的发生。

2. 主症 以口眼㖞斜为特点。通常急性发作，常在睡眠醒来时发现一侧面部肌肉板滞、麻木、瘫痪，额纹消失，眼裂变大，露睛流泪，鼻唇沟变浅，口角下垂歪向健侧，病侧不能皱眉、蹙额、闭目、露齿、鼓颊。部分患者初起时有耳后疼

痛，还可出现患侧舌前2/3味觉减退或消失，听觉过敏等症状。部分患者病程迁延日久，可因瘫痪肌肉出现挛缩，口角反牵向患侧，甚则出现面肌痉挛，形成"倒错"现象。

3. 辨证分型 若发病初期，面部有受凉史，舌淡，苔薄白，脉浮紧者为风寒外袭；发病初期，继发于风热感冒或其他头面部炎症性、病毒性疾病，舌红，苔薄黄，脉浮数者为风热侵袭；恢复期或病程较长者，兼见肢体困倦无力，舌淡，苔白，脉沉细者为气血不足。

要点二　面瘫的治法

祛风通络，疏调经筋。取局部穴、手足阳明经穴为主。

要点三　面瘫的选穴

[主穴] 攒竹、阳白、四白、颧髎、颊车、地仓、合谷、太冲。

[方义] 面部诸穴可疏通局部经筋气血，活血通络。"面口合谷收"，合谷为循经远端取穴，可祛除阳明、太阳经筋之邪气，祛风通络。太冲为足厥阴经原穴，肝经循行"上出额"，"下颊里，环唇内"，与合谷相配，具有加强疏调面颊部经气的作用。

[配穴] 见下表。

分型	配穴	解析
风寒外袭	风池、风府	带"风"字之穴，可祛风
风热侵袭	外关、关冲	两穴皆属三焦经。外关为络穴，关冲为井穴，井穴可泄热
气血不足	足三里、气海	气海可行气补气；足三里为强壮要穴
眼睑闭合不全	鱼腰、申脉	鱼腰属就近取穴，腧穴所在，主治所及；申脉为八脉交会穴，通阳跷脉（跷脉司眼睑开合）
鼻唇沟变浅	迎香	腧穴所在，主治所及
人中沟歪斜	人中（水沟）	腧穴所在，主治所及
颏唇沟歪斜	承浆	腧穴所在，主治所及
乳突部疼痛	翳风	腧穴所在，主治所及
舌麻，味觉减退	廉泉、足三里	廉泉属腧穴所在，主治所及；足三里属足阳明胃经，为补虚强壮要穴
听觉过敏	听宫、中渚	听宫属腧穴所在，主治所及；中渚属少阳三焦经，治耳疾，属经脉所过，主治所及

要点四　面瘫的治疗操作

1. 基本刺灸方法　面部腧穴均行平补平泻法，恢复期可加灸法。发病初期，面部腧穴手法不宜过重，针刺不宜过深，肢体远端腧穴行泻法且手法宜重；恢复期，足三里行补法，合谷、太冲行平补平泻法。

2. 其他治疗

（1）皮肤针法：取阳白、颧髎、地仓、颊车，轻叩，以局部潮红为度，每日或隔日1次。适用于面瘫恢复期。

（2）电针法：取太阳、阳白、地仓、颊车。断续波，刺激10～20分钟，强度以患者面部肌肉微见跳动而能耐受为度。适用于面瘫中、后期。

（3）刺络拔罐法：取阳白、颧髎、地仓、颊车。用皮肤针叩刺或三棱针点刺出血后加拔火罐。适用于面瘫恢复期。

[常考考点] 治疗面瘫取局部穴、手足阳明经穴为主。面瘫的处方主穴及配穴。

【例题实战模拟】

A1型题

1. 有关面瘫的针灸辨证论治，下列叙述不正确的是
   A. 以祛风通络，疏调经筋为法　　　　　　B. 取手足阳明、手足太阳经穴为主
   C. 急性期病属实证，面部腧穴应重刺、深刺　D. 恢复期气血受损，可取足三里施以补法
   E. 属风寒证者，可加用风池穴

2.面瘫眼睑闭合不全配取
A.足三里、气海 B.迎香 C.风池、风府 D.外关、关冲 E.鱼腰、丝竹空、申脉

3.面瘫的恢复期，应加用
A.膏肓 B.命门 C.气海 D.关元 E.足三里

A2型题

4.患者，男，24岁。2天前受风后出现右侧面部肌肉板滞、麻木，额纹消失，眼裂变大，鼻唇沟变浅，口角下垂，歪向左侧，舌淡，苔薄白。治疗除面部穴位、合谷外，还应取
A.昆仑、曲池 B.太冲、风池 C.太冲、曲池 D.列缺、风池 E.内庭、足三里

5.患者，男，30岁。口角歪向右侧，左眼不能闭合2天，左侧额纹消失。治疗应主取的经穴是
A.手、足少阳经 B.手、足太阴经 C.手、足太阳经 D.手、足厥阴经 E.手、足阳明经

6.患者，女，22岁。2天前受风后出现左侧额纹、鼻唇沟变浅，眼裂变大，口角歪向右侧，舌淡，苔薄白，脉浮紧。治疗除主穴外，还应加取
A.风池、风府 B.气海、足三里 C.外关、关冲 D.鱼腰、丝竹空 E.足三里、内庭

【参考答案】
1.C 2.E 3.E 4.B 5.E 6.A

细目九　痿证

【考点突破攻略】

要点一　痿证的辨证要点

1.病因病机　痿证常与感受外邪、饮食不节、久病房劳、跌仆损伤、药物损伤等因素有关。痿证的病位在筋脉肌肉，与肺、脾、肝、肾有关。感受外邪或相关脏腑受损，均可使筋脉失于濡润，肌肉弛纵不收而成痿证。痿证以虚证为主，或本虚标实。

2.主症　肢体软弱无力，筋脉弛缓，其则肌肉萎缩或瘫痪。

3.辨证分型　若见发热多汗，热退后突然出现肢体软弱无力，舌红，苔黄，脉细数者为肺热津伤；肢体逐渐痿软无力，下肢为重，兼麻木不仁，舌红，苔黄腻，脉濡数者为湿热浸淫；肢体痿软无力日久，食少纳呆，腹胀便溏，面浮不华，舌淡，苔白，脉细缓者为脾胃虚弱；肢体痿软失用，肌肉萎缩，兼腰膝酸软，舌红，少苔，脉细数者为肝肾亏虚。

要点二　痿证的治法

祛邪通络，濡养筋脉。以手、足阳明经穴和夹脊穴为主。

要点三　痿证的选穴

[主穴]上肢：肩髃、曲池、外关、合谷、颈胸段夹脊穴；下肢：髀关、足三里、阳陵泉、悬钟、三阴交、解溪、腰部夹脊穴。

[方义]《素问·痿论》指出"治痿独取阳明"，阳明经多血多气，主润宗筋，故取上、下肢阳明经穴，以疏通经络，调理气血。夹脊穴位于督脉之旁，又与膀胱经经气相通，可调脏腑阴阳，通行气血。外关、阳陵泉、悬钟为少阳经穴，能辅佐阳明经通行气血，其中阳陵泉、悬钟分别为筋会、髓会，有强筋壮骨之功。三阴交健脾养肝益肾，濡养筋脉。

[配穴]见下表。

分型	配穴	解析	内科处方
肺热津伤	尺泽、大椎	尺泽为肺经合穴，可清肺热；大椎为清热常用穴	清燥救肺汤
湿热浸淫	阴陵泉、内庭	祛湿必用阴陵泉。内庭为胃经荥穴，荥主身热	加味二妙散
脾胃虚弱	脾俞、胃俞	脾胃之背俞穴，气血生化之源	参苓白术散合补中益气汤
肝肾亏虚	肝俞、肾俞	肝肾之背俞穴	虎潜丸

要点四　痿证的治疗操作

1. 基本刺灸方法　毫针刺，按虚补实泻法常规操作；尺泽可点刺出血。

2. 其他治疗

（1）皮肤针法：沿患肢阳明经及相应夹脊穴反复叩刺，以微出血为度，隔日1次。

（2）电针法：在瘫痪肌肉处选取穴位。针刺后加电针仪，断续波，以患者能耐受为度，每次20分钟。

（3）穴位注射法：取肩髃、曲池、外关、合谷、足三里、阴陵泉、悬钟、三阴交，每次2～4穴。选用维生素 B_1 或维生素 B_{12} 注射液，每穴注入0.5～1.0mL，隔日1次。

[常考考点] 治疗痿证以手、足阳明经穴和夹脊穴为主。痿证的处方主穴及配穴。

【例题实战模拟】

A1型题

1. 治疗痿证，除取夹脊穴外，还应选用
   A. 手、足少阳经穴　　B. 手、足阳明经穴　　C. 手、足太阳经穴
   D. 手、足太阴经穴　　E. 手、足厥阴经穴

2. 治疗肺热伤津型痿证，除取夹脊穴、手足阳明经穴外，还应加用
   A. 阴陵泉、大椎　　B. 尺泽、肺俞　　C. 太白、关元　　D. 肾俞、太溪　　E. 血海、膈俞

A2型题

3. 患者，男，24岁。半年前突发高热，热退后出现周身乏力，并逐渐出现下肢痿软无力，足胫发热，小便赤，舌红，苔黄腻，脉数。本病的对证取穴是
   A. 阴陵泉、大椎、内庭　　B. 尺泽、肺俞、二间　　C. 血海、膈俞、气海
   D. 肾俞、肝俞、太溪　　E. 太白、中脘、关元

4. 患者，女，26岁。下肢弛缓无力1月余，肌肉明显萎缩，功能严重受限，并感麻木，发凉，腰痛，头晕，舌红少苔，脉细数。治疗应主取的经穴是
   A. 督脉　　B. 太阳经　　C. 阳明经　　D. 少阳经　　E. 厥阴经

【参考答案】

1. B　2. B　3. A　4. C

细目十　痫病

【考点突破攻略】

要点一　痫病的辨证要点

1. 病因病机　痫病常因情志失调、禀赋不足、饮食不节、脑络瘀阻而发病。病位在脑，与肝、心、脾、肾功能失调有关。各种外因与内因致风、痰、火、瘀蒙蔽清窍，扰乱神明均可发病。本病发作期多实，或实中夹虚；间歇期多虚，或虚中夹实。

2. 主症

（1）大发作：发作前常有眩晕头痛，胸闷不舒，神疲乏力等先兆，旋即突然昏仆，不省人事，两目上视，牙关紧闭，四肢抽搐，口吐白沫，或发怪叫，二便自遗，发作后平复如常人。

（2）小发作：动作突然中断，手中物件落地，头部低垂，两目瞪视，呼之不应，数秒至数分钟后即可恢复。

3. 辨证分型　兼急躁易怒，咳痰不爽，舌红，苔黄腻，脉弦滑而数者为痰火扰神；兼胸闷，痰多，舌淡，苔白腻，脉弦滑者为风痰闭阻；兼头部刺痛，或有脑部外伤史，舌质紫暗，脉涩者为瘀阻脑络；兼神疲乏力，面色苍白，舌淡，苔白腻，脉沉弱者为心脾两虚；兼神志恍惚，两目干涩，腰膝酸软，舌红，苔薄黄，脉细数者为肝肾阴虚。

要点二　痫病的治法

1. 发作期　醒脑开窍，以督脉、手厥阴经穴为主。

2. 间歇期 化痰息风，理气通络。取任脉、督脉及手、足厥阴经穴为主。

要点三 痫病的选穴

1. 发作期

[主穴] 水沟、百会、后溪、内关、涌泉。

[方义] 脑为元神之府，督脉入络脑，水沟、百会为督脉穴，后溪通督脉，可醒脑开窍，解痉止搐；内关为心包经络穴，能和胃化浊，调畅心气，醒神开窍；涌泉为肾经井穴，可开窍醒神。

2. 间歇期

[主穴] 印堂、鸠尾、间使、太冲、丰隆、腰奇。

[方义] 印堂可醒脑宁神；鸠尾为任脉络穴，是治疗痫病的要穴；间使为心包经经穴，有理心气、调心神之功，与腰奇同为治疗痫病的经验穴；太冲为肝之原穴，能平息肝风、理气通络；丰隆为化痰要穴，可豁痰化浊。

[配穴] 见下表。

分型	配穴	解析	内科处方
痰火扰神	神门、行间、内庭	行间、内庭为肝、胃经荥穴，荥主身热；神门为心经原穴	龙胆泻肝汤合涤痰汤
风痰痹阻	合谷、风池、阴陵泉	合谷、风池皆能息风止痉；阴陵泉为祛湿要穴	定痫丸
瘀阻脑络	内关、膈俞、血海	内关为心包经络穴；膈俞、血海为化瘀必用穴	通窍活血汤
心脾两虚	心俞、脾俞、足三里	心、脾经之背俞穴；足三里为强壮要穴	六君子汤合归脾汤
肝肾阴虚	肝俞、肾俞、三阴交	肝、肾经之背俞穴；三阴交为足三阴经交汇穴，可滋阴	左归丸合天王补心丹

要点四 痫病的治疗操作

1. 基本刺灸方法 发作期，用毫针泻法，水沟宜强刺激；间歇期，太冲、丰隆行泻法，其余主穴行平补平泻法。

2. 其他治疗

（1）耳针法：取心、肝、皮质下、神门，毫针刺或埋针法或压丸法。

（2）穴位注射法：取足三里、内关、大椎、风池，每次选用2穴，用维生素B_1注射液，或维生素B_{12}注射液，或当归注射液，每穴注射0.5mL。

[常考考点] 治疗痫病发作期以督脉、手厥阴经穴为主。间歇期取任脉及手、足厥阴经穴为主。痿证的处方主穴。

【例题实战模拟】

A1 型题

1. 痫病发作期宜选用的穴位是

　　A. 印堂、神门、少府、太冲、阳陵泉　　B. 内关、水沟、百会、后溪、涌泉

　　C. 风池、百会、太冲、行间、劳宫　　D. 百会、素髎、行间、丰隆、后溪

　　E. 关元、水沟、大陵、神门、中冲

A2 型题

2. 若患者经常出现动作突然中断，口吐涎沫，两目上视，四肢抽搐，数秒钟即可恢复，醒后如常人。其诊断为

　　A. 癫证　　B. 狂证　　C. 痫病　　D. 郁证　　E. 厥证

3. 患者，男，27岁。自10岁起常有痫病发作，平素神疲乏力，面色苍白，体瘦，纳呆，大便溏薄，舌淡，苔白腻。其辨证为

　　A. 痰火扰神　　B. 风痰闭阻　　C. 心脾两虚　　D. 肝肾阴虚　　E. 瘀阻脑络

4. 患者，女，18岁。痫病发作后来诊，发病前有眩晕、胸闷，现痰多，舌红，苔白腻，脉滑。针灸治疗除取印堂、鸠尾、间使、太冲、丰隆外，应加用

　　A. 曲池、神门、内庭　　B. 合谷、阴陵泉、风池　　C. 心俞、脾俞、足三里

　　D. 肝俞、肾俞、太溪　　E. 丰隆、膈俞、内关

【参考答案】
1. B 2. C 3. C 4. B

细目十一　不寐

【考点突破攻略】

要点一　不寐的辨证要点

1. 病因病机　不寐常与饮食不节、情志失调、劳逸失度、病后体虚等因素有关。病位在心，与肝、脾、肾等脏腑功能失调密切相关。各种情志刺激及内伤因素导致火、痰等病理产物存留于体内，影响于心，使心神失养或心神被扰，心神不安，阴跷脉、阳跷脉功能失于平衡，则出现不寐。不寐以虚实夹杂之证多见。

2. 主症　经常不能获得正常睡眠。轻者入寐困难或寐而易醒，醒后不寐；重者彻夜难眠。

3. 辨证分型　兼多梦易醒，心悸健忘，舌淡，苔薄白，脉细弱者为心脾两虚；心烦不寐，或时寐时醒，手足心热，颧红潮热，舌红，苔少，脉细数者为心肾不交；夜寐多梦，易惊善恐，舌淡，苔薄，脉弦细者为心胆气虚；难以入睡，急躁易怒，舌红，苔黄，脉弦数者为肝火扰神；眠而不安，胸闷脘痞，舌红，苔黄腻，脉滑数者为脾胃不和。

要点二　不寐的治法

舒脑宁心，安神利眠。取督脉、手少阴、足太阴经穴及八脉交会穴为主。

要点三　不寐的选穴

[主穴] 百会、安眠、神门、三阴交、照海、申脉。

[方义] 脑为元神之府，督脉入络脑，取督脉穴百会镇静安神，舒脑安眠；安眠穴位居头部，是治疗不寐的经验效穴；心主神明，取心之原穴神门以宁心安神；三阴交为足三阴经交会穴，能调和与不寐密切相关的肝、脾、肾三脏；跷脉主寤寐，司眼睑开阖，照海通阴跷脉，申脉通阳跷脉，两穴同用可调节阴阳跷脉以安神助眠。

[配穴] 见下表。

分型	配穴	解析	内科处方
心脾两虚	心俞、脾俞	心俞、脾俞为心、脾经之背俞穴	归脾汤
心肾不交	太溪、肾俞	太溪为肾经原穴，滋阴；肾俞为肾经背俞穴	六味地黄丸合交泰丸
心胆气虚	心俞、胆俞	心俞、胆俞为心、胆经之背俞穴	安神定志丸合酸枣仁汤
肝火扰神	行间、侠溪	行间为肝经荥穴，侠溪为胆经荥穴，荥主身热	龙胆泻肝汤
脾胃不和	足三里、内关	足三里为胃经下合穴；内关治疗胃、心、胸之病	—

分型	配穴	解析
噩梦多	厉兑、隐白	厉兑为胃经井穴，隐白为脾经井穴，二穴配伍可调节脾胃，化生气血，心得血养则噩梦自除
头晕	风池、悬钟	风池穴位于头颈部，腧穴所在，主治所及；悬钟为髓会，髓通于脑，可填精补髓，缓解头晕
不寐重症	夹脊、四神聪	四神聪位于颠顶，腧穴所在，主治所及；夹脊为不寐效穴

要点四　不寐的治疗操作

1. 基本刺灸方法　毫针平补平泻，照海用补法，申脉用泻法。配穴则虚补实泻，心胆气虚者可配合灸法。

2. 其他治疗

（1）耳针法：取神门、皮质下、心、肾、肝。毫针刺或用埋针法、压丸法。

（2）皮肤针法：自项至腰部的督脉和足太阳膀胱经背部第一侧线，用皮肤针叩刺至皮肤潮红即可。

（3）拔罐法：自项至腰部沿足太阳膀胱经来回走罐，以潮红为度。

[常考考点] 治疗不寐取督脉、手少阴、足太阴经穴及八脉交会穴为主。不寐的处方主穴。

【例题实战模拟】

A1 型题

1. 与不寐关系密切的经脉是
   A. 心经、脾经　　B. 督脉、脾经　　C. 阳维脉、阴维脉
   D. 阳跷脉、阴跷脉　E. 心经、阴维脉

2. 心肾不交型不寐配取
   A. 心俞、脾俞　B. 太溪、肾俞　C. 心俞、胆俞　D. 行间、侠溪　E. 足三里、内关

A2 型题

3. 患者，女，50岁。不易入睡6年，平素易生气，伴急躁易怒，头痛，胸胁胀满，舌红，脉弦。其辨证属
   A. 肝火扰神　B. 心脾亏虚　C. 心肾不交　D. 心胆气虚　E. 脾胃不和

4. 患者，女，45岁。失眠2个月，近日来入睡困难，有时睡后易醒，醒后不能再入睡，甚至彻夜不眠，舌苔薄，脉沉细。治疗应首选
   A. 神门、内关　B. 神门、胆俞　C. 神门、三阴交
   D. 心俞、脾俞　E. 心俞、足三里

5. 患者，女，45岁。失眠2年，经常多梦少寐，入睡迟，易惊醒，平素遇事惊怕，多疑善感，气短头晕，舌淡，脉弦细。治疗除取主穴外，还应加
   A. 心俞、厥阴俞、脾俞　　B. 心俞、肾俞、太溪、足三里
   C. 心俞、胆俞、大陵、丘墟　D. 肝俞、间使、太冲
   E. 脾俞、胃俞、足三里

【参考答案】

1. D　2. B　3. A　4. C　5. C

细目十二　郁证

【考点突破攻略】

要点一　郁证的辨证要点

1. 病因病机　郁证多与情志不舒、思虑过度、饮食不节等因素有关。病位在肝，可涉及心、脾、肾。肝气郁结，郁火、痰湿、神乱均可致气机郁滞，心神被扰，或心神失养而出现郁证。病久则心脾两虚，或肝肾不足。郁证以实证为多见，也可由实转虚。

2. 主症　精神抑郁善忧，情绪不宁或易怒易哭。

3. 辨证分型　兼胸胁胀痛，舌苔薄白，脉弦者为肝气郁结；兼急躁易怒，口干而苦，舌红，苔黄，脉弦数者为气郁化火；兼咽中如有物梗塞，舌苔白腻，脉弦滑者为痰气郁结；精神恍惚，多疑易惊，悲忧善哭，舌淡，脉弦者为心神惑乱；多思善疑，失眠健忘，神疲纳差，舌淡苔薄，脉细者为心脾两虚；情绪不宁，五心烦热，两目干涩，舌红，少苔，脉细数者为肝肾阴虚。

要点二　郁证的治法

调神解郁，疏利气机。取督脉、手足厥阴、手少阴经穴为主。

要点三　郁证的选穴

[主穴] 百会、印堂、水沟、内关、神门、太冲。

[方义] 脑为元神之府，督脉入络脑，故取百会、印堂、水沟可通督导气，调神解郁；心藏神，内关为心包经络穴，神门为心之原穴，两穴可调理心气，舒心解郁；太冲为肝之原穴，用之以疏肝理气，通畅气机。诸穴合用，气机得以通畅，神志得以安定，"郁"得以开解。

[配穴] 见下表。

分型	配穴	解析	内科处方
肝气郁结	膻中、期门	膻中为气会，司一身之气；期门为肝经募穴	柴胡疏肝散
气郁化火	行间、侠溪	荥主身热，行间、侠溪为肝、胆经之荥穴	丹栀逍遥散
痰气郁结（梅核气）	丰隆、天突、阴陵泉	化痰必用丰隆，祛湿必用阴陵泉。痰气郁结在咽喉部，而天突位于喉结处，属就近取穴	半夏厚朴汤
心神惑乱（脏躁）	通里、心俞、三阴交	通里为心经络穴，心俞为心经背俞穴，而三阴交为足三阴经交汇处	甘麦大枣汤
心脾两虚	心俞、脾俞、足三里、三阴交	心俞、脾俞为心、脾经之背俞穴；足三里为胃之下合穴，强壮要穴；三阴交为足三阴经交汇处，属脾经，可增强脾胃运化功能	归脾汤
肝肾阴虚	肝俞、肾俞、太溪、三阴交	肝俞、肾俞为背俞穴；太溪为肾经原穴，可滋阴；三阴交为足三阴交汇处，也可滋阴	天王补心丹合六味地黄丸
咽部异物感明显	天突、照海	天突在胸骨上窝，扼守咽喉通路；照海为八脉交会穴，"阴跷照海膈喉咙"	—

要点四　郁证的治疗操作

1. 基本刺灸方法　水沟行泻法，其余主穴行平补平泻法。

2. 其他治疗

（1）耳针法：取肝、心、神门、交感，毫针刺或用埋针法、压丸法。

（2）电针法：取百会、印堂、内关、神门、太冲，用连续波。

（3）穴位注射法：取心俞、内关，用丹参注射液，每穴0.3～0.5mL。

［常考考点］治疗郁证取督脉、手足厥阴、手少阴经穴为主。郁证的处方主穴及配穴。

【例题实战模拟】

A1型题

1. 治疗郁证的主穴是

　　A. 内关、水沟、丰隆、后溪　　B. 内关、水沟、太冲、神门　　C. 四神聪透百会、神庭透上星

　　D. 照海、申脉、神门、印堂　　E. 内关、郄门、神门、巨阙

A2型题

2. 患者，男。平素多思善疑，胆小怕事。现症见精神抑郁善忧，失眠健忘，纳差，面色不华，舌淡，脉细。治疗除取内关、水沟、太冲、神门外，还应加用

　　A. 曲泉、膻中、期门　　B. 行间、侠溪、外关　　C. 肝俞、肾俞、太冲

　　D. 通里、太溪、三阴交　　E. 心俞、脾俞、三阴交

3. 患者，女，41岁。精神抑郁善忧，情绪不宁，伴胸胁胀满，脘闷嗳气，不思饮食，大便不调，脉弦。治疗除取主穴外，还应选用的穴位是

　　A. 膻中、期门　　B. 行间、侠溪、外关　　C. 通里、心俞、三阴交、太溪

　　D. 太溪、三阴交、肝俞、肾俞　　E. 心俞、脾俞、足三里、三阴交

【参考答案】

1. B　2. E　3. A

细目十三　痴呆

【考点突破攻略】

要点一　痴呆的辨证要点

1. 病因病机　痴呆常与老年精气亏虚、情志失调、外伤及中毒有关。病位在脑，与肝、心、脾、肾等脏腑功能失常

关系密切。由于禀赋不足或年事渐高，脏腑功能逐渐低下，瘀血、痰湿瘀阻脑络，或气血、脑髓不足，脑窍失养，最终导致神明失用而发生痴呆。

2. 主症 呆傻愚笨。轻者神情淡漠，寡言少语，反应迟钝，记忆力减退等；重者神情呆滞，言辞颠倒，行为怪僻，记忆障碍，智力衰退，生活不能自理等。

3. 辨证分型 兼头晕耳鸣，腰酸骨软，舌质红，苔薄白，脉沉细者为肝肾亏虚；兼步态不稳，面色淡白，气短乏力，舌淡，苔白，脉细弱无力为气血不足；兼脘腹胀满，倦怠思卧，舌质淡，苔白腻者为痰浊蒙窍；兼善惊易恐，肌肤甲错，或肢体麻木不遂，舌质紫暗，脉细涩者为瘀血阻络。

要点二 痴呆的治法

醒脑调神，充髓益智。取督脉、手厥阴、足少阴经穴为主。

要点三 痴呆的处方

[主穴]百会、印堂、四神聪、内关、太溪、悬钟。

[方义]督脉入络脑，心主神明，取督脉穴百会、印堂；心包经络穴内关，与四神聪相配，能醒脑调神；脑为髓海，肾主骨生髓，取髓会悬钟、肾经原穴太溪，可充养髓海，健脑益智。

[配穴]见下表。

分型	配穴	解析	内科处方
肝肾亏虚	肝俞、肾俞	肝俞、肾俞为肝、肾经的背俞穴	七福饮
气血不足	足三里、气海、血海	足三里为胃之下合穴，是强壮要穴；气海行气补气；血海活血补血	还少丹
痰浊蒙窍	丰隆、中脘	丰隆为化痰必选穴；中脘为胃经募穴，健运脾胃，以杜生痰之源	涤痰汤
瘀血阻络	膈俞、内关	化瘀常用血海、膈俞。血瘀必兼气滞，内关属手厥阴心包经，治瘀血证常用	通窍活血汤

要点四 痴呆的治疗操作

1. 基本刺灸方法 太溪、悬钟行补法，其余主穴平补平泻。

2. 其他治疗

（1）耳针法：取皮质下、枕、心、肝、肾、神门，毫针刺或用埋针法、压丸法。

（2）头针法：取额中线、顶中线、顶颞前斜线、顶颞后斜线，毫针行较强捻转刺激，或配合使用电针。

[常考考点] 治疗痴呆取督脉、手厥阴、足少阴经穴为主。痴呆的处方主穴及配穴。

【例题实战模拟】

A2型题

1.患者，男，76岁。呆傻愚笨，神情淡漠，寡言少语，反应迟钝，记忆力减退，伴有头晕耳鸣，腰酸骨软，舌质红，苔薄白，脉沉细。除主穴外，常用的配穴是

A. 足三里、气海、血海　B. 丰隆、中脘　C. 膈俞、太冲

D. 三阴交、足三里　E. 肝俞、肾俞

2.患者，男，68岁。神情呆滞，言辞颠倒，行为怪僻，记忆障碍，智力衰退，生活不能自理，兼步态不稳，面色淡白，气短乏力，舌淡，苔白，脉细弱无力。除主穴外，常用的配穴是

A. 足三里、气海、血海　B. 丰隆、中脘　C. 膈俞、太冲

D. 三阴交、足三里　E. 肝俞、肾俞

【参考答案】

1. E　2. A

细目十四 心悸

【考点突破攻略】

要点一 心悸的辨证要点

1. 病因病机 心悸多与体虚劳倦、七情所伤、感受外邪、药食不当等因素有关。病位在心，与肝、脾、肾功能失调密切相关。七情刺激、素体胆怯及脏腑功能失常均可内犯于心，进而导致心神失养，或心神受扰而发病。心悸以虚证为多见，也可见虚实夹杂之证。

2. 主症 自觉心中悸动，惊惕不安，甚则不能自主。

3. 辨证分型 若因惊恐而发，兼气短自汗，少寐多梦，舌淡，苔薄，脉细弦者为心胆虚怯；兼失眠健忘，头晕乏力，舌淡，苔薄白，脉弱无力者为心脾两虚；兼少寐多梦，五心烦热，舌红少苔，脉细数者为阴虚火旺；兼胸闷，动则气短，咳吐痰涎，面浮足肿，舌淡，苔白滑，脉沉细者为水气凌心；兼心痛阵发，唇甲青紫，舌质紫暗，或有瘀斑，脉细涩或结代者为心脉瘀阻。

要点二 心悸的治法

宁心安神，定悸止惊。取手少阴、手厥阴经穴及相应脏腑俞募穴为主。

要点三 心悸的选穴

[主穴] 内关、神门、郄门、心俞、巨阙。

[方义] 内关为心包经络穴，理气通络、安神定悸作用显著，为治疗心悸的要穴；心之原穴神门可调理心经气血；郄门为手厥阴经郄穴，有宽胸理气、宁心安神之效；心俞、巨阙，俞募相配，有养心安神、镇惊定悸之功。

[配穴] 见下表。

分型	配穴	解析	内科处方
心虚胆怯	胆俞	胆俞为胆经之背俞穴	安神定志丸
心脾两虚	脾俞、足三里	脾俞为脾经背俞穴，足三里为胃之下合穴，皆可生气血	归脾汤
阴虚火旺	太溪、肾俞	太溪是肾经原穴，肾俞为肾经背俞穴，皆可滋阴补肾	天王补心丹合朱砂安神丸
水气凌心	气海、阴陵泉	气海调节气机升降，降上逆之水气；阴陵泉为祛湿必选穴	苓桂术甘汤
心脉瘀阻	膻中、膈俞	化瘀常用血海、膈俞；膻中为气会，能调畅胸中气机，气行则血行，加之在心脏附近，腧穴所在，主治所及	桃仁红花煎合桂枝甘草龙骨牡蛎汤

要点四 心悸的治疗操作

1. 基本刺灸方法 毫针平补平泻。心脉瘀阻者膈俞可用刺络拔罐。

2. 其他治疗

（1）耳针法：取心、交感、神门、皮质下。毫针刺或用埋针法、压丸法。

（2）穴位注射法：取心俞、厥阴俞、内关、膻中。用维生素 B_1 或 B_{12} 注射液，每次选用1~2穴，每穴注射0.5mL，隔日1次。

（3）皮肤针法：取心俞、厥阴俞、巨阙、内关、膻中，叩至局部皮肤微微发红为度。

[常考考点] 治疗心悸取手少阴、手厥阴经穴及相应脏腑俞募穴为主。心悸的处方主穴及配穴。

【知识纵横比较】

疾病	主穴	总结
痫病	水沟、百会、后溪、内关、涌泉	百会是痫病、不寐、郁证、痴呆的共用穴；内关是痫病、郁证、痴呆、心悸的共用穴；神门是不寐、郁证、心悸的共用穴；印堂是郁证、痴呆的共用穴；水沟是痫病、郁证的共用穴
不寐	百会、安眠、神门、三阴交、照海、申脉	
郁证	百会、印堂、水沟、内关、神门、太冲	
痴呆	百会、印堂、四神聪、内关、太溪、悬钟	
心悸	内关、神门、郄门、心俞、巨阙	

【例题实战模拟】

A1型题

1. 心悸的取穴
   A. 手少阴、手厥阴经穴及背俞穴　　B. 手少阴、手厥阴经穴及相应脏腑俞募穴
   C. 手少阴、手厥阴经穴及募穴　　D. 手少阴、手厥阴经穴
   E. 足厥阴、手厥阴经穴及背俞穴

2. 心胆虚怯型心悸，除主穴外，应加用
   A. 太冲　　B. 太溪　　C. 膻中　　D. 膈俞　　E. 胆俞

A2型题

3. 患者，女，73岁。心慌时作，伴胸闷气短，形寒肢冷，下肢浮肿，舌淡，脉沉细。其辨证是
   A. 心脉瘀阻　　B. 水气凌心　　C. 心胆虚怯　　D. 心脾两虚　　E. 阴虚火旺

4. 患者，男，37岁。最近工作压力较大，出现心慌善惊，头晕目眩，少寐，腰酸，盗汗，舌红，脉细数。治疗除主穴外，宜加取
   A. 肾俞、太溪　　B. 肾俞、中渚　　C. 肾俞、大陵　　D. 膻中、气海　　E. 膻中、大陵

【参考答案】
1. B　2. E　3. B　4. A

细目十五　感冒

【考点突破攻略】

要点一　感冒的辨证要点

1. 病因病机　本病的发生常与风邪或时行疫毒之邪侵袭、体虚等因素有关。病位在肺卫。在气候突变、腠理疏懈、卫气不固的情况下，外邪乘虚从口鼻或皮毛而入，首伤肺卫，导致卫阳被遏，营卫失和，肺气失宣，发为本病。以风邪为主因，每与当令之气（寒、热、暑湿）或非时之气（时行疫毒）夹杂为患。

2. 主症　恶寒发热，鼻塞流涕，咳嗽，头痛，周身酸楚不适。

3. 辨证分型　若恶寒重，发热轻或不发热，无汗，喷嚏，苔薄白，脉浮紧者为风寒感冒；微恶风寒，发热重，浊涕，痰稠或黄，咽喉肿痛，苔薄黄，脉浮数者为风热感冒；夹湿则头重如裹，胸闷纳呆；夹暑则汗出不解，心烦口渴。

要点二　感冒的治法

祛风解表。取<u>手太阴、手阳明经穴及督脉穴</u>为主。

要点三　感冒的选穴

[主穴] 列缺、合谷、风池、大椎、太阳。

[方义] 感冒为外邪侵犯肺卫所致，太阴、阳明互为表里，故取手太阴、手阳明经列缺、合谷以祛邪解表；风池为足少阳经与阳维脉的交会穴，"阳维为病苦寒热"，故风池既可疏散风邪，又与太阳穴相配而清利头目；督脉主一身之阳气，

温灸大椎可通阳散寒，刺络出血可清泻热邪。

[配穴]见下表。

分型	配穴	解析	内科处方
风寒感冒	风门、肺俞	风门为风邪出入之门户，是临床祛风最常用的穴位；肺俞为肺经背俞穴，感冒乃外邪犯肺所致	荆防败毒散
风热感冒	曲池、尺泽	泄热常用曲池、大椎；尺泽为肺经合穴，亦清肺热	银翘散
夹湿	阴陵泉	祛湿必选阴陵泉	新加香薷饮
夹暑	委中	委中为膀胱经之合穴，膀胱之下合穴	
体虚感冒	足三里	足三里为强壮要穴	参苏饮
咽喉肿痛	少商、商阳	二者为肺、大肠经之井穴，可泄热；少商为治咽喉肿痛之必选穴	—

要点四　感冒的治疗操作

1. 基本刺灸方法　主穴以毫针泻法，风寒感冒可加灸法，风热感冒大椎可行刺络拔罐法；配穴中足三里用补法，尺泽、委中、少商、商阳可点刺出血。

2. 其他治疗

（1）拔罐法：取大椎、风门、肺俞、身柱，拔罐后留罐15分钟，或用闪罐法。适用于风寒感冒。

（2）三棱针法：取大椎、尺泽、委中、耳尖、少商。在大椎穴刺络放血，并拔火罐5～10分钟。委中、尺泽局部常规消毒后，用三棱针点刺出血，令其血流自止。少商、耳尖点刺出血数滴。适用于风热感冒。

（3）耳针法：取肺、气管、内鼻、脾、三焦、耳尖。耳尖点刺放血，余穴选2～3穴，采用毫针刺或用压丸法。

[常考考点]治疗感冒取手太阴、手阳明经穴及督脉穴为主。感冒的处方主穴及配穴。

【例题实战模拟】

A1 型题

1. 治疗感冒的主穴是
   A. 列缺、合谷、肺俞、太渊、大椎　　B. 太渊、肺俞、合谷、鱼际、三阴交
   C. 列缺、合谷、大椎、太阳、风池　　D. 鱼际、尺泽、膻中、肺俞、定喘
   E. 尺泽、肺俞、膏肓、太溪、足三里

A2 型题

2. 患者，男，24岁。恶寒发热1天，恶寒重，发热轻，无汗，鼻塞声重，肢体酸楚，苔薄白，脉浮紧。治疗除列缺、合谷、大椎、太阳、风池穴外，还应加用
   A. 风门、肺俞　　B. 曲池、尺泽　　C. 迎香、身柱　　D. 迎香、肺俞　　E. 少商、曲池

3. 患者，男，22岁。发热恶寒，寒重热轻，头痛身痛，鼻塞流涕，咳嗽，咳痰清稀，舌苔薄白，脉浮紧。治疗应首选
   A. 手太阴、手阳明、足太阳经穴　　B. 手少阴、手太阳、手太阴经穴
   C. 手太阴、足太阳、手少阳经穴　　D. 手太阴、手少阳、足少阳经穴
   E. 手阳明、足阳明、手太阴经穴

4. 患者，男，32岁。恶寒发热2天，伴咽喉肿痛，口渴，舌苔薄黄。治疗除取主穴外，还应选用的穴位是
   A. 风门、肺俞　　B. 外关、身柱　　C. 曲池、中府　　D. 阴陵泉、委中、中冲　　E. 曲池、尺泽

5. 华某，女，57岁。昨天因外感风寒后，出现咳嗽，呼吸急促，喉间痰鸣，咳吐稀痰，张口抬肩，口不渴，苔薄白，脉浮紧。针灸时选用
   A. 列缺、肺俞、尺泽、膻中、风门　　B. 肺俞、太渊、太溪、足三里、列缺
   C. 肺俞、尺泽、足三里、三阴交　　D. 膻中、太渊、太溪、鱼际
   E. 尺泽、肾俞、气海、足三里

【参考答案】
1.C 2.A 3.A 4.E 5.A

细目十六 咳嗽

【考点突破攻略】

要点一 咳嗽的辨证要点

1.病因病机 咳嗽的发生常与外感、内伤等因素有关。病位在肺，与肝、脾、肾关系最为密切。外感咳嗽是由外邪从口鼻皮毛而入，肺卫受邪，肺气不宣所致，多属于邪实；内伤咳嗽则为脏腑功能失常，肺气不利，肺失宣降所致，邪实与正虚并见。

2.主症
（1）外感咳嗽：咳嗽起病急，病程短，常伴肺卫表证。
（2）内伤咳嗽：咳嗽反复发作，病程长，可伴他脏兼症。

3.辨证分型 若咳嗽声重，痰稀色白，伴风寒表证，舌苔薄白，脉浮紧者为风寒袭肺；咳嗽频剧，咳痰黄稠，伴风热表证，舌苔薄黄，脉浮数者为风热犯肺。若咳嗽痰多色白，胸脘痞闷，苔白腻，脉濡滑者为痰湿阻肺；气逆咳嗽，阵阵而作，胁痛口苦，舌红，苔薄黄少津，脉弦数者为肝火灼肺；干咳声短，少痰或痰中带血，潮热盗汗，舌红，少苔，脉细数者为肺阴亏虚。

要点二 咳嗽的治法

1.外感咳嗽 疏风解表，宣肺止咳。取手太阴、手阳明经穴为主。
2.内伤咳嗽 肃肺理气，止咳化痰。取手、足太阴经穴为主。

要点三 咳嗽的选穴

1.外感咳嗽

［主穴］肺俞、列缺、合谷。
［方义］肺俞为肺气所注之处，位邻肺脏，可调理肺脏气机，使其清肃有权；列缺为肺经络穴，散风祛邪，宣肺解表；合谷为大肠之原穴，与列缺配合共奏宣肺解表、止咳之功。
［配穴］见下表。

分型	配穴	解析	内科处方
风寒袭肺	风门、太渊	风门为祛风常用穴；太渊为脉会，是肺经原穴	三拗汤合止嗽散
风热犯肺	曲池、大椎	此二穴是清热常用穴	桑菊饮
咽喉肿痛	少商	咽喉肿痛必用少商	—

2.内伤咳嗽

［主穴］肺俞、太渊、三阴交。
［方义］肺俞调理肺气；太渊为肺之原穴，本经真气所注，可利肺化痰；三阴交为肝、脾、肾三经之交会穴，疏肝健脾，化痰止咳。
［配穴］见下表。

分型	配穴	解析	内科处方
痰湿阻肺	丰隆、阴陵泉	化痰必用丰隆；祛湿必用阴陵泉	二陈平胃散合三子养亲汤
肝火灼肺	行间、鱼际	荥主身热。行间为肝经荥穴，鱼际为肺经荥穴	黛蛤散加减泻白散
肺阴亏虚	膏肓	膏肓属膀胱经，位于第4胸椎棘突下，后正中线旁开3寸，在肺后，腧穴所在，主治所及	沙参麦冬汤

续表

分型	配穴	解析	内科处方
咯血	孔最	孔最为肺经郄穴。阴经郄穴主血证，阳经郄穴主急性痛证	—
胁痛	阳陵泉	阳陵泉为筋会，属胆经。胁肋为肝经循行处，经络所行，主治所及	—
咽喉干痒	太溪	太溪为肾经原穴，可滋阴。另肾经走咽喉	—
盗汗	阴郄	阴郄为心经郄穴，汗为心之液	—
气短乏力	足三里、气海	足三里为胃之下合穴，可化生气血；气海补气行气	—

要点四　咳嗽的治疗操作

1. 基本刺灸方法　外感咳嗽用毫针泻法，少商点刺放血，风寒袭肺者宜针灸并用，或针后在背部腧穴拔罐；内伤咳嗽用毫针平补平泻，酌情加灸。

2. 其他治疗

（1）拔罐法：取背部第1～12胸椎两侧足太阳膀胱经第一侧线，用留罐法，每侧5～6只罐，至皮肤瘀血为度。或选取大杼至膈俞，用走罐法，至局部皮肤潮红为度。

（2）皮肤针法：选取后颈部第5～7颈椎两侧、气管两侧、天突、肘窝及大、小鱼际部进行叩刺，适用于外感咳嗽；或选取项后至背部第1～7胸椎两侧足太阳膀胱经、颈前气管两侧、膻中、天突叩刺，适用于咳嗽日久，反复发作者。

（3）穴位贴敷法：选肺俞、定喘、风门、膻中、丰隆。按白附子16%，洋金花48%，川椒33%，樟脑3%的比例制成粉剂。将药粉少许置穴位上，用胶布贴敷，每3～4日更换1次，以"三伏天"应用为佳。亦可用白芥子、甘遂、细辛、丁香、苍术、川芎等量研成细粉，加入基质，调成糊状，制成直径1cm的圆饼，贴在穴位上，用胶布固定，每3日更换1次，5次为1疗程。

［常考考点］治疗外感咳嗽取手太阴、手阳明经穴为主。内伤咳嗽取手、足太阴经穴为主。咳嗽的处方主穴及配穴。

【例题实战模拟】

A1型题

1. 有关针灸治疗咳嗽，下列叙述不正确的是
   A. 外感咳嗽用毫针泻法　　B. 风热咳嗽要疾刺　　C. 风寒咳嗽可针灸并用
   D. 内伤咳嗽以手、足太阴经穴为主　　E. 内伤咳嗽主穴要用毫针补法

A2型题

2. 患者，男，56岁。吸烟史30余年，咳嗽痰多，色白，黏稠，胸脘痞闷，神疲纳差，苔白腻，脉濡滑。其辨证是
   A. 风寒咳嗽　　B. 风热咳嗽　　C. 痰湿阻肺　　D. 肝火灼肺　　E. 肺阴亏虚

3. 治疗咳嗽肝火犯肺证，应首选
   A. 肝俞、鱼际、侠溪、阴陵泉　　B. 肺俞、尺泽、阳陵泉、太冲　　C. 中府、丰隆、肺俞、太渊
   D. 列缺、合谷、中府、章门　　E. 行间、肺俞、太渊、鱼际

【参考答案】

1. E　2. C　3. E

细目十七　哮喘

【考点突破攻略】

要点一　哮喘的辨证要点

1. 病因病机　哮喘的发生常与外邪、饮食、情志、体虚等因素有关，病理因素以痰为根本。病位在肺，与脾、肾关系密切。其发生多为痰饮伏肺，每因外邪侵袭、饮食不当、情志刺激、体虚劳倦等诱因引动而触发，以致痰壅气道，肺气宣降功能失常。发作期多表现为气阻痰壅的实证，亦有素体肺肾不足或正气耗伤者，发作时表现为虚哮。缓解期多表

现为肺、肾等脏气虚弱，兼有痰浊内阻之证。

2. 主症

（1）实证：病程短，或当发作期，哮喘声高气粗，呼吸深长有余，呼出为快，体质较强，脉象有力。

（2）虚证：病程长，反复发作或当缓解期，哮喘声低气怯，气息短促，深吸为快，体质虚弱，脉弱无力。

3. 辨证分型 若喉中哮鸣如水鸡声，痰多，色白，稀薄或多泡沫，伴风寒表证，苔薄白，脉浮紧者为风寒外袭；喉中痰鸣如吼，胸高气粗，痰色黄或白，黏着稠厚，伴口渴，便秘，舌红，苔黄腻，脉滑数者为痰热阻肺。

若喘促气短，动则加剧，喉中痰鸣，痰稀，神疲，汗出，舌淡，苔白，脉细弱者为肺气虚；气息短促，呼多吸少，动则喘甚，耳鸣，腰膝酸软，舌淡，苔薄白，脉沉细者为肾气虚。

要点二　哮喘的治法

1. 实证　祛邪肃肺，化痰平喘。取<u>手太阴经穴及相应背俞穴</u>为主。

2. 虚证　补益肺肾，止哮平喘。取<u>相应背俞穴及手太阴、足少阴经穴</u>为主。

要点三　哮喘的选穴

1. 实证

[主穴] <u>列缺、尺泽、肺俞、中府、定喘</u>。

[方义] 手太阴经络穴列缺可宣通肺气、祛邪外出，合穴尺泽肃肺化痰、降逆平喘；肺俞、中府，俞募相配，调理肺脏、宣肺祛痰、止哮平喘；定喘为治疗哮喘的经验效穴。

[配穴] 见下表。

分型	配穴	解析	内科处方
风寒外袭	风门、合谷	风门为祛风常用穴；合谷善治发热恶寒等外感病证	射干麻黄汤或小青龙汤
痰热阻肺	丰隆、曲池	丰隆化痰，曲池泄热，皆为常用效穴	定喘汤或越婢加半夏汤
喘甚	天突	天突位于胸骨上窝，在气管分叉处，扼守气道出入之关口	—

2. 虚证

[主穴] <u>肺俞、膏肓、肾俞、太渊、太溪、足三里、定喘</u>。

[方义] 肺俞、膏肓针灸并用，可补益肺气；肾俞补肾以纳气；肺之原穴太渊配肾之原穴太溪，可充肺肾之气；足三里调补胃气，以资生化之源，使水谷精微上归于肺；定喘为平喘之效穴。

[配穴] <u>肺气虚配气海；肾气虚配关元</u>。

要点四　哮喘的治疗操作

1. 基本刺灸方法　毫针常规刺，实证用泻法，虚证用补法，风寒及肺肾气虚者可酌加灸法或拔罐法。

2. 其他治疗

（1）穴位贴敷法：选肺俞、膏肓、膻中、定喘。常用白芥子30g，甘遂15g，细辛15g，共为细末，用生姜汁调药粉成糊状，制成药饼如蚕豆大，上放少许丁桂散，敷于穴位上，用胶布固定。贴3小时左右取掉，以局部红晕微痛为度。

（2）皮肤针法：取鱼际至尺泽穴手太阴肺经循行部、第1胸椎至第2腰椎旁开1.5寸足太阳膀胱经循行部，循经叩刺，以皮肤潮红或微渗血为度。

（3）穴位埋线法：取肺俞、定喘、膻中。用一次性无菌埋线针，将0～1号铬制羊肠线1～2cm，埋入穴位皮下。

（4）耳针法：取对屏尖、肾上腺、气管、肺、皮质下、交感。每次选用3～5穴，毫针刺法。发作期每日1～2次；缓解期用弱刺激，每周2次。

[常考考点] 治疗哮喘实证取手太阴经穴及相应背俞穴为主；虚证取相应背俞穴及手太阴、足少阴经穴为主。哮喘的处方主穴及配穴。

【知识纵横比较】

疾病		主穴
感冒		列缺、合谷、风池、大椎、太阳
咳嗽	外感咳嗽	肺俞、列缺、合谷
	内伤咳嗽	肺俞、太渊、三阴交
哮喘	实证	列缺、尺泽、肺俞、中府、定喘
	虚证	肺俞、膏肓、肾俞、太渊、太溪、足三里、定喘

【例题实战模拟】

A1 型题

1. 哮喘的基本病因是
   A. 外感风寒　　B. 外感风热　　C. 情志内伤　　D. 劳倦内伤　　E. 痰饮内伏

2. 哮喘实证应取
   A. 手太阴经穴及相应的背俞穴为主　　B. 相应的背俞穴及手太阴、足少阴经穴为主
   C. 手太阴、足少阴经穴与相应的背俞穴为主　　D. 手阳明经穴及相应的背俞穴为主
   E. 手太阳经穴及相应的背俞穴为主

3. 哮喘实证应选择的主穴是
   A. 列缺、尺泽、肺俞、中府、定喘　　B. 列缺、风池、大椎、中府、定喘
   C. 风池、大椎、肺俞、中府、定喘　　D. 列缺、大椎、太阳、中府、定喘
   E. 大椎、太阳、肺俞、中府、定喘

A2 型题

4. 患者，男，68岁。咳喘反复发作多年，现喘促气短，动则喘甚，汗出肢冷，舌淡，脉沉细。治疗应主取的经脉是
   A. 手太阴经、足太阴经、任脉　　B. 手太阴经、足太阴经、足少阴经
   C. 手太阴经、足厥阴经、督脉　　D. 手太阴经、足少阴经、背俞穴
   E. 手太阴经、足少阴经、督脉

5. 患者，男，63岁。患有哮喘10余年，时作时止，昨晚又出现呼吸急促，喉间痰鸣，语言无力，动则汗出，舌质淡，脉细无力。针灸时选
   A. 尺泽、肺俞、太渊、列缺　　B. 肺俞、太渊、太溪、足三里、气海
   C. 膻中、尺泽、鱼际、足三里　　D. 太渊、尺泽、鱼际、足三里
   E. 肺俞、中府、尺泽、太渊

【参考答案】

1. E　2. A　3. A　4. D　5. B

细目十八　呕吐

【考点突破攻略】

要点一　呕吐的辨证要点

1. 病因病机　呕吐常与外邪犯胃、饮食不节、情志失调、体虚劳倦等因素有关。病位在胃，与肝、脾有关。六淫外邪，侵犯胃腑；或饮食不节，食滞胃脘；或恼怒伤肝，横逆犯胃；或忧思劳倦，内伤脾胃，均可致胃失和降，气逆于上而发生呕吐。呕吐初病多实，也有虚证或虚实夹杂之证。

2. 主症　实证一般发病急，呕吐量多，吐出物多酸臭味；虚证病程较长，发病较缓，时作时止，吐物不多，腐臭味不甚。

3. 辨证分型　若呕吐清水或稀涎，食久乃吐，舌淡，苔薄白，脉迟者为寒邪客胃；呕吐酸苦热臭，食入即吐，舌红，

苔薄黄,脉数者为热邪内蕴;因暴饮暴食而呕吐酸腐,脘腹胀满,嗳气厌食,苔厚腻,脉滑实者为饮食停滞;呕吐多因情志不畅而发作,嗳气吞酸,胸胁胀满,脉弦者为肝气犯胃;呕吐清水痰涎,脘痞纳呆,头眩心悸,苔白腻,脉滑者为痰饮内停;饮食稍有不慎即发呕吐,时作时止,面色无华,少气懒言,纳呆便溏,舌淡苔薄,脉弱者为脾胃虚寒。

要点二 呕吐的治法

和胃理气,降逆止呕。取胃的募穴及足阳明、手厥阴经穴为主。

要点三 呕吐的选穴

[主穴] 中脘、足三里、内关。

[方义] 中脘居于胃脘部,为胃的募穴,可理气和胃止呕;足三里为胃的下合穴,"合治内腑",可疏理胃肠气机,与中脘远近相配,通降胃气;内关为手厥阴经络穴,又为八脉交会穴,宽胸理气,和胃降逆,为止呕要穴。

[配穴] 见下表。

分型	配穴	解析	内科处方
寒邪客胃	上脘、胃俞	上脘在脐上5寸,在胃附近,腧穴所在主治所及;胃俞为胃的背俞穴	藿香正气散
热邪内蕴	合谷、金津、玉液	合谷为大肠经原穴;金津、玉液在舌下,善治呕吐、消渴	—
饮食停滞	梁门、天枢	梁门在脐上4寸旁开2寸处,在胃附近;天枢为大肠经募穴。二者可促进胃肠蠕动	保和丸
肝气犯胃	期门、太冲	期门为肝经募穴,太冲为原穴,二者可疏解肝气	四七汤
痰饮内停	丰隆、公孙	化痰必用丰隆;公孙、内关皆为八脉交会穴,常配合治疗胃、心、胸疾病	半夏汤合苓桂术甘汤
脾胃虚寒	脾俞、胃俞	脾俞、胃俞为脾、胃的背俞穴	理中汤

要点四 呕吐的治疗操作

1. 基本刺灸方法 主穴毫针平补平泻法。寒气客胃或脾胃虚寒者宜配合灸法,热邪内蕴者金津、玉液点刺出血。

2. 其他治疗

(1) 穴位注射法:选中脘、足三里、内关。药用维生素B_1或维生素B_6注射液,每穴注入0.5～1mL,每日或隔日1次。

(2) 耳针法:选胃、贲门、食道、口、神门、交感、皮质下。每次3～4穴,毫针刺,或用压丸法。

[常考考点] 治疗呕吐取胃的募穴及足阳明、手厥阴经穴为主。呕吐的处方主穴及配穴。

【例题实战模拟】

A1型题

1. 呕吐的基本病机是

　　A. 胃气不和　　B. 胃气上逆　　C. 脾气不升　　D. 肝胃不和　　E. 胃失濡养

A2型题

2. 患者,女,20岁。每因情志不畅而呕吐,伴有嗳气吞酸,胸胁胀满,平时多烦善怒,舌苔薄白,脉弦。取穴除内关、足三里、中脘外,应加用

　　A. 上脘、胃俞　　B. 合谷、内庭　　C. 梁门、天枢　　D. 期门、太冲　　E. 脾俞、胃俞

3. 患者,女,40岁。呕吐痰涎,伴头晕,胸痞,心悸,舌苔白,脉滑。治疗除取主穴外,还应加用

　　A. 列缺、尺泽　　B. 公孙、丰隆　　C. 曲池、外关　　D. 风池、尺泽　　E. 列缺、合谷

4. 患者,女,40岁。呕吐清水,胃部不适,食久乃吐,喜热畏寒,身倦,便溏,小便可,舌苔白,脉迟。治疗除取主穴外,还应加

　　A. 上脘、胃俞　　B. 肝俞、太冲　　C. 肾俞、太溪　　D. 胆俞、丘墟　　E. 次髎、血海

5. 潘某,女,36岁。因感受风寒后,时吐清水,食后乃吐,苔白脉迟,喜暖畏寒,大便溏薄。针灸时选

　　A. 心包经、胃经及相应募穴　　B. 胃经、大肠经及相应募穴　　C. 胃经、脾经及相应募穴

D. 心包经、脾经及相应募穴　　E. 胃经、心经及相应募穴

【参考答案】

1. B　2. D　3. B　4. A　5. A

细目十九　胃痛

【考点突破攻略】

要点一　胃痛的辨证要点

1. 病因病机　胃痛与寒邪客胃、饮食伤胃、情志不畅和脾胃虚弱等因素有关。胃痛的病位在胃，与肝、脾也有关。无论是胃腑本身病变还是其他脏腑的病变影响到胃腑，使胃气失和、胃络不通或胃失温煦濡养均可导致胃痛。胃痛以实证多见，也有虚证或虚实夹杂之证。

2. 主症　实证病势较急，痛势较剧，痛处拒按，食后痛增；虚证病势较缓，痛势较轻，痛处喜按，空腹痛甚。

3. 辨证分型　若见胃痛暴作，恶寒喜暖，口不渴，或喜热饮，舌淡苔薄白，脉弦紧者为寒邪客胃；胃脘胀满疼痛，嗳腐吞酸，或呕吐不消化食物，吐后或矢气后痛减，苔厚腻，脉滑者为饮食伤胃；胃脘胀痛，痛连两胁，每因情志因素而诱发或加重，嗳气泛酸，喜太息，苔薄白，脉弦者为肝气犯胃；胃痛如刺，痛有定处，或有呕血便黑，舌质紫暗或有瘀斑，脉涩者为瘀血停胃。胃脘隐痛喜暖，泛吐清水，神疲肢倦，手足不温，大便溏薄，舌淡苔白，脉虚弱或迟缓者为脾胃虚寒；胃脘灼热隐痛，似饥而不欲食，口燥咽干，大便干结，舌红少津，脉细数者为胃阴不足。

要点二　胃痛的治法

和胃止痛。取胃的募穴、足阳明经穴为主。

要点三　胃痛的选穴

[主穴] 中脘、足三里、内关。

[方义] 本病病位在胃，局部近取胃之募穴中脘，循经远取胃之下合穴足三里，远近相配，疏调胃腑气机，和胃止痛。内关为八脉交会穴，宽胸解郁，行气止痛。

[配穴] 见下表。

分型	配穴	解析	内科处方
寒邪客胃	胃俞	胃俞为胃经之背俞穴	香苏散合良附丸
饮食伤胃	梁门、下脘	梁门在脐上4寸旁开2寸，近胃；下脘在脐上2寸，近胃	保和丸
肝气犯胃	期门、太冲	期门为肝经募穴，太冲为肝经原穴，二者可疏解肝气	柴胡疏肝散
瘀血停胃	膈俞、三阴交	膈俞、血海为化瘀常用穴。三阴交也是常用的活血化瘀穴	失笑散合丹参饮
脾胃虚寒	关元、脾俞、胃俞	关元可固本培元。脾俞、胃俞为脾、胃经之背俞穴	黄芪建中汤
胃阴不足	胃俞、三阴交、内庭	胃俞为胃经背俞穴；三阴交为足三阴经交汇处，可滋阴；内庭为胃经荥穴，荥主身热，阴虚生内热，故以其清虚热	一贯煎合芍药甘草汤

要点四　胃痛的治疗操作

1. 基本刺灸方法　根据虚实证候进行相应毫针补泻，寒邪客胃、脾胃虚寒者宜加用灸法。疼痛发作时可适当加强刺激，持续运针1～3分钟，中脘等局部穴以捻转为主，中等刺激。

2. 其他治疗

（1）耳针法：选胃、十二指肠、肝、脾、神门、交感。疼痛剧烈时毫针刺以强刺激，双耳并用；痛缓时宜轻刺激，或用揿针埋藏、压丸法，两耳交替。

（2）穴位注射法：选足三里、胃俞、脾俞、肝俞。每次2穴或一侧穴位，交替进行。药用复方当归或丹参注射液，每穴注入2～3mL，隔日1次。适用于慢性胃炎、消化性溃疡所致的胃痛。

[常考考点] 治疗胃痛取胃的募穴、下合穴为主。胃痛的处方主穴及配穴。

【例题实战模拟】

A1 型题

1. 有关胃痛的症状，下列叙述不正确的是
 A. 胃痛实证表现为疼痛暴作 B. 胃痛实证痛势较剧，痛处拒按
 C. 胃痛实证空腹痛甚，纳后痛减 D. 胃痛虚证疼痛隐隐
 E. 胃痛虚证痛处喜按

2. 治疗饮食停滞型胃痛，除主穴外，还应加用
 A. 三阴交、内庭 B. 膈俞、胃俞 C. 胃俞、脾俞 D. 梁门、下脘 E. 气海、关元

A2 型题

3. 患者，男，58岁。胃痛反复发作，经常胃胀多气，嗳气吞酸，食后胀痛更甚，痛连两胁，多在情志不舒或饮食不节时发作，苔薄白，脉弦。除足三里、内关、中脘外，应加用
 A. 胃俞 B. 梁门 C. 太冲 D. 膈俞 E. 关元

4. 患者，女，35岁。胃脘部隐痛，痛处喜按，空腹痛甚，纳后痛减，伴胃脘灼热，似饥而不欲食，咽干口燥，大便干结，舌红少津，脉弦细。治疗应首选
 A. 内关、天枢、中脘、膈俞 B. 内关、足三里、中脘、胃俞
 C. 内关、天枢、中脘、太冲 D. 内关、足三里、中脘、下脘、梁门
 E. 足三里、中脘、内关、三阴交、内庭

5. 李某，男，49岁。胃脘部胀痛，疼痛连胁，嗳气频频，呕逆酸苦，苔薄白，脉沉弦。针灸时选用
 A. 中脘、太冲、内关、足三里 B. 内关、公孙、三阴交、梁丘
 C. 足三里、梁门、内关、上巨虚 D. 中脘、内关、足三里、阴陵泉
 E. 三阴交、足三里、内关、下巨虚

【参考答案】
1. C 2. D 3. C 4. E 5. A

细目二十　泄泻

【考点突破攻略】

要点一　泄泻的辨证要点

1. 病因病机　外感风寒湿热及饮食、起居、情志失宜等均可引起泄泻。病位在肠，与脾关系最为密切，也与胃、肝、肾有关。各种外邪及内伤因素均可导致脾虚湿盛，肠道传化失常，清浊不分而发生泄泻，脾失健运是病机关键。急性泄泻以实证为多见，慢性泄泻以虚证或虚实夹杂之证为多见。

2. 主症
（1）急性泄泻：发病势急，病程短，泄泻次数多，多属实证。
（2）慢性泄泻：发病势缓，病程较长，便泻次数较少，呈间歇性发作，多为虚证或虚实夹杂。

3. 辨证分型　若大便清稀或如水样，腹痛肠鸣，身寒喜温，苔白滑，脉濡缓者为寒湿内盛；泻下急迫，或泻而不爽，黄褐臭秽，肛门灼热，舌红，苔黄腻，脉濡数者为肠腑湿热；泻下恶臭，腹痛肠鸣，泻后痛减，嗳腐吞酸，脘腹胀满，不思饮食，舌苔垢浊或厚腻，脉滑者为食滞肠胃。

若大便时溏时泻，迁延反复，稍进油腻食物则便次增多，面黄神疲，舌淡苔白，脉细弱者为脾气虚弱；黎明前脐腹作痛，肠鸣即泻，完谷不化，泻后则安，腹部喜暖，腰膝酸软，舌淡苔白，脉沉细者为肾阳虚衰；泄泻肠鸣，腹痛攻窜，矢气频作，胸胁胀闷，嗳气食少，每因情志因素而发作或加重，舌淡，脉弦者为肝气乘脾。

要点二　泄泻的治法

1. 急性泄泻　除湿导滞，通调腑气。取<u>足阳明、足太阴经穴</u>为主。

2. 慢性泄泻　健脾温肾，固本止泻。取任脉、足阳明、足太阴经穴为主。

要点三　泄泻的处方

1. 急性泄泻

［主穴］天枢、上巨虚、阴陵泉、水分。
［方义］天枢为大肠募穴，与大肠下合穴上巨虚合用，调理肠腑而止泻；阴陵泉可健脾化湿；水分利小便而实大便。
［配穴］见下表。

分型	配穴	解析	内科处方
寒湿内盛	神阙	在肠腑附近，善于治疗肠腑病证，可灸，不可针刺	藿香正气散
肠腑湿热	内庭、曲池	内庭为胃经荥穴，荥主身热；曲池配大椎是常用的清热组合	葛根芩连汤
食滞胃肠	中脘	中脘为腑会，胃经之募穴	保和丸
泻下脓血	曲池、三阴交、内庭	脓血为热毒。曲池、内庭泄热，三阴交滋阴	—

2. 慢性泄泻

［主穴］神阙、天枢、足三里、公孙。
［方义］灸神阙可温补元阳，固本止泻；天枢属胃经穴，又为大肠募穴，能调理肠胃气机；足三里、公孙能调理脾胃，健脾化湿止泻。
［配穴］见下表。

分型	配穴	解析	内科处方
脾气虚弱	脾俞、太白	脾俞为脾经背俞穴；太白为脾经原穴	参苓白术散
肾阳虚衰	肾俞、关元	肾俞为肾经背俞穴；关元可固本培元	四神丸
肝气乘脾	肝俞、太冲	肝俞为肝经背俞穴；太冲为肝经原穴	痛泻要方
久泻虚陷	百会	百会可升阳举陷	—

要点四　泄泻的治疗操作

1. 基本刺灸方法　神阙穴用隔盐灸或隔姜灸，其他腧穴常规针刺；寒湿及脾虚、肾虚证针灸并用（肾阳虚衰者可用隔附子饼灸）。

2. 其他治疗

（1）穴位注射法：取天枢、上巨虚或足三里。用维生素 B_1 或 B_{12} 注射液，每穴 0.5～1.0mL。
（2）穴位贴敷：取神阙穴。用五倍子、五味子、肉豆蔻研细末各等量混合，食醋调成膏状敷脐，每日 1 次。适用于慢性腹泻。
（3）耳针法：取大肠、脾、交感，毫针刺或用埋针法、压丸法。

［常考考点］治疗泄泻急性取足阳明、足太阴经穴为主；慢性取任脉、足阳明、足太阴经穴为主。泄泻的处方主穴及配穴。

【例题实战模拟】

A1 型题

1. 泄泻发生的主要病因是
　　A. 胃强脾弱　　B. 脾虚湿盛　　C. 肝郁脾虚　　D. 食滞胃肠　　E. 肠腑湿热
2. 治疗急性泄泻的主穴是
　　A. 神阙、天枢、足三里、公孙　　B. 中脘、内关、足三里、合谷
　　C. 天枢、上巨虚、阴陵泉、水分　　D. 天枢、下脘、上巨虚、关元
　　E. 足三里、中脘、天枢、三阴交
3. 治疗慢性泄泻的主穴是

A. 神阙、天枢、足三里、公孙　　B. 中脘、内关、足三里、合谷
C. 天枢、上巨虚、阴陵泉、水分　D. 天枢、下脘、上巨虚、关元
E. 足三里、中脘、天枢、三阴交

A2型题

4. 患者，男，50岁。腹泻2年，今晨起即腹痛，泻后痛减，腹冷喜暖，精神疲乏，腰酸腿软，四肢发冷，舌淡，苔白，脉沉细。治疗除神阙、天枢、足三里、公孙外，应加用

A. 阴陵泉、命门　　B. 阴陵泉、脾俞　　C. 脾俞、太白　　D. 肾俞、关元　　E. 下脘、关元

5. 患者，男，55岁。1年来大便时溏时泻，迁延反复，稍进油腻食物则便次增多，面黄神疲，舌淡苔白，脉细弱。治疗除取主穴外，还应加用

A. 胃俞、合谷　　B. 肝俞、太冲　　C. 三焦俞、公孙
D. 脾俞、太白　　E. 关元俞、三阴交

【参考答案】

1. B　2. C　3. A　4. D　5. D

细目二十一　便秘

【考点突破攻略】

要点一　便秘的辨证要点

1. 病因病机　便秘多与饮食不节、情志失调、劳倦体虚、外邪侵袭等因素有关。病位在肠，与脾、胃、肺、肝、肾等脏腑的功能失调有关。无论是肠腑疾患或是其他脏腑的病变影响到肠腑，使肠腑壅塞不通或肠失滋润及糟粕内停，均可导致便秘。

2. 主症　大便秘结不通，排便艰涩难解。

3. 辨证分型　若见大便干结，腹胀腹痛，口干口臭，小便短赤，舌红，苔黄燥，脉滑数者为热秘；欲便不得，或便而不爽，腹中胀痛，胸胁痞满，舌苔薄腻，脉弦者为气秘；大便艰涩，腹部拘急冷痛，畏寒喜暖，小便清长，舌淡苔白，脉沉迟者为冷秘；虽有便意，但排出不畅，便质不干硬，临厕努挣乏力，舌淡苔薄，脉细弱者为虚秘。

要点二　便秘的治法

理肠通便。取<u>大肠的背俞穴、募穴及下合穴为主</u>。

要点三　便秘的选穴

[主穴] 天枢、大肠俞、上巨虚、支沟。

[方义] 近取大肠募穴天枢与大肠俞同用为俞募配穴，远取大肠下合穴上巨虚，"合治内腑"，三穴同用通调大肠腑气，理肠通便；支沟宣通三焦，行气导滞，为通便之经验效穴。

[配穴] 见下表。

分型	配穴	解析	内科处方
热秘	内庭、曲池	曲池属大肠经，内庭属胃经。曲池为合穴，内庭为荥穴，均可泄大肠之热	麻子仁丸
气秘	太冲、中脘	太冲为肝经原穴，疏肝理气。中脘为胃经募穴，和中降逆	五磨饮子
冷秘	神阙、关元	神阙、关元皆可培补元气，补肾助阳	温脾汤
虚秘	足三里、脾俞、气海	足三里为胃之下合穴，脾俞为脾经背俞穴，皆可化生气血；气海补气行气	黄芪汤（气虚）
阴伤津亏	照海、太溪	太溪为肾经原穴，可滋阴；照海通阴跷脉	增液汤（阴虚）

要点四　便秘的治疗操作

1. 基本刺灸方法　毫针实泻虚补。冷秘、虚秘宜配合灸法。

2. 其他治疗

（1）耳针法：取大肠、直肠、三焦、腹、交感、皮质下。毫针针刺，或埋针法、压丸法。

（2）穴位注射法：取天枢、大肠俞、上巨虚、足三里。用维生素 B_1 或 B_{12} 注射液，每穴 0.5～1.0mL。

[常考考点] 治疗便秘取大肠的背俞穴、募穴及下合穴为主。便秘的处方主穴及配穴。

【知识纵横比较】

疾病		主穴	总结
胃痛		中脘、足三里、内关	主穴相同
呕吐		中脘、足三里、内关	
泄泻	急性泄泻	天枢、上巨虚、阴陵泉、水分	大肠经募穴天枢和下合穴上巨虚常用
	慢性泄泻	天枢、神阙、足三里、公孙	
便秘		天枢、上巨虚、大肠俞、支沟	

【例题实战模拟】

A1 型题

1. 治疗便秘的主穴是
 A. 天枢、神阙、足三里、公孙　　B. 天枢、支沟、上巨虚、大肠俞
 C. 天枢、上巨虚、阴陵泉、水分　　D. 天枢、支沟、下脘、关元
 E. 天枢、支沟、足三里、中脘

2. 治疗便秘气滞证，除选取主穴外，应加用的腧穴是
 A. 脾俞、胃俞　B. 气海、神阙　C. 关元、命门　D. 合谷、曲池　E. 中脘、行间

A2 型题

3. 患者，女，67 岁。便秘数年，大便并不干硬，临厕努挣乏力，挣则汗出气短，便后疲乏，面色白，神疲乏力，舌淡嫩，苔薄，脉细虚。其辨证是
 A. 阳虚　B. 气虚　C. 血虚　D. 气机郁滞　E. 热邪壅盛

4. 患者，男，45 岁。大便秘结不通，排便艰难，伴腹胀痛，身热，口干口臭，喜冷饮，舌红，苔黄，脉滑数。治疗除取主穴外，还应选用的是
 A. 足三里、三阴交　B. 中脘、太冲　C. 神阙、关元　D. 内庭、曲池　E. 气海、脾俞

B1 型题

 A. 合谷、曲池　B. 太冲、中脘　C. 神阙、关元　D. 足三里、脾俞、气海　E. 照海、太溪

5. 冷秘应配

6. 虚秘应配

【参考答案】

1. B　2. E　3. B　4. D　5. C　6. D

细目二十二　癃闭

【考点突破攻略】

要点一　癃闭的辨证要点

1. 病因病机　癃闭常与外邪侵袭、饮食不节、情志内伤、瘀浊内停及体虚久病等因素有关。本病病位主要在膀胱与肾，与三焦、肺、脾、肝等脏腑的气机失利密切相关。湿热蕴结、肺热气壅、肝气郁滞、瘀血结石阻塞尿路或脾虚气弱、肾阳衰惫均可导致膀胱气化功能失调，小便不能，而成癃闭。本病分为虚实两端，实证多为湿热、气滞、瘀血、结石影响膀胱的气化；虚证为脾虚气弱、肾阳衰惫，使膀胱气化无权，形成癃闭。

2. 主症　排尿困难。

3. 辨证分型　若尿量极少而短赤灼热，舌质红，苔黄腻，脉滑数者为膀胱湿热；兼咽干烦渴，或有咳嗽，舌红，苔薄黄，脉数者为肺热壅盛；兼情志抑郁，舌红，苔薄黄，脉弦者为肝郁气滞；尿细如线或点滴不通，兼小腹胀满疼痛，舌紫暗，或有瘀点，脉涩者为浊瘀阻塞；小腹坠胀，时欲小便而不得出，大便不坚，舌淡，苔白，脉细弱者为脾虚气弱；排尿无力，腰膝酸软，舌淡胖，苔薄白，脉沉细者为肾气亏虚。

要点二　癃闭的治法

1. 实证　清热利湿，行气活血。以足太阳、足太阴经穴及相应俞募穴为主。
2. 虚证　温补脾肾，益气启闭。以足太阳、任脉穴及相应背俞穴为主。

要点三　癃闭的处选穴

1. 实证

[主穴] 中极、膀胱俞、秩边、阴陵泉、三阴交。
[方义] 取膀胱募穴中极与膀胱背俞穴膀胱俞，俞募相配，促进膀胱气化；秩边为膀胱经穴，可疏导膀胱气机；阴陵泉清利湿热而通小便；三阴交通调足三阴经气血，消除瘀滞。
[配穴] 见下表。

分型	配穴	解析	内科处方
膀胱湿热	委阳	委阳为三焦之下合穴，三焦通利水道	八正散
肺热壅盛	尺泽	尺泽为肺经之水合穴，可清肺热	清肺饮
肝郁气滞	太冲	太冲为肝经原穴，可疏肝理气	沉香散
浊瘀阻塞	次髎、血海	次髎位于膀胱之后，就近取穴；血海、膈俞为化瘀常用穴	代抵挡丸

2. 虚证

[主穴] 关元、脾俞、肾俞、三焦俞、秩边。
[方义] 关元为任脉与足三阴经交会穴，能温补下元，鼓舞膀胱气化；脾俞、肾俞补益脾肾；三焦俞通调三焦，促进膀胱气化功能；秩边为膀胱经穴，可疏导膀胱气机。
[配穴] 见下表。

分型	配穴	解析	内科处方
脾虚气弱	气海、足三里	气海补气行气；足三里为胃之下合穴，化生气血	补中益气汤合春泽汤
肾气亏虚	太溪、命门	太溪为肾经原穴；命门在两肾之间，腧穴所在，主治所及	济生肾气丸

要点四　癃闭的治疗操作

1. 基本刺灸方法　膀胱充盈者，中极、关元等小腹部腧穴不能直刺，应向下斜刺、浅刺；虚证可用温针灸。
2. 其他治疗
（1）耳针法：取肾、膀胱、肺、肝、脾、三焦、交感、神门、皮质下、腰骶椎。每次选3～5穴，毫针中强刺激，或用埋针法、压丸法。
（2）穴位贴敷法：取神阙穴。用葱白、冰片、田螺或鲜青蒿、甘草、甘遂各适量，混合捣烂后敷于脐部，外用纱布固定，加热敷。

[常考考点] 治疗癃闭实证以足太阳、足太阴经穴及相应俞募穴为主；虚证以足太阳、任脉穴及相应背俞穴为主。癃闭的处方主穴及配穴。

【例题实战模拟】

A1型题
1. 癃闭实证的取穴经脉是
　　A. 足太阳、任脉穴及相应背俞穴　　B. 足太阳、足太阴经穴及相应俞募穴

C. 足少阴、任脉穴及相应背俞穴　　D. 足太阳、足少阴经穴及相应俞募穴

E. 足太阳、足厥阴经穴及相应俞募穴

2. 下列不属于癃闭虚证主穴的是

A. 中极　　B. 脾俞　　C. 肾俞　　D. 三焦俞　　E. 秩边

A2 型题

3. 患者，男，56 岁。3 天前因大量饮酒出现排尿困难，尿量极少而短赤灼热，舌质红，苔黄腻，脉滑数。治疗除主穴外，还应加用

A. 委阳　　B. 尺泽　　C. 太冲　　D. 次髎、血海　　E. 太溪、命门

B1 型题

A. 委阳　　B. 尺泽　　C. 太冲　　D. 次髎、血海　　E. 太溪、命门

4. 癃闭肝郁气滞证的配穴是

5. 癃闭浊瘀阻塞证的配穴是

【参考答案】

1. B　2. A　3. A　4. C　5. D

细目二十三　消渴

【考点突破攻略】

要点一　消渴的辨证要点

1. 病因病机　消渴多与禀赋不足、饮食不节、情志失调、劳逸过度等因素有关。消渴的病变脏腑主要在肺、胃、肾，又以肾为关键。内外因素渐致脏腑功能衰减与失调，终致肾阴不足，肺胃津伤，燥热内盛而发为消渴。本病阴虚为本，燥热为标，若病程日久，阴损及阳，可致阴阳俱虚。临床上根据患者的症状，可分为上、中、下三消。

2. 主症　多饮，多食，多尿，形体消瘦，或尿有甜味。

3. 辨证分型　若见烦渴多饮，口干咽燥，舌边尖红，苔薄黄，脉洪数者为肺燥津伤（上消）；多食易饥，口干欲饮，苔黄，脉滑实有力者为胃热津伤（中消）；尿频量多，混浊如膏脂，舌红，少苔，脉细数者为肾阴亏虚（下消）；小便频数，混浊如膏，面色黧黑，腰膝酸软，舌淡，苔白而干，脉沉细无力者为阴阳两虚。

要点二　消渴的治法

养阴生津，清热润燥。取相应脏腑背俞穴及足太阴、足少阴经穴为主。

要点三　消渴的选穴

[主穴] 胃脘下俞、肺俞、脾俞、肾俞、太溪、三阴交。

[方义] 胃脘下俞是治疗消渴的经验效穴；肺俞、脾俞、肾俞分别为肺、脾、肾的背俞穴，能清肺润燥、健脾生津、滋补肾阴，以应上、中、下三消；太溪为肾经原穴，三阴交为肝、脾、肾三经交会穴，可补肝肾、清虚热。

[配穴] 见下表。

分型	配穴	解析	内科处方
肺燥津伤	太渊、少府	太渊为肺经原穴、脉会；少府为心经荥穴，荥主身热（上焦心肺）	消渴方
胃热津伤	内庭、地机	内庭为胃经荥穴，荥主身热；地机为脾经郄穴，主血证（中焦脾胃）	玉女煎
肾阴亏虚	复溜、太冲	复溜为肾经经穴，滋肾阴，治津液输布问题；太冲为肝经原穴（下焦肝肾）	六味地黄丸
阴阳两虚	关元、命门	皆可培元固本	金匮肾气丸
上肢痛麻	肩髃、曲池、合谷	肩髃、曲池为腧穴所在，主治所及；合谷属经络循行取穴	—
下肢痛麻	风市、阳陵泉、解溪	风市、阳陵泉为腧穴所在，主治所及；解溪属胃经，循经取穴	—
皮肤瘙痒	风池、曲池、血海	风池祛风以止痒，曲池泄热以止痒，血海行血则风自灭	—

要点四 消渴的治疗操作

1. 基本刺灸方法 肾俞、太溪行毫针补法，其余主穴行平补平泻法。阴阳两虚者可配合灸法。

2. 其他治疗

（1）耳针法：取胰胆、肺、胃、肾、内分泌，毫针刺或用埋针法、压丸法。

（2）穴位注射法：取肺俞、心俞、脾俞、胃俞、肾俞、三焦俞，每次选取2穴，用当归或黄芪注射液或小剂量胰岛素，每穴0.5～1.0mL，隔日1次。

[常考考点] 治疗消渴取相应脏腑背俞穴及足太阴、足少阴经穴为主。消渴的处方主穴及配穴。

【例题实战模拟】

A1型题

1. 消渴的病变脏腑是

　　A. 肺、脾、肾　　B. 肺、胃、肾　　C. 肺、肝、肾　　D. 肺、心、肾　　E. 肺、小肠、肾

2. 消渴主取的经脉是

　　A. 相应脏腑背俞穴及足阳明、足少阴经穴　　B. 相应脏腑背俞穴及手太阴、足少阴经穴

　　C. 相应脏腑俞募穴及足太阴、足少阴经穴　　D. 相应脏腑俞募穴及手太阴、足少阴经穴

　　E. 相应脏腑背俞穴及足太阴、足少阴经穴

3. 下列不属于消渴治疗主穴的是

　　A. 胃俞　　B. 肺俞　　C. 脾俞　　D. 肾俞　　E. 太溪

A2型题

4. 患者，男，54岁。患者3年前出现多饮、多食、多尿，形体逐渐消瘦，伴有多食易饥，口干欲饮，苔黄，脉滑实有力。治疗除主穴外，常加用

　　A. 太渊、少府　　B. 内庭、地机　　C. 复溜、太冲　　D. 关元、命门　　E. 曲池、内庭

B1型题

　　A. 肩髃、曲池、合谷　　B. 肩髎、曲池、合谷　　C. 风池、曲池、血海

　　D. 风市、阳陵泉、解溪　　E. 肩前、尺泽、合谷

5. 消渴伴有上肢痛麻者，加用

6. 消渴伴有下肢痛麻者，加用

【参考答案】

1. B　2. E　3. A　4. B　5. B　6. D

第二十九单元　妇儿科病证的针灸治疗

细目一　月经不调

【考点突破攻略】

要点一　月经不调的辨证要点

月经不调主要包括月经先期、月经后期和月经先后无定期，古代文献分别称为"经早""经迟""经乱"。

1. 病因病机 本病的发生常与感受寒邪、饮食伤脾或情志不畅等因素有关。病位在胞宫，与冲、任二脉及肾、肝、脾关系密切。月经先期多由热扰血海或虚热扰动冲任或气虚不能统血所致；月经后期多由寒凝血脉或血虚化源不足所致；月经先后无定期多由肝郁扰动冲任或肾虚精血不足所致。总之，脏腑功能失常，气血不和，冲任二脉损伤，即可出现月经不调。

2. 辨证分型

（1）月经先期：月经周期提前7天以上，甚至十余日一行，连续2个月经周期以上。月经量多，色红或紫，质黏有块，兼面红口干，心胸烦热，舌红，苔黄，脉数者为实热证；月经色红质稠，两颧潮红，手足心热，舌红，苔少，脉细数者为虚热证；月经量少或量多，色淡质稀，神疲肢倦，心悸气短，舌淡，脉细弱者为气虚证。

（2）月经后期：月经周期推迟7天以上，甚至40～50日一潮，连续2个周期以上。月经量少，或有血块，小腹冷痛，舌暗或胖，苔薄白，脉沉紧为寒凝证；月经色淡质稀，面色少华，腹痛喜按，舌淡，苔薄，脉细者为血虚证。

（3）经先后无定期：月经周期或提前或延后7天以上，连续3个周期以上。经量或多或少，色暗有块，胸胁作胀，喜太息，苔薄，脉弦，为肝郁证；经量少，色淡质稀，腰骶酸痛，舌淡，苔白，脉沉细弱，为肾虚证。

要点二 月经不调的治法

1. 月经先期 调理冲任，清热调经。取任脉、足太阴经穴为主。
2. 月经后期 温经散寒，行血调经。以任脉、足太阴经穴为主。
3. 月经先后无定期 调补肝肾，理血调经。以任脉、足太阴经穴为主。

要点三 月经不调的选穴

1. 月经先期

[主穴] 关元、三阴交、血海。

[方义] 关元为任脉与三阴经的交会穴，八脉隶属肝肾，故本穴是益肝肾、调冲任的要穴；三阴交为足三阴经交会穴，可调理脾、肝、肾三脏，养血调经，与关元皆为治疗月经病的要穴；血海清热和血。

[配穴] 见下表。

分型	配穴	解析	妇科处方
实热证	行间	月经先期属肝热，疏泄过度。行间为肝经荥穴，荥主身热	丹栀逍遥散
虚热证	太溪	太溪为肾经原穴，滋阴	两地汤
气虚证	足三里、脾俞	足三里为胃之下合穴，脾俞为脾经背俞穴，二穴皆可化生气血	补中益气汤或归脾汤
月经过多	隐白	隐白为脾经井木穴，是月经过多经验效穴	—

2. 月经后期

[主穴] 气海、三阴交、归来。

[方义] 气海是任脉穴，具有益气温阳、散寒通经作用；三阴交为足三阴经交会穴，可调理脾、肝、肾三脏，养血调经，是治疗月经病的要穴；归来调和气血。

[配穴] 见下表。

分型	配穴	解析	妇科处方
寒凝证	关元、命门	二穴皆培元固本，温肾散寒	温经汤
血虚证	足三里、血海	足三里为胃之下合穴，可化生气血；血海补血活血	大补元煎

3. 月经先后无定期

[主穴] 关元、三阴交、肝俞。

[方义] 关元、三阴交为治疗月经病要穴；肝俞为肝之背俞穴，有疏肝理气、养血调经的作用，且肝肾同源，故又可补益肾精。

[配穴] 见下表。

分型	配穴	解析	妇科处方
肝郁证	期门、太冲	期门为肝经募穴；太冲为肝经原穴	逍遥散
肾虚证	肾俞、太溪	肾俞为肾经背俞穴；太溪为肾经原穴	固阴煎

要点四　月经不调的治疗操作

1. 基本刺灸方法
（1）月经先期：毫针刺，实证用泻法，虚证可加灸。
（2）月经后期：毫针补法，可加灸。
（3）月经先后无定期：毫针虚补实泻法。

2. 其他治疗
（1）耳针法：取内分泌、皮质下、卵巢、子宫、肾、肝，每次选2～4穴，毫针刺或用埋针法、压丸法。
（2）艾灸法：取关元穴，隔姜灸，适用于月经后期。

[常考考点]治疗月经先期以任脉、足太阴经穴为主；月经后期以任脉、足太阴经穴为主；月经先后无定期以任脉、足太阴经穴为主。月经先期、后期、先后无定期的处方主穴及配穴。

【知识纵横比较】

疾病	主穴	总结
月经先期	关元、三阴交、血海	三阴交为共有穴
月经后期	气海、三阴交、归来	
月经先后不定期	关元、三阴交、肝俞	

【例题实战模拟】

A2型题

1. 患者，女，23岁。月经提前半年余，每次提前10天左右，月经量多，色深红，质黏稠，伴心胸烦热，小便短赤，舌红苔黄，脉数。除关元、三阴交外，应加用
   A.血海、行间、隐白　　B.照海、太溪、隐白　　C.血海、脾俞、子宫
   D.命门、归来、子宫　　E.气海、归来、隐白

2. 患者，女，30岁。月经周期不规律，经量时多时少，经色紫暗，胸胁乳房作胀，小腹胀痛，苔薄白，脉弦。除关元、三阴交、太冲外，应加用
   A.肾俞、太溪　　B.期门、太冲　　C.血海、太冲　　D.气海、归来　　E.归来、命门

3. 患者，女，22岁。月经不调，常提前7天以上，甚至10余日一行。治疗应首选
   A.足三里、脾俞、太冲　　B.命门、三阴交、足三里　　C.关元、三阴交、血海
   D.气海、三阴交、归来　　E.关元、三阴交、肝俞

4. 李某，女，28岁。月经40天左右一行，色暗有块，量少，行经时小腹冷痛，舌苔薄白，脉沉紧。针灸时选用
   A.中极、三阴交、命门、太冲　　B.气海、三阴交、脾俞、中极
   C.三阴交、关元、命门、归来　　D.气海、三阴交、血海、太溪
   E.气海、三阴交、肾俞、足三里

【参考答案】
1.A　2.B　3.C　4.C

细目二　痛经

【考点突破攻略】

要点一　痛经的辨证要点

1. 病因病机　痛经病位在胞宫、冲任，与肝、肾关系密切。外邪客于胞宫，或情志不舒等导致气血滞于胞宫，冲任瘀阻，"不通则痛"，为实证；多种原因导致气血不足，冲任虚损，胞脉失于濡养，"不荣则痛"，为虚证。

2. 辨证分型　疼痛发于经前或经行之初，以绞痛、灼痛、刺痛为主，疼痛拒按，月经量少，质稠，行而不畅，血色

紫暗有块，块下痛缓者，为实证；月经将净或经后始作痛者，以隐痛、坠痛为主，喜按喜揉，量少色淡或色暗者，为虚证。经前或经期小腹胀痛拒按，经血量少，行而不畅，血色紫暗有块，块下痛缓，伴有乳房胀痛，舌质紫暗或有瘀点，脉弦者，为气滞血瘀；小腹冷痛拒按，得热痛减，量少色暗，面色青白，肢冷畏寒，舌暗苔白，脉沉紧者，为寒凝血瘀。小腹隐痛喜按，月经量少色淡，面色无华，舌淡，脉细无力者，为气血虚弱；经后小腹绵绵作痛，月经色暗量少，伴腰骶酸痛，头晕耳鸣，舌淡红苔薄，脉沉细者，为肾气亏损。

要点二 痛经的治法

1. 实证 行气活血，调经止痛。取<u>任脉、足太阴经穴</u>为主。
2. 虚证 调补气血，温养冲任。取<u>任脉、足太阴、足阳明经穴</u>为主。

要点三 痛经的选穴

1. 实证

[主穴] <u>中极、次髎、地机、三阴交、十七椎。</u>
[方义] 中极为任脉穴，与足三阴经相交会，可通调冲任，理下焦之气；次髎为治疗痛经的经验穴；地机为脾经郄穴，善于治痛治血，取之能行气活血止痛；三阴交为足三阴经交会穴，能调理肝、脾、肾，活血止痛。
[配穴] 见下表。

分型	配穴	解析	妇科处方
气滞血瘀	太冲、血海	太冲为肝经原穴，针对气滞；血海行血补血，针对血瘀	膈下逐瘀汤
寒凝血瘀	关元、归来	关元固本培元，补肾散寒；归来属胃经，主治月经不调、经闭、痛经、带下、阴挺等妇科病证	少腹逐瘀汤

2. 虚证

[主穴] <u>关元、足三里、三阴交、十七椎。</u>
[方义] 关元为任脉穴，又为全身强壮要穴，可补益肝肾、温养冲任；足三里为足阳明胃经穴，功擅补益气血；三阴交可调理肝、脾、肾，健脾益气养血。三穴合用，可使气血充足，胞宫得养，冲任自调。
[配穴] 见下表。

分型	配穴	解析	妇科处方
气血虚弱	气海、脾俞	气海行气补气；脾俞为脾经背俞穴，可化生气血	圣愈汤
肾气亏损	太溪、肾俞	太溪为肾经原穴；肾俞为肾经背俞穴	益肾调经汤或调肝汤

要点四 痛经的治疗操作

1. 基本刺灸方法
（1）实证：毫针泻法，寒凝者加艾灸。
（2）虚证：毫针补法，可加灸。

2. 其他治疗
（1）耳针法：取内分泌、内生殖器、交感、神门、皮质下、卵巢、子宫、肾，每次选2～4穴，毫针刺或用埋针法、压丸法。
（2）艾灸法：取关元、气海穴，隔附子饼灸3～5壮，隔日1次。适用于虚证和寒凝血瘀证。
（3）穴位注射法：取中极、关元、次髎穴。用1%利多卡因或5%当归注射液，每次取2穴，每穴注射药液1～2mL，隔日1次。

[常考考点] 治疗痛经实证取任脉、足太阴经穴为主，虚证取任脉、足太阴、足阳明经穴为主。痛经的处方主穴及配穴。

【例题实战模拟】

A2 型题

1. 患者，女，18 岁。经期下腹部疼痛剧烈，经色紫黑，有血块，经前伴乳房胀痛，舌有瘀斑，脉细弦。治疗宜选取
   A. 三阴交、中极、次髎、太冲　　B. 三阴交、归来、次髎、地机
   C. 三阴交、中极、次髎、内关　　D. 三阴交、气海、太溪、肝俞
   E. 三阴交、气海、脾俞、胃俞

2. 患者，女，23 岁。痛经 9 个月，经行不畅，小腹胀痛，拒按，经色紫红，夹有血块，血块下后痛即缓解，脉沉涩。治疗应首选
   A. 足三里、太冲、三阴交　　B. 中极、次髎、地机　　C. 合谷、三阴交
   D. 曲池、内庭　　E. 合谷、归来

3. 患者，女，32 岁。行经后小腹部绵绵作痛，喜按，月经色淡，量少。治疗应首选
   A. 三阴交、中极、次髎　　B. 足三里、太冲、中极
   C. 丰隆、天枢、气穴　　D. 阴陵泉、中极、阳陵泉
   E. 三阴交、足三里、气海

4. 患者，女，28 岁。经前腹痛剧烈，拒按，经色紫黑，有血块，块下痛解。治疗首选的穴位是
   A. 三阴交、气海、足三里　　B. 三阴交、脾俞、胃俞
   C. 三阴交、中极、次髎　　D. 三阴交、肝俞、肾俞
   E. 三阴交、太溪、悬钟

B1 型题

   A. 带脉、中极、阴陵泉　　B. 三阴交、足三里、次髎
   C. 足三里、肝俞、脾俞　　D. 三阴交、足三里、关元
   E. 三阴交、中极、次髎、地机

5. 痛经实证，应选用
6. 痛经虚证，应选用

   A. 脾俞、气海　　B. 归来、地机　　C. 肾俞、太溪　　D. 血海、太冲　　E. 太冲、太溪

7. 痛经气血亏虚证，应加用的腧穴是
8. 痛经气滞血瘀证，应加用的腧穴是

【参考答案】
1. A　2. B　3. E　4. C　5. E　6. D　7. A　8. D

细目三　崩漏

【考点突破攻略】

要点一　崩漏的辨证要点

1. 病因病机　本病多与素体阳盛或劳倦思虑、饮食不节、房劳多产、七情内伤等产生的湿、热、瘀有关。病位在胞宫，与冲、任二脉及肝、脾、肾关系密切。多种原因导致的虚（脾、肾）、热和瘀，均可使子宫藏泻失常，使冲任不固，不能制约经血，从而导致崩漏的发生。

2. 主症　经血非时暴下，量多势急，经血色红质稠者多为实证；久崩久漏，淋漓难尽，经血色淡质稀者多为虚证。

3. 辨证分型　月经量多，色鲜红或深红，质稠，舌红，脉数者为血热；月经时多时少，色紫暗有块，舌暗，脉弦或涩者为血瘀；出血量多，色紫红而黏腻，兼带下量多，苔黄腻，脉濡数者为湿热；血色正常或有血块，兼时叹息，小腹胀痛，苔薄，脉弦者为气郁；月经量多，色淡质稀，苔白，脉沉弱者为脾虚；经血色淡质清，兼腰酸肢冷，舌淡，苔薄，脉沉细者为肾虚。

要点二 崩漏的治法

1. 实证 清热利湿，固经止血。取任脉、足太阴经穴为主。
2. 虚证 健脾补肾，固冲止血。取任脉及足太阴、足阳明经穴为主。

要点三 崩漏的选穴

1. 实证

[主穴] 关元、三阴交、隐白。

[方义] 关元为任脉与足三阴经交会穴，可通调冲任，固摄经血；三阴交为足三阴经交会穴，既可健脾调肝固肾，又可清泻三经的湿、热、瘀邪，邪除则脾可统血；隐白为脾经井穴，可健脾统血，是治疗崩漏的经验穴。

[配穴] 见下表。

分型	配穴	解析	妇科处方
血热	中极、血海	中极为膀胱经募穴，在脐下4寸，近子宫，腧穴所在，主治所及；血海针对血的问题	清热固经汤
血瘀	血海、膈俞	血海、膈俞为血瘀证常用穴	逐瘀止血汤
湿热	中极、阴陵泉	中极为膀胱经募穴，近子宫；阴陵泉为祛湿必用穴	—
气郁	膻中、太冲	膻中为气会；太冲为肝经原穴，疏肝理气	—

2. 虚证

[主穴] 气海、三阴交、肾俞、足三里。

[方义] 气海既是任脉穴，又为气之海，可补下元，固胞宫；三阴交为足三阴经交会穴，配合肾俞可补脾肾，固冲任；足三里为胃经合穴，善助气血化生，补气摄血。

[配穴] 见下表。

分型	配穴	解析	妇科处方
脾虚	百会、脾俞	脾俞为脾经背俞穴；百会能升阳举陷	固本止崩汤或固冲汤
肾虚	肾俞、太溪	肾俞为肾经背俞穴；太溪为肾经原穴	肾气虚用加减苁蓉菟丝子丸；肾阴虚用左归丸合二至丸或滋阴固气汤；肾阳虚用右归丸

要点四 崩漏的治疗操作

1. 基本刺灸方法
（1）实证：毫针刺，关元用平补平泻法，其余穴位用泻法，隐白艾炷灸。
（2）虚证：毫针补法，可灸。

2. 其他治疗
（1）耳针法：取内分泌、内生殖器、肾、子宫、卵巢。每次选2~4穴，毫针刺，或埋针法或压丸法。
（2）皮肤针法：取腰骶部相应背俞穴和夹脊穴以及下腹部任脉、肾经、脾经、带脉等，用皮肤针由上而下，循经叩刺至局部微出血，隔日1次。

[常考考点] 治疗崩漏取任脉、足太阴经穴为主；虚证取任脉及足太阴、足阳明经穴为主。崩漏的处方主穴及配穴。

【例题实战模拟】

A2型题

1.患者，女，24岁。经血不止15天，下血量多，色红，气味臭秽，口干喜饮，舌红苔黄，脉滑数。其治疗取穴是
　A.关元、公孙、三阴交、行间、阴陵泉　　B.关元、公孙、三阴交、隐白、太冲
　C.关元、公孙、三阴交、隐白、血海　　　D.关元、公孙、三阴交、隐白、内庭
　E.气海、三阴交、足三里、然谷、太溪

2.患者，女，36岁。经血淋漓不净30天，血色淡，质稀薄，伴面色萎黄，神疲肢倦，舌淡，苔白，脉沉细无力。除

气海、三阴交、足三里外，应加取

  A.肾俞、命门 B.然谷、太溪 C.百会、脾俞 D.隐白、血海 E.隐白、地机

B1 型题

  A.关元、三阴交、隐白 B.气海、三阴交、肝俞 C.气海、三阴交、足三里
  D.气海、三阴交、肾俞、足三里 E.隐白、血海、阴陵泉、关元

3.崩漏实证，应选取

4.崩漏虚证，应选取

【参考答案】

1.C 2.C 3.A 4.D

细目四 绝经前后诸证

【考点突破攻略】

要点一 绝经前后诸证的辨证要点

1.病因病机 本病与先天禀赋、情志所伤、劳逸失度、经孕产乳所伤等因素有关。病位在肾，与肝、脾、心关系密切。绝经前后，肾气渐衰，天癸将竭，脏腑功能逐渐衰退，则使机体阴阳失去平衡而出现诸多证候。

2.主症 月经紊乱，潮热出汗，心悸，情绪不稳定。

3.辨证分型 兼头晕耳鸣、失眠多梦、心烦易怒、烘热汗出、五心烦热、腰膝酸软、口干、小便黄、舌红、苔少、脉数者为肾阴虚；兼面色晦暗、精神萎靡、形寒肢冷、纳差腹胀、大便溏薄、尿意频数、舌淡、苔薄、脉沉细者为肾阳虚；兼头晕目眩、心烦易怒、烘热汗出、腰膝酸软、经来量多、舌质红、脉弦细而数者为肝阳上亢；兼形体肥胖、胸闷痰多、脘腹胀满、食少、浮肿、便溏、苔腻、脉滑者为痰气郁结。

要点二 绝经前后诸证的治法

滋补肝肾，调理冲任。取任脉、足太阴经穴及相应背俞穴为主。

要点三 绝经前后诸证的选穴

[主穴]肾俞、肝俞、太溪、气海、三阴交。

[方义]气海为任脉穴，可补益精气，调理冲任，益气固本；三阴交为肝、脾、肾三经交会穴，与肝俞、肾俞合用，可调补肝肾；太溪滋补肾阴。诸穴合用，气血自滋，冲任自调，神安志定。

[配穴]见下表。

分型	配穴	解析	妇科处方
肾阴虚	照海、阴谷	照海通阴跷脉，治失眠；阴谷为肾经合穴	左归丸合二至丸
肾阳虚	关元、命门	二穴皆固本培元，补肾散寒	右归丸
肝阳上亢	风池、太冲	风池祛外风，息内风；太冲为肝经原穴	—
痰气郁结	中脘、丰隆	中脘为胃经募穴，调生痰之源；化痰必用丰隆	—
烦躁失眠	心俞、神门	心俞为心经背俞穴；神门为心经原穴	—
纳少便溏	中脘、阴陵泉	中脘为胃经募穴，健运脾胃以化湿；祛湿必用阴陵泉	—

要点四 绝经前后诸证的治疗操作

1.基本刺灸方法 毫针补法或平补平泻法。

2.其他治疗

（1）耳针法：取内分泌、内生殖器、皮质下、肝、心、肾、交感、神门。每次选2～4穴，毫针刺或用埋针法、压丸法。

（2）电针法：取三阴交、太溪。针刺得气后，接电针仪，疏密波，弱刺激，每日1次。

[常考考点] 治疗绝经前后诸证取任脉、足太阴经穴及相应背俞穴为主。绝经前后诸证的处方主穴及配穴。

【例题实战模拟】

A1 型题

1. 绝经前后诸症治疗主取的经穴是
   A. 督脉、足太阴经穴及相应背俞穴
   B. 足太阳、足太阴经穴及相应背俞穴
   C. 足少阴、足太阴经穴及相应背俞穴
   D. 任脉、足太阳经穴及相应背俞穴
   E. 任脉、足太阴经穴及相应背俞穴

2. 痰气郁结型绝经前后诸证的治疗，除主穴外还应选用
   A. 中脘、丰隆 B. 照海、阴谷 C. 关元、命门 D. 风池、太冲 E. 中脘、阴陵泉

3. 肝阳上亢型绝经前后诸证的治疗，除主穴外还应选用
   A. 中脘、丰隆 B. 照海、阴谷 C. 关元、命门 D. 风池、太冲 E. 中脘、阴陵泉

A2 型题

4. 患者，女，51岁。月经紊乱，潮热出汗，心悸，情绪不稳定；兼面色晦暗，精神萎靡，形寒肢冷，纳差腹胀，大便溏薄，尿意频数，舌淡，苔薄，脉沉细。治疗除主穴外，还要选用
   A. 中脘、丰隆 B. 照海、阴谷 C. 关元、命门 D. 风池、太冲 E. 中脘、阴陵泉

【参考答案】
1. E 2. A 3. D 4. C

细目五 带下病

【考点突破攻略】

要点一　带下病的辨证要点

1. 病因病机　本病病位在胞宫，与带脉、任脉及脾、肾关系密切。感受湿邪、素体虚弱、饮食劳倦等导致脾虚运化失职或肾虚蒸腾失司，使湿邪伤及任、带二脉，任脉失固，带脉失约，以致带下量明显增多，色、质、味异常而为病。

2. 主症　带下量明显增多，色、质、味异常。

3. 辨证分型　带下量多，色黄或赤，质稠，有臭味，兼阴部瘙痒，为湿热下注；带下色白质黏无臭，绵绵不断，舌淡，苔薄，脉细者，为脾虚；带下清冷，稀薄如水，兼腰酸肢冷，舌淡，苔薄，脉沉细，为肾虚。

要点二　带下病的治法

利湿化浊，固摄带脉。取足少阳、足太阴经穴为主。

要点三　带下病的选穴

[主穴] 带脉、中极、白环俞、三阴交。

[方义] 带脉穴为足少阳、带脉二经交会穴，是带脉经气所过之处，能固摄带脉，调理经气；中极为任脉与足三阴经交会穴，可清利下焦，利湿化浊；白环俞属膀胱经，可助膀胱气化，利下焦湿热；三阴交调理肝、脾、肾，健脾利湿，固经止带。

[配穴] 见下表。

分型	配穴	解析	妇科处方
湿热下注	阴陵泉、水道、次髎	祛湿必用阴陵泉；水道属胃经，脐下3寸旁开2寸；次髎属膀胱经，对应第二骶孔，近子宫	止带方
脾虚	气海、足三里、脾俞	气海补气行气；足三里与脾俞可健脾	完带汤
肾虚	关元、肾俞、照海	关元固本培元；肾俞为肾经背俞穴；照海属肾经，通阴跷脉	内补丸
阴痒	蠡沟、太冲	肝经绕阴器。痒不离风。蠡沟为肝经络穴，太冲为原穴	—

要点四 带下病的治疗操作

1. 基本刺灸方法 毫针平补平泻法。

2. 其他治疗

（1）耳针法：取内分泌、内生殖器、肾、膀胱、三焦。每次取 2～4 穴，毫针刺或用埋针法、压丸法。

（2）艾灸法：取三阴交、中极、命门、神阙，温和灸，每穴 5～10 分钟，隔日 1 次。适用于脾虚、肾虚所致的带下。

[常考考点] 治疗带下病取足少阳、足太阴经穴为主。带下病的处方主穴。

【例题实战模拟】

A1 型题

1. 带下病主取的经穴是
   A. 足太阳、足太阴经穴   B. 足少阳、足太阴经穴   C. 足厥阴、足太阴经穴
   D. 足厥阴、足太阴经穴   E. 足厥阴经、任脉、督脉穴

2. 下列不属于带下病主穴的是
   A. 带脉   B. 中极   C. 白环俞   D. 三阴交   E. 子宫

A2 型题

3. 患者，女，34 岁。带下量多，色黄或赤，质稠，有臭味，兼阴部瘙痒，舌红，苔黄腻，脉滑数。治疗除主穴外，宜加用
   A. 阴陵泉、水道、次髎   B. 气海、足三里、脾俞   C. 关元、肾俞、照海
   D. 蠡沟、太冲   E. 足临泣、内庭、阴陵泉

B1 型题
   A. 阴陵泉、水道、次髎   B. 气海、足三里、脾俞   C. 关元、肾俞、照海
   D. 蠡沟、太冲   E. 足临泣、内庭、阴陵泉

4. 带下病脾虚证，宜加用
5. 带下病肾虚证，宜加用

【参考答案】
1. B 2. E 3. A 4. B 5. C

细目六 缺乳

【考点突破攻略】

要点一 缺乳的辨证要点

1. 病因病机 缺乳病位在乳房，胃经经过乳房，肝经至乳下，脾经行乳外，故本病与胃、肝、脾关系密切。乳汁由气血化生，赖肝气疏泄与调节，因而乳汁生化不足或乳络不畅均可导致乳少。

2. 辨证分型 产后乳少，乳房松软不胀，或乳腺细小者多属虚证；产后乳少，乳房胀满而痛，乳腺胀硬，或乳房虽松软，但躯体肥盛者多属实证。乳少汁稀，兼面色少华、倦怠乏力者为气血虚弱；乳少汁稠，兼胸胁胀满，情志抑郁者为肝郁气滞。

要点二 缺乳的治法

调理气血，疏通乳络。取局部腧穴、足阳明经穴为主。

要点三 缺乳的选穴

[主穴] 乳根、膻中、少泽。

[方义] 乳根疏通阳明经气而催乳；膻中为气会，调气通络而催乳；少泽为通乳之经验穴。三穴合用，共达催乳、通乳之功。

[配穴] 见下表。

分型	配穴	解析	妇科处方
气血虚弱	足三里、脾俞、胃俞	足三里为胃之下合穴；脾俞、胃俞为脾、胃经背俞穴，皆可化生气血	通乳丹
肝郁气滞	太冲、内关	太冲为肝经原穴，可疏肝理气；内关通阴维脉，常配公孙治胃、心、胸病证	下乳涌泉散

要点四　缺乳的治疗操作

1. 基本刺灸方法　乳根针尖向乳房基底部横刺至双乳微胀为佳；膻中向两侧乳房横刺 0.5～1 寸；少泽点刺出血。气血不足者可加灸。

2. 其他治疗

（1）耳针法：取内分泌、交感、胸、肝、脾。每次取 2～4 穴，毫针刺或用埋针法、压丸法。

（2）艾灸法：取膻中、乳根，温和灸，每穴 10～20 分钟，每日 1～2 次。

[常考考点] 治疗缺乳取局部腧穴、足阳明经穴为主。缺乳的处方主穴及配穴。

【例题实战模拟】

A1 型题

1. 缺乳应选择的主穴是

　　A. 乳根、膻中、少泽　　B. 足三里、脾俞、胃俞　　C. 太冲、内关

　　D. 乳根、足三里、少泽　　E. 三阴交、膻中、少泽

A2 型题

2. 患者，女，28 岁。产后泌乳量少质稀，乳房柔软无胀感，面色苍白，神疲乏力，舌淡，苔薄白，脉细。除乳根、膻中、少泽外，应加取

　　A. 太冲、内关　　B. 足三里、脾俞　　C. 肝俞、膈俞　　D. 中脘、天枢　　E. 期门、太冲

3. 蒋某，女，29 岁。产后乳汁分泌量过少，乳房胀满疼痛，身有微热，脘痞食少，舌质红，苔薄黄。治疗时应选取

　　A. 任脉经穴为主　　B. 足阳明经穴为主　　C. 手太阳经穴为主

　　D. 手少阳经穴为主　　E. 局部腧穴及足阳明经穴为主

B1 型题

　　A. 乳根、膻中、少泽　　B. 足三里、脾俞、胃俞　　C. 太冲、内关

　　D. 乳根、足三里、少泽　　E. 三阴交、膻中、少泽

4. 缺乳气血虚弱证，应配取的穴是

5. 缺乳肝郁气滞证，应配取的穴是

【参考答案】

1. A　2. B　3. E　4. B　5. C

细目七　遗尿

【考点突破攻略】

要点一　遗尿的辨证要点

1. 病因病机　本病病位在膀胱，与任脉及肾、肺、脾、肝关系密切。多由禀赋不足、病后体弱，导致肾气不足，下元虚冷，膀胱约束无力，或病后脾肺气虚，水道制约无权，因而发生遗尿。另外，肝经热郁化火，也可迫注膀胱而致遗尿。

2. 主症　睡中经常遗尿，多则一夜数次，醒后方觉。

3. 辨证分型　兼神疲乏力，面色苍白，肢凉怕冷，舌淡者为肾气不足；睡后遗尿，少气懒言，食欲不振，大便溏薄，自汗出，舌淡，苔薄，脉细无力者为脾肺气虚；遗出之尿，量少味臊，性情急躁，面赤唇红，或夜间龂齿，唇红，苔黄，

脉数有力者为肝经郁热。

要点二 遗尿的治法

调理膀胱，温肾健脾。取任脉、足太阴经穴及膀胱的背俞穴、募穴为主。

要点三 遗尿的选穴

[主穴] 关元、中极、膀胱俞、三阴交。

[方义] 关元为任脉与足三阴经交会穴，培补元气，固摄下元；中极、膀胱俞为膀胱之俞募配穴，可振奋膀胱气化功能；三阴交为足三阴经交会穴，可通调肝、脾、肾三经经气，健脾益气，益肾固本而止遗尿。

[配穴] 见下表。

分型	配穴	解析	儿科处方
肾气不足	肾俞、命门、太溪	肾俞为肾经背俞穴；太溪为肾经原穴；命门近肾	菟丝子散
肺脾气虚	肺俞、气海、足三里	肺俞为肺经背俞穴；气海补气行气；足三里化生气血	补中益气汤合缩泉丸
肝经郁热	行间、阳陵泉	行间为肝经荥穴，荥主身热；肝胆互为表里，阳陵泉为胆经合穴、筋会	龙胆泻肝汤
夜梦多	百会、神门	脑为神明之府，百会近脑；神门为心经原穴，心主神明	—

要点四 遗尿的治疗操作

1.基本刺灸方法 毫针补法或平补平泻法，可灸。下腹部穴位针尖向下斜刺，以针感到达前阴部为佳。

2.其他治疗

（1）耳针法：取肾、膀胱、皮质下、尿道、脑点。每次取2～4穴，毫针刺或用埋针法、压丸法。

（2）皮肤针法：取夹脊穴、气海、关元、中极、膀胱俞、八髎、肾俞、脾俞。叩刺至局部皮肤潮红，也可叩刺后加拔火罐。

（3）穴位贴敷法：取神阙。煅龙牡、覆盆子、肉桂各30g，生麻黄10g，冰片6g，共研细末。每次取5～10g，用醋调成饼状，贴于脐部，夜敷昼揭。

[常考考点] 治疗遗尿取任脉、足太阴经穴及膀胱的背俞穴、募穴为主。遗尿的处方主穴及配穴。

【例题实战模拟】

A1 型题

1.遗尿应选择的主穴是
　A.关元、中极、膀胱俞、三阴交　　B.肾俞、命门、太溪　　C.肺俞、气海、足三里
　D.行间、阳陵泉　　　　　　　　　E.百会、神门

2.治疗遗尿伴夜梦多，除主穴外，应加取
　A.肾俞、内关　B.肾俞、肺俞　C.肺俞、足三里　D.百会、神门　E.脾俞、内关

A2 型题

3.患者，男，5岁。睡中遗尿，面色苍白，精神疲乏，畏寒，舌淡，脉沉细。针灸治疗本病，除主穴外，还应加用
　A.肺俞　B.肾俞　C.曲骨、阴陵泉　D.百会、神门　E.肝俞、太冲

4.患儿，男，7岁。睡中遗尿，白天小便频而量少，劳累后遗尿加重，面白气短，食欲不振，大便易溏，舌淡苔白，脉细无力。治疗除取主穴外，还应选用的是
　A.神门、阴陵泉、胃俞　B.气海、肺俞、足三里　C.次髎、水道、三阴交
　D.百会、神门、内关　　E.关元、肾俞、关元

B1 型题

　A.肾俞、命门、太溪　B.肺俞、气海、足三里　C.阳陵泉、行间
　D.百会、神门　　　　E.四神聪、列缺

5.遗尿肾气不足证，应加用

6. 遗尿肺脾气虚证，应加用

【参考答案】

1. A 2. D 3. B 4. B 5. A 6. B

细目八 小儿多动症

【考点突破攻略】

要点一 小儿多动症的辨证要点

小儿多动症是指儿童智力正常或基本正常，但有不同程度的注意力涣散、活动过多、情绪不稳、冲动任性、自我控制能力差、学习困难等症状。

1. 病因病机 其发病与先天禀赋不足、后天失养、外伤瘀滞或情志失调等因素有关。病位在心、脑，与肝、脾、肾关系密切。基本病机是髓海空虚，元神失养；或气血不足，心神失养。

2. 主症 注意力不集中、活动过多、情绪不稳、冲动任性，伴有不同程度的学习困难，但智力正常或基本正常。

3. 辨证分型 兼急躁易怒，多动多语，五心烦热，盗汗多梦，舌红，苔黄，脉细数者，为阴虚阳亢；兼精神疲倦，记忆力差，面色无华，遗尿，纳少便溏，舌淡，苔白，脉细缓者，为心脾两虚。

要点二 小儿多动症的治法

调和阴阳，安神定志。取督脉及手少阴、手厥阴经穴为主。

要点三 小儿多动症的选穴

[主穴] 印堂、四神聪、太溪、风池、神门、内关。

[方义] 印堂为督脉穴，有宁心安神之效；四神聪位于头部，可安神定志，益智健脑；太溪为肾经原穴，填精生髓，育阴潜阳；风池镇肝潜阳；神门为心之原穴，内关为心包之络，合用可宁心镇定安神。

[配穴] 见下表。

分型	配穴	解析	儿科处方
阴虚阳亢	三阴交、太冲	三阴交为足三阴经交会穴，可通调肝、脾、肾三经经气；太冲为肝经原穴，可疏肝理气	杞菊地黄丸
心脾两虚	心俞、脾俞	心俞、脾俞分别是心经、脾经的背俞穴	归脾汤合甘麦大枣汤
烦躁不安	照海、神庭	照海属肾经，又通阴跷脉	—
记忆力差	悬钟	悬钟为髓会，有滋肾填精，以求治本的作用	—
盗汗	阴郄、复溜	阴郄为手少阴经郄穴，可活血、缓急、止痛，用治心痛、心悸、惊恐等心疾；复溜为肾经经穴，滋肾阴，治盗汗等津液输布失调病证	—
纳少	中脘、足三里	中脘为胃经募穴，可健运脾胃；足三里补益气血	—
遗尿	中极、膀胱俞	中极、膀胱俞为膀胱之俞募配穴，可振奋膀胱气化功能	—

要点四 小儿多动症的治疗操作

1. 基本刺灸方法 毫针刺，虚补实泻。

2. 其他治疗

（1）耳针法：取脑干、心、肝、肾、皮质下、肾上腺、交感、枕。每次取2～4穴，毫针刺或用埋针法、压丸法。

（2）皮肤针法：取夹脊穴（C_7～T_{10}）、百会、印堂、三阴交、阳陵泉。轻叩，以皮肤潮红为度，每日1次。

（3）头针法：取顶颞前斜线、额中线、顶中线、顶旁1线、顶旁2线、颞前线。头针常规针刺，隔日1次。

【例题实战模拟】

A1 型题

1. 小儿多动症的治疗主取的经穴是
   A. 任脉及手少阴、手厥阴经穴　　B. 督脉及手少阴、手厥阴经穴　　C. 督脉及手厥阴、足厥阴经穴
   D. 督脉及手少阴、手厥阴经穴　　E. 任脉及足厥阴、手厥阴经穴

2. 多动症患儿兼有遗尿者，常用的配穴是
   A. 照海、神庭　　B. 悬钟　　C. 阴郄、复溜　　D. 中脘、足三里　　E. 中极、膀胱俞

3. 小儿多动症治疗的取穴是
   A. 印堂、四神聪、太溪、风池、神门、内关　　B. 关元、中极、膀胱俞、三阴交
   C. 水沟、百会、后溪、内关、涌泉　　D. 百会、印堂、四神聪、内关、太溪、悬钟
   E. 百会、印堂、水沟、内关、神门、太冲

A2 型题

4. 患儿，8 岁。注意力不集中，活动过多，情绪不稳，冲动任性，伴有不同程度的学习困难，兼急躁易怒，多动多语，五心烦热，盗汗多梦，舌红，苔黄，脉细数。除主穴外，还可加用
   A. 三阴交、太冲　　B. 心俞、脾俞　　C. 照海、神庭　　D. 阴郄、复溜　　E. 中脘、足三里

5. 患儿，10 岁。注意力不集中，活动过多，情绪不稳，冲动任性，伴有不同程度的学习困难，兼精神疲倦，记忆力差，面色无华，遗尿，纳少便溏，舌淡，苔白，脉细缓。除主穴外，还可加用
   A. 三阴交、太冲　　B. 心俞、脾俞　　C. 照海、神庭　　D. 阴郄、复溜　　E. 中脘、足三里

【参考答案】

1. B　2. E　3. A　4. A　5. B

第三十单元　皮外伤科病证的针灸治疗

细目一　瘾疹

【考点突破攻略】

要点一　瘾疹的辨证要点

1. 病因病机　瘾疹病位在肌肤腠理，与感受风邪及脏腑气血盛衰关系密切。腠理不固，风邪入侵；或因体质素虚，食用鱼虾荤腥食物，致胃肠积热，复感风邪，均可使邪郁腠理而发病。基本病机是营卫失和，邪郁腠理。本病以实证多见，也有虚实夹杂之证。

2. 主症　瘾疹起病急骤，皮肤突发瘙痒不止，可见大小不等、形状各异的风团，融合成片或孤立散在，淡红或白色，边界清楚，此伏彼起，一日之内发作数次者，病情较急；反复发作，缠绵不愈，风团时多时少时无者，病情较缓。

3. 辨证分型　风团色红，灼热剧痒，遇热加重，舌红，苔薄黄，脉浮数者为风热犯表；风团色白，遇风寒加重，舌淡，苔薄白，脉浮紧者为风寒束表；风团色红，脘腹疼痛，恶心呕吐，舌红，苔黄腻，脉滑数者为胃肠积热；瘾疹反复发作，午后或夜间加剧，口干，舌红，少苔，脉细数无力者为血虚风燥。

要点二　瘾疹的治法

疏风和营。取手阳明、足太阴经穴为主。

要点三　瘾疹的处方

[主穴] 曲池、合谷、血海、膈俞、委中、三阴交。

[方义] 曲池、合谷属于手阳明经穴，与肺经相表里，可通经络、行气血、疏风清热；血海、膈俞、委中合用意在

"治风先治血，血行风自灭"，两组穴位相配能疏风、活血、止痒；三阴交属足太阴经，乃足三阴经之交会穴，可养血活血、润燥祛风止痒。

［配穴］见下表。

分型	配穴	解析	外科处方
风热犯表	大椎、风门	大椎为泄热常用穴；风门是祛风常用穴	消风散
风寒束表	风门、肺俞	风门是祛风常用穴；肺俞为肺经背俞穴，卫表为肺所主	麻黄桂枝各半汤
胃肠积热	天枢、足三里	天枢为大肠经募穴；足三里为胃之下合穴	防风通圣散
血虚风燥	脾俞、足三里	二者可化生气血，治风先治血，血行风自灭	当归饮子
呼吸困难	天突	天突在锁骨上窝，扼守气管出入门户	—
恶心呕吐	内关	内关为心包经络穴，通阴维脉，善治胃、心、胸病证，是<u>止呕要穴</u>	—

要点四　瘾疹的治疗操作

1.基本刺灸方法　毫针泻法。膈俞可点刺出血。风寒束表者可灸，血虚风燥者只针不灸。

2.其他治疗

（1）皮肤针法：取曲泽、曲池、大椎、风门、血海、夹脊等穴。中度刺激，至皮肤充血或隐隐出血为度。

（2）拔罐法：取神阙穴，选用大号玻璃罐，先留罐5分钟，起罐后再拔5分钟，如此反复拔3次。也可以用闪罐法拔至穴位局部充血。

（3）耳针法：取肺、胃、肠、肝、肾、肾上腺、神门、风溪。毫针浅刺，中度刺激。也可在耳背静脉放血数滴，或用埋针法、压丸法。

［常考考点］治疗瘾疹取手阳明、足太阴经穴为主。瘾疹的处方主穴及配穴。

【例题实战模拟】

A1型题

1.治疗瘾疹的主穴是
　　A.曲池、合谷、血海、膈俞、三阴交　　B.太冲、内关、血海、膈俞、三阴交
　　C.曲池、合谷、足三里、膈俞、三阴交　D.风池、合谷、血海、膈俞、三阴交
　　E.内关、合谷、血海、足三里、三阴交

2.治疗瘾疹风热犯肺证的配穴是
　　A.大椎、风门　　B.风门、肺俞　　C.天枢、足三里　　D.脾俞、足三里　　E.内关

A2型题

3.患者，女，20岁。食海鲜后皮肤出现大小不等、形状不一的风团，高起皮肤，边界清楚，色红，瘙痒，伴恶心、肠鸣泄泻，舌红，苔黄腻，脉滑数。除曲池、合谷、血海、膈俞、委中外，还应加取
　　A.外关、风池　　B.足三里、天枢　　C.三阴交、天枢　　D.足三里、大横　　E.三阴交、风池

4.患者，女，21岁。食鱼虾后皮肤出现片状风团，瘙痒异常。治疗取神阙穴，应采用的操作方法是
　　A.针刺　　B.隔盐灸　　C.拔罐　　D.隔姜灸　　E.艾条灸

B1型题

　　A.大椎、风门　　B.肺俞、风门　　C.天枢、足三里　　D.脾俞、足三里　　E.曲池、内关

5.瘾疹血虚风燥证，加用

6.瘾疹风热犯表证，加用

【参考答案】

1.A　2.A　3.B　4.C　5.D　6.A

细目二 蛇串疮

【考点突破攻略】

要点一 蛇串疮的辨证要点

1.病因病机 本病病位在肌肤腠理，主要与肝、脾相关。多由于情志内伤，肝经郁热，热溢皮肤，或脾虚生湿，感染毒邪，湿热火毒蕴结肌肤而成。年老体弱者，常因血虚肝旺，气血凝滞，而致疼痛剧烈，病程迁延。本病以实证多见，也有本虚标实之证。

2.主症 初起时患部皮肤灼热刺痛、发红，继则出现簇集性粟粒大小丘状疱疹，多呈带状排列，多发生于身体一侧，以腰、胁部最为常见。疱疹消失后部分患者可遗留疼痛，可持续数月或更久。

3.辨证分型 皮损鲜红，疱壁紧张，灼热刺痛，兼口苦，烦躁易怒，苔黄，脉弦滑数者为肝胆火盛；皮损色淡，疱壁松弛，兼胸脘痞满，纳差，舌红，苔黄腻，脉濡数者为脾胃湿热；皮疹消退后局部仍疼痛不止，或见有色素沉着，兼心烦不寐，舌紫暗，苔薄白，脉弦细者为瘀血阻络。

要点二 蛇串疮的治法

泻火解毒，清热利湿。取<u>局部阿是穴及相应夹脊穴</u>为主。

要点三 蛇串疮的选穴

[主穴] 局部阿是穴、相应夹脊穴。

[方义] 局部阿是穴围刺或点刺拔罐，可引火毒外出。本病是疱疹病毒侵害神经根所致，取相应的夹脊穴，直针毒邪所留之处，可泻火解毒，通络止痛。

[配穴] 见下表。

分型	配穴	解析	外科处方
肝胆火盛	行间、侠溪	荥主身热，行间为肝经荥穴，侠溪为胆经荥穴	龙胆泻肝汤
脾胃湿热	阴陵泉、内庭	荥主身热，内庭为胃经荥穴，可清胃热；阴陵泉是除湿必用穴	除湿胃苓汤
瘀血阻络	血海、三阴交	血海、膈俞为血瘀常用穴；三阴交亦为化瘀常用穴	柴胡疏肝散合桃红四物汤
便秘	天枢	天枢为大肠经募穴，对胃肠功能有双向调节作用	—
心烦	神门	神门为心经原穴	—

要点四 蛇串疮的治疗操作

1.基本刺灸方法 毫针泻法，强刺激。皮损局部阿是穴用围针法，即在疱疹带的头、尾各刺一针，两旁则根据疱疹带的大小选取数点，向疱疹带中央沿皮平刺。

2.其他治疗

（1）皮肤针法：取局部阿是穴，中、重度叩刺，使出血。并可加用艾条熏灸或加拔罐治疗。适用于疱疹后期，遗留疼痛者。

（2）刺络拔罐法：取疱疹处及周围皮肤，用三棱针刺破疱疹，使疱内液体流出，并拔火罐，令出血。

（3）耳针法：取胰胆、肝、肾上腺、神门，毫针刺或用埋针法、压丸法。

[常考考点] 治疗蛇串疮取局部阿是穴及相应夹脊穴为主。蛇串疮的处方主穴及配穴。

【例题实战模拟】

A1型题

1.治疗蛇串疮的主穴是

　　A.曲池、血海　　B.局部阿是穴、夹脊穴　　C.太冲、三阴交　　D.血海、内庭　　E.大椎、曲池

A2 型题

2. 患者，男，50岁。右额面部束带状刺痛5天，局部皮肤潮红，皮疹呈簇状水疱，排列如带状，小便黄，大便干，舌红苔薄黄，脉弦。治疗除取血海、三阴交、太冲外，还应加取

　　A. 曲池、合谷、大椎　　B. 外关、合谷、侠溪　　C. 尺泽、合谷、大椎
　　D. 风池、合谷、膈俞　　E. 曲池、合谷、天枢

3. 患者，女，45岁。2天前感觉胁肋部皮肤灼热疼痛，皮色发红，继则出现簇集性粟粒状大小丘状疱疹，呈带状排列，兼见口苦、心烦、易怒，脉弦数。治疗除取主穴外，还应选用的是

　　A. 大椎、曲池、合谷　　　B. 行间、侠溪、阳陵泉　　C. 血海、隐白、内庭
　　D. 足三里、阴陵泉、阳陵泉　　E. 内庭、曲池、太白

B1 型题

　　A. 手阳明、足阳明经穴　　B. 手阳明、足太阴经穴　　C. 局部阿是穴、相应夹脊穴
　　D. 足阳明、足太阴经穴　　E. 足阳明、手太阴经穴

4. 针灸治疗瘾疹，应主选的是
5. 针灸治疗蛇串疮，应主选的是

【参考答案】

1. B　2. E　3. B　4. B　5. C

细目三　神经性皮炎

【考点突破攻略】

要点一　神经性皮炎的辨证要点

1. 病因病机　本病病位在肌肤腠理络脉，与肺、肝关系密切。多与情志不遂、风热侵袭、过食辛辣等因素有关。基本病机是风热外袭或郁火外窜肌肤，化燥生风，肌肤失养。本病以实证多见，也有虚实夹杂之证。

2. 主症　①皮损多为圆形或多角形的扁平丘疹，融合成片；②剧烈瘙痒；③皮损肥厚，皮沟加深，皮嵴隆起，极易苔藓化。

3. 辨证分型　发病初期，仅有瘙痒而无皮疹，或丘疹呈正常皮色或红色，食辛辣食物加重，舌红，苔薄黄，脉浮数者为风热侵袭；兼心烦易怒，每因情志刺激后诱发或加重，舌红，苔薄黄，脉弦者为肝郁化火；病久丘疹融合成片，皮肤增厚，干燥粗糙，色素沉着，或有灰白鳞屑，夜间瘙痒加剧，舌淡，苔白，脉细者为血虚风燥。

要点二　神经性皮炎的治法

祛风止痒，清热润燥。取局部阿是穴及手阳明、足太阴经穴为主。

要点三　神经性皮炎的选穴

[主穴]　阿是穴、曲池、合谷、血海、膈俞。
[方义]　取阿是穴宣通局部气血，使肌肤得以濡养，祛风泻火，化瘀止痒；曲池、合谷为阳明经穴，可和血通络，祛风止痒；"治风先治血，血行风自灭"，故取调理血分之要穴血海、膈俞凉血养血活血，濡润肌肤。
[配穴]　见下表。

分型	配穴	解析	外科处方
风热侵袭	外关、风池	风池祛外风，息内风；外关为三焦经络穴，通阳维脉	消风散
肝郁化火	太冲、肝俞	太冲为肝经原穴，疏肝平肝；肝俞为肝经背俞穴	龙胆泻肝汤
血虚风燥	脾俞、三阴交、足三里	脾俞、足三里化生气血；三阴交为足三阴经交汇处，可滋阴、活血	当归饮子

要点四　神经性皮炎的治疗操作

1. 基本刺灸方法　阿是穴毫针围刺，针尖沿病灶基底部皮下向中心平刺。余穴毫针虚补实泻法。

2. 其他治疗

（1）皮肤针法：取阿是穴，轻者中度叩刺，以微有血点渗出为度；角化程度严重者重度叩刺，渗血较多为宜。

（2）耳针法：取肺、神门、肾上腺、皮质下、内分泌、肝。毫针刺，中等刺激强度，或用埋针法、压丸法。

[常考考点] 治疗神经性皮炎取局部阿是穴及手阳明、足太阴经穴为主。神经性皮炎的处方主穴及配穴。

【例题实战模拟】

A1 型题

1. 神经性皮炎的治疗主取的经穴是
   A. 背俞穴及手阳明、足太阴经穴　　B. 局部阿是穴及手阳明、足太阴经穴
   C. 局部阿是穴及手太阴、足太阴经穴　　D. 局部阿是穴及手阳明、足阳明经穴
   E. 局部阿是穴及手太阴、足阳明经穴

2. 下列不属于神经性皮炎治疗主穴的是
   A. 阿是穴　　B. 曲池　　C. 合谷　　D. 血海　　E. 肺俞

A2 型题

3. 患者，男，33岁。发病初期，身上丘疹呈红色，食辛辣食物加重，舌红，苔薄黄，脉浮数。除主穴外，常配用的是
   A. 外关、风池　　B. 太冲、肝俞、脾俞　　C. 三阴交、足三里
   D. 阴陵泉、内庭　　E. 血海、三阴交

B1 型题

A. 外关、风池　　B. 太冲、肝俞　　C. 脾俞、三阴交、足三里
D. 曲池、内关　　E. 风池、太冲

4. 神经性皮炎肝郁化火证，宜加用
5. 神经性皮炎血虚风燥证，宜加用

【参考答案】
1. B　2. E　3. A　4. B　5. C

细目四　乳癖

【考点突破攻略】

要点一　乳癖的辨证要点

1. 病因病机　本病病位在乳房部，与胃、肝关系密切。多因情志内伤、忧思恼怒，导致肝脾郁结，气血逆乱，痰浊内生，阻于乳络而成。足阳明胃经过乳房，足厥阴肝经至乳下，故乳癖与足厥阴肝经、足阳明胃经关系密切。基本病机为气滞痰凝，冲任失调。病性以实证多见，也有虚实夹杂之证。

2. 辨证分型　乳房肿块和胀痛随喜怒消长，兼急躁易怒，经行不畅，舌红，苔薄黄，脉弦滑者为肝郁气滞；乳房肿块胀痛，兼胸闷不舒，恶心欲呕，苔腻，脉滑者为痰浊凝结；乳房肿块和疼痛在月经前加重，兼腰酸乏力，月经失调，色淡量少，舌淡，脉沉细者为冲任失调。

要点二　乳癖的治法

理气化痰，调理冲任。取局部腧穴、足阳明、足厥阴经穴为主。

要点三　乳癖的选穴

[主穴] 膻中、乳根、屋翳、期门、足三里、太冲。

[方义] 本病病位在乳房，涉及肝、胃经。乳根、屋翳位于乳房局部，属胃经，可通调阳明经气；期门邻近乳房，为肝之募穴，疏肝气，调冲任；膻中为气会，合期门可宽胸理气，散结化滞；循经远取足三里、太冲，分别疏通胃经、肝经气机。诸穴合用，可使痰化结散。

[配穴] 见下表。

分型	配穴	解析	外科处方
肝郁气滞	肝俞、内关	肝俞为肝经背俞穴；内关为心包经络穴，通阳维脉，同名经取穴	逍遥蒌贝散
痰浊凝结	丰隆、中脘	化痰必用丰隆；中脘为胃经募穴，腑会，运脾胃以消生痰之源	—
冲任失调	关元、肝俞、肾俞	关元固本培元；肝俞、肾俞为肝、肾经之背俞穴	二仙汤合四物汤

要点四　乳癖的治疗操作

1. 基本刺灸方法　毫针泻法。膻中向患侧乳房横刺；乳根向上刺入乳房底部；屋翳、期门沿肋间隙向外斜刺。诸穴不可直刺、深刺，以免伤及内脏。

2. 其他治疗

（1）耳针法：取内分泌、神门、乳腺、卵巢、肝，毫针中度刺激，或用埋针法、压丸法。

（2）电针法：取乳根、屋翳，给予弱刺激。

[常考考点] 治疗乳癖取局部腧穴及足阳明、足厥阴经穴为主。乳癖的处方主穴及配穴。

【例题实战模拟】

A1 型题

1. 乳癖的治疗主取的经穴是

　　A. 局部腧穴及足阳明、足太阴经穴　　B. 局部腧穴及足阳明、足少阴经穴

　　C. 局部腧穴及足太阴、足厥阴经穴　　D. 局部腧穴及足阳明、足厥阴经穴

　　E. 局部腧穴及足少阴、足厥阴经穴

2. 乳癖的针刺治疗常用的腧穴是

　　A. 乳根、膻中、少泽　　　　　　　　B. 膻中、乳根、屋翳、期门、足三里、太冲

　　C. 膻中、乳根、屋翳、期门、三阴交、太冲　　D. 膻中、乳根、少泽、期门、足三里、太冲

　　E. 膻中、乳根、屋翳、期门、足三里、太溪

A2 型题

3. 患者，女，34 岁。乳房肿块和胀痛随喜怒消长，兼急躁易怒，经行不畅，舌红，苔薄黄，脉弦。治疗除主穴外，还应加用

　　A. 太冲、内关　　　　B. 丰隆、中脘　　C. 关元、肝俞、肾俞

　　D. 足三里、脾俞、胃俞　　E. 肝俞、内关

4. 患者，女，42 岁。乳房肿块胀痛，兼胸闷不舒，恶心欲呕，苔腻，脉滑。治疗除主穴外，还应加用

　　A. 太冲、内关　　　　B. 丰隆、中脘　　C. 关元、肝俞、肾俞

　　D. 足三里、脾俞、胃俞　　E. 肝俞、内关

【参考答案】

1. D　2. B　3. E　4. B

细目五　颈椎病

【考点突破攻略】

要点一　颈椎病的辨证要点

1. 病因病机　本病与伏案久坐、跌仆损伤、外邪侵袭或年迈体弱、肝肾不足等有关。颈部感受风寒，阻痹气血，或劳作过度、外伤，损及筋脉，气滞血瘀，或年老肝血亏虚、肾精不足，筋骨失养，皆可使颈部经络气血不利，不通则痛。本病病位在颈部筋骨，与督脉，手足太阳、少阳经脉关系密切。基本病机是筋骨受损，经络气血阻滞不通。

2. 主症　头枕、颈项、肩背、上肢等部位疼痛以及进行性肢体感觉和运动功能障碍。

3. 辨证分型　根据疼痛部位进行辨证：颈项肩臂放射性疼痛麻木，或伴有拇指、食指、中指麻木者为手阳明经证；

以颈项后枕部疼痛，颈部僵紧不舒者为督脉、足太阳经证。

有明显的受寒史，遇寒痛增者为外邪内侵；有颈部外伤或劳作过度史，痛如针刺者为气滞血瘀；颈肩部酸痛，兼眩晕乏力者为肝肾不足。

要点二　颈椎病的治法

通经止痛。取局部腧穴和手足三阳经穴、督脉穴为主。

要点三　颈椎病的选穴

[主穴] 颈夹脊、天柱、风池、曲池、悬钟、阿是穴。

[方义] 颈夹脊能疏调局部筋骨；天柱疏通太阳经气；风池疏通少阳经气；曲池疏通阳明经气；悬钟为髓会，有滋肾壮骨，以求治本的作用；阿是穴调节局部筋脉。诸穴配伍，疏导太阳、阳明、少阳及督脉经气，共奏通经止痛之功。

[配穴] 见下表。

分型	配穴	解析
手太阳经证	申脉	申脉属足太阳经，又通阳跷脉，故治足太阳经病
阳明经证	合谷	合谷为手阳明经原穴
督脉、足太阳经证	后溪	后溪通督脉
外邪内侵	合谷、列缺	合谷为大肠经原穴；列缺为肺经络穴，通任脉，原络配合
气滞血瘀	膈俞、合谷	膈俞、血海为瘀血证常用穴；合谷有时可活血
肝肾不足	肝俞、肾俞	肝俞、肾俞为肝、肾经背俞穴
上肢麻痛	合谷、手三里	二者皆手阳明经腧穴，经络所行，主治所及
头晕头痛	百会或四神聪	腧穴所在，主治所及
恶心呕吐	中脘、内关	内关通阴维脉，善治胃、心、胸之病证；中脘为胃经募穴、腑会
耳鸣耳聋	听宫、外关	腧穴所在，主治所及

要点四　颈椎病的治疗操作

1. 基本刺灸方法　夹脊穴宜直刺或向颈椎斜刺，得气后行平补平泻法。余穴用泻法。

2. 其他治疗

（1）刺络拔罐法：取局部压痛点。适用于外邪内侵证和气滞血瘀证者。

（2）穴位注射法：取局部压痛点，选当归注射液或维生素 B_{12} 注射液或 0.1% 利多卡因注射液，每穴注射1mL，隔日1次。

（3）电针法：参考基本治疗取穴，每次选2～3对穴位，用连续波或疏密波，每日1次

[常考考点] 治疗颈椎病取局部腧穴和手足三阳经穴、督脉穴为主。颈椎病的处方主穴和配穴。

【例题实战模拟】

A1 型题

1. 颈椎病的主穴是

　　A. 外劳宫、天柱、阿是穴、后溪、悬钟

　　B. 肩髃、肩髎、肩贞、阿是穴、阳陵泉、条口透承山

　　C. 肩前、肩髎、肩贞、阿是穴、阳陵泉、条口透承山

　　D. 颈夹脊、天柱、风池、曲池、悬钟、阿是穴

　　E. 颈夹脊、天柱、风池、曲池、后溪、阿是穴

2. 针灸治疗颈椎病，除阿是穴、颈夹脊、天柱外，还应选用

　　A. 合谷、曲池、申脉　　B. 风池、曲池、悬钟　　C. 肩髃、外关、养老

　　D. 合谷、曲池、列缺　　E. 肩髃、风府、太溪

A2 型题

3. 患者，女，45岁。受寒后出现颈项、肩背、上肢等部位疼痛，遇寒痛增，并有进行性肢体感觉和运动功能障碍，舌质淡，苔白，脉弦紧。治疗除主穴外，还应加用

  A.合谷、列缺 B.膈俞、合谷 C.肝俞、肾俞 D.合谷、手三里 E.中脘、内关

B1 型题

  A.申脉 B.外关 C.合谷 D.后溪 E.劳宫

4. 颈椎病患者，病在太阳经，应选用的配穴是
5. 颈椎病患者，病在阳明经，应选用的配穴是

【参考答案】

1.D 2.B 3.A 4.A 5.C

细目六　落枕

【考点突破攻略】

要点一　落枕的辨证要点

1. 病因病机　落枕常与睡眠姿势不正，或枕头高低不适，或因负重颈部过度扭转，或寒邪侵袭颈背部等因素有关。本病病位在颈项部经筋，与督脉、手足太阳和足少阳经密切相关。基本病机是经筋受损，筋络拘急，气血阻滞不通。本病属于实证。

2. 辨证分型　根据疼痛部位进行经络辨证：项背部强痛，低头加重，项背部压痛明显者，为督脉与太阳经证；颈肩部疼痛，头部歪向患侧，颈肩部压痛明显者，为少阳经证。

有明显的感受风寒史，颈项疼痛重着，或伴恶寒发热、头痛者为风寒袭络；颈项部刺痛，固定不移，且有明显的夜卧姿势不当或颈项外伤史者为气滞血瘀。

要点二　落枕的治法

疏经活络，调和气血。取<u>局部阿是穴和手太阳、足少阳经穴</u>为主。

要点三　落枕的选穴

[主穴] 外劳宫、天柱、阿是穴、后溪、悬钟。

[方义] 外劳宫是治疗落枕的经验穴；天柱、阿是穴舒缓局部筋脉；后溪能够疏调督脉、太阳经脉气血；悬钟疏调少阳经脉气血。诸穴远近相配，共奏疏调颈部气血、缓急止痛之效。

[配穴] 见下表。

分型	配穴	解析
督脉、太阳经证	大椎、束骨	大椎属督脉，近颈部；束骨为膀胱经输穴，在脚部，二者为远近配穴
少阳经证	外关、肩井	肩井属足少阳胆经，且临近病位所在之颈项部；外关属少阳三焦经，属经脉所述，主治所及
风寒袭络	风池、合谷	风池祛外风，息内风；合谷疏风散寒
气滞血瘀	内关、合谷	内关需特殊记忆；合谷为行气止痛要穴
肩痛	肩髃	肩髃在肩峰前下方凹陷处，属大肠经，腧穴所在，主治所及
背痛	天宗	在肩胛冈中点与肩胛骨下角连线上 1/3 与下 2/3 交点凹陷处，属小肠经

要点四　落枕的治疗操作

1. 基本刺灸方法　毫针泻法。先刺远端外劳宫、后溪、悬钟，持续捻转，嘱患者慢慢活动颈部，一般颈项疼痛立即缓解，再针刺局部腧穴。风寒袭络者可局部配合艾灸，气滞血瘀者可局部配合三棱针点刺放血。

2. 其他治疗

（1）拔罐法：取局部压痛点，先施闪罐法，再施留罐法。也可以配合刺络拔罐法。

（2）耳针法：取颈、颈椎、枕、神门，毫针中等刺激，持续运针，令患者同时慢慢活动颈项部。

[常考考点] 治疗落枕取局部阿是穴和手太阳、足少阳经穴为主。落枕的处方主穴及配穴。

【例题实战模拟】

A1 型题

1. 针灸治疗落枕，下列叙述不正确的是
   A. 选取阿是穴、手太阳、足少阳经穴为主
   B. 毫针用泻法
   C. 先刺远端腧穴，后刺局部腧穴
   D. 针刺远端腧穴时，患者应用力、大幅度地活动颈项
   E. 局部腧穴时可加艾灸或点刺出血

2. 治疗落枕的主穴是
   A. 天柱、肩井、天髎、肩贞　　B. 养老、后溪、合谷、阳池　　C. 阿是穴、外关、合谷、肩井
   D. 阿是穴、外劳宫、后溪、悬钟　　E. 后溪、外关、束骨、昆仑

3. 针灸治疗落枕，病在督脉、太阳经者，应加用
   A. 大椎、束骨　　B. 风池、肩井　　C. 风池、合谷　　D. 内关、合谷　　E. 尺泽、孔最

A2 型题

4. 患者，男，24岁。颈项强痛，活动受限，头向患侧倾斜，项背部牵拉痛，颈项部压痛明显，兼见恶风畏寒。治疗除取主穴外，还应选用的穴位是
   A. 内关、外关　　B. 肩井、后溪　　C. 风池、合谷　　D. 血海、阴陵泉　　E. 肾俞、关元

【参考答案】

1. D　2. D　3. A　4. C

细目七　漏肩风

【考点突破攻略】

要点一　漏肩风的辨证要点

1. 病因病机　本病多与体虚、劳损、风寒侵袭肩部等因素有关。病位在肩部经筋，与手三阳、手太阴经密切相关。手三阳经及手太阴经分别循行于肩前、肩外、肩后及肩内侧，肩部感受风寒，气血痹阻，或劳作过度、外伤，损及筋脉，气滞血瘀，或年老气血不足，筋脉失养，皆可使肩部筋脉气血不利，不通或不荣而痛。本病以实证为主，也有本虚标实之证。

2. 辨证分型　根据疼痛部位进行经络辨证：疼痛以肩前外部为主者为手阳明经证，以肩外侧为主者为手少阳经证，以肩后部为主者为手太阳经证，以肩前部为主者为手太阴经证。

有明显感受风寒史、遇风痛增者为外邪内侵；肩部有外伤或劳作过度史、疼痛拒按者为气滞血瘀；肩部以酸痛为主，劳累加重，或伴眩晕乏力者为气血虚弱。

要点二　漏肩风的治法

通经活络，舒筋止痛。取局部穴位为主，配合循经远端取穴。

要点三　漏肩风的选穴

[主穴] 肩髃、肩髎、肩贞、阿是穴、阳陵泉、条口透承山。

[方义] 肩髃、肩髎、肩贞分别为手阳明经、手少阳经、手太阳经腧穴，配阿是穴，均为局部取穴，可疏通肩部经络

气血，活血祛风止痛；阳陵泉为筋之会，可舒筋止痛；条口透承山可疏导太阳、阳明两经气血，为临床经验效穴。

[配穴]见下表。

分型	配穴	解析
手阳明经	合谷	合谷为手阳明大肠经之原穴
手少阳经	外关	外关为手少阳三焦经之络穴，通阳维脉
手太阳经	后溪	后溪属手太阳小肠经，通督脉
手太阴经	列缺	列缺为肺经络穴，通任脉，"头项寻列缺"
外邪内袭	合谷、风池	风池祛外风，息内风；合谷疏风散寒
气滞血瘀	内关、膈俞	内关为心包经络穴，通阴维脉；膈俞、血海为瘀血证常用穴
气血虚弱	足三里、气海	足三里为胃之下合穴，化生气血；气海补气行气

要点四 漏肩风的治疗操作

1. 基本刺灸方法 毫针泻法或平补平泻。先刺远端穴，行针后让患者运动肩关节。局部穴可加灸法。

2. 其他治疗

（1）刺络拔罐法：取局部压痛点，以三棱针点刺或皮肤针叩刺，使少量出血，再拔火罐。

（2）穴位注射法：取局部压痛点，选用当归注射液或维生素 B_{12} 注射液或 0.1% 利多卡因注射液，每处注射 2mL，隔日1次。

（3）小针刀疗法：肩关节出现粘连时，可用针刀松解粘连。

[常考考点]治疗漏肩风取局部穴位为主，配合循经远端取穴。漏肩风的处方主穴及配穴。

【例题实战模拟】

A1 型题

1. 患者，女，57岁。肩周疼痛，肩后部为重，拒按。治疗除肩部取穴外，还应加用

　　A. 合谷　　B. 后溪　　C. 外关　　D. 内关　　E. 曲池

2. 针灸治疗漏肩风，下列叙述不正确的是

　　A. 以通经活血、祛风止痛为法　　B. 局部穴常作为主穴

　　C. 宜根据经络辨证分经取穴　　D. 一般先刺局部腧穴，后刺远端腧穴

　　E. 针刺远端腧穴后，要求患者运动肩关节

3. 漏肩风主要与以下哪组经脉的阻滞不通有关

　　A. 手太阳、手少阳、手厥阴　　B. 手太阳、手阳明、手太阴

　　C. 手太阳、手阳明、手少阳　　D. 手太阴、手厥阴、足少阳

　　E. 手阳明、手阳明、足少阳

A2 型题

4. 患者，女，46岁。肩前部疼痛3天，缘于提重物，现上举受限，遇风寒痛增，得温痛缓，肩前部有压痛，脉弦。针灸治疗除主穴外，还宜选取

　　A. 合谷、风池　　B. 后溪、外关　　C. 外关、列缺　　D. 内关、膈俞　　E. 足三里、气海

5. 患者，男，50岁。肩关节疼痛，痛有定处，抬举困难，夜间痛甚，劳累加剧。治疗应首选

　　A. 手太阳经穴　　B. 近取穴为主　　C. 分部近取穴与远取穴相结合

　　D. 循经取穴　　E. 手少阳经穴

B1 型题

　　A. 合谷　　B. 外关　　C. 后溪　　D. 列缺　　E. 外劳宫

6. 肩部疼痛以肩外侧为主，宜选用

7. 肩部疼痛以肩前部为主，宜选用

【参考答案】
1. B 2. D 3. C 4. A 5. C 6. B 7. D

细目八 扭伤

【考点突破攻略】

要点一 扭伤的辨证要点

1. 病因病机 本病多发于腰、踝、膝、腕、肘、髋等部位，病位在经筋。多因剧烈运动或负重不当、跌仆闪挫、牵拉以及过度扭转等原因，使关节超越正常活动范围，引起筋脉及关节损伤，气血壅滞于局部，经气运行受阻，而致局部肿胀疼痛，甚至关节活动受限。本病属于实证。

2. 辨证分型 新伤，疼痛肿胀，活动不利者为气滞血瘀；若为陈伤，遇天气变化反复发作者为寒湿侵袭，瘀血阻络。

要点二 扭伤的治法

祛瘀消肿，舒筋通络。取扭伤局部腧穴为主。

要点三 扭伤的选穴

[主穴] 阿是穴、局部腧穴。
腰部：阿是穴、大肠俞、腰痛点、委中。
颈部：阿是穴、风池、绝骨、后溪。
肩部：阿是穴、肩髃、肩髎、肩贞。
肘部：阿是穴、曲池、小海、天井。
腕部：阿是穴、阳溪、阳池、阳谷。
髋部：阿是穴、环跳、秩边、居髎。
膝部：阿是穴、膝眼、膝阳关、梁丘。
踝部：阿是穴、申脉、解溪、丘墟。

[方义] 扭伤多为关节伤筋，属经筋病，"在筋守筋"，故治疗当以扭伤局部取穴为主，以疏通经络，散除局部的气血壅滞，配合循经远部取穴，加强疏导本经气血的作用，达到"通则不痛"的效果。

[配穴] 循经远端取穴，如急性腰扭伤。如督脉病证，配水沟或后溪；足太阳经证，配昆仑或后溪；手阳明经证，配手三里或三间。

根据病位在其上下循经邻近取穴，如膝内侧扭伤，病在足太阴脾经，可在扭伤部位其上取血海，其下取阴陵泉。

根据手足同名经配穴法，踝与腕对应，膝与肘对应，髋与肩对应。踝关节外侧昆仑穴、申脉穴处扭伤，病在足太阳经，可在对侧腕关节手太阳经养老穴、阳谷穴处寻找压痛最明显的穴位针刺；膝关节内上方扭伤，病在足太阴经，可在对侧手太阴经尺泽穴处寻找压痛最明显的点针刺。

要点四 扭伤的治疗操作

1. 基本刺灸方法 毫针泻法。陈旧性损伤留针加灸法，或用温针灸。针灸对急性扭伤者，常先针刺远端穴位，并令患者同时活动患部，常有针入痛止之效。

2. 其他治疗

（1）耳针法：取对应部位的敏感点、神门，中等强度刺激，或用埋针法、压丸法。

（2）刺络拔罐法：取阿是穴，以皮肤针叩刺疼痛肿胀局部，以微渗血为度，加拔火罐，适用于新伤局部血肿明显者或陈伤寒湿侵袭，瘀血阻络者。

[常考考点] 治疗扭伤取扭伤局部腧穴为主。扭伤的处方主穴及配穴。

【例题实战模拟】

A1 型题

1. 下列关于扭伤的说法，错误的是
   A. 病位在皮部　　　　　　　B. 扭伤属于实证　　　C. 扭伤针灸治疗以局部腧穴为主
   D. 新伤活动不利者，为气滞血瘀　　E. 陈伤，遇天气变化反复发作者，为寒湿侵袭、瘀血阻络

2. 有关扭伤的针灸辨证论治，叙述不正确的是
   A. 扭伤多为关节伤筋，属经筋病　　B. 以受伤局部腧穴为主　　C. 可配合循经远取
   D. 可在扭伤部位上下循经邻近取穴　　E. 陈旧性损伤不宜用灸法

B1 型题

   A. 阿是穴、大肠俞、腰痛点、委中　　B. 阿是穴、肩髃、肩髎、肩贞
   C. 阿是穴、阳溪、阳池、阳谷　　　　D. 阿是穴、膝眼、膝阳关、梁丘
   E. 阿是穴、申脉、解溪、丘墟

3. 腰部扭伤的主穴是
4. 踝部扭伤的主穴是
5. 腕部扭伤的主穴是
6. 肩部扭伤的主穴是

【参考答案】

1. A　2. E　3. A　4. E　5. C　6. B

细目九　肘劳

【考点突破攻略】

要点一　肘劳的辨证要点

1. 病因病机　肘劳主要与肘部的慢性劳损有关。病位在肘部手三阳经筋。前臂在反复做拧、拉、旋转等动作时，可使肘部的经筋发生慢性损伤，以致劳伤气血，血不荣筋，筋骨失养，风寒之邪乘虚侵袭肘关节，手三阳经筋受损，筋脉不通，气血阻滞，导致本病。本病属于实证。

2. 辨证分型　根据疼痛部位进行经络辨证：肘关节外上方（肱骨外上髁周围）明显压痛者，俗称网球肘，为手阳明经证；肘关节内下方（肱骨内上髁周围）明显压痛者，俗称高尔夫球肘，为手太阳经证；肘关节外部（尺骨鹰嘴处）明显压痛者，俗称学生肘或矿工肘，为手少阳经证。

要点二　肘劳的治法

舒筋通络。取局部阿是穴为主。

要点三　肘劳的选穴

[主穴] 阿是穴。
[方义] 阿是穴能疏通局部经络气血，舒筋通络止痛。
[配穴] 见下表。

分型	配穴	解析
手阳明经证	曲池、手三里	三穴皆属大肠经。曲池为合穴，三间为输穴
手太阳经证	阳谷、小海	两穴皆属小肠经。阳谷为经穴，小海为合穴
手少阳经证	外关、天井	两穴皆属三焦经。外关为络穴，通阳维脉；天井为合穴

要点四 肘劳的治疗操作

1. 基本刺灸方法 毫针泻法。压痛点局部采用多向透刺法，或齐刺法，得气后留针，局部可加温和灸或电针。网球肘局部疼痛明显者可加电针。

2. 其他治疗

（1）穴位注射法：取阿是穴，选当归注射液或1%利多卡因、维生素B_{12}注射液，每穴注射0.5～1.0mL，每日或隔日1次。

（2）艾灸法：取局部压痛点、曲池、天井等穴，隔姜灸，每日或隔日1次。

（3）火针法：将火针烧至发白后，点刺肘劳疼痛局部，深度为3～5分，隔日治疗1次。

[常考考点] 治疗肘劳取局部阿是穴为主。肘劳的处方主穴及配穴。

【例题实战模拟】

A1型题

1.肘劳的针灸辨证论治，下列叙述不正确的是
　A.辨证属于络脉病证　　B.治疗以舒筋通络为法　　C.以阿是穴为主穴
　D.阿是穴采用多向透刺，或多针齐刺　　E.病变局部可加温和灸或低频电针

2.治疗肘劳的主穴是
　A.少海　　B.小海　　C.曲池　　D.曲泽　　E.阿是穴

B1型题
　A.曲池、手三里、三间　　B.阳溪、阳池、阳谷　　C.外关、天井
　D.曲池、小海、天井　　E.阳谷、小海

3.手阳明经筋证，配穴是

4.手太阳经筋证，配穴是

5.手少阳经筋证，配穴是

【参考答案】

1.A　2.E　3.A　4.E　5.C

第三十一单元　五官科病证的针灸治疗

细目一　目赤肿痛

【考点突破攻略】

要点一 目赤肿痛的辨证要点

1. 病因病机 目赤肿痛常与外感风热、时疫热毒之邪，或肝胆火盛等因素有关。病位在目，十二经脉中除手阳明大肠经外，其余五条阳经皆直接联系眼睛，足厥阴肝经与手少阴心经也联系目系，故目赤肿痛的发生与上述7条经脉有关，但与肝胆两经关系最为密切。各种外邪或肝胆之火，循经上扰，热毒蕴结目窍，均可导致目赤肿痛的发生。目赤肿痛以实证为主。

2. 主症 目赤肿痛，羞明，流泪，眵多。

3. 辨证分型 若起病较急，目睛红赤灼热，痒痛皆作，眵多清稀或黄黏，苔薄白或微黄，脉浮数者为外感风热；起病稍缓，病初眼有异物感，视物不清，继而目赤肿痛，眵多胶结，兼口苦咽干，苔黄，脉弦数者为肝胆火盛。

要点二 目赤肿痛的治法

疏风散热，消肿止痛。以局部腧穴及手阳明、足厥阴经穴为主。

要点三 目赤肿痛的处方

[主穴] 睛明、太阳、风池、合谷、太冲。

[方义] 取局部穴睛明、太阳宣泄患部郁热以消肿；目为肝之窍，阳明、厥阴等经脉均循行至目系，故取合谷调阳明经气以疏泄风热，太冲、风池分属于肝胆两经，上下相应，可导肝胆之火下行。

[配穴] 见下表。

分型	配穴	解析
外感风热	少商、外关	外感病伤及肺系，少商为肺经井穴；外关为三焦经络穴，通阳维脉
肝胆火盛	行间、侠溪	荥主身热，行间、侠溪分别为肝、胆经之荥穴

要点四 目赤肿痛的治疗操作

1. 基本刺灸方法 毫针泻法。太阳、少商点刺出血。

2. 其他治疗

（1）挑刺法：在两肩胛间寻找阳性反应点，或在大椎两旁 0.5 寸处选点用三棱针挑刺。本法适用于急性结膜炎。

（2）耳针法：取眼、神门、肝，毫针刺或用压丸法。亦可在耳尖或耳背静脉点刺出血。

[常考考点] 治疗目赤肿痛以局部腧穴及手阳明、足厥阴经穴为主。目赤肿痛的处方主穴及配穴。

【例题实战模拟】

A1 型题

1. 有关针灸治疗目赤肿痛，下列叙述不正确的是
   A. 以清泄风热、消肿定痛为法　　B. 取手阳明、足厥阴、足少阳经穴为主
   C. 风热者，加行间、侠溪以疏散风热　　D. 可取睛明穴以宣散郁热
   E. 毫针用泻法

2. 目赤肿痛之肝胆火盛证，应配用
   A. 列缺、上星　B. 行间、侠溪　C. 外关、少商　D. 血海、膈俞　E. 列缺、照海

A2 型题

3. 患者，男，31 岁。目赤肿痛，羞明，流泪，伴头痛发热，脉浮数。治疗除取主穴外，还应选用
   A. 太渊、风池　B. 外关、少商　C. 行间、侠溪　D. 太溪、鱼腰　E. 外关、四白

4. 治疗目赤肿痛应选用的主穴是
   A. 睛明、太阳、风池、合谷、太冲　B. 睛明、少商、外关、合谷、太冲
   C. 行间、侠溪、风池、合谷、太冲　D. 少商、外关
   E. 行间、侠溪

B1 型题

   A. 睛明、太阳、风池、合谷、太冲　B. 睛明、少商、外关、合谷、太冲
   C. 行间、侠溪、风池、合谷、太冲　D. 少商、外关
   E. 行间、侠溪

5. 目赤肿痛外感风热证，应选用的配穴是

6. 目赤肿痛肝胆火盛证，应选用的配穴是

【参考答案】

1. C　2. B　3. B　4. A　5. D　6. E

细目二 耳鸣耳聋

【考点突破攻略】

要点一 耳鸣耳聋的辨证要点

1. 病因病机 本病常与肝胆火旺、外感风邪和肾精亏耗等因素有关。病位在耳。肾开窍于耳，少阳经入耳中，故本病与肝、胆、肾关系密切。火热或精亏致耳部脉络不通或失于濡养均可导致耳鸣、耳聋的发生。耳鸣、耳聋多为虚证，也有实证或虚实夹杂之证。

2. 主症
（1）实证：暴病耳聋，或耳中觉胀，耳鸣如潮，鸣声隆隆不断，按之不减。
（2）虚证：久病耳聋，耳鸣如蝉，时作时止，劳累则加剧，按之鸣声减弱。

3. 辨证分型 兼耳闷胀，畏寒，发热，舌红，苔薄，脉浮数者为外感风邪；兼头胀，面赤，咽干，脉弦者为肝胆火盛；兼耳内憋气感明显，胸闷痰多，苔黄腻，脉弦滑者为痰火郁结。兼头晕，遗精，带下，腰膝酸软，脉虚细者为肾精亏损；兼神疲乏力，食少腹胀，便溏，脉细弱者为脾胃虚弱。

要点二 耳鸣耳聋的治法

1. 实证 疏风泻火，通络开窍。取<u>局部腧穴及手足少阳经穴</u>为主。
2. 虚证 补肾养窍。取<u>局部腧穴及足少阴经穴</u>为主。

要点三 耳鸣耳聋的选穴

1. 实证
［主穴］听会、翳风、中渚、侠溪。
［方义］手足少阳经脉均绕行于耳之前后并入耳中，听会属足少阳经，翳风属手少阳经，两穴又居耳部，可疏导少阳经气，主治耳疾；循经远取侠溪、中渚，通上达下，疏导少阳经气，宣通耳窍。
［配穴］见下表。

分型	配穴	解析
外感风邪	外关、合谷	外关为三焦经络穴，通阳维脉；合谷为大肠经原穴，可疏风解表
肝胆火盛	行间、丘墟	行间为肝经荥穴，荥主身热；丘墟为胆经原穴
痰火郁结	丰隆、阴陵泉	化痰必用丰隆，祛湿必用阴陵泉。痰从湿而来

2. 虚证
［主穴］听宫、翳风、太溪、肾俞。
［方义］太溪、肾俞能补肾填精，上荣耳窍；听宫为手太阳经与手、足少阳经之交会穴，气通耳内，具有聪耳启闭之功，为治耳疾要穴；配手少阳经局部的翳风穴，可疏导少阳经气，宣通耳窍。
［配穴］脾胃虚弱配气海、足三里。

要点四 耳鸣耳聋的治疗操作

1. 基本刺灸方法 听会、听宫、翳风的针感宜向耳底或耳周传导为佳；余穴常规针刺。虚证可加灸。
2. 其他治疗
（1）头针法：取颞后线，毫针刺，间歇运针，留针20分钟。
（2）耳针法：取肾、肝、胆、内耳、皮质下、神门，毫针刺，或压丸法。
（3）穴位注射法：取翳风、完骨、肾俞、阳陵泉等穴，选用丹参注射液或维生素B_{12}注射液，每穴0.5～1mL。

［常考考点］治疗实证取局部腧穴及手足少阳经穴为主；虚证取局部腧穴及足少阴经穴为主。耳鸣耳聋的处方主穴及

配穴。

【例题实战模拟】

A1 型题

1. 用背俞穴治疗耳聋，应首选
   A. 肺俞 B. 三焦俞 C. 肝俞 D. 肾俞 E. 脾俞

2. 治疗耳鸣耳聋虚证，除局部腧穴外，还应主取的经穴是
   A. 手太阳、足少阴经穴   B. 手少阳、足少阳经穴   C. 手太阳、手少阳经穴
   D. 足少阴经穴   E. 足少阳、足少阴经穴

A2 型题

3. 患者，男，65 岁。耳中如蝉鸣，时作时止，按之鸣声减弱，听力亦下降，同时伴腰膝酸软，乏力，脉虚细。治疗宜选取
   A. 翳风、侠溪、中渚、太冲、丘墟   B. 翳风、侠溪、中渚、外关、合谷
   C. 太溪、照海、听宫、脾俞、足三里   D. 太溪、翳风、听宫、肾俞、气海
   E. 太溪、照海、听宫、肾俞、肝俞

4. 患者，女，64 岁。耳中隆隆作响，憋气感明显，兼有胸闷痰多，苔黄腻，脉弦滑。治疗应首选
   A. 太阳、听会、角孙   B. 丘墟、足窍阴、外关   C. 太阳、听会、合谷
   D. 听会、侠溪、中渚   E. 太溪、照海、听宫

5. 患者，男，43 岁。两耳轰鸣，按之不减，听力减退，兼见烦躁易怒，咽干，便秘，脉弦。治疗应首选
   A. 手、足太阴经穴   B. 手、足少阴经穴   C. 手、足少阳经穴
   D. 手阳明经穴   E. 足太阳经穴

【参考答案】

1. D   2. D   3. D   4. D   5. C

细目三　鼻鼽

要点一　鼻鼽的辨证要点

鼻鼽是指突然和反复发作的以鼻痒、打喷嚏、流清涕、鼻塞等为主要表现的一种病证。呈季节性、阵发性发作，亦可常年发病。

1. 病因病机　鼻鼽的发生常与正气不足、外邪侵袭等因素有关。病位在鼻，与肺、脾、肾三脏关系密切。基本病机是肺气失宣，鼻窍壅塞。

2. 主症　鼻痒，打喷嚏，流清涕，鼻塞。

3. 辨证分型　遇风冷易发，气短懒言，自汗，面色苍白，舌质淡，苔薄白，脉虚弱者，为肺气虚寒；患病日久，鼻塞、鼻胀较重，面色萎黄，四肢倦怠，舌淡胖，边有齿痕，苔薄白，脉弱无力者，为脾气虚弱；病久体弱，神疲倦怠，形寒肢冷，小便清长，舌质淡，苔白，脉沉细无力者，为肾阳亏虚。

要点二　鼻鼽的治法

调补正气，通利鼻窍。取局部腧穴、手足阳明经穴为主。

要点三　鼻鼽的选穴

[主穴] 迎香、印堂、风池、合谷、足三里。

[配穴] 见下表。

分型	配穴	解析
肺气虚寒	肺俞、气海	肺俞为肺经背俞穴；气海治气虚证，为补虚要穴
脾气虚弱	脾俞、气海、胃俞	脾俞、胃俞为脾、胃经背俞穴，脾胃为气血生化之源；气海治气虚证，为补虚要穴
肾阳亏虚	肾俞、命门	肾俞为肾经背俞穴；命门有温肾壮阳之效

要点四 鼻鼽的治疗操作

1. 基本刺灸方法 毫针平补平泻法。印堂由上往下沿皮直刺至鼻根部；迎香由下往上沿鼻唇沟斜刺。

2. 其他治疗

（1）耳针法：取内分泌、内鼻、肺、脾、肾，毫针刺，或用埋针法、压丸法。

（2）穴位贴敷法：取大椎、肺俞、膏肓、肾俞、膻中穴。用芥子30g，延胡索、甘遂、细辛、丁香、白芷各10g，研成粉末。上述药末用生姜汁调糊，涂纱布上，撒上适量肉桂粉，贴敷穴位。30～90分钟后去掉，以局部红晕微痛为度。

（3）皮肤针法：取夹脊穴（C_1～C_4）、背部第1侧线、前臂部手太阴肺经。叩刺至局部皮肤潮红。

［常考考点］治疗取局部腧穴、手阳明经穴为主。鼻鼽的处方主穴及配穴。

【例题实战模拟】

A1型题

1. 鼻鼽的治疗主取的经穴是
   A. 局部腧穴、手太阴经穴　B. 局部腧穴、手阳明经穴　C. 局部腧穴、足阳明经穴
   D. 手阳明经、足阳明经穴　E. 手太阴经、足阳明经穴

2. 下列不属于鼻鼽针灸治疗主穴的是
   A. 合谷　B. 手三里　C. 风池　D. 印堂　E. 迎香

A2型题

3. 患者，女，32岁。遇冷风即鼻痒，打喷嚏，流清涕，鼻塞，兼有气短懒言，自汗，面色苍白，舌质淡，苔薄白，脉虚弱。治疗除主穴外，还应选用的配穴是
   A. 肺俞、气海　B. 脾俞、气海、胃俞　C. 肾俞、命门　D. 风门、肺俞　E. 曲池、尺泽

4. 患者，男，45岁。患者鼻痒、打喷嚏、流清涕、鼻塞已有10年，现鼻塞、鼻胀较重，面色萎黄，四肢倦怠，舌淡胖，边有齿痕，苔薄白，脉弱无力。治疗除主穴外，还应选用的配穴是
   A. 肺俞、气海　B. 脾俞、气海、胃俞　C. 肾俞、命门　D. 风门、肺俞　E. 曲池、尺泽

5. 患者，女，54岁。患者鼻痒、打喷嚏、流清涕、鼻塞已有20年，现在身体虚弱，神疲倦怠，形寒肢冷，小便清长，舌质淡，苔白，脉沉细无力。治疗除主穴外，还应选用的配穴是
   A. 肺俞、气海　B. 脾俞、气海、胃俞　C. 肾俞、命门　D. 风门、肺俞　E. 曲池、尺泽

【参考答案】

1. B　2. B　3. A　4. B　5. C

细目四 牙痛

【考点突破攻略】

要点一 牙痛的辨证要点

1. 病因病机 牙痛常与外感风热、胃肠积热或肾气亏虚等因素有关，并因遇冷、热、酸、甜等刺激时发作或加重。病位在齿，肾主骨，齿为骨之余，手、足阳明经分别入下齿、上齿，故本病与胃、肾关系密切。外邪与内热等因素均可伤及龈肉，灼烁脉络，发为牙痛。

2. 主症 牙齿疼痛。

3. 辨证分型 若起病急，牙痛甚而龈肿，伴形寒身热，脉浮数者为风火牙痛；牙痛剧烈，齿龈红肿或出脓血，口臭，口渴，便秘，舌红，苔黄燥，脉洪数者为胃火牙痛；起病较缓，牙痛隐作，时作时止，牙龈微红肿或见萎缩，齿浮动，舌红，少苔，脉细数者为虚火牙痛。

要点二 牙痛的治法

祛风泻火，通络止痛。取手、足阳明经穴为主。

要点三 牙痛的选穴

[主穴]合谷、颊车、下关。

[方义]手足阳明经分入上下齿，合谷为手阳明经原穴，可清阳明之热，为治疗牙痛之要穴；颊车、下关属局部取穴，可疏泄足阳明经气，消肿止痛。

[配穴]见下表。

分型	配穴	解析
风火牙痛	外关、风池	风池祛外风，息内风；外关为三焦经络穴，通阳维脉
胃火牙痛	内庭、二间	荥主身热，内庭为胃经荥穴；二间是大肠经荥穴
虚火牙痛	太溪、行间	行间为肝经荥穴，肝肾同源；太溪为肾经原穴，滋阴

要点四 牙痛的治疗操作

1. 基本刺灸方法 毫针泻法或平补平泻。循经远取可左右交叉刺，合谷持续行针1～2分钟。虚火牙痛者，太溪可用补法。

2. 其他治疗

（1）耳针法：取口、颌、牙、神门、胃、肾。每次选用3～5穴，毫针中等强度刺激，或用压丸法。

（2）穴位贴敷法：将大蒜捣烂，于睡前贴敷双侧阳溪穴，至发疱后取下，用于龋齿疼痛。

[常考考点]治疗牙痛取手、足阳明经穴为主。牙痛的处方主穴及配穴。

【例题实战模拟】

A1型题

1. 治疗牙痛的主穴是

　　A. 合谷、颊车、下关　　B. 合谷、地仓、下关　　C. 合谷、颊车、上关

　　D. 合谷、太冲、颊车　　E. 合谷、颊车、地仓

2. 治疗肾虚型牙痛，除取主穴外，还应加用

　　A. 外关、风池　　B. 太溪、行间　　C. 太溪、外关　　D. 太冲、曲池　　E. 太冲、阳溪

3. 治疗胃火牙痛，除选取主穴外，还应加用的腧穴是

　　A. 太溪、行间　　B. 太溪、外关　　C. 太冲、曲池　　D. 太冲、阳溪　　E. 内庭、二间

A2型题

4. 患者，男，30岁。右下齿痛，疼痛剧烈，齿龈红肿，无龋齿，身热，舌红，苔薄黄，脉浮数。针灸治疗本病的取穴是

　　A. 合谷、颊车、下关、外关、风池　　B. 合谷、颊车、下关、内庭、二间

　　C. 合谷、颊车、下关、太溪、行间　　D. 合谷、颊车、下关、风池、侠溪

　　E. 合谷、颊车、下关、风池、太冲

B1型题

　　A. 内庭、二间　　B. 大杼、束骨　　C. 肾俞、太溪　　D. 外关、风池　　E. 太溪、行间

5. 胃火牙痛，应加用的配穴是

6. 虚火牙痛，应加用的配穴是
7. 风火牙痛，应加用的配穴是
【参考答案】
1. A　2. B　3. E　4. A　5. A　6. E　7. D

细目五　咽喉肿痛

【考点突破攻略】

要点一　咽喉肿痛的辨证要点

1. 病因病机　咽喉肿痛的发生常与外感风热、饮食不节和体虚劳累等因素有关。本病病位在咽喉，咽通于胃，喉为肺系，肾经上循喉咙，结于廉泉，故本病与肺、胃、肾等脏腑关系密切。外感风热熏灼肺系，或肺胃二经郁热上壅，或肾阴亏耗，虚火上炎，均可导致咽喉肿痛的发生。基本病机是火热或虚火上灼咽喉。

2. 主症　咽喉部红肿疼痛、吞咽不适。

3. 辨证分型　兼发热，汗出，头痛，咳嗽，舌质红，苔薄白或微黄，脉浮数者为外感风热；兼吞咽困难，高热，口渴喜饮，大便秘结，小便黄赤，舌红，苔黄，脉数有力者为肺胃热盛；兼咽干微肿，疼痛以午后或入夜尤甚，或咽部异物感，手足心热，舌红，少苔，脉细数者为阴虚火旺。

要点二　咽喉肿痛的治法

1. 实证　清热利咽，消肿止痛。取手太阴、手阳明经穴为主。

2. 虚证　滋阴降火，利咽止痛。取手太阴、足少阴经穴为主。

要点三　咽喉肿痛的选穴

1. 实证

[主穴] 少商、合谷、尺泽、关冲。

[方义] 少商为手太阴肺经的井穴，点刺出血，可清泻肺热，为治疗实证咽喉肿痛的要穴；合谷疏泄阳明郁热；尺泽为手太阴经合穴，以泻肺经实热；关冲为手少阳三焦经的井穴，点刺出血，可清泻三焦之火，消肿利咽。

[配穴] 见下表。

分型	配穴	解析
外感风热	风池、外关	风池祛外风，息内风；外关为三焦经络穴
肺胃热盛	内庭、鱼际	荥主身热，二者为胃经、肺经之荥穴

2. 虚证

[主穴] 太溪、照海、列缺、鱼际。

[方义] 太溪为肾经原穴，有滋阴降火作用；照海亦属肾经，又通阴跷脉；列缺属手太阴肺经，通任脉。二穴相配，为八脉交会组穴，擅治咽喉疾患。鱼际为手太阴经的荥穴，可清肺热、利咽喉。

要点四　咽喉肿痛的治疗操作

1. 基本刺灸方法　实证用泻法，少商、关冲点刺出血；虚证用补法或平补平泻法，列缺、照海行针时可配合做吞咽动作。

2. 其他治疗

（1）三棱针法：取少商、商阳、耳背静脉，点刺出血。

（2）皮肤针法：取合谷、大椎、后颈部、颌下、耳垂下方。中度或重度刺激。

（3）耳针法：取咽喉、心、扁桃体、耳尖等。毫针刺，或用压丸法。

[常考考点]治疗咽喉肿痛实证取手太阴、手阳明经穴为主；虚证取手太阴、足少阴经穴为主。咽喉肿痛的处方主穴。

【例题实战模拟】

A1 型题

1. 治疗咽喉肿痛实证的主穴是
   A. 少商、合谷、尺泽、关冲   B. 太溪、照海、列缺、鱼际   C. 合谷、颊车、下关
   D. 内关、足三里、合谷   E. 天枢、大椎、合谷

2. 治疗咽喉肿痛虚证的主穴是
   A. 少商、合谷、尺泽、关冲   B. 太溪、照海、列缺、鱼际   C. 合谷、颊车、下关
   D. 内关、足三里、合谷   E. 天枢、大椎、合谷

A2 型题

3. 患者，男，35 岁。咽喉肿痛，咽干，口渴，便秘，尿黄，舌红，苔黄，脉洪大。治疗除主穴外，应加取
   A. 内庭、关冲、风池   B. 内庭、关冲、天突   C. 关冲、厉兑、鱼际
   D. 列缺、照海、鱼际   E. 太溪、曲池、鱼际

4. 孙某，男，53 岁。长期咽喉不适感，隐痛，咽喉稍肿，色暗红，舌淡红，苔薄白，脉沉细。针灸治疗时宜选取
   A. 少商、合谷、尺泽、关冲   B. 少商、合谷、列缺、外关   C. 太溪、鱼际、照海
   D. 少商、合谷、中渚、太冲   E. 太渊、合谷、太冲、少冲

B1 型题

   A. 内庭、鱼际   B. 列缺、照海   C. 风池、外关   D. 行间、侠溪   E. 太溪、鱼际

5. 治疗咽喉肿痛外感风热证，宜加配的穴位是
6. 治疗咽喉肿痛肺胃热盛证，宜加配的穴位是

【参考答案】
1. A   2. B   3. C   4. C   5. C   6. A

细目六　近视

【考点突破攻略】

要点一　近视的辨证要点

1. 病因病机　近视常与先天禀赋不足、后天用眼不当，或劳心伤神等因素有关。病位在目，与心、肝、肾关系密切。肝开窍于目，足厥阴肝经上目系，手少阴心经系目系。各种内外因素，导致目络瘀阻，或目失所养均可导致近视的发生。本病多为虚实夹杂之证。

2. 主症　视近清晰，视远模糊，视力减退。

3. 辨证分型　兼见眼易疲劳，神疲乏力，面色不华，头晕心悸，纳呆便溏，舌淡，脉细者为心脾两虚；兼见两目干涩，耳鸣腰酸，舌红，少苔，脉细者为肝肾不足。

要点二　近视的治法

调气活血，养肝明目。以局部腧穴及足太阳、足少阳经穴为主。

要点三　近视的选穴

[主穴]睛明、承泣、风池、光明。

[方义]近取睛明、承泣，可疏通眼部经气，活血通络明目；风池为足少阳经与阳维脉之交会穴，内与眼络相连，光明为足少阳经络穴，与肝相通，两穴相配可疏调眼络，养肝明目。

[配穴] 见下表。

分型	配穴	解析
心脾两虚	心俞、脾俞、足三里	心经、脾经背俞穴；足三里为胃之下合穴，可化生气血
肝肾不足	肝俞、肾俞、太溪、太冲	肝经、肾经背俞穴与原穴

要点四　近视的治疗操作

1. 基本刺灸方法　主穴宜平补平泻，配穴均用补法，可加灸。

2. 其他治疗

（1）皮肤针法：取眼周腧穴、曲池，轻度或中度叩刺，至皮肤潮红为度。

（2）耳针法：取眼、肝、肾、心、脾、神门，每次选用2～3穴，毫针刺或用压丸法。

［常考考点］治疗近视以局部腧穴及足太阳、足少阳经穴为主。近视的处方主穴及配穴。

【例题实战模拟】

A1型题

1. 近视的治疗主取的经穴是
　　A. 足厥阴经穴　　B. 手太阳经穴　　C. 局部腧穴　　D. 远部腧穴　　E. 足太阳经穴

2. 下列不属于近视常用主穴的是
　　A. 睛明　　B. 承泣　　C. 风池　　D. 光明　　E. 四白

A2型题

3. 患者，女，23岁。视近清晰，视远模糊，伴有视力减退，两目干涩，耳鸣腰酸，舌红，少苔，脉细。常用的腧穴是
　　A. 睛明、球后、风池、光明　　B. 睛明、四白、风池、光明　　C. 睛明、承泣、风池、光明
　　D. 攒竹、承泣、风池、光明　　E. 攒竹、阳白、风池、光明

B1型题
　　A. 心俞、脾俞、足三里　　B. 心俞、脾俞、气海　　C. 肝俞、肾俞、太溪、期门
　　D. 肝俞、肾俞、太溪、太冲　　E. 肝俞、肾俞、太溪、三阴交

4. 近视心脾两虚证，宜选的配穴是

5. 近视肝肾不足证，宜选的配穴是

【参考答案】

1. D　2. E　3. C　4. A　5. D

第三十二单元　急症及其他病证的针灸治疗

细目一　晕厥

【考点突破攻略】

要点一　晕厥的辨证要点

1. 病因病机　晕厥常与气血不足、恼怒等因素有关。病位在脑，与肝、心、脾关系密切。体质虚弱或情志过激，导致阴阳之气不相顺接，气血运行失常导致晕厥的发生。晕厥以实证为多见，亦有虚实夹杂之证。

2. 辨证分型　突然昏仆，兼面色苍白，四肢厥冷，舌淡，苔薄白，脉细缓无力者，为虚证；素体健壮，偶因外伤、

恼怒等致突然昏仆，兼呼吸急促，牙关紧闭，舌淡，苔薄白，脉沉弦者，为实证。

要点二 晕厥的治法

苏厥醒神。以督脉穴为主。

要点三 晕厥的选穴

[主穴] 水沟、百会、内关、足三里。

[方义] 水沟、百会为督脉穴，为醒脑开窍之要穴；内关为心包经之络穴，可醒神宁心；足三里补益气血，使气血上奉于头以苏厥醒神。

[配穴] 见下表。

分型	配穴	解析
虚证	气海、关元	气海补气行气，关元固本培元
实证	合谷、太冲	二穴相配，称开四关

要点四 晕厥的治疗操作

1. 基本刺灸方法 毫针虚补实泻法。

2. 其他治疗

（1）三棱针法：取太阳、十二井穴或十宣，用三棱针点刺出血数滴。适用于实证。

（2）耳针法：取心、脑、神门、皮质下、肾上腺。每次选2～4穴，毫针刺，实证用较强刺激，间歇行针，虚证用弱刺激。

（3）指针法：取水沟、内关、太冲，用拇指重力掐按，以患者出现疼痛反应并苏醒为度。

[常考考点] 治疗晕厥以督脉穴为主。眩晕的处方主穴及配穴。

【例题实战模拟】

A1 型题

1.治疗晕厥的主穴不包括

   A. 百会   B. 内关   C. 水沟   D. 足三里   E. 外关

A2 型题

2.患者，女，72岁。1小时前，突然昏仆，不省人事，半身不遂，目合口张，遗尿，汗出，四肢厥冷，脉细弱。治疗应首选

   A. 背俞穴，灸法   B. 任脉穴，灸法   C. 督脉穴，灸法

   D. 足阳明经穴，灸法   E. 足厥阴经穴，毫针泻法

3.患者，男，62岁。外出散步时，突然昏仆，不省人事，伴口噤不开，牙关紧闭，肢体强痉。治疗应首选

   A. 督脉、任脉穴   B. 督脉、足太阳经穴   C. 督脉、手厥阴经穴

   D. 任脉、手厥阴经穴   E. 任脉、足太阳经穴

4.患者，男，70岁。家属代诉：患者于今晨起床后半小时，突然昏仆，不省人事，目合口张，遗溺，手撒，四肢厥冷，脉细弱。治疗用隔盐灸，应首选

   A. 肾俞、太溪   B. 关元、气海   C. 脾俞、足三里   D. 胃俞、三阴交   E. 三焦俞、内关

【参考答案】

   1. E   2. B   3. C   4. B

细目二 内脏绞痛

【考点突破攻略】

要点一 内脏绞痛的辨证要点

（一）心绞痛

1. 病因病机 心绞痛常与寒邪内侵、情志失调、饮食不当、年老体虚等因素有关。本病病位在心，与肝、肾、脾、胃有关。各种外邪或脏腑内伤，导致心脉不通，或心脉失养，心络不畅，均可导致心绞痛的发生。心绞痛以实证为多见，亦有虚证或虚实夹杂之证。

2. 辨证分型 七情诱发，胸闷及心区压榨性疼痛，烦躁不宁，脉弦紧者为气滞血瘀；遇寒诱发，唇甲青紫，心痛如刺，心痛彻背，舌质紫暗，脉涩者为寒邪凝滞；胸中痞闷而痛，痛彻肩背，喘不得卧，喉中痰鸣，舌胖，苔腻，脉滑者为痰浊阻络；面色苍白或表情淡漠，甚至心痛彻背，大汗淋漓，气促息微，四肢厥冷，唇甲青紫或淡白，舌淡红，苔薄白，脉沉细微者为阳气虚衰。

（二）胆绞痛

1. 病因病机 胆绞痛常与情志不遂、饮食不节、蛔虫阻滞等因素有关。病位在胆，与肝关系密切。各种因素导致胆腑气机壅阻，不通则痛。胆绞痛多属实证。

2. 辨证分型 突然作痛，呈持续性并阵发性加剧，疼痛常放射至右肩胛区，兼恶心呕吐，黄疸，舌苔黄腻，脉滑数者为肝胆湿热；兼胁肋胀痛，走窜不定，脉弦者为肝胆气滞；突发剧烈绞痛，有钻顶感，呈阵发性，脉紧者为蛔虫妄动。

（三）肾绞痛

1. 病因病机 常与湿热之邪相关。本病病位在肾，与膀胱、脾关系密切。湿热蕴结下焦，煎熬尿液成石，阻于水道，通降失利导致肾绞痛的发生。肾绞痛以实证为主，久发可由实转虚。

2. 辨证分型 突发绞痛，疼痛从后腰肾区，向腹部、同侧阴囊、大腿内侧放射，兼小便时有中断，尿血，舌红，苔黄腻，脉弦滑数者为下焦湿热；尿痛已久，兼排尿无力，小便断续，舌质淡，苔薄白，脉弦紧者为肾气不足。

要点二 内脏绞痛的治法

1. 心绞痛 通阳行气，活血止痛。以<u>手厥阴、手少阴经穴</u>为主。

2. 胆绞痛 疏肝利胆，行气止痛。以<u>足少阳经穴、胆的俞募穴</u>为主。

3. 肾绞痛 清利湿热，通淋止痛。以<u>足太阴经穴与背俞穴</u>为主。

要点三 内脏绞痛的选穴

1. 心绞痛

[主穴] 内关、郄门、阴郄、膻中。

[方义] 内关为手厥阴经络穴，又为八脉交会穴之一，通阴维脉，能调理心气、活血通络，为治疗心绞痛的特效穴；郄门、阴郄分别为手厥阴经和手少阴经郄穴，活血、缓急、止痛；膻中为心包之募穴，又为气会，可疏调气机，治心胸疾患。

[配穴] 见下表。

分型	配穴	解析
气滞血瘀	太冲、血海	太冲为肝经原穴，疏肝理气；血海为瘀血证常用效穴
寒邪凝滞	神阙、至阳	灸神阙，温阳散寒；至阳与膻中相对，属督脉，督脉主一身阳气
痰浊阻络	中脘、丰隆	中脘为胃经募穴，消除生痰之源；化痰必用丰隆
阳气虚衰	心俞、至阳	心俞为心经背俞穴；至阳与膻中相对，属督脉，督脉主一身阳气

2. 胆绞痛

[主穴] 胆囊穴、阳陵泉、胆俞、日月。

[方义] 胆囊穴为治疗胆腑疾病的经验穴；阳陵泉为胆之下合穴，可利胆止痛；胆俞为胆之背俞穴，日月为胆之募穴，俞募相配，疏调肝胆气机，共奏疏肝利胆之功。

[配穴] 见下表。

配穴	配穴	解析
肝胆湿热	内庭、阴陵泉	荥主身热，内庭为胃经荥穴，祛湿必用阴陵泉
肝胆气滞	太冲、丘墟	二穴为肝经、胆经之原穴
蛔虫妄动	迎香透四白	迎香是胆蛔证的特效穴

3. 肾绞痛

[主穴] 肾俞、膀胱俞、中极、三阴交、阴陵泉。

[方义] 本病病位在肾与膀胱，肾俞、膀胱俞为二者的背俞穴，可助膀胱气化，清利下焦湿热，达调气止痛的目的；中极为膀胱募穴；三阴交为肝、脾、肾三经之交会，鼓舞肾气，利尿通淋；阴陵泉清利湿热，通淋止痛。

[配穴] 见下表。

分型	配穴	解析
下焦湿热	委阳、合谷	委阳为三焦之下合穴，通利三焦水道；合谷为大肠经原穴，经大肠清热邪
肾气不足	气海、关元	气海补气行气；关元固本培元

要点四 内脏绞痛的治疗操作

1. 基本刺灸方法

（1）心绞痛 毫针泻法。寒证、虚证加艾灸。

（2）胆绞痛 毫针泻法。日月、胆俞注意针刺方向，勿深刺。

（3）肾绞痛 毫针泻法。

2. 其他治疗

（1）耳针法治疗心绞痛：取心、小肠、交感、神门、内分泌。每次选3～5穴，毫针刺，中等刺激。

（2）耳针法治疗胆绞痛：取肝、胰胆、交感、神门、耳迷根。急性发作时采用毫针刺，强刺激，持续捻针。剧痛缓解后行压丸法，两耳交替进行。

（3）耳针法治疗肾绞痛：取肾、输尿管、交感、皮质下、三焦。毫针刺，强刺激。

[常考考点] 治疗心绞痛以手厥阴、手少阴经穴为主；胆绞痛以足少阳经穴、胆的俞募穴为主；肾绞痛以足太阴经穴与背俞穴为主。心绞痛、胆绞痛、肾绞痛的处方主穴及配穴。

【例题实战模拟】

A1型题

1. 治疗心绞痛的主穴是

　　A. 外关、郄门、阴郄、膻中　　B. 内关、合谷、太冲、膻中　　C. 内关、郄门、阴郄、膻中

　　D. 外关、合谷、太冲、膻中　　E. 外关、内关、合谷、太冲

2. 治疗肾绞痛主取的经穴是

　　A. 手少阴、足太阳经穴　　B. 足少阳、足少阴经穴　　C. 足太阴、足少阴经穴

　　D. 足少阴经穴、背俞穴　　E. 足太阴经穴、背俞穴

B1型题

　　A. 太冲、血海　　B. 内庭、阴陵泉　　C. 太冲、丘墟

D. 合谷、委阳　　　　　　E. 气海、关元

3. 治疗肾绞痛肾气不足证，应加配

4. 治疗胆绞痛肝胆湿热证，应加配

【参考答案】

1. C　2. E　3. E　4. B

细目三　肥胖症

【考点突破攻略】

要点一　肥胖症的辨证要点

1. 病因病机　肥胖常与劳役过度、饮食起居失常、情志内伤等因素有关。与胃、肠、脾、肾关系密切。多种外邪及内伤因素导致五脏气血阴阳失调，水湿、痰浊、膏脂等壅盛于体内而致肥胖。本病以实证为主，亦有虚证。

2. 辨证分型　形体壮硕者属实，肥胖臃肿虚浮者属虚；肌肤紧而结实者为实，肌肤松弛者为虚。兼消谷善饥，大便干燥，舌质红，苔黄腻，脉滑数者为胃肠积热；兼食欲不振，大便溏薄，舌淡，苔薄，脉细弱者为脾胃虚弱；兼畏寒怕冷，头晕腰酸，月经不调或阳痿早泄，舌淡，苔薄，脉沉细者为肾阳亏虚。

要点二　肥胖症的治法

祛湿化痰，通经活络。取任脉穴及手足阳明、足太阴经穴为主。

要点三　肥胖症的选穴

[主穴] 曲池、天枢、阴陵泉、丰隆、太冲。

[方义] 肥胖多责之脾、胃、肠腑。曲池为手阳明大肠经的合穴，天枢为大肠经的募穴，两穴相配，可通利肠腑，降浊消脂。阴陵泉为足太阴脾经之合穴，健脾祛湿；丰隆乃足阳明胃经之络穴，为治痰要穴，两穴合用，可分利水湿、蠲化痰浊。太冲疏肝理气，气行则水行。

[配穴] 见下表。

分型	配穴	解析
胃肠积热	上巨虚、内庭	上巨虚为大肠经之下合穴，清大肠热；内庭为胃经荥穴，荥主身热
脾胃虚弱	脾俞、足三里	脾俞为脾经背俞穴，足三里为胃经之下合穴，可健运脾胃
肾阳亏虚	肾俞、关元	肾俞为肾经背俞穴；关元固本培元
心悸	神门、内关	神门为心经原穴；内关为心包经络穴
胸闷	膻中、内关	膻中为气会，舒展气机；内关善治胃、心、胸病证
嗜睡	照海、申脉	照海通阴跷脉，申脉通阳跷脉。阴阳跷脉司寤寐，有双向调节作用
腹部肥胖	归来、下脘、中极	就近取穴。归来在脐下4寸旁开2寸；下脘在脐上2寸；中极在脐下4寸
便秘	支沟	支沟为便秘效穴（天沟大肠虚）
性功减退	关元、肾俞	关元固本培元；肾俞为肾经背俞穴
下肢水肿	三阴交、水分	三阴交是足三阴经交会穴，可调节脾肾进而调节水湿；水分位于脐上一寸，顾名思义

要点四　肥胖症的治疗操作

1. 基本刺灸方法　毫针虚补实泻法。

2. 其他治疗

（1）耳针法：取口、胃、脾、肺、三焦、内分泌、皮质下。每次选用3～5穴，毫针刺，或用埋针法、压丸法。

（2）皮肤针法：根据前述主穴、配穴取穴；并选局部阿是穴，用皮肤针叩刺。实证重力叩刺，以皮肤渗血为度；虚证中等力度刺激，以皮肤潮红为度。

（3）电针法：根据基本治疗处方取穴，选2～3对腧穴，疏密波，强刺激，20～30分钟。

[常考考点] 治疗肥胖症取任脉穴及手足阳明、足太阴经穴为主。肥胖症的处方主穴及配穴。

【例题实战模拟】

A1 型题

1.肥胖症的治疗主取的经穴是

  A.任脉穴和手足阳明经穴 B.任脉穴及手阳明、足太阴经穴

  C.手足阳明、足太阴经穴 D.任脉穴及足太阴、足少阳经穴

  E.手足阳明、足太阴经穴

2.下列不属于肥胖症治疗主穴的是

  A.曲池 B.天枢 C.阴陵泉 D.丰隆 E.中脘

A2 型题

3.患者，男，35岁。形体壮硕，体重超标，兼消谷善饥，大便干燥，舌质红，苔黄腻，脉滑数。治疗除主穴外，宜配用的腧穴是

  A 上巨虚、内庭 B.脾俞、足三里 C.肾俞、关元 D.内庭、合谷 E.内庭、阴陵泉

B1 型题

  A.照海、申脉 B.归来、下脘、中极 C.天枢，支沟

  D.关元、肾俞 E.三阴交、水分

4.肥胖症腹部肥胖者，宜选用的配穴是

5.肥胖症性功减退者，宜选用的配穴是

【参考答案】

1.C 2.E 3.A 4.B 5.D

【知识纵横比较】

经验效穴总结

病证	经验效穴	病证	经验效穴
痰证	丰隆	清热	曲池、大椎
水湿	阴陵泉	少乳	少泽
瘀血	血海、膈俞	胆蛔证	迎香
高血压	曲池	奔豚气	期门、公孙、涌泉
外感有汗或无汗	合谷	疳积	鱼际
汗证	复溜	咽喉肿痛	少商
止呕	内关	牙痛	合谷
心绞痛	内关	息风止痉	合谷、太冲（开四关）
调经	三阴交	滞产（孕妇忌用）	合谷、三阴交、昆仑、至阴
痛经	次髎	舌强不语	通里
治便秘	支正、支沟	双向调节大便	天枢

辨证配穴总结

证候	穴位	证候	穴位
祛风	带风字的穴位、合谷、列缺、外关	气滞	太冲、期门、膻中、气海
风寒	风池、风门、合谷、列缺	食积	足三里、中脘
风热	曲池、大椎、外关	气血虚	脾俞、胃俞、足三里、气海、血海
痰湿	丰隆、阴陵泉、中脘	阴虚	太溪、三阴交、肾俞
痰热	丰隆、曲池、大椎，或荥穴	阳虚	肾俞、命门、关元
肝阳	太冲、太溪	里热	井穴、荥穴
血瘀	血海、膈俞、三阴交	寒湿	命门、腰阳关

执业医师资格考试医学综合通关全攻略丛书

中医执业医师资格考试医学综合通关全攻略

(西综、人文分册)

徐 雅 李卫红 ◎ 主编

全国百佳图书出版单位
中国中医药出版社
·北京·

图书在版编目（CIP）数据

中医执业医师资格考试医学综合通关全攻略：全3册 / 徐雅，李卫红主编 .—北京：中国中医药出版社，2021.12
（执业医师资格考试医学综合通关全攻略丛书）

ISBN 978 - 7 - 5132 - 7241 - 4

Ⅰ.①中… Ⅱ.①徐…②李… Ⅲ.①中医师—资格考试—自学参考资料 Ⅳ.①R2

中国版本图书馆 CIP 数据核字（2021）第 204982 号

中国中医药出版社出版
北京经济技术开发区科创十三街 31 号院二区 8 号楼
邮政编码　100176
传真　010-64405721
廊坊市祥丰印刷有限公司印刷
各地新华书店经销

开本 889×1194　1/16　印张 90　字数 3656 千字
2021 年 12 月第 1 版　2021 年 12 月第 1 次印刷
书号　ISBN 978 - 7 - 5132 - 7241 - 4
定价　398.00 元
网址　www.cptcm.com

服 务 热 线　010-64405510
购 书 热 线　010-89535836
维 权 打 假　010-64405753

微信服务号　zgzyycbs
微商城网址　https://kdt.im/LIdUGr
官方微博　http://e.weibo.com/cptcm
天猫旗舰店网址　https://zgzyycbs.tmall.com

如有印装质量问题请与本社出版部联系（010-64405510）
版权专有　侵权必究

目 录

(西综、人文分册)

西医综合

诊断学基础

第一单元	症状学	1000	细目十二	脊柱与四肢检查及临床意义 1045
细目一	发热	1000	细目十三	神经系统检查及临床意义 1046
细目二	头痛	1002	第四单元	实验室诊断 1051
细目三	胸痛	1003	细目一	血液的一般检查及临床意义 1051
细目四	腹痛	1004	细目二	血栓与止血检查 1055
细目五	咳嗽与咳痰	1006	细目三	骨髓检查 1056
细目六	咯血	1008	细目四	肝脏病实验室检查 1057
细目七	呼吸困难	1009	细目五	肾功能检查 1061
细目八	水肿	1010	细目六	常用生化检查 1063
细目九	恶心与呕吐	1011	细目七	酶学检查 1068
细目十	呕血与黑便	1012	细目八	免疫学检查 1069
细目十一	黄疸	1014	细目九	尿液检查 1072
细目十二	抽搐	1015	细目十	粪便检查 1074
细目十三	意识障碍	1016	细目十一	痰液检查 1076
第二单元	问诊	1019	细目十二	浆膜腔穿刺液检查 1077
第三单元	检体诊断	1020	细目十三	脑脊液检查 1077
细目一	基本检查法	1020	第五单元	心电图诊断 1080
细目二	全身状态检查及临床意义	1021	细目一	心电图基本知识 1080
细目三	皮肤检查及临床意义	1024	细目二	心电图测量，正常心电图及临床意义 1081
细目四	淋巴结检查	1026	细目三	常见异常心电图及临床意义 1082
细目五	头部检查	1026	第六单元	影像诊断 1086
细目六	颈部检查	1029	细目一	超声诊断 1086
细目七	胸壁及胸廓检查	1029	细目二	放射诊断 1087
细目八	肺和胸膜检查	1031	细目三	放射性核素诊断 1094
细目九	心脏、血管检查	1035	第七单元	病历与诊断方法 1095
细目十	腹部检查	1041		
细目十一	肛门和直肠检查及临床意义	1045		

内科学

第一单元 呼吸系统疾病 …………… 1098
  细目一 慢性阻塞性肺疾病 …………… 1098
  细目二 慢性肺源性心脏病 …………… 1101
  细目三 支气管哮喘 …………………… 1103
  细目四 肺炎 …………………………… 1107
  细目五 原发性支气管肺癌 …………… 1109
  细目六 慢性呼吸衰竭 ………………… 1113
第二单元 循环系统疾病 …………… 1117
  细目一 急性心力衰竭 ………………… 1117
  细目二 慢性心力衰竭 ………………… 1119
  细目三 心律失常 ……………………… 1123
  细目四 快速性心律失常 ……………… 1124
  细目五 缓慢性心律失常 ……………… 1127
  细目六 心脏骤停与心肺复苏 ………… 1128
  细目七 原发性高血压 ………………… 1132
  细目八 冠状动脉性心脏病 …………… 1137
  细目九 心绞痛 ………………………… 1138
  细目十 急性心肌梗死 ………………… 1140
  细目十一 心脏瓣膜病 ………………… 1144
第三单元 消化系统疾病 …………… 1150
  细目一 慢性胃炎 ……………………… 1150
  细目二 消化性溃疡 …………………… 1152
  细目三 胃癌 …………………………… 1155
  细目四 溃疡性结肠炎 ………………… 1157
  细目五 肝硬化 ………………………… 1161
  细目六 原发性肝癌 …………………… 1164
  细目七 急性胰腺炎 …………………… 1167
第四单元 泌尿系统疾病 …………… 1171
  细目一 慢性肾小球肾炎 ……………… 1171
  细目二 尿路感染 ……………………… 1173
  细目三 慢性肾脏病（慢性肾衰竭）…… 1176

第五单元 血液系统疾病 …………… 1180
  细目一 缺铁性贫血 …………………… 1180
  细目二 再生障碍性贫血 ……………… 1183
  细目三 白血病 ………………………… 1185
  细目四 急性白血病 …………………… 1186
  细目五 慢性髓细胞白血病 …………… 1190
  细目六 白细胞减少症 ………………… 1192
  细目七 原发免疫性血小板减少症 …… 1193
  细目八 骨髓增生异常综合征 ………… 1196
第六单元 内分泌与代谢疾病 ……… 1198
  细目一 甲状腺功能亢进症 …………… 1198
  细目二 甲状腺功能减退症 …………… 1202
  细目三 糖尿病 ………………………… 1204
  细目四 糖尿病酮症酸中毒 …………… 1211
  细目五 血脂异常 ……………………… 1212
  细目六 高尿酸血症与痛风 …………… 1215
第七单元 结缔组织病 ……………… 1219
  细目一 类风湿关节炎 ………………… 1219
  细目二 系统性红斑狼疮 ……………… 1223
第八单元 神经系统疾病 …………… 1227
  细目一 癫痫 …………………………… 1227
  细目二 短暂性脑缺血发作 …………… 1231
  细目三 脑梗死 ………………………… 1233
  细目四 脑出血 ………………………… 1238
  细目五 蛛网膜下腔出血 ……………… 1242
第九单元 常见急危重症 …………… 1244
  细目一 休克 …………………………… 1244
  细目二 急性上消化道出血 …………… 1248
  细目三 急性中毒 ……………………… 1251
  细目四 中暑 …………………………… 1256

传染病学

第一单元 传染病学总论 …………… 1260
  细目一 感染与免疫 …………………… 1260
  细目二 传染病的流行过程 …………… 1263
  细目三 传染病的特征 ………………… 1265
  细目四 传染病的诊断 ………………… 1266
  细目五 传染病的治疗 ………………… 1268
  细目六 传染病的预防 ………………… 1269
第二单元 病毒感染 ………………… 1271

  细目一 病毒性肝炎 …………………… 1271
  细目二 流行性感冒 …………………… 1286
  细目三 人感染高致病性禽流感 ……… 1289
  细目四 艾滋病 ………………………… 1293
  细目五 流行性出血热 ………………… 1297
  细目六 狂犬病 ………………………… 1302
  细目七 流行性乙型脑炎 ……………… 1306
第三单元 细菌感染 ………………… 1312

细目一	流行性脑脊髓膜炎 …………… 1312	细目六	布鲁菌病 ………………………… 1337
细目二	伤寒 …………………………… 1316	第四单元	消毒与隔离………………………… 1340
细目三	细菌性痢疾 …………………… 1321	细目一	消毒 ……………………………… 1340
细目四	霍乱 …………………………… 1326	细目二	隔离 ……………………………… 1343
细目五	结核病 ………………………… 1332	细目三	医院感染 ………………………… 1344

医学人文

医学伦理学

第一单元	医学伦理学与医学目的、医学模式……… 1350	细目一	正确处理医务人员之间关系的意义 ……………………………… 1360
细目一	医学伦理学 …………………… 1350	细目二	正确处理医务人员之间关系的道德原则 ………………………… 1360
细目二	医学目的、医学模式 ………… 1351		
第二单元	中国医学的道德传统……………… 1352	第七单元	临床诊疗的道德要求……………… 1361
细目一	中国古代医学家的道德境界 … 1352	细目一	临床诊疗的道德原则 …………… 1361
细目二	中国现代医学家的道德境界 … 1352	细目二	临床诊断的道德要求 …………… 1361
细目三	中国当代医学家的道德境界 … 1353	细目三	临床治疗的道德要求 …………… 1362
第三单元	医学伦理学的理论基础…………… 1354	细目四	新技术临床应用的道德要求 …… 1363
细目一	生命论 ………………………… 1354		
细目二	人道论 ………………………… 1354	第八单元	医学研究的道德要求……………… 1365
细目三	美德论 ………………………… 1355	细目一	医学科研工作的基本道德要求 ……………………………… 1365
细目四	功利论 ………………………… 1355		
细目五	道义论 ………………………… 1355	细目二	人体试验的道德要求 …………… 1365
第四单元	医学道德的规范体系……………… 1356	第九单元	医学道德的评价与良好医德的养成 ……………………………… 1366
细目一	医学道德原则 ………………… 1356		
细目二	医学道德规范 ………………… 1356	细目一	医学道德评价 …………………… 1366
细目三	医学道德范畴 ………………… 1357	细目二	医学道德教育 …………………… 1367
第五单元	处理与患者关系的道德要求…… 1358	细目三	医学道德修养 …………………… 1367
细目一	医患关系的特点 ……………… 1358	第十单元	医学伦理学文献…………………… 1368
细目二	与患者沟通的道德要求 ……… 1359	细目一	国外文献 ………………………… 1368
第六单元	处理医务人员之间关系的道德要求……… 1360	细目二	国内文献 ………………………… 1368

卫生法规

第一单元	卫生法概述………………………… 1370	细目一	执业医师的概念及职责 ………… 1374
细目一	卫生法的概念和渊源 ………… 1370	细目二	医师资格考试制度 ……………… 1374
细目二	卫生法的基本原则和作用 …… 1371	细目三	医师执业注册制度 ……………… 1375
第二单元	卫生法律责任……………………… 1372	细目四	执业医师的权利、义务和执业规则 …………………………… 1375
细目一	卫生民事责任 ………………… 1372		
细目二	卫生行政责任 ………………… 1372	细目五	《执业医师法》规定的法律责任 ……………………………… 1376
细目三	卫生刑事责任 ………………… 1373		
第三单元	《中华人民共和国执业医师法》… 1374	第四单元	《中华人民共和国药品管理法》… 1378

细目一　概述 …………………… 1378
细目二　禁止生产（包括配制）、销售
　　　　假药与劣药 ………………… 1378
细目三　特殊药品的管理 …………… 1379
细目四　《药品管理法》及相关法规、规章
　　　　对医疗机构及其人员的有关规定
　　　　…………………………………… 1380
细目五　《药品管理法》规定的法律责任
　　　　…………………………………… 1381
第五单元　《中华人民共和国传染病防治法》
　　　　…………………………………… 1382
细目一　概述 …………………… 1382
细目二　传染病预防与疫情报告 …… 1383
细目三　传染病疫情控制措施及医疗救治
　　　　…………………………………… 1384
细目四　相关机构及其人员违反《传染病
　　　　防治法》有关规定应承担的法律
　　　　责任 ………………………… 1385
第六单元　《突发公共卫生事件应急条例》… 1387
细目一　概述 …………………… 1387
细目二　突发公共卫生事件的预防与应急
　　　　准备 ………………………… 1387
细目三　突发公共卫生事件的报告与信息
　　　　发布 ………………………… 1388
细目四　突发公共卫生事件的应急处理 … 1388

细目五　《突发公共卫生事件应急条例》
　　　　规定的法律责任 …………… 1389
第七单元　《医疗纠纷预防和处理条例》…… 1390
细目一　概述 …………………… 1390
细目二　医疗纠纷的预防 …………… 1390
细目三　医疗纠纷的处理 …………… 1391
细目四　法律责任 …………………… 1393
第八单元　《中华人民共和国中医药法》…… 1395
细目一　概述 …………………… 1395
细目二　中医药服务 ………………… 1395
细目三　中药保护与发展 …………… 1397
细目四　中医药人才培养与科学研究、
　　　　中医药传承与文化传播 …… 1397
细目五　保障措施与法律责任 …… 1398
第九单元　《医疗机构从业人员行为规范》… 1400
第十单元　《中华人民共和国基本医疗卫生与
　　　　健康促进法》 …………… 1402
细目一　概述 …………………… 1402
细目二　基本医疗卫生服务 …… 1403
细目三　医疗机构 …………………… 1404
细目四　医疗卫生人员 …………… 1406
细目五　药品供应保障 …………… 1407
细目六　健康促进 …………………… 1407
细目七　资金保障、监督管理与法律责任
　　　　…………………………………… 1407

西医综合

诊断学基础

【本章通关攻略】

诊断学基础是西医基础知识与临床的桥梁，是一门非常重要的学科。在历年的中医执业医师资格考试中，实践技能考试，考查临床判读，大约占 5 分（实践技能总分 100 分）；综合笔试考试，平均每年出题约 40 道，大约占 40 分（综合笔试总分 600 分）。

本科目重点考查的章节有症状学、检体诊断、实验室检查、心电图检查、影像学检查。

本科目的特点是在理解的基础上需要记忆的内容很多，所以要想掌握本科目的要点，不能死记硬背。此外，虽然西医诊断学基础部分的考题量不多，但是因为本科为临床课的基础，所以应重点复习。

第一单元 症状学

细目一 发热

【考点突破攻略】

要点一 发热的概念

发热是指机体在致热原的作用下，体温调节中枢调定点上移而引起的产热增加和（或）散热减少，导致体温升高，超出正常范围值。

要点二 发热的病因

1.感染性发热 临床最多见，各种病原体所引起的急、慢性感染均能引起感染性发热，包括细菌、病毒、支原体、立克次体、螺旋体、真菌、寄生虫等。

2.非感染性发热

（1）无菌性坏死物质吸收：如大手术、内出血、大面积烧伤、恶性肿瘤、白血病、急性溶血、急性心肌梗死或肢体坏死等。

（2）抗原－抗体反应：如风湿热、血清病、药物热、结缔组织疾病等。

（3）内分泌与代谢障碍：如甲状腺功能亢进症、重度脱水等。

（4）皮肤散热减少：如广泛性皮炎、鱼鳞癣、慢性心力衰竭等。

（5）体温调节中枢功能失常：如脑出血、脑外伤、中暑、安眠药中毒等直接损害体温调节中枢，使其功能失常而发热。

（6）自主神经功能紊乱：影响正常的体温调节过程，使产热大于散热，属功能性发热，多为低热。

要点三 发热的临床表现

1.发热的临床分度 以口腔温度为标准，可将发热分为：低热：37.3～38℃；中等度热：38.1～39℃；高热：39.1～41℃；超高热：41℃以上。

2. 发热的临床经过

（1）体温上升期：临床表现为疲乏无力、肌肉酸痛、畏寒或寒战、皮肤苍白、干燥、无汗等。体温上升有两种方式：①骤升型：体温在几小时内达39～40℃或以上，常伴有寒战，小儿易伴有惊厥。见于肺炎球菌性肺炎、疟疾、败血症、流感、急性肾盂肾炎、输液反应或某些药物反应等。②缓升型：体温于数日内缓慢上升达高峰，多不伴寒战。见于伤寒、结核病等。伤寒初期体温以阶梯状上升为特征。

（2）高热持续期：临床表现为皮肤潮红而灼热，呼吸加快加强，心率增快，常出汗。此期可持续数小时（如疟疾）、数日（如肺炎、流感）或数周（如伤寒极期）。

（3）体温下降期：表现为出汗多、皮肤潮湿。降温的方式有两种：①骤降：体温于数小时内迅速下降至正常，有时甚至可低于正常，伴有大汗。见于疟疾、肺炎链球菌性肺炎、急性肾盂肾炎及输液反应等。②渐降：体温于数日内逐渐降至正常，如伤寒缓解期、风湿热等。

3. 热型与临床意义

（1）稽留热：体温持续于39～40℃以上，24小时波动范围不超过1℃，达数日或数周。见于肺炎球菌性肺炎、伤寒和斑疹伤寒的高热期。

（2）弛张热：体温在39℃以上，但波动幅度大，24小时内体温波动在2℃以上，最低时一般仍高于正常水平。常见于败血症、风湿热、重症肺结核、化脓性炎症等。

（3）间歇热：高热期与无热期交替出现，即体温骤升达高峰后持续数小时，又迅速降至正常水平。无热期（间歇期）可持续1日至数日，如此反复发作。见于疟疾、急性肾盂肾炎等。

（4）回归热：体温骤然升至39℃以上，持续数日后又骤然下降至正常水平，高热期与无热期各持续若干日后即有规律地交替一次。见于回归热、霍奇金病等。

（5）波状热：体温逐渐升高达39℃或以上，数天后逐渐下降至正常水平，数天后再逐渐升高，如此反复多次。见于布鲁菌病。

（6）不规则热：发热无一定规律。可见于结核病、风湿热、支气管肺炎、渗出性胸膜炎、感染性心内膜炎等。

[常考考点] 热型的表现及临床意义。

要点四　发热的问诊要点及临床意义

1. 病史　有无传染病接触史、外伤史、药物或毒物接触史、手术史等。

2. 临床特点　起病缓急、发热程度、持续时间等。

3. 伴随症状

（1）伴寒战：见于肺炎球菌性肺炎、败血症、急性溶血性疾病、急性胆囊炎、疟疾等。

（2）伴头痛、呕吐或昏迷：见于乙型脑炎、流行性脑脊髓膜炎、脑型疟疾、脑出血、蛛网膜下腔出血、中毒性痢疾等。

（3）伴关节痛：常见于结核病、结缔组织病等。

（4）伴淋巴结及肝脾肿大：可见于血液病、恶性肿瘤、布鲁菌病、黑热病、传染性单核细胞增多症等。

（5）伴尿频、尿急、尿痛：提示尿路感染。

（6）伴咳嗽、咳痰、胸痛：常见于支气管炎、肺炎、胸膜炎、肺结核等。

（7）伴恶心、呕吐、腹痛、腹泻：见于急性胃肠炎、细菌性痢疾等。

（8）伴皮肤黏膜出血：见于流行性出血热、钩端螺旋体病、急性白血病、急性再生障碍性贫血、败血症、重型麻疹和病毒性肝炎等。

（9）伴结膜充血：见于流行性出血热、斑疹伤寒、钩端螺旋体病等。

（10）伴口唇单纯疱疹：见于肺炎球菌性肺炎、流行性脑脊髓膜炎、间日疟、流行性感冒等。

[常考考点] 发热的常见伴随症状及临床意义。

【知识纵横比较】

各种热型比较

热型	体温曲线	常见疾病
稽留热	持续于39～40℃以上，24小时波动范围不超过1℃，达数日或数周	肺炎球菌性肺炎、伤寒和斑疹伤寒的高热期
弛张热	体温在39℃以上，但波动幅度大，24小时内体温差达2℃以上，最低时一般仍高于正常水平	败血症、风湿热、重症肺结核、化脓性炎症
间歇热	高热期与无热期交替出现，即体温骤升达高峰后持续数小时，又迅速降至正常水平，无热期（间歇期）可持续1日至数日，反复发作	疟疾、急性肾盂肾炎
回归热	骤然升至39℃以上，持续数日后又骤然下降至正常水平，高热期与无热期各持续若干日后即有规律地交替一次	回归热、霍奇金病
波状热	逐渐升高达39℃或以上，数天后逐渐下降至正常水平，数天后再逐渐升高，如此反复多次	布鲁菌病
不规则热	无一定规律	结核病、风湿热、支气管肺炎、渗出性胸膜炎、感染性心内膜炎

细目二　头痛

【考点突破攻略】

要点一　头痛的概念

头痛是指局限于头颅上半部的疼痛，主要有额、顶、颞及枕部的疼痛，是临床常见的症状之一。

要点二　头痛的病因

1. 颅内病变　见于脑出血、蛛网膜下腔出血、脑肿瘤、颅脑外伤、流行性脑脊髓膜炎、偏头痛等。
2. 颅外病变　见于颈椎病、三叉神经痛，眼、耳、鼻和齿等疾病所致的头痛。
3. 全身性疾病　见于各种感染发热、高血压、中毒、中暑、月经期及绝经期头痛等。
4. 神经症　见于神经衰弱及癔症性头痛等。

要点三　头痛的问诊要点及临床意义

1. 病史　询问患者有无头颅外伤使、感染、发热、中毒、高血压、青光眼、鼻窦炎、偏头痛、脑炎、脑膜炎、颅脑肿瘤、使用药物史及精神疾病史等。

2. 头痛的特点

（1）头痛的病因及诱因：眼疲劳引起的头痛发生在用眼过度，尤其是较长时间近距离用眼时；紧张性头痛多因过度紧张、劳累而诱发或加重；女性偏头痛在月经期时容易发作；感染或中毒可引发头痛；高血压头痛多在血压未得到控制时出现或加重；头颅外伤头痛发生在受伤后；颅脑病变头痛可发生在典型症状或诊断明确前，常与病变过程伴随。

（2）头痛的部位：大脑半球的病变疼痛多位于病变的同侧，以额部为多，并向颞部放射；小脑幕以下病变引起的头痛多位于后枕部；青光眼引起的头痛多位于眼的周围或眼上部。

（3）头痛的性质：<u>三叉神经痛表现为颜面部发作性电击样疼痛；舌咽神经痛的特点是咽后部发作性疼痛并向耳及枕部放射；血管性头痛为搏动样头痛。</u>

（4）头痛的时间：鼻窦炎引起的头痛多在病情较重、鼻塞不通时加重，且上午重下午轻；紧张性头痛多在下午或傍晚出现；肿瘤引起的头痛在早上起床时较明显；药物引起的头痛一般出现在用药后15～30分钟，持续时间与药物半衰期有关。

3. 伴随症状

（1）伴发热：体温升高与头痛同时出现，见于脑炎、脑膜炎等感染；<u>先头痛后出现发热，见于脑出血、脑外伤等。</u>

（2）伴呕吐：见于脑膜炎、脑炎、脑肿瘤等引起的颅内压增高；头痛在呕吐后减轻，见于偏头痛。

（3）伴意识障碍：见于脑炎、脑膜炎、脑出血、蛛网膜下腔出血、脑肿瘤、脑外伤、一氧化碳中毒等。

（4）伴眩晕：见于小脑肿瘤、椎－基底动脉供血不足等。

（5）伴脑膜刺激征：见于脑膜炎、蛛网膜下腔出血。

[常考考点] 头痛的特点及临床意义。

细目三　胸痛

【考点突破攻略】

要点一　胸痛的概念

胸痛是指颈部与上腹之间的不适或疼痛，主要是由胸部疾病引起，有时腹腔疾病也可引起胸痛。胸痛的程度因个体痛阈差异而不同，与病情轻重程度不完全一致。

要点二　胸痛的病因

1. 胸壁疾病

（1）皮肤及皮下组织病变：如蜂窝织炎、乳腺炎等。

（2）肌肉病变：如外伤、劳损、肌炎等。

（3）肋骨病变：如肋软骨炎、肋骨骨折等。

（4）肋间神经病变：如肋间神经炎、带状疱疹等。

2. 心血管疾病

（1）心绞痛、心肌梗死等。

（2）急性心包炎、肥厚型心肌病等。

（3）血管病变，如胸主动脉瘤、主动脉夹层、肺梗死等。

（4）心脏神经症。

3. 呼吸系统疾病

（1）支气管及肺部病变：如支气管肺癌、肺炎、肺结核累及胸膜。

（2）胸膜病变：如急性胸膜炎、自发性气胸、胸膜肿瘤等。

4. 其他

（1）食管疾病：如食管炎、食管癌等。

（2）纵隔疾病：如纵隔气肿、纵隔肿瘤等。

（3）腹部疾病：如肝脓肿、胆囊炎、胆石症、膈下脓肿等。

要点三　胸痛的问诊要点及临床意义

1. 发病年龄与病史

（1）青壮年患者：可见于胸膜炎、自发性气胸、心肌病等。

（2）40岁以上患者：多考虑心绞痛、心肌梗死与肺癌等。

注意询问患者有无高血压、心脏病、动脉硬化、肺及胸膜疾病、胸部手术史、外伤史以及有无大量吸烟史等。

2. 胸痛的部位　不同疾病对应的胸痛部位不一，见下表。

常见疾病与其胸痛部位的对应关系

疾病	胸痛部位
带状疱疹	成簇的水疱沿一侧肋间神经分布，伴剧痛
非化脓性肋软骨炎	第1、2肋软骨
心绞痛与急性心肌梗死	胸骨后或心前区，常牵涉至左肩背、左臂内侧

续表

疾病	胸痛部位
食管、膈和纵隔肿瘤	胸骨后疼痛，伴进食或吞咽时加重
自发性气胸、急性胸膜炎	患侧的腋前线及腋中线附近

3. 胸痛的性质 不同疾病对应的胸痛性质不一，见下表。

常见疾病与其胸痛性质的对应关系

疾病	性质
带状疱疹	阵发性的灼痛或刺痛
肌痛	酸痛
骨痛	刺痛
食管炎	灼痛或灼热感
心绞痛	压榨样痛，可伴有窒息感
心肌梗死	疼痛更为剧烈并有恐惧、濒死感
干性胸膜炎	尖锐刺痛或撕裂痛，呼吸时加重，屏气时消失
原发性肺癌、纵隔肿瘤	胸部闷痛
肺梗死	突然剧烈刺痛或绞痛，常伴有呼吸困难与发绀

4. 胸痛持续时间
（1）平滑肌痉挛或血管狭窄缺血所致得疼痛——阵发性。
（2）心绞痛——发作时间短暂，常为数分钟。
（3）心肌梗死——疼痛持续时间长且不易缓解。
（4）炎症、肿瘤、栓塞或梗死所致的疼痛——呈持续性。

5. 胸痛的诱因与缓解因素
（1）心绞痛：常因劳力后诱发，含服硝酸甘油可迅速缓解，而心肌梗死的胸痛含服硝酸甘油不能缓解。
（2）心脏神经症的胸痛：在体力活动后反而减轻。
（3）胸膜炎、自发性气胸的胸痛：可因深呼吸或咳嗽而加剧。
（4）胸壁疾病所致的胸痛：局部有压痛。
（5）食管疾病的胸痛：常在吞咽时出现或加剧。
（6）反流性食管炎的胸骨后烧灼痛：在服用抗酸剂后减轻或消失。

6. 伴随症状
（1）伴咳嗽、咳痰：见于急慢性支气管炎、肺炎、支气管扩张、肺脓肿等。
（2）伴咯血：见于肺结核、肺炎、肺脓肿、肺梗死或支气管肺癌。
（3）伴呼吸困难：见于肺炎球菌性肺炎、自发性气胸、渗出性胸膜炎、心绞痛、心肌梗死、急性心包炎、主动脉夹层等。
（4）伴吞咽困难：见于食管癌。
（5）伴面色苍白、大汗、血压下降或休克：多考虑急性心肌梗死、主动脉夹层或大块肺栓塞等。
［常考考点］胸痛的特点及临床意义。

细目四 腹痛

【考点突破攻略】

要点一 腹痛的概念

腹痛为临床常见症状，多由腹部脏器疾病所致，少数也可由腹腔外及全身性疾病引起。腹痛按性质可分为器质性和功能性两种，按病情缓急可分为急性腹痛和慢性腹痛。属外科范畴的急性腹痛也称"急腹症"，其特点是发病急、进展快、变化多、病情重，诊断延误或治疗不当会给病人带来生命危险。

要点二　腹痛的病因

1. 腹部疾病

（1）急性腹膜炎：由胃、肠穿孔引起者最常见，伴有腹部压痛、反跳痛与腹肌紧张、肠鸣音减弱或消失。

（2）腹腔脏器炎症：如急性或慢性胃炎、肠炎、胰腺炎、阑尾炎、盆腔炎等。一般腹痛的部位与病变脏器的体表投影相符。

（3）空腔脏器痉挛或梗阻：如胆石症、胆道蛔虫病、泌尿道结石、肠梗阻等。

（4）脏器扭转或破裂：如肠扭转、肠系膜或大网膜扭转、卵巢囊肿蒂扭转、急性脏器破裂（如肝脾破裂、异位妊娠破裂等）。

（5）腹膜粘连或脏器包膜牵张：如手术后或炎症后腹膜粘连；实质性脏器因病变肿胀，导致包膜张力增加而发生腹痛（如肝炎、肝淤血、肝癌等）。

（6）化学性刺激：消化性溃疡，可因胃酸作用而发生刺痛或灼痛。

（7）肿瘤压迫与浸润：如胃癌、结肠癌、直肠癌等。

（8）腹腔内血管疾病：如缺血性肠病、腹主动脉瘤及门静脉血栓形成等。

2. 胸腔疾病的牵涉痛　如肺炎、心绞痛、急性心肌梗死、急性心包炎、肺梗死、胸膜炎等，疼痛可牵涉腹部，类似急腹症。

3. 全身性疾病　如尿毒症时毒素刺激腹腔浆膜而引起腹痛。少数糖尿病酮症酸中毒可引起腹痛，酷似急腹症。铅中毒时则引起肠绞痛。

4. 其他原因　如荨麻疹时胃肠黏膜水肿，腹型过敏性紫癜时的肠管浆膜下出血等。

要点三　腹痛的问诊要点及临床意义

1. 既往史及年龄　消化性溃疡常有反复发作的节律性上腹痛病史，多发生于青壮年；胆绞痛、肾绞痛常有胆道、泌尿道结石史；腹部粘连性腹痛常与结核性腹膜炎腹部手术史有关；儿童腹痛多见于肠道蛔虫症及肠套叠；急性阑尾炎多见于青壮年；中老年人腹痛应警惕恶性肿瘤。

2. 腹痛的部位　不同疾病对应的腹痛部位不一，见下表。

腹痛部位与常见疾病的对应关系

疼痛部位	常见疾病
中上腹部	胃、十二指肠疾病，急性胰腺炎
右上腹部	肝脓肿、胆石症、胆囊炎
右下腹部	急性阑尾炎
下腹或左下腹	结肠疾病
下腹部	膀胱炎、盆腔炎、异位妊娠破裂
脐周	小肠绞痛
全腹痛	空腔脏器穿孔后引起的弥漫性腹膜炎
弥漫性或不定位性疼痛	结核性腹膜炎、腹膜转移癌、腹膜粘连、结缔组织病
牵涉性腹痛	肺炎、心肌梗死

3. 腹痛的性质与程度　不同疾病对应的腹痛性质和程度不一，见下表。

腹痛性质和程度与常见疾病的对应关系

腹痛性质和程度	常见疾病
慢性、周期性、节律性中上腹隐痛或灼痛，如突然呈剧烈的刀割样、烧灼样持续性疼痛，可能并发急性穿孔	消化性溃疡

续表

腹痛性质和程度	常见疾病
胀痛，于呕吐后减轻或缓解	幽门梗阻
剧烈绞痛	胆石症、泌尿道结石及肠梗阻
剑突下钻顶样痛	胆道蛔虫梗阻
进行性锐痛	肝癌
持续性胀痛	慢性肝炎与淤血性肝肿大（如右心衰竭、缩窄性心包炎）
隐痛或绞痛	肠寄生虫病
剧烈绞痛或持续性疼痛	肝、脾破裂，异位妊娠破裂
持续性、广泛性剧烈腹痛伴腹肌紧张或板状腹	急性弥漫性腹膜炎

4. 诱发、加重或缓解腹痛的因素
（1）胆囊炎或胆石症发作前常有进食油腻食物史。
（2）急性胰腺炎发作前常有暴饮暴食、酗酒史。
（3）十二指肠溃疡腹痛多发生在空腹时，进食或服碱性药科缓解。
（4）胃溃疡的腹痛发生在进食后半小时左右，至下次进餐前缓解。
（5）反流性食管炎在直立时可减轻。
（6）肠炎引起的腹痛多于排便后减轻。
（7）肠梗阻腹痛于呕吐或排气后缓解。

5. 腹痛的伴随症状 不同疾病导致的腹痛的伴随症状不一，见下表。

腹痛的伴随症状与常见疾病的对应关系

伴随症状	常见疾病
寒战、高热	急性化脓性胆管炎、肝脓肿、腹腔脏器脓肿
黄疸	肝、胆、胰腺疾病，急性溶血等
血尿	泌尿系统疾病（如尿路结石）
休克	急性腹腔内出血、急性胃肠穿孔、急性心肌梗死、中毒性菌痢
呕吐、腹胀、停止排便排气	胃肠梗阻
腹泻	肠道炎症、吸收不良，亦见于慢性胰腺及肝脏疾病
反酸、嗳气	慢性胃炎或消化性溃疡
血便	急性者：急性菌痢、肠套叠、绞窄性肠梗阻、急性出血性坏死性肠炎、过敏性紫癜
	慢性者：慢性菌痢、肠结核、结肠癌
	柏油样便——上消化道出血
	鲜血便——下消化道出血
里急后重	直肠病变

[常考考点] 腹痛的问诊要点及临床意义。

细目五　咳嗽与咳痰

【考点突破攻略】

要点一　咳嗽的概念

咳嗽是机体的防御性神经反射，有利于清除呼吸道分泌物、吸入物和异物。痰是气管、支气管的分泌物或肺泡内渗出液，借助咳嗽反射将其排出体外称为咳痰，属病态现象。

要点二 咳嗽的病因

1. 呼吸道疾病 如急慢性咽炎、扁桃体炎、喉炎、急慢性支气管炎、肺炎、肺结核、肺肿瘤、支气管扩张、气道异物以及其他化学性气味刺激等，均可刺激呼吸道黏膜的迷走神经、舌咽神经和三叉神经的感觉纤维而引起咳嗽。

2. 胸膜疾病 胸膜炎或胸膜受刺激，如自发性气胸、胸膜炎。

3. 心血管疾病 如二尖瓣狭窄或其他原因所致的肺淤血与肺水肿。

4. 中枢神经因素 如脑炎、脑膜炎、脑出血、脑肿瘤等也可出现咳嗽。

要点三 咳嗽与咳痰的问诊要点及临床意义

1. 咳嗽的性质

（1）干性咳嗽：见于急性咽喉炎、急性支气管炎初期、气管受压、支气管异物、支气管肿瘤、胸膜炎、二尖瓣狭窄、肺癌等。

（2）湿性咳嗽：见于慢性支气管炎、支气管扩张症、肺炎、肺脓肿、空洞型肺结核等。

2. 咳嗽的时间与节律

（1）突然发生的咳嗽：常见于吸入刺激性气体所致的急性咽喉炎、气管与支气管异物。

（2）阵发性咳嗽：见于支气管异物、支气管哮喘、支气管肺癌、百日咳等。

（3）长期慢性咳嗽：见于慢性支气管炎、支气管扩张、慢性肺脓肿、空洞型肺结核等。

（4）晨咳或夜间平卧时（即改变体位时）加剧并伴咳痰：见于慢性支气管炎、支气管扩张症和肺脓肿等。

（5）夜间咳嗽明显：见于左心衰竭、肺结核等。

3. 咳嗽的音色

（1）声音嘶哑：多见于声带炎、喉炎、喉癌，以及喉返神经受压迫。

（2）犬吠样咳嗽：多见于喉头炎症水肿或气管受压。

（3）无声（或无力）咳嗽：见于极度衰弱或声带麻痹的患者。

（4）咳嗽带有鸡鸣样吼声：多见于百日咳。

（5）金属调的咳嗽：可见于纵隔肿瘤或支气管肺癌等直接压迫气管所致。

4. 痰的性质与量

痰的性质可分为黏液性、浆液性、脓性、黏液脓性、浆液血性、血性等。

（1）支气管扩张症与肺脓肿患者痰量多时，痰可出现分层现象：上层为泡沫，中层为浆液或浆液脓性，下层为坏死性物质。

（2）痰有恶臭气味者，提示有厌氧菌感染。

（3）黄绿色痰提示铜绿假单胞菌感染。

（4）粉红色泡沫痰是肺水肿的特征。

5. 伴随症状

（1）伴发热：多见于呼吸道感染、胸膜炎、肺结核等。

（2）伴胸痛：见于肺炎、胸膜炎、支气管肺癌、自发性气胸等。

（3）伴喘息：见于支气管哮喘、喘息型慢性支气管炎、心源性哮喘等。

（4）伴呼吸困难：见于喉头水肿、喉肿瘤、慢性阻塞性肺病、重症肺炎以及重症肺结核、大量胸腔积液、气胸、肺淤血、肺水肿等。

（5）伴咯血：常见于肺结核、支气管扩张症、肺脓肿、支气管肺癌及风湿性二尖瓣狭窄等。

[常考考点] 咳嗽与咳痰的问诊要点及临床意义。

细目六　咯血

【考点突破攻略】

要点一　咯血的概念

喉及喉部以下的呼吸道及肺脏等任何部位的出血，经咳嗽动作从口腔咯出称为咯血。少量咯血可表现为痰中带血，大咯血时血液从口鼻涌出，常可阻塞呼吸道，造成窒息死亡，是内科急症之一。

要点二　咯血的病因

1. 支气管疾病　常见于支气管扩张症、支气管肺癌、支气管内膜结核和慢性支气管炎等。
2. 肺部疾病　如肺结核、肺炎球菌性肺炎、肺脓肿等。肺结核为我国最常见的咯血原因。
3. 心血管疾病　如风湿性心脏病二尖瓣狭窄所致的咯血等。
4. 其他　如血小板减少性紫癜、白血病、血友病、肺出血型钩端螺旋体病、流行性出血热等。

要点三　咯血的问诊要点及临床意义

1. 病史及年龄　有无心、肺、血液系统疾病，有无结核病接触史、吸烟史等；中年以上，咯血痰或小量咯血，特别是有多年吸烟史者，除考虑慢性支气管炎外，应高度注意支气管肺癌的可能。

2. 咯血的量及其性状

咯血的量或性状	常见疾病
大量咯血（每日超过500mL）	空洞型肺结核、支气管扩张症和肺脓肿
中等量咯血（每日100～500mL）	二尖瓣狭窄
小量咯血（每日在100mL内）	其他原因
粉红色泡沫痰	急性左心衰竭
铁锈色血痰	典型的肺炎球菌性肺炎
痰中带血	浸润型肺结核
多次少量反复咯血	支气管肺癌

3. 咯血的伴随症状
（1）伴发热：见于肺结核、肺炎球菌性肺炎、肺脓肿、肺出血型钩端螺旋体病、流行性出血热等。
（2）伴胸痛：见于肺炎球菌性肺炎、肺梗死、肺结核、支气管肺癌等。
（3）伴脓痰：见于支气管扩张、肺脓肿、空洞型肺结核并发感染、化脓性肺炎等。
（4）伴皮肤黏膜出血：见于钩端螺旋体病、流行性出血热、血液病等。

［常考考点］咯血的问诊要点及临床意义。

要点四　咯血与呕血的鉴别

咯血与呕血的鉴别

鉴别要点	咯血	呕血
病史	肺结核、支气管扩张、肺癌、心脏病等	消化性溃疡、肝硬化等
出血前症状	喉部痒感、胸闷、咳嗽等	上腹不适、恶心、呕吐
出血方式	咯出	呕出，可为喷射状
出血颜色	鲜红	棕黑色或暗红色，有时鲜红色
血内混有物	泡沫和（或）痰	食物残渣、胃液

续表

鉴别要点	咯血	呕血
黑便	无（如咽下血液时可有）	有，可在呕血停止后仍持续数日
酸碱反应	碱性	酸性

[常考考点] 咯血与呕血的鉴别要点。

细目七　呼吸困难

【考点突破攻略】

要点一　呼吸困难的概念

呼吸困难是指患者主观上感到空气不足，呼吸费力；客观上表现为呼吸频率、节律与深度的异常，严重时出现鼻翼扇动、发绀、端坐呼吸及辅助呼吸肌参与呼吸活动。

要点二　呼吸困难的病因

1. 呼吸系统疾病

（1）呼吸道疾病：如急性喉炎、喉头水肿、喉部肿瘤、气道异物、气管与支气管的炎症或肿瘤、双侧扁桃体肿大Ⅲ度等。

（2）肺部疾病：如支气管哮喘、肺炎、肺结核、喘息型慢性支气管炎、阻塞性肺气肿、肺心病、肺性脑病、弥漫性肺间质纤维化、肺癌、肺栓塞、肺部疾病导致的呼吸衰竭等。

（3）胸膜、胸壁疾病：如气胸、胸腔积液、胸膜肥厚、胸部外伤、肋骨骨折以及胸廓畸形等。

2. 循环系统疾病　各种原因所致的急慢性左心衰竭、心包填塞、原发性动脉高压等。

3. 全身中毒　如一氧化碳中毒、亚硝酸盐中毒、使用镇静剂或麻醉剂过量、糖尿病酮症酸中毒及尿毒症等。

4. 血液系统疾病　如重度贫血、高铁血红蛋白血症。

5. 神经精神及肌肉病变

（1）中枢神经系统疾病：如各种脑炎、脑膜炎、脑外伤、脑出血、脑肿瘤等。

（2）周围神经疾病：如脊髓灰质炎累及颈部脊髓、急性感染性多发性神经炎等。

（3）精神疾患：如癔症。

（4）肌肉病变：常见的有重症肌无力、药物导致的呼吸肌麻痹等。

6. 腹部病变　如急性弥漫腹膜炎、腹腔巨大肿瘤、大量腹水、麻痹性肠梗阻等。

要点三　呼吸困难的临床表现

1. 肺源性呼吸困难　肺源性呼吸困难可分为吸气性、呼气性和混合性呼吸困难，其表现形式不同，往往也提示不同的疾病，见下表。

呼吸困难的表现及其与常见疾病的对应关系

	临床表现	常见疾病
吸气性呼吸困难	"三凹征"，伴有频繁干咳及高调的吸气性喘鸣音	急性喉炎、喉水肿、喉痉挛、白喉、喉癌、气管异物、支气管肿瘤或气管受压等
呼气性呼吸困难	呼气显著费力，呼气时间延长而缓慢，伴有广泛哮鸣音	支气管哮喘、喘息性慢性支气管炎、慢性阻塞性肺气肿等
混合性呼吸困难	吸气与呼气均感费力，呼吸频率浅而快	重症肺炎、重症肺结核、大面积肺不张、大块肺梗死、大量胸腔积液和气胸等

2. 心源性呼吸困难　主要由左心衰引起。临床上主要有三种表现形式：

（1）劳累性呼吸困难：在体力活动时出现或加重，休息时减轻或缓解。

（2）端坐呼吸：常表现为平卧时加重，端坐位时减轻，故被迫采取端坐位或半卧位以减轻呼吸困难的程度。

（3）夜间阵发性呼吸困难：左心衰竭时，因急性肺淤血常出现阵发性呼吸困难，多在夜间入睡后发生。发作时，患者因胸闷被憋醒而被迫坐起喘气和咳嗽，重者面色青紫、大汗、呼吸有哮鸣声、咳浆液性粉红色泡沫样痰，两肺底湿啰音，心率增快，可出现奔马律，此种呼吸又称为心源性哮喘。常见于高血压性心脏病、冠状动脉粥样硬化性心脏病、风湿性心瓣膜病、心肌炎等引起的左心衰竭。

3. 中毒性呼吸困难

（1）代谢性酸中毒：呼吸深大而规则，可伴有鼾声，称 Kussmaul 呼吸。见于尿毒症、糖尿病酮症酸中毒。

（2）药物及毒物：如吗啡、巴比妥类等药物及有机磷农药中毒时，可抑制呼吸中枢，致呼吸减慢，也可呈潮式呼吸。一氧化碳、氰化物中毒时均可引起呼吸加快。

4. 中枢性呼吸困难 脑出血、颅内压增高、颅脑外伤等，呼吸变慢而深，并常伴有呼吸节律的异常。

5. 精神或心理性呼吸困难 见于癔症和抑郁症患者。其特点是呼吸非常频速和表浅，常因换气过度而发生呼吸性碱中毒，出现口周、肢体麻木和手足搐搦，经暗示疗法，可使呼吸困难减轻或消失。

［常考考点］肺源性呼吸困难的表现及其与常见疾病的对应关系。

要点四 呼吸困难的问诊及临床意义

1. 发病情况 注意询问是突发性还是渐进性，是吸气困难、呼气困难、吸气和呼气均困难，还应询问有无药物、毒物摄入及外伤史。

2. 发病诱因 劳力后出现呼吸困难，常见于心力衰竭早期、慢性阻塞性肺疾病、尘肺和先天性心脏病；呼吸困难于卧位时加重见于心力衰竭，直立时加重而仰卧位时缓解见于左房黏液瘤，健侧卧位时加重见于胸腔积液。

3. 伴随症状

（1）伴发热：见于肺炎、肺脓肿、胸膜炎、肺结核、急性心包炎等。

（2）伴咳嗽、咳痰：见于慢性支气管炎、阻塞性肺气肿合并感染、肺脓肿等。

（3）伴咳粉红色泡沫样痰：见于急性左心衰竭。

（4）伴大量咯血：常见于肺结核、支气管扩张症、肺癌等。

（5）伴胸痛：见于肺炎球菌性肺炎、渗出性胸膜炎、自发性气胸、支气管肺癌、肺梗死、急性心肌梗死、纵隔肿瘤等。

（6）伴意识障碍：见于脑出血、脑膜炎、尿毒症、肝性脑病、肺性脑病、各种中毒等。

［常考考点］呼吸困难的问诊要点及临床意义。

细目八 水肿

【考点突破攻略】

要点一 水肿的概念

人体组织间隙有过多液体积聚，导致组织肿胀称为水肿。可分为全身性水肿和局部性水肿。过多液体在体内组织间隙呈弥漫性分布时，称全身性水肿；而液体积聚在局部组织间隙时，称局部性水肿。当体腔内有液体积聚时称为积液，如胸腔积液、心包积液、腹腔积液等，是水肿的特殊形式。

要点二 水肿的病因

1. 全身性水肿

（1）心源性水肿：见于右心衰竭、慢性缩窄性心包炎等。

（2）肾源性水肿：见于各种肾炎、肾病综合征等。

（3）肝源性水肿：见于肝硬化、重症肝炎等。

（4）营养不良性水肿：见于低蛋白血症和维生素 B_1 缺乏。

（5）内分泌源性水肿：见于甲状腺功能减退症、垂体前叶功能减退症等。

2. 局部性水肿 见于各种组织炎症、静脉回流受阻（静脉血栓形成、静脉炎等）、淋巴回流受阻（丝虫病、淋巴管炎、肿瘤压迫等)及血管神经性水肿。

要点三 水肿的临床表现

1. 全身性水肿

（1）心源性水肿：特点是下垂性水肿，严重者可出现胸水、腹水等，常伴有呼吸困难、心脏扩大、心率加快、颈静脉怒张、肝－颈静脉回流征阳性等表现。

（2）肾源性水肿：特点为早期晨起时眼睑或颜面水肿，以后发展为全身水肿，伴有血尿、少尿、蛋白尿、管型尿、高血压、贫血等表现。

（3）肝源性水肿：主要表现为腹水，也可出现下肢踝部水肿并向上蔓延，头、面部及上肢常无水肿。常伴有肝功能受损及门静脉高压等表现，可见肝掌、蜘蛛痣等。

（4）营养不良性水肿：患者往往有贫血、乏力、消瘦等营养不良的表现。

（5）内分泌源性水肿：见于甲状腺功能减退症等黏液性水肿，特点是非凹陷性，颜面及下肢较明显，病人常伴有精神萎靡、食欲不振。

2. 局部性水肿 见于局部组织炎症，如丹毒等，常伴红、热、痛；也见于静脉回流受阻，如血栓性静脉炎、静脉血栓形成等。水肿主要出现在病变局部或病变侧肢体，可见局部肿胀明显，或伴有静脉曲张。丝虫病可引起淋巴液回流受阻，表现为象皮肿，以下肢常见。

［常考考点］各类全身性水肿的特征临床表现。

要点四 水肿的问诊要点及临床意义

1. 水肿开始的部位及发展顺序。
2. 既往病史，尤其是心、肝、肾及内分泌等疾病史。是否有使用肾上腺皮质激素、睾丸酮、雌激素等药物史。
3. 伴随症状

（1）伴颈静脉怒张、肝脏肿大和压痛，肝－颈静脉回流征阳性，见于心源性水肿。

（2）伴高血压、蛋白尿、血尿、管型尿，见于肾源性水肿。

（3）伴肝掌、蜘蛛痣、黄疸、腹壁静脉曲张，见于肝源性水肿。

4. 女性患者应注意水肿与月经、妊娠、体位的关系。

［常考考点］水肿的问诊要点及临床意义。

细目九 恶心与呕吐

【考点突破攻略】

要点一 恶心与呕吐的概念

恶心是一种上腹部不适、欲吐的感觉，可伴有流涎、出汗、皮肤苍白、心动过缓、血压下降等迷走神经兴奋的症状；呕吐是指胃或部分小肠内容物通过胃的强烈收缩，经食管或口腔排出体外的现象。恶心常为呕吐的前奏，一般恶心后随即呕吐，但两者也可单独存在。

要点二 恶心与呕吐的病因

1. 反射性呕吐

（1）消化系统疾病：胃源性呕吐，如急慢性胃炎、消化性溃疡、胃肿瘤、幽门梗阻、功能性消化不良等引起的呕吐常与进食有关，多伴有恶心先兆，吐后感轻松；肠源性呕吐见于急性肠炎、急性阑尾炎、肠梗阻等，肠梗阻者常伴腹痛、肛门停止排便排气；急慢性肝炎、急慢性胆囊炎、胆石症、胆道蛔虫、急性胰腺炎、急性腹膜炎等呕吐的特点是有恶心先兆，呕吐后不觉轻松。

（2）其他：如异味刺激、急慢性咽炎、肺炎、急性胸膜炎、肺梗死、急性心肌梗死、充血性心力衰竭、急性肾炎、泌尿系统结石、急性肾盂肾炎、尿毒症、急性盆腔炎等也可引起呕吐。

2. 中枢性呕吐

（1）中枢神经系统疾病：①脑血管疾病：如高血压脑病、脑栓塞、脑出血、椎-基底动脉供血不足等。②颅内感染：如脑炎、脑膜炎、脑脓肿、脑寄生虫等。

（2）全身疾病：①感染。②内分泌与代谢紊乱：如早孕反应、甲状腺危象、Addison病危象、糖尿病酮症酸中毒、尿毒症、水电解质及酸碱平衡紊乱等。③其他：如休克、缺氧、中暑、急性溶血等。

（3）药物反应与中毒：药物反应常见于洋地黄、吗啡、雌激素、雄激素、环磷酰胺等；中毒常见于有机磷中毒、毒蕈中毒、酒精中毒、食物中毒等。

3. 前庭障碍性呕吐
常见于迷路炎、梅尼埃病、晕动病等。常伴有听力障碍、眩晕，发作时常有皮肤苍白、血压下降、心动过缓。

4. 精神因素引起的呕吐
常见于胃神经症、癔症等。

［常考考点］恶心与呕吐的病因及特点。

要点三　恶心与呕吐的问诊要点及临床意义

1. 呕吐与进食的关系　进食后出现的呕吐多见于胃源性呕吐。如餐后骤起且集体发病见于急性食物中毒。

2. 呕吐发生的时间　晨间呕吐发生在育龄女性要考虑早孕反应。服药后出现呕吐应考虑药物反应。乘飞机、车、船发生呕吐常提示晕动病。餐后6小时以上呕吐多见于幽门梗阻。

3. 呕吐特点

（1）有恶心先兆，呕吐后感轻松者，多见于胃源性呕吐。

（2）喷射状呕吐多见于颅内高压，常无恶心先兆，吐后不感轻松，常伴剧烈头痛、血压升高、脉搏减慢、视神经乳头水肿。

（3）无恶心，呕吐不费力，全身状态较好者，多见于神经性呕吐。

4. 呕吐物的性质

呕吐物的性质	提示疾病
咖啡色	上消化道出血
呕吐隔餐或隔日食物，并含腐酵气味	幽门梗阻
呕吐物含胆汁	十二指肠乳头以下的十二指肠或空肠梗阻
呕吐物有粪臭	低位肠梗阻
呕吐物中有蛔虫	胆道蛔虫、肠道蛔虫

5. 伴随症状

（1）伴发热：见于全身或中枢神经系统感染、急性细菌性食物中毒。

（2）伴剧烈头痛：见于颅内高压、偏头痛、青光眼。

（3）伴眩晕及眼球震颤：见于前庭器官疾病。

（4）伴腹泻：见于急性胃肠炎、急性中毒、霍乱等。

（5）伴腹痛：见于急性胰腺炎、急性阑尾炎及空腔脏器梗阻等。

（6）伴黄疸：见于急性肝炎、胆道梗阻、急性溶血。

（7）伴贫血、水肿、蛋白尿：见于肾功能衰竭。

［常考考点］恶心与呕吐的问诊要点及临床意义。

细目十　呕血与黑便

【考点突破攻略】

要点一　呕血与黑便的概念

呕血是因上消化道及其邻近器官/组织疾病，或全身性疾病导致上消化道出血，血液经口腔呕出。黑便是血液经过肠道时，血红蛋白中的铁与肠内硫化物结合，生成硫化铁而使粪便呈黑色。呕血和黑便是上消化道出血的主要症状，呕血均伴有黑便，但黑便不一定伴有呕血。

要点二 呕血与黑便得病因

1. 食管疾病 食管炎、食管癌、食管贲门黏膜撕裂、食管异物、食管裂孔疝等。食管异物刺穿主动脉可造成大量呕血，危及生命。

2. 胃及十二指肠疾病 最常见的原因是消化性溃疡。非甾体类抗炎药及应激所致的急性胃黏膜病变出血也较常见。其他病因有胃癌、急性及慢性胃炎、胃黏膜脱垂症、十二指肠炎等。

3. 肝、胆、胰的疾病 肝硬化、门静脉高压引起的食管与胃底静脉曲张破裂是引起上消化道出血的常见病因。胆道感染、胆石症、胆道肿瘤可引起胆道出血。胰腺癌、急性重症胰腺炎也可引起上消化道出血，但均少见。

4. 全身性疾病

（1）血液疾病：如白血病、再生障碍性贫血、血小板减少性紫癜、过敏性紫癜、弥散性血管内凝血（DIC）等。

（2）急性传染病：流行性出血热、钩端螺旋体病、急性重型肝炎等。

（3）其他：尿毒症、肺源性心脏病、结节性多动脉炎等。

上消化道出血前四位的病因是：消化性溃疡、食管-胃底静脉曲张破裂、急性胃黏膜病变及胃癌。

［常考考点］呕血与黑便的常见病因。

要点三 呕血与黑便的临床表现

1. 幽门以上的出血 常表现为呕血和黑便，出血量大，呕吐物呈鲜红色或暗红色，常混有血块；出血量少，呕吐物呈咖啡色或棕褐色，或只有黑便。

2. 幽门以下的出血 常无呕血，只表现为黑便。上消化道大出血时，可出现头昏、心悸、乏力、口渴、出冷汗、心率加快、血压下降等循环衰竭的表现。

要点四 呕血与黑便的问诊要点及临床意义

1. 是否为上消化道出血 呕血应与咯血及口、鼻、咽喉部位出血鉴别。黑便应与进食动物血、铁剂、铋剂等造成的黑便鉴别。

2. 出血量的估算

临床表现或检查结果	出血量估计
大便隐血试验阳性	5mL以上
黑便	60mL以上
呕血	胃内蓄积血量达300mL
头昏、眼花、口干乏力、皮肤苍白、心悸不安、出冷汗，甚至昏倒	一次达500mL以上
周围循环衰竭	800～1000mL以上

3. 诱因 如饮食不节、饮酒及服用某些药物、严重创伤等。

4. 既往病史 重点询问有无消化性溃疡、肝炎、肝硬化以及长期服药史。

5. 伴随症状

（1）伴慢性、周期性、节律性上腹痛，见于消化性溃疡。

（2）伴蜘蛛痣、肝掌、黄疸、腹壁静脉曲张、腹水、脾肿大，见于肝硬化门静脉高压。

（3）伴皮肤黏膜出血，见于血液病及急性传染病。

（4）伴右上腹痛、黄疸、寒战高热，见于急性梗阻性化脓性胆管炎。

［常考考点］呕血与黑便的出血量的估计。

细目十一　黄疸

【考点突破攻略】

要点一　黄疸的概念

血清总胆红素浓度升高致皮肤、黏膜、巩膜黄染称黄疸。总胆红素在 17.1～34.2μmol/L，虽然浓度升高，但无黄疸出现，叫隐性黄疸；总胆红素浓度超过 34.2μmol/L，则可出现皮肤、黏膜、巩膜黄染，称为显性黄疸。

要点二　胆红素的正常代谢途径

1. 来源　血中胆红素主要来源于血红蛋白。正常情况下，衰老的红细胞被单核 - 巨噬细胞系统破坏，释放出血红蛋白并分解为胆红素、铁、珠蛋白。此时的胆红素为不溶于水的、非结合状态的胆红素，称为非结合胆红素或游离胆红素（UCB），非结合胆红素随血流到达肝脏。

2. 肝内转变　游离胆红素在肝细胞内与葡萄糖醛酸结合形成葡萄糖醛酸胆红素，称为结合胆红素（CB）。结合胆红素为水溶性，增多时可通过肾小球滤过，从尿中排出。

3. 排泄　进入毛细胆管的结合胆红素随胆汁经胆道进入肠道，在肠道内细菌的作用下，还原为无色的尿胆原（又称粪胆原）。大部分尿胆原自粪便排出。小部分尿胆原在肠内被重吸收入血液，经门静脉回肝脏，大部分在肝细胞内再变成结合胆红素，随胆汁排入肠道，形成"胆红素的肠 - 肝循环"；其中小部分回肝的尿胆原则经体循环由肾脏排出，遇空气被氧化为尿胆素。

要点三　各型黄疸的病因、临床表现及实验室检查特点

1. 溶血性黄疸

（1）病因：①先天性溶血性贫血：如遗传性球形红细胞增多症、珠蛋白生成障碍性贫血、蚕豆病等。②后天获得性溶血性贫血：自身免疫性溶血性贫血；同种免疫性溶血性贫血，如误输异型血、新生儿溶血；非免疫性溶血性贫血，如败血症、疟疾、毒蛇咬伤、毒蕈中毒、阵发性睡眠性血红蛋白尿等。

（2）临床表现：黄疸较轻，呈浅柠檬色。急性溶血时，起病急骤，出现寒战、高热、头痛、腰痛、呕吐，尿呈酱油色或茶色。严重者出现周围循环衰竭及急性肾功能衰竭。慢性溶血常反复发作，有贫血、黄疸、脾肿大三大特征。

（3）实验室检查特点：血清总胆红素增多，以非结合胆红素为主，结合胆红素基本正常或轻度增高，尿胆原增多，尿胆红素阴性，大便颜色变深。具有溶血性贫血的改变，如贫血、网织红细胞增多、血红蛋白尿、骨髓红细胞系增生旺盛等。

2. 肝细胞性黄疸

（1）病因：病毒性肝炎、中毒性肝炎、肝硬化、肝癌、钩端螺旋体病、败血症、伤寒等。

（2）临床表现：黄疸呈浅黄至深黄色，有乏力、食欲下降、恶心呕吐，甚至出血等肝功能受损的症状及肝脾肿大等体征。

（3）实验室检查特点：血清结合及非结合胆红素均增多。尿中尿胆原通常增多，尿胆红素阳性。大便颜色通常改变不明显。有转氨酶升高等肝功能受损的表现。

3. 胆汁淤积性黄疸（阻塞性黄疸）

（1）病因：①肝外梗阻：如胆道结石、胆管癌、胰头癌、胆道炎症水肿、胆道蛔虫、胆管狭窄等引起的梗阻。②肝内胆汁淤积：胆汁排泄障碍所致，而无机械性梗阻，常见于内科疾病，如毛细胆管炎型病毒性肝炎、药物性胆汁淤积、原发性胆汁性肝硬化、妊娠期特发性黄疸等。

（2）临床表现：黄疸深而色泽暗，甚至呈黄绿色或褐绿色。胆酸盐反流入血，刺激皮肤可引起瘙痒，刺激迷走神经可引起心动过缓。粪便颜色变浅或呈白陶土色。

（3）实验室检查特点：血清结合胆红素明显增多。尿胆原减少或阴性，尿胆红素阳性。尿色深，大便颜色变浅。反映胆道梗阻的指标改变，如血清碱性磷酸酶及总胆固醇增高等。

[常考考点] 溶血性黄疸、肝细胞性黄疸和阻塞性黄疸的鉴别。

要点四　黄疸的问诊要点及临床意义

1. 病史及诱因　疟疾、误输异型血等出现的黄疸多为溶血性黄疸；有肝炎病史或肝炎密切接触史，或长期使用对肝脏有害的药物，或长期从事对肝脏有害的毒物接触史者，容易发生肝脏损害，出现肝细胞性黄疸；有胆石症、胆道蛔虫症、肝结石、胆道肿瘤等胆囊疾病者，多出现阻塞性黄疸。

2. 病程　黄疸快速出现者常见于急性病毒性肝炎、急性中毒性肝炎、胆石症、急性溶血等；黄疸持续时间长者见于慢性溶血、肝硬化、肿瘤等；黄疸进行性加重者，要考虑胰头癌、胆管癌、肝癌；黄疸波动较大者常见于胆总管结石等。

3. 年龄　新生儿黄疸常见于生理性黄疸、新生儿溶血性黄疸、新生儿败血症及先天性胆道闭锁等。儿童与青少年时期出现的黄疸要考虑先天性与遗传性疾病。病毒性肝炎也多见于儿童及青年人。中年人出现黄疸常见于胆道结石、肝硬化、原发性肝癌。老年人多考虑肿瘤。

4. 伴随症状　黄疸伴有右上腹绞痛的多见于胆石症；伴有上腹部钻顶样疼痛的见于胆道蛔虫症；伴有乏力、食欲不振、厌油腻、肝区疼痛的见于病毒性肝炎；黄疸伴有进行性消瘦的应考虑肝癌、胰头癌、胆总管癌、壶腹癌等；黄疸伴有腹痛、发热的应考虑急性胆囊炎、胆管炎等。

[常考考点] 黄疸常见的伴随症状。

【知识纵横比较】

三种类型黄疸的鉴别

鉴别要点		溶血性黄疸	肝细胞性黄疸	阻塞性黄疸
病因		先天或后天因素引起的溶血	肝细胞破坏	胆汁排泄受阻
常见疾病		异型输血、新生儿溶血、遗传性球形红细胞增多症、珠蛋白生成障碍性贫血、蚕豆病、败血症、疟疾、毒蛇咬伤、毒蕈中毒等	病毒性肝炎、中毒性肝炎、肝硬化、肝癌、钩端螺旋体病、败血症、伤寒	胆道结石、胆管癌、胰头癌、胆道炎症水肿、胆道蛔虫、胆道狭窄、毛细胆管性病毒性肝炎、毛细胆管炎型病毒性肝炎、药物性胆汁淤积、原发性胆汁性肝硬化、妊娠期特发性黄疸
临床表现		贫血相关症状	肝功能受损相关症状	梗阻相关症状
实验室检查	STB	↑↑	↑↑	↑↑
	CB	轻度↑或正常	↑	↑↑
	UCB	↑↑	↑	轻度↑或正常
	CB/STB	<20%	20%～50%	>50%
	尿胆原	强（+）	（+）或（-）	（-）
	尿胆红素	（-）	（+）	强（+）

细目十二　抽搐

【考点突破攻略】

要点一　抽搐的概念

抽搐是指一块或一组肌肉快速、重复性、不自主地阵挛性或强直性收缩。抽搐发作时一般是全身性的，伴有或不伴有意识丧失。

要点二　抽搐的病因

1. 颅脑疾病

（1）感染性疾病：如各种脑炎及脑膜炎、脑脓肿、脑寄生虫等。

（2）非感染性疾病：①外伤：如产伤、脑挫伤、脑血肿等。②肿瘤：如原发性肿瘤（如脑膜瘤、神经胶质瘤等）及转移性脑肿瘤。③血管性疾病：如脑血管畸形、高血压脑病、脑栓塞、脑出血等。④癫痫。

2. 全身性疾病

（1）感染性疾病：如中毒性肺炎、中毒性菌痢、败血症、狂犬病、破伤风、小儿高热惊厥等。

（2）非感染性疾病：①缺氧：如窒息、溺水等。②中毒：外源性中毒，如药物、化学物；内源性中毒，如尿毒症、肝性脑病等。③代谢性疾病：如低血糖、低血钙等。④心血管疾病：如阿-斯综合征。⑤物理损伤：如中暑、触电等。⑥癔症性抽搐。

要点三　抽搐的问诊要点及临床意义

1. 病史及发病年龄　有无产伤史、产后窒息史、癫痫史、颅脑疾病史、长期服药史以及心、肺、肝、肾及内分泌疾病史等。

2. 发作情况　有无诱因及先兆、意识丧失及大小便失禁、发作时肢体抽动次序及分布。

3. 伴随症状

伴随症状	常见疾病
高热	颅内与全身的感染性疾病、小儿高热惊厥
高血压	高血压脑病、高血压脑出血、妊娠高血压综合征
脑膜刺激征	脑膜炎、蛛网膜下腔出血
瞳孔散大、意识丧失、大小便失禁	癫痫大发作
不伴意识丧失	破伤风、狂犬病、低钙抽搐、癔症性抽搐
肢体偏瘫	脑血管疾病、颅内占位性病变

[常考考点] 抽搐常见的伴随症状及其临床意义。

细目十三　意识障碍

【考点突破攻略】

要点一　意识障碍的概念

意识障碍是指当弥漫性大脑皮质或脑干网状结构发生损害或功能抑制时，机体对自身状态和客观环境的识别与觉察能力出现障碍。

要点二　意识障碍的病因

1. 颅脑疾病

（1）感染性疾病：见于各种脑炎、脑膜炎、脑脓肿、脑寄生虫感染等。

（2）非感染性疾病：①占位性病变：如脑肿瘤、颅内血肿、囊肿等。②脑血管疾病：如脑出血、蛛网膜下腔出血、脑栓塞、脑血栓形成、高血压脑病等。③颅脑外伤：如颅骨骨折、脑震荡、脑挫伤、颅内血肿等。④癫痫。

2. 全身性疾病

（1）感染性疾病：见于全身严重感染性疾病，如伤寒、中毒性菌痢、重型肝炎、流行性出血热、钩端螺旋体病、中毒性肺炎、败血症等。

（2）非感染性疾病：①心血管疾病：阿-斯综合征、重度休克等。②内分泌疾病：甲状腺危象、黏液性水肿性昏迷、糖尿病酮症酸中毒、高渗性昏迷、低血糖性昏迷、垂体性昏迷等。③代谢性脑病：尿毒症昏迷、肝性脑病、肺性脑病等。④电解质及酸碱平衡紊乱。⑤外源性中毒：如严重食物或药物中毒、毒蛇咬伤、一氧化碳中毒等。⑥物理性损伤：中暑、触电、淹溺等。

要点三　意识障碍的临床表现

1. 嗜睡　是最轻的意识障碍，患者处于病理的睡眠状态，表现为持续性的睡眠。轻刺激如推动或呼唤患者，可被唤醒，醒后能回答简单的问题或做一些简单的活动，但反应迟钝，刺激停止后，又迅速入睡。

2. 昏睡 是一种比嗜睡重的意识障碍。患者处于熟睡状态，不易唤醒。虽在强刺激下（如压迫眶上神经）可被唤醒，但不能回答问题或答非所问，而且很快又再入睡。

3. 昏迷 指意识丧失，任何强大的刺激都不能唤醒，是最严重的意识障碍。按程度不同可分为：

（1）浅昏迷：意识大部分丧失，强刺激也不能唤醒，但对疼痛刺激有痛苦表情及躲避反应。角膜反射、瞳孔对光反射、吞咽反射、眼球运动等都存在。

（2）中度昏迷：意识全部丧失，对强刺激的反应减弱，角膜反射、瞳孔对光反射迟钝，眼球活动消失。

（3）深昏迷：对疼痛等各种刺激均无反应，全身肌肉松弛，角膜反射、瞳孔对光反射、眼球活动均消失，可出现病理反射。

4. 意识模糊 是一种常见的轻度意识障碍，意识障碍程度较嗜睡重。具有简单的精神活动，但定向力有障碍，表现为对时间、空间、人物失去了正确的判断力。

5. 谵妄 是一种以兴奋性增高为主的急性高级神经中枢活动失调状态。表现为意识模糊，定向力障碍，伴错觉、幻觉、躁动不安、谵语。谵妄常见于急性感染的高热期，也可见于某些中毒（急性酒精中毒）、代谢障碍（肝性脑病）等。

［常考考点］意识障碍的临床表现。

要点四 意识障碍的问诊要点及临床意义

1. 既往史 询问有无高血压、心脏病、肝脏病、肾脏病、糖尿病、甲状腺功能亢进症、慢性阻塞性肺疾病、颅脑外伤、肿瘤、癫痫等病史，有无手术、外伤、中毒及药物过敏史等。

2. 发病诱因 询问糖尿病患者降糖药或胰岛素的用量、肝脏病患者应用镇静剂等情况，有无在高温或烈日下工作等诱因。

3. 伴随症状

（1）伴发热：先发热后有意识障碍，见于脑膜炎、脑炎、败血症等；先有意识障碍后发热，见于脑出血、蛛网膜下腔出血、脑肿瘤、脑外伤等。

（2）伴呼吸缓慢：见于吗啡、巴比妥类、有机磷杀虫剂等中毒、颅内高压等。

（3）伴瞳孔散大：见于脑疝、脑外伤，颠茄类、酒精、氰化物等中毒，癫痫，低血糖昏迷等。

（4）伴瞳孔缩小：见于脑桥出血，吗啡类、巴比妥类及有机磷杀虫剂等中毒。

（5）伴高血压：见于高血压脑病、脑梗死、脑出血、尿毒症等。

（6）伴心动过缓：见于颅内高压症、房室传导阻滞、甲状腺功能减退症、吗啡类中毒等。

（7）伴脑膜刺激征：见于各种脑膜炎、蛛网膜下腔出血等。

［常考考点］意识障碍的伴随症状及其意义。

【例题实战模拟】

A1 型题

1. 下列各项，可见间歇热的是
   A. 急性肾盂肾炎   B. 肺炎   C. 风湿热   D. 渗出性胸膜炎   E. 霍奇金病

2. 体温在 39℃ 以上，一日内波动范围超过 2℃ 者，多见于
   A. 风湿热   B. 伤寒   C. 疟疾   D. 大叶性肺炎   E. 中暑

3. 下列疾病，表现为弛张热的是
   A. 肺炎球菌性肺炎   B. 疟疾   C. 布鲁菌病   D. 渗出性胸膜炎   E. 风湿热

4. 下列不符合胸壁疾患所致胸痛特点的是
   A. 疼痛部位较固定   B. 局部有压痛   C. 举臂动作时可加剧
   D. 因情绪激动而诱发   E. 深呼吸或咳嗽可加剧

5. 下列哪种病变引起的胸痛常沿一侧肋间神经分布
   A. 胸肌劳损   B. 流行性胸痛   C. 颈椎病   D. 带状疱疹   E. 皮下蜂窝织炎

6. 下列不会出现胸痛症状的是
   A. 带状疱疹   B. 肺癌   C. 气胸   D. 心包炎   E. 哮喘

7. 犬吠样咳嗽，可见于
   A. 急性喉炎　　B. 急性支气管炎　　C. 支气管哮喘　　D. 肺结核　　E. 肺癌
8. 肺炎球菌性肺炎的痰液特征是
   A. 粉红色泡沫样痰　　B. 鲜红色痰　　C. 棕褐色痰　　D. 铁锈色痰　　E. 灰黄色痰
9. 引起吸气性呼吸困难的疾病是
   A. 气管肿瘤　　B. 慢性阻塞性肺疾病　　C. 支气管哮喘　　D. 气胸　　E. 大块肺不张
10. 左心功能不全发生夜间阵发性呼吸困难的机制是
    A. 通气功能障碍　　　　　　　B. 换气功能障碍　　　　　　　C. 呼吸中枢受抑制
    D. 外周化学感受器调节紊乱　　E. 酸中毒
11. 支气管哮喘呼吸困难的类型是
    A. 呼气性　　B. 吸气性　　C. 混合性　　D. 阵发性　　E. 腹式呼吸消失
12. 夜间阵发性呼吸困难，可见于
    A. 急性脑血管疾病　　　　　　B. 癔症　　　　　　　　　　　C. 急性感染所致的毒血症
    D. 慢性阻塞性肺疾病　　　　　E. 左心功能不全
13. 下列不能引起中枢性呕吐的是
    A. 耳源性眩晕　　B. 洋地黄中毒　　C. 尿毒症　　D. 胆囊炎　　E. 妊娠反应
14. 喷射性呕吐，可见于
    A. 耳源性眩晕　　B. 胃炎　　C. 肠梗阻　　D. 尿毒症　　E. 脑炎
15. 下列不出现周围性呕吐的是
    A. 洋地黄中毒　　B. 急性胃炎　　C. 胃穿孔　　D. 胆囊炎　　E. 咽部受激惹
16. 呕吐与头部位置改变有密切关系的疾病是
    A. 脑炎　　B. 耳源性眩晕　　C. 妊娠反应　　D. 尿毒症　　E. 糖尿病酮症酸中毒
17. 上消化道出血可单纯表现为呕血或黑便，也可两者兼有，这取决于
    A. 原发病　　B. 出血部位　　C. 出血量　　D. 血在胃内的停留时间　　E. 胃的解剖位置
18. 呕血呈暗红色，是由于
    A. 血在胃中停留时间长，被氧化　　B. 是静脉血，非动脉血　　C. 血红蛋白与胃酸结合而变性
    D. 患者在缺氧情况下发生呕血　　　E. 血红蛋白与硫化物结合而变性
19. 下列关于溶血性黄疸的叙述，正确的是
    A. 尿中结合胆红素阳性　　　　　B. 尿中结合胆红素阴性　　　　　C. 血中非结合胆红素不增加
    D. 尿胆原阴性　　　　　　　　　E. 大便呈灰白色
20. 下列不能引起阻塞性黄疸的是
    A. 疟疾　　B. 胆管癌　　C. 肝癌　　D. 胆道蛔虫症　　E. 总胆管结石
21. 下列不属于意识障碍的是
    A. 嗜睡　　B. 抽搐　　C. 意识模糊　　D. 谵妄　　E. 昏迷
22. 下列不属于谵妄表现的是
    A. 意识大部分丧失　　B. 谵语　　C. 躁动不安　　D. 意识模糊　　E. 错觉

A2 型题

23. 患者，女，70岁。冠心病史5年。今日突然心悸气短，不能平卧，咳嗽，咳粉红色泡沫样痰。应首先考虑的是
    A. 肺癌　　B. 肺脓肿　　C. 肺结核　　D. 急性肺水肿　　E. 支气管扩张
24. 患者，食欲减退，乏力。查体：全身及巩膜黄染，胆囊明显肿大，无压痛。应首先考虑的是
    A. 胰腺癌　　B. 胰腺炎　　C. 胆道蛔虫症　　D. 胆囊炎　　E. 胆结石
25. 患者，65岁。皮肤、巩膜黄染呈进行性加重，大便持续变白，病后消瘦明显。应首先考虑的是
    A. 急性病毒性肝炎　　B. 肝硬化　　C. 肝癌　　D. 胰头癌　　E. 胆总管结石

B1 型题

    A. 急性发热　　B. 黄疸　　C. 呕吐　　D. 腹泻　　E. 血便
26. 肠梗阻可见腹痛，并伴有

27. 肠套叠可见腹痛，并伴有

　　A. 慢性规律性的上腹痛　　B. 无规律性的上腹痛　　C. 右上腹绞痛
　　D. 左上腹剧痛　　　　　　E. 全腹剧痛
28. 胆道结石，常表现
29. 消化性溃疡，常表现

　　A. 癔症　B. 破伤风　C. 脑血管疾病　D. 中毒性菌痢　E. 细菌性脑膜炎
30. 抽搐伴高血压、肢体瘫痪，见于
31. 抽搐伴苦笑面容，见于

【参考答案】
1. A　2. A　3. E　4. D　5. D　6. E　7. A　8. D　9. A　10. B　11. A　12. E　13. D　14. E　15. A　16. B　17. C
18. C　19. B　20. A　21. B　22. A　23. D　24. A　25. D　26. C　27. E　28. C　29. A　30. C　31. B

第二单元　问　诊

【考点突破攻略】

要点一　问诊的方法与注意事项

1. 问诊的方法　医生对患者首先从礼节性谈话开始，自我介绍，明确患者本次就诊目的，根据不同患者的具体情况，采用不同类型的提问方式，语言要通俗易懂，避免使用医学术语，可用开放性或直接提问，避免诱导式或暗示性、责难性、连续性提问及杂乱无章的重复提问。每一部分病史询问结束时要进行归纳总结。对危重患者询问要简明扼要，迅速，并立即进行抢救。

2. 问诊的注意事项　问诊时环境要安静；仪表、礼节和友善的举止；态度要和蔼、亲切、同情和耐心，应对患者适当微笑或赞许地点头示意；交谈时采取适当的姿势表示对患者的尊重和理解；不乱解释，不要不懂装懂，也不要简单回答"不知道"，可以提供自己所知道的情况供患者参考；问诊时记录要尽量简单、快速，并与患者作必要的眼神交流；问诊结束时，应感谢患者的合作。

要点二　问诊的内容

1. 一般项目　包括姓名、性别、年龄、婚否、出生地、民族、工作单位、职业、现住址、就诊或入院日期、病史记录日期、病史叙述者等。

2. 主诉　病人就诊的主要原因，即感觉最明显、最痛苦的症状或体征及持续时间。确切的主诉常可提供对某系统疾病的诊断线索。记录主诉要简明，尽可能用患者自己的言词，不用诊断用语。如"反复上腹隐痛8年，解黑大便2天""活动后心慌、气短2年，下肢水肿1周""进行性吞咽困难1月余"等。对当前无症状表现，诊断资料和入院目的又十分明确的患者，也可用以下方式记录主诉。如"血糖升高2个月，入院进一步检查""发现胆囊结石2个月，入院接受手术治疗"。

3. 现病史　包括以下几个方面：①<u>起病情况</u>：起病时间、起病急缓、有无病因或诱因等。②<u>主要症状特征</u>：包括症状的部位、性质、持续时间和程度等。③<u>病因和诱因</u>：应询问与本次发病有关的病因（如外伤、中毒、感染、遗传、过敏等）和诱因（如气候变化、环境改变、情绪激动或抑郁、饮食起居失调等）。④<u>病情发展与演变过程</u>：起病后主要症状的变化，缓解或加重的因素等。⑤伴随症状。⑥诊治经过。⑦患者的一般情况。

4. 既往史　包括患者既往的健康状况和过去曾经患过的疾病（包括各种传染病）、外伤手术、预防接种、过敏史等，尤其是与现病有密切关系的疾病的历史。如冠心病的患者，应当询问以往有无高血压病、血脂异常、糖尿病等；对风湿性心脏病患者，应询问过去有无反复咽痛、游走性关节痛等；对肝硬化的患者，应询问过去有无黄疸、营养障碍及酗酒史；气胸患者，应询问既往有无肺结核、慢性阻塞性肺疾病等。

5. 个人史 包括：①<u>社会经历</u>：出生地、居住地区和居留时间、受教育程度、经济生活和业余爱好。②<u>职业和工作条件</u>：工种、劳动环境、对工业毒物的接触情况及时间。③<u>习惯与嗜好</u>：起居与卫生习惯、饮食的规律与质量、烟酒嗜好与摄入量，以及异嗜癖和麻醉毒品等。④<u>冶游史</u>。

6. 婚姻史 询问患者的婚姻状况，是未婚、已婚，还是离异等。

7. 月经生育史 女性应询问其月经初潮年龄、月经周期和经期天数，经血量和颜色，有无痛经，闭经日期或绝经年龄。记录如下：

$$初潮年龄\frac{行经期（天）}{月经周期（天）}末次月经时间(或绝经年龄)$$

生育史包括妊娠、生育次数，人工或自然流产次数，有无早产、剖宫产、死胎、产褥热及计划生育情况等。

8. 家族史 询问患者家族中是否有相同疾病患者，有无患遗传相关的疾病，如血友病、糖尿病、高血压病、中风、癫痫、恶性肿瘤、哮喘、精神病等。

[常考考点] 问诊的内容。

【例题实战模拟】

B1 型题

　　A. 呼吸困难　　B. 呕吐　　C. 腰痛　　D. 肌肉震颤　　E. 腹泻

1. 属呼吸系统疾病问诊内容的是
2. 属循环系统疾病问诊内容的是

【参考答案】

1. A　2. A

第三单元　检体诊断

细目一　基本检查法

【考点突破攻略】

要点一　视诊的内容和方法

视诊是检查者用眼睛来观察被检者全身或局部表现的检查方法。视诊既能观察全身的一般状态，如年龄、发育、营养、意识状态、面容与表情、体位、姿态、步态等，又能观察局部体征，如皮肤、黏膜、五官、头颈、胸廓、腹部、脊柱、肌肉、骨骼、关节等外形特点。但对特殊部位则需借助特殊仪器进行检查。

在体格检查中，视诊适用范围广，使用器械少，得到的体征最多，常能提供重要的诊断资料和线索。视诊时应注意：①应在间接日光下或灯光下进行，但观察皮疹或黄疸时必须在自然光线下进行，观察搏动、肿物、某些器官的轮廓时以侧面光线为宜；②在温暖环境中进行，被检者采取适宜的体位，裸露全身或检查部位，如需要可配合做某些动作；③应按一定顺序，系统、全面而细致地对比观察；④应结合触诊、叩诊、听诊、嗅诊等检查方法，综合分析、判断，使检查结果更具有临床意义。

要点二　常用触诊方法及检查范围和注意事项

常用触诊手法适用范围总结，见下表。

常用触诊手法的适用范围

触诊使用部位	检查部位	触诊方法		举例
指腹和掌指关节掌面的皮肤	体表浅在病变	浅部触诊		关节、软组织、浅部的血管、神经、阴囊和精索等
	腹腔内病变和脏器的检查	深部触诊	深部滑行触诊	腹腔深部包块和胃肠病变的检查
			双手触诊	肝、脾、肾、子宫和腹腔肿物的检查
			深压触诊	探测腹部深在病变部位或确定腹腔压痛点
			冲击触诊（浮沉触诊法）	大量腹水而肝、脾难以触及时

要点三 叩诊的方法及常见叩诊音

1. 叩诊方法

（1）间接叩诊法：叩诊时左手中指第2指节紧贴于叩诊部位，其余手指稍微抬起，勿与体表接触；右手各指自然弯曲，以右手中指端叩击左手中指第2指骨的前端。叩击方向应与叩诊部位的体表垂直，主要以活动腕关节与掌指关节进行叩诊，避免肘关节及肩关节参加活动。叩击动作要灵活、短促并富有弹性。叩击后右手中指应立即抬起，以免影响音响的振幅与频率。在一个部位每次只需连续叩击2~3下，如印象不深，可再连续叩击2~3下，不间断地连续叩击反而不利于对叩诊音的分辨。叩击用力要均匀适中，使产生的音响一致，才能正确判断叩诊音的变化。叩击力量的轻重，应根据不同的检查部位、病变组织的性质、范围大小、位置深浅等具体情况而定。

（2）直接叩诊法：适用于胸部或腹部面积较广泛的病变，如胸膜粘连或增厚、气胸、大量胸水或腹水等。

2. 常见叩诊音

常见叩诊音及临床意义

叩诊音	生理情况	病理状态
清音	正常肺部的叩诊音	—
浊音	被肺的边缘所覆盖的心脏或肝脏部分	肺组织含气量减少（如肺炎）
鼓音	胃泡区及腹部	肺空洞、气胸或气腹
过清音	—	肺气肿
实音	心脏、肝脏	大量胸腔积液或肺实变或肺实变

［常考考点］常见叩诊音及临床意义。

要点四 嗅诊常见异常气味及临床意义

1. 痰液 血腥味，见于大咯血的患者；痰液恶臭，提示支气管扩张症或肺脓肿。

2. 脓液 恶臭味应考虑气性坏疽的可能。

3. 呕吐物 粪臭味见于肠梗阻，酒味见于饮酒和醉酒等，浓烈的酸味见于幽门梗阻或狭窄等。

4. 呼气味 浓烈的酒味见于酒后或醉酒，刺激性蒜味见于有机磷农药中毒，烂苹果味见于糖尿病酮症酸中毒，氨味见于尿毒症，腥臭味见于肝性脑病。

［常考考点］常见异常气味及临床意义。

细目二 全身状态检查及临床意义

【考点突破攻略】

要点一 生命体征检查的内容及临床意义

1. 体温测量

（1）口腔温度：正常值为36.3~37.2℃。

（2）肛门温度：正常值为36.5~37.7℃。

（3）腋下温度：正常值为 36～37℃。

2. 脉搏检查

（1）脉率：正常成人，在安静状态下脉率为 60～100 次/分钟。儿童较快，婴幼儿可达 130 次/分钟。病理状态下：①脉率增快，见于发热、疼痛、贫血、甲状腺功能亢进症、心力衰竭、休克、心肌炎等；②脉率减慢，见于颅内高压、病态窦房结综合征、二度及以上窦房或房室传导阻滞，或服用强心苷、钙拮抗剂、β 受体阻滞剂等药时；③脉率少于心率，称脉搏短绌，见于房颤、频发早搏等。

（2）节律：房颤和早搏时，脉律不整齐。房颤时，脉搏节律完全无规律，同时有脉搏强弱不一和脉搏短绌，称为脉搏绝对不齐。

3. 血压

（1）直接测量法。

（2）间接测量法：目前广泛采用袖带加压法。

根据《中国高血压防治指南》（2010 年修订版），血压水平的定义和分类标准见下表。

血压水平的定义和分类

分类	收缩压（mmHg）		舒张压（mmHg）
正常血压	< 120	和	< 80
正常高值血压	120～139	和/或	80～89
高血压	≥ 140	和/或	≥ 90
1 级高血压（轻度）	140～159	和/或	90～99
2 级高血压（中度）	160～179	和/或	100～109
3 级高血压（中度）	≥ 180	和/或	≥ 110
单纯收缩期高血压	≥ 140	和	< 90

（3）血压变异的临床意义

①高血压：未服抗高血压药的情况下，至少 3 次非同日测量血压，收缩压 ≥ 140mmHg 和（或）舒张压 ≥ 90mmHg，即为高血压。如果只有收缩压达到高血压标准，则称为单纯收缩期高血压。高血压绝大多数见于高血压病（亦称原发性高血压）；继发性高血压少见（约 < 5%），见于肾脏疾病、肾上腺皮质或髓质肿瘤、肢端肥大症、甲状腺功能亢进症、妊娠高血压综合征等所致的血压增高。

②低血压：血压低于 90/60mmHg 时，称为低血压。常见于休克、急性心肌梗死、心力衰竭、心包填塞、肾上腺皮质功能减退症等，也可见于极度衰竭的病人。

③脉压增大和减小：脉压 > 40mmHg 称为脉压增大，见于主动脉瓣关闭不全、动脉导管未闭、动静脉瘘、高热、甲状腺功能亢进症、严重贫血、动脉硬化等。脉压 < 30mmHg 称为脉压减小，见于主动脉瓣狭窄、心力衰竭、休克、心包积液、缩窄性心包炎等。

[常考考点] 血压水平的定义和分类标准。

要点二　发育与体型

发育的正常与否，通常以年龄与体格成长状态（身高、体重）、智力和性征（第一、第二性征）之间的关系来判断。发育正常时，年龄与体格、智力和性征的成长状态是相应的。

体型分为：均称型、矮胖型、瘦长型。

要点三　营养状态

1. 判定方法　营养状态的好坏，可根据皮肤、毛发、皮下脂肪、肌肉的发育情况来综合判断，临床上常用良好、中等、不良三个等级来概括。

2. 常见的营养异常状态

（1）营养不良：体重减轻到低于标准体重的 90% 时称为消瘦。

（2）肥胖：超过标准体重 20% 以上者为肥胖。

要点四 意识状态

检查者可通过与患者交谈来了解其思维、反应、情感活动、计算能力、记忆力、注意力、定向力（即对时间、人物、地点，以及对自己本身状态的认识能力）等方面的情况。对较为严重者应同时做痛觉试验（如重压患者眶上缘）、瞳孔对光反射、角膜反射、腱反射等，以判断有无意识障碍及其程度。对昏迷患者，重点注意生命体征，尤其是呼吸的频率和节律，瞳孔大小，眼底有无视乳头水肿、出血，有无偏瘫、锥体束征、脑膜刺激征等。

要点五 面容与表情

面容与表情	表现	临床意义
急性（热）病容	面色潮红，兴奋不安，呼吸急促，表情痛苦，有鼻翼扇动，口唇疱疹	肺炎球菌性肺炎、流行性脑脊髓膜炎、急性化脓性阑尾炎
慢性病容	面容憔悴，面色晦暗或苍白无华，双目无神，表情淡漠	恶性肿瘤、肝硬化、严重肺结核等慢性消耗性疾病
肾病面容	面色苍白，眼睑、颜面浮肿	慢性肾炎、慢性肾盂肾炎、慢性肾功能衰竭
肝病面容	面颊瘦削，面色灰褐，额部、鼻背、双颊有褐色色素沉着	慢性肝炎、肝硬化
甲状腺功能亢进面容	眼裂增大，眼球突出，目光闪烁，呈惊恐貌，兴奋不安，烦躁易怒	甲状腺功能亢进症
黏液性水肿面容	面色苍白，睑厚面宽，颜面浮肿，目光呆滞，反应迟钝，眉毛、头发稀疏	甲状腺功能减退症
二尖瓣面容	面色晦暗，双颊紫红，口唇轻度发绀	风湿性心瓣膜病二尖瓣狭窄
伤寒面容	表情淡漠，反应迟钝，呈无欲状态	伤寒、脑脊髓膜炎、脑炎等
苦笑面容	发作时牙关紧闭，面肌痉挛，呈苦笑状	破伤风
满月面容	面圆如满月，皮肤发红，常伴痤疮和小须	库欣综合征及长期应用肾上腺皮质激素的患者
肢端肥大症面容	头颅增大，脸面变长，下颌增大并向前突出，眉弓及两颧隆起，唇舌肥厚，耳鼻增大	肢端肥大症
面具面容	面部呆板、无表情，似面具样	帕金森病、脑炎
贫血面容	面色苍白，口唇色淡，表情疲惫	各种原因所致的贫血

[常考考点] 常见的面容及临床意义。

要点六 体位及步态

1. 体位检查

（1）自动体位：身体活动自如，不受限制，见于正常人、轻病或疾病早期。

（2）被动体位：患者不能随意调整或变换体位，需别人帮助才能改变体位。见于极度衰弱或意识丧失的患者。

（3）强迫体位：患者为减轻疾病所致的痛苦，被迫采取的某些特殊体位。常见的体位有以下几种：

①强迫仰卧位：患者仰卧，双腿蜷曲，借以减轻腹部肌肉紧张。见于急性腹膜炎等。

②强迫俯卧位：通过俯卧位减轻脊背肌肉的紧张程度，常见于脊柱疾病。

③强迫侧卧位：通过侧卧于患侧，以减轻疼痛，且有利于健侧代偿呼吸。见于一侧胸膜炎及大量胸腔积液。

④强迫坐位：患者坐于床沿，以两手置于膝盖上或扶持床边。见于心、肺功能不全者。

⑤强迫蹲位：活动中因呼吸困难和心悸而采取蹲位以缓解症状。见于发绀型先天性心脏病。

⑥辗转体位：患者坐卧不安，辗转反侧。见于胆绞痛、肾绞痛、肠绞痛等。

⑦角弓反张位：患者颈及脊背肌肉强直，头向后仰，胸腹前凸，背过伸，躯干呈反弓形。见于破伤风、小儿脑膜炎等。

2. 步态检查

（1）痉挛性偏瘫步态：瘫痪侧上肢呈内收、旋前，指、肘、腕关节屈曲，无正常摆动；下肢伸直并外旋，举步时将患侧骨盆抬高以提起瘫痪侧下肢，然后以髋关节为中心，脚尖拖地，向外划半个圆圈并跨前一步，故又称划圈样步态。多见于急性脑血管疾病的后遗症。

（2）醉酒步态：行走时重心不稳，左右摇晃，状如醉汉。见于小脑病变、酒精中毒等。

（3）慌张步态：步行时头及躯干前倾，步距较小，起步动作慢，但行走后越走越快，有难以止步之势。见于帕金森病，又称震颤麻痹。

（4）蹒跚步态（鸭步）：走路时身体左右摇摆似鸭行。见于佝偻病、大骨节病、进行性肌营养不良、先天性双髋关节脱位等。

（5）共济失调步态：起步时一脚高抬，骤然垂落，且双目向下注视，两脚间距很宽，以防身体倾斜，闭目时不能保持平衡。见于小脑或脊髓后索病变，如脊髓痨。

（6）剪刀步态：双下肢肌张力过高，行走时两腿交叉呈剪刀状。见于脑瘫或截瘫患者。

（7）间歇性跛行：行走时，因下肢突发疼痛而停止前行，休息后继续前行。见于闭塞性动脉硬化、高血压动脉硬化等。

（8）跨阈步态：患足下垂，行走时先将膝关节、髋关节屈曲，使患肢抬很高才能起步，如跨越门槛之势。见于腓总神经麻痹出现的足下垂患者。

[常考考点] 体位与步态异常的表现及临床意义。

细目三　皮肤检查及临床意义

【考点突破攻略】

要点一　弹性、颜色、温度检查

1. 皮肤弹性
（1）减弱：长期消耗性疾病或严重脱水。
（2）增加：发热。

2. 皮肤颜色

皮肤颜色	常见疾病
红	发热性疾病、阿托品和一氧化碳中毒等； 一氧化碳中毒患者的皮肤、黏膜呈樱桃红色； 皮肤持久性发红可见于库欣（Cushing）综合征及真性红细胞增多症
苍白	贫血、寒冷、休克、虚脱； 只有肢端苍白者——雷诺病、血栓闭塞性脉管炎
黄	黄疸——肝细胞损害、胆道阻塞或溶血性疾病
发绀	单位容积血液中脱氧血红蛋白增多（>50g/L）所致。发绀的常见部位为舌、唇、耳郭、面颊和指端
色素沉着	全身性色素沉着——慢性肾上腺皮质功能减退、肝硬变、肝癌晚期等； 妊娠斑、老年斑
色素脱失	白癜风、黏膜白斑、白化症

3. 湿度与出汗
（1）出汗增多：见于风湿热、结核病、甲状腺功能亢进症、佝偻病、布氏杆菌病等。
（2）盗汗（夜间睡后出汗）：见于肺结核活动期。
（3）冷汗（手脚皮肤发凉、大汗淋漓）：见于休克与虚脱。
（4）无汗：见于维生素A缺乏症、黏液性水肿、硬皮病和脱水等。

要点二　皮疹、皮下出血、蜘蛛痣、皮下水肿检查

1. 皮疹　检查时应注意皮疹出现与消失的时间、发展顺序、分布部位、形状及大小、颜色、压之是否褪色、平坦或隆起、有无瘙痒和脱屑等。常见的皮疹有以下几种：

（1）斑疹：只是局部皮肤发红，一般不高出皮肤。见于麻疹初起、斑疹伤寒、丹毒、风湿性多形性红斑等。

（2）玫瑰疹：是一种鲜红色的圆形斑疹，直径2～3mm，由病灶周围的血管扩张所形成，压之褪色，松开时又复现，多出现于胸腹部。对伤寒或副伤寒具有诊断意义。

（3）丘疹：直径小于1cm，除局部颜色改变外还隆起皮面，为局限、充实的浅表损害，见于药物疹、麻疹、猩红热及湿疹等。

（4）斑丘疹：在丘疹周围合并皮肤发红的底盘，称为斑丘疹。见于风疹、猩红热、湿疹及药物疹等。

（5）荨麻疹：又称风团块，是由于皮肤、黏膜的小血管反应性扩张及渗透性增加而产生的一种局限性暂时性水肿。主要表现为边缘清楚的红色或苍白色的瘙痒性皮肤损害，出现快，消退快，消退后不留痕迹。见于各种异性蛋白性食物或药物等过敏。

2. 皮下出血

（1）瘀点：皮肤或黏膜下出血，出血面的直径小于2mm者，称为瘀点；小的出血点容易和小红色皮疹或小红痣相混淆，皮疹压之褪色，而出血点压之不褪色，小红痣加压虽不褪色，但触诊时可稍高出平面，并且表面发亮。

（2）紫癜：皮下出血直径在3～5mm者，称为紫癜。

（3）瘀斑：皮下出血直径＞5mm者，称为瘀斑。

（4）血肿：片状出血并伴有皮肤显著隆起者，称为血肿。

皮肤黏膜出血常见于造血系统疾病重症感染、某些血管损害的疾病，以及某些毒物或药物中毒等。

3. 蜘蛛痣 蜘蛛痣是皮肤小动脉末端分支扩张所形成的血管痣。蜘蛛痣出现部位多在上腔静脉分布区，如面、颈、手背、上臂、前胸和肩部等处。检查时除观察其形态外，可用铅笔尖或火柴杆等压迫蜘蛛痣的中心，如周围辐射状的小血管随之消退，解除压迫后又复出现，则证明为蜘蛛痣。蜘蛛痣的发生与雌激素增多有关，常见于慢性肝炎、肝硬化，是肝脏对体内雌激素的灭活能力减弱所致。健康妇女在妊娠期间、月经前或月经期偶尔也可出现蜘蛛痣。慢性肝病患者手掌大、小鱼际处常发红，加压后褪色，称为肝掌，其发生机制与蜘蛛痣相同。

4. 皮下水肿 皮下组织间隙液体积聚过多使组织肿胀，称为水肿。手指按压后凹陷不能很快恢复者，称为凹陷性水肿。黏液性水肿和象皮肿指压后无组织凹陷，称非凹陷性水肿。黏液性水肿见于甲状腺功能减退症，象皮肿见于丝虫病。全身性水肿常见于肾炎、肾病综合征、心力衰竭（尤其是右心衰竭）、失代偿期肝硬变和营养不良等；局部性水肿可见于局部炎症、外伤、过敏、血栓形成所致的毛细血管通透性增加，静脉或淋巴回流受阻。

[常考考点] 皮疹、皮下出血、蜘蛛痣、皮下水肿的表现及临床意义。

要点三 皮下结节、毛发检查

1. 皮下结节 皮下圆形或椭圆形小节，无压痛，推之活动，多出现在关节附近或长骨隆起部位及肌腱上。常见的有风湿结节、痛风结节、Osler小结、结节性多动脉炎、囊虫幼结节等。检查时应注意其大小、硬度、部位、活动度、有无压痛。

2. 毛发 病理性毛发稀少常见的原因有：①头部皮肤疾病：如脂溢性皮炎。②神经营养障碍：如斑秃。③某些发热性疾病后：如伤寒可致弥漫性脱发。④某些内分泌疾患：如甲状腺功能减退症、垂体前叶功能减退等。⑤理化因素性脱发：如过量的放射线影响，某些抗癌药物（如环磷酰胺等）的使用。某些疾病也可使毛发增多，如库欣综合征或长期使用肾上腺皮质激素者，女性患者除一般体毛增多外，还可呈男性体毛分布，如生长胡须。

【知识纵横比较】

皮疹表现及其常见疾病小结

皮疹	表现	常见疾病
斑疹	局部皮肤发红，不高出皮肤	麻疹初起、斑疹伤寒、丹毒、风湿性多形性红斑
丘疹	直径小于1cm，除局部颜色改变外还隆起皮面	药物疹、湿疹、猩红热、麻疹
斑丘疹	丘疹周围合并皮肤发红的底盘	药物疹、湿疹、猩红热、风疹
玫瑰疹	鲜红色的圆形斑疹，压之褪色，松开时复现	伤寒或副伤寒
荨麻疹（风团块）	边缘清楚的红色或苍白色的瘙痒性皮肤损害	过敏

细目四 淋巴结检查

【考点突破攻略】

要点一 浅表淋巴结分布

浅表淋巴结分布在耳前、耳后、乳突区、枕骨下区、颌下、颏下、颈后三角、颈前三角、锁骨上窝、腋窝、滑车上、腹股沟和腘窝等部位。检查表浅淋巴结时，应按以上顺序进行。

要点二 浅表淋巴结检查方法

检查某部淋巴结时，应使该部皮肤和肌肉松弛，以利于触摸。如发现有肿大的浅表淋巴结，应记录其位置、数目、大小、质地、移动度，表面是否光滑，有无粘连，局部皮肤有无红肿、压痛和波动，是否有瘢痕、溃疡和瘘管等，同时应注意寻找引起淋巴结肿大的病灶。

[常考考点] 浅表淋巴结检查顺序和方法。

要点三 局部和全身浅表淋巴结肿大的临床意义

1. 局限性淋巴结肿大的原因

（1）非特异性淋巴结炎：一般炎症所致的淋巴结肿大多有触痛，表面光滑，无粘连，质不硬。颌下淋巴结肿大常由口腔内炎症所致；颈部淋巴结肿大常由化脓性扁桃体炎、齿龈炎等急慢性炎症所致；上肢、胸壁及乳腺的炎症常引起腋窝淋巴结肿大；下肢、会阴及臀部的炎症常引起腹股沟淋巴结肿大。

（2）淋巴结结核：肿大淋巴结常发生在颈部血管周围，多发性，质地较硬，大小不等，可互相粘连或与邻近组织、皮肤粘连，移动性稍差。如组织发生干酪性坏死，则可触到波动感；晚期破溃后形成瘘管，愈合后可形成瘢痕。

（3）转移性淋巴结肿大：恶性肿瘤转移所致的淋巴结肿大，质硬或有橡皮样感，一般无压痛，表面光滑或有突起，与周围组织粘连而不易推动。左锁骨上窝淋巴结肿大，多为腹腔脏器癌肿（胃癌、肝癌、结肠癌等）转移；右锁骨上窝淋巴结肿大，多为胸腔脏器癌肿（肺癌等）转移。鼻咽癌易转移至颈部淋巴结；乳腺癌最早经胸大肌外侧缘淋巴管侵入同侧腋下淋巴结。

2. 全身淋巴结肿大 常见于传染性单核细胞增多症、淋巴细胞白血病、淋巴瘤和系统性红斑狼疮。

[常考考点] 转移性淋巴结肿大的部位及临床意义。

细目五 头部检查

【考点突破攻略】

要点一 头颅形状、大小检查

1. 小颅 婴幼儿前囟过早闭合可引起小头畸形，同时伴有智力发育障碍（痴呆症）。

2. 方颅 前额左右突出，头顶平坦呈方颅畸形。见于小儿佝偻病、先天性梅毒。

3. 巨颅 额、头顶、颞和枕部膨大呈圆形，颜面部相对很小，头皮静脉明显怒张。由于颅内高压，压迫眼球，形成双目下视、巩膜外露的特殊面容，称为落日现象，见于脑积水。

要点二 眼部检查

1. 眼睑 检查时注意观察有无红肿、浮肿，睑缘有无内翻或外翻，睫毛排列是否整齐及生长方向，两侧眼睑是否对称，上睑抬起及闭合功能是否正常。

（1）上睑下垂：双上眼睑下垂见于重症肌无力、先天性上眼睑下垂；单侧上眼睑下垂常见于各种疾病引起的动眼神经麻痹，如脑炎、脑脓肿、蛛网膜下腔出血、白喉、外伤等。

（2）眼睑水肿：眼睑组织疏松，初发或轻度水肿常先出现在眼睑。眼睑水肿多见于肾炎、慢性肝病、贫血、营养不良、血管神经性水肿等。

(3) 眼睑闭合不全：双侧眼睑闭合不全常见于甲状腺功能亢进症；单侧眼睑闭合不全常见于面神经麻痹。

2. 结膜　分为睑结膜、穹隆结膜和球结膜三部分。检查时应注意有无充血、水肿、乳头增生、结膜下出血、滤泡和异物等。

(1) 结膜发红、水肿、充血，见于结膜炎、角膜炎、沙眼早期。

(2) 结膜苍白，见于贫血。

(3) 结膜发黄，见于黄疸。

(4) 睑结膜有滤泡或乳头，见于沙眼。

(5) 结膜有散在出血点，见于亚急性感染性心内膜炎。

(6) 结膜下片状出血，见于外伤及出血性疾病，亦可见于高血压、动脉硬化。

(7) 球结膜下水肿，见于脑水肿或输液过多。

3. 巩膜　检查巩膜有无黄染应在自然光线下进行。病人出现黄疸时，巩膜黄染均匀，血液中其他黄色色素增多时（如胡萝卜素与阿的平等），一般黄染只出现于角膜周围。

4. 角膜　检查时应注意角膜的透明度，有无白斑、云翳、溃疡、角膜软化和血管增生等。角膜边缘出现灰白色混浊环，称为老年环，是类脂质沉着所致，多见于老年人或早老症。角膜边缘出现黄色或棕褐色环，环外缘清晰，内缘模糊，是铜代谢障碍的体征，称为凯-费环（角膜色素环），见于肝豆状核变性（Wilson病）。

5. 瞳孔　正常瞳孔直径2～5mm，两侧等大等圆。检查瞳孔时，应注意其大小、形态、双侧是否相同、对光反射和调节反射是否正常。

(1) 瞳孔大小：病理情况下，瞳孔缩小（＜2mm）常见于虹膜炎、有机磷农药中毒、毒蕈中毒，以及吗啡、氯丙嗪、毛果芸香碱等药物影响；瞳孔扩大（＞5mm）见于外伤、青光眼绝对期、视神经萎缩、完全失明、濒死状态、颈交感神经刺激和阿托品、可卡因等药物影响。

(2) 瞳孔大小不等：双侧瞳孔大小不等，常见于脑外伤、脑肿瘤、脑疝及中枢神经梅毒等颅内病变。

(3) 对光反射：分为直接对光反射（即电筒光直接照射一侧瞳孔立即缩小，移开光线后瞳孔迅速复原）与间接对光反射（即用手隔开双眼，电筒光照射一侧瞳孔后，另一侧瞳孔也立即缩小，移开光线后瞳孔迅速复原）。瞳孔对光反射迟钝或消失，见于昏迷病人。

(4) 调节反射与集合反射：嘱被检查者注视1m以外的目标（通常为检查者的示指尖），然后逐渐将目标移至距被检查者眼球约10cm处，同时观察双眼瞳孔的变化情况。由看远逐渐变为看近，即由不调节状态到调节状态时，正常反应是双侧瞳孔逐渐缩小（调节反射）、双眼球向内聚合（集合反射）。当动眼神经受损害时，调节和集合（辐辏）反射消失。

［常考考点］瞳孔缩小，瞳孔散大，瞳孔对光反射、调节反射与集合反射的检查方法及临床意义。

6. 眼球　检查时注意眼球的外形和运动。

(1) 眼球突出：双侧眼球突出见于甲状腺功能亢进症；单侧眼球突出，多见于局部炎症或眶内占位性病变，偶见于颅内病变。

(2) 眼球凹陷：双侧眼球凹陷见于重度脱水，老年人由于眶内脂肪萎缩而有双侧眼球后退；单侧眼球凹陷见于Horner综合征或眶尖骨折。

(3) 眼球运动：医师左手置于被检查者头顶并固定头部，使头部不能随眼转动，右手指尖（或棉签）放在被检查者眼前30～40cm处，嘱被检查者两眼随医师右手指尖的移动方向运动。一般按被检查者的左侧→左上→左下，右侧→右上→右下，共6个方向进行，注意眼球运动幅度、灵活性、持久性，两眼是否同步，并询问病人有无复视出现。眼球运动受动眼神经（Ⅲ）、滑车神经（Ⅳ）和展神经（Ⅵ）支配，这些神经麻痹时，会引起眼球运动障碍，并伴有复视。

嘱被检查者眼球随医师手指所示方向（水平或垂直）运动数次，观察是否出现一系列有规律的往返运动。双侧眼球出现一系列快速水平或垂直的往返运动，称为眼球震颤。运动方向以水平方向多见，垂直和旋转方向很少见。自发的眼球震颤见于耳源性眩晕及小脑疾患等。

［常考考点］眼球运动的检查顺序以及眼球震颤的检查方法和意义。

要点三　耳部检查

1. 外耳

(1) 耳郭：注意耳郭的外形、大小、位置和对称性，有无畸形、瘘管、结节等。耳郭上有触痛的小结，为尿酸盐沉积形成的痛风结节；耳郭红肿并有局部发热、疼痛，为局部感染；牵拉和触诊耳郭引起疼痛，提示炎症。

（2）外耳道：有黄色液体流出伴痒痛者为外耳道炎。外耳道有局限性红肿，触痛明显，牵拉耳郭或压迫耳屏时疼痛加剧，见于外耳道疖肿。外耳道有脓性分泌物、耳痛及全身症状，见于中耳炎。外耳道有血液或脑脊液流出，多为颅底骨折。

2. 鼓膜 注意观察鼓膜有无病变。检查时先向后上牵拉耳郭，再插入耳镜进行观察。

3. 乳突 化脓性中耳炎引流不畅时可蔓延到乳突而成乳突炎，表现为耳郭后皮肤红肿，乳突压痛，有时可见瘘管或瘢痕，严重时可导致耳源性脑脓肿或脑膜炎。

要点四　鼻部检查

1. 鼻的外形 鼻梁部皮肤出现红色斑块，病损处高出皮面且向两侧面颊扩展为蝶形红斑，见于系统性红斑狼疮；鼻尖及鼻翼皮肤发红，并有毛细血管扩张、组织肥厚，见于酒糟鼻；鼻梁塌陷而致鼻外形似马鞍状，称为鞍鼻，见于鼻骨骨折、鼻骨发育不全和先天性梅毒；鼻腔完全阻塞，鼻梁宽平如蛙状，为蛙鼻，见于肥大鼻息肉患者。

2. 鼻翼扇动 吸气时鼻孔开大，呼气时鼻孔回缩，是高度呼吸困难的表现。常见于肺炎球菌性肺炎、支气管哮喘、心源性哮喘等。

3. 鼻中隔、鼻腔检查 正常情况下，多数人鼻中隔稍偏离中线。如果鼻中隔明显偏离中线，并产生呼吸障碍，称为鼻中隔偏曲。鼻中隔穿孔见于外伤、鼻腔慢性炎症等。急性鼻炎时，鼻腔黏膜因充血而肿胀，伴有鼻塞、流鼻涕等症状；慢性鼻炎时鼻黏膜可因黏膜组织肥厚而肿胀；慢性萎缩性鼻炎时，黏膜组织萎缩，鼻甲缩小，鼻腔宽大，分泌物减少，伴有嗅觉减退或丧失；鼻腔或鼻窦化脓性炎症时，鼻腔分泌物增多，颜色发黄或发绿。

4. 鼻窦 额窦、筛窦、上颌窦和蝶窦，统称为鼻窦。鼻窦区压痛多为鼻窦炎，同时伴有鼻塞、流涕、头痛。蝶窦因解剖位置较深，不能在体表进行检查。

[常考考点] 鼻窦的检查方法。

要点五　口腔、腮腺检查

1. 口唇 正常人的口唇红润、光泽。口唇苍白见于贫血、主动脉瓣关闭不全或虚脱。唇色深红见于急性发热性疾病。口唇单纯疱疹常伴发于肺炎球菌性肺炎、感冒、流行性脑脊髓膜炎、疟疾等。口唇干燥并有皲裂，见于重度脱水患者。口角糜烂见于核黄素缺乏。口唇发绀见于以下几种情况：①心脏内外有异常动、静脉分流通道，如法洛四联症、先天性肺动静脉瘘。②呼吸衰竭、肺动脉栓塞等。③心力衰竭、休克及暴露在寒冷环境。④真性红细胞增多症。

2. 口腔黏膜 正常人的口腔黏膜光洁呈粉红色。出现蓝黑色的色素沉着多见于肾上腺皮质功能减退。在相当于第二磨牙处的颊黏膜出现直径约1mm的灰白色小点，外有红色晕圈，为麻疹黏膜斑，是麻疹的早期（发疹前24～48小时）特征。在黏膜下出现大小不等的出血点或瘀斑，见于各种出血性疾病或维生素C缺乏。口腔黏膜溃疡见于慢性复发性口疮，无痛性黏膜溃疡可见于系统性红斑狼疮。乳白色薄膜覆盖于口腔黏膜、口角等处，为鹅口疮（白色念珠菌感染），多见于体弱重症的病儿或老年患者，或长期使用广谱抗生素的患者。

[常考考点] 麻疹黏膜斑和鹅口疮的特点。

3. 牙齿及牙龈 检查时应注意有无龋齿、缺齿、义齿、残根，牙齿颜色及形状。牙齿呈黄褐色为斑釉牙，见于长期饮用含氟量高的水或服用四环素等药物后。切牙切缘凹陷呈月牙形伴牙间隙过宽，见于先天性梅毒。单纯性牙间隙过宽，见于肢端肥大症。

正常人的牙龈呈粉红色并与牙颈部紧密贴合。齿龈水肿及流脓（挤压牙龈容易看见），见于慢性牙周炎。牙龈萎缩，见于牙周病。牙龈出血可见于牙石、牙周炎、血液系统疾病及坏血病等。齿龈的游离缘出现灰黑色点线为铅线，见于慢性铅中毒。在铋、汞、砷中毒时，也可出现类似黑褐色点线状的色素沉着。

4. 舌 正常舌呈粉红色，大小厚薄适中，活动自如，舌面湿润，并覆盖着一层薄白苔。

（1）草莓舌：舌乳头肿胀、发红如同草莓，见于猩红热或长期发热的患者。

（2）牛肉舌：舌面绛红如同生牛肉，见于糙皮病（烟酸缺乏）。

（3）镜面舌：亦称光滑舌，舌体小，舌面光滑，呈粉红色或红色，无苔。见于恶性贫血（内因子缺乏）、缺铁性贫血或慢性萎缩性胃炎。

（4）运动异常：舌体不自主偏斜见于舌下神经麻痹；舌体震颤见于甲状腺功能亢进症。

（5）其他：舌色淡白见于营养不良或贫血；舌色深红见于急性感染性疾病；舌色紫红见于心、肺功能不全。

5. 咽部及扁桃体 咽部充血红肿，多见于急性咽炎；咽部充血，表面粗糙，并有淋巴滤泡呈簇状增生，见于慢性咽炎；扁桃体红肿增大，可伴有黄白色分泌物或苔片状易剥离假膜，见于扁桃体炎。扁桃体肿大分为三度：<u>Ⅰ度肿大时扁桃体不超过咽腭弓；Ⅱ度肿大时扁桃体超过咽腭弓，介于Ⅰ度与Ⅲ度之间；Ⅲ度肿大时扁桃体达到或超过咽后壁中线。扁桃体充血红肿，并有不易剥离的假膜（强行剥离时出血），见于白喉。</u>

［常考考点］扁桃体肿大的分度。

6. 腮腺 腮腺位于耳屏、下颌角与颧弓所构成的三角区内。腮腺导管开口在与上颌第二磨牙牙冠相对的颊黏膜上。正常的腮腺腺体软薄，不能触清其轮廓。腮腺肿大时可出现以耳垂为中心的隆起，并可触及包块。<u>一侧或双侧腮腺肿大，触诊边缘不清，有轻压痛，腮腺导管口红肿，见于流行性腮腺炎。</u>

［常考考点］流行性腮腺炎腮腺肿大的特点。

细目六　颈部检查

【考点突破攻略】

要点一　颈部血管检查

1. 颈静脉 正常人安静坐位或立位时，颈外静脉不显露，平卧时可见稍充盈。如果<u>在坐位或半卧位（上半身与水平面形成45°）见到明显颈静脉充盈，称为颈静脉怒张，提示体循环静脉血回流受阻或上腔静脉压增高，见于右心衰竭、缩窄性心包炎、心包积液及上腔静脉阻塞综合征等。颈静脉搏动可见于三尖瓣关闭不全。</u>

2. 颈动脉搏动 安静状态下出现明显的颈动脉搏动，提示心排血量增加或脉压增大，常见于<u>主动脉瓣关闭不全、高血压、甲状腺功能亢进症及严重贫血</u>等。

［常考考点］颈静脉怒张及颈动、静脉搏动的临床意义。

要点二　甲状腺检查

1. 检查方法 视诊注意观察甲状腺有无肿大，是否对称。<u>检查时可让被检查者头后仰、双手放于枕后再观察，并嘱其做吞咽动作，可将甲状腺与颈前其他包块相鉴别。除视诊外，还应进行触诊检查以明确甲状腺的大小、轮廓和性质，注意甲状腺的肿大程度、硬度、是否对称、光滑，有无结节、压痛及震颤，有无粘连及血管杂音。触诊包括甲状腺峡部和甲状腺侧叶的检查。</u>

2. 甲状腺肿大的临床意义 甲状腺肿大分为三度：<u>不能看出肿大但能触及者为Ⅰ度；能看见肿大又能触及，但在胸锁乳突肌以内者为Ⅱ度；超出胸锁乳突肌外缘者为Ⅲ度。</u>生理性甲状腺肿大见于女性青春期、妊娠或哺乳期；<u>病理性甲状腺轻度肿大见于单纯性甲状腺肿、甲状腺功能亢进症、甲状腺炎及甲状腺肿瘤。</u>

［常考考点］甲状腺肿大的检查方法及临床分度。

要点三　气管检查

正常人的气管位于颈前正中部。<u>大量胸腔积液、气胸或纵隔肿瘤及单侧甲状腺肿大，可将气管推向健侧；肺不张、肺硬化、胸膜粘连等，可将气管拉向患侧。</u>

［常考考点］气管检查的方法及临床意义。

细目七　胸壁及胸廓检查

【考点突破攻略】

要点一　胸部体表标志及分区

1. 骨骼标志

（1）胸骨角两侧胸骨角分别与左、右第2肋软骨相连接，通常以此作为标记来计数前胸壁上的肋骨和肋间隙。

（2）第7颈椎棘突为背部颈、胸交界部的骨性标志，其下即为第1胸椎棘突。

（3）肩胛下角被检查者取直立位，两手自然下垂时，肩胛下角平第7肋骨或第7肋间隙，或相当于第8胸椎水平。

2. 胸部体表标志线

(1) 前正中线。

(2) 锁骨中线（左、右）通过锁骨胸骨端与锁骨肩峰端连线的中点所引的垂直线，成年男性和儿童，此线一般通过乳头。

(3) 腋前线（左、右）。

(4) 腋后线（左、右）。

(5) 腋中线（左、右）。

(6) 肩胛线（左、右）。

(7) 后正中线。

3. 胸部分区

(1) 腋窝（左、右）。

(2) 胸骨上窝。

(3) 锁骨上窝（左、右）。

(4) 锁骨下窝（左、右）。

(5) 肩胛上区（左、右）。

(6) 肩胛区（左、右）。

(7) 肩胛间区（左、右）。

(8) 肩胛下区（左、右）。

要点二　胸廓检查

正常胸廓上部窄而下部宽，两侧基本对称，成年人胸廓前后径较左右径短，两者比例约为1:1.5。常见的胸廓外形改变如下。

1. 桶状胸　表现为胸廓前后径增大，以至与横径几乎相等，胸廓呈圆桶形。可见肋间隙增宽，锁骨上、下窝展平或突出，颈短肩高，腹上角增大呈钝角，胸椎后凸。桶状胸常见于慢性阻塞性肺气肿及支气管哮喘发作时，亦可见于一部分老年人。

2. 扁平胸　表现为胸廓扁平，前后径常不到横径的一半。颈部细长，锁骨突出，锁骨上、下窝凹陷，腹上角呈锐角。见于瘦长体型者，也可见于慢性消耗性疾病，如肺结核等。

3. 鸡胸（佝偻病胸）　此为佝偻病所致的胸部病变，多见于儿童。外观胸骨特别是胸骨下部显著前凸，两侧肋骨凹陷，胸廓前后径增大而横径缩小，胸廓上下径较短，形似鸡胸。有时肋骨与肋软骨交接处增厚隆起呈圆珠状，在胸骨两侧排列成串珠状，称为佝偻病串珠。前胸下部膈肌附着处，因肋骨质软，长期受膈肌牵拉可向内凹陷，而下部肋缘则外翻，形成一水平状深沟，称肋膈沟。

4. 漏斗胸　胸骨下端剑突处内陷，有时连同依附的肋软骨一起内陷而形似漏斗，称为漏斗胸。见于佝偻病、胸骨下部长期受压者，也有原因不明者。

5. 胸廓一侧或局限性变形　胸廓一侧膨隆多见于大量胸腔积液、气胸等；一侧平坦或下陷见于肺不张、肺纤维化、广泛性胸膜增厚和粘连等；胸廓局限性隆起见于心脏明显增大、大量心包积液、肋骨骨折等。

6. 脊柱畸形引起的胸廓改变　常见于脊柱结核、强直性脊柱炎、胸椎疾患等。

[常考考点] 常见异常胸廓的表现及临床意义。

要点三　胸壁检查

1. 胸壁静脉检查　正常胸壁无明显静脉可见。上腔静脉或下腔静脉回流受阻建立侧支循环时，胸壁静脉可充盈或曲张。上腔静脉受阻时，胸壁静脉的血流方向自上向下；下腔静脉受阻时，胸壁静脉的血流方向自下向上。

2. 胸壁压痛检查　用手指轻压或轻叩胸壁，正常人无疼痛感觉。胸壁炎症、肿瘤浸润、肋软骨炎、肋间神经痛、带状疱疹、肋骨骨折等，可有局部压痛。骨髓异常增生时，常有胸骨压痛或叩击痛，见于白血病患者。

要点四　乳房检查

检查时光线应充足，前胸充分暴露，被检查者取坐位或仰卧位，必要时取前倾位。先视诊后触诊，除检查乳房外还应检查引流乳房部位的淋巴结。

1. 视诊 注意两侧乳房的大小、对称性、外表、乳头状态及有无溢液等。

（1）乳房外表发红、肿胀并伴疼痛、发热者，见于急性乳腺炎。

（2）乳房皮肤表皮水肿隆起，毛囊及毛囊孔明显下陷，皮肤呈"橘皮样"，多为浅表淋巴管被乳癌细胞堵塞后局部皮肤出现淋巴性水肿所致。

（3）乳房溃疡和瘘管见于乳腺炎、结核或脓肿。

（4）单侧乳房表浅静脉扩张常是晚期乳癌或肉瘤的征象。妊娠、哺乳也可引起乳房表浅静脉扩张，但常是双侧性的。

（5）近期发生的乳头内陷或位置偏移，可能为癌变。

（6）乳头有血性分泌物见于乳管内乳头状瘤、乳腺癌。

2. 触诊 被检查者取坐位，先两臂下垂，然后双臂高举超过头部或双手叉腰再进行检查。先触诊检查健侧乳房，再检查患侧。检查者以并拢的手指掌面略施压力，以旋转或来回滑动的方式进行触诊，切忌用手指将乳房提起来触摸。检查按外上（包括角状突出）、外下、内下、内上、中央（乳头、乳晕）的顺序进行，然后检查淋巴引流部位（腋窝、锁骨上、下窝等处淋巴结）。

（1）触诊乳房变为较坚实而无弹性，提示皮下组织受肿瘤或炎症浸润。

（2）乳房压痛多系炎症所致，恶性病变一般无压痛。

（3）触及乳房包块时，应注意其部位、大小、外形、硬度、压痛及活动度。

（4）急性乳腺炎时乳房红、肿、热、痛，常局限于一侧乳房的某一象限。触诊有明显压痛的硬块，患侧腋窝淋巴结肿大并有压痛，伴寒战、发热及出汗等全身中毒症状。

（5）乳房肿块见于乳癌、乳房纤维腺瘤、乳管内乳头状瘤、乳房肉瘤等。良性肿块一般较小，形状规则，表面光滑，边界清楚，质不硬，无粘连而活动度大。恶性肿瘤以乳癌最为常见，多见于中年以上的妇女，肿块形状不规则，表面凹凸不平，边界不清，压痛不明显，质坚硬，早期恶性肿瘤可活动，但晚期可与皮肤及深部组织粘连而固定，易向腋窝等处淋巴结转移，尚可有"橘皮样"、乳头内陷及血性分泌物。

[常考考点] 乳房触诊的检查顺序及临床意义。

细目八　肺和胸膜检查

【考点突破攻略】

要点一　肺和胸膜视诊

1. 呼吸类型 以胸廓（肋间外肌）运动为主的呼吸，称为胸式呼吸；以腹部（膈肌）运动为主的呼吸，称为腹式呼吸。一般说来，成年女性以胸式呼吸为主，儿童及成年男性以腹式呼吸为主。

（1）患肺炎、重症肺结核、胸膜炎、肋骨骨折、肋间肌麻痹等胸部疾患时，因肋间肌运动受限可使胸式呼吸减弱而腹式呼吸增强，即胸式呼吸变为腹式呼吸。

（2）腹膜炎、腹水、巨大卵巢囊肿、肝脾极度肿大、胃肠胀气等腹部疾病及妊娠晚期，因膈肌向下运动受限可使腹式呼吸减弱而胸式呼吸增强，即腹式呼吸变为胸式呼吸。

2. 呼吸频率、深度及节律

（1）呼吸频率：成人呼吸频率为12～20次/分钟。成人呼吸频率超过20次/分钟，称为呼吸过速，见于剧烈体力活动、发热、疼痛、贫血、甲状腺功能亢进症、心力衰竭、肺炎、胸膜炎、精神紧张等；成人呼吸频率低于12次/分钟，称为呼吸频率过缓，见于深睡、颅内高压、黏液性水肿、吗啡及巴比妥中毒等。

（2）呼吸深度：呼吸幅度加深见于严重代谢性酸中毒时，病人可以出现节律匀齐，呼吸深而大（吸气慢而深，呼气短促），不感呼吸困难的呼吸，称为库斯莫尔呼吸（Kussmaul 呼吸，又称酸中毒大呼吸），见于尿毒症、糖尿病酮症酸中毒等；呼吸浅快可见于肺气肿、胸膜炎、胸腔积液、气胸、呼吸肌麻痹、大量腹水、肥胖、鼓肠等。

（3）呼吸节律：正常人呼吸节律匀齐，呼吸与脉搏之比为1:4。常见的呼吸节律异常有潮式呼吸及间停呼吸：①潮式呼吸（Cheyne-Stokes 呼吸），特点是呼吸由浅慢逐渐变为深快，由深快逐渐变为浅慢，直至呼吸停止片刻（5～30秒），再开始上述周期性呼吸，形成如潮水涨落的节律，见于脑炎、脑膜炎、颅内压增高、脑干损伤等；②间停呼吸（Biot 呼吸），表现为有规律的深度相等的几次呼吸之后，突然停止呼吸，间隔一个短时间后又开始深度相同的呼吸，如此周而复始，间停呼吸的发生机制与潮式呼吸一样，但病情较潮式呼吸更为严重，常为临终前的危急征象。

3. 呼吸运动 健康人在平静状态下呼吸运动平稳而有节律，胸廓两侧动度一致、对称。

（1）呼吸运动减弱或消失：①一侧或局部：见于大叶性肺炎、中等量以上胸腔积液或气胸、胸膜增厚或粘连、一侧肺不张等。②双侧：见于慢性阻塞性肺气肿、两侧肺纤维化、双侧大量胸腔积液、呼吸肌麻痹等。

（2）呼吸运动增强：①局部或一侧：见于健侧的代偿。②双侧：见于酸中毒大呼吸、剧烈运动。

［常考考点］常见的呼吸类型及呼吸频率、深度和节律变化的临床意义。

要点二 肺和胸膜触诊

1. 胸廓扩张度 即呼吸时胸廓的活动度，于胸廓下部进行触诊检查较易获得。正常情况下，胸廓两侧呼吸动度对称一致。若一侧胸廓扩张受限，见于大量胸腔积液、气胸、胸膜增厚和肺不张等。

2. 语音震颤 也称触觉语颤，简称语颤。正常情况下，前胸上部的语颤较下部强；后胸下部较上部强；右上胸较左上胸强。

（1）语颤增强：见于以下几种情况：①肺实变：见于肺炎球菌性肺炎、肺梗死、肺结核、肺脓肿及肺癌等。②压迫性肺不张：见于胸腔积液上方受压而萎瘪的肺组织及受肿瘤压迫的肺组织。③较浅而大的肺空洞：见于肺结核、肺脓肿、肺肿瘤所致的空洞。

（2）语颤减弱或消失：主要见于以下几种情况：①肺泡内含气量增多：如肺气肿及支气管哮喘发作时。②支气管阻塞：如阻塞性肺不张、气管内分泌物增多。③胸壁距肺组织距离加大：如胸腔积液、气胸、胸膜高度增厚及粘连、胸壁水肿或高度肥厚、胸壁皮下气肿。④体质衰弱：因发音较弱而语颤减弱。大量胸腔积液、严重气胸时，语颤可消失。

3. 胸膜摩擦感 急性胸膜炎时，两层胸膜因有纤维蛋白沉着而变得粗糙，呼吸时壁层和脏层胸膜相互摩擦而产生震动，引起胸膜摩擦感。触诊时，检查者用手掌轻贴胸壁，令病人反复做深呼吸，此时若有皮革相互摩擦的感觉，即为胸膜摩擦感。胸膜的任何部位均可出现胸膜摩擦感，但以腋中线第5～7肋间隙最易感觉到。

［常考考点］语颤增强或减弱的临床意义。

要点三 肺部叩诊

1. 正常肺部叩诊音 正常肺部叩诊音呈清音。

2. 肺部定界叩诊

（1）肺上界：即肺尖的上界，其内侧为颈肌，外侧为肩胛带。自斜方肌前缘中部叩诊为清音，逐渐叩向外侧，变为浊音时为肺上界外侧终点；然后再由中部向内侧叩，由清音变为浊音时为肺上界内侧终点。此清音带的宽度即为肺尖的宽度，正常为4～6cm，右侧较左侧稍窄。肺上界变窄见于肺尖有结核、肿瘤、纤维化、萎缩或胸膜增厚等；肺上界增宽见于气胸、肺大泡、肺气肿等，叩诊可呈鼓音或过清音。

（2）肺下界：平静呼吸时，右肺下界在右侧锁骨中线、腋中线、肩胛线，分别为第6、第8、第10肋间水平。左肺下界除在左锁骨中线上变动较大（因有胃泡鼓音区）外，其余与右侧大致相同。矮胖体型或妊娠时，肺下界可上移1肋；消瘦体型者，肺下界可下移1肋；卧位时肺下界可比直立时升高1肋。病理情况下，肺下界下移见于肺气肿、腹腔内脏下垂；肺下界上移见于肺不张、肺萎缩、胸腔积液、气胸，以及腹压增高所致的膈肌上抬（如腹水、鼓肠、肝脾肿大、腹腔肿瘤、膈肌麻痹）。下叶肺实变、胸膜增厚时，肺下界不易叩出。

（3）肺下界移动度：在叩出肺下界的基础上，嘱被检查者深吸气后屏住呼吸，重新叩出肺下界，用笔标记之；稍事休息后，再嘱其深呼气后屏住呼吸，叩出肺下界，用笔标记之，两个标记之间的距离即为肺下界移动度。正常人的两侧肺下界移动度为6～8cm。若肺组织弹性减退、胸膜粘连或膈肌移动受限，则肺下界移动度减小，见于阻塞性肺气肿、胸腔积液、肺不张、胸膜粘连、肺炎及各种原因所致的腹压增高。当胸腔大量积液、积气或广泛胸膜增厚粘连时，肺下界移动度难以叩出。

［常考考点］肺上界、肺下界及肺下界移动度的叩诊方法及临床意义。

3. 胸部病理性叩诊音

（1）浊音或实音：见于以下几种情况：①肺组织含气量减少或消失，如肺炎、肺结核、肺梗死、肺不张、肺水肿、肺硬化等；②肺内不含气的病变，如肺肿瘤、肺包囊虫病、未穿破的肺脓肿等；③胸膜腔病变，如胸腔积液、胸膜增厚粘连等；④胸壁疾病，如胸壁水肿、肿瘤等。

（2）鼓音：产生鼓音的原因是肺部有大的含气腔，见于气胸及直径大于4cm的浅表肺大疱、肺空洞，如空洞型肺结核、液化破溃了的肺脓肿或肺肿瘤。

（3）过清音：为介于鼓音和清音之间的音响，见于肺内含气量增加且肺泡弹性减退者，如肺气肿、支气管哮喘发作时。

[常考考点]肺部病理性叩诊音及其临床意义。

要点四　肺部听诊

1. 正常呼吸音

（1）支气管呼吸音：<u>正常人在喉部、胸骨上窝、背部第6颈椎至第2胸椎附近均可听到</u>，如在肺部其他部位听到支气管呼吸音则为病理现象。

（2）肺泡呼吸音：此为气体进出肺泡产生的声音，正常人除了可听到支气管呼吸音及支气管肺泡呼吸音的部位外，其余肺部任何区域都可听到。

（3）支气管肺泡呼吸音：<u>正常人在胸骨角附近，肩胛间区的第3、4胸椎水平及右肺尖可以听到</u>，如在肺部其他部位听到则为病理现象。

2. 病理性呼吸音

（1）病理性肺泡呼吸音：①肺泡呼吸音减弱或消失：可为双侧、单侧或局部的肺泡呼吸音减弱或消失，由进入肺泡内的空气量减少或声音传导障碍引起。<u>常见于呼吸运动障碍，如全身衰弱、呼吸肌瘫痪、腹压过高、胸膜炎、肋骨骨折、肋间神经痛等</u>；呼吸道阻塞，<u>如支气管炎、支气管哮喘、喉或大支气管肿瘤等</u>；肺顺应性降低，可使肺泡壁弹性减退，充气受限而使呼吸音减弱，如<u>肺气肿、肺淤血、肺间质炎症等</u>；胸腔内肿物，<u>如肺癌、肺囊肿等</u>，因肺组织受压，空气不能进入肺泡或进入肺泡减少引起；<u>胸膜疾患，如胸腔积液、气胸、胸膜增厚及粘连等</u>，由于胸廓呼吸运动受限，均可使肺泡呼吸音减弱。②肺泡呼吸音增强：与呼吸运动及通气功能增强，进入肺泡的空气流量增多有关。双侧肺泡呼吸音增强见于<u>运动、发热、甲状腺功能亢进症</u>；肺脏或胸腔病变使一侧或一部分肺的呼吸功能减弱或丧失，则健侧或无病变部分的肺泡呼吸音可出现代偿性增强。

（2）病理性支气管呼吸音：在正常肺泡呼吸音部位听到支气管呼吸音，亦称管状呼吸音。主要见于：<u>肺组织实变，如大叶性肺炎实变期等</u>；肺内大空洞，<u>如肺结核、肺脓肿、肺癌形成空洞时</u>；<u>压迫性肺不张，见于胸腔积液、肺部肿块等使肺组织受压发生肺不张时</u>。

（3）病理性支气管肺泡呼吸音：在正常肺泡呼吸音的区域听到支气管肺泡呼吸音。常见于肺实变区域较小且与正常肺组织掺杂存在，或肺实变部位较深并被正常肺组织所遮盖。

[常考考点]病理性呼吸音的临床意义。

3. 干啰音

（1）听诊特点：①吸气和呼气都可听到，<u>但常在呼气时更加清楚，因为呼气时管腔更加狭窄</u>。②性质多变且部位变换不定，如咳嗽后可以增多、减少、消失或出现，多为黏稠分泌物移动所致。③音调较高，每个音响持续时间较长。④几种不同性质的干啰音可同时存在。⑤发生于主支气管以上的干啰音，有时不用听诊器都可听到，称喘鸣，可分为鼾音、哨笛音等。鼾音是由气流通过有黏稠分泌物的较大支气管或气管时发生的振动和移动所产生，为一种粗糙、音调较低的、类似熟睡时的鼾声的干啰音；哨笛音为气流通过狭窄或痉挛的小支气管时发生的一种高音调的干啰音。有的似吹口哨或吹笛声，称为哨笛音；有的呈咝咝声，称为飞箭音。

（2）临床意义：<u>干啰音是支气管有病变的表现</u>。如两肺都出现干啰音，见于<u>急慢性支气管炎、支气管哮喘、支气管肺炎、心源性哮喘等</u>。局限性干啰音是由局部支气管狭窄所致，常见于<u>支气管局部结核、肿瘤、异物或黏稠分泌物附着</u>。局部而持久的干啰音见于肺癌早期或支气管内膜结核。

4. 湿啰音（水泡音）

（1）听诊特点：①吸气和呼气都可听到，<u>以吸气终末时多而清楚，因吸气时气流速度较快且较强，吸气末气泡大，容易破裂。常有多个水泡音成串或断续发生</u>。②部位较恒定，性质不易改变。③大、中、小水泡音可同时存在。④咳嗽后湿啰音可减少、增多或消失。

（2）临床意义：<u>湿啰音是肺与支气管有病变的表现</u>。湿啰音两肺散在性分布，常见于<u>支气管炎、支气管肺炎、血行播散型肺结核、肺水肿</u>；两肺底分布，多见于<u>肺淤血、肺水肿早期及支气管肺炎</u>；一侧或局限性分布，常见于<u>肺炎、肺结核、支气管扩张症、肺脓肿、肺癌及肺出血等</u>；捻发音常见于肺炎或肺结核早期、肺淤血、肺泡炎等，也可见于正常老年人或长期卧床者。

［常考考点］肺部听诊干、湿啰音的临床意义。

5. 胸膜摩擦音 在吸气和呼气时皆可听到，一般以吸气末或呼气开始时较为明显，屏住呼吸时胸膜摩擦音消失，可借此与心包摩擦音区别。深呼吸或在听诊器体件上加压时胸膜摩擦音常更清楚。胸膜摩擦音可发生于胸膜的任何部位，但最常见于脏层胸膜与壁层胸膜发生位置改变最大的部位——胸廓下侧腋中线处。

胸膜摩擦音是干性胸膜炎的重要体征，主要见于以下几种情况：①胸膜炎症，如结核性胸膜炎、化脓性胸膜炎以及其他原因引起的胸膜炎症；②原发性或继发性胸膜肿瘤；③肺部病变累及胸膜，如肺炎、肺梗死等；④胸膜高度干燥，如严重脱水等；⑤其他，如尿毒症等。

［常考考点］胸膜摩擦音听诊的方法及临床意义。

6. 听觉语音 听觉语音减弱见于过度衰弱、支气管阻塞、肺气肿、胸腔积液、气胸、胸膜增厚或水肿。听觉语音增强见于肺实变、肺空洞及压迫性肺不张；听觉语音增强、响亮，且字音清楚，称为支气管语音，见于肺组织实变。此时常伴有触觉语颤增强、病理性支气管呼吸音等肺实变的体征，但以支气管语音出现最早。耳语音增强见于肺实变、肺空洞及压迫性肺不张；耳语音增强且字音清晰者，为胸耳语音，是肺实变较广泛的征象。

要点五　呼吸系统常见疾病的体征

1. 肺实变

（1）视诊：两侧胸廓对称，患侧呼吸动度可局限性减弱或消失

（2）触诊：气管居中，患侧语音震颤增强。

（3）叩诊：患侧呈实音。

（4）听诊：患侧肺泡呼吸音消失，可听到病理性支气管呼吸音，支气管语音增强。

2. 肺气肿

（1）视诊：胸廓呈桶状，两侧呼吸动度减弱。

（2）触诊：气管居中，语音震颤减弱。

（3）叩诊：两肺过清音，严重者心界叩不出；肺下界下降，肺下界移动度减低。

（4）听诊：两肺肺泡呼吸音减弱，呼气延长，听觉语音减弱，心音较遥远。

3. 胸腔积液

（1）视诊：患侧胸廓饱满，呼吸动度减弱或消失。

（2）触诊：气管移向对侧，患侧语音震颤减弱或消失。

（3）叩诊：患侧叩诊浊音或实音。

（4）听诊：患侧呼吸音减弱或消失，液面上方可听到病理性支气管呼吸音。

4. 阻塞性肺不张

（1）视诊：患侧胸廓下陷，肋间隙变窄，呼吸动度减弱或消失。

（2）触诊：气管移向患侧，语颤减弱或消失。

（3）叩诊：患侧呈浊音或实音。

（4）听诊：呼吸音消失，听觉语音减弱或消失。

5. 气胸

（1）视诊：患侧胸廓饱满，肋间隙增宽，呼吸动度减弱或消失。

（2）触诊：气管移向对侧，患侧语音震颤减弱或消失。

（3）叩诊：患侧呈鼓音。左侧气胸时，心界叩不出；右侧气胸时，肝浊音界下移。

（4）听诊：患侧呼吸音减弱或消失。

［常考考点］呼吸系统常见疾病的体征。

【知识纵横比较】

触觉语颤异常与其对应的常见疾病

触觉语颤	常见疾病
增强	①肺实变：肺炎、肺梗死、肺结核、肺脓肿及肺癌； ②压迫性肺不张：胸腔积液上方受压而萎瘪的肺组织及受肿瘤压迫的肺组织； ③较浅而大的肺空洞：肺结核、肺脓肿、肺肿瘤所致的空洞
减弱或消失	①肺泡内含气量增多：如肺气肿及支气管哮喘发作时； ②支气管阻塞：如阻塞性肺不张、气管内分泌物增多； ③胸壁距肺组织距离加大：如胸腔积液、气胸、胸膜高度增厚及粘连、胸壁水肿或高度肥厚、胸壁皮下气肿； ④体质衰弱

细目九　心脏、血管检查

【考点突破攻略】

要点一　心脏视诊

1. 心前区隆起　心前区隆起见于以下几种情况：①某些先天性心脏病，如法洛四联症、肺动脉瓣狭窄等；②儿童时期患慢性风湿性心脏瓣膜病伴右心室增大者。

2. 心尖搏动

（1）正常成人心尖搏动位于左侧第5肋间隙、锁骨中线内侧0.5～1cm处，搏动范围的直径2～2.5cm。

（2）心尖搏动位置改变：①生理因素：卧位时心尖搏动可稍上移；左侧卧位时，心尖搏动可向左移2～3cm；右侧卧位时可向右移1～2.5cm。小儿及妊娠时心脏常呈横位，心尖搏动可向上外方移位；瘦长体型者，心脏呈垂直位，心尖搏动可向下、向内移至第6肋间隙。②病理因素：左心室增大时，心尖搏动向左下移位；右心室增大时，心尖搏动向左移位；肺不张、粘连性胸膜炎时，心尖搏动移向患侧；胸腔积液、气胸时，心尖搏动移向健侧；大量腹水、肠胀气、腹腔巨大肿瘤或妊娠等，心尖搏动位置向上外移位。

（3）心尖搏动强度及范围改变：左心室肥大、甲状腺功能亢进症、重症贫血、发热等疾病时心尖搏动增强；心包积液、左侧气胸或胸腔积液、肺气肿等，心尖搏动减弱甚或消失；负性心尖搏动见于粘连性心包炎，也可见于显著右心室肥大。

[常考考点] 心尖搏动强度及范围改变的临床意义。

要点二　心脏触诊

1. 心尖搏动异常　左心室肥大时，心尖搏动呈抬举性。

2. 心脏震颤（猫喘）　此为器质性心血管病的体征。震颤出现的时期、部位和临床意义见下表。

心脏常见震颤的临床意义

时期	部位	临床意义
收缩期	胸骨右缘第2肋间（右2）	主动脉瓣狭窄
	胸骨左缘第2肋间	肺动脉瓣狭窄
	胸骨左缘第3、4肋间	室间隔缺损
舒张期	心尖部	二尖瓣狭窄
连续性	胸骨左缘第2肋间及其附近	动脉导管未闭

3. 心包摩擦感　此为干性心包炎的体征，见于结核性、化脓性心包炎，也可见于风湿热、急性心肌梗死、尿毒症、系统性红斑狼疮等引起的心包炎。通常在心前区或胸骨左缘第3、4肋间最易触及，心脏收缩期和舒张期均可触及，以收缩期明显。坐位稍前倾或深呼气末更易触及。

[常考考点] 心脏震颤出现的时期、部位和临床意义。

要点三 心脏叩诊

1. 叩诊方法 采用间接叩诊法，沿肋间隙从外向内、自下而上叩诊，板指与肋间隙平行并紧贴胸壁。叩诊心脏左界时，从心尖搏动外2～3cm处由外向内进行叩诊。如心尖搏动不明显，则自第6肋间隙左锁骨中线外的清音区开始，然后按肋间隙逐一上移，至第2肋间隙为止；叩诊心脏右界时，自肝浊音界的上一肋间隙开始，逐一叩诊至第2肋间隙。

2. 心脏浊音界改变的临床意义

（1）心脏与血管本身病变：①左心室增大：心脏浊音界向左下扩大，使心脏外形呈靴形，见于主动脉瓣关闭不全、高血压性心脏病。②右心室增大：显著增大时，心界向左、右两侧扩大，以向左增大较为显著。常见于二尖瓣狭窄、肺心病。③左心房增大或合并肺动脉段扩大：心腰部饱满或膨出，心脏浊音区呈梨形，见于二尖瓣狭窄。④左、右心室增大：心界向两侧扩大，称为普大型心脏，见于扩张型心肌病等。⑤心包积液：坐位时心脏浊音界呈烧瓶形，卧位时心底部浊音界增宽。

（2）心脏以外因素：大量胸腔积液、积气时，心浊音界向健侧移位；胸膜增厚粘连、肺不张则使心界移向患侧；肺气肿时心浊音界变小。

[常考考点] 心脏浊音界叩诊的方法及浊音界改变的临床意义。

要点四 心脏听诊

（一）心脏瓣膜听诊区

各瓣膜听诊区总结见下表。

心脏各瓣膜听诊区

听诊区	最响部位
二尖瓣区	心尖搏动最强处，又称心尖区
三尖瓣区	胸骨下端左缘，即胸骨左缘第4、5肋间处
主动脉瓣区	胸骨右缘第2肋间
主动脉瓣第二听诊区	胸骨左缘第3、4肋间（主动脉瓣关闭不全时的舒张期杂音在此区最响）
肺动脉瓣区	胸骨左缘第2肋间

（二）心率、心律听诊

1. 心率 正常成人心率为60～100次/分钟，超过100次/分钟为心动过速，临床意义同脉率增快；低于60次/分钟为心动过缓，临床意义同脉率减慢。

2. 心律 正常人的心律基本规则。呼吸性窦性心律不齐常见于健康青少年及儿童，表现为吸气时心率增快，呼气时心率减慢，屏住呼吸时节律变规整；期前收缩（过早搏动）见于情绪激动、酗酒、饮浓茶以及各种心脏病、心脏手术、心导管检查、低血钾等；心房颤动（房颤）多见于二尖瓣狭窄、冠心病、甲状腺功能亢进症，具有心律绝对不规则、第一心音强弱不等、脉搏短绌的听诊特点。

（三）心音听诊

1. 正常心音 有4个。按其在心动周期中出现的顺序，依次命名为第一心音（S_1）、第二心音（S_2）、第三心音（S_3）及第四心音（S_4）。S_1主要是二尖瓣、三尖瓣关闭振动而产生，标志心室收缩的开始；S_2主要是主动脉瓣、肺动脉瓣关闭振动而产生，标志心室舒张期的开始。S_2有两个主要部分，即主动脉瓣部分（A_2）和肺动脉瓣部分（P_2）。一般情况下，青少年$P_2 > A_2$，成年人$P_2 = A_2$。

2. 心音改变及其临床意义

（1）两个心音同时增强：见于胸壁较薄、情绪激动、甲状腺功能亢进症、发热、贫血等。

（2）两个心音同时减弱：见于肥胖、胸壁水肿、左侧胸腔积液、肺气肿、心包积液、缩窄性心包炎、甲状腺功能减退症、心肌炎、心肌病、心肌梗死、心功能不全等。

（3）S_1增强见于发热、甲状腺功能亢进症、二尖瓣狭窄等，完全性房室传导阻滞可产生极响亮的S_1，称为"大炮音"。S_1减弱见于心肌炎、心肌病、心肌梗死、二尖瓣关闭不全等。S_1强弱不等见于早搏、心房颤动、Ⅱ度房室传导阻滞、高度房室传导阻滞。

（4）A_2增强见于高血压病、主动脉粥样硬化等；A_2减弱见于低血压、主动脉瓣狭窄和关闭不全。

（5）P_2增强见于肺动脉高压、二尖瓣狭窄、左心衰竭、室间隔缺损、动脉导管未闭、肺心病；P2减弱见于肺动脉瓣狭窄或关闭不全。

（6）心音性质改变：心肌有严重病变时，心肌收缩力明显减弱，致使S_1失去其原有特征而与S_2相似，同时因心率加快使舒张期明显缩短致收缩期与舒张期时间几乎相等，此时听诊S_1、S_2酷似钟摆的"滴答"声，称为钟摆律。如钟摆律时心率超过120次/分，酷似胎儿心音，称为胎心律，提示病情严重。以上两者可见于大面积急性心肌梗死和重症心肌炎等。

（7）心音分裂：①S_1分裂：当左、右心室收缩明显不同步时，可出现S_1分裂，在二、三尖瓣听诊区都可听到，但以胸骨左下缘较清楚，多见于二尖瓣狭窄等，偶见于儿童及青少年。②S_2分裂：临床上较常见，由主、肺动脉瓣关闭明显不同步所致，在肺动脉瓣区听诊较明显。可见于青少年，尤以深吸气更明显。临床上最常见的S_2分裂，见于右室排血时间延长，肺动脉瓣关闭明显延迟（如完全性右束支传导阻滞、肺动脉瓣狭窄、二尖瓣狭窄等），或左心室射血时间缩短，主动脉关闭时间提前（如二尖瓣关闭不全、室间隔缺损等）时。

（四）额外心音

1. 喀喇音 是心脏收缩期的额外心音，可发生于收缩早、中、晚期。

（1）收缩早期喀喇音（收缩早期喷射音）：心底部听诊最清楚。肺动脉瓣区的收缩早期喀喇音见于肺动脉高压、轻中度肺动脉瓣狭窄、房间隔缺损、室间隔缺损等疾病；主动脉瓣收缩早期喀喇音见于高血压、主动脉瓣狭窄、主动脉瓣关闭不全、主动脉瘤等。

（2）收缩中、晚期喀喇音：在心尖部及其稍内侧最清楚。多见于二尖瓣脱垂。

2. 奔马律及开瓣音

（1）舒张早期奔马律：最常见，是病理性第三心音，又称S_3奔马律或室性奔马律，以左室奔马律占多数，所以，在心尖部容易听到。舒张早期奔马律的出现，提示心脏有严重的器质性病变，见于各种原因的心力衰竭、急性心肌梗死、重症心肌炎等。

（2）开瓣音（二尖瓣开放拍击音）：见于二尖瓣狭窄而瓣膜弹性尚好时，是二尖瓣分离术适应证的重要参考条件。

（五）心脏杂音

1. 心脏杂音产生机制

（1）血流加速：见于剧烈运动后、发热、贫血、甲亢等。

（2）瓣膜口、大血管通道狭窄：如二尖瓣狭窄、主动脉瓣狭窄、肺动脉瓣狭窄、梗阻性肥厚型心肌病等。

（3）瓣膜关闭不全：如二尖瓣关闭不全、主动脉瓣关闭不全、主动脉硬化、扩张型心肌病、二尖瓣脱垂等。

（4）异常通道：如室间隔缺损、动脉导管未闭及动静脉瘘等。

（5）心腔内漂浮物：如心内膜炎时赘生物产生的杂音等。

（6）大血管腔瘤样扩张：如动脉瘤。

2. 心脏杂音的特征

（1）最响部位：一般来说，杂音最响的部位，就是病变所在的部位。

（2）出现的时期：按杂音出现的时期不同，将杂音分为：收缩期杂音、舒张期杂音、连续性杂音、双期杂音。舒张期杂音及连续性杂音均为器质性，收缩期杂音可为功能性。

（3）杂音的性质：分为吹风样、隆隆样（或雷鸣样）、叹气样、机器样及乐音样等，进一步分为粗糙、柔和。

（4）收缩期杂音强度：采用Levine 6级分级法。

1级：杂音很弱，所占时间很短，须仔细听诊才能听到。

2级：较易听到，杂音柔和。

3级：中等响亮的杂音。

4级：响亮的杂音，常伴有震颤。

5级：很响亮的杂音，震耳，但听诊器如离开胸壁则听不到，伴有震颤。

6级：极响亮，听诊器稍离胸壁时亦可听到，有强烈的震颤。

杂音强度的表示法：4级杂音记为"4/6级收缩期杂音"。一般而言，3/6级及以上的收缩期杂音多为器质性。但应注意，杂音的强度不一定与病变的严重程度成正比。病变较重时，杂音可能较弱；相反，病变较轻时也可能听到较强的杂音。

（5）传导方向

1）二尖瓣关闭不全的收缩期杂音：在心尖部最响，并向左腋下及左肩胛下角处传导。

2）主动脉瓣关闭不全的舒张期杂音：在主动脉瓣第二听诊区最响，并向胸骨下端或心尖部传导。

3）主动脉瓣狭窄的收缩期杂音：以主动脉瓣区最响，可向上传至胸骨上窝及颈部。

4）肺动脉瓣关闭不全的舒张期杂音：在肺动脉瓣区最响，可传至胸骨左缘第3肋间。

5）较局限的杂音：二尖瓣狭窄的舒张期杂音常局限于心尖部；肺动脉瓣狭窄的收缩期杂音常局限于胸骨左缘第2肋间；室间隔缺损的收缩期杂音常局限于胸骨左缘第3、4肋间。

（6）杂音与体位的关系

1）左侧卧位：可使二尖瓣狭窄的舒张中晚期隆隆样杂音更明显。

2）前倾坐位：可使主动脉瓣关闭不全的舒张期杂音更易于听到。

3）仰卧位：则使肺动脉瓣、二尖瓣、三尖瓣关闭不全的杂音更明显。

（7）杂音与呼吸的关系：深吸气时可使右心相关瓣膜（三尖瓣、肺动脉瓣）的杂音增强；深呼气时可使左心相关瓣膜（二尖瓣、主动脉瓣）的杂音增强。

（8）杂音与运动的关系：运动后心率加快，增加循环血流量及流速，在一定的心率范围内可使杂音增强。例如，运动可使二尖瓣狭窄的舒张中晚期杂音增强。

3. 各瓣膜区常见杂音听诊

（1）二尖瓣区收缩期杂音

1）见于二尖瓣关闭不全、二尖瓣脱垂、冠心病乳头肌功能不全等，杂音为吹风样，较粗糙、响亮，多在3/6级以上，可占全收缩期。

2）左心室扩张引起的二尖瓣相对关闭不全（如高血压心脏病、扩张型心肌病、风湿热、贫血性心脏病等），杂音为3/6级以下柔和的吹风样，传导不明显。

3）运动、发热、贫血、妊娠、甲亢等产生的杂音一般为2/6级以下，性质柔和，较局限，病因去除后杂音消失。

（2）二尖瓣区舒张期杂音：二尖瓣狭窄时，心尖部可闻及舒张中晚期隆隆样杂音，呈递增型，音调较低而局限，左侧卧位呼气末时较清楚，常伴有S_1亢进、二尖瓣开放拍击音及舒张期震颤，P_2亢进及分裂。主动脉瓣关闭不全所致的相对性二尖瓣狭窄的杂音，称为奥－弗杂音（Austin-Flint杂音），性质柔和，不伴有S_1亢进、开瓣音、无震颤。

（3）主动脉瓣区收缩期杂音：见于各种病因的主动脉瓣狭窄。杂音为喷射性，响亮而粗糙，呈递增－递减型，沿大血管向颈部传导，常伴有收缩期震颤及A_2减弱；主动脉粥样硬化、高血压性心脏病等引起的相对性主动脉瓣狭窄，杂音柔和，常有A_2增强。

（4）主动脉瓣区舒张期杂音：在主动脉瓣第二听诊区深呼气末最易听到，为叹气样，递减型，可传至胸骨下端左侧或心尖部，常伴有A_2减弱及周围血管征，见于先天性或风湿性主动脉瓣关闭不全、梅毒性升主动脉炎等。

（5）肺动脉瓣区收缩期杂音：多见于先天性肺动脉瓣狭窄，杂音粗糙，呈喷射性，强度在3/6级以上，常伴收缩期震颤及P_2减弱；二尖瓣狭窄、房间隔缺损等引起的相对性肺动脉瓣狭窄时，杂音限较短，较柔和，伴P_2增强亢进。

（6）肺动脉瓣区舒张期杂音：器质性极少，多由相对性肺动脉瓣关闭不全所引起，常见于二尖瓣狭窄、肺心病等，伴明显肺动脉高压，杂音为叹气样，柔和，递减型，卧位吸气末增强，常伴P_2亢进，称为格－斯杂音（Graham-Steell杂音）。

（7）三尖瓣区收缩期杂音：器质性者极少见。多为右心室扩大导致的相对性三尖瓣关闭不全，见于二尖瓣狭窄、肺心病等，杂音柔和，在3/6级以下。

（8）其他部位的收缩期杂音：胸骨左缘第3、4肋间响亮而粗糙的收缩期杂音，该杂音或伴收缩期震颤，不向左腋下传导，见于室间隔缺损或肥厚型梗阻性心肌病。

（9）连续性杂音：这是一种连续、粗糙、类似机器转动的声音，在胸骨左缘第2肋间隙及其附近听到，见于动脉导管未闭。

【知识纵横比较】

1. 最响部位与病变部位的关系　　总结见下表。

最响部位与病变部位的关系

最响部位	提示病变部位
心尖部	二尖瓣
胸骨下剑突偏左或偏右处	三尖瓣
主动脉瓣区	主动脉瓣
肺动脉瓣区	肺动脉瓣
胸骨左缘第3、4肋间	室间隔缺损

2. 杂音的性质与所提示的病变 总结见下表。

杂音的性质与所提示的病变

杂音性质	提示病变
心尖区粗糙的吹风样收缩期杂音	二尖瓣关闭不全
心尖区柔和而高调的吹风样杂音	相对性二尖瓣关闭不全
心尖区舒张中晚期隆隆样杂音	二尖瓣狭窄的特征性杂音
主动脉瓣第二听诊区叹气样舒张期杂音	主动脉瓣关闭不全（主闭）
胸骨左缘第2肋间及其附近机器声样连续性杂音	动脉导管未闭
乐音样杂音听诊时其音色如海鸥鸣或鸽鸣样	感染性心内膜炎及梅毒性主闭

（六）心包摩擦音

在心前区或胸骨左缘第3、4肋间较易听到，坐位稍前倾，深呼气后更明显，见于急性心包炎。

[常考考点] 各瓣膜听诊区的位置。心音改变及其临床意义。心脏杂音的特征。各瓣膜区常见杂音听诊。心包摩擦音听诊的最佳部位在胸骨左缘第3、4肋间隙处。

要点五 血管检查

1. 毛细血管搏动征 用手指轻压被检查者指甲床末端，或以干净玻片轻压被检查者口唇黏膜，如见到红白交替的、与其心搏一致的节律性微血管搏动现象，称为毛细血管搏动征。

2. 水冲脉 脉搏骤起骤降，急促而有力。检查者用手紧握患者手腕掌面，将患者的前臂高举过头，则水冲脉更易触知。

3. 交替脉 为一种节律正常而强弱交替出现的脉搏，为左室心肌衰竭的重要体征，见于高血压心脏病、急性心肌梗死或主动脉瓣关闭不全等。

4. 重搏脉 指正常脉搏后均有一次较弱的脉搏可触及。见于伤寒、败血症、低血容量休克等。

5. 奇脉 指吸气时脉搏明显减弱或消失的现象，又称为吸停脉。常见于心包积液和缩窄性心包炎时，是心包填塞的重要体征之一。

6. 无脉 即脉搏消失，见于严重休克及多发性大动脉炎。

7. 枪击音与杜氏双重杂音 将听诊器体件放在肱动脉等外周较大动脉的表面，可听到与心跳一致的"嗒——嗒——"音，称为枪击音。如再稍加压力，则可听到收缩期与舒张期双重杂音，即杜氏双重杂音。

8. 其他血管杂音

（1）在甲状腺功能亢进症患者肿大的甲状腺上可听到血管杂音，常为连续性，收缩期较强。

（2）主动脉瘤时，在相应部位可听到收缩期杂音。

（3）动-静脉瘘时，在病变部位可听到连续性杂音。

（4）肾动脉狭窄时，可在腰背部及腹部听到收缩期杂音。

头部随脉搏呈节律性点头运动、颈动脉搏动明显、毛细血管搏动征、水冲脉、枪击音与杜氏双重杂音统称为周围血管征，它们均由脉压增大所致，常见于主动脉瓣关闭不全、贫血及甲状腺功能亢进症等。

[常考考点] 血管检查及周围血管征的临床意义。

【知识纵横比较】

不同类型的脉搏特点及临床意义总结

名称	特点	意义
水冲脉	脉搏骤起骤急促而有力	主闭、发热、严重贫血、甲亢、动脉导管未闭
交替脉	节律正常强弱交替	高血压心脏病、急性心肌梗死、主闭
重搏脉	—	伤寒、败血症、低血容量休克
奇脉	吸气时脉搏减弱或消失	心包积液、缩窄性心包炎
无脉	脉搏消失	严重休克及多发性大动脉炎

要点六 循环系统常见疾病的体征

循环系统常见疾病的体征，见下表。

循环系统常见疾病的体征

病变	视诊	触诊	叩诊	听诊
二尖瓣狭窄	二尖瓣面容，心尖搏动略向左移	心尖搏动向左移，心尖部触及舒张期震颤	心浊音界早期稍向左，以后向右扩大，心腰部膨出，呈梨形	心尖部 S_1 亢进，较局限的递增型舒张中晚期隆隆样杂音，可伴开瓣音，P_2 亢进、分裂，肺动脉瓣区 Graham-Steell 杂音
二尖瓣关闭不全	心尖搏动向左下移位	心尖搏动向左下移位，常呈抬举性	心浊音界向左下扩大	心尖部 S_1 减弱，心尖有 3/6 级或以上较粗糙的吹风样全收缩期杂音，范围广泛，常向左腋下及左肩胛下角传导，并可掩盖 S_1
主动脉瓣狭窄	心尖搏动向左下移位	心尖搏动向左下移位，呈抬举性，主动脉瓣区收缩期震颤	心浊音界向左下扩大	主动脉瓣区高调、粗糙的递增-递减型收缩期杂音，向颈部传导，心尖部 S_1 减弱，A_2 减弱
主动脉瓣关闭不全	颜面较苍白，颈动脉搏动明显，心尖搏动向左下移位且范围较广，可见点头运动	心尖搏动向左下移位并呈抬举性，周围血管征阳性	心浊音界向左下扩大，心脏呈靴形	主动脉瓣第二听诊区叹气样递减型舒张期杂音，可向心尖部传导；心尖部 S_1 减弱，A_2 减弱或消失，可闻及 Austin-Flint 杂音
左心衰竭	不同程度呼吸困难，发绀，高枕卧位或端坐位，心尖搏动向左下移位	心尖搏动向左下移位（除单纯二尖瓣狭窄外），严重者有交替脉	心浊音界向左下扩大，单纯二尖瓣狭窄则表现为梨形心	心率快，S_1 减弱，可闻及舒张早期奔马律，P_2 亢进律分裂；双肺底可闻及细湿啰音，少量哮鸣音。急性肺水肿时，全肺可满布湿啰音
右心衰竭	口唇发绀，颈静脉怒张，浮肿	肝脏肿大、压痛，肝颈静脉回流征阳性，下肢或腰骶部凹陷性水肿	心界扩大，可有胸水或腹水体征	心率增快，剑突下或胸骨左缘第 4、5 肋间可闻及右室舒张早期奔马律
大量心包积液	颈静脉怒张，心尖搏动明显减弱或消失	心尖搏动减弱或消失；可有奇脉；肝大，压痛，肝颈静脉回流征阳性	心界向两侧扩大，呈"烧瓶状"，卧位时心底部增宽	心率加快，心音遥远

细目十 腹部检查

【考点突破攻略】

要点一 腹部视诊

1. 腹部外形 正常腹部平坦。腹部明显膨隆或凹陷见于以下几种情况：

（1）全腹膨隆：①腹内积气：胃肠道内积气，腹部呈球形，两侧腰部膨出不明显，变换体位时其形状无明显改变，见于各种原因所致的肠梗阻或肠麻痹。积气在肠道外腹腔内者，称为气腹，见于胃肠穿孔或治疗性人工气腹。②腹腔积液：当腹腔内大量积液时，在仰卧位腹部外形呈宽而扁状，称为蛙腹。常见于肝硬化门脉高压症、右心衰竭、缩窄性心包炎、肾病综合征、结核性腹膜炎、腹膜转移癌等。结核性腹膜炎症、肿瘤浸润时，腹形常呈尖凸状，也称为尖腹。③腹腔巨大肿块：以巨大卵巢囊肿最常见，腹部呈球形膨隆而以囊肿部位较明显。

（2）局部膨隆：常见于腹部炎性包块、胃肠胀气、脏器肿大、腹内肿瘤、腹壁肿瘤和疝等。左上腹膨隆见于脾肿大、巨结肠或结肠脾曲肿瘤；上腹中部膨隆见于肝左叶肿大、胃扩张、胃癌、胰腺囊肿或肿瘤；右上腹膨隆见于肝肿大（淤血、脓肿、肿瘤）、胆囊肿大及结肠肝曲肿瘤；腰部膨隆见于大量肾盂积水或积脓、多囊肾、巨大肾上腺瘤；左下腹部膨隆见于降结肠肿瘤、干结粪块；下腹部膨隆多见于妊娠、子宫肌瘤、卵巢囊肿、尿潴留等；右下腹膨隆见于阑尾周围脓肿、回盲部结核或肿瘤等。

（3）全腹凹陷：见于严重脱水、明显消瘦及恶病质等。严重者呈舟状腹，见于恶性肿瘤、结核、糖尿病、甲状腺功能亢进症等消耗性疾病。

2. 呼吸运动 腹式呼吸减弱见于各种原因的急腹症、大量腹水、腹腔巨大肿瘤等；腹式呼吸消失见于急性弥漫性腹膜炎等。

3. 腹壁静脉 正常时腹壁静脉一般不显露。当门静脉高压或上、下腔静脉回流受阻导致侧支循环形成时，腹壁静脉呈现扩张、迂曲状态，称为腹壁静脉曲张。

（1）门脉高压时，腹壁曲张的静脉以脐为中心向周围伸展，肚脐以上腹壁静脉血流方向从下向上，肚脐以下腹壁静脉血流方向自上向下。

（2）上腔静脉梗阻时，胸腹壁静脉血流方向自上向下，流入下腔静脉。

（3）下腔静脉梗阻时，腹壁浅静脉血流方向向上，进入上腔静脉。

4. 胃肠型和蠕动波 正常人腹部一般看不到蠕动波及胃型和肠型，有时在腹壁菲薄或松弛的老年人、极度消瘦者或经产妇可能见到。

幽门梗阻时，可见到胃蠕动波自左肋缘下向右缓慢推进（正蠕动波），有时可见到逆蠕动波及胃型；脐部出现肠蠕动波见于小肠梗阻，严重梗阻时，脐部可见横行排列呈多层梯形的肠型和较大的肠蠕动波；结肠梗阻时，宽大的肠型多出现于腹壁周边，同时盲肠多胀大呈球形。

要点二 腹部触诊

1. 腹壁紧张度

（1）腹壁紧张度增加（腹肌紧张）：①弥漫性腹肌紧张，多见于胃肠道穿孔或实质脏器破裂所致的急性弥漫性腹膜炎，此时腹壁常强直，硬如木板，故称为板状腹。②局限性腹肌紧张，多系局限性腹膜炎所致，如右下腹腹壁紧张多见于急性阑尾炎，右上腹腹壁紧张多见于急性胆囊炎；腹膜慢性炎症时，触诊如揉面团一样，不易压陷，称为揉面感，常见于结核性腹膜炎、癌性腹膜炎。

（2）腹壁紧张度减低或消失：全腹紧张度减低见于慢性消耗性疾病或刚放出大量腹水者，也可见于身体瘦弱的老年人和经产妇；全腹紧张度消失见于脊髓损伤所致的腹肌瘫痪和重症肌无力等。

2. 压痛及反跳痛

（1）压痛：①广泛性压痛见于弥漫性腹膜炎。②局限性压痛见于局限性腹膜炎或局部脏器的病变。明确而固定的压痛点是诊断某些疾病的重要依据。如麦氏（Mc Burney）点（右髂前上棘与脐连线中外1/3交界处）压痛多考虑急性阑尾炎；胆囊点（右腹直肌外缘与肋弓交界处）压痛考虑胆囊病变。

（2）反跳痛：反跳痛表示炎症已波及腹膜壁层，腹肌紧张伴压痛、反跳痛称为腹膜刺激征，是急性腹膜炎的可靠体征。

3. 液波震颤 检查时患者仰卧，医师用手掌面贴于患者一侧腹壁，另一手四指并拢屈曲，用指端迅速叩击对侧腹壁，如腹腔内有大量游离液体（3000～4000mL），则贴于腹壁的手掌可感到液波的冲击，称为液波震颤或波动感。为防止腹壁本身的震动传至对侧，可让另一人将手掌尺侧缘轻压于患者脐部腹中线上，即可阻止腹壁震动的传导。

［常考考点］腹壁触诊中压痛、反跳痛和液波震颤的检查方法及临床意义。

4. 肝脏触诊

（1）检查方法：采用单手或双手触诊法，分别在右侧锁骨中线延长线和前正中线上触诊肝脏下缘。检查时患者取仰卧位，双腿稍屈曲，使腹壁松弛，医师位于患者右侧。

（2）正常肝脏：正常成人的肝脏一般触不到，但腹壁松弛的消瘦者于深吸气时可触及肝下缘，多在肋弓下1cm以内，剑突下如能触及，多在3cm以内。2岁以下小儿的肝脏相对较大，易触及。正常肝脏质地柔软，边缘较薄，表面光滑，无压痛和叩击痛。

（3）肝脏触诊的注意事项：触及肝脏时，应仔细感觉并详细描述其大小、质地、表面光滑度及边缘情况、有无压痛及搏动等。

（4）肝脏大小变化的临床意义：弥漫性肝肿大见于肝炎、脂肪肝、肝淤血、早期肝硬化、白血病、血吸虫病等；局限性肝肿大见于肝脓肿、肝囊肿（包括肝包虫病）、肝肿瘤等；肝脏缩小见于急性和亚急性重型肝炎、晚期肝硬化。

（5）肝脏质地分级：分为质软、质韧（中等硬度）和质硬三级。正常肝脏质地柔软，如触口唇；急性肝炎及脂肪肝时质地稍韧；慢性肝炎质韧，如触鼻尖；肝硬化质硬，肝癌质地最硬，如触前额；肝脓肿或囊肿有积液时呈囊性感。

（6）肝脏常见疾病的临床表现：见下表。

肝脏常见疾病的临床表现

项目	大小	质地	表面	边缘	压痛
急性肝炎	轻度肿大	质稍韧	光滑	钝	有
慢性肝炎	明显肿大	质韧或质硬	—	—	较轻
肝硬化	早期肝常肿大，晚期则缩小变硬	质硬	结节状	薄	无
肝癌	进行性肿大	坚硬如石	大小不等的结节状或巨块状	不整	明显
脂肪肝	肿大	质软或稍韧	光滑	—	无
肝淤血	明显肿大	质韧	光滑	圆钝	有

［常考考点］肝脏触诊的检查方法及常见疾病的临床表现。

5. 胆囊触诊

（1）墨菲征的检查方法：医生将左手掌平放在被检者的右肋，拇指放在胆囊点，用中等压力按压腹壁，然后嘱被检者缓慢深呼吸，如果深吸气时被检者因疼痛而突然屏气，则称墨菲征阳性，见于急性胆囊炎。

（2）临床意义：正常胆囊不能触到。急性胆囊炎时胆囊肿大，呈囊性感，压痛明显，常有墨菲征阳性；胰头癌压迫胆总管导致胆囊显著肿大时无压痛，但有逐渐加深的黄疸，称库瓦西耶征阳性；胆囊肿大，有实性感者，见于胆囊结石或胆囊癌。

［常考考点］墨菲征的检查方法和临床意义。

6. 脾脏触诊

（1）检查方法：仰卧位或右侧卧位，右下肢伸直，左下肢屈髋、屈膝进行检查。

（2）注意事项：正常脾脏不能触及。内脏下垂、左侧大量胸腔积液或积气时，脾向下移而可触及。除此之外能触及脾脏，则提示脾肿大。触及脾脏后应注意其大小、质地、表面形态、有无压痛及摩擦感等。

（3）脾肿大的分度方法：深吸气时脾脏在肋下不超过2cm者为轻度肿大；超过2cm但在脐水平线以上，为中度肿大；超过脐水平线或前正中线为高度肿大，又称巨脾。中度以上脾肿大时其右缘常可触及脾切迹，这一特征可与左肋下其他肿块相鉴别。

（4）脾肿大的测量方法：用三线记录法（单位：厘米），甲乙线测量左锁骨中线与左肋缘交点（甲点）至脾下缘（乙点）之间的距离；甲丙线是测量甲点至脾脏最远端（丙点）之间的距离；丁戊线是测量脾右缘丁点与前正中线之间的距离；如脾脏高度增大，向右越过前正中线，则测量脾右缘至前正中线的最大距离，以"+"表示；未超过前正中线，则测量脾右缘与前正中线的最短距离，以"-"表示。

（5）脾肿大的临床意义：<u>轻度脾大</u>见于<u>慢性肝炎、粟粒型肺结核、伤寒、感染性心内膜炎、败血症和急性疟疾等</u>，一般质地较柔软。<u>中度脾大</u>见于<u>肝硬化、慢性溶血性黄疸、慢性淋巴细胞性白血病、系统性红斑狼疮、疟疾后遗症及淋巴瘤</u>等，一般质地较硬。<u>高度脾大</u>，表面光滑者见于<u>慢性粒细胞性白血病、慢性疟疾和骨髓纤维化症</u>等。表面不平而有结节者见于<u>淋巴瘤和恶性组织细胞病</u>等。脾脓肿、脾梗死和脾周围炎时，可触到摩擦感且压痛明显。

［常考考点］脾肿大的测量方法及临床意义。

7. 肾脏触诊

（1）触诊方法：<u>常用双手触诊法</u>。患者可取仰卧位或立位。医师位于患者右侧，将<u>左手掌放在患者右后腰部向上托</u>（触诊左肾时，左手绕过患者前方托住左后腰部），右手掌平放于被检侧季肋部，以微弯的手指指端放在肋弓下方，随患者呼气，右手逐渐深压向后腹壁，与在后腰部向上托起的左手试图接近，双手夹触肾。如未触及肾脏，应让患者深吸气，此时随吸气下移的肾脏可能滑入双手之间而被触知。如能触及肾脏大部分，将其在两手间夹住时，患者常有类似恶心或酸痛的不适感。有时只能触及光滑、圆钝的肾下极，它常从触诊的手中滑出。

（2）注意事项：触及肾脏时应注意其大小、形状、质地、表面状态、敏感性和移动度等。正常肾脏表面光滑而圆钝，质地结实而富有弹性，有浮沉感。但正常人肾脏一般不能触及，身材瘦长者有时可触及右肾下极。肾脏代偿性增大、肾下垂及游走肾常被触及。

（3）临床意义：<u>肾脏肿大见于肾盂积水或积脓、肾肿瘤及多囊肾等</u>。肾盂积水或积脓时，其质地柔软，富有弹性，有波动感；肾肿瘤则质地坚硬，表面凹凸不平；多囊肾时，肾脏不规则增大，有囊性感。

肾脏和尿路疾病，尤其是炎性疾病时，可在一些部位出现压痛点：①<u>季肋点</u>：在第10肋骨前端。②<u>上输尿管点</u>：在脐水平线上，腹直肌外缘。③<u>中输尿管点</u>：在两侧髂前上棘水平，腹直肌外缘，相当于输尿管第二狭窄处（入骨盆腔处）。④<u>肋脊点</u>：在背部脊柱与第12肋所成的夹角顶点，又称肋脊角。⑤<u>肋腰点</u>：在第12肋与腰肌外缘的夹角顶点，又称肋腰角。季肋点压痛亦提示肾脏病变；输尿管有结石、化脓性或结核性炎症时，在上或中输尿管点出现压痛；肋脊点和肋腰点是肾脏炎症性疾病（如肾盂肾炎、肾结核或肾脓肿等）常出现压痛的部位。如炎症深隐于肾实质内，可无压痛而仅有叩击痛。

［常考考点］肾脏的触诊方法及临床意义。

8. 正常腹部可触及的结构和腹部肿块触诊

（1）正常腹部可触及的结构：除瘦弱者和多产妇可触到右肾下极，儿童可触及肝脏下缘外，正常腹部可触及到腹主动脉、腰椎椎体与骶骨岬、横结肠、乙状结肠、盲肠等结构。

（2）腹部肿块触诊：腹腔脏器的肿大、异位、肿瘤、囊肿或脓肿、炎性组织粘连或肿大的淋巴结等均可形成肿块。如触到肿块要鉴别其来源于何种脏器：上腹中部肿块多来源于胃或胰腺的肿瘤，右肋下肿块常与肝胆有关，两侧腹部的肿块常为结肠肿瘤；是炎症性还是非炎症性：炎性肿块压痛明显，如肝炎、肝脓肿、阑尾周围脓肿等，而非炎性肿块压痛轻微或不明显；是实质性还是囊性：实质性肿块质地可柔软、中等硬或坚硬，见于炎症、结核和肿瘤，而囊性肿块触之柔软，见于脓肿或囊肿等；是良性还是恶性：良性肿块多为圆形且表面光滑，而形态不规整、表面凹凸不平及坚硬者多为恶性；在腹腔内还是在腹壁上。还须注意肿块的部位、大小、形态、质地、压痛、搏动、移动度、与邻近器官的关系等。

要点三 腹部叩诊

1. 腹部正常叩诊音 除肝脏、脾脏、充盈的膀胱、增大的子宫，以及两侧腹部近腰肌处等部位叩诊为浊音外，正常腹部叩诊音主要为鼓音。

2. 肝脏叩诊

（1）正常表现：肝脏叩诊匀称体型者的正常肝上界在右锁骨中线上，第5肋间，下界位于右季肋下缘。<u>右锁骨中线上，肝浊音区上下径之间的距离为9～11cm</u>；在右腋中线上，肝上界在第7肋间，下界相当于第10肋骨水平；在右肩胛线上，肝上界为第10肋间，下界不易叩出。瘦长型者肝上下界均可低一个肋间，矮胖型者则可高一个肋间。

（2）病理表现：总结见下表。

肝脏叩诊的病理表现及临床意义

肝浊音界	临床意义
向上移位	见于右肺不张、气腹及鼓肠
向下移位	见于肺气肿、右侧张力性气胸
扩大	肝炎、肝脓肿、肝淤血、肝癌和多囊肝
缩小	急性肝坏死、晚期肝硬化和胃肠胀气
消失代之以鼓音	急性胃肠穿孔、人工气腹

[常考考点]肝浊音界的叩诊方法及临床意义。

3.脾脏叩诊 脾浊音区宜采用轻叩法，在左腋中线自上而下进行叩诊。正常脾浊音区在左腋中线上第9～11肋间，宽4～7cm，前方不超过腋前线。脾浊音区缩小或消失见于左侧气胸、胃扩张及鼓肠等；脾浊音区扩大见于脾肿大。

[常考考点]脾浊音界的叩诊方法及临床意义。

4.膀胱叩诊 膀胱空虚时，因小肠位于耻骨上方遮盖膀胱，故叩诊呈鼓音，叩不出膀胱的轮廓。膀胱充盈时，耻骨上方叩出圆形浊音区。妊娠的子宫、卵巢囊肿或子宫肌瘤等，该区叩诊也呈浊音，应予鉴别。腹水时，耻骨上方叩诊可呈浊音区，但此区的弧形上缘凹向脐部，而膀胱胀大的浊音区弧形上缘凸向脐部。排尿或导尿后复查，如为浊音区转为鼓音，即为尿潴留而致的膀胱胀大。

[常考考点]膀胱的叩诊方法及临床意义。

5.胃泡鼓音区 胃泡鼓音区位于左前胸下部，上界为膈及肺下缘，下界为肋弓，左界为脾脏，右界为肝左缘。此区明显扩大见于幽门梗阻；明显缩小见于胸腔积液、心包积液、脾肿大及肝左叶肿大等。此区鼓音消失而较为实音，见于急性胃扩张或溺水者。

6.移动性浊音 当腹腔内有1000mL以上游离液体时，患者仰卧位叩诊，脐部呈鼓音，腹部两侧呈浊音；侧卧位时，叩诊上侧腹部转为鼓音，下侧腹部呈浊音。这种因体位不同而出现浊音区变动的现象称为移动性浊音阳性，见于肝硬化门静脉高压症、右心衰竭、肾病综合征、严重营养不良以及渗出性腹膜炎（如结核性或自发性）等引起的腹水。

[常考考点]移动性浊音的叩诊方法及临床意义。

要点四 腹部听诊

1.肠鸣音（肠蠕动音） 正常肠鸣音大约每分钟4～5次，在脐部或右下腹部听得最清楚。

（1）肠鸣音活跃：指肠鸣音超过每分钟10次，但音调不特别高亢。见于服泻药后、急性肠炎或胃肠道大出血等。

（2）肠鸣音亢进：指肠鸣音次数多，且呈响亮、高亢的金属音。见于机械性肠梗阻。

（3）肠鸣音减弱或稀少：指肠鸣音明显少于正常，或3～5分钟以上才听到一次。见于老年性便秘、电解质紊乱（低血钾）及胃肠动力低下等。

（4）肠鸣音消失或静腹：指持续听诊3～5分钟未闻及肠鸣音。见于急性腹膜炎或各种原因所致的麻痹性肠梗阻。

[常考考点]肠鸣音听诊的临床意义。

2.振水音 患者仰卧，医师用耳凑近患者上腹部或将听诊器体件放于此处，然后用稍弯曲的手指以冲击触诊法连续迅速冲击患者上腹部，如果听到胃内液体与气体相撞击的声音为振水音。正常人餐后或饮入多量液体时，振水音阳性。若空腹或餐后6～8小时以上仍有此音，则提示胃内有液体潴留，见于胃扩张、幽门梗阻及胃液分泌过多等。

[常考考点]振水音的听诊及临床意义。

3.血管杂音

（1）上腹部的两侧出现收缩期血管杂音常提示肾动脉狭窄。

（2）左叶肝癌压迫肝动脉或腹主动脉时，可在包块部位闻及吹风样血管杂音。

（3）脐部收缩期血管杂音提示腹主动脉瘤或腹主动脉狭窄。

（4）肝硬化门脉高压侧支循环形成时，在脐周可闻及连续性嗡鸣音。

要点五 腹部常见疾病的体征

腹部常见疾病的体征，见下表。

腹部常见疾病的体征

病变	视诊	触诊	叩诊	听诊
肝硬化门静脉高压	肝病面容，蜘蛛痣及肝掌，晚期患者黄疸，腹部膨隆，呈蛙腹状，腹壁静脉曲张	早期肝肿大，质地偏硬；晚期肝脏缩小，脾大	早期肝浊音区轻度扩大；晚期肝脏浊音区缩小，移动性浊音阳性	肠鸣音正常
急性腹膜炎	急性病容，强迫仰卧位，腹式呼吸消失，肠麻痹时，腹部膨隆	出现典型的腹膜刺激征：腹壁紧张、压痛及反跳痛	鼓肠或有气腹时，肝浊音区缩小或消失，移动性浊音阳性	肠鸣音减弱或消失
肠梗阻	急性病容，腹部呼吸运动减弱，可见肠型及蠕动波	腹壁紧张、压痛，绞窄性肠梗阻有压痛性包块及反跳痛	腹部鼓音明显	机械性肠梗阻早期肠鸣音亢进，呈金属调；麻痹性肠梗阻时肠鸣音减弱或消失

细目十一　肛门和直肠检查及临床意义

【考点突破攻略】

要点一　肛门、直肠视诊

根据病情需要采取肘膝位、仰卧位、截石位、左侧卧位或蹲位等体位，观察患者肛门及周围情况。正常肛门周围皮肤色较黑，可见皮肤皱褶自肛门向外周放射。视诊肛门时注意观察肛门有无闭锁或狭窄、有无伤口及感染、有无肛瘘及肛裂、有无直肠脱垂、有无痔疮，并注意区分是外痔（肛门齿状线以下的紫红色包块，表面为皮肤）、内痔（肛门齿状线以上的紫红色包块，表面为黏膜），还是混合痔。

要点二　肛门、直肠指诊

肛门、直肠指诊对肛门直肠疾病的诊断有重要价值。
1. 指诊有剧烈触痛见于肛裂与感染。
2. 触痛并有波动感见于肛门、直肠周围脓肿。
3. 触及柔软光滑而有弹性的包块见于直肠息肉。
4. 触及质地坚硬、表面凹凸不平的包块应考虑直肠癌。
5. 指诊后指套带有黏液、脓液或血液，说明存在炎症并有组织破坏。

［常考考点］肛门、直肠指诊的方法及临床意义。

细目十二　脊柱与四肢检查及临床意义

【考点突破攻略】

要点一　脊柱检查

1. 脊柱弯曲度

（1）检查方法：患者取立位或坐位，先从侧面观察脊柱有无过度的前凸与后凸；然后从后面用手指沿脊椎棘突用力从上向下划压，划压后的皮肤出现一条红色充血线，观察脊柱有无侧弯。

（2）临床意义：①脊柱后凸多发生于胸段，见于佝偻病、脊柱结核、强直性脊柱炎、脊柱退行性变等。②脊柱前凸多发生于腰段，见于大量腹水、腹腔巨大肿瘤、髋关节结核及髋关节后脱位等。③脊柱侧凸：姿势性侧凸的特点为弯曲度多不固定，如平卧或向前弯腰时可使侧弯消失，多见于儿童发育期坐立位姿势不良、椎间盘突出症、脊髓灰质炎等；器质性侧凸时，改变体位不能使侧凸得到纠正，见于佝偻病、脊椎损伤、胸膜肥厚等。

［常考考点］脊柱弯曲度的检查方法和临床意义。

2. 脊柱活动度

（1）检查方法：检查颈段活动时，固定被检查者的双肩，让其做颈部的前屈、后伸、侧弯、旋转等动作；检查腰段活动时，固定被检查者的骨盆，让其做腰部的前屈、后伸、侧弯、旋转等动作。若已有外伤性骨折或关节脱位时，应避免做脊柱活动度检查，以防损伤脊髓。

（2）临床意义：脊柱活动受限常见于软组织损伤、骨质增生、骨质破坏、脊椎骨折或脱位、腰椎间盘突出。

[常考考点] 脊柱活动度的检查方法和临床意义。

3. 脊柱压痛与叩击痛

（1）检查方法：①检查脊柱压痛时，患者取坐位，身体稍向前倾，医师用右手拇指自上而下逐个按压脊椎棘突及椎旁肌肉。②脊柱叩击痛检查：患者取坐位，医师用手指或用叩诊锤直接叩击各个脊椎棘突，了解患者是否有叩击痛，此为直接叩诊法；或患者取坐位，医师将左手掌置于患者头顶部，右手半握拳，以小鱼际肌部位叩击左手背，了解患者的脊柱是否有疼痛，此为间接叩诊法。

（2）临床意义：正常人脊柱无压痛与叩击痛，若某一部位有压痛与叩击痛，提示该处有病变，如脊椎结核、脊椎骨折、脊椎肿瘤、椎间盘突出等。

[常考考点] 脊柱压痛和叩击痛的检查方法和临床意义。

要点二 四肢、关节检查

1. 四肢、关节形态改变及其临床意义

（1）匙状甲（反甲）：常见于缺铁性贫血，偶见于风湿热。

（2）杵状指（趾）：常见于支气管扩张、支气管肺癌、慢性肺脓肿、脓胸以及发绀型先天性心脏病、亚急性感染性心内膜炎等。

（3）指关节变形：以类风湿关节炎引起的梭形关节最常见。

（4）膝内翻、膝外翻：膝内翻为"O"形腿，膝外翻为"X"形腿。常见于佝偻病及大骨节病。

（5）膝关节变形：常见于风湿性关节炎活动期、结核性关节炎、关节积液等。

（6）足内翻、足外翻：多见于先天畸形、脊髓灰质炎后遗症等。

（7）肢端肥大：见于腺垂体功能亢进、生长激素分泌过多引起的肢端肥大症。

（8）下肢静脉曲张：多见于小腿，是下肢浅静脉血液回流受阻或静脉瓣功能不全所致。表现为下肢静脉如蚯蚓状怒张、弯曲，久立位更明显，严重时有小腿肿胀感，局部皮肤颜色暗紫红色或有色素沉着，甚至形成溃疡。常见于从事站立性工作者或栓塞性静脉炎患者。

2. 运动功能检查
关节活动障碍见于相应部位骨折、脱位、炎症、肿瘤、退行性变，及肌腱、软组织损伤等。

[常考考点] 四肢、关节形态改变及其临床意义。

细目十三 神经系统检查及临床意义

【考点突破攻略】

要点一 脑神经检查

1. 视神经

（1）视神经检查包括视力、视野和眼底检查。

（2）视野反映黄斑中央凹以外的视网膜及视觉通路的功能，视觉通路的任何部位受到损害，都可引起视野缺损。

（3）眼底检查需要用检眼镜，观察视乳头、视网膜、视网膜血管、黄斑有无异常。视乳头水肿常见于颅内肿瘤、视神经受压迫等，如颅内出血、脑膜炎、脑炎等引起的颅内压增高。视网膜出血常见于高血压、出血性疾病等。视网膜有渗出物可见于高血压、慢性肾炎、妊娠高血压综合征等。原发性视神经萎缩见于球后视神经炎或肿瘤。

2. 动眼神经
动眼神经位于中脑，支配上直肌、下直肌、内直肌、下斜肌、上睑提肌、瞳孔括约肌和睫状肌。

动眼神经麻痹可表现为上睑下垂；眼球转向外下方，有外斜视和复视；眼球不能向上、向下、向内转动；瞳孔扩大，对光反射、调节反射、集合反射消失。常见于颅底肿瘤、结核性脑膜炎、脑出血合并脑疝等。

3. 三叉神经
三叉神经位于脑桥，主要支配面部感觉和咀嚼运动。

三叉神经刺激性病变时，可出现三叉神经痛，常表现为突然发作的一侧面部剧痛，可在眶上孔、上颌孔和颏孔三处有压痛点，且按压时可诱发疼痛。

4. 面神经

（1）面神经主要支配面表情肌和分管舌前 2/3 味觉。面神经核位于脑桥，分上、下两部分：上部受双侧大脑皮质运动区支配，下部仅受对侧大脑皮质运动区支配。

（2）中枢性与周围性面神经麻痹的鉴别方法，见下表。

中枢性面神经麻痹与周围性面神经麻痹的鉴别方法

	中枢性面神经麻痹	周围性面神经麻痹
病因	核上组织（包括皮质、皮质脑干纤维、内囊、脑桥等）受损	面神经核或面神经受损
临床表现	病灶对侧颜面下部肌肉麻痹，可见鼻唇沟变浅，露齿时口角下垂（或称口角歪向病灶侧），不能吹口哨或鼓腮	病灶同侧全部面肌瘫痪，从上到下表现为不能皱额、皱眉、闭眼，角膜反射消失，鼻唇沟变浅，不能露齿、鼓腮、吹口哨，口角下垂（或称口角歪向病灶对侧）
临床意义	多见于脑血管病变、脑肿瘤和脑炎	多见于受寒、耳部或脑膜感染、神经纤维瘤引起的周围型面神经麻痹，此外，还可出现舌前 2/3 味觉障碍等

要点二　感觉功能检查

1. 感觉功能检查

（1）浅感觉：包括痛觉、触觉、温度觉。

（2）深感觉：包括运动觉、位置觉、振动觉。

（3）复合感觉（皮质感觉）：包括定位觉、两点辨别觉、立体觉和图形觉。

2. 感觉障碍　感觉障碍的形式有：疼痛、感觉减退、感觉异常、感觉过敏、感觉过度和感觉分离。

3. 感觉障碍的类型

（1）末梢型：表现为肢体远端对称性完全性感觉缺失，呈手套状、袜子状分布，也可有感觉异常、感觉过度和疼痛等。常见于多发性神经炎。

（2）神经根型：感觉障碍范围与某种神经根的节段分布一致，呈节段型或带状，在躯干呈横轴走向，在四肢呈纵轴走向。疼痛较剧烈，常伴有放射痛或麻木感，是脊神经后根损伤所致，见于椎间盘突出症、颈椎病、髓外肿瘤和神经根炎等。

（3）脊髓型：根据脊髓受损程度分为：①脊髓横贯型：为脊髓完全被横断，其特点为病变平面以上完全正常，病变平面以下各种感觉均缺失，并伴有截瘫或四肢瘫，排尿排便障碍，多见于急性脊髓炎、脊髓外伤等。②脊髓半横贯型：仅脊髓一半被横断，又称布朗-塞卡尔综合征。其特点为病变同侧损伤平面以下深感觉丧失及痉挛性瘫痪，对侧痛、温觉丧失。见于脊髓外肿瘤和脊髓外伤等。

（4）内囊型：表现为病灶对侧半身感觉障碍、偏瘫、同向偏盲，常称为三偏征。常见于脑血管疾病。

（5）脑干型：特点是同侧面部感觉缺失和对侧躯干及肢体感觉缺失。见于炎症、肿瘤和血管病变。

（6）皮质型：特点为上肢或下肢感觉障碍，并有复合感觉障碍。见于大脑皮层感觉区损害。

[常考考点] 中枢性面神经麻痹和周围性面神经麻痹的鉴别方法。

要点三　运动功能检查

1. 随意运动　是指受意识支配的动作，由大脑皮质通过锥体束支配骨骼肌来完成。检查的重点是肌力。

（1）肌力分级：分为 6 级。

0 级：无肢体活动，也无肌肉收缩，为完全性瘫痪。

1 级：可见肌肉收缩，但无肢体活动。

2 级：肢体能在床面上做水平移动，但不能抬起。

3 级：肢体能抬离床面，但不能抵抗阻力。

4 级：能做抵抗阻力的动作，但较正常差。

5级：正常肌力。

其中，0级为全瘫，1～4级为不完全瘫痪（轻瘫），5级为正常肌力。

（2）瘫痪的表现形式：①单瘫：单一肢体瘫痪，多见于脊髓灰质炎。②偏瘫：为一侧肢体（上、下肢）瘫痪，常伴有同侧脑神经损害，多见于颅内病变或脑卒中。③交叉性偏瘫：为一侧偏瘫及对侧脑神经损害，见于脑干病变。④截瘫：为双下肢瘫痪，是脊髓横贯性损伤，见于脊髓外伤、炎症等。

[常考考点] 肌力6级表现。

2. 被动运动 是检查肌张力强弱的方法。肌张力是肌肉在松弛状态下的紧张度和被动运动时的阻力。张力降低或缺失见于周围神经、脊髓灰质前角及小脑病变。折刀样张力增高见于锥体束损害；铅管样肌张力增高及齿轮样肌张力增高见于锥体外系损害，如帕金森病。

3. 不自主运动

（1）震颤：静止性震颤见于帕金森病；动作性震颤见于小脑病变；扑翼样震颤主要见于肝性脑病。

（2）舞蹈症：多见于儿童脑风湿病变。

（3）手足搐搦：见于低钙血症和碱中毒。

4. 共济运动

（1）检查方法：指鼻试验、对指试验、轮替动作、跟-膝-胫试验、闭目难立试验等。

（2）临床意义：正常人动作协调、稳准，如动作笨拙和不协调时称为共济失调，可分为三种：①感觉性共济失调：与视觉有关，睁眼时减轻，闭眼时加重，伴有深感觉障碍，常见于感觉系统病变，如多发性神经炎、亚急性脊髓联合变性脊髓空洞症等。②小脑性共济失调：与视觉无关，不受睁眼与闭眼的影响，伴有肌张力降低、眼球震颤等，常见于小脑疾病。③前庭性共济失调：以平衡障碍为主，伴有眩晕、恶心、呕吐及眼球震颤，常见于梅尼埃病、脑桥小脑角综合征等。

要点四 生理及病理反射检查

1. 浅反射

（1）角膜反射：直接角膜反射存在，间接角膜反射消失，为受刺激对侧的面神经瘫痪；直接角膜反射消失，间接角膜反射存在，为受刺激侧的面神经瘫痪；直接、间接角膜反射均消失为受刺激侧三叉神经病变；深昏迷患者角膜反射也消失。

（2）腹壁反射：上部腹壁反射消失说明病变在胸髓7～8节；中部腹壁反射消失说明病变在胸髓9～10节；下部腹壁反射消失说明病变在胸髓11～12节；一侧腹壁反射消失，多见于同侧锥体束受损；上、中、下腹壁反射均消失见于昏迷或急腹症患者；肥胖、老年人、经产妇也可见腹壁反射消失。

（3）提睾反射：一侧反射减弱或消失见于锥体束损害，或腹股沟疝、阴囊水肿、睾丸炎等；双侧反射消失见于腰髓1～2节病损。

[常考考点] 浅反射的检查方法及临床意义。

2. 深反射

（1）检查内容：肱二头肌反射、肱三头肌反射、桡骨骨膜反射、膝反射、踝反射、阵挛（髌阵挛、踝阵挛）。

（2）临床意义：①深反射减弱或消失：多为器质性病变，是相应脊髓节段或所属的脊神经的病变，常见于末梢神经炎、神经根炎、脊髓灰质炎、脑或脊髓休克状态等。②深反射亢进：见于锥体束的病变，如急性脑血管病、急性脊髓炎休克期过后等。

[常考考点] 深反射的检查方法及临床意义。

3. 病理反射

（1）检查内容：巴宾斯基（Babinski）征、奥本海姆（Oppenheim）征、戈登（Gordon）征、查多克（Chaddock）征、霍夫曼（Hoffmann）征。

（2）临床意义：锥体束病变时，大脑失去对脑干和脊髓的抑制而出现的异常反射，称为病理反射。一岁半以内的婴幼儿由于锥体束尚未发育完善，可以出现上述反射现象。成人出现则为病理反射。

[常考考点] 病理反射的检查方法及临床意义。

要点五　脑膜刺激征及拉塞格征

1. 脑膜刺激征

（1）检查内容：颈强直、凯尔尼格（kernig）征、布鲁津斯基（Brudziuski）征。

（2）临床意义：脑膜刺激征阳性见于各种脑膜炎、蛛网膜下腔出血等。颈强直也可见于颈椎病、颈部肌肉病变。凯尔尼格征也可见于坐骨神经痛、腰骶神经根炎等。

［常考考点］脑膜刺激征的检查方法及临床意义。

2. 拉塞格征　为坐骨神经根受刺激的表现，又称坐骨神经受刺激征。阳性见于腰椎间盘突出症、坐骨神经痛、腰骶神经根炎等。

［常考考点］拉塞格征的检查方法和临床意义。

【知识纵横比较】

各种检查及其意义

种类	反射名称		临床意义
浅反射	①角膜反射		①直接存在，间接消失——对侧面神经瘫痪； ②直接消失，间接存在——同侧面神经瘫痪； ③直接、间接均消失——同侧三叉神经病变
	②腹壁反射		①上、中、下腹壁反射减弱或消失分别对应于同侧胸髓7～8、9～10、11～12病损； ②一侧上、中、下腹壁反射同时消失——一侧锥体束病损； ③双侧——昏迷和急性腹膜炎
	③提睾反射		①双侧——腰髓1～2节病损； ②一侧——锥体束损害
深反射	①桡骨骨膜反射	颈髓5～6节	①减弱或消失——相应脊髓节段或所属脊神经的病变； ②亢进——锥体束病变，如急性脑血管病、急性脊髓炎休克期过后
	②肱二头肌反射		
	③肱三头肌反射	颈髓7～8节	
	④膝反射	腰髓2～4节	
	⑤踝反射	骶髓1～2节	
病理反射	①巴宾斯基征		①锥体束病变，其中巴宾斯基征意义最大； ②霍夫曼征多见于颈髓病变（上肢）
	②奥本海姆征		
	③戈登征		
	④查多克征		
	⑤霍夫曼征		
	⑥肌阵挛		
脑膜刺激征	①颈强直		①见于各种脑膜炎、蛛网膜下腔出血、脑脊液压力增高； ②颈强直也可见于颈椎病、颈部肌肉病变； ③凯尔尼格征也可见于坐骨神经痛、腰骶神经根炎
	②凯尔尼格征		
	③布鲁津斯基征		
拉塞格征			为坐骨神经根受刺激的表现，又称坐骨神经受刺激征。见于坐骨神经痛、腰椎间盘突出或腰骶神经根炎

【例题实战模拟】

A1 型题

1. 下列除哪项外，均可为正常的叩诊音

　　A. 震水音　　B. 清音　　C. 鼓音　　D. 浊音　　E. 实音

2. 下列哪种疾病触诊语音震颤消失

A. 肺炎性浸润　　B. 肺梗死　　C. 肺结核空洞　　D. 肺纤维化　　E. 支气管阻塞

3. 正常成人腋测法体温应是
   A. 36～37℃　　B. 36.2～37℃　　C. 36.2～37.2℃　　D. 36.4～37.4℃　　E. 36.5～37.5℃

4. 下列各项，属于被动体位的是
   A. 角弓反张　　B. 翻动体位　　C. 肢体瘫痪　　D. 端坐呼吸　　E. 强迫蹲位

5. 蜘蛛痣罕见于下列哪个部位
   A. 面颊　　B. 手背　　C. 前胸　　D. 上臂　　E. 下肢

6. 两侧瞳孔大小不等，多见于
   A. 有机磷农药中毒　　B. 阿托品类药物影响　　C. 吗啡类药物影响
   D. 濒死状态　　E. 脑肿瘤

7. 下列各项，可出现双侧瞳孔散大的是
   A. 阿托品影响　　B. 氯丙嗪影响　　C. 有机磷农药中毒　　D. 毒蕈中毒　　E. 毛果芸香碱中毒

8. 下列疾病中常使气管移向患侧的是
   A. 胸膜粘连　　B. 大量胸腔积液　　C. 胸腔积气　　D. 肺气肿　　E. 纵隔肿瘤

9. 胸骨明显压痛或叩击痛常见的疾病是
   A. 上呼吸道感染　　B. 肺炎　　C. 慢性支气管炎　　D. 肺结核　　E. 白血病

10. 心包摩擦音和胸膜摩擦音的鉴别要点是
    A. 有无心脏病史　　B. 呼吸是否增快　　C. 改变体位后摩擦音是否消失
    D. 屏住呼吸后摩擦音是否消失　　E. 咳嗽后摩擦音是否消失

11. 胸腔大量积气患者触觉语颤的表现是
    A. 增强　　B. 减弱或消失　　C. 稍增强　　D. 正常　　E. 无变化

12. 肺部叩诊出现实音应考虑的疾病是
    A. 肺炎　　B. 胸膜炎　　C. 肺空洞　　D. 肺气肿　　E. 大量胸腔积液

13. 下列可以提示左心功能不全的是
    A. 脉搏强而大　　B. 舒张早期奔马律　　C. 奇脉　　D. 脉搏过缓　　E. 脉搏绝对不齐

14. 心包摩擦音通常听诊最清楚的部位是
    A. 心尖部　　B. 心底部　　C. 胸骨左缘第3、4肋间
    D. 胸骨右缘第3、4肋间　　E. 左侧腋前线3、4肋间

15. 在胸骨左缘第3、4肋间触及收缩期震颤，应考虑为
    A. 主动脉瓣关闭不全　　B. 室间隔缺损　　C. 二尖瓣狭窄　　D. 三尖瓣狭窄　　E. 肺动脉瓣狭窄

16. 高血压心脏病左心室增大，其心脏浊音界呈
    A. 靴形　　B. 梨形　　C. 烧瓶形　　D. 普大形　　E. 心腰部凸出

17. 下列哪项体征最能提示腹膜炎的存在
    A. 肠鸣音减弱　　B. 叩出移动性浊音　　C. 腹部压痛　　D. 腹部触及肿块　　E. 反跳痛

18. 胆道疾病引起的腹痛多放射至
    A. 左肩部　　B. 右肩部　　C. 背部　　D. 左腰背部　　E. 右股内侧

19. 空腹听诊出现振水音，可见于
    A. 肝硬化腹水　　B. 肾病综合征　　C. 结核性腹膜炎　　D. 幽门梗阻　　E. 急性肠炎

20. 腹部叩诊出现移动性浊音，应首先考虑的是
    A. 尿潴留　　B. 幽门梗阻　　C. 右心功能不全　　D. 巨大卵巢囊肿　　E. 急性胃炎

21. 下列各项中可出现金属样肠蠕动音的是
    A. 麻痹性肠梗阻　　B. 机械性肠梗阻　　C. 低血钾　　D. 急性肠炎　　E. 败血症

22. 下列脊椎病变中脊椎叩痛常为阳性，除外
    A. 脊椎结核　　B. 棘间韧带损伤　　C. 骨折　　D. 骨质增生　　E. 椎间盘脱出

23. 中枢性瘫痪的特点是
    A. 肌张力降低　　B. 腱反射减弱　　C. 浅反射消失　　D. 不出现病理反射　　E. 肌张力增强

24. 上肢锥体束征是指
    A. 巴宾斯基征　　B. 奥本海姆征　　C. 戈登征　　D. 霍夫曼征　　E. 查多克征
25. 下列不属于深反射的是
    A. 肱二头肌反射　　B. 肱三头肌反射　　C. 膝腱反射　　D. 腹壁反射　　E. 跟腱反射
26. 下列不属于锥体束病变时的病理反射的是
    A. 巴宾斯基征　　B. 查多克征　　C. 戈登征　　D. 拉塞格征　　E. 奥本海姆征

A2 型题

27. 患者，女，18 岁。2 周前患扁桃体炎，近日心悸，气短，发热，出汗，踝、膝关节游走性疼痛。查体：心率 110 次/分，第 1 心音减弱，上肢内侧皮肤有环形红斑。应首先考虑的是
    A. 病毒性心肌炎　　　　　　B. 类风湿关节炎　　　　　　C. 风湿热
    D. 亚急性感染性心内膜炎　　E. 系统性红斑狼疮
28. 患者咳嗽。查体：气管向左侧偏移，右侧胸廓较左侧饱满；叩诊出现鼓音。应首先考虑的是
    A. 右侧气胸　　B. 左侧肺不张　　C. 右下肺炎　　D. 肺气肿　　E. 右侧胸腔积液
29. 患者胸骨下部显著前突，左、右胸廓塌陷，肋骨与肋软骨交界处变厚增大，上下相连呈串珠状。其诊断是
    A. 肺结核　　B. 佝偻病　　C. 肺气肿　　D. 支气管哮喘　　E. 肺纤维化
30. 患者咳嗽。查体：右侧呼吸动度减弱，右下肺叩诊出现浊音；听诊可闻及支气管呼吸音。应首先考虑的是
    A. 右下肺不张　　B. 右下肺实变　　C. 右侧胸腔积液　　D. 右侧气胸　　E. 肺气肿
31. 患者，女，20 岁。突然发作上腹痛，按压后疼痛程度减轻。应首先考虑的是
    A. 胃溃疡　　B. 胃痉挛　　C. 胃炎　　D. 急性胃扩张　　E. 胃穿孔
32. 患者，男，58 岁。腰痛，腰部活动受限。查体：脊柱叩击痛，坐骨神经刺激征（+）。应首先考虑的是
    A. 腰肌劳损　　B. 脑膜炎　　C. 蛛网膜下腔出血　　D. 腰椎间盘突出　　E. 肾下垂

B1 型题

    A. 苦笑面容　　B. 伤寒面容　　C. 甲亢面容　　D. 二尖瓣面容　　E. 慢性病面容
33. 消瘦，两眼球突出，兴奋不安，呈惊恐貌，多见于
34. 两颧紫红，口唇发绀，多见于

    A. 指关节梭状畸形　　B. 杵状指　　C. 匙状甲　　D. 浮髌现象　　E. 肢端肥大
35. 支气管扩张，常表现为
36. 类风湿关节炎，常表现为

【参考答案】
1. A　2. E　3. A　4. C　5. E　6. E　7. A　8. C　9. E　10. D　11. B　12. E　13. B　14. C　15. B　16. A　17. E　18. B　19. D　20. C　21. B　22. D　23. E　24. D　25. D　26. D　27. C　28. A　29. B　30. B　31. D　32. D　33. C　34. D　35. B　36. A

第四单元　实验室诊断

细目一　血液的一般检查及临床意义

【考点突破攻略】

要点一　血红蛋白测定和红细胞计数、红细胞形态的变化

（一）参考值

血红蛋白（Hb）：男性 130～175g/L；女性 115～150g/L。

红细胞（RBC）：男性（4.3～5.8）×10^{12}/L；女性（3.8～5.1）×10^{12}/L。

（二）临床意义

1. 红细胞及血红蛋白减少 单位容积循环血液中血红蛋白量、红细胞数低于参考值低限称为贫血。以血红蛋白为标准，成年男性 Hb＜130g/L，成年女性 Hb＜115g/L，即为贫血。

临床上根据血红蛋白减低程度将贫血分为 4 级：①轻度：Hb＜参考值低限，但＞90g/L。②中度：Hb 90～60g/L。③重度：Hb 60～30g/L。④极重度：Hb＜30g/L。

（1）生理性减少：见于妊娠中、后期，6 个月至 2 岁的婴幼儿，老年人。

（2）病理性减少：①红细胞生成减少：如叶酸及（或）维生素 B_{12} 缺乏所致的巨幼细胞贫血；血红蛋白合成障碍所致的缺铁性贫血、铁粒幼细胞性贫血等；骨髓造血功能障碍，如再生障碍性贫血、白血病；慢性系统性疾病，如慢性感染、恶性肿瘤、慢性肾病等。②红细胞破坏过多：见于各种原因引起的溶血性贫血，如异常血红蛋白病、珠蛋白生成障碍性贫血、阵发性睡眠性血红蛋白尿、免疫性溶血性贫血、脾功能亢进等。③红细胞丢失过多：如各种失血性贫血等。

2. 红细胞及血红蛋白增多 单位容积循环血液中血红蛋白量、红细胞数高于参考值高限。诊断标准：成年男性 Hb＞180g/L，RBC＞6.5×10^{12}/L；成年女性 Hb＞170g/L，RBC＞6.0×10^{12}/L。

（1）相对性增多：因血浆容量减少，血液浓缩所致。见于严重腹泻、频繁呕吐、大量出汗、大面积烧伤、糖尿病酮症酸中毒、尿崩症等。

（2）绝对性增多：①继发性：组织缺氧所致，生理性见于新生儿及高原生活者；病理性见于严重的慢性心、肺疾病，如阻塞性肺气肿、肺源性心脏病、发绀型先天性心脏病等。②原发性：见于真性红细胞增多症。

3. 红细胞形态异常

（1）大小改变：①小红细胞：红细胞直径＜6μm，见于小细胞低色素性贫血，主要为缺铁性贫血。②大红细胞：红细胞直径＞10μm，见于溶血性贫血、急性失血性贫血、巨幼细胞贫血。③巨红细胞：红细胞直径＞15μm，见于巨幼细胞贫血。④红细胞大小不均：红细胞大小悬殊，直径可相差一倍以上，见于增生性贫血，如溶血性贫血、失血性贫血、巨幼细胞贫血，尤其以巨幼细胞贫血更为显著。

（2）形态改变：①球形红细胞：主要见于遗传性球形红细胞增多症，也可见于自身免疫性溶血性贫血。②椭圆形红细胞：主要见于遗传性椭圆形红细胞增多症，巨幼细胞贫血时可见巨椭圆形红细胞。③靶形红细胞：常见于珠蛋白生成障碍性贫血、异常血红蛋白病，也可见于缺铁性贫血等。④口形红细胞：主要见于遗传性口形红细胞增多症，少量可见于 DIC 及乙醇中毒。⑤镰形红细胞：见于镰形细胞性贫血（血红蛋白 S 病）。⑥泪滴形红细胞：主要见于骨髓纤维化，为本病的特点之一，也可见于珠蛋白生成障碍性贫血、溶血性贫血等。

［常考考点］血红蛋白测定和红细胞计数、红细胞形态的变化。

要点二　白细胞计数及白细胞分类计数，中性粒细胞数核象变化

（一）参考值

白细胞计数：成人：（3.5～9.5）×10^9/L。

5 种白细胞的百分比和绝对值见下表。

5 种白细胞的百分比和绝对值

细胞类型		百分比（%）	绝对值（×10^9/L）
中性粒细胞	杆状核	1～5	0.04～0.5
	分叶核	50～70	2～7
嗜酸性粒细胞		0.5～5	0.05～0.5
嗜碱性粒细胞		0～1	0～0.1
淋巴细胞		20～40	0.8～4
单核细胞		3～8	0.12～0.8

（二）临床意义

成人白细胞数＞9.5×10^9/L 称白细胞增多；＜3.5×10^9/L 称白细胞减少。白细胞总数的增减主要受中性粒细胞数量的影响。

1. 中性粒细胞

（1）增多：生理性增多见于新生儿、妊娠后期、分娩、剧烈运动或劳动后。病理性增多分为反应性增多和异常增生性增多两种。

反应性增多见于：①急性感染：化脓性感染最常见，如流行性脑脊髓膜炎、肺炎球菌性肺炎、阑尾炎等；也可见于某些病毒感染，如流行性出血热、流行性乙型脑炎、狂犬病等；某些寄生虫感染，如急性血吸虫病、肺吸虫病等。②严重组织损伤：如大手术后、大面积烧伤、急性心肌梗死等。③急性大出血及急性溶血：如消化道大出血、脾破裂或输卵管妊娠破裂等。④急性中毒：如代谢性酸中毒（尿毒症、糖尿病酮症酸中毒）、化学药物中毒（安眠药中毒）、有机磷农药中毒等。⑤恶性肿瘤：各种恶性肿瘤的晚期，特别是消化道肿瘤（如胃癌、肝癌等）。⑥其他：如器官移植术后排斥反应、类风湿关节炎、自身免疫性溶血性贫血、痛风、严重缺氧及应用某些药物（如皮质激素、肾上腺素等）。

异常增生性增多见于：①急、慢性粒细胞白血病。②骨髓增殖性疾病：如真性红细胞增多症、原发性血小板增多症和骨髓纤维化等。

（2）减少：中性粒细胞绝对值 $< 1.5 \times 10^9/L$ 称为粒细胞减少症，$< 0.5 \times 10^9/L$ 称为粒细胞缺乏症。

病理性减少见于：①感染性疾病：病毒感染最常见，如流行性感冒、病毒性肝炎、麻疹、风疹、水痘等；某些革兰阴性杆菌感染，如伤寒及副伤寒等；某些原虫感染，如恙虫病、疟疾等。②血液病：如再生障碍性贫血、粒细胞减少症、粒细胞缺乏症、非白血性白血病、恶性组织细胞病等。③自身免疫性疾病：如系统性红斑狼疮等。④单核-巨噬细胞系统功能亢进：如脾功能亢进，见于各种原因引起的脾脏肿大（如肝硬化等）。⑤药物及理化因素的作用：物理因素如X线、γ射线、放射性核素等；化学物质如苯、铅、汞等；化学药物如氯霉素、磺胺类药、抗肿瘤药、抗糖尿病药物及抗甲状腺药物等，均可引起白细胞及中性粒细胞减少。

（3）中性粒细胞的核象变化

1）核左移：当周围血中杆状核粒细胞增多（>5%），并出现晚幼粒、中幼粒、早幼粒等细胞时，称为核左移，常见于感染，特别是急性化脓性感染，也可见于急性大出血、急性溶血反应、急性中毒等。核左移伴白细胞总数增高，称为再生性左移，表示机体反应性强，骨髓造血功能旺盛。核左移而白细胞总数不增高，甚至减少，称为退行性左移，表示机体反应性低下，骨髓造血功能减低，见于再生障碍性贫血、粒细胞缺乏症。

2）核右移：正常人血中的中性粒细胞以3叶者为主，若5叶者超过3%时称为核右移。常伴有白细胞总数减少，为骨髓造血功能减低或缺乏造血物质所致。常见于巨幼细胞贫血、恶性贫血，也可见于应用抗代谢药物（如阿糖胞苷、6-巯基嘌呤）之后。在感染的恢复期出现一过性核右移是正常现象；若在疾病进展期突然出现核右移，提示预后不良。

2. 嗜酸性粒细胞

（1）增多：①变态反应性疾病：如支气管哮喘、血管神经性水肿、荨麻疹、药物过敏反应、血清病等。②皮肤病：如湿疹、剥脱性皮炎、天疱疮、银屑病等。③寄生虫病：如血吸虫病、蛔虫病、钩虫病、丝虫病等。④血液病：如慢性粒细胞白血病、淋巴瘤、多发性骨髓瘤等。

（2）减少：见于伤寒的极期、应激状态（如严重烧伤、大手术）、休克、库欣综合征及长期应用肾上腺皮质激素后等。

3. 嗜碱性粒细胞

（1）增多：见于慢性粒细胞白血病、骨髓纤维化、转移癌、慢性溶血、嗜碱性粒细胞白血病（临床上罕见）等。

（2）减少：一般无临床意义。

4. 淋巴细胞

（1）增多：①感染性疾病：主要为病毒感染，如麻疹、风疹、水痘、流行性腮腺炎、传染性单核细胞增多症、病毒性肝炎、肾综合征出血热等；某些杆菌感染，如结核病、百日咳、布氏杆菌病等。②某些血液病：急性和慢性淋巴细胞白血病、淋巴瘤等。③急性传染病的恢复期。再生障碍性贫血和粒细胞缺乏症时，由于中性粒细胞减少，淋巴细胞比例相对增高，但绝对值并不增高。

（2）减少：主要见于应用肾上腺皮质激素、烷化剂、抗淋巴细胞球蛋白等的治疗，接触放射线，免疫缺陷性疾病，丙种球蛋白缺乏症等。

（3）异形淋巴细胞正常人外周血中偶可见到（<2%）。增多主要见于病毒感染性疾病，如传染性单核细胞增多症、流行性出血热等。

5. 单核细胞

（1）增多：见于：①某些感染：如感染性心内膜炎、活动性结核病、疟疾、急性感染的恢复期等。②某些血液病：单核细胞白血病、粒细胞缺乏症恢复期、恶性组织细胞病、淋巴瘤、骨髓增生异常综合征等。

（2）减少：一般无临床意义。

[常考考点]白细胞计数及白细胞分类计数；中性粒细胞数核象变化。

要点三　网织红细胞计数

1.参考值　百分数 0.005～0.015（0.5%～1.5%），绝对值（24～84）×10^9/L。

2.临床意义

（1）反映骨髓造血功能状态：①增多：表示骨髓红细胞系增生旺盛。溶血性贫血、急性失血性贫血时网织红细胞显著增多；缺铁性贫血和巨幼细胞贫血时可轻度增多。②减少：表示骨髓造血功能减低，见于再生障碍性贫血、骨髓病性贫血（如急性白血病）。

（2）贫血治疗的疗效判断指标：缺铁性贫血及巨幼细胞贫血患者，治疗前网织红细胞可轻度增多，给予铁剂或叶酸治疗3～5天后，网织红细胞开始升高，7～10天达到高峰。治疗后2周逐渐下降。

（3）观察病情变化：溶血性贫血和失血性贫血患者在治疗过程中，网织红细胞逐渐减低，表示溶血或出血已得到控制；反之，如持续不减低，甚至增高者，表示病情未得到控制，甚至还在加重。

[常考考点]网织红细胞计数及临床意义。

要点四　血小板计数

1.参考值　（125～350）×10^9/L。

2.临床意义　血小板＞350×10^9/L 称为血小板增多，＜125×10^9/L 称为血小板减少。

（1）增多：①反应性增多：见于急性大出血及溶血之后、脾切除术后等。②原发性增多：见于原发性血小板增多症、真性红细胞增多症、慢性粒细胞白血病、骨髓纤维化早期等。

（2）减少：①生成障碍：见于再生障碍性贫血、急性白血病、急性放射病、骨髓纤维化晚期等。②破坏或消耗增多：见于原发性血小板减少性紫癜、脾功能亢进、系统性红斑狼疮、淋巴瘤、DIC、血栓性血小板减少性紫癜等。③分布异常：见于脾肿大，如肝硬化。

[常考考点]血小板计数及临床意义。

要点五　红细胞沉降率测定

红细胞沉降率（血沉）是指在一定条件下红细胞沉降的速度。

1.参考值　成年男性 0～15mm/h；成年女性 0～20mm/h。

2.临床意义

（1）生理性增快：见于妇女月经期、妊娠3个月以上、60岁以上高龄者。

（2）病理性增快：①各种炎症：细菌性急性炎症、结核病和风湿热活动期。②组织损伤及坏死：较大的组织损伤或手术创伤时血沉增快。急性心肌梗死血沉增快；而心绞痛时血沉则正常。③恶性肿瘤：恶性肿瘤血沉增快，良性肿瘤血沉多正常。④各种原因导致的高球蛋白血症：如慢性肾炎、多发性骨髓瘤、肝硬化、感染性心内膜炎、系统性红斑狼疮等。⑤贫血和高胆固醇血症时血沉可增快。

[常考考点]红细胞沉降率测定及临床意义。

要点六　C反应蛋白（CRP）检测

CRP是一种能与肺炎链球菌C-多糖发生反应的急性时相反应蛋白。主要由肝脏产生，广泛存在于血清和其他体液中，具有激活补体、促进吞噬和免疫调理的作用。CRP测定对炎症、组织损伤、恶性肿瘤等疾病的诊断及疗效观察有重要意义。

1.参考值　免疫扩散法：血清＜10mg/L。

2.临床意义

（1）CRP增高：见于各种急性化脓性炎症、菌血症、组织坏死、恶性肿瘤等的早期。

（2）可作为细菌感染与非细菌感染、器质性与功能性疾病的鉴别指标，一般细菌性感染、器质性疾病CRP增高。

[常考考点]C反应蛋白（CRP）检测及临床意义。

【知识纵横比较】

白细胞分类计数增多和减少的临床意义

	增多	减少
嗜酸性粒细胞	过敏+寄生虫+血液病	伤寒、副伤寒、应激状态
嗜碱性粒细胞	慢性粒细胞白血病	无临床意义
淋巴细胞	（1）感染性疾病：①病毒感染，如麻疹、风疹等；②某些杆菌感染，如结核病、百日咳、布鲁菌病； （2）某些血液病； （3）急性传染病的恢复期	应用肾上腺皮质激素、烷化剂、抗淋巴细胞球蛋白，接触放射线，免疫缺陷性疾病，丙种球蛋白缺乏症
单核细胞	（1）某些感染：感染性心内膜炎、活动性结核病、疟疾、急性感染的恢复期； （2）某些血液病：单核细胞白血病、粒细胞缺乏症恢复期、恶性组织细胞病、淋巴瘤、骨髓增生异常综合征	无临床意义

细目二 血栓与止血检查

【考点突破攻略】

要点一 出血时间测定

1. 参考值 6.9±2.1分钟（测定器法），超过9分钟为异常。

2. 临床意义 出血时间（BT）延长见于：①血小板显著减少：如原发性或继发性血小板减少性紫癜。②血小板功能异常：如血小板无力症、巨大血小板综合征。③毛细血管壁异常：如遗传性出血性毛细血管扩张症、维生素C缺乏症。④某些凝血因子严重缺乏：如血管性血友病、DIC。

［常考考点］出血时间测定及临床意义。

要点二 血小板聚集试验

1. 参考值 采用血小板聚集仪比浊法进行血小板聚集试验（PAgT），因加入的血小板致聚剂不同，参考值不同。

2. 临床意义

（1）PAgT增高：反映血小板聚集功能增强，见于血栓前状态和血栓性疾病，如心肌梗死、心绞痛、糖尿病、脑血管疾病、高脂血症、抗原-抗体复合物反应、人工心脏和瓣膜移植术等。

（2）PAgT减低：反映血小板聚集功能减低，见于血小板无力症、尿毒症、肝硬化、骨髓增生性疾病、原发性血小板减少性紫癜、急性白血病等。

［常考考点］血小板聚集试验的临床意义。

要点三 凝血因子检测

（一）活化部分凝血活酶原时间（APTT）测定

APTT是反映内源性凝血系统各凝血因子总的凝血状况的筛选试验。

1. 参考值 32～43秒（手工法），较正常对照延长10秒以上为异常。

2. 临床意义

（1）APTT延长：①血浆Ⅷ、Ⅸ、Ⅺ因子缺乏：如重症A、B型血友病和遗传性因子Ⅺ缺乏症。②凝血酶原严重减少：如先天性凝血酶原缺乏症。③纤维蛋白原严重减少：如先天性纤维蛋白缺乏症。④纤溶亢进：DIC后期继发纤溶亢进。⑤APTT又是监测肝素治疗的首选指标。

（2）APTT缩短：见于血栓性疾病和血栓前状态，如DIC早期、脑血栓形成、心肌梗死等，但灵敏度、特异度差。

（二）血浆凝血酶原时间（PT）测定

1. 参考值 11～13秒。应有正常对照，超过正常对照3秒以上为异常。

2. 临床意义

（1）PT延长：①先天性凝血因子异常：如因子Ⅱ、Ⅴ、Ⅶ、Ⅹ减少及纤维蛋白原减少。②后天性凝血因子异常：如严重肝病、维生素K缺乏、DIC后期及应用抗凝药物。

（2）PT缩短：主要见于血液高凝状态，如DIC早期、脑血栓形成、心肌梗死、深静脉血栓形成、多发性骨髓瘤等。

（三）血浆纤维蛋白原（Fg）测定

1. 参考值 2～4g/L（凝血酶比浊法）。

2. 临床意义

（1）Fg增高：见于糖尿病、急性心肌梗死、急性肾炎、多发性骨髓瘤、休克、大手术后、急性感染、妊娠高血压综合征、恶性肿瘤及血栓前状态等。

（2）Fg减低：见于DIC、原发性纤溶症、重症肝炎和肝硬化等。

［常考考点］凝血因子检测的临床意义。

要点四 纤溶活性检测

（一）血浆D-二聚体测定

1. 参考值 0～0.256mg/L。

2. 临床意义 本试验为鉴别原发性与继发性纤溶症的重要指标。

（1）继发性纤溶症：为阳性或增高，见于DIC、恶性肿瘤、各种栓塞、心、肝、肾疾病等。D-二聚体增高对诊断肺栓塞、肺梗死有重要意义。

（2）原发性纤溶症：为阴性或不升高。

（二）血浆硫酸鱼精蛋白副凝固试验（3P试验）

1. 参考值 阴性。

2. 临床意义

（1）阳性：见于DIC的早、中期。但在恶性肿瘤、上消化道出血、外科大手术后、败血症、肾小球疾病、人工流产、分娩等也可出现假阳性。

（2）阴性：见于正常人、晚期DIC和原发性纤溶症。

［常考考点］纤溶活性检测及临床意义。

要点五 口服抗凝药治疗监测

世界卫生组织（WHO）推荐应用国际标准化比值（INR）作为首选口服抗凝药治疗监测的指标。血浆凝血酶原时间（PT）测定是对口服抗凝药治疗监测简便、敏感、快速、实用的实验室首选指标。WHO用INR将PT报告方式标准化，规定在PT测定时必须报告INR，这对临床医生有着非常重要的指导意义。INR是患者凝血酶原时间与正常对照凝血酶原时间之比的ISI次方（ISI：国际敏感度指数，试剂出厂时由厂家确定）。

1. 参考值 1.0±0.2。

2. 临床意义 WHO推荐应用INR作为首选口服抗凝剂的监测试验，建议INR维持在2.0～2.5为宜，一般不超过3.0，小于1.5提示抗凝无效。

［常考考点］口服抗凝药治疗监测的正常参考值。

细目三 骨髓检查

【考点突破攻略】

要点一 骨髓细胞学检查的临床意义

1. 确定诊断造血系统疾病 对各型白血病、恶性组织细胞病、多发性骨髓瘤、巨幼细胞贫血、再生障碍性贫血、典型的缺铁性贫血等，具有确定诊断的作用。

2. 辅助诊断造血系统疾病 对增生性贫血（如溶血性贫血）、血小板减少性紫癜、骨髓增生异常综合征、骨髓增殖性疾病（如真性红细胞增多症、原发性血小板增多症等）、脾功能亢进、粒细胞减少症和粒细胞缺乏症等有辅助诊断价值。

3. 诊断其他非造血系统疾病 查找感染性疾病的相应病原体，如疟疾、感染性心内膜炎、黑热病、伤寒等；某些骨髓转移癌（瘤）；某些代谢疾病等。

4. 鉴别诊断 凡临床上遇到原因不明的发热，恶病质，肝、脾、淋巴结肿大，骨痛或关节痛等，外周血细胞数量或质量异常原因不明时，均可做骨髓细胞学检查。

［常考考点］骨髓细胞学检查的临床意义。

要点二 骨髓增生程度分级

骨髓内有核细胞的多少，反映骨髓的增生情况，一般以成熟红细胞和有核细胞的比值判断骨髓的增生程度。骨髓的增生程度的分级见下表。

骨髓的增生程度的分级

增生程度	成熟红细胞：有核细胞	有核细胞（%）	常见原因
极度活跃	1∶1	>50	各种白血病
明显活跃	10∶1	10～50	白血病、增生性贫血、骨髓增殖性疾病
活跃	20∶1	1～10	正常骨髓、某些贫血
减低	50∶1	0.5～1	非重型再障、粒细胞减少或缺乏症
极度减低	200∶1	<0.5	重型再障

［常考考点］骨髓增生程度的分级。

细目四 肝脏病实验室检查

【考点突破攻略】

要点一 蛋白质代谢检查

（一）血清蛋白测定

1. 参考值 血清总蛋白（STP）60～80g/L；白蛋白（A）40～55g/L；球蛋白（G）20～30g/L；A/G（1.5～2.5）∶1。

2. 临床意义 STP<60g/L或A<25g/L，称为低蛋白血症；STP>80g/L或G>35g/L，称为高蛋白血症或高球蛋白血症。

（1）血清总蛋白及白蛋白减低：见于肝脏疾病：①慢性肝病：如慢性肝炎、肝硬化、肝癌时可有白蛋白减少，球蛋白增加，A/G比值减低。②A/G比值倒置：表示肝功能严重损害，如重度慢性肝炎、肝硬化。

低蛋白血症也可见于肝外疾病：①蛋白质摄入不足或消化吸收不良：如营养不良。②蛋白质丢失过多：如肾病综合征、大面积烧伤、急性大出血等。③消耗增加：见于慢性消耗性疾病，如重症结核、甲状腺功能亢进症、恶性肿瘤等。低蛋白血症时患者易出现严重水肿及胸、腹水。

（2）血清总蛋白及白蛋白增高：主要由于血清水分减少，使单位容积总蛋白浓度增加，见于各种原因引起的严重脱水，如腹泻、呕吐、肠梗阻、肠瘘、肾上腺皮质功能减退症等。

（3）血清总蛋白及球蛋白增高：主要是因球蛋白增高引起，其中以γ球蛋白增高为主。高蛋白血症见于：①慢性肝病：如肝硬化、慢性肝炎等。②M球蛋白血症：如多发性骨髓瘤、淋巴瘤、原发性巨球蛋白血症等。③自身免疫性疾病：如系统性红斑狼疮、类风湿关节炎、风湿热。④慢性炎症与慢性感染：如结核病、疟疾、黑热病等。

（二）血清蛋白电泳

1. 参考值 醋酸纤维素膜法：白蛋白0.62～0.71（62%～71%）；α_1球蛋白0.03～0.04（3%～4%）；α_2球蛋白0.06～0.10（6%～10%）；β球蛋白0.07～0.11（7%～11%）；γ球蛋白0.09～0.18（9%～18%）。

2. 临床意义

（1）肝脏疾病：急性及轻症肝炎时血清蛋白电泳结果多无异常。慢性肝炎、肝硬化、肝癌（多合并肝硬化），表现为血清白蛋白及α_1、α_2、β球蛋白减低，γ球蛋白增高。重度慢性肝炎和失代偿性肝硬化时，γ球蛋白增高尤为显著。γ球蛋白长时间持续上升，是急性肝炎转为慢性肝炎并向肝硬化发展的先兆。

（2）M球蛋白血症：如多发性骨髓瘤、原发性巨球蛋白血症等，白蛋白轻度减低，γ球蛋白明显增高。

（3）肾病综合征、糖尿病肾病：由于血脂增高，可致 α_2 及 β 球蛋白增高，白蛋白、γ 球蛋白减低。

（4）其他：结缔组织病伴有多克隆 γ 球蛋白增高；先天性低丙种球蛋白血症 γ 球蛋白减低。

[常考考点] 蛋白质代谢检查的测定指标及临床意义。

要点二　胆红素代谢检查

（一）血清总胆红素、结合胆红素、非结合胆红素测定

1. 参考值　血清总胆红素（STB）3.4～17.1μmol/L；结合胆红素（CB）0～6.8μmol/L；非结合胆红素（UCB）1.7～10.2μmol/L。

2. 临床意义

（1）判断有无黄疸：①STB＞17.1μmol/L，可诊断为黄疸。②STB 17.1～34.2μmol/L 为隐性黄疸；STB＞34.2μmol/L 为显性黄疸。

（2）反映黄疸程度：①轻度黄疸：STB 34.2～171μmol/L。②中度黄疸：STB 171～342μmol/L。③高度黄疸：STB≥342μmol/L。

（3）鉴别黄疸类型：①溶血性黄疸：STB 及 UCB 增高，以 UCB 增高为主，见于新生儿黄疸、溶血性贫血，如蚕豆病、珠蛋白生成障碍性贫血等。②肝细胞性黄疸：STB、UCB、CB 均增高，见于病毒性肝炎、中毒性肝炎、肝癌、肝硬化等。③阻塞性黄疸：STB 及 CB 增高，以 CB 增高为主，见于胆石症、胰头癌、肝癌等。

（二）尿胆红素定性试验

1. 参考值　正常定性为阴性。

2. 临床意义　尿胆红素定性试验阳性提示血液中 CB 增高。肝细胞性黄疸为阳性；阻塞性黄疸为强阳性；溶血性黄疸为阴性。

（三）尿胆原检查

1. 参考值　定性：阴性或弱阳性反应（阳性稀释度在 1∶20 以下）。定量：0.84～4.2μmol/L·/24h。

2. 临床意义

（1）尿胆原增高：①溶血性黄疸时明显增高。②肝细胞黄疸时可增高。③其他：如发热、心力衰竭、肠梗阻、顽固性便秘等尿胆原也可增高。

（2）尿胆原减低：①阻塞性黄疸时尿胆原减低和缺如。②新生儿及长期应用广谱抗生素者，由于肠道菌群受抑制，使肠道尿胆原生成减少。

胆红素代谢检查对黄疸诊断和鉴别诊断具有重要的价值。3 种类型黄疸实验室检查鉴别见下表。

3 种类型黄疸实验室检查的鉴别

类型	STB	CB	UCB	CB/STB	尿胆原	尿胆红素
溶血性黄疸	↑↑	轻度↑或正常	↑↑↑	＜20%	（+++）	（-）
阻塞性黄疸	↑↑↑	↑↑↑	轻度↑或正常	＞50%	（-）	（+++）
肝细胞性黄疸	↑↑	↑↑	↑↑	20%～50%	（+）	（++）

[常考考点] 3 种类型黄疸实验室检查的鉴别。

要点三　血清酶及同工酶检查

肝脏病常用的血清酶及同工酶检查包括：①血清氨基转氨酶：丙氨酸氨基转移酶（ALT）、天门冬氨酸氨基转移酶（AST）及其同工酶（ASTs、ASTm）。②碱性磷酸酶（ALP）及其同工酶（ALP_1～ALP_6）。③γ-谷氨酰转移酶（γ-GT）。④乳酸脱氢酶（LDH）及其同工酶（LDH_1～LDH_5）。

（一）血清氨基转移酶测定

ALT 主要分布在肝脏，其次是骨骼肌、肾脏、心肌等组织中。AST 主要分布在心肌，其次是肝脏、骨骼肌、肾脏等组织中。AST 在肝细胞中有 2 种同工酶，分别是 ASTm（存在于线粒体中）和 ASTs（存在于线粒体以外的胞质中）。正常血清中 ASTs 含量多，ASTm 仅占 10% 以下。

1. 参考值 连续监测法（37℃）：ALT 5～40U/L，AST 8～40U/L。ALT/AST ≤ 1。

2. 临床意义

（1）肝脏疾病：①急性病毒性肝炎：ALT 与 AST 均显著增高，ALT 增高更明显，ALT/AST > 1。急性重型肝炎 AST 增高明显，但在病情恶化时，黄疸进行性加深，酶活性反而降低，称为胆-酶分离，提示肝细胞严重坏死，预后不良。在急性肝炎恢复期，如血清氨基转移酶活性不能降至正常或再增高，提示急性病毒性肝炎转为慢性。②慢性病毒性肝炎：ALT 与 AST 轻度增高或正常，ALT/AST > 1；若 AST 增高明显，ALT/AST < 1，提示慢性肝炎进入活动期。③肝硬化：血清氨基转移酶活性取决于肝细胞进行性坏死程度，终末期肝硬化血清氨基转移酶活性正常或降低。④肝内、外胆汁淤积：血清氨基转移酶轻度增高或正常。⑤其他肝病：如脂肪肝、肝癌等，血清氨基转移酶正常或轻度增高；酒精性肝病时 ALT 基本正常，AST 显著增高，ALT/AST < 1。

（2）急性心肌梗死：发病后 6～8 小时 AST 增高，18～24 小时达高峰，4～5 天恢复正常，若再次增高提示梗死范围扩大或有新的梗死发生。

（3）AST 同工酶变化：①肝细胞轻度损害：如轻、中度急性肝炎时血清 AST 轻度增高，且以 ASTs 增高为主，ASTm 正常。②肝细胞严重损害：如重型肝炎、暴发性肝炎、严重酒精性肝病时，血清 ASTm 增高。③其他肝病：中毒性肝炎、妊娠脂肪肝、肝动脉栓塞术后及急性心肌梗死等，血清 ASTm 也增高。

（二）碱性磷酸酶及其同工酶测定

ALP 主要分布在肝脏、骨骼、肾、小肠及胎盘中，血清中大部分 ALP 来源于肝脏和成骨细胞，ALP 随胆汁排入小肠。ALP 有 6 种同工酶，分别是 ALP_1～ALP_6。

1. 参考值 酸对硝基苯酚连续监测法（37℃）：成人 40～150U/L，儿童 < 500U/L。ALP 同工酶：正常人血清中以 ALP_2 为主，占总 ALP 的 90%，有少量 ALP_3。发育期儿童 ALP_3 增高，占总 ALP 的 60% 以上；妊娠晚期 ALP_4 增高，占总 ALP 的 40%～65%。

2. 临床意义

（1）胆道阻塞：各种肝内、外胆道阻塞性疾病，如胰头癌、胆道结石、原发性胆汁性肝硬化、肝内胆汁淤积等，ALP 明显升高，以 ALP_1 为主。尤其是癌性梗阻时，100% 出现 ALP_1，且 $ALP_1 > ALP_2$。

（2）肝脏疾病：急性肝炎时 ALP_2 明显增高，ALP_1 轻度增高，且 $ALP_1 < ALP_2$；肝硬化患者 80% 以上 ALP_5 明显增高，可达总 ALP 的 40% 以上。

（3）黄疸的鉴别诊断：①阻塞性黄疸：ALP 和胆红素水平明显增高。②肝细胞性黄疸：ALP 轻度增高。③肝内局限性胆道阻塞：如原发性肝癌、转移性肝癌、肝脓肿等，ALP 明显增高，血清胆红素大多正常。

（4）骨骼疾病：如纤维性骨炎、骨肉瘤、佝偻病、骨软化症、骨转移癌及骨折愈合期等，ALP 均可增高。

（三）γ-谷氨酰转移酶

γ-GT 主要存在于细胞膜和微粒体上，肾脏、肝脏和胰腺含量丰富，但血清中 γ-GT 主要来自肝胆系统。

1. 参考值 硝基苯酚连续监测法（37℃）：男性 11～50U/L，女性 7～32U/L。

2. 临床意义

（1）胆道阻塞性疾病：见于原发性胆汁性肝硬化、硬化性胆管炎等。

（2）肝脏疾病：①肝癌：γ-GT 明显增高。②急性病毒性肝炎：γ-GT 中度增高。③慢性肝炎、肝硬化：非活动期 γ-GT 活性一般正常；若 γ-GT 活性持续增高，提示病变活动或病情恶化。④急性和慢性酒精性肝炎、药物性肝炎：γ-GT 明显或中度以上增高。

（3）其他疾病：脂肪肝、胰腺炎、胰腺肿瘤、前列腺肿瘤等，γ-GT 可轻度增高。

（四）乳酸脱氢酶及其同工酶测定

LDH 以心肌、骨骼肌、肾脏和红细胞中含量丰富。LDH 有 5 种同工酶，即 LDH_1～LDH_5。

1. 参考值 LDH 总活性：连续检测法为 104～245U/L，速率法（30℃）为 95～200U/L。LDH 同工酶：正常人 $LDH_2 > LDH_1 > LDH_3 > LDH_4 > LDH_5$。圆盘电泳法：$LDH_1$ 32.7%±4.6%；LDH_2 45.1%±3.53%；LDH_3 18.5%±2.96%；LDH_4 2.9%±0.89%；LDH_5 0.85%±0.55%。

2. 临床意义

（1）急性心肌梗死：发病后 8～18 小时开始增高，24～72 小时达高峰，6～10 天恢复正常。病程中 LDH 持续增高或再次增高，提示梗死面积扩大或再次出现梗死。急性心肌梗死早期 LDH_1 和 LDH_2 均增高，LDH_1 增高更明显，$LDH_1/LDH_2 > 1$。

（2）肝胆疾病：急性和慢性活动性肝炎、肝癌（尤其是转移性肝癌），LDH 明显增高。肝细胞损伤时 LDH_5 增高明显，LDH_5 是诊断肝细胞坏死的敏感指标，肝细胞坏死时 $LDH_5 > LDH_4$。阻塞性黄疸 $LDH_4 > LDH_5$。

（3）其他疾病：①恶性肿瘤：LDH 增高程度与肿瘤增长速度有一定的关系，如恶性肿瘤转移至肝脏，常伴有 LDH_4 及 LDH_5 增高。②恶性贫血：LDH 极度增高，LDH_1 增高明显，且 $LDH_1 > LDH_2$。

[常考考点] 血清酶及同工酶检查的正常值及临床意义。

要点四 甲、乙、丙病毒性肝炎标志物检查

（一）甲型肝炎病毒标志物检测

甲型肝炎病毒（HAV）属嗜肝 RNA 病毒，存在于被感染者的肝细胞、血浆、胆汁和粪便中，通过粪-口途径传播。机体感染 HAV 后可产生抗-HAV IgM、抗-HAV IgA、抗-HAV IgG 3 种抗体。抗-HAV IgM 是 HAV 常规检查项目。

1. 参考值

（1）甲型肝炎病毒抗原检测：ELISA 法、RIA 法和 RT-PCR 法：HAVAg、HAV-RNA 阴性。

（2）甲型肝炎病毒抗体检测：ELISA 法：抗-HAV IgM、抗-HAV IgA、抗-HAV IgG 均阴性。

2. 临床意义

（1）HAVAg 阳性：证实 HAV 在体内的存在，出现于感染后 10～20 天的粪便中，见于甲型肝炎。

（2）HAV-RNA 阳性：对甲型肝炎的诊断具有特异性，对早期诊断的意义更大。

（3）抗-HAV IgM 阳性：说明机体正在感染 HAV，感染 1 周后产生，是早期诊断甲肝的特异性指标。

（4）抗-HAV IgA 阳性：抗-HAV IgA 为局部抗体，是机体感染 HAV 后由肠道黏膜细胞所分泌，出现在甲肝早期、急性期患者的粪便中。

（5）抗-HAV IgG 阳性：抗-HAV IgG 较抗-HAV IgM 产生晚，是保护性抗体，一般在感染 HAV 3 周后出现在血清中，且持久存在，是获得免疫力的标志，提示既往感染，可作为流行病学调查的指标。

[常考考点] HAV-RNA 阳性对甲型肝炎的诊断具有特异性，对早期诊断的意义更大。抗 HAV-IgM 阳性是早期诊断甲肝的特异性指标。

（二）乙型肝炎病毒标志物检测

乙型肝炎病毒（HBV）属嗜肝 DNA 病毒。HBV 主要通过血液途径传播，也可由性接触传播和母婴垂直传播。机体感染 HBV 后产生相应的免疫反应，形成三种不同的抗原抗体系统。

1. 参考值 ELISA 法、RIA 法：健康人检测结果均为阴性。

2. 临床意义

（1）HBsAg 阳性：是感染 HBV 的标志，见于乙型肝炎患者、HBV 携带者和与乙肝病毒感染相关的肝硬化、肝癌患者。

（2）抗-HBs 阳性：感染后 3～6 个月出现，是一种保护抗体，见于注射过乙型肝炎疫苗、曾经感染过 HBV 和乙肝恢复期。

（3）HBeAg 阳性：是病毒复制的标志，传染性强。急性乙肝病毒感染者，如果 HBeAg 持续阳性，则有转为慢性感染的趋势。

（4）抗-HBe 阳性：表示乙肝病毒复制减少，传染性降低，但并非保护性抗体。

（5）HBcAg 阳性：HBcAg 阳性提示病人血清中有 HBV 存在，表示病毒复制活跃，传染性强。HBcAg 主要存在于受感染的肝细胞核内，HBcAg 外面被 HBsAg 包裹，故一般情况下血清中测不到游离的 HBcAg。

（6）抗-HBc 阳性：抗-HBc 不是中和抗体，而是反映肝细胞受到 HBV 感染的可靠指标。①抗-HBc IgG：反映抗-HBc 总抗体的情况。抗-HBc IgG 在体内长期存在，为 HBV 感染的标志，包括正在感染和既往感染。②抗-HBc IgM：是机体感染 HBV 后在血液中最早出现的抗体，在感染急性期滴度高，抗-HBc IgM 阳性是诊断急性乙型肝炎和判断病毒复制活跃的重要指标，并提示患者血液有强传染性。

[常考考点] 乙型肝炎病毒标志物检测的指标及临床意义。

（三）丙型肝炎病毒标志物检测

丙型肝炎病毒（HCV）为 RNA 病毒，HCV 主要通过体液传播。HCV 的血清标志物为抗-HCV IgM、抗-HCV IgG、HCV-RNA。

1. 参考值 ELISA 法、RIA 法：抗-HCV IgM、抗-HCV IgG 均为阴性。斑点杂交试验及 RT-PCR 法：HCV-RNA 为阴性。

2. 临床意义

（1）HCV-RNA 阳性：见于 HCV 感染，提示 HCV 复制活跃，传染性强。HCV-RNA 阴性而抗-HCV IgG 阳性，提示既往有 HCV 感染。

（2）抗-HCV 阳性：抗-HCV 是非保护性抗体，阳性是诊断 HCV 感染的重要依据。①抗-HCV IgM 阳性：感染后 4 周即可呈阳性，持续 4～48 周，是诊断丙型肝炎的早期指标之一，是病毒复制指标；若 6 个月内未转阴则提示转为慢性丙型肝炎。②抗-HCV IgG 阳性：抗-HCV IgG 出现晚于抗 HCV IgM，阳性表明已有 HCV 感染，输血后肝炎有 80%～90% 的患者抗-HCV IgG 阳性。

[常考考点] 丙型肝炎病毒标志物检测的指标及临床意义。

【知识纵横比较】

乙肝病毒的检测项目及意义

检测项目	阳性（+）的意义
HBsAg（表面抗原）	感染 HBV，见于 HBV 携带者或乙肝患者，无传染性
抗 HBs（表面抗体）	注射过乙肝疫苗或曾感染过 HBV，目前 HBV 已被清除——保护性抗体
HBeAg（e 抗原）	有 HBV 复制，传染性强
抗 HBe（e 抗体）	HBV 大部分被清除或抑制，传染性降低
抗 HBc（核心抗体）	曾经或正在感染 HBV，是诊断急性乙肝和判断病毒复制的重要指标

大三阳与小三阳的临床意义

大三阳			小三阳		
HbsAg（表面抗原）	阳性	HBV 正在大量复制，有较强的传染性	HbsAg（表面抗原）	阳性	HBV 复制减少，传染性降低
HbeAg（e 抗原）			抗-Hbe（e 抗体）		
抗-HBc（核心抗体）			抗-HBc（核心抗体）		

细目五　肾功能检查

【考点突破攻略】

要点一　肾小球功能检测

（一）内生肌酐清除率（Ccr）测定

Ccr 是指肾脏在单位时间内把若干毫升血浆中的内生肌酐全部清除出去。Ccr 是测定肾小球滤过功能最常用的方法，也是反映肾小球滤过功能的主要指标。

1. 参考值　成人（体表面积以 1.73m^2 计算）80～120mL/min。

2. 临床意义

（1）判断肾小球损害的敏感指标：当肾小球滤过率（GFR）降低至正常值 50% 时，Ccr 测定值可低至 50mL/min，但血肌酐、血尿素氮测定仍可在正常范围内，故 Ccr 能较早地反映 GFR。

（2）评估肾功能损害的程度：Ccr 一般可将肾功能分为 4 期：①肾衰竭代偿期：Ccr 51～80mL/min。②肾衰竭失代偿期：Ccr 50～20mL/min。③肾衰竭期：Ccr 19～10mL/min。④肾衰竭终末期（尿毒症期）：Ccr＜10mL/min。

（3）指导临床用药：Ccr 30～40mL/min 应限制蛋白质的摄入；Ccr＜30mL/min，用噻嗪类利尿剂无效，改用袢利尿剂；Ccr≤10mL/min，袢利尿剂无效，应做透析治疗。亦用于指导由肾代谢或经肾排出药物的合理使用。

[常考考点] 内生肌酐清除率（Ccr）参考值及临床意义。

（二）血清肌酐（Cr）测定

血中 Cr 浓度取决于肾小球的滤过能力，当肾实质损害，GFR 降低至正常人的 1/3 时，血 Cr 浓度就会明显上升，故测定血中 Cr 浓度可作为 GFR 受损的指标。

1. 参考值 全血 Cr：88～177μmol/L。血清或血浆 Cr：男性 53～106μmol/L，女性 44～97μmol/L。

2. 临床意义

（1）评估肾功能损害的程度：血 Cr 增高的程度与慢性肾衰竭呈正相关。①肾衰竭代偿期：血 Cr < 178μmol/L。②肾衰竭失代偿期：血 Cr178～445μmol/L。③肾衰竭期：血 Cr > 445μmol/L。

（2）鉴别肾前性和肾实质性少尿：①肾前性少尿：血 Cr 增高一般 ≤ 200μmol/L。②肾实质性少尿：血 Cr 增高常 > 200μmol/L。

[常考考点] 血清肌酐（Cr）测定参考值及临床意义。

（三）血清尿素氮（BUN）测定

BUN 是血中非蛋白氮类物质的主要成分，约占 50%。90% 的 BUN 经肾小球滤过随尿排出体外，当肾实质受损害时，GFR 降低，使 BUN 增高。BUN 测定能反映肾小球滤过功能，但不是敏感和特异性指标。

1. 参考值 成人 3.2～7.1mmol/L。

2. 临床意义 BUN 增高见于以下几种情况：

（1）肾前性因素：①肾血流量减少：见于心功能不全、水肿、脱水、休克等。②蛋白质分解增加：见于急性传染病、上消化道出血、大面积烧伤、大手术后、甲状腺功能亢进症等。

（2）肾性因素：见于严重肾脏疾病引起的慢性肾衰竭，如慢性肾炎、慢性肾盂肾炎、肾结核、肾肿瘤、肾动脉硬化症等的晚期。BUN 增高的程度与尿毒症病情的严重性成正比，故 BUN 测定对尿毒症的诊断及预后估计有重要意义。

（3）肾后性因素：见于尿路结石、前列腺增生、泌尿系肿瘤等引起的尿路梗阻。

（4）BUN/Cr 的意义：同时测定血 Cr 和 BUN 的临床意义更大，正常时 BUN/Cr（单位均应为 mg/dL）为 20∶1。①肾前性少尿：BUN 上升较快，但 Cr 不相应上升，故 BUN/Cr 常 > 10∶1。②器质性肾衰竭：因 BUN 与 Cr 同时增高，故 BUN/Cr ≤ 10∶1。

[常考考点] 血清尿素氮（BUN）测定参考值及临床意义。

（四）血 $β_2$- 微球蛋白（$β_2$-MG）测定

$β_2$-MG 主要分布在血浆、尿、脑脊液、唾液及初乳中。正常人血中 $β_2$-MG 浓度很低，可自由通过肾小球，然后在近端肾小管内几乎全部被重吸收。在 GFR 下降时，血中 $β_2$-MG 增高。故 $β_2$-MG 测定可反映肾小球的滤过功能。

1. 参考值 正常人血中 $β_2$-MG 为 1～2mg/L。

2. 临床意义

（1）血 $β_2$-MG 测定是反映肾小球滤过功能的敏感指标。在评估肾小球滤过功能上，血 $β_2$-MG 增高比血 Ccr 更灵敏，在 Ccr < 80mL/min 时即可出现，而此时血 Cr 浓度多无改变。若同时出现血和尿 $β_2$-MG 增高，但血 $β_2$-MG < 5mg/L，则说明肾小球和肾小管功能可能均受损。

（2）任何使 $β_2$-MG 合成增多的疾病也可导致 $β_2$-MG 增高，如恶性肿瘤、IgG 肾病及各种炎症性疾病。

（3）近端肾小管功能受损时，对 $β_2$-MG 重吸收减少，尿液中 $β_2$-MG 排出量增加。

[常考考点] 血 $β_2$- 微球蛋白（$β_2$-MG）测定参考值及临床意义。

（五）肾小球滤过率（GFR）测定

1. 参考值 男性：125±15mL/min；女性：约低 10%。

2. 临床意义

（1）GFR 减低：见于各种原发性、继发性肾脏疾病。GFR 是反映肾功能最灵敏、最准确的指标。

（2）GFR 增高：常见于肢端肥大症、巨人症、糖尿病肾病早期等。

[常考考点] 肾小球滤过率（GFR）测定参考值及临床意义。

要点二 肾小管功能检测

（一）尿 $β_2$ 微球蛋白（$β_2$-MG）测定

正常人 $β_2$-MG 可自由经肾小球滤过入原尿，但原尿中 99.9% 的 $β_2$-MG 在近端肾小管内被重吸收，仅微量自尿中排出。尿 $β_2$-MG 测定可反映近端肾小管的重吸收功能。

1. 参考值 正常成人尿 $β_2$-MG < 0.3mg/L。

2. 临床意义

（1）尿 $β_2$-MG 增高：见于肾小管 - 间质性疾病、药物或毒物所致的早期肾小管损伤、肾移植后急性排斥反应早期。

（2）应同时检测血和尿 β_2-MG：只有血 β_2-MG ＜ 5mg/L 时，尿 β_2-MG 增高才反映肾小管损伤。

［常考考点］尿 β_2 微球蛋白测定正常值及临床意义。

（二）昼夜尿比密试验（莫氏试验）

莫氏试验可了解肾脏的稀释-浓缩功能，是反映远端肾小管和集合管功能状态的敏感试验。

1. 参考值 成人尿量 1000～2000mL/24h；昼尿量/夜尿量比值为（3～4）:1；夜尿量＜750mL；至少 1 次尿比密＞1.018；昼尿中最高与最低尿比密差值＞0.009。

2. 临床意义 莫氏试验用于诊断各种疾病对远端肾小管稀释-浓缩功能的影响。

（1）尿少、比密高：①肾前性少尿：见于各种原因引起的肾血容量不足。②肾性少尿：见于急性肾炎及其他影响 GFR 的情况。

（2）夜尿多、比密低：提示肾小管功能受损，见于慢性肾炎、间质性肾炎、高血压肾病等。由于慢性肾脏病变致肾小管稀释-浓缩功能受损，患者夜尿量增多，尿最高比密＜1.018，尿最高与最低比密差＜0.009。

（3）尿比密低而固定：尿比密固定在 1.010～1.012，称为<u>等渗尿，见于肾脏病变晚期，提示肾小管重吸收功能很差，浓缩稀释功能丧失</u>。

（4）尿量明显增多（＞4L/24h）而尿比密均＜1.006，为尿崩症的典型表现。

［常考考点］昼夜尿比密试验的正常值及临床意义。

要点三　血尿酸测定

血尿酸（UA）可自由经肾小球滤过入原尿，但原尿中 90% 左右的 UA 在近端肾小管处被重吸收。血尿酸浓度受肾小球滤过功能和肾小管重吸收功能的影响。

1. 参考值 <u>男性 150～416μmol/L，女性 89～357μmol/L</u>。

2. 临床意义

（1）血 UA 增高：①<u>肾小球滤过功能损伤</u>：见于急性或慢性肾炎、肾结核等。在反映早期肾小球滤过功能损伤方面，血 UA 比血 Cr 和 BUN 敏感。②<u>痛风</u>：<u>血 UA 明显增高是诊断痛风的主要依据</u>，主要是由于嘌呤代谢紊乱而使体内 UA 生成异常增多所致。③<u>恶性肿瘤、糖尿病、长期禁食等血 UA 也可增高</u>。

（2）血 UA 减低：①各种原因所致的肾小管重吸收 UA 功能损害。②肝功能严重损害所致的 UA 生成减少。

［常考考点］血尿酸测定的参考值及临床意义。

【知识纵横比较】

血清尿素氮升高的因素

分类	疾病
肾前性因素	①肾血流量不足：脱水、心功能不全、休克、水肿、腹水等； ②体内蛋白质分解过盛：急性传染病、脓毒血症、上消化道出血、大面积烧伤、大手术后和甲亢
肾脏疾病	慢性肾炎、肾动脉硬化症、严重肾盂肾炎、肾结核和肾肿瘤的晚期
肾后性因素	尿路结石、前列腺肥大、泌尿生殖系统肿瘤等

细目六　常用生化检查

【考点突破攻略】

要点一　糖代谢检查

（一）空腹血糖（FPG）测定

1. 参考值 <u>葡萄糖氧化酶法：3.9～6.1mmol/L</u>。

2. 临床意义 FPG＞7.0mmol/L 称为高糖血症；FPG＞9.0mmol/L 时尿糖阳性；FPG＜3.9mol/L 时为血糖减低；FBG＜2.8mmol/L 称为低糖血症。

（1）FPG 增高：生理性增高见于餐后 1～2 小时、高糖饮食、剧烈运动、情绪激动等。<u>病理性增高见于：①各型糖</u>

尿病。②内分泌疾病：如甲状腺功能亢进症、肢端肥大症、巨人症、嗜铬细胞瘤、肾上腺皮质功能亢进症、胰高血糖素瘤等。③应激性因素：如颅脑外伤、急性脑血管病、中枢神经系统感染、心肌梗死、大面积烧伤等。④肝脏和胰腺疾病：如严重肝损害、坏死性胰腺炎、胰腺癌等。⑤其他：如呕吐、脱水、缺氧、麻醉等。

（2）FPG减低：生理性减低见于饥饿、长时间剧烈运动等。病理性减低见于：①胰岛素分泌过多：如胰岛β细胞增生或肿瘤、胰岛素用量过大、口服降糖药等。②对抗胰岛素的激素缺乏：如生长激素、肾上腺皮质激素、甲状腺激素缺乏等。③肝糖原储存缺乏：如重型肝炎、肝硬化、肝癌等严重肝病。④急性酒精中毒。⑤消耗性疾病：如严重营养不良、恶病质等。

[常考考点] 空腹血糖的正常参考值及临床意义。

（二）葡萄糖耐量试验（GTT）

GTT是检测葡萄糖代谢功能的试验，主要用于诊断症状不明显或血糖增高不明显的可疑糖尿病。现多采用WHO推荐的75g葡萄糖标准口服葡萄糖耐量试验（OGTT）。

1. OGTT的适应证

（1）无糖尿病症状，随机血糖或FPG异常。

（2）无糖尿病症状，但有糖尿病家族史。

（3）有糖尿病症状，但FPG未达到诊断标准。

（4）有一过性或持续性糖尿者。

（5）分娩巨大胎儿的妇女。

（6）原因不明的肾脏疾病或视网膜病变。

2. 参考值

（1）FPG 3.9～6.1mmol/L。

（2）服糖后0.5～1小时血糖达高峰，一般在7.8～9.0mmol/L，峰值<11.1mmol/L。

（3）服糖后2小时血糖（2h PG）<7.8mmol/L。

（4）服糖后3小时血糖恢复至空腹水平。

（5）每次尿糖均为阴性。

3. 临床意义

（1）诊断糖尿病（DM）：FPG≥7.0mmol/L；OGTT 2h PG≥11.1mmol/L；随机血糖≥11.1mmol/L。

（2）判断糖耐量异常（IGT）：FPG<7.0mmol/L，2h PG 7.8～11.1mmol/L，且血糖到达高峰时间延长至1小时后，血糖恢复正常时间延长至2～3小时后，同时伴尿糖阳性者为糖耐量异常，其中1/3最终转为糖尿病。糖耐量异常常见于2型糖尿病、肢端肥大症、甲状腺功能亢进症等。

（3）确定空腹血糖受损（IFG）：FPG 6.1～6.9mmol/L，2h PG<7.8mmol/L。

[常考考点] 葡萄糖耐量试验（GTT）的参考值及临床意义。

（三）血清糖化血红蛋白（GHb）检测

GHb是血红蛋白A_1（HbA_1）与糖类非酶促反应的产物。GHb分为3种，其中HbA_1c（HbA_1与葡萄糖结合）含量最高，占60%～80%，是临床最常检测的部分。GHb不受血糖浓度暂时波动的影响，是糖尿病诊断和监控的重要指标。GHb对高血糖，特别是血糖和尿糖波动较大时有特殊的诊断意义。

1. 参考值 HbA_1 5%～8%，HbA_1c 4%～6%。

2. 临床意义 GHb水平取决于血糖水平、高血糖持续时间，其生成量与血糖浓度成正比，且反映的是近2～3个月的平均血糖水平。

（1）评价糖尿病的控制程度：GHb增高提示近2～3个月糖尿病控制不良，故GHb水平可作为糖尿病长期控制程度的监控指标。

（2）鉴别诊断：糖尿病性高血糖GHb增高，应激性高血糖GHb则正常。

[常考考点] 血清糖化血红蛋白测定正常值及临床意义。

要点二 血脂测定

血脂是血清中脂质的总称，包括总胆固醇、甘油三酯、磷脂、游离脂肪酸等。血脂检测的适应证：①早期识别动脉粥样硬化的危险性。②使用降脂药物治疗的监测。

（一）血清总胆固醇（TC）测定

1. 参考值 合适水平＜5.18mmol/L；边缘水平：5.18～6.19mmol/L；增高：≥6.22mmol/L。

2. 临床意义

（1）TC增高：①TC增高是动脉粥样硬化的危险因素之一，常见于动脉粥样硬化所致的心、脑血管疾病。②各种高脂蛋白血症、甲状腺功能减退症、糖尿病、肾病综合征、阻塞性黄疸、类脂性肾病等。③长期高脂饮食、精神紧张、吸烟、饮酒等。

（2）TC减低：①严重肝脏疾病，如急性重型肝炎、肝硬化等。②甲状腺功能亢进症。③严重贫血、营养不良和恶性肿瘤等。

[常考考点] 血清总胆固醇（TC）测定参考值及临床意义。

（二）血清甘油三酯（TG）测定

1. 正常值 合适范围＜1.70mmol/L；边缘升高：1.70～2.25mmol/L；升高：≥2.26mmol/L。

2. 临床意义

（1）TG增高：①TG增高是动脉粥样硬化的危险因素之一，常见于动脉粥样硬化症、冠心病。②原发性高脂血症、肥胖症、糖尿病、肾病综合征、甲状腺功能减退症、痛风、阻塞性黄疸和高脂饮食等。

（2）TG减低：见于甲状腺功能亢进症、肾上腺皮质功能减退症、严重肝脏疾病等。

[常考考点] 血清甘油三酯（TG）测定参考值及临床意义。

（三）血清脂蛋白测定

1. 高密度脂蛋白（HDL）测定

临床上通过检测高密度脂蛋白-胆固醇（HDL-C）的含量来反映HDL水平。

（1）参考值：合适范围：≥1.04mmoL/L；升高：≥1.55mmol/L；降低：＜1.04mmol/L。

（2）临床意义：①HDL-C增高：HDL-C水平增高有利于外周组织清除胆固醇，防止动脉粥样硬化的发生。HDL-C与TG呈负相关，也与冠心病发病呈负相关，故HDL-C水平高的个体患冠心病的危险性小。②HDL-C减低：常见于动脉粥样硬化症、心脑血管疾病、糖尿病、肾病综合征等。

2. 低密度脂蛋白（LDL）测定 临床上通过检测低密度脂蛋白-胆固醇（LDL-C）的含量来反映LDL水平。

（1）参考值：合适范围：＜3.37mmol/L；边缘升高：3.37～4.12mmol/L；升高：≥4.14mmol/L。

（2）临床意义：①LDL-C增高：判断发生冠心病的危险性，LDL-C是动脉粥样硬化的危险因素之一，LDL-C水平增高与冠心病发病呈正相关；还可见于肥胖症、肾病综合征、甲状腺功能减退症、阻塞性黄疸等。②LDL-C减低：见于无β-脂蛋白血症、甲状腺功能亢进症、肝硬化和低脂饮食等。

[常考考点] 血清脂蛋白测定参考值及临床意义。

要点三 电解质检查

（一）血清钾测定

1. 参考值 3.5～5.3mmol/L。

2. 临床意义

（1）增高：血钾＞5.3mmol/L称为高钾血症。高钾血症见于：①排出减少：如急性或慢性肾衰竭少尿期、肾上腺皮质功能减退症。②摄入过多：如高钾饮食、静脉输注大量钾盐、输入大量库存血液。③细胞内钾外移增多：如严重溶血、大面积烧伤、挤压综合征、组织缺氧和代谢性酸中毒等。

（2）减低：血钾＜3.5mmol/L称为低钾血症。低钾血症见于：①摄入不足：如长期低钾饮食、禁食。②丢失过多：如频繁呕吐、腹泻、胃肠引流等；肾上腺皮质功能亢进症、原发性醛固酮增多症、肾衰竭多尿期等；长期应用排钾利尿剂。③分布异常：细胞外液稀释，如心功能不全、肾性水肿等；细胞外钾内移，如大量应用胰岛素、碱中毒等。

[常考考点] 血清钾测定参考值及临床意义。

（二）血清钠测定

1. 参考值 137～147mmol/L。

2. 临床意义

（1）增高：血钠＞147mmol/L称为高钠血症。高钠血症见于：①摄入过多：如输注大量高渗盐水。②水分丢失过多：如大量出汗、长期腹泻、呕吐。③尿排出减少：见于肾上腺皮质功能亢进症、醛固酮增多症患者，以及脑外伤、急性脑血管病等引起抗利尿激素分泌过多，排尿排钠减少。

（2）减低：血钠＜137mmol/L 称为低钠血症。低钠血症见于：①胃肠道失钠：如幽门梗阻、严重呕吐、腹泻、胃肠引流。②尿钠排出增多：如慢性肾衰竭多尿期、大量应用利尿剂，以及尿崩症、肾上腺皮质功能减退症等。③皮肤失钠：如大量出汗、大面积烧伤。④消耗性低钠：如肺结核、肿瘤等慢性消耗性疾病等。

[常考考点] 血清钠测定参考值及临床意义。

（三）血清氯测定

1. 参考值 96～108mmol/L。

2. 临床意义

（1）增高：血氯＞108mmol/L 称为高氯血症。高氯血症见于：①排出减少：如急性或慢性肾衰竭少尿期、尿路梗阻。②血液浓缩：如反复腹泻、大量出汗。③吸收增加：如肾上腺皮质功能亢进症。④摄入过多：如过量输入生理盐水。

（2）减低：血氯＜96mmol/L 称为低氯血症。低氯血症见于：①丢失过多：如严重呕吐、腹泻、胃肠引流。②排出过多：如肾上腺皮质功能减退症、慢性肾衰竭、糖尿病、应用利尿剂。③呼吸性酸中毒等。

[常考考点] 血清氯测定参考值及临床意义。

（四）血清钙测定

1. 参考值 2.2～2.7mmol/L；离子钙1.10～1.34mmol/L。

2. 临床意义

（1）增高：血钙＞2.7mmol/L 称为高钙血症。高钙血症见于：①溶骨作用增强：如甲状旁腺功能亢进症、多发性骨髓瘤等。②吸收增加：如大量应用维生素D。③摄入过多：如静脉输入钙过多。

（2）减低：血钙＜2.2mmol/L 称为低钙血症。低钙血症见于：①成骨作用增强：如甲状旁腺功能减退症、恶性肿瘤骨转移等。②摄入不足：如长期低钙饮食。③吸收减少：如维生素D缺乏症、手足搐搦症、骨质软化症、佝偻病等。④肾脏疾病：如急性或慢性肾衰竭、肾病综合征等。⑤急性坏死性胰腺炎。⑥代谢性碱中毒等。

[常考考点] 血清钙测定参考值及临床意义。

（五）血清磷测定

1. 参考值 0.97～1.61mmol/L。

2. 临床意义

（1）血清磷增高：①磷排出减少：如肾衰竭、甲状旁腺功能减退症时肾脏排磷减少。②吸收增加：如维生素D中毒时，小肠磷吸收增加，肾小管对磷的重吸收增加。③磷从细胞内释出：如酸中毒、急性肝坏死或白血病、淋巴瘤等化疗后。④多发性骨髓瘤及骨折愈合期等血磷升高。

（2）血清磷减低：①摄入不足：如慢性酒精中毒、长期腹泻、长期静脉营养而未补磷等。②吸收减少和排出增加：如维生素D缺乏，肠道吸收磷减少而肾脏排磷增加。③磷丢失过多：如甲状旁腺功能亢进症时，磷从肾脏排出增多。血液透析、肾小管性酸中毒及应用噻嗪类利尿剂等。

[常考考点] 血清磷测定参考值及临床意义。

要点四　血清铁及其代谢物测定

（一）血清铁测定

血清铁即与转铁蛋白（Tf）结合的铁，受血清中铁含量和Tf含量的影响。

1. 参考值 男性10.6～36.7μmol/L，女性7.8～32.2μmol/L，儿童3～32.2μmol/L。

2. 临床意义

（1）血清铁增高：①铁利用障碍：如再生障碍性贫血、铁粒幼细胞性贫血、铅中毒等。②铁释放增多：如溶血性贫血、急性肝炎、慢性活动性肝炎等。③铁蛋白增多：如反复输血、白血病、含铁血黄素沉着症。④摄入过多：如铁剂治疗过量。

（2）血清铁减低：①铁缺乏：如缺铁性贫血。②慢性失血：如月经过多、消化性溃疡、慢性炎症、恶性肿瘤。③需铁量增加：如生长发育期的婴幼儿、青少年，生育期、妊娠期及哺乳期的妇女等，机体需铁量增多而摄入不足。

[常考考点] 血清铁测定的参考值及临床意义。

（二）血清转铁蛋白饱和度（Tfs）测定

血清转铁蛋白饱和度（Tfs，简称铁饱和度），可以反映达到饱和铁结合力的转铁蛋白（Tf）所结合的铁量，以血清铁占总铁结合力（TIBC）的百分率表示。

1. 参考值 33%～55%。

2. 临床意义

（1）Tfs 增高：①铁利用障碍：如再生障碍性贫血、铁粒幼细胞性贫血。②血色病：Tfs＞70% 为诊断血色病的可靠指标。

（2）Tfs 减低：①缺铁或缺铁性贫血：Tfs＜15% 并结合病史即可诊断缺铁或缺铁性贫血，其准确性仅次于铁蛋白，但较血清铁和 TIBC 灵敏。②慢性感染性贫血。

［常考考点］血清转铁蛋白饱和度（Tfs）测定的参考值及临床意义。

（三）血清铁蛋白（SF）测定

铁蛋白（SF）是铁的贮存形式，其含量变化可作为判断是否缺铁或铁负荷过量的指标。

1. 参考值 男性 15～200μg/L，女性 12～150μg/L。

2. 临床意义

（1）SF 增高：①体内贮存铁释放增加：如急性肝细胞损害、坏死性肝炎等。②铁蛋白合成增加：如炎症、肿瘤、甲状腺功能亢进症。③贫血：如溶血性贫血、再生障碍性贫血、恶性贫血。④铁的吸收率增加，如血色沉着症、含铁血黄素沉着症、反复输血或肌内注射铁剂引起急性中毒症等。

（2）SF 减低：①体内贮存铁减少：如缺铁性贫血、大量失血、长期腹泻、营养不良。②铁蛋白合成减少：如维生素 C 缺乏等。

［常考考点］血清铁蛋白（SF）测定的参考值及临床意义。

【知识纵横比较】

血液电解质正常值以及异常的常见原因

电解质	参考值	增高	降低
钾	3.5～5.3mmol/L	①肾脏排钾减少，如急性或慢性肾衰竭少尿期、肾上腺皮质功能减退症；②摄入或注射大量钾盐，超过肾脏排钾能力；③严重溶血或组织损伤；④组织缺氧或代谢性酸中毒时大量细胞内的钾转移至细胞外	①钾盐摄入不足，如长期低钾饮食、禁食或厌食、②钾丢失过多，如严重呕吐、腹泻或胃肠减压，应用排钾利尿剂及肾上腺皮质激素
钠	137～147mmol/L	过多输入含钠盐的溶液、肾上腺皮质功能亢进、脑外伤或急性脑血管病	①胃肠道失钠：如幽门梗阻、呕吐、腹泻、胃肠道、胆道、胰腺手术后造瘘、引流；②尿钠排出增多：见于严重肾盂肾炎、肾小管严重损害、肾上腺皮质功能不全、糖尿病及应用利尿剂治疗
钙	2.2～2.7mmol/L	①摄入钙过多及静脉用钙过量；②溶骨作用增强，如甲状旁腺功能亢进症、多发性骨髓瘤、骨转移癌及骨折后	①钙摄入不足和吸收不良；②成骨作用增加：甲状旁腺功能减退症；③钙吸收障碍：维生素 D 缺乏；④肾脏疾病：慢性肾炎累及肾小管时影响钙的吸收，血磷升高而血钙降低
血清氯	96～108mmol/L	①过量补充 NaCl 等含氯溶液；②高钠血症性脱水；③肾功能不全、尿路梗阻或心力衰竭等所致的肾脏排氯减少	①大量损失胃液时，失氯为主而失钠很少；②大量丢失肠液时，失钠甚多而失氯较少；③大量出汗、长期应用利尿剂引起氯离子丢失过多

细目七 酶学检查

【考点突破攻略】

要点一 血、尿淀粉酶测定

1. 参考值 碘-淀粉比色法：血清 800～1800U/L，尿液 1000～12000U/L。

2. 临床意义 淀粉酶（AMS）活性增高见于以下几种情况：

（1）急性胰腺炎：发病后 2～3 小时血清 AMS 开始增高，12～24 小时达高峰，2～5 天后恢复正常。如达 3500U/L 应怀疑此病，超过 5000U/L 即有诊断价值。尿 AMS 于发病后 12～24 小时开始增高，尿中 AMS 活性可高于血清中的 1 倍以上，多数患者 3～10 天后恢复到正常。

（2）其他胰腺疾病：如慢性胰腺炎急性发作、胰腺囊肿、胰腺癌早期、胰腺外伤等。

（3）非胰腺疾病：急性胆囊炎、流行性腮腺炎、胃肠穿孔、胆管梗阻等。

［常考考点］血、尿淀粉酶测定及临床意义。

要点二 心肌损伤常用酶检测

心肌酶包括血清肌酸激酶（CK）及其同工酶（CK-MB）、乳酸脱氢酶（LDH）及其同工酶。

（一）血清肌酸激酶（CK）测定

CK 主要存在于骨骼肌、心肌，其次存在于脑、平滑肌等细胞的胞质和线粒体中。正常人血清中 CK 含量甚微，当上述组织受损时血液中的 CK 含量可明显增高。

1. 参考值 酶偶联法（37℃）：男性 38～174U/L，女性 26～140U/L。

2. 临床意义 CK 活性增高见于以下几种情况：

（1）急性心肌梗死（AMI）：CK 在发病后 3～8 小时开始增高，10～36 小时达高峰，3～4 天后恢复正常，是 AMI 早期诊断的敏感指标之一。在 AMI 病程中，如 CK 再次升高，提示心肌再次梗死。

（2）心肌炎和肌肉疾病：病毒性心肌炎时 CK 明显增高。各种肌肉疾病，如进行性肌营养不良、多发性肌炎、骨骼肌损伤、重症肌无力时 CK 明显增高。

（二）血清肌酸激酶同工酶测定

CK 有 3 种同工酶，其中 CK-MB 主要存在于心肌，CK-MM 主要存在于骨骼肌和心肌，CK-BB 主要存在于脑、前列腺、肺、肠组织中。正常人血清中以 CK-MM 为主，CK-MB 少量，CK-BB 极少。CK-MB 对 AMI 的诊断具有重要意义。

1. 参考值 CK-MM：94%～96%。CK-MB：＜5%。CK-BB 极少。

2. 临床意义 CK-MB 增高见于以下几种情况：

（1）AMI：CK-MB 对 AMI 早期诊断的灵敏度明显高于 CK，且具有高度的特异性，阳性检出率达 100%。CK-MB 一般在 AMI 发病后 3～8 小时增高，9～30 小时达高峰，2～3 天恢复正常，因此对诊断发病较长时间的 AMI 有困难。

（2）其他心肌损伤：如心肌炎、心脏手术、心包炎、慢性心房颤动等 CK-MB 也可增高。

（三）乳酸脱氢酶（LDH）及其同工酶

乳酸脱氢酶（LDH）及其同工酶的详细内容见肝脏病实验室检查部分。

［常考考点］血清肌酸激酶（CK）及其同工酶（CK-MB）的测定及临床意义。

要点三 心肌蛋白检测

（一）心肌肌钙蛋白 T（cTnT）测定

1. 参考值 0.02～0.13μg/L；0.2μg/L 为诊断临界值；≥0.5μg/L 可诊断 AMI。

2. 临床意义

（1）诊断 AMI：cTnT 是诊断 AMI 的确定性标志物。AMI 发病后 3～6 小时开始增高，10～24 小时达高峰，10～15 天恢复正常。对诊断 AMI 的特异性优于 CK-MB 和 LDH；对亚急性及非 Q 波性心肌梗死或 CK-MB 无法诊断的心肌梗死患者更有诊断价值。

（2）判断微小心肌损伤：用于判断不稳定型心绞痛是否发生了微小心肌损伤，这种心肌损伤只有检测 cTnT 才能确诊。

（3）其他：对判断 AMI 后溶栓治疗是否出现再灌注，以及预测血液透析病人心血管事件的发生都有重要价值。

（二）心肌肌钙蛋白 I（cTnI）测定

1. 参考值 ＜ 0.2μg/L；1.5μg/L 为诊断临界值。

2. 临床意义

（1）诊断 AMI。

（2）用于判断是否有微小心肌损伤，如不稳定型心绞痛、急性心肌炎。

[常考考点] 心肌肌钙蛋白 T（cTnT）和 I（cTnI）的测定参考值及临床意义。

要点四　脑钠肽测定

脑钠肽（BNP）主要由心肌细胞分泌的利尿钠肽家族的成员，又称 B 型利钠肽，具有排钠、排尿，舒张血管作用。心功能障碍能够极大地激活利钠肽系统，心室负荷增加导致 BNP 释放，形成 BNP 前体 (pro-BNP)，再裂解为无活性的、半衰期为 60～120 分钟的氨基末端 BNP 前体（NT-pro-BNP）和有活性的、半衰期仅为 20 分钟的 BNP 释放入血。BNP 的释放与心衰程度密切相关。

1. 参考值 BNP1.5～9.0pmol/L，判断值＞ 22pmol/L（100ng/L）；NT-pro-BNP ＜ 125pg/mL。

2. 临床意义

（1）心衰的诊断、监测和预后评估：BNP 升高对心衰具有极高的诊断价值。临床上，NT-pro-BNP ＞ 2000pg/mL，可以确定心衰。治疗有效时，BNP 水平可明显下降。若 BNP 水平持续升高或不降，提示心衰未得到纠正或进一步加重。

（2）鉴别呼吸困难：通过测定 BNP 水平可以准确筛选出非心衰患者（如肺源性）引起的呼吸困难，BNP 在心源性呼吸困难升高，肺源性呼吸困难不升高。

（3）指导心力衰竭的治疗：BNP 对心室容量敏感，半衰期短，可以用于指导利尿剂及血管扩张剂的临床应用；还可以用于心脏手术患者的术前、术后心功能的评价，帮助临床选择最佳手术时机。

[常考考点] 脑钠肽测定的参考值及临床意义。

细目八　免疫学检查

【考点突破攻略】

要点一　血清免疫球蛋白及补体测定

（一）血清免疫球蛋白测定

1. 参考值 成人血清 IgG 7.0～16.0g/L；IgA 0.7～5.0g/L；IgM 0.4～2.8g/L；IgD 0.6～2mg/L；IgE 0.1～0.9mg/L。

2. 临床意义

（1）单克隆增高：表现为 5 种 Ig 中仅有某一种增高。见于以下几种情况：①原发性巨球蛋白血症：IgM 单独明显增高。②多发性骨髓瘤：可分别见到 IgG、IgA、IgD、IgE 增高，并以此分型。③各种过敏性疾病：如支气管哮喘、过敏性鼻炎、寄生虫感染时 IgE 增高。

（2）多克隆增高：表现为 IgG、IgA、IgM 均增高。见于各种慢性炎症、慢性肝病、肝癌、淋巴瘤及系统性红斑狼疮、类风湿关节炎等自身免疫性疾病。

（3）Ig 减低：见于各类先天性和获得性体液免疫缺陷、联合免疫缺陷以及长期使用免疫抑制剂的患者，血清中 5 种 Ig 均有降低。

[常考考点] 血清免疫球蛋白测定参考值及临床意义。

（二）血清补体的测定

1. 总补体溶血活性（CH50）测定

（1）参考值：试管法 50～100kU/L。

（2）临床意义：①增高：见于各种急性炎症、组织损伤和某些恶性肿瘤。②减低：见于各种免疫复合物性疾病，如肾小球肾炎；自身免疫性疾病，如系统性红斑狼疮、类风湿关节炎、强直性脊柱炎以及同种异体移植排斥反应、血清病等；补体大量丢失，如外伤、手术、大失血；补体合成不足，如慢性肝炎、肝硬化等。

2. 补体 C_3 测定

（1）参考值：单向免疫扩散法 0.85～1.7g/L。

（2）临床意义：①增高：见于急性炎症、传染病早期、某些恶性肿瘤及排斥反应等。②减低：见于大部分急性肾炎、狼疮性肾炎、系统性红斑狼疮、类风湿关节炎等。

[常考考点] 血清补体的测定参考值及临床意义。

要点二 感染免疫检测

（一）抗链球菌溶血素"O"（ASO）测定

1. 参考值 乳胶凝集法（LAT）：＜500U。

2. 临床意义 ASO 增高见于以下几种情况：

（1）活动性风湿热、风湿性关节炎、链球菌感染后急性肾小球肾炎、急性上呼吸道感染、皮肤或软组织感染等。

（2）曾有溶血性链球菌感染：在感染溶血性链球菌1周后ASO开始升高，4～6周达高峰，可持续数月甚至数年。所以，ASO升高不一定是近期感染链球菌的证据。若动态升高，且C反应蛋白阳性、血沉增快，有利于风湿热的诊断。

[常考考点] 抗链球菌溶血素"O"（ASO）测定的参考值及临床意义。

（二）肥达反应

肥达反应是检测血清中有无伤寒、副伤寒沙门菌抗体的一种凝集试验。

1. 参考值 直接凝集法：伤寒"O"＜1:80，"H"＜1:160；副伤寒甲、乙、丙均＜1:80。

2. 临床意义

（1）诊断伤寒副伤寒：血清抗体效价"O"＞1:80，"H"＞1:160，考虑伤寒；血清抗体效价"O"＞1:80，副伤寒甲＞1:80，考虑诊断副伤寒甲；血清抗体效价"O"＞1:80，副伤寒乙＞1:80，考虑诊断副伤寒乙；血清抗体效价"O"＞1:80，副伤寒丙＞1:80，考虑诊断副伤寒丙。

（2）"O"不高、"H"增高：可能曾接种过伤寒疫苗或既往感染过。

（3）"O"增高、"H"不高：可能为感染早期或其他沙门菌感染。

[常考考点] 肥达反应的参考值及临床意义。

要点三 肿瘤标志物检测

（一）血清甲胎蛋白（AFP）测定

AFP 是人胎儿时期肝脏合成的一种特殊的糖蛋白，出生后1个月降至正常成人水平。在肝细胞或生殖腺胚胎组织恶变时，血中AFP含量明显升高，因此AFP测定常用于肝细胞癌及滋养细胞癌的诊断。

1. 参考值 放射免疫法（RIA）、化学发光免疫测定（CLIA）、酶联免疫吸附试验（ELISA）：血清＜25μg/L。

2. 临床意义

（1）原发性肝癌：AFP 是目前诊断原发性肝细胞癌最特异的标志物，血清中 AFP＞300μg/L 可作为诊断阈值。

（2）病毒性肝炎、肝硬化：AFP 可有不同程度的增高，但常＜300μg/L。

（3）生殖腺胚胎肿瘤、胎儿神经管畸形：AFP 可增高。

[常考考点] 血清甲胎蛋白（AFP）测定的参考值及临床意义。

（二）癌胚抗原（CEA）测定

CEA 是一种富含多糖的蛋白复合物，胚胎期主要存在于胎儿的消化管、胰腺及肝脏，出生后含量极低。CEA 测定有助于肿瘤的诊断及判断预后。

1. 参考值 RIA、CLIA、ELISA：血清＜5μg/L。

2. 临床意义

（1）用于消化器官癌症的诊断：CEA 增高见于结肠癌、胃癌、胰腺癌等，但无特异性。

（2）鉴别原发性和转移性肝癌：原发性肝癌 CEA 增高者不超过 9%，而转移性肝癌 CEA 阳性率高达 90%，且绝对值明显增高。

（3）其他：肺癌、乳腺癌、膀胱癌、尿道癌、前列腺癌等 CEA 也可增高。

[常考考点] 癌胚抗原（CEA）测定的参考值及临床意义。

（三）血清癌抗原125（CA125）测定

CA125为一种糖蛋白性肿瘤相关抗原，存在于上皮性卵巢癌组织及患者的血清中。CA125有助于卵巢癌的诊断及疗效观察。

1. 参考值 RIA、ELISA：男性及50岁以上女性血清＜2.5万U/L；20～40岁女性＜4.0万U/L。

2. 临床意义

（1）卵巢癌：其对卵巢癌诊断有较大的临床价值，卵巢癌患者血清CA125明显增高。手术和化疗有效者，CA125水平很快下降；若有复发时，CA125增高先于临床症状出现之前，故CA125是观察疗效、判断有无复发的良好指标。

（2）其他癌症：如宫颈癌、乳腺癌、胰腺癌、肝癌、胃癌、结肠癌、肺癌等，也有一定的阳性率。

[常考考点]血清癌抗原125（CA125）测定的参考值及临床意义。

（四）血清前列腺特异抗原（PSA）测定

PSA是一种由前列腺上皮细胞分泌的单链糖蛋白，正常人血清中PSA含量极微。前列腺癌时血清PSA水平明显增高，临床上已广泛用于前列腺癌的辅助诊断。

1. 参考值 RIA、CLIA：血清＜4.0μg/L。

2. 临床意义

（1）前列腺癌：前列腺癌患者血清PSA明显增高，是前列腺癌诊断最有价值的肿瘤标志物。PSA测定也是监测前列腺癌病情变化和疗效的重要指标。

（2）其他恶性肿瘤：如肾癌、膀胱癌、肾上腺癌、乳腺癌等，PSA也可有不同程度的阳性率。

[常考考点]血清癌抗原125（CA125）测定参考值及临床意义。

（五）糖链抗原19-9（CA19-9）测定

CA19-9又称为胃肠癌相关抗原（GICA），是一种糖蛋白，正常人唾液腺、前列腺、胰腺、乳腺、胃、胆管、胆囊的上皮细胞存在微量CA19-9。检测血清CA19-9可作为胰腺癌、胆囊癌等恶性肿瘤的辅助诊断指标，对监测病情变化和复发有较大的价值。

1. 参考值 RIA、CLIA、ELISA：血清＜3.7万U/L。

2. 临床意义

（1）胰腺癌、胆囊癌、胆管癌等：血清CA19-9水平明显增高，尤其是诊断胰腺癌的敏感性和特异性较高，是重要的辅助诊断指标。

（2）胃癌、结肠癌、肝癌等：也有一定的阳性率。

[常考考点]糖链抗原19-9（CA19-9）测定的参考值及临床意义。

【知识纵横比较】

肿瘤标志物检测小结

肿瘤标志物	肿瘤种类
血清甲胎蛋白（AFP）	原发性肝细胞癌最特异的标志物
癌胚抗原（CEA）	消化器官癌＋转移性肝癌
癌抗原125（CA125）	卵巢癌
前列腺特异抗原（PSA）	前列腺癌
糖链抗原19-9（CA19-9）	胰腺癌

要点四　自身抗体检查

（一）类风湿因子（RF）测定

RF是变性IgG刺激机体产生的一种自身抗体，主要存在于类风湿关节炎患者的血清和关节液内。

1. 参考值 乳胶凝集法：阴性；血清稀释度＜1:10。

2. 临床意义

（1）类风湿关节炎：未经治疗的类风湿关节炎患者，RF阳性率80%，且滴度＞1:160。临床上动态观察滴度变化，可作为病变活动及药物治疗后疗效的评价。

（2）其他自身免疫性疾病：如多发性肌炎、硬皮病、干燥综合征、系统性红斑狼疮等，RF也可呈阳性。

（3）某些感染性疾病：如传染性单核细胞增多症、结核病、感染性心内膜炎等，RF也可呈阳性。

[常考考点] 类风湿因子（RF）测定的参考值及临床意义。

（二）抗核抗体（ANA）测定

ANA是血清中存在的一组抗多种细胞核成分的自身抗体的总称，无器官和种族特异性。

1. 参考值 免疫荧光测定（IFA）：阴性；血清滴度＜1:40。

2. 临床意义

（1）ANA阳性：①多见于未经治疗的系统性红斑狼疮（SLE），阳性率可达95%以上，但特异性较差。②药物性狼疮、混合性结缔组织病、原发性胆汁性肝硬化、全身性硬皮病、多发性肌炎等患者的阳性率也较高。③其他自身免疫性疾病：如类风湿关节炎、桥本甲状腺炎等也可呈阳性。

（2）荧光类型：根据细胞核染色后的荧光类型，ANA可分为均质型、边缘型、颗粒型、核仁型4种。

[常考考点] 抗核抗体（ANA）测定参考值及临床意义。

（三）抗Sm抗体、抗SSA抗体测定

抗可提取性核抗原多肽（ENA）抗体是针对细胞核中可提取性核抗原的自身抗体，包括抗核糖核蛋白抗体、抗酸性核蛋白（Sm）抗体、抗SSA抗体等。对这些自身抗体的检测，可用于自身免疫性疾病的诊断和鉴别诊断。

1. 参考值 免疫印迹试验（IBT）：阴性。

2. 临床意义

（1）抗Sm抗体阳性：抗Sm抗体为SLE所特有，疾病特异性达99%，但敏感性低。

（2）抗SSA抗体阳性：干燥综合征中阳性率最高，敏感性达96%；在亚急性皮肤性狼疮、新生儿狼疮等疾病中也有很高的阳性率；还可见于类风湿关节炎、SLE等。

[常考考点] 抗Sm抗体、抗SSA抗体测定测定参考值及临床意义。

（四）抗双链DNA（dsDNA）抗体测定

抗dsDNA抗体的靶抗原是细胞核中DNA的双股螺旋结构。测定抗dsDNA抗体对SLE的诊断有重要意义。

1. 参考值 间接免疫荧光法：阴性。

2. 临床意义 抗dsDNA抗体阳性见于SLE活动期，阳性率达70%～90%，特异性达95%。类风湿性关节炎、慢性肝炎、干燥综合征等也可呈阳性。

[常考考点] 抗双链DNA（dsDNA）抗体测定参考值及临床意义。

细目九 尿液检查

【考点突破攻略】

要点一 一般性状检查

1. 尿量 正常成人尿量为1000～2000mL/24h。

（1）多尿：尿量＞2500mL/24h。病理性多尿见于糖尿病、尿崩症、有浓缩功能障碍的肾脏疾病（如慢性肾炎、慢性肾盂肾炎）及精神性多尿等。

（2）少尿或无尿：尿量＜400mL/24h或＜17mL/h为少尿；尿量＜100mL/24h为无尿。见于以下几种情况：①肾前性少尿：休克、脱水、心功能不全等所致的肾血流量减少。②肾性少尿：急性肾炎、慢性肾炎急性发作、急性肾衰竭少尿期、慢性肾衰竭终末期等。③肾后性少尿：尿道结石、狭窄、肿瘤等引起的尿道梗阻。

2. 颜色 正常新鲜的尿液清澈透明，呈黄色或淡黄色。

（1）血尿：每升尿液中含血量＞1mL，即可出现淡红色，称为肉眼血尿。血尿见于泌尿系统炎症、结石、肿瘤、结核等；也可见于血液系统疾病，如血小板减少性紫癜、血友病等。

（2）血红蛋白尿呈浓茶色或酱油色，镜检无红细胞，但隐血试验为阳性。见于蚕豆病、阵发性睡眠性血红蛋白尿、恶性疟疾和血型不合的输血反应等。

（3）胆红素尿：见于肝细胞性黄疸和阻塞性黄疸。

（4）乳糜尿：见于丝虫病。

（5）脓尿和菌尿：见于泌尿系统感染，如肾盂肾炎、膀胱炎等。

3. 气味 正常尿液的气味来自尿中挥发酸的酸性物质，久置后可出现氨味。排出的新鲜尿液即有氨味，提示慢性膀胱炎及尿潴留。糖尿病酮症酸中毒时尿呈烂苹果味。有机磷中毒时尿带蒜臭味。

4. 比重 正常人在普通膳食的情况下，尿比重为 1.015～1.025。

（1）增高：见于急性肾炎、糖尿病、肾病综合征及肾前性少尿等。

（2）减低：见于慢性肾炎、慢性肾衰竭、尿崩症等。

［常考考点］尿液一般性状。

要点二 化学检查

1. 尿蛋白 健康成人经尿排出的蛋白质总量为 0～80mg/24h。尿蛋白定性试验阳性或定量试验≥150mg/24h 称为蛋白尿。

（1）生理性蛋白尿：见于剧烈运动、寒冷、精神紧张等，为暂时性，尿中蛋白含量少。

（2）病理性蛋白尿：①肾小球性蛋白尿：见于肾小球肾炎、肾病综合征等。②肾小管性蛋白尿：见于肾盂肾炎、间质性肾炎等。③混合性蛋白尿：见于肾小球肾炎或肾盂肾炎后期、糖尿病、系统性红斑狼疮等。④溢出性蛋白尿：见于多发性骨髓瘤、巨球蛋白血症、严重骨骼肌创伤、急性血管内溶血等。⑤组织性蛋白尿：肾组织破坏或肾小管分泌蛋白增多所致的蛋白尿，多为低分子量蛋白尿，肾脏炎症、中毒时排出量增多。

2. 尿糖 正常人尿内可有微量葡萄糖，定性试验为阴性；定量为 0.56～5.0mmol/24h。当血糖增高超过肾糖阈值 8.89mmol/L 或血糖正常而肾糖阈值降低时，则定性检测尿糖呈阳性，称为糖尿。

（1）暂时性糖尿：见于强烈精神刺激、全身麻醉、颅脑外伤、急性脑血管病等，可出现暂时性高血糖和糖尿（应激性糖尿）。

（2）血糖增高性糖尿：糖尿病最常见；还可见于其他使血糖增高的内分泌疾病，如甲状腺功能亢进症、库欣综合征、嗜铬细胞瘤等。

（3）血糖正常性糖尿：又称肾性糖尿，见于慢性肾炎、肾病综合征、间质性肾炎、家族性糖尿等。

3. 尿酮体 正常人定性检查尿酮体为阴性。尿酮体阳性见于糖尿病酮症酸中毒、妊娠剧吐、重症不能进食等脂肪分解增强的疾病。

［常考考点］尿蛋白、尿糖、尿酮体的参考值及临床意义。

要点三 显微镜检查

（一）细胞

1. 红细胞

（1）参考值：玻片法 0～3/HP（高倍视野），定量检查 0～5/μL。

（2）临床意义：尿沉渣镜检红细胞＞3/HP，称镜下血尿。见于急性肾炎、急进性肾炎、慢性肾炎、急性膀胱炎、肾结核、肾盂肾炎、肾结石、泌尿系肿瘤等。

2. 白细胞和脓细胞

（1）参考值：玻片法 0～5/HP，定量检查 0～10/μL。

（2）临床意义：尿沉渣镜检白细胞或脓细胞＞5/HP，称镜下脓尿。多为泌尿系统感染，见于肾盂肾炎、膀胱炎、尿道炎及肾结核等。

3. 上皮细胞

（1）扁平上皮细胞：成年女性尿中多见，临床意义不大。尿中大量出现或片状脱落且伴有白细胞、脓细胞，见于尿道炎。

（2）大圆上皮细胞：偶见于正常人尿内，大量出现见于膀胱炎。

（3）尾形上皮细胞：见于肾盂肾炎、输尿管炎。

（4）小圆上皮细胞（肾小管上皮细胞）：提示肾小管病变，常见于急性肾炎，成堆出现表示有肾小管坏死，也可见于肾移植术后急性排斥反应。

［常考考点］尿中细胞检查的正常值及意义。

（二）管型

1. 透明管型 偶见于健康人；少量出现见于剧烈运动、高热等；明显增多提示肾实质病变，如肾病综合征、慢性肾炎等。

2. 细胞管型

（1）红细胞管型：见于急性肾炎、慢性肾炎急性发作、狼疮性肾炎、肾移植术后急性排斥反应等。

（2）白细胞管型：提示肾实质感染性疾病，见于肾盂肾炎、间质性肾炎。

（3）肾小管上皮细胞管型：提示肾小管病变，见于急性肾小管坏死、慢性肾炎晚期、肾病综合征等。

3. 颗粒管型

（1）粗颗粒管型：见于慢性肾炎、肾盂肾炎、药物毒性所致的肾小管损害。

（2）细颗粒管型：见于慢性肾炎、急性肾炎后期。

4. 蜡样管型 提示肾小管病变严重，预后不良。见于慢性肾炎晚期、慢性肾衰竭、肾淀粉样变性。

5. 脂肪管型 见于肾病综合征、慢性肾炎急性发作、中毒性肾病。

6. 肾衰竭管型 常出现于慢性肾衰竭少尿期，提示预后不良；急性肾衰竭多尿早期也可出现。

［常考考点］尿中常见管型及临床意义。

（三）菌落计数

无菌操作取清洁中段尿，做尿液直接涂片镜检或细菌定量培养是尿液中病原体的主要检测手段。尿细菌定量培养，尿菌落计数≥10^5/mL 为尿菌阳性，提示尿路感染；菌落计数＜10^4/mL 为污染（称假阳性）；菌落计数在 10^4～10^5/mL 者不能排除感染，应复查或结合临床判断。

［常考考点］尿中菌落的计数。

要点四 尿沉渣计数

尿沉渣计数，指 1 小时尿细胞计数。

1. 参考值 红细胞：男性＜$3×10^4$/h，女性＜$4×10^4$/h。白细胞：男性＜$7×10^4$/h，女性＜$14×10^4$/h。

2. 临床意义 白细胞数增多见于泌尿系感染，如肾盂肾炎及急性膀胱炎；红细胞数增多见于急慢性肾炎。

［常考考点］尿沉渣计数参考值及临床意义。

【知识纵横比较】

尿液的一般性状及原因

尿液的性状	常见疾病
血尿	泌尿系统的炎症、结核、结石、肿瘤及出血性疾病
血红蛋白尿（浓茶色或酱油色）	蚕豆病、阵发性睡眠性血红蛋白尿、血型不合的输血反应及恶性疟疾
胆红素尿	肝细胞性黄疸和阻塞性黄疸
乳糜尿	丝虫病
脓尿和菌尿	泌尿系统感染，如肾盂肾炎、膀胱炎

细目十 粪便检查

【考点突破攻略】

要点一 粪便标本采集

1. 粪便标本应新鲜，盛器要洁净干燥，不可混入尿液、消毒液或其他杂物。
2. 一般检查留取指头大小的粪便即可，如孵化血吸虫毛蚴最好留取全份粪便。采集标本应选取黏液、脓血部位。
3. 检查痢疾中的阿米巴滋养体时，应于排便后立即取材送检，寒冷季节标本注意保温。
4. 对某些寄生虫及虫卵的初筛检测，应三送三检，以提高检出率。检查蛲虫卵需用透明胶纸拭子，于清晨排便前自肛周皱襞处拭取标本镜检。

5. 无粪便而又必须检查时，可经肛门指诊或采便管获取粪便。

要点二　一般性状检查

1. 量　正常成人每日排便1次，100～300g。胃肠、胰腺病变或其功能紊乱时，粪便次数及粪量可增多或减少。

2. 颜色及性状　正常成人的粪便为黄褐色圆柱状软便，婴儿粪便呈金黄色。

大便颜色或性状的改变及提示的疾病

大便颜色或性状	提示疾病
水样或粥样稀便	腹泻，如急性胃肠炎、甲状腺功能亢进症
米泔样便	霍乱
黏液脓样或黏液脓血便	痢疾、溃疡性结肠炎、直肠癌
暗红色果酱样	阿米巴痢疾
冻状便	肠易激综合征、慢性菌痢
鲜血便	肠道下段出血
柏油样便	上消化道出血
灰白色便	阻塞性黄疸
细条状便	直肠癌
绿色粪便	乳儿消化不良
羊粪样便	老年人及经产妇排便无力者

3. 气味
（1）恶臭味：见于慢性肠炎、胰腺疾病、结肠或直肠癌溃烂。
（2）腥臭味：见于阿米巴痢疾。
（3）酸臭味：见于脂肪和碳水化合物消化或吸收不良。
［常考考点］粪便的一般性状。

要点三　显微镜检查

1. 细胞
（1）红细胞：见于下消化道出血、痢疾、溃疡性结肠炎、结肠或直肠癌、痔疮、直肠息肉等。
（2）白细胞：正常粪便中不见或偶见，大量出现见于细菌性痢疾、溃疡性结肠炎。
（3）巨噬细胞：见于细菌性痢疾、溃疡性结肠炎。

2. 寄生虫　肠道有寄生虫时可在粪便中找到相应的病原体，如虫体或虫卵、原虫滋养体及其包囊。

要点四　化学检查

1. 隐血试验　正常为阴性。阳性见于消化性溃疡活动期、胃癌、钩虫病、消化道炎症、出血性疾病等。消化道癌症呈持续阳性，消化性溃疡呈间断阳性。

2. 胆色素检查
（1）粪胆红素检查：正常粪便中无胆红素。乳幼儿或成人于应用大量抗生素后，胆红素定性试验阳性。
（2）粪胆原及粪胆素检查：正常粪便中可有粪胆原及粪胆素。阻塞性黄疸时含量明显减少或缺如，粪便呈淡黄色或灰白色；溶血性黄疸时含量增多，粪色加深。

要点五　细菌学检查

肠道致病菌的检测主要通过粪便直接涂片镜检和细菌培养，用于菌痢、霍乱等的诊断。
［常考考点］粪便隐血试验的临床意义。

细目十一 痰液检查

【考点突破攻略】

要点一 痰液标本的收集方法

1. 留痰前应先漱口，用力咳出气管深处的痰液，以清晨第一口痰为宜，注意避免混入唾液和鼻咽分泌物。
2. 做细菌培养时，需用无菌容器留取并及时送检。
3. 做浓集结核菌检查时，需留 24 小时痰液送检。
4. 做痰液脱落细胞学检查时，最好收集上午 9~10 点的痰液立即送检。
5. 做细菌培养或脱落细胞学检查时，一般连续检查 3 次，必要时可以重复进行。

要点二 一般性状检查

1. 痰量 正常人无痰或仅有少量无色黏液样痰。痰量增多见于肺脓肿、慢性支气管炎、支气管扩张症、肺结核等。

2. 颜色

痰颜色	可能的疾病
红色痰	肺结核、支气管扩张症、肺癌
粉红色泡沫痰	急性肺水肿
铁锈色痰	肺炎球菌性肺炎
咖啡色痰	阿米巴肺脓肿
黄色痰	呼吸道化脓性感染
黄绿色痰	绿脓杆菌感染、干酪性肺炎

3. 性状

（1）黏液性痰：见于支气管炎、肺炎早期及支气管哮喘等。
（2）浆液性痰：见于肺水肿、肺淤血。
（3）脓性痰：见于支气管扩张症、肺脓肿。
（4）血性痰：见于肺结核、支气管扩张症、肺癌等。

4. 气味

（1）血腥味：血性痰带有血腥气味，见于肺结核、肺癌等。
（2）恶臭味：见于晚期肺癌、支气管扩张症、肺脓肿等，往往有厌氧菌感染。

[常考考点] 痰液的颜色、性状和气味。

要点三 显微镜检查

1. 直接涂片检查 正常人痰液内可有少量白细胞及上皮细胞。

（1）白细胞：中性粒细胞（或脓细胞）增多，见于呼吸道感染；嗜酸性粒细胞增多，见于支气管哮喘、过敏性支气管炎、肺吸虫病等；淋巴细胞增多，见于肺结核。
（2）红细胞：呼吸道疾病及出血性疾病，痰中可见大量红细胞。
（3）上皮细胞：鳞状上皮细胞增多，见于急性喉炎和咽炎；柱状上皮细胞增多，见于支气管炎、支气管哮喘等。

2. 染色涂片检查 主要用于检查癌细胞和细菌。

要点四 病原体检查

疑为呼吸道感染性疾病时，可分别做细菌、真菌、支原体等培养。

细目十二 浆膜腔穿刺液检查

【考点突破攻略】

要点一 浆膜腔积液分类及常见原因

浆膜腔包括胸腔、腹腔和心包腔。根据浆膜腔积液的形成原因及性质不同,可分为漏出液和渗出液。

1. 漏出液 漏出液为非炎症性积液。形成的原因主要有:①血浆胶体渗透压降低:如肝硬化、肾病综合征、重度营养不良等。②毛细血管内压力增高:如慢性心力衰竭、静脉栓塞等。③淋巴管阻塞:常见于肿瘤压迫或丝虫病引起的淋巴回流受阻。

2. 渗出液 渗出液为炎性积液。形成的主要原因有:①感染性:如胸膜炎、腹膜炎、心包炎等。②化学因素:如血液、胆汁、胃液、胰液等化学性刺激。③恶性肿瘤。④风湿性疾病及外伤等。

要点二 漏出液与渗出液的鉴别要点

渗出液与漏出液的鉴别

	漏出液	渗出液
原因	非炎症所致	炎症、肿瘤或物理、化学刺激
外观	淡黄,浆液性	不定,可为黄色、脓性、血性、乳糜性
透明度	透明或微混	多混浊
比重	<1.015	>1.018
凝固	不自凝	能自凝
黏蛋白定性(Rivalta)	阴性	阳性
蛋白质定量	25g/L 以下	30g/L 以上
葡萄糖定量	与血糖相近	常低于血糖水平
细胞计数	常<100×10^6/L	常>500×10^6/L
细胞分类	以淋巴细胞为主	根据不同的病因,分别以中性粒细胞或淋巴细胞为主,恶性肿瘤患者可找到癌细胞
细菌检查	阴性	可找到致病菌
乳酸脱氢酶	<200U/L	>200U/L

[常考考点] 漏出液与渗出液的鉴别要点。

细目十三 脑脊液检查

【考点突破攻略】

要点一 脑脊液检查的适应证、禁忌证

1. 适应证
(1)有脑膜刺激症状需明确诊断者。
(2)疑有颅内出血。
(3)疑有中枢神经系统恶性肿瘤。
(4)有剧烈头痛、昏迷、抽搐及瘫痪等表现而原因未明者。
(5)中枢神经系统手术前的常规检查。

2. 禁忌证

（1）颅内压明显增高或伴显著视乳头水肿者。

（2）有脑疝先兆者。

（3）处于休克、衰竭或濒危状态者。

（4）局部皮肤有炎症者。

（5）颅后窝有占位性病变者。

[常考考点] 脑脊液检查的适应证和禁忌证。

要点二　常见中枢神经系统疾病的脑脊液特点

常见中枢神经系统疾病的脑脊液特点，见下表。

常见中枢神经系统疾病的脑脊液特点

	压力（mmH$_2$O）	外观	细胞数（×10^6/L）及分类	蛋白质定性	蛋白质定量（g/L）	葡萄糖（mmol/L）	氯化物（mmol/L）	细菌
正常	侧卧位 80～180	无色透明	0～8，多为淋巴细胞	阴性	0.15～0.45	2.5～4.5	120～130	无
化脓性脑膜炎	↑↑↑	混浊，脓性，可有脓块	显著增加，以中性粒细胞为主	+++ 以上	↑↑↑	↓↓↓	↓	有致病菌
结核性脑膜炎	↑↑	微浊，毛玻璃样，静置后有薄膜形成	增加，以淋巴细胞为主	++	↑↑	↓↓	↓↓↓	抗酸染色可找到结核杆菌
病毒性脑膜炎	↑	清晰或微浊	增加，以淋巴细胞为主	+	↑	正常	正常	无
蛛网膜下腔出血	↑	血性为主	增加，以红细胞为主	+～++	↑	正常	正常	无
脑脓肿（未破裂）	↑↑	无色或黄色微浊	稍增加，以淋巴细胞为主	+	↑	正常	正常	有或无
脑肿瘤	↑↑	黄色或无色	正常或稍增加，以淋巴细胞为主	±～+	↑	正常	正常	无

[常考考点] 常见中枢神经系统疾病的脑脊液特点。

【例题实战模拟】

A1 型题

1. 血白细胞总数增多，可见于
   A. 伤寒杆菌感染　　　　B. 再生障碍性贫血　　　　C. 急性失血
   D. 使用氯霉素的影响　　E. 脾功能亢进

2. 下列可引起中性粒细胞生理性增多的是
   A. 睡眠　　B. 妊娠末期　　C. 休息　　D. 缺氧　　E. 情绪激动

3. 下列疾病，可以出现凝血时间缩短的是
   A. 先天性凝血酶原缺乏症　　B. 纤维蛋白原缺乏症　　C. DIC 早期
   D. 血小板减少性紫癜　　　　E. 严重肝病

4. 血清总胆红素、结合胆红素、非结合胆红素均中度增加，可见于
   A. 蚕豆病　　B. 胆石症　　C. 珠蛋白生成障碍性贫血　　D. 急性黄疸性肝炎　　E. 胰头癌

5. 下列关于内生肌酐清除率的叙述，正确的是
   A. 肾功能严重损害时，开始升高　　　B. 高于 80mL 预后不良
   C. 肾功能损害愈重，其清除率愈低　　D. 肾功能损害愈重，其清除率愈高
   E. 其测定与肾功能损害程度无关

6. 下列关于血尿素氮的改变及临床意义的叙述，正确的是
   A. 上消化道出血时，血尿素氮减少　　　B. 大面积烧伤时，血尿素氮减少
   C. 严重的肾盂肾炎，血尿素氮减少　　　D. 血尿素氮对早期肾功能损害的敏感性差
   E. 血尿素氮对早期肾功能损害的敏感性强
7. 下列检查结果中，最能反映慢性肾炎患者肾实质严重损害的是
   A. 尿蛋白明显增多　　　B. 尿中白细胞明显增多　　　C. 尿中红细胞明显增多
   D. 尿中出现管型　　　　E. 尿比重固定于 1.010 左右
8. 成人血清钠的正常值是
   A. 110～120mmol/L　　B. 121～130mmol/L　　C. 137～147mmol/L
   D. 150～155mmol/L　　E. 156～160mmol/L
9. 下列除哪项外，均可引起血清钾增高
   A. 急、慢性肾功能衰竭　　　B. 静脉滴注大量钾盐　　　C. 严重溶血
   D. 代谢性酸中毒　　　　　　E. 代谢性碱中毒
10. 下列不是引起病理性血糖升高原因的疾病是
    A. 甲状腺功能亢进症　　　B. 嗜铬细胞瘤　　　C. 糖尿病
    D. 肾上腺皮质功能亢进症　E. 胰岛细胞瘤
11. 对心肌缺血与心内膜下梗死的鉴别，最有意义的是
    A. 淀粉酶　　　　　　　B. 血清转氨酶　　　C. γ-谷氨酰转肽酶
    D. 肌酸磷酸激酶　　　　E. 血清碱性磷酸酶
12. 下列关于急性胰腺炎酶学检查的叙述，正确的是
    A. 血清淀粉酶多在发病 1～2 小时开始增高　　　B. 尿淀粉酶多在发病 3～4 小时开始增高
    C. 胰腺广泛坏死时，尿淀粉酶可增高不明显　　D. 尿淀粉酶的增高多早于血清淀粉酶
    E. 尿、血淀粉酶常同时开始增高
13. 病理性蛋白尿，可见于
    A. 剧烈活动后　　B. 严重受寒　　C. 直立性蛋白尿　　D. 妊娠中毒　　E. 精神紧张
14. 下列情况不出现尿酮体阳性的是
    A. 饥饿状态　　B. 暴饮暴食　　C. 妊娠剧烈呕吐　　D. 糖尿病酮症酸中毒　　E. 厌食症
15. 粪便中查到巨噬细胞，多见于
    A. 阿米巴痢疾　　B. 细菌性痢疾　　C. 急性胃肠炎　　D. 血吸虫病　　E. 霍乱
16. 出现大便隐血试验阳性，其上消化道出血量至少达到
    A. 5mL　　B. 10mL　　C. 20mL　　D. 50mL　　E. 60mL
17. 下列符合漏出液特点的是
    A. 外观呈血性　　B. 比重＞1.018　　C. 能自凝　　D. 白细胞计数＞0.5×10⁹/L　　E. 无病原菌

A2 型题

18. 患者，男，50 岁。乙肝病史 6 年，呕血 1 天。检查：腹壁静脉曲张。肝肋未触及，脾肋下 3cm，腹水征（+）。HBsAg（+），白蛋白降低，A/G＜1，丙氨酸转氨酶升高。其诊断为
    A. 慢性肝炎　　B. 肝硬化合并上消化道出血　　C. 消化性溃疡合并上消化道出血
    D. 白血病　　　E. 原发性肝癌

B1 型题

　　A. HBsAg（+）　　B. 抗-HBs（+）　　C. HBeAg（+）　　D. 抗-HBe（+）　　E. 抗-HBc（+）
19. 表明机体获得对 HBV 免疫力及乙型肝炎患者痊愈的指标是
20. HBV 感染进入后期与传染减低的指标是

　　A. 淀粉酶　　B. 血清转氨酶　　C. 谷氨酰转肽酶　　D. 血清碱性磷酸酶　　E. 肌酸磷酸激酶
21. 对诊断骨质疏松最有意义的是
22. 对诊断心肌梗死最有意义的是

A. 红细胞管型　　B. 白细胞管型　　C. 上皮细胞管型　　D. 透明管型　　E. 蜡样管型

23. 正常人尿中可见
24. 主要见于肾盂肾炎的管型是

【参考答案】

1. C　2. B　3. C　4. D　5. C　6. D　7. E　8. C　9. E　10. E　11. D　12. C　13. D　14. B　15. B　16. A　17. E　18. B　19. B　20. D　21. D　22. E　23. D　24. B

第五单元　心电图诊断

细目一　心电图基本知识

【考点突破攻略】

要点一　常用心电图导联

（一）肢体导联

包括标准肢体导联Ⅰ、Ⅱ、Ⅲ及加压肢体导联。标准肢体导联为双极肢体导联，反映两个肢体之间的电位差。加压肢体导联为单极导联，基本上代表检测部位的电位变化。

1. 标准肢体导联

Ⅰ导联：正极接左上肢，负极接右上肢。
Ⅱ导联：正极接左下肢，负极接右上肢。
Ⅲ导联：正极接左下肢，负极接左上肢。

2. 加压肢体导联

（1）加压右上肢导联（aVR）：探查电极置于右上肢并与心电图机正极相连，左上、下肢连接构成无关电极并与心电图机负极相连。

（2）加压左上肢导联（aVL）：探查电极置于左上肢并与心电图机正极相连，右上肢与左下肢连接构成无关电极并与心电图机负极相连。

（3）加压左下肢导联（aVF）：探查电极置于左下肢并与心电图机正极相连，左、右上肢连接构成无关电极并与心电图机负极相连。

（二）胸导联

胸导联属单极导联，包括 $V_1 \sim V_6$ 导联。将负极与中心电端连接，正极与放置在胸壁一定位置的探查电极相连。

V_1：胸骨右缘第4肋间。
V_2：胸骨左缘第4肋间。
V_3：V_2 与 V_4 两点连线的中点。
V_4：左锁骨中线与第5肋间相交处。
V_5：左腋前线 V_4 水平处。
V_6：左腋中线 V_4 水平处。

临床上为诊断后壁心肌梗死，需加做 $V_7 \sim V_9$ 导联；诊断右心病变，需加做 $V_3R \sim V_6R$ 导联。

要点二　心电图各波段的意义

每个心动周期在心电图上可表现为四个波（P波、QRS波群、T波和U波）、三个段（PR段、ST段和TP段）、两个间期（PR间期和QT间期）和一个J点（即QRS波群终末与ST段起始的交接点）。

P波：为心房除极波，反映左、右心房除极过程中的电位和时间变化。

PR 段：是电激动过程在房室交界区以及希氏束、室内传导系统所产生的微弱电位变化，一般呈零电位，显示为等电位线（基线）。

PR 间期：自 P 波的起点至 QRS 波群的起点，反映激动从窦房结发出后经心房、房室交界、房室束、束支及普肯耶纤维网传到心室肌所需要的时间。

QRS 波群：为左、右心室除极的波，反映左、右心室除极过程中的电位和时间变化。

ST 段：从 QRS 波群终点至 T 波起点的一段平线，反映心室早期缓慢复极的电位和时间变化。

T 波：为心室复极波，反映心室晚期快速复极的电位和时间变化。

QT 间期：从 QRS 波群的起点至 T 波终点，代表左、右心室除极与复极全过程的时间。

U 波：为 T 波后的一个小波，产生机制未明。

细目二　心电图测量，正常心电图及临床意义

要点一　心率计算及各波段测量

1. 心率计算　心率（次/分钟）= 60/R-R（或 P-P）间期的秒数（s）。心律不齐者，取 5～10 个 R-R 或 P-P 间距的平均值，然后算出心率。

2. 心电图各波段测量

（1）测量时间：一般规定，测量各波时距应自波形起点的内缘测至波形终点的内缘。

（2）测量振幅（电压）：测量正向波形的高度，以基线上缘至波形顶点之间的垂直距离为准；测量负向波形的深度，以基线的下缘至波形底端的垂直距离为准。

（3）测量 R 峰时间：从 QRS 波群起点量到 R 波顶点与等电位线的垂直线之间的距离。有切迹或 R′波，则以切迹第二峰或 R′波顶点为准。一般只测 V_1 和 V_5。

（4）测量间期：① PR 间期：应选择有明显 P 波和 Q 波的导联（一般多选 Ⅱ 导联），自 P 波的起点量至 QRS 波群起点。② QT 间期：选择 T 波比较清晰的导联，测量 QRS 波起点到 T 波终点的间距。

（5）ST 段移位的测量：ST 段是否移位，一般应与 TP 段相比较；因如心动过速等原因而 TP 段不明显时，可与 PR 段相比较；亦可以前后两个 QRS 波群起点的连线作为基线与之比较。斜行向上的 ST 段，以 J 点作为判断 ST 段移位的依据；斜行向下的 ST 段，以 J 点后 0.06～0.08s 处作为判断 ST 段移位的依据。① ST 段抬高：从等电位线上缘垂直量到 ST 段上缘。② ST 段下移：从等电位线下缘垂直量到 ST 段下缘。

要点二　心电轴测定

1. 测量方法　平均 QRS 心电轴（简称心电轴）是心室除极过程中全部瞬间综合向量形成的总向量。心电轴的测量方法有目测法、振幅法、查表法 3 种。

（1）目测法：根据 Ⅰ、Ⅲ 导联 QRS 波群的主波方向进行判断。如果 Ⅰ、Ⅲ 导联 QRS 波群的主波方向均向上，则电轴不偏；若 Ⅰ 导联 QRS 波群的主波方向向上，而 Ⅲ 导联 QRS 波群的主波方向向下，则心电轴左偏；若 Ⅰ 导联 QRS 波群的主波方向向下，而 Ⅲ 导联 QRS 波群的主波方向向上，则为心电轴右偏；如果 Ⅰ、Ⅲ 导联 QRS 波群的主波方向均向下，则为心电轴极度右偏或不确定电轴。

（2）振幅法：分别测算出 Ⅰ、Ⅲ 导联 QRS 波群振幅的代数和（R 波为正，Q 与 S 波为负），然后将其标记于六轴系统中 Ⅰ、Ⅲ 导联轴的相应位置，并由此分别做出与 Ⅰ、Ⅲ 导联轴的垂直线，两垂直线相交点与电偶中心点的连线即为所求之心电轴。测出该连线与 Ⅰ 导联轴正侧段的夹角即为心电轴的度数。

（3）查表法：根据计算出来的 Ⅰ、Ⅲ 导联 QRS 振幅的代数和直接查表，即可得出心电轴的度数。

2. 临床意义　正常心电轴一般在 0°～+90°。心电轴在 +30°～+90°，表示电轴不偏。0°～+30° 为电轴轻度左偏，0°～-30° 为中度左偏，-30°～-90° 为电轴显著左偏，+90°～+120° 为电轴轻度或中度右偏，+120°～+180° 为电轴显著右偏，-90°～-180° 为不确定性电轴。心电轴轻度、中度左偏或右偏不一定是病态。心电轴轻度左偏，可见于妊娠、肥胖、大量腹水、横位心脏等；左前分支阻滞、左心室肥大等，可使心电轴显著左偏。心电轴轻度右偏，可见于正常婴幼儿、垂位心脏等；左后分支阻滞、右心室肥大、广泛心肌梗死等，可使心电轴显著右偏。

要点三 心电图各波段正常范围及其变化的临床意义

1. P波 正常P波在多数导联呈钝圆形，有时可有切迹，但切迹双峰之间的距离＜0.04s。窦性P波在aVR导联倒置，Ⅰ、Ⅱ、AVF、V_3～V_6导联直立，其余导联（Ⅲ、aVL、V_1、V_2）可直立、低平、双向或倒置。正常P波的时间≤0.11s；电压在肢导联＜0.25mV，胸导联＜0.2mV。

P波在aVR导联直立，Ⅱ、Ⅲ、aVF导联倒置时，称为逆行型P′波，表示激动起源于房室交界区或心房下部。P波时间＞0.11s，有切迹，且切迹双峰间的距离≥0.04s，提示左心房异常；P波电压在肢导联≥0.25mV，胸导联≥0.2mV，常表示右心房异常；P波低平无病理意义。

2. PR间期 正常成年人心率为正常范围时，PR间期为0.12～0.20s。PR间期受年龄和心率的影响，年龄小或心率快时PR间期较短，老年人或心动过缓时较长，但一般不超过0.22s。

PR间期固定且超过0.20s（老年人＞0.22s），见于Ⅰ度房室传导阻滞。PR间期＜0.12s，而P波形态、方向正常，见于预激综合征；PR间期＜0.12s，同时伴有逆行型P′波，见于房室交界区心律。

3. QRS波群

（1）时间：正常成人QRS波群时间为0.06～0.10s，V_1导联R峰时间≤0.03s，V_5导联R峰时间≤0.05s。QRS波群时间或R峰时间延长，见于心室肥大、心室内传导阻滞及预激综合征。

（2）形态与电压：正常人V_1、V_2导联为rS型，R/S＜1、R_{V1}＜1.0mV，如超过此值提示右心室肥大。V_3、V_4导联为过渡区图形，呈RS型，R/S比值接近于1。V_5、V_6导联呈qR、qRs、Rs型，R/S＞1、RV_5＜2.5mV，如超过这些值提示左心室肥大。正常人的胸导联，自V_1至V_5，R波逐渐增高至最大，S波逐渐变小。如果过渡区图形出现于V_1、V_2导联，表示心脏有逆钟向转位；如果过渡区图形出现在V_5、V_6导联，表示心脏有顺钟向转位。

如果6个肢体导联中，每个QRS波群中向上及向下波电压的绝对值之和都小于0.5mV或（和）每个胸导联QRS波群中向上及向下波电压的绝对值之和都小于0.8mV称为低电压，多见于肺气肿、心包积液、全身水肿、心肌梗死、心肌病、黏液性水肿、缩窄性心包炎等，也见于少数正常人。个别导联的QRS波群振幅很小，无病理意义。

（3）Q波：正常人除aVR导联可呈QS或QR型外，其他导联Q波的振幅不得超过同导联R波的1/4，时间＜0.04s。正常情况下，V_1、V_2导联不应有q波，但可呈QS型，V_3导联极少有q波。超过正常范围的Q波称为异常Q波，常见于心肌梗死。

4. J点 QRS波群的终末与ST段起始的交接点称为J点。J点大多在等电位线上，通常随着ST段的偏移而发生移位。

5. ST段 正常情况下，ST段表现为一等电位线。在任何导联，ST段下移不应超过0.05mV；ST段抬高在V_2、V_3导联男性不超过0.2mV，女性不超过0.15mV，其他导联均不应超过0.1mV。

ST段水平型及下垂型压低见于心肌缺血；ST段压低也见于低血钾、洋地黄作用、心室肥厚及室内传导阻滞等。相邻ST段上抬超过正常范围且弓背向上，见于急性心肌梗死、变异型心绞痛、室壁瘤；弓背向下的抬高见于急性心包炎。

6. T波 正常T波是一个不对称的宽大而光滑的波，前支较长，后支较短；T波的方向与QRS波群主波方向一致；在R波为主的导联中，T波电压不应低于同导联R波的1/10。

在QRS波群主波向上的导联中，T波低平、双向或倒置见于心肌缺血、心肌损害、低血钾、低血钙、洋地黄效应、心室肥厚及心室内传导阻滞等。T波高耸见于急性心肌梗死早期和高血钾。

7. QT间期 QT间期的正常范围为0.32～0.44s。通常情况下，心率越快，QT间期越短，反之越长。QT间期延长见于心肌损害、心肌缺血、心室肥大、心室内传导阻滞、心肌炎、心肌病、低血钙、QT间期延长综合征以及药物（如奎尼丁、胺腆酮）作用等；QT间期缩短见于高血钙、高血钾、洋地黄效应。

8. U波 在胸导联上（尤其V_3），U波较清楚，方向与T波方向一致。U波增高常见于低血钾。

[常考考点] 心电图各波段正常范围及其变化的临床意义。

细目三 常见异常心电图及临床意义

要点一 心房、心室肥大

1. 心房肥大的心电图表现 正常P波的前1/3为右房除极，中1/3为左、右心房同除极，后1/3为左房除极。在V_1导联上，首先见到右房除极的低幅度的正向波，其高度与宽度的乘积称为起始P波指数（IPI），正常＜0.03mm·s；随后见到左房除极的负向波，其深度与宽度的乘积称为P波终末电势（Ptf），正常≥−0.02mm·s。

（1）左心房肥大：心电图表现为 P 波增宽，时间 > 0.11s，常呈双峰型，双峰间期 ≥ 0.04s，以 Ⅰ、Ⅱ、aVL 导联上最为显著；在 V1 导联上，Ptf ≤ -0.04mm·s。上述 P 波改变多见于二尖瓣狭窄，故称"二尖瓣型 P 波"，也可见于各种原因引起的左心衰竭、心房内传导阻滞等。

（2）右心房肥大：心电图表现为 P 波高尖，其幅度 ≥ 0.25mV，以 Ⅱ、Ⅲ、aVF 导联表现最为明显。常见于慢性肺源性心脏病，故称"肺型 P 波"，也可见于某些先天性心脏病。

2. 心室肥大的心电图表现

（1）左心室肥大的心电图表现：① QRS 波群电压增高：胸导联 R_{V5} 或 R_{V6} > 2.5mV，R_{V5} 或 $R_{V6}+S_{V1}$ > 4.0mV（男）或 > 3.5mV（女）；肢体导联 R_I > 1.5mV，R_{aVL} > 1.2mV，R_{aVF} > 2.0mV，R_I+S_{II} > 2.5mV；Cornell 标准：$R_{aVL}+S_{V3}$ > 2.8mV（男）或 > 2.0mV（女）。②心电轴轻、中度左偏。③ QRS 波群时间延长到 0.10～0.11s，V_5 或 V_6 导联 R 峰时间 > 0.05s。④ ST-T 改变：以 R 波为主的导联中，ST 段下移 ≥ 0.05mV，T 波低平、双向或倒置。左心室肥大常见于高血压心脏病、二尖瓣关闭不全、主动脉瓣病变、心肌病等。

上述左心室肥大的指标中，以 QRS 波群高电压最为重要，是诊断左心室肥大的基本条件。若仅有 QRS 波群电压增高表现而无其他阳性指标者，称为左室高电压，可见于左心室肥大或经常进行体力锻炼者；而仅有 V_5 导联以以 R 波为主的导联 ST 段下移 > 0.05mV，T 波低平、双向或倒置者，为左心室劳损；同时有 QRS 波群电压增高及 ST-T 改变者，称为左室肥大伴劳损。

（2）右心室肥大的心电图表现：① QRS 波群形态改变：V_1R/S > 1，V_5R/S < 1，V_1 或 V_3R 的 QRS 波群呈 RS、rSR'、R 或 qR 型。②心电轴右偏 ≥ +90°，重症可 > +110°。③ $R_{V1}+S_{V5}$ > 1.05mV（重症 > 1.2mV），aVR 导联的 R/Q 或 R/S > 1，R_{aVR} ≥ 0.5mV。④ V_1 或 V_3R 等右胸导联 ST 段下移 ≥ 0.05mV，T 波低平、双向或倒置。⑤ V_1 导联 R 峰时间 > 0.03s。右心室肥大常见于慢性肺源性心脏病、风心病二尖瓣狭窄、先天性心脏病等。

[常考考点] 心房、心室肥大心电图的特点。

要点二 心肌梗死与心肌缺血

（一）心肌梗死

1. 基本图形

（1）缺血型 T 波改变：缺血发生于心内膜上，T 波高而直立；若发生于心外膜面，出现对称性 T 波倒置，称"冠状 T 波"。

（2）损伤型 ST 段改变：面向损伤心肌的导联出现 ST 明显抬高，可形成单向曲线。

（3）坏死型 Q 波改变：出现面向坏死区的导联出现异常 Q 波（宽度 ≥ 0.04s，深度 ≥ 1/4R）或者呈 QS 波。

2. ST 段抬高型心肌梗死的图形演变及分期

（1）进展期：心肌梗死数分钟后出现 T 波高耸，ST 段斜行上移或弓背向上抬高，时间在 6 小时以内。

（2）急性期：心肌梗死后数小时或数日，可持续 6 小时至 7 天。ST 段逐渐升高呈弓背型，并可与 T 波融合成单向曲线，此时可出现异常 Q 波，继而 ST 段逐渐下降至等电位线，直立的 T 波开始倒置，并逐渐加深。此期坏死型 Q 波、损伤型 ST 段抬高及缺血性 T 波倒置可同时并存。

（3）愈合期：心肌梗死后 7～28 天，抬高的 ST 段基本恢复至基线，坏死型 Q 波持续存在，缺血型 T 波由倒置较深逐渐变浅，直到恢复正常或趋于恒定不变的下波倒置。

（4）陈旧期：急性心肌梗死后数月或数年。以异常图形稳定不变为进入陈旧期的标志。ST 段和 T 波不再变化，常遗留下坏死的 Q 波持续存在终生，亦可能逐渐缩小。

3. 心肌梗死的定位诊断 根据坏死图形（异常 Q 波或 QS 波）出现于哪些导联而作出定位诊断，见下表。

心肌梗死的心电图定位诊断

部位	特征性 ECG 改变导联	对应性改变导联
前间壁	V_1～V_3	
前壁	V_3～V_5	
广泛前壁	V_1～V_6	
下壁	Ⅱ、Ⅲ、aVF	Ⅰ、aVL
右室	V_3R～V_6R	多伴下壁梗死

4. 非ST段抬高型心肌梗死 常见于急性心内膜下心肌梗死、小灶性心肌梗死等。心电图常表现为只有ST段压低和（或）T波倒置或无ST-T异常。

［常考考点］心肌梗死的典型心电图特点及定位诊断。

（二）心肌缺血

1. 稳定型心绞痛 面对缺血区的导联上出现ST段水平型或下垂型下移≥0.1mV，T波低平、双向或倒置，时间一般小于15分钟。

2. 变异型心绞痛 常于休息或安静时发病，心电图可见ST段抬高，常伴有T波高耸，对应导联ST段下移。

3. 慢性冠状动脉供血不足 在以R波为主的导联上，ST段呈水平型或下垂型压低≥0.05mV；T波低平、双向或倒置而呈现"冠状T波"。

［常考考点］心肌缺血心电图的特点。

要点三 心律失常

1. 房性期前收缩的心电图表现

（1）提前出现的异位P'波，形态与窦性P波不同。

（2）P'R间期≥0.12s。

（3）异位P'波后有正常形态的QRS波群。

（4）代偿间歇不完全。

2. 室性期前收缩的心电图表现

（1）提前出现宽大畸形的QRS波群，其前无相关的P波或P'波。

（2）QRS波群时限常≥0.12s。

（3）T波方向与QRS波群主波方向相反。

（4）有完全性代偿间歇。

3. 交界性期前收缩的心电图表现

（1）提前出现的QRS波群，形态基本正常。

（2）出现逆行P'波，可在QRS波群之前（P'R＜0.12s），或QRS波群之后（RP'＜0.20s），或与QRS波群相重叠。

（3）常有完全性代偿间歇。

4. 阵发性室上性心动过速的心电图表现

（1）相当于一系列连续出现的房性或交界性期前收缩，QRS波频率为150～250次/分，节律规则。

（2）QRS波群形态基本正常，时间≤0.10s。

（3）ST-T可无变化，或呈继发性ST段下移和T波倒置。

5. 心房颤动的心电图表现

（1）P波消失，代之以大小不等、间距不均、形状各异的心房颤动波（f波），频率为350～600次/分，以V_1导联最为明显。

（2）RR间距绝对不匀齐，即心室律绝对不规则。

（3）QRS波群形态通常正常，当心室率过快时，发生室内差异性传导，QRS波群增宽畸形。

6. 房室传导阻滞的心电图表现

（1）一度房室传导阻滞：①窦性P波规律出现，其后均有QRS波群。②PR间期延长≥0.21s（老年人＞0.22s）。

（2）二度Ⅰ型房室传导阻滞：①窦性P波规律出现。②PR间期进行性延长，直至出现一次QRS波群脱落（P波后无QRS波群），其后PR间期又趋缩短，之后又逐渐延长，直至QRS波群再次脱落，周而复始。③QRS波群脱落所致的最长RR间期，短于任何两个最短的RR间期之和。④QRS波群时间、形态大多正常。

（3）二度Ⅱ型房室传导阻滞：①窦性P波规律出现，PR间期恒定（正常或延长）。②部分P波后无QRS波群（发生心室漏搏）。③房室传导比例一般为3∶2、4∶3等。

（4）三度房室传导阻滞（完全性房室传导阻滞）：①P波和QRS波群无固定关系，PP与RR间距各有其固定的规律性。②心房率＞心室率。③QRS波群形态正常或宽大畸形。

7. 预激综合征 目前认为，预激综合征的发生是由于在正常房室传导系统外还存在着"房室旁路"，主要有3种旁路：Kent束；James束；Mahaim纤维。

经典型预激综合征的心电图表现如下：① PR 间期 < 0.12s，P 波一般为窦性。② QRS 波群增宽，QRS 波群时间 ≥ 0.12s。③ QRS 波群起始部粗钝，形成预激波（Delta 波），此为心室预激在心电图上的主要表现。④ 可有继发性 ST-T 改变。

[常考考点] 心律失常（房早、室早、房室交界性早搏、房颤和房室传导阻滞）心电图的特点。

要点四 血钾异常

1. 高钾血症的心电图表现

（1）早期出现 QT 时间缩短，T 波高尖，双支对称，基底部变窄，即"帐篷状"T 波。

（2）随着高钾血症的加重，可出现 QRS 波增宽，幅度下降，P 波形态逐渐消失，可出现"窦性传导"。

（3）ST 段下降 ≥ 0.05mV。

（4）严重高血钾时，可出现房室传导阻滞、室内传导阻滞、窦性停搏、室速、室扑、室颤及心脏停搏等。

2. 低钾血症的心电图表现

（1）ST 段压低，T 波低平或倒置。

（2）U 波增高，以 V_2、V_3 导联上最明显，可 > 0.1mV。U 波振幅可与 T 波等高，呈驼峰状，或 U > T，或 T、U 波融合。

（3）T 波与 U 波融合时，QU 间期明显延长。

（4）严重低血钾时，可出现各种心律失常，如房室传导阻滞、频发、多源室性期前收缩、甚至室速和尖端扭转性室速等。

要点五 心电图的临床应用价值

1. 分析与鉴别各种心律失常。心电图是诊断心律失常最简单、最经济的方法，不但可确诊体格检查中所发现者，且可确诊体格检查无法发现者。

2. 确诊心肌梗死及急性冠状动脉供血不足。心电图可明确心肌梗死的病变部位、范围、演变及分期；确定有无心肌缺血、部位及持续时间。

3. 协助诊断慢性冠状动脉供血不足、心肌炎及心肌病。

4. 判定有无心房、心室肥大，从而协助某些心脏病的诊断，如风湿性、肺源性、高血压性及先天性心脏病等。

5. 协助诊断心包疾病，包括急性及慢性心包炎。

6. 观察某些药物对心肌的影响，包括治疗心血管病的药物（如强心苷、抗心律失常药物）及对心肌有损害的药物。

7. 对某些电解质紊乱（如血钾、血钙的过高或过低）不仅有助于诊断，还对治疗有重要参考价值。

8. 心电图监护已广泛应用于心脏外科手术、心导管检查、人工心脏起搏、电击复律、心脏复苏及其他危重病症的抢救，以便及时发现心律和心率的变化、心肌供血情况，从而做出相应的处理。

但心电图检查也存在其局限性，表现在以下几个方面：① 心电图对心脏病的病因不能作出诊断。② 心电图正常也不能排除有心脏病变存在，如轻度的心脏瓣膜病或某些心血管疾病的早期可能病变未达一定程度而心电图正常，双侧心室肥大时因电力互相抵消而心电图正常。③ 心电图不正常也不能肯定有心脏病，因为影响心电图改变的原因很多，如内分泌失调、电解质紊乱、药物作用等都可引起心电图异常，偶发早搏亦常见于健康人。④ 某些心电图改变并无特异性，故只能提供诊断参考，如左心室肥大可见于高血压心脏病、主动脉瓣疾病、二尖瓣关闭不全，亦可见于冠心病。⑤ 心电图亦不能反映心脏的储备功能。

【例题实战模拟】

A1 型题

1. 反映左、右心房电激动过程的是

　A. P 波　　B. PR 段　　C. QRS 波群　　D. ST 段　　E. T 波

2. 下列属于典型心绞痛的心电图改变的是

　A. 面对缺血区导联 ST 段水平压低 ≥ 0.1mV，T 波倒置

　B. 面对缺血区导联 ST 段抬高，T 波高尖

　C. 面对缺血区导联 Q 波加深，深度 ≥ R 波的 1/4

D. 面对缺血区导联 Q 波加宽，宽度 > 0.04s

E. QRS 波群宽大畸形

A2 型题

3. 患者，男，70 岁。今日胸痛发作频繁，2 小时前胸痛再次发作，含化硝酸甘油不能缓解。检查：血压 90/60mmHg，心律不齐。心电图Ⅱ、Ⅲ、aVF 导联 ST 段抬高呈弓背向上的单向曲线。应首先考虑的是

A. 心绞痛　　　　　　　B. 急性心包炎　　　　　　C. 急性前间壁心肌梗死

D. 急性下壁心肌梗死　　E. 急性广泛前壁心肌梗死

B1 型题

A. P 波　　B. QRS 波群　　C. ST 段　　D. T 波　　E. QT 间期

4. 代表心室除极和复极总时间的是

5. 代表心房除极波形的是

【参考答案】

1. A　2. A　3. D　4. E　5. A

第六单元　影像诊断

细目一　超声诊断

【考点突破攻略】

要点一　超声诊断的临床应用

1. 检测实质性脏器（如肝、肾、脾、胰腺、子宫及卵巢等）的大小、形态、边界及脏器内部回声等，帮助判断有无病变及病变情况。

2. 检测某些囊性器官（如胆囊、膀胱、胃等）的形态、走向及功能状态。

3. 检测心脏、大血管和外周血管的结构、功能及血流动力学状态，包括对各种先天性和后天性心脏病、血管畸形及闭塞性血管病等的诊断。

4. 鉴别脏器内局灶性病变的性质，是实质性还是囊性，还可鉴别部分病例的良、恶性。

5. 检测积液（如胸腔积液、腹腔积液、心包积液、肾盂积液及脓肿等）的存在与否，对积液量的多少作出初步估计。

6. 对一些疾病的治疗后动态随访。如急性胰腺炎、甲状腺肿块、子宫肌瘤等。

7. 介入性诊断与治疗。如超声引导下进行穿刺，或进行某些引流及药物注入治疗等。

要点二　二尖瓣、主动脉瓣病变声像图及心功能评价

1. 二尖瓣狭窄的异常声像图及功能评价

（1）二维超声心动图表现：①二尖瓣增厚，回声增强，以瓣尖为主，有时可见赘生物形成的强光团。②二尖瓣活动僵硬，运动幅度减小。③二尖瓣口面积缩小（正常二尖瓣口面积约 $4cm^2$，轻度狭窄时，瓣口面积 $1.5 \sim 2.0cm^2$；中度狭窄时，瓣口面积 $1.0 \sim 1.5cm^2$；重度狭窄时，瓣口面积 $< 1.0cm^2$）。④腱索增粗缩短，乳头肌肥大。⑤左心房明显增大，肺动脉高压时则右心室增大，肺动脉增宽。

（2）M 型超声心动图表现：①二尖瓣曲线增粗，回声增强。②二尖瓣前叶曲线双峰消失，呈城墙样改变，EF 斜率减低。③二尖瓣前、后叶呈同向运动，后叶曲线套入前叶。④左心房增大。

（3）多普勒超声心动图表现：①彩色多普勒血流量显像：二尖瓣口见五彩镶嵌的湍流信号。②频谱多普勒：二尖瓣频谱呈单峰宽带充填形，峰值血流速度大于 1.5m/s，可达 $6 \sim 8m/s$。

2. 主动脉瓣关闭不全的异常声像图及心功能评价

（1）二维超声心动图：表现在左室长轴及主动脉根部短轴切面上，可见主动脉瓣反射增强、舒张期主动脉瓣闭合不

良、左室容量负荷过重的表现。

（2）M型超声心动图表现：①心底部探查，主动脉根部前后径增宽，运动幅度增大，舒张期闭合线呈双线，距离>2mm。若闭合线出现扑动现象，是血液反流的有力证据。②左室探查，可见左室容量负荷过重的改变，表现为左心室内径扩大，流出道增宽，室间隔和左室后壁呈反向运动。

（3）多普勒超声心动图表现：舒张期可见五彩反流束自主动脉瓣口流向左室流出道。

[常考考点]二尖瓣、主动脉瓣膜病变声像图及功能评价。

要点三 胆囊结石、泌尿系结石的异常声像图

1. 胆囊结石的异常声像图 典型胆囊结石的特征如下：①胆囊内见一个或数个<u>强光团、光斑，其后方伴声影或彗星尾</u>。②<u>强光团或光斑可随体位改变而依重力方向移动</u>。但当结石嵌顿在胆囊颈部，或结石炎性粘连在胆囊壁中（壁间结石）时，看不到光团或光斑随体位改变。不典型者如充填型胆结石，胆囊内充满大小不等的结石，声像图上看不见胆囊回声，胆囊区见一条强回声弧形光带，后方伴直线形宽大声影。

2. 泌尿系结石的异常声像图 泌尿系结石超声可见结石部位有<u>强回声光团或光斑，后伴声影或彗星尾征</u>。输尿管结石多位于输尿管狭窄处；膀胱结石可随体位依重力方向移动。膀胱结石的检出率最高，肾结石次之，输尿管结石因腹腔内肠管胀气干扰而显示较差。肾结石、输尿管结石时，可伴有肾盂积水。

[常考考点]胆囊结石、泌尿系结石的异常声像图。

要点四 脂肪肝、肝硬化的异常声像图

1. 脂肪肝的异常声像图

（1）弥漫性脂肪肝的声像图表现：<u>整个肝均匀性增大，表面圆钝，边缘角增大；肝内回声增多增强</u>，前半细而密，呈一片云雾状改变。彩色多普勒超声显示肝内血流的灵敏度降低，尤其对于较深部位的血管，血流信号较正常减少。

（2）局限性脂肪肝的声像图表现：通常累及部分肝叶或肝段，超声表现为<u>脂肪浸润区部位的高回声区与正常肝组织的相对低回声区，两者分界较清</u>，呈花斑状或不规则的片状。彩色多普勒超声可显示不均匀回声区内无明显彩色血流，或正常肝内血管穿入其中。

2. 肝硬化的异常声像图 ①肝体积缩小，逐步向右上移行。②肝包膜回声增强，呈锯齿样改变；肝内光点增粗增强，分布紊乱。③脾肿大。④胆囊壁增厚毛糙，有腹水时可呈双边。⑤可见腹水的无回声暗区。⑥门静脉内径增宽>1.3cm，门静脉血流信号减弱，血流速度常在15～25cm/s以下；可见脐静脉重新开放。⑦癌变时在肝硬化基础上出现肝癌声像图特征，以弥漫型为多见。

[常考考点]脂肪肝、肝硬化的异常声像图表现。

细目二 放射诊断

【考点突破攻略】

要点一 X线的特性及成像原理

1. X线的特性

（1）穿透性：X线的波长很短，具有很强的穿透力，能穿透一般可见光不能穿透的各种不同密度的物质。X线的穿透力与X线管电压密切相关，电压越高，所产生的X线波长越短，穿透力就越强；反之，电压越低，所产生的X线波长越长，其穿透力就越弱。另一方面，X线的穿透力还与被照物体的密度和厚度相关。密度高、厚度大的物体吸收的X线多，通过的X线少。X线穿透性是X线成像的基础。

（2）荧光效应：荧光效应是进行透视检查的基础。

（3）感光效应：感光效应是X线摄影的基础。

（4）电离效应：X线通过任何物质都可产生电离效应。X线进入人体，可产生电离作用，使人体产生生物学方面的改变，即生物效应。它是放射防护学和放射治疗学的基础。

2. X线的成像原理 X线之所以能使人体组织在荧光屏上或胶片上形成影像，一是基于X线的穿透性、荧光和感光效应，二是基于人体组织之间有密度和厚度的差别。当X线穿过人体后，由于人体各部组织的密度和厚度不同，在荧光

屏和 X 线片上显出黑白阴影，相互间形成明显的对比。这样才使我们有可能通过 X 线检查来识别各种组织，并根据阴影的形态和黑白变化来分析它们是否正常。由此可见，组织结构和器官密度、厚度的差别是产生影像对比的基础，是 X 线成像的基本条件。人体组织结构和器官形态不同，厚度也不一样，厚的部分吸收 X 线多，透过的 X 线少，薄的部分则相反，于是在 X 线片和荧光屏上显示出黑白对比和明暗差别的影像。

要点二　X 线检查方法

1. 普通检查　普通检查包括透视和摄影。

（1）透视：这是常用的检查方法，除可观察内脏的解剖形态和病理改变外，还可观察人体器官的动态，如膈肌的呼吸运动、心脏大血管的搏动、胃肠道的蠕动和排空功能等。透视的缺点是不能显示细微病变，不能留下永久记录，不便于复查对比。

（2）X 线摄影（又称平片）：这是目前最常用的 X 线检查方法。优点是影像清晰，对比度及清晰度均较好，可使密度与厚度较大或密度差异较小部位的病变显影，并可留作客观记录，便于复查对比。其缺点是不能观察人体器官的动态功能改变。

2. 特殊检查

（1）软 X 线摄影：用钼作靶面的 X 线管所产生的 X 线波长较长，穿透力较弱，称之为软 X 线。主要用以检查软组织（如乳腺）。

（2）其他特殊检查：如放大摄影、荧光摄影等。

3. 造影检查　指将密度高于或低于受检器官的物质引入需要检查的体内器官，使之产生对比，以显示受检器官的形态与功能的办法。引入的物质称为对比剂或造影剂，常用的造影剂有：①高密度造影剂：常用的为钡剂和碘剂。钡剂主要用于食管和胃肠造影。碘剂分离子型和非离子型，非离子型造影剂性能稳定，毒性低，适用于血管造影、CT 增强；离子型如泛影葡胺，用于肾盂及尿路造影。②低密度造影剂：如空气、二氧化碳、氧等，常用于关节囊、腹腔造影等。

要点三　CT、磁共振成像（MRI）的临床应用

1. CT 的临床应用　随着 CT 成像技术的不断改进，其影像学效果越来越好，许多过去靠普通 X 线检查难以发现的疾病，目前通过 CT 检查多可以明确诊断，尤其是癌症及微小病变的早期发现和诊断，因此，在临床被广泛运用。CT 对头颅病变、脊椎与脊髓、纵隔、肺脏、肝、胆、胰、肾与肾上腺及盆部器官的疾病诊断都有良好的运用价值。双源 CT 下的冠脉造影，可以帮助判断冠状动脉有无狭窄及狭窄程度，指导临床治疗；CT 对中枢神经系统疾病的诊断价值更高，对颅内肿瘤、脓肿与肉芽肿、寄生虫病、外伤性血肿与脑损伤、脑梗死与脑出血、椎管内肿瘤等疾病诊断效果很好，结果可靠；对脊椎病变及椎间盘脱出也有良好的诊断价值；对眶内占位病变、鼻窦早期癌、中耳小的胆脂瘤、听骨破坏与脱位、内耳骨迷路的轻微破坏以及早期鼻咽癌的发现都有帮助；对肺癌、纵隔肿瘤以及腹部及盆部器官肿瘤的早期发现也有重要意义。

2. MRI 诊断的临床应用　与 CT 相比，MRI 检查具有无 X 线辐射、无痛苦、无骨性伪影的特点，非常适用于多次随访检查。MRI 高度的软组织分辨能力，不用对比剂就能清楚显示心脏、血管、体内腔道、肌肉、韧带以及脏器之间的关系等，是颅脑、体内脏器、脊髓、骨与关节软骨、肌肉、滑膜、韧带等部位病变的首选检查方法，临床适应证广泛。

但 MRI 对钙化与颅骨病变的诊断能力较差；难以发现新鲜出血，不能显示外伤性蛛网膜下腔出血；MRI 检查时间长，容易产生运动伪影；体内有金属植入物或金属异物者（如安装有心脏起搏器的病人），以及身体带有监护仪的病人不能做 MRI 检查。

要点四　呼吸系统常见病的影像学表现

1. 慢性支气管炎　早期 X 线可无异常发现。典型慢支表现为两肺纹理增多、增粗、紊乱，肺纹理伸展至肺野外带。

2. 支气管扩张症　确诊主要靠胸部 CT 检查，尤其是高分辨力 CT（HRCT）。柱状扩张时可见"轨道征"或"戒指征"；囊状扩张时可见葡萄串样改变；扩张的支气管内充满黏液栓时，可见"指状征"。

3. 大叶性肺炎

（1）X 线检查：①充血期：X 线无明显变化，或仅可见肺纹理增粗。②实变期：肺野出现均匀性密度增高的片状阴影，病变范围呈肺段性或大叶性分布，在大片密实阴影中常可见到透亮的含气支气管影，即支气管充气征。③消散期：X 线可见实变区密度逐渐减退，表现为散在性的斑片状影，大小不等，继而可见到增粗的肺纹理，最后可完全恢复正常。

（2）CT检查：①充血期：即可见病变区磨玻璃样阴影，边缘模糊。②实变期：可见呈肺段性或大叶性分布的密实阴影，支气管充气征较X线检查更为清楚。

4. 支气管肺炎（小叶性肺炎） 常见于两中下肺野的中、内带，X线表现为沿肺纹理分布的、散在密度不均的小斑片状阴影，边界模糊。CT见两中下肺支气管血管束增粗，有大小不等的结节状及片状阴影，边缘模糊。

5. 间质性肺炎 病变常同时累及两肺，以中、下肺最为显著。X线表现为两肺门及两中下肺纹理增粗、模糊，可呈网状，并伴有小点状影，肺门影轻度增大，轮廓模糊，密度增高。

病变早期HRCT可见两侧支气管血管束增粗、不规则，伴有磨玻璃样阴影。较重者可有小叶性实变导致的小斑片影，肺门、纵隔淋巴结可增大。

6. 肺脓肿 急性肺脓肿X线可见肺内大片致密影，边缘模糊，密度较均匀，可侵及一个肺段或一叶的大部。在致密的实变区中可见含有液面的空洞，内壁不规整。慢性肺脓肿可见空洞壁变薄，周围有较多紊乱的纤维条索状阴影。多房性空洞则显示为多个大小不等的透亮区。CT较平片能更早、更清楚地显示肺脓肿，因此，有利于早期诊断和指导治疗。

7. 肺结核

（1）原发性肺结核：表现为原发综合征及胸内淋巴结结核。①原发综合征：是由肺内原发灶、淋巴管炎及淋巴结炎三者组成的哑铃状双极现象。②胸内淋巴结结核：表现为肺门和（或）纵隔淋巴结肿大而突向肺野。

（2）血型播散型肺结核：①急性粟粒型肺结核：X线可见两肺大小、密度、分布都均匀一致的粟粒状阴影，正常肺纹理显示不清。②亚急性与慢性血型播散型肺结核：X线可见以两上、中肺野为主的大小不一、密度不同、分布不均的多种性质（渗出、增殖、钙化、纤维化、空洞等）病灶。

（3）继发性肺结核：包括浸润型肺结核（成人最常见）、慢性纤维空洞型肺结核。病变多在肺尖和锁骨下区开始，X线可见渗出、增殖、播散、纤维和空洞等多种性质的病灶同时存在。慢性纤维空洞型肺结核X线主要表现为两肺上部多发厚壁的慢性纤维病变及空洞，周围有广泛的纤维索条影及散在的新老病灶，常伴有明显的胸膜增厚，病变的肺因纤维化而萎缩，出现肺不张征象，上叶萎缩使肺门影向上移位，下肺野血管纹理牵引向上及下肺叶的代偿性肺气肿，使膈肌下降、平坦，肺纹理被拉长呈垂柳状。

（4）结核性胸膜炎：多见于儿童与青少年，可单独存在，或与肺结核同时出现。少量积液时X线可见患侧肋膈角变钝，大量积液时X线可见患侧均匀的密度增高阴影，阴影上方呈外高内低状，积液随体位变化而改变。后期可引起胸膜增厚、粘连、钙化。

肺结核的CT表现与平片相似，但可更早、更细微地显示病变情况，发现平片难以发现的病变，有助于鉴别诊断。

8. 肺肿瘤 肺肿瘤分原发性与转移性两类。原发性肿瘤有良性与恶性之分。良性少见，恶性中98%为原发性支气管肺癌，少数为肺肉瘤。

（1）原发性支气管肺癌（肺癌）：按发生部位可分为三型。①中心型：早期局限于黏膜内时X线无异常发现，引起管腔狭窄时可出现阻塞性肺气肿、阻塞性肺炎、阻塞性肺不张三种肺癌的间接征象；肿瘤同时向腔外生长或（和）伴肺门淋巴结转移时形成肺门肿块影，肺门肿块影是肺癌的直接征象。发生于右上叶的肺癌，肺门肿块及右上叶不张连在一起可形成横行"S"状下缘。有时肺癌发展迅速，中心可坏死形成内壁不规则的偏心性空洞。CT可见支气管壁不规则增厚，管腔狭窄；分叶状或不规则的肺门肿块，可同时伴有阻塞性肺炎、肺不张；肺门、纵隔淋巴结肿大等。MRI更有利于明确肿瘤与支气管、纵隔血管的关系，以及肺门、纵隔淋巴结有无转移等。②周围型：X线表现为密度增高，轮廓模糊的结节状或球形病灶，逐渐发展可形成分叶状肿块；发生于肺尖的癌称为肺沟癌。HRCT有利于显示结节或肿块的形态、边缘、周围状况以及内部结构等，可见分叶征、毛刺征、胸膜凹陷征、空泡征或支气管充气征（直径小于3cm以下的癌，肿块内见到的小圆形或管状低密度影），同时发现肺门或纵隔淋巴结肿大更有助于肺癌的诊断。增强CT能更早发现肺门、纵隔淋巴结转移。③细支气管肺泡癌（弥漫型肺癌）：表现为两肺广泛的细小结节，边界不清，分布不对称，进一步发展可融合成大片肿块，形成癌性实变。

CT可见两肺不规则分布的1cm以下结节，边缘模糊，常伴有肺门、纵隔淋巴结转移；融合后的大片实变影中靠近肺门处可见支气管充气征，实变区密度较低呈毛玻璃样，其中可见到高密度的隐约血管影是其重要特征。

（2）转移性肿瘤：X线可见在两肺中、下肺野外带，密度均匀、大小不一、轮廓清楚的棉絮样低密度影。血供丰富的肿瘤发生粟粒状转移时，可见两中、下肺野轮廓光滑、密度均匀的粟粒影。淋巴转移至肺的肿瘤，则主要表现为肺门和（或）纵隔淋巴结肿大。CT发现肺部转移较平片敏感；HRCT对淋巴转移的诊断具有优势，可见肺门及纵隔淋巴结肿大、支气管血管束增粗、小叶间隔增厚以及沿两者分布的细小结节影。

9. 胸膜病变

（1）胸腔积液：①游离性胸腔积液：当积液达250mL左右时，站立位X线检查可见外侧肋膈角变钝；中等量积液时，患侧胸中、下部呈均匀性致密影，其上缘形成自外上斜向内下的凹面弧形，同侧膈和心缘下部被积液遮蔽；大量积液时，除肺尖外，患侧全胸呈均匀的致密增高阴影，与纵隔连成一片，患侧肋间隙增宽，膈肌下降，气管纵隔移向健侧。②包裹性胸腔积液：X线表现为圆形或半圆形密度均匀影，边缘清晰。包裹性积液局限在叶间裂时称为叶间积液。

（2）气胸及液气胸：气胸时X线显示胸腔顶部和外侧高度透亮，其中无肺纹理，透亮带内侧可见被压缩的肺边缘。液气胸时，立位检查可见上方为透亮的气体影，下方为密度增高的液体影，且随体位改变而流动。

（3）胸膜增厚、粘连、钙化：胸膜轻度增厚时，X线表现为肋膈角变钝或消失，沿胸壁可见密度增高或条状阴影，还可见膈上幕状粘连，膈运动受限。广泛胸膜增厚则呈大片不均匀性密度增高影，患侧肋间隙变窄或胸廓塌陷，纵隔向患侧移位，膈肌升高，活动减弱，严重时可见胸部脊柱向健侧凸起。胸膜钙化的X线表现为斑块状、条状或片状高密度钙化影，切线位观察时，可见其包在肺的外围。

[常考考点] 呼吸系统常见病的影像学表现。

要点五　循环系统常见病的影像学表现

1. 风湿性心脏病

（1）单纯二尖瓣狭窄：X线表现为左心房及右心室增大，左心耳部凸出，肺动脉段突出，主动脉结及左心室变小，心脏呈梨形。

（2）二尖瓣关闭不全：典型患者的X线表现是左心房和左心室明显增大。

（3）主动脉瓣狭窄：X线可见左心室增大，或伴左心房增大，升主动脉中段局限性扩张，主动脉瓣区可见钙化。

（4）主动脉瓣关闭不全：左心室明显增大，升主动脉、主动脉弓普遍扩张，心脏呈靴形。

2. 高血压性心脏病　X线表现为左心室扩大，主动脉增宽、延长、迂曲，心脏呈靴形。

3. 慢性肺源性心脏病　病X线表现为右下肺动脉增宽≥15mm，右心室增大等。

4. 心包积液　300mL以下者，X线难以发现。中等量积液时，后前位可见心脏形态呈烧瓶形，上腔静脉增宽，心缘搏动减弱或消失等。

[常考考点] 循环系统常见病的影像学表现。

要点六　消化系统疾病影像学检查及常见疾病的影像学表现

（一）消化系统疾病影像学检查方法

1. 普通X线检查　包括透视和腹部平片，常用于急腹症的诊断。

2. 造影

（1）食管吞钡，观察食管黏膜、轮廓、蠕动和食管扩张度及通畅性。

（2）上消化道钡餐（气钡双重造影）检查，包括食管、胃、十二指肠和上段空肠。

（3）小肠系钡剂造影。

（4）结肠钡剂灌肠造影等。

3. 肝、胆、胰的影像检查方法

（1）肝脏：①CT平扫。②CT增强扫描：增加正常肝组织与病灶之间的密度差，显示平扫不能发现的或可疑的病灶，帮助鉴别病灶的性质。③MRI检查。

（2）胆道系统：①X线平片检查：可观察有无不透X线的结石、胆囊壁钙化或异常的气体影。②造影检查：如口服胆囊造影、静脉胆道造影以及内镜逆行性胆胰管造影（ERCP）。③CT检查。④MRI检查。

（3）胰腺检查：①X线平片可了解胰腺有无钙化、结石。ERCP对诊断慢性胰腺炎、胰头癌和壶腹癌有一定的帮助。②CT检查可显示胰腺的大小、形态、密度和结构，区分病变属囊性或实性，是胰腺疾病最重要的影像学检查方法。③MRI检查。

（二）消化系统常见病的影像学表现

1. 食管静脉曲张　X线钡剂造影可见：食管中、下段的黏膜皱襞明显增宽、迂曲，呈蚯蚓状或串珠状充盈缺损，管壁边缘呈锯齿状。

2. 食管癌　X线钡剂造影可见：①黏膜皱襞改变：由于肿瘤破坏黏膜层，使正常皱襞消失、中断、破坏，形成表面杂乱的不规则影像。②管腔狭窄。③腔内充盈缺损。④不规则的龛影，早期较浅小，较大者表现为长径与食管长轴一致的长形龛影。⑤受累食管呈局限性僵硬。

3. 消化性溃疡

（1）胃溃疡：上消化道钡剂造影检查的直接征象是龛影，多见于胃小弯；龛影口周围有一圈黏膜水肿造成的透明带，这种黏膜水肿带是良性溃疡的特征性表现。胃溃疡引起的功能性改变包括：①痉挛性改变。②分泌增加。③胃蠕动增强或减弱。

（2）十二指肠溃疡：绝大部分发生在球部，溃疡易造成球部变形；球部龛影或球部变形是十二指肠溃疡的直接征象。间接征象有：①激惹征。②幽门痉挛，开放延迟。③胃分泌增多和胃张力及蠕动方面的改变。④球部固定压痛。

4. 胃癌 上消化道钡剂造影检查可见：①胃内形态不规则的充盈缺损，多见于蕈伞型癌。②胃腔狭窄，胃壁僵硬，多见于浸润型癌。③形状不规则、位于胃轮廓之内的龛影，多见于溃疡型癌。④黏膜皱襞破坏、消失或中断。⑤肿瘤区蠕动消失。CT或MRI检查可直接观察肿瘤侵犯胃壁、周围浸润及远处转移情况，其影像表现直接反映了胃癌的大体形态，但检查时需用清水或对比剂将胃充分扩张。

5. 溃疡性结肠炎 气钡双重对比造影检查可见：病变肠管结肠袋变浅、消失，黏膜皱襞多紊乱，粗细不一，其中可见溃疡龛影。晚期病例X线表现为肠管从下向上呈连续性的向心性狭窄，边缘僵直，同时肠管明显缩短，肠腔舒张或收缩受限，形如硬管状。

6. 结肠癌 结肠气钡双重对比造影可见：①肠腔内肿块，形态不规则，黏膜皱襞消失。病变处肠壁僵硬，结肠袋消失。②较大的龛影，形状不规则，边缘不整齐，周围有不同程度的充盈缺损和狭窄，肠壁僵硬，结肠袋消失。③肠管狭窄，肠壁僵硬。

7. 胃肠道穿孔 最多见于胃或十二指肠穿孔，立位X线透视或腹部平片可见：两侧膈下有弧形或半月形透亮气体影。若并发急性腹膜炎则可见肠管充气积液膨胀，肠壁间隔增宽，在腹平片上可见腹部肌肉和脂肪层分界不清。

8. 肠梗阻 典型X线表现为：梗阻上段肠管扩张，积气、积液，立位或侧卧位水平位摄片可见肠管扩张，呈阶梯状气液平，梗阻以下的肠管闭合，无气体或仅有少量气体。CT（尤其是螺旋CT）适用于一些危重患者、不能配合检查者以及肥胖者，有助于发现腹腔包裹性或游离性气体、液体及肠坏死，帮助判断梗阻部位及病因。

[常考考点] 消化系统常见病的影像学表现。

要点七　泌尿系统常见病的影像学表现

1. 泌尿系结石 X线平片可显示的结石称为阳性结石，约占90%。疑为肾或输尿管结石时，首选腹部平片检查；必要时，选用CT。

（1）肾结石：发生于单侧或双侧，可单个或多个，主要位于肾盂或肾盏内。阳性结石X线平片可见圆形、卵圆形或桑椹状致密影，密度高而均匀或浓淡不等，或呈分层状。阴性结石平片不能显影，造影可见肾盂内圆形或卵圆形密度减低影或充盈缺损，还可引起肾盂、肾盏积水扩张等。阳性结石需与腹腔内淋巴结钙化、肠内粪石、胆囊或胰腺结石鉴别，肾结石时腹部侧位片上结石与脊柱影重叠。CT检查表现基本同平片。

（2）输尿管结石：阳性结石平片或CT可见输尿管走行区域内米粒大小的高密度影，CT可见结石上方输尿管、肾盂积水扩张；静脉肾盂造影可见造影剂中止在结石处，其上方尿路扩张。

（3）膀胱结石：多为阳性，X线平片可见耻骨联合上方圆形或卵圆形致密影，边缘光滑或毛糙，密度均匀或不均匀，可呈层状，大小不一。结石可随体位而改变位置，但总是在膀胱最低处。阴性结石排泄性尿路造影可见充盈缺损影。CT可见膀胱内致密影。MRI检查呈非常低的信号。

2. 肾癌 较大肾癌X线平片可见肾轮廓局限性外突；尿路造影可见肾盏伸长、狭窄、受压变形，或肾盏封闭、扩张。CT可见肾实质内肿块，密度不定，可略高于周围肾实质，也可低于或接近周围肾实质，肿块较大时可向肾外突，少数肿块内可有钙化影；增强扫描早期肿块有明显、不均一的强化，之后表现为相对低密度。

[常考考点] 泌尿系统常见病的影像学表现。

要点八　骨与关节常见病的影像学表现

1. 长骨骨折 X线检查是诊断骨折最常用、最基本的方法，可见骨皮质连续性中断、骨小梁断裂和歪曲，有边缘光滑锐利的线状透亮阴影，即骨折线。根据骨折程度把骨折分为完全性骨折和不完全性骨折。完全性骨折时，骨折线贯穿骨全径；不完全性骨折时，骨折线不贯穿骨全径。根据骨折线的形状和走行，将骨折分为横行、斜行和螺旋形。

CT不是诊断骨折的常规检查方法，但对解剖结构比较复杂部位（如骨盆、髋关节、肩关节、脊柱、面部等）骨折的诊断、诊断骨折碎片的数目等较普通X线有优势。

MRI显示骨折不如CT，但可清晰显示骨折周围软组织的损伤情况以及骨折断端出血、水肿等。

2. 脊柱骨折 主要发生在胸椎下段和腰椎上段，以单个椎体损伤多见。多因受到纵轴性暴力冲击而发生椎体压缩性骨折。X线可见骨折椎体压缩呈楔形，前缘骨皮质嵌压。由于断端嵌入，所以不仅不见骨折线，反而可见横行不规则的线状致密影。有时，椎体前上方可见分离的骨碎片，上、下椎间隙保持正常。严重时并发脊椎后突成角、侧移，甚至发生椎体错位，压迫脊髓而引起截瘫；常并发棘突间韧带撕裂，使棘突间隙增宽，或并发棘突撕脱骨折，也可发生横突骨折。

CT对脊椎骨折的定位、骨折类型、骨折片移位程度以及椎管有无变形、狭窄等的诊断优于普通平片。

MRI对脊椎骨折及有无椎间盘突出、韧带撕裂等有较高的诊断价值。

3. 椎间盘突出 青壮年多发，下段腰椎最容易发生。

（1）X线平片：①椎间隙变窄或前窄后宽。②椎体后缘唇样肥大增生、骨桥形成或游离骨块。③脊柱生理曲度变直或侧弯。Schmorl结节表现为椎体上或下面的圆形或半圆形凹陷，其边缘有硬化线，常对称见于相邻椎体的上、下面且常累及数个椎体。

（2）CT检查：根据椎间盘变形的程度，分为椎间盘变性、椎间盘膨出、椎间盘突出3种，以椎间盘突出最为严重，其CT直接征象是：椎间盘后缘变形，有局限性突出，其内可有钙化。间接征象是：①硬膜外脂肪层受压、变形甚至消失，两侧硬膜外间隙不对称。②硬膜囊受压变形和移位。③一侧神经根鞘受压。

（3）MRI检查：能很好地显示各部位椎间盘突出的图像，是<u>诊断椎间盘突出的最好方法</u>。在矢状面可见突出的椎间盘向后方或侧后方伸出；横断面上突出的椎间盘局限突出于椎体后缘；可见硬膜外脂肪层受压、变形甚至消失和神经根鞘受压图像。

4. 急性化脓性骨髓炎

（1）X线表现：①发病后2周内，可见肌间隙模糊或消失，皮下组织与肌间分界模糊等。②发病2周后可见骨改变，开始在干骺端骨松质中出现骨质疏松，进一步出现骨质破坏，破坏区边缘模糊；骨质破坏逐渐向骨干延伸，小的破坏区可融合形成大的破坏区，骨皮质也受到破坏，皮质周围出现骨膜增生，表现为一层密度不高的新生骨，新生骨广泛时可形成包壳；骨皮质供血障碍时可发生骨质坏死，出现沿骨长轴形成的长条形死骨，有时可引起病理性骨折。

（2）CT表现：能较清楚地显示软组织感染、骨膜下脓肿以及骨破坏和死骨，尤其有助于发现平片不能显示的小的破坏区和死骨。

（3）MRI检查：对显示骨髓腔内改变和软组织感染优于平片和CT。

5. 慢性化脓性骨髓炎

（1）X线表现：X线可见明显的修复，即在骨破坏周围有骨质增生硬化现象；骨膜的新生骨增厚，并同骨皮质融合，呈分层状，外缘呈花边状；骨干增粗，轮廓不整，骨密度增高，甚至骨髓腔发生闭塞；可见骨质破坏和死骨。

（2）CT表现与X线表现相似，并容易发现X线不能显示的死骨。

6. 骨关节结核 多继发于肺结核，儿童和青年多见，发病部位以椎体、骺和干骺端为多，X线主要表现为骨质疏松和骨质破坏，部分可出现冷脓肿。

（1）长骨结核：①好发于骺和干骺端。X线早期可见骨质疏松；在骨松质中可见局限性类圆形、边缘较清楚的骨质破坏区，邻近无明显骨质增生现象；骨质破坏区有时可见碎屑状死骨，密度不高，边缘模糊，称之为"泥沙"状死骨；骨膜反应轻微；病变发展易破坏骺而侵入关节，形成关节结核，但很少向骨干发展。②CT检查可显示低密度的骨质破坏区，内部可见高密度的小斑片状死骨影，病变周围软组织发生结核性脓肿，密度低于肌肉。

（2）关节结核：分为继发于骺、干骺端结核的骨型关节结核和结核菌经血行累及关节滑膜的滑膜型结核。①骨型关节结核的X线表现较为明显，即在原有病变征象的基础上，又有关节周围软组织肿胀、关节间隙不对称性狭窄或关节骨质破坏等。滑膜型结核以髋关节和膝关节较为常见，早期X线表现为关节囊和关节软组织肿胀，密度增高，关节间隙正常或增宽，周围骨骼骨质疏松；病变进展侵入关节软骨及软骨下骨质时，X线可见关节面及邻近骨质模糊及有虫蚀样不规则破坏，这种破坏多在关节边缘，而且上下两端相对应存在；晚期发生关节间隙变窄甚至消失，关节强直。②CT检查可见肿胀的关节囊、关节周围软组织和关节囊内积液，骨关节面毛糙，可见虫蚀样骨质缺损；关节周围冷脓肿密度较低，注射对比剂后可见边缘强化。③MRI检查：滑膜型结核早期可见关节周围软组织肿胀，肌间隙模糊。依据病变组织密度不同而显示不同的信号。

（3）脊椎结核：好发于腰椎，可累及相邻的两个椎体，附件较少受累。①X线表现：病变椎体骨松质破坏，发生塌陷变形或呈楔形变，椎间隙变窄或消失，严重时椎体互相嵌入融合而难以分辨；病变椎体旁因大量坏死物质流入而形成冷脓肿，表现为病变椎体旁软组织梭形肿胀，边缘清楚；病变部位脊柱后突畸形。②CT对显示椎体及其附件的骨质破坏、死骨、冷脓肿均优于平片。③MRI对病变部位、大小、形态和椎管内病变的显示优于平片和CT。

7. 骨肿瘤 骨肿瘤分为原发性和转移性两种，转移性骨肿瘤在恶性骨肿瘤中最为常见。原发性骨肿瘤分为良性与恶性。X线检查不仅可以发现骨肿瘤，还可帮助鉴别肿瘤的良恶以及是原发还是转移。一般原发性骨肿瘤好发于长骨，转移性骨肿瘤好发于躯干骨与四肢近侧骨的近端。原发性骨肿瘤多为单发，转移性骨肿瘤常为多发。良性骨肿瘤多无骨膜增生，恶性骨肿瘤常有骨膜增生，并且骨膜新生骨可被肿瘤破坏，形成恶性骨肿瘤的特征性X线表现——Codman三角。

（1）骨巨细胞瘤（破骨细胞瘤）：多见于20～40岁的青壮年，股骨下端、胫骨上端以及桡骨远端多发，良性多见。①X线平片：在长骨干骺端可见到偏侧性的膨胀性骨质破坏透亮区，边界清楚。多数病例破坏区内可见数量不等的骨嵴，将破坏区分隔成大小不一的小房征，称为分房型；少数破坏区无骨嵴，称为溶骨型。当肿瘤边缘出现筛孔状或虫蚀状骨破坏，骨嵴残缺紊乱，环绕骨干出现软组织肿块影时，提示恶性骨巨细胞瘤。②CT平扫可见骨端的囊性膨胀性骨破坏区，骨壳基本完整，骨破坏与正常骨小梁的交界处多没有骨增生硬化带。骨破坏区内为软组织密度影，无钙化和骨化影。增强扫描肿瘤组织有较明显的强化，而坏死囊变区无强化。

（2）骨肉瘤：多见于11～20岁的男性，好发于股骨下端、胫骨上端及肱骨上端的干骺端。①X线主要表现为骨髓腔内不规则的骨破坏和骨增生，骨皮质破坏，不同形式的骨膜增生和骨膜新生骨的再破坏，可见软组织肿块以及其中的云絮状、斑块状肿瘤骨形成等，肿瘤骨存在是诊断骨肉瘤的重要依据。根据X线表现的不同，骨肉瘤分为溶骨型、成骨型和混合型三种类型，混合型最为多见。溶骨型骨肉瘤以骨质破坏为主要表现，破坏偏于一侧，呈不规则斑片或大片状溶骨性骨质破坏，边界不清；可见骨膜增生被破坏形成的骨膜三角。成骨型骨肉瘤以肿瘤骨形成为主要的X线表现，可见大片致密的骨质硬化改变，称为象牙质变；骨膜增生明显；软组织肿块中多有肿瘤骨形成。混合型骨肉瘤兼有以上两者的骨质改变。②CT表现为松质骨的斑片状缺损，骨皮质内表面的侵蚀或全层的虫蚀状、斑片状破坏或大片缺损。骨质增生表现为松质骨内不规则斑片状高密度影和骨皮质增厚。软组织肿块围绕病变骨骼生长或偏于一侧，边缘模糊，与周围正常组织界限不清，其内常见大小不等的坏死囊变区；CT发现肿瘤骨较平片敏感，并能显示肿瘤与邻近结构的关系。③MRI能清楚地显示骨肉瘤与周围正常组织的关系，以及肿瘤在髓腔内的情况等；但对细小、淡薄的骨化或钙化的显示不如CT。一般典型骨肉瘤平片即可诊断，而判断骨髓病变MRI更好。

（3）转移性骨肿瘤：乳腺癌、甲状腺癌、前列腺癌、肾癌、肺癌及鼻咽癌等癌细胞通过血行可转移至胸椎、腰椎、肋骨、股骨上段，以及髋骨、颅骨和肱骨等处。①根据X线表现的不同将其分为溶骨型、成骨型和混合型三种，以溶骨型最为多见。②CT显示骨转移瘤不仅比普通平片敏感，而且还能清楚显示骨外局部软组织肿块的范围、大小、与相邻脏器的关系等。③MRI对骨髓中的肿瘤组织及其周围水肿非常敏感，比CT能更早地发现骨转移瘤，从而为临床诊断、治疗等提供更早而可靠的依据。

8. 颈椎病 X线表现为颈椎生理曲度变直或向后反向成角，椎体前缘唇样骨质增生或后缘骨质增生、后翘，相对关节面致密，椎间隙变窄，椎间孔变小，钩突关节增生、肥大、变尖，前、后纵韧带及项韧带钙化。CT、MRI对颈椎病的诊断优于普通X线平片，尤其对平片不能确诊的颈椎病，MRI诊断更具有优势。

9. 类风湿关节炎 X线表现为：早期手、足小关节多发对称性梭形软组织肿胀，关节间隙可因积液而增宽，出现软骨破坏后关节间隙变窄；发生在关节边缘的关节面骨质侵蚀（边缘性侵蚀）是类风湿关节炎的重要早期征象；进一步发展可见骨性关节面模糊、中断，常有软骨下囊性病灶，呈多发、边缘不清楚的小透亮区（血管翳侵入所致）；骨质疏松早期发生在受累关节周围，以后可累及全身骨骼；晚期可见四肢肌肉萎缩，关节半脱位或脱位，指间、掌指关节半脱位明显，常造成手指向尺侧偏斜、畸形。

10. 退行性骨关节病 依靠普通平片就可诊断。

（1）四肢关节（髋与膝关节）退行性骨关节病的X线表现：由于关节软骨破坏，而使关节间隙变窄，关节面变平，边缘锐利或有骨赘突出。软骨下骨质致密，关节面下方骨内出现圆形或不规整形透明区。晚期还可见关节半脱位和关节内游离骨体，但多不造成关节强直。

（2）脊椎关节病（脊椎小关节和椎间盘退行性变）的X线表现：脊椎小关节改变包括上下关节突变尖、关节面骨质硬化和关节间隙变窄。椎间盘退行性变表现为椎体边缘出现骨赘，相对之骨赘可连成骨桥；椎间隙前方可见小骨片，但不与椎体相连，为纤维环及邻近软组织骨化后形成；髓核退行性变则出现椎间隙变窄，椎体上下骨缘硬化。

[常考考点] 骨和关节常见病的影像学表现。

要点九 常见中枢神经系统疾病的影像学表现

（一）脑血管病

1.脑出血 高血压性脑出血是最常见的病因，出血部位多为基底节、丘脑、脑桥和小脑。根据血肿演变分为急性期、吸收期和囊变期。CT、MRI可以确诊。

CT表现：①急性期血肿呈圆形、椭圆形或不规则形均匀密度增高影，边界清楚；周围有环形密度减低影（水肿带）；局部脑室受压移位；血液进入脑室或蛛网膜下腔时，可见脑室或蛛网膜下腔内有积血影。②吸收期（发病后3~7天）可见血肿缩小、密度降低，小的血肿可以完全吸收，血肿周围变模糊，水肿带增宽。③发病2个月后进入囊变期，较大的血肿吸收后常留下大小不等的囊腔，同时伴有不同程度的脑萎缩。

2.蛛网膜下腔出血 CT表现为脑沟、脑池、脑裂内密度增高影，脑沟、脑裂、脑池增大，少数严重病例周围脑组织受压移位。出血一般7天左右吸收，此时CT检查无异常发现，但MRI仍可见高信号出血灶痕迹。

3.脑梗死 常见的原因有脑血栓形成、脑栓塞、低血压和凝血状态等。病理上分为缺血性脑梗死、出血性脑梗死、腔隙性脑梗死。

（1）CT表现：①缺血性脑梗死：发病12~24小时之内，CT无异常所见；少数病例在血管闭塞6小时即可显示大范围低密度区，其部位、范围与闭塞血管供血区一致，皮质与髓质同时受累，多呈三角形或扇形，边界不清，密度不均，在等密度区内散在较高密度的斑点影代表梗死区内脑质的相对无损害区；2~3周后，病变处密度越来越低，最后变为等密度而不可见；1~2个月后可见边界清楚的低密度囊腔。②出血性脑梗死：在密度减低的脑梗死灶内，见到不规则斑点状或片状高密度出血灶影；由于占位，脑室轻度受压，中线轻度移位；2~3周后，病变处密度逐渐变低。③腔隙性脑梗死：发病12~24小时之内，CT无异常所见；典型者可见小片状密度减低影，边缘模糊；无占位效应。

（2）MRI检查：MRI对脑梗死灶发现早、敏感性高，发病后1小时即可见局部脑回肿胀，脑沟变浅。

（二）脑肿瘤

影像检查的目的在于确定肿瘤的有无，并对其作出定位、定量乃至定性诊断。颅骨平片的诊断价值有限，CT、MRI是主要的诊断手段。

（三）颅脑外伤

1.脑挫裂伤 CT可见低密度脑水肿区内散在斑点状高密度出血灶，伴有占位效应。有的表现为广泛性脑水肿或脑内血肿。

2.颅内出血 包括硬膜外、硬膜下、脑内、脑室和蛛网膜下腔出血等。CT可见相应部位的高密度影。

［常考考点］中枢神经系统常见病的影像学表现。

细目三 放射性核素诊断

要点 体外竞争放射分析

1.甲状腺激素测定

（1）原理：主要是测定血液中有活性的四碘甲状腺原氨酸（T_4）和三碘甲状腺原氨酸（T_3）。正常情况下血液循环中的T_4绝大部分与蛋白相结合，只有0.04%呈游离状态，称为游离T_4（FT_4），血液中总的T_4含量称为总T_4（TT_4）。血液中的T_4均由甲状腺分泌而来，其浓度比T_3大60~80倍，但生物活性较T_3低。血液中的T_3只有20%是甲状腺分泌的，其余80%由T_4转化而来。与T_4一样，血液循环中绝大部分的T_3与蛋白结合，只有0.3%~0.5%呈游离状态，称为游离T_3（FT_3）。血液中总的T_3含量称为总T_3（TT_3）。只有游离的甲状腺激素才能在靶细胞中发挥生物效应。因此，测定FT_3、FT_4能更准确地反映甲状腺的功能。

（2）临床意义：TT_3、TT_4联合测定对甲状腺功能的判定有重要意义。FT_3、FT_4对诊断甲亢或甲减更加准确和敏感，其诊断价值依次是$FT_3 > FT_4 > TT_3 > TT_4$。

2.血清促甲状腺激素（TSH）测定

（1）原理：TSH是垂体前叶腺细胞分泌的一种糖蛋白激素。它一方面受下丘脑分泌的促甲状腺激素释放激素（TRH）的促进性影响，另一方面又受到T_3、T_4反馈性的抑制性影响，二者互相拮抗，它们组成下丘脑－腺垂体－甲状腺轴。正常情况下，下丘脑分泌的TRH量，决定腺垂体甲状腺轴反馈调节的水平。TRH分泌多，则血中T_3、T_4水平的调定点高；当血中T_3、T_4超过此调定水平时，则反馈性抑制腺垂体分泌TSH，并降低腺垂体对TRH的敏感性，从而使血中T_3、T_4

水平保持相对恒定。TSH分泌有昼夜节律性，清晨2～4时最高，以后渐降，至下午6～8时最低。

（2）临床意义：TSH增高见于甲状腺功能减退症；TSH降低主要见于甲状腺功能亢进症。

3. C肽测定

（1）原理：胰岛β细胞分泌胰岛素的同时，还分泌等分子的C肽。也就是说，分泌几个胰岛素分子，就同时分泌几个C肽分子。因此，测定血清C肽可以帮助了解胰岛细胞的功能，间接反映血清胰岛素的浓度。C肽不受肝脏酶灭活，主要通过肾脏排泄。

（2）临床意义：①帮助糖尿病分型，了解糖尿病患者胰岛β细胞的功能。②鉴别糖尿病患者发生低血糖的原因：是胰岛素使用过量，还是进食不足。③了解移植后胰岛β细胞的分泌功能。④了解肝、肾功能：肝炎或肝硬化时，肝脏对胰岛素摄取减少，血中胰岛素水平有升高趋势，而C肽受其影响小，血中C肽与胰岛素比值降低；发生肾病时，C肽降解减慢，血中C肽水平升高，C肽与胰岛素比值明显高于正常。⑤胰岛素瘤的诊断及手术的效果评定：若术后血中C肽水平仍很高，说明胰岛素组织有残留。若在随访中，C肽水平不断上升，提示肿瘤复发或转移的可能性大。

4. 胰岛素测定

（1）原理：血清胰岛素是由胰岛β细胞分泌的一种可以降低血糖的激素，其生理功能就是与生长激素、胰高血糖素一起调控血糖的浓度。因此，测定血清胰岛素有助于了解血糖升高与降低的原因，帮助糖尿病的诊断与鉴别诊断等。

（2）临床意义：①血清胰岛素水平降低：见于1型糖尿病患者，空腹胰岛素水平低于参考值，口服葡萄糖后无高峰出现。②血清胰岛素水平正常或稍高：见于2型糖尿病患者，口服葡萄糖后高峰延迟至2～3小时出现。

[常考考点] 甲状腺激素、促甲状腺激素、C肽和胰岛素测定的临床意义。

【例题实战模拟】

A1型题

1. 对腹部实质性脏器病变，最简便易行的检查方法是
   A. X线摄片   B. CT扫描   C. 同位素扫描   D. B型超声波检查   E. 纤维内窥镜检查
2. 对二尖瓣狭窄程度的判定最有价值的检查是
   A. 听诊   B. 胸部X线片   C. 心电图检查   D. 胸部CT扫描   E. 二维超声心动图检查
3. 主动脉瓣关闭不全时，左心室扩大，心影外形应是
   A. 梨形   B. 靴形   C. 里横位   D. 烧瓶形   E. 心腰部突出
4. 下列疾病，立位X线透视可见膈下游离气体影的是
   A. 急性胃穿孔   B. 肠梗阻   C. 肠套叠   D. 肝破裂   E. 结肠肿瘤
5. 下列疾病，立位X线透视可见阶梯状气液平的是
   A. 急性胃穿孔   B. 肠梗阻   C. 肠套叠   D. 肝破裂   E. 结肠肿瘤

【参考答案】

1. D   2. E   3. B   4. A   5. B

第七单元　病历与诊断方法

【考点突破攻略】

要点一　病历书写的格式和内容

（一）门诊病历

1. 门诊病历首页要逐项填写，要注明科别，如有错误或遗漏应予更正及补充。
2. 每次诊疗均写明年、月、日。必要时注明时刻。
3. 初诊病历的书写要注意以下事项：

（1）病史内容连贯书写，不必冠以"主诉"等字。病历重点为主诉、现病史，而对既往史、家族史等仅扼要记录与此次发病有关的内容。

（2）系统体格检查（一般状况、心、肺、肝、脾、四肢、神经反射等），逐项简要记载，对病人的阳性体征及有关的阴性体征，应重点记载。对专科情况，应详细记载。

（3）辅助检查应根据病情而选择进行。

（4）结合病史、体检、辅助检查，提出初步诊断。

（5）处理包括所有药品（品名、剂量、用法及所给总量），特殊治疗，生活注意点，休息方式及期限，预约诊疗日期及随访要求等。

4. 复诊病历重点记录上次就诊后病情变化、药物疗效与反应及送检结果。复查上次曾发现的阳性体征及有无新的变化。诊断无改变者不再填写。最后为复诊后的处理。

5. 每次记录医师均需签署全名。

（二）住院病历

1. 主要内容包括以下几个方面：

（1）一般情况，如姓名、性别、年龄、婚姻、民族、职业、住址（工作单位）、出生地、入院日期、记录日期、病史陈述者、可靠程度。

（2）病史，包括主诉、现病史、既往史、个人史、婚姻史、月经生育史、家族史。

（3）体格检查。

（4）实验室及其他检查。

（5）病历摘要。

（6）初步诊断。

（7）记录者签名。

2. 入院记录的内容同住院病历，但应简明、重点突出。

3. 病程记录。

4. 会诊记录。

5. 转科记录。

6. 出院记录。

7. 死亡记录。

要点二　确立诊断的步骤及原则

建立正确的诊断，一般需经过"调查研究、搜集资料""综合分析、初步诊断"和"反复实践、验证诊断"3个步骤。

1. 调查研究，搜集临床资料。正确诊断来源于周密的调查研究。包括询问病史、体格检查、实验室及其他检查等，了解和搜集资料，并做到真实、全面、系统。

2. 分析整理，得出初步诊断。在分析、判断和推理过程中必须注意：现象与本质、局部与整体、共性与个性、动态的观点等思维方法。

3. 反复实践、验证诊断。

要点三　诊断内容及书写

1. 诊断内容　完整的诊断应能反映病人所患的全部疾病，其内容应包括病因诊断、病理解剖诊断和病理生理诊断。如同时患多种疾病，则应分清主次，顺序排列，主要疾病排在前面，次要疾病则根据其重要性依次后排。原发疾病的进一步发展或是在原发病的基础上产生和导致机体脏器的进一步损害称为并发症，列于主要疾病之后。与主要疾病无关而同时存在的疾病称为伴发病，应依序后排。一般本科疾病在前，他科疾病在后。

2. 病历书写的基本要求

（1）病历编写必须态度认真，实事求是地反映病情和诊治经过。

（2）病历编写应内容确切，系统完确，条理清楚，重点突出，层次分明，词句精练，标点正确，字迹清楚，不得随意涂改和剪贴。

（3）各项、各次记录要注明记录日期，危、急、重病人的病历还应注明记录时间。记录结束时须签全名并易辨认。凡修改和补充之处，应用红色墨水书写并签全名。

（4）病历摘要必须简练，有概括性与系统性，能确切反映病情的特点，无重要遗漏或差错，可作为初步诊断和鉴别诊断的依据。

【例题实战模拟】

A1 型题

1. 下列除哪项外，均是采录既往史所要求的内容
   A. 过去健康情况　　　　　　B. 预防接种情况　　　　　C. 传染病史
   D. 过敏史　　　　　　　　　E. 是否到过传染病的流行地区

2. 下列除哪项外，均属于现病史的内容
   A. 起病情况　　　　　　　　B. 主要症状及伴随症状　　C. 诊疗经过
   D. 病程中的一般情况　　　　E. 家族成员患同样疾病的情况

3. 下列各项，最符合主诉书写要求的是
   A. 患高血压病 3 年　　　　　B. 心绞痛反复发作 3 年　　C. 3 年前开始多饮、多食、多尿
   D. 吞咽困难，进行性加重 1 月余　　E. 某医院确诊为肺癌，介绍患者来诊

【参考答案】

1. E　2. E　3. D

内 科 学

强化进阶班
内科学

【本章通关攻略】

内科学是一门非常重要的临床学科。在历年中医执业医师资格考试中，实践技能考试部分，涉及病案双重诊断，占10分（实践技能总分100分）；在综合笔试部分，平均每年出题约50道，占50分左右（综合笔试总分600分）。

本科目重点考查内科临床常见病和多发病：呼吸系统疾病，如慢性阻塞性肺疾病、慢性肺源性心脏病、支气管肺炎；循环系统疾病，如原发性高血压、冠心病、心力衰竭、心律失常；消化系统疾病，如消化性溃疡、肝硬化、急性胰腺炎；泌尿系统疾病，如慢性肾小球肾炎、泌尿系感染、慢性肾衰竭；血液系统疾病，如急性白血病、慢性粒细胞白血病；内分泌及代谢疾病，如甲状腺功能亢进症、糖尿病、血脂异常和糖病；神经系统疾病，如癫痫、脑梗死、脑出血。

考生在学习过程中，要重点掌握每种疾病的典型临床表现、有诊断价值的实验室检查方法、类似疾病的鉴别和治疗方法，并注意与其中医病名的对应关系。

第一单元　呼吸系统疾病

细目一　慢性阻塞性肺疾病

【考点突破攻略】

要点一　概述

慢性阻塞性肺疾病（COPD）是一种以持续存在的气流受限为特征的肺部疾病，气流受限不完全可逆，呈进行性发展，主要累及肺部，也可引起肺外各器官的损害。COPD与慢性支气管炎及慢性阻塞性肺气肿关系密切，是内科常见病与多发病。COPD是我国导致慢性肺心病及慢性呼吸衰竭的最常见病因，严重影响患者的生活质量。

要点二　病因与发病机制

COPD是多种环境因素与机体自身因素长期互相作用的结果。

1. 吸烟　为最主要的病因，发病与吸烟的时间长短、吸烟量、吸烟的种类等有一定的关系。烟草燃烧时产生大量有毒有害的化学物质，损伤气道黏膜上皮细胞及自身防御机制，导致气道慢性炎症性损伤。

2. 职业粉尘和化学物质　如反复或大量接触工作环境中的粉尘、烟雾、工业废气等，可促进COPD发病。

3. 环境污染　COPD与显著暴露于有害颗粒或气体环境关系密切，环境污染导致气道自身防御能力下降，易发生细菌感染。

4. 感染因素　是COPD发病与病情发展的重要因素，包括细菌、病毒等病原体感染。

5. 其他　蛋白酶-抗蛋白酶失衡、氧化应激、自主神经功能失调、营养不良、气温变化等均与COPD发病有关。

［常考考点］吸烟为COPD的最主要的病因。

要点三　临床表现与并发症

（一）临床表现

1. 症状　起病隐匿，病程较长，呈渐进性加重的病程特征。

（1）慢性咳嗽：随病程进展可终身不愈，晨间咳嗽明显，夜间有阵咳及排痰。
（2）咳痰：一般为白色黏液或浆液泡沫状痰，偶可带血丝，清晨排痰较多。急性发作时痰量增多，可有脓性痰。
（3）气短及呼吸困难：为COPD的典型症状。早期仅在体力活动时出现，后逐渐加重，日常活动甚至休息时也有气短、呼吸困难，表现为呼气性呼吸困难，伴呼气延长。
（4）喘息和胸闷：部分患者特别是重度患者或急性加重时出现喘息。
（5）其他：晚期可出现食欲减退、体重下降等慢性病的全身表现等，伴有胸闷。

2. 体征 早期可无异常，随疾病进展出现桶状胸，呼吸变浅，频率增快，双肺语颤减弱，叩诊呈过清音，心浊音界缩小，肺下界和肝浊音界下降，呼吸音减弱，呼气延长；部分患者可闻及湿啰音和（或）散在的干啰音。

[常考考点] 慢性阻塞性肺疾病临床表现及体征。

（二）并发症

1. 慢性呼吸衰竭 COPD患者疾病的中后期，在急性加重时因导致通气和（或）换气功能障碍而并发呼吸衰竭，患者症状明显加重，发生低氧血症和（或）高碳酸血症，出现一系列与缺氧和二氧化碳潴留相关的临床表现。

2. 自发性气胸 日常生活中由于患者憋气、用力或剧烈咳嗽时，出现一侧胸痛伴突然加重的呼吸困难，伴有发绀，患侧肺部叩诊呈鼓音，听诊呼吸音减弱或消失，应考虑并发自发性气胸，通过胸部X线检查可以确诊。

3. 慢性肺心病 COPD后期因长期缺氧伴有高碳酸血症，致肺动脉痉挛、血管重塑，导致肺动脉高压、右心室肥厚，应诊断并发慢性肺心病，严重时发生右心衰竭。

[常考考点] COPD的常见并发症是慢性呼吸衰竭、自发性气胸、慢性肺源性心脏病。

要点四 实验室检查及其他检查

1. 肺功能检查 肺功能检查结果是判断气流受限的主要客观指标，对COPD的诊断、严重度评估、疾病进展、预后及治疗反应等有重要意义。其中主要指标为第一秒用力呼气容积（FEV_1）减少，且$FEV_1/FVC < 70\%$是判断气流受限的主要客观依据。

2. 胸部X线检查 胸部X线平片早期可无变化，病情进展可出现肺纹理增粗、紊乱等非特异性改变及肺气肿改变。胸片可作为确定肺部并发症及排除其他肺部疾病的客观依据。胸部CT不作常规检查，高分辨率CT对疑难病例的鉴别诊断有一定意义。

3. 动脉血气分析 可确定是否发生呼吸衰竭及其类型。

[常考考点] 第一秒用力呼气容积（FEV_1）减少，且$FEV_1/FVC < 70\%$是判断气流受限的主要客观依据。

要点五 诊断

主要依据有长期吸烟等患病高危因素，结合临床症状、体征及肺功能检查结果等综合分析诊断。不完全可逆的气流受限是COPD诊断的必备条件，吸入支气管扩张剂后$FEV_1/FVC < 70\%$，即可诊断。根据$FEV_1\%$预计值下降的幅度进行气流阻塞严重程度分级。

要点六 病情评估

（一）稳定期病情严重程度评估

包括肺功能评估、症状评估及急性加重风险评估。

1. 肺功能评估 根据FEV_1/FVC、$FEV_1\%$预计值和症状可对COPD患者气流受限严重程度做出分级诊断。

COPD患者气流受限严重程度的肺功能分级

COPD患者气流受限严重程度的肺功能分级	患者$FEV_1\%$预计值
GOLD1级（轻度）	≥80
GOLD2级（中度）	50～79
GOLD3级（重度）	30～49
GOLD4级（极重度）	<30

2. 症状评估 一般根据慢性阻塞性肺疾病评估测试调查问卷进行评估。

3. 急性加重风险评估 根据患者上一年发生急性加重的次数以及需要住院治疗的急性加重的次数进行评估。

然后综合患者的肺功能分级评估、症状评估结果及急性加重风险评估，将患者分为四组：A组：低风险、症状少；B组：低风险、症状多；C组：高风险、症状少；D组：高风险、症状多。

另外，对COPD患者进行病情评估时，还应兼顾患者的伴发病和一般情况等重要因素。

（二）疾病分期评估

1. 急性加重期 急性加重期指在疾病过程中，短期内咳嗽、咳痰、气短和（或）喘息加重，痰量增多，呈脓性或黏液脓性，可伴发热等症状。

2. 稳定期 稳定期则指患者咳嗽、咳痰、气短等症状稳定或症状较轻。

要点七　治疗与预防

（一）稳定期治疗

1. 健康教育与管理 <u>戒烟是COPD的病因治疗措施</u>，应积极劝导患者戒烟，注意防护污染环境及职业环境污染等，病情变化时应及时就诊。

2. 应用支气管扩张剂 <u>是控制COPD患者症状的主要治疗措施</u>，应根据患者病史及病情、既往用药史等个体化治疗。

（1）β_2肾上腺素受体激动剂：常用沙丁胺醇、特布他林气雾剂等，长效制剂有沙美特罗、福莫特罗等。

（2）抗胆碱能药：常用异丙托溴铵气雾剂，长效抗胆碱药有噻托溴铵。

（3）茶碱类药：常用氨茶碱、缓释型或控释型茶碱等。

3. 应用糖皮质激素 长期规律的吸入糖皮质激素适用于$FEV_1 < 50\%$预计值且有临床症状，以及反复加重的COPD患者。联合吸入糖皮质激素和长效β_2受体激动剂，比单用治疗效果好。目前已有布地奈德加福莫特罗、氟地卡松加沙美特罗两种药物的联合制剂。

4. 应用祛痰药 应用盐酸氨溴索、N-乙酰半胱氨酸或稀化粘素等，主要用于痰液黏稠不易咳出的患者，尤其是老年人。

5. 长期家庭氧疗（LTOT） 有下列病情改变的患者有条件应进行LTOT：①$PaO_2 \leq 55mmHg$或$SaO_2 \leq 88\%$，有或没有高碳酸血症；②$PaO_2 55 \sim 60mmHg$，或$SaO_2 < 89\%$，并有肺动脉高压、心力衰竭或红细胞增多症（红细胞比积>55%）。一般经鼻导管吸入给氧，氧流量$1.0 \sim 2.0L/min$，吸氧持续时间>15h/d。

6. 康复治疗 进行个体化呼吸生理治疗、呼吸肌锻炼，加强营养支持，进行必要的心理疏导治疗等，可以改善生活质量，稳定病情。

［常考考点］支气管扩张剂是控制COPD患者症状的主要治疗措施。

（二）急性加重期治疗

1. 控制感染 细菌感染是导致COPD急性加重最常见的原因，故选用敏感抗菌药物控制感染是最重要的治疗措施。应根据COPD严重程度及相应的细菌分层情况，结合当地常见致病菌类型、耐药流行趋势和药敏情况，选用敏感抗菌药物静脉或口服给药。如对初始治疗反应欠佳，应及时根据细菌培养及药敏试验结果调整。

2. 扩张支气管 短效β_2受体激动剂适用于COPD急性加重期的治疗，若单药治疗效果不明显，联合使用抗胆碱能药物。对于病情较为严重的患者，可考虑静脉滴注茶碱类药物。

3. 控制性氧疗 为住院患者的基础治疗。无严重合并症患者，氧疗后易达到满意的氧合水平（$PaO_2 > 60mmHg$或$SaO_2 > 90\%$）。因COPD患者多为Ⅱ型呼吸衰竭，应给予控制性氧疗，吸入氧浓度以$28\% \sim 30\%$为宜，需注意可能发生潜在的二氧化碳潴留及呼吸性酸中毒。

4. 应用糖皮质激素 住院患者宜在应用支气管扩张剂及抗菌药物的基础上，口服或静脉滴注糖皮质激素，常用泼尼松龙等。

5. 其他治疗 包括应用盐酸氨溴索等祛痰，维持水、电解质、酸碱平衡，病情需要时考虑机械通气。

［常考考点］急性加重期治疗的方法。

（三）预防

<u>戒烟是最重要的预防措施，同时又是病因治疗措施</u>；改善环境污染，通过适当的防护措施，尽量避免有害粉尘、气体的吸入；发生呼吸道感染时积极合理治疗；加强体育锻炼，增强抗寒能力。对于已经确诊的COPD患者，预防呼吸道感染，积极进行呼吸生理治疗及呼吸肌锻炼，进行长期家庭氧疗。

［常考考点］戒烟是最重要的预防措施，同时又是病因治疗措施。

细目二 慢性肺源性心脏病

【考点突破攻略】

要点一 概述

慢性肺源性心脏病（简称慢性肺心病），是指由慢性支气管、肺、胸廓疾病或肺血管病变引起肺循环阻力增加，继而肺动脉高压形成，引起右心室肥大，甚至发生右心衰竭的一类心脏病。我国≥15岁人群中的患病率为6.7%，患病率存在地区性差异，天气干燥、气温寒冷地区患病率高，农村高于城市。另外，吸烟者高于不吸烟者，随年龄增加患病率升高。

要点二 病因与发病机制

（一）病因

1. 慢性支气管、肺疾病 COPD是最常见病因，约占病因的80%~90%，其次为重症支气管哮喘、支气管扩张症、间质性肺病等。

2. 严重的胸廓畸形 见于严重的脊柱畸形等原因导致的胸廓畸形，影响胸廓的正常呼吸运动。

3. 肺血管疾病 见于特发性肺动脉高压、慢性栓塞性肺动脉高压等。

4. 其他 可见于原发性肺泡通气不足、睡眠呼吸暂停低通气综合征等。

（二）发病机制

1. 肺动脉高压的形成 与长期缺氧、高碳酸血症等功能性因素，肺血管慢性炎症、毛细血管床减损、肺血管收缩、肺血管重塑、血栓形成等解剖学因素，血容量增多和血液黏稠度增加等因素有关。其中长期缺氧与高碳酸血症导致肺血管收缩为主要机制。

2. 右心功能的改变 肺动脉高压早期，右心室发生代偿，心室舒张末期压仍正常。随病情进展，肺动脉高压持续存在且较严重，右心室功能失代偿，排血量下降，右心室收缩终末期残余血量增加，舒张末期压增高，发生右心衰竭。

[常考考点]慢性肺源性心脏病的发生机制涉及肺动脉高压的形成和右心功能改变两个方面。

要点三 临床表现与并发症

（一）肺、心功能代偿期（缓解期）

1. 原发病表现

（1）长期慢性咳嗽、咳痰或喘息，逐渐出现乏力、呼吸困难，活动后心悸、气促加重。

（2）肺气肿体征，如桶状胸，双肺语颤减弱，叩诊呈过清音，心浊音界缩小，肺下界和肝浊音界下降，呼吸音减弱，呼气延长。

（3）肺部听诊常有干、湿啰音。

2. 肺动脉高压和右心室肥大体征

（1）肺动脉瓣区S_2亢进。

（2）三尖瓣区出现收缩期杂音，剑突下触及心脏收缩期搏动。

（3）可出现颈静脉充盈、肝淤血肿大等。

（二）肺、心功能失代偿期（急性加重期）

多由急性呼吸道感染诱发，除上述症状加重外，相继出现呼吸衰竭和心力衰竭的临床表现，甚至出现并发症。

1. 呼吸衰竭

（1）低氧血症：出现胸闷、心悸、心率增快和发绀，严重者可出现头晕、头痛、烦躁不安、谵妄、抽搐甚至昏迷等症状。

（2）二氧化碳潴留：表现为头痛，多汗，失眠，夜间不眠，日间嗜睡。严重者出现幻觉、神志恍惚、烦躁不安、精神错乱和昏迷等精神神经症状，甚至发生死亡。

2. 心力衰竭 以右心衰竭为主。心悸、心率增快、呼吸困难及发绀进一步加重，出现上腹胀痛，食欲不振，少尿。主要体征为颈静脉怒张，肝肿大伴有触痛，肝-颈静脉回流征阳性，下肢水肿，并可出现腹水。因右心室肥大使三尖瓣相对关闭不全，三尖瓣区可闻及收缩期杂音，严重者可出现舒张期奔马律。也可出现各种心律失常，以房性心律失常常见。病情严重者可发生休克，少数患者亦可出现急性肺水肿或全心衰竭。

［常考考点］肺、心功能代偿期和失代偿期的典型症状和体征。

（三）并发症

1.肺性脑病 是指由于严重缺氧及高碳酸血症导致中枢神经系统功能障碍，出现意识模糊、谵妄甚至昏迷等一系列精神神经症状的临床综合征，是慢性肺心病患者首要的死亡原因。

2.酸碱平衡失调及电解质紊乱 为最常见的并发症，其中以呼吸性酸中毒常见，合并感染时出现呼吸性酸中毒合并代谢性酸中毒，大量应用利尿剂可出现呼吸性酸中毒合并代谢性碱中毒。

3.心律失常 可出现各种心律失常，其中以房性快速性心律失常多见，如房性早搏等。

4.休克 慢性肺心病急性加重期合并肺部感染时，可出现感染性休克，也可发生心源性休克等。

5.消化道出血 由于缺氧及酸中毒导致消化道黏膜糜烂、出血，出现黑便甚至呕血等上消化道出血的表现。

6.其他 如功能性肾衰竭、弥散性血管内凝血等。

［常考考点］肺心病的常见并发症及首要死亡原因是肺性脑病，最常见并发症是酸碱平衡失调和电解质紊乱。

要点四 实验室检查及其他检查

1.胸部X线检查 有原发疾病及急性肺部感染的特征，同时能发现肺动脉高压及右心室肥大的征象。具体表现为：右下肺动脉干扩张，其横径≥15mm，肺动脉段明显突出或其高度≥3mm，心脏向左扩大等。

2.心电图检查 主要表现为电轴右偏，额面平均电轴≥90°，重度顺钟向转位，$RV_1+SV_5 \geq 1.2mV$，$RV_1 \geq 1.0mV$ 等右心室肥大的改变，以及肺型P波。

3.超声心动图检查 可显示右室内径增大（≥20mm），右室流出道增宽（≥30mm），肺动脉内径增大，右室前壁厚度增加。多普勒超声心动图检查显示三尖瓣反流和右室收缩压增高。

4.动脉血气分析 合并呼吸衰竭时，$PaO_2 < 60mmHg$，$PaCO_2 > 50mmHg$。pH值因机体对酸碱代偿情况不同而不同，可正常、降低或升高。

5.血液一般检查 可见继发性红细胞增多、血红蛋白升高，合并感染时出现白细胞总数和中性粒细胞升高。

6.血液生化检查 可出现血电解质紊乱如低钾血症、低钠血症、低氯血症等；缺氧严重者可出现一过性肝酶升高及氮质血症等。

［常考考点］慢性肺源性心脏病X线、心电图和超声心动图的典型改变。

要点五 诊断与鉴别诊断

（一）诊断

结合病史、体征及实验室检查，综合做出诊断。在慢性呼吸系统疾病的基础上，一旦发现有肺动脉高压、右心室肥大的体征或右心功能不全的征象，排除其他引起右心病变的心脏病，即可诊断。若出现呼吸困难、颈静脉怒张、发绀，或神经精神症状，为发生呼吸衰竭的表现；如有下肢或全身水肿、腹胀、肝区疼痛，提示发生右心衰竭，为急性加重期的主要诊断依据。

（二）鉴别诊断

主要与冠心病鉴别。两者均多见于中老年患者，均可出现心脏增大、肝肿大、下肢水肿及发绀等。慢性肺心病患者心电图 $V_1 \sim V_3$ 可呈QS型，又酷似心肌梗死的心电图改变；但冠心病患者多有心绞痛或心肌梗死病史，心脏增大主要为左心室肥大，心尖区可闻及收缩期杂音，X线检查显示心脏向左下扩大，心电图检查显示缺血型ST-T改变等客观改变，有助于鉴别诊断。此外，还应与慢性心脏瓣膜病、心肌病等鉴别。

［常考考点］慢性肺源性心脏病与冠心病的鉴别。

要点六 病情评估

1.临床分期 慢性肺心病病程漫长，在疾病过程中，患者多因呼吸道感染、受寒、劳累、吸入刺激性气体等原因出现急性加重，经治疗后病情多可缓解，因此，依据临床表现分为急性加重期与缓解期。应依据患者所处的临床分期进行分期治疗。

2.病情评估 对于急性加重患者，应根据动脉血气分析结果、临床表现及并发症发生情况，综合判断病情。并发肺性脑病、严重酸碱失衡等并发症的患者，病情危重，死亡率高。慢性肺心病患者的死亡率在10%～15%。缓解期患者可根据临床表现、肺功能检查结果等客观评价病情，指导治疗。

要点七　治疗与预防

（一）急性加重期治疗

1. 控制感染　为治疗慢性肺心病的关键措施。慢性肺心病并发的感染多为混合性感染，故应联合用药，一般可首选青霉素类、氨基糖苷类、氟喹诺酮类及头孢菌素类等。根据痰培养和药物敏感试验选用抗菌药物更合理。多需静脉用药。长期应用抗菌药物要防止真菌感染。

2. 改善呼吸功能，纠正呼吸衰竭　采取综合治疗措施，包括缓解支气管痉挛，清除痰液，通畅呼吸道，持续低浓度给氧，应用呼吸中枢兴奋剂等。必要时施行机械通气。

3. 控制心力衰竭　在积极控制感染，改善呼吸功能后，一般患者心功能常能改善，尿量增多，水肿消退，肝肿大可缩小或恢复正常，不需使用利尿剂和强心剂。但较重患者或经以上治疗无效者可适当选用利尿剂和强心剂。

（1）利尿剂：宜短疗程、小剂量、间歇并联合使用排钾和保钾利尿剂。一般可用氢氯噻嗪联合螺内酯口服。

（2）强心剂：应用指征：①感染已被控制，呼吸功能已改善，利尿剂不能取得良好疗效而反复水肿的心力衰竭患者；②合并室上性快速性心律失常，如室上性心动过速、心房颤动（心室率＞100次/分）者；③以右心衰竭为主要表现而无明显急性感染者；④出现急性左心衰竭者。慢性肺心病患者由于慢性缺氧及感染，对洋地黄类药物耐受性低、疗效差，且易引起中毒，应用的原则是：①剂量宜小，约为常规剂量的1/2～2/3；②选用作用快、排泄快的强心剂；③低氧血症、感染等均可使心率增快，故不宜以心率减慢作为衡量强心药的疗效指征。

（3）应用血管扩张剂：可减轻心脏前、后负荷，降低心肌耗氧量，增加心肌收缩力，对部分顽固性心衰患者有一定效果，可应用硝酸酯类药物。

4. 控制心律失常　房性异位心律随着病情好转多可迅速消失，如经治疗仍不能消失时，未经洋地黄制剂治疗者，可在密切观察下选用小量毛花苷C或地高辛治疗；对频发室性早搏、室性心动过速者，可选用利多卡因、胺碘酮等药物。另外，要注意避免应用β受体阻滞剂，以免诱发支气管痉挛加重病情。

5. 应用糖皮质激素　糖皮质激素可解除支气管痉挛、改善通气、降低肺泡内压力、减轻右心负荷，在有效控制感染的情况下，短期应用糖皮质激素，有利于纠正呼吸衰竭和心力衰竭。

6. 抗凝治疗　应用低分子肝素防止肺微小动脉原位血栓形成，也可应用阿魏酸钠等。

7. 并发症的处理　①并发肺性脑病时，除上述治疗措施外，应注意纠正酸碱失衡和电解质紊乱；出现脑水肿时，可快速静脉滴注甘露醇；肺性脑病出现兴奋、躁动时慎用镇静剂。②其他：并发酸碱失衡和电解质紊乱、消化道出血、休克、肾衰竭、弥散性血管内凝血等，积极给予相应治疗。

[常考考点] 急性加重期的治疗方法：利尿剂、强心剂、血管扩张剂的使用原则和方法。

（二）缓解期治疗

呼吸生理治疗，增强机体免疫力和长期家庭长期氧疗（详见"细目一慢性阻塞性肺疾病"）。

（三）预防

慢性肺心病是慢性阻塞性肺疾病的最终结局，因此，其预防主要是有效预防慢性呼吸系统疾病的发生，尤其是COPD。一旦确诊为慢性肺心病，通过增强体质及抗寒能力，预防急性呼吸道感染，是预防患者由缓解期进入急性加重期的重要措施。

细目三　支气管哮喘

【考点突破攻略】

要点一　概述

支气管哮喘是一种由肥大细胞、嗜酸性粒细胞、淋巴细胞等多种炎症细胞介导的气道慢性炎症，是一种多基因遗传性疾病，具有家族聚集倾向。本病常存在气道高反应性和广泛的、可逆性气流阻塞。临床以反复发作的喘息、呼气性呼吸困难、胸闷或咳嗽为特征，常在夜间和（或）清晨发作。支气管哮喘是全球范围内最常见疾病之一，我国成人患病率约为1.24%，且呈明显上升的趋势。经过长期规范化治疗和管理，80%以上的患者可达到临床控制。

[常考考点] 支气管哮喘的特点是反复发作的喘息、呼气性呼吸困难、胸闷或咳嗽，常在夜间和（或）清晨发作。

要点二 病因与发病机制

(一) 病因
支气管哮喘的病因包括遗传因素与环境因素两个方面。遗传因素是患病的基本条件，在环境因素激发下，发展为临床哮喘。

1. 遗传因素 已发现多个哮喘易感基因，如 YLK40、IL6R、PDE4D、IL33 等。遗传因素导致患者具有过敏体质及气道高反应性。

2. 环境因素 为激发因素，根据来源分为：①吸入性激发因素，如尘螨、花粉、动物羽毛、汽车尾气等；②食入性激发因素，包括鱼、虾、蟹、牛奶等动物蛋白；③药物，如阿司匹林、抗生素等；④其他，如运动、寒冷空气等。

[常考考点] 支气管哮喘的病因包括遗传因素与环境因素两个方面。

(二) 发病机制
1. 变态反应学说 主要为Ⅰ型（速发型）变态反应。
2. 气道炎症学说 是支气管哮喘最重要的发病机制，是导致气道高反应性及气道重构、阻塞的病理基础。
3. 神经-受体失衡学说 肾上腺素能神经兴奋性降低，胆碱能神经兴奋性增加。
4. 其他机制 如呼吸道病毒感染、服用某些解热镇痛药和应用含碘造影剂、运动过程中的过度换气、胃-食管反流、心理因素以及遗传因素等。

[常考考点] 气道炎症学说是支气管哮喘最重要的发病机制，是导致气道高反应性及气道重构、阻塞的病理基础。

要点三 临床表现与并发症

(一) 症状
1. 典型表现 主要表现为发作性伴哮鸣音的呼气性呼吸困难，其发作常与吸入外源性变应原有关，大多有季节性，春秋季易发且日轻夜重（下半夜和凌晨易发）。
2. 咳嗽变异性哮喘 以发作性胸闷或顽固性咳嗽为唯一的临床表现，无喘息症状，易漏诊。
3. 运动性哮喘和药物诱发性哮喘 由运动以及某些药物诱发，临床少见。
4. 危重哮喘 严重哮喘发作，表现为呼吸困难、发绀、大汗淋漓、四肢湿冷、脉细数，两肺满布哮鸣音，有时因支气管高度狭窄或被大量痰栓堵塞，肺部哮鸣音反而减弱或消失，此时病情危急，经一般治疗不能缓解，可导致呼吸衰竭甚至死亡。

(二) 体征
发作时胸部呈过度充气状态，两肺可闻及弥漫性哮鸣音，以呼气相为主，严重者呈强迫端坐位，甚至出现发绀、心率增快、奇脉、胸腹反常运动等。

(三) 并发症
1. 发作期并发症 可出现自发性气胸、纵隔气肿、肺不张、急性呼吸衰竭等并发症。
2. 晚期并发症 严重哮喘患者疾病晚期可并发慢性肺心病，也可并发支气管扩张症、间质性肺炎等。

[常考考点] 支气管哮喘的症状、体征与常见并发症。

要点四 实验室检查及其他检查

1. 血液检查 可有嗜酸性粒细胞增多，并发感染者有白细胞总数和中性粒细胞增多。
2. 痰液检查 涂片镜检可见较多嗜酸性粒细胞。
3. 肺功能检查 以 FEV_1 占预计值的百分率（$FEV_1\%$）最为可靠，以最大呼气流速（PEF）的测定最为方便，同时 PEF 测定值占预计值的百分率（PEF%）和 PEF 昼夜变异也是判断支气管哮喘病情严重程度的两项重要的指标。必要时可进行支气管激发试验或支气管舒张试验。支气管激发试验阳性是指呼吸功能基本正常的患者，吸入组胺、乙酰甲胆碱或过敏原后 FEV_1 或 PEF 下降 ≥ 20%；支气管舒张试验阳性是指通气功能低于正常的病人，吸入支气管舒张剂后 FEV_1 或 PEF 测定值增加 ≥ 15%。
4. 免疫学和过敏原检测 慢性持续期血清中特异性 IgE 和嗜酸性粒细胞阳离子蛋白（ECP）含量测定有助于哮喘的诊断。哮喘患者 IgE 可较正常升高 2 倍以上。皮肤过敏原测试用于指导避免过敏原接触和脱敏治疗，临床较为常用。
5. 胸部 X 线检查 急性发作期两肺透亮度增加，呈过度充气状态，慢性持续期多无明显改变，疾病后期并发慢性肺心病时可有相应改变。

6. 动脉血气分析 哮喘发作程度较轻，PaO_2 和 $PaCO_2$ 正常或轻度下降；中度哮喘发作，PaO_2 下降而 $PaCO_2$ 正常；重度哮喘发作，PaO_2 明显下降而 $PaCO_2$ 超过正常，并可出现呼吸性酸中毒和（或）代谢性酸中毒。

要点五 诊断与鉴别诊断

（一）诊断

1. 反复发作喘息、气急、胸闷或咳嗽，多与接触变应原、冷空气、物理和化学性刺激、病毒性上呼吸道感染、运动等有关。
2. 发作时双肺可闻及散在或弥漫性以呼气相为主的哮鸣音，呼气相延长。
3. 上述症状可经治疗缓解或自行缓解。
4. 除外其他疾病引起的喘息、气急、胸闷和咳嗽。
5. 临床表现不典型者（如无明显喘息或体征）应有下列 3 项中至少 1 项阳性：①支气管激发试验阳性；②支气管舒张试验阳性；③昼夜 PEF 变异率 ≥ 20%。

符合 1~4 条或 4、5 条者，即可诊断。

[常考考点] 支气管哮喘的诊断标准。

（二）鉴别诊断

1. 心源性哮喘 左心衰竭临床表现为呼吸困难、发绀、咳嗽、咳白色或粉红色泡沫痰，与支气管哮喘症状相似，但心源性哮喘多有高血压、冠心病、风心病二尖瓣狭窄等病史和体征，两肺不仅可闻及哮鸣音，尚可闻及广泛的水泡音；查体左心界扩大，心率增快，心尖部可闻及奔马律；影像学检查显示以肺门为中心的蝶状或片状模糊阴影。

2. 慢性阻塞性肺疾病 慢性阻塞性肺疾病多于中年后起病，症状缓慢进展，逐渐加重，多有长期吸烟和（或）有害气体、颗粒接触史，气流受限基本为不可逆性。哮喘则多在儿童或青少年期起病，症状起伏大，常伴过敏体质、过敏性鼻炎和（或）湿疹等，部分患者有哮喘家族史，气流受限多为可逆性。

3. 支气管肺癌 中央型支气管肺癌肿瘤压迫支气管，引起支气管狭窄，或伴有感染时，亦可出现喘鸣音或哮喘样呼吸困难，但肺癌的呼吸困难及喘鸣症状呈进行性加重，常无明显诱因，咳嗽咳痰，痰中带血。痰找癌细胞、胸部 X 线、CT、MRI 或纤维支气管镜检查可明确诊断。

[常考考点] 支气管哮喘与心源性哮喘、COPD、支气管肺癌的鉴别。

要点六 病情评估

1. 急性发作期严重程度分级 急性发作期是指气促、咳嗽、胸闷等症状突然发生或症状加重，常有呼吸困难，以呼气流量降低为特征，常因接触变应原等刺激物或治疗不当所致。哮喘急性发作时其程度轻重不一，病情加重可在数小时或数天内出现，偶尔可在数分钟内即危及生命，故应对病情做出正确评估，以便给予及时有效的紧急治疗。哮喘急性发作时严重程度可分为轻度、中度、重度和危重四级。

（1）轻度发作：一般体力活动时有气喘，可伴有焦虑，呼吸轻度加快，查体双肺可闻及散在哮鸣音，肺功能和动脉血气检查基本正常。

（2）中度发作：稍微活动即有气喘，讲话不连续，常有焦虑，呼吸明显加快，有时出现三凹征阳性，查体双肺可闻及响亮而弥漫的哮鸣音，心率增快，肺功能检查使用支气管扩张剂后 PEF 占预计值 60%~80%，动脉血气检查 SaO_2 在 91%~95%。

（3）重度发作：安静时即有气喘，强迫端坐位，不能讲话，单字发音或运用肢体语言回答问题，常有焦虑、烦躁不安，出汗多，呼吸明显加快，超过 30 次/分，三凹征阳性，查体双肺可闻及响亮而弥漫的哮鸣音，心率增快，超过 120 次/分，有奇脉，肺功能检查使用支气管扩张剂后 PEF 占预计值 < 60%，动脉血气检查 $SaO_2 \leq 90\%$，$PaO_2 < 60mmHg$，伴有 $PaCO_2 > 45mmHg$。

（4）危重发作：患者多呈嗜睡状态，意识模糊，严重发绀，可见胸腹矛盾运动，查体双肺哮鸣音减少甚至消失，心音低弱，脉率不规则，呈现急性呼吸衰竭的危重状态。

2. 慢性持续期病情评估 许多哮喘患者即使没有急性发作，但在相当长的时间内仍有不同频度及不同程度的支气管哮喘相关症状如喘息、咳嗽、胸闷等，伴有肺通气功能逐渐下降，甚至并发慢性阻塞性肺疾病和慢性肺心病。以往以患者白天、夜间哮喘发作的频度和肺功能测定指标为依据，将慢性持续期的哮喘患者病情分为间歇性、轻度持续、中度持续和重度持续四级。目前认为长期评估哮喘的控制水平是更为可靠和有积极意义的病情严重性评估方法，可以更全面地评估哮喘患者的整体病情，指导治疗。根据过去4周内患者日间哮喘症状＞2次/周、夜间因哮喘憋醒、使用缓解药物频次＞2次/周、哮喘引起活动受限等指标的拥有项多少，将哮喘控制水平分为控制良好、部分控制和未控制三个等级。

（1）良好控制：无上述任何一项。

（2）部分控制：具有上述4项中的1～2项。

（3）未控制：具有上述4项中的3～4项。

患者未来不良事件风险增加的相关因素有：①临床控制不良；②过去的1年中有频繁急性发作；③有因严重哮喘发作住院史；④肺功能FEV_1低值；⑤烟草暴露；⑥大剂量药物治疗。

要点七 治疗与预防

（一）治疗

1. 脱离变应原环境 急性发作期立即使患者脱离变应原环境是防治哮喘最有效的方法。

2. 药物治疗 用于治疗支气管哮喘的药物有控制性药物和缓解性药物。控制性药物即抗炎药需要长期使用，用于治疗气道慢性炎症，维持临床控制状态，包括吸入型糖皮质激素、白三烯受体调节剂、长效$β_2$受体激动剂、缓释茶碱、色甘酸钠等。缓解性药物即解痉平喘药，是根据发作需要用于缓解急性发作的药物，包括短效$β_2$受体激动剂、短效吸入型抗胆碱药物、短效茶碱、静脉用糖皮质激素等。

（1）$β_2$受体激动剂：是缓解哮喘症状的首选药物。有短效-速效$β_2$受体激动剂如沙丁胺醇、特布他林气雾剂，短效-迟效$β_2$受体激动剂如沙丁胺醇、特布他林片剂，长效-迟效$β_2$受体激动剂如沙美特罗气雾剂，长效-速效$β_2$受体激动剂如福莫特罗干粉吸入剂等。

（2）茶碱（黄嘌呤）类药物：茶碱缓释或控释片，适合夜间发作哮喘的治疗。氨茶碱血药浓度个体差异大，使用时应监测血清或唾液中茶碱浓度，及时调整用量。

（3）抗胆碱药物：吸入型抗胆碱药物如溴化异丙托品，与$β_2$受体激动剂联合吸入有协同作用，尤其适用于夜间哮喘及痰多患者。

（4）糖皮质激素：是控制哮喘最有效的药物，根据需要选择吸入型、口服或静脉注射。吸入剂型常用培氯米松吸入剂、布地奈德吸入剂、氟替卡松吸入剂等；口服常用泼尼松和泼尼松龙；重度发作静脉用药常用氢化可的松或甲泼尼龙等。吸入剂型的主要不良反应有咽部不适、声音嘶哑和局部念珠菌感染等。为减少吸入大剂量糖皮质激素的不良反应，可与长效$β_2$受体激动剂、控释茶碱或白三烯调节剂等联合使用。

（5）白三烯调节剂：通过调节白三烯的生物活性而发挥抗炎作用，同时可舒张支气管平滑肌，作为控制轻度哮喘的较好选择，常用孟鲁司特和扎鲁司特等，不良反应较轻微。

（6）其他：有钙拮抗剂（维拉帕米、硝苯地平等）、酮替芬、曲尼司特、肥大细胞膜稳定剂（色甘酸钠）、血栓烷A_2受体拮抗剂等。钙拮抗剂可用于治疗运动性哮喘，酮替芬对过敏性哮喘有效，曲尼司特、色甘酸钠主要用于哮喘的预防。

3. 危重哮喘的处理

（1）氧疗与辅助通气：维持$PaO_2＞60mmHg$，开始机械通气的指征包括：①呼吸肌疲劳；②$PaCO_2＞45mmHg$；③有明显意识改变。

（2）有效解痉平喘：联合应用解痉平喘药。

（3）纠正水、电解质及酸碱失衡：①补液；②纠正酸中毒；③纠正电解质紊乱。

（4）控制感染：静脉应用广谱抗生素。

（5）应用糖皮质激素。

（二）预防

1. 慢性持续期应尽量明确可诱发发作的变应原，日常中加以控制，避免接触而诱发发作。

2. 加强体育锻炼，增强体质。注射哮喘菌苗和脱敏疗法。可个体化使用吸入型糖皮质激素等药物以减少复发。

［常考考点］脱离变应原环境是防治哮喘最有效的方法。$β_2$受体激动剂是缓解哮喘症状的首选药物。糖皮质激素是控制哮喘最有效的药物。

细目四 肺炎

【考点突破攻略】

要点一 概述

肺炎是指包括终末气道、肺泡腔及肺间质等在内的肺实质的炎症性疾病，是临床最常见的感染性疾病。

肺炎的分类：

（1）按解剖分类：①大叶性（肺泡性）肺炎：炎症累及部分肺段或整个肺叶，致病菌以肺炎链球菌最多见；②小叶性（支气管性）肺炎：病菌经支气管入侵，引起细支气管、终末细支气管及肺泡炎症，病原体常见肺炎链球菌、葡萄球菌、病毒、肺炎支原体等；③间质性肺炎：以肺间质为主的炎症，可由细菌、支原体、病毒等引起。

（2）按病因分类：①细菌性肺炎：最为常见，常见致病菌为肺炎链球菌、葡萄球菌、甲型溶血性链球菌、肺炎克雷伯菌、流感嗜血杆菌等；②非典型病原体肺炎：见于军团菌、支原体和衣原体感染；③病毒性肺炎：见于冠状病毒、腺病毒、呼吸道合胞病毒、流感病毒等感染；④肺真菌病：由念珠菌、曲霉、隐球菌等引起的肺炎；⑤其他病原所致的肺炎：如立克次体、弓形体、肺吸虫等；⑥理化因素所致的肺炎：如放射性肺炎、化学性肺炎等。

（3）按患病环境分类：①社区获得性肺炎（CAP）：是指在医院外感染病原体所患的肺炎，主要致病菌为肺炎链球菌、支原体、衣原体、流感嗜血杆菌、流感病毒、腺病毒等；②医院内获得性肺炎（HAP）：是指患者住院期间未接受有创性机械通气治疗，入院≥48小时后在院内新发的肺炎，多发生于各种原发疾病的危重患者，革兰阴性杆菌感染率高，常为混合感染，耐药菌株多，治疗困难，且病死率高。

要点二 肺炎链球菌肺炎

（一）病因与发病机制

1. 病因 肺炎链球菌为革兰阳性球菌，常成对或成链排列，菌体外有荚膜，荚膜多糖具有特异抗原性和致病力。根据其抗原性不同，可分为86个血清型。成人致病菌多属1～9及12型，其中以第3型毒力最强。

2. 发病机制 上呼吸道感染、吸入麻醉、受寒、疲劳、醉酒等，使呼吸道黏膜受损，局部抵抗力降低；年老、体弱、慢性心肺疾病、长期卧床者以及长期使用免疫抑制剂等，导致全身免疫功能低下，均易引起寄生在口腔及鼻咽部的肺炎链球菌进入下呼吸道，在肺泡内繁殖而发病。肺炎链球菌不产生毒素，荚膜为其主要致病物质，具有抗吞噬及侵袭作用，引起组织水肿及炎症浸润。

（二）临床表现与并发症

冬春季节多见，多数起病急骤，常有受凉、淋雨、劳累、病毒感染等诱因，多有上呼吸道感染的前驱症状。病程7～10日。

1. 症状

（1）寒战、高热：典型病例以突然寒战起病，继之发热，体温可高达39～40℃，呈稽留热，常伴头痛、全身肌肉酸痛、食欲不振。

（2）咳嗽、咳痰：初期为刺激性干咳，继而咳白色黏液痰或痰带血丝，1～2日后可咳出黏液血性或铁锈色痰，铁锈色痰为其特征性临床表现之一，也可呈脓性痰；进入消散期痰量增多，痰黄而稀薄。

（3）胸痛：多有病侧胸痛，常呈针刺样，随咳嗽或深呼吸而加剧，可放射至肩或腹部。

（4）呼吸困难：由于肺实变导致通气不足、胸痛及毒血症等，引起呼吸困难，多呈混合性呼吸困难，呼吸快而浅。

（5）其他：少数患者有恶心、呕吐、腹胀或腹泻等胃肠道症状。严重感染者可出现神志模糊、烦躁、嗜睡、谵妄、昏迷等。

2. 体征 急性热病面容，呼吸浅速，面颊绯红，皮肤灼热，部分患者有鼻翼扇动、口唇单纯疱疹等。典型患者有肺实变体征，包括患侧呼吸运动减弱、触觉语颤增强、叩诊呈浊音、听诊呼吸音减低或消失，并可出现支气管呼吸音。消散期可闻及湿啰音。重症患者有肠胀气，上腹部压痛，多与炎症累及膈、胸膜有关。少数重症患者可出现休克，多见于老年患者。

3. 并发症 严重感染患者易发生感染性休克，尤其是老年人。其他并发症有胸膜炎、脓胸、心肌炎、脑膜炎、关节炎等。

[常考考点] 肺炎链球菌肺炎的临床症状、体征及并发症。

（三）实验室检查及其他检查

1. 血液一般检查　血白细胞计数明显升高，一般在（10～20）×10⁹/L，中性粒细胞分类多在80%以上，并有核左移或细胞内可见中毒颗粒。年老体弱、酗酒、免疫功能低下者白细胞计数可不增高，但中性粒细胞的百分比升高。

2. 病原学检查　痰直接涂片发现典型的革兰染色阳性、带荚膜的双球菌，即可初步做出病原学诊断。痰培养24～48小时可以确定病原体。PCR检测及荧光标记抗体检测，可提高病原学诊断率。对病情危重者，应在使用抗菌药物前做血培养。

3. 胸部X线检查　早期仅见肺纹理增粗、紊乱；肺实变期呈肺叶、肺段分布的密度均匀阴影，并在实变阴影中可见支气管气道征，肋膈角可有少量胸腔积液征；消散期显示实变阴影密度逐渐减低，呈散在的、大小不等的片状阴影，多数病例起病3～4周后才能完全消散。老年患者病灶消散较慢，亦可呈机化性肺炎。

（四）诊断与鉴别诊断

1. 诊断　根据典型症状与体征，结合胸部X线检查，可做出初步诊断。对于临床表现不典型者，需认真加以鉴别。确诊有赖于病原菌检测。

2. 鉴别诊断　主要应与其他病原体引起的肺炎进行鉴别，一般通过临床特点及病原学检查可以明确诊断，除此之外，应与下列疾病进行鉴别。

（1）急性结核性肺炎：急性结核性肺炎（干酪性肺炎）临床表现与肺炎球菌肺炎相似，X线检查亦有肺实变征象，但肺结核常有低热、乏力，痰中可找到结核杆菌。X线检查显示病变多在肺尖或锁骨上下，密度不均，久不消散，且可形成空洞和肺内播散，抗结核治疗有效。肺炎球菌肺炎经抗生素治疗3～5天，体温多能恢复正常，肺内炎症也较快吸收。

（2）肺癌：起病缓慢，常有刺激性咳嗽和少量咯血，无明显全身中毒症状，血白细胞计数升高不显著，若痰中发现癌细胞可确诊。

（3）急性肺脓肿：早期临床表现与肺炎链球菌肺炎相似，但随病程进展，咳出大量脓臭痰为其特征性表现。X线检查可见脓腔及液平面。

[常考考点] 肺炎链球菌肺炎的鉴别诊断。

（五）病情评估

肺炎的病情评估决定患者的治疗场所的选择，肺炎的病情严重程度取决于局部炎症病变程度、炎症扩散情况以及全身性炎症反应的程度。我国CAP患者是否住院治疗的判断标准共五项指标：①意识障碍；②血尿素氮＞7mmol/L；③呼吸频率≥30次/分；④收缩压＜90mmHg或舒张压≤60mmHg；⑤年龄≥65岁。每项1分，根据患者具体情况进行打分，由此判断病情严重程度并决定治疗场所。评分0～1分，病情较轻，可以门诊治疗随访；评分2分，病情较重，建议住院治疗或严格随访下院外治疗；评分3～5分，病重，应住院治疗。

肺炎链球菌肺炎患者如出现急性呼吸衰竭需要机械辅助通气、循环支持和需要监护生命体征者，均提示病情危重。

[常考考点] CAP患者是否住院治疗的判断标准五项指标。

（六）治疗与预防

1. 一般治疗　卧床休息，高热、食欲不振者应静脉补液，注意补充足够蛋白质、热量及维生素。密切观察呼吸、脉搏、血压等变化，防止休克发生。体温低时注意保暖，多饮水，给予易消化食物。

2. 对症治疗　高热者采用物理降温；如有气急、发绀者应给予氧疗；咳嗽、咳痰不易者可给予溴己新口服；剧烈胸痛者，可热敷或酌用少量镇痛药如可卡因口服；如有麻痹性肠梗阻，应暂禁食禁饮，并进行肠胃减压；烦躁不安、谵妄者酌用地西泮镇静，禁用抑制呼吸中枢明显的镇静药。

3. 抗菌药物治疗　一经诊断即应予抗菌药物治疗，不必等待细菌培养结果。首选青霉素G，用药途径及剂量视病情轻重及有无并发症而定。对青霉素过敏者，可用红霉素或阿奇霉素、林可霉素等。重症患者可选用氟喹诺酮类、头孢菌素类等。多重耐药菌株感染者可用万古霉素、替考拉宁等。疗程通常为5～7天，或在退热后3天可由静脉用药改为口服，维持数日。

4. 感染性休克的处理　①一般处理：平卧，吸氧，监测生命体征等；②补充血容量：是抢救感染性休克的重要措施；③纠正水、电解质和酸碱平衡紊乱：主要是纠正代谢性酸中毒；④应用糖皮质激素；⑤应用血管活性药物：一般不作首选，根据病情应用多巴胺、间羟胺等；⑥控制感染：加大抗菌药物用量，必要时选用二、三代头孢菌素并采取联合用药；⑦防治心力衰竭、肾功能不全、上消化道出血及其他并发症。

5. 预防　加强体育锻炼，增强体质，避免吸烟及酗酒、熬夜、过度疲劳等诱因。嗜烟者、痴呆症、慢性支气管炎、支气管扩张症、慢性心力衰竭、2型糖尿病、血液病患者及应用免疫抑制剂患者为患病高危人群，必要时应接种肺炎疫苗加以有效预防。

［常考考点］肺炎球菌性肺炎抗菌治疗首选青霉G。感染性休克的处理原则和方法。

要点三 肺炎支原体肺炎

（一）病因与发病机制

肺炎支原体肺炎是由肺炎支原体引起的呼吸道和肺部的急性炎症改变，占CAP的5%～30%，可由鼻咽部分泌物经空气传播引发小流行。肺炎支原体是介于细菌和病毒之间、兼性厌氧、能独立生活的最小微生物。健康人吸入患者咳嗽、打喷嚏时喷出的口、鼻分泌物而感染，引起散发呼吸道感染或小流行。支原体肺炎以儿童及青年人居多，婴儿间质性肺炎亦应考虑本病的可能。肺炎支原体的致病性可能与患者对病原体或其代谢产物的过敏反应有关。

（二）临床表现

肺炎支原体肺炎潜伏期为2～3周，通常起病较缓慢。症状主要有乏力、咽痛、头痛、咳嗽、发热、食欲不振、腹泻、肌痛、耳痛等。咳嗽多为阵发性刺激性呛咳，咳少量黏液痰。发热可持续2～3周，体温恢复正常后可仍有咳嗽，偶伴有胸骨后疼痛。肺外表现更为常见，如皮炎（斑丘疹和多形红斑）等。查体可见咽部充血，儿童偶可并发鼓膜炎或中耳炎，伴颈部淋巴结肿大。胸部查体与肺部病变程度常不相称，可无明显阳性体征。

（三）实验室检查及其他检查

1. X线胸片检查 显示肺部多种形态的浸润影，呈节段性分布，以肺下野为多见，可从肺门附近向外伸展。病变常经3～4周后自行消散。部分患者出现少量胸腔积液。

2. 血液一般检查 白细胞总数正常或略增高，分类以中性粒细胞为主。

3. 血清学检查 起病2周后，约2/3的患者冷凝集试验阳性，滴度大于1:32，如果滴度逐步升高，更具诊断价值。约半数患者对链球菌MG凝集试验阳性。血清支原体IgM抗体的测定可进一步确诊。

4. 病原体检测 直接检测呼吸道标本中肺炎支原体抗体，可用于早期快速诊断。

（四）诊断与鉴别诊断

1. 诊断 需综合临床症状、胸部X线检查结果及血清学检查结果做出诊断。培养分离出肺炎支原体虽对诊断有决定性意义，但需要时间长，技术要求高。血清学试验有一定参考价值，尤其血清抗体有4倍增高者。

2. 鉴别诊断 本病应与病毒性肺炎、军团菌肺炎等鉴别。鉴别诊断主要依赖于病原学检查。

［常考考点］培养分离出肺炎支原体对诊断有决定性意义。

（五）病情评估

肺炎支原体肺炎具有自限性，多数患者可自愈，一般预后良好，严重感染导致重症肺炎者少见。临床症状严重者可根据我国CAP患者是否住院治疗的判断标准进行病情评估，决定治疗策略（详见"要点二肺炎链球菌肺炎"相关内容）。

（六）治疗与预防

1. 治疗 肺炎支原体肺炎具有自限性，多数病例不经治疗可自愈。抗感染治疗首选大环内酯类抗菌药，常用红霉素、罗红霉素和阿奇霉素等。其他如氟喹诺酮类及四环素类抗菌药物也用于肺炎支原体肺炎的治疗。疗程一般2～3周。对症治疗以止咳、镇咳治疗为主。

2. 预防 肺炎支原体存在于人类呼吸道的分泌物中，经飞沫或气溶胶颗粒可以传播给密切接触者，但传染性小，婴幼儿、儿童、青少年患者多见。因此，主要预防措施是避免密切接触患者，同时通过体育锻炼、适当营养饮食等增强呼吸道抗病能力。

［常考考点］肺炎支原体肺炎抗感染治疗首选大环内酯类抗菌药，如红霉素。

细目五 原发性支气管肺癌

【考点突破攻略】

要点一 概述

原发性支气管癌（简称肺癌），为起源于支气管黏膜或腺体的恶性肿瘤。肺癌是严重危害人类健康的疾病，世界卫生组织2012年公布的资料显示，肺癌的发病率与死亡率均居全球癌症首位，占所有癌症发病人数的13.0%，占所有癌症死亡人数的19.4%。我国肺癌死因已超过癌症死因的20%，且肺癌发病率及死亡率均迅速增长。预测到2025年，我国每年肺癌发病人数将超过100万，成为世界第一肺癌大国。肺癌发病率男性多于女性，在男性发病率居所有癌症的首位，在女性仅次于乳腺癌居第二位，随着诊断方法的进步以及靶向治疗药物的出现，经过规范有序的诊断、分期以及多学科治疗，生存期已经有所延长。然而，进一步延长肺癌的生存期，仍有赖于早期诊断和早期规范治疗。

要点二　病因

迄今尚不明确，与以下因素有关。

1. 吸烟　为最重要原因，85%以上肺癌是由于主动吸烟或被动吸"二手烟"所致，约11%的重度吸烟者罹患肺癌，吸烟者肺癌的死亡率远高于不吸烟者。

2. 空气污染　室外大环境污染有工业废气、汽车尾气等，主要致癌物质为苯并芘等；室内小环境污染有煤焦油、煤烟、烹调时的油烟等。

3. 职业致癌因子　已确定的职业性致癌物质有石棉、铬、镍、砷、煤烟、煤焦油、芥子气等。职业性致肺癌因素可使肺癌的发生危险增加3～30倍，并被吸烟协同增加。

4. 其他　如某些癌基因的活化及抗癌基因的丢失、电离辐射、病毒感染、β胡萝卜素和维生素A缺乏、机体免疫功能低下、内分泌失调以及家族遗传等。

要点三　病理与分类

（一）按解剖学分类

1. 中央型肺癌　生长在段支气管以上位于肺门附近者，约占3/4，以鳞状上皮细胞癌和小细胞肺癌（SCLC）较常见。

2. 周围型肺癌　生长在段支气管及其分支以下者，约占1/4，以腺癌较为常见。

（二）按组织病理学分类

1. 非小细胞肺癌（NSCLC）　包括鳞状上皮细胞癌（简称鳞癌）、腺癌、大细胞癌和其他（腺鳞癌、类癌、肉瘤样癌等）。

（1）鳞癌：源于支气管鳞状上皮细胞化生，以中央型肺癌多见，并有向管腔内生长的倾向，早期常引起支气管狭窄导致肺不张或阻塞性肺炎。癌组织易变性、坏死，形成空洞或癌性肺脓肿。鳞癌最易发生于主支气管腔，发展成息肉或无蒂肿块，阻塞管腔引起阻塞性肺炎。

（2）腺癌：是肺癌常见的类型，女性多见，主要起源于支气管黏液腺，以周围型多见。腺癌倾向于管外生长，但也可循泡壁蔓延，早期即可侵犯血管、淋巴管，常在原发瘤引起症状前即已转移。

（3）大细胞癌：较少见，占肺癌的10%以下。可发生在肺门附近或肺边缘的支气管，常见大片出血性坏死，转移较小细胞未分化癌晚，手术切除机会较大。

2. 小细胞肺癌　包括燕麦细胞型、中间细胞型、复合燕麦细胞型。细胞浆内含有神经内分泌颗粒，具有内分泌和化学受体功能，能分泌5-羟色胺、儿茶酚胺、组胺、激肽等肽类物质，可引起类癌综合征。在原发性肺癌中恶性程度最高，在其发生发展的早期多已转移到肺门和纵隔淋巴结，并由于其易侵犯血管，在诊断时大多已有肺外转移。患者年龄较轻，多有吸烟史。

[常考考点]肺癌的组织病理学分类。

要点四　临床表现

1. 原发肿瘤引起的表现　咳嗽为常见的早期症状，多呈刺激性干咳，或有少量黏液痰。如肿瘤导致远端支气管狭窄，呈现持续性咳嗽，呈高音调金属音，为特征性阻塞性咳嗽。如继发感染时，则咳脓性痰。癌组织血管丰富，痰内常间断或持续带血，如侵及大血管可导致大咯血。如肿瘤引起支气管部分阻塞，可引起局限性喘鸣，并可有胸闷、气急等。常见的全身症状有体重下降、发热等。

2. 肺外胸内扩散引起的表现　①肿瘤侵犯胸膜或纵隔，可产生不规则的钝痛；侵入胸壁、肋骨或压迫肋间神经时可致胸痛剧烈，且有定点或局部压痛，呼吸、咳嗽加重。②肿瘤压迫大气道，可出现吸气性呼吸困难。③肿瘤侵及食管可表现咽下困难，尚可引起支气管-食管瘘。④肿瘤或转移性淋巴结压迫喉返神经（左侧多见），则发生声音嘶哑。⑤肿瘤侵犯纵隔，压迫阻滞上腔静脉回流，导致上腔静脉压迫综合征，表现头、颈、前胸部及上肢淤血水肿等。⑥肺尖部肺癌又称为肺上沟瘤（Pancoast瘤），易压迫颈部交感神经引起Horner综合征，出现同侧眼睑下垂、眼球内陷、瞳孔缩小、额部少汗等。

3. 远处转移引起的表现 如肺癌转移至脑、肝、骨、肾上腺、皮肤等可出现相应的表现。锁骨上淋巴结是肺癌常见的转移部位，多位于前斜角肌区，无痛感，固定而坚硬，逐渐增大、增多并融合。

4. 肺外表现 包括内分泌、神经肌肉、结缔组织、血液系统和血管的异常改变，又称副癌综合征（类癌综合征）。表现有：杵状指（趾）和肥大性骨关节病；高钙血症；分泌促性激素引起男性乳房发育；分泌促肾上腺皮质激素样物质可引起 Cushing 综合征；分泌抗利尿激素引起稀释性低钠血症；神经肌肉综合征，包括小脑皮质变性、脊髓小脑变性、周围神经病变、重症肌无力和肌病等。此外可有类癌综合征，表现为哮鸣样支气管痉挛、阵发性心动过速、水样腹泻、皮肤潮红等。

[常考考点] 肺癌的典型临床表现。

要点五　实验室检查及其他检查

1. 影像学检查 胸部 X 线检查为常规检查方法，如检查发现块影或可疑肿块阴影，可进一步选用高电压摄片、体层摄片、CT、磁共振显像（MRI）、单光子发射计算机断层显像（SPECT）和正电子发射计算机体层显像（PET）等检查进一步明确。

2. 痰脱落细胞检查 为简单而有效的早期诊断手段之一，并能进行组织学检查。非小细胞癌的阳性率较小细胞肺癌者高，可达 70%～80%。

3. 支气管镜检查 为确诊肺癌的重要检查方法。中央型肺癌确诊率可达 90% 左右，周围型确诊率偏低。

4. 肿瘤标志物检测 包括蛋白质，内分泌物质，肽类，各种抗原物质如癌胚抗原（CEA），可溶性膜抗原如 CA125、CA19-9，神经特异性烯醇酶（NSE）等。这些标志物虽然对诊断有一定的帮助，但缺乏特异性，对某些肺癌的病情监测有参考价值。

5. 其他检查 淋巴结活检、肺组织针吸活检、胸膜活检、纵隔镜活检、开胸活检等均可采用。放射性核素扫描检查利用肿瘤细胞摄取放射性核素与正常组织的差异进行肿瘤的定位、定性诊断。

要点六　诊断与鉴别诊断

（一）诊断

肺癌的早期诊断极为重要。影像学、细胞学和病理学检查是肺癌诊断的必要手段。一般经肺部 CT 确定癌肿部位，然后经组织学检查确定诊断及病理学分型，有条件者在病理学诊断的同时，检测肿瘤组织的 EGFR 基因、ALK 基因和 ROS1 融合基因。

对 40 岁以上长期大量或过度吸烟患者有下列情况者应注意肺癌的可能：①刺激性咳嗽持续 2～3 周，治疗无效；②原有慢性呼吸道疾病，咳嗽性质改变者；③持续痰中带血而无其他原因可解释者；④反复发作的同一部位的肺炎，特别是段性肺炎；⑤原因不明的肺脓肿，无中毒症状，无大量脓痰，抗感染治疗效果不显著者；⑥原因不明的四肢关节疼痛及杵状指（趾）；⑦X 线检查有局限性肺气肿或段、叶性肺不张、孤立性圆形病灶和单侧性肺门阴影增大者；⑧原有肺结核病灶已稳定，而形态或性质发生改变者；⑨无中毒症状的胸腔积液，尤其是呈血性、进行性增加者。

（二）鉴别诊断

1. 肺结核 多见于青壮年，病程长，常有持续性发热及全身中毒症状，可有反复的咯血，痰液可检出结核菌，X 线检查有结核灶的特征，抗结核药物治疗有效。

2. 肺炎 多见于青壮年，急性起病，寒战高热，咳铁锈色痰，血白细胞增高，抗生素治疗有效。若起病缓慢，无毒血症状，抗生素治疗效果不明显，或在同一部位反复发生的肺炎等，应注意肺癌的可能。

3. 肺脓肿 起病急，中毒症状明显，伴咳大量脓臭痰，白细胞和中性粒细胞增高，胸部 X 线呈薄壁空洞，内壁光整，内有液平，周围有炎症改变。而癌性空洞常先有肿瘤症状，然后出现继发感染的症状。纤维支气管镜检查等可以鉴别。

4. 结核性胸膜炎 胸腔积液多透明，呈草黄色，有时为血性，而癌性胸水增长迅速，以血性多见，并结合胸水 CEA、腺苷酸脱氨酶、能否找到癌细胞以及抗结核治疗疗效等进行鉴别。

[常考考点] 原发型支气管肺癌的诊断和鉴别。

要点七　病情评估

1. TNM 分期 肺癌的预后决定于临床分期，临床分期依照第八版肺癌 TNM 分期系统，根据原发肿瘤（T）、区域淋巴结（N）、远处淋巴结（M）综合判断。

（1）原发肿瘤：Tx——隐匿癌（从痰液或支气管冲洗液中找到恶性细胞，但影像学或支气管镜检不能发现病灶）；T0——无原发肿瘤的证据；Tis——原位癌；T1——肿瘤最大径≤3cm，四周为肺组织或脏层胸膜，病变范围的近端未侵犯到叶支气管；T1a——肿瘤最大直径≤1cm；T1b——肿瘤最大直径1～2cm；T1c——肿瘤最大直径>2～3cm；T2——肿瘤最大径>3cm，肿瘤累及主支气管但距隆突至少2cm，或脏层胸膜受侵，或不论肿瘤大小但侵及脏层胸膜，或累及肺门区伴肺不张或阻塞性肺炎，但其范围小于一侧全肺；T2a——肿瘤最大径>3～4cm；T2b——肿瘤最大径>4～5cm；T3——肿瘤最大直径>5～7cm，侵犯胸壁、膈肌、纵隔胸膜、心包，肿瘤累及主支气管距隆突<2cm，但未侵及隆突，或累及一侧全肺的肺不张或阻塞性肺炎；T4——肿瘤最大直径>7cm，侵犯纵隔、心脏、大血管、气管、食管、椎体、隆突，同侧恶性胸腔积液。

（2）区域淋巴结：N0——无区域淋巴结转移；N1——同侧支气管周围或肺门淋巴结转移；N2——同侧纵隔或隆突下淋巴结转移；N3——对侧纵隔或肺门淋巴，同侧或对侧斜角肌或锁骨上淋巴结转移。

（3）远处淋巴结：M0——无远处转移；M1——有远处转移。

2. 临床分期 根据TNM分期判断临床分期，见下表。

肺癌TNM与临床分期的关系

临床分期	TNM分期		
隐性癌	Tx	N0	M0
0期	Tis	N0	M0
ⅠA1期	T1a	N0	M0
ⅠA2期	T1b	N0	M0
ⅠA3期	T1c	N0	M0
ⅠB期	T2a	N0	M0
ⅡA期	T2b	N0	M0
ⅡB期	T3 T1a～T1b	N0 N1	M0 M0
ⅢA期	T4 T3～4 T1a-2b	N0 N1 N2	M0 M0 M0
ⅢB期	T3～4 T1a-2b	N2 N3	M0 M0
ⅢC期	T3-4	N3	M0
ⅣA期	T1～4	N0～3	M1a～1b
ⅣB期	T1～4	N0～3	M1c

要点八 治疗原则

肺癌的治疗策略应根据患者一般情况、肺癌的病理学类型、临床分期综合决策，强调个体化的综合性治疗。小细胞肺癌发现时已转移，难以通过外科手术根治，主要依赖化疗或放、化疗综合治疗。相反，非小细胞肺癌可为局限性，外科手术或放疗效果好，但对化疗的反应较小细胞肺癌差。

1. 手术治疗 为非小细胞肺癌的主要治疗方法，主要适用于Ⅰ期、Ⅱ期患者。根治性手术切除是首选的治疗措施，除Ⅰ期患者，Ⅱ～Ⅲ期的患者实施根治手术后需辅助化疗。鳞癌比腺癌和大细胞癌术后效果好，小细胞肺癌主张先化疗、后手术。推荐肺叶切除术，肺功能不良者及外周性病变患者可行肺段切除术和楔形切除术。

2. 化学药物治疗（简称化疗） 小细胞肺癌对化疗最敏感，鳞癌次之，腺癌最差。

3. 靶向治疗 主要适合于表皮生长因子受体（EGFR）敏感突变的晚期非小细胞肺癌，化疗失败或者无法接受化疗的非小细胞肺癌。此外，还有以肿瘤血管生成为靶点的靶向治疗。

4. 放射治疗（简称放疗） 分为根治性放疗和姑息性放疗两种。根治性放疗适用于病灶局限、因解剖原因不便手术或患者不愿意手术者，若结合化疗可提高疗效。姑息性放疗的目的在于抑制肿瘤的发展，延迟肿瘤扩散和缓解症状，常用于控制骨转移性疼痛、上腔静脉压迫综合征、支气管阻塞及脑转移引起的症状。放疗对小细胞肺癌效果较好，其次为鳞癌和腺癌。其放射剂量以腺癌最大，小细胞最小。

5. 生物反应调节剂 为小细胞肺癌提供了一种新的治疗手段，如小剂量干扰素、转移因子、左旋咪唑、集落刺激因子（CSF）等，在肺癌的治疗中都能增加机体对化疗、放疗的耐受性，提高疗效。

6. 介入治疗 经支气管动脉灌注化疗适用于无手术指征，化放疗无效的晚期患者；经支气管镜介入治疗等。

[常考考点] 非小细胞肺癌的治疗应以手术根治为主，配合放疗等。小细胞肺癌先化疗后手术。

细目六 慢性呼吸衰竭

【考点突破攻略】

要点一 概述

慢性呼吸衰竭是各种原因引起的肺通气和（或）换气功能严重障碍，以致在静息状态下亦不能维持足够的气体交换，导致机体缺氧伴或不伴二氧化碳潴留，从而引起一系列生理功能和代谢紊乱的临床综合征。呼吸衰竭的诊断有赖于动脉血气分析，表现为在海平面正常大气压、静息状态、自主呼吸空气的条件下，动脉血氧分压（PaO_2）低于60mmHg伴或不伴二氧化碳分压（$PaCO_2$）超过50mmHg，排除心内解剖分流和原发心排血量降低等因素。

呼吸衰竭按血气分析分为两类：

（1）Ⅰ型：缺氧而无二氧化碳潴留，即 PaO_2 低于60mmHg，$PaCO_2$ 正常或降低，主要发生机制为换气功能障碍（通气/血流比例失调、弥散功能损害和肺动-静脉样分流），见于严重肺部感染性疾病、急性肺栓塞等。

（2）Ⅱ型：缺氧伴二氧化碳潴留，即 PaO_2 低于60mmHg，$PaCO_2$ 超过50mmHg，主要发生机制为肺泡通气不足，见于慢性阻塞性肺疾病等。

[常考考点] Ⅰ型和Ⅱ型呼吸衰竭的血气分析特点。

要点二 病因与发病机制

（一）病因

1. 支气管-肺疾病 为主要病因，常见于慢性阻塞性肺疾病、重症肺结核、肺间质纤维化、肺尘埃沉着症等。

2. 胸廓和神经肌肉病变 如胸部手术、外伤、广泛胸膜增厚、胸廓畸形、脊髓侧索硬化症等。

（二）发病机制

1. 肺通气不足 见于慢性阻塞性肺疾病，严重胸膜、胸廓疾病，肺间质纤维化及神经肌肉疾病等，常导致缺氧伴二氧化碳潴留。

2. 通气/血流比例失调 通气/血流比例失调通常导致缺氧，一般无二氧化碳潴留。

3. 肺动-静脉样分流 由于肺泡萎陷、肺不张、肺水肿、严重肺炎等，肺泡丧失通气但血流仍存在，使静脉血未进行气体交换直接流入肺静脉造成缺氧。

4. 弥散障碍 由于广泛肺实质病变、严重肺气肿、肺不张等使弥散面积减少，以及肺间质纤维化、肺水肿等使弥散膜增厚，气体弥散功能障碍，以缺氧为主。

5. 机体耗氧量增加 寒战、高热、呼吸困难等均可增加机体耗氧量，耗氧量增加使肺泡氧分压降低，同时伴有通气功能障碍，则出现严重的低氧血症。耗氧量增加是加重缺氧的常见原因之一。

要点三 病理生理

主要为低氧血症与高碳酸血症对机体的影响。

1. 中枢神经系统 低氧血症对中枢神经系统的影响与缺氧发生的速度有关，当 PaO_2 低于60mmHg 时，患者出现注意力不能集中，智能和视力减退；PaO_2 在40～50mmHg 时，开始出现精神神经症状如头痛、烦躁不安、精神错乱等；当 PaO_2 低于30mmHg 时，出现意识障碍甚至昏迷；PaO_2 低于20mmHg 时出现中枢神经不可逆性损伤。

高碳酸血症导致脑脊液 H^+ 浓度增加，脑细胞代谢障碍，患者常出现头痛、头晕，烦躁不安，精神错乱，扑翼样震颤，甚至昏睡、昏迷。

慢性呼吸衰竭患者因缺氧及高碳酸血症出现的精神神经功能障碍综合征，称为肺性脑病，是导致患者死亡的首要原因。

2. 循环系统 PaO_2 降低伴或不伴 $PaCO_2$ 升高，可导致反射性心率增快、心肌收缩力增强，心排血量增加，但严重到一定程度则会直接抑制心血管中枢，出现血压下降、血管扩张、心律失常等严重后果。

3. 呼吸系统 慢性呼吸衰竭患者受 PaO_2 降低及 $PaCO_2$ 升高和原发病共同影响。低氧血症对呼吸中枢的影响远小于高碳酸血症的影响，低氧血症可通过化学感受器反射性兴奋呼吸中枢，增加呼吸频率，但缓慢加重的低氧血症的兴奋作用会变迟钝，当 PaO_2 低于 30mmHg 时，对呼吸中枢的抑制作用大于兴奋作用而发生呼吸抑制。

二氧化碳是较强的呼吸中枢兴奋因素，但长时间的高碳酸血症使中枢的化学感受器产生适应性，使 $PaCO_2$ 升高的兴奋作用减弱。当 $PaCO_2$ 超过 80mmHg 时，可对呼吸中枢产生抑制及麻痹作用，此时呼吸中枢的兴奋性依赖低氧血症刺激，因此，对Ⅱ型呼吸衰竭患者应选择控制性氧疗。

4. 消化系统 出现消化功能障碍，如食欲不振、腹胀等，严重时出现消化道黏膜糜烂、溃疡形成和出血。

5. 肝肾功能 可出现一过性肝肾功能不全，病情好转后可恢复至发病前状态。

6. 代谢及电解质 $PaCO_2$ 明显升高导致呼吸性酸中毒；严重缺氧因乳酸及无机磷生成增多，可出现代谢性酸中毒；长期 $PaCO_2$ 升高经机体代偿可出现 HCO_3^- 代偿性增多，出现呼吸性酸中毒合并代谢性碱中毒。慢性呼吸衰竭患者的酸碱失衡类型与病情、病程及用药等均有相关性，应通过血气分析结合临床仔细加以分析判断。

要点四 临床表现

除原发病表现外，主要为呼吸困难、发绀及神经精神症状。

1. 原发病表现。

2. 缺氧表现 ①呼吸困难是最早出现的症状；②发绀是缺氧严重的表现；③精神神经症状常见注意力不集中，智能及定向力障碍，缺氧加重时可出现烦躁、恍惚，甚至昏迷；④循环系统表现为早期血压升高、心动过速，严重者出现心动过缓、心律失常甚至血压下降；⑤消化道表现有上消化道出血、黄疸等；⑥泌尿系统表现为出现蛋白尿、氮质血症等。

3. 二氧化碳潴留表现 ①早期出现睡眠习惯改变，昼睡夜醒，严重时出现抽搐、昏迷等二氧化碳麻痹的表现；②早期血压升高，呼吸、心率增快，严重者血压下降甚至发生休克。

［常考考点］呼吸困难、发绀及神经精神症状。

要点五 实验室检查及其他检查

1. 动脉血气分析 ①典型的动脉血气改变是 PaO_2 低于 60mmHg，伴或不伴 $PaCO_2$ 超过 50mmHg，以伴有 $PaCO_2$ 超过 50mmHg 的Ⅱ型呼衰为常见；②pH 值改变不如 $PaCO_2$ 改变明显，当 $PaCO_2$ 增高伴有 pH 值超过 7.35 时，称为代偿性呼吸性酸中毒，如 pH 值低于 7.35 则称为失代偿性呼吸性酸中毒；③呼吸性酸中毒合并代谢性酸中毒见于低氧血症、血容量不足、心排血量减少和周围循环障碍、肾功能损害等，在呼吸性酸中毒的基础上可并发代谢性酸中毒；④呼吸性酸中毒合并代谢性碱中毒常见于慢性呼吸性酸中毒的治疗过程中，由于机械通气不当或补充碱性药物过量，导致代谢性碱中毒。

2. X 线检查 用于进一步明确原发病，了解肺部感染情况，随访治疗效果等。

要点六 诊断与鉴别诊断

（一）诊断要点

1. 有慢性支气管-肺疾患，如慢性阻塞性肺疾病、重症肺结核、肺间质纤维化等导致呼吸功能障碍的原发疾病史。
2. 有缺氧和二氧化碳潴留的临床表现，如呼吸困难、发绀、精神神经症状等。
3. 动脉血气分析，PaO_2 低于 60mmHg，或伴有 $PaCO_2$ 超过 50mmHg，即可确立诊断。

［常考考点］慢性呼吸衰竭的诊断要点。

（二）鉴别诊断

应注意与急性呼吸衰竭进行鉴别，两者的鉴别诊断重点是病史及原有呼吸功能状态。急性呼吸衰竭原有呼吸功能正常，无慢性支气管-肺疾病病史，常由急性病因如严重急性肺部感染、急性呼吸道阻塞性病变、危重哮喘、急性肺水肿、肺血管疾病及外伤所致；除呼吸困难表现外，常伴有多脏器功能障碍；以Ⅰ型呼吸衰竭多见。

［常考考点］慢性呼衰与急性呼衰的鉴别。

要点七 病情评估

1. 明确呼吸衰竭的病变部位 根据病史及临床表现特点，明确发生呼吸衰竭的关键病变部位，确定是中枢性呼吸衰竭还是周围性呼吸衰竭。

2. 明确呼吸衰竭类型 根据病因结合动脉血气分析结果，判断是Ⅰ型呼吸衰竭还是Ⅱ型呼吸衰竭，对选择正确的氧疗措施极为重要。

3. 判断严重程度及预后 依据病史、临床表现、有无并发症及并发症的类型，结合动脉血气分析结果，判断患者病情及预后。并发肺性脑病、严重心律失常、弥散性血管内凝血等严重并发症者，病情危重，预后不良，死亡率高，其中并发肺性脑病是最主要的死亡原因。

要点八 治疗与预防

（一）治疗原则

积极处理原发病，去除诱因；保持呼吸道通畅，纠正缺氧、二氧化碳潴留和代谢紊乱；维持心、脑、肾等重要脏器功能，防治并发症。

（二）治疗措施

1. 保持气道通畅 治疗呼吸衰竭的首要措施是保持呼吸道通畅：①给予祛痰药以降低痰液黏度。②应用支气管扩张剂，必要时用糖皮质激素解除支气管痉挛。③若痰液黏稠难以咳出，导致气道阻塞不易解除时，应及时建立人工气道，吸出呼吸道分泌物，保持气道通畅。

2. 氧疗 慢性阻塞性肺疾病是导致慢性呼吸衰竭的最常见病因，以Ⅱ型呼吸衰竭为主，应采取控制性氧疗。氧疗原则为低浓度持续给氧，吸入氧浓度低于35%。一般吸入低浓度氧气时，$PaCO_2$的上升与PaO_2的上升比值不超过17/21，即PaO_2上升21mmHg，则$PaCO_2$上升不超过17mmHg。氧疗方法常用鼻导管吸氧。

吸入氧流量的计算方法：吸入氧浓度（%）=21+4×吸入氧流量（L/min）。通常每分钟吸氧1～2L时，其吸入氧浓度为25%～29%。合理的氧疗应使PaO_2达到60mmHg以上，或SaO_2达到90%以上，而无$PaCO_2$的明显上升。

3. 增加通气量 这是解除二氧化碳潴留的主要治疗措施。①合理应用呼吸兴奋剂。②合理应用机械通气：对于严重呼衰患者，机械通气是抢救患者生命的重要措施。机械通气可增加通气量，提供适当的氧浓度，并在一定程度上改善换气功能，减少呼吸做功的消耗。

4. 纠正酸碱失衡和电解质紊乱

（1）呼吸性酸中毒：主要治疗方法是改善通气，解除二氧化碳潴留。

（2）呼吸性酸中毒合并代谢性酸中毒：除纠正二氧化碳潴留和改善缺氧外，当pH值低于7.20时应适当补充5%碳酸氢钠。

（3）呼吸性酸中毒合并代谢性碱中毒：应针对引起碱中毒的原因进行处理，如纠正低钾血症、避免通气过度等。

5. 防治感染 呼吸道感染为常见诱因，应根据痰菌培养及药敏试验，选择有效抗菌药物控制感染。

6. 治疗并发症

（1）肺性脑病：除以上各种综合治疗外，严密监测病情变化及动脉血气分析，对有明显脑水肿的患者应采取脱水降颅压治疗，常用甘露醇、山梨醇等。

（2）上消化道出血：可适当应用质子泵抑制剂预防上消化道出血，如出现呕血或柏油样便，根据病情需要进行输血治疗，静脉滴注质子泵抑制剂等。

（三）预防

有效控制原发病如慢性阻塞性肺疾病、慢性肺心病等，有效预防呼吸衰竭发生的关键措施是防治呼吸道感染。缓解期应进行适当的耐寒锻炼，有慢性呼吸衰竭发作病史的患者应进行有效的规范的家庭氧疗，并达到家庭氧疗的目标要求。

［常考考点］慢性呼衰的治疗原则和治疗措施。

【例题实战模拟】

A1型题

1. 肺心病肺动脉高压形成的主要原因是

    A. 肺细小动脉痉挛   B. 肺血管玻璃样改变   C. 血容量增加

D. 右心室肥大　　　　　　　　E. 左心衰竭

2. 下列关于哮喘持续状态的紧急处理，错误的是
A. 静滴地塞米松　　B. 补充水、电解质　　C. 纠正酸中毒　　D. 吸氧　　E. 口服氨茶碱

3. 肺炎伴感染性休克常见于以下肺部炎症，除外
A. 肺炎球菌肺炎　　　　　　B. 金黄色葡萄球菌肺炎　　　　　　C. 肺炎克雷伯菌肺炎
D. 绿脓杆菌肺炎　　　　　　E. 支原体肺炎

4. 支气管哮喘的临床特征是
A. 反复发作的呼吸困难　　　　B. 反复发作的混合性呼吸困难
C. 反复发作的呼气性呼吸困难　　D. 反复发作的夜间阵发性呼吸困难
E. 两肺散在干湿啰音

5. 肺心病的诊断依据是
A. 长期肺、支气管病史　　　　B. 肺动脉高压及右心室扩大征象　　　　C. 肺气肿体征
D. $PaCO_2 \geq 7.3kPa$　　　　E. $PaCO_2 \leq 8.0kPa$

6. 降低肺心病肺动脉高压，首选
A. 吸氧　　B. 强心剂　　C. 支气管扩张剂　　D. 呼吸兴奋剂　　E. 利尿剂

A2型题

7. 患者，男，50岁。慢性咳嗽咳痰6年，肺功能测定为阻塞性通气功能障碍。下列说法错误的是
A. 肺活量减低　　　　B. 残气量增加　　C. 残气容积占肺总量的百分比降低
D. 第一秒用力呼气量减低　　E. 最大呼气中期流速减低

8. 患者，男，44岁，工人。自诉幼年时不慎感冒而咳嗽，咳痰，1周后发生气短喘息，以后每逢气候改变或精神激动时，即发生气喘及咳嗽，闻油烟也有阵发，20年来经抗生素治疗无效。查体：桶状胸，两肺散在高调干啰音，心脏无显著改变。考虑其原发病是
A. 急性支气管炎　　B. 慢性支气管炎　　C. 过敏性肺炎　　D. 支气管哮喘　　E. 喘息型支气管炎

9. 患者，男，20岁。突发胸闷，气急，咳嗽。听诊：两肺满布哮鸣音。应首先考虑的是
A. 急性支气管炎　　　　B. 喘息型慢性支气管炎　　　　C. 心源性哮喘
D. 支气管哮喘　　　　E. 支气管肺癌

10. 患者，40岁。高热、寒战3天，伴咳嗽，胸痛，痰中带血。为确诊，应首选的检查方法是
A. 肺部听诊　　B. 血常规检查　　C. X线检查　　D. 痰结核杆菌检查　　E. 血培养

11. 患者，男，25岁。发热、咳嗽3天。检查：气管位置居中，右胸呼吸动度减弱，右中肺语颤增强，叩诊呈浊音，听诊可闻及湿啰音及支气管肺泡呼吸音。应首先考虑的是
A. 胸膜炎　　B. 肺炎　　C. 气胸　　D. 肺不张　　E. 肺结核

12. 患者，男，50岁。慢性支气管炎病史5年。近2～3个月咳嗽加重，痰中持续带血，伴胸闷，气急，胸痛。X线检查见肺门阴影增大。应首先考虑的是
A. 慢性支气管炎　　B. 原发性支气管肺癌　　C. 肺炎　　D. 肺结核　　E. 肺脓肿

13. 患者，男，50岁。咳嗽2个月，痰中带血，不发热，抗感染治疗效果不明显，3次X线检查均显示右肺中叶炎症。为进一步确诊，下列检查中最重要的是
A. 血常规　　B. 血培养　　C. 结核菌素试验　　D. 痰结核杆菌检查　　E. 纤维支气管镜检查

【参考答案】

1.A 2.E 3.E 4.C 5.B 6.E 7.C 8.D 9.D 10.C 11.B 12.B 13.E

第二单元　循环系统疾病

细目一　急性心力衰竭

【考点突破攻略】

要点一　心力衰竭概述

心力衰竭（HF）是指各种心脏疾病导致心脏收缩和（或）舒张功能异常，心室充盈和（或）射血能力障碍，引起以组织血流灌注不足伴有体循环或肺循环淤血的临床综合征。心功能不全是一个范畴更大的概念，早期心功能不全者，因心脏代偿可无明显的临床表现，伴有临床症状的心功能不全称之为心力衰竭，两个诊断不可混淆。

心力衰竭的分类：

1. 按照病理改变以及发生功能障碍的部位　分为左心衰、右心衰和全心衰。

（1）左心衰竭：指左心室代偿功能不全而发生的心力衰竭，临床上较为常见，以肺循环淤血为特征。

（2）右心衰竭：指右心室收缩功能障碍发生的心力衰竭，主要见于肺源性心脏病及某些先天性心脏病，以体循环淤血为主要表现。

（3）全心衰竭：左心衰竭后肺动脉压力增高，使右心负荷加重，病理改变进一步加重，右心衰竭也继之出现，即为全心衰。心肌炎、心肌病患者左、右心同时受损，左、右心衰可同时出现。

2. 按照心力衰竭的病因及发病缓急　分为急性心衰和慢性心衰。

（1）急性心衰：急性而严重的心肌损害或心脏负荷突然加重，使心功能正常或处于代偿期的心脏在短时间内发生衰竭，或使慢性心衰急剧恶化。临床上以急性左心衰常见，表现为急性肺水肿或心源性休克。

（2）慢性心衰：多见于器质性心脏病患者，为绝大多数器质性心脏病的最终结局，病情进展缓慢，一般有代偿性心脏扩大或肥厚及其他代偿机制参与，病程中常因某些诱因出现急性加重，五年存活率与恶性肿瘤相当，是严重危害人类健康的公共卫生问题。

3. 按照发生病理改变的心脏功能　分为收缩性心衰和舒张性心衰。

（1）收缩性心衰：心脏收缩射血为其主要生理功能。收缩功能障碍时心排血量下降并有后向性淤血的表现，即为收缩性心力衰竭，也是临床上常见的心衰。

（2）舒张性心衰：心脏正常的舒张功能是为了保证收缩期的有效泵血，当心脏收缩功能不全时，常同时存在舒张功能障碍。单纯的舒张性心衰可见于高血压、冠心病的某一病理阶段。严重的舒张期心衰见于原发性限制型心肌病、原发性肥厚型心肌病等。

要点二　病因与发病机制

急性心力衰竭（AHF）是指由于急性心脏病变引起心排血量急骤降低，导致组织器官灌注不足和急性淤血的一类心力衰竭。急性右心衰即急性肺源性心脏病，主要见于大面积肺梗死。临床上以急性左心衰较为常见，表现为急性肺水肿或心源性休克，是严重的急危重症，抢救是否及时合理与预后密切相关。

（一）病因

心脏解剖或功能的突发异常，使心排血量急剧降低和肺静脉压突然升高，均可导致急性左心衰竭。

1. 急性心肌缺血事件　与冠心病有关的急性广泛前壁心肌梗死、乳头肌梗死断裂、室间隔破裂穿孔等，均可导致急性心力衰竭。

2. 感染性心内膜炎　可导致瓣膜急性穿孔、腱索断裂，通过瓣膜急性反流诱发急性心力衰竭。

3. 其他　高血压心脏病血压急剧升高，原有心脏病的基础上发生快速性心律失常或严重缓慢性心律失常，输液过多过快等，均可通过急性心脏负荷加重导致急性心力衰竭。

（二）发病机制

主要病理生理基础为心脏收缩功能突然发生严重障碍，或左室瓣膜急性反流，心排血量急剧减少，左室舒张末压迅速升高，导致肺静脉回流障碍。由于肺静脉压快速升高，肺毛细血管压随之升高，使肺毛细血管出现高压力性通透性增加，大量液体渗入到肺间质和肺泡内，形成急性肺水肿。肺水肿早期可因交感神经激活，血压可升高，但随着病情持续进展，血压将逐步下降，出现一系列临床表现。

要点三 临床表现

急性心力衰竭起病急，为临床急危重症，临床以急性肺水肿的表现为主。
1. 突发严重呼吸困难，呼吸频率常达每分钟30～40次。
2. 强迫坐位，面色灰白，发绀，大汗，烦躁不安。
3. 频繁咳嗽，咳粉红色泡沫状痰。
4. 听诊两肺满布湿啰音和哮鸣音。
5. 危重患者可因脑缺氧而致神志模糊甚至昏迷。

[常考考点] 急性左心衰的临床表现以急性肺水肿的表现为主。

要点四 诊断与鉴别诊断

（一）诊断
根据病史、典型症状与体征，一般不难做出诊断。

（二）鉴别诊断
急性心力衰竭主要应与支气管哮喘急性发作相鉴别；肺水肿并存的心源性休克应与其他原因所致的休克鉴别。

要点五 病情评估

急性心力衰竭均属临床急危重症，尤其是急性左心衰竭的病情严重程度，首先与原发病关系密切，临床上由于急性广泛前壁心肌梗死、急性重症心肌炎等广泛心肌损伤甚至坏死引起的急性左心衰竭病情危重，预后不良。

AHF 的临床严重程度常用 Killip 分级：

Ⅰ级：无 AHF。
Ⅱ级：有 AHF，肺部中下肺野可闻及湿啰音，有舒张期奔马律，胸片见肺淤血征象。
Ⅲ级：严重 AHF，严重肺水肿，双肺满布湿啰音。
Ⅳ级：心源性休克。

[常考考点] AHF 的临床严重程度常用 Killip 分级。

要点六 治疗与预防

（一）治疗

1. 一般治疗 患者取坐位，双腿下垂，以减少静脉回流。立即高流量鼻导管给氧，病情严重者采用面罩呼吸机持续加压给氧，使肺泡内压增加，加强肺泡气体交换，对抗组织液向肺泡内渗透。

2. 有效镇静 吗啡3～5mg静脉注射镇静，减少躁动增加的额外心脏负担，同时扩张外周小血管，减轻心脏负荷。必要时每间隔15分钟重复1次，共2～3次。老年患者应密切注意对呼吸中枢的影响。

3. 快速利尿减轻心脏容量负荷 呋塞米20～40mg静注，4小时后可重复1次，有利于肺水肿的缓解。

4. 应用血管扩张剂减轻心脏负荷

（1）硝酸甘油：扩张小静脉，减少回心血量，先以10μg/min开始，然后每10分钟调整1次，每次增加5～10μg，以收缩压维持在90～100mmHg为度。

（2）硝普钠：同时扩张动、静脉血管，起始剂量0.3μg/（kg·min）滴入，根据血压逐步增加剂量，最大剂量可用至5μg/（kg·min），维持剂量为50～100μg/min。硝普钠含有氰化物，用药时间不宜连续超过24小时。

（3）重组人脑钠肽：具有扩管、利尿、抑制 RAAS 和交感活性的作用。

5. 应用正性肌力药增强心肌收缩力

（1）多巴酚丁胺：可增加心输出量，起始剂量为2～3μg/（kg·min），根据尿量和血流动力学监测结果调整剂量，最高可用至 20μg/（kg·min）。多巴酚丁胺可使心律失常的发生率增加，应密切观察。

（2）洋地黄类药：毛花苷 C 静脉给药，最适合用于有心房颤动伴有快速心室率并已知有心室扩大伴左心室收缩功能不全者。首剂可给 0.4～0.8mg，2 小时后可酌情再给 0.2～0.4mg。急性心肌梗死发病 24 小时内不宜用洋地黄类药物。

6. 机械辅助治疗　主动脉内球囊反搏（IABP）或临时心肺辅助系统，用于极危重患者。

7. 原发病治疗　急性症状缓解后，应着手对诱因及基本病因进行治疗。

（二）预防

急性心力衰竭为临床急危重症，其预防的关键在于对原发器质性心脏病的有效管理与随访，除积极治疗原发病外，通过限盐、限制体力活动等措施预防心功能进一步恶化。另外，应注意规避一些医源性因素导致的心力衰竭病情突然加重，如注意输液量与输液速度，避免过多过快输液输血，避免使用负性肌力药等，并应注意监测患者的血电解质。

[常考考点] 急性左心衰的处理措施：镇静、利尿、扩血管、增强心肌收缩力。

细目二　慢性心力衰竭

【考点突破攻略】

要点一　概述

慢性心力衰竭（CHF）是大多数心血管疾病的最终归宿，也是最主要的死亡原因。近年来冠心病、高血压心脏病的比例明显上升，已跃居 CHF 病因的第一、二位。

要点二　病因与发病机制

（一）基本病因

1. 原发性心肌损害

（1）缺血性心肌损害：冠心病是最常见的病因。

（2）心肌炎和心肌病：病毒性心肌炎及原发性扩张型心肌病为常见病因。

（3）心肌代谢障碍性疾病：如糖尿病心肌病、甲状腺功能亢进或减低的心肌病及心肌淀粉样变性等。

2. 心脏负荷过重

（1）压力负荷过重：见于高血压、主动脉瓣狭窄、肺动脉高压、肺动脉瓣狭窄等使左、右心室收缩期阻力增加的疾病。

（2）容量负荷过重：①心脏瓣膜关闭不全，如二尖瓣关闭不全、主动脉瓣关闭不全等；②左、右心或动静脉分流性先天性心血管病，如室间隔缺损、动脉导管未闭等。

（二）诱因

1. 感染　为最主要、最常见的诱因，尤其是肺部感染。

2. 心律失常　常见心房颤动及其他快速性心律失常以及严重的缓慢性心律失常。

3. 血容量增加　静脉输液过多、过快等。

4. 过度体力活动或情绪激动　如劳累、妊娠后期及分娩过程、情绪激动等。

5. 治疗不当　以洋地黄类强心剂应用不当等为常见。

6. 其他　原有心脏病变加重或并发其他疾病。

（三）发病机制

因心功能不全引发心排血量下降时，激发机体产生多种代偿机制，使心功能在一定时间内维持在相对正常的水平，当病理因素的作用超过代偿能力，发生失代偿，出现心力衰竭的相应临床表现。同时，这些代偿机制也引发多种有害于心脏的变化，单独或相互作用，逐渐导致心肌细胞肥大，心室重塑，导致心肌能量代谢障碍，进一步加重心脏损害，最终导致心功能不可逆转而发生死亡。

[常考考点] 慢性心衰最主要、最常见的诱因是感染，尤其是肺部感染。

要点三 病理生理

（一）心脏代偿机制

1. Frank-Starling 机制 为心脏的主要代偿机制。心脏前负荷增加，回心血量增加，心室舒张末期容积增加，从而增加心排血量及提高心脏做功量。

2. 心肌肥厚 当心脏后负荷增加时，常以心肌肥厚作为主要的代偿机制，最终导致心肌顺应性降低，舒张功能降低，心室舒张末压升高。

3. 神经-体液的代偿机制 心排血量不足时，心腔压力升高，机体全面启动神经-体液机制进行代偿，包括交感神经兴奋性增强、肾素-血管紧张素-醛固酮系统（RAAS）激活等。神经-体液代偿机制的激活可增加心排血量，但同时促发心肌重构，导致心力衰竭的病理改变进展。

（二）体液因子的改变

1. 心钠肽（ANP）和脑钠肽（BNP） 正常情况下，ANP 主要储存于心房，心室肌内也有少量表达，当心房压力增高，房壁受牵引时，ANP 分泌增加，扩张血管，增加排钠，对抗肾上腺素、RAAS 等导致的水、钠潴留。心力衰竭时，心室壁张力增加，心室肌内分泌 ANP、BNP 增加，血浆中 ANP 及 BNP 水平升高，其增高的程度与心衰的严重程度呈正相关，因此，血浆 ANP 及 BNP 水平可作为评定心衰的进程和判断预后的指标。

2. 精氨酸加压素（AVP） 由垂体分泌，具有抗利尿和周围血管收缩的生理作用，对维持血浆渗透压起关键作用。AVP 的释放受心房牵张受体的调控，心力衰竭时心房牵张受体的敏感性下降，使 AVP 的释放不能受到相应的抑制，血浆 AVP 水平升高。心衰早期，AVP 的效应有一定的代偿作用，而长期的 AVP 增加，其负面效应加重心力衰竭。

3. 内皮素（ET） 是由血管内皮释放的肽类物质，具有很强的收缩血管作用。心力衰竭时，受血管活性物质如去甲肾上腺素、血管紧张素、血栓素等的影响，血浆内皮素水平升高，且直接与肺动脉压力特别是肺血管阻力升高相关。

（三）心肌损害和心室重塑

原发性心肌损害和心脏负荷过重使心脏功能受损，导致上述的心室扩大或心室肥厚等各种代偿性变化。在心腔扩大、心室肥厚的过程中，心肌细胞、胞外基质、胶原纤维网等均有相应变化，表现为心室重塑过程，是心力衰竭发生发展的基本机制。

要点四 临床表现

（一）左心衰竭

以肺淤血及心排血量降低的表现为主，症状多明显，但体征不具特征性。

1. 症状

（1）肺淤血的表现：出现程度不同的呼吸困难，呼吸困难程度及表现与心力衰竭程度有关，表现为：①劳力性呼吸困难：呼吸困难发生在重体力活动时，休息后可缓解；②夜间阵发性呼吸困难：与平卧睡眠后回心血量增加、副交感神经张力增加、膈肌抬高、肺活量减少有关；③端坐呼吸；④急性肺水肿（心源性哮喘）：是呼吸困难最严重的状态。另外有咳嗽、咳痰、咯血等症状。

（2）心排血量不足的表现：①体能下降、乏力、疲倦；②记忆力减退、焦虑、失眠等；③尿量减少。

2. 体征

（1）肺部体征：随着病情由轻到重，肺部湿啰音可从局限于肺底部发展到全肺。病情严重出现心源性哮喘时，可闻及散在哮鸣音。

（2）心脏体征：心脏轻度扩大，心率加快，心音低钝，肺动脉瓣区第二心音亢进，心尖区可闻及舒张期奔马律和（或）收缩期杂音，可触及交替脉等。

[常考考点] 慢性左心衰的临床表现以肺淤血及心排血量降低的表现为主。

（二）右心衰竭

以体循环淤血的表现为主，临床体征显著，但症状不具特异性。

1. 症状 以胃肠道及肝脏淤血症状为主，表现为食欲不振、腹胀、上腹隐痛等，伴有夜尿增多、轻度气喘等。

2. 体征

（1）水肿：身体低垂部位可压陷性水肿，多由脚踝部开始，逐渐向上进展，午后加重，晨起相对较轻。

（2）颈静脉征：颈静脉搏动增强、充盈、怒张，肝-颈静脉回流征阳性。

（3）肝脏肿大：肝脏因淤血肿大伴压痛。
（4）心脏体征：可出现三尖瓣关闭不全的反流性杂音。
（5）发绀。
［常考考点］慢性右心衰竭的临床表现以体循环淤血为主。

（三）全心衰竭
左、右心力衰竭均存在，有肺淤血、心排血量降低和体循环淤血的相关症状和体征。
［常考考点］全心衰竭的临床表现以肺淤血、心排血量降低和体循环淤血为主。

要点五 实验室检查及其他检查
1. 常规实验室检查 包括血液一般检查、尿液检查、血液生化检查等。
2. 血浆脑钠肽（BNP）及 N 端前脑钠肽（NT-proBNP）检测 有助于心衰的诊断及判断预后。BNP < 100pg/mL 不支持心衰的诊断，BNP > 400pg/mL 支持心衰的诊断。NT-ProBNP < 300pg/mL 为正常，可排除心衰，其阴性预测值为99%；心衰治疗后 NT-ProBNP < 200pg/mL 提示预后良好。
3. X 线检查 ①心影增大；②肺纹理增粗：早期主要表现为肺门血管影增强。急性肺泡性肺水肿时肺门呈蝴蝶状，肺野可见大片融合的阴影。
4. 超声心动图 是诊断心力衰竭最有价值的方法，可准确地提供各心腔大小变化、心瓣膜结构及功能情况，估计心脏功能。①收缩功能：左心室收缩分数（LVEF）≤ 40% 为收缩期心力衰竭的诊断标准；②舒张功能：舒张功能不全时，E/A 比值降低。
5. 其他 ①放射性核素检查：有助于判断心室腔大小，反应 EF 值及舒张功能等。②心-肺吸氧运动试验。③有创性血流动力学检查：对急性重症心力衰竭患者必要时采用漂浮导管检查。可在床边进行，经静脉插管直至肺小动脉，直接反映左心功能。
［常考考点］慢性心衰有价值的检查手段和方法是 BNP 和超声心动图。

要点六 诊断与鉴别诊断
（一）诊断
心力衰竭的诊断，首先应明确其器质性心脏病，结合症状、体征、实验室及其他检查可做出诊断。左心衰竭因肺淤血引起不同程度的呼吸困难，右心衰竭因体循环淤血引起的颈静脉怒张、肝大、水肿等，是诊断心衰的重要依据。

（二）鉴别诊断
1. 心源性哮喘与支气管哮喘 前者多见于老年人，有心脏病症状及体征；后者多见于青少年，有过敏史。前者发病时肺部有干、湿啰音，甚至咳粉红色泡沫痰；后者发作时双肺可闻及典型哮鸣音，咳出白色黏痰后呼吸困难常可缓解。血浆 BNP 水平对鉴别有较重要的参考价值。
2. 心包积液、缩窄性心包炎 由于腔静脉回流受阻同样可以引起颈静脉怒张、肝大、下肢水肿等表现，应根据病史、心脏及周围血管征进行鉴别，超声心动图检查可确诊。
［常考考点］心源性哮喘与支气管哮喘的鉴别。

要点七 病情评估
（一）心功能分级
1. NYHA 心功能分级 目前通用的是美国纽约心脏病学会（NYHA）提出的分级方法，其主要是根据患者自觉的活动能力划分为 4 级：见下表。

NYHA 分级

分级	表现
Ⅰ级	患者有心脏病但活动不受限制，平时一般活动不引起疲乏、心悸、呼吸困难或心绞痛。为心功能代偿期
Ⅱ级	心脏病患者的体力活动受到轻度限制，休息时无自觉症状，但平时一般活动下可出现疲乏、心悸、呼吸困难或心绞痛发作等
Ⅲ级	心脏病患者的体力活动明显受限，小于平时一般活动即可引起上述症状
Ⅳ级	心脏病患者不能从事任何体力活动，休息状态下即有心力衰竭的症状，体力活动后显著加重

[常考考点] NYHA心功能分级。

(二) 临床分期

慢性心衰的临床分期，见下表。

慢性心力衰竭的临床分期

分期	表现
A期	前心衰阶段，存在心衰的高危因素，尚无心脏结构或功能异常，也无心衰的症状与体征
B期	前临床心衰阶段，无心衰的症状与体征，已有器质性心脏病变
C期	临床心衰阶段，有器质性心脏病，既往或目前有心力衰竭症状
D期	难治性终末期心衰阶段，经严格优化的内科治疗，仍然有心衰的症状与体征，需要特殊干预治疗的难治性心力衰竭

要点八 治疗与预防

(一) 治疗原则和目的

1. 治疗目的 防止和延缓心衰的发生；缓解临床心衰患者的症状，提高运动耐量，改善生活质量；阻止或延缓心肌损害进一步加重；降低死亡率。

2. 分期治疗原则 按心衰竭分期治疗，见下表。

心力衰竭的分期治疗原则

分期	治疗原则
A期	积极治疗高血压、糖尿病、脂质紊乱等高危因素
B期	除A期中的措施外，有适应证的患者使用血管紧张素转换酶抑制剂（ACEI），或β受体阻滞剂
C期和D期	按NYHA分级进行相应治疗

3. 分级治疗原则 按心功能NYHA分级选择药物治疗，见下表。

按心功能NYHA分级的治疗原则

分级	治疗原则
Ⅰ级	控制危险因素，ACEI
Ⅱ级	ACEI，利尿剂，β受体阻滞剂，用或不用地高辛
Ⅲ级	ACEI，利尿剂，β受体阻滞剂，地高辛
Ⅳ级	ACEI，利尿剂，地高辛，醛固酮受体拮抗剂；病情稳定后，慎用β受体阻滞剂

[常考考点] 慢性心衰按NYHA分级的治疗原则。

(二) 治疗措施

1. 病因治疗 治疗原发病，如冠心病、心肌炎、心肌病等；消除诱因，以及时有效控制肺部感染为主。

2. 一般治疗 休息，监测体重，控制钠盐摄入。

3. 药物治疗

（1）利尿剂：可长期维持治疗，水肿消失后，应以最小剂量无限期使用。常用：①噻嗪类利尿剂如氢氯噻嗪口服；②袢利尿剂如呋塞米口服或静脉注射；③保钾利尿剂如螺内酯、阿米洛利口服。

（2）RAAS抑制剂：①血管紧张素转换酶抑制剂（ACEI）：阻断心肌、小血管的重塑，以维护心肌功能，延缓充血性心力衰竭的进展。常用卡托普利、依那普利等。②血管紧张素受体阻滞剂：与ACEI相同甚至更完全。常用氯沙坦、厄贝沙坦、替米沙坦等。③醛固酮受体拮抗剂：对抑制心血管的重构、改善慢性心力衰竭的远期预后有很好的作用，常用螺内酯等。

（3）β受体阻滞剂：可对抗交感神经激活，阻断心肌重塑，长期应用以达到延缓病变进展、减少复发和降低猝死率的目的。常用美托洛尔、比索洛尔等。但慎用于Ⅳ级心功能的患者。

（4）正性肌力药

1）洋地黄类药：可明显改善症状，减少住院率，提高运动耐量，增加心排血量。常用：①地高辛：适用于中度心力衰竭的维持治疗。②毛花苷 C：适用于急性心力衰竭或慢性心衰加重时，特别适用于心衰伴快速心房颤动者。

洋地黄的适应证：在利尿剂，ACEI 和 β 受体阻滞剂治疗过程中，持续有心衰症状的患者，可考虑加用地高辛，如同时伴有心房颤动则更是应用洋地黄的指征。

洋地黄中毒及其处理：①低血钾、肾功能不全以及与其他药物的相互作用都是引起洋地黄中毒的因素。②洋地黄中毒最重要的反应是各类心律失常及心力衰竭加重，胃肠道反应如恶心、呕吐，中枢神经的症状如视力模糊、黄视、倦怠等。③发生洋地黄中毒后应立即停药，对症处理。

2）其他药物：肾上腺素能受体兴奋剂多巴胺较小剂量表现为心肌收缩力增强，血管扩张，心率加快不明显。磷酸二酯酶抑制剂仅限于重症心衰，完善心衰的各项治疗措施后症状仍不能控制时短期应用。

（5）血管扩张药：适用于中、重度慢性心力衰竭。常用：①小静脉扩张剂如硝酸酯类药；②小动脉扩张剂如酚妥拉明等；③同时扩张动、静脉药如硝普钠等。

4. 舒张性心力衰竭的治疗

（1）药物治疗：应用利尿剂、β 受体阻滞剂、钙通道阻滞剂、ACEI 等。

（2）维持窦性心律。

（3）对肺淤血症状较明显者，可适量应用静脉扩张剂或利尿剂。

（4）在无收缩功能障碍的情况下，禁用正性肌力药物。

5. 难治性心力衰竭的治疗 是指经各种治疗，心衰不见好转，甚至还有进展者。

（1）积极治疗原发病。

（2）调整心衰用药，联合应用强效利尿剂、血管扩张药及正性肌力药等。

（3）对高度顽固性水肿也可使用血液滤过或超滤。

（4）扩张型心肌病伴有 QRS 波增宽超过 0.12s 的心力衰竭患者，可实施心脏再同步化治疗。

（5）对不可逆的心力衰竭患者可考虑心脏移植。

（三）预防

慢性心力衰竭是心功能不全的严重阶段，是器质性心脏病的最终结局及主要死亡原因。慢性心力衰竭发病的基础是原发器质性心脏病导致的心室结构或功能异常，且常由包括肺部感染在内的许多诱因诱发与加重，因此，慢性心力衰竭的预防属于器质性心脏病的二级预防及三级预防措施，包括积极防治原发病进展与加重，避免加重心肌损害及加重心脏负荷的诱因，低钠饮食，适量体力活动，做好饮食及体重管理。

[常考考点] 慢性心衰治疗的常用药物选用原则和方法。

细目三 心律失常

【考点突破攻略】

要点一 概述

由于心脏冲动的起搏异常或冲动传导异常，导致心脏的频率、节律异常，统称为心律失常。心律失常可以是生理性的，也可以是病理性的，常为器质性心脏病和很多病理状态的临床表现与并发症，也是器质性心脏病常见的死亡原因。

要点二 分类

（一）按照发生机制分类

1. 冲动起搏异常 包括窦性心动过速、期前收缩、异位心动过速、扑动与颤动等。

2. 冲动传导异常 包括窦房、房室、束支传导阻滞等。

（二）按照心率快慢分类

1. 快速性心律失常

（1）窦性：窦性心动过速。

（2）过早搏动（房性、房室交界性、室性）。

（3）非阵发性心动过速（室上性、室性），阵发性心动过速（室上性、室性）。

（4）并行心律性心动过速（窦性、房性、房室交界性、室性）。

（5）扑动（心房、心室）与颤动（心房、心室）。
（6）预激综合征。

2. 缓慢性心律失常
（1）窦性缓慢性心律失常。
（2）逸搏与逸搏心律。
（3）传导缓慢性心律失常（窦房阻滞、房内阻滞、房室阻滞、室内阻滞）。

3. 快速性伴缓慢性心律失常 如慢快综合征、快慢综合征等。

（三）按照心律失常对预后的影响分类
分为良性、潜在恶性、恶性心律失常。

要点三　发生机制

（一）冲动形成异常
自主神经系统兴奋性改变或其内在病变，导致不适当的冲动发放。心房、心室与希氏束－普肯耶纤维在动作电位后产生除极活动的电位增高并达到阈值，引起反复激动，构成快速性心律失常。

（二）冲动传导异常
折返是快速性心律失常最常见的发生机制。
[常考考点] 折返是快速性心律失常最常见的发生机制。

要点四　常用抗心律失常药物
常用抗心律失常药依据其电生理效应分类，分为四大类：
Ⅰ类：阻断快速钠通道。
Ⅰa类：药物减慢动作电位0相上升速度（Vmax），延长动作电位时程，常用奎尼丁、普鲁卡因胺、丙吡胺等。
Ⅰb类：药物不减慢Vmax，缩短动作电位时程，常用美西律、苯妥英钠、利多卡因等。
Ⅰc类：药物减慢Vmax，减慢传导，轻微延长动作电位时程，常用氟卡尼、恩卡尼、普罗帕酮、莫雷西嗪等。
Ⅱ类：阻断β受体，常用美托洛尔、阿替洛尔、比索洛尔等。
Ⅲ类：阻断钾通道与延长复极，包括胺碘酮和索他洛尔。
Ⅳ类：阻断慢钙通道，常用维拉帕米、地尔硫䓬等。
[常考考点] 常用抗心律失常药及其电生理效应。

细目四　快速性心律失常

【考点突破攻略】

要点一　概述
快速性心律失常是指心律失常发生时，患者的心室率超过心律失常未发生时的频率，临床上较缓慢性心律失常多见，其中以窦性心动过速、过早搏动最常见，其中恶性程度最高的是心室颤动。

要点二　过早搏动

（一）病因
（1）生理因素：如情绪激动，剧烈活动，焦虑，饮浓茶、咖啡，饮酒等。
（2）器质性心脏病：冠心病、心肌病、心肌炎、心脏瓣膜病、二尖瓣脱垂等。
（3）药物过量或中毒：如洋地黄、奎尼丁、三环类抗抑郁药等。
（4）电解质紊乱：血钾紊乱、血钙紊乱等。
（5）其他：缺血、缺氧、酸中毒、麻醉、手术等。

（二）临床表现
1. 症状　轻者可无症状或仅有心悸、心跳暂停感，严重者有头晕甚至晕厥，可诱发或加重心绞痛、低血压或心力衰竭。

2.体征 听诊时,早搏的第一心音增强,第二心音减弱或消失,之后有较长的停歇。桡动脉搏动减弱或消失。

(三) 心电图诊断

1.房性过早搏动 ①提前出现的 P'波与窦性 P 波形态各异;P-R 间期≥0.12s;②提前出现的 QRS 波群形态通常正常;③代偿间歇常不完全。

2.房室交界性过早搏动 ①提前出现的室上性 QRS 波群,其前面无相关的 P 波;②有逆行 P 波,可在 QRS 波群之前、之中或之后;③ QRS 波群形态正常;④代偿间歇多完全。

3.室性过早搏动 ①提前出现的 QRS 波群前无相关 P 波;②提前出现的 QRS 波群宽大畸形,时限超过 0.12s,T 波的方向与 QRS 波群的主波方向相反;③代偿间歇完全。

[常考考点] 房早、房室交界性早搏和室早的心电图特点。

(四) 治疗与预防

首先了解原有心脏病变的程度,有无症状,是否影响心功能及发展成严重心律失常的危险性等临床状况,然后决定是否给予治疗,采取何种治疗方法及确定治疗的终点。

1.无器质性心脏病的过早搏动,无症状者无须药物治疗,症状明显者可给予镇静剂和 β 受体阻滞剂等。

2.频繁发作,症状明显或伴有器质性心脏病的过早搏动,应积极治疗。

(1) 积极治疗病因及诱因,对症治疗。

(2) 抗心律失常药物治疗:①房性和交界性早搏可选用Ⅰa 类、Ⅰc 类、Ⅱ类和Ⅳ类抗心律失常药。②室性期前收缩多选用Ⅰ类和Ⅲ类药。③洋地黄毒性所致的室性早搏,应立即停用洋地黄,给予苯妥英钠或氯化钾等治疗。

(3) 心动过缓时出现的室性早搏,宜给予阿托品、山莨菪碱等。

(4) 预防:积极治疗原发病,纠正缺氧、代谢性酸中毒、电解质紊乱、发热等病理状态,器质性心脏病尤其是急性心肌梗死、急性心肌炎等患者,需要时可预防性用药。

[常考考点] 抗心律失常药物的适应证。

要点三 阵发性心动过速

(一) 房性心动过速

房性心动过速简称房速,可分为自律性、折返性、紊乱性三种。

1.自律性房性心动过速

(1) 病因:常见于器质性心脏病、慢性肺部疾病、酗酒以及各种代谢障碍、洋地黄中毒等。

(2) 临床表现:常见胸闷、心悸、气促等症状,多不严重。洋地黄中毒者可致心力衰竭加重、低血压或休克等。查体:房室传导比例固定时,心律规则;传导比例变动时,心律不恒定,第一心音强度变化。

(3) 心电图诊断:①房率多低于 200 次/分;②P 波形态与窦性者不同,在Ⅱ、Ⅲ、aVF 导联通常直立;③常合并二度Ⅰ型或Ⅱ型房室传导阻滞,P 波之间的等电位线仍存在;④发作开始时心率逐渐加快;QRS 形态、时限多与窦性相同。

(4) 治疗与预防:出现严重血流动力学障碍,心室率在 140 次/分以上时,应予紧急治疗。洋地黄中毒引起者,立即停用洋地黄并补钾;非洋地黄中毒引起者,可口服或静脉注射洋地黄、钙拮抗剂、β 受体阻滞剂以减慢心室率。如未能转复为窦性心率,可用Ⅰa、Ⅰc 或Ⅲ类抗心律失常药试行转律,药物治疗无效可考虑做射频消融术根治。

2.折返性房性心动过速 多见于器质性心脏病伴心房肥大、心肌梗死、心肌病、低钾血症、洋地黄中毒等。

(1) 心电图诊断:①房率多为 150～200 次/分,较为规则;②P 波形态与窦性不同;③P-R 间期常延长,发生房室传导阻滞时不能终止发作;④心电生理检查可确诊。

(2) 治疗与预防:参照自律性房性心动过速的治疗。

3.紊乱性房性心动过速

(1) 病因:可见于慢性阻塞性肺疾病、缺血性心脏病、充血性心力衰竭、洋地黄中毒与低钾血症患者。

(2) 心电图诊断:通常有 3 种或 3 种以上形态各异的 P 波,P-R 间期各不相同,心房率 100～130 次/分。部分 P 波因过早发生而不能下传,此时心室率不规则,常进一步发展为房颤。

(3) 治疗与预防:①原发病的治疗十分重要。肺部疾病患者应予给氧、控制感染,停用氨茶碱、去甲肾上腺素、异丙肾上腺素、麻黄碱等药物。②可予维拉帕米、胺碘酮。③补充钾盐与镁盐可抑制心动过速发作。

[常考考点] 自律性、折返性、紊乱性房速的心电图特点及处理。

（二）与房室交界区相关的折返性心动过速

1. 病因 通常发生于无器质性心脏病的患者，少数患者可由心脏疾病或药物诱发。

2. 临床表现 ①发作常突发突止，时间长短不一，多由一个室上性早搏诱发；②可有心悸、焦虑、紧张、乏力、晕眩、晕厥、心绞痛发作，甚至出现心衰与休克症状；③查体心尖部第一心音强度恒定，心律绝对规则。

3. 心电图诊断 ①心率150～250次/分，节律绝对规则；②逆行P波可埋藏于QRS波群内或位于其终末部分，不能辨认，P波与QRS波群关系恒定；③QRS波群正常，伴室内差异性传导或束支传导阻滞时，可使QRS波群增宽、畸形；④可有继发性ST-T改变；⑤发作突然，常由一个房早触发，下传的PR间期显著延长，随之引起心动过速。

4. 治疗与预防

（1）急性发作期：①首选机械刺激迷走神经（压迫眼球、按压颈动脉、刺激会厌引起恶心等）；②腺苷与钙拮抗剂：腺苷6～12mg快速静脉注射，无效者可改用维拉帕米或地尔硫䓬静脉注射；③洋地黄与β受体阻滞剂：常用毛花苷C 0.4～0.8mg静脉注射；④Ⅰa、Ⅰc及Ⅲ类抗心律失常药：可选用普罗帕酮、索他洛尔、胺碘酮等；⑤其他：无冠心病、高血压病而血压偏低患者，可通过升高血压反射性兴奋迷走神经终止心动过速；⑥直流电复律：如出现严重心绞痛、低血压、充血性心力衰竭时，应立刻行同步直流电复律；⑦经静脉心房或心室起搏或经食管心房起搏；⑧射频消融术：对于反复发作或药物难以奏效的患者可应用。

（2）预防复发：可选用洋地黄、长效钙拮抗剂、长效β受体阻滞剂，可单独或联合应用。其他还有胺碘酮、普罗帕酮等。

（三）室性心动过速

<u>室性心动过速简称室速，是指连续3个或3个以上室性早搏形成的异位心律，多见于器质性心脏病，其中以冠心病最常见。</u>

1. 病因 ①各种器质性心脏病，如冠心病、心肌炎、心肌病等；②其他，如代谢障碍、血钾紊乱、药物中毒、QT间期延长综合征等；③偶可发生于无器质性心脏病者。

2. 临床表现 其症状取决于心室率、持续时间及有无器质性心脏病变。

（1）症状：①非持续性室速（发作时间短于30s，能自行终止）通常无症状；②持续性室速（发作时间超过30s，需药物或电复律方可终止）常有心悸、胸闷、低血压、少尿、晕厥、气促、心绞痛等症状，严重者可引起休克、Adams-Stokes综合征（阿-斯综合征）、急性心力衰竭，甚至猝死。

（2）体征：①听诊心律轻度不规则，可有第一、第二心音分裂，收缩压可随心搏变化。②如发生完全性房室分离，第一心音强弱不等，颈静脉间歇出现巨大a波。③若心室搏动逆传或持续夺获心房，则颈静脉a波规律而巨大。④脉搏短绌，交替脉，血压下降或测不出。

3. 心电图诊断 <u>①3个或3个以上的连续室性早搏；②心室率100～250次/分，节律可略不规则；③QRS波群宽大畸形，时限超过0.12s，ST-T波方向与QRS波群主波方向相反；④P、QRS间无固定关系，形成房室分离；⑤可出现心室夺获与室性融合波，为室性心动过速的特征性表现。</u>

4. 治疗与预防 无器质性心脏病患者发生非持续性室速，如无症状及晕厥发作，无须治疗；有器质性心脏病的非持续性室速应考虑治疗；持续性室速无论有无器质性心脏病均应给予治疗。

（1）终止发作：<u>①药物治疗：无显著血流动力学障碍，宜选用胺碘酮、利多卡因、β受体阻滞剂治疗。②同步直流电复律：</u>用于伴有血流动力学异常的室速。③超速起搏：复发性室速患者，如病情稳定，可试行超速起搏终止心动过速。

（2）预防复发：①去除病因及诱因。②应用抗心律失常药物，常用胺碘酮等。<u>③安置心脏起搏器、植入式心脏自动复律除颤器或行射频消融术</u>等。埋藏式自动复律除颤器（ICD）是有效的治疗手段。④冠状动脉旁路移植手术：可用于某些冠心病合并室速的患者。

[常考考点] 室速的心电图特点及终止发作的措施。

要点四 心房颤动

1. 病因

（1）阵发性房颤：①情绪激动、手术后、运动或急性乙醇中毒时易发生；②心脏和肺部疾病患者，如冠心病、肺心病、心力衰竭等。

（2）持续性房颤：常见于心脏瓣膜病、冠心病、高血压心脏病、甲状腺功能亢进症、缩窄性心包炎、心肌病、感染性心内膜炎、慢性心力衰竭及慢性肺源性心脏病等。

（3）孤立性房颤：见于无心脏病基础者。

2. 临床表现 通常可有心悸、头晕、胸闷等。房颤时，心排血量减少≥25%，心室率≥150次/分时，可发生心绞痛与充血性心力衰竭。心脏听诊第一心音强度不一致，心律绝对不规则，可发生脉搏短绌，颈静脉搏动 a 波消失。

3. 心电图诊断 ①P波消失，代之以一系列大小不等、形状不同、节律完全不规则的房颤波（f 波），频率为350～600次/分；②心室率绝对不规则，心室率通常在100～160次/分；③QRS波群形态正常，伴室内差异性传导时则增宽变形。

4. 治疗与预防

（1）病因治疗：积极治疗原发疾病，消除诱因。

（2）急性房颤：症状显著者应积极治疗。①控制快速的心室率：心室率过快或伴有心功能不全的患者，可静脉注射毛花苷 C 将心室率控制在100次/分以下，随后给予地高辛口服维持。②药物或电复律：药物治疗未能恢复窦性心律，伴急性心力衰竭或血压明显下降者，宜紧急施行电复律。③房颤转复后，维持窦性心律。

（3）慢性房颤：①阵发性房颤常能自行终止。当发作频繁或伴随明显症状，可口服胺碘酮或普罗帕酮，以减少发作的次数与持续时间。②持续性房颤应给予复律。选用药物复律或电复律，复律前应用抗凝药物预防血栓栓塞，复律后给予抗心律失常药物，预防复律后房颤复发。③经复律无效者，以控制心室率为主，首选药物为地高辛，也可应用 β 受体阻滞剂。

（4）预防栓塞：既往有栓塞史、严重瓣膜病、高血压、糖尿病、老年患者，左心房扩大、冠心病等高危患者，应长期采用抗凝治疗，口服华法林使凝血酶原时间国际标准化比值（INR）维持在2.0～3.0，能安全而有效预防脑卒中发生。

（5）其他：病窦综合征合并房颤不宜复律，若心率过慢，可考虑安装起搏器。发作频繁甚至持久发作，药物治疗无效，心室率很快的患者，可考虑施行射频消融术。其他治疗方法有外科手术、植入式心房除颤器等。

（6）预防：心房颤动的常见病因是器质性心脏病以及器质性心脏病导致的心功能不全。其预防以积极控制原发器质性心脏病为主，并有效控制血压，防治心房压过高。急性房颤转复窦性心律后，可适当应用胺碘酮等药物维持治疗，防止再发。

[常考考点] 房颤的心电图特点及发作的处理。

细目五 缓慢性心律失常

【考点突破攻略】

要点 房室传导阻滞

（一）概述

房室传导阻滞（AVB）是指房室交界区脱离了生理不应期后，心房冲动传导延迟或不能传导至心室，房室阻滞可以发生在房室结、希氏束以及束支等不同的部位。按照传导阻滞的严重程度，通常可将其分为三度。一度 AVB 房室传导时间延长，全部冲动仍能传导。二度 AVB 分为两型：莫氏（Mobitz）Ⅰ型和Ⅱ型，Ⅰ型表现为传导时间进行性延长，直至一次冲动不能传导；Ⅱ型表现为间歇出现的传导阻滞。三度又称完全性传导阻滞，心房冲动全部不能被传导至心室。

（二）病因

1. 正常人或运动员出现 AVB，与迷走神经张力增高有关。
2. 各种器质性心脏病，如冠心病急性心肌梗死、心肌炎、心肌病、心内膜炎、钙化性主动脉瓣狭窄、先天性心血管病等。
3. 药物作用，如洋地黄中毒、β 受体阻滞剂、非二氢吡啶类钙拮抗剂等。
4. 电解质、酸碱平衡紊乱，如高钾血症、酸中毒等。
5. 传导系统或心肌退行性变，以及由急性炎症或损伤性病变引起的心肌纤维变性、二尖瓣或主动脉瓣钙化引起的退行性变等。
6. 其他，如高血压病、风湿热等。

（三）临床表现

1. 一度房室传导阻滞 通常无症状。听诊第一心音减弱。

2. 二度房室传导阻滞 可有心悸与心搏脱漏感。二度Ⅱ型患者常有头晕、乏力、心悸等，听诊第一心音强度逐渐减弱并有心搏脱漏。二度Ⅱ型房室阻滞第一心音强度恒定，有间歇性心搏脱漏。

3. 三度房室传导阻滞 常有疲倦、乏力、眩晕、晕厥、心绞痛发作、心力衰竭等，严重时可发生心源性脑缺氧综合征（阿-斯综合征）。听诊第一心音强度不等，第二心音可呈正常或反常分裂；心率慢而规则，间或听到心房音或响亮的第一心音，称为"大炮音"。

（四）心电图诊断

1. 一度房室传导阻滞 PR间期延长＞0.20s，每个P波后均有QRS波。一般PR间期超过按年龄和心率矫正的PR间期上限为延长；或前后两次测定结果比较，心率相同时的PR间期延长≥0.04s。

2. 二度Ⅰ型房室传导阻滞（文氏阻滞或莫氏Ⅰ型） ①PR间期进行性延长，直至一个P波后脱漏QRS波；②相邻RR间期进行性缩短，直至P波不能下传心室，发生心室脱漏；③包含P波在内的RR间期小于正常窦性PP间期的两倍。最常见的房室传导比例为3∶2或5∶4。

3. 二度Ⅱ型房室传导阻滞（莫氏Ⅱ型） PR间期恒定不变，可正常或延长，部分P波后无QRS波群。如每隔1、2个或3个P波后有一次QRS波群脱漏，因而分别称之为2∶1、3∶2、4∶3房室传导阻滞。如每3个P波下传1个QRS波群，呈3∶1传导，称为高度房室传导阻滞。

4. 三度房室传导阻滞 ①PP与RR间隔各有其固定的规律，两者之间毫无关系；②心房率超过心室率；③心室率慢而规则，心室起搏点如在房室束分叉以上，心室率40～60次/分，QRS波群正常；心室率常在40次/分以下，QRS波群增宽。

［常考考点］一、二、三度房室传导阻滞的心电图特点。

（五）治疗与预防

1. 病因治疗 积极治疗心肌缺血、心肌炎，纠正电解质及代谢紊乱等。

2. 分度治疗

（1）一度与二度Ⅰ型房室传导阻滞：心室率不太慢者，无需特殊治疗，禁用进一步减慢房室传导的药物如β受体阻滞剂、非二氢吡啶类钙拮抗剂等。

（2）二度Ⅱ型与三度房室传导阻滞：心室率过慢，出现血流动力学障碍者，应予下列药物治疗：①提高心室率：阿托品0.5～2.0mg静脉注射，每2～6小时1次；异丙肾上腺素1～4μg/min静脉滴注，每4小时1次，使心率维持在60～70次/分。②糖皮质激素：适用于急性心肌炎、急性心肌梗死、心脏直视手术损伤所致的房室阻滞，常用氢化可的松每天100～300mg静脉滴注。③高钾血症或酸中毒所致者可予5%碳酸氢钠100～200mL静脉滴注。④药物疗效不佳，症状明显，心率缓慢者，应及早给予临时性或永久性心脏起搏治疗。

（3）预防：对于有缓慢性心律失常病史的患者，应慎用或禁用具有负性传导作用的药物，以免诱发AVB；急性下壁心肌梗死患者及急性心肌炎患者有并发AVB的风险，应加强监护，及时发现，及时处理；预防各种原因引起的电解质、酸碱平衡紊乱如高钾血症、酸中毒等。

［常考考点］二度Ⅱ型与三度房室传导阻滞的药物治疗。

细目六 心脏骤停与心肺复苏

【考点突破攻略】

要点一 概述

心脏骤停是指心脏收缩射血功能突然停止，导致心脏骤停的机制以快速性室性心律失常（室颤和室速）最常见，其次为严重的缓慢性心律失常或心室停顿，较少见于心脏无脉性电活动（PEA）。心脏骤停发生后，由于脑供血突然中断，10秒左右患者即可出现意识丧失，经及时复苏可存活，否则将发生脑死亡及生物学死亡。心脏骤停是心脏性猝死的直接原因。

心脏性猝死（SCD）是指急性症状发作后1小时内发生的以意识突然丧失为特征、由心脏原因引起的自然死亡。心脏性猝死男性较女性多见，是20～60岁男性的首位死因。我国相关流行病学研究显示，心脏性猝死男性年平均发病率为10.5/10万，女性为3.6/10万。减少心脏性猝死对降低心血管病死亡率有重要意义。

［常考考点］心脏骤停是心脏性猝死的直接原因。

要点二 病因

1. 病因 以冠心病最常见，其他有心肌病、急性心肌炎、严重主动脉瓣膜病变、二尖瓣脱垂、窦房结病变、预激综合征、先天性和获得性QT间期延长综合征等。

2. 危险因素 既往有原发性心室颤动或心室扑动史、无脉性持续性室速史、频发性与复杂性室性快速心律失常史患者，左室射血分数低于30%或有明显心力衰竭患者，有QT间期延长伴晕厥史患者，心肌梗死后室性早搏等，均是心源性猝死的危险因素。

要点三 临床表现

心脏骤停的临床过程一般分为四期，即前驱期、终末事件期、心脏骤停和生物学死亡。

1. 前驱期 虽然心脏骤停的确切时刻无法预测，但许多患者在发生心脏骤停前出现前驱症状，如心绞痛发作，胸闷、心悸加重，易于疲劳等。在心电监护下，如发现频发、多源、成对出现的室早或室早R on T，短阵室速，心室率低于50次/分，QT间期显著延长等，均是心脏骤停的先兆表现，但心脏骤停也可无前驱期表现。

2. 终末事件期 是指心血管状态出现急剧病理变化到心脏骤停发生前的一段时间，长短不一，一般不超过1小时（心脏性猝死所定义的1小时，实质上是指终末事件期的时间在1小时内）。由于猝死原因不同，终末事件期的临床表现不同。典型表现：突发持续而严重的胸痛，伴有显著呼吸困难，心悸或眩晕等。长时间的心绞痛或急性心肌梗死的胸痛，急性呼吸困难，头晕、黑蒙、突然抽搐等，均为其先兆及终末事件期开始的表现。在猝死前数小时或数分钟内常有心电活动的改变，其中以心率加快及室性异位搏动增加最为常见。经心室颤动途径猝死的患者，常先有室性心动过速。极少数患者以急性循环衰竭致病，出现心率明显改变、室性心动过速，呈现低心排血量状态。

3. 心脏骤停 依次出现心音消失、大动脉搏动消失、血压测不出，突然出现意识丧失（心脏骤停后10秒内）或伴短暂抽搐（心脏骤停后15秒）；断续出现叹息样的无效呼吸，随后呼吸停止（心脏骤停20~30秒内），皮肤发绀。心脏骤停30秒后出现昏迷；心脏骤停后30~60秒出现瞳孔散大、固定。

4. 生物学死亡期 即细胞学死亡期，机体全身组织细胞发生不可逆转的死亡，代谢停止，出现细胞死亡相应的临床表现，如躯体冰冷、僵硬，出现皮下瘀斑等。

从心脏骤停至生物学死亡期，时间的长短取决于原发病的性质以及心脏骤停至复苏开始的时间。心脏骤停发生后，大部分患者在4~6分钟内开始发生不可逆脑损害，随后经数分钟过渡到生物学死亡。心脏骤停发生后立即实施心肺复苏和尽早除颤，是避免发生生物学死亡的关键。心脏复苏成功后死亡的最常见原因是中枢神经系统的损伤，其他常见原因有继发感染、低心排血量及心律失常复发等。

[常考考点] 心脏骤停的临床分期。

要点四 病情评估

心脏骤停一旦发生，等同于患者进入临床死亡期，因此，快速准确判断自主心跳是否存在，确定是否发生心脏骤停，以确定是否立即进行现场复苏。心脏骤停的判断要点：

1. 主要依据

（1）突然意识丧失。

（2）心音或大动脉（颈动脉、股动脉）搏动消失。

（3）心电图呈现心室颤动、室性自主心律（即心肌电-机械分离）或心室停搏（心电完全消失而呈一条直线或偶有P波）。

在上述三条主要诊断依据中，以心电图的诊断最为可靠，但临床很难做到。为争取时间，单凭第2条就可以决定开始实施心肺复苏。

2. 次要依据

（1）双侧瞳孔散大、固定、对光反射消失。

（2）自主呼吸完全消失，或先呈叹息或点头状呼吸，随后自主呼吸消失。

（3）口唇、甲床等末梢部位出现发绀。

次要诊断依据可以及时提醒救治人员及早意识到可能发生心搏停止，警惕和考虑是否已发生或即将发生心搏停止。

[常考考点] 心脏骤停的诊断依据。

要点五 心肺复苏

（一）初级心肺复苏

传统的初级心肺复苏包括畅通气道（airway）、人工呼吸（breathing）和人工胸外按压（circulation），简称为 ABC，以达到快速建立有效人工循环，给患者基础生命支持（BLS）的目的。近来强调 BLS 应按照 CAB 顺序进行，增加复苏场地安全评估、电话呼救、启动急救医疗服务系统、心肺复苏和早期自动体外电除颤。心肺复苏操作指南中强调，基础生命支持最重要。

1. 基础工作 评估环境、快速判断与呼救、请求寻找并取到 AED、记录事件发生时间。

2. 胸外心脏按压 是建立人工循环的主要方法，对成年人应尽量使按压次数达到 100～120 次/分，以保证脑和冠状动脉的灌注。心肺复苏操作指南中进一步强调强化按压的重要性，要求按压间断时间不超过 5 秒，并强烈建议普通施救者（非专业人员）仅做胸外按压的心肺复苏，弱化人工呼吸的作用，对普通目击者要求对 ABC 改变为 CAB 即人工胸外按压、畅通气道和人工呼吸。

（1）按压方法：将患者仰卧置于硬的平面上，操作者跪在患者身旁或站在床旁的椅凳上。按压时，一手掌根置于患者胸骨长轴上，手指背曲不接触胸壁，另一手掌根重叠其上。按压时关节伸直，用肩背部力量垂直向下按压。

（2）按压部位：接触胸壁的掌根位于胸骨体中下 1/3 交界处。

（3）按压深度：成年人使胸骨下陷 5～6cm，然后放松，放松时掌根不应离开胸壁，放松与按压的时间为 1∶1。

（4）胸外心脏按压与人工呼吸的比例：按心肺复苏指南，胸外心脏按压与人工呼吸的比例为 30∶2。应在检查心律前先进行 5 个周期的心肺复苏，电除颤 1 次后也应立即进行 5 个周期的心肺复苏，然后再检查心律。

［常考考点］胸外心脏按压的操作方法。

3. 除颤 多数突发的、非创伤的心搏骤停是心室颤动所致，除颤是最好的复律方法。目前认为宜尽早除颤，只要具备除颤条件，必要时可盲目除颤。应在室颤发生 3 分钟内进行除颤；心搏骤停未及时发现者，在基础生命支持 2 分钟后即行除颤。

（1）院外除颤：强调自动体外除颤器（AED）的使用。

（2）院内除颤：首选非同步直流电击除颤。将两电极分别置于胸骨右缘第二肋间和心尖部左乳头外侧，使电极中心在腋前线上。一般成年人用 300～360J、小儿用 50～150J 能量单相波除颤。对于有植入性起搏器的患者，应把电极放在距起搏器至少 2～5cm 处。暂时不能立即除颤者，可进行心前区捶击（1～2 次）。电除颤效果不佳时，视心室颤动的类型，静脉注射肾上腺素，将细颤变为粗颤，再重复电除颤。

4. 清除口腔异物 下拉患者的下颌使口张开，观察口腔有无食物等异物及义齿，如有用一手拇指压住患者舌中部，另一手示指沿患者一侧口角插入口内，弯曲示指将异物清除，操作时动作要迅速轻柔，防止消耗过多的复苏时间。

5. 畅通气道 使患者仰卧于坚固的平地或平板上，头颈部与躯干保持在同一轴面上，取出义齿，用手指清理口咽部，解开患者衣扣，松开裤带。畅通气道的方法：

（1）仰头举颏法：一手置于患者的前额，手掌向后方施加压力，另一手示指托住下颏，举起下颏，使患者口张开，便于自主呼吸，同时准备人工呼吸。

（2）仰头抬颈法：一手置于患者前额使头后仰，另一手放在颈后，托起颈部。注意不要过度伸展颈椎。该法有损伤脊髓的危险，颈椎损伤者禁用。

［常考考点］畅通气道的操作方法有仰头举颏法和仰头抬颈法。

6. 人工呼吸 开放气道后，立即耳听面感眼观，检查患者有无自主呼吸，如患者自主呼吸已停止，立即进行人工呼吸。

（1）口对口（鼻）呼吸：为一种快捷有效的通气方法。畅通气道后，用置于患者前额的左手拇指与示指捏住患者的鼻孔，操作者深吸气后，用口唇把患者的口唇紧密罩住后缓慢吹气，每次吹气应持续 1 秒以上，待患者胸部扩张后放松鼻孔，让患者胸部自行回缩将气体排出。若患者牙关紧闭或口唇创伤，应用口对鼻呼吸，吹气时捏紧患者口唇，操作者口唇密合于患者鼻孔的四周后吹气，其余操作同口对口呼吸。人工通气的频率为每分钟 8～10 次，开始应先连续吹气 2 次。

（2）气管内插管：是建立人工通气的最好方法。

（3）其他：目前推荐使用有防护装置的通气方法，如口对面罩呼吸、呼吸球囊面罩装置等。

［常考考点］口对口（鼻）呼吸的操作方法。

7. 再评估 快速完成五个周期的心肺复苏操作后，立即进行大动脉、自主呼吸判断，以明确是否需要继续进行心肺复苏操作。

（二）高级心肺复苏

高级心肺复苏是指进一步生命支持（ALS）或成人高级生命支持，即在BLS的基础上进行复律、建立人工气道、药物治疗和复苏后治疗等。

1. 心室颤动的处理 ①电击除颤，首次电击除颤能量200J，第二次200～300J，第三次360J。②室颤/室速持续复发者，继续CPR，气管插管，开放静脉通道。③肾上腺素1mg静脉注射，根据需要3～5分钟后重复使用，并可增加剂量。④电击除颤能量最大到360J（可重复1次）。⑤室颤或室速持续或复发可药物治疗，如用利多卡因或胺碘酮静脉注射。⑥每次用药后30～60秒后除颤，除颤能量不超过360J。

2. 心室停顿的处理 顺序进行：①有效心肺复苏、气管插管、建立静脉通路。②试以经静脉心内起搏。为争取时间也可先使用简便易行的经皮体外起搏或胸壁穿刺起搏。③肾上腺素1mg静脉注射，每3～5分钟可重复使用。④阿托品1mg静脉注射，5分钟后可重复1次，直到3mg。

3. 无脉搏性电活动的处理 ①寻找可纠正的原因如低血容量、药物过量、张力性气胸、心包填塞、大面积肺梗死等，予以相应治疗；若为高血钾引起者，静脉注射5%碳酸氢钠。②有效心肺复苏，气管插管，建立静脉通路。③肾上腺素1mg静脉注射，每3～5分钟可重复使用。④若有心动过缓，可经皮心内起搏或阿托品1mg静脉注射。

复苏有效时，患者自主心搏恢复并可扪及颈及股动脉搏动。若心电图显示有满意的心律，但扪不到脉搏，则应继续胸外按压和给药。有效心脏复苏指征：①患者皮肤色泽改善；②瞳孔回缩；③出现自主呼吸；④意识恢复。

4. 复苏药物 ①肾上腺素：为心肺复苏的首选药物；②胺碘酮：适用于难治性室颤和室速；③异丙肾上腺素：仅适用于缓慢性心律失常；④碳酸氢钠：电除颤复律和气管插管后酸中毒持续存在时，循环停止超过2分钟者，静脉使用或参照血气分析给予碳酸氢钠1mmol/kg静脉滴注。

5. 给药途径 首选从上肢静脉、颈内静脉穿刺或锁骨下静脉插管建立的静脉通道给药。肾上腺素、阿托品和利多卡因还可经气管内给药。尽量避免心内注射，除了上述给药途径尚未建立时才心内直接注射肾上腺素。

[常考考点] 肾上腺素为心肺复苏的首选药物。

（三）心脏搏动恢复后处理

自主循环恢复后，多种致病因素可导致复苏后综合征的发生。多脏器缺氧造成的微循环障碍，继发性的脑、心、肾等重要脏器的损害等。因此复苏后的治疗目的是完全恢复局部器官和组织的灌注，特别是大脑的灌注。将患者送入监护病房，及时进行脑复苏，积极治疗原发病，避免心脏骤停的再度发生以及引起严重并发症和后遗症。

1. 维持有效循环 心脏复跳后可有低心排血量或休克，可选用多巴胺、多巴酚丁胺、去甲肾上腺素等药物治疗。需要时进行血流动力学监测，并根据监测结果给予血管收缩药和（或）扩张药物治疗。

2. 维持有效呼吸 心跳恢复后患者可有不同程度的呼吸功能异常，应继续使用机械通气和吸氧治疗，保持呼吸道通畅。当自主呼吸有效时，可逐渐减少辅助呼吸。若自主呼吸不出现，常提示严重脑缺氧。

3. 防治脑缺氧和脑水肿 脑复苏是心肺复苏能否最后成功的关键。

（1）维持脑灌注压：缺氧性脑损伤的严重程度与心脏骤停的时间密切相关。自主循环恢复后，应保证适当的血压，使平均动脉压不低于110mmHg。

（2）控制过度换气：将动脉血二氧化碳分压控制在25～35mmHg，动脉血氧分压控制在100mmHg，有利于脑循环自主调节功能恢复和降低颅内压。

（3）维持正常或偏低的体温 轻度低温（33～35℃）可降低颅内压和脑代谢，有益于神经功能的恢复。如有高热应采取降温措施，但过低体温对心脏骤停复苏后的患者可增加血液黏滞度，降低心排血量并有增加感染的可能，因此，心脏骤停复苏后不宜诱导过低体温。

（4）脱水治疗：血压平稳后尽早脱水治疗脑水肿。常用20%甘露醇快速静脉滴注，每天2～4次。也可依据脑水肿程度联合使用呋塞米、白蛋白或地塞米松。

（5）高压氧治疗：通过增加血氧含量及弥散力，起到提高脑内氧含量、改善脑缺氧、降低颅内压的作用，有条件时可采用。

4. 维持水、电解质和酸碱平衡 记录水出入量，严密观察电解质、动脉血气变化并及时予以纠正。

5. 防治急性肾衰竭 心脏骤停时间较长或复苏后持续低血压，或用大剂量收缩血管药物后，可并发急性肾衰竭。其防治关键在于尽量缩短复苏时间，维持有效肾灌注压。如心功能和血压正常而出现少尿，在排除血容量不足之后，可试用呋塞米静脉注射，经注射呋塞米后无效则应按急性肾衰竭处理。

细目七　原发性高血压

【考点突破攻略】

要点一　概述

高血压是指体循环动脉血压高于正常值，可伴有心、脑、肾和血管等靶器官损害的临床综合征。根据导致血压升高的病因不同，分为原发性高血压和继发性高血压两大类。原发性高血压即高血压病，是指病因不清，与遗传关系密切，以体循环动脉压升高为主要临床表现，最终导致心、脑、肾及动脉并发症的心血管综合征，约占高血压的95%；继发性高血压亦称为症状性高血压，是指由某些确定的原发病引起的血压升高，原发疾病与高血压之间存在因果关联，高血压仅是该原发病的临床表现之一，约占高血压的5%。

原发性高血压的患病率因国家、种族、地域的不同各异。随年龄增长，患病率升高，高纬度寒冷地区患病率高于低纬度温暖地区，膳食中钠盐摄入过多的地区发病率较高。2002年我国30个省市27万人的调查结果显示，18岁以上人群高血压患病率为18.8%，且呈明显的上升趋势。原发性高血压是我国急性脑血管病、冠心病、慢性肾损伤的重要危险因素。

要点二　病因与发病机制

（一）病因

原发性高血压是由遗传因素与环境因素交互作用的结果，除遗传因素外，发病主要与以下环境因素有关。

1.饮食因素　主要是高钠、低钾膳食。

2.超重和肥胖　身体脂肪含量与血压水平呈正相关。

3.饮酒　高血压患病率随饮酒量增加而升高。

4.精神紧张　长期从事高度精神紧张工作的人群高血压患病率增加。

5.其他　缺乏体力活动，服用某些药物如口服避孕药、非甾体类抗炎药、含有麻黄碱或甘草等的药物，睡眠呼吸暂停低通气综合征等。

（二）发病机制

动脉血压取决于心排出量和体循环周围血管阻力，所有可以增加心排血量及外周血管阻力的病理因素，均可导致血压升高。

1.交感神经系统活性亢进　交感神经兴奋性增加，释放儿茶酚胺增多，加快心率，增强心肌收缩力，增加心输出量；收缩外周小动脉，增加外周阻力，从而升高血压。

2.肾性水钠潴留　血容量增加，引起血压升高。

3.肾素－血管紧张素－醛固酮系统（RAAS）激活　此系统激活，导致血管紧张素Ⅱ分泌增多，直接收缩外周小动脉，并促进醛固酮分泌，增加血容量，从而升高血压。

4.细胞膜离子转运异常　钠－钾离子协同转运缺陷，膜电位降低，激活平滑肌细胞兴奋－收缩耦联，血管阻力增高。

5.胰岛素抵抗　胰岛素抵抗，血浆胰岛素水平升高，增加交感神经兴奋性及水钠潴留。

6.血管内皮细胞功能受损　血管内皮细胞功能受损，内皮素和血栓素A_2释放增加，导致血管收缩。

要点三　临床表现与并发症

（一）症状

1.一般症状　多数患者血压升高的早期无明显症状，或仅有一些非特异性症状如头昏、头痛、颈项板紧、疲劳、心悸等，多数症状可自行缓解。

2.受累器官症状

（1）脑：脑出血和脑梗死是高血压最主要的并发症。前者多在情绪激动、用力情况下出现，表现为剧烈头痛、恶心呕吐、偏瘫、意识障碍等；后者多在安静状态或睡眠中出现，多表现为三偏综合征或伴运动性失语，轻者仅表现为短暂性脑缺血发作。

（2）心脏：可出现心功能不全表现，并发冠心病可出现心绞痛、心肌梗死表现。

（3）肾脏：早期可出现多尿、夜尿增多，继而出现肾功能不全，尿量减少，最终导致肾衰竭。
（4）眼：眼底血管受累，出现视力进行性减退。

（二）体征

体征较少，重点检查项目有周围血管搏动、血管杂音、心脏杂音等。常出现血管杂音的部位是颈部、背部两侧肋脊角、上腹部、脐两侧处。心音异常及心脏杂音包括主动脉瓣区第二心音亢进、收缩期杂音或收缩早期喀喇音。

［常考考点］高血压受累器官的症状及体征。

（三）并发症

1. 靶器官损害并发症

（1）心脏：出现左心室肥大称为高血压心脏病，晚期常发生心力衰竭，是慢性左心衰竭的常见病因。并发冠心病时可出现心绞痛、心肌梗死甚至猝死。

（2）脑：脑血管并发症是我国原发性高血压最常见的并发症。早期可有短暂性脑缺血发作，长期血压增高可并发腔隙性脑梗死、动脉硬化性脑梗死、脑出血等。短时间内血压显著升高可出现高血压脑病等，也可诱发蛛网膜下腔出血。

（3）肾脏：肾脏受累时可有蛋白尿，早期出现夜尿增多等肾小管功能异常的表现，晚期多并发慢性肾衰竭。

（4）血管：①视网膜动脉硬化：眼底改变与病情的严重程度和预后相关，根据眼底镜检查结果，Keith-Wagener眼底分级法分为四级：Ⅰ级，视网膜小动脉轻度狭窄、硬化、痉挛和变细；Ⅱ级，小动脉中度硬化和狭窄，出现动脉交叉压迫征，视网膜静脉阻塞；Ⅲ级，动脉中度以上狭窄伴局部收缩，视网膜有棉絮状渗出、出血和水肿；Ⅳ级，视乳头水肿。②主动脉夹层：一旦发生破裂引发大血管急症，预后凶险。

2. 高血压急症 高血压急症是指高血压患者在某些诱因作用下血压突然和显著升高，常超过180/120mmHg，同时伴有进行性心、脑、肾等重要靶器官功能不全的表现，包括高血压脑病、高血压危象、急性心力衰竭、急性冠状动脉综合征、主动脉夹层、子痫等。

（1）高血压脑病：以舒张压增高为主，舒张压常超过120mmHg。因血压过高导致脑组织灌注过多，引起脑水肿等病理改变，出现头痛、烦躁不安、恶心、呕吐、视物模糊、精神错乱，严重者可出现神志恍惚、谵妄甚至昏迷，或出现暂时性偏瘫、失语等脑功能缺失的表现，伴有局灶或全身性抽搐等。

（2）高血压危象：以收缩压剧烈升高为主，血压可高达200/110mmHg以上，常因紧张、寒冷、突然停服降压药物等原因诱发，伴有交感神经亢进的表现如心悸、汗出、烦躁、手抖等，常伴发急性脏器功能障碍如急性心力衰竭、心绞痛、脑出血、主动脉夹层动脉瘤破裂等。

3. 高血压亚急症 高血压亚急症是指血压显著升高但尚未出现严重临床症状及进行性靶器官损害，与高血压急症的主要区别是有无新近发生的急性进行性靶器官损害。

［常考考点］高血压常见的靶器官并发症及常见的高血压急症。

要点四 实验室检查及其他检查

原发性高血压的常规检查项目包括尿液、血糖、血胆固醇、血甘油三酯、肾功能、血尿酸和心电图等，这些检查有助于发现相关的危险因素和靶器官损害。部分患者根据需要和条件可以进一步检查眼底、超声心动图、血电解质、低密度脂蛋白胆固醇及高密度脂蛋白胆固醇。为了更进一步了解高血压患者病理生理状况和靶器官结构与功能变化，有目的地选择一些特殊检查，包括24小时动态血压监测（ABPM）、心率变异率、颈动脉内膜中层厚度（IMT）、血浆肾素活性（PRA）等。

1. 尿液检查 可有少量蛋白、红细胞，偶有透明管型和颗粒管型。

2. 肾功能检测 晚期肾实质损害可有血肌酐、尿素氮和尿酸升高，内生肌酐清除率降低，浓缩及稀释功能减退。

3. 血脂测定 部分患者有血清总胆固醇、甘油三酯及低密度脂蛋白胆固醇增高，高密度脂蛋白胆固醇降低。

4. 血糖、葡萄糖耐量试验及血浆胰岛素测定 部分患者有空腹和（或）餐后2小时血糖及血胰岛素水平增高。

5. 眼底检查 可出现血管病变及视网膜病变。眼底动脉变细、反光增强、交叉压迫及动静脉比例降低；视网膜病变有出血、渗出、视乳头水肿等。

6. 胸部X线检查 可见主动脉迂曲延长，局部可见动脉粥样硬化病变、钙化等改变。

7. 心电图检查 可出现左室肥厚，并发冠心病时出现相应的改变。

8. 超声心动图检查 可见主动脉内径增大，左房扩大、左室肥厚等高血压心脏病的改变。

9. 动态血压监测 可测定白昼与夜间各时间段血压的平均值和离散度。

10. 其他检查 颈动脉多普勒检查显示颈动脉内膜中层厚度（IMT）增厚，血浆肾素活性（PRA）增加，心率变异性增大等。

［常考考点］高血压病实验室及其他检查的特征性表现。

要点五 诊断与鉴别诊断

（一）诊断

在未使用降压药物的情况下，<u>非同日3次测量血压，收缩压≥140mmHg和（或）舒张压≥90mmHg，即可诊断为高血压</u>。收缩压≥140mmHg和舒张压＜90mmHg为单纯性收缩期高血压。患者既往有高血压史，目前正在使用降压药物，血压虽然低于140/90mmHg，也诊断为高血压。排除继发性高血压，可诊断为原发性高血压。血压水平分类和定义，见下表。

血压水平分类和定义

分类	收缩压（mmHg）		舒张压（mmHg）
正常血压	＜120	和	＜80
正常高值血压	120～139	和（或）	80～89
高血压	≥140	和（或）	≥90
1级高血压（轻度）	140～159	和（或）	90～99
2级高血压（中度）	160～179	和（或）	100～109
3级高血压（重度）	≥180	和（或）	≥110
单纯收缩期高血压	≥140	和	＜90

［常考考点］血压水平的分类和定义。

（二）鉴别诊断

主要与继发性高血压鉴别。

1. 肾实质性疾病 急慢性肾小球肾炎、慢性肾盂肾炎、肾病综合征及糖尿病肾病均可出现高血压，根据病史、尿常规、肾功能检查不难鉴别。

2. 肾血管性疾病 肾血管性高血压患者常起病急，血压显著增高，上腹部或肾区可闻及血管性杂音。静脉肾盂造影、肾动脉多普勒、肾动脉造影、放射性核素肾图等检查可明确诊断。

3. 嗜铬细胞瘤 可有剧烈头痛、出汗、恶心、呕吐、心悸、面色苍白、乏力等，持续数分钟至数天不等，发作间歇血压正常。<u>血和尿儿茶酚胺及其代谢产物的测定，酚妥拉明试验，胰高血糖素激发试验等，有助于诊断</u>。

4. 原发性醛固酮增多症 表现为血压升高，多尿，夜尿增多，尿比重下降，口渴，发作性肌无力，手足搐搦，血钾降低伴血钠升高。实验室检查可见<u>血和尿醛固酮升高</u>。

（三）特殊类型高血压

1. 老年高血压 指年龄≥60岁的高血压患者。其特点是多数患者为单纯收缩期高血压，脉压增大，血压波动性明显，并发症及伴发病较多，治疗强调收缩压的达标。

2. 儿童青少年高血压 一般为轻、中度血压升高，多数无明显自觉症状，伴有超重的患者较多；进展为成人高血压时，多伴有左心室肥厚甚至高血压心脏病。

3. 难治性高血压 <u>指经三种以上的降压药物治疗，血压仍不能达标的患者，或使用四种及四种以上降压药血压才能达标的患者</u>。常见原因有：①假性难治性高血压，有显著的白大衣现象；②生活方式干预不足；③降压治疗方案不合理；④在用其他药物对抗降压治疗效果；⑤钠盐摄入过多，容量超负荷；⑥存在胰岛素抵抗；⑦继发性高血压未予准确诊断。

要点六 病情评估

（一）危险分层

制定高血压病的治疗方案时，要考虑血压水平、心血管疾病的危险因素、靶器官损害和相关的临床情况，并判定预后。目前将高血压病的心血管危险性分为低危、中危、高危和很高危四类，指患者在随后的10年中发生主要心血管事件的危险性分别为低于15%、15%～20%、20%～30%和高于30%。

影响高血压患者心血管预后的重要因素

心血管危险因素	靶器官损害	伴临床疾患
血压水平（1～3级）	左心室肥厚（心电图或超声心动图）	脑血管疾病（脑出血、缺血性脑卒中、短暂性脑缺血发作）
男性＞55岁，女性＞65岁	颈动脉超声IMT≥0.9mm或动脉粥样斑块	心脏疾病（心肌梗死史病、心绞痛、冠状动脉血运重建、慢性心力衰竭）
吸烟	颈-股动脉脉搏波速度≥12m/s	肾脏疾病
糖耐量受损	踝/臂血压指数＜0.9	外周血管疾病
血脂异常	eGFR降低或血清肌酐轻度升高	视网膜病变
早发心血管病家族史（一级亲属发病年龄男性＜55岁，女性＜65岁）	微量白蛋白尿	糖尿病
腹型肥胖（腰围男性≥90cm，女性≥85cm）或肥胖		
血同型半胱氨酸升高（≥10μmol/L）		

注：①糖耐量受损：餐后2h血糖7.8～11.0mmol/L和（或）空腹血糖受损6.1～6.9mmol/L；②血脂异常：TC＞5.7mmol/L或LDL-C＞3.3mmol/L或HDL-C＜1.0mmol/L；③eGFR＜60mL/min，血清肌酐轻度升高：男性115～133μmol/L，女性107～124μmol/L；④微量白蛋白尿：30～300mg/24h或白蛋白/肌酐≥30mg/g；⑤肾脏疾病：糖尿病肾病，肾功能受损，血浆肌酐水平升高：男性＞133μmol/L，女性＞124μmol/L，蛋白尿＞300mg/24h。

高血压病心血管风险水平分层（2010年中国高血压防治指南）

其他危险因素和病史	1级高血压	2级高血压	3级高血压
无	低危	中危	高危
1～2个其他危险因素	中危	中危	很高危
≥3个其他危险因素或靶器官损害	高危	高危	很高危
临床并发症或合并糖尿病	很高危	很高危	很高危

[常考考点] 高血压病心血管风险水平分层。

要点七 治疗与预防

（一）治疗

1. 治疗策略 首先对确诊的患者进行危险分层，根据危险分层结果选择治疗方案。对于大多数高血压病患者，应在数周到数月内将血压控制到目标水平。年轻患者、病史较短的患者可缩短达标时间；老年高血压患者或伴发病复杂、已有显著并发症的患者，可适当延长达标时间。

（1）高危和很高危患者：一旦确诊，应立即开始生活方式干预和药物治疗。

（2）中危患者：在生活方式干预的同时，继续监测血压和其他危险因素1个月，多次测量血压或进行动态血压监测，若收缩压＜140mmHg及舒张压＜90mmHg，继续监测；收缩压≥140mmHg或舒张压≥90mmHg，开始药物治疗。

（3）低危患者：在生活方式干预的同时，继续监测血压和其他危险因素3个月，多次测量血压或动态血压监测，若收缩压＜140mmHg及舒张压＜90mmHg，继续监测；收缩压≥140mmHg或舒张压≥90mmHg，开始药物治疗。

2. 降压目标 一般患者，应将血压降至140/90 mmHg以下；65岁及以上的老年人收缩压应控制在150mmHg以下，如能耐受还可进一步降低；伴有慢性肾脏疾病、糖尿病，或病情稳定的冠心病、脑血管病的高血压患者，治疗应个体化，一般可以将血压降至130/80mmHg以下。

3. 非药物治疗 适用于所有高血压患者，包括减少钠盐，增加钾盐摄入，控制体重，戒烟限酒，合理有氧运动，减轻精神压力，保持心理平衡等。

4. 药物治疗

（1）降压药治疗原则：①小剂量：小剂量开始，根据需要，逐步增加剂量；②尽量应用长效制剂：使用每日1次给药而有持续24小时降压作用的长效药物，以有效控制夜间血压与晨峰血压；③联合用药：增加降压效果又不增加不良反应；④个体化：根据患者具体情况、耐受性及个人意愿或长期承受能力，选择适合患者的降压药物。

（2）常用降压药物分类：①利尿剂：有噻嗪类、袢利尿剂和保钾利尿剂三类。常用噻嗪类如氢氯噻嗪和氯噻酮、吲哒帕胺等。②β受体阻滞剂：用于轻、中度高血压，尤其是静息心率较快（>80次/分）或合并心绞痛及心肌梗死后患者。常用药物有美托洛尔、比索洛尔等。③钙通道阻滞剂：又称钙拮抗剂，可分为二氢吡啶类和非二氢吡啶类，前者如氨氯地平、非洛地平、硝苯地平等，后者有维拉帕米和地尔硫䓬。可用于各种程度高血压，尤其是老年人高血压或合并稳定型心绞痛时。周围血管疾病、糖尿病及合并肾脏损害的患者均可用。应优先选择使用长效制剂，如氨氯地平、拉西地平、维拉帕米缓释片等。④血管紧张素转换酶抑制剂：降压起效缓慢，逐渐增强，在3~4周时达最大作用。特别适用于伴有心力衰竭、心肌梗死后、糖耐量异常或糖尿病肾病的高血压患者。常用药物有卡托普利、依那普利、苯那普利、福辛普利等。妊娠、肾动脉狭窄、肾功能衰竭（血肌酐>265μmol/L）者禁用。⑤血管紧张素Ⅱ受体阻滞剂：降压作用起效缓慢，但持久而平稳。常用的有氯沙坦、缬沙坦、厄贝沙坦、替米沙坦、坎地沙坦和奥美沙坦等。⑥$α_1$受体阻滞剂：一般不作为高血压治疗的首选药，适用于伴高脂血症或前列腺肥大的患者，也可于难治性高血压患者的治疗。常用药物有哌唑嗪、特拉唑嗪等，主要副反应为体位性低血压、眩晕、晕厥、心悸等，首剂减半或临睡前服用可减少副反应。

（3）降压治疗方案：①无并发症患者可以单独或者联合使用噻嗪类利尿剂、β受体阻滞剂、CCB、ACEI和ARB，治疗应从小剂量开始，逐步递增剂量。②2级高血压（>160/100mmHg）在治疗开始时就应采用两种降压药物联合治疗，有利于血压在相对较短的时间内达到目标值，减少不良反应。合理的降压药联合治疗方案：利尿剂与ACEI或ARB；二氢吡啶类钙拮抗剂与β受体阻滞剂；钙拮抗剂与ACEI或ARB等。③三种降压药合理的联合治疗方案，除有禁忌证外必须包含利尿剂。常用降压药的合理选择，见下表。

常用降压药物的适应证（2010中国高血压防治指南）

适应证	A（ACEI）	A（ARB）	B（β受体阻滞剂）	C（CCB）	D（利尿剂）
左心室肥厚	+	+	±	+	±
稳定性冠心病	+[a]	+[a]	+	+	+
心肌梗死后	+	+	+	-[b]	+[c]
心力衰竭	+	+	+	-	+
预防心房颤动	+	+			
脑血管病	+	+	±	+	±
颈动脉内中膜增厚	±	±		+	
蛋白尿/微蛋白尿	+	+			
肾功能不全	+	+	-	±	-[d]
老年性高血压	+	+	±	+	±
糖尿病	+	+		±	±
血脂异常	+	+		±	-

注：+适用，±可能适用，-证据不足或不适用；a冠心病二级预防，b有心肌梗死病史者可使用长效CCB，c使用螺内酯，d襻利尿剂。

[常考考点] 常用降压药物的适应证。

5. 干预相关危险因素 降压治疗的同时应积极控制心血管相关危险因素，包括调脂、控制血糖、抗血小板、降低同型半胱氨酸等。

6. 高血压急症的治疗

（1）血压控制策略：控制性降压，初始阶段（数分钟至1小时内），平均动脉压降低不超过治疗前的25%或保持血压在（160~170）/（100~110）mmHg水平；随后的2~6小时内，将血压降至安全水平即160/100mmHg以内；24~48小时逐步降至正常。

（2）降压药物选择：静脉使用短效降压药物。常用硝普钠加入5%葡萄糖注射液中，以0.25~10μg/（kg·min）的速度静脉滴注，连续使用不超过48~72小时，作为高血压急症的首选药物，但急性肾功能不全者慎用；或硝酸甘油加入5%葡萄糖注射液中静脉滴注，以5~100μg/min的速度静脉滴注，根据血压调整速度，适用于合并冠心病、心肌缺血事件和心功能不全者。暂时没有条件静脉用药时，可采用舌下含服降压药物。常用硝酸甘油片0.5~1.0mg舌下含服，极少数患者可出现血压过度下降；无禁忌证的情况下，可含服卡托普利片 12.5～25mg 或硝苯地平 10～20mg。

7. 高血压亚急症的治疗 选用不同降压机制的药物联合使用，24～48 小时将血压缓慢降至 160/100mmHg 以下。用药后观察 5～6 小时，血压达标后调整口服药物后续治疗，并建议患者按医嘱服药和测量血压。

（二）预防

1. 一级预防 主要针对整体人群，特别是高血压病高危人群（有明确家族史、肥胖、盐敏感者）开展健康教育，认识高血压病的危害，采取健康的生活方式，防止高血压的发生。

2. 二级预防 在一级预防基础上，对已经患有高血压病的患者，进行及时正确的指导，使高血压患者知晓维持药物治疗的必要性，强调高血压是一个"无声杀手"，不可根据有无自觉症状决定是否药物治疗。合理用药，定时测量血压，知晓降压治疗的最终目的与目标，预防靶器官损害。

3. 三级预防 在二级预防基础上，对合并严重并发症的患者实施有效救治，防治靶器官功能衰竭，并实施康复治疗，改善生活质量和延长寿命。

[常考考点] 高血压急症的首选药物是硝普钠。

细目八 冠状动脉性心脏病

【考点突破攻略】

要点一 概述

冠状动脉粥样硬化性心脏病是指冠状动脉粥样硬化病变使管腔狭窄或阻塞，导致相应心肌缺血缺氧甚至坏死的一类心脏病，与冠状动脉痉挛导致的心肌缺血缺氧，统称冠状动脉性心脏病（CHD），简称冠心病，又称缺血性心脏病。国际心脏病学会及 WHO 临床命名标准化联合专题组将冠心病定义为"由于冠状动脉功能性或器质性病变导致冠状动脉供血和心肌需求之间不平衡所致的心肌损害，包括急性暂时性和慢性两种情况"。冠心病男女发病率比例约为 2∶1。近年来发病有明显的年轻化趋势，男性发病早于女性，其死亡率占心脏病死亡率的 50%～70%，是危害人类健康的重要疾病之一。

要点二 危险因素

1. 年龄 多见于 40 岁以上的中老年人。
2. 性别 男性发病率高于女性。
3. 血脂异常 脂质代谢异常是最重要的危险因素，目前主要认为与 LDL-C 关系密切。
4. 高血压 是冠心病独立的危险因素，高血压患者患冠心病的概率增加 3～4 倍。
5. 吸烟 吸烟者冠心病的发病率与死亡率是不吸烟者的 2～6 倍。
6. 糖尿病和糖耐量异常 糖尿病患者发病率较非糖尿病者高出数倍，且病情较重，进展迅速。
7. 其他危险因素 肥胖、缺乏体力活动、高热量高脂肪饮食、遗传及性格因素等。

要点三 临床分型

1. 世界卫生组织分型 世界卫生组织 1979 年将其分为 5 型，包括隐匿性冠心病、心绞痛、心肌梗死、缺血性心肌病型冠心病、心源性猝死。

2. 目前临床分型 近年来趋于将本病分为急性冠脉综合征和慢性心肌缺血综合征两大类。急性冠脉综合征包括不稳定型心绞痛、非 ST 段抬高性心肌梗死、ST 段抬高性心肌梗死及冠心病猝死；慢性心肌缺血综合征包括稳定型心绞痛、冠脉正常的心绞痛（如 X 综合征）、无症状性心肌缺血和缺血性心力衰竭（缺血性心肌病）。

[常考考点] 冠心病分为急性冠脉综合征和慢性心肌缺血综合征两大类。

细目九 心绞痛

【考点突破攻略】

要点一 概述

心绞痛是指由于心肌发生急剧而暂时性缺血缺氧导致的临床综合征。按照 WHO 对冠心病的临床分型，心绞痛型冠心病包括稳定型与不稳定型心绞痛，但按照当前的临床分型，不稳定型心绞痛归属在急性冠状动脉综合征的范畴内，因此，本细目主要介绍稳定型心绞痛。

稳定型心绞痛亦称为劳力性心绞痛，是指在冠状动脉严重固定性狭窄的基础上，由于心肌耗氧量增加，导致心肌急剧一过性缺血缺氧的临床综合征。稳定型心绞痛是慢性心肌缺血综合征的主要临床类型。

要点二 发病机制

1. 心肌缺血的机制 冠状动脉粥样硬化病变导致冠脉管腔狭窄，供血量减少并相对固定，在此基础上，当心脏负荷突然增加，需血量增多，超过了冠状动脉供血的代偿能力，或冠脉痉挛，心排血量急骤减少，冠脉供血量显著下降，或上述因素同时存在，引起心肌急剧、暂时缺血缺氧而发生心绞痛。

2. 疼痛的机制 心肌缺血，无氧代谢增加，缺血局部心肌酸性代谢产物等增多，刺激交感神经末梢，从而产生疼痛。

要点三 临床表现

1. 典型心绞痛发作

（1）诱因：体力劳动、情绪激动、饱食、寒冷、心动过速等可诱发，胸痛发生于诱因出现的当时。

（2）部位：在胸骨体上段或中段之后，可放射至肩、左臂内侧甚至达无名指和小指，边界模糊，范围约一个手掌大小。

（3）性质：常为压迫感、紧缩感、压榨感，多伴有濒死感。

（4）持续时间：一般短暂，3～5分钟，很少超过15分钟。

（5）缓解方式：去除诱因和（或）舌下含服硝酸甘油可迅速缓解。

2. 不典型心绞痛 不典型心绞痛是指典型心绞痛的5个特点中某些表现不典型，一般出现胸痛部位、疼痛性质不典型。疼痛感可出现在下颌至上腹部的任何部位，或没有痛感，仅有显著的胸闷感。

3. 体征 发作时常有心率增快、血压升高、皮肤湿冷、出汗等。有时可出现第四心音或第三心音奔马律；暂时性心尖部收缩期杂音，第二心音分裂及交替脉。

[常考考点] 典型心绞痛的临床表现。

要点四 实验室检查及其他检查

1. 心电图 心电图是发现心肌缺血、诊断心绞痛最常用的检查方法。

（1）静息时心电图：约半数患者正常，也可有陈旧性心肌梗死、非特异性ST-T异常、心脏传导阻滞等。

（2）发作时心电图：大多数患者于心绞痛发作时出现暂时性ST段压低≥0.1mV，提示内膜下心肌缺血，可伴有T波倒置，发作缓解后恢复；有时相关导联ST段抬高，提示透壁性心肌缺血，为变异型心绞痛的特征。

（3）动态心电图：连续记录24小时心电图，发现心电图ST-T改变和各种心律失常等，与患者同时间段的活动及症状相对照，提供临床诊断依据。

（4）心电图负荷试验：通过运动增加心肌氧耗从而激发心肌缺血，常用运动负荷试验。运动中监测心电图改变，运动中止后即刻及此后每2分钟重复记录心电图，直至心率恢复至运动前水平。试验结果以ST段水平型或下斜型压低≥0.1mV（J点后60～80ms）持续2分钟作为阳性标准。运动中出现心绞痛发作、步态不稳、室性心动过速或血压下降时，应立即停止运动。

2. 实验室检查 常规检测血脂、血糖等。胸痛持续时应急查血清心肌损伤标记物包括肌钙蛋白I或T，肌酸激酶同工酶CK-MB，对于鉴别ACS有重要意义。

3. 放射性核素检查 ^{201}铊随冠状血流被正常心肌摄取，冠状动脉供血不足部位的心肌摄取较少，明显的灌注缺损见于运动后缺血区。

4. 冠状动脉造影 选择性冠状动脉造影可使左、右冠状动脉及其主要分支显影，用以判断冠脉的狭窄程度及部位，还可评估心肌血流灌注情况。

5. 心脏 CTA 多排或双源 CT 是无创性用于诊断冠状动脉病变的常用检查方法，可作为冠状动脉狭窄筛查的有效检查手段。

6. 其他 二维超声心动图可探测到缺血区心室壁的运动异常，了解左心室功能。血管内超声显像（IVUS）、光学相干断层显像（OCT）等可显示血管壁的粥样硬化病变。

[常考考点] 心绞痛发作时的心电图特点。

要点五 诊断与鉴别诊断

（一）诊断

根据典型心绞痛的发作特点和体征，含服硝酸甘油后可短时间内缓解，结合年龄和存在冠心病危险因素，除外其他原因所致的心绞痛，一般即可建立诊断。必要时行选择性冠状动脉造影以明确诊断。

（二）鉴别诊断

1. 急性心肌梗死 疼痛部位与心绞痛相似，但性质更剧烈，持续时间多超过 30 分钟，甚至长达数小时，多伴有发热、心律失常、心力衰竭或（和）休克，含服硝酸甘油多不能缓解。心电图中面向梗死部位的导联 ST 段抬高，或同时有异常 Q 波。实验室检查显示白细胞计数增高，红细胞沉降率增快，心肌坏死标记物增高。

2. 心脏神经症 患者多为中年或更年期女性，常诉胸痛，但为短暂的刺痛或持久的隐痛，常有叹息样呼吸，胸痛部位多位于心尖部附近，或经常变动，伴有心悸、疲乏、头昏、失眠及其他神经症的症状。

3. 肋间神经痛和肋软骨炎 疼痛多为刺痛或灼痛，持续性而非发作性，咳嗽、用力呼吸和身体转动可使疼痛加剧，沿神经行经处有压痛。

4. 其他疾病引起的心绞痛 包括严重的主动脉瓣狭窄或关闭不全、风湿性冠状动脉炎、梅毒性主动脉炎引起冠状动脉口狭窄或闭塞、肥厚型心肌病、X 综合征、心肌桥等均可引起心绞痛，要根据其他临床表现进行鉴别。

另外，不典型疼痛还需与反流性食管炎等食管疾病、膈疝、消化性溃疡、肠道疾病、颈椎病等相鉴别。

[常考考点] 心绞痛与急性心肌梗死的鉴别。

要点六 病情评估

心绞痛严重度分级，根据加拿大心血管病学会（CCS）分级分为四级，见下表。

心绞痛加拿大心血管病学会（CCS）分级

级别	表现
Ⅰ级	一般体力活动（如步行和登楼）不受限，仅在强、快或持续用力时发生心绞痛
Ⅱ级	一般体力活动轻度受限。快步、饭后、寒冷或刮风中、精神应激或醒后数小时内发作心绞痛。一般情况下平地步行 200m 以上或登楼一层以上受限
Ⅲ级	一般体力活动明显受限。一般情况下平地步行 200m，或登楼一层引起心绞痛
Ⅳ级	轻微活动或休息时即可发生心绞痛

要点七 治疗与预防

（一）治疗原则

改善冠状动脉的血供和降低心肌的耗氧，同时治疗动脉粥样硬化。

（二）治疗措施

1. 发作时治疗

（1）休息：发作时立刻休息。

（2）药物治疗：较重的发作，可使用作用较快的硝酸酯制剂。常用：①硝酸甘油：0.5mg 置于舌下含化，可重复使用；②硝酸异山梨酯：5～10mg 舌下含化。

2. 缓解期的治疗 宜尽量避免各种已知的足以诱致心绞痛发作的因素。避免饱食，戒烟酒；调整日常生活与工作量；

减轻精神负担；一般不需卧床休息，保持适当的体力活动，以不致发生疼痛症状为度。

（1）药物治疗：使用作用持久的抗心绞痛药物，以防心绞痛发作，可单独、交替或联合应用抗心绞痛药物。

<u>硝酸酯类</u>：①硝酸异山梨酯：5～20mg，分次口服；缓释剂，药效可维持12小时，20mg，每日2次。②单硝酸异山梨酯：为长效硝酸酯类药，20～40mg，每日2次。③<u>长效硝酸甘油</u>：作用持续可达8～12小时，2.5mg，每8小时服用1次。

<u>β受体阻滞剂</u>：<u>特别适用于心绞痛伴有高血压及心率增快的患者</u>。常用：美托洛尔25～50mg，每日2次，缓释剂23.75～47.5mg，每日1次；比索洛尔2.5～5mg，每日1次；卡维地洛12.5～25mg，每日2次等。

<u>钙通道阻滞剂</u>：①氨氯地平5mg，每日1次；②非洛地平5mg，每日1次；③硝苯地平缓释剂20～40mg，每日2次；控释剂30mg，每日1次；④地尔硫䓬30～60mg，每日3次；缓释剂90mg，每日1次。

<u>曲美他嗪</u>：通过抑制脂肪酸氧化和增加葡萄糖代谢，改善心肌氧的供需平衡而治疗心肌缺血，20mg，每日3次，饭后服。

（2）介入治疗：经皮穿刺股动脉或桡动脉，将球囊导管逆行送入冠状动脉的狭窄部位，加压充盈球囊以扩张病变的血管内径，从而改善心肌血供，缓解症状，可减少心肌梗死发生率。

（3）外科手术治疗：常用主动脉-冠状动脉旁路移植手术。

（4）其他：增强型体外反搏治疗可增加冠状动脉的血供，可考虑应用。适宜的运动锻炼有助于促进冠状动脉侧支循环的形成，提高体力活动的耐受量而改善症状。

（三）预防

心绞痛缓解期以预防严重缺血事件为主，一般需要进行规范化药物治疗。

1. 抗血小板聚集药 用于所有没有禁忌证的患者，阿司匹林每日75～100mg或氯吡格雷每日75mg，后者主要用于存在阿司匹林抵抗或不能耐受阿司匹林的患者。

2. 他汀类药 可延缓冠状动脉粥样硬化斑块进展，稳定斑块，抑制炎症反应。目前认为所有冠心病患者不参考血脂水平均应使用，并根据LDL-C水平调整使用剂量。常用阿托伐他汀每日10～20mg，或瑞舒伐他汀每日5～10mg等。

3. ACEI 或 ARB 可以降低冠心病患者心血管死亡、非致死性心肌梗死的危险性。合并高血压、糖尿病、心功能不全的稳定型心绞痛患者均应使用。常用卡托普利12.5～50mg，每日3次；或依那普利5～10mg，每日2次；不能耐受的患者改用ARB，常用氯沙坦每日50～100mg，或厄贝沙坦每日75～150mg等。

4. 其他 一旦发生病情明显变化，心绞痛的性质及发作频率明显恶化，应及时就诊，以避免急性心肌梗死的发生。

［常考考点］心绞痛发作期和缓解期的治疗。硝酸盐类为最有效的抗心绞痛药物。

细目十 急性心肌梗死

【考点突破攻略】

要点一 概述

急性心肌梗死（AMI）是在冠状动脉病变的基础上，冠脉血供急剧而持久地减少或中断，相应的心肌严重而持久地急性缺血，引起部分心肌的坏死，为冠心病的严重类型，属于急性冠状动脉综合征的临床类型之一，即ST段抬高型心肌梗死（STEMI）。AMI是中老年人的主要疾病性死因，其死亡人数约占心血管疾病的半数，且发病率呈上升趋势，整体死亡率也呈上升趋势。

要点二 发病机制

由于冠状动脉粥样硬化，管腔内血栓形成、粥样斑块破溃、粥样斑块内或其下发生出血、血管持久地痉挛等病理机制，致使冠状动脉血供中断且冠脉系统不能代偿，相应区域心肌严重而持久地缺血，即可发生心肌梗死。重体力活动、情绪过分激动、血压急剧升高等致心肌氧耗急剧增加，冠脉不能代偿，以及休克、脱水、出血、外科手术或严重心律失常等导致心排血量骤降，冠脉供血急剧减少，从而发生心肌缺血性坏死。其中，冠状动脉粥样硬化斑块不稳定发生破损，继发形成闭塞性血栓，是发病的主要机制。

要点三　临床表现

（一）先兆表现

半数以上的患者在发病前有先兆症状，其中最常见的是原有的稳定型心绞痛变为不稳定型，或突然出现心绞痛发作等。

（二）症状

1. **疼痛**　疼痛为最早出现和最突出的症状，部位、性质与心绞痛相似，<u>程度更剧烈，持续时间更长，可达数小时至数天</u>，多无诱因，<u>休息和含服硝酸甘油多不能缓解</u>。患者常有烦躁不安、出汗、恐惧、濒死感。

2. **心律失常**　<u>以室性心律失常最多见</u>，若室早频发、多源、成对出现或呈短阵室性心动过速，且有 R on T 现象，常为心室颤动先兆。下壁心肌梗死患者常出现窦性心动过缓和房室传导阻滞。

3. **低血压和休克**　疼痛时可有血压下降，若疼痛缓解后而收缩压仍低于 80mmHg，伴有烦躁不安、面色苍白、皮肤湿冷、脉细而快、大汗淋漓、尿量减少、意识模糊甚至昏厥，应考虑发生了休克。

4. **心力衰竭**　<u>主要是急性左心衰竭</u>，可在最初几天内发生，为梗死后心脏舒缩功能显著减弱及室壁运动不协调所致，称为泵衰竭。

5. **胃肠道症状**　疼痛剧烈时，常有恶心呕吐、上腹胀痛和肠胀气，部分患者出现呃逆。

6. **其他**　坏死心肌组织吸收可引起发热、心悸等。

（三）体征

1. **心脏体征**　心脏浊音界可轻至中度增大；心率增快或减慢；心尖区第一心音减弱；可出现舒张期奔马律；二尖瓣乳头肌功能失调或断裂，出现心尖区粗糙的收缩期杂音或伴有收缩中晚期喀喇音。

2. **血压改变**　早期可增高，随后均降低。

3. **其他**　发生心律失常、休克或心力衰竭时，出现相关体征。

[常考考点] 急性心肌梗死的临床表现。

要点四　实验室检查及其他检查

1. **心电图检查**　心电图出现进行性、动态性改变，有助于诊断、定位、定范围、估计病情演变和预后。

（1）特征性改变：①ST 段抬高反映心肌损伤；②病理性 Q 波，反映心肌坏死；③T 波倒置，反映心肌缺血。

（2）动态性改变：①起病数小时内，无异常或出现异常高大两支不对称的 T 波。②数小时后，ST 段明显抬高，弓背向上与直立的 T 波连接，形成单相曲线。数小时至 2 日内出现病理性 Q 波，同时 R 波减低。③ST 段抬高持续数日至 2 周左右，逐渐回到基线水平，T 波则变为平坦或倒置。④数周至数月后，T 波呈 V 形倒置，两支对称，为慢性期改变。

（3）定位和定范围：ST 段抬高型心肌梗死的定位和范围，可根据出现特征性改变的导联判断，见下表。

心肌梗死的心电图定位诊断

部位	特征性 ECG 改变导联	对应性改变导联
前间壁	$V_1 \sim V_3$	
局限前壁	$V_3 \sim V_5$	
前侧壁	$V_5 \sim V_7$、Ⅰ、Ⅱ、aVL	
广泛前壁	$V_1 \sim V_6$	
下壁	Ⅱ、Ⅲ、aVF	Ⅰ、aVL
下间壁	Ⅱ、Ⅲ、aVF	Ⅰ、aVL
下侧壁	Ⅱ、Ⅲ、aVF、$V_5 \sim V_7$	Ⅰ、aVL
高侧壁	Ⅰ、aVL、"高" $V_4 \sim V_6$	Ⅱ、Ⅲ、aVF
正后壁	$V_7 \sim V_8$	$V_1 \sim V_3$ 导联 R 波增高
右室	$V_3R \sim V_7R$	（多伴下壁梗死）

2. **超声心动图**　检查有助于了解心室壁的运动和左心室功能，诊断室壁瘤和乳头肌功能失调等。

3. **放射性核素检查**　可显示梗死的部位和范围。

4. 实验室检查

（1）血液一般检查　起病24～48小时后外周血白细胞可增至$(10～20)\times10^9/L$，中性粒细胞增多，嗜酸性粒细胞减少或消失，红细胞沉降率增快。

（2）血心肌坏死标记物　心肌损伤标记物增高水平与心肌梗死范围及预后明显相关。①肌红蛋白：起病后2小时内升高，12小时内达高峰，24～48小时内恢复正常。②肌钙蛋白I（cTnI）或T（cTnT）：起病3～4小时后升高，cTnI于11～24小时达高峰，7～10天降至正常，cTnT于24～48小时达高峰，10～14天降至正常。③肌酸激酶同工酶（CK-MB）：在起病后4小时内增高，16～24小时达高峰，3～4天恢复正常，其增高的程度能较准确地反映梗死的范围，其高峰出现时间是否提前有助于判断溶栓治疗是否成功。

[常考考点] 急性心肌梗死的心电图表现和定位诊断，血清肌钙蛋白和心肌酶的改变。

要点五　诊断与鉴别诊断

（一）诊断

根据有冠心病危险因素的相关病史、典型的临床表现、典型的心电图改变以及血清肌钙蛋白和心肌酶的改变，一般可确立诊断。中老年人突发严重的心律失常、休克或心力衰竭，或突然出现持续而严重的胸闷，找不到合理的原因加以解释，均应立刻想到本病的可能。

（二）鉴别诊断

1. 心绞痛　见细目九"心绞痛"部分。

2. 急性心包炎　胸痛与发热同时出现，咳嗽、深呼吸及身体前倾常使疼痛加剧，早期即有心包摩擦音；心电图除aVR外，其余导联均有ST段弓背向下的抬高、T波倒置，无异常Q波出现；血清酶无明显升高。

3. 急性肺动脉栓塞　突发剧烈胸痛、气急、咳嗽、咯血或休克，有右心负荷急剧增加的表现，如发绀、右心室急剧增大、肺动脉瓣第二心音亢进、颈静脉充盈、肝肿大等。典型心电图为出现$S_I、Q_{III}、T_{III}$改变，肺动脉造影可确诊。

4. 急腹症　急性胰腺炎、消化性溃疡穿孔、急性胆囊炎、胆石症等，均有上腹部疼痛，可能伴休克。病史、体格检查、心电图、血清肌钙蛋白和血清心肌酶测定可帮助鉴别。

5. 主动脉夹层　胸痛迅速达高峰，呈撕裂样，常放射至背、腹、腰或下肢，两上肢血压和脉搏有明显差别，超声心动图及胸腹MRI可确诊诊断。

要点六　病情评估

AMI是冠心病严重的临床类型，也是主要的死亡原因，因此，确诊的AMI患者均属于临床危重症，需要收入冠心病监护治疗病房进行规范的救治。发病后无明显心力衰竭、休克及严重心律失常并发症的患者，一般预后良好；急性期尤其是发病1周内出现室性心动过速、心室颤动等严重心律失常，或合并心源性休克、急性左心衰的患者，预后不良。除此之外，部分患者尤其是广泛前壁心肌梗死的患者，出现二尖瓣乳头肌断裂、室间隔穿孔或心脏破裂等严重并发症者，多需外科手术救治，死亡率极高。

要点七　治疗与预防

对ST段抬高的急性心肌梗死，强调及早发现，及早住院，并加强住院前的就地处理。治疗原则是尽快恢复心肌的血液灌注（到达医院后30分钟内开始溶栓或90分钟内开始介入治疗），以挽救濒死的心肌、防止梗死扩大或缩小心肌缺血范围，保护和维持心脏功能，及时处理严重心律失常、泵衰竭和各种并发症，防止猝死。

（一）治疗

1. 监护和一般治疗

（1）休息：急性期卧床休息，保持环境安静，减少探视，防止不良刺激，消除焦虑。

（2）监护：在冠心病监护治疗病房进行心电图、血压、呼吸和血氧饱和度等指标的严密监测，除颤仪应随时处于备用状态。

（3）饮食：以流质食物为主，食用低脂而少产气的食物为佳。

（4）建立静脉通道：保持给药途径畅通。

2. 解除疼痛　哌替啶50～100mg肌内注射或吗啡5～10mg皮下注射；硝酸甘油0.5mg或硝酸异山梨酯5～10mg舌下服用或静脉滴注。

3. 再灌注治疗 起病 3～6 小时最迟在 12 小时内，使闭塞的冠状动脉再通，心肌得到再灌注，濒临坏死的心肌可能得以存活或使心肌坏死范围缩小，减轻梗死后心肌重塑，改善预后，是一种积极的治疗措施。

（1）介入治疗（PCI）：已建立急性胸痛中心，具备施行急诊介入治疗条件的医院，在患者抵达急诊室明确诊断之后，边给予常规治疗和做术前准备，边将患者送到心导管室。

<u>直接 PCI</u>：适应证：①ST 段抬高和新出现左束支传导阻滞的心肌梗死；②ST 段抬高性心肌梗死并发心源性休克；③适合再灌注治疗而有溶栓治疗禁忌证者；④非 ST 段抬高性心肌梗死，但梗死相关动脉严重狭窄，血流≤TIMI Ⅱ 级者。

补救性 PCI：溶栓治疗后仍有明显胸痛，抬高的 ST 段无明显降低者，应尽快进行冠状动脉造影，如显示 TIMI 0～Ⅱ级血流，宜立即施行补救性 PCI。

溶栓治疗再通者的 PCI：溶栓治疗成功的患者，如无缺血复发表现，可在 7～10 天后行冠状动脉造影。

（2）溶栓疗法：无条件施行急诊介入治疗或因患者就诊延误、转送患者到可施行介入治疗的单位将会错过再灌注时机，如无禁忌证应立即（接诊患者后 30 分钟内）行溶栓治疗。

<u>适应证</u>：①两个或两个以上相邻导联 ST 段抬高，起病时间短于 12 小时，年龄低于 75 岁；②ST 段显著抬高的心肌梗死患者年龄超过 75 岁，经慎重权衡利弊仍可考虑；③ST 段抬高性心肌梗死，发病时间已达 12～24 小时，但如仍有进行性缺血性胸痛，广泛 ST 段抬高者也可考虑。

<u>禁忌证</u>：①既往发生过出血性脑卒中，1 年内发生过缺血性脑卒中或脑血管事件；②颅内肿瘤；③近期有活动性内脏出血；④未排除主动脉夹层；⑤入院时严重且未控制的高血压（超过 180/110mmHg）或慢性严重高血压病史；⑥目前正在使用治疗剂量的抗凝药或已知有出血倾向；⑦近期（2～4 周）创伤史，包括头部外伤、创伤性心肺复苏或较长时间（超过 10 分钟）的心肺复苏；⑧近期（3 周内）外科大手术；⑨近期（2 周内）曾有在不能压迫部位的大血管行穿刺术。

溶栓药物的应用：①<u>尿激酶（UK）</u>30 分钟内静脉滴注 150 万～200 万 U。②<u>链激酶（SK）或重组链激酶（rSK）</u>150 万 U 静脉滴注，在 60 分钟内滴完。③<u>重组组织型纤维蛋白溶酶原激活剂（rt-PA）</u>100mg 在 90 分钟内静脉给予：先静脉注入 15mg，继而 30 分钟内静脉滴注 50mg，其后 60 分钟内再滴注 35mg。

冠脉再通的判断：①心电图抬高的 ST 段于 2 小时内回降超过 50%；②胸痛 2 小时内基本消失；③2 小时内出现再灌注性心律失常；④血清 CK-MB 酶峰值提前出现（14 小时内）。

（3）紧急主动脉-冠状动脉旁路移植术：介入治疗失败或溶栓治疗无效有手术指征者，宜争取 6～8 小时内施行主动脉-冠状动脉旁路移植术。

4. 消除心律失常 心律失常必须及时消除，以免演变为严重心律失常甚至猝死。

（1）心室颤动或持续多形性室性心动过速，尽快采用电复律。

（2）室性早搏或室性心动过速立即用利多卡因 50～100mg 静脉注射。室性心律失常反复可用胺碘酮治疗。

（3）窦性心动过缓可用阿托品 0.5～1mg 肌内或静脉注射。

（4）房室传导阻滞进展到二度或三度并伴有血流动力学障碍者，应急诊安装临时人工心脏起搏器。

（5）室上性快速心律失常药物治疗不能控制时，可考虑用同步直流电复律。

5. 控制休克

（1）补充血容量：补液的同时应严密监测心功能。

（2）应用升压药：补充血容量后血压仍不升，可用多巴酚丁胺或去甲肾上腺素。

（3）应用血管扩张剂：血压能维持而肺动脉楔压增高，心排血量低或周围血管显著收缩以致四肢厥冷并有发绀时，可用血管扩张剂。常用硝普钠或硝酸甘油静脉滴注，直至左室充盈压下降。

（4）其他：治疗休克的其他措施包括纠正酸中毒、防治脑缺血、保护肾功能，必要时应用洋地黄制剂等。

6. 治疗心力衰竭 主要是治疗急性左心衰竭，以应用吗啡（或哌替啶）和利尿剂为主，亦可选用血管扩张剂减轻左心室的负荷，或用短效血管紧张素转换酶抑制剂从小剂量开始等。梗死发生后 24 小时内宜尽量避免使用洋地黄制剂。右心室梗死的患者应慎用利尿剂。

7. 恢复期处理 如病情稳定，体力增进。经 2～4 个月的休息后，酌情恢复部分或轻工作，以后部分患者可恢复全天工作，但应避免过重体力劳动或精神过度紧张。

8. 并发症的处理 并发栓塞时，用抗凝疗法。心室壁瘤如影响心功能或引起严重心律失常，宜手术切除或同时做主动脉-冠状动脉旁路移植手术。心脏破裂和乳头肌功能严重失调都可考虑手术治疗，但手术死亡率高。

9. 非 ST 段抬高性心肌梗死的处理 无 ST 段抬高的心肌梗死其住院期间病死率较低，但再梗死率、心绞痛再发生率和远期病死率则较高，此类患者不宜溶栓治疗。其中低危险组以阿司匹林和低分子量肝素治疗为主，中危险组和高危险组则以介入治疗为首选。其余治疗原则同上。

（二）预防

1. 一级预防 通过干预生活方式，戒烟限酒等，预防动脉粥样硬化及冠心病。

2. 二级预防 对已有冠心病和心肌梗死病史者，应预防再次梗死和其他心血管事件发生。二级预防的综合措施概括为A、B、C、D、E五个方面。

A. 抗血小板聚集（阿司匹林或氯吡格雷等）；抗心绞痛治疗（硝酸酯类）。

B. β受体阻滞剂预防心律失常，减轻心脏负荷；有效控制血压使达标。

C. 控制血脂水平；戒烟。

D. 控制饮食；治疗糖尿病。

E. 普及有关冠心病的知识，包括患者及其家属；鼓励有计划的适当的运动锻炼。

[常考考点] 介入治疗和溶栓治疗的适应证和禁忌证。

细目十一 心脏瓣膜病

【考点突破攻略】

要点一 概述

心脏瓣膜病是指由各种病因导致瓣膜及瓣膜相关结构损害而引起单个或多个瓣膜发生急性或慢性狭窄和（或）关闭不全，出现功能障碍，从而产生相应的血流动力学异常的一类心脏疾病。临床上以慢性心脏瓣膜病多见，是我国常见的心脏病之一，多见于20～40岁青壮年。近年来，随着生活及居住条件的改善，因风湿热所致的风湿性心脏瓣膜病发病率明显下降，而随人口老龄化，瓣膜退行性病变有增加的趋势。

心脏瓣膜中二尖瓣病变最常见，其次为主动脉瓣病变，三尖瓣和肺动脉瓣病变少见。两个或两个以上瓣膜发生病损，称为联合瓣膜病，较常见的联合瓣膜病为二尖瓣狭窄合并主动脉瓣关闭不全。慢性心脏瓣膜病为我国常见的心血管疾病的住院原因。

要点二 二尖瓣狭窄

（一）病因

1. 风湿热 为主要病因。风湿热反复活动，导致反复瓣膜炎症，最终致瓣膜结构异常，即风湿性心脏病。现发病率已有所下降，好发于20～40岁青壮年女性，约半数患者可无急性风湿热病史。

2. 退行性病变 老年人瓣膜退行性钙化导致瓣膜钙化等。

3. 其他

（1）结缔组织病：系统性红斑狼疮等导致心内膜炎，可致二尖瓣病损，较罕见。

（2）感染性心内膜炎：炎症可破坏瓣膜结构，可见于柯萨奇病毒感染。

（3）创伤：胸部穿通或钝挫伤可致瓣叶、瓣膜附属结构损伤等。

（4）先天性畸形：见于先天性二尖瓣脱发育异常等。

[常考考点] 二尖瓣狭窄的主要原因是风湿热。

（二）临床表现与并发症

1. 症状 左心房代偿期可无症状，失代偿期及右心室受累时可出现相关临床表现。

（1）呼吸困难：为最常见的早期症状。呼吸困难发作常以运动、精神紧张、体力活动、感染、妊娠或并发心房颤动等为诱因，多先有劳力性呼吸困难，随瓣膜狭窄加重，出现静息时呼吸困难、端坐呼吸和阵发性夜间呼吸困难，甚至发生急性肺水肿。

（2）咯血：是二尖瓣狭窄患者常见的表现。①突然咯大量鲜血，常见于严重二尖瓣狭窄，可为首发症状。当肺静脉压突然升高时，黏膜下淤血、扩张而壁薄的支气管静脉破裂引起大咯血，咯血后肺静脉压减低，咯血可自止。随支气管静脉壁增厚，肺血管阻力增加及右心功能不全，咯血的发生率降低。②痰中带血，见于出现阵发性夜间呼吸困难的患者。③咳粉红色泡沫状痰，见于出现急性肺水肿时。

（3）咳嗽咳痰：较常见，与支气管黏膜水肿、肺淤血、心房增大压迫左主支气管有关。

（4）声音嘶哑、吞咽困难：为左心房肥大的压迫症状，较少见。

2. 体征

（1）视诊：重度二尖瓣狭窄常有"二尖瓣面容"；心脏视诊可见心前区隆起；右心室扩大时可见心前区心尖搏动弥散。

（2）触诊：心尖区可触及舒张期震颤。

（3）叩诊：心脏相对浊音界向左扩大，呈梨形心。

（4）听诊：心尖部 S_1 亢进，可闻及开瓣音，如瓣叶钙化僵硬，则 S_1 减弱，开瓣音消失；肺动脉高压时肺动脉瓣区 S_2 亢进或伴分裂；心尖区可闻及舒张中晚期隆隆样杂音，局限，不传导，是最重要的体征，具有诊断价值；当肺动脉扩张引起相对性肺动脉瓣关闭不全，可在胸骨左缘第二肋间闻及舒张早期吹风样杂音，称 Graham-Steell 杂音；右心室扩大时三尖瓣区可闻及全收缩期吹风样杂音。

3. 并发症

（1）心房颤动：心房颤动发生率随左房增大和年龄增长而增加。

（2）急性肺水肿：表现为突然出现重度呼吸困难和发绀，不能平卧，咳粉红色泡沫状痰，双肺满布干、湿啰音。

（3）血栓栓塞：20%的患者可发生体循环栓塞。心房颤动、左心房扩大（直径超过55mm）、有栓塞史或心排出量明显降低，为体循环栓塞的危险因素。

（4）右心衰竭：多见于晚期患者，为主要的死亡原因。

（5）感染性心内膜炎：二尖瓣狭窄患者相对少见。

（6）肺部感染：患者因存在肺淤血的病理改变，易发生肺部感染，而肺部感染常使心功能不全加重及病情加重。

[常考考点]二尖瓣狭窄的症状、体征和常见并发症。

（三）诊断与鉴别诊断

1. 诊断 如有心尖区隆隆样舒张中晚期杂音及左心房肥大的证据，即可诊断为二尖瓣狭窄；若有风湿热病史，则支持风心病二尖瓣狭窄的诊断。超声心动图检查有助于确诊二尖瓣狭窄及判断狭窄程度。

2. 鉴别诊断

（1）相对性二尖瓣狭窄：严重二尖瓣反流、大量左至右分流的先天性心脏病（如室间隔缺损、动脉导管未闭）和高动力循环（如甲状腺功能亢进症、贫血）时，经二尖瓣口的血流增加，心尖区可闻及短促的隆隆样舒张中期杂音。病史及心脏超声检查有助于鉴别。

（2）严重主动脉瓣关闭不全：从主动脉反流至左心室的血流冲击二尖瓣瓣叶，使其在舒张期不能顺利开放，心尖区可闻及舒张中晚期隆隆样杂音（Austin-Flint杂音），无开瓣音及 S_1 亢进，不伴有心尖区舒张期震颤。心脏超声检查可资鉴别。

（3）左房黏液瘤：瘤体阻塞二尖瓣口，产生随体位改变的舒张期杂音，常有发热、关节痛、贫血、血沉增快和体循环栓塞等。心脏超声显示左心房内云雾状光点可资鉴别。

（四）治疗与预防

1. 一般治疗

（1）有风湿热活动者应给予抗风湿治疗，预防风湿热复发，常用苄星青霉素。

（2）预防感染性心内膜炎。

（3）无症状者避免剧烈体力活动，定期（6～12个月）复查。

（4）呼吸困难者应减少体力活动，限制钠盐摄入，应用利尿剂，避免和控制诱发急性肺水肿的因素。

2. 并发症的处理

（1）大量咯血：应取坐位，应用镇静剂，降低肺静脉压。

（2）急性肺水肿：处理原则与急性左心衰竭所致的肺水肿相似。

（3）心房颤动：控制心室率，预防血栓栓塞。急性发作伴快速心室率，如血流动力学稳定，以减慢心室率为主；如血流动力学不稳定，应立即电复律。

（4）预防栓塞：伴有心房颤动者应长期抗凝治疗，常用华法林口服。

（5）右心衰竭：限制钠盐摄入，应用利尿剂等。

3. 经皮球囊二尖瓣成形术 为治疗单纯二尖瓣狭窄的首选方法。中度风湿性二尖瓣狭窄未合并关闭不全，无血栓形成，无风湿活动者，均应考虑。

4. 外科手术

（1）二尖瓣分离术：适于瓣膜无明显钙化，瓣叶柔软，单纯狭窄，无风湿热活动者。

（2）瓣膜置换术：适应证：①严重瓣叶和瓣下结构钙化、畸形，不宜做分离术者；②二尖瓣狭窄合并明显二尖瓣关闭不全者。

人工瓣膜置换术死亡率和术后并发症均高于分离术，但术后存活者心功能恢复良好。

5. 预防 二尖瓣狭窄是最常见的慢性心脏瓣膜病，其主要病因目前仍以风湿热为主，因此，少年儿童有效预防风湿热发病及反复风湿热活动，是预防二尖瓣狭窄的重要措施。对于已经确诊的风湿热患者，可应用长效青霉素加以预防。

[常考考点] 经皮球囊二尖瓣成形术为治疗单纯二尖瓣狭窄的首选方法。

要点三　二尖瓣关闭不全

（一）病因

二尖瓣及其附属结构、左心室结构和功能异常，均可致二尖瓣关闭不全。常见病因包括风湿热、结缔组织病及感染性心内膜炎等导致的瓣叶病变、瓣环扩大、腱索病变、乳头肌断裂等。

（二）临床表现

1. 症状 不同病因所致的二尖瓣关闭不全的临床表现有所差别。二尖瓣脱垂所致的二尖瓣关闭不全一般较轻，多无症状，或仅有胸痛、心悸、乏力、头晕、体位性晕厥和焦虑等，严重者晚期出现左心衰竭；风湿性心脏病导致的二尖瓣关闭不全无症状期常超过20年，一旦出现症状，多已有不可逆的心功能损害，表现为疲乏无力、呼吸困难等左心衰竭症状，且病情进行性恶化。

2. 体征

（1）视诊：发生右心衰竭时可见颈静脉怒张，肝-颈静脉回流征阳性，下肢水肿等。心尖搏动呈高动力型，并向左下移位。

（2）触诊：可触及抬举样心尖搏动。

（3）叩诊：心界向左下扩大。

（4）听诊：风心病所致者 S_1 减弱，二尖瓣脱垂和冠心病所致者 S_1 多正常、S_2 分裂增宽；不同病因的二尖瓣关闭不全心脏杂音的性质不同：风心病者心尖区可闻及3/6级以上粗糙的全收缩期吹风样杂音，向左腋下和左肩胛下区传导，吸气时减弱，呼气时稍增强，可伴震颤；二尖瓣脱垂者随收缩中期喀喇音之后出现收缩晚期杂音；冠心病乳头肌功能失调者可有全收缩期杂音；腱索断裂时杂音似海鸥鸣或乐音性。严重反流时心尖区可闻及紧随 S_3 后的短促的舒张期隆隆样杂音。

[常考考点] 二尖瓣关闭不全心脏听诊的杂音特点。

（三）诊断与鉴别诊断

1. 诊断 根据心尖区典型的杂音伴左心房、左心室增大，即可诊断二尖瓣关闭不全，确诊有赖于超声心动图或彩色多普勒检查。

2. 鉴别诊断

（1）三尖瓣关闭不全：为全收缩期杂音，在胸骨左缘第4、5肋间最清楚，右心室显著扩大时可传导至心尖区，但不向左腋下传导，超声心动图可资鉴别。

（2）室间隔缺损：多幼年发病，为全收缩期杂音，在胸骨左缘第3、4肋间最清楚，不向腋下传导，常伴胸骨旁收缩期震颤，超声心动图可见室间隔跨隔血流。

（3）主动脉瓣狭窄及肺动脉瓣狭窄：分别于胸骨右缘第2肋间及胸骨左缘第2肋间闻及收缩期喷射性杂音，超声心动图可协助鉴别。

（4）肥厚性梗阻型心肌病：于胸骨右缘第3、4肋间闻及收缩期喷射性杂音，杂音始于收缩中期，止于第二心音前，超声心动图可协助鉴别。

（四）治疗与预防

1. 内科治疗 无症状、心功能正常的患者无须特殊治疗，定期随访；有症状的患者以对症治疗为主，并积极治疗各种并发症。

2. 外科治疗

（1）瓣膜修补术：适于瓣环扩张或瓣膜病变较轻、活动度好、以关闭不全为主者。LVEF ≤ 20% 为禁忌证。

（2）人工瓣膜置换术：瓣叶钙化，瓣下结构病变严重，感染性心内膜炎或合并二尖瓣狭窄者，应进行人工瓣置换术。

严重左心室功能不全（LVEF≤35%）或左心室重度扩张（左心室舒张末内径 LVEDD≥80mm，左心室舒张末容量指数 LVEDVI≥300mL/m²）不宜行换瓣术。

3. 预防 同二尖瓣狭窄。

[常考考点] 二尖瓣关闭不全瓣膜修补术和人工瓣膜置换术的适应证和禁忌证。

要点四 主动脉瓣狭窄

（一）病因

主要病因有风湿热、先天性畸形及瓣膜退行性钙化等。主动脉瓣狭窄约占慢性心脏瓣膜病的1/4，男性多见，单纯主动脉瓣狭窄少见，多伴有主动脉瓣关闭不全或二尖瓣病变。

（二）临床表现

1. 症状 症状出现较晚，呼吸困难、心绞痛和晕厥为典型主动脉瓣狭窄常见的"三联征"。

（1）呼吸困难：劳力性呼吸困难为常见的首发症状，见于90%的有症状患者。病情进展发生阵发性夜间呼吸困难、端坐呼吸和急性肺水肿。

（2）心绞痛：半数以上的患者有心绞痛发作。常由体力活动诱发，休息后缓解。主要由心肌缺血所致，极少数由瓣膜的钙质栓塞冠状动脉引起，部分患者同时患有冠心病，可进一步加重心肌缺血。

（3）晕厥：见于1/3的有症状患者。多发生于直立、运动中或运动后即刻，少数在休息时发生，因体循环动脉压下降，脑循环灌注压降低导致脑缺血引起。

2. 体征

（1）视诊：心尖搏动增强、弥散。

（2）触诊：左心室肥厚明显者心尖搏动向左下移位，可触及抬举样心尖搏动；严重狭窄者，同时触诊心尖部和颈动脉可发现颈动脉搏动明显延缓；胸骨右缘第二肋间可触及收缩期震颤。

（3）叩诊：心浊音界向左下扩大。

（4）听诊：S_1正常，A_2减弱、消失或逆分裂；主动脉瓣区可闻及4～5级喷射性收缩期杂音，粗糙，吹风样，呈递增-递减型，向颈部或胸骨左下缘传导；钙化性主动脉瓣狭窄者，杂音多在心底部，高调粗糙，呈乐音性，向心尖区传导。发生左心室衰竭或心排出量减少时，杂音减弱或消失；部分患者可闻及收缩期喷射音。晚期收缩压和脉压均下降。

[常考考点] 呼吸困难、心绞痛和晕厥为典型主动脉瓣狭窄常见的"三联征"。

（三）诊断与鉴别诊断

1. 诊断 依据典型体征、X线胸片、超声心动图即可明确诊断，确诊依赖于心脏超声检查。

2. 鉴别诊断 应与肥厚性梗阻型心肌病、先天性主动脉瓣狭窄相鉴别。并应注意与二尖瓣关闭不全、三尖瓣关闭不全、室间隔缺损的收缩期杂音进行鉴别。心脏超声检查有助于鉴别诊断。

（四）治疗与预防

1. 内科治疗 轻度狭窄者不影响日常生活，中度狭窄者应避免重度体力活动及剧烈的体育活动。并发心房颤动时，轻中度主动脉瓣狭窄宜尽快转复为窦性心律，重度主动脉瓣狭窄者需急诊转复为窦性心律。发生心力衰竭时，应限制钠盐摄入，可用洋地黄类强心苷治疗，慎用利尿剂。需要应用血管扩张剂时，应避免使用小动脉扩张药。不宜应用ACEI及β受体阻滞剂。

2. 外科治疗

（1）人工瓣膜置换术：为治疗主动脉瓣狭窄的主要方法。重度狭窄伴发心绞痛、晕厥或心力衰竭为主要指征。

（2）直视下主动脉瓣分离术：主要适用于儿童、青少年的非钙化性先天性主动脉瓣严重狭窄的治疗。

（3）经皮球囊主动脉瓣成形术：适合于需要急诊非心脏手术的一种过渡治疗及高龄患者伴有心力衰竭等手术禁忌证者。

适应证：①因严重狭窄发生心源性休克者；②严重狭窄但需要急性非心脏急诊手术者；③严重狭窄的妊娠妇女；④严重狭窄但拒绝手术者。

（4）经皮主动脉瓣置换术：手术风险高且成功率较低，目前尚不作为常规治疗方法。

3. 预防 同"二尖瓣狭窄"。

[常考考点] 主动脉瓣狭窄外科治疗术式的选择及适应证和禁忌证。

要点五　主动脉瓣关闭不全

（一）病因

主要病因有风湿热、感染性心内膜炎等，也可见于先天畸形、主动脉瓣黏液样变性、强直性脊柱炎、梅毒性主动脉炎、Marfan综合征等。单纯主动脉瓣关闭不全男性较多见，多为非风湿性；合并二尖瓣疾病者女性多见，多为风湿性。风湿性主动脉瓣关闭不全多与狭窄并存。

（二）临床表现

1. 症状　轻、中度主动脉瓣反流的患者常无心脏相关症状，严重反流时出现明显的主动脉瓣关闭不全及周围血管征的表现，患者常有头部搏动感、心悸及心前区不适；约20%患者可有心绞痛，多发生在夜间，一般治疗不易控制；晚期发生左心衰竭，出现不同程度的呼吸困难等肺水肿的表现，终末期可出现右心衰竭。

2. 体征　包括心脏体征及周围血管征阳性。

（1）视诊：心尖搏动呈高动力性，范围扩大并向左下移位。

（2）触诊：心尖搏动呈抬举样，范围扩大并向左下移位。

（3）叩诊：心浊音界向左下扩大，呈靴形心。

（4）听诊：S_1减弱，A_2减弱或消失，胸骨左缘2～3肋间及主动脉瓣区闻及与S_2同时开始的高调、递减型舒张早期叹气样杂音，向主动脉瓣区及心尖部传导，坐位前倾及深呼气时明显；严重主动脉瓣关闭不全时，因主动脉反流致相对性二尖瓣狭窄，可在心尖部闻及舒张中晚期隆隆样杂音，称为Austin-Flint杂音。

（5）周围血管征：收缩压增高，舒张压减低，脉压增大；随心脏搏动的点头征，颈动脉和桡动脉可触及水冲脉，可见毛细血管搏动征，股动脉可闻及枪击音及双期血管杂音（Duroziez征）。

[常考考点]主动脉瓣关闭不全的典型心脏杂音特点及周围血管征。

（三）诊断与鉴别诊断

1. 诊断　根据病史、典型的心脏杂音及周围血管征，结合X线胸片与心脏超声检查，可做出诊断。

2. 鉴别诊断　主要与继发于肺动脉高压与肺动脉扩张的相对性肺动脉瓣关闭不全相鉴别，相对性肺动脉瓣关闭不全于胸骨左缘第2肋间可闻及的舒张早期吹风样杂音（Graham-Steell杂音），该杂音于吸气时明显，常伴有肺动脉高压体征，不伴有周围血管体征。超声心动图可资鉴别。

（四）治疗与预防

1. 内科治疗　主要为对症治疗，包括纠正心力衰竭、控制心律失常等。对于轻、中度主动脉瓣反流者，宜限制体力活动，定期随访；伴有心绞痛的患者可使用硝酸酯制剂；舒张压超过90mmHg者使用降压药，避免使用负性肌力药物。心力衰竭的治疗以应用洋地黄制剂、利尿剂及血管扩张剂、血管紧张素转换酶抑制剂为主。

2. 外科治疗　人工瓣膜置换术为治疗该病的主要方法。

适应证：①有症状伴左心室功能不全者；②无症状伴左心室功能不全者；③有症状而左心室功能正常者，先试用内科治疗，若无改善不宜拖延手术时间。

禁忌证：LVEF≤20%、LVEDD≥80mm或LVEDVI≥300mL/m²。部分病例如创伤、感染性心内膜炎所致的瓣叶穿孔，可行瓣叶修复术；主动脉根部扩大如Marfan综合征患者宜行主动脉根部带瓣人工血管移植术。

3. 预防　同"二尖瓣狭窄"。

[常考考点]人工瓣膜置换术为治疗主动脉瓣关闭不全的主要方法，及其适应证和禁忌证。

【例题实战模拟】

A1型题

1. 右心衰竭体循环淤血的表现是

　　A. 端坐呼吸　　　　　　　　B. 心源性哮喘　　　　　　　　C. 劳力性呼吸困难

　　D. 夜间阵发性呼吸困难　　　E. 肝-颈回流征阳性

2. 下列有关阵发性室上性心动过速的心电图诊断，不正确的是

　　A. 心室率150～250次/分　　B. 节律一般规则，但也可有不规则

　　C. QRS波群形态可不正常　　D. 可见到逆行P波　　E. 起始及终止突然

3. 可直接导致意识障碍的心律失常是

A. 室性早搏　　B. 房性早搏　　C. 心室颤动　　D. 右束支传导阻滞　　E. 窦性心动过速

4. 高血压病最常见的死亡原因是

　　A. 尿毒症　　B. 高血压危象　　C. 心力衰竭　　D. 合并冠心病　　E. 脑血管意外

5. 典型心绞痛胸部疼痛的部位是

　　A. 心尖部　　B. 左肩背部　　C. 胸部左侧　　D. 胸骨体上段或中段的后方　　E. 胸部右侧

6. 典型心绞痛患者，含服硝酸甘油片后，缓解的时间一般是

　　A. 1分钟之内　　B. 1～3分钟　　C. 5～10分钟　　D. 11～20分钟　　E. 21～30分钟

7. 冠心病心绞痛与心肌梗死时胸痛的主要鉴别点是

　　A. 疼痛的持续时间及对含服硝酸甘油的反应不同　　B. 疼痛的放射部位不同

　　C. 疼痛的性质不同　　D. 疼痛的部位不同　　E. 疼痛时是否伴发恶心

8. 急性心肌梗死溶栓治疗中最常用的溶栓剂是

　　A. 肝素　　B. 尿激酶　　C. 阿司匹林　　D. 去纤酶　　E. 蝮蛇抗栓酶

A2型题

9. 患者，男，26岁。心悸、气促1年。查体：两颊暗红，颈静脉明显怒张，下肢浮肿，心浊音界向左扩大，心尖区可闻及舒张期隆隆样杂音，肝右肋下4cm，质软，有压痛，肝-颈静脉回流征阳性。应首先考虑的是

　　A. 二尖瓣狭窄并发右心衰竭　　B. 二尖瓣关闭不全后期致右心衰竭

　　C. 主动脉瓣狭窄并发左心衰竭　　D. 主动脉瓣关闭不全并发左心衰竭

　　E. 肺源性心脏病致右心衰竭

10. 患者，女，40岁。风心病5年，近半月来纳差，恶心，呕吐，肝区疼痛，尿少。查体：颈静脉怒张，心尖区可闻及舒张期杂音，三尖瓣区可闻及收缩期杂音，肝肋下2cm。应首先考虑的是

　　A. 肝炎　　B. 右心衰竭　　C. 左心衰竭　　D. 肝硬化　　E. 全心衰竭

11. 患者，女，30岁。有风湿性关节炎病史。检查：心尖部可听到4/6级收缩期杂音。X线检查显示左心房、左心室增大。应首先考虑的心瓣膜病变是

　　A. 二尖瓣关闭不全　　B. 二尖瓣狭窄　　C. 主动脉瓣关闭不全

　　D. 主动脉瓣狭窄　　E. 肺动脉瓣狭窄

12. 患者，女，30岁。患风湿热10年，诊断为风心病5年。检查：心尖部可闻及舒张期隆隆样杂音。X线检查显示左心房增大。应首先考虑的是

　　A. 二尖瓣关闭不全　　B. 二尖瓣狭窄　　C. 主动脉瓣关闭不全

　　D. 主动脉瓣狭窄　　E. 肺动脉瓣狭窄

13. 患者，男，65岁。慢性支气管炎及高血压病史10年，近半年活动后自觉气短。检查：血压160/95mmHg（21.3/12.6kPa），心脏听诊未闻及器质性杂音，两肺听诊无异常。心电图及X线检查显示左心室增大。应首先考虑的是

　　A. 冠心病　　B. 高血压心脏病　　C. 风心病　　D. 肺心病　　E. 病毒性心肌炎

14. 患者，男，60岁。高血压病史15年，突发剧烈头痛，眩晕，恶心，呕吐，失语。查体：无肢体活动障碍，血压200/120mmHg（26.6/16kPa），神经反射正常。应首先考虑的是

　　A. 急进型高血压　　B. 缓进型高血压　　C. 高血压脑病

　　D. 高血压性脑出血　　E. 高血压心脏病

B1型题

　　A. ST段下移　　B. ST段明显上抬，呈弓背向上的单向曲线　　C. T波低平

　　D. T波倒置　　E. 异常深而宽的Q波

15. 急性心肌梗死心肌损伤的心电图改变是

16. 急性心肌梗死心肌坏死的心电图改变是

【参考答案】

1.E　2.B　3.C　4.C　5.D　6.B　7.A　8.B　9.A　10.B　11.A　12.B　13.B　14.C　15.B　16.E

第三单元　消化系统疾病

细目一　慢性胃炎

【考点突破攻略】

要点一　概述

胃炎是指任何病因引起的胃黏膜炎症，常伴有上皮损伤和细胞再生。胃炎是最常见的消化道疾病之一。按临床发病的缓急和病程的长短，一般将胃炎分为急性胃炎和慢性胃炎。慢性胃炎是由各种病因引起的胃黏膜慢性炎症，发病率高且随年龄增长而增高，发病率男性稍高于女性。

根据病理组织学改变和病变在胃的分布，结合可能的病因，将慢性胃炎分成非萎缩性（以往称浅表性）、萎缩性和特殊类型三大类。我国属幽门螺杆菌高感染率国家，估计人群中幽门螺杆菌感染率在40%～70%。幽门螺杆菌感染均可引起胃黏膜炎症，感染后不进行规范的根除治疗，机体一般难以将其清除，使感染趋向慢性，因此人群中幽门螺杆菌感染引起的慢性胃炎，其患病率与该人群幽门螺杆菌的感染率基本是平行的。

要点二　病因与发病机制

慢性胃炎的病因目前还未完全阐明，一般认为主要与幽门螺杆菌感染、自身免疫、理化因素、十二指肠液反流等因素有关。

1. 幽门螺杆菌（Hp）感染　Hp感染是慢性胃炎最主要的病因，Hp在慢性胃炎患者的检出率高达80%以上。Hp是一种革兰阴性菌，能长期稳定地定居于胃窦部，在黏膜小凹及表面黏液层中繁殖，并分解尿素产生氨，分泌细胞毒素，造成黏膜上皮细胞的变性坏死及黏膜的炎症反应。其抗原物质还能引起宿主对于黏膜的自身免疫反应。

2. 自身免疫反应　慢性胃炎与自身免疫具有密切关系。自身抗体与壁细胞结合后，破坏壁细胞使壁细胞数目减少，最终造成胃酸分泌缺乏，维生素B_{12}吸收不良，导致恶性贫血。

3. 十二指肠液反流　幽门括约肌松弛或胃肠吻合手术后十二指肠液易发生反流，其中的胆汁和胰酶可以造成胃黏膜的损伤，产生炎症。

4. 理化及其他因素　慢性胃炎的发病与遗传、年龄、吸烟、饮酒及饮食习惯等因素有关，饮食中高盐和缺乏新鲜蔬菜、水果与胃黏膜萎缩、肠化生以及胃癌的发生密切相关。

[常考考点] Hp感染是慢性胃炎最主要的病因。

要点三　病理

病理变化主要发生于黏膜层，从浅表逐渐向深部扩展至腺区，随病程发展表现为<u>黏膜炎症、萎缩、上皮化生</u>等基本的病理过程。

慢性炎症持续存在，胃黏膜产生不完全再生，胃腺逐渐转变成肠腺样，含杯状细胞，称为肠化生。细胞在增生过程中出现过度增生和分化缺失，增生的上皮细胞排列拥挤，有分层现象，有丝分裂相增多，腺体结构紊乱，称为异型增生（不典型增生），是胃癌的癌前病变，轻者可逆转为正常状态，重者应与高分化腺癌严格鉴别。

幽门螺杆菌感染引起的慢性胃炎，炎症弥漫性分布，但以胃窦为重；多病灶萎缩性胃炎，萎缩和肠化生呈多灶性分布，起始于胃小弯侧，逐渐波及胃窦，继而波及胃体，灶性病变亦逐渐融合。在自身免疫性胃炎，萎缩和肠化生主要局限在胃体。

要点四　临床表现

慢性胃炎根据胃镜下改变，分为慢性非萎缩性胃炎和慢性萎缩性胃炎。大多数慢性胃炎起病隐匿，临床表现不明显，症状多为一些消化系统疾病的非特异性表现。

1. 症状　常出现上腹痛、饱胀不适，以进餐后明显，可伴嗳气、反酸、恶心等，少数患者伴有上消化道出血。慢性胃体炎可有纳差、体重减轻及贫血等表现，发生恶性贫血的患者，可有舌炎、四肢感觉异常等表现。

2. 体征 慢性胃炎除了上腹部可有轻压痛外，一般无明显阳性体征。

要点五　实验室检查及其他检查

1. Hp 检测　有助于慢性胃炎的分类诊断和选择治疗措施。^{13}碳或^{14}碳-尿素呼气试验具有较高的特异性和敏感性，可用于筛选及治疗后复查。

2. 胃镜检查　是诊断慢性胃炎最可靠的方法，镜下黏膜活检有助于病变的病理分型和鉴别诊断。内镜诊断分为非萎缩性胃炎、萎缩性胃炎伴糜烂、萎缩性胃炎。

（1）非萎缩性胃炎：黏膜红斑，粗糙不平，有出血点或出血斑。

（2）萎缩性胃炎：黏膜苍白或灰白色，呈颗粒状，可透见黏膜下血管，皱襞细小。

3. 血清学检查

（1）自身抗体：90%的慢性萎缩性胃体炎抗壁细胞抗体阳性，约75%患者抗内因子抗体阳性。

（2）血清胃泌素水平：有助于判断萎缩是否存在及其分布与程度。慢性萎缩性胃体炎血清胃泌素水平可升高，伴发恶性贫血时，可升高数倍至数十倍，维生素 B_{12} 水平下降。萎缩性胃窦炎常表现胃泌素水平降低。

4. 血维生素 B_{12} 水平测定　正常人为 300～900ng/L，明显降低有助于自身免疫性胃炎的诊断。

[常考考点] 胃镜检查是诊断慢性胃炎最可靠的方法。

要点六　诊断与鉴别诊断

（一）诊断

慢性胃炎无特异性临床表现，确诊必须依靠胃镜检查及胃黏膜活组织病理学检查。Hp 检测及免疫学检查有助于病因学分析及诊断。怀疑自身免疫性胃炎应检测相关自身抗体。

（二）鉴别诊断

慢性胃炎应与消化性溃疡、胃癌、功能性胃肠病、慢性胆囊炎等鉴别，胃镜和胆囊 B 超等检查，有助于鉴别。

要点七　病情评估

慢性胃炎起病隐匿，一般不出现严重的临床表现，病情评估的关键在于评估患者进展为胃癌的风险。慢性胃炎在疾病进展过程中出现一些胃癌前情况，包括胃癌前状态及癌前病变，前者包括慢性萎缩性胃炎、胃息肉等，后者主要指异型增生。异型增生是胃癌的癌前病变，重者应与高分化腺癌严格鉴别。

要点八　治疗与预防

（一）治疗

1. 一般措施　尽量避免进食刺激胃黏膜的食物，如酒、浓茶、咖啡等，多食水果、蔬菜，饮食规律，保持心情舒畅，戒烟。

2. 病因治疗

（1）根除 Hp 治疗：Hp 相关性胃炎，Hp 检测阳性者，尤其是活动性者，应给予根除 Hp 治疗。以质子泵抑制剂或胶体铋剂为主，配合两种或三种抗菌药物如阿莫西林、替硝唑、克拉霉素等，10～14 天为一个疗程。目前主要使用 1 种质子泵抑制剂（PPI）+2 种抗生素 +1 种铋剂的用药方案。

（2）十二指肠-胃反流的治疗：应用胃黏膜保护药、促胃动力药等。

3. 对症治疗　腹胀、恶心、呕吐、腹痛明显者，可应用胃肠动力药如莫沙必利等；伴发恶性贫血者长期应予维生素 B_{12} 治疗；补充多种维生素及微量元素，对逆转黏膜肠化生及不典型增生有一定效果。

4. 胃癌前状态的治疗　首先应进行根除 Hp 的治疗，出现恶性贫血的患者应注意长期补充维生素 B_{12}，发现有重度异型增生时，宜内镜下或手术治疗。

（二）预防

目前认为慢性胃炎的病因仍以 Hp 感染为常见，少部分慢性非萎缩性胃炎可发展为慢性多灶萎缩性胃炎，极少数慢性多灶萎缩性胃炎经长期演变可发展为胃癌。Hp 感染引起的胃炎中 15%～20% 会进展为消化性溃疡。感染幽门螺杆菌后少有自发清除，因此慢性胃炎的预防，应以筛查 Hp 感染并及时根除为主。Hp 感染有复发倾向，治疗后应进行年度随访。

日常生活中应注意餐具的消毒，提倡分餐饮食。

[常考考点] 根除 Hp 治疗用药方案：1 种 PPI+2 种抗生素 +1 种铋剂。

细目二　消化性溃疡

【考点突破攻略】

要点一　概述

消化性溃疡（PU）主要指发生在胃和十二指肠的慢性溃疡，即胃溃疡（GU）和十二指肠溃疡（DU），溃疡的形成与胃酸/胃蛋白酶的消化作用有关，溃疡的黏膜缺损超过黏膜肌层，是其区别于糜烂的主要病理特点。消化性溃疡发病男性多于女性，十二指肠溃疡比胃溃疡多见。十二指肠溃疡多见于青壮年人，胃溃疡多见于中老年人。

要点二　病因与发病机制

正常情况下，胃、十二指肠黏膜直接接触胃酸和胃蛋白酶，此外，还经常受摄入的各种有害物质的侵袭，但由于胃、十二指肠黏膜具有一系列防御和修复机制，能抵御这些侵袭因素的损害，维持黏膜的完整性。当某些因素破坏其防御机制，胃酸/胃蛋白酶侵蚀黏膜，导致溃疡形成。最常见的病因是幽门螺杆菌感染和非甾体抗炎药损害胃、十二指肠黏膜屏障作用，从而导致消化性溃疡的发病。因此，消化性溃疡的发生是由于对胃、十二指肠黏膜有损害作用的侵袭因素与黏膜自身防御、修复因素之间失去平衡的结果。GU 的发生主要是由于防御、修复因素的减弱，而 DU 的发生主要是由于侵袭因素的增强。

1. 幽门螺杆菌（Hp）感染　<u>是引起消化性溃疡的主要病因</u>。Hp 诱发局部炎症和免疫反应，损害局部黏膜的防御和修复机制；同时，Hp 感染可增加胃泌素的分泌，从而促进胃酸分泌增加。两方面的协同作用造成了胃、十二指肠黏膜损害和溃疡形成。

2. 药物因素　某些药物如非甾体类抗炎药（NSAID）、抗肿瘤药、肾上腺皮质激素等，可导致溃疡的发生。NSAID 能直接穿过胃黏膜屏障，导致氢离子反弥散，抑制环氧化酶活性，从而抑制内源性前列腺素的合成与分泌，削弱胃黏膜的保护机制。

3. 胃酸及胃蛋白酶分泌增多　胃酸在致病过程中发挥着重要的作用。胃酸及胃蛋白酶分泌增多是 DU 发病的重要因素。胃酸分泌增多是绝大多数消化性溃疡特别是 DU 发生的必要条件之一。

4. 神经精神因素　胃酸的分泌受神经、体液调节，精神刺激通过高级中枢的调节作用，影响胃肠分泌、胃肠黏膜供血、胃肠蠕动功能。长期精神紧张、焦虑、抑郁、恐惧者易发生溃疡。

5. 其他因素　遗传、环境等因素也与消化性溃疡的发病有关。O 型血者 DU 的患病率比其他血型高。吸烟、嗜酒、饮浓茶、过食辛辣食物、暴饮暴食及饮食不规律均可诱发溃疡。

[常考考点] 幽门螺杆菌（Hp）感染是引起消化性溃疡的主要病因。

要点三　病理

<u>DU 多发生在球部，前壁比较常见；GU 多在胃角和胃窦小弯</u>。组织学检查显示，GU 大多发生在胃窦与胃体交界处的幽门腺区一侧，老年患者 GU 的部位多偏高。溃疡一般为单个，也可多发，呈圆形或椭圆形。DU 直径多小于 10mm，GU 直径稍大。溃疡边缘光整，底部洁净，由肉芽组织构成，上面覆盖有灰白色或灰黄色纤维渗出物。活动性溃疡周围黏膜常有炎症水肿，愈合时周围黏膜炎症及水肿逐渐消退，边缘上皮细胞增生覆盖溃疡面，其下的肉芽组织纤维化形成瘢痕。浅溃疡一般累及黏膜肌层，深溃疡可达肌层甚至浆膜层。溃疡伤及血管时可引起出血，穿破浆膜层时可导致急性穿孔。

[常考考点] DU 多发生在球部，前壁比较常见；GU 多在胃角和胃窦小弯。

要点四　临床表现与并发症

<u>消化性溃疡的典型表现为慢性、周期性、节律性的上腹部疼痛</u>，体征多不典型。但是少数患者可无症状，部分患者以出血、穿孔等并发症表现为首诊原因。<u>消化性溃疡典型的腹痛特点</u>：①<u>慢性病程</u>，反复加重、缓解，病史可达数年至数十年；②<u>周期性发作</u>，发作与缓解交替出现，发作期与缓解期亦长短不一；③<u>有季节性</u>，多在秋冬或冬春之交发病，

可因精神情绪不良或过劳而诱发；④上腹痛呈节律性，表现为餐后痛（餐后1小时内）、空腹痛（餐后2~4小时）或（和）午夜痛，腹痛多可被服用抗酸药所缓解，典型节律性表现DU多见。

（一）症状

1. 上腹部疼痛 是本病的主要症状。常因精神刺激、过度疲劳、饮食不当、服用药物、气候变化等因素诱发或加重。疼痛呈慢性过程，反复周期性发作，尤以DU明显。疼痛位于上腹部，GU疼痛部位多位于中上腹部或偏左侧，DU疼痛多位于中上腹部偏右侧。疼痛发作期与缓解期交替，一般秋冬和冬春换季时易发病。腹痛呈节律性并与进食相关，DU饥饿时疼痛，多在餐后2~4小时出现，进食后缓解，部分患者可有午夜痛；GU疼痛不甚规则，常在餐后1小时内发生，至下次餐前自行消失。腹痛的性质可为钝痛、灼痛或胀痛。疼痛剧烈且突然发生或加重，由上腹部迅速向全腹弥漫，应疑诊为急性胃穿孔。疼痛较重，向背部放射，经抗酸治疗不能缓解者，应考虑后壁慢性穿透性溃疡。

2. 其他症状 常伴有反酸、嗳气、恶心等消化道症状。少数患者可有失眠、多汗等全身症状。

（二）体征

溃疡活动期上腹部可有局限性压痛，并发幽门梗阻、急性穿孔、上消化道出血时，出现相应体征。

（三）特殊类型的溃疡

1. 无症状型溃疡 15%~20%的患者可无任何症状，常在胃镜或X线钡餐检查时被偶然发现，或出现出血、穿孔等并发症时被发现，可见于任何年龄，以老年人多见。

2. 复合性溃疡 胃和十二指肠同时存在溃疡称为复合性溃疡，DU常先于GU发生，男性多见，易并发幽门狭窄和上消化道出血。

3. 幽门管溃疡 发生于幽门孔2cm以内的溃疡称为幽门管溃疡，男性多见，一般呈高胃酸分泌，常缺乏典型的周期性和节律性疼痛而表现为餐后立即出现的中上腹剧烈疼痛，应用抗酸药可部分缓解，易并发幽门痉挛、幽门狭窄及出血，内科治疗效果较差。

4. 球后溃疡 发生于十二指肠球部以下，多位于十二指肠乳头近端，称为球后溃疡，夜间痛及背部放射痛常见，易并发出血，内科治疗效果差。X线及胃镜检查易漏诊。

5. 难治性溃疡 指DU正规治疗8周或GU正规治疗12周后，经内镜检查确定未愈合的溃疡和（或）愈合缓慢、复发频繁的溃疡。

6. 巨大溃疡 指直径超过2cm的溃疡，对药物治疗反应较差，愈合时间较长，易发生慢性穿透或穿孔。胃的巨大溃疡注意与恶性溃疡鉴别。

7. 老年人消化性溃疡 指年龄超过65岁的消化性溃疡患者，临床表现多不典型，溃疡常较大，易并发出血，应与胃癌鉴别。

（四）并发症

1. 出血 消化性溃疡是上消化道出血最常见的病因，出血发生率为20%~25%，10%~25%的患者以上消化道出血为首发表现，DU出血多于GU。

2. 穿孔 穿孔发生率DU高于GU。溃疡穿透胃肠壁达游离腹腔，导致急性弥漫性腹膜炎称为急性穿孔或游离穿孔；溃疡穿透胃肠壁并与邻近器官粘连，称为穿透性溃疡或慢性穿孔。患者突发上腹部持续性剧烈疼痛，并迅速弥漫全腹，伴休克表现。查体腹部压痛，有反跳痛，呈板状腹，肝浊音界缩小或消失，肠鸣音减弱或消失。外周血白细胞及中性粒细胞增高。腹部X线检查见膈下游离气体影，是诊断穿孔的重要依据。

3. 幽门梗阻 幽门梗阻多见于DU及幽门管溃疡。溃疡活动期引起的幽门梗阻，随着炎症的好转而缓解，呈暂时性，称为功能性梗阻或内科梗阻；由溃疡瘢痕收缩或与周围组织粘连所致，非手术不能缓解，呈持久性，称为器质性梗阻或外科梗阻。呕吐是幽门梗阻的主要症状，吐后症状减轻，呕吐物含有发酵宿食，查体有胃型、胃蠕动波及振水音。X线及胃镜检查可辅助诊断。

4. 癌变 GU的癌变率在1%以下，罕见十二指肠球部溃疡有癌变者。若GU患者年龄在45岁以上、疼痛的节律性消失、食欲减退、体重明显减轻、粪便隐血试验持续阳性、内科治疗效果较差者，应疑诊癌变的可能，定期复查。

[常考考点] 消化性溃疡的临床表现及并发症。

要点五 实验室检查及其他检查

1. 胃镜检查和黏膜活检 可直接观察黏膜情况、确定病变的部位、大小、数目、表面状态、有无活动性出血及其他合并疾病的存在，同时可以取活组织进行病理检查和Hp检测，是诊断消化性溃疡最有价值的检查方法。内镜下溃疡分期及表现：

(1) 活动期：病灶多呈圆形或椭圆形，溃疡基底部覆有白色或黄白色厚苔，周围黏膜充血、水肿。

(2) 愈合期：溃疡缩小变浅，苔变薄，黏膜皱襞向溃疡集中。

(3) 瘢痕期：基底部白苔消失，呈现红色瘢痕，最后转变为白色瘢痕。

2. X线钡餐检查 X线钡餐检查有直接和间接两种征象。直接征象为龛影，对溃疡的诊断有确诊意义，在溃疡的周围尚可见到黏膜放射状皱缩及因组织炎症水肿而形成的环形透亮区（环堤）。间接征象有局部压痛、胃大弯侧痉挛性切迹、十二指肠球部激惹及变形。溃疡合并穿孔、活动性出血时禁行X线钡餐检查。

3. Hp检测 快速尿素酶试验是目前临床上最常用的Hp感染的检测方法，特异性和敏感性均高。细菌培养是诊断Hp感染最可靠的方法。^{13}碳或^{14}碳-尿素呼气试验属非侵入性检查，特异性、敏感性高，简单易行，患者容易接受。

4. 粪便隐血试验 主要用于确定溃疡有无活动及合并活动性出血，并可作为疗效判断的指标。粪便隐血试验呈阳性，提示溃疡活动。粪便隐血持续阳性者，应进一步排除癌变的可能。

［常考考点］消化性溃疡的检查手段及其阳性结果。

要点六 诊断与鉴别诊断

（一）诊断

根据患者有慢性、周期性、节律性上腹部疼痛的典型病史，即可做出初步诊断，但确诊依靠胃镜或X线钡餐检查。

（二）鉴别诊断

消化性溃疡应与胃癌、胃泌素瘤、慢性胃炎、功能性消化不良、十二指肠炎、胆囊炎、胆石症等进行鉴别。尤其中老年患者，应注意排除胃癌。

1. 胃癌 经胃镜检查发现胃溃疡时，应进行溃疡病变的良、恶性鉴别。溃疡型早期胃癌内镜下所见与良性溃疡鉴别有困难，须依靠直视下取活组织检查鉴别。溃疡内镜下有以下特点时，应考虑为恶性溃疡：①溃疡形状不规则，一般较大；②底部凹凸不平，有秽苔；③边缘呈结节状隆起；④周围皱襞中断；⑤胃壁僵硬、蠕动减弱。

2. 胃泌素瘤 即Zollinger-Ellison综合征，是胰腺非β细胞瘤分泌大量胃泌素所致。瘤体小，生长缓慢，半数为恶性。分泌大量胃泌素刺激壁细胞增生，分泌大量胃酸，导致胃、十二指肠发生多发性溃疡。胃泌素瘤与普通消化性溃疡的鉴别要点是溃疡多发生于不典型部位，胃酸分泌水平明显升高，空腹血清胃泌素明显升高。

［常考考点］良、恶性溃疡的鉴别。

要点七 病情评估

消化性溃疡病程漫长，呈反复急性加重的特点。病情严重程度与溃疡的发生部位、溃疡类型有关，也与患者年龄有一定关系。老年人消化性溃疡、巨大溃疡、无症状性溃疡常易出现急性并发症，尤其是上消化道出血，严重时可危及生命，是常见的死亡原因。

消化性溃疡合并急性胃肠穿孔时，可导致急性弥漫性腹膜炎，病情危重，多需紧急手术救治。

要点八 治疗与预防

（一）治疗的目的

消除病因，解除症状，愈合溃疡，防止复发和避免并发症。

（二）治疗措施

1. 一般治疗 生活规律，劳逸结合；合理饮食，少饮浓茶、咖啡，少食酸辣刺激性食物；戒烟酒；调节情绪，避免过度紧张；慎用NSAID、肾上腺皮质激素等药物。

2. 药物治疗 DU的治疗重点在于根除Hp与抑制胃酸分泌，GU的治疗侧重于保护胃黏膜。

（1）根除Hp：根除Hp可降低溃疡的复发率，使溃疡痊愈。对Hp相关性溃疡，均应抗Hp治疗。根除Hp方案：①三联疗法：1种质子泵抑制剂或1种胶体铋剂联合克拉霉素、阿莫西林、甲硝唑（或替硝唑）3种抗菌药物中的2种；②四联疗法：以铋剂为主的三联疗法加1种质子泵抑制剂。疗程为10~14天。三联疗法根治失败后，停用甲硝唑，改用呋喃唑酮或改用质子泵抑制剂、铋剂联合2种抗菌药物的四联疗法。治疗后4周检测Hp确定疗效。

（2）抑制胃酸分泌：①碱性药：氢氧化铝、氢氧化镁、碳酸氢钠等可中和胃酸，对缓解溃疡的疼痛症状有较好效果，一般不单独用于治疗溃疡；②抗胃酸分泌药：H_2受体拮抗剂如西咪替丁、雷尼替丁、法莫替丁等；质子泵抑制剂（PPI）

如奥美拉唑、兰索拉唑、潘托拉唑、雷贝拉唑等，通过抑制 H^+、K^+-ATP 酶（质子泵）使壁细胞内的氢离子不能转移至胃腔；③**其他药物**：抗胆碱能药物如山莨菪碱、阿托品、哌仑西平，以及胃泌素受体拮抗剂丙谷胺等。

（3）保护胃黏膜药物：胃黏膜保护药有硫糖铝、枸橼酸铋钾、米索前列醇等。

3. 治疗并发症 并发急性上消化道出血、急性穿孔、幽门梗阻时，应及时明确诊断，并行积极治疗，内科治疗无效者应考虑手术治疗。疑诊发生癌变者，应尽快明确诊断，实施治疗。

4. 外科治疗 外科治疗的适应证有：①大量或反复出血，内科治疗无效者；②急性穿孔；③瘢痕性幽门梗阻；④GU癌变或癌变不能除外者；⑤内科治疗无效的顽固性溃疡。

5. 维持治疗 GU 经治疗溃疡愈合者，可停用药物治疗；有反复急性加重的患者，需要时可长期口服适量药物维持治疗。

6. 治疗策略 对内镜或 X 线检查明确诊断的 DU 或 GU，首先明确有无 Hp 感染。Hp 阳性者首先给予根除 Hp 治疗，必要时在根除 Hp 治疗结束后再给予 2～4 周（DU）或 4～6 周（GU）的抗胃酸治疗。Hp 阴性者常规服用抗胃酸分泌药 4～6 周（DU）或 8 周（GU）。

（三）预防

消化性溃疡的主要病因与 Hp 感染、应用非甾体抗炎药、吸烟、急性应激、胃排空增快等因素有关。因此，对未患病者，年度健康查体检测 Hp，发现阳性应进行有效根除治疗；吸烟伴有上腹痛、腹部不适等消化道症状者，应戒烟；调节饮食，细嚼慢咽，避免进食过快过量，减少刺激性食物的摄入量等。已确诊的消化性溃疡患者，缓解期应生活规律，合理饮食，少饮浓茶、咖啡，少食酸辣刺激性食物，戒烟酒，避免过度紧张，慎用 NSAID 等药物，症状反复者及时就诊治疗，避免病情反复加重及出现上消化道出血、急性穿孔等并发症。老年胃溃疡患者应常规进行粪便隐血试验的随访，必要时随访胃镜，尽早发现可疑的恶变。

［常考考点］DU 的治疗重点在于根除 Hp 与抑制胃酸分泌。GU 的治疗侧重于保护胃黏膜。

【知识纵横比较】

胃溃疡与十二指肠溃疡的比较

	胃溃疡	十二指肠溃疡
占消化性溃疡比例	25%	70%
发病年龄	多见于中老年人，	多见于青壮年
发病部位	胃角和胃窦小弯	十二指肠球部
疼痛时间	进食后加剧，夜间疼痛、节律性疼痛少见	空腹时疼痛，进食后缓解，夜间疼痛、节律性疼痛多见
疼痛部位	剑突下正中或偏左有压痛	脐上方或偏右有压痛
出血	少见	多见
幽门梗阻	少见	多见
癌变	可以癌变	不会癌变

细目三　胃癌

【考点突破攻略】

要点一　概述

胃癌是指发生于胃黏膜上皮细胞的恶性肿瘤，占胃恶性肿瘤的 95% 以上。男性与女性胃癌的发病率分别居全部癌症的第 2 位和第 5 位，病死率分别居全部癌症的第 3 位和第 2 位。我国是胃癌高发国家，胃癌是我国最常见的恶性肿瘤之一，发病年龄以中老年居多，35 岁以下较少，55～70 岁为高发年龄段，男性发病约为女性的 2 倍。甘肃、宁夏、青海及东北等地高发，湖南、广西、广东、云南、贵州及四川发病率较低。全国平均年死亡率约为 16/10 万。

要点二 病因与发病机制

目前胃癌的病因尚未完全明了，可能与下列因素有关：

1. 幽门螺杆菌（Hp）感染 Hp感染与胃癌的发生有一定关系，WHO已将Hp列为致癌源。

2. 饮食因素 饮食的各个环节均对胃癌的发生有影响，其主要机制可能与食物中亚硝基化合物、苯并芘等致癌物质含量高及饮食中缺乏抗癌或抑癌物质（如维生素C、β胡萝卜素及维生素E等）有关。

3. 环境因素 环境因素与胃癌的发生有密切关系，高纬度、高泥炭土壤、石棉地区及寒冷潮湿地区居民发病率较高。

4. 遗传因素 胃癌有明显的家族聚集倾向。此外，不同血型、不同人种，其胃癌发病率亦有差异，如A型血者比O型血者发病率高。

5. 癌前变化 癌前变化包括癌前病变与癌前状态。癌前病变包括异型增生及上皮内瘤变。癌前状态包括：①萎缩性胃炎（伴或不伴肠化及恶性贫血）；②腺瘤型息肉尤其直径超过2cm者；③胃溃疡；④残胃炎：毕Ⅱ式胃切除术后并发胆汁反流性残胃炎，良性病变术后20年；⑤胃黏膜巨大皱襞症。

要点三 病理

胃癌可发生于胃的任何部位，但最常见于胃窦，依次为贲门、胃体。

1. 根据病变形态分类 ①早期胃癌：病变局限于黏膜及黏膜下层，可分为隆起性（息肉型）、平坦性（胃炎型）和凹陷性（溃疡型），无论有无淋巴结转移。②进展期胃癌：癌性病变侵及肌层及全层，常伴有转移，可分为隆起型、局限溃疡型、浸润溃疡型、弥漫浸润型。其中以局限溃疡型和浸润溃疡型多见。

2. WHO组织学分类 WHO根据胃癌的组织学分为腺癌、鳞腺癌、髓样癌、印戒细胞癌、鳞状细胞癌及未分化癌。

3. 根据癌细胞分化程度分类 分为高分化癌、中分化癌及低分化癌。

4. 胃癌的转移途径

（1）直接蔓延：侵袭至相邻器官如胃底、贲门、食管、肝及大网膜，胃体癌常侵犯大网膜、肝及胰腺。

（2）淋巴结转移：一般先转移到局部淋巴结，再到远处淋巴结。胃的淋巴系统与锁骨上淋巴结相连接，转移到该处时称为Virchow淋巴结。

（3）血行播散：晚期患者多见，最常转移到肝脏，其次是肺、腹膜、肾上腺，也可转移到肾、脑、骨等。

（4）种植转移：癌细胞侵及浆膜层脱落入腹腔，种植于肠壁和盆腔。如种植于卵巢，称为Krukenberg瘤；可在直肠周围形成一明显的结节状板样肿块。

[常考考点] 胃癌的转移方式。

要点四 临床表现

1. 症状 取决于肿瘤发生的部位、病理性质、病程长短及有否转移。80%早期胃癌无症状，进展期胃癌常见的症状有体重减轻、上腹痛、食欲不振、乏力等。

（1）上腹疼痛：为最常见症状。早期仅为上腹部不适、饱胀或隐痛，餐后为甚，经治疗可缓解。进展期胃癌腹痛可呈持续性，且不能被抑酸剂所缓解。

（2）食欲减退：可为首发症状，晚期可厌肉食及腥味食物。

（3）恶心呕吐：胃窦癌引起幽门梗阻时可出现恶心呕吐，呕吐物为黏液及宿食，有腐臭味。贲门癌可有吞咽困难或食物反流。

（4）呕血、黑便：中晚期胃癌隐血便常见，癌瘤侵蚀大血管时可引起大量呕血和黑便。

（5）全身症状：可出现低热、疲乏、体重减轻、贫血等。

2. 体征 早期可无任何体征，中晚期可出现腹部肿块伴有压痛以及发生转移的相应体征。腹部肿块是胃癌的主要体征，多在上腹部偏右，可触及坚实而可移动的结节状肿块，伴压痛。发生淋巴转移，可触及左锁骨上淋巴结肿大即Virchow淋巴结；癌细胞侵犯肝、门静脉、腹膜，可出现肝脏肿大、移动性浊音阳性；部分患者出现伴癌综合征，表现为反复发作性血栓性静脉炎、黑棘皮病、皮肌炎等。

[常考考点] 进展期胃癌常见的症状有体重减轻、上腹痛、食欲不振、乏力。

要点五　实验室检查及其他检查

1. 血液检查　呈低色素性贫血，血沉增快，血清癌胚抗原（CEA）阳性。

2. 粪便隐血试验　常持续阳性，可作为胃癌筛查的首选方法。

3. X线钡餐检查　采用气钡双重对比法。X线征象有充盈缺损、癌性龛影、皮革胃及胃潴留等表现。但对早期胃癌诊断率低，胃底癌易漏诊。

4. 胃镜检查　胃镜检查是诊断早期胃癌最重要的手段，可直接进行观察及取活组织进行细胞学检查。

（1）早期胃癌：胃镜下早期胃癌呈小息肉样隆起、凹陷或平坦，黏膜粗糙，碰触易出血，可见斑片状糜烂。癌灶直径小于1cm者称小胃癌，小于0.5cm者称微小胃癌。内镜下较小，缺乏特异性，易发生漏诊。

（2）进展期胃癌：内镜下易发现，表面凹凸不平，伴有糜烂及污秽苔，取活检组织时易出血，也可是巨大溃疡型，底部覆有污秽灰白苔，溃疡边缘呈结节状隆起，无聚合皱襞，病变处无蠕动。

5. 超声内镜检查　可显示胃壁各层与周围5cm范围内的声学结构，能清晰观察肿瘤的浸润范围与深度，了解有无周围转移。

［常考考点］胃癌的实验室检查及其他检查的阳性结果。

要点六　诊断与鉴别诊断

（一）诊断

胃癌诊断主要依赖于胃镜及活组织检查。为提高早期诊断率，凡年龄在40岁以上，出现不明原因的上腹不适、食欲不振、体重明显减轻者，尤其是原有上腹痛而近期疼痛性质及节律发生改变者，或经积极治疗而病情继续发展者，无禁忌证的患者均应给予胃镜检查，及早进行排查。

（二）鉴别诊断

胃癌应与胃溃疡、胃原发淋巴瘤、胃平滑肌肉瘤、慢性萎缩性胃炎及胃邻近恶性肿瘤如原发性肝癌、胰腺癌、食管癌等进行鉴别。X线、内镜、B超等检查可助鉴别。

要点七　病情评估

1. 胃癌根据癌肿大小及浸润胃壁的深度分为早期胃癌与进展期胃癌。早期胃癌如能尽早发现而确诊，进行有效治疗则预后良好。

2. 根据癌细胞分化程度可分为高分化癌、中度分化癌和低分化癌三大类，分化程度越低恶性程度越高。

3. 根据胃癌腺体的形成及黏液分泌能力，分为管状腺癌、黏液腺癌、髓样癌和弥散型癌，一般管状腺癌分化良好，髓样癌分化较差，弥散型癌分化极差。

4. 根据胃癌的生长方式分为膨胀型和浸润型，膨胀型癌细胞间有黏附分子，以团块形生长，预后较好；浸润型癌细胞以分散方式向纵深扩散，预后较差，相当于上述的弥散型胃癌。

要点八　治疗原则

早期选择手术治疗，中晚期采用综合疗法，并针对肿瘤的不同情况拟定不同的治疗方案。手术治疗是目前唯一有可能根治胃癌的手段。进展期胃癌在全身化疗的基础上，内镜下局部化疗、微波、激光等方法，可以杀灭癌细胞，延长生存期限。化学治疗是手术切除前或根治术后的辅助治疗，或作为不能手术患者的姑息治疗，可选择单一药物或联合用药。免疫增强剂如转移因子、白细胞介素-2等，可提高患者的免疫力，辅助治疗。

［常考考点］手术治疗是目前唯一有可能根治胃癌的手段。

细目四　溃疡性结肠炎

【考点突破攻略】

要点一　概述

溃疡性结肠炎（UC）是一种发生在直肠和结肠的慢性非特异性炎症性疾病，是炎症性肠病的常见类型。病变主要限于大肠黏膜与黏膜下层，病情轻重不等，多呈反复发作的慢性病程。本病可发生于任何年龄，以20～40岁多见，亦可见于儿童或老年人。发病率男女无明显差别，男性稍多于女性。

要点二 病因与发病机制

（一）病因

1. 免疫因素 肠道黏膜免疫反应的激活是导致本病肠道炎症发生、发展和转归的直接原因。

2. 遗传因素 本病为多基因病，患者在一定环境因素作用下由遗传易感而发病。本病发病率存在明显的种族间差异，白种人远高于黄种人和黑种人。患者一级亲属发病率显著高于普通人群而患者配偶发病率不增加，提示遗传因素与发病有关。

3. 感染因素 本病可能由痢疾杆菌、溶组织阿米巴或病毒、真菌所引起，病原微生物乃至食物抗原可能是其非特异性促发因素，但至今未检出与本病有恒定明确关系的病原体。

4. 精神神经因素 本病可因紧张、劳累而诱发，患者常有精神紧张和焦虑表现。由于大脑皮层活动障碍，可通过自主神经系统引起肠道运动亢进、肠血管平滑肌痉挛收缩、组织缺氧、毛细血管通透性增加，从而使肠黏膜发生炎症、糜烂及溃疡。

（二）发病机制

遗传易感者通过环境因素使肠黏膜损伤，致敏肠道淋巴组织，导致免疫调节和反馈失常，形成自身免疫反应而出现慢性、持续的炎症反应。参与此反应的细胞有巨噬细胞、肥大细胞、中性粒细胞、嗜酸细胞、T和B淋巴细胞及NK细胞；参与反应的细胞因子和炎性介质有γ干扰素、白细胞介素、肿瘤坏死因子、血小板激活因子、前列腺素样物质、白三烯、血栓素、组织胺、5-羟色胺、神经多肽、血管活性肽、P物质、氧自由基等。

要点三 病理

病理变化取决于疾病的严重程度、病程的长短和有无活动性。

<u>本病主要病变在直肠和乙状结肠</u>，向上蔓延可累及降结肠，甚至整个结肠。偶见涉及回肠末端，称为"倒灌性回肠炎"。<u>病理改变以溃疡糜烂为主，具有弥散性、浅表性、连续性的特点</u>。早期病变有大量中性粒细胞浸润，结肠黏膜呈水肿、充血、颗粒状等改变，触之易出血，此后形成小溃疡，继而溃疡面呈大片融合。在结肠炎反复发展、修复过程中，肉芽组织增生，出现炎性息肉，少数患者可癌变。结肠炎症在反复发作的慢性过程中，黏膜不断破坏和修复，致正常结构破坏，纤维瘢痕组织形成，可导致结肠缩短、结肠袋消失和肠腔狭窄。此外，尚有溃疡穿孔引起腹膜炎、结肠或直肠周围脓肿、瘘管形成等并发症，但较少见。

[常考考点] 溃疡性结肠炎主要病变在直肠和乙状结肠，病理改变以溃疡糜烂为主，具有弥散性、浅表性、连续性的特点。

要点四 临床表现

本病起病缓慢，少数急性起病，偶见暴发。病程呈慢性过程，多表现为发作期与缓解期交替，少数症状持续并逐渐加重。精神刺激、劳累、饮食失调、继发感染为其发作的诱因。

（一）消化系统表现

1. 腹泻 <u>为最主要的症状</u>，常反复发作或持续不愈，轻者每天排便2～4次，便血轻或无。重者排便频繁，脓血显见，甚至大量便血。<u>黏液血便是本病活动期的重要表现</u>。病变局限在直肠者，鲜血附于粪便表面；病变扩展至直肠以上者，血液混于粪便中。病变累及直肠时，可有里急后重。

2. 腹痛 轻型患者在病变缓解期可无腹痛，或仅有腹部不适，部位多在左下或下腹部，亦可涉及全腹，<u>有疼痛→便意→排便→缓解的规律</u>。

3. 体征 轻中型患者仅<u>左下腹部压痛</u>，有些患者可触及呈管状的乙状结肠。若有腹肌紧张、反跳痛、肠鸣音减弱，应警惕结肠扩张、肠穿孔等并发症。

（二）全身表现

急性期可有发热，重症患者常出现高热，病情持续活动可出现衰弱、消瘦、贫血、低蛋白血症、电解质紊乱等表现。尤易发生低钾血症。

(三) 肠外表现

本病可伴有多种肠外表现，如关节炎、结节性红斑、虹膜炎、强直性脊柱炎、坏疽性脓皮病、复发性口腔溃疡、慢性肝炎等。

[常考考点] 溃疡性结肠炎的典型症状和体征。

要点五 实验室检查及其他检查

1. 血液检查

（1）血红蛋白降低，为小细胞低色素性贫血；急性期中性粒细胞增多；血沉增快；凝血酶原时间延长，血浆第Ⅲ、Ⅶ、Ⅷ因子的活性增加，血小板计数升高。

（2）严重者血清白蛋白降低；C反应蛋白增高。

（3）严重者出现电解质紊乱，尤以低钾血症最明显。

2. 粪便检查 粪便病原学检查的目的是排除感染性结肠炎，这是诊断的一个重要步骤，需至少连续3次进行粪便检查。常有黏液脓血便，镜检见红细胞、白细胞和巨噬细胞。粪便培养多病菌阴性。

3. 结肠镜检查 是诊断与鉴别诊断的最重要手段。可直接观察肠黏膜变化，准确了解病变范围。内镜下特征：急性期肠黏膜充血水肿，分泌亢进，可有针尖大小的红色斑点和黄白色点状物，肠壁痉挛，皱襞减少。慢性期黏膜粗糙不平，呈细颗粒状，血管模糊，质脆易出血，有假息肉形成。活组织检查显示特异性炎性病变和纤维瘢痕，同时可见糜烂、隐窝脓肿、腺体排列异常及上皮变化等。

4. X线检查 常用X线气钡双重对比造影。X线的主要征象：①黏膜粗乱或颗粒样改变；②多发性浅溃疡见小龛影，亦可有炎症性息肉而表现为多个小的圆形或卵圆形充盈缺损；③肠管缩短，结肠袋消失，肠壁变硬，可呈铅管状。

[常考考点] 溃疡性结肠炎结肠镜检查、活组织检查和X线检查的征象。

要点六 诊断与鉴别诊断

（一）诊断

主要诊断依据：①慢性或反复发作性腹泻、黏液脓血便、腹痛，伴不同程度全身症状；②多次粪检无病原体发现；③内镜检查及X线钡剂灌肠显示结肠炎病变等。完整的诊断应包括临床类型、严重程度、病变范围及病情分期。

（二）鉴别诊断

应与急性自限性结肠炎、克罗恩病、大肠癌、肠易激综合征、慢性阿米巴痢疾等鉴别，内镜及活组织检查有助于鉴别诊断。

1. 急性自限性结肠炎 各种细菌感染如痢疾杆菌、沙门菌、耶尔森菌、空肠弯曲菌等导致的结肠炎症，急性发作时有发热，腹痛较明显，粪便检查可分离出致病菌，抗生素治疗有良好效果，通常在4周内痊愈。

2. 克罗恩病（Crohn病） 腹泻，一般无肉眼血便，结肠镜及X线检查病变主要在回肠末段和邻近结肠且呈非连续性、非弥漫性分布并有其特征改变，与溃疡性结肠炎鉴别一般不难。少数情况下，临床上会遇到两者一时难于鉴别的情况，此时可先诊断为炎症性肠病，观察病情变化后进一步确诊。

3. 大肠癌 多见于中老年人，经直肠指检常可触到肿块，结肠镜或X线钡剂灌肠检查对鉴别诊断有价值，活检可确诊。但应注意排除溃疡性结肠炎发生的结肠癌变。

4. 肠易激综合征 粪便可有黏液，但一般无脓血，显微镜检查正常，隐血试验阴性。结肠镜检查无器质性病变证据。

[常考考点] 溃疡性结肠炎的诊断和鉴别诊断主要依据内镜及活组织检查。

要点七 病情评估

（一）临床分型

1. 初发型 指无既往史的首次发作。

2. 慢性复发型 临床上最多见，发作期与缓解期交替。

3. 慢性持续型 症状持续，间以症状加重的急性发作。

4. 急性暴发型 少见，急性起病，病情严重，全身毒血症状明显，可伴中毒性巨结肠、肠穿孔、毒血症等并发症。

上述各型可相互转化。

（二）临床分期

1. 活动期 患者有典型的临床表现，可以依据表现进行临床分型。

2. 缓解期 临床症状基本缓解，无黏液脓血便及腹痛，偶有排便次数增多，基本无全身表现。

（三）临床严重程度分级

1. 轻度 腹泻4次/日以下，便血轻或无，无发热、脉速，贫血无或轻，血沉正常。

2. 中度 介于轻度与重度之间。

3. 重度 腹泻6次/日以上，并有明显黏液脓血便，体温超过37.5℃，脉搏超过90次/分，血红蛋白低于100g/L，血沉超过30mm/h。

（四）严重并发症评估

1. 中毒性巨结肠 多发生在暴发型或重症溃疡性结肠炎患者，结肠病变广泛而严重，累及肌层与肠肌神经丛，肠壁张力减退，结肠蠕动消失，肠内容物与气体大量积聚，引起急性结肠扩张，一般以横结肠为最严重。常因低钾、钡剂灌肠、使用抗胆碱能药物或阿片类制剂而诱发。临床表现为病情急剧恶化，毒血症明显，有脱水与电解质平衡紊乱，出现鼓肠、腹部压痛，肠鸣音消失。血常规检查白细胞计数显著升高。X线腹部平片可见结肠扩大，结肠袋形消失。预后差，易引起急性肠穿孔。

2. 直肠结肠癌变 多见于广泛性结肠炎、幼年起病而病程漫长者。经肠镜检查及组织学检查可诊断。

（五）病情评估

轻度及长期缓解者预后较好。急性暴发型、有并发症及年龄超过60岁患者预后不良，慢性持续活动或反复发作频繁，预后较差。病程漫长者癌变的危险性增加，应行监测性结肠镜检查。

要点八 治疗与预防

（一）治疗原则

控制急性发作，缓解病情，减少复发，防止并发症。

（二）治疗措施

1. 一般治疗 强调休息，注意饮食及营养。急性发作或重症患者应住院治疗，进流质少渣饮食并给予支持疗法。及时纠正水、电解质平衡紊乱，贫血者可输血，低蛋白血症者输入血清蛋白。病情严重者应禁食，给予完全胃肠外营养治疗。腹痛患者可酌情用抗胆碱能药物，但不宜多用，以免促发急性结肠扩张。腹泻严重者可谨慎试用复方苯乙哌啶等。

2. 药物治疗

（1）氨基水杨酸制剂：常用柳氮磺吡啶（SASP），适用于轻、中型患者及重型经糖皮质激素治疗病情缓解者，病情缓解后改为维持量维持治疗，服用SASP的同时应补充叶酸。如病变局限在直肠，可用SASP或5-氨基水杨酸（5-ASA）灌肠，也可使用栓剂。

（2）糖皮质激素：抑制非特异性抗炎和免疫反应，对急性发作期疗效好。适用于重型或暴发型，及柳氮磺吡啶治疗无效的轻型、中型患者。常用泼尼松口服，病情控制后逐渐减量维持至停药。亦可用于灌肠。

（3）免疫抑制剂：上述两类药物治疗无效者可试用环孢素，可取得暂时缓解而避免急症手术。

3. 手术治疗

（1）紧急手术指征：并发大量或反复严重出血、肠穿孔，重型患者合并中毒性巨结肠经积极内科治疗无效，伴有严重毒血症状者。

（2）择期手术指征：并发癌变以及长期内科治疗无效者。

（三）预防

1. 本病呈慢性过程，大部分患者反复发作，轻症患者首次确诊后应争取规范彻底治疗，防止病情进展及迁延不愈。

2. 慢性持续活动或反复发作、频繁发作的患者，应及时调整治疗方案，有指征时及时手术治疗，防止病情恶化，影响预后。

3. 病程漫长者癌变危险性增加，应注意随访，对病程8～10年以上的广泛性或全结肠炎和病程30～40年以上的左半结肠炎、直肠乙状结肠炎患者，至少两年一次行监测性结肠镜检查。

[常考考点] 药物治疗和手术治疗的指征。

细目五 肝硬化

【考点突破攻略】

要点一 概述

肝硬化是指各种原因导致的肝脏出现以弥漫性纤维化、再生结节和假小叶形成为病理特征的慢性肝病，是不同病因长期损害肝脏引起的慢性、进行性、弥漫性肝病的终末阶段。本病起病隐匿，病程发展缓慢，晚期以肝功能减退和门静脉高压为主要表现，常伴有多种并发症。肝硬化是我国的常见病，发病高峰年龄在35～50岁，男性多见，出现并发症时死亡率高。

要点二 病因

引起肝硬化的原因很多，在我国由病毒性肝炎所致的肝硬化最常见，国外则以慢性酒精中毒多见。

1. 病毒性肝炎 乙型、丙型和丁型肝炎病毒引起的肝炎，均可进展为肝硬化。病毒的持续存在是演变为肝硬化的主要原因。

2. 慢性酒精中毒 是欧美国家肝硬化的最常见原因，长期大量饮酒可导致肝硬化。

3. 非酒精性脂肪性肝病 也是肝硬化的常见病因。见于肥胖、糖尿病、高甘油三酯血症、空回肠分流术、药物作用等，形成脂肪性肝病，发展成肝硬化。

4. 长期胆汁淤积 胆道系统长期梗阻造成胆汁淤积，可引起肝纤维化并发展为胆汁性肝硬化。包括原发性和继发性，我国继发性相对较多。

5. 肝脏循环障碍 慢性右心衰竭、慢性缩窄性心包炎、肝静脉闭塞综合征等均可使肝脏长期淤血、缺氧，最终形成淤血性肝硬化。

6. 其他 可见于血吸虫等感染，营养不良（慢性炎症性肠病、长期缺乏必需氨基酸等），长期接触化学毒物及药物（四氯化碳、砷、甲基多巴、四环素等），患有遗传和代谢疾病（血色病、肝豆状核变性等），自身免疫性肝炎等。约10%的肝硬化病因未能明确，谓之隐源性肝硬化。

要点三 临床表现与并发症

（一）临床表现

起病隐匿，发展缓慢。患者相当长的时期内症状轻微，后期出现肝功能减退和门静脉高压症两大系列表现。临床上根据肝硬化的病程分成肝功能代偿期和失代偿期，但两期界限很难截然分开。

1. 代偿期 症状轻微，表现为乏力、食欲减退、腹部不适、恶心、上腹部隐痛、轻微腹泻等，症状多呈间歇性。查体见肝脏轻度肿大，质地偏硬，无或轻度压痛，脾轻度或中度肿大。肝功能检查多数正常或轻度异常。

2. 失代偿期

（1）肝功能减退的临床表现：①全身症状：常见消瘦、纳减、乏力、精神萎靡、夜盲、浮肿、舌炎、不规则低热等。②消化道症状：常见上腹饱胀不适、恶心呕吐、易腹泻。查体见肝脏缩小、质硬、边缘锐利，可有结节感，半数以上患者有轻度黄疸。③出血倾向和贫血：皮肤黏膜出血、贫血等，与凝血因子合成减少、脾功能亢进、营养不良等因素有关。④内分泌失调：肝功能减退时对雌激素、醛固酮和抗利尿激素的灭能作用减弱，引起这些激素在体内蓄积，表现男性睾丸萎缩、性欲减退、毛发脱落、乳房发育，女性月经失调、闭经、不孕等。出现肝掌、蜘蛛痣。糖皮质激素分泌减少，可见皮肤色素沉着，面部黧黑。醛固酮、抗利尿激素增多，导致钠、水潴留，引起腹水。

（2）门静脉高压症的表现：①脾肿大：多为轻、中度肿大。上消化道大出血时，脾可短暂缩小。②侧支循环建立和开放：食管、胃部静脉曲张；腹壁和脐周静脉曲张；痔静脉曲张及腹膜后组织间隙静脉曲张。其中食管、胃部静脉曲张，常因食物的摩擦、反流到食管的胃液侵蚀、门静脉压力显著增高等，引起破裂大出血。

（3）腹水：是肝硬化失代偿期最突出的体征之一。

[常考考点] 肝硬化失代偿期的临床表现。

（二）并发症

1. 急性上消化道出血 多为食管胃底静脉曲张破裂所致，是最常见的并发症和主要死因。表现为呕血与黑便，大量出血可引起出血性休克，并诱发腹水和肝性脑病。

2. 肝性脑病 为晚期肝硬化最严重的并发症，也是最常见的死亡原因之一。肝功能衰竭时，肠道和体内一些可以影响神经活性的毒性产物未被肝脏解毒和清除，经门静脉与体静脉间的交通支进入体循环，透过通透性改变了的血脑屏障进入脑部，导致大脑功能紊乱，主要表现为神经和精神方面的异常。

3. 原发性肝癌 肝硬化特别是病毒性肝炎肝硬化和酒精性肝硬化，发生肝细胞癌的危险性明显增高。当患者出现肝区疼痛、肝大、血性腹水、不明原因的发热时，要考虑到此病的可能；血清 AFP 升高及肝脏 B 超提示肝占位性病变，应高度怀疑；CT 有助于确诊。

4. 感染 患者抵抗力低下，门体静脉间侧支循环建立，增加了肠道病原微生物进入人体的机会，称为肠道细菌移居，故易并发各种感染如支气管炎、胆道感染、自发性腹膜炎、结核性腹膜炎等。自发性腹膜炎是指在无任何邻近组织炎症的情况下发生的腹膜和（或）腹水的细菌性感染，是肝硬化常见的严重并发症之一，发生率较高，病原菌多为来自肠道的革兰阴性菌。

5. 肝肾综合征 是指发生在严重肝病基础上的肾衰竭，但肾脏本身并无器质性损害，故又称功能性肾衰竭。主要见于伴有腹水的晚期肝硬化或急性肝功能衰竭患者。

6. 肝肺综合征 是指发生在严重肝病基础上的低氧血症，主要与肺内血管扩张相关，而过去无心肺基础疾病。临床特征为严重肝病、肺内血管扩张、低氧血症／肺泡-动脉氧梯度增加的三联征，无有效治疗方法，预后差。

7. 其他 如门脉高压性胃病、电解质和酸碱平衡紊乱、门静脉血栓形成等。

［常考考点］急性上消化道出血是最常见的并发症和主要死因。肝性脑病为晚期肝硬化最严重的并发症，也是最常见的死亡原因之一。

要点四　实验室检查及其他检查

1. 肝功能检查 ①血清白蛋白降低而球蛋白增高，白蛋白与球蛋白比例降低或倒置。②血清 ALT 与 AST 增高。③凝血酶原时间在代偿期多正常，失代偿期则有不同程度延长。④重症者血清胆红素有不同程度增高。⑤血清Ⅲ型前胶原肽、透明质酸、层粘连蛋白等肝纤维化指标可显著增高。

2. 免疫学检查 ①血 IgG 升高。②可出现非特异性自身抗体，如抗核抗体、抗平滑肌抗体等。③病因为病毒性肝炎者，乙型、丙型或丁型肝炎病毒标记物呈阳性。④甲胎蛋白可增高，若超过 500μg/L 或持续升高，应疑合并肝癌。

3. 腹水检查 一般为漏出液，如并发自发性腹膜炎，则透明度降低，比重增高，白细胞及中性粒细胞增多，李凡他试验阳性。腹水呈血性，应高度怀疑癌变，应做细胞学检查。

4. 影像学检查

（1）X 线检查：食管静脉曲张时，食管吞钡 X 线检查显示虫蚀样或蚯蚓状充盈缺损以及纵行黏膜皱襞增宽；胃底静脉曲张时，吞钡检查可见菊花样充盈缺损。

（2）超声检查：可测定肝脾大小、腹水深度及估计门脉高压。肝硬化时肝实质回声增强、不规则、不均匀，为弥漫性病变。进行常规 B 超检查，有助于早期发现原发性肝癌。

5. 内镜检查 胃镜可直接观察静脉曲张的程度与范围；并发上消化道出血时，可判明出血部位和病因，并进行止血治疗。腹腔镜能窥视肝外形、表面、色泽、边缘及脾等改变，在直视下还可做穿刺活组织检查，其诊断准确性优于盲目性肝穿。

6. 肝穿刺活检 是确诊代偿期肝硬化的唯一方法。若见有假小叶形成，可确诊。

［常考考点］肝硬化的阳性检查结果。

要点五　诊断与鉴别诊断

（一）诊断

早期肝硬化的诊断较为困难，对于病毒性肝炎、长期饮酒等患者，严密随访观察，必要时做肝活检以早期诊断。

失代偿期肝硬化的诊断并不困难，临床诊断依据：①有病毒性肝炎、长期大量饮酒等可导致肝硬化的有关病史；②有肝功能减退和门静脉高压的临床表现；③肝功能指标检测有血清白蛋白下降、血清胆红素升高及凝血酶原时间延长等；④B 超或 CT 提示肝硬化改变，内镜检查证实食管胃底静脉曲张；⑤肝活组织检查见假小叶形成是诊断本病的金标准。

完整的临床诊断应包括病因、病期、病理和并发症诊断。

［常考考点］肝硬化失代偿期的诊断依据。

（二）鉴别诊断

1. 肝肿大的鉴别 与原发性肝癌、脂肪肝或血吸虫病等鉴别。
2. 脾肿大的鉴别 与慢性髓细胞性白血病、特发性门脉高压症或疟疾等鉴别。
3. 腹水的鉴别 与充血性心力衰竭、结核性腹膜炎、慢性肾炎或腹膜肿瘤等鉴别。

要点六 病情评估

首先应对确诊患者依据临床表现、实验室及其他检查结果进行分期评估，确定病情属于肝功能代偿期还是肝功能失代偿期。对于失代偿期患者，应进行常见并发症的评估，确定是否存在并发症及其严重程度，尤其是肝性脑病。

目前对肝硬化的病情评估，主要是对肝脏储备功能的评估，有助于对预后的评估，及指导治疗方案的选择。临床常用 Child-Pugh 分级标准，见下表。

肝硬化患者 Child-Pugh 分级标准

分级评估指标	分数		
	1	2	3
肝性脑病（分期）	无	Ⅰ～Ⅱ	Ⅲ～Ⅴ
腹水	无	少量，易消退	中量，难消退
血胆红素（μmol/L）	<34	34～51	>51
白蛋白（g/L）	>35	28～35	<28
凝血酶原时间（min）	<4	4～6	>6

注：根据五项的总分判断分级：A 级 5～6 分，B 级 7～9 分，C 级≥10 分。

[常考考点] 肝硬化患者 Child-Pugh 分级标准。

要点七 治疗与预防

（一）治疗原则

肝硬化目前尚无特效治疗。阻止病情进展关键在于早期诊断，及时针对病因治疗，加强一般治疗，防止病情恶化。对已进入失代偿期患者，以对症治疗为主，改善肝功能，及时发现和救治危急并发症。

（二）治疗措施

1. 病因治疗 针对引起肝硬化的病因进行相应的治疗，减少肝细胞的进一步损伤坏死，阻止病理改变的进展，包括抗病毒治疗、免疫治疗等。

2. 一般治疗

（1）休息：肝功能代偿期患者可参加一般轻工作，注意劳逸结合；肝功能失代偿期或有并发症者，需卧床休息。

（2）饮食：宜进高热量、高蛋白、足量维生素、低脂肪及易消化的食物。有腹水者，应低盐或无盐饮食。肝功能衰竭或有肝性脑病先兆者应限制或禁食蛋白，避免进食粗糙、坚硬食物。慎用巴比妥类等镇静药，禁用损害肝脏的药物。

3. 药物治疗

（1）保护肝细胞治疗：用于转氨酶及胆红素升高的肝硬化患者。①促进胆汁排泄及保护肝细胞药：如熊去氧胆酸、强力宁等。②维生素类药：包括维生素 B 族，有防止脂肪肝和保护肝细胞的作用，维生素 C 有促进代谢和解毒的作用，维生素 E 有抗氧化和保护肝细胞作用，维生素 K 在有凝血障碍时可应用。慢性营养不良者，可适当补充维生素 B_{12} 和叶酸。

（2）抗肝纤维化药物：目前尚无特效药物，可应用丹参、黄芪、虫草菌丝等。

（3）抗病毒治疗：病毒性肝炎者应根据病情进行抗病毒治疗，抑制病毒复制，改善肝功能，延缓进展。常用拉米夫定、干扰素等。

4. 腹水的治疗

（1）限制水、钠的摄入：一般每天钠盐摄入量低于 5g，如有稀释性低钠血症、难治性腹水则应严格控制进水量在每日 800～1000mL。

（2）应用利尿剂：轻度腹水患者首选螺内酯口服，疗效不佳或腹水较多的患者，螺内酯和呋塞米联合应用。过快利尿易导致电解质紊乱，并诱发肝性脑病、肝肾综合征等，应严密监测。无水肿者每天减轻体重约500g，有下肢水肿者每天减轻体重1000g为宜。

（3）提高血浆胶体渗透压：提高血浆胶体渗透压，有利于肝功能恢复和腹水的消退。常用人血白蛋白，也可用血浆，定期、少量、多次静脉滴注。

（4）放腹水疗法：仅限用于利尿剂治疗无效，或由于大量腹水引起呼吸困难者。大量放腹水的主要并发症有严重水和电解质紊乱，诱发肝性脑病、肝肾综合征等，应严格掌握指征，规范操作。

（5）其他治疗：①自身腹水浓缩回输术：适用于低蛋白血症的大量腹水者、对利尿剂无反应的难治性腹水以及大量腹水需迅速消除者（如紧急手术前准备）。但感染性或癌性腹水、严重心肺功能不全、凝血功能明显障碍、有上消化道活动性出血者不宜做此治疗。②外科治疗：腹腔-颈内静脉分流术、胸导管颈内静脉吻合术、经颈静脉肝内门体分流术、脾切除术等可选用。

5. 并发症治疗

（1）上消化道出血：参见相关章节。

（2）预防再次出血：患者在第一次出血后，70%的患者会再出血，且死亡率高，因此在急性出血控制后，应采取措施预防再出血。常用治疗方法：①内镜下对曲张静脉进行套扎；②如果无条件作套扎，可以使用硬化剂注射；③普萘洛尔合用5-单硝酸异山梨醇酯可降低门静脉压力。

（3）肝性脑病：目前尚无特效疗法，主要针对原发病特点，尽可能改善肝功能，确定并消除诱因，减少肠源性毒物的生成及吸收。①去除诱因：如上消化道出血，感染，水、电解质和酸碱平衡失调，大量放腹水等。②减少肠道毒物的生成和吸收：限制蛋白质摄入，灌肠或导泻以清除肠内积食、积血或其他含氮物质，减少氨的产生和吸收。乳果糖对急性门体分流性脑病特别有效。抗生素口服可抑制肠道细菌生长，抑制氨的生成，与乳果糖合用有协同作用。③降低血氨药物：应用谷氨酸盐谷氨酸钠、精氨酸等。④应用支链氨基酸：可纠正氨基酸的不平衡，与抑制性神经递质竞争进入脑内。

6. 其他对症治疗 纠正水、电解质和酸碱平衡失调，抗感染，防治脑水肿，保持呼吸道通畅等。

7. 肝移植 对于各种不可逆的终末期肝病，肝移植是一种公认有效的治疗。

[常考考点] 肝硬化腹水的治疗。

细目六　原发性肝癌

【考点突破攻略】

要点一　概述

原发性肝癌是指起源于肝细胞或肝内胆管上皮细胞的恶性肿瘤，是我国常见恶性肿瘤之一，死亡率高，其死亡率在消化系统恶性肿瘤中居第三位，仅次于胃癌和食管癌，且发病率有上升趋势。全世界每年平均约有25万人死于肝癌，我国占其中的45%。本病多见于中年男性，男女之比为2:1~5:1。平均发病年龄因地理位置不同而异，高发地区多为30~40岁，低发地区为52~59岁。

要点二　病因

1. 病毒性肝炎 乙型病毒性肝炎病毒（HBV）和丙型病毒性肝炎病毒（HCV）与原发性肝癌有着明显的相关性。

2. 黄曲霉毒素污染 黄曲霉菌的代谢产物黄曲霉毒素B_1是动物肝癌最强的致癌剂。

3. 肝硬化 肝硬化与肝癌密切相关。

4. 家族史及遗传因素 高发地区家族史是原发性肝癌发生的重要危险因素。

5. 其他 其他致癌物质或被疑为致癌的因素有：①酒精中毒；②亚硝胺类物质；③有机氯类农药；④雄激素及类固醇；⑤微量元素如低硒、锌及高镍、砷等；⑥铁代谢障碍等。

要点三　病理

（一）按大体形态分类

1. 块状型 最多见，癌块直径多超过5cm，直径大于10cm者称巨块型，易发生破裂。

2. 结节型 较常见，为大小和数量不等的结节，直径一般 5cm，常伴肝硬化。
3. 弥漫型 米粒至黄豆大小的癌结节散布全肝，肝大不明显，此型最少见，常因肝功能衰竭而死亡。
4. 小癌型 孤立的直径小于 3cm 的癌结节，或相邻两个癌结节直径之和小于 3cm 者，称为小肝癌。

（二）按组织学分类
1. 肝细胞型 占肝癌的 90%（大多伴肝硬化）。
2. 胆管细胞型 由胆管细胞发展而来，少见。
3. 混合型 部分组织形态似肝细胞，有些癌细胞呈过渡形态，最少见。

（三）转移途径
1. 肝内转移 发生最早的转移是肝内转移，侵犯门静脉及分支并形成癌栓，脱落后在肝内引起多发性转移灶。如门静脉干支发生癌栓阻塞，可加重原有的门静脉高压，导致顽固性腹水。
2. 肝外转移
（1）血行转移：最常见的转移部位为肺，在肺内形成转移灶。另外尚可引起胸、肾上腺、肾及骨等部位的转移。
（2）淋巴转移：转移至肝门淋巴结最为常见，也可转移至胰、脾、主动脉旁及锁骨上淋巴结。
（3）种植转移：少见，从肝脏脱落的癌细胞可种植在腹膜、横膈、盆腔等处，引起血性腹水、胸水。女性可出现卵巢转移癌。

[常考考点] 肝癌的转移方式及常见部位。发生最早的转移是肝内转移。

要点四 临床表现

原发性肝癌起病隐匿，早期缺乏典型症状，当患者出现明显的临床症状时，病情大多已进入中、晚期。常见临床表现是在肝硬化的基础上出现肝区疼痛等症状，或以转移病灶症状为首发表现。

（一）症状
1. 肝区疼痛 最常见，呈持续性胀痛或隐痛，因癌肿迅速生长使肝包膜绷紧所致。当肝表面的癌结节破裂，坏死的癌组织经血液流入腹腔时，可引起突然剧痛，出现急腹症表现。
2. 消化系统症状 食欲减退最常见。晚期可出现恶心、呕吐或腹泻。
3. 转移灶症状 症状因肝癌的转移部位不同而异。
4. 全身症状 进行性消瘦、乏力、发热较多见。
5. 伴癌综合征 是指原发性肝癌患者由于癌肿本身代谢异常或癌组织对机体影响而引起内分泌或代谢异常的一组症候群。主要表现为自发性低血糖症、红细胞增多症、高钙血症、高脂血症、类癌综合征等。

（二）体征
1. 肝肿大 绝大多数患者有肝肿大，进行性肝肿大是特征性体征之一，肝质地坚硬，边缘不规则，表面呈结节状，部分伴有明显压痛。
2. 黄疸 多数患者晚期出现黄疸，由肝细胞损害、癌块压迫或侵犯胆总管所致。
3. 脾肿大 多见于合并肝硬化与门静脉高压的患者。
4. 腹水征 原有腹水者可表现为腹水迅速增加且具有难治性，腹水一般为漏出液。血性腹水多因肝癌侵犯肝包膜或向腹腔内破溃引起，少数因腹膜转移癌所致。

[常考考点] 原发性肝癌的典型症状和体征。

要点五 实验室检查及其他检查

1. 甲胎蛋白（AFP）检测 是当前诊断肝细胞癌最特异的标志物。检测血清中 AFP，有助于原发性肝癌的早期诊断。AFP 检查诊断肝细胞癌的标准为：① AFP 超过 500μg/L 持续 4 周；② AFP 由低浓度逐渐升高不降；③ AFP 超过 200μg/L 持续 8 周。AFP 浓度通常与肝癌大小呈正相关。
2. 异常凝血酶原（DCP）检测 对原发性肝癌有较高的特异性。
3. 超声检查 肝脏 B 超检查能确定肝脏占位性病变的病灶性质、病变部位、播散及转移情况。
4. CT、MRI 及肝动脉造影 对肝癌定位和定性诊断均有重要的临床价值。
5. 肝动脉造影 是目前诊断小肝癌的最佳方法。
6. 肝组织活检或细胞学检查 在超声或 CT 引导下，用细针穿刺行组织学或细胞学检查，是目前获得 2cm 直径以下小肝癌确诊的有效方法。

[常考考点] 原发性肝癌的特异性检查手段和方法。

要点六 诊断与鉴别诊断

(一) 诊断

凡有慢性肝病史（乙型或丙型肝炎、酒精性肝病等）的中年人，尤其是男性患者，出现有不明原因的肝区疼痛、消瘦、进行性肝脏肿大者，应做血清 AFP 测定和有关影像学检查，必要时行肝穿刺活检，进而明确诊断。

对高危人群（肝炎史 5 年以上，乙型或丙型肝炎病毒标记物阳性，35 岁以上）应进行肝癌普查，包括每年一次检测血清 AFP 测定，肝脏 B 型超声检查。经普查检出的肝癌可无任何症状和体征，诊断为亚临床肝癌。

原发性肝癌的临床诊断及对普查发现的亚临床肝癌的诊断标准：

1. 非侵入性诊断标准

（1）影像学标准：两种影像学检查均显示有直径超过 2cm 的肝癌特征性占位性病变。

（2）影像学结合 AFP 标准：一种影像学检查显示有直径超过 2cm 的肝癌特征性占位性病变，同时伴有 AFP ≥ 400μg/L（排除妊娠、生殖系胚胎源性肿瘤、活动性肝炎及转移性肝癌）。

2. 组织学诊断标准 肝组织学检查证实原发性肝癌。对影像学尚不能确定诊断的直径在 2cm 或以下的肝内结节，应通过肝穿刺活检以证实存在原发性肝癌的组织学特征。

[常考考点] 原发性肝癌的临床诊断标准。

(二) 鉴别诊断

1. 继发性肝癌 原发于消化道、肺部、泌尿生殖系统、乳腺等处的癌灶常转移至肝脏。一般病情发展较缓慢，AFP 多为阴性，通过病理检查和找到肝外原发癌可以确诊。

2. 肝脓肿 有发热、肝区疼痛和压痛。B 超检查可探到肝内液性暗区。超声引导下行诊断性肝穿刺有助于确诊。

3. 肝硬化 病情发展较慢，且有反复，AFP 轻度增高，肝功能损害较重。B 超、CT 等影像学检查多可鉴别。应注意肝硬化与原发性肝癌可共存。

4. 肝脏邻近脏器的肿瘤 来自于肾、肾上腺、胰腺、结肠及腹膜后软组织肿瘤，也可在上腹部出现包块，但 AFP 为阴性，B 超、CT 等检查有助于鉴别，必要时通过剖腹探查明确诊断。

5. 肝非癌性占位性病变 肝血管瘤、肝囊肿等，通过 B 超、CT 检查有助于鉴别，必要时通过腹腔镜明确诊断。

[常考考点] 原发性肝癌的鉴别诊断。

要点七 病情评估

原发性肝癌早期多无临床表现，一旦出现相应的临床表现，多数患者已处于中晚期，因此，常规健康查体时对肝癌的普查以及对高危人群的严格普查是早期诊断肝癌的重要方法。

确诊的原发性肝癌具备下述状态时，一般预后较好：①瘤体直径小于 5cm，能早期手术治疗；②癌肿包膜完整，尚无癌栓形成；③机体免疫状态良好。

出现下列情况时，则预后不良：①合并肝硬化或有肝外转移者；②发生肝癌破裂、消化道出血者；③血 ALT 显著升高者。

[常考考点] 原发性肝癌预后好坏的判定。

要点八 治疗原则

根据疾病分期确定治疗方案，所有患者治疗前均应进行肺部影像学检查以确定有无肺部转移。早期患者首选根治性肝切除术，中晚期患者可实施肝动脉栓塞化疗或局部消融治疗。

1. 手术切除 早期肝癌尽量手术切除，肝切除术是治疗肝癌最有效的方法。

2. 综合治疗 不能切除者应采取综合治疗措施。

（1）分子靶向治疗：能明显延长晚期患者生存期，且安全性良好。

（2）放射治疗：可采用全肝移动条照射、手术中准确定位局部照射和超分割放射等。

（3）介入性治疗：已成为肝癌治疗的主要方法。①经皮股动脉穿刺肝动脉栓塞化疗术是非手术治疗肝癌患者的首选方法，疗效好，可提高患者的 3 年生存率。②肝动脉灌注性化疗广泛地用于治疗中晚期肝癌不宜行肝动脉栓塞者，或由于血管变异，导管难以进入肝固有动脉者。③无水酒精注射疗法是在 B 超引导下，将无水酒精直接注入肝癌组织内，使癌细胞脱水、变性，产生凝固性坏死，属于化学性治疗方法，对小肝癌可使肿瘤明显缩小，甚至可以达到肿瘤根治的程度，对晚期肝癌可以控制肿瘤生长的速度，延长患者的生存期。

（4）局部消融治疗：安全性高，并发症少，易耐受，重复性好。对于单发的直径在 3cm 或以下的小肝癌可获得根治性消融。

（5）生物治疗：能选择性地作用于肿瘤细胞，对原发部位和转移部位的肿瘤均有杀伤作用。

（6）全身化疗：以奥沙利铂为主的联合化疗用于无禁忌证的晚期肝癌患者。

[常考考点] 肝切除术是治疗肝癌最有效的方法，经皮股动脉穿刺肝动脉栓塞化疗术是非手术治疗肝癌患者的首选方法。

细目七　急性胰腺炎

【考点突破攻略】

要点一　概述

急性胰腺炎（AP）是多种病因导致胰酶在胰腺组织内被激活后引起胰腺组织自身消化，导致局部炎症反应甚至引发全身炎症反应及多系统器官功能障碍的炎症性损伤疾病，临床以急性上腹痛伴恶心、呕吐、发热及血淀粉酶、脂肪酶升高为特点。多数患者病情较轻，预后好；少数重症及危重患者可伴发多器官功能障碍及胰腺局部并发症，死亡率高。

要点二　病因与发病机制

（一）病因

1. 胆石症与胆道疾病　胆石症及胆道感染等是急性胰腺炎的主要病因。因多数人胰管与胆总管汇合后共同开口于十二指肠壶腹部，胆结石嵌顿在壶腹部时，导致胰腺炎与上行胆管炎。此外，胆结石、胆道感染或胆道蛔虫症等，可引起壶腹部狭窄或 Oddi 括约肌痉挛，胆汁反流入胰管；胆道炎症时细菌及毒素、游离胆酸、非结合胆红素等也可通过淋巴管扩散到胰腺，激活胰酶，引起急性胰腺炎。

2. 大量饮酒和暴食　酒精可促进胰液分泌，当胰管流出道不能充分引流大量胰液时，胰管内压升高，导致腺泡细胞损伤。暴饮暴食使大量食糜短时间内进入十二指肠，引起乳头水肿和 Oddi 括约肌痉挛，同时刺激大量胰液与胆汁分泌，加之胰液和胆汁排泄不畅，引发急性胰腺炎。此外，酒精常与胆道疾病共同导致急性胰腺炎。

3. 胰管梗阻　胰管结石或蛔虫、胰管狭窄、肿瘤阻塞等均可引起胰管阻塞。当胰液大量分泌时，胰管内压增高，使胰管小分支和胰腺泡破裂，胰液与消化酶渗入胰腺间质，引起急性胰腺炎。

4. 代谢障碍　高甘油三酯血症可引发或加重急性胰腺炎。血甘油三酯超过 11.3mmol/L 时，显著增加急性胰腺炎的发病风险。

5. 其他　高钙血症、药物（如噻嗪类利尿剂、硫唑嘌呤、糖皮质激素、磺胺类等）、病毒感染、手术或外伤、自身免疫性血管炎等因素均可能引起胰腺炎。有少数急性胰腺炎患者病因不明，称之为特发性急性胰腺炎。

[常考考点] 胆石症及胆道感染等是急性胰腺炎的主要病因。

（二）发病机制

各种病因单独或同时作用于胰腺，引起胰腺分泌增加，胰液排泄障碍，胰管内压力升高，溶酶体酶在腺泡细胞内提前激活酶原，大量活化的胰酶消化自身胰腺组织。胰腺血液循环障碍，导致胰腺出血坏死。

要点三　临床表现

（一）症状

1. 腹痛　为本病主要和首发症状。常于饱餐、饮酒后突然发生，初起疼痛位于中上腹或左上腹部，可迅速扩散至全腹。腹痛轻重不一，持续性疼痛伴阵发性加剧，可向腰背部呈束带状放射。少数年老体弱者腹痛可不明显。

2. 恶心、呕吐　多数患者伴有恶心，频繁呕吐，吐后腹痛不缓解，同时有腹胀，甚至出现麻痹性肠梗阻。

3. 发热　多有中度以上发热，持续 3～5 天，合并胰腺感染或胆源性胰腺炎时，可出现持续高热。

4. 休克　SAP 及 CAP 常伴发休克，甚至发生猝死。

5. 其他 可伴有肺不张、胸腔积液,部分患者血糖升高。SAP 多出现低钙血症,血钙常低于 2mmol/L,系由于大量脂肪组织坏死,脂肪酸与钙结合成脂肪钙以及刺激甲状腺分泌降钙素所致。

(二)体征

1. 轻症急性胰腺炎 体征常与主诉腹痛的程度不相符,腹部体征可以不明显,无腹肌紧张和反跳痛,肠鸣音减弱。

2. 重症急性胰腺炎 上腹压痛明显,伴腹肌紧张及反跳痛。伴麻痹性肠梗阻者有明显腹胀,肠鸣音减弱或消失。可出现胸水、腹水征。若脐周皮肤出现青紫,称 Cullen 征;两腰部皮肤呈暗灰蓝色,称 Grey-Turner 征,系坏死组织及出血沿腹膜间隙与肌层渗入腹壁下所致。并发胰腺及周围脓肿或假性囊肿时,上腹部可触及有明显压痛的肿块;如压迫胆总管可出现黄疸。

(三)并发症

1. 局部并发症 ①胰腺脓肿:重症胰腺炎发病 2~3 周后,因胰腺及胰周坏死组织继发感染而形成脓肿;②胰腺假性囊肿:常在病后 3~4 周形成,系由胰液和液化的坏死组织在胰腺内或其周围被包裹所致。

2. 全身并发症 SAP 及 CAP 常并发不同程度的多器官功能衰竭:①急性呼吸衰竭;②急性肾衰竭;③心力衰竭与心律失常;④消化道出血;⑤胰性脑病;⑥脓毒症;⑦高血糖;⑧慢性胰腺炎等。

[常考考点] 急性胰腺炎的局部和全身并发症。

要点四 实验室检查及其他检查

1. 标志物检测

(1) 淀粉酶测定:血清淀粉酶在起病 2~12 小时开始上升,约 24 小时达高峰,48 小时左右开始下降,多持续 3~5 天。血清淀粉酶超过正常值上限 3 倍(>500 苏氏单位/L)即可确诊急性胰腺炎,但血清淀粉酶水平的高低与病情严重程度不一定平行,重症患者血清淀粉酶可正常或低于正常。血清淀粉酶持续增高常提示病情反复、并发假囊肿或脓肿。其他急腹症如消化性溃疡穿孔、胆石症、胆囊炎、肠梗阻等亦可引起血清淀粉酶增高,但一般不超过正常值上限 2 倍。尿淀粉酶升高相对较晚,在发病后 12~14 小时开始升高,下降缓慢,持续 1~2 周,尿淀粉酶值受患者尿量的影响。胰源性腹水和胸水中的淀粉酶值亦明显增高。

(2) 血清脂肪酶测定:血清脂肪酶常在起病后 24~72 小时开始上升,持续 7~10 天,对延迟就诊的患者有诊断价值,且特异性高。但其升高程度与病情严重度不呈正相关。

2. 血液一般检查 多有白细胞增多及中性粒细胞分类比例增加,中性粒细胞核左移。

3. 血生化检查 反映急性胰腺炎的病理改变,主要有:①暂时性血糖升高:常见,与胰岛素释放减少和胰高血糖素释放增加有关,持久的空腹血糖超过 10mmol/L 反映胰腺坏死,提示预后不良。②血胆红素升高:少数患者出现,可于发病后 4~7 天恢复正常。③暂时性血钙降低:血钙低于 2mmol/L 见于 SAP,低血钙程度与临床严重程度平行,若血钙低于 1.5mmol/L 提示预后不良。④血清 AST、LDH:可升高。⑤血甘油三酯:可出现高甘油三酯血症,是病因也可能是结果,后者在急性期过后可恢复正常。⑥C 反应蛋白(CRP):急性胰腺炎发病 72 小时后升高,超过 150mg/L,提示胰腺组织坏死。

4. 腹部影像学检查

(1) 腹部 X 线平片:腹部 X 线平片检查对排除其他急腹症如消化道穿孔等有重要意义。

(2) 腹部 B 超:在发病初期(24~48 小时)行 B 超检查,可以初步判断胰腺组织形态学变化,对胰腺肿大、脓肿及假性囊肿有诊断意义,同时有助于判断有无胆道疾病,因此,应作为常规初筛检查。

(3) 腹部 CT:根据影像学改变进行分级,对 AP 的诊断和鉴别诊断、评估其严重程度,特别是对鉴别 MAP 和 SAP,以及附近器官是否累及具有重要价值。MSAP 可见胰腺非特异性增大和增厚,胰周围边缘不规则;SAP 可见胰周围区消失,网膜囊和网膜脂肪变性,密度增加,胸腹膜腔积液。增强 CT 是诊断胰腺坏死的最佳方法,疑有胰腺坏死合并感染者,可行 CT 引导下穿刺。

AP 的 CT 评分标准:0 分:胰腺形态正常,无组织坏死。2 分:胰腺及胰周炎性改变,组织坏死 ≤ 30%,伴有胸腹腔积液、消化道出血等改变。4 分:有单发或多发积液区、胰周脂肪坏死,组织坏死 > 30%。评分 ≥ 4 分可判断为 MSAP 或 SAP。

[常考考点] 急性胰腺炎的实验室及其他检查的阳性结果。

要点五　诊断与鉴别诊断

（一）诊断要点

AP 作为急腹症之一，应在患者就诊后 48 小时内明确诊断。确诊 AP 应具备下列 3 条中的任意 2 条：①急性、持续性中上腹痛；②血淀粉酶或脂肪酶超过正常值上限 3 倍；③急性胰腺炎的典型影像学改变。

[常考考点]急性胰腺炎的诊断依据。

（二）鉴别诊断

需要与多种消化系统疾病、急性心肌梗死及糖尿病酮症酸中毒等相鉴别。

1. 消化性溃疡急性穿孔　该类患者多有溃疡病史，以突然出现的腹痛为主要特点，血清淀粉酶可有轻中度升高，一般不超过 500U，早期即见腹膜炎症状，腹部 X 线透视可见膈下游离气体有助于诊断。

2. 胆囊炎和胆石症　可有血、尿淀粉酶轻度升高，腹痛以右上腹多见，向右肩背部放射，右上腹压痛，Murphy 征阳性。B 超检查有助于鉴别。

3. 急性肠梗阻　以腹痛、呕吐、腹胀、排便排气停止为特征，肠鸣音亢进或消失，腹部平片可见肠腔内气液平面。

4. 急性心肌梗死　多有冠心病史，以突然发生的胸骨后及心前区压迫感或疼痛为主要表现，血、尿淀粉酶多正常，心肌损伤标志物升高，心电图见心肌梗死的相应改变及动态改变。

[常考考点]急性胰腺炎的鉴别诊断。

要点六　病情评估

对于有明确诱因的急性腹痛患者，均应慎重排除 AP，确诊后应根据临床表现尤其是全身炎症反应综合征、脏器功能状态等进行分级诊断，以指导合理治疗。部分实验室检查结果有助于分级诊断及对预后的判断。在诊治过程中，根据患者所处的病期进行有重点的治疗，并在死亡高峰期加强监护。

（一）分级诊断

急性胰腺炎根据胰腺坏死、胰腺感染及脏器衰竭情况，分为轻症急性胰腺炎（MAP）、中度重症急性胰腺炎（MSAP）、重症急性胰腺炎（SAP）和危重急性胰腺炎（CAP）。

MAP 的诊断依据：有剧烈而持续的上腹部疼痛，伴有恶心、呕吐，轻度发热，上腹部压痛，但无腹肌紧张，同时有血清淀粉酶和（或）尿淀粉酶显著升高，排除其他急腹症者，即可以诊断。

SAP 的诊断依据：患者除具备轻症急性胰腺炎的诊断标准外，还具有局部并发症（胰腺坏死、假性囊肿、脓肿）和（或）器官衰竭。

由于重症胰腺炎发展险恶且复杂，因此，出现以下表现时应当按重症胰腺炎处置：①症状：烦躁不安、四肢厥冷、皮肤呈斑点状或休克症状；②体征：腹肌强直，有腹膜刺激征、Grey-Turner 征或 Cullen 征；③实验室检查：血钙显著下降低于 2mmol/L，血糖超过 11.2mmol/L（无糖尿病史），血、尿淀粉酶突然下降；④腹腔诊断性穿刺有高淀粉酶活性的腹水。

[常考考点]MAP 和 SAP 的诊断标准。

（二）分期诊断

MAP 一般病程较短，经治疗很快能够好转。MSAP 及 SAP 病程较长，一般分为急性期、进展期、感染期。

1. 急性期　指发病后 2 周内，以全身炎症反应综合征及脏器功能障碍为主要表现，是患者的死亡高峰期。

2. 进展期　发病后 2~4 周，以急性坏死物胰周液体积聚及急性坏死物积聚为主，可无感染，也可合并感染。

3. 感染期　发病 4 周后，出现胰腺及胰周坏死性改变伴有感染、脓毒症，出现多系统器官功能障碍，是患者的第二个死亡高峰期。

[常考考点]急性期是患者的第一个死亡高峰；感染期是患者的第二个死亡高峰。

要点七　治疗与预防

（一）治疗

急性胰腺炎治疗的关键是明确并去除病因，控制炎症。

1. 监护与一般治疗　AP 病情变化复杂，应加强监护，及时了解病情进展。维持水电解质平衡，加强营养支持治疗。

2. 减少胰液分泌，抑制胰酶活性

（1）禁食：食物是胰液分泌的天然刺激物，发病后应短期禁食，以减少胰液分泌，减轻胰腺损伤。

（2）抑制胃酸分泌：胃液可促进胰液分泌，适当抑制胃酸分泌可减少胰液分泌量，缓解胰管内高压。常用 H_2 受体拮抗剂或质子泵抑制剂。

（3）应用生长抑素：生长抑素可抑制胰泌素和缩胆囊素刺激的胰液基础分泌。AP 时，循环中生长抑素水平显著降低，可补充外源性生长抑素或生长抑素类似物，如奥曲肽等。

（4）抑制胰酶活性：用于 SAP 的早期。抑肽酶可抗胰血管舒缓素，使缓激肽原不能变为缓激肽，尚可抑制蛋白酶、糜蛋白酶和血清素；加贝酯可抑制蛋白酶、血管舒缓素、凝血酶原、弹力纤维酶等。根据病情选择剂量静脉滴注，2～3 日后病情好转，可逐渐减量。

3. 防治感染 病程中易发生感染，感染常加重病情，甚至促进死亡。尽早恢复肠内营养，有助于受损肠黏膜的修复，减少细菌移位引发 MODS。必要时选择针对革兰阴性菌和厌氧菌且能透过血胰屏障的抗菌药物，如喹诺酮类或头孢类联合抗厌氧菌抗生素甲硝唑。

4. 营养支持 对于 MAP 患者，短期禁食期间可通过静脉补液提供能量。SAP 患者在肠蠕动尚未恢复前，亦应先予肠外营养。根据血电解质水平补充钾、钠、氯、钙、镁，注意补充水溶性和脂溶性维生素。病情缓解后应尽早过渡到肠内营养。恢复饮食应从少量、无脂、低蛋白饮食开始，逐渐增加进食量和蛋白质摄入量，直至恢复正常饮食。

5. 急诊内镜治疗 对胆总管结石性梗阻、急性化脓性胆管炎、胆源性败血症等胆源性急性胰腺炎应尽早行逆行胰胆管造影（ERCP）治疗。

6. 外科治疗 目前不主张过早手术治疗。手术适应证有：①胰腺坏死合并感染：在严密监测下考虑手术治疗，行坏死组织清除及引流术；②胰腺脓肿：可选择手术引流或经皮穿刺引流；③胰腺假性囊肿：视情况选择手术治疗、经皮穿刺引流或内镜治疗；④胆道梗阻或感染：无条件进行内镜下十二指肠乳头括约肌切开术（EST）时予手术解除梗阻；⑤诊断未明确，疑有腹腔脏器穿孔或肠坏死者行剖腹探查术。

7. 中医中药治疗 对急性胰腺炎有一定疗效，常用大承气汤辨证加减。

（二）预防

积极治疗胆系疾病，尤其是有症状的胆系疾病患者，应注意随访 B 超检查结果，必要时进行排石、消炎利胆治疗；避免过度饮酒甚至禁酒；高甘油三酯血症患者应积极进行降脂保肝治疗。

[常考考点]急性胰腺炎手术治疗的适应证。

【例题实战模拟】

A1 型题

1. 与慢性胃炎发病密切相关的细菌是
   A. 沙门菌　　B. 大肠杆菌　　C. 幽门螺杆菌　　D. 葡萄球菌　　E. 链球菌
2. 消化性溃疡最常见的并发症是
   A. 上消化道出血　　B. 胃肠道穿孔　　C. 幽门梗阻　　D. 癌变　　E. 休克
3. 胃癌好发于
   A. 胃窦　　B. 胃小弯　　C. 贲门　　D. 胃体　　E. 胃底
4. 胃癌血行转移，首先转移到
   A. 肝脏　　B. 肺脏　　C. 骨骼　　D. 脑部　　E. 卵巢
5. 肝硬化内分泌失调引起的表现是
   A. 营养不良　　B. 出血　　C. 肝掌、蜘蛛痣　　D. 贫血　　E. 腹泻

A2 型题

6. 患者，男，48 岁。上腹部无规律胀痛 3 年余，常因饮食不当而发作，偶有反酸、嗳气。心血管检查无异常。应首先考虑的是
   A. 慢性胆囊炎　　B. 心绞痛　　C. 胃溃疡　　D. 胃癌　　E. 慢性胃炎
7. 患者，女，30 岁。反复上腹痛 6 年，饥饿时加重，进食后减轻。近 1 周来进食后上腹部胀痛加重，但大量呕吐后减轻。查体：轻度脱水，上腹部膨隆，有振水音。应首先考虑的是
   A. 多发性溃疡病　　B. 复合性溃疡病　　C. 胃溃疡恶变
   D. 十二指肠溃疡伴幽门梗阻　　E. 胃窦部溃疡伴急性穿孔

8. 患者，男，28岁。上腹部灼痛1年，饥饿时加重，进食后可缓解，伴泛酸。查体：上腹部稍偏右有压痛。应首先考虑的是
   A. 慢性胃炎　　B. 慢性胆囊炎　　C. 十二指肠溃疡　　D. 胰腺炎　　E. 胃癌
9. 患者，男，48岁。近1个月来，因上腹部不适，食欲减退，体重减轻而疑诊为胃癌。为确诊，首选的检查方法是
   A. 癌胚抗原测定　　B. 大便隐血试验　　C. 胃液分析　　D. X线钡餐检查　　E. 胃镜检查
10. 患者，男，42岁。既往脾大，HBsAg阳性，今晨排柏油样便约200mL。应首先考虑的是
    A. 急性糜烂性胃炎　　B. 消化性溃疡　　C. 肝硬化　　D. 白血病　　E. 胃癌
11. 患者，男，45岁。因突然呕血入院。10年前患乙肝，因肝功能损害曾多次住院治疗，近感腹胀、乏力。查体：脾肿大，腹水。应首先考虑的是
    A. 肺结核咯血　　　　　　B. 胃溃疡出血　　C. 急性支气管炎出血
    D. 肝硬化食管下端静脉丛破裂出血　　E. 十二指肠溃疡出血
12. 患者，男，43岁。慢性肝炎病史5年，近1个月加重，经检查诊断为早期肝癌。最有效的治疗方法是
    A. 手术　　B. 化疗　　C. 放疗　　D. 介入治疗　　E. 微波治疗
13. 患者，男，40岁。乙肝病史6年，近半月肝区持续性疼痛，胃纳差，黄疸，消瘦。查体：肝肋下4cm，质硬，表面不平，压痛。应首先考虑的是
    A. 慢性肝炎　　B. 肝脓肿　　C. 肝硬化　　D. 继发性肝癌　　E. 原发性肝癌

【参考答案】
1.C　2.A　3.A　4.A　5.C　6.E　7.D　8.C　9.E　10.C　11.D　12.A　13.E

第四单元　泌尿系统疾病

细目一　慢性肾小球肾炎

【考点突破攻略】

要点一　概述

肾小球病系指一组有相似的临床表现（如血尿、蛋白尿、高血压等），但病因、发病机制、病理改变、病程和预后不尽相同，病变主要累及双肾肾小球的疾病，可分原发性、继发性和遗传性。原发性肾小球病的临床分型有急性肾小球肾炎、急进性肾小球肾炎、慢性肾小球肾炎、无症状性血尿和（或）蛋白尿（隐匿性肾小球肾炎）及肾病综合征。

慢性肾小球肾炎简称慢性肾炎，系指以蛋白尿、血尿、高血压、水肿为基本临床表现，起病方式各有不同，病情迁延、病变缓慢进展，可有不同程度的肾功能减退，最终将发展为慢性肾衰竭的一组肾小球病。

要点二　病因

绝大多数患者病因尚不明确，部分与溶血性链球菌、乙型肝炎病毒等感染有关。仅有少数慢性肾炎是由急性肾炎发展所致。

要点三　临床表现

慢性肾小球肾炎可发生于任何年龄，但以中青年为主。临床表现呈多样性，早期患者可有乏力、疲倦、腰部疼痛、纳差等，以血尿、蛋白尿、高血压和水肿为基本临床表现，有急性发作的倾向，感染、过度疲劳为常见诱因。

1. 血尿　多为镜下血尿，尿沉渣镜检红细胞可增多，可见管型。

2. 蛋白尿　轻度尿异常，尿蛋白常在1～3g/d。

3. 水肿　水肿可有可无，一般不严重，以眼睑及脚踝部晨起水肿为特点，严重时可呈现全身性水肿，具有肾源性水肿的临床特点。

4. 高血压 血压可正常或轻度升高，高血压可为首发表现，严重时出现高血压脑病及高血压心脏病。

5. 其他 疾病加重可出现：①肾性贫血，多为正红细胞正色素性贫血；②眼底出血、渗出，视乳头水肿；③肾功能轻度受损（肌酐清除率下降或轻度氮质血症），可持续数年甚至数十年，肾功能逐渐恶化并出现尿毒症的相应临床表现如贫血、血压增高等。

[常考考点] 慢性肾小球肾炎的临床表现。

要点四 实验室检查及其他检查

1. 尿液检查 可见轻重不等的蛋白尿，多为非选择性蛋白尿。镜下血尿见于绝大多数患者，尿畸形红细胞超过80%，尿红细胞平均细胞体积（MCV）小于75fL，可见颗粒管型。

2. 肾功能检测 早期正常或轻度受损（肌酐清除率下降或轻度氮质血症），可持续数年至数十年；晚期出现血肌酐升高、肌酐清除率下降。

3. 肾穿刺活检 如有条件且无禁忌证，或治疗效果欠佳且病情进展者，应做肾穿刺病理检查。

4. 肾脏超声 检查双肾病变呈一致性，表现为肾实质回声增强、双肾体积缩小等。

要点五 诊断与鉴别诊断

（一）诊断

凡存在慢性肾炎的临床表现如血尿、蛋白尿、水肿和高血压者，均应疑诊慢性肾炎。但确诊前需排除继发性肾小球疾病如系统性红斑狼疮、糖尿病、高血压肾病等。诊断困难时，应做肾穿刺行病理学检查。

（二）鉴别诊断

1. 继发性肾小球疾病 首先需与狼疮性肾炎鉴别。系统性红斑狼疮多见于女性，可伴有发热、皮疹、关节炎等多系统受累表现，实验室检查血中可见狼疮细胞、抗dsDNA抗体、抗Sm抗体、抗核抗体阳性等，肾组织学检查有助于诊断。其他需鉴别的有过敏性紫癜性肾炎、糖尿病肾病、尿酸性肾病、多发性骨髓瘤肾损害、肾淀粉样变等。

2. 高血压肾损害 患者年龄较大，先有高血压后出现蛋白尿，尿蛋白定量多低于1.5g/d，肾小管功能损害一般早于肾小球损害。肾穿刺病理检查有助于鉴别。

3. 慢性肾盂肾炎 多见于女性，常有尿路感染病史。多次尿沉渣检查见白细胞、细菌，尿细菌培养异常，以肾小管功能损害为主，可有高氯性酸中毒、低磷性肾性骨病，而氮质血症和尿毒症较轻，且进展缓慢。静脉肾盂造影和核素检查有助于诊断。

[常考考点] 慢性肾小球肾炎与狼疮性肾炎的鉴别。

要点六 病情评估

1. 慢性肾炎起病隐匿，病情迁延，病变均为缓慢进展，最终进展为慢性肾衰竭。病变进展速度个体差异很大，病理类型为重要因素。对于有高血压、蛋白尿、镜下血尿的患者，应进一步排除慢性肾小球肾炎，必要时进行肾穿刺活检明确病理类型。

2. 对于确诊的患者，尿液检查是诊断有无肾损伤的主要依据，其中检测尿蛋白最有意义，如病变较轻，则仅有白蛋白滤过，即选择性蛋白尿；当病变加重时，更高分子量蛋白质（主要是IgG）无选择性地滤出，称为非选择性蛋白尿。其次应关注管型尿，尿中管型的出现表示蛋白质在肾小管内凝固，常见于肾小球疾病，若有细胞管型或较多的颗粒管型与蛋白尿同时出现，则临床意义较大，提示早期肾功能不良。

3. 肾小球滤过率（GFR）测定是监测肾功能最有意义的量化指标，临床上既往多采取留血、尿标本测定肌酐清除率的方法进行GFR的评估，正常值平均为（100±10）mL/min，女性较男性略低。近来对慢性肾脏病多采用两种公式计算成人GFR，一种是Cockcroft-Gault公式，一种是MDRD的简化公式。其优点是不必留尿，根据GFR的具体实得值，进行肾小球减损及肾功能评价。慢性肾小球肾炎如出现非选择性蛋白尿、颗粒管型尿，伴有GFR显著下降，多提示疾病进入中晚期，预后不良。但其病情进展速度较缓慢，实施有效的肾保护措施，在一定程度上可阻止肾功能恶化及病情进展。

要点七 治疗与预防

（一）治疗

主要治疗目的是防止或延缓肾功能进行性恶化、改善缓解临床症状及防治严重并发症。

1. 饮食治疗 优质低蛋白饮食，蛋白质摄入量 0.6～1.0g/（kg·d），以优质蛋白（牛奶、蛋、瘦肉等）为主，控制饮食中磷的摄入，适量增加碳水化合物的摄入量。低蛋白饮食 2 周后使用必需氨基酸或 α-酮酸。

2. 控制高血压，减少蛋白尿 高血压是加速病情进展的重要危险因素，尿蛋白低于 1.0g/d 时，血压应控制在 130/80mmHg 以下；尿蛋白在 1.0g/d 或以上者，血压应控制在 125/75mmHg 以下。首选 ACEI 或 ARB，除具有降低血压作用外，还有减少尿蛋白和延缓肾功能恶化的肾脏保护作用。ACEI 或 ARB 通过扩张入球和出球小动脉，降低肾小球内高压力、高灌注，抑制细胞因子，减少尿蛋白和细胞外基质的蓄积等机制，起到减缓肾小球硬化的发展和肾脏保护作用，为治疗急性肾炎高血压和（或）减少尿蛋白的首选药物。肾功能不全患者应用 ACEI 或 ARB 应监测血肌酐、血钾，防止高钾血症等副作用。降压治疗一般需联合用药，血压控制不达标时联合应用钙拮抗剂、β 受体阻滞剂和利尿剂等。

3. 抗血小板聚集 可延缓病变进展，部分患者可减少蛋白尿。高凝状态明显者多见于易引起高凝状态的病理类型如膜性肾病、系膜毛细血管增生性肾炎。常用双嘧达莫、肠溶阿司匹林等。

4. 糖皮质激素和细胞毒药物 不作常规应用。患者肾功能正常或仅轻度受损，肾脏体积正常，病理类型较轻（如轻度系膜增生性肾炎、早期膜性肾病等），尿蛋白较多者，如无禁忌证可试用。

5. 避免加重肾脏损害的因素 感染、劳累、妊娠及肾毒性药物（如氨基糖苷类抗生素、含马兜铃酸中药等）均可能损伤肾脏，导致肾功能恶化，应予以避免。积极防治各种感染，禁用或慎用具有肾毒性的药物，积极纠正高脂血症、高血糖、高尿酸血症等。人工虫草制剂可辅助治疗。

（二）预防

慢性肾炎病因尚不明确，少数患者发病与溶血性链球菌、乙型肝炎病毒等感染有关，少数由急性肾炎迁延不愈发展所致，因此，预防溶血性链球菌、乙型肝炎病毒感染，以及预防与链球菌相关的急性肾炎，对预防慢性肾炎有一定的积极意义。

对已经确诊的慢性肾炎患者，避免一切加重肾脏损害的因素，对防止肾功能恶化，延缓病情进展，延长生存期，具有重要意义。

[常考考点] 慢性肾小球肾炎患者降压首选 ACEI 或 ARB。

细目二 尿路感染

要点一 概述

尿路感染（UTI），是指各种病原微生物引起的尿路感染性疾病，其中以细菌感染最为多见。可发生于任何年龄，育龄妇女、老年人、免疫力低下者及尿路畸形者多发。女性尿路感染发病率明显高于男性，比例约为 8∶1，超过 50 岁的男性因前列腺肥大等原因，发病率增高。

要点二 病因与发病机制

（一）病因

最常见致病菌为革兰阴性杆菌，其中大肠埃希菌感染占全部尿路感染的 80%～90%，其次为变形杆菌、克雷伯杆菌。5%～10% 的尿路感染由革兰阳性细菌引起，主要是粪链球菌和凝固酶阴性的葡萄球菌。

1. 大肠埃希菌 最常见于无症状性细菌尿、非复杂性尿路感染，或首次发生的尿路感染。

2. 粪链球菌、变形杆菌、克雷伯杆菌和铜绿假单胞菌 多引起医院内尿路感染、复杂性或复发性尿路感染、尿路器械检查后发生的尿路感染。其中变形杆菌常见于伴有尿路结石的患者，铜绿假单胞菌多见于尿器械检查后，金黄色葡萄球菌常见于血源性尿路感染。

3. 腺病毒 可以引起少年儿童、年轻人的急性出血性膀胱炎。

[常考考点] 尿路感染最常见的致病菌为革兰阴性杆菌，以大肠埃希菌感染为主。

（二）发病机制

1. 感染途径

（1）上行感染：为最主要感染途径，约占尿路感染的 95%，病原菌由尿道经膀胱、输尿管上行至肾脏。

（2）血行感染：少见，多呈现双侧感染，多发生于慢性疾病或接受免疫抑制剂治疗的患者。常见病原菌有金黄色葡萄球菌、沙门菌属、假单胞菌属和白色念珠菌属等。

（3）直接感染：极少见，邻近组织脏器感染病原菌偶可直接侵入到泌尿系统导致感染。

（4）淋巴道感染：罕见，盆腔和下腹部的器官感染时，病原菌可从淋巴道感染泌尿系统。

2. 易感因素

（1）尿路梗阻：排尿的冲刷作用是尿道重要的防御功能，任何妨碍自主排尿的因素，均可导致尿液积聚，细菌在局部大量繁殖引起感染，如结石、前列腺增生、尿道狭窄、肿瘤、泌尿系统结构异常等。

（2）膀胱输尿管反流：可使尿液从膀胱逆流到输尿管甚至肾盂，导致细菌在局部定植而感染。

（3）机体免疫力低下：见于长期使用免疫抑制剂者、糖尿病患者、长期卧床患者及严重的慢性病患者等。

（4）神经源性膀胱：支配膀胱的神经功能障碍，因长时间尿液潴留导致感染，可见于脊髓损伤、糖尿病等。

（5）妊娠：少数妊娠妇女可发生尿路感染，与孕期输尿管蠕动功能减弱、暂时性膀胱输尿管活瓣关闭不全及妊娠后期子宫增大致尿液引流不畅有关。

（6）医源性因素：导尿或留置导尿管、膀胱镜或输尿管镜检查、逆行性尿路造影等可致尿路黏膜损伤，将细菌带入尿路，易引发尿路感染。严格无菌操作情况下，单次导尿后尿路感染的发生率为1%～2%，留置导尿管1天感染率约50%，留置导尿管超过3天者，感染发生率可达90%。

［常考考点］上行感染为泌尿系感染最主要的感染途径。

要点三 临床表现

（一）膀胱炎

常见于年轻女性，主要表现为膀胱刺激征，即尿频、尿急、尿痛，尿液常混浊，并有异味，约30%患者出现血尿。一般无明显的全身感染症状，少数患者可有腰痛、低热等。血白细胞计数多不增高。占尿路感染的60%以上，致病菌多为大肠埃希菌，占75%以上。

（二）急性肾盂肾炎

常发生于育龄妇女。

1. 泌尿系统症状 出现膀胱刺激征，腰痛和（或）下腹部痛，腰痛程度不一，多为钝痛、酸痛。查体可见肋脊角及输尿管点压痛、肾区压痛和叩击痛。

2. 全身感染症状 出现寒战、发热、头痛、恶心呕吐、食欲不振等，体温多在38～39℃，常伴有血白细胞计数升高和血沉增快。

（三）慢性肾盂肾炎

全身及泌尿系统局部表现均可不典型，半数以上患者可有急性肾盂肾炎病史，后出现程度不同的低热、间歇性尿频、排尿不适、腰部酸痛等；晚期肾小管功能受损表现为夜尿增多、低比重尿等；病情持续可发展为慢性肾衰竭。急性发作时症状类似急性肾盂肾炎。

（四）无症状细菌尿

无症状细菌尿是指患者有真性细菌尿，而无尿路感染的症状，可由症状性尿路感染演变而来或无急性尿路感染病史。致病菌多为大肠埃希菌，患者可长期无症状，尿常规检查可无明显异常，但尿培养有真性菌尿，也可在病程中出现急性尿路感染症状。

［常考考点］膀胱炎和急慢性肾盂肾炎的临床表现。

要点四 实验室检查及其他检查

1. 血液一般检查 急性肾盂肾炎时，血白细胞及中性粒细胞可升高。

2. 尿液检查 外观多混浊，尿沉渣镜检高倍镜下白细胞超过5个，诊断意义较大。部分患者可有红细胞，少数出现肉眼血尿。尿蛋白含量多为±～+。如出现白细胞管型多提示为肾盂肾炎。

3. 尿细菌学检查 取清洁中段尿，必要时导尿或膀胱穿刺取标本，进行培养及药敏试验。如细菌定量培养菌落计数≥10^5/mL，可确诊；如菌落计数为10^4～10^5/mL，结果可疑；如<10^4/mL，多为污染。

4. 亚硝酸还原试验 尿路感染时阳性率约为80%，可作为尿路感染的筛查试验。

5. 影像学检查 尿路X线（腹部平片和静脉肾盂造影）及B超检查的主要目的是及时发现引起尿路感染反复发作的易感因素如结石、梗阻、反流、畸形等。慢性肾盂肾炎可有两侧或一侧肾脏缩小、肾盂形态异常等改变。

6. 其他检查 慢性肾盂肾炎晚期出现肾小管功能减退，血尿素氮及血肌酐升高。尿沉渣中抗体包裹细菌阳性者多为肾盂肾炎。肾盂肾炎时肾酶排出量增多，尿$β_2$-微球蛋白（$β_2$-MG）升高，提示近端肾小管受损，支持上尿路感染。

[常考考点] 细菌定量培养菌落计数≥ 10^5/mL 可确诊尿路感染。

要点五 诊断与鉴别诊断

（一）诊断

1. 确立诊断 典型的尿路感染应有尿路刺激征、感染的全身症状及输尿管压痛、肾区叩击痛等体征，结合尿液改变和尿液细菌学检查，即可确诊。无论有无典型临床表现，凡有真性细菌尿者，均可诊断为尿路感染。无症状性细菌尿的诊断主要依靠尿细菌学检查，先后两次细菌培养均为同一菌种的真性菌尿者，即可诊断。

2. 区分上下尿路感染 尿路感染的诊断成立后，应判定是上尿路感染还是下尿路感染。

上尿路感染的判断依据：有全身（发热、寒战，甚至毒血症状）、局部[明显腰痛、输尿管点和（或）肋脊点压痛、肾区叩击痛]的症状和体征，伴有以下表现即可诊断：①膀胱冲洗后尿培养阳性；②尿沉渣镜检见白细胞管型，除外间质性肾炎、狼疮性肾炎等；③尿 N-乙酰-β-D-氨基葡萄糖苷酶（NAG）、$β_2$-MG 升高；④尿渗透压降低。

3. 慢性肾盂肾炎 慢性肾盂肾炎的诊断除有反复发作尿路感染病史外，尚需结合影像学及肾脏功能检查。诊断要点：①反复发作的尿路感染病史；②影像学显示肾外形凹凸不平，且双肾大小不等，或静脉肾盂造影见肾盂肾盏变形、缩窄；③合并持续性肾小管功能损害。

[常考考点] 典型尿路感染的诊断。上尿路感染的判断依据。慢性肾盂肾炎的诊断要点。

（二）鉴别诊断

1. 全身性感染疾病 注意尿路感染的局部症状，并做尿沉渣和细菌学检查，鉴别不难。

2. 肾结核 膀胱刺激征多较明显，晨尿结核杆菌培养可阳性，尿沉渣可找到抗酸杆菌，静脉肾盂造影可发现肾结核X线征象，部分患者可有肺、生殖器等肾外结核病灶。肾结核可与尿路感染并存，如经积极抗菌治疗后，仍有尿路感染症状或尿沉渣异常者，应考虑肾结核。

3. 尿道综合征 多见于中年妇女，仅有膀胱刺激征，而无脓尿及细菌尿，尿频较排尿不适更突出，有长期使用抗菌药物而无效的病史，口服地西泮有一定疗效。

4. 慢性肾小球肾炎 慢性肾盂肾炎当出现肾功能减退、高血压时应与慢性肾小球肾炎相鉴别。后者多为双侧肾脏受累，且肾小球功能受损突出，并常有蛋白尿、血尿和水肿等基本表现。慢性肾盂肾炎常有尿路刺激征，细菌学检查阳性，影像学检查可表现为双肾不对称性缩小。

[常考考点] 尿路感染与肾结核、慢性肾盂肾炎与肾小球肾炎的鉴别。

要点六 病情评估

1. 确诊尿路感染后，应进一步明确定位诊断。根据感染发生部位将尿路感染分为上尿路感染和下尿路感染，上尿路感染指肾盂肾炎，下尿路感染主要指膀胱炎。

2. 对于有尿路感染病史的患者，应明确是急性尿路感染还是慢性尿路感染急性发作。肾盂肾炎、膀胱炎有急性和慢性之分。急性尿路感染一般预后良好，经规范治疗可以治愈；慢性尿路感染尤其是慢性肾盂肾炎，反复急性发作可导致肾脏结构发生异常，继而影响肾小管功能，最终可进展为慢性肾衰竭。

3. 根据患者有无尿路功能或结构的异常，分为复杂性、非复杂性尿路感染。复杂性尿路感染是指伴有尿路引流不畅、结石、畸形、膀胱输尿管反流等结构或功能的异常，或在慢性肾实质性疾病基础上发生的尿路感染；不伴有上述情况者称为非复杂性尿路感染。复杂性尿路感染如易患因素不去除，是导致尿路感染慢性化的重要原因，影响患者预后。

要点七 治疗与预防

（一）治疗原则

积极彻底进行抗菌治疗，消除诱发因素，防止复发。

（二）治疗措施

1. 一般治疗 发热或症状明显时应卧床休息。宜多饮水以增加尿量，促进细菌和炎症分泌物的排泄。给予足够热量及维生素等。发热者给予易消化、高热量、富含维生素饮食。膀胱刺激征和血尿明显者，可口服碳酸氢钠片以碱化尿液，缓解症状，抑制细菌生长，避免形成血凝块。尿路感染反复发作者应积极寻找病因，及时去除诱发因素。

2. 抗菌治疗 用药原则：①选用致病菌敏感的抗菌药物。一般首选对革兰阴性杆菌敏感的抗菌药物，治疗3天症状无改善，应按药敏结果调整用药。②选用在尿和肾内的浓度高的抗菌药物。③选用肾毒性小、副作用少的抗菌药物。④

单一药物治疗失败、严重感染、混合感染、耐药菌株出现时应联合用药。⑤根据感染轻重选择给药途径（口服、静脉注射等）。⑥对不同类型的尿路感染给予不同治疗时间。

（1）急性膀胱炎：目前推荐短疗程（3天）疗法：选用氟喹诺酮类、半合成青霉素、头孢类及磺胺类等抗菌药物中的一种，连用3天，治愈率达90%，可显著降低复发率。对无复杂因素存在的急性膀胱炎，可单用一种抗菌药物治疗。停药7天后需检查尿细菌培养，仍为阳性者，应继续给予2周抗菌药物治疗。对妊娠妇女、糖尿病患者和复杂性尿路感染者，应采用较长疗程抗菌药物治疗。

（2）急性肾盂肾炎：尿标本采集后立即进行治疗，一般首选对革兰阴性杆菌有效的抗菌药物，但应兼顾革兰阳性菌感染。治疗72小时无效者根据药敏结果调整用药。常用抗菌药物有喹诺酮类、半合成青霉素类、头孢类，必要时联合用药。热退后连续用药3天改为口服，总疗程一般为7～14天。停药后第2、6周复查尿细菌培养，随后每月复查一次，随访中出现感染复发应重新进行治疗。

（3）慢性肾盂肾炎：常为复杂性尿路感染，治疗的关键是去除易感因素。急性发作时，治疗同急性肾盂肾炎。反复发作者，应根据病情和参考药敏试验结果制定治疗方案。如联合几种抗菌药物，分组轮流使用，疗程适当延长至症状改善，菌尿消失，再以一种药物小剂量长期维持，疗程半年到1年。

3. 再发性尿路感染的治疗

（1）重新感染：治疗后症状消失，尿菌阴性，但在停药6周后再次出现真性细菌尿，菌株与上次不同，称为重新感染。多数病例有尿路感染症状，治疗方法与首次发作相同。对半年内发生2次以上者，可用长程小剂量抑菌治疗，即每晚临睡前排尿后服用小剂量抗菌药物1次，如氧氟沙星。

（2）复发：治疗后症状消失，尿菌阴转后的6周内再出现菌尿，且菌种与前一次感染相同（同一血清型），称为复发。复发的复杂性肾盂肾炎，在去除诱发因素（如结石、梗阻、尿路异常等）的基础上，严格按照药敏试验结果选择杀菌性抗菌药物治疗，疗程不少于6周。

4. 疗效评定

（1）治愈：症状消失，尿菌阴性，疗程结束后于第2、6周复查尿菌仍阴性。

（2）治疗失败：治疗后尿菌仍阳性，或治疗后尿菌阴性，但第2周或第6周复查尿菌转为阳性，且为同一种菌株。

（三）预防

1. 个人预防措施 坚持多饮水、勤排尿，是最有效的预防方法；注意个人卫生；与性生活有关的尿路感染，应于性交后立即排尿，并口服一次常用量抗菌药物；确定有膀胱-输尿管反流者，养成二次排尿的习惯，即每次排尿后数分钟，再排尿一次。

2. 医源性预防措施 尽量避免尿路器械的使用，必须应用时，严格无菌操作；如必须留置导尿管，前3天给予抗菌药物可延迟尿路感染的发生，并注意加强护理。

［常考考点］尿路感染抗菌治疗的原则和方法。

细目三 慢性肾脏病（慢性肾衰竭）

要点一 概述

慢性肾脏病（CKD）是指各种原因引起的慢性肾脏结构和功能障碍（肾脏损伤病史超过3个月），包括肾小球滤过率（GFR）正常和不正常的病理损伤、血液或尿液成分异常，及影像学检查异常，或不明原因的GFR低于60mL/min超过3个月。慢性肾衰竭（CRF）是指CKD引起的肾小球滤过率下降及与此相关的代谢紊乱和临床症状组成的综合征。由于缓慢进行性的肾功能减退，不能维持其基本功能，出现代谢产物潴留，水、电解质和酸碱平衡失调及各系统损害，其终末期为尿毒症。

要点二 病因与发病机制

（一）病因

1. 慢性肾衰竭的原发病 各种原发性和继发性肾脏疾病进行性恶化，最后都可导致肾功能衰竭。慢性肾衰竭的病因主要有糖尿病肾病、高血压肾小动脉硬化、原发性与继发性肾小球肾炎、肾小管间质病变（慢性肾盂肾炎、慢性尿酸性肾病、梗阻性肾病、药物性肾病等）、肾血管病变、遗传性肾病（多囊肾、遗传性肾炎）等。

2. 慢性肾衰竭病程渐进性发展的危险因素　主要有糖尿病控制不良、高血压控制不达标、蛋白尿（包括微量白蛋白尿）、低蛋白血症、吸烟等。贫血、血脂异常、高同型半胱氨酸血症、营养不良、尿毒症毒素（如甲基胍、甲状旁腺激素、酚类）蓄积、年龄因素等也可促使病情进展。

3. 慢性肾衰竭病情急性恶化的危险因素　①原发疾病（如肾小球肾炎、高血压病、糖尿病等）复发或加重；②血容量不足（脱水、大出血、各种原因的休克等）；③肾脏血供急剧减少（肾动脉狭窄患者应用ACEI、ARB等药物）；④应用肾毒性药物；⑤严重感染；⑥尿道梗阻；⑦其他：高钙血症、严重肝功不全等。

（二）发病机制

1. 肾功能进行性恶化的机制　主要有高滤过、肾小管高代谢、肾小球基底膜通透性改变、血压升高、脂质代谢紊乱、细胞因子和生长因子的作用等。

2. 尿毒症症状的发病机制

（1）尿毒症毒素作用：尿毒症毒素分为小分子、中分子和大分子三类。小分子毒性物质以尿素最多，其他如胍类、胺类、酚类等；中分子物质主要与尿毒症脑病、内分泌紊乱、细胞免疫低下等有关；大分子物质有核糖核酸酶、β_2微球蛋白、维生素A等。

（2）营养与代谢失调：慢性肾衰竭时，主要由肾脏分泌的激素如促红细胞生成素（EPO）、骨化三醇[$1,25(OH)_2D_3$]的缺乏，分别引起肾性贫血和肾性骨病。

（3）内分泌异常：慢性肾衰竭尿毒症期，出现某些营养素的缺乏或不能有效利用，出现相应的临床症状，如蛋白质和某些氨基酸、B族维生素、微量元素（如铁、锌、硒）缺乏，引起营养不良、消化道症状、免疫功能降低等。

要点三　临床表现

（一）水、电解质及酸碱失衡

1. 代谢性酸中毒　出现食欲不振，呕吐，乏力，反应迟钝，呼吸深大，甚至昏迷。酸中毒可加重高钾血症。

2. 水钠代谢紊乱　出现不同程度的皮下水肿和（或）体腔积液，也可出现低血压和休克。

3. 钾代谢紊乱　易出现或加重高钾血症。在无尿患者，更应警惕高钾血症的出现。进食不足或伴随呕吐、腹泻时，应警惕低钾血症的发生。

4. 钙磷代谢紊乱　主要表现为低钙血症和高磷血症。

5. 镁代谢紊乱　有轻度高镁血症，多无任何症状。

（二）各系统表现

1. 心血管系统　水钠潴留和肾素－血管紧张素－醛固酮活性增高可致血压升高，加重左心室负荷和心肌重构；高血压、容量负荷加重、贫血等可诱发心力衰竭；各种代谢废物的潴留、贫血、缺氧、低蛋白血症等可导致尿毒症性心肌病和心包病变；钙磷代谢紊乱会导致血管钙化及动脉粥样硬化。心血管系统病变为最常见的死亡原因。

2. 消化系统　食欲不振、恶心、呕吐常为首发症状，口有尿臭味，部分患者因消化道炎症和溃疡，出现呕血、便血及腹泻等。由于进食少、吐泻可导致或加重水、电解质紊乱。

3. 神经系统　毒素蓄积，水、电解质和酸碱平衡紊乱等导致乏力、精神不振、记忆力下降、头痛、失眠、肌痛、肌萎缩、情绪低落。晚期可出现构音困难、扑翼样震颤、多灶性肌痉挛、手足抽搐，进而意识模糊、昏迷。

4. 血液系统　肾脏分泌促红素减少，为贫血的主要原因；同时血浆中出现红细胞生长抑制因子，红细胞寿命缩短，营养不良等也可加重贫血。晚期常因血小板功能异常，出现鼻出血、消化道出血、瘀斑等出血倾向表现。白细胞活性受抑制、淋巴细胞减少等导致免疫功能受损，易发感染。

5. 呼吸系统　体液过多、酸中毒可出现呼吸困难；严重酸中毒时出现深大呼吸。各种代谢废物潴留可导致胸膜炎、肺钙化等。

6. 其他　血甘油三酯升高，白蛋白降低；钙磷代谢异常及肾脏合成1,25(OH)$_2$D$_3$减少，导致甲状旁腺功能亢进，引起肾性骨病，表现为骨痛、近端肌无力、骨折等；骨外钙化导致皮肤瘙痒；淀粉样物质沉着引起腕管综合征等。

要点四　实验室检查及其他检查

1. 血液检查　①血尿素氮、血肌酐升高；可合并低蛋白血症，血浆白蛋白常低于30g/L；②贫血显著，血红蛋白常低于80g/L，为正红细胞性贫血；③酸中毒时，二氧化碳结合力下降，血气分析显示代谢性酸中毒（pH < 7.35和血 HCO$_3^-$ < 22mmol/L）；④低血钙，高血磷；⑤血钾紊乱等。

2. 尿液检查 ①尿蛋白量多少不等，晚期因肾小球大部分已损坏，尿蛋白反而减少；②尿沉渣检查可有不等的红细胞、白细胞和颗粒管型；③尿渗透压降低，甚至为等张尿。

3. 肾功能检查 ①肌酐清除率（Ccr）和肾小球滤过（GFR）下降；②肾小管浓缩稀释功能下降；③肾血流量及放射性核素肾图示肾功能受损。

4. 其他 X 线、B 超、CT 等检查，显示肾脏体积缩小，肾皮质变薄等。具体表现与原发病有关。

要点五 诊断

原有慢性肾脏病史，出现厌食、恶心呕吐、腹泻、头痛、意识障碍，肾功能检查有不同程度的减退，应考虑本病。对因乏力、厌食、恶心、贫血、高血压等就诊者，均应排除本病。

要点六 病情评估

由于 GFR 较 Ccr 更能反映肾功能的变化，故现按 GFR 进行临床分期，慢性肾衰竭是慢性肾脏病的中后期，包括 4～5 期。见下表。

慢性肾脏病按 GRF 的分期

分期	特征	GFR[mL/（min·173m^2）]
1	GFR 正常或增加	≥ 90
2	GFR 轻度下降	60～89
3a	GFR 轻到中度下降	45～59
3b	GFR 中到重度下降	30～44
4	GFR 重度下降	15～29
5	肾衰竭	< 15 或透析

要点七 治疗与预防

（一）治疗

早、中期患者的主要治疗措施包括病因及诱因的治疗、营养治疗、并发症治疗、胃肠道透析等；终末期患者除上述治疗外，以透析和肾移植为主要有效治疗方法。

1. 延缓病情进展 基本原则是积极治疗原发病、消除导致病情恶化的危险因子和保护残存肾功能。

（1）积极控制高血压：未进行透析的患者目标血压控制在（120～130）/（75～80）mmHg。

（2）严格控制血糖：目标血糖为空腹 5.0～7.2mmol/L，睡前 6.1～8.3mmol/L，糖化血红蛋白低于 70g/L。

（3）控制蛋白尿：目标值为尿蛋白低于 0.5g/24h。

（4）营养疗法：严格限制蛋白质摄入量，每日 0.6～0.8g/kg；碳水化合物与脂肪热量之比约为 3：1。如热量不足可增加蔗糖、麦芽糖与葡萄糖的摄入。饮食应确保低磷、适当的钙。每日补充维生素以 B、C、E 及叶酸为主。微量元素以铁、锌为主，避免摄入铝。

（5）ACEI 和 ARB 的应用：除良好的降压作用外，还可减低高滤过，减轻蛋白尿，同时能抗氧化，减轻肾小球基底膜损害。

（6）其他：减轻肾小管高代谢（碱性药、大黄制剂、冬虫夏草制剂等）、纠正高脂血症、减少尿毒症毒素蓄积（如吸附疗法、肠道透析等）、活血化瘀药、抗氧化剂等。

2. 非透析治疗

（1）纠正水、电解质失衡和酸中毒：①纠正代谢性酸中毒。②防治水、钠紊乱。③防治高钾血症：控制含钾食物、药物的摄入，避免输库存血，并可应用利尿剂增加排钾。轻度高钾者，可口服降血钾树脂；便秘时，可同服 20% 甘露醇。血钾超过 6mmol/L 时，静脉滴注碳酸氢钠以纠正酸中毒，静脉或肌内注射呋塞米或布美他尼；应用 10% 葡萄糖酸钙 10mL 静注以对抗钾对心肌的毒性；普通胰岛素加入 5%～10% 葡萄糖注射液中静滴，促使血浆与细胞外钾暂时移入细胞内，以降低血清钾。紧急时可血透或腹透排钾。

（2）控制高血压：常需要降压药联合治疗，未进入透析阶段的患者血压应控制在 130/80mmHg 以下，维持性透析患者的目标血压为 140/90mmHg。

（3）纠正贫血：可用促红细胞生成素（EPO）每周 80～120U/kg 皮下注射。纠正贫血的靶目标值为血红蛋白达 110g/L，应经常检查血常规和网织红细胞。EPO 疗效不佳时，应排除缺铁、感染、慢性失血、纤维性骨炎、铝中毒等因素存在。

（4）低血钙、高血磷与肾性骨病的治疗：可口服 1,25(OH)$_2$D$_3$ 以纠正低钙血症。严重甲状旁腺功能亢进者可用 1,25(OH)$_2$D$_3$ 冲击疗法，同时口服葡萄糖酸钙或碳酸钙，应严密监测血钙浓度。低血钙抽搐时静脉注射 10% 葡萄糖酸钙 10～20mL。GFR 低于 30mL/min 时，限制磷摄入，联合磷结合剂口服，首选碳酸钙；严重高磷血症（超过 2.26mmol/L）或钙磷乘积升高时，暂停使用钙剂，可短期改服氢氧化铝制剂。

（5）防治感染：预防各种病原体的感染。一旦发生感染，及时选择敏感抗菌药物治疗，需注意剂量需随 GFR 调整。尽量选择肾毒性小的药物。

（6）高脂血症的治疗：积极治疗高脂血症，同一般高脂血症的治疗原则。

（7）吸附剂治疗：氧化淀粉、活性炭制剂口服后，能结合肠道内的氮质随粪便排出以降低尿素氮。导泻疗法（口服大黄制剂、甘露醇）也可以增加肠道毒素的排泄。

（8）其他：①合并糖尿病者，应注意监测血糖变化，及时调整降糖药及胰岛素的用量。②高尿酸血症者，主张非药物治疗，如多饮水、低嘌呤饮食；血尿酸超过 600μmol/L（女）或 780μmol/L（男），应给予降尿酸治疗，首选别嘌醇。③皮肤瘙痒者，控制高磷血症及加强透析，可试用抗组胺药物。

3. 肾脏替代疗法 主要包括维持性血液透析、腹膜透析及肾移植。透析治疗慢性肾衰竭的目的是：①延长患者生命；②有助于可逆急性加重因素的慢性肾衰竭患者度过危险期；③肾移植术前准备及肾移植后发生急、慢性排异反应，治疗失败后的保证措施。

一般经饮食疗法、药物治疗等无效，肾衰竭继续发展，每日尿量少于 1000mL 者，考虑透析治疗。进行<u>透析治疗的指征：①血肌酐 ≥ 707.2μmol/L；②尿素氮 ≥ 28.6mmol/L；③高钾血症；④代谢性酸中毒；⑤尿毒症症状；⑥水潴留（浮肿、血压升高、高容量性心力衰竭）；⑦并发贫血（血细胞压积低于 15%）、心包炎、高血压、消化道出血、肾性骨病、尿毒症脑病等</u>。

4. 肾移植 成功的肾移植可恢复正常的肾功能（包括内分泌和代谢功能），可使患者几乎完全康复。

5. 治疗目标 慢性肾脏病患者依据临床分期不同，对各项影响肾功能的主要因素的控制目标亦不同，见下表。

慢性肾脏病患者各项重要指标的治疗目标

具体项目	控制目标
CKD 患者 1～5 期（尿白蛋白/肌酐 ≥ 30mg/g）	≤ 130/80mmHg
CKD 患者 1～5 期（尿白蛋白/肌酐 < 30mg/g）	≤ 140/90mmHg
空腹血糖（糖尿病患者）	5.0～7.2mmol/L
睡前血糖（糖尿病患者）	6.1～8.3mmol/L
HbA1c（糖尿病患者）	< 7g/L
蛋白尿	< 0.5g/24h
GFR 下降速度（每年）	< 4.0mL/min
Scr 升高速度（每年）	< 50.0μmol/L

（二）预防

1. 对于存在慢性肾脏病高危因素的原发病患者，首先要提高对慢性肾衰竭诊断的敏感性，重视就诊者病史的询问、查体和肾功能相关指标的检测，努力做到早期发现肾功能下降、早期诊断。

2. 对已有的肾脏疾患或可能引起肾损害的疾患（如糖尿病、高血压病等）进行及时有效的治疗，并使治疗达到相关目标值，防止慢性肾衰竭的发生。

3. 对已确诊的慢性肾脏病患者，应严格规范、个体化治疗，包括避免一切肾损伤因素，尤其是各种感染及肾毒性药物的使用，严格饮食控制，防治疾病进入慢性肾衰竭阶段。

4. 对已经进入慢性肾衰竭阶段的患者，根据病情及治疗条件，及时纠正各种代谢异常及各系统症状，有指征时进行肾脏替代治疗，并注意防止各种致死性并发症。

[常考考点] 透析疗法的指征。

【例题实战模拟】

A1 型题

1. 慢性肾炎后期，明显水肿、高血压、氮质血症，饮食宜选用
   A. 高蛋白饮食　　B. 低糖饮食　　C. 低脂饮食　　D. 高钠饮食　　E. 低蛋白、低钠饮食
2. 慢性肾小球肾炎的主要发病机制是
   A. 链球菌感染　　　　　　B. 病毒感染　　　　　　C. 感染后免疫损害
   D. 霉菌感染　　　　　　　E. 健存肾单位代偿性高负荷
3. 尿路感染的主要途径是
   A. 上行感染　　B. 血源性感染　　C. 淋巴感染　　D. 多途径感染　　E. 临近感染的直接蔓延
4. 膀胱炎最易发生于
   A. 女性婴幼儿　　B. 50 岁以上男性　　C. 育龄妇女　　D. 老年妇女　　E. 青年男性
5. 慢性肾衰竭的最常见病因是
   A. 急进性肾炎　　B. 慢性肾炎　　C. 急性肾炎　　D. 肾盂肾炎　　E. 肾小动脉硬化
6. 慢性肾小球肾炎不常见
   A. 蛋白尿　　B. 血尿　　C. 发热　　D. 高血压　　E. 水肿

A2 型题

7. 患者，女，25 岁，婚后 1 周。高热、尿频、尿急、尿痛，尿中白细胞 40 个 / 高倍视野，可见白细胞管型。其诊断是
   A. 急性肾炎　　B. 慢性肾炎急性发作　　C. 急性肾盂肾炎　　D. 慢性肾盂肾炎　　E. 膀胱炎

B1 型题

　　A. 轻度水肿　　B. 大量蛋白尿　　C. 中度以上高血压　　D. 肾功能衰竭　　E. 贫血
8. 慢性肾小球肾炎高血压型的主要特点是
9. 慢性肾小球肾炎肾病型的主要特点是

　　A. 少尿，浮肿，蛋白尿　　　　　　B. 血尿，蛋白尿　　　　C. 浮肿，蛋白尿，血尿，高血压
　　D. 血尿，少尿，蛋白尿，浮肿　　　E. 浮肿，大量蛋白尿，低蛋白血症
10. 肾病综合征的临床特征是
11. 慢性肾小球肾炎的临床特征是

【参考答案】
1.E　2.C　3.A　4.C　5.B　6.C　7.C　8.C　9.B　10.E　11.C

第五单元　血液系统疾病

细目一　缺铁性贫血

【考点突破攻略】

要点一　概述

<u>贫血是指人体外周血红细胞容量减少，低于正常范围下限的一种常见的临床症状</u>。1972 年 WHO 制订的诊断标准：<u>在海平面地区 6 个月到低于 6 岁儿童血红蛋白低于 110g/L，6～14 岁儿童血红蛋白低于 120g/L，成年男性血红蛋白低于 130g/L，成年女性血红蛋白低于 120g/L，孕妇血红蛋白低于 110g/L。</u>

缺铁性贫血（IDA）是因体内铁储备耗竭，影响血红蛋白合成所引起的贫血，是贫血中最常见的类型，属于血红素

合成异常性贫血。可发生于任何年龄，以育龄期妇女及婴幼儿多见。体内铁代谢异常始于铁缺乏症，包括开始时体内贮铁耗尽，继之红细胞内铁缺乏，最终引起 IDA。IDA 是缺铁引起的小细胞低色素性贫血。

要点二　病因与发病机制

1. 铁的丢失过多　慢性失血是成年人引起缺铁性贫血的最常见原因。见于溃疡病、胃肠道恶性肿瘤、溃疡性结肠炎、痔等引起的消化道出血，女性可见于月经量过多。此外，阵发性睡眠性血红蛋白尿、人工心脏瓣膜引起的机械性溶血等，均可因长期尿内失铁而致贫血。

2. 铁需求增加而摄入量不足　婴幼儿、儿童，尤其是早产儿、孪生儿或母亲原有贫血者，需铁量增加，补给不足及妊娠和哺乳期妇女需铁量增加等，易引起缺铁性贫血。若长期食物含铁不足，也可发生缺铁。

3. 铁吸收不良　胃大部切除术后胃酸缺乏，或胃空肠吻合术后，影响铁的吸收；萎缩性胃炎长期胃酸缺乏，导致铁的吸收不良；长期腹泻影响铁吸收。

［常考考点］慢性失血是成年人引起缺铁性贫血的最常见原因。

要点三　临床表现

（一）缺铁原发病的表现

缺铁原发病是 IDA 发生的前提，常见缺铁原发病包括消化性溃疡、消化系统恶性肿瘤或痔疮导致的消化道出血症状，肠道寄生虫感染导致的腹痛或大便性状改变，妇女月经量过多，恶性肿瘤的营养不良，血管内溶血的酱油色尿等。

（二）组织缺铁的表现

组织缺铁的表现是机体缺铁后最早出现的临床表现，常见精神行为异常，如烦躁、易怒、注意力不集中、异食癖，体力、耐力下降，易患各种感染，儿童生长发育迟缓、智力低下，反复发生口腔炎、舌炎、口角炎、缺铁性吞咽困难，毛发干枯、易脱落，皮肤干燥，指（趾）甲缺乏光泽、脆薄易裂，重者指（趾）甲变平，呈匙状甲。

（三）贫血的表现

常见乏力、易倦、头昏、头痛、耳鸣、心悸、气促、纳差等，伴面色苍白、心率增快、心尖区收缩期杂音等。

［常考考点］组织缺铁的表现。

要点四　实验室检查

1. 血象　典型表现为小细胞低色素性贫血。MCV 低于 80fL，MCHC 低于 32%。成熟红细胞苍白区扩大，大小不一。白细胞和血小板计数一般正常或轻度减少。

2. 骨髓象　骨髓增生活跃，幼红细胞增生，中幼红细胞及晚幼红细胞比例增高。幼红细胞核染色质致密，胞质较少，血红蛋白形成不良，边缘不整齐。骨髓铁染色显示骨髓小粒可染铁消失，铁粒幼红细胞消失或显著减少。

3. 铁代谢检查　①血清铁及总铁结合力测定：血清铁浓度常低于 8.9μmol/L，总铁结合力超过 64.4μmol/L，转铁蛋白饱和度常降至 15% 以下。②血清铁蛋白测定：血清铁蛋白低于 12μg/L 可作为缺铁依据。由于血清铁蛋白浓度稳定，与体内贮铁量的相关性好，可用于早期诊断和人群铁缺乏症的筛检。

4. 缺铁性红细胞生成检查　红细胞游离原卟啉（FEP）缺铁时增高，超过 0.9μmol/L（全血），FEP/Hb 超过 4.5μg/g Hb 有诊断意义。

［常考考点］缺铁性贫血的实验室阳性检查结果。

要点五　诊断与鉴别诊断

（一）诊断

诊断包括两个方面，即确立是否系缺铁引起的贫血和明确引起缺铁的病因。

诊断依据：有明确的缺铁病因和临床表现；小细胞低色素性贫血；血清铁低于 8.9μmol/L，总铁结合力高于 64.4μmol/L，转铁蛋白饱和度低于 15%；血清铁蛋白低于 12μg/L，FEP/Hb 高于 4.5μg/g；骨髓铁染色显示骨髓小粒可染铁消失。上述实验室指标中以骨髓可染铁及血清铁蛋白测定最有诊断意义。另外，铁剂治疗试验也是确定本病的方法之一。缺铁性贫血患者服用铁剂后，短时期网织红细胞计数明显升高，常于 5～10 天到达高峰，平均达 0.06～0.08，以后又下降，随后血红蛋白上升。但如果患者同时存在慢性疾病，或胃肠吸收障碍，此种治疗反应可不明显。

［常考考点］缺铁性贫血的诊断依据。

（二）鉴别诊断

主要与低色素性贫血鉴别。

1. 珠蛋白生成障碍性贫血 有家族史，周围血片可见多量靶形细胞，血清铁蛋白及骨髓可染铁均增多，血红蛋白电泳常有异常。

2. 慢性病性贫血 血清铁降低，但总铁结合力正常或降低，血清铁蛋白正常或增高。常有恶性肿瘤或感染性疾病病史。

3. 铁粒幼细胞性贫血 较罕见，多见于中年和老年人。血清铁增高，而总铁结合力降低，骨髓铁染色可见典型的环状铁粒幼细胞。

要点六 病情评估

缺铁性贫血的病情评估包括两个方面：

1. 判断组织缺铁与缺铁性贫血 符合以下条件判断为组织缺铁：①血清铁蛋白低于 12μg/L；②骨髓铁染色显示骨髓小粒可染铁消失，铁粒幼红细胞少于 15%。符合以下条件诊断为缺铁性贫血：①符合组织缺铁的诊断标准；②血清铁低于 8.95μmol/L，总铁结合力升高超过 64.44μmol/L，转铁蛋白饱和度低于 15%；③ FEP/Hb 高于 4.5μg/g Hb。

2. 判断贫血的程度 见下表。

贫血程度的判断标准

贫血程度	血红蛋白含量
轻度贫血	男性血红蛋白 90～120g/L，女性血红蛋白 90～110g/L
中度贫血	血红蛋白 60～90g/L
重度贫血	血红蛋白 30～60g/L
极重度贫血	血红蛋白低于 30g/L

要点七 治疗与预防

（一）病因治疗

尽可能明确病因，针对病因治疗。单纯铁剂治疗有可能使血象好转，但对原发病并无疗效。如不重视病因诊断及治疗，会延误病情，失去治愈的机会。

（二）铁剂治疗

1. 口服铁剂 是治疗缺铁性贫血的首选方法。最常用硫酸亚铁片，进餐时或饭后吞服可减少胃肠道刺激，如仍有恶心、胃痛等则应将剂量减半，再逐渐加至正常剂量。服药时忌茶，以防铁被鞣酸沉淀而影响铁吸收。其他有琥珀酸亚铁及富马酸亚铁等。口服铁剂有效者，5～10天内网织红细胞升高，2周后血红蛋白开始上升，一般 2 个月可恢复正常。贫血纠正后仍需继续治疗 3～6 个月以补充体内应有的贮存铁。如治疗 3 周无反应，应考虑诊断是否准确，是否按医嘱服药，有无活动性出血，有无铁吸收障碍等因素。

2. 注射铁剂 肌注铁剂应严格掌握适应证：①口服铁剂后有严重消化道反应而不能耐受者；②口服铁剂不能奏效者，如脂肪泻、萎缩性胃炎等有胃肠道铁吸收障碍；③需要迅速纠正缺铁者，如妊娠后期贫血严重；④严重消化道疾患，如消化性溃疡、溃疡性结肠炎等，口服铁剂可加剧原发病者；⑤不易控制的慢性出血，失铁量超过肠道所能吸收的铁量。常用注射铁剂有右旋糖酐铁和山梨醇枸橼酸铁，各含铁 50mg/mL，给药途径是臀部深位肌注。患者所需铁的总剂量应准确计算，不应超量以免引起急性铁中毒。

计算方法：所需补充铁的总剂量（mg）＝[150-患者血红蛋白（g/L）] × 体重（kg）× 0.33。

（三）预防

对于生长发育期的婴幼儿、青少年，应纠正偏食，注意含铁丰富食物的摄入，定期查、治肠道寄生虫感染；对孕妇、哺乳期妇女应适当补充铁剂；有持续月经量过多的女性，除专科就诊寻找原因外，应注意饮食补铁。做好恶性肿瘤和慢性消化系统疾病的人群筛查、防治工作。

[常考考点] 口服铁剂是治疗缺铁性贫血的首选方法，常用硫酸亚铁。

细目二 再生障碍性贫血

要点一 概述

再生障碍性贫血（AA，简称再障），是由多种病因引起的原发性骨髓造血功能衰竭综合征，临床主要表现为骨髓造血功能低下、全血细胞减少和贫血、出血、感染。我国再障的年发病率为7.4/100万人口，可发生于各年龄段，青年及老年人发病率较高，男女发病率无明显差别。

要点二 病因与发病机制

（一）病因

约半数以上的再障患者原因不明，称为先天性（遗传性）再障。能查明原因者称为后天性（获得性）再障，其发病与下列因素有关。

1. 药物及化学物质 药物及化学物质是引起获得性再障的首位病因。最常见的药物是氯霉素等抗生素、抗肿瘤药和保泰松等解热镇痛药，其次是磺胺类、有机砷及抗癫痫药，偶见于西咪替丁、肼屈嗪、氯丙嗪及抗甲状腺药甲巯咪唑等。非药物性化学物质引起再障以苯及其衍生物为多见。杀虫剂、农药、染发剂等也可引起再障。

2. 电离辐射 各种电离辐射如X线、放射性核素等，达到一定的剂量均可抑制骨髓造血功能。

3. 感染 再障可以发生于病毒性肝炎之后，且病情较重。也可见于微小病毒B19等感染，部分患者发病前有病毒性呼吸道感染病史，如腮腺炎、麻疹、流行性感冒等。各种严重感染也可能影响骨髓造血。

[常考考点] 药物及化学物质是引起获得性再障的首位病因。

（二）发病机制

尚不完全清楚。近年来认为，再障的主要发病机制是免疫异常。T细胞功能异常亢进，细胞毒性T细胞直接杀伤和淋巴因子介导的造血干细胞过度凋亡引起的骨髓衰竭，是再障的主要发病机制。造血微环境与造血干祖细胞量的改变是异常免疫损伤的结果。

1. 造血干祖细胞缺陷 为再障的主要发病机制。患者骨髓祖细胞体外培养显示粒-巨噬细胞系祖细胞、红细胞系祖细胞均显著减少，造血干细胞在正常骨髓基质中增殖能力显著降低。

2. 造血微环境缺陷 骨髓微环境包括微环境基质以及造血的调节因素，再障患者基质细胞分泌造血因子的功能缺陷。

3. 免疫功能异常 部分患者T淋巴细胞亚群分布异常，辅助T细胞/抑制T比例倒置。

4. 遗传因素 再障不是遗传性疾病，但具有某些HLA-Ⅱ类抗原患者对免疫抑制治疗的反应较好，某些患者对氯霉素及病毒具有易感性，均提示再障的发病可能与遗传因素有关。

[常考考点] 再障的主要发病机制是免疫异常。

要点三 临床表现

主要临床表现为进行性贫血、出血及感染。

（一）重型再生障碍性贫血（SAA）

起病急，进展快，病情重。少数可由非重型AA进展而来。

1. 贫血 苍白、乏力、头昏、心悸和气短等症状进行性加重。

2. 感染 多数患者有发热，发热可以是首发症状，体温多在39℃以上，个别患者自发病到死亡可以一直有难以控制的高热症状。发热的原因主要是合并感染，以呼吸道感染最常见；其次有泌尿、生殖系统及皮肤、黏膜感染等，感染的病原体以革兰阴性杆菌、金黄色葡萄球菌和真菌常见，常合并脓毒症。

3. 出血 出血部位最常见于皮肤黏膜等，表现为出血点或瘀斑、鼻出血、牙龈出血、眼结膜出血等。脏器出血时可出现呕血、咯血、便血、血尿、阴道出血、眼底出血和颅内出血等，后者常危及患者的生命。

（二）非重型再障（NSAA）

起病和进展较缓慢，贫血、感染和出血的程度较SAA轻，也较易控制。贫血呈慢性过程，表现为皮肤黏膜苍白、活动后心悸、乏力等，经输血治疗症状在一段时间内明显改善；感染后高热少见，以上呼吸道感染最常见；有皮肤黏膜出血倾向，内脏出血少见，久治无效者可发生颅内出血而危及生命。

[常考考点] 重型再障的典型表现是贫血、感染和出血。

要点四 实验室检查

1. 血象 全血细胞减少，但发病早期可先有一个或两个血细胞系减少，呈正常细胞正色素性贫血，网织红细胞显著减少；少数 NSAA 网织红细胞百分数可轻度升高，但绝对值减少；中性粒细胞和单核细胞均减少，SAA 减少显著；淋巴细胞的百分数增高但绝对值不增高；血小板计数减少，SAA 常低于 $10.0×10^9/L$。

2. 骨髓象 SAA 患者骨髓穿刺活检见骨髓小粒很少，脂肪滴显著增多，骨髓有核细胞量少，幼红细胞、粒系细胞及巨核细胞明显减少或无；淋巴细胞、浆细胞、组织嗜碱细胞等非造血细胞相对增多。NSAA 患者在骨髓再生不良部位，其骨髓象与 SAA 相似或稍轻；如抽取灶性增生部位的骨髓，则细胞数量减少不很明显，甚至幼红细胞可增多，但巨核细胞难见。

3. 其他 CD_4^+ 细胞与 CD_8^+ 细胞比值降低，Th_1 与 Th_2 细胞比值升高。

[常考考点] 再障的血象和骨髓象。

要点五 诊断与鉴别诊断

（一）诊断

1. 典型再障的诊断标准 ①全血细胞减少，网织红细胞百分数低于0.01，淋巴细胞比例增高。②一般无肝、脾肿大。③骨髓多部位增生减低，造血细胞减少，非造血细胞比例增高，骨髓小粒空虚。有条件者做骨髓活检，可见造血组织均匀减少。④除外引起全血细胞减少的其他疾病，如阵发性睡眠性血红蛋白尿、骨髓增生异常综合征、急性白血病等。⑤一般抗贫血治疗无效。

2. 不典型再障的诊断依据 需要进行动态观察慎重诊断，多次和多处骨髓穿刺，结合骨髓活检及核素扫描等综合诊断。

3. 重型再障的血象检查诊断标准 ①网织红细胞低于0.01，绝对值低于 $15×10^9/L$；②中性粒细胞绝对值低于 $0.5×10^9/L$；③血小板低于 $20×10^9/L$。

[常考考点] 典型再障的诊断标准。

（二）鉴别诊断

再障须与阵发性睡眠性血红蛋白尿、骨髓增生异常综合征、低增生性急性白血病及其他原因引起的血小板减少或粒细胞减少如血小板减少性紫癜、粒细胞缺乏症、脾功能亢进、恶性组织细胞病等相鉴别。

要点六 病情评估

1. 查明病因，判断病因学类型

（1）遗传性再障：如 Fanconi 贫血、家族性增生低下性贫血及胰腺功能不全性再障等，详细询问家族史，可以提供发生贫血的遗传背景，表现为一系或两系或全血细胞减少，可伴发育异常、皮肤色素沉着、骨骼畸形、器官发育不全等，有可能发展为骨髓增生异常综合征、急性白血病及其他各类肿瘤性疾病。

（2）获得性再障：有明确病因，包括接触电离辐射、化学毒物或使用药物等，一些严重疾病如慢性肾衰竭、脓毒症和肿瘤浸润骨髓，也可合并再障。获得性再障病情程度不同，与接触病因的强度、个体反应等有关。

2. 重型再障的分型与预后 重型再障根据发病缓急及病情轻重，分为急性型与慢性型。

（1）急性型 SAA：即 SAA-Ⅰ型，发病急，贫血进行性加重，有严重感染和出血。血液一般检查具备下述三项中两项：①网织红细胞绝对值低于 $15×10^9/L$；②中性粒细胞低于 $0.5×10^9/L$；③血小板低于 $20×10^9/L$。骨髓增生广泛重度减低。如中性粒细胞低于 $0.2×10^9/L$，为极重型再障，预后凶险。

（2）慢性型再障：即 SAA-Ⅱ型，指 NSAA 患者病情恶化，但临床表现、血液检查及骨髓象检查达不到 SAA-Ⅰ型诊断标准的再障，多无严重感染及内脏出血，经治疗可缓解，预后相对良好，但与 NSAA 比较仍属预后不良。

要点七 治疗与预防

（一）治疗措施

1. 一般治疗 预防感染；注意饮食及环境卫生；避免出血，防止外伤及剧烈活动；禁用对骨髓和血小板功能有抑制作用的药物；防止患者与任何对骨髓造血有毒性作用的物质接触。

2. 支持疗法

（1）纠正贫血：血红蛋白低于 60g/L 且对贫血耐受力较差的患者，可输注红细胞，但应防止输血过多。

（2）控制出血：发生出血时，可用酚磺乙胺、氨基己酸（泌尿生殖系统出血患者禁用）治疗。女性子宫出血可肌注丙酸睾酮。血小板减少引起的严重出血应及时输注浓缩血小板。肝脏疾病如有凝血因子缺乏时应予纠正。

（3）控制感染：有呼吸道及其他感染时，经验性选择广谱抗菌药物治疗，同时留取感染部位的分泌物或排泄物、血液等做细菌培养和药敏试验，根据药敏试验及时更换敏感抗菌药物。长期广谱抗菌药物治疗可诱发真菌感染和肠道菌群失调，应加以防范。

（4）护肝治疗：合并肝功能损害，应酌情选用护肝药物。

3. 刺激骨髓造血

（1）雄激素：为治疗 NSAA 的首选药物。治疗机制：①增加促红细胞生成素（EPO）的产生，并加强造血干细胞对 EPO 的敏感性；②促进多能干细胞增殖和分化。常用药物有司坦唑醇、十一酸睾酮、达那唑、丙酸睾酮等。疗程至少 3 个月，如治疗半年以上无网织红细胞或血红蛋白上升趋势，确定为无效。药物不良反应有雄性化（以丙酸睾酮最明显）、肝脏毒性反应（以司坦唑醇等较明显）等。

（2）造血生长因子：特别适用于 SAA。如重组人粒系集落刺激因子（G-CSF）、重组人促红细胞生成素（EPO）等。一般在免疫抑制治疗 SAA 后使用，剂量可酌减，维持 3 个月以上为宜。

（3）造血干细胞移植：对 40 岁以下、无感染及其他并发症、有合适供体的 SAA 患者，可考虑造血干细胞移植。

4. 应用免疫抑制剂
抗胸腺细胞球蛋白及抗淋巴细胞球蛋白是目前治疗重型再障的主要药物，临床常联合应用环孢素、大剂量甲泼尼龙、丙种球蛋白、CD_3 单克隆抗体等治疗重型再障。

5. 异基因骨髓移植
用于急性型和重型再障，年龄低于 40 岁的患者，最好在未输血之前尽早进行。

（二）疗效判断标准

1. 基本治愈　近 3 个月未行输血治疗的前提下，贫血和出血症状消失，血红蛋白高于 120g/L（男性患者）或 110g/L（女性患者），中性粒细胞超过 1.5×10^9/L，血小板超过 100×10^9/L，随访一年能够维持。

2. 缓解　近 3 个月未行输血治疗的前提下，贫血和出血症状消失，血红蛋白超过 120g/L（男性患者）或 110g/L（女性患者），白细胞超过 3.5×10^9/L，血小板计数有明显增加，随访 3 个月能够维持或更加好转。

3. 明显好转　近 3 个月未行输血治疗的前提下，贫血和出血症状明显好转，血红蛋白较上一个月增加 30g/L 以上，并能维持。

4. 治疗无效　经充分规范治疗后，血液检查未达到明显好转的水平。

（三）预防

加强环境治理与保护，避免频繁、过多接触各类电离辐射，严格把握药物使用指征，不乱用乱服抗菌药物。

[常考考点] 雄激素为治疗 NSAA 的首选药物。

细目三　白血病

要点　概述

白血病是一类造血干细胞的恶性克隆性疾病，因白血病细胞自我更新增强、增殖失控、分化障碍、凋亡受阻而停滞在细胞发育的不同阶段。在骨髓和其他造血组织中，白血病细胞大量增生累积，使正常造血受抑制并浸润其他器官和组织。

（一）白血病分类

1. 根据白血病细胞的成熟程度和自然病程，将白血病分为急性和慢性两大类。

（1）急性白血病（AL）：细胞分化停滞在较早阶段，多为原始细胞及早期幼稚细胞，病情发展迅速，自然病程仅几个月。

（2）慢性白血病（CL）：细胞分化停滞在较晚的阶段，多为较成熟幼稚细胞和成熟细胞，病情发展缓慢，自然病程为数年。

2. 根据主要受累的细胞系列可将白血病分为不同的类型。

（1）急性白血病分型：①急性淋巴细胞白血病（简称急淋白血病或急淋，ALL）；②急性髓细胞白血病（简称急粒白血病或急粒，AML）。

（2）慢性白血病分型：①慢性髓细胞白血病（简称慢粒白血病或慢粒，CML）；②慢性淋巴细胞白血病（简称慢淋白血病或慢淋，CLL）；③少见类型的白血病如毛细胞白血病（HCL）、幼淋巴细胞白血病（PLL）等。

（二）病因与发生机制

人类白血病的病因尚不完全清楚。

1. 生物因素 主要是病毒和免疫功能异常。成人T细胞白血病/淋巴瘤可由人类T淋巴细胞病毒Ⅰ型（HTLV Ⅰ）所致。病毒感染机体后，作为内源性病毒整合并潜伏在宿主细胞内，在某些理化因素作用下，被激活表达而诱发白血病；或作为外源性病毒由外界以横向方式传播感染，直接致病。部分免疫功能异常者，如某些自身免疫性疾病患者白血病危险度会增加。

2. 物理因素 包括X射线、γ射线等电离辐射。由电离辐射引发的白血病，多为AL和CML。研究表明，大面积和大剂量照射可使骨髓抑制和机体免疫力下降，DNA突变、断裂和重组，导致白血病的发生。

3. 化学因素 长期接触苯以及含有苯的有机溶剂，与白血病发生有关；有些药物可损伤造血细胞引起白血病，如氯霉素、保泰松所致造血功能损伤者发生白血病的危险性显著增高；乙双吗啉具有极强的致染色体畸变和致白血病作用，与白血病发生有明显关系；抗肿瘤药物中烷化剂和拓扑异构酶Ⅱ抑制剂有致白血病的作用。化学物质所致的白血病以AML多见。

4. 遗传因素 家族性白血病约占白血病的0.7%。先天性再生障碍性贫血、Bloom综合征、共济失调-毛细血管扩张症及先天性免疫球蛋白缺乏症等患者白血病发病率均较高。

5. 其他血液病 某些血液病最终可能发展为白血病，如骨髓增生异常综合征、淋巴瘤、多发性骨髓瘤、阵发性睡眠性血红蛋白尿症等。

（三）白血病发病过程

1. 各种原因所致的单个细胞原癌基因决定性的突变，导致克隆性的异常造血细胞生成。
2. 进一步的遗传学改变导致一个或多个癌基因激活和抑癌基因失活，从而导致白血病。

通常理化因素先引起单个细胞突变，随后因机体遗传易感性和免疫力低下，病毒感染、染色体畸变等激活了癌基因，并使部分抑癌基因失活及凋亡抑制基因过度表达，导致突变细胞凋亡受阻，恶性增殖。

细目四 急性白血病

【考点突破攻略】

要点一 概述

急性白血病是造血干细胞的恶性克隆性疾病，发病时骨髓中异常的原始细胞及幼稚细胞（白血病细胞）大量增殖并抑制正常造血，广泛浸润肝、脾、淋巴结等各种脏器。我国急性白血病比慢性白血病多见（约5.5:1）。成人患者中急性粒细胞白血病最多见，儿童患者中急性淋巴细胞白血病多见。急性白血病的病因尚未阐明，一般认为与物理、化学和生物等因素有关。

国际上常用的FAB分类法将急性白血病分为急性淋巴细胞白血病及急性粒细胞白血病两大类。

1. 急性粒细胞白血病 共分8型。

M0（急性髓细胞白血病微分化型，AML）：骨髓原始细胞超过30%，无嗜天青颗粒及Auer小体，核仁明显，光镜下髓过氧化物酶（MPO）及苏丹黑B阳性细胞低于3%；在电镜下，MPO阳性；CD_{33}或CD_{13}等髓系标志物可呈阳性，淋系抗原通常为阴性。血小板抗原阴性。

M1（急性粒细胞白血病未分化型）：原粒细胞（Ⅰ型+Ⅱ型，原粒细胞浆中无颗粒为Ⅰ型，出现少数颗粒为Ⅱ型）占骨髓非红系有核细胞（NEC）的90%以上，其中至少3%以上细胞为MPO阳性。

M2（急性粒细胞白血病部分分化型）：原粒细胞占骨髓NEC的30%~89%，其他粒细胞超过10%，单核细胞低于20%。

M3（急性早幼粒细胞白血病，API）：骨髓中以颗粒增多的早幼粒细胞为主，此类细胞在NEC中超过30%。

M4（急性粒-单核细胞白血病）：骨髓中原始细胞占NEC的30%以上，各阶段粒细胞占30%~80%，各阶段单核细胞超过20%。

M4Eo：除上述 M4 型各自特点外，嗜酸性粒细胞在 NEC 中占 5% 及以上。

M5（急性单核细胞白血病，AMoL）：骨髓 NEC 中原单核、幼单核及单核细胞 ≥ 80%。如果原单核细胞 ≥ 80% 为 M5a，< 80% 为 M5b。

M6（红白血病，EL）：骨髓中幼红细胞 ≥ 50%，NEC 中原始细胞（Ⅰ型 + Ⅱ型）≥ 30%。

M7（急性巨核细胞白血病，AMeL）：骨髓中原始巨核细胞 ≥ 30%，血小板抗原阳性，血小板过氧化酶阳性。

2. 急性淋巴细胞白血病　共分 3 型。

L1：原始和幼淋巴细胞以小细胞（直径 ≤ 12μm）为主。

L2：原始和幼淋巴细胞以大细胞（直径 > 12μm）为主。

L3（Burkitt 型）：原始和幼淋巴细胞以大细胞为主，大小较一致，细胞内有明显空泡，胞质嗜碱性，染色深。

要点二　临床表现

急性白血病患者骨髓中白血病细胞大量增殖并浸润各组织、器官，正常造血受抑制。各型急性白血病的临床表现大致相同。

1. 起病特点　可急骤或较缓慢。急骤者常有高热、贫血、出血倾向等。

2. 正常血细胞减少的表现

（1）发热和感染：约半数以上患者以发热起病。发热程度不同，多因感染引起。感染以咽峡炎、口腔炎最多见，肺部感染、肛周炎及皮肤感染也较常见。严重感染可致菌血症或败血症，是急性白血病最常见的死亡原因之一。较常见的致病菌有肺炎克雷伯菌、铜绿假单胞菌、大肠埃希菌、金黄色葡萄球菌等。常见的霉菌感染以念珠菌及曲霉菌多见。病毒感染也较多见，并且较重。

（2）出血：与血小板减少有关，少数可因弥散性血管内凝血而发生。牙龈出血、鼻出血、皮肤瘀斑均为常见症状。结膜或眼底出血可影响视力。晚期可出现颅内出血，引起头痛、昏迷或突然死亡。消化道及泌尿道等内脏出血亦多见。

（3）贫血：随病情发展而进行性加重，常与出血程度不成比例。引起贫血的主要机制是幼红细胞发育被异常增生的白血病细胞所干扰，呈正常细胞性贫血。

3. 白血病细胞增多的表现

（1）淋巴结和肝脾肿大：多为全身浅表淋巴结肿大，质地中等，无压痛。肝脾肿大一般为轻至中度。

（2）骨骼及关节：胸骨中下段压痛，此体征有助于诊断与鉴别诊断。四肢关节或骨痛在儿童很多见，可误诊为风湿性关节炎。偶尔骨膜上出现无痛性肿块，多发生于眼眶周围，也可出现于颅骨、胸骨、肋骨或四肢骨，称为绿色瘤。

（3）神经系统：中枢神经系统白血病（CNL）以脑膜浸润最多见。症状多出现于缓解期，也发生于活动期。CNL 以儿童急性淋巴细胞白血病最多见。主要临床表现为头痛、恶心、呕吐、视力模糊、颈项强直等。

（4）其他：齿龈肿胀多见于急性单核细胞白血病；皮肤浸润表现为皮疹或皮下结节；睾丸浸润多见于急性淋巴细胞白血病；心、肺、消化道等处也可有相应浸润症状。

[常考考点] 急性白血病的临床表现：发热、贫血、出血及白血病细胞增多的表现。

要点三　实验室检查

1. 血象　贫血及血小板减少极常见。白细胞计数多数增高。部分患者在正常或低于正常范围，称为白细胞不增多性白血病。白细胞增多性白血病患者血片中易找到原始和早期幼稚细胞，数量不等，最高可达 95% 以上。

2. 骨髓象　是确诊白血病的主要依据。多数病例骨髓增生明显活跃或极度活跃，原始细胞等于或超过全部骨髓有核细胞的 30%。正常造血细胞严重受抑制，正常幼红细胞及巨核细胞减少。白血病性原始细胞形态有异常改变。

3. 细胞化学染色　各类型急性白血病的幼稚细胞，在形态学上有时易于混淆，细胞化学染色有助于急性白血病的分类鉴别。

4. 免疫学检查　利用单克隆抗体检测白血病细胞的细胞膜和细胞浆抗原，根据白血病细胞表达的系列相关抗原，确定其系列来源，了解被测白血病细胞所属细胞系列及其分化程度。细胞遗传学检查有助于白血病的诊断分型及治疗监测。

5. 染色体和基因改变　白血病常伴有特异的染色体和基因改变。例如 90% 的 M3 有 t（15；17）（q22；q21），该易位使 15 号染色体上的 PML（早幼粒白血病基因）与 17 号染色体上 RARα（维 A 酸受体基因）形成 PML-RARα 融合基因，是 M3 发病及用全反式维 A 酸治疗有效的分子基础。

6. 血液生化改变　血清尿酸浓度增高，特别在化疗期间，尿酸排泄量增加。患者发生 DIC 时可出现凝血异常。M5 和

M4血清和尿溶菌酶活性增高，其他类型急性白血病不增高。

[常考考点] 白血病的骨髓象特点。

要点四　诊断与鉴别诊断

（一）诊断

急性白血病的诊断一般不困难。临床有发热、感染、出血、贫血等症状，查体有淋巴结、肝脾肿大及胸骨压痛，外周血片有原始细胞，骨髓细胞形态学及细胞化学染色显示其某一系列原始细胞≥30%即可诊断。诊断成立后应进一步分型诊断。

[常考考点] 白血病的诊断依据。

（二）鉴别诊断

1.骨髓增生异常综合征　该病的 RAEB 及 RAEB-t 型除病态造血外，外周血中可见原始和幼稚细胞，全血细胞减少和染色体异常，易与白血病相混淆。但骨髓中原始细胞低于20%。目前已将 RAEB-t（原始细胞20%~30%）归为急性白血病。

2.传染性单核细胞增多症　血象中出现异型淋巴细胞，但形态与原始细胞不同，血清中嗜异性抗体效价逐步上升，病程短，可自愈。

3.巨幼细胞性贫血　有时可与红白血病混淆，但骨髓中原始细胞不增多，幼红细胞 PAS 反应常为阴性，叶酸、维生素 B_{12} 治疗有效。

4.急性粒细胞缺乏症恢复期　急性粒细胞缺乏症的恢复期，骨髓中原、幼粒细胞增多，但该症一般病因明确，血小板正常，原、幼粒细胞中无 Auer 小体及染色体异常。短期内骨髓成熟粒细胞恢复正常。

[常考考点] 白血病的鉴别诊断。

要点五　病情评估

急性白血病若不经特殊治疗，平均生存期仅3个月左右，短者甚至在诊断数天后即死亡。经过规范治疗，部分患者获得病情缓解以至长期存活。评估与不良预后有关的因素，正确判断病情。

1.与预后有关的因素　①年龄：1~9岁的 ALL 患者若白细胞低于 $50×10^9/L$，一般预后最好，完全缓解后经过巩固与维持治疗，50%~70%患者能够长期生存甚至治愈；年龄偏大、白细胞计数较高的 AL 预后不良。②性别：女性 ALL 患者预后好于男性。APL 若能避免早期死亡则预后良好，多可治愈。③染色体检查：染色体能提供独立预后信息，ALL 患者有 t（9；22）且白细胞超过 $25×10^9/L$ 者预后差。④诊断时白细胞水平：治疗前血白细胞的最高水平，判断值是 $50×10^9/L$。⑤合并症：合并髓外白血者预后较差；合并有肝肾功能不全的患者及心脑血管疾病的患者预后多不良。⑥其他：继发性 AL、复发和有多药耐药者以及需较长时间化疗才能缓解者，预后均较差。

需要指出的是，某些预后指标的意义随治疗方法的改进而变化，如 TALL 和 L3 型 B-ALL，经有效的强化治疗预后已大为改观，50%~60%的成人患者可以长期存活。

2.MICM 分型　WHO 髓系和淋巴肿瘤分类法将患者临床特点与形态学（morphology）、细胞化学、免疫学（immunology）、细胞遗传学（cytogenetics）和分子生物学（molecular biology）结合起来，形成 MICM 分型系统，可协助确定治疗方案、判断预后。初诊患者应尽力获得全面 MICM 资料，以便评价预后，指导治疗。

3.危机状态评估　急性白血病患者病程中病情变化，会发生一些危机状态，常见：①白细胞淤滞：当循环血液中白细胞数超过 $200×10^9/L$，患者可发生严重呼吸困难，低氧血症，呼吸窘迫，反应迟钝，言语不清，颅内出血等。②严重感染：尤其是肺部感染。③严重缺氧：常发生于有严重贫血的患者，当继续合并出血使红细胞大量丢失，或发生白细胞淤积时，缺氧严重，危及生命。④颅内出血：因止血治疗困难，常为急性白血病的死亡原因。

要点六　治疗与预防

治疗措施包括：①化学治疗是当前主要的治疗措施，可使白血病缓解，延长患者生存时间。②支持治疗以保证化疗顺利进行，防止并发症。③骨髓移植是当前将白血病完全治愈最有希望的措施。根据患者的 MICM 结果及临床特点，进行预后评估，按照患方意愿及经济能力，选择并设计最佳完整、系统的方案治疗。适合行异基因造血干细胞移植（HSCT）者应抽血做 HLA 配型。

（一）一般治疗

1. 应对高白细胞血症 当循环血液中白细胞数超过 $200×10^9/L$，患者可产生白细胞淤滞，表现为呼吸困难、低氧血症、呼吸窘迫、反应迟钝、言语不清、颅内出血等，血栓栓塞与出血并存，增加患者早期死亡率，也增加髓外白血病的发病率和复发率。因此，当血中白细胞超过 $100×10^9/L$ 时，应紧急使用血细胞分离机，单采清除过高的白细胞（M3 型不首选），同时给以化疗和水化。也可先用化疗前短期预处理：ALL 用地塞米松 $10mg/m^2$，静脉注射；AML 用羟基脲 $1.5～2.5g/6h$（总量 $6～10g/d$）约 36 小时，然后进行联合化疗。需预防白血病细胞溶解诱发的高尿酸血症、酸中毒、电解质紊乱、凝血异常等并发症。

2. 防治感染 白血病患者因粒细胞减少，尤其是在化疗、放疗后，粒细胞缺乏持续相当长时间，应转入层流病房或消毒隔离病房。ALL、老年、强化疗或伴感染的 AML 的患者可应用 C-CSF。出血发热时应尽早做细菌培养和药敏试验，并迅速进行经验性抗菌药物治疗。

3. 纠正严重贫血 吸氧的同时尽快输注浓缩红细胞，维持血红蛋白超过 80g/L。白细胞淤滞时，不宜马上输红细胞以免进一步增加血黏度。

4. 防治高尿酸血症 肾病由于白血病细胞大量破坏，化疗时更严重，血和尿中尿酸浓度常显著升高，可引起肾小管阻塞而发生高尿酸血症肾病。应鼓励患者多饮水并持续静脉补液，使每小时尿量超过 $150mL/m^2$。在化疗同时给予别嘌醇可以抑制尿酸合成。当患者出现少尿和无尿时，应按急性肾衰竭处理。

5. 维持营养平衡 白血病患者本身存在严重消耗，尤其是化疗、放疗引起食欲不振及其他消化道症状时，应注意维持水、电解质平衡，进食高蛋白、高热量、易消化食物，必要时经静脉给予支持治疗。

（二）抗白血病治疗

1. 治疗方案 急性白血病的化疗可分诱导缓解和缓解后治疗两个阶段。诱导缓解的目的是要迅速消灭尽量多的白血病细胞，使骨髓的造血功能恢复正常，达到完全缓解的标准。缓解后仍需继续巩固和强化治疗，以便进一步消灭残存的白血病细胞，防止复发，延长缓解和生存时间，争取治愈。白血病复发大多在骨髓，但也可在髓外，如中枢神经系统、睾丸等，故也应重视髓外白血病的防治。

（1）第一阶段：抗白血病治疗的第一阶段是诱导缓解治疗，主要方法是化学治疗，目标是使患者迅速获得完全缓解（CR），即白血病的症状和体征消失，外周血中性粒细胞绝对值 $≥1.5×10^9/L$，血小板 $≥100×10^9/L$，白细胞分类中无白血病细胞；骨髓中原始 Ⅰ 型＋Ⅱ 型（原单＋幼单或原淋＋幼淋）$≤5\%$，M3 型原粒＋早幼粒 $≤5\%$，无 Auer 小体，红细胞及巨核细胞系列正常，无髓外白血病。理想的完全缓解为初诊时免疫学、细胞遗传学和分子生物学异常标志消失。

（2）第二阶段：达到完全缓解后进入抗白血病治疗的第二阶段，即缓解后治疗，主要方法为化疗和造血干细胞移植（HSCT）。诱导缓解获完全缓解后，体内仍有残留的白血病细胞，称之为微小残留病灶（MRD）。为争取患者长期无病生存（DFS）和痊愈，必须对 MRD 进行完全缓解后治疗，以清除引起复发和难治的根源。

2. 急性早幼粒细胞白血病（APL，M3）的治疗 诱导缓解治疗首选维 A 酸，缓解率可达到 85%，同时联合三氧化二砷、联合 DA 方案，可进一步提高完全缓解率及生存率。

3. AML 治疗 诱导缓解治疗常用 DA（3+7）、IA、HA 方案，总完全缓解率为 65%～80%。异基因 HSCT 治疗可使 40%～65% 的 ALL 患者长期存活。主要适应证：①复发难治 ALL。②CR2 期 ALL。③CR1 期高危 ALL；WBC 超过 $30×10^9/L$ 的前 B-ALL 和 $100×10^9/L$ 的 T-ALL；获完全缓解时间超过 4～6 周，完全缓解后 MRD 偏高，在巩固维持期持续存在或仍不断增加。

4. 急性淋巴细胞白血病的治疗基本诱导缓解方案是 VDLP 方案，维持治疗以 6- 巯基嘌呤、甲氨蝶呤为基本药物。

5. 髓外白血病的防治 以中枢神经系统白血病（CNL）的防治最重要。CNL 可发生于白血病的活动期或完全缓解期，多采用化疗药物联合颅脑照射的治疗方法。

6. 化学治疗结果 治疗目的是达到完全缓解并延长生存期。

（1）完全缓解（CR）：经过化疗骨髓抑制期后，白血病细胞明显减少，白血病的症状、体征完全消失，血象和骨髓象基本恢复正常，血象血红蛋白 $≥100g/L$（男性）或 $≥90g/L$（女性、儿童），中性粒细胞绝对值 $≥1.5×10^9/L$，血小板 $≥100×10^9/L$，外周血中无白血病细胞；骨髓象原粒细胞＋早幼粒细胞 $≤5\%$，红细胞及巨核细胞正常。

（2）部分缓解：介于完全缓解与未缓解之间。

（3）未缓解：骨髓象原始细胞超过 20%。

（三）预防

急性白血病的发病与遗传有一定的相关性，因此，预防应以环境因素为主。

1. 避免感染人类T淋巴细胞病毒Ⅰ型。
2. 日常生活及工作中尽量避免接触各种辐射。
3. 苯以及含有苯的有机溶剂是化学性致白血病的重要因素，工作中如接触此类物质应加以严格防护。
4. 氯霉素、保泰松、抗肿瘤药物中烷化剂和拓扑异构酶Ⅱ抑制剂等，被公认为有致白血病的作用，应尽量避免使用这些药物。
5. 某些血液病最终可能发展为白血病，包括骨髓增生异常综合征、淋巴瘤、多发性骨髓瘤、阵发性睡眠性血红蛋白尿症等，应积极治疗这些原发病，防治因此而发生的免疫功能紊乱。

[常考考点] 化学治疗是当前主要的治疗措施；骨髓移植是当前将白血病完全治愈最有希望的措施。

【知识纵横比较】

再生障碍性贫血和白血病的鉴别

鉴别要点	再生障碍性贫血	白血病
机制	造血功能障碍	白血病细胞恶性克隆性增生
白细胞计数	减少	增多
血红蛋白	减少	减少
血小板	减少	减少
临床表现	进行性贫血、出血及感染	发热，感染，出血，贫血
肝脾淋巴结	不大	增大
骨髓象	骨髓小粒很少，脂肪滴显著增多，骨髓有核细胞量少，幼红细胞、粒系细胞及巨核细胞均明显减少或无；淋巴细胞、浆细胞、组织嗜碱细胞等非造血细胞相对增多	骨髓增生明显活跃或极度活跃，原始细胞等于或超过全部骨髓有核细胞的30%。正常造血细胞严重受抑制，正常幼红细胞及巨核细胞减少。白血病性原始细胞形态有异常改变
治疗用药	NSAA首选雄激素；SAA主要应用抗胸腺细胞球蛋白及抗淋巴细胞球蛋白	化学治疗是当前主要的治疗措施；骨髓移植是当前完全治愈白血病最有希望的措施

细目五　慢性髓细胞白血病

【考点突破攻略】

要点一　概述

慢性髓细胞白血病（CML）是慢性白血病最多见的临床类型，是一种发生在造血干细胞的恶性骨髓增殖性血液系统疾病。患者年龄以45～50岁居多，男性多于女性。患者外周血粒细胞显著增多，受累细胞中可见Ph染色体，病程进展较缓慢，多数患者因急性变而死亡。

要点二　临床表现

CML起病缓慢，自发病到就诊时间多在半年至1年。早期多无明显症状，有些患者常因其他原因就医或体检时无意中发现。临床可有低热、出汗及消瘦等代谢亢进表现，患者常伴有左上腹坠痛或食后饱胀感，发热、贫血及出血均不多见。

脾脏肿大是本病的主要体征。在CML早期多数可触及脾脏，晚期几乎都有巨脾肿大，甚至有巨脾、脾栓塞、脾出血及脾周围炎等并发症较其他类型白血病多见。约半数患者有肝大。部分患者有胸骨中下段压痛。CML慢性期一般为1～4年，以后逐渐进入加速期及急变期。

要点三　实验室检查

1. 血液一般检查　白细胞计数明显增多为CML特征，可高达（100.0～800.0）×10^9/L。白细胞分类可见到各发育阶段的粒系细胞。原粒和早幼粒细胞很少，主要是中幼粒以下各阶段细胞。嗜酸及嗜碱粒细胞均增高。血象的多样化为

CML 的特点。早期红细胞和血小板均正常,部分患者血小板计数增高。

2. 骨髓象 骨髓中有核细胞显著增多,以粒系为主,主要为中、晚幼粒细胞及杆状核细胞,原粒细胞不超过 10%。嗜酸和嗜碱细胞增多。红系细胞少,粒、红比例增高。巨核细胞增多或正常,晚期减少。

3. 中性粒细胞碱性磷酸酶(NAP)测定 多数 CML 患者 NAP 缺如或降低,完全缓解时可恢复正常,复发时又下降。该检查指标有助于区别类白血病反应及其他骨髓增生性疾病。

4. 细胞遗传学检查 95% 以上患者的受累细胞中有 Ph 染色体,t(9;22)(q34;q11),9 号染色体长臂上 C-abl 原癌基因异位至 22 号染色体长臂的断裂点集中区(bcr),形成 BCR-ABL 融合基因。Ph 染色体阴性者比阳性者预后差。

[常考考点] 慢性髓细胞白血病血象和骨髓象的变化特征。

要点四 诊断与鉴别诊断

(一)诊断
对于不明原因持续性外周血白细胞明显升高者,均应进行肝脾检查及骨髓检查。一般根据典型血象及骨髓象改变、脾肿大等不难做出诊断。对早期诊断困难或不典型的患者,应进行 Ph 染色体、BCR-ABL 融合基因检查。

(二)鉴别诊断
1. 类白血病反应 常并发于严重感染、恶性肿瘤等基础疾病;外周血白细胞很少超过 $50.0\times10^9/L$,中性粒细胞胞浆中有中毒颗粒和空泡;NAP 呈强阳性;Ph 染色体及 BCR-ABL 融合基因阴性;原发病控制后血象可恢复正常。

2. 其他骨髓增生性疾病 如真性红细胞增多症、原发性血小板增多症及原发性骨髓纤维化,增生的主要细胞类型不同,Ph 染色体及 BCR-ABL 融合基因阴性,而 NAP 增高。

3. 骨髓纤维化 一般白细胞计数比 CML 低,大多不超过 $30.0\times10^9/L$,血液中幼稚粒细胞百分数较低,NAP 阳性,红细胞异形较明显,泪滴形红细胞多见;骨髓活检示纤维组织增生较明显;Ph 染色体及 BCR-ABL 融合基因阴性。

[常考考点] 慢性髓细胞白血病与类白血病反应的鉴别。

要点五 病情评估

CML 根据其病程及临床表现分为慢性期、加速期、急变期。慢性期对化疗敏感者病情可稳定数年甚至 10 年以上,一旦进入急变期,死亡风险显著增加。

1. 慢性期 一般持续 1~4 年,部分患者可稳定达 10 年以上,此期对化疗有效。如无有效治疗,则常死于并发症。该期患者外周血白细胞常在 $(20.0\sim100.0)\times10^9/L$,血涂片可见各阶段粒细胞,以中性中幼、晚幼和杆状核粒细胞为主,原始细胞低于 10%,血小板可正常或增多,晚期出现贫血。95% 以上的 CML 细胞中出现 Ph 染色体及 BCR-ABL 融合基因。血清尿酸水平显著升高。

2. 加速期 出现不明原因发热、贫血,出血加重;脾脏进行性肿大;血小板进行性降低或增高;外周血嗜碱粒细胞明显增多,超过 20%;原始细胞在血中或骨髓中超过 10%;出现 Ph 以外的染色体异常。加速期可维持数月至数年,对通常化疗抗药。

3. 急变期 为 CML 的终末期。此期临床表现同急性白血病,具备下列之一者即可诊断:原粒细胞或原淋+幼淋,或原单+幼单在外周血或骨髓中 ≥ 30%;骨髓中原始粒+早幼粒细胞 ≥ 50%;有髓外原始细胞浸润。CML 多数为急粒变,少数可急淋变或急单核变。急性变预后差,患者可在数月内发生死亡。

[常考考点] CML 分为慢性期、加速期、急变期。

要点六 治疗与预防

(一)治疗
CML 的治疗重点应放在慢性期的早期,有效阻止疾病的转期,力争在细胞遗传学及分子生物学水平得到缓解。

1. 分子靶向治疗 伊马替尼为第一代酪氨酸激酶抑制剂,可以有效阻止 BCR-ABL 融合基因阳性的细胞增殖,患者完全细胞遗传学缓解率高达 92%,10 年总生存率为 84%。尼洛替尼、达沙替尼为第二代酪氨酸激酶抑制剂,治疗 CML 能获得更快更好的疗效,已逐渐成为治疗 CML-CP 的一线药物。

2. 化学治疗 羟基脲为周期特异性抑制 DNA 合成药物,起效快,但持续时间较短,用药后 2~3 天,白细胞即下降,停药后很快回升。此药副作用较少,单独使用仅限于高龄患者或有合并症、不能耐受酪氨酸激酶抑制剂的患者。

3. 干扰素 用于不适合酪氨酸激酶抑制剂和造血干细胞移植的患者,联合小剂量阿糖胞苷治疗,有效者 10 年生存率约70%，半数治疗有效的患者可长期存活。

4. 造血干细胞移植 异基因造血干细胞移植是根治 CML 的方法。但在 CML 慢性期不作为一线治疗。

（二）预防

针对与白血病发病相关的致病因素进行预防，包括避免 HTLV-1 病毒感染，避免自然界及医学相关的电离辐射，接触含苯化学物质时加强防护措施等。

［常考考点］异基因造血干细胞移植是根治 CML 的方法。分子靶向治疗和化学治疗的常用药物及适应证。

细目六　白细胞减少症

【考点突破攻略】

要点一　概述

白细胞减少症是指由多种原因引起的周围血白细胞持续低于 $4.0×10^9$/L 的一组综合征。近年来白细胞减少症发病增多。

要点二　病因与发病机制

骨髓中生长的粒细胞系，来自粒-巨噬细胞系干细胞。原粒、早幼粒及中幼粒细胞均具有分裂能力，属骨髓分裂池。晚幼粒细胞不再分裂，发育成熟至分叶核，积聚于骨髓中等待释放，属骨髓贮备池。释放入血液的粒细胞半数随循环血液流动称为循环池，另一半滞留于小血管壁称为边缘池，两者可互相转换，保持动态平衡。粒细胞在血液中存留 6～12 小时后进入组织，行使其吞噬细菌及异物等功能。

1. 粒细胞生成减少、成熟障碍 各种放射物质、化学毒物（如苯）、抗肿瘤药及其他化学药物、感染某些细菌及病毒（肝炎病毒）等，均可导致幼粒细胞 DNA 或 RNA 合成障碍，直接抑制粒细胞增殖；白血病及恶性肿瘤骨髓转移，营养不良等可影响粒细胞的生成和成熟；良性家族性粒细胞减少症、周期性粒细胞减少症也属生成减少类型。

2. 粒细胞破坏过多 粒细胞破坏超过骨髓代偿能力发生粒细胞减少，见于严重脓毒症、慢性炎症、脾功能亢进症、结缔组织疾病和药物所致免疫性粒细胞减少症。引起免疫性粒细胞减少的常见药物是氨基比林。药物引起免疫性粒细胞减少与用药剂量无关，多见于重复用药之后。

3. 粒细胞分布紊乱 血管壁上（边缘池）大量粒细胞暂时或长期滞留，以至血循环中（循环池）的粒细胞减少，称为假性粒细胞减少症，见于疟疾、异体蛋白反应及内毒素血症等。

要点三　临床表现

1. 症状 多为慢性过程，少数患者可无症状而在检查血象时被发现。多数患者有头晕、乏力、食欲减退、低热、失眠多梦、腰痛等非特异性表现。患者可有支气管炎、肺炎、肾盂肾炎等继发感染。对感染的易感性差异很大。如伴有单核细胞增多者，可无明显感染。

2. 血象 白细胞数一般为（2.0～4.0）×10^9/L，中性粒细胞百分比正常或轻度减低，淋巴细胞相对增多；粒细胞可有核左移或右移，胞浆有毒性颗粒、空泡等改变。红细胞及血小板大致正常。

3. 骨髓象 可呈代偿性增生，或增生低下，或粒细胞成熟障碍等。

［常考考点］白细胞减少症血象和骨髓象的变化特点。

要点四　诊断与鉴别诊断

1. 诊断 白细胞计数的生理变异较大，必须反复定期检查，以确定是否白细胞持续低于 $4.0×10^9$/L，必要时动态观察。骨髓检查可观察粒细胞增生程度，也可除外其他血液病。

2. 鉴别诊断 需与白细胞不增多性白血病、急性再生障碍性贫血等鉴别。

要点五　病情评估

1. 综合评估 白细胞减少症根据病因可分为先天性与获得性，其中以获得性多见。白细胞在外周血中的数量动态变化明显，经反复检测并结合病史及临床表现确定诊断。确诊后应及早对病因及发生的可能机制进行分析判断。一般而言，由生成减少途径导致的白细胞减少症，常有较严重的原发病因如电离辐射、化学毒物中毒、细胞毒药物作用、骨髓增生异常综合征等，因原发病因不易控制或去除，当患者合并感染时，病情较重而复杂，抗菌药物治疗效果不佳，预后不良。

2. 程度判断 白细胞减少往往伴有中性粒细胞减少或缺乏，根据外周血中性粒细胞计数，分为轻度、中度、重度。

（1）轻度：中性粒细胞 $\geq 1.0\times 10^9/L$，粒细胞的防御及吞噬功能基本正常，患者除原发病表现外，一般无特殊表现。

（2）中度：中性粒细胞$(0.5\sim 1.0)\times 10^9/L$，粒细胞的防御及吞噬功能下降，患者除原发病表现外，出现乏力、食欲不振等表现，机体的感染风险增加。

（3）重度：中性粒细胞低于 $0.5\times 10^9/L$，粒细胞的防御及吞噬功能显著降低，患者除原发病表现外，出现无力、头晕、精神不振，机体的感染风险极大，常有呼吸系统、泌尿系统、皮肤黏膜等感染，甚至发生感染性休克。

［常考考点］白细胞减少症的病情分度。

要点六 治疗与预防

1. 去除病因 理化因素引起者须立即停止接触相关物质；由感染引起者，须积极控制感染；继发其他疾病者，须积极治疗原发病等。

2. 一般治疗 劳逸结合，适当锻炼身体，增强体质。有反复感染史者须做好预防措施。对原因不明的慢性轻型患者，白细胞降低不严重、症状不明显、骨髓检查基本正常者，不需药物治疗，可随访观察，多数可呈良性经过。

3. 控制感染 如有感染，应尽早使用抗菌药物，并争取在用药前留取感染灶分泌物、痰、血、大小便进行培养和药敏试验，以指导治疗。若致病菌尚不明确，可根据病史、病情、感染来源选用抗菌药物，一般以广谱抗菌药物为宜。应多采用抗菌效力不依赖粒细胞数的抗菌药物如羧苄西林与氨基糖苷类抗生素（如阿米卡星、妥布霉素）或氧氟沙星等联合使用。严重感染者应选用第三代头孢菌素。治疗中应重复细菌培养，及时调整用药，并注意控制厌氧菌及霉菌感染。

4. 糖皮质激素 可使粒细胞的释放增加，但抑制免疫反应，掩盖感染征象，对免疫性粒细胞缺乏症有一定疗效，仅用于全身衰竭或中毒性休克患者的短期治疗。使用时须同时并用足量广谱抗菌药物，防止感染扩散。常用氢化可的松静脉滴注，待白细胞回升、体温下降后，逐渐减量至停药。

5. 促进粒细胞生成药物 重组人集落刺激因子可促进中性粒细胞的增殖与释放，并可增强其吞噬及趋化功能。其他药物有维生素 B_4、核苷酸、鲨肝醇、利血生等。碳酸锂有刺激骨髓生成粒细胞作用，临床效果较肯定，有肾脏病者慎用。以上药物一般可选用 1~2 种，治疗观察 3~4 周，如无效，可换用另一组药物，部分患者近期疗效尚好，但停药后多数复发。

6. 预防

（1）通过病因防治，阻止白细胞减少症的发生，控制病情。白细胞减少症除先天性外，均可查明病因，包括电离辐射、接触有毒化学物质、应用细胞毒药物、患有影响白细胞成熟与释放、增加与消耗白细胞的原发病。因此，预防白细胞减少症，应从致病因素入手，绝大多数获得性白细胞减少症可通过病因预防与治疗，防止疾病的发生，控制与缓解临床症状，恢复白细胞水平。

（2）对于已确诊的白细胞减少症，尤其是发展到粒细胞缺乏症阶段的患者，严格防止各种感染，是阻止患者病情加重、防止发生不良预后的重要措施。

细目七 原发免疫性血小板减少症

【考点突破攻略】

要点一 概述

原发免疫性血小板减少症（ITP）又称特发性血小板减少性紫癜，是一组免疫介导的血小板过度破坏所致的出血性疾病，以广泛皮肤、黏膜及内脏出血，血小板减少，骨髓巨核细胞发育成熟障碍，血小板生存时间缩短及血小板膜糖蛋白特异性自身抗体出现等为特征，是最常见的血小板减少性紫癜，发病率为 5/10 万~10/10 万人口，65 岁以上老年发病率有升高趋势。临床上分为急、慢性两类。急性多见于儿童，常具有自限性；慢性以青年女性多见，很少有患者自发性缓解。

要点二 病因

1. 免疫因素 50%～70%的ITP患者血浆和血小板表面可检测到血小板膜糖蛋白特异性自身抗体（PAIg）。PAIg与血小板结合，使血小板破坏增多，同时具有抗巨核细胞的作用，致使巨核细胞成熟障碍，血小板生成减少。目前认为自身抗体致敏的血小板被单核-巨噬细胞系统过度吞噬破坏是ITP发病的主要机制。

2. 感染 细菌或病毒感染与ITP发病密切相关。多数急性ITP患者在发病前2周左右有上呼吸道感染史；血中抗病毒抗体或免疫复合物浓度与血小板计数及寿命呈负相关；慢性ITP患者，常因感染而病情加重。

3. 脾功能的作用 脾是ITP产生PAIg的主要场所，同时使巨噬细胞介导的血小板破坏增多。

4. 其他因素 慢性ITP多见于育龄妇女，雌激素可能有抑制血小板生成和（或）增强单核巨噬细胞系统对与抗体结合之血小板吞噬的作用，促进血小板破坏。另外，毛细血管通透性增加可能与ITP患者的出血倾向有关。

要点三 临床表现

（一）急性型

以儿童为多见，男女发病率相近。颅内出血是主要的死亡原因。急性型可呈自限性，或经积极治疗，常在数周内逐渐恢复或痊愈。少数患者可迁延半年以上，亦可演变为慢性。

1. 起病方式 多数患者发病前1～2周有上呼吸道等感染史，特别是病毒感染史。起病急骤，部分患者可有畏寒、寒战、发热。

2. 出血

（1）皮肤、黏膜出血：全身皮肤瘀点、紫癜、瘀斑，严重者可有血肿形成。鼻出血、牙龈出血、口腔黏膜出血常见，损伤及注射部位可渗血不止或形成大小不等的瘀斑。

（2）内脏出血：当血小板低于20×10^9/L时，可出现内脏出血，表现为呕血与黑便、咯血、尿血、阴道出血等，颅内出血可致剧烈头痛、意识障碍、瘫痪及抽搐等。

（3）其他：出血量过大，可出现程度不等的贫血、血压降低甚至失血性休克。

（二）慢性型

较为常见，多见于青年女性，起病缓慢，出血症状亦轻。患者脾脏可有轻度肿大。出血量多或持续时间较长常引起贫血。该型患者自发缓解较少。

1. 起病方式 起病隐匿，多在常规查血时偶然发现。

2. 出血倾向 多数较轻而局限，但易反复发生。表现为皮肤、黏膜出血，如瘀点、紫癜、瘀斑及外伤后出血不止等。鼻出血、牙龈出血亦很常见。严重内脏出血较少见，女性患者多以月经量过多为主要表现。持续发作者，血小板往往多年持续减少；反复发作者，每次发作常持续数周或数月。患者病情可因感染等而骤然加重，出现广泛、严重的皮肤黏膜及内脏出血。

3. 其他 长期月经量过多可出现失血性贫血。病程半年以上者，部分可出现轻度脾肿大。

要点四 实验室检查

1. 血象 急性型发作期血小板计数常低于20×10^9/L，慢性型常在$(30～80)\times10^9$/L，偶见血小板形态异常如体积增大、颗粒减少、染色过深。贫血程度与出血有关。白细胞计数正常或稍高。90%以上的患者血小板生存时间明显缩短。

2. 出凝血检查 出血时间延长；血块退缩不良；毛细血管脆性试验阳性；凝血时间正常；血小板寿命明显缩短。

3. 骨髓象 ①急性型骨髓巨核细胞数量轻度增加或正常，慢性型骨髓象中巨核细胞显著增加；②巨核细胞发育成熟障碍，急性型者尤为明显，表现为巨核细胞体积变小，胞质内颗粒减少，幼稚巨核细胞增加；③有血小板形成的巨核细胞显著减少（低于30%）；④红系及粒、单核系正常。

4. 免疫学检测 80%以上患者可检出血小板相关抗体（PAIgG、IgM）及相关补体（PAC$_3$）。

要点五 诊断与鉴别诊断

1. 诊断要点 ①广泛出血累及皮肤、黏膜及内脏。②多次检查血小板计数减少。③脾不肿大或轻度肿大。④骨髓巨核细胞数增多或正常，有成熟障碍。⑤并具备下列5项中任何1项：泼尼松治疗有效；脾切除术治疗有效；血PAIg阳性；血PAC$_3$阳性；血小板寿命测定缩短。⑥排除继发性血小板减少症。

[常考考点] 原发免疫性血小板减少症（ITP）的诊断要点。

2. 鉴别诊断　确诊时需排除继发性血小板减少症，如再生障碍性贫血、脾功能亢进症、骨髓增生异常综合征、白血病、系统性红斑狼疮、药物性免疫性血小板减少等。

要点六　病情评估

1. 根据患者年龄、起病缓急及是否有感染前驱病史，确定是急性型还是慢性型　急性型多见于少年儿童，起病急骤，如患者出现快速血小板减少，易发生内脏出血尤其是颅内出血，死亡风险高。慢性型一般起病缓慢，病程长，可反复出现皮肤黏膜出血症状，内脏出血少见，但患者可因感染等而骤然加重，出现广泛严重的皮肤黏膜及内脏出血，危及生命。

2. 根据血小板计数水平评估出血及预后　无论急性型还是慢性型患者，当血小板计数低于 $20×10^9/L$ 时，可出现内脏出血，尤其是脑出血及蛛网膜下腔出血，应严格卧床，避免外伤，积极进行糖皮质激素、输注血小板等治疗，降低死亡率。

要点七　治疗与预防

1. 一般治疗　出血症状严重者，应卧床休息，防止创伤，避免使用可能引起血小板减少的药物。

2. 糖皮质激素　为首选的治疗药物，适用于急性型和慢性型发作期。其机制：①抑制抗原抗体反应；②抑制单核巨噬细胞系统，特别是脾脏的巨噬细胞对血小板的吞噬破坏；③降低毛细血管通透性；④刺激骨髓造血及血小板向外周血释放。本病对各种糖皮质激素制剂的疗效近似。病情严重者可用甲泼尼龙、氢化可的松或地塞米松短期静脉滴注，严重出血者可适当增加剂量，病情改善、血小板回升后再经 2~3 周可逐渐减量。急性型 4~8 周为一疗程，大剂量疗法不宜超过 2 周；慢性型常需小剂量维持 4~6 个月。该药对复发患者仍然有效。

3. 免疫抑制剂　对糖皮质激素疗效不佳且不愿切脾或脾切除术后疗效不佳者，可单一应用免疫抑制剂治疗，也可与小剂量糖皮质激素合用。常用长春新碱、环磷酰胺、硫唑嘌呤、环孢素等。免疫抑制剂疗程 4~6 周。病情缓解后即逐渐减量，一般维持 3~6 个月。免疫抑制剂治疗本病，近期疗效尚好，但停药后仍易复发，且有抑制造血功能的不良反应。

4. 脾切除术　是慢性型患者重要的治疗方法。其机制在于减少血小板抗体的产生，消除血小板的破坏场所。脾切除的缓解率可达 75%~90%，但有部分病例复发，故不作为首选方法。脾切除术的适应证：①经糖皮质激素治疗 3~6 个月无效；②对糖皮质激素疗效较差，或减少剂量即易复发；③对糖皮质激素有禁忌者；④放射性核素标记血小板输入体内后，脾区的放射指数较高者。手术中切除副脾者疗效可能更好。一般认为脾切除后血小板数持续正常达半年以上者为治愈。

5. 其他治疗　①达那唑：可通过免疫调节与抗雌激素作用，使抗体产生减少，提高血小板数，可与糖皮质激素合用。②输新鲜血液：有较好的止血作用，也可输血小板悬液。反复输血易产生同种抗体，加速破坏血小板。因此，血小板悬液仅适用于危重出血患者的抢救及脾切除术前准备或术中应用。③大剂量球蛋白：可抑制自身抗体的产生，适用于急性严重出血的难治病例。④血浆置换：适用于急性型，目的在于短期内大量减少血小板抗体。

6. 急性情况的处理　ITP 患者的急性情况包括：①血小板低于 $20×10^9/L$；②出血严重、广泛；③疑有或已发生颅内出血；④近期将实施手术或分娩。

（1）输注血小板：成人每次 10~20 单位（从 200mL 循环血中单采所得的血小板为 1 单位血小板），根据病情可重复使用，尽量使用单采血小板。

（2）静脉注射免疫球蛋白：可封闭单核-巨噬细胞 Fc 受体、中和抗体及调节免疫。0.4g/kg，静脉滴注，4~5 日为一疗程。

（3）应用甲泼尼龙：通过抑制单核巨噬细胞系统而发挥治疗作用。大剂量使用，每日 1g，静脉注射。

（4）血浆置换：有一定的救治疗效。

7. 预防

（1）预防发病：目前认为自身抗体致敏的血小板被单核巨噬细胞系统过度吞噬破坏是 ITP 发病的主要机制，而自身抗体的形成机制复杂，与病毒感染、脾功能亢进等有关。ITP 发病的预防，应以改善个体过敏体质，增强体质，减少各种感染尤其是急性上呼吸道病毒感染为主。

（2）预防出血：对于已经确诊的患者，动态随访血小板水平及各种出血的表现，进行个体化药物治疗。发现血小板低于 $20×10^9/L$ 的患者，必须住院治疗，给予及时规范的药物治疗及血小板输注治疗，防治内脏出血。

[常考考点] 糖皮质激素为 ITP 首选的治疗药物。脾切除术的适应证。

细目八 骨髓增生异常综合征

【考点突破攻略】

要点一 概述

骨髓增生异常综合征（MDS）是一组起源于造血干细胞，以病态造血及高风险向急细胞白血病转化为特征的血液病。任何年龄的人群均可发病，约 80% 患者超过 60 岁；男女均可发病。

要点二 病因

原发性 MDS 的病因尚不明确，继发性 MDS 见于烷化剂、放射线、有机毒物等密切接触者。MDS 是起源于造血干细胞的克隆性疾病，异常克隆细胞在骨髓中分化、成熟障碍，出现病态造血，在骨髓原位或释放入血后不久被破坏，导致无效造血。部分 MDS 患者可发现有原癌基因突变或染色体异常，这些异常也参与 MDS 的发生和发展。

要点三 临床表现

几乎所有的 MDS 患者有贫血症状，表现为乏力、疲倦、活动后心悸气短，半数以上的患者有中性粒细胞减少。由于同时存在中性粒细胞功能低下，因此，患者容易发生各种感染，约 20% 的 MDS 死于感染。40%～60% 的 MDS 患者有血小板减少，随着疾病进展可出现进行性血小板减少。

临床类型不同，临床表现也有差异。难治性贫血及环形铁幼粒细胞性难治性贫血患者多以贫血为主要表现，临床进展缓慢，中位生存期 3～6 年，白血病转化率 5%～15%。难治性贫血伴原始细胞增多和难治性贫血伴原始细胞增多转变型患者多以全血细胞减少为主，贫血、出血及感染表现均常见，可伴有脾肿大，病情进展快，中位生存期难治性贫血伴原始细胞增多为 12 个月，难治性贫血伴原始细胞增多转变型为 5 个月。白血病转化率难治性贫血伴原始细胞增多为 40%，难治性贫血伴原始细胞增多转变型为 60%。

慢性粒-单核细胞性白血病类型的患者临床以贫血为主，可有感染和出血表现，脾肿大常见，中位生存期约 20 个月，约 30% 转变为急性髓细胞白血病。

要点四 实验室检查

1. 血象和骨髓象检查 持续性全血细胞减少，一系减少少见，多为红细胞减少，Hb < 100g/L，中性粒细胞 ≤ $1.8×10^9$/L，血小板 < $100×10^9$/L。骨髓增生度多在活跃以上，1/3～1/2 患者达明显活跃以上，少部分呈增生减低。多数 MDS 患者出现两系以上病态造血。

2. 细胞遗传学检查 40%～70% 的 MDS 患者有克隆性染色体核型异常，多为缺失性改变，以 +8、$-5/5q^-$、$-7/7q^-$、$20q^-$ 最为常见。

3. 病理检查 骨髓病理活检 MDS 患者在骨小梁旁区及间区出现 3～5 个或更多的呈簇状分布的原粒和早幼粒细胞，可了解骨髓内细胞增生程度、巨核细胞数量、骨髓纤维化程度等重要信息。

4. 免疫学检查 可检测到骨髓细胞表型发生异常，有助于鉴别低危的 MDS 与非克隆性血细胞减少症。

5. 分子生物学检测 多数 MDS 患者骨髓细胞中可检出体细胞性基因突变，有助于 MDS 的诊断及对预后的评估。

[常考考点] MDS 血象和骨髓象的特征性改变。

要点五 诊断与鉴别诊断

（一）诊断

MDS 的诊断尚无"金标准"，目前仍以排除法进行诊断。根据患者血细胞减少和相应的症状，及病态造血、细胞遗传学异常、病理学改变等，诊断不难确立。虽然病态造血是 MDS 的特征，但有病态造血不等于就是 MDS，应进行鉴别诊断。

（二）鉴别诊断

1. 再生障碍性贫血 MDS 常需与慢性再生障碍贫血鉴别。MDS 患者的网织红细胞可正常或升高，外周血可见到有核红细胞，骨髓病态造血明显，早期细胞比例不低或增加，染色体异常，而慢性再生障碍性贫血无上述异常改变。

2. 阵发性睡眠性血红蛋白尿症 可出现全血细胞减少和病态造血，但阵发性睡眠性血红蛋白尿症检测可发现 CD_{55}^+、CD_{59}^+ 细胞减少，有 Ham 试验阳性及血管内溶血的改变。

3. 巨幼细胞性贫血 MDS 患者细胞病态造血可见巨幼样变，易与巨幼细胞性贫血混淆，但后者是由于叶酸、维生素 B_{12} 缺乏所致，补充后可纠正贫血。而 MDS 患者的叶酸、维生素 B_{12} 不低，叶酸、维生素 B_{12} 治疗无效。

4. 慢性髓细胞白血病（CML） CML 的 Ph 染色体、BCR-ABL 融合基因检测为阳性，而 MDS 分类中慢性粒-单核细胞性白血病则为阴性。

[常考考点] MDS 与再生障碍性贫血的鉴别。

要点六 病情评估

1. 分型 法美英协作组（FAB）组根据 MDS 患者外周血、骨髓中的原始细胞比例、形态学改变及单核细胞数量，将 MDS 分为 5 型，即难治性贫血（RA）、环形铁粒幼细胞性难治性贫血（RAS）、难治性贫血伴原始细胞增多（RAEB）、难治性贫血伴原始细胞增多转变型（RAEB-t）及慢性粒-单核细胞白血病（CMML）。

WHO 的分型标准认为，骨髓原始细胞达 20% 即为急性髓细胞白血病，将 RAEB-t 归为急性髓细胞白血病（AML），并将 CMML 归为 MDS/MPD（骨髓增生异常综合征/骨髓增殖性疾病），保留了 FAB 的 RA、RAS、RAEB。并且将 RA 或 RAS 中伴有两系或三系增生异常者单独列为难治性细胞减少伴多系增生异常（RCMD）。将仅有 5 号染色体长臂缺失的 RA 独立为 5q- 综合征；还新增加了 MDS 未能分类（u-MDS）。

目前临床上 MDS 分型结合 FAB 和 WHO 标准联合应用。

2. 危险度 MDS 国际预后积分系统（IPSS）依据患者血中性粒细胞绝对值、患者血红蛋白量、患者血小板数量、骨髓原始细胞百分比及细胞遗传学共五项指标进行积分评估，每项分值分别为 0、0.5、1、1.5、2、3、4 分，情况越差得分越高，将 MDS 分为极低危、低危、中危、高危、极高危，评价患者预后，指导治疗。

极低危：积分 ≤ 1.5 分；低危：1.5 分 < 积分 ≤ 3 分；中危：3 分 < 积分 ≤ 4.5 分；高危：4.5 分 < 积分 ≤ 6 分；极高危：积分 > 6 分。

要点七 治疗与预防

（一）治疗

MDS 尚无满意的治疗方法，对于低危患者治疗主要是改善造血功能，提高生活质量，采用支持治疗、促进造血、诱导分化和生物反应调节剂等治疗，中高危 MDS 患者以改善病情提高存活率为主，应用联合化疗方案和造血干细胞移植。

1. 支持治疗 对于严重贫血和有出血症状的患者，选择成分输血，可输注红细胞悬液和血小板。粒细胞减少和缺乏者应注意防治感染。反复输血治疗的患者应注意配合祛铁治疗。

2. 促造血治疗 能使部分患者改善造血功能，可使用雄激素如司坦唑醇、11-庚酸睾丸酮等，造血生长因子如促红细胞生成素等。

3. 应用生物反应调节剂 部分病患者可应用沙利度胺或来那度胺治疗，沙利度胺及其衍生物对 5q- 综合征有较好疗效。少数低危的患者可应用环孢素治疗。

4. 去甲基化药物 MDS 抑癌基因启动子存在 DNA 高度甲基化，可以导致基因缄默，去甲基化药物阿扎胞苷及地西他滨能够减少患者的输血量，提高生活质量，延迟患者向急性髓细胞白血病转化。

5. 联合化疗 对于脏器功能及一般情况良好的 MDS 患者，可考虑联合化疗，如蒽环类抗生素联合阿糖胞苷，预激化疗，或联合去甲基化药物，部分患者能获一段缓解期。MDS 化疗后因骨髓抑制期长，应注意加强支持治疗和预防感染措施。

6. 异基因造血干细胞移植 为目前唯一有治愈 MDS 可能性的治疗方法。高危患者，尤其是年轻、原始细胞增多和伴有预后不良染色体核型者首先应考虑是否移植；低危患者既往较少移植，药物治疗无效、输血依赖者，也可在祛铁治疗后考虑移植。

（二）预防

原发性 MDS 因病因尚不清楚，无明确的预防措施；继发性 MDS 发病与接触烷化剂、放射线、有机毒物等有关，因此，生活及工作中应注意避免接触上述物质，环境中不可避免出现上述物质时，应加以科学防护。

[常考考点] 异基因造血干细胞移植为目前唯一有治愈 MDS 可能性的治疗方法。

【例题实战模拟】

A1 型题

1. 成人缺铁性贫血的主要原因
   A. 需铁量增加　B. 摄入不足　C. 慢性失血　D. 铁吸收不良　E. 骨髓造血异常

2. 再生障碍性贫血的细胞型是
   A. 正常红细胞型　B. 大细胞型　C. 小细胞型　D. 靶形红细胞　E. 变形红细胞

3. 雄激素最适合治疗
   A. 缺铁性贫血　　　　　　B. 海洋性贫血　　　　　　C. 慢性感染性贫血
   D. 铁粒幼红细胞贫血　　　E. 再生障碍性贫血

4. 有助于再障与急性白血病鉴别的是
   A. 感染发热　B. 皮肤黏膜出血　C. 贫血苍白　D. 胸骨压痛　E. 网织红细胞减少

5. 白细胞减少症出现在
   A. 粒细胞减少　　　　　　B. 红细胞减少　　　　　　C. 淋巴细胞减少
   D. 血小板减少　　　　　　E. 网织红细胞减少

6. 血小板减少可出现的临床表现是
   A. 进行性贫血　B. 皮肤、鼻腔等处发生坏死性溃疡　C. 皮肤、黏膜出血
   D. 频繁性呕吐　E. 胸骨压痛

A2 型题

7. 患者，女性，因皮肤瘀斑，月经量多就诊，经检查是血小板减少性紫癜。其引起发病的主要原因是
   A. 免疫因素　B. 感染　C. 脾脏因素　D. 肝脏因素　E. 血小板因素

8. 患者，女，20 岁。四肢、皮肤反复出现紫斑 1 年。检查：肝、脾不大，轻度贫血，血小板 60×10^9/L，骨髓颗粒型巨核细胞比例增加。其诊断是
   A. 急性白血病　　　　　　B. 再生障碍性贫血　　　　C. 脾功能亢进
   D. 过敏性紫癜　　　　　　E. 特发性血小板减少性紫癜

【参考答案】

1.C　2.A　3.E　4.D　5.A　6.C　7.A　8.E

第六单元　内分泌与代谢疾病

细目一　甲状腺功能亢进症

【考点突破攻略】

要点一　概述

甲状腺毒症是指循环血液中甲状腺激素过多，引起以神经、循环、消化等系统兴奋性增高和代谢亢进为主要表现的一组临床综合征。根据甲状腺的功能状态，甲状腺毒症可分为甲状腺功能亢进类型和非甲状腺功能亢进类型。甲状腺功能亢进症（简称甲亢），是指甲状腺腺体本身产生甲状腺激素过多而引起的甲状腺毒症，其病因主要是弥漫性毒性甲状腺肿（Graves 病，GD）、多结节性毒性甲状腺肿和甲状腺自主高功能腺瘤。其中 GD 是甲状腺功能亢进症的最常见病因，约占全部甲亢的 80%～85%。我国患病率约 1.2%，女性发病显著高于男性，女男之比为 4:1～6:1，高发年龄为 20～50 岁。本节主要介绍 Graves 病。

要点二 病因与发病机制

Graves 病为器官特异性自身免疫病。以遗传易感为背景，在环境因素作用下产生自身免疫反应，出现针对甲状腺细胞 TSH 受体的特异性自身抗体，不断刺激甲状腺细胞增生和甲状腺激素合成、分泌增加而致 Graves 病。

1. 遗传因素 GD 有显著的遗传倾向，目前发现它与组织相容性复合体（MHC）基因相关。

2. 自身免疫 GD 患者的血清中存在针对甲状腺细胞 TSH 受体的特异性自身抗体，称为 TSH 受体抗体（TRAb）。TRAb 有两种类型，即 TSH 受体刺激性抗体（TSAb）和 TSH 受体刺激阻断性抗体（TSBAb）。TSAb 与 TSH 受体结合，激活腺苷酸环化酶信号系统，导致甲状腺细胞增生和甲状腺激素合成、分泌增加。TSAb 是 GD 的致病性抗体，95% 未经治疗的 GD 患者 TSAb 阳性。母体的 TSAb 也可以通过胎盘，导致胎儿或新生儿发生甲亢。

3. 环境因素 可能参与 GD 的发生，如细菌感染、性激素、应激等都对本病的发生和发展有影响。

4. Graves 眼病（GO）的发生机制 GO 的病理基础是在眶后组织浸润的淋巴细胞分泌细胞因子（干扰素-γ等）刺激成纤维细胞分泌黏多糖，堆积在眼外肌和眶后组织，导致突眼和眼外肌纤维化。

要点三 临床表现

（一）甲状腺毒症表现

1. 高代谢综合征 表现为怕热多汗、皮肤潮湿、低热、多食善饥、体重锐减和疲乏无力。糖耐量减低或加重糖尿病，血总胆固醇降低。

2. 精神神经系统 表现为神经过敏、多言好动、烦躁易怒、失眠不安、注意力不集中、记忆力减退、手和眼睑震颤、腱反射亢进，甚至有幻想、躁狂症或精神分裂症的表现，偶尔表现为寡言抑郁、淡漠。

3. 心血管系统 表现为心悸、气短、胸闷等。体征有：①心动过速，常为窦性，休息和睡眠时心率仍快；②第一心音亢进，心尖区常有 2/6 级以下收缩期杂音；③收缩压升高，舒张压降低，脉压增大，可见周围血管征；④心脏肥大和心力衰竭；⑤心律失常，以心房颤动、房性早搏等房性心律失常多见。

4. 消化系统 表现为食欲亢进，稀便，排便次数增加。

5. 肌肉骨骼系统 表现为肌无力和肌肉萎缩。部分患者发生甲亢性肌病，呈进行性肌无力和肌肉萎缩，多见于近心端的肩胛和骨盆带肌群。少数可见指端粗厚、重症肌无力和骨质疏松。

6. 其他 女性患者出现月经减少或闭经，男性患者出现阳痿，偶有乳腺增生。外周血淋巴细胞增多，可伴血小板减少性紫癜。少数患者有典型的对称性黏液性水肿，局部皮肤增厚变粗，可伴继发感染和色素沉着。

（二）甲状腺肿大

双侧甲状腺弥漫性、对称性肿大，质地表现不同，多柔软，无压痛，肿大的甲状腺随吞咽而上下移动。甲状腺上下极可触及震颤，闻及血管杂音，为甲亢的特异性体征。

（三）眼征

GD 的眼部表现分为两类：一类为单纯性突眼，病因与甲状腺毒症所致的交感神经兴奋性增高有关；另一类为浸润性眼征，发生在 Graves 眼病（Graves 眶病）。有 25%～50% 的患者伴有眼征，部分患者可为单侧。

1. 单纯性突眼 ①轻度突眼：突眼度 19～20mm；② Stellwag 征：瞬目减少，炯炯发亮；③上睑挛缩，睑裂增宽；④ Von Graefe 征：双眼向下看时，由于上眼睑不能随眼球下落，显现白色巩膜；⑤ Joffroy 征：眼球向上看时，前额皮肤不能皱起；⑥ Mobius 征：双眼看近物时，眼球辐辏不良。

2. 浸润性突眼 自身免疫炎症引起眶内软组织肿胀、增生和眼肌明显病变所致。多见于成年男性，常有明显症状，如眼内异物感、眼部胀痛、畏光、流泪、复视及视力减退等。眼征较单纯性更明显，突眼度超过正常值上限 4mm，左右眼可不等（相差超过 3mm）。严重者眼睑肿胀肥厚、闭合不全，结膜充血水肿，角膜溃疡或全眼球炎，甚至失明。

（四）特殊表现

1. 甲状腺危象 甲状腺危象是甲状腺毒症急性加重的综合征，多发生于较重的甲亢未予治疗或治疗不充分的患者。主要诱因有感染、手术、创伤、精神刺激及放射性碘治疗等。临床表现为体温超过 39℃，心率增快，超过 140 次/分，烦躁不安、大汗淋漓、厌食、恶心呕吐、腹泻，继而出现虚脱、休克、嗜睡或谵妄，甚至昏迷。部分可伴有心力衰竭、肺水肿，偶有黄疸。白细胞总数及中性粒细胞常升高。血 T_3、T_4 升高，TSH 显著降低，病情轻重与血 TH 水平可不平行。

2. 淡漠型甲亢 多见于老年人，起病隐匿，全身症状明显，以纳差、乏力、消瘦、淡漠为主要表现，易发生心绞痛、心力衰竭、房颤等，高代谢表现、甲状腺肿大及眼征不明显。

3. 亚临床甲亢 患者无自觉症状，血 T_3、T_4 正常，但 TSH 显著降低，部分患者可进展为临床型甲亢。

4. 甲状腺毒症性心脏病 常表现为心力衰竭，分为两种类型：①心动过速和心脏排出量增加导致的心力衰竭，主要发生在年轻甲亢患者。心力衰竭非心脏泵衰竭所致，而是由于心脏高排出量后失代偿引起，称为"高排出量型心力衰竭"，常随甲亢控制，心功能恢复。②诱发和加重已有的或潜在的缺血性心脏病发生的心力衰竭。房颤是影响心脏功能的因素之一，多发生于老年患者，常发生心脏泵衰竭。

5. 妊娠期甲亢 妊娠期甲状腺激素结合球蛋白（TBG）增高，引起血清 TT_4 和 TT_3 增高，因此，妊娠期甲亢的诊断应依赖血清 FT_4、FT_3 和 TSH。

6. 胫前黏液性水肿 与 GO 同属于自身免疫病，见于约 5% 的 GD 患者。水肿出现在胫骨前下 1/3 部位，也见于足背、踝关节、肩部、手背或手术瘢痕处，偶见于面部，皮损大多为对称性。

要点四 实验室检查及其他检查

1. 血清甲状腺激素测定 ① TT_3 和 TT_4：TT_3 较 TT_4 更为灵敏，更能反映本病的程度与预后；② FT_3 和 FT_4：游离甲状腺激素是实现该激素生物效应的主要部分，且不受血中 TBG 浓度和结合力的影响，是诊断甲亢的首选指标。

2. TSH 测定 是反映甲状腺功能最敏感的指标，也是反映下丘脑－垂体－甲状腺轴功能，鉴别原发性与继发性甲亢的敏感指标，尤其对亚临床型甲亢和甲减的诊断具有更重要意义。测定高敏 TSH（sTSH）灵敏度更高。

3. 甲状腺自身抗体测定 TSH 受体抗体（TRAb）阳性率 75%~96%，是确定甲亢病因、诊断 GD 的指标之一。TRAb 中的 TSH 受体抑制性抗体（TSBAb）更能反映自身抗体对甲状腺细胞的刺激功能。多数患者血中可检出甲状腺球蛋白抗体（TGAb）和（或）甲状腺过氧化物酶抗体（TPOAb），如长期持续阳性，且滴度较高，则提示可能进展为自身免疫性甲减。

4. 甲状腺摄 ^{131} 碘率 主要用于甲状腺毒症的病因鉴别。甲状腺功能亢进类型的甲状腺毒症 ^{131} 碘摄取率增高，非甲状腺功能亢进类型的甲状腺毒症 ^{131} 碘摄取率减低。

5. 其他检查 超声、CT、MRI 等有助于甲状腺、异位甲状腺肿和球后病变性质的诊断。放射性核素扫描有助于诊断甲状腺自主高功能腺瘤。

要点五 诊断与鉴别诊断

（一）诊断

1. 甲亢的诊断 ①高代谢症状和体征；②甲状腺肿大；③血清 TT_3、FT_3、TT_4、FT_4 增高，TSH 减低。具备以上三项诊断即可成立。

2. GD 的诊断 ①甲亢诊断确立；②甲状腺弥漫性肿大（触诊和 B 超证实）；③眼球突出和其他浸润性眼征；④胫前黏液性水肿；⑤ TRAb、TSAb 阳性；⑥ TGAb、TPOAb 阳性。①②项为诊断必备条件，少数病例可以无甲状腺肿大。③~⑤项虽为诊断的辅助条件，但是 GD 甲亢诊断的重要依据。⑥项虽非本病的致病性抗体，但提示本病的自身免疫病因。

（二）鉴别诊断

1. 亚急性甲状腺炎 发病与病毒感染有关。多有发热，短期内甲状腺肿大，触之坚硬而疼痛。白细胞正常或升高，血沉增高，摄 ^{131} 碘率下降，TGAb、TPOAb 正常或轻度升高。

2. 慢性淋巴细胞性甲状腺炎 发病与自身免疫有关。多见于中年女性，甲状腺弥漫肿大，尤其是峡部肿大更为明显，质较坚实。TGAb、TPOAb 阳性，且滴度较高。B 超检查显示甲状腺内部不均匀低密度回声，核素扫描显示甲状腺功能减低，甲状腺细针穿刺可见成堆淋巴细胞。本病常可逐渐发展成甲减。

要点六 病情评估

1. 甲状腺肿大的分级 GD 患者甲状腺肿大的程度一般与病情有相关性，除老年人的淡漠型甲亢外，基本表现为甲状腺肿大越明显，功能亢进越严重。甲状腺肿大分为三度：①Ⅰ度肿大：视诊未见肿大，触诊能触及；②Ⅱ度肿大：视诊、触诊均发现肿大，但外缘在胸锁乳突肌以内；③Ⅲ度肿大：肿大的甲状腺外缘超过胸锁乳突肌外缘。

2. 根据临床表现评估病情

（1）基础代谢率：甲亢患者主要临床表现的病理基础是甲状腺激素分泌过多，导致甲状腺毒症，其中以高代谢综合征为特征，可以通过对患者基础代谢率的检测，评估病情。基础代谢率与病情呈正相关。轻度甲亢一般为 15%~30%，中度甲亢为30%～60%，重度甲亢超过60%。应结合患者的高代谢综合征表现综合判断。

（2）GO活动度评估：国际GO活动评分方法（CAS）：①自发性球后疼痛；②眼球运动时疼痛；③结膜充血；④结膜水肿；⑤肉阜肿胀；⑥眼睑水肿；⑦眼睑红斑。每项1分，CAS积分达到3分判断为疾病活动，积分越高，活动度越高。

（3）GO的病情分级及活动评分：GO欧洲研究组（EUGOGO）应用突眼度、复视和视神经损伤三个指标评估GO病情的程度：①突眼度19～20mm，复视间歇性发作，视神经诱发电位异常，视力超过9/10；②突眼度21～23mm，复视非持续性存在，视力在8/10～5/10；③突眼度超过23mm，复视持续存在，视力低于5/10。

（4）各系统严重症状的识别：各系统临床表现中以循环系统及消化系统为主。①合并甲状腺毒症心脏病时，出现心动过速、心律失常、心脏增大和心力衰竭。甲状腺毒症性心脏病的心力衰竭分为两种类型：一类是心动过速和心脏排出量增加导致的心力衰竭，主要发生在年轻甲亢患者；另一类是原有器质性心脏病被甲亢加重而诱发或加重心力衰竭，多见于老年人，预后不良。②病情严重的甲亢患者可出现肝大、肝功能异常、黄疸等严重的消化系统表现。

（5）甲状腺危象的识别：甲状腺危象是甲状腺毒症急性加重的表现，多发生于较重的甲亢且未予治疗或治疗不充分的患者，常见诱因有感染、手术、创伤、精神刺激等；严重患者发生心衰、休克及昏迷等，死亡率高达20%。

要点七 治疗与预防

（一）治疗措施

目前尚缺乏对GD的病因治疗方法，针对甲亢的治疗措施包括抗甲状腺药物（ATD）、^{131}碘放射治疗和手术治疗。ATD的作用是抑制甲状腺合成甲状腺激素，^{131}碘放射治疗和手术治疗是通过破坏甲状腺组织、减少甲状腺激素的产生，达到病情控制的治疗目的。

1. 一般治疗 适当休息，避免精神紧张及过度劳累。补充足够热量和营养，减少碘摄入量，忌用含碘药物。精神紧张和失眠患者可酌用镇静剂。

2. 甲状腺功能亢进的治疗

（1）抗甲状腺药物：有硫脲类（如丙硫氧嘧啶）和咪唑类（如甲巯咪唑和卡比马唑）两类药物。适应证：①病情轻、中度患者；②甲状腺轻、中度肿大；③年龄低于20岁；④孕妇、高龄或由于其他严重疾病不适宜手术者；⑤手术前和^{131}碘放射治疗前的准备；⑥手术后复发且不适宜^{131}碘放射治疗者。分为初治、减量和维持期3个阶段，疗程通常在1.5～2.5年或以上。不良反应有粒细胞减少、药疹和中毒性肝病，开始治疗前必须进行血液一般检查。

停药指征：①肿大的甲状腺明显缩小；②所需的药物维持量最小；③血T_3、T_4、TSH测定长期在正常范围内；④TSAb或TRAb转阴。目前认为ATD维持治疗18～24个月可以停药。

复发是指甲亢完全缓解，停药半年后又有反复者，多在停药后1年内发生。

（2）^{131}碘放射治疗：甲状腺能大量摄取和浓集碘，^{131}碘衰减时释出大量β射线（在组织内的射程约2mm）可破坏甲状腺滤泡上皮而减少TH分泌，并可抑制甲状腺内淋巴细胞的抗体生成。此法安全简便，费用低廉，临床治愈率高，复发率低。

适应证：①成人GD伴甲状腺肿大Ⅱ度以上；②ATD治疗失败或过敏；③甲亢手术后复发；④甲状腺毒症心脏病或甲亢伴其他病因的心脏病；⑤甲亢合并白细胞和（或）血小板减少或全血细胞减少；⑥老年甲亢；⑦甲亢合并糖尿病；⑧毒性多结节性甲状腺肿；⑨自主功能性甲状腺结合并甲亢。

禁忌证：妊娠和哺乳期妇女。

主要并发症为甲状腺功能减退，发生甲减后均需用甲状腺素替代治疗。

（3）手术治疗：实施个体化甲状腺次全切除术等。适应证：①中、重度甲亢，长期服药无效，停药后复发，或不愿长期服药者；②甲状腺显著肿大，压迫邻近器官；③胸骨后甲状腺肿伴甲亢者；④结节性甲状腺肿伴甲亢者。禁忌证：①伴严重Graves眼病；②合并较重心、肝、肾疾病，不能耐受手术；③妊娠初3个月和第6个月以后。

（4）其他治疗：①β受体阻滞剂适用于各类甲亢，但主要在药物治疗的初治期使用，可控制心动过速等临床症状。也用于甲状腺危象、^{131}碘治疗前后及手术前准备。常用比索洛尔、美托洛尔等。②复方碘液仅适用于甲状腺危象及手术前准备。

3. Graves眼病的治疗 轻度Graves眼病病程一般呈自限性，治疗以局部治疗和控制甲亢为主。治疗包括：①畏光：戴有色眼镜；②角膜异物感：人工泪液；③保护角膜：夜间遮盖；④眶周水肿：抬高床头；⑤轻度复视：棱镜矫正；⑥强制性戒烟；⑦有效控制甲亢等。中、重度Graves眼病在上述治疗基础上根据具体情况强化治疗，包括甲状腺制剂、免疫抑制剂、放射治疗和眶减压手术。

（二）甲状腺危象的治疗

积极治疗甲亢是预防危象发生的关键。

1. 消除诱因。
2. 抑制 TH 合成，使用大量抗甲状腺药物，首选丙硫氧嘧啶。
3. 抑制 TH 释放，使用抗甲状腺药物、复方碘溶液和碘化钠。
4. 迅速阻滞儿茶酚胺释放，降低周围组织对甲状腺激素的反应性，如美托洛尔。
5. 肾上腺糖皮质激素，常用氢化可的松。
6. 对症治疗，如降温、镇静、保护脏器功能、防治感染等。
7. 其他，如血液透析、腹膜透析或血浆置换等。

（三）预防

1. 预防发病 GD 属于自身免疫性疾病，好发于青壮年女性，有明确遗传背景的高危者。应避免环境因素的作用诱发本病，包括预防各种细菌感染、病毒感染，生活规律，月经周期正常，不使用含性激素类药物，日常中避免过度情绪变化、创伤、醉酒等应激状态的出现。

2. 规范治疗预防危象与致疾 出现类似甲亢的临床表现或发现颈部增粗，及时就诊明确诊断。一旦确立诊断，严格按照医嘱实施药物治疗，不可随意增减药物或停服用物，按时随诊复查甲状腺功能。合并 GO 的患者加强眼部护理，预防视力严重下降甚至失明。

[常考考点] 甲状腺功能亢进症药物治疗的适应证。^{131}碘放射治疗和手术治疗的适应证和禁忌证。

细目二 甲状腺功能减退症

【考点突破攻略】

要点一 概述

甲状腺功能减退症（简称甲减），是由于甲状腺结构和功能异常，导致甲状腺激素分泌及合成减少，或发生甲状腺激素抵抗，引起全身代谢低下的临床综合征。临床以全身低代谢表现，以及血清低 T_4、低 T_3 和高 TSH 表现为主。主要病理改变为黏多糖在组织和皮肤堆积，呈黏液性水肿。临床患病率为 1% 左右，发病率为 2.9/1000，女性较男性多见，随年龄增加患病率上升。

甲减根据病变部位分为：①原发性甲减：由于甲状腺腺体本身病变引起的甲减，占全部甲减的 95% 以上。其中自身免疫、甲状腺手术和甲状腺功能亢进症 ^{131}碘放射治疗为三大常见原因。②中枢性甲减或继发性甲减：由于下丘脑和垂体病变引起的促甲状腺激素释放激素（TRH）或促甲状腺激素（TSH）产生和分泌减少所致的甲减，见于垂体外照射、垂体大腺瘤、颅咽管瘤及产后大出血等。③甲状腺激素抵抗综合征：由于甲状腺激素在外周组织实现生物效应障碍引起的甲减。根据甲状腺功能减低的程度分为临床甲减和亚临床甲减。

要点二 病因

1. 自身免疫性损伤 为最常见的原因，包括桥本甲状腺炎、产后甲状腺炎、萎缩性甲状腺炎等。

2. 甲状腺破坏 见于甲状腺手术、^{131}碘放射治疗等。

3. 摄碘过量 可诱发或加重自身免疫性甲状腺炎，也可导致具有潜在甲状腺疾病的人发生甲减。长期服用含碘药物如胺碘酮等，导致甲减的机会为 5%～22%。

4. 抗甲状腺药物 见于服用锂盐、咪唑类、硫脲类药物等。

要点三 临床表现

1. 病史特点 有 ^{131}碘放射治疗史、甲状腺手术史、桥本甲状腺炎及 Graves 病等病史或甲状腺疾病家族史。

2. 症状 起病隐匿，进展缓慢，病程较长，多数患者缺乏特异性临床表现。以代谢率减低和交感神经兴奋性下降为主，早期患者可以没有特异性症状。典型症状有怕冷、少汗、乏力、手足肿胀感、嗜睡、记忆力减退、关节疼痛、体重增加、便秘、女性月经紊乱或月经过多、不孕等。

3. 体征 典型体征有面色苍白、表情呆滞、反应迟钝、声音嘶哑、听力障碍、颜面及眼睑水肿，唇厚，舌大常有齿痕（甲减面容），皮肤干燥、粗糙、皮温低，毛发稀疏干燥，常有水肿，脉率缓慢，跟腱反射时间延长。少数患者出现胫前黏液性水肿。累及心脏可出现心包积液和心力衰竭。病情严重者可以发生黏液性水肿昏迷。

要点四 实验室检查及其他检查

1. 甲状腺功能检查 原发性甲减者血清 TSH 增高，血清总 T_4（TT_4）、游离 T_4（FT_4）均降低，三者升降的程度与病情严重程度相关。血清总 T_3（TT_3）、游离 T_3（FT_3）早期正常，晚期减低。因为 T_3 主要来源于外周组织 T_4 的转换，所以不作为诊断原发性甲减的必备指标。亚临床甲减仅有 TSH 增高，TT_4 和 FT_4 正常。

2. 自身抗体检查 甲状腺过氧化物酶抗体（TPOAb）和甲状腺球蛋白抗体（TgAb）是诊断自身免疫甲状腺炎（包括桥本甲状腺炎、萎缩性甲状腺炎）的主要指标。TPOAb 的诊断意义确切。TPOAb 升高伴血清 TSH 水平增高，提示甲状腺细胞已经发生损伤。

3. 其他检查 可有轻、中度贫血，血清总胆固醇升高，血清心肌酶谱可升高。部分患者血清催乳素升高伴有蝶鞍增大，需与垂体催乳素瘤相鉴别。

［常考考点］甲减甲状腺功能检查的特征性改变：血清 TSH 增高，血清总 T_4（TT_4）、游离 T_4（FT_4）均降低。

要点五 诊断

有甲减的症状和体征，血清 TSH 增高，TT_4、FT_4 均降低，即可诊断原发性甲减，应进一步明确甲减的原因；血清 TSH 减低或者正常，TT_4、FT_4 降低，应考虑为中枢性甲减，需进一步进行下丘脑和垂体的相关检查，明确下丘脑和垂体病变。

经检查发现蝶鞍增大者，应与垂体瘤鉴别。原发性甲减 TRH 分泌增加可导致高泌乳素血症、溢乳及蝶鞍增大，与垂体泌乳素瘤相似，经 MRI 检查可鉴别。患者甲状腺肿质地坚硬，需注意排除甲状腺癌。甲状腺癌患者甲状腺多呈结节性，质地坚硬而固定，可伴局部淋巴结肿大，超声及核素检查可见孤立病灶，穿刺细胞学检查有助于确定诊断。

［常考考点］原发性甲减的诊断依据有甲减的症状和体征，血清 TSH 增高，TT_4、FT_4 均降低。

要点六 病情评估

1. 病因评估 确诊为甲减的患者，首先应进行抗自身抗体检测，必要时结合甲状腺组织细胞学检查，明确甲减的病因诊断，包括桥本甲状腺炎、萎缩性甲状腺炎、甲状腺腺肿等。通过病史采集，重点明确有无甲状腺疾病病史、用药史、甲状腺手术史及 ^{131} 碘放射治疗史，确定是否为原发性甲减。

2. 病情评估 根据患者起病情况、临床表现尤其是低代谢的临床表现，结合实验室检查结果，重点是血清 TSH、TT_4、FT_4 水平，综合判断患者病情，指导临床药物治疗。

要点七 治疗与预防

（一）治疗

1. 治疗目标

（1）临床症状和体征缓解，生活质量改善。

（2）血清 TSH、TT_4、FT_4 逐渐恢复到正常范围。

2. 药物治疗 主要措施为甲状腺素补充或替代治疗。一般需要终生给予甲状腺素补充或替代治疗，起始剂量和达到完全替代剂量所需时间根据患者的病情轻重、年龄及体重、心脏状态确定，强调个体化。左甲状腺素（L-T_4）是目前最常用的药物，L-T_4 可在体内转换为 T_3。成年患者 L-T_4 替代剂量范围在 50～200μg/d，平均 125μg/d，按体重计，其剂量范围为 1.6～1.8μg/（kg·d），老年患者约 1.0μg/（kg·d），妊娠期女性应增加 30%～50%。甲状腺癌术后的患者常用剂量为 2.2μg/（kg·d）。年龄低于 50 岁、既往无器质性心脏病史患者可以尽快达到完全替代剂量；年龄超过 50 岁的患者服药之前常规评估心脏功能状态，一般从 25～50μg/d 剂量开始，每 1～2 周增加 25μg 直至达到治疗目标。有冠心病病史的患者，起始剂量宜小，调整剂量宜慢，防治诱发和加重心脏病。L-T_4 宜饭前服用，与其他药物的服用间隔时间应超过 4 小时。

3. 亚临床甲减的治疗 亚临床甲减的患病率随年龄增长而增高，女性多于男性。亚临床甲减的主要危害是引起血脂代谢异常，促进成年人动脉粥样硬化病变的发生、发展。其中部分患者可进展为临床甲减。治疗应根据患者不同年龄、婚育状况等进行分层治疗。

（1）高胆固醇血症患者：血清 TSH 超过 10mU/L，需要给予 L-T_4 治疗。

（2）妊娠期女性：甲减可影响胎儿智能发育，应尽快使血清 TSH 降低到 2.5mU/L 以下。

（3）年轻患者：年轻患者，尤其是 TPOAb 阳性者，经治疗应将 TSH 降低到 2.5mU/L 以下。

4. 黏液性水肿昏迷的治疗 黏液性水肿昏迷是一种罕见的危及生命的重症，多见于年龄超过 65 岁的甲减患者，临床表现为嗜睡、精神异常、木僵，查体可见皮肤苍白、低体温、心动过缓，严重者出现呼吸衰竭和心力衰竭。黏液性水肿昏迷预后差，病死率高。主要治疗措施包括：

（1）去除或治疗诱因：发病诱因中感染约占 35%，故应积极控制感染，禁用镇静、麻醉剂以免加重中枢抑制等。

（2）补充甲状腺激素：立即静脉注射 L-T_4 300～400μg，继之静脉滴注 L-T_4 50～100μg/d，直至患者意识恢复后改为口服给药。经治疗如症状无改善，尽早改用 T_3 静脉注射。

（3）应用糖皮质激素：静脉滴注氢化可的松 200～400mg/d。

（4）对症治疗：纠正呼吸衰竭、低血压，注意保温，加强支持治疗。

（二）预防

碘摄入量与甲减的发生和发展显著相关。维持碘摄入量在尿碘 100～199μg/L 安全范围是防治甲减的基础预防措施，特别是对于具有甲状腺疾病遗传背景、甲状腺自身抗体阳性和亚临床甲减等易感人群，应重视食源性碘的摄入。

[常考考点] 甲减药物治疗的主要措施为甲状腺素补充或替代治疗，药物是左甲状腺素（L-T_4）。

细目三 糖尿病

【考点突破攻略】

要点一 概述

糖尿病（DM）是一组由于胰岛素分泌和（或）作用缺陷所引起的，以慢性血葡萄糖（血糖）水平增高为特征的代谢性疾病。长期碳水化合物以及脂肪、蛋白质代谢紊乱，引起多系统损害，导致眼、肾、神经、心脏、血管等组织器官的慢性进行性病变、功能减退及衰竭。患者生活质量降低，寿命缩短，病死率增高。糖尿病是常见病、多发病，其患病率随着人口老化、生活方式改变而呈逐渐增长的趋势。据世界卫生组织（WHO）估计，全球目前有超过 1.5 亿糖尿病患者，估计我国现有糖尿病患者超过 4000 万，居世界第二位。2 型糖尿病的发病有明显的低龄化趋向，儿童的发病率逐渐升高。糖尿病已成为发达国家继心血管病和肿瘤之后的第三大非传染性疾病。

目前国际上通用 WHO 糖尿病专家委员会提出的病因学分型标准（1999）。

1. 1 型糖尿病（T1DM） β 细胞破坏，常导致胰岛素绝对缺乏。

（1）自身免疫性：急性型及缓发型。

（2）特发性：无自身免疫证据。

2. 2 型糖尿病（T2DM） 从以胰岛素抵抗为主伴胰岛素分泌不足到以胰岛素分泌不足为主伴胰岛素抵抗。

3. 其他特殊类型糖尿病

（1）胰岛 β 细胞功能的基因缺陷。

（2）胰岛素作用的基因缺陷。

（3）胰腺外分泌疾病，如胰腺炎、创伤/胰腺切除术、肿瘤等。

（4）内分泌疾病，如肢端肥大症、库欣综合征、胰升糖素瘤、嗜铬细胞瘤、甲亢等。

（5）药物或化学品所致糖尿病，如烟酸、糖皮质激素、甲状腺激素、β 肾上腺素受体激动剂、噻嗪类利尿药、苯妥英钠、α-干扰素等。

（6）感染，如巨细胞病毒感染等。

（7）不常见的免疫介导糖尿病，如 B 型胰岛素抵抗、胰岛素自身免疫综合征等。

（8）其他，如可能与糖尿病相关的遗传性综合征、强直性肌营养不良症、卟啉病等。

4. 妊娠期糖尿病（GDM） 指妊娠期间发生的不同程度的糖代谢异常。

要点二 病因与发病机制

不同类型糖尿病的病因不尽相同,即使在同一类型中也存在着异质性。总的来说,遗传因素及环境因素共同参与其发病过程。

1. 1型糖尿病 绝大多数 T1DM 是自身免疫性疾病,遗传因素和环境因素共同参与发病过程。

(1)遗传因素:多基因遗传因素。

(2)环境因素:①病毒感染:与 T1DM 有关的病毒包括风疹病毒、腮腺炎病毒、柯萨奇病毒、脑心肌炎病毒和巨细胞病毒等。病毒感染可直接损伤胰岛 β 细胞,还可损伤胰岛 β 细胞而暴露其抗原成分,启动自身免疫反应,是病毒感染导致胰岛 β 细胞损伤的主要机制。②化学毒性物质和饮食因素:母乳喂养期短或缺乏母乳喂养的儿童 T1DM 发病率增高,认为血清中存在的与牛乳制品有关的抗体可能参与 β 细胞破坏过程。

(3)自身免疫:许多证据提示 T1DM 为自身免疫性疾病。

(4)自然史:T1DM 的发生发展经历以下阶段:①个体具有遗传易感性;②某些触发事件如病毒感染引起少量胰岛 β 细胞破坏并启动自身免疫过程;③出现免疫异常;④胰岛 β 细胞数目开始减少,但仍能维持糖耐量正常;⑤胰岛 β 细胞持续损伤达到一定程度时(残存 10% β 细胞),胰岛素分泌不足,糖耐量降低或出现临床糖尿病,需用胰岛素治疗;⑥胰岛 β 细胞几乎完全消失,需依赖胰岛素维持生命。

2. 2型糖尿病

(1)遗传因素与环境因素:T2DM 是由多个基因及环境因素综合引起的复杂疾病。环境因素包括人口老龄化、生活方式不良、营养过剩、体力活动不足以及应激、化学毒物等。在遗传因素和上述环境因素共同作用下所引起的肥胖,特别是中心性肥胖,与胰岛素抵抗和 T2DM 的发生有密切关系。

(2)胰岛素抵抗和 β 细胞功能缺陷:①胰岛素抵抗:指胰岛素作用的靶器官(主要是肝脏、肌肉和脂肪组织)对胰岛素作用的敏感性降低。② β 细胞功能缺陷:T2DM 的 β 细胞功能缺陷主要表现为胰岛素分泌量的缺陷和胰岛素分泌模式异常。

(3)葡萄糖毒性和脂毒性:在糖尿病发生发展过程中所出现的高血糖和脂代谢紊乱可进一步降低胰岛素敏感性和损伤胰岛 β 细胞功能,分别称为"葡萄糖毒性"和"脂毒性",是糖尿病发病机制中最重要的获得性因素。

(4)自然史:T2DM 早期存在胰岛素抵抗而胰岛 β 细胞仍可代偿性增加胰岛素分泌时,血糖可维持正常;当 β 细胞功能有缺陷、对胰岛素抵抗无法代偿时,进展为糖耐量减低和糖尿病。T2DM 的糖耐量减低和糖尿病早期不需胰岛素治疗的阶段较长,但随着病情进展,相当一部分患者需用胰岛素控制血糖或维持生命。

要点三 临床表现与并发症

(一)临床表现

1. 无症状期 多数 2 型糖尿病患者先有肥胖、高血压、动脉硬化、血脂异常或心血管疾病,出现症状前数年已存在高胰岛素血症、胰岛素抵抗。糖耐量减低(IGT)和空腹血糖受损(IFG)被认为是糖尿病的前期状态。

2. 典型症状 为"三多一少"。血糖升高后因渗透性利尿引起多尿,继而因口渴而多饮水。患者体内葡萄糖不能利用,脂肪分解增多,蛋白质代谢负平衡,肌肉渐见消瘦,疲乏无力,体重减轻,儿童生长发育受阻。为了补偿损失的糖分,维持机体活动,患者易感饥、多食,故糖尿病的表现常被描述为"三多一少",即多尿、多饮、多食和体重减轻。1型糖尿病患者大多起病较快,病情较重,症状明显且严重。2型糖尿病患者多数起病缓慢,病情相对较轻,肥胖患者起病后也会体重减轻。

3. 其他 反应性低血糖可为首发表现;可有皮肤瘙痒,尤其是外阴瘙痒;视力模糊;女性月经失调,男性阳痿等。

[常考考点] 糖尿病的表现"三多一少",即多尿、多饮、多食和体重减轻。

(二)并发症

1. 急性并发症 常见酮症酸中毒、高渗高血糖综合征、乳酸性酸中毒等。

2. 慢性并发症

(1)大血管病变:动脉粥样硬化的患病率较高,发病年龄较小,病情进展较快。动脉粥样硬化主要侵犯主动脉、冠状动脉、脑动脉、肾动脉和肢体外周动脉等,引起冠心病、缺血性或出血性脑血管病、肾动脉硬化、肢体动脉硬化等。

(2)微血管病变:微血管是指微小动脉和微小静脉之间,管腔直径在 100μm 以下的毛细血管及微血管网。微血管病变是糖尿病的特异性并发症。①糖尿病肾病:常见于病史超过 10 年的患者,是 T1DM 患者的主要死亡原因。在 T2DM

其严重性仅次于心脑血管病。②糖尿病性视网膜病变：糖尿病病程超过10年，大部分患者合并程度不等的视网膜病变，是失明的主要原因之一。③其他：心脏微血管病变和心肌代谢紊乱可引起心肌广泛灶性坏死，称为糖尿病心肌病，可诱发心力衰竭、心律失常、心源性休克和猝死。

（3）神经系统并发症：可累及神经系统任何一部分。①中枢神经系统并发症：伴随严重糖尿病酮症酸中毒、高血糖高渗状态或低血糖症出现的神志改变、缺血性脑卒中、脑老化加速及老年性痴呆等。②周围神经病变：最常见，通常为对称性，下肢较上肢严重，病情进展缓慢。先出现肢端感觉异常，可伴痛觉过敏、疼痛，后期可有运动神经受累，出现肌力减弱甚至肌萎缩和瘫痪。③自主神经病变：较常见，并可较早出现，影响胃肠、心血管、泌尿生殖系统功能。

（4）糖尿病足：与下肢远端神经异常和不同程度周围血管病变相关，出现足部溃疡、感染和（或）深层组织破坏。

（5）其他：糖尿病还可引起视网膜黄斑病、白内障、青光眼、屈光改变、虹膜睫状体病变等其他眼部并发症。皮肤病变也常见。

［常考考点］糖尿病的急慢性并发症。

要点四　实验室检查及其他检查

（一）糖代谢相关检查

1. 尿糖测定　为诊断的重要线索，但非诊断依据。

2. 血糖测定　是诊断的主要依据，也是长期监控病情和判断疗效的主要指标。

3. 口服葡萄糖耐量试验（OGTT）　当血糖高于正常范围而又未达到糖尿病诊断标准，须在清晨空腹做OGTT。

4. 糖化血红蛋白 A_1（$GHbA_1$）测定　$GHbA_1$可反映取血前8～12周的平均血糖状况，是监测糖尿病病情的重要指标。$GHbA_1 \geq 65g/L$有助于糖尿病的诊断，尤其是对于血糖波动较大的患者有诊断意义。

（二）胰岛功能检测

1. 胰岛素释放试验　正常人空腹血浆胰岛素为35～145pmol/L（5～20mU/L），口服75g无水葡萄糖后，血浆胰岛素在30～60分钟上升至高峰，峰值为基础值5～10倍，3～4小时恢复到基础水平。本试验反映基础和葡萄糖介导的胰岛素释放功能。

2. C肽释放试验　方法同上。基础值不小于400pmol/L，高峰时间同上，峰值为基础值的5～6倍。反映基础和葡萄糖介导的胰岛素释放功能。C肽测定不受血清中的胰岛素抗体和外源性胰岛素影响。

3. 其他　静脉注射葡萄糖-胰岛素释放试验检测β细胞功能，了解胰岛素释放第一时相；胰升糖素-C肽刺激试验反映β细胞储备功能等。

（三）并发症相关检查

根据病情需要选用血脂四项、肝肾功能等；急性严重代谢紊乱时的酮体、电解质、酸碱平衡检查；心、肝、肾、脑、眼科以及神经系统的各项辅助检查，如腹部超声、眼底血管荧光造影、肌电图、运动神经传导速度及尿白蛋白排泄率等。

（四）自身免疫反应的标志性抗体检测

多数1型糖尿病患者在发现高血糖时，ICA、IAA和GAD-Ab测定，其中一种或几种自身抗体可阳性。

［常考考点］糖代谢检查的阳性结果。

要点五　诊断与鉴别诊断

（一）诊断线索

1. "三多一少"症状。

2. 以糖尿病的并发症或伴发病首诊的患者；原因不明的酸中毒、失水、昏迷、休克；反复发作的皮肤疖或痈、真菌性阴道炎、结核病等；血脂异常、高血压、冠心病、脑卒中、肾病、视网膜病、周围神经炎、下肢坏疽以及代谢综合征等。

3. 高危人群包括IGR（IFG和/或IGT）、年龄超过45岁、肥胖或超重、巨大胎儿史、糖尿病或肥胖家族史。

此外，30～40岁以上健康体检或因各种疾病、手术住院时应常规排除糖尿病。

（二）诊断标准

目前国际上通用WHO糖尿病专家委员会提出的诊断标准（1999）。糖尿病诊断是基于空腹（指8～10小时内无任何热量摄入）血糖（FPG）、任意时间（指一日内任何时间，无论上一次进餐时间及食物摄入量）或OGTT（采用75g无水葡萄糖）负荷中2小时血糖值（2hPG）。糖尿病症状指多尿、烦渴、多饮和难于解释的体重减轻。

1. 空腹血糖 3.9～6.0mmol/L 为正常；6.1～6.9mmol/L 为空腹血糖受损；≥7.0mmol/L 应考虑糖尿病。

2. 口服葡萄糖耐量试验 2h PG 低于 7.7mmol/L 为正常糖耐量；7.8～11.0mmol/L 为糖耐量减低；≥11.1mmol/L 应考虑糖尿病。

3. 糖尿病的诊断标准 糖尿病症状加任意时间血浆葡萄糖≥11.1mmol/L 或空腹血糖≥7.0mmol/L，或口服葡萄糖耐量试验 2h PG≥11.1mmol/L。需重复一次确认，诊断才能成立。

DM、IFG 和 IGT 的诊断标准（1999 年，WHO）

诊断类型	血糖〔mmol/L（mg/dL）〕
糖尿病（DM）	FPG≥7.0（126），或者 OGTT 2hPG 或随机血糖≥11.1（200）
空腹血糖受损（IFG）	FPG≥6.1～7.0（110～126），且 2hPG<7.8（140）
糖耐量减低（IGT）	FPG<7.0（126），且 OGTT 2hPG≥7.8～11.1（140～200）

注：FPG 为空腹血糖，PG 为随机血糖，随机指餐后任何时间。注意随机血糖不能用于诊断 IFG 和 IGT。

［常考考点］DM、IFG 和 IGT 的诊断标准。

4. 诊断注意事项

（1）对于无糖尿病症状、仅一次血糖值达到糖尿病诊断标准者，必须在另一天复查核实而确定诊断。如复查结果未达到糖尿病诊断标准，应定期复查。IFG 或 IGT 的诊断应根据 3 个月内的两次 OGTT 结果，用其平均值来判断。在急性感染、创伤或各种应激情况下可出现血糖暂时升高，不能以此诊断为糖尿病，应追踪随访。

（2）儿童糖尿病诊断标准与成人相同。

（3）推荐采用葡萄糖氧化酶法测定静脉血浆葡萄糖，不主张测定血清葡萄糖。

（三）分型诊断

最重要的是鉴别 T1DM 和 T2DM，见下表。

1 型糖尿病与 2 型糖尿病的鉴别

鉴别要点	1 型糖尿病	2 型糖尿病
年龄	多见于儿童和青少年	多见于中老年人
起病	急	多数缓慢
症状（三多一少）	明显	较轻或缺如
酮症酸中毒	易发生	少见
自身免疫性抗体	阳性率高	阴性
血浆胰岛素和 C 肽	低于正常	正常、高于正常或轻度降低
治疗原则	必须胰岛素基础治疗	口服降糖药，必要时用胰岛素

［常考考点］1 型糖尿病与 2 型糖尿病的鉴别。

（四）并发症和伴发病诊断

对糖尿病的各种并发症以及代谢综合征的其他组分，如经常伴随出现的肥胖、高血压、血脂异常等也须进行相应检查和诊断以便给予治疗。

（五）鉴别诊断

1. 肾性糖尿 因肾糖阈降低所致，虽尿糖阳性，但血糖及 OGTT 正常。

2. 继发性糖尿病 肢端肥大症、库欣综合征、嗜铬细胞瘤等表现有血糖高、糖耐量异常，但有相应的临床表现、血中相应激素水平增多以及影像学改变。

要点六 病情评估

1. 识别高危人群 糖尿病的高危人群是指年龄超过 18 岁，存在一个及以上高危因素的个体。高危因素包括：①年龄≥40 岁；②有糖尿病前期病史；③ BMI≥24kg/m^2 或中心性肥胖（腰围男性≥90cm，女性≥85cm）；④缺乏体力活动；⑤一级亲属中有 T2DM 患者；⑥有巨大胎儿生产史或妊娠期糖尿病病史；⑦有高血压或正在降压治疗；⑧有血脂异常或正在进行调脂治疗；⑨有动脉粥样硬化性心脑血管病史；⑩有一过性类固醇糖尿病史；11 多囊卵巢综合征病史；12 长期使用抗精神病或抗抑郁药治疗。

2. 评估与死亡相关的并发症 糖尿病的主要死亡原因是各种并发症，T1DM 的主要死因是糖尿病肾病，T2DM 的主要死因是心血管并发症。确诊的糖尿病患者，根据分型不同，进行慢性并发症的相关辅助检查。

（1）明确糖尿病肾病的诊断及分期：Ⅲ期及以上糖尿病肾病可出现肾功能快速恶化，导致尿毒症及相关死亡。糖尿病肾损害的发生发展分五期，见下表。

糖尿病肾损害的分期

糖尿病分期	肾损害程度
Ⅰ期（糖尿病初期）	肾体积增大，肾血浆流量增加，肾小球内压增加，肾小球滤过率（GFR）明显升高
Ⅱ期	肾小球毛细血管基底膜增厚，尿白蛋白排泄率（UAER）多数正常，可间歇性增高（如运动后、应激状态），GFR 轻度增高
Ⅲ期	早期肾病，出现微量白蛋白尿，即 UAER 持续在 20～200μg/min（正常低于 10μg/min），GFR 仍高于正常或正常
Ⅳ期	临床肾病，尿蛋白逐渐增多，UAER 超过 200μg/min，尿蛋白排出量超过 300mg/24h，相当于尿蛋白总量超过 0.5g/24h，GFR 下降，可伴有水肿和高血压，肾功能逐渐减退
Ⅴ期	尿毒症，UAER 降低，血肌肝升高，血压升高

（2）确定动脉粥样硬化病变的程度及受累脏器：合并心脑血管并发症，尤其是冠心病，因动脉粥样硬化病变多种而弥漫，发生急性心肌缺血事件后死亡风险高。

（3）及时发现与诊断急性并发症：T1DM 具有酮症酸中毒自发倾向，T2DM 在感染、应激等诱因下易并发高渗高血糖综合征，均可使患者进入病危状态。高渗高血糖综合征发生在老年患者，预后不良。

（4）评估致残性并发症：糖尿病的慢性并发症可导致患者多系统功能障碍及残疾，包括：①眼部并发症如黄斑变性、白内障等可导致失明，是成年人后天失明的主要原因之一；②周围神经病变、脑血管并发症、糖尿病足是导致患者肢体功能缺失的重要原因；③脑血管病变尤其是急性大面积脑梗死可导致患者失认、失语、失读等，并可导致远期的血管性痴呆等。

要点七　治疗与预防

糖尿病强调早期、长期、个体化、积极而理性的治疗。

（一）治疗目标

纠正代谢紊乱，使血糖、血脂、血压降至正常或接近正常，消除症状，防止或延缓并发症，提高生活质量，延长寿命。具体目标见下表。

中国 2 型糖尿病的控制目标

项目	目标值
血糖〔mmol/L（mg/dL）〕*	空腹 3.9～7.2（70～130），非空腹＜10.0（180）
HbA_1c（g/L）	＜70
血压（mmHg）	＜130/80
HDL-C〔mmol/L（mg/dL）〕	男性＞1.0（40），女性＞1.3（50）
TG（mmol/L）	＜1.7（150mg/dL）
LDL-C〔mmol/L（mg/dL）〕	未合并冠心病＜2.6（100），合并冠心病＜1.8（70）
体重指数（BMI，kg/m^2）	＜24
尿白蛋白/肌酐比值〔mg/mmol（mg/g）〕	男性＜2.5（22），女性＜3.5（31）
尿白蛋白排泄率〔μg/min（mg/d）〕	＜20（30）
主动有氧活动（分钟/周）	≥150

注：*毛细血管血糖。

（二）治疗措施

国际糖尿病联盟（IDF）提出糖尿病治疗的5个要点：医学营养治疗、运动疗法、血糖监测、药物治疗和糖尿病教育。

1. 糖尿病健康教育 是重要的基础治疗措施之一，被公认是治疗成败的关键。健康教育包括糖尿病防治专业人员的培训、医务人员的继续医学教育、患者及其家属和公众的卫生保健教育。让患者了解糖尿病的基础知识和治疗控制要求，学会测定尿糖或正确使用便携式血糖计，掌握医学营养治疗的具体措施和体育锻炼的具体要求，使用降血糖药物的注意事项，学会胰岛素注射技术，生活应规律，戒烟和烈性酒，讲求个人卫生，预防各种感染。

2. 医学营养治疗（MNT） 对T1DM患者，在合适的总热量、食物成分、规则的餐次安排等措施基础上，配合胰岛素治疗有利于控制高血糖和防止低血糖。对T2DM患者，尤其是肥胖或超重者，医学营养治疗有利于减轻体重，改善糖、脂代谢紊乱和高血压以及减少降糖药物剂量。医学营养治疗方案包括：

（1）计算总热量：按患者性别、年龄和身高查表或用简易公式计算理想体重[理想体重（kg）=身高（cm）-105]，然后根据理想体重和工作性质，参照原来生活习惯等，计算每日所需总热量。成年人休息状态下每日每千克理想体重给予热量105～125.5kJ（25～30kcal），轻体力劳动125.5～146kJ（30～35kcal），中度体力劳动146～167kJ（35～40kcal），重体力劳动167kJ（40kcal）以上。儿童、孕妇、乳母、营养不良和消瘦以及伴有消耗性疾病者应酌情增加，肥胖者酌减，使体重逐渐恢复至理想体重的±5%。

（2）营养物质含量：糖类占饮食总热量的50%～60%；蛋白质含量一般不超过总热量的15%，伴有糖尿病肾病而肾功能正常者应限制至0.8g/kg，血尿素氮升高者应限制在0.6g/kg；脂肪约占总热量的30%，饱和脂肪、多价不饱和脂肪与单价不饱和脂肪的比例应为1:1:1。每日胆固醇摄入量宜在300mg以下。

（3）合理分配：可按每日三餐分配为1/5、2/5、2/5或1/3、1/3、1/3。

3. 体育锻炼 应进行有规律的合适运动。根据年龄、性别、体力、病情及有无并发症等不同条件，循序渐进和长期坚持。对T2DM患者（尤其是肥胖患者），适当运动有利于减轻体重、提高胰岛素敏感性。

4. 病情监测 定期监测血糖，每3～6个月定期复查糖化血红蛋白，了解血糖总体控制情况，及时调整治疗方案。每年1～2次全面复查，了解血脂以及心、肾、神经和眼底情况，尽早发现有关并发症，给予相应治疗。

5. 口服降糖药物治疗

（1）促胰岛素分泌剂

1）磺脲类（SUs）：主要作用为刺激胰岛β细胞分泌胰岛素。

适应证：作为单药治疗主要用于新诊断的T2DM非肥胖患者、用饮食和运动治疗血糖控制不理想时。年龄超过40岁、病程短于5年、空腹血糖低于10mmol/L时效果较好。T2DM晚期β细胞功能几乎消失时，SUs及其他胰岛素促分泌剂均不再有效，须采用外源性胰岛素替代治疗。

禁忌证：T1DM，有严重并发症或晚期β细胞功能很差的T2DM，儿童糖尿病，孕妇，哺乳期妇女，大手术围手术期，全胰腺切除术后，对SUs过敏或有严重不良反应者等。

不良反应：①低血糖反应：最常见。②体重增加。③皮肤过敏反应。④消化系统症状。⑤心血管系统症状。

常用格列吡嗪和格列齐特的控释片，早餐前半小时服用，根据血糖逐渐增加剂量，剂量较大时改为早、晚餐前两次服药，直到血糖达到良好控制。

2）格列奈类：快速作用的胰岛素促分泌剂，可改善早相胰岛素分泌，降血糖作用快而短，主要用于控制餐后高血糖。较适合于T2DM早期餐后高血糖阶段或以餐后高血糖为主的老年患者。可单独使用或与二甲双胍、胰岛素增敏剂等联合使用。禁忌证与SUs相同。常用瑞格列奈或那格列奈。

（2）双胍类：主要作用机制为抑制肝葡萄糖输出，也可改善外周组织对胰岛素的敏感性，增加对葡萄糖的摄取和利用。单独用药极少引起低血糖，常用二甲双胍，治疗T2DM尚伴有体重减轻、血脂谱改善、纤溶系统活性增加、血小板聚集性降低、动脉壁平滑肌细胞和成纤维细胞生长受抑制等，被认为可能有助于延缓或改善糖尿病的血管并发症。

适应证：①T2DM尤其是无明显消瘦的患者以及伴血脂异常、高血压或高胰岛素血症的患者，作为一线用药。②T1DM与胰岛素联合应有可能减少胰岛素用量和血糖波动。

禁忌证：①肾、肝、心、肺功能减退以及高热患者禁忌，慢性胃肠病、慢性营养不良、消瘦者不宜使用本药；②T1DM不宜单独使用本药；③T2DM合并急性严重代谢紊乱、严重感染、外伤、大手术、孕妇和哺乳期妇女等；④对药物过敏或有严重不良反应者；⑤酗酒者；⑥肌酐清除率低于60mL/min时不宜应用。

不良反应：①消化道反应；②皮肤过敏反应；③乳酸性酸中毒：为最严重的副作用，二甲双胍极少引起乳酸性酸中毒。

（3）噻唑烷二酮类（TZDs，格列酮类）：为胰岛素增敏剂，能明显减轻胰岛素抵抗，主要刺激外周组织的葡萄糖代谢，降低血糖，改善血脂异常，提高纤溶系统活性，对心血管系统和肾脏有潜在的保护作用。可单独使用或与其他降糖药物合用。常用罗格列酮或吡格列酮口服。

适应证：T2DM 患者，尤其是肥胖、胰岛素抵抗明显者。

禁忌证：不宜用于 T1DM 患者、孕妇、哺乳期妇女和儿童。

不良反应：水肿、体重增加。

使用注意：有心脏病、心力衰竭倾向或肝病者不用或慎用。单独应用不引起低血糖。

（4）α-葡萄糖苷酶抑制剂（AGI）：抑制 α-葡萄糖苷酶，延迟碳水化合物吸收，降低餐后高血糖。为 T2DM 第一线药物，尤其适用于空腹血糖正常而餐后血糖明显升高者，可单独用药或与其他降糖药物合用。T1DM 患者在胰岛素治疗基础上加用 AGI 有助于降低餐后高血糖。

不良反应：胃肠反应，如腹胀、排气增多或腹泻。

使用注意：单用本药不引起低血糖。常用阿卡波糖或伏格列波糖。AGI 应在进食第一口食物后服用。饮食成分中应有一定量的糖类，否则 AGI 不能发挥作用。

[常考考点] 磺脲类和双胍类降糖药的适应证和禁忌证。

6. 胰岛素治疗

（1）适应证：①1型糖尿病。②2型糖尿病经饮食、运动和口服降糖药治疗未获得良好控制者。③糖尿病酮症酸中毒、高渗性昏迷和乳酸性酸中毒伴高血糖时。④各种严重的糖尿病急性或慢性并发症。⑤手术、妊娠和分娩。⑥2型糖尿病 β 细胞功能明显减退者。⑦某些特殊类型糖尿病。目前主张 2 型糖尿病患者早期使用胰岛素，以保护 β 细胞功能。

（2）使用原则：应在综合治疗基础上进行。根据血糖水平、β 细胞功能缺陷程度、胰岛素抵抗程度、饮食和运动状况等，决定胰岛素剂量。一般从小剂量开始，用量、用法必须个体化，及时稳步调整剂量。

（3）不良反应：低血糖反应最常见，其他有过敏反应、局部反应（注射局部红肿、皮下脂肪萎缩或增生）、胰岛素水肿、视力模糊等。

[常考考点] 胰岛素治疗的适应证。

7. 手术治疗 通过腹腔镜操作的减肥手术，并发症少。

8. 并发症治疗 ①糖尿病肾病应用 ACEI 或 ARB，除可降低血压外，还可减轻微量白蛋白尿，延缓肾衰竭的发生和发展。②糖尿病视网膜病变可使用羟基苯磺酸钙、ACEI、ARB、蛋白质激酶 C-β 抑制剂等，必要时尽早应用激光光凝治疗，争取保存视力。③糖尿病周围神经病变，可用甲基维生素 B_{12}、肌醇、α-硫辛酸以及对症治疗等。④对于糖尿病足，强调注意预防、防止外伤、感染，积极治疗血管病变和末梢神经病变。

9. 胰腺移植和胰岛细胞移植 仅限于伴终末期肾病的 1 型糖尿病患者。

（三）预防

糖尿病尤其是 T2DM 被认为是慢性生活方式疾病，是遗传因素与环境因素共同作用的结果，其预防强调三级预防。

1. 一级预防 加强糖尿病知识的宣传教育，提倡健康的生活方式尤其是健康的饮食习惯，适量有氧运动，保持正常体重，戒烟限酒，心理健康。对于重点人群（年龄≥45岁，BMI≥$25kg/m^2$，糖尿病家族史，有 IGF 或 IGT 史，高甘油三酯血症，高血压及冠心病患者，年龄≥30岁的妊娠女性，妊娠期糖尿病病史，多囊卵巢综合征患者等）进行一定的个体化生活方式干预，包括减少主食摄入，每周 150 分钟有氧运动，减轻体重 5%～7%，使 BMI 维持在 $24kg/m^2$ 以下，控制饱和脂肪酸的摄入等。

2. 二级预防 尽早发现糖尿病，防治糖尿病的慢性并发症。控制及纠正高血糖、高血压、血脂异常、超重、吸烟等高危因素，定期随访，检测治疗效果，使各项治疗达到目标值。

3. 三级预防 筛查糖尿病并发症，及时处理各种并发症，降低残疾率与死亡率。

细目四 糖尿病酮症酸中毒

【考点突破攻略】

要点一 概念

糖尿病酮症酸中毒（DKA）是由于糖尿病患者发生胰岛素重度缺乏及升糖激素异常升高，引起糖、脂肪、蛋白质代谢紊乱，出现以高血糖、酮症、代谢性酸中毒和脱水为主要表现的严重急性并发症，为最常见的糖尿病急症。糖尿病加重时，胰岛素绝对缺乏，不但血糖明显升高，而且脂肪分解增加，蛋白分解增加，血中戊糖、戊酮氨基酸均增加，使血糖、血酮升高。

要点二 病因

本症多发生在1型糖尿病，1型糖尿病患者有自发倾向，2型糖尿病在一定诱因作用下也可发生。常见诱因有各种感染、胰岛素治疗中断或不适当减量、饮食不当及各种应激如多发性创伤、外科手术、妊娠和分娩等，也可无明显诱因。20%～30%患者无明确的糖尿病病史。

要点三 临床表现

DKA分为三个临床阶段：①早期血酮升高称酮血症，尿酮排出增多称酮尿症，统称为酮症期；②酮体中β-羟丁酸和乙酰乙酸为酸性代谢产物，消耗体内储备碱，机体代偿而初期血pH值正常，称为代偿性酮症酸中毒；晚期血pH值下降，为失代偿性酮症酸中毒，为酮症酸中毒期；③病情进一步发展，出现神志障碍，甚至昏迷，称为糖尿病酮症酸中毒昏迷。

酮症早期表现为"三多一少"症状加重，伴有明显疲倦等症状。酸中毒时则出现食欲减退，恶心呕吐，极度口渴，尿量增多，呼吸深快，呼气有烂苹果味。后期尿少，失水，眼眶下陷，皮肤黏膜干燥，血压下降，心率加快，四肢厥冷。晚期常有不同程度意识障碍，反射迟钝、消失，甚至昏迷。

[常考考点] DKA的临床分期：酮症期、酮症酸中毒期、糖尿病酮症酸中毒昏迷。

要点四 实验室检查

尿糖及尿酮呈强阳性。血糖多为16.7～33.3mmol/L，甚至更高。血酮体和血β-羟丁酸升高。二氧化碳结合力降低，失代偿期pH值低于7.35，BE负值增大，阴离子间隙增大。血钠、血氯降低。初期血钾可正常或升高，治疗后钾可迅速下降。白细胞计数增高，常以中性粒细胞增多为主。

要点五 诊断

"三多一少"症状加重，有恶心、厌食、酸中毒、脱水、休克、昏迷，尤其是呼出气有酮味（烂苹果味）、血压低而尿量多者，不论有无糖尿病病史，均应考虑本症的可能。如血糖升高、尿糖强阳性、尿酮体阳性即可确诊糖尿病酮症；如兼有血pH值、二氧化碳结合力下降及BE负值增大者即可诊断为糖尿病酮症酸中毒。早期诊断是决定治疗成败的关键，对疑诊的患者立即查末梢血糖、血酮、尿糖、尿酮，同时抽血查血糖、血酮、β-羟丁酸、尿素氮、肌酐、电解质、血气分析等以肯定或排除本病。

[常考考点] 糖尿病酮症酸中毒的诊断。

要点六 治疗与预防

（一）治疗原则

快速静脉补液恢复有效循环血容量，以适当速度降低血糖，纠正电解质及酸碱平衡失调，积极查明和消除诱因，防治并发症，降低病死率。

（二）救治措施

1.静脉补液 补液是治疗的关键环节，根据具体病情把握补液量和速度，DKA失水量可达体重10%以上，因此，应按照患者原有体重及失水程度计算补液量，一般为原有体重的10%左右。常规首先补充0.9%氯化钠注射液，开始时输液速度较快,在1～2小时内输入0.9%氯化钠注射液1000～2000mL,前4小时输入所计算失水量1/3的液体,以改善周围循环和肾功能。以后根据血压、心率、每小时尿量、末梢循环情况及有无发热、吐泻等决定输液量和速度。老年患者及原有心、肾疾病的患者,补液过程中应严密监测心肾功能,一般每4～6小时输液1000mL。24小时输液量应包括已失水量和部分继续失水量,一般为4000～6000mL,严重失水者可达6000～8000mL。当血糖下降至13.9mmol/L时可开始应用含糖的液体,如5%葡萄糖注射液,并按每2～4g葡萄糖加入1U短效胰岛素比例应用胰岛素。

2. 应用胰岛素 目前采用持续小剂量(短效)胰岛素治疗方案,即每小时每千克体重给予0.1U胰岛素,使血清胰岛素浓度恒定达到100～200μU/mL。有休克和(或)严重酸中毒以及昏迷的重症患者,可静脉注射首次负荷剂量胰岛素10～20U。血糖下降速度一般以每小时降低3.9～6.1mmol/L为宜,每1～2小时复查血糖,及时调节输液中胰岛素的比例,病情稳定后过渡到胰岛素常规皮下注射。

3. 纠正电解质及酸碱平衡失调

(1) 纠正酸中毒:经输液和胰岛素治疗后,酮体水平下降,酸中毒可自行纠正,一般不必补碱。严重酸中毒者,血pH值低于7.1,HCO_3^-低于5mmol/L者应给予补碱治疗。但补碱不宜过多、过快,常用5%碳酸氢钠注射液。若不能通过输液和应用胰岛素纠正酸中毒,而补碱过多过快,可引发脑脊液反常性酸中毒加重、组织缺氧加重、血钾下降和反跳性碱中毒等。

(2) 纠正低血钾:DKA患者有不同程度失钾,治疗前的血钾水平不能真实反映体内缺钾程度。补钾应根据血钾和尿量:治疗前血钾低于正常,立即开始补钾,第一个2～4小时每小时补氯化钾1.0～1.5g;血钾正常、尿量少于30mL/h,暂缓补钾,待尿量增加后再开始补钾。治疗过程中定时监测血钾和尿量,调整补钾量和速度。

4. 去除诱因及防治并发症

(1) 防治脏器功能衰竭:在抢救过程中要注意治疗措施之间的协调,特别是预防脑水肿、心力衰竭和肾功能衰竭,预防上消化道出血,维持重要脏器功能。

(2) 控制感染:严重感染是常见诱因,亦可是发病后的合并症,应积极处理。

(三) 预防

酮症酸中毒是糖尿病最常见的急性并发症,也是重要的死亡原因。主要预防措施:①规范、有效控制血糖,使糖尿病治疗达到控制目标,使病情得到良好控制;②及时防治感染等并发症和其他诱因;③掌握胰岛素治疗的适应证,病情变化及时调整胰岛素治疗方案;④通过健康教育与随访,要求患者不可随意自行调整胰岛素用量,感知病情变化及时就诊。

[常考考点] 糖尿病酮症酸中毒的救治原则和措施。

细目五 血脂异常

【考点突破攻略】

要点一 概述

血脂异常是指血浆中脂质的量和质发生异常,一般指血浆胆固醇(CH)或(和)甘油三酯(TG)升高,或高密度脂蛋白胆固醇(HDL-C)降低,也称为血脂紊乱。但不能用"高脂血症"代替该疾病。

血脂是血浆中的CH、TG和类脂如磷脂等的总称。与临床密切相关的血脂主要是CH和TG,其他还有游离脂肪酸(FFA)和磷脂等。在人体内CH主要以游离胆固醇及胆固醇酯形式存在;TG是甘油分子中的三个羟基被脂肪酸酯化而形成。循环血液中的CH和TG必须与特殊的蛋白质即载脂蛋白(ap)结合形成脂蛋白,才能被运输至组织进行代谢,因此,血脂异常实际上表现为脂蛋白异常血症。据流行病学研究,中国成人血脂异常已达4.3亿人,血总胆固醇(TC)和低密度脂蛋白胆固醇(LDL-C)升高率在男性和女性都随年龄增高,到50～69岁到高峰,70岁以后略有降低,50岁以前男性高于女性,60岁以后女性明显增高,甚至高于男性。动物实验、人体动脉粥样斑块的组织病理学研究、临床上冠心病及其他动脉粥样硬化性疾病患者的血脂检测、遗传性高胆固醇血症易早发冠心病流行病学研究、大规模临床降脂治疗试验的结果等都已经证实,高胆固醇血症与动脉粥样硬化关系密切,血脂异常并与其他心血管危险因素相互作用导致动脉粥样硬化,增加动脉粥样硬化性心血管病(ASCVD)的发病率和死亡率。

要点二　分类

1. 高胆固醇血症　仅有总胆固醇增高。
2. 高甘油三酯血症　仅有甘油三酯升高。
3. 混合型高脂血症　总胆固醇、甘油三酯二者都高。
4. 低高密度脂蛋白血症　仅有高密度脂蛋白胆固醇降低。

要点三　临床表现

血脂异常可见于不同年龄、性别的人群，患病率随年龄增长而增高。高胆固醇血症的发病高峰年龄为 50～69 岁，但某些家族性血脂异常于婴幼儿期即可发病。多数血脂异常患者无任何症状和体征，而于常规血液生化检查时被发现。

血脂异常主要表现为黄色瘤、早发性角膜环以及脂血症眼底改变，以黄色瘤较为常见。黄色瘤最常见于眼睑周围，是一种局限性皮肤隆起，可为黄色、橘黄色或棕红色，多呈结节、斑块或丘疹状，质地一般柔软。严重的高胆固醇血症有时可出现游走性多关节炎。更多的临床表现是血脂异常导致的各种 ASCVD 的临床表现，也是患者就诊的主要原因。

要点四　实验室检查

血脂异常一般通过常规健康体检，或由于其他疾患就诊进行常规血液生化检查而被发现，然后进一步诊断及分型。测定空腹（禁食 12 小时以上）血浆或血清血脂四项是诊断的主要方法，包括 TC、TG、LDL-C 和 HDL-C。抽血前的最后一餐应忌食高脂食物和禁酒。检测结果可疑时应进行第二次检测。

要点五　诊断

（一）诊断方法

家族史及个人生活方式、体检（营养状态、体型、腰臀比等）等可提供诊断线索，实验室检测可明确诊断。为及时发现血脂异常患者，20～40 岁成年人至少每两年检测一次血脂；40 岁以上男性和绝经期后女性应每年检测血脂；ASCVD 患者及其高危人群，每 3～6 个月测定一次血脂。因 ASCVD 原因住院的患者，应在入院 24 小时内检测血脂。首次发现血脂异常时应在 2～4 周内复查血液生化，若仍属异常，则可确立诊断。发现血脂异常，应进行其他代谢指标包括空腹血糖、糖化血红蛋白及血尿酸等指标的检测，排除代谢异常综合征。

（二）诊断标准

血脂异常的诊断标准依据《中国成人血脂异常防治指南（2016 年修订版）》的分层标准（见下表）。血脂合适水平和异常切点主要适用于 ASCVD 一级预防的目标人群。

中国 ASCVD 一级预防人群血脂合适水平和异常分层标准 [mmol/L（mg/dL）]

分层	TC	LDL-C	HDL-C	非 HDL-C	TG
理想水平		＜2.6（100）		＜3.4（130）	
合适水平	＜5.2（200）	＜3.4（130）		＜4.1（160）	＜1.7（150）
边缘升高	≥5.2（200）且＜6.2（240）	≥3.4（130）且＜4.1（160）		≥4.1（160）且＜4.9（190）	≥1.7（150）且＜2.3（200）
升高	≥6.2（240）	≥4.1（160）		≥4.9（190）	≥2.3（200）
降低			＜1.0（40）		

[常考考点] 中国 ASCVD 一级预防人群血脂合适水平和异常分层标准。

要点六　病情评估

1. 病因评估　确诊的血脂异常患者应根据患者性别、年龄及伴发病病史、家族史、药物治疗史等，结合血脂异常的具体检测结果，判断是原发性血脂异常还是继发性血脂异常。

（1）原发性血脂异常：家族性脂蛋白异常血症是由于基因缺陷所致，大多数原发性血脂异常原因不明，一般认为是由多基因缺陷与环境因素相互作用的结果。临床上血脂异常多与肥胖症、高血压病、糖耐量异常或糖尿病等疾病伴发共存，与胰岛素抵抗有关，如超重、高血压、高血糖、高血浆胰岛素水平及血脂异常共存，互相影响，称为代谢综合征。

（2）继发性血脂异常：①某些全身系统性疾病如糖尿病、甲状腺功能减退症、库欣综合征、肝肾疾病、过量饮酒等可引起各种类型的血脂异常；②某些药物如噻嗪类利尿剂、β受体阻滞剂等长期服用，长期大量使用糖皮质激素等，均可导致血浆 TC 和 TG 水平升高。

2. 病情评估　血脂异常的危害除了与血脂水平有关外，更重要的是取决于患者共存的 ASCVD 危险因素。如患者男性，年龄超过 40 岁，有吸烟史，有早发冠心病家族史及 2 型糖尿病病史等，则血脂异常对心脑血管的危险显著增加。因此，《中国成人血脂异常防治指南》中将 LDL-C 的控制目标与 ASCVD 的危险分层密切结合在一起，指导临床有效控制血脂异常。

不同 ASCVD 危险人群 LDL-C/非 HDL-C 治疗达标标准 [mmol/L（mg/dL）]

患者危险等级	LDL-C	非 HDL-C
低危	<3.4（130）	<4.1（160）
中危	<3.4（130）	<4.1（160）
高危	<2.6（100）	<3.4（130）
极高危	<1.8（70）	<2.6（100）

对于高甘油三酯血症患者，TG ≥ 11.3mmol/L，极易诱发急性胰腺炎，应视为高风险患者加以干预，预防急性胰腺炎的发生。

[常考考点] 不同 ASCVD 危险人群 LDL-C/非 HDL-C 治疗的达标标准。

要点七　治疗与预防

纠正血脂异常的目的在于降低 ASCVD 的患病率和死亡率。TC、LDL-C、TG 和 VLDL-C 增高是 ASCVD 的危险因素，其中以 LDL-C 最为重要。因 HDL-C 具有对 ASCVD 的保护作用，也应加以关注。

（一）治疗原则

1. 根据患者个体 ASCVD 危险程度，决定是否启动药物治疗。
2. 以生活方式干预为基础，生活方式改善可以同时干预其他 ASCVD 的危险因素。
3. <u>将控制 LDL-C 水平达标作为防控 ASCVD 危险的首要干预靶点</u>，非 HDL-C 作为次要干预靶点。
4. 明确患者个体干预目标值，并使调脂治疗达到目标值，因各种原因不能达到目标值的患者，LDL-C 应至少降低 50%。LDL-C 基线在目标值以内的极高危患者，LDL-C 仍应降低 30% 左右。
5. <u>调脂药物首选他汀类</u>。开始应用中等强度剂量的他汀，根据调脂疗效和患者耐受情况调整剂量。
6. 单用他汀类药物胆固醇水平不能达标者，可与其他调脂药物如依折麦布或中药制剂联合使用。

（二）治疗性生活方式干预

1. 控制饮食　包括控制饮食总热量、改善饮食结构、改变饮食习惯等，治疗时应给予患者饮食指导，告知高胆固醇含量食物类别及每天的摄入量极限。一般成年人每天胆固醇摄入量小于 300mg，碳水化合物占食物总热量的 50%～60%，适当补充可溶性膳食纤维每天 10～25g。

2. 改善生活方式　通过可行的、个体化的锻炼形式，将体重指数（BMI）控制在 20.0～23.9kg/m²。坚持每周 5～7 天、每次 30 分钟以上中等强度的有氧运动。完全戒烟并避免吸入二手烟。限制饮酒，包括酒的种类及饮酒量、饮酒习惯。

（三）药物治疗

1. 主要降低胆固醇的药物

（1）他汀类：<u>是目前首选的降胆固醇药物</u>，能够抑制胆固醇合成的限速酶 HMG-CoA 还原酶，减少胆固醇合成，并上调细胞表面 LDL 受体，加速血清 LDL 分解，减少 VLDL 合成。因此，他汀类能显著降低血清 TC、LDL-C 和 Apo B 水平，也能降低血清 TG 水平和轻度升高 HDL-C 水平。<u>适用于高胆固醇血症、混合性高脂血症和 ASCVD 患者</u>。目前常用药物有<u>阿托伐他汀、瑞舒伐他汀、氟伐他汀</u>等。

多数患者对他汀类药耐受性良好，极少数严重者因横纹肌溶解而致急性肾衰竭，初始用药 4～6 周应复查肝肾功能及肌酶。他汀类不宜与环孢素、雷公藤、环磷酰胺、大环内酯类抗生素以及吡咯类抗真菌药（如酮康唑）等合用。儿童、孕妇、哺乳期妇女和准备生育的妇女禁用。

（2）肠道胆固醇吸收抑制剂：常用依折麦布，口服后抑制胆固醇和植物固醇在肠道的吸收，促进肝脏合成 LDL 受体，加速 LDL 清除，降低血清 LDL-C 水平。单药或与他汀类联合治疗高胆固醇血症和以胆固醇升高为主的混合性高脂血症。禁用于妊娠期和哺乳期妇女。

（3）胆酸螯合剂：阻碍胆酸的肠肝循环，促使胆酸随粪便排出，从而阻断肠道胆固醇的重吸收，降低 TC 和 LDL-C。适应证为高胆固醇血症和以胆固醇升高为主的混合性高脂血症。常用考来烯胺等。主要不良反应为恶心、呕吐、腹胀、腹痛、便秘等消化道症状。

（4）普罗布考：通过影响脂蛋白代谢，使 LDL 通过非受体途径被清除，降低 TC 和 LDL-C。适应证为高胆固醇血症，尤其是纯合子型家族性高胆固醇血症。常见不良反应为恶心等。

2. 主要降低甘油三酯的药物

（1）贝特类：通过激活过氧化物酶体增殖物激活受体 α（PPAR-α），激活脂蛋白脂酶（LPL）降低血 TG 和 VLDL-C 水平，轻度降低 TC 和 LDL-C，升高 HDL-C。用于高甘油三酯血症和以甘油三酯升高为主的混合性高脂血症。常用的药物有非诺贝特、吉非贝齐和苯扎贝特等。常见不良反应与他汀类相似。禁用于肝肾功能不全患者，儿童、孕妇、哺乳期女性禁用。

（2）烟酸类：能抑制脂肪组织中激素敏感酯酶活性，减少游离脂肪酸进入肝脏，降低 VLDL 分泌，降血 TG、VLDL-C、TC、LDL-C 及 Lp（a），HDL-C 轻度升高。常用烟酸缓释片等。常见不良反应有面部潮红、消化道反应等。

（3）高纯度鱼油制剂：主要成分为 ω-3 脂肪酸，可降低 TG 和轻度升高 HDL-C，主要用于高甘油三酯血症和以甘油三酯升高为主的血脂异常。有出血倾向者禁用。

3. 新型调脂药物 包括前蛋白转化酶枯草溶菌素 9（PCSK9）抑制剂、微粒体甘油三酯转移蛋白抑制剂、载脂蛋白 B100 合成抑制剂等。临床应用经验尚少。

（四）其他治疗

1. 脂蛋白血浆置换 是家族性高 TC 血症，尤其是纯合子型家族性高 TC 血症患者重要的辅助治疗措施。

2. 肝移植和其他手术治疗 肝移植可使 LDL-C 水平明显改善。极严重纯合子家族性高 TC 血症患者，在缺乏更有效的治疗时，可考虑采用部分回肠旁路手术和门腔静脉分流术。

（五）预防

原发性血脂异常多与遗传因素有关，有明确血脂异常家族史的患者，应注重一级预防措施，包括从小养成健康合理的饮食习惯，注意避免过多摄入高胆固醇、高油脂、高糖食物，监测体重，保持体重指数在合理的范围内，保持适当规律性有氧运动，一旦发现血脂异常，及时合理治疗与监测，防止血脂异常相关心脑血管疾病与代谢综合征的发生；继发性血脂异常多由某些疾病引起，当出现继发性血脂异常相关的原发病时，积极治疗原发病的同时，应进行适当的血脂干预。

［常考考点］常用的降高胆固醇和降甘油三酯药物及其适应证。

细目六 高尿酸血症与痛风

【考点突破攻略】

要点一 概述

高尿酸血症（HUA）是由于嘌呤代谢障碍，尿酸生成过多或（和）尿酸排泄减少引起血尿酸水平超过 420μmol/L 的代谢性疾病。5%～15% 的高尿酸血症患者发展为痛风。痛风是由于尿酸盐沉积所致的异质性疾病，可并发急性和慢性痛风性关节炎、痛风石、痛风性肾病，严重者出现关节破坏、肾功能损伤，常伴发血脂异常、高血压病、糖尿病及动脉硬化症等。目前我国痛风的患病率在 1%～3%，并呈逐年上升的趋势。

要点二 病因和分类

（一）病因

1. 高尿酸血症

（1）尿酸生成增多：尿酸是嘌呤代谢的终产物，可由体内核酸或其他小分子分解产生（内源性占 80%），也可由富含嘌呤或核蛋白的食物分解产生（外源性占 20%）。食源性高尿酸血症与食物中嘌呤的含量有关，富含嘌呤的食物如动物肝脏、凤尾鱼等进食过多，可导致尿酸生成增多；白血病、横纹肌溶解、细胞毒药物化疗后等可导致嘌呤代谢增强；剧烈运动后、癫痫持续状态、急性心肌梗死等由于肌细胞ATP分解加速，也可导致大量嘌呤生成引起高尿酸血症。

（2）尿酸排泄减少：成人每日产生尿酸约700mg，约2/3经肾脏排泄，约1/3经肠道排泄，绝大多数高尿酸血症患者存在肾脏尿酸排泄减少，其中肾小球滤过率降低是主要原因。某些药物如阿司匹林等因增加肾小管对尿酸的重吸收而导致血尿酸升高。酒精既可增加尿酸生成，又能减少尿酸排泄。

2. 痛风

（1）高尿酸血症：5%～15%的高尿酸血症患者发展为痛风。

（2）遗传因素：遗传因素与环境因素共同导致痛风，主要机制是尿酸排泄障碍。

（3）其他：某些疾病如肾脏疾病、恶性肿瘤化疗、长期应用某些药物等，可引发痛风。

（二）分类

1. 高尿酸血症 临床上分为原发性和继发性两类。

（1）原发性高尿酸症：多由先天性嘌呤代谢障碍和（或）尿酸排泄减少所致。

（2）继发性高尿酸症：继发于其他疾病，如血液病、肾功能不全、使用某些药物或肿瘤放化疗等。

2. 痛风 痛风根据有无病因及病因特点，分为原发性、继发性与特发性。

（1）原发性痛风：为先天性，由遗传因素与环境因素共同致病，具有家族遗传易感性。

（2）继发性痛风：由某些原发病作用或药物导致的痛风，见于肾脏疾病、恶性肿瘤化疗或放疗等。

（3）特发性痛风：部分痛风患者无明显原因，称为特发性痛风。

要点三　临床表现

男性在青春期即可出现高尿酸血症，痛风发病多在40岁以上，发病率随年龄增长而增加。女性多在绝经后发病。近年来高尿酸血症与痛风的发病有年轻化趋势，据统计，我国痛风患者发病平均年龄为48.3岁（男性48岁，女性53.1岁）。由高尿酸血症发展为痛风的临床过程：

1. 无症状期 仅有一过性或持续性高尿酸血症，从血尿酸升高至出现症状的时间可间隔达数年至数十年，有些患者可终身不出现症状。

2. 急性发作期 常因高蛋白高嘌呤饮食、饮酒、劳累、感染、创伤等诱因诱发，表现为急性关节炎，多是首发症状。起病急骤，多在午夜剧痛而惊醒，呈刀割样。单侧第一跖趾关节疼痛最常见，其余依次为足底、踝、足跟、膝、腕、指和肘关节。受累关节局部红肿、热痛，压痛明显，功能受限。初发时多为单个关节，后累及多关节。发作多于数天或两周内自行缓解。部分患者可有发热、寒战等全身症状，可伴有白细胞、C反应蛋白升高，红细胞沉降率增加。

3. 痛风石 痛风石是痛风的特征性表现，典型部位在耳郭，也常见于反复发作的关节周围，以及尺骨鹰嘴、滑车和跟腱内。外观为隆起的大小不一的黄白色赘生物，初起质软，表面菲薄，破溃后排出白色粉状或糊状物，并可形成瘘管。可致关节僵硬，活动受限和畸形。

4. 肾脏病变 表现为痛风性肾病及尿酸性肾石病、急性肾衰等。由尿酸盐在肾间质组织沉积所致，起病隐匿，临床表现为轻度腰酸痛、夜尿增多、蛋白尿、血尿，进而发生高血压、肾功能不全等。10%～25%的患者有尿酸结石，可无症状或出现肾绞痛、血尿等。大量尿酸盐结晶阻塞肾小管，患者可出现少尿甚至无尿，严重者进展为急性肾损伤。

5. 眼部病变 有睑缘炎、眼睑皮下组织痛风石等。

要点四　实验室检查及其他检查

1. 血尿酸测定 血尿酸超过420μmol/L为高尿酸血症，但血尿酸水平波动性较大。

2. 尿尿酸测定 检测目的是判断高尿酸血症的主要原因是尿酸生成增多还是尿酸排泄减少。限制嘌呤饮食5天后，每日尿酸排出量超过3.57mmol，判断为尿酸生成增多。

3. X线检查 痛风患者可见病变周围软组织肿胀，关节软骨及骨皮质破坏，典型者表现为骨质穿凿样或虫蚀样缺损。

4. 滑囊液或痛风石内容物检查 偏振光显微镜下可见双折光的针形尿酸盐结晶。

5. 关节超声 能较敏感地发现尿酸盐沉积征象。超声检查关节肿胀患者有双轨征或不均匀低回声与高回声混合团块影，可辅助诊断痛风。

6. 关节CT或MRI检查 受累部位可见高密度痛风石影，可辅助诊断痛风。

要点五 诊断与鉴别诊断

（一）诊断

1. 高尿酸血症 日常嘌呤饮食状态下，非同日2次空腹血尿酸水平超过420μmol/L，即可诊断。

2. 痛风 在高尿酸血症基础上，出现特征性关节炎表现，尿路结石，或肾绞痛发作，即应考虑痛风；如在滑囊液及痛风石中找到尿酸盐结晶即可确诊。

[常考考点] 痛风的诊断。

（二）鉴别诊断

1. 类风湿关节炎 以青中年女性多见，好发于小关节和腕、踝、膝关节，伴明显晨僵。血尿酸不高，但有高滴度的类风湿因子。X线检查示关节面粗糙，间隙狭窄，甚至关节面融合。

2. 风湿性关节炎 多见于年轻女性，大关节游走性、对称性红、肿、热、痛，无关节畸形，可伴其他风湿活动的临床表现及实验室依据，如血沉增快、抗链"O"增高等，血尿酸正常，X线检查无关节畸形。

3. 创伤性关节炎及化脓性关节炎 前者有外伤史，后者伴发热、白细胞增高等全身感染中毒症状。血尿酸、尿尿酸均正常。

[常考考点] 痛风与类风湿关节炎和风湿性关节炎的鉴别。

要点六 病情评估

1. 病因评估 根据患者发病年龄、家族史及既往病史，有无导致尿酸代谢异常的原发病，以及长期使用影响尿酸排泄的药物，评估患者致病因素，做出分类诊断。

2. 病变程度评估

（1）关节损害评估：根据患者血尿酸升高水平及时间，患者的关节症状，受累关节的部位、数量、局部红、肿、热、痛程度，结合病变部位影像学检查，做出关节损害程度判断。有严重关节损害的患者，存在关节残毁的风险。

（2）肾功能评估：长期高水平的高尿酸血症及痛风，可导致肾功能下降。肾功能损伤起病隐匿，患者一旦出现明显的夜尿量增加，尿比重下降，蛋白尿或尿隐血阳性、镜下血尿，则提示出现早期肾功能损伤；急性发作的高尿酸血症及痛风，由于大量尿酸盐结晶导致肾小管堵塞，患者出现少尿甚至无尿，伴有氮质血症，提示发生急性肾损伤。

要点七 治疗与预防

（一）治疗目标

控制高尿酸血症，预防尿酸盐结晶形成，快速有效控制急性关节炎，保护关节与肾功能。

（二）高尿酸血症的治疗

1. 非药物治疗 进行健康教育，鼓励并督促患者改变生活方式和饮食习惯，是治疗高尿酸血症的基础，包括：①限酒戒烟；②低嘌呤饮食，减少嘌呤含量高的食物如虾、蟹、贝类、沙丁鱼、动物内脏、肉类、啤酒等的摄入；③避免剧烈运动；④避免富含果糖的饮料；⑤保证每日的饮水量及排尿量，每日饮纯水2000mL以上；⑥恢复体重至个体化标准体重范围并保持；⑦增加新鲜蔬菜的摄入比例；⑧生活规律，有规律性地进行有氧运动。

2. 药物治疗

（1）促尿酸排泄药：通过抑制近曲肾小管对尿酸的重吸收而促进尿酸排泄，用于肾功能良好的患者，不宜用于每日尿尿酸排出超过3.57mmol、有尿路结石及内生肌酐清除率小于30mL/min的患者，急性尿酸性肾病禁用。在用药治疗初期饮水量不得少于1500～2000mL/d，并同时服用碳酸氢钠片3～6g/d。常用药物有苯溴马隆，早餐后服用，不良反应少见，有胃肠不适、腹泻、皮疹等。

（2）抑制尿酸生成药物：①别嘌醇：抑制黄嘌呤氧化酶，减少尿酸生成，肾功能不全者减量使用。不良反应有胃肠道症状、皮疹、肝功能损害等。②非布司他：适用于痛风患者的长期治疗，不推荐用于无临床症状的高尿酸血症，轻、中度肾功能不全的患者无须调整剂量。常见不良反应有肝功能异常、恶心、关节痛、皮疹等。

（3）碱性药物：通过碱化尿液，减少尿酸盐结晶的形成，常用碳酸氢钠片口服，长期大量使用可导致代谢性碱中毒。

（4）新型降尿酸药：包括拉布立酶、普瑞凯希等，经尿酸氧化酶作用使尿酸分解后排泄。选择性尿酸重吸收抑制剂有RDEA549等。

3. 其他治疗 对于继发性高尿酸血症患者，应积极治疗原发病，慎用与高尿酸血症发病有关的药物。

（三）痛风的治疗

1. 非药物治疗 同高尿酸血症的非药物治疗，但已出现尿少或无尿的患者，应控制饮水量，暂时禁食富含嘌呤食物。急性关节炎期应卧床休息，减少运动量，抬高患肢，并进行关节局部的保护处理。

2. 药物治疗

（1）急性发作期的治疗：尽早（24h 以内）使用非甾体抗炎药、秋水仙碱和糖皮质激素可有效抗炎镇痛。急性发作期不宜进行降尿酸治疗，但已服用降尿酸药物者也不需停用。①非甾体抗炎药：常用吲哚美辛，每次 50mg，每天 3～4 次，症状缓解后可减量，5～7 天后停用。也可使用双氯芬酸、布洛芬等。常见不良反应有消化道溃疡及出血，有症状患者可服用 PPI 药物加以预防。②秋水仙碱：首次剂量 1mg，随后 1.5～1.8mg/d，分次口服，直到症状缓解，24 小时总量不超过 6～8mg。不良反应主要为严重的胃肠道反应，也可引起骨髓抑制、肝细胞损害、过敏等，肾功能不全者减量使用。③糖皮质激素：非甾体抗炎药和秋水仙碱治疗无效或不耐受者，以及肾功能不全的患者，可考虑短期单用常规剂量的糖皮质激素，如泼尼松等。

（2）发作间歇期和慢性期的治疗：在急性发作缓解 2 周后，从小剂量开始应用降尿酸药，逐渐加量，根据血尿酸的目标水平调整至最小有效剂量并长期甚至终身维持。应将患者血尿酸水平稳定控制在 360μmol/L 以下。单一药物疗效不好、血尿酸升高明显、痛风石大量形成时可合用两类降尿酸药物。

3. 伴发疾病的治疗 痛风患者常伴有代谢综合征的其他临床问题，包括高血压、高血糖、血脂异常等，应加以良好控制，防治代谢异常互相影响、互相促进，加速脏器损害。

4. 手术治疗 根据个体病情需要，必要时可手术剔除痛风石，矫正残毁关节等。

（四）预防

原发性高尿酸血症及痛风的预防，以改善生活方式、改善饮食结构、保证每日饮水量及排尿量为主，保持标准体重，并对其他代谢指标如血脂、血糖及血压加以监测。继发性高尿酸血症及痛风以明确导致高尿酸血症及痛风的原发病或药物，明确诱发急性关节炎的诱因，加以积极治疗控制，避免服用影响尿酸代谢的药物。原发性痛风无肾脏疾病者大多预后良好，大约 15% 患者死于肾功能衰竭。

[常考考点] 高尿酸血症和痛风的治疗要点。

【例题实战模拟】

A1 型题

1. 下列不属于甲状腺功能亢进症表现的是
   A. 甲状腺肿大　　B. 情绪激动　　C. 周围血管征　　D. 肝脏肿大　　E. 心动过缓

2. 原发性甲状腺功能减退症最早出现异常的是
   A. 血 TSH　　B. 血总 T_3　　C. 血游离 T_3　　D. 血总 T_4　　E. 血游离 T_4

3. 诊断甲状腺功能减退症的必备指标是血清
   A. TSH 增高　　B. TSH 降低　　C. TT_3、TT_4 降低　　D. FT_3、FT_4 降低　　E. TT_4、FT_4 降低

4. 下列不属于甲状腺功能减退症临床表现的是
   A. 皮肤干燥　　B. 食欲亢进　　C. 记忆力减退　　D. 畏寒　　E. 声音嘶哑、低沉

5. 下列属于甲状腺功能减退症伴随症状的是
   A. 席汉综合征　　B. 黏液性水肿　　C. 库欣综合征　　D. 艾迪生病　　E. 华-弗氏综合征

6. 糖尿病引起失明的主要原因是
   A. 白内障　　B. 青光眼　　C. 视网膜血管改变　　D. 角膜炎　　E. 结膜炎

7. 糖尿病最常见最严重的急性并发症是
   A. 心血管病变　　B. 非特异性感染　　C. 肺结核　　D. 酮症酸中毒　　E. 低血糖昏迷

8. 下列不能作为糖尿病确诊依据的是
   A. 多次空腹血糖 ≥ 7.0mmol/L　　B. 尿糖（++）　　C. 餐后血糖 ≥ 11.1mmol/L
   D. 葡萄糖耐量试验 1 小时和 2 小时血糖均 ≥ 11.1mmol/L
   E. 无"三多一少"症状，血糖多次在 7.0～11.1mmol/L

9. 糖尿病酮症酸中毒的临床特点是
   A. 呼吸浅慢，不规则　　B. 呼吸困难伴发绀　　C. 呼吸深大，呼气有烂苹果味

D. 呼吸浅快，呼气有大蒜味　　E. 潮式呼吸
10. 患者查体发现尿糖（+++），为明确诊断，应进一步检查
　　A. 24小时尿糖定量　　B. 空腹血糖　　C. 血脂　　D. 肾功能　　E. 葡萄糖耐量试验
11. 血脂异常的治疗原则是
　　A. 降低血脂水平　　B. 防治冠心病　　C. 防治高血压　　D. 提高生活质量　　E. 防治糖尿病
12. 临床上用于治疗血脂异常的药物是
　　A. 烟酸类　　B. 树脂类　　C. 贝特类　　D. 他汀类　　E. 噻嗪类
13. 下列疾病不会出现高尿酸血症的是
　　A. 痛风　　B. 重症肝病　　C. 慢性肾衰竭　　D. 白血病　　E. 多发性骨髓瘤
14. 高尿酸血症的形成原因是
　　A. 应用氢氯噻嗪，降低肾小球滤过率　　B. 滥用抗生素　　C. 联合应用呋塞米与氨基糖苷类抗生素
　　D. 应用两性霉素B，引起远曲小管坏死　　E. 摄入过多脂溶性维生素A

A2型题

15. 甲亢患者，给予甲巯咪唑20mg，一日3次，在家中治疗，半月后应到医院复查
　　A. 心率、心律　　B. 心电图　　C. 甲状腺大小　　D. 白细胞计数　　E. 突眼程度
16. 患儿，男，12岁。2年前诊断为1型糖尿病，今日在家中用胰岛素治疗后，突然发生昏迷。应首选的抢救措施是
　　A. 小剂量胰岛素静滴　　B. 静脉补充氯化钾　　C. 快速补充生理盐水
　　D. 静脉补充高渗葡萄糖　　E. 静脉补充碳酸氢钠

【参考答案】
1.E　2.A　3.A　4.B　5.B　6.C　7.D　8.B　9.C　10.B　11.A　12.D　13.B　14.A　15.D　16.D

第七单元　结缔组织病

细目一　类风湿关节炎

要点一　概述

类风湿关节炎（RA）是以对称性多关节炎为主要临床表现的异质性、系统性、自身免疫性疾病。本病是慢性、进行性、侵蚀性疾病，如未适当治疗，病情逐渐加重，可引起手等其他部位的残疾。本病呈全球性分布，是造成人类丧失劳动力和致残的主要原因之一。我国RA的患病率略低于0.5%～1%的世界平均水平，为0.32%～0.36%。多发生于中年女性，男女之比为1:3。

要点二　病因与发病机制

RA是遗传易感因素、环境因素及免疫系统失调等各种因素综合作用的结果，为一种抗原驱动、T淋巴细胞介导及与遗传相关的自身免疫病。

1. 环境因素　目前认为某些细菌、支原体和病毒感染通过某些途径影响RA的发病和病情进展。
2. 遗传易感性　RA的发病与遗传因素密切相关。家系调查发现RA先症者的一级亲属发生RA的概率为11%。许多国家和地区研究发现HLA-DR4单倍型与RA的发病相关。
3. 免疫功能紊乱　免疫功能紊乱被认为是RA的主要发病机制，是以活化的CD_4^+T淋巴细胞和MHC-Ⅱ型阳性的抗原递呈细胞浸润关节滑膜为特点。活化的CD_4^+T淋巴细胞启动特异性免疫应答，导致相应的关节炎症状。
［常考考点］免疫功能紊乱被认为是RA的主要发病机制。

要点三　病理

RA的基本病理改变是滑膜炎，急性期滑膜表现为渗出性和细胞浸润性。病变进入慢性期，滑膜肥厚，形成许多绒毛

样突起，突向关节腔内或侵入到软骨和软骨下的骨质，称为血管翳，有很强的破坏性，是造成关节破坏、畸形、功能障碍的病理基础。滑膜下层有大量淋巴细胞，呈弥漫状分布或聚集成结节状，另外尚出现新生血管和大量被激活的纤维母样细胞以及随后形成的纤维组织。

<u>血管炎</u>可发生在类风湿关节炎患者关节外的任何组织，累及中、小动脉和（或）静脉，管壁有淋巴细胞浸润、纤维素沉着，内膜有增生，导致血管腔的狭窄或堵塞。类风湿结节是血管炎的一种表现，常见于关节伸侧受压部位的皮下组织，也可发生于任何内脏器官。

要点四 临床表现

类风湿关节炎可发生于任何年龄，80%发生于35～50岁。多以缓慢、隐匿方式发病。RA病情和病程有个体差异，从短暂、轻微的部分小关节炎到急剧进行性加重的多关节炎均可出现，多伴有晨僵。

（一）关节表现

1. 晨僵 早晨起床后病变关节感觉僵硬，如胶黏着样的感觉，持续1小时以上，称为晨僵。晨僵出现在95%以上的RA患者。<u>晨僵持续时间和关节炎症的程度呈正比，它常被作为观察本病活动指标之一</u>。

2. 关节痛与压痛 关节痛是最早出现的症状，最常出现的部位为腕关节、掌指关节、近端指间关节，<u>其次是足趾、膝、踝、肘、肩等关节</u>。多呈对称性、持续性，但时轻时重，疼痛的关节往往伴有压痛，受累关节的皮肤出现褐色色素沉着。

3. 关节肿胀 凡受累的关节均可肿胀，常见的部位为腕关节、掌指关节、近端指间关节、膝关节等，亦多呈对称性。

4. 关节畸形 见于较晚期患者，关节周围肌肉的萎缩、痉挛则使畸形更为加重。最为常见的晚期关节畸形是腕和肘关节强直、掌指关节的半脱位、手指向尺侧偏斜和呈"天鹅颈"样及"纽扣花样"表现。重症患者关节呈纤维性或骨性强直，失去关节功能，生活不能自理。

5. 特殊关节出现颈痛，活动受限；肩、髋关节最常见的症状是局部疼痛和活动受限，髋关节往往表现为臀部及下腰部疼痛；颞颌关节炎出现于1/4的RA患者，早期表现为讲话或咀嚼时疼痛加重，严重者有张口受限。

6. 关节功能障碍 关节肿痛和结构破坏都可引起关节的活动障碍。

（二）关节外表现

1. 类风湿结节 <u>是较常见的关节外表现</u>，可见于20%～30%的患者，多位于关节隆突部及受压部位的皮下，如前臂、跟腱等处。结节大小不一，质硬，无压痛，呈对称性分布。发现类风湿结节提示RA处于活动期。

2. 类风湿血管炎 系统性血管炎少见，可查见指甲下或指端的小血管炎，其表现和滑膜炎的活动性无直接相关性。眼部可表现为巩膜炎，严重者可影响视力。类风湿因子阳性的患者可出现亚临床型血管炎。

3. 肺脏受累表现 很常见，男性多于女性，可为首发症状。

（1）肺间质病变：为最常见的肺部病变，见于约30%的患者。患者逐渐出现气短等肺功能不全的症状，少数患者出现慢性纤维性肺泡炎，预后较差。肺功能和肺部高分辨率CT有助早期诊断。

（2）结节样改变：肺内出现单个或多个结节，属于肺内的类风湿结节。

（3）Caplan综合征：尘肺患者合并RA时易出现大量肺结节，称之为Caplan综合征，也称类风湿性尘肺病。临床和胸部X线表现均类似肺内类风湿结节，数量多，体积较大，可突然出现并伴关节症状加重。

（4）胸膜炎：见于约10%的患者，多表现为单侧或双侧性的少量胸腔积液，胸水呈渗出性，糖含量很低。

4. 心脏受累表现 <u>急性和慢性的RA患者都可以出现心脏受累</u>，其中心包炎最常见，多见于类风湿因子阳性、有类风湿结节的患者，但多数患者无相关临床表现。

5. 神经系统表现 <u>神经受压是RA患者出现神经系统表现的主要原因</u>，受压的周围神经病变与相应关节的滑膜炎的严重程度相关。最常受累的神经有正中神经、尺神经以及桡神经，正中神经在腕关节处受压而出现腕管综合征。随着炎症的减轻，患者的神经病变逐渐减轻。脊髓受压表现为逐渐加重的双手感觉异常和肌力的减弱，伴有腱反射亢进，病理反射阳性。

6. 血液系统表现 贫血的程度与病情活动度相关，尤其是与关节的炎症程度相关。贫血属于正细胞正色素性贫血。如出现小细胞低色素性贫血，多因服用非甾体抗炎药而造成胃肠道长期少量出血所致。此外，与慢性疾病性贫血（ACD）有关，患者的炎症控制后，贫血也可以得到改善。病情活动期患者常有血小板增多，其增高的程度与滑膜炎活动的关节数呈正相关。

7. Felty综合征 <u>是指RA患者伴有脾大、中性粒细胞减少，甚至有贫血和血小板减少</u>。RA患者出现Felty综合征时并非都处于关节炎活动期,其中很多患者合并有下肢溃疡、色素沉着,皮下结节,关节畸形,以及发热、乏力、食欲减退和体重下降等全身表现。

8. 干燥综合征 30%～40%的RA患者在疾病的各个时期均可伴有干燥综合征,随着病程的延长,干燥综合征的患病率逐渐增多。口干、眼干是此综合征的主要表现。

[常考考点] 类风湿关节炎的关节表现和关节外特征表现。

要点五 实验室检查及其他检查

1. 血液一般检查 有轻度至中度贫血,多呈正红细胞正色素性贫血,活动期血小板可增高,白细胞总数及分类大多正常。

2. 炎性标记物 可判断类风湿关节炎活动程度。活动期血沉增快,C反应蛋白升高。

3. 自身抗体检测 自身抗体有利于RA与其他炎性关节炎的鉴别。RA新的抗体诊断特异性较类风湿因子明显提高,且可在疾病早期出现,包括抗环瓜氨酸肽(CCP)抗体、抗核周因子(APF)抗体、抗角蛋白抗体(AKA)以及抗Sa抗体等。

(1)类风湿因子(RF):分为IgM、IgG和IgA型类风湿因子,常规主要检测IgM型类风湿因子,见于约70%的患者,其滴度一般与本病的活动性和严重性呈比例,但非RA的特异性抗体。因此,类风湿因子阳性者必须结合临床表现,方能诊断。

(2)抗角蛋白抗体谱:有抗核周因子(APF)抗体、抗角蛋白抗体(AKA)、抗聚角蛋白微丝蛋白抗体(AFA)和抗环瓜氨酸肽(CCP)抗体。抗CCP抗体对RA的诊断敏感性和特异性高,有助于RA的早期诊断,尤其是血清类风湿因子阴性、临床症状不典型的患者。

4. 关节影像学检查

(1)X线摄片:对疾病的诊断、关节病变分期均很重要。首选双手指及腕关节摄片检查。骨损害的X线表现分为四期:Ⅰ期:可见关节周围软组织肿胀或关节端骨质疏松。Ⅱ期:可见关节间隙狭窄。Ⅲ期:可见关节面出现虫蚀样破坏。Ⅳ期:可见关节脱位或半脱位或关节强直(纤维性强直或骨性强直)。

(2)CT和MRI:CT有助于发现早期骨侵蚀和关节脱位等改变。MRI有助于发现关节内透明软骨、滑膜、肌腱、韧带和脊髓病变。

5. 关节滑液检查 滑液增多,微混浊,黏稠度降低,白细胞升高。

6. 关节镜及针刺活检 关节镜对诊断及治疗均有价值。针刺活检操作简单、创伤小。

[常考考点] 类风湿关节炎的特征性检查结果。

要点六 诊断与鉴别诊断

(一)诊断

按美国风湿病学会1987年修订的分类标准,共7项:①晨僵持续至少1小时(≥6周);②3个或3个以上关节肿(≥6周);③腕关节或掌指关节或近端指间关节肿(≥6周);④对称性关节肿(≥6周);⑤类风湿皮下结节;⑥手和腕关节的X线片有关节端骨质疏松和关节间隙狭窄;⑦类风湿因子阳性(该滴度在正常的阳性率低于5%)。上述7项中,符合4项即可诊断。

[常考考点] 美国风湿病学会1987年修订的分类标准。

(二)鉴别诊断

1. 骨关节炎 与RA的主要不同点:①发病年龄多在50岁以上;②主要累及膝、髋等负重关节和手指远端指间关节;③关节活动后疼痛加重,经休息后明显减轻;④血沉轻度增快,RF阴性;⑤X线检查显示关节边缘呈唇样骨质增生或骨疣形成。

2. 痛风性关节炎 与RA的主要不同点:①患者多为成年男性;②关节炎的好发部位为第一跖趾关节;③伴有高尿酸血症;④关节附近或皮下可见痛风结节;⑤血清自身抗体阴性。

3. 强直性脊柱炎 与RA的主要不同点:①青年男性多见,起病缓慢;②主要侵犯骶髂关节及脊柱,或伴有下肢大关节的非对称性肿胀和疼痛;③X线片可见骶髂关节侵蚀、破坏或融合;④90%～95%患者HLA-B27阳性而RF为阴性;⑤有家族发病倾向。

4. 系统性红斑狼疮 与RA的主要不同点:①X线检查无关节骨质改变;②患者多为女性;③常伴有面部红斑等皮

肤损害；④多数有肾损害或多脏器损害；⑤血清抗核抗体和抗双链DNA抗体显著增高。

[常考考点] 类风湿关节炎的鉴别诊断。

要点七 病情评估

RA是一种异质性疾病，少数患者病程可表现为自限性，即一次发作后自行缓解，不再发作，但大部分患者呈间歇性发作，逐渐进展，少数为快速进展性的"恶性型"。早期诊断对于及时治疗、预防肢体功能残疾很重要。病情反复活动进行性加重的患者，可导致不同程度的关节损害，确诊的患者应对其受累关节功能进行评估，以指导治疗。

美国风湿病学会将关节功能障碍分为四级：Ⅰ级：能照常进行日常生活和各项工作；Ⅱ级：可进行一般的日常生活和某种职业工作，但参与其他项目活动受限；Ⅲ级：可进行一般的日常生活，但参与某种职业工作或其他项目活动受限；Ⅳ级：日常生活的自理和参与工作的能力均受限。

要点八 治疗与预防

治疗目的在于控制病情，改善关节功能和预后。强调早期治疗、联合用药和个体化原则。实现治疗目的的关键是早期诊断和早期治疗。治疗措施包括一般性治疗、药物治疗、外科手术治疗，其中以药物治疗最为重要。

（一）治疗措施

1. 一般治疗 休息、活动期关节制动。缓解期进行适当的关节功能锻炼、物理疗法等。急性期、发热以及内脏受累的患者应卧床休息。

2. 药物治疗 治疗RA的常用药物分为四大类，即非甾体抗炎药（NSAID）、改变病情抗风湿药（DMARD）、糖皮质激素和植物药制剂等。

（1）非甾体抗炎药：具镇痛消肿作用，有效改善关节炎症状，但不能控制病情进展，应与改变病情抗风湿药联合使用。常用的NSAID：①塞来昔布：每日200～400mg，分次口服，有磺胺过敏者史者禁用；②美洛昔康：每日7.5～15mg，分次口服；③双氯芬酸：每日75～150mg，分次口服。

（2）改变病情抗风湿药：较NSAID发挥作用慢，临床症状明显改善需1～6个月，有改善和延缓病情进展的作用。确诊的RA患者均应使用DMARD，根据患者的病情活动性、严重性和进展确定个体化治疗方案。一般首选甲氨蝶呤（MTX），并作为联合治疗的基本药物。

用药指证：①受累关节超过20个；②起病2年内出现关节骨破坏；③RF滴度持续很高；④有关节外症状。上述患者应尽早采用DMARD联合治疗方案。

常用药物：①MTX：抑制嘌呤合成，同时具抗炎作用。每周7.5～25mg，以口服为主。4～6周起效，疗程至少半年。不良反应有肝损害、胃肠道反应、骨髓抑制和口角糜烂等，停药后多能恢复。②柳氮磺吡啶：每日2～3g，分2次服用，对磺胺过敏者禁用。③生物制剂和免疫性治疗：生物制剂如TNF-α拮抗剂、IL-1拮抗剂、CD_{20}单克隆抗体、细胞毒T细胞活化抗原-4（CTLA-4）抗体等，有抗炎及防止骨破坏的作用，宜与MTX联合应用。④其他DMARD：有金制剂、青霉胺、硫唑嘌呤、环孢素等。

（3）糖皮质激素：具有良好的抗炎作用，在关节炎急性发作时可给予短效激素治疗，可使关节炎症状得到迅速而明显地缓解，改善关节功能。有系统症状如伴有心、肺、眼和神经系统等器官受累的重症患者，可予泼尼松每日30～40mg，症状控制后递减，以每日10mg或低于10mg维持。但不能根治本病，停药后症状多复发。

（4）植物药制剂：常有的植物药制剂包括雷公藤多苷、青藤碱、白芍总苷等。

3. 外科手术 治疗关节置换术适用于晚期有畸形并失去功能的关节。滑膜切除术可以使病得到一定的缓解，但当滑膜再次增生时病情又趋复发，所以必须同时应用DMARD。

（二）预防

1. 预防发病 RA的发病与遗传易感因素、环境因素及免疫系统失调密切相关，为一种与遗传相关的自身免疫病。目前对其病因的认识包括环境因素中的某些细菌、支原体和病毒感染，以及遗传易感性。因此，RA的预防重点对象是家系调查发现RA先症者的一级亲属，其发生RA的概率为11%。应注意生活方式，规律饮食起居，减少各种机会性感染，一旦出现感染症状，及时就诊治疗、抗炎治疗，必要时进行免疫辅助治疗。

2. 预防肢体功能残疾 RA是慢性进展的致残性疾病，肢体残疾主要发生在上肢，尤其是手部关节功能障碍，发生的危险性与RA的活动性有关。因此，确诊的RA患者应进行个体化规范治疗，严格执行联合治疗方案及减药原则，注重一般治疗，尽量减少急性关节炎的反复发作，已经出现关节畸形的患者，结合中西医康复治疗，维护关节基本功能。

[常考考点] 类风湿关节炎的药物治疗。

细目二 系统性红斑狼疮

要点一 概述

系统性红斑狼疮（SLE）是多系统损害的慢性系统性自身免疫疾病，其血清中出现以抗核抗体为代表的多种自身抗体。病程以病情缓解和急性发作交替为特点，有肾及中枢神经系统损害者预后较差。我国患病率为 0.7/1000～1/1000，20～40 岁女性多见。

要点二 病因

系统性红斑狼疮发病与遗传因素、内分泌因素和环境因素有关。

1. 遗传因素 SLE 属多基因病，多个基因在某种条件（环境）下相互作用而改变了正常免疫耐受性而致病，基因与临床亚型及自身抗体有一定相关性。

2. 环境因素 主要有紫外线、药物、化学试剂、微生物病原体等，可诱发发病。

3. 内分泌因素 与雌激素水平升高有关，女性患者明显多于男性，女性更年期前患病率与男性之比为 9∶1，女童及老人女性与男性之比为 3∶1。

要点三 病理

基本病理改变是炎症反应和血管异常，坏死性血管炎，可发生于任何器官。中小血管出现管壁炎症和坏死，继发血栓形成，导致管腔狭窄，引起局部组织缺血和功能障碍。受损器官的特征性改变是：①苏木紫小体（细胞核嗜酸性团块）；②洋葱皮样病变（小动脉周围出现向心性纤维增生），常发生于脾中央动脉；③心瓣膜结缔组织纤维蛋白样变性，形成赘生物。此外，心包、心肌、肺、神经系统等亦可出现上述基本病理变化。

要点四 临床表现

1. 全身表现 活动期患者大多数有全身症状，常见症状为发热，以低中度热为常见，可表现为各种热型，其他有乏力、体重下降等。

2. 皮肤与黏膜表现 皮疹最常见，见于 80% 的患者，包括颊部蝶形红斑、盘状红斑、指掌部和甲周红斑、指端缺血、面部及躯干皮疹等，其中以颊部蝶形红斑最具特征性。约 40% 的患者在日晒后出现光过敏，甚至诱发 SLE 的急性发作。约 30% 的患者急性期出现口腔溃疡、脱发、雷诺现象等。SLE 皮疹多无明显瘙痒，接受激素和免疫抑制剂治疗的 SLE 患者，若出现不明原因的局部皮肤灼痛，有可能是带状疱疹的前兆。

3. 浆膜炎 半数以上患者在急性发作期出现多发性浆膜炎，包括双侧中小量胸腔积液和（或）心包积液。

4. 肌肉骨骼表现 关节痛是常见的症状之一，出现在指、腕、膝关节，伴红肿者少见。常出现对称性多关节痛肿。其他表现有 Jaccoud 关节病、肌痛和肌无力、肌炎等。

5. 狼疮肾炎（LN） 是 SLE 最常见、最严重的临床表现，几乎见于 100% 的 SLE 患者，表现为无症状性蛋白尿和（或）血尿、高血压，甚至肾病综合征、急进性肾炎综合征等，病情可逐渐进展为尿毒症。个别患者首诊时已重达慢性肾衰竭，是 SLE 常见的死亡原因。

6. 心血管损害 患者常出现心包炎、心肌损害等，表现为气促、心前区不适、心律失常，严重者可发生心力衰竭导致死亡。

7. 肺损害 约 35% 的患者出现中小量双侧胸腔积液。可发生狼疮肺炎，表现为发热、干咳、气促，肺 X 线可见片状浸润阴影，多见于双下肺，应注意与肺部继发感染鉴别。肺间质性病变表现为活动后气促、干咳、低氧血症，肺功能检查提示弥散功能下降。10%～20% 的 SLE 患者出现肺动脉高压。

8. 神经系统损害 即神经精神狼疮（NP-SLE），轻者仅有偏头痛、性格改变、记忆力减退或轻度认知障碍，重者可表现为脑血管意外、昏迷、癫痫持续状态等，影像学检查对 NPSLE 诊断有帮助。

9. 消化系统表现 约 30% 患者有食欲减退、腹痛、呕吐、腹泻等，消化系统表现可为首发症状。部分患者血清转氨酶升高，少数可并发急腹症，如胰腺炎、肠坏死、肠梗阻等。

10. 血液系统表现 活动性SLE患者血红蛋白下降、白细胞和（或）血小板减少常见，其中10%属于Coombs试验阳性的溶血性贫血。约15%患者有脾大。

11. 抗磷脂抗体综合征（APS） 出现于SLE的活动期，其临床表现为动脉和（或）静脉血栓形成，习惯性自发性流产，血小板减少，抗磷脂抗体阳性。

12. 干燥综合征 约30%的SLE患者与继发性干燥综合征并存，有唾液腺和泪腺功能不全。

13. 眼部表现 约15%患者有眼底病损，如出血、视乳头水肿、视网膜渗出物等，可影响视力甚至致盲。

[常考考点] SLE皮肤与黏膜的特征性改变为鼻梁和双颧颊部呈蝶形分布的红斑。

要点五 实验室检查及其他检查

1. 一般检查 血常规检查可有贫血、白细胞减少和（或）血小板减少；尿常规检查可有蛋白、红细胞和各种管型。血沉在活动期常增快。

2. 自身抗体

（1）抗核抗体（ANA）：约95%SLE患者呈阳性，特异性较差，不能作为SLE和其他结缔组织疾病的鉴别依据。

（2）抗双链DNA（dsDNA）抗体：为标记性抗体之一。活动期患者阳性率可达95%，特异性强，对确诊SLE和判断其活动性有较大参考价值。抗体滴度高，常提示有肾损害。

（3）抗Sm抗体：为标记性抗体之一，阳性率约25%，特异性强。阳性患者病情缓解后继续呈阳性，故可作为回顾性诊断的依据。

（4）抗磷脂抗体：阳性率为30%～40%，阳性患者容易发生动静脉血栓、习惯性流产、血小板减少等，称为抗磷脂综合征。

（5）抗核糖体P蛋白抗体：阳性率约为15%，阳性患者常有神经系统损害。

（6）其他自身抗体：如抗SSA抗体、抗SSB抗体、抗U_1RNP抗体、抗组蛋白抗体、抗红细胞膜抗体、抗血小板膜抗体、抗淋巴细胞膜抗体、抗中性粒细胞胞浆抗体、抗神经元抗体等。20%～40%患者类风湿因子阳性。

3. 补体 常用的有总补体（CH50）、C_3和C_4的检测。补体低下，尤其是C_3低下常提示有SLE活动；C_4低下表示SLE活动，并是SLE易感性（C_4缺乏）的表现。

4. 狼疮带试验 70%～90%患者可见在真皮与表皮连接处有荧光带，为免疫球蛋白（主要为IgG，也有IgM和IgA）与补体沉积所致。

5. 肾活检 对狼疮肾炎的分型诊断、治疗、估计预后均有一定价值。

6. 其他检查 X线、CT、超声心动图、心电图检查，眼底检查，肝肾功能、心肌酶谱等检查，有利于早期发现SLE患者的各系统损害。

[常考考点] 自身抗体检查对SLE的诊断价值。

要点六 诊断与鉴别诊断

（一）诊断

普遍采用美国风湿病学会（ACR）1997年推荐的SLE分类标准，共11项：①颊部红斑：固定红斑，扁平或高起，在两颧突出部位；②盘状红斑：片状隆起于皮肤的红斑，有角质脱屑和毛囊栓，陈旧病变可见萎缩性瘢痕；③光过敏：对日光有明显的反应，引起皮疹，从病史中得知或医生观察到；④口腔溃疡：经医生观察到的口腔或鼻咽部溃疡，一般为无痛性；⑤关节炎：非侵蚀性关节炎，累及2个或更多的外周关节，有压痛、肿胀或积液；⑥浆膜炎：胸膜炎或心包炎；⑦肾脏病变：尿蛋白定量超过0.5g/24h或（+++），或管型；⑧神经病变：癫痫发作或精神病，除外药物或已知的代谢紊乱；⑨血液学疾病：溶血性贫血，或白细胞减少，或淋巴细胞减少，或血小板减少；⑩免疫学异常：抗dsDNA抗体阳性，或抗Sm抗体阳性，或抗磷脂抗体阳性（包括抗心磷脂抗体，或狼疮抗凝物，或至少持续6个月的梅毒血清试验假阳性，三者中具备一项阳性）；11抗核抗体：在任何时候和未用药物诱发"药物性狼疮"的情况下，抗核抗体滴度异常。上述11项中，符合4项或4项以上，在除外感染、肿瘤和其他结缔组织病后，即可诊断为SLE。其敏感性和特异性分别为95%和85%。上述标准中，免疫学异常和高滴度抗核抗体更具有诊断意义。

[常考考点] SLE的诊断标准。

（二）鉴别诊断

SLE应与类风湿关节炎、皮炎、癫痫、原发免疫性血小板减少症及原发性肾小球肾炎等鉴别。根据多系统损害的特征,鉴别诊断不困难。

要点七 病情评估
对于确诊的患者,判定患者的病情是制定个体化治疗方案的依据。

(一)疾病的活动性或急性发作的评估
现用的标准有 SLEDAI、SLAM、SIS、BILAG 等。较为简明实用的是 SLEDAI,根据患者前 10 天内是否出现上述症状而定分,凡总分 ≥ 10 分者考虑疾病活动。

SLEDAI 计分项(单项累计计分)

8 分项	抽搐、精神异常、脑器质性症状、视觉异常、脑神经受累、狼疮性头痛、脑血管意外、血管炎
4 分项	关节炎、肌炎、管型尿、血尿、蛋白尿、脓尿
2 分项	新出现皮疹、脱发、黏膜溃疡、胸膜炎、心包炎、低补体、抗 dsDNA 升高
1 分项	发热、血小板减少、白细胞减少

(二)病情的严重性评估
依据受累器官的部位和程度评估病情严重性。
1. 出现脑受累表明病变严重。
2. 出现肾病变者,其严重性高于仅有发热、皮疹者。
3. 有肾功能不全者较仅有蛋白尿的狼疮肾炎为严重。
4. 狼疮危象是指急性的危及生命的重症 SLE,包括急进性狼疮肾炎、严重的中枢神经系统损害、严重的溶血性贫血、血小板减少性紫癜、粒细胞缺乏症、严重心脏损害、严重狼疮性肺炎、严重狼疮性肝炎和严重的血管炎,是病情危重状态。

(三)伴发病评估
有肺部或其他部位感染、高血压、糖尿病等则往往使病情加重。

要点八 治疗与预防

(一)治疗
强调早期诊断和早期治疗,以避免或延缓不可逆的组织脏器的病理损害。

1. 一般治疗 急性活动期卧床休息,缓解期病情稳定患者可适当工作,但应避免过劳、日晒或其他紫外线照射;预防感染,及时发现和治疗感染;注意避免可能诱发狼疮的药物或食物;正确认识疾病,调节不良情绪。

2. 基本药物治疗
(1)轻型 SLE:可使用非甾体抗炎药、抗疟药、小剂量激素泼尼松,也可短期局部应用激素治疗皮疹,权衡利弊,必要时可用硫唑嘌呤、甲氨蝶呤等免疫抑制剂。
(2)重型 SLE:分两个阶段,即诱导缓解和巩固治疗。诱导缓解目的在于迅速控制病情,阻止或逆转内脏损害,力求疾病完全缓解。①糖皮质激素:为治疗 SLE 的基础药物。根据病情轻重,泼尼松每日 0.5~1mg/kg 口服,晨起 1 次服用。病情好转,以每 1~2 周减 10% 的速度逐渐减量,如果病情允许,维持治疗剂量应低于 10mg/d。如出现大剂量治疗无效、癫痫发作、精神症状、严重溶血性贫血、血小板减少而有出血倾向、急性肾衰竭、病情急剧恶化等情况,应用甲基泼尼松龙冲击治疗。冲击后每日口服泼尼松 0.5~1mg/kg,病情好转稳定 4 周后可逐步减量,直至维持量。②环磷酰胺:为重症 SLE 的有效治疗药物之一。标准环磷酰胺冲击疗法每月 1 次,多数患者 6~12 个月后病情缓解。③硫唑嘌呤:适用于中等度严重病例,脏器功能恶化缓慢者,控制肾脏和神经系统病变效果不及环磷酰胺冲击疗法,而对浆膜炎、血液系统表现、皮疹等较好,每日 1~2mg/kg。④环孢素:对狼疮肾炎有效。

3. 免疫球蛋白 静脉注射大剂量免疫球蛋白用于病情严重和(或)并发全身严重感染患者,对重症血小板减少性紫癜也有效。每日 0.4g/kg,静脉滴注。

4. 对症治疗
(1)轻型以皮损和(或)关节痛为主的患者,可选用羟氯喹联合非甾体抗炎药。
(2)有发热、皮损、关节痛及浆膜炎并有轻度蛋白尿患者,宜用泼尼松。

（3）NP-SLE应用甲泼尼龙冲击疗法，同时环磷酰胺冲击治疗，也可选用鞘内注射地塞米松10mg及甲氨蝶呤10mg。

（4）有抽搐者给抗癫痫药、降颅压等支持治疗、对症治疗。

（5）溶血性贫血和（或）血小板减少者应用甲泼尼龙冲击治疗。

（6）抗磷脂抗体综合征予抗血小板药及华法林。

5. 狼疮危象的治疗 治疗目的在于挽救生命，保护受累脏器，防止出现后遗症。通常需要大剂量甲泼尼龙冲击治疗，针对受累脏器的对症治疗和支持治疗，以帮助患者度过危象，后续的治疗可参照重型SLE。

6. 其他治疗

（1）血浆置换：通过清除血浆中循环免疫复合物、游离的抗体、免疫球蛋白及补体成分，使血浆中抗体滴度减低，并改善网状内皮系统的吞噬功能，对于危重患者或经多种治疗无效的患者有迅速缓解病情的作用。

（2）人造血干细胞移植：通过异体或自体的造血干细胞植入受体内而获得造血和免疫功能重建的治疗手段。人造血干细胞移植可以使传统免疫抑制剂治疗无效的患者病情得以缓解。

（3）生物制剂：①改变细胞因子活化和调节；②抑制T细胞活化并诱导T细胞耐受，阻断T、B细胞相互作用；③作用于B细胞以减少B细胞产生抗dsDNA抗体；④抑制补体活化。

7. 缓解期治疗 病情控制后，需接受长期维持治疗，使用不良反应最少的药物和最小有效剂量，以达到抑制疾病复发的目的。常用泼尼松5～10mg，每日晨服。

8. 妊娠生育 患者无重要脏器损害，病情稳定1年以上，细胞毒免疫抑制剂停用半年以上，泼尼松维持量低于10mg/d，可以妊娠。由于妊娠早期及产后6周容易复发，故妊娠期可适当增加激素剂量。有习惯性流产史或抗磷脂抗体阳性者，应加服小剂量阿司匹林，50～100mg/d。

（二）预防

1. 预防发病 系统性红斑狼疮发病与遗传因素、内分泌因素和环境因素有关。研究显示，SLE患者第一代亲属中患SLE者8倍于无SLE患者家庭，且好发于20～40岁的育龄女性。诱发患病的环境因素主要有紫外线、药物、化学试剂、微生物病原体等，且与雌激素水平升高有关。因此，SLE的预防措施主要是针对有家族史的婚育期女性的保护性措施，包括维持正常激素水平，加强紫外线防护，尽量减少药物、化学试剂的暴露，增强机体抗病能力，预防各种感染等。

2. 预防狼疮危象 对于已经确诊的患者，尽早进行病情评估，进行个体化治疗，预防狼疮危象的发生。

[常考考点] 糖皮质激素是治疗SLE的基础药物。

【例题实战模拟】

A1型题

1. 类风湿关节炎的关节表现最早出现的是

　　A. 畸形　　B. 晨僵　　C. 疼痛　　D. 肿胀　　E. 功能障碍

2. 类风湿关节炎的主要病理改变是

　　A. 心包炎　　B. 血管炎　　C. 关节滑膜炎　　D. 心内膜炎　　E. 结节性肉芽肿

3. 下列不属于类风湿关节炎常见的关节外表现是

　　A. 类风湿结节　　B. 肺间质病变　　C. 肾脏损害　　D. 心包炎　　E. 轻中度贫血

4. 下列不属于系统性红斑狼疮的骨关节肌肉损害表现的是

　　A. 关节疼痛　　B. 关节肿胀　　C. 股骨头坏死　　D. 肌肉疼痛无力　　E. 关节晨僵

5. 系统性红斑狼疮的首选治疗药物是

　　A. 肾上腺糖皮质激素　　B. 细胞毒药物　　C. 环孢素　　D. 雷公藤多苷　　E. 免疫球蛋白

【参考答案】

1.C　2.C　3.C　4.E　5.A

第八单元 神经系统疾病

细目一 癫痫

【考点突破攻略】

要点一 概述

癫痫是不同病因引起的，以脑部神经元高度同步化异常放电导致的临床综合征，是以脑部功能可逆性异常发作为特点的慢性脑部疾病。每次发作及每种发作的过程，称为痫性发作。在疾病过程中，每位患者可有多种痫性发作。一组具有相似症状与体征特点所组成的特定癫痫临床现象，称为癫痫综合征。癫痫的发病率约为 0.5%，我国每年新发患者 65 万~70 万，其中 30% 为难治性癫痫。

要点二 病因

（一）病因分类

癫痫不是一个疾病而是一组疾病，属于临床综合征，不同分类的癫痫其病因不同。

1. 症状性癫痫 指由各种已知的中枢神经系统结构或功能异常导致的癫痫。常见病因有颅脑外伤、脑血管瘤、颅内肿瘤、中枢神经系统感染、脑寄生虫病、神经系统变性疾病、代谢异常、药物和毒物导致的脑损伤等。

2. 特发性癫痫 病因不明，与遗传关系密切，相关检查未发现颅内结构与功能异常的证据。发病有年龄特征，并具有特征性的临床表现及脑电图改变，如良性儿童癫痫、家族性颞叶癫痫等。

3. 隐源性癫痫 临床表现为症状性癫痫，但相关检查未查明中枢神经系统结构与功能异常，是一类最常见的癫痫，占全部癫痫的 60%~70%。

（二）影响发作的因素

1. 年龄 特发性癫痫发病与年龄密切相关，如婴儿痉挛症多在 1 岁首发，儿童失神癫痫好发于 6~7 岁。

2. 遗传因素 主要影响癫痫的易患性。如症状性癫痫患者近亲患病率为 15%，明显高于普通人群。

3. 睡眠 睡眠-觉醒周期与癫痫发作密切相关，如全面强直-阵挛发作好发于凌晨醒来时，婴儿痉挛症好发于醒后和睡前时段，良性儿童癫痫多在睡眠中发作。

4. 机体内环境变化 电解质紊乱、内分泌失调、代谢异常等病理改变，均易诱发癫痫发作，如月经期癫痫、妊娠期癫痫等。

5. 患者一般状态 过度疲劳、睡眠不足、饥饿、便秘、饮酒、声光刺激、情绪波动等，均是痫性发作的常见诱发因素。

要点三 分类与临床表现

癫痫发作是指一次发作的全过程，癫痫综合征是一组疾病的总称。痫性发作与癫痫综合征分类复杂，包括癫痫发作分类和癫痫综合征分类。

（一）癫痫发作分类

目前常用的是 1981 年国际抗癫痫联盟癫痫发作分类。

1. 部分性发作 指源于大脑半球局部神经元的异常放电。

（1）单纯部分性发作：无意识障碍，可分为运动、体觉或特殊感觉、自主神经、精神性症状发作。

（2）复杂部分性发作：有意识障碍，可分为：先有单纯部分性发作，继有意识障碍；开始即有意识障碍，其中又分为仅有意识障碍和意识障碍伴自动症。

（3）部分性发作继发为全面性发作：单纯部分性发作发展为复杂部分性发作。

2. 全面性发作 最初的发作临床表现及脑电图均提示双侧脑部异常放电，发作早期即出现意识障碍，包括全面性强直-阵挛发作、强直性发作、阵挛性发作、失神发作（典型与非典型）、肌阵挛发作、失张力发作。

3. 不能分类的癫痫发作。

（二）癫痫综合征分类

1. 与部位有关的癫痫

（1）与年龄有关的特发性癫痫：包括良性儿童癫痫、原发性阅读性癫痫等。

（2）症状性癫痫：包括颞叶癫痫、额叶癫痫、顶叶癫痫等。

（3）隐源性癫痫：病因不明的继发性癫痫。

2. 全面性癫痫和癫痫综合征

（1）与年龄有关的特发性癫痫：包括家族性新生儿惊厥、良性新生儿惊厥、儿童失神性癫痫、青少年失神性癫痫、青少年肌阵挛癫痫等。

（2）症状性癫痫：包括无特殊病因的癫痫及特殊综合征等。

（3）隐源性癫痫：West综合征、肌阵挛失张力发作性癫痫、肌阵挛失神发作性癫痫等。

3. 未能确定的部分性或全面性癫痫或癫痫综合征 包括新生儿癫痫、婴儿重症肌阵挛性癫痫等。

4. 特殊综合征 包括热性惊厥、孤立性癫痫状态、急性中毒性癫痫发作等。

（三）常见癫痫发作的临床表现

癫痫发作的临床表现均具有短暂性、刻板性、间歇性、反复发作性的特点。

1. 部分性发作

（1）单纯部分性发作：一般不超过1分钟，起始与结束突然，表现为简单的运动、感觉、自主神经或精神症状，发作时意识始终存在，发作后能复述发作的细节。

1）部分运动性发作：局部肢体抽动，多见于一侧口角、手指或足趾，也可累及一侧肢体。发作时头眼突然向一侧偏转，也可伴躯干的旋转，称旋转性发作。可发展成全面性强直-阵挛发作。

2）体觉性发作或特殊感觉性发作：体觉性发作为发生在口角、舌、手指或足趾的发作性麻木感、针刺感、触电感等；特殊感觉性发作，可为视觉性、听觉性、嗅觉性、眩晕性。

3）自主神经性发作：发作性自主神经功能紊乱，表现为皮肤发红或苍白、血压升高、心悸、多汗、恶心呕吐、腹痛、大便失禁、头痛、嗜睡等。

4）精神性发作：各类型的遗忘症如似曾相识、似不相识、快速回顾往事、强迫思维等；情感异常如无名恐惧、愤怒、忧郁和欣快等；错觉如视物变大或变小，感觉本人肢体变化等。

（2）复杂部分性发作：占成年人癫痫发作的50%以上，也称为精神运动性发作。病灶多在颞叶、额叶及嗅皮质等。均有意识障碍，发作时患者对外界刺激无反应，发作后不能或部分不能复述发作的细节。

1）仅有意识障碍的发作：典型发作特征为发作起始出现错觉、幻觉、似曾相识感、恐惧、胃气上升感、心悸等症状，随后出现意识障碍。有时发作开始即为意识障碍，持续数分钟至数十分钟。有的仅有意识障碍。

2）伴有自动症的发作：患者往往先瞪视不动，然后做出协调无意识的活动如咂嘴、吞咽、搓手等，神志逐渐清醒，对发作情况完全不能回忆。

（3）部分性发作继发为全面性发作：可由单纯部分性或复杂部分性发作进展而来，患者可出现局灶性脑损害的表现，如头转向一侧或双眼向一侧凝视，或一侧肢体抽搐更剧烈。

2. 全面性发作

（1）全面性强直-阵挛发作（GTCS）即大发作，以意识丧失和全身对称性抽搐为特征。分三期：

1）强直期：突然意识丧失，摔倒在地，全身骨骼肌持续性收缩；上睑抬起，眼球上翻，喉部痉挛，发出叫声；口先张后闭，常咬破舌；颈部和躯干先屈曲后反张。强直期持续10～20秒后肢端出现微颤转入阵挛期。

2）阵挛期：震颤幅度增大并延及全身，呈对称性、节律性四肢抽动，先快后慢。最后一次强烈阵挛后抽搐停止，所有肌肉松弛。

在以上两期中可出现心率增快，血压升高、汗液、唾液和支气管分泌物增多，瞳孔扩大等自主神经征象；呼吸暂时中断致皮肤发绀，瞳孔散大，对光反射、深反射、浅反射消失，病理反射阳性。

3）痉挛后期：阵挛期后尚有短暂的强直痉挛，造成牙关紧闭和大小便失禁。呼吸先恢复，口鼻喷出泡沫或血沫，心率、血压、瞳孔等逐渐恢复正常，骨骼肌松弛，意识逐渐恢复。自发作至意识恢复5～10分钟。醒后感头昏、头痛、全身酸痛乏力，对抽搐全无记忆。

（2）强直性发作：肌肉强烈收缩，使身体固定于特殊体位，头眼偏斜，躯干呈角弓反张，呼吸暂停，瞳孔散大。

（3）阵挛性发作：婴儿肢体呈节律性反复抽动。

（4）失神发作：突然发生和突然终止的意识丧失是失神发作的特征。典型失神发作通常称小发作。多见于儿童或少年，突然短暂的意识丧失，停止当时的活动，呼之不应，两眼瞪视不动，持续 5～30 秒，无先兆和局部症状。可伴有简单的自动性动作，如擦鼻、咀嚼、吞咽等，手中持物可坠落，一般不会跌倒。事后对发作不能回忆，每天可发作数次至数百次。

（5）肌阵挛发作：全身或某一肌群短暂闪电样肌肉收缩。

（6）失张力性发作：肌张力突然丧失，表现为头部和肢体下垂，或跌倒。

[常考考点] 部分发作与全面性发作的典型表现。

要点四 诊断与鉴别诊断

（一）诊断

1. 病史 详细而又准确的病史资料是诊断的主要依据。需了解患者真实年龄及整个发作过程，包括发作的环境、时程、发作时姿态、面色、声音、有无肢体抽搐及大致顺序，发作后表现，有无怪异行为和精神失常，既往的发作史，首次发作年龄，诱因，发作频率，有无产伤、头颅外伤、脑膜炎、脑炎、寄生虫感染史以及家族史等。

2. 脑电图 脑电图是诊断癫痫最重要的辅助诊断依据。结合多种激发方法，特殊电极、长程或录像脑电图，可提高阳性率。必要时进行 24 小时长程脑电图监测。①全面性强直－阵挛发作典型的脑电图改变是强直期开始出现逐渐增强的棘波样节律，然后频率降低，波幅增高，阵挛期出现弥漫性慢波，痉挛后期呈现脑电抑制。②强直性发作典型的改变是暴发性多棘波。③肌阵挛发作多呈现棘－慢波。

3. 影像学及实验室检查 脑部影像学检查如 CT、MRI、单光子发射计算机断层及各种化验如血常规、血糖、血钙、大便虫卵、脑脊液等检查有助于明确症状性癫痫的病因。

[常考考点] 脑电图是诊断癫痫最重要的辅助诊断依据。全面性强直-阵挛发作典型的脑电图改变是强直期开始出现逐渐增强的棘波样节律。强直性发作典型的改变是暴发性多棘波。肌阵挛发作多呈现棘-慢波。

（二）鉴别诊断

应与晕厥、假性癫痫发作（癔症性发作）、短暂性脑缺血发作、低血糖症等鉴别。癫痫发作与假性癫痫发作的鉴别要点见下表。

癫痫发作与假性癫痫发作鉴别要点

鉴别项	癫痫发作	假性癫痫发作
发病地点	无规律性	有来自他人的诱因
临床表现	突然发作	发作形式多样化，伴有哭闹、手足抽动、过度换气等
眼球与瞳孔改变	上睑及眼球上翻，瞳孔扩大，对光反射消失	双目紧闭，眼球运动活跃，瞳孔大小正常
皮肤黏膜改变	常伴有发绀	无改变或发白、发红
抗阻力运动	不能完成	可以完成
伴随情况	常有摔伤、舌咬伤、尿失禁	无
持续时间与缓解方式	数分钟，可自行终止	持续时间长，安抚后可缓解
病理反射	巴宾斯基征阳性	阴性

[常考考点] 癫痫发作与假性癫痫发作的鉴别要点。

要点五 病情评估

1. 病因评估 根据发病年龄初步判断病因。

（1）0～2 岁患儿常见病因是围生期脑损伤、先天性疾病及先天性代谢障碍。

（2）2～12 岁患儿常见病因是各种严重感染、特发性癫痫、高热惊厥等。

（3）12～18 岁患者多为特发性癫痫、颅脑外伤、脑血管畸形等。

（4）18～35 岁患者多为颅脑外伤、颅内肿瘤、特发性癫痫等。

（5）35～65岁患者多为颅内肿瘤、颅脑外伤、急性脑血管病、代谢异常等。

（6）超过65岁的患者多为急性脑血管病、颅内肿瘤、阿尔茨海默病等。

2. 癫痫持续状态的识别 癫痫持续状态简称癫痫状态，是指患者出现全面性强直-阵挛发作持续超过5分钟，患者有发生神经元损伤的危险并需要抗癫痫药物紧急救治的癫痫发作，是内科常见急症，不及时诊断与处理可因高热、循环衰竭、电解质紊乱和不可逆性脑损害导致残疾及死亡。<u>癫痫状态可发生于任何类型的癫痫发作，其中以全面性强直-阵挛发作最常见</u>。评估时除依据临床表现外，应明确是否有不恰当停用或减量抗癫痫药物的情况，以及是否伴发急性脑血管病、颅脑损伤、颅内感染、急性中毒等疾病，综合判断，快速做出诊断，及时救治。

3. 难治性癫痫的识别 指经过合理规范的药物治疗，癫痫发作仍迁延不愈者。难治性癫痫可对患者健康造成严重的危害，而且病死率显著高于正常人群。目前将难治性癫痫定义为：频繁的癫痫发作至少每月4次以上，适当的抗癫痫药正规治疗且达到药物治疗浓度，观察至少2年，仍不能控制且明显影响日常生活，除外进行性中枢神经系统疾病及颅内占位性病变。对于难治性癫痫应尽早识别，尽早采取更加积极的治疗措施，降低死亡率。

[常考考点]全面性强直-阵挛发作最易发生癫痫状态。

要点六　治疗与预防

癫痫的治疗以药物治疗为主。药物治疗的目的在于控制发作，最大限度地减少发作次数，保持患者的原有机能状态。

（一）发作时治疗

1. 一般处理 对全面性强直-阵挛发作患者，慎防跌伤、舌咬伤、骨折、窒息等意外伤害，松解衣领及裤带，抽搐时间偏长者可给苯巴比妥钠0.2g肌内注射。精神症发作者应防止其自伤或伤及他人。

2. 癫痫持续状态的救治 维护生命体征稳定，支持心肺功能，尽快控制发作，防治脑损伤。

（1）迅速控制发作：<u>①安定类药物：为首选药</u>，成年患者首选地西泮10～20mg缓慢静脉注射，15分钟后如复发可重复给药，或用100～200mg地西泮溶于5%葡萄糖氯化钠注射液中，于12小时内缓慢静脉滴注。<u>②苯妥英钠：溶于0.9%氯化钠注射液中缓慢静脉注射</u>。③异戊巴比妥钠：溶于注射用水中缓慢静脉注射，至控制发作止。<u>④10%水合氯醛</u>：为辅助抗癫痫药物，保留灌肠给药。

（2）对症治疗：保持呼吸道通畅，防止缺氧加重，必要时吸氧或人工呼吸。伴有脑水肿、感染、高热等应做相应处理。

（3）维持治疗：抽搐停止后，可给苯巴比妥钠肌内注射，每8～12小时1次，维持控制。同时鼻饲或口服卡马西平或苯妥英钠，待口服药物达到有效血药浓度后可逐渐停用苯巴比妥钠。

[常考考点]癫痫持续状态的救治。

（二）发作间歇期的治疗

1. 治疗原则

（1）早期治疗：诊断一经确立，均应及时服用抗癫痫药物控制发作。症状轻、检查无异常者，应密切观察，可暂不用药。

（2）选药与用药：个体化按癫痫的类型选用抗癫痫药物，优选单药治疗，逐渐增大剂量，直至完全控制癫痫发作，需要联合用药时应合理联合。

（3）观察药物的疗效及不良反应：定期进行血、尿、肝功能、药物浓度等检查，调整药量或逐渐更换抗癫痫药物。

（4）增减药物及停药：①增药要快，减药要慢。②控制发作后应长期用药，失神发作应完全控制至少半年后才可考虑停药，其他类型癫痫应完全控制4～5年以上，才能逐渐停药。停药过程一般需要1～1.5年。③一种一线药物使用可耐受最大剂量不能控制发作，应加用另外一种一线或二线药物，直至发作控制，然后逐渐减量、停用原用药物。换药过渡期一般为5～7天。

2. 抗癫痫药物

（1）传统抗癫痫药：①苯妥英钠：<u>对全面性强直-阵挛发作及部分性发作有效</u>，但可以加重失神发作和肌阵挛发作。不宜用于婴幼儿及儿童。②卡马西平：<u>为部分性发作的首选药物</u>。对复杂部分性发作的作用，优于其他抗癫痫药，但可以加重失神发作和肌阵挛发作。③丙戊酸：<u>为广谱抗癫痫药，是全面性强直-阵挛发作合并典型失神发作的首选药物</u>。④苯巴比妥：为小儿癫痫的<u>首选药物</u>，广谱，且起效快，对全面性强直-阵挛发作疗效较好，也可用于单纯及复杂部分性发作，可预防发热惊厥。

（2）新型抗癫痫药：①托吡酯：<u>作为难治部分发作及继发性全面强直-阵挛发作的单药或附加治疗药</u>。②拉莫三嗪：作为部分发作及全面性强直-阵挛发作的单药或附加治疗药。

3. 手术治疗 主要是癫痫病灶切除术。脑部有器质性病变的继发性癫痫、难治性癫痫，不在脑的主要功能区的致病灶，均可考虑手术治疗。

[常考考点] 常用的抗癫痫药物及其适应证。

（三）预防

1. 预防症状性癫痫 婴幼儿及儿童按时进行计划免疫；注意饮食卫生，预防颅内寄生虫病；减少意外事故的发生，意外事故中注意保护头部等。

2. 避免诱发的因素 已有发作史的患者应注意避免可诱发自身癫痫发作的已知诱因，如睡眠不足、情绪波动、过度疲劳、便秘、饮酒、声光刺激等；避免各种原因引起的电解质紊乱、内分泌失调及代谢异常。

3. 预防发生癫痫状态 尤其是全面性强直-阵挛发作患者一旦出现发作应及时有效治疗，防治持续时间延长出现癫痫状态，增加残疾及死亡风险。缓解期合理调整抗癫痫药物，达到有效控制发作的治疗目的。

【知识纵横比较】

不同类型癫痫的药物选择及其副作用

癫痫类型	首选治疗药物	副作用
癫痫持续状态	安定类药物	
部分性发作	卡马西平	加重失神发作和肌阵挛发作
全面性强直-阵挛发作合并典型失神发作	丙戊酸	
小儿癫痫	苯巴比妥	
全面性强直-阵挛发作及部分性发作	苯妥英钠	加重失神发作和肌阵挛发作

细目二 短暂性脑缺血发作

【考点突破攻略】

要点一 概述

短暂性脑缺血发作（TIA）是指局部脑动脉血供不足引起局部脑组织或视网膜缺血，出现短暂的神经功能缺失的一组疾病。临床症状一般持续不超过1小时，24小时内完全恢复，无本次事件的责任病灶的证据。TIA患者近1周内发生卒中的风险为4%～10%，90天内发生卒中的风险为10%～20%。患者不仅易发生脑梗死，也有心肌梗死的风险。

要点二 病因与发病机制

（一）病因

主要为动脉粥样硬化，其他有动脉狭窄、器质性心脏病、血液成分异常等。

（二）发病机制

由多种因素引起发病，包括脑血流动力学改变、微栓塞、脑血管痉挛、颈部动脉或椎动脉受压等。

1. 血流动力学改变 各种原因导致颈内动脉系统或椎-基底动脉系统的相关动脉内径狭窄，在此基础上由于各种诱因导致血压波动，引起局灶性脑组织一过性缺血。

2. 微栓塞 动脉粥样硬化的不稳定斑块、附壁血栓、瓣膜性或心律失常性心源性栓子、胆固醇结晶等形成血液循环中的微栓子，随血流到达颈内动脉系统或椎-基底动脉系统的相关动脉，引发血管急性栓塞，但随后栓子溶解，血管再通，症状缓解。

要点三 临床表现

TIA好发于中老年人，男性多于女性，患者多有原发性高血压、动脉粥样硬化症、2型糖尿病、血脂异常等病史，多在体位改变、活动过度等情况下发病，症状出现突然，表现为局部脑功能或视网膜功能障碍，持续时间短暂，24小时内完全恢复，不留任何脑功能及视网膜功能缺失后遗症。

1. 颈内动脉系统 TIA 较少见，但易引起完全性脑卒中。常见症状有一过性单眼失明或视觉障碍，发作性偏身瘫痪或单肢瘫痪，发作性偏身感觉障碍或单肢感觉障碍，发作性偏盲或视野缺损。如为主侧大脑半球受累则可出现一过性失语。

2. 椎-基底动脉系统 TIA <u>多见，且易反复发作，持续时间较短</u>。常见症状有<u>发作性眩晕，常伴有恶心、呕吐，多数患者出现眼球震颤</u>。可出现单眼或双眼皮质盲或视野缺损，或复视、共济失调、吞咽困难、构音障碍和交叉性瘫痪等。少数患者可有猝倒发作（双下肢突感无力而倒地，但意识清楚，常可立即站立，称为跌倒发作）、短暂性全面遗忘等。

[常考考点] 椎-基底动脉系统 TIA 的临床表现。

要点四　实验室检查及其他检查

1. 颅脑 CT 或 MRI 绝大多数患者无与症状相关的病灶，个别患者发病早期显示有一过性缺血病灶。多数患者经 CTA 或 DSA 检查可发现动脉粥样硬化、血管狭窄等。

2. 血液生化检测 部分患者有血脂、血糖、血尿酸等代谢指标异常。

3. 颈动脉及椎-基底动脉 B 超 部分患者可发现颈动脉或椎-基底动脉形成粥样硬化斑块，并可导致血管管腔一定程度的狭窄。

4. 血液一般检查 部分由于血液成分异常诱发的 TIA 患者，可有红细胞比容异常升高、血小板异常升高等异常改变。

要点五　诊断与鉴别诊断

（一）诊断

因绝大多数患者就诊时发作已缓解，因此诊断主要依据病史。中老年患者突然出现一过性局限性神经功能缺失的症状和体征，持续时间短暂，24 小时内症状和体征消失，急诊 CT 或 MRI 检查未发现与症状相关的病灶，即可诊断 TIA。进一步全面检查，寻找可能的病因、潜在病理状态和卒中的危险因素。

（二）鉴别诊断

主要应与癫痫部分性发作、梅尼埃病等相鉴别。

1. 癫痫部分性发作 表现为发作性肢体抽搐或感觉异常，持续时间仅数秒至数分钟，脑电图多有典型改变，有助于鉴别诊断。

2. 梅尼埃病 表现为发作性眩晕、呕吐，但持续时间较长，多超过 24 小时，且常发生于年轻人，常有耳鸣和听力减退。

[常考考点] TIA 与癫痫部分性发作及梅尼埃病的鉴别。

要点六　病情评估

TIA 患者发病后 1 周内，发生卒中的风险为 4%～10%，90 天内发生卒中的风险为 10%～20%，患者不仅有发生脑梗死的风险，也有心肌梗死甚至发生猝死的风险。发病 2～7 天是发生卒中的高风险期，因此，对确诊的 TIA 患者，应进行伴发病的详细问诊，明确有无动脉粥样硬化症、冠心病、糖尿病、血脂异常、血液病等基础疾病，并进行相关实验室及其他检查，如发现并存血脂异常、高血压、血糖升高、颈动脉粥样硬化斑块等，提示患者具有进一步发生卒中等器质性心脑血管缺血性疾病的高风险，应进行正规甚至强化治疗，消除危险因素，避免进展为卒中。

TIA 短期进展为卒中的风险评估目前应用 $ABCD^2$ 风险评分系统。$ABCD^2$ 风险评分超过 3 分的患者，或 $ABCD^2$ 风险评分在 0～2 分但 48 小时内无条件完成 TIA 相关检查患者，或 $ABCD^2$ 风险评分在 0～2 分发现有症状相关的缺血病灶的患者，均属于高风险患者，应住院治疗。

TIA 患者 $ABCD^2$ 风险评分系统

评估要素	临床特点	评分
年龄（岁）	＞60	1
血压（mmHg）	SBP＞140 或 DBP＞90	1
临床表现	单侧肢体无力	2
	语言障碍但无肢体无力	1

续表

评估要素	临床特点	评分
症状持续时间（min）	>60	2
	10~59	1
糖尿病史	有	1

要点七　治疗与预防

（一）治疗

最重要的治疗目标是避免发生卒中或新的TIA，治疗卒中危险因素。

1. 一般治疗　积极有效控制高血压、糖尿病、血脂异常、器质性心脏病，低脂饮食，戒烟戒酒，适量进行规律的有氧运动等。

2. 抗血小板聚集治疗　用于非心源性栓子为病因的患者，<u>口服阿司匹林</u>可预防卒中和降低死亡率，一般<u>75~100mg/d 口服，或口服氯吡格雷75mg/d</u>。

3. 抗凝治疗　心源性栓子如非瓣膜病性房颤、新近发生的心肌梗死、颅外供脑动脉内血栓等患者，在CT排除颅内出血或大面积脑梗死、患者无出血性倾向、肝肾功能正常时，应用抗凝药物治疗，常用低分子量肝素皮下注射，随后改为华法林口服。

4. 外科治疗　对于既往6个月内有TIA发作的患者，经颈动脉检查证实存在同侧动脉狭窄超过70%，评估围手术期并发症和死亡风险低于6%的患者，可行颈动脉内膜切除术，或颈动脉血管成形术及支架置入术。

（二）预防

TIA作为病情较轻的急性脑血管病，发作时也属临床急症，具有进展为卒中的风险。其病因目前认为有动脉粥样硬化、动脉狭窄、器质性心脏病、血液成分异常等，因此，预防应以心脑血管疾病的一级预防措施为主，包括调节饮食，戒烟限酒，进行规律的有氧运动，有效控制血压、血糖及血脂，使其达到个体化目标值。对于反复发作的TIA患者，通过抗血小板聚集、抗凝治疗等，预防近期及远期卒中的发生。

[常考考点] 短暂性脑缺血发作的治疗。

细目三　脑梗死

【考点突破攻略】

要点一　概述

脑梗死，又称为缺血性脑卒中，是各种原因导致脑动脉供血严重障碍甚至中断，相应脑组织发生缺血、缺氧性坏死，从而出现相应神经功能缺失的一组急性脑血管病。脑梗死占急性脑血管病的70%~80%，是最常见的急性脑血管病。

（一）脑梗死的临床分型

目前采用牛津社区卒中研究（OCSP）分型法。

1. 完全性前循环梗死（TACI）　大脑高级神经活动障碍，同向偏盲，对侧较严重的三个部位（面部、上肢、下肢）运动和感觉障碍。

2. 部分性前循环梗死（PACI）　偏瘫、偏盲、偏身感觉障碍及高级神经活动障碍，较TACI局限。

3. 后循环梗死（POCI）　表现为椎-基底动脉综合征，同侧脑神经麻痹，对侧感觉运动障碍，小脑功能障碍。

4. 腔隙性脑梗死（LACI）　表现为各种腔隙综合征，如纯运动性轻瘫、纯感觉性卒中、共济失调性轻偏瘫等。梗死灶直径小于1.5~2.0cm。

（二）脑梗死的病因学分型

目前采用TOAST分型法。

1. 大动脉粥样硬化型　颅内或颅外大动脉狭窄超过50%，血管病变为粥样硬化，脑组织梗死灶直径超过1.5cm，临床表现有皮质损害体征，至少有一个以上的动脉硬化卒中的危险因素如高龄、高血压、血脂异常等，排除心源性脑栓塞。

2. 心源性脑栓塞型　临床表现与大动脉粥样硬化型相似，至少存在一种心源性卒中高度或中度危险因素。

3. 小动脉闭塞型 无明显临床表现或表现为各种腔隙综合征，无大脑皮层受累的表现，梗死灶直径小于1.5cm。

4. 其他病因型 除以上三种病因明确的类型外，其他少见的病因如凝血功能障碍性疾病、血液成分异常、血管炎、血管畸形、结缔组织病、大动脉夹层等导致的脑梗死。

5. 不明原因型 两种或多种病因，辅助检查阴性，未查明病因者。

（三）病理生理分型

可分为脑血栓形成、脑栓塞及血流动力学机制导致的脑梗死。

要点二 病因与发病机制

（一）脑血栓形成

脑血栓形成是指脑动脉的主干或大血管由于动脉粥样硬化病变导致管腔狭窄或闭塞，并形成血栓，导致脑组织血流中断，出现缺血、缺氧性坏死。斑块破溃可穿通和破坏血管内膜，破溃处血小板聚集而形成血栓，加重管腔狭窄甚至闭塞，导致血管供血区的脑组织缺血、软化和坏死，产生局灶性脑功能缺失症状。最常见的病因是脑动脉粥样硬化，其他有动脉炎、药源性病因（安非他明等）、血液系统疾病（红细胞增多症、血小板增多症等）、遗传性高凝状态、抗磷脂抗体综合征、动脉夹层等。

（二）脑栓塞

脑栓塞是指来自身体各部位的栓子随血流进入脑动脉引起脑动脉阻塞，导致脑组织缺血、坏死。最常见的病因是心源性脑栓塞，以心脏瓣膜病二尖瓣狭窄伴房颤所形成的附壁血栓脱落及瓣膜病并发感染性心内膜炎的赘生物脱落多见。此外骨折、手术时的脂肪、寄生虫卵、癌细胞、肾病综合征高凝状态均可引起栓塞。

[常考考点] 脑栓塞最常见的病因是心源性脑栓塞。

要点三 临床表现

（一）脑血栓形成

1. 一般表现 常在安静或睡眠中发病，起病较缓，症状在数小时或1～2天内进展达高峰。多数患者无头痛、呕吐、昏迷等全脑症状。少数起病即有昏迷、抽搐，类似脑出血，多为脑干梗死。

2. 常见脑动脉闭塞的表现

（1）颈内动脉闭塞综合征：可有视力减退或失明、一过性黑矇、Horner综合征；病变对侧偏瘫、皮质感觉障碍；优势半球受累可出现失语、失读、失写和失认。

（2）大脑中动脉：出现典型的"三偏征"，即病变对侧偏瘫、偏身感觉障碍和同向偏盲，伴有眼向病灶侧凝视，优势半球病变伴失语。

（3）大脑前动脉：病变对侧中枢性面、舌瘫；下肢重于上肢的偏瘫；对侧足、小腿运动和感觉障碍；排尿障碍；可有强握、吸吮反射、精神障碍。

（4）大脑后动脉：对侧同向偏盲及丘脑综合征。优势半球受累，有失读、失写、失用及失认。

（5）椎-基底动脉：突发眩晕、呕吐、共济失调，并迅速出现昏迷、面瘫、四肢瘫痪、去脑强直、眼球固定、瞳孔缩小、高热。可因呼吸、循环衰竭而死亡。小脑梗死常有眩晕、恶心、呕吐、眼球震颤和共济失调。

（6）小脑后下动脉或椎动脉

1）延髓背外侧综合征：突发头晕、呕吐、眼震；同侧面部痛、温觉丧失，吞咽困难，共济失调，Horner征；对侧躯干痛、温觉丧失。

2）中脑腹侧综合征：病侧动眼神经麻痹，对侧偏瘫。

3）脑桥腹外侧综合征：病侧外展神经和面神经麻痹，对侧偏瘫。

4）闭锁综合征：意识清楚，四肢瘫痪，不能说话和吞咽。

（7）特殊类型脑梗死

1）大面积脑梗死：颈内动脉主干或大脑中动脉主干完全性卒中所致，表现为病灶对侧完全性偏瘫、偏身感觉障碍及眼向病灶对侧的凝视麻痹，常伴有脑水肿和颅内压增高的表现，甚至因发生脑疝而死亡。

2）分水岭脑梗死：是指相邻血管供血区交界处或分水岭区局部缺血导致的脑梗死，也称边缘带脑梗死，常见病因为血流动力学障碍。典型病例发生于颈内动脉严重狭窄伴有血压显著降低时，呈卒中样发病，但症状较轻，病因纠正后病情很快得到控制。

[常考考点] 常见脑动脉闭塞的表现。

（二）脑栓塞

1. 一般表现 可发生于任何年龄，以青壮年多见。多在活动中发病，无明显前驱症状，病情可在数秒钟达高峰，且局灶性神经功能缺失症状与栓塞动脉的供血区的功能对应，具明显的定位症状和体征，呈完全性卒中。多数患者能获得栓子来源的基本原发病病史，如心脏瓣膜病、心房颤动、长骨骨折、感染性心内膜炎等。

2. 神经功能缺失表现 同脑血栓形成。与脑血栓形成比较，具有复发和出血的倾向。

（三）临床分型

1. 完全性卒中 发病后神经功能缺失症状较重、较完全，常有完全性瘫痪及昏迷，于数小时内（短于6小时）达到高峰。

2. 进展性卒中 发病后神经功能缺失症状在48小时内逐渐进展或呈阶梯式加重。

3. 可逆性缺血性神经功能缺失 发病后神经缺失症状较轻，持续24小时以上，但可于3周内恢复，不留后遗症。

要点四　实验室检查及其他检查

1. 颅脑 CT 急性脑梗死通常在起病 24～48 小时后可见低密度病变区，并能发现周围水肿区，以及有无合并出血和脑疝。在 3～5 天内可见缺血性脑水肿高峰期，2～3 周后完全消退。

2. 颅脑磁共振（MRI） 可早期发现大面积脑梗死，特别是脑干和小脑的病灶，以及腔隙性梗死。

3. 脑脊液 应在 CT 或 MRI 检查后才考虑是否进行腰椎穿刺。有颅内压增高的患者应慎行脑脊液检查。

4. 经颅多普勒（TCD）检查 对评估颅内外血管狭窄、闭塞、痉挛等及侧支循环建立情况有意义，并用于溶栓治疗的监测。

5. 其他 数字减影血管造影（DSA）、磁共振成像血管造影（MRA）对脑血管畸形、脑动脉瘤、脑血管狭窄和判断闭塞的部位有诊断意义。心电图、超声心动图、胸部 X 线等检查有助于查明栓子来源。

[常考考点] 脑血栓形成的典型 CT 和 MRI 的影像学特征。

要点五　诊断与鉴别诊断

（一）诊断要点

1. 脑血栓形成 ①中年以上，有动脉硬化、高血压、糖尿病等病史，常有短暂性脑缺血发作病史。②静息状态下或睡眠中发病，迅速出现局限性神经功能缺失症状，并持续24小时以上。神经系统症状和体征可用某一血管综合征解释。③意识常清楚或轻度障碍，多无脑膜刺激征。④脑部 CT、MRI 检查可显示梗死部位和范围，并可排除脑出血、肿瘤和炎症性疾病。

2. 脑栓塞 ①有冠心病心肌梗死、心脏瓣膜病、心房颤动等病史。②体力活动中骤然起病，迅速出现局限性神经功能缺失症状，症状在数秒钟到数分钟达高峰，并持续24小时以上。神经系统症状和体征可用某一血管综合征解释。③意识常清楚或轻度障碍，多无脑膜刺激征。④脑部 CT、MRI 检查可显示梗死部位和范围，并可排除脑出血、肿瘤和炎症性疾病。

[常考考点] 脑血栓形成及脑栓塞的诊断。

（二）鉴别诊断

1. 颅内占位病变 病程长，有进行性颅内高压和局限性神经体征，造影可有脑血管移位，CT、MRI 可发现占位病灶。

2. 中枢性面瘫与周围性面瘫 脑卒中引起的面瘫为中枢性面瘫，表现为病灶对侧眼裂以下面瘫，皱眉和闭眼动作正常，常伴舌瘫和偏瘫；周围性面瘫表现为同侧表情肌瘫痪，额纹减少或消失，眼睑闭合不全，无偏瘫。

3. 与其他急性脑血管病鉴别 见"脑出血节"。

[常考考点] 中枢性面瘫与周围性面瘫的鉴别。

要点六　病情评估

目前最常用的是美国国立卫生院神经功能缺失评分系统（NIHSS），见下表。

美国国立卫生院神经功能缺失评分系统（NIHSS）

项目	评分标准	得分
1a. 意识水平	0 清醒，反应灵敏 1 嗜睡，轻微刺激能唤醒，可回答问题，执行指令 2 昏睡或反应迟钝，需反复刺激、强烈或疼痛刺激才有非刻板的反应 3 昏迷，仅有反射性活动或自发性反应或完全无反应、软瘫、无反射	
1b. 意识水平：提问：月份、年龄。可书面回答	0 两项均正确 1 一项正确 2 两项均不正确	
1c. 意识水平指令：睁闭眼；非瘫痪侧握拳松开	0 两项均正确 1 一项正确 2 两项均不正确	
2. 凝视：测试水平眼球运动	0 正常 1 部分凝视麻痹（单眼或双眼凝视异常，但无强迫凝视或完全凝视麻痹） 2 强迫凝视或完全凝视麻痹（不能被头眼反射克服）	
3. 视野：若能看到侧面的手指，记录正常，若单眼盲或眼球摘除，检查另一只眼	0 无视野缺损 1 部分偏盲 2 完全偏盲 3 双侧偏盲（包括皮质盲）	
4. 面瘫	0 正常 1 轻微（微笑时鼻唇沟变平、不对称） 2 部分（下面部完全或几乎完全瘫痪） 3 完全（单或双侧瘫痪，上下面部缺乏运动）	
5、6. 上下肢运动	上肢：5a 左上肢；5b 右上肢 0 无下落，置肢体于90°坚持10秒 1 能抬起但不能坚持10秒，下落时不撞击床或其他支持物 2 试图抵抗重力，但不能维持坐位90°或仰位45° 3 不能抵抗重力，肢体快速下落 4 无运动 9 截肢或关节融合	
	下肢：6a 左下肢；6b 右下肢 0 无下落，于要求位置坚持5秒 1 5秒末下落，不撞击床 2 5秒内下落到床上，可部分抵抗重力 3 立即下落到床上，不能抵抗重力 4 无运动 9 截肢或关节融合	
7. 肢体共济失调：目的是发现一侧小脑病变	0 无共济失调 1 一侧肢体有 2 两侧肢体有，共济失调在 右上肢 1= 有, 2= 无 9 截肢或关节融合 左上肢 1= 有, 2= 无 9 截肢或关节融合 右上肢 1= 有, 2= 无 9 截肢或关节融合，解释 左下肢 1= 有, 2= 无 9 截肢或关节融合 右下肢 1= 有, 2= 无	
8. 感觉：检查对针刺的感觉和表情，或意识障碍及失语者对有害刺激的躲避	0 正常 1 轻、中度感觉障碍（患者感觉针刺不尖锐或迟钝，或针刺感缺失但有触觉） 2 重度-完全感觉缺失（面、上肢、下肢无触觉）	

续表

项目	评分标准	得分
9.语言：命名、阅读测试	0 正常 1 轻、中度失语：流利程度和理解能力部分下降，但表达无明显受限 2 严重失语，通过患者破碎的语言表达，听者须推理、询问、猜测，交流困难 3 不能说话或者完全失语，无言语或听力理解能力	
10.构音障碍：读或重复表上的单词	0 正常 1 轻、中度，至少有些发音不清，虽有困难但能被理解 2 言语不清，不能被理解，但无失语或与失语不成比例，或失音 9 气管插管或其他物理障碍	
11.忽视：视空间忽视或疾病失认也可认为是异常的证据	0 正常 1 视、触、听、空间觉或个人的忽视，或对一种感觉的双侧同时刺激忽视 2 严重偏侧忽视或一种以上的偏侧忽视，不认识自己的手，只能对一侧空间定位	
总分		

NIHSS评分用于评估卒中患者神经功能缺损程度，基线评估可以评估卒中严重程度，治疗后可以定期评估治疗效果。基线评估超过16分的患者具有死亡风险，而低于6分的患者很有可能恢复良好。每增加1分，预后良好的可能性降低17%。评分范围为0～42分，分数越高，神经受损越严重。分级判断：①0～1分：正常或近乎正常；②1～4分：轻度卒中或小卒中；③5～15分：中度卒中；④15～20分：中、重度卒中；⑤21～42分：重度卒中。

要点七　治疗与预防

（一）治疗

1. 治疗原则

（1）尽早治疗：力争早诊断，确诊后尽早应用最佳方案开始治疗，以挽救缺血半暗区脑组织，减轻致残程度。

（2）个体化治疗：依据患者年龄、卒中类型、病情严重程度、基础原发病及重要脏器功能状况制定最佳治疗方案。

（3）综合性治疗：采取有轻重缓急的针对性治疗，同时进行支持治疗、对症治疗及早康复治疗。

2. 急性期治疗

（1）一般治疗：①保持呼吸道通畅。②控制血压：发病24小时内只有当收缩压超过200mmHg或舒张压超过110mmHg时，才需要降压治疗，目的是保证缺血区脑组织供血。在卒中早期（24小时～7天）存在持续性高血压者，应将血压控制在收缩压不高于185mmHg，或舒张压不高于110mmHg，病情较轻时可以控制在160/90mmHg。③控制血糖：患者可出现应激性高血糖，应常规急查血糖，血糖超过10mmol/L，应用胰岛素，将血糖控制在7.8～10.0mmol/L。开始使用胰岛素后每1～2小时测一次血糖。④控制脑水肿：大面积脑梗死可选用20%甘露醇、呋塞米或白蛋白缓解脑水肿、降颅压。⑤预防感染。⑥防治消化道出血：老年及重症患者应预防应激性溃疡，可应用质子泵抑制剂。⑦维持水、电解质平衡。⑧预防深静脉血栓形成：鼓励患者尽早开始活动，抬高下肢，无出血风险的患者可应用低剂量抗凝药物，首选低分子肝素。

（2）溶栓治疗：目前尚不作为常规治疗方法，根据具体情况采用静脉或动脉溶栓。常用的溶栓药物有重组组织型纤溶酶原激活剂（rt-PA）和尿激酶（UK）。

（3）抗血小板聚集治疗：未接受溶栓治疗的患者应在48小时内尽早服用阿司匹林150～325mg/d，2周后按二级预防措施用药。也可应用氯吡格雷等药物。

（4）抗凝治疗：脑栓塞者，如无出血倾向，可考虑抗凝治疗。常用低分子肝素每天1～2次皮下注射。

（5）神经保护治疗：可减少细胞损伤，加强溶栓效果，改善脑代谢。常用胞磷胆碱、尼莫地平等。

（6）降纤治疗：脑梗死早期可选用降纤治疗，尤其适用于合并高纤维蛋白原血症患者。常用巴曲酶，应用中注意出血倾向。

（7）介入治疗：目前主要用于溶栓不成功的患者，尚缺乏远期疗效证据。

3. 恢复期治疗

（1）康复治疗：早期进行功能锻炼，可降低残疾率，促进肢体功能恢复，一般采用中西医结合的综合康复治疗措施。

（2）控制卒中危险因素：缺血性卒中具有复发倾向，应积极控制急性脑血管病的易患因素，预防复发。

（3）抗血小板聚集治疗：用于非心源性卒中患者，常用阿司匹林或氯吡格雷口服。

［常考考点］脑梗死急性期的治疗。

（二）预防

脑卒中是最常见的急性脑血管病，具有发病率高、致残率高、死亡率高的流行病学特点，应积极按照规范的慢性病三级预防措施，进行个体化预防。

1. 一级预防 为针对首次脑血管病发病的预防。对有卒中风险但尚无卒中病史的人群，通过改善生活方式，控制各种易患因素，达到阻止或延缓卒中发生的预防目的。预防措施包括：①积极控制血压使血压达标，一般人群血压不超过140/90mmHg，低于60岁、合并糖尿病或肾功能不全者不超过130/80mmHg。②戒烟。③纠正血脂异常：将LDL-C控制在2.59mmol/L以下或较基线值下降30%～40%，合并有糖尿病、高血压者应控制在2.07mmol/L以下。④控制糖尿病：控制糖尿病各项指标达到中国2型糖尿病控制目标的综合目标水平。⑤心房颤动：进行抗凝治疗，使INR维持在理想范围。⑥其他：包括合理膳食、限酒、适当锻炼、随访颈动脉超声及血同型半胱氨酸水平等。

2. 二级预防 是针对再次卒中的预防，包括对短暂性脑缺血发作的治疗。预防措施：①控制可调控的易患因素：将LDL-C控制在1.81mmol/L以下，有症状的颈动脉狭窄超过50%者行颈动脉内膜剥脱术，规范治疗短暂性脑缺血发作等。②抗血小板聚集治疗：非心源性栓塞患者使用阿司匹林或氯吡格雷常规剂量治疗。③抗凝治疗：已确诊的心源性栓塞或有慢性房颤的患者，应用华法林治疗，使INR维持在达标范围。

3. 三级预防 针对卒中急性期患者，预防严重并发症及脑水肿、脑疝等致死性因素伤害。主要预防措施：①通过高危人群的健康教育，使患者掌握就诊时机的把握。②尽早对可疑患者做出诊断，制定并实施个体化的最佳治疗方案。③及时处理各种并发症。④重视脑保护措施及早期康复的应用，降低残疾率与死亡率。

细目四 脑出血

【考点突破攻略】

要点一 概述

脑出血（ICH）是指由于脑内血管破裂导致的非外伤性脑实质内的出血。发病率为每年60/10万～80/10万，占急性脑血管病的20%～30%，死亡率明显高于缺血性卒中，目前急性期死亡率为30%～40%。

要点二 病因与发病机制

（一）病因

脑出血最主要病因是高血压性动脉硬化，其他有血液病的低凝倾向、动脉瘤、脑血管畸形、脑动脉炎、脑肿瘤、抗凝或溶栓治疗等。

（二）发病机制

1. 微动脉夹层动脉瘤的形成 高血压性脑出血的发病机制主要是长期高血压可引起脑内小动脉壁纤维素样坏死或脂质透明变性，易形成微动脉夹层动脉瘤，当血压骤升时易破裂造成脑出血。

2. 脑组织病理改变 脑出血血肿压迫周围组织和脑血液循环障碍、代谢紊乱、血管活性物质释放等，可引起脑血管痉挛，导致继发性脑水肿和脑缺血发生。

3. 全脑症状的发生机制 脑出血后因血肿体积不断增大、周围脑组织水肿及继发性脑水肿，使颅内压不断升高，脑组织移位，甚至发生脑疝而致死。

4. 罪犯血管 绝大多数高血压性脑出血发生在基底节的壳核和内囊区，约占脑出血的70%，发生破裂的脑血管常为大脑中动脉的豆纹动脉、基底动脉脑桥支、大脑后动脉的丘脑支、小脑上动脉分支等。

［常考考点］脑出血最主要的病因是高血压性动脉硬化。

要点三 临床表现

1. 一般表现 脑出血以50岁以上的高血压患者多见，男性发病多于女性，通常在情绪激动和过度用力时急性起病。发病时血压明显升高，突然出现剧烈头痛、头晕、呕吐，意识障碍和神经缺失症状常在数分钟至数小时内达高峰。

2. 出血部位的定位表现

（1）壳核出血（内囊外侧型）：可出现典型的"三偏"征，即对侧偏瘫、对侧偏身感觉障碍和对侧同向偏盲。部分病例双眼向病灶侧凝视，称为同向偏视。出血量大可有意识障碍，病灶位于优势半球可有失语。

（2）丘脑出血（内囊内侧型）：出现"三偏"征，以感觉障碍明显。上、下肢瘫痪程度基本均等；眼球上视障碍，可凝视鼻尖，瞳孔缩小，对光反射消失。

（3）桥脑出血：一侧脑桥少量出血，表现为交叉性瘫痪，两眼向病灶侧凝视麻痹。但多数累及两侧脑桥，出血破入第四脑室，迅速出现深度昏迷、双侧瞳孔针尖样缩小、四肢瘫痪和中枢性高热的特征性体征，并出现中枢性呼吸障碍和去脑强直，多于数天内死亡。

（4）小脑出血：常有眩晕，频繁呕吐，后枕剧痛，步履不稳，构音障碍，共济失调，眼球震颤，而无瘫痪。重症者因血肿压迫脑干或破入第四脑室，迅速出现昏迷、中枢性呼吸困难，常因急性枕骨大孔疝死亡。

（5）脑叶出血：出现头痛、呕吐、脑膜刺激征及出血脑叶的定位症状。额叶可有对侧单肢瘫或偏身轻瘫、精神异常、摸索、强握；左颞叶可有感觉性失语、幻视、幻听；顶叶可有对侧单肢瘫或偏身感觉障碍、失用、空间构象障碍；枕叶表现为视野缺损。

（6）脑桥出血：大量出血累及双侧被盖部及基底部，患者迅速出现昏迷、针尖样瞳孔、呕吐咖啡渣样胃内容物，随后出现中枢性高热、中枢性呼吸衰竭、四肢瘫痪及去大脑强直发作。

[常考考点] 出血部位的定位表现。

要点四 实验室检查及其他检查

1. 颅脑CT 颅脑CT可显示血肿的部位和形态以及是否破入脑室。血肿灶为高密度影，边界清楚，血肿被吸收后显示为低密度影。对进展型脑出血病例进行动态观察，可显示血肿大小变化、血肿周围的低密度水肿带、脑组织移位和梗阻性脑积水，对脑出血的治疗有指导意义。

2. MRI 可明确出血部位、范围、脑水肿和脑室情况。除高磁场强度条件下，急性期脑出血不如CT敏感。但对脑干出血、脑血管畸形、脑肿瘤比CT敏感。

3. 脑血管造影 脑血管造影（DSA或MRA）可以除外动脉瘤、血管畸形。

4. 脑脊液检查 不做常规检查，以免诱发脑疝，如需排除颅内感染或蛛网膜下腔出血时，应谨慎操作。脑出血表现为脑脊液压力增高，呈均匀血性。

5. 其他 血液一般检查、凝血功能检查、血液生化检查、心电图等。

[常考考点] 脑出血头颅CT血肿灶为高密度影；脑脊液压力增高，呈均匀血性。

要点五 诊断与鉴别诊断

（一）诊断要点

1. 50岁以上，有长期高血压病史，尤其有血压控制不良的病史，在活动或情绪激动时突然发病。
2. 突然出现剧烈头痛、呕吐，快速出现意识障碍和偏瘫、失语等局灶性神经缺失症状，病程发展迅速。
3. 颅脑CT检查可见脑内高密度区。

[常考考点] 脑出血的诊断要点。

（二）鉴别诊断

脑出血应与其他脑血管病相鉴别，见下表。昏迷患者缺乏脑局灶症状时应注意与糖尿病急性并发症、低血糖症、急性药物中毒等引起的昏迷鉴别。鉴别主要依据原发病病史、实验室检查及头颅CT检查结果。

常见脑卒中的鉴别诊断

鉴别要点	动脉血栓性脑梗死	脑栓塞	脑出血	蛛网膜下腔出血
发病年龄	60岁以上多见	青壮年多见	50～60岁多见	不定
常见病因	动脉粥样硬化	心脏病、房颤	高血压及动脉粥样硬化	动脉瘤、血管畸形
起病状态	多于安静时、血压下降时	不定	活动、情绪激动、血压升高时	活动、激动时
起病速度	较缓（小时、天）	最急（秒、分）	急（分、小时）	急（分）

续表

鉴别要点	动脉血栓性脑梗死	脑栓塞	脑出血	蛛网膜下腔出血
意识障碍	较少	少，短暂	常有，进行性加重	少，轻，谵妄
头痛、呕吐	少有	少有	常有	剧烈
偏瘫等	有	有	多有	多无
脑膜刺激征	无	无	偶有	明显
头颅CT	脑内低密度灶	脑内低密度灶	脑内高密度灶	蛛网膜下腔高密度影
脑脊液	多正常	多正常	血性，压力高	均匀血性
DSA	可见阻塞的血管	可见阻塞的血管	可见破裂的血管	可见动静脉畸形或动脉瘤

[常考考点] 常见脑卒中的鉴别诊断。

要点六 病情评估

1. 出血部位评估 不同出血部位，患者的预后不同。一般壳核出血、脑叶出血、小脑出血患者，出血量不大时，预后较好。根据患者神经功能缺失体征特点，结合颅脑影像学检查，判断出血部位。脑干出血、丘脑出血，尤其是出血量较大破入侧脑室时，患者颅内压升高迅速，易诱发脑疝而预后不良。

2. Glasgow昏迷量表（GCS）评估意识障碍程度 绝大多数脑出血患者出现昏迷，出血量越多颅内高压越严重，昏迷越严重，提示病情越严重。以睁眼反射、语言反应、运动反应三部分判断得分相加评估病情，分值越高提示意识状态越好，分数越低则意识障碍越重。Glasgow昏迷评分法最高分为15分，表示意识清楚；12~14分为轻度意识障碍；9~11分为中度意识障碍；8分以下为昏迷。选评判时以最好反应计分。注意运动评分左侧、右侧可能不同，用较高的分数进行评分。

Glasgow 昏迷量表

睁眼反应	语言反应	运动反应
自动睁眼4分	正确答对5分	可按指令动作6分
呼唤睁眼3分	回答错误4分	能确定疼痛部位5分
刺痛睁眼2分	语无伦次3分	疼痛刺激有肢体退缩反应4分
无反应1分	只有发音2分	疼痛刺激时肢体过屈3分
	无反应1分	疼痛刺激时肢体过伸2分
		疼痛刺激时无反应1分

3. 根据脑出血评分表评估病情 综合Glasgow昏迷量表评分结果、血肿大小、血肿是否破入脑室、患者年龄等综合判断病情，估计死亡风险。

脑出血评分表

项目	评分
GCS评分	
3~4分	2
5~12分	1
13~15分	0
血肿	
≥30mL	1
<30mL	0
血肿破入脑室	
是	1

续表

项目	评分
否	0
血肿源于幕下	
是	1
否	0
患者年龄	
≥80岁	1
<80岁	0
总计	0～6分

脑出血评分表得分与30天病死率

脑出血评分表得分	30天病死率
0	0%
1	13%
2	26%
3	72%
4	97%
5	100%

要点七 治疗与预防

（一）治疗

1. 内科治疗

（1）一般治疗：保持安静，避免不必要的搬动。保持气道通畅，吸氧。建立静脉通道，维持水、电解质平衡。纠正高血糖和高热。昏迷患者禁食2～3天后应酌情鼻饲营养支持。加强护理，防止感染和褥疮等。

（2）减轻脑水肿，降低颅内压：①适当控制液体入量，抬高床头20°～30°，并控制躁动与疼痛。②必要时气管插管，高流量给氧，降低动脉血二氧化碳分压至30～35mmHg。③依病情选择高渗脱水剂或白蛋白。一般不常规使用糖皮质激素。

（3）调整血压：如血压显著升高，血压超过200/110mmHg时，在降颅压同时可慎重平稳降血压治疗，一般应用静脉给药降压。血压过低者应升压治疗，以保护脑灌注压。

（4）亚低温治疗：具有脑保护作用。

（5）止血治疗：高血压性脑出血不常规使用止血药，如有凝血功能障碍，可根据出血机制应用6-氨基己酸、鱼精蛋白、维生素K等。

（6）并发症的处理：<u>控制抽搐首选苯妥英钠或地西泮静脉注射</u>，可重复使用，同时用长效抗癫痫药物。及时处理上消化道出血，注意预防肺部、泌尿道及皮肤感染等。

2. 外科治疗 脑出血后出现颅内高压和脑水肿并有明显占位效应者，外科清除血肿、制止出血是降低颅高压、挽救生命的重要手段。手术指征：①基底核区中等量以上出血（壳核出血30mL及以上，丘脑出血15mL及以上）；②小脑出血10mL及以上或血肿直径3cm及以上，或合并明显脑积水；③重症脑室出血；④合并脑血管畸形、动脉瘤等血管病变者。

3. 康复治疗 患者一旦生命体征平稳，病情稳定不再进展，即可尽早开始康复治疗，进行分阶段综合性康复治疗。

［常考考点］脑出血的治疗措施。

（二）预防

脑出血最主要病因是高血压性动脉硬化，其他有机体出血倾向、脑动脉瘤、脑血管畸形、抗凝或溶栓治疗不当等。

1. 一级、二级预防基本同脑卒中的预防措施。

2. 关键预防措施是良好地控制血压使血压持续达标，延缓脑动脉粥样硬化及微动脉夹层动脉瘤的形成。

3. 避免一些引起血压显著波动的因素，如用力抬举重物、情绪波动、大量饮酒等。

4. 合理应用抗凝、溶栓、活血化瘀治疗，避免医源性因素引起脑出血。

细目五 蛛网膜下腔出血

【考点突破攻略】

要点一 概述

颅内血管破裂，血液直接流入蛛网膜下腔，称为蛛网膜下腔出血（SAH）。脑表面血管破裂后，血液直接流入蛛网膜下腔，称为原发性蛛网膜下腔出血；脑出血破入蛛网膜下腔，称为继发性蛛网膜下腔出血。

要点二 病因与发病机制

（一）病因

原发性蛛网膜下腔出血最常见的病因是脑底囊性动脉瘤破裂，其次为脑动静脉畸形，其他非动脉瘤性病因有高血压脑动脉硬化、脑动脉炎、结缔组织病、颅内肿瘤、血液病、溶栓或抗凝治疗后等。

（二）发病机制

当动脉瘤破裂，血液涌入蛛网膜下腔，压迫脑组织，可迅速出现脑水肿和颅内压增高。血液阻塞脑脊液循环通路可发生梗阻性脑积水，外溢血液中含有多种血管活性物质，可刺激血管和脑膜，诱发脑血管痉挛，严重者发生脑梗死及继发性脑缺血。

[常考考点] 原发性蛛网膜下腔出血最常见的病因是脑底囊性动脉瘤破裂。

要点三 临床表现

1. 一般表现 起病前数天或数周有头痛、恶心症状，常在剧烈运动和活动中突然起病，剧烈头痛呈爆裂样发作，可放射至枕后或颈部，并伴喷射性呕吐。少数人有癫痫样发作和精神症状。查体脑膜刺激征阳性。早期出现明显颈项强直者，应警惕枕骨大孔疝的发生。

2. 定位表现 部分患者有局灶性体征，一侧后交通动脉瘤破裂时，可有同侧动眼神经麻痹，短暂或持久的单瘫、偏瘫、失语等。少数大出血的病例，病情凶险，起病后迅速进入深昏迷状态，出现去大脑强直，因呼吸停止而猝死。

3. 严重并发症 ①再出血：常在发病后10～14天发生，多在病情稳定后又再次出现剧烈头痛、呕吐、抽搐、昏迷。②迟发性脑血管痉挛：发生于出血后4～15天，7～10天为高峰期，可继发脑梗死，出现意识障碍和神经定位体征。③脑积水：发病1周内，由于血液进入脑室系统及蛛网膜下腔形成血凝块导致脑脊液循环障碍所致。患者出现嗜睡、记忆力减退、下肢腱反射亢进等，严重者可出现颅内压升高表现。

[常考考点] 原发性蛛网膜下腔出血的临床表现及严重并发症。

要点四 实验室检查及其他检查

1. 颅脑CT 出现脑基底部脑池、脑沟及外侧裂的高密度影。

2. 脑脊液检查 脑脊液在起病12小时后呈特征性改变，为均匀血性，压力增高，离心后呈淡黄色。

3. 脑血管造影 可明确动脉瘤、脑血管畸形的部位、大小，但急性期可能诱发再出血。数字减影血管造影（DSA）还可发现脑血管痉挛、动静脉畸形、血管性肿瘤等。

4. 其他 眼底检查可有视乳头水肿。经颅多普勒（TCD）对迟发性脑血管痉挛的动态监测有积极意义。血常规、凝血功能、肝功能及免疫学等检查有助于寻找出血的其他原因。

[常考考点] 蛛网膜下腔出血脑脊液在起病12小时后呈特征性改变，为均匀血性，压力增高，离心后呈淡黄色。

要点五 诊断与鉴别诊断

（一）诊断

1. 突发剧烈头痛伴脑膜刺激征阳性，眼底检查可见出血，尤其是玻璃体膜下出血。

2. 颅脑 CT 检查阳性，脑脊液呈均匀血性。
3. 有条件可选择 DSA、MRA、CTA 等脑动脉造影，有助于明确病因。

（二）鉴别诊断

本病应与急性脑膜炎鉴别。与其他脑卒中的鉴别见脑出血节。

要点六　病情评估

决定蛛网膜下腔出血手术治疗选择、判断预后的方法目前以 HUNT-HESS 分级为主。HUNT-HESS 分级 Ⅲ 级及以下的患者，应尽早实施手术治疗或介入治疗，Ⅳ、Ⅴ 级患者预后较差。

HUNT-HESS 分级

判断标准	级别
动脉瘤未破裂	0 级
无症状，或轻度头痛	Ⅰ 级
中等至重度头痛，脑膜刺激征，脑神经麻痹	Ⅱ 级
嗜睡，意识混乱，轻度局灶性神经体征	Ⅲ 级
昏迷，中或重度偏瘫，有早期去大脑强直或自主神经功能紊乱	Ⅳ 级
深昏迷，去大脑强直，濒死表现	Ⅴ 级

要点七　治疗与预防

（一）治疗

蛛网膜下腔出血急性期的治疗目的是防治再出血，降低颅内压，防治继发性脑血管痉挛，积极治疗原发病。

1. 一般处理　绝对卧床 4～6 周。避免用力；保持大便通畅；注意水、电解质平衡；预防再出血和迟发性脑梗死。

2. 降低颅压　对脑血管痉挛引起的脑水肿和颅内高压症，常用甘露醇、呋塞米、甘油果糖等。因颅内血肿而病情加重者可采用减压术或脑室引流术。

3. 预防再出血

（1）应用止血药：① 6-氨基己酸静脉滴注，持续 7～10 天后减量；② 氨甲苯酸静脉滴注，维持 2～3 周。

（2）调节血压：收缩压超过 180mmHg 时，在血压监测的条件下可慎重平稳降血压治疗，一般应用静脉给药降压，常用尼卡地平或拉贝洛尔等。

（3）外科或介入治疗：夹闭动脉瘤是防止蛛网膜下腔出血再出血最有效的治疗措施。HUNT-HESS 分级 Ⅲ 级及以下的患者，发病 3 天内尽早治疗。

4. 防治脑血管痉挛　口服或静脉泵入尼莫地平。

5. 其他　处理脑积水，预防癫痫发作，必要时行放脑脊液治疗。

（二）预防

1. 有效控制蛛网膜下腔出血的危险因素，如吸烟、高血压、酗酒、吸毒等。
2. 筛查高危人群，有脑动脉瘤破裂病史者行影像学检查，必要时进行干预治疗。
3. 发病后立即进行病情评估，尽早决定是否给予手术或介入治疗，预防病情进展，降低死亡率及残疾率。

【例题实战模拟】

A1 型题

1. 下列各项中属于癫痫主要诊断依据的是
   A. 神经系统检查　　B. 询问病史　　C. 脑电图检查　　D. 头部 CT 扫描　　E. 脑脊液检查

2. 诊断脑梗死阳性率较高的头部 CT 检查时间是
   A. 发病 6 小时以后　　B. 发病 12 小时以后　　C. 发病 48 小时以后
   D. 发病 18 小时以后　　E. 发病 1 周以后

3. 在脑出血的内科疗法中，最重要的是
   A. 降低血压　　　　　　　　　　B. 控制脑水肿，预防脑疝　　C. 控制出血

D. 加强护理，注意水与电解质平衡　　E. 气管切开，吸氧
4. 脑血栓形成的最常见病因是
　　A. 风湿性心脏病　　B. 心律失常　　C. 休克　　D. 脑动脉硬化和高血压　　E. 血小板异常

A2型题

5. 患者，男，26岁。近年来有多次强直－阵挛－昏睡发作，一般数分钟内意识恢复，发作前胸腹有气上冲感。属于
　　A. 大发作　　B. 失神小发作　　C. 精神运动性发作　　D. 局限性发作　　E. 癫痫持续状态
6. 患者，男，40岁。近年来反复发作全身强直－阵挛－昏睡。本次发作强直－阵挛持续时间达90分钟以上。应首先考虑的是
　　A. 癔症性发作　　B. 癫痫合并低钙血症　　C. 急性脑出血　　D. 急性脑栓塞　　E. 癫痫持续状态
7. 患者，女，39岁。既往有风湿性心脏病病史10余年，本次突然口舌㖞斜，口齿不清，左侧上肢无力。应首先考虑的是
　　A. 脑出血　　B. 脑血栓形成　　C. 蛛网膜下腔出血　　D. 脑栓塞　　E. TIA

B1型题

　　A. 高热　　B. 抽搐　　C. 三偏征　　D. 脑膜刺激征明显　　E. 脑脊液大多正常
8. 蛛网膜下腔出血的体征是
9. 内囊区出血的表现是

【参考答案】
1.C　2.C　3.B　4.D　5.A　6.E　7.D　8.D　9.C

第九单元　常见急危重症

细目一　休克

【考点突破攻略】

要点一　概述

休克是机体遭受强烈的致病因素侵袭后，有效循环血量显著下降，不能维持机体脏器与组织的正常灌注，继而发生全身微循环功能障碍的一种危急重症。其主要病理学特征是<u>重要脏器组织微循环灌注不足、代谢紊乱和全身各系统的功能障碍</u>。休克是临床各科常见的急危重症。

要点二　病因与分类

目前多主张按休克的发生原因和病理生理改变进行分类（见下表）。各型休克可单独存在，也可合并存在（复合性休克）。

休克的病因及分类

原因	分类	常见原发病
低血容量	失血性休克	消化道大出血、异位妊娠破裂、产后大出血、动脉瘤及血管畸形破裂等
	失液性休克	严重烧伤、急性腹膜炎、肠梗阻、严重呕吐及腹泻等
	创伤性休克	严重骨折、挤压伤、大手术等
心泵功能障碍	心源性休克	急性心肌梗死、肺栓塞、急性重症心肌炎、严重二尖瓣狭窄伴心动过速、严重心律失常等
	心脏压塞性休克	大量心包积液、心包内出血、张力性气胸等

续表

原因	分类	常见原发病
血管功能失常	感染性休克	脓毒症、重症肺炎、中毒性菌痢、化脓性胆管炎、创面感染、流行性脑脊髓膜炎、流行性出血热等
	过敏性休克	药物、食物、异种蛋白等过敏
	神经源性休克	创伤、剧痛、脊髓损伤、麻醉、神经节阻滞剂、大量放胸腹水等
	细胞性休克	氰化物、杀虫剂、生物素中毒及缺氧、低血糖等

要点三　病理生理

休克是复杂的病理生理过程，导致休克的病因不同，始动环节不同，但病情发展到一定程度，其病理生理改变基本相同。有效循环血容量绝对或相对不足，是各类休克的本质。各种病因的休克发生后，机体发生一系列相应的病理生理变化，主要体现在微循环的代偿及失代偿、机体代谢变化、炎症反应及各系统脏器功能障碍甚至衰竭等。

依据休克的病理生理改变，将休克分为三个临床时期：

1. 休克早期（微血管痉挛期、微循环缺血缺氧期）　在病因作用下，出现组织灌注不足，交感－肾上腺髓质系统代偿性强烈兴奋，儿茶酚胺大量释放，血液重新分布，微循环变化主要发生在皮肤黏膜、骨骼肌及腹腔脏器，主要特点是毛细血管前后阻力增大，前阻力血管更明显，导致真毛细血管网关闭，动静脉吻合支开放。代偿的目的是维持动脉血压，从而保障心、脑血液供应。

2. 休克期（微血管扩张期、可逆性休克失代偿期）　休克处于失代偿阶段。由于组织缺血缺氧，局部酸性代谢产物滞留，导致毛细血管床对儿茶酚胺类物质敏感性降低，微循环毛细血管前阻力下降，真毛细血管网开放，微循环灌注增加，回心血量减少，血压显著下降，进一步加重组织缺血缺氧。

3. 休克晚期（微循环衰竭期、休克失代偿期）　微循环衰竭期。微血管发生麻痹性扩张，真毛细血管内血液淤滞，血液呈高凝状态，广泛微血栓形成而导致血流停滞，出现持续低血压和严重血流动力学障碍，心、脑、肝、肺、肾等器官代谢和功能障碍不断加重，重要器官发生不可逆性损伤，可发生弥散性血管内凝血和多系统器官功能障碍综合征。

［常考考点］休克分为休克早期、休克、休克晚期。

要点四　临床表现

（一）各期休克的临床表现

1. 休克早期（微血管痉挛期）　由于血液重分配，此期心脑灌流可正常，患者神志一般清楚。该期为休克的可逆期，应尽早消除休克的病因，及时补充血容量，恢复循环血量，可以有效防止向休克期发展。常见临床表现：①面色苍白，四肢冰凉，出冷汗，口唇或四肢末梢轻度发绀，神志清，伴有轻度兴奋，烦躁不安；③血压大多正常，脉搏细速，脉压可有明显减小，也可骤降（见于大失血），所以血压下降并不是判断早期休克的指标；④呼吸深而快；⑤尿量减少。

2. 休克期（微血管扩张期）　进入失代偿期，但症状与病情尚具有可逆性。常见表现：①全身皮肤苍白与青紫交织、发凉，口渴明显；②表情淡漠，反应迟钝；③体温正常或降低；④脉搏细弱，浅静脉萎陷，收缩压进行性下降至60～80mmHg，心音低钝；⑤可出现呼吸衰竭；⑥出现少尿甚至无尿。

3. 休克晚期（微循环衰竭期）　进入不可逆的失代偿期，是休克的晚期，积极救治部分患者可存活，但多伴有多系统器官功能障碍。主要表现：①全身静脉塌陷，皮肤发绀，四肢厥冷，汗冷黏稠；②意识不清甚至昏迷；③体温不升；④脉搏细弱，血压极低甚至测不到，心音呈单音（胎心律）；⑤呼吸衰竭，严重低氧血症，酸中毒；⑥无尿，出现急性肾衰竭；⑦全身出血倾向：上消化道、泌尿道、肺、肾上腺等出血；⑧多器官功能衰竭：急性心力衰竭、呼吸衰竭、肾衰竭、肝衰竭、脑功能障碍等。

［常考考点］各期休克的临床表现。

要点五　诊断

1. 诊断要点　①有诱发休克的诱因；②意识障碍；③脉搏细速，超过100次/分，或不能触及；④四肢湿冷，胸骨部位皮肤指压征，皮肤呈花斑样，黏膜苍白或发绀，尿量小于30mL/h；⑤收缩压低于80mmHg；⑥脉压低于20mmHg；⑦高血压患者收缩压较基础血压下降30%以上。符合第①条及②、③、④条中的两项，和⑤、⑥、⑦条中的一项，即可诊断。

[常考考点] 休克的诊断要点。

2. 分期诊断 临床上按照休克的发展经过及病情轻重，分为三期，即休克早期、休克期、休克晚期。

休克分期及指标变化

指标	休克早期	休克期	休克晚期
神志	清楚、烦躁	淡漠	不清、昏迷
口渴	有	较重	严重
肤色	苍白	苍白、发绀	青紫、花斑样
肢温	正常或湿冷	发凉	冰冷
血压	正常、脉压小	收缩压低、脉压更小	血压更低或测不出
脉搏	增快、有力	更快	细速或摸不清
呼吸	深快	浅快	表浅、不规则
压甲	1秒恢复	迟缓	更迟缓或不能恢复
颈静脉	充盈	塌陷	空虚
尿量	正常	少尿	少尿或无尿

[常考考点] 休克各期的指标变化。

要点六 病情评估

(一)临床监测内容

休克依据病理生理变化分为休克早期、休克期、休克晚期，处于每一期的患者其临床表现不同，及时识别及评估，进行针对性治疗，意义重大。

1. 临床表现

(1) 精神状态：反映脑组织灌注情况。患者神志淡漠或烦躁、头晕、眼花，或从卧位改为坐位时出现晕厥，常表示循环血量不足。

(2) 肢体温度、色泽：反映体表灌流情况。四肢皮肤苍白、湿冷，轻压指甲或口唇时颜色变苍白，而松压后恢复红润缓慢，表示末梢循环不良。

(3) 脉搏：休克时脉搏细速出现在血压下降之前。休克指数是临床常用观察休克进程的指标，是脉率与收缩压之比。休克指数小于0.5表示无休克，1.0～1.5表示存在休克，超过2表示休克严重。

2. 血流动力学改变

(1) 血压：是休克诊断及治疗中最重要的观察指标之一。休克早期，血压接近正常，随后血压下降。收缩压低于80mmHg，脉压低于20mmHg，是休克存在的依据。血压回升，脉压增大，表示休克转好。

(2) 中心静脉压：中心静脉压受血容量、静脉血管张力、右心排血功能、胸腔和心包内压力及静脉回心血量等因素的影响，正常值5～12cmH$_2$O。在低血压的情况下，中心静脉压低于5cmH$_2$O时，表示血容量不足。

(3) 肺动脉楔压：有助于了解肺静脉、左心房和左心室舒张末期的压力，反映肺循环阻力情况。正常值6～15mmHg，肺水肿时超过30mmHg。肺动脉楔压升高，即使中心静脉压虽无增高，也应避免输液过多，以防引起肺水肿。

3. 心电图 心电图改变显示心脏的即时状态。在心脏功能正常的情况下，血容量不足及缺氧均会导致心动过速。

4. 肾功能 动态监测尿量、尿比重、血肌酐、血尿素氮、血电解质等。尿量是反映肾灌注情况的指标，同时也反映其他器官灌注情况，是临床补液及应用利尿、脱水药物是否有效的重要指标。休克时应留置导尿管，动态观察每小时尿量，抗休克时尿量应超过20mL/h。尿量稳定在30mL/h以上时，表示休克已纠正。

5. 呼吸功能 包括呼吸的频率、幅度、节律、动脉血气指标等。

6. 生化指标 休克时应监测血电解质、血糖、丙酮酸、乳酸、血清转氨酶、氨等血液生化指标。此外，还应监测DIC的相关指标。

7. 微循环灌注 ①体表温度与肛温：正常时二者之间相差约0.5℃，休克时增至1～3℃，二者相差值愈大，预后愈差；②红细胞比容：末梢血比中心静脉血的红细胞比容大3%以上，提示有周围血管收缩，应动态观察其变化幅度；③甲皱微循环：休克时甲皱微循环的变化为小动脉痉挛、毛细血管缺血，甲皱苍白或色暗红。

（二）休克程度分级

1. 轻度休克 有效循环血容量减少10%～20%。患者神志尚清，烦躁不安，面色苍白，出汗多而稀薄，四肢寒凉，脉速有力，尿量减少，心率超过100次/分，收缩压多在80mmHg或以上，脉压低于30mmHg。

2. 中度休克 有效循环血容量减少20%～30%。患者神志恍惚，反应迟钝，面色苍白，口干，出汗多而黏稠，脉速无力，四肢凉，尿量减少甚至无尿，心率超过120次/分，收缩压60～80mmHg，脉压低于20mmHg。

3. 重度休克 有效循环血容量减少30%～40%。患者神志不清甚至昏迷，面色苍白伴有发绀，呈大理石花纹样改变，脉速弱不易触及，四肢厥冷、发绀，无尿，心率超过120次/分，心音低钝，收缩压在40～60mmHg甚至更低。

4. 极重度休克 有效循环血容量减少超过40%。患者进入昏迷状态，呼吸浅而不规则，全身皮肤黏膜发绀，四肢厥冷，脉搏极弱不易触及，心音低钝呈单音律，收缩压低于40mmHg，尿闭，可见广泛皮肤黏膜出血，伴有重要脏器功能衰竭的表现。

（三）休克指数的应用

常用来粗略判断休克是否存在以及休克的轻重程度。

休克指数＝脉率（次/分）/收缩压（mmHg）。

正常为0.5。≥1.0提示发生休克，1.0～1.5提示为轻度休克，1.5～2.0提示为中度休克，≥2.0提示为重度休克。

要点七　治疗与预防

（一）治疗

1. 病因防治 积极防治引起休克的原发病，去除休克的原始动因如有效止血、控制感染、镇痛、抗过敏等。

2. 紧急处理

（1）体位：除心源性休克患者外，取平卧体位，或头胸与下肢均抬高20°～30°。

（2）护理：保暖，镇静，少搬动。

（3）吸氧：2～4L/min或更高浓度。

（4）建立静脉通道：一般应建立2条以上静脉通路。

（5）重症监护：除生命体征外，主要监测心肺功能、血流动力学和心电图，或按照危重症严重程度评估系统要求设定监测项目。

3. 抗休克治疗

（1）补充血容量：除心源性休克外，补充血容量是提高心输出量和改善组织灌流的根本措施。输液强调及时和尽早。

补多少：正确估计补液总量，量需而入。动态观察静脉充盈程度、尿量、血压和脉搏等，可作为监护输液量的参考指标。有条件时应动态监测中心静脉压（CVP）和肺动脉楔压（PAWP）。判断补液量充分的指标：①收缩压正常或接近正常，脉压超过30mmHg；②CVP升高，超过12cmH$_2$O；③尿量30mL/h或以上；④临床症状好转，如神志恢复，皮肤、黏膜红润温暖等。

补什么：血容量扩充剂分胶体液与晶体液两种。晶体液常用平衡盐液、0.9%氯化钠溶液；胶体液包括全血、血浆、白蛋白、代血浆、右旋糖酐等。

怎么补：先晶体后胶体，晶体液与胶体液之比为3∶1。开始用晶体液1000～2000mL，然后补充胶体液，胶体液输入量一般不超过1500～2000mL。中度和重度休克应输部分全血。

（2）纠正电解质与酸碱平衡失调：代谢性酸中毒多因低灌注造成缺氧导致乳酸堆积、排出减少所致，往往在扩容和氧疗后纠正。严重酸中毒常用5%碳酸氢钠、11.2%乳酸钠等纠正。

（3）应用血管活性药：患者经紧急抢救和扩容治疗后，如周围循环仍未能改善，血压不稳定，可考虑应用血管活性药物。一般在外周血管扩张（高排低阻型休克）时可酌情选用血管收缩剂，而在外周血管痉挛（低排高阻型休克）时宜用血管扩张剂。对于不明休克类型者，常在补足血容量后试用血管扩张剂或二者联用。休克早期小动脉痉挛，后期则小静脉痉挛，上述两类药物交替或联合使用，以提高血压并维持、改善微循环，增强心肌收缩力和心排血量，改善器官灌流。

拟肾上腺素类：①多巴胺：小剂量时选择性扩张肾、肠系膜、冠状动脉和脑部血管，保障重要脏器供血；大剂量时可使周围血管收缩而升压。②多巴酚丁胺：增加心肌收缩力及心排血量，常用于心源性休克。③异丙肾上腺素：增强心肌收缩力，加快心率，适用于脉搏细弱、少尿、四肢冷患者或心率减慢的暂时治疗。④肾上腺素：用于过敏性休克，禁用于心源性休克。⑤去甲肾上腺素：用于极度低血压或感染性休克。⑥间羟胺：作用较弱而持久，目前较常用于升压治疗。

肾上腺素能α受体阻滞剂：①酚妥拉明：显著扩张小静脉，可增强心肌收缩，常用于心血管急症。②酚苄明：常用于出血性、创伤性和感染性休克。

莨菪类（抗胆碱类）：包括阿托品、东莨菪碱和654-2（山莨菪碱）等，主要用于感染性休克。

其他常用药：①硝普钠：用于急性心梗合并心源性休克。②氯丙嗪：用于感染性、创伤性休克。③血管紧张素：升压作用强而短暂。④糖皮质激素：用于感染性休克、过敏性休克和急性心梗合并心源性休克者。

（4）维护脏器功能：主要提高脏器灌注量，改善细胞代谢。①增强心肌收缩：常用毛花苷C、多巴酚丁胺。②维护呼吸功能：加强通气与给氧措施，必要时建立人工气道机械呼吸，尽早施行呼气末正压通气（PEEP），防治急性呼吸窘迫综合征。③维护肾功能：持续少尿时，快速静脉注射20%甘露醇或呋塞米，使尿量超过100mL/h。若仍无尿，则提示急性肾功能不全，予透析治疗或相应处理。④防治脑水肿：常用20%甘露醇快速静滴，降低颅内压，解除脑血管痉挛。⑤DIC的治疗：在抗休克综合治疗的基础上尽早给予肝素或活血化瘀中药制剂。

4. 其他治疗措施

（1）纳洛酮：可提高左心室收缩压及升高血压，从而提高休克的存活率。

（2）环氧化酶抑制剂：吲哚美辛、阿司匹林、布洛芬可抑制环氧化酶，降低血液黏度，缓解血管痉挛，阻断休克的病理环节。

（3）其他：自由基清除剂（钙拮抗剂、超氧化物歧化酶、过氧化氢酶、谷胱甘肽、谷氨酰胺、甘露醇、辅酶Q_{10}、维生素C、维生素E等）、新鲜冷冻血浆、新鲜血浆冷沉淀物、血栓素合成抑制剂等药物，也可用于休克。

（二）预防

1. 从病因预防 休克是各种强烈的致病因素导致的以有效循环血容量显著减少为主要病理改变的临床急危重症。其病因复杂，涉及临床各科。休克的预防以病因预防为主，另外，尽早诊断，及时有效地治疗，是改善患者预后，降低死亡率的重要路径。

（1）积极预防与治疗各类各部位急性感染。严重感染导致的脓毒症以及脓毒性休克是休克常见的病因。

（2）对于创伤患者，强调现场急救技术的应用，尤其是有效地进行现场止血，杜绝因止血不力失血过多导致低血容量性休克。

（3）血液系统疾病、消化性溃疡、尿毒症、肺结核、支气管扩张症、出血性传染病、严重肝脏疾病等均可引发机体的出血倾向及局部出血性并发症，疾病诊疗过程中应加以防治，及时纠正严重贫血、低血小板血症及凝血因子缺乏等，并积极治疗原发病，防治出血性并发症。

（4）具有过敏体质的患者，应注意避免接触可疑的致敏物质包括药物。

（5）防治急性心肌梗死、急性重症心肌炎及严重心律失常等，预防心源性休克。

2. 从病理分期预防 休克的病因一旦形成，即进入一个逐渐进展的病理生理过程。休克早期机体处于代偿期，及时识别、有效处理，可以阻止休克的病理进程，阻止患者进入休克失代偿期，从而改善患者的预后。

[常考考点] 休克的紧急处理和抗休克治疗的用药。

细目二 急性上消化道出血

【考点突破攻略】

要点一 概述

上消化道出血是指屈氏韧带以上的消化道，包括食管、胃、十二指肠、上段空肠，以及上消化道的附属器官肝、胰、胆囊的病变引起的出血，是消化系统最常见的急危症。上消化道大出血是指在短时期内的失血量超过1000mL或循环血容量的20%。

[常考考点] 上消化道大出血是指在短时期内的失血量超过1000mL或循环血容量的20%

要点二 病因

临床上最常见的病因是消化性溃疡，其次是食管胃底静脉曲张破裂、急性胃黏膜病变及胃癌等。

1. 消化系统疾病

（1）食管疾病：如食管静脉曲张破裂、食管炎、食管贲门黏膜撕裂、食管癌、食管异物以及放射性损伤和强酸、强碱等化学性损伤。

（2）胃疾病：如胃溃疡、急性胃黏膜病变、胃黏膜脱垂、胃癌、胃血管病变（血管瘤、动静脉畸形）及胃憩室等。

（3）十二指肠疾病：如十二指肠溃疡、十二指肠炎、憩室、肿瘤等。

（4）肝胆疾病：如胆管或胆囊结石、胆道蛔虫病、胆囊或胆管癌、肝癌、肝脓肿或肝动脉瘤破入胆道等。

（5）胰腺疾病：如急性出血坏死性胰腺炎、胰腺肿瘤等。

2. 全身性疾病

（1）血管性疾病：如过敏性紫癜、遗传性出血性毛细血管扩张等。

（2）血液病：如血友病、血小板减少性紫癜、白血病、弥散性血管内凝血等。

（3）急性感染：如流行性出血热、重症肝炎、钩端螺旋体病及脓毒症等。

（4）应激性溃疡：各种严重疾病（如重度烧伤、脑血管意外、肺心病、呼吸衰竭等）可引起应激状态，产生应激性溃疡。

（5）结缔组织病：如结节性多动脉炎或其他血管炎、系统性红斑狼疮、白塞病等。

（6）尿毒症。

[常考考点] 上消化道出血的最常见病因是消化性溃疡。

要点三 临床表现

临床表现取决于病变性质、部位、失血量、失血速度、患者的年龄和一般状况等。

1. 呕血和黑便 呕血和黑便为上消化道出血的基本表现及特征性表现。一般情况下，幽门以上大量出血表现为呕血，幽门以下出血表现为黑便。但如果幽门以下出血量大，速度快，血液反流入胃，可兼有呕血；反之，如果幽门以上出血量小或出血速度慢，血液随肠蠕动全部进入肠内，则亦仅见黑便。有呕血者往往伴有黑便，有黑便者不一定出现呕血。

2. 失血性周围循环衰竭 急性大量出血，因循环血容量迅速减少，静脉回心血量相应不足，导致周围循环衰竭。表现为头昏、心悸、出汗、乏力、黑蒙、口渴、心率加快、血压降低等，严重时发生失血性休克。

3. 发热 一般在24小时内出现发热，体温多在38.5℃以下，持续3～5天后可降至正常，此发热的性质属于吸收热。

4. 贫血 上消化道大量出血后均有急性失血后贫血。出血早期，红细胞计数、血红蛋白浓度及红细胞比容一般无明显变化。出血3～4小时以后出现红细胞、血红蛋白数值降低。大量出血2～5小时后，白细胞计数可升高。

5. 氮质血症 上消化道大出血后，数小时内由于大量血液分解产物被肠道吸收，引起血尿素氮浓度增高，称肠源性氮质血症。大多在出血后数小时血尿素氮开始上升，24～48小时可达高峰，3～4天后降至正常。

[常考考点] 呕血和黑便为上消化道出血的基本表现及特征性表现。

要点四 诊断

（一）上消化道出血的诊断

根据呕血、黑便和失血导致的全身表现，呕吐物或大便隐血试验呈强阳性，血红蛋白浓度、红细胞计数及血细胞比容下降，可做出上消化道出血的诊断，但应排除来自呼吸道的出血（咯血），来自口、鼻、咽喉部的出血，进食含铁食物引起的黑便等。

（二）上消化道大出血的诊断

根据呕血、黑便伴有明确的失血性周围循环衰竭的临床表现，以及快速出现的失血性贫血、肠源性氮质血症等，可做出上消化道大出血的诊断。

（三）病因诊断

病因诊断除根据病史、症状与体征外，还应进行必要的检查，以确定其病因及部位。

1. 胃镜 是目前诊断上消化道出血病因的首选检查方法，可以判断出血部位、病因及出血量，还可获得活组织检查和细胞学检查标本，提高诊断的准确度。必要时应在发病24小时内进行。

2. 选择性腹腔动脉造影 是发现血管畸形、血管瘤等血管病变致消化道出血的唯一方法，一般不作为首选，主要用于消化道急性出血而内镜检查无阳性发现者。本检查须在活动性出血时进行。

3. X线钡餐检查 主要用于患者有胃镜检查禁忌，或不愿进行胃镜检查者，对经胃镜检查出血原因不明，而病变在十二指肠降段以下小肠段者，则有特殊诊断价值。主张在出血停止2周以上和病情基本稳定数天后进行。

[常考考点] 胃镜是目前诊断上消化道出血病因的首选检查方法。

要点五　病情评估

1. 估计出血量　①成人每天消化道出血量达5～10mL，粪便隐血试验阳性；②每天出血量超过50mL，出现黑便；③胃内积血量达250～300mL，可引起呕血；④一次性出血量超过400mL，可引起全身症状，如烦躁、心悸、头晕、出汗等；⑤数小时内出血量超过1000mL（循环血容量20%），可出现周围循环衰竭表现；⑥数小时内出血量超过1500mL（循环血容量30%），发生失代偿性休克。

根据收缩压可估计失血量，血压降至90～100mmHg时，失血量约为总血量的20%；血压降至60～80mmHg时，失血量约为总血量的30%；血压降至40～50mmHg时，失血量超过总血量的40%。

提示严重大出血的征象是：收缩压低于80mmHg或较基础压降低超过30%，心率超过120次/分，血红蛋白低于70g/L。

2. 判断是否继续出血　临床上出现下列情况应考虑继续出血：①反复呕血，或黑便次数增多，甚至呕血转为鲜红色，黑便转为暗红色，伴肠鸣音亢进。②虽经补液、输血，周围循环衰竭的表现未见明显改善，或暂时好转后又恶化。③血红蛋白浓度、红细胞计数与红细胞比容继续下降，网织红细胞计数持续升高。④在体液与尿量足够的情况下，血尿素氮持续或再次增高。

3. 预后判断　80%～85%的急性上消化道大量出血患者除支持疗法外，无须特殊治疗出血可在短期内自然停止。仅有15%～20%患者持续出血或反复出血，由于出血并发症而导致死亡。提示患者预后不良的主要因素：①高龄（超过60岁）；②有严重伴发病如心、肺、肝、肾等脏器功能不全及脑卒中等；③本次出血量大或短期内反复出血；④特殊病因和部位的出血如食管胃底静脉曲张破裂出血；⑤消化性溃疡伴有内镜下活动性出血，或近期出血征象如暴露血管或溃疡面上有血痂。

要点六　治疗与预防

（一）治疗

1. 一般治疗　患者应卧床休息，防止窒息。吸氧，大量出血时应禁食，烦躁不安者可给予适量镇静剂。加强护理，严密监测心率、血压、呼吸、尿量及神志变化，观察呕血及黑便情况，定期复查血红蛋白浓度、红细胞计数、红细胞比容及血尿素氮。大出血患者应进行心电监护。

2. 补充血容量　尽快建立静脉输液通道，立即配血。可先输用葡萄糖氯化钠注射液，开始输液宜快。改善急性失血性周围循环衰竭的关键是输足量全血，紧急输血指征是：①患者改变体位时出现晕厥、血压下降和心率加快；②收缩压低于90mmHg（或较基础压下降超过25%）；③血红蛋白低于70g/L，或红细胞比容低于25%。对于肝硬化食管胃底静脉曲张破裂出血者，应输入新鲜血，且输血量适中，以免门静脉压力增高导致再出血，或诱发肝性脑病。

3. 止血治疗

（1）食管胃静脉曲张破裂大出血：①药物止血：常用垂体后叶素静脉注射，止血后逐渐减量维持12～14小时；生长抑素用于治疗食管胃底静脉曲张出血。为防止食管曲张静脉出血停止后再次出血，需加用预防食管曲张静脉出血的药物如硝苯地平、硝酸甘油等。②气囊压迫止血：压迫胃底食管曲张静脉而止血，止血效果肯定，适用于药物治疗失败或无手术指征者，但患者痛苦大，并发症较多。③内镜治疗：硬化栓塞疗法是控制食管静脉曲张破裂出血的重要方法，但要严格掌握适应证及禁忌证。食管静脉曲张套扎术是治疗食管静脉曲张破裂出血的重要手段。④经皮经颈静脉肝穿刺肝内门体分流术：为B超或CT引导下的介入治疗技术。⑤手术治疗：在大出血期间采用各种非手术治疗不能止血者，可考虑进行外科手术治疗。

（2）非静脉曲张破裂大出血：最常见于消化性溃疡。①提高胃内pH值：静脉使用抑制胃酸分泌的药物如西咪替丁、雷尼替丁或质子泵抑制剂奥美拉唑等。②局部止血措施：如冰盐水洗胃；胃内注入去甲肾上腺素溶液，老年患者不宜使用。③内镜下止血：在出血部位附近注射高渗盐水、无水乙醇、1:10000肾上腺素溶液或凝血酶溶液等，也可选择在内镜下用激光、高频电灼、热探头或微波等热凝固方法进行止血。④手术治疗：经积极内科治疗仍有活动性出血者，应掌握时机进行手术治疗，指征是：年龄超过50岁并伴动脉硬化，经治疗24小时后出血不止；严重出血经内科积极治疗后仍不止血；近期曾有多次反复出血；合并幽门梗阻、胃穿孔或疑有癌变者。

（二）预防

1. 针对病因的预防 急性上消化道出血的常见病因以消化性溃疡、急性胃黏膜病变、食管胃底静脉曲张破裂、胃癌为常见，另外有导致全身出血倾向的疾病等。急性上消化道出血是这些疾病的常见并发症，因此，积极治疗原发病，是预防并发上消化道出血的关键环节。

2. 预防药源性出血 近年来随着心脑血管疾病发病率的增加，抗血小板聚集、抗凝、活血化瘀治疗应用广泛，治疗不当、个体差异及不恰当联合用药，是导致上消化道出血的原因之一，应强调合理用药，并注意不同专业间用药的沟通，向患者讲明用药注意事项。

［常考考点］上消化道出血的止血治疗措施及用药。

细目三　急性中毒

【考点突破攻略】

要点一　概述

（一）病因

一定量的毒物短时间内进入机体，产生相应的毒性损害，起病急，病情重，甚至危及生命，称为急性中毒。急性中毒的病因有：

1. 职业性中毒 有毒物质的生产、包装、运输、使用过程中，因防护不当或发生意外，毒物经消化道、呼吸道、皮肤黏膜等进入机体而发病，可以导致急性或慢性中毒。

2. 生活性中毒 由于生活中误食、意外接触、自杀、谋杀、用药过量等，毒物进入机体而发生中毒，多数情况下造成急性中毒。

（二）中毒机制

不同性质的毒物具有不同的中毒机制。部分毒物多机制、多途径导致急性中毒。

1. 局部刺激腐蚀作用 如强酸、强碱中毒，导致毒物接触部位损伤。

2. 缺氧 通过阻碍氧的吸收、转运、利用，导致机体严重缺氧，如一氧化碳、硫化氢、氰化物等。

3. 抑制体内酶的活性 毒物本身或其代谢产物抑制体内某些酶的活性，导致中毒，如有机磷杀虫药抑制胆碱酯酶、氰化物抑制细胞色素氧化酶、重金属抑制含巯基的酶类等。

4. 干扰细胞功能 某些毒物可导致细胞的重要结构发生异常，甚至导致细胞死亡，如四氯化碳、棉酚等可导致脏器细胞线粒体损害。

5. 与受体竞争 如阿托品可阻断毒蕈碱受体。

6. 麻醉作用 亲脂性毒物可透过血脑屏障并与脑组织及其细胞膜上的脂质结合，从而损害脑功能。

（三）诊断原则

1. 采集病史 向现场目击者了解起病经过，获取有关中毒的信息。对生活性中毒，应详细询问患者的精神状态、家庭成员的服药情况、家中留存的可疑毒物；对职业性中毒，应详细询问职业、工种，生产中接触的毒物种类与数量，采取的防护措施，有无意外情况发生等。

2. 体格检查 可发现特异性中毒体征。首先明确患者生命体征情况，判定是否立即实施救治，随后仔细检查患者呕吐物、呼出气气味、皮肤黏膜颜色、出汗情况、有无皮疹，观察瞳孔大小，并进行系统的体格检查，发现有诊断价值的中毒体征。

3. 辅助检查 留取可疑毒物及呕吐物、血液、尿液等含毒物，快速送检，可获取确切的诊断依据。

4. 诊断性治疗 结合患者对特异性解毒剂试验性治疗的反应，协助诊断。

（四）处理原则

1. 一般处理

（1）边实施救治，边采集病史，留取含毒物或采血送检。

（2）给患者取恰当的体位，保持呼吸道通畅，及时清除口咽、鼻腔内分泌物，给氧。

（3）及时告知患者家属病情及可能发生的病情变化。

2. 清除未吸收的毒物 根据中毒途径选择。

（1）口服中毒：①催吐：用于神志清醒患者。最简单的方法为用压舌板等刺激咽后壁或舌根催吐，也可服用吐根糖浆。意识障碍者禁止催吐。②洗胃：应尽早、反复、彻底洗胃。洗胃方法有口服法、胃管法。目前主张应用吸附剂如活性炭等治疗。③导泻：于洗胃后进行。常用导泻剂有硫酸钠、硫酸镁、甘露醇等。④灌肠：用于中毒时间较长（超过6小时）的患者。常用微温肥皂水高位连续灌肠。

（2）皮肤、黏膜吸收中毒：多为各种农药制造、使用过程中发生的中毒。立即应用清水或能溶解毒物的溶剂彻底洗涤接触毒物部位。

（3）吸入中毒：立即将患者移离中毒现场，吸氧。严重患者应用呼吸兴奋剂或进行人工呼吸。

（4）注射中毒：中毒早期应用止血带或布条扎紧注射部位近心端，或于注射部位放射状注射0.1%肾上腺素，减缓毒物吸收。

3. 促进吸收的毒物排出

（1）利尿：促进毒物由肾脏排泄。快速输液并应用呋塞米静脉注射，或应用20%甘露醇静脉滴注。合并有肺水肿患者慎用或禁用。

（2）吸氧：用于有毒气体中毒。

（3）改变尿液酸碱度：应用碳酸氢钠碱化尿液，用于巴比妥类、异烟肼等中毒；应用维生素等酸化尿液，用于苯丙胺等中毒。

（4）其他：血液透析、血浆置换等。

4. 应用特效解毒剂 特效解毒剂指对某种毒物有特异性解毒作用的药物。明确诊断后应尽早使用，根据病情选择应用剂量与给药途径。

5. 对症治疗 针对中毒后出现的症状、体征及并发症，给予相应的急救处理。快速纠正危及生命的毒性效应如呼吸心跳骤停、心肺功能衰竭、休克、肺水肿、脑水肿、严重心律失常、弥散性血管内凝血、急性肾衰竭等。

[常考考点] 口服中毒患者，清除未吸收的毒物的方法：催吐、洗胃、导泻、灌肠。

要点二 急性一氧化碳中毒

（一）病因与中毒机制

急性一氧化碳中毒为较常见的生活性及职业性中毒，如未及时发现并实施救治，短时间内可危及生命，为常见临床急症。

1. 病因 任何含碳的物质不完全燃烧，均可产生一氧化碳。

（1）生活性中毒：寒冷季节于密封的居室中用煤气或煤炉取暖，因通风不良而引发中毒。应用燃气热水器不当或煤气泄露发生意外也为中毒的常见原因。

（2）生产性中毒：发生在炼钢、烧窑、煤矿矿井等工作中因产生大量一氧化碳而防护不当时。

2. 中毒机制 一氧化碳吸收入机体后，85%与血液中血红蛋白结合，形成稳定不易解离的碳氧血红蛋白，使血红蛋白丧失正常的携氧能力，导致机体组织器官缺氧。高浓度的一氧化碳还可影响氧由毛细血管向细胞线粒体弥散，导致线粒体损害。此外，一氧化碳可抑制细胞色素氧化酶活性，阻碍组织对氧的利用。大脑与心脏最早发生异常，因缺氧可出现脑细胞能量耗竭、脑细胞水肿、脑内酸性代谢产物蓄积而发生脑细胞间质水肿。继之脑循环障碍而发生脑血栓形成、脑组织缺血性坏死与广泛脱髓鞘病变，为部分患者发生迟发性脑病的病理基础。

（二）临床表现

急性中毒的程度及表现取决于患者接触毒物的时间长短、既往健康状况。依据临床表现及血碳氧血红蛋白浓度，将中毒分为轻、中、重三级。

1. 轻度中毒 以剧烈头痛、头晕、乏力、恶心、呕吐、视物不清、嗜睡、意识模糊为特点，可诱发心绞痛发作。查体见口唇黏膜呈樱桃红色。血碳氧血红蛋白浓度为10%～20%。

2. 中度中毒 出现神志不清，皮肤、黏膜呈明显樱桃红色，伴多汗、烦躁不安，逐渐出现意识障碍，进入昏迷状态。查体可见瞳孔对光反射、角膜反射迟钝，肌腱反射减弱，部分患者开始出现生命体征异常。血碳氧血红蛋白浓度为30%～40%。

3. 重度中毒 进入昏迷状态，伴反复惊厥发作，大小便失禁，血压下降，呼吸不规则，瞳孔扩大，各种反射减弱甚至消失，体温升高，可并发肺水肿、脑水肿及心脏、肾脏损害。部分患者呈现去大脑皮层状态，表现为无意识、睁眼、不动、无语、呼之不应，推之不动。此期患者若抢救存活，多遗留中枢神经系统后遗症。

4. 迟发性脑病 急性一氧化碳中毒患者经治疗病情好转，意识恢复后，于发病数天至数十天之后，出现一系列神经系统功能异常表现，称为迟发性脑病。表现为精神、意识障碍，锥体外功能障碍，锥体系功能障碍，大脑皮层局灶性功能缺失，周围神经炎等。

［常考考点］一氧化碳中毒的典型临床症状和体征。

（三）诊断

有导致急性一氧化碳中毒的情况存在，结合临床表现以及血碳氧血红蛋白测定超过10%，可以确定诊断。应注意排除急性脑血管病、其他急性中毒等导致中枢神经功能障碍的疾患。

（四）治疗与预防

1. 一般处理 立即将患者搬移至空气新鲜处，松解衣服，卧床休息，注意保暖，保持呼吸道通畅。发生呼吸心跳停止，立即进行心肺复苏术。向患者家属说明病情。

2. 纠正缺氧 为关键性治疗。应用面罩吸入纯氧，条件允许吸入含5%二氧化碳的氧气，可刺激呼吸中枢，加速一氧化碳解离。高压氧舱治疗可增加血液中溶解氧，提高动脉血氧分压，促进氧向组织弥散，从而迅速纠正缺氧，为最有效的治疗方法。

3. 防治脑水肿 脑水肿于发病后24～48小时达高峰，尤其有意识障碍的中、重度中毒患者。应用20%甘露醇或（和）糖皮质激素、利尿剂治疗。昏迷患者头部可用冰敷降温。

4. 对症处理 高热者给予物理降温及药物降温；抽搐患者适当应用镇静剂，严重发作的患者可考虑应用人工冬眠；纠正水、电解质失衡、防治感染、肺水肿与急性肾功能衰竭。

5. 其他治疗 静脉滴注细胞色素C、维生素C、能量合剂等；加强护理；注意营养与热量的供给。

6. 预防

（1）急性一氧化碳中毒最常见的病因是生活性原因，常见的中毒场景是冬天密闭门窗用炭火取暖，或用燃气热水器洗浴，因通风不良一氧化碳不能及时排散，导致空间局部一氧化碳浓度过高，通过呼吸道吸入中毒，多属意外事故，其预防重点：

1）对居民进行健康教育与科普知识宣传，培养居民对急性一氧化碳中毒的防范意识。

2）进行急性一氧化碳中毒现场自救与互救的培训，包括急性一氧化碳中毒的识别、现场心肺复苏技术等。

（2）经现场评估，初步诊断为急性一氧化碳中毒的患者，立即进行现场心肺复苏术等急救处置，快速转院，转向医院应具备高压氧舱医疗单元，确保患者能接受有效的后续治疗。

［常考考点］纠正缺氧和防止脑水肿的措施。

要点三 急性有机磷杀虫药中毒

（一）病因与中毒机制

1. 病因 有机磷杀虫药品种繁多，为农业生产过程中最常用的杀虫剂。有机磷杀虫药按其对于大鼠急性经口进入体内的半数致死量（LD_{50}），分为剧毒类（甲拌磷、内吸磷、对硫磷等）、高毒类（甲胺磷、氧化乐果、敌敌畏等）、中毒类（乐果、敌百虫等）及低毒类（马拉硫磷、氯硫磷等）。有机磷杀虫药易挥发，具有一种刺激性蒜味。

（1）职业性中毒：可因有机磷杀虫药的生产、运输、使用过程中防护不当，发生中毒，多经呼吸道吸入或经皮肤黏膜吸收中毒。

（2）生活性中毒：多见于有机磷杀虫药误服、服毒等，也可因用其杀灭蚊虫时使用不当经呼吸道、皮肤中毒。

2. 中毒机制 有机磷杀虫药进入机体后，迅速分布于全身，其中肝脏含量最高，主要在肝脏代谢。有机磷杀虫药进入人体后，以其磷酸根与胆碱酯酶的活性部分紧密结合，形成稳定的磷酰化胆碱酯酶，使胆碱酯酶失去水解乙酰胆碱的能力，从而导致体内胆碱能神经末梢释放的乙酰胆碱蓄积过多，作用于胆碱能受体，使其先过度兴奋，而后抑制，最终衰竭，从而产生一系列中毒症状，严重时可因昏迷、呼吸衰竭而死亡。

体内胆碱能神经主要包括副交感神经末梢及交感神经节。副交感神经末梢兴奋主要表现为腺体分泌增加，平滑肌痉挛，心脏抑制，瞳孔括约肌收缩。交感神经节兴奋，其节后交感神经末梢释放儿茶酚胺增加，出现肌纤维颤动、血压升高、心律失常等。

（二）临床表现

接触有机磷杀虫药后至发病，有一定的潜伏期，经口服中毒一般于10min～2h出现症状；经皮肤黏膜吸收中毒，多数在接触后2小时以上出现症状。

1. 毒蕈碱样表现 为出现最早的表现。
(1) 腺体分泌增加：表现为流泪、流涎、大汗，呼吸道分泌物增多，严重时导致发绀、呼吸困难、肺水肿。
(2) 平滑肌痉挛：表现为恶心、呕吐、腹痛、腹泻、大小便失禁等。
(3) 心脏抑制：表现为心动过缓。
(4) 瞳孔括约肌收缩表现：为瞳孔缩小，呈针尖样。

2. 烟碱样表现 见于中、重度中毒。面部、四肢甚至全身肌肉颤动，严重时出现肌肉强直性痉挛、抽搐，表现为牙关紧闭、颈项强直，伴有脉搏加速、血压升高、心律失常等，随后出现肌力减退、瘫痪，严重时因呼吸肌麻痹而出现周围性呼吸衰竭，部分患者出现意识障碍。

3. 中枢神经系统表现 常见头痛、头晕、步态不稳、共济失调等，病情严重者可出现烦躁、抽搐，甚至发生脑水肿，进入昏迷状态。

4. 其他
(1) 局部皮损：经皮肤黏膜吸收中毒，接触毒物部位可出现过敏性皮炎，并可发生水疱与剥脱性皮炎。
(2) 迟发性脑病：少数重度急性有机磷杀虫药中毒患者，在发病后 2~3 天出现指端麻木、疼痛，逐渐加重，出现肢体乏力，甚至四肢瘫痪、肌肉萎缩等，称为迟发性脑病，多见于甲胺磷中毒。
(3) 中间综合征：少数患者于急性中毒发生 24 小时后，中毒症状缓解之后，出现肌肉无力，表现为抬头困难、眼球活动受限、上睑下垂、声音嘶哑、吞咽困难，严重时出现呼吸肌麻痹、呼吸困难而发生死亡，称为中间综合征。

[常考考点] 毒蕈碱样症状、烟碱样症状及中枢神经系统症状。

（三）诊断

1. 诊断要点
(1) 病史：有机磷杀虫药接触史，多在接触后 0.5~12 小时内出现中毒症状，多不超过 24 小时。
(2) 临床特点：呼出气、呕吐物有刺激性蒜臭味，以出现毒蕈碱样症状、烟碱样症状及中枢神经系统症状为临床特点。
(3) 辅助检查：测定全血胆碱酯酶活力低于 70%，为诊断有机磷杀虫药中毒的特异性指标，常作为判断中毒程度、估计预后、评价疗效的重要依据。

2. 分级诊断依据 病情及临床特点、全血胆碱酯酶活力测定，将有机磷杀虫药中毒分为轻、中、重三级。
(1) 轻度中毒：以头痛、恶心呕吐、多汗、视物不清、乏力、瞳孔缩小等毒蕈碱样症状为主要临床表现，全血胆碱酯酶活力 70%~50%。
(2) 中度中毒：除轻度中毒的表现外，出现肌肉颤动，瞳孔缩小呈针尖样，伴有呼吸困难、流涎、腹痛、腹泻、步态不稳，意识可清醒，全血胆碱酯酶活力 50%~30%。
(3) 重度中毒：除中度中毒的表现外，出现脑水肿、肺水肿、呼吸麻痹等，表现为呼吸困难、发绀、大小便失禁、抽搐及昏迷，全血胆碱酯酶活力低于 30%。

[常考考点] 全血胆碱酯酶活力低于 70% 为诊断有机磷杀虫药中毒的特异性指标。

（四）治疗与预防

1. 一般处理 立即使患者脱离中毒现场，脱去被污染的衣物鞋袜及首饰、佩戴物，保持呼吸道通畅。

2. 清除毒物 经皮肤、毛发中毒者，应用肥皂水或清水彻底清洗。经口中毒者，立即刺激咽喉部催吐，并经胃管洗胃。选择洗胃液应注意：敌百虫中毒禁用 2% 碳酸氢钠洗胃；内吸磷、对硫磷、甲拌磷、乐果等中毒禁用高锰酸钾溶液洗胃。洗胃后给予硫酸镁或硫酸钠经胃管或口服导泻。深昏迷患者禁用硫酸镁导泻。禁用油类导泻剂。

3. 应用特效解毒药物
(1) 抗胆碱能药物：可阻断乙酰胆碱的作用，缓解毒蕈碱样症状及中枢神经系统症状，对烟碱样症状无效，不能恢复胆碱酯酶活力。常用阿托品，以早期、足量、反复、持续快速阿托品化为原则，但应注意剂量个体化。尽早达"阿托品化"，即应用阿托品后患者出现意识好转、皮肤干燥、颜面潮红、肺部湿啰音消失、瞳孔较前扩大、心率较前增快等表现。治疗过程中患者出现瞳孔扩大、烦躁不安、神志不清、抽搐、尿潴留甚至昏迷，提示发生阿托品中毒，应立即停用。
(2) 胆碱酯酶复能剂：可恢复被抑制的胆碱酯酶的活性，并可缓解烟碱样症状。常用药物有碘解磷定、氯解磷定、双复磷等。胆碱酯酶复能剂应与阿托品联合应用，两种药物同时应用时，应减少阿托品的剂量，以免发生阿托品中毒。目前临床上已广泛应用复方解毒剂，常用解磷注射液。

4. 对症治疗 针对呼吸抑制、心律失常、肺水肿、休克、脑水肿、抽搐等严重表现，积极采取相应的有效急救措施治疗。必要时适量应用糖皮质激素，及时给予机械通气辅助呼吸治疗。

5. 预防

（1）有机磷杀虫药中毒原因复杂，可以是职业性中毒，也可以生活性中毒，包括服毒自杀，用来杀蚊虫时接触中毒及婴幼儿误触误服中毒等。预防措施以健康教育、科普宣传为主，对有机磷杀虫药生产、运输、贮存、使用的相关人员，进行反复防毒和规范操作的培训，对有精神状态异常的居民及时进行心理疏导，避免中毒事件的发生。另外，对于有机磷杀虫药使用较多的季节和地区，应进行农药规范使用与保管的科普教育，严防意外中毒事故，尤其是婴幼儿误食误触事件的发生。

（2）对于已明确诊断的患者，应尽早快速送诊，转送途中注意保持呼吸道通畅，防止气道阻塞发生窒息。

［常考考点］特效解毒药物的应用（抗胆碱能药物和胆碱酯酶复能剂）。

要点四　急性酒精中毒

急性酒精（乙醇）中毒是指由于短时间内饮入大量白酒或含酒精的饮料所导致的，以中枢神经系统先兴奋后抑制为特征的急性中毒性疾病，为急诊科常见的急症，具有节假日集中发病的特点。酒精是一种无色的碳氢化合物，具有水溶性和脂溶性，能溶于水，进入人体后可以自由地通过细胞膜。各种酒类饮料中均含有不同浓度的酒精，其中白酒含量最高，为40%～65%。引起中毒的乙醇量为70～80g，致死量为250～500g（5～8g/kg）。

（一）病因与中毒机制

1. 病因　一次性大量饮用含酒精的酒类饮品是中毒的主要原因。含酒精的酒类饮品主要为白酒及酒类饮料。一次摄入大量白酒或酒类饮料，超过中毒量，可致急性中毒。但中毒量存在明显个体差异。

2. 中毒机制　人体摄入酒精后，少部分在胃内吸收，约80%由十二指肠及空肠吸收，2%～10%由呼吸道、尿液和汗腺以原形排出。酒精进入消化道，空腹状态下约2.5小时后全部被吸收入血，随血液循环分布于全身所有含水的组织和体液中，其中肝脏、脾脏、肺脏中含量较高。酒精在体内代谢缓慢，约90%经肝脏分解、代谢，在肝内由醇脱氢酶氧化为乙醛，乙醛经醛脱氢酶氧化为乙酸，乙酸转化为乙酰辅酶A进入三羧酸循环，最终代谢产物为水与二氧化碳。

酒精的急性中毒机制：

（1）中枢神经系统抑制作用：当酒精进入体内，超过了肝的氧化代谢能力，在体内蓄积，透过血脑屏障及脑细胞膜，通过影响细胞膜酶类的功能而影响细胞的功能。急性中毒时首先作用于大脑皮层，再由大脑皮层向下，通过边缘系统、小脑、网状结构到延脑，表现为先兴奋后抑制的状态。小剂量出现兴奋作用，是由于酒精作用于脑中突触后膜苯二氮䓬-γ-氨基丁酸受体，抑制γ-氨基丁酸（GABA）对脑的抑制作用。随着血中酒精浓度的增高，作用于小脑引起共济失调，作用于网状结构引起昏睡和昏迷，极高浓度则抑制延脑中枢功能导致呼吸、循环功能衰竭。

（2）代谢异常：酒精的代谢产物乙醛对肝有直接毒性作用。乙醛作用于线粒体等细胞结构引起肝细胞退变，与各种蛋白质结合形成乙醛复合体，加重肝细胞受损，导致肝细胞变性、坏死。酒精的代谢产物乙酸入血后通过黄嘌呤氧化酶转化为超氧化物，导致脂质过氧化，破坏细胞膜脂质，促进肝损伤。酒精可抑制糖原异生导致低血糖，并减少肝脏对乳酸的利用，导致乳酸性酸中毒。

（3）耐受性、依赖性和戒断综合征：①耐受性：饮酒后产生轻松、兴奋的欣快感，继续饮酒产生耐受性，效力降低，需要增加饮酒量才能达到原有的效果。②依赖性：为了获得饮酒后的特殊快感，渴望饮酒，这是心理依赖。躯体依赖是指反复饮酒使中枢神经系统发生某种生理、生化变化，以致需要酒精持续地存在于体内，以避免发生戒断综合征。③戒断综合征：长期饮酒形成躯体依赖，一旦停止饮酒或减少饮酒量，可出现与酒精中毒相反的症状。发生机制是戒酒使酒精抑制GABA的作用明显减弱，同时血浆中去甲肾上腺素浓度升高，出现交感神经兴奋症状。

（二）临床表现

急性酒精中毒的临床表现因人而异，中毒症状出现迟早也各不相同，与饮酒量、血中酒精浓度呈正相关，也与个体敏感性有关。急性中毒的症状主要为神经系统和消化系统症状，以神经系统损害最多见。<u>根据临床表现分为兴奋期、共济失调期和昏迷期。</u>

1. 兴奋期　中毒早期出现头痛、乏力、欣快、兴奋、言语增多、喜怒无常等，有时粗鲁无礼，易感情用事，面色潮红或苍白，呼出气带酒味。

2. 共济失调期　随后患者进入共济失调期，出现动作不协调，步态不稳，动作笨拙，言语含糊不清，可伴有眼球震颤、复视、躁动、精神错乱等表现。消化系统的临床表现主要为恶心、呕吐、肝区疼痛等。

3. 昏迷期　病情进一步加重，出现恶心、呕吐、倦怠而进入昏迷期，表现为昏睡，面色苍白，皮肤湿冷，口唇发绀，瞳孔散大，体温下降，脉搏细弱，严重者发生呼吸、循环功能衰竭而死亡。患者呼出气及呕吐物有浓烈酒味。酒精因抑制肝糖原异生，引起低血糖，可加重昏迷。

［常考考点］急性酒精中毒的临床分期及表现。

（三）诊断

有一次性大量饮酒或含酒精饮料史，患者呼出气及呕吐物有浓烈酒味，结合临床表现与血清酒精浓度测定，诊断并不困难。血清中有乙醇且含量明显增加，为诊断的重要依据。动脉血气分析显示代谢性酸中毒，血生化检测出现血糖降低、低血钾、低血镁、低血钙等有助于诊断。应注意与其他急性中毒、糖尿病酮症酸中毒等相鉴别。

（四）治疗与预防

（一）治疗

1. 兴奋期及共济失调期 多无须特殊处理，可给予刺激咽喉部催吐，注意保暖，保持呼吸道通畅，避免呕吐物吸入性窒息，加强护理，避免发生意外伤害。

2. 昏迷期

（1）一般处理：保持呼吸道通畅，及时清除咽喉部分泌物，加强护理，防止发生窒息，鼻导管吸氧。

（2）促进酒精排出体外：中毒症状较重者，可予以催吐（禁用阿扑吗啡），必要时用1%碳酸氢钠洗胃，期间要预防吸入性肺炎。严重中毒时可用腹膜透析或血液透析促使体内酒精排出。

（3）促进酒精氧化：应用50%葡萄糖注射液100mL加入普通胰岛素20U静脉注射，同时静脉注射维生素B_1、维生素B_6及烟酸各100mg，促进酒精氧化；可同时给予大剂量维生素C，能加强肝脏解毒能力，具有保肝及促进酒精清除的作用。

（4）应用纳洛酮：纳洛酮是阿片类物质的特异性拮抗剂，能迅速透过血脑屏障与阿片肽受体结合，解除阿片肽对神经系统和心血管系统的抑制作用；有抑制氧自由基释放、稳定肝溶酶体膜等非阿片受体作用，对意识障碍有催醒作用，并能促进酒精在体内转化，降低血中酒精浓度。可予纳洛酮0.4～0.8mg静脉注射，半小时1次，直至患者清醒；重度中毒患者可将纳洛酮0.8～1.2mg加入10%葡萄糖注射液中持续静脉滴注。

（5）对症治疗：静脉补液维持水、电解质和酸碱平衡；积极防治休克；烦躁或过度兴奋患者可用小剂量地西泮，避免使用吗啡、氯丙嗪、苯巴比妥类镇静药；发生脑水肿者可应用脱水剂或高渗葡萄糖注射液治疗；发生呼吸衰竭时，给予人工辅助呼吸，以维持患者的呼吸功能。

［常考考点］酒精中毒昏迷期的处理。

（二）预防

急性酒精中毒属于可有效预防的疾病，积极响应世界卫生组织《减少有害使用酒精的战略》的精神，根据个体能力适度饮酒，尽量不饮用含酒精的饮料。同时，应注意将酒类及含酒精的饮料放置在儿童不易接触获得的地方，杜绝婴幼儿、儿童的意外酒精中毒。

细目四　中暑

【考点突破攻略】

要点一　概述

中暑是指人体长时间暴露于高温或强烈热辐射环境中，引起以体温调节中枢功能障碍、汗腺功能衰竭及水、电解质紊乱等对高温环境适应不全表现为特点的一组疾病。中暑是夏季高温高湿度季节常见的急症，多数在日常生活中发病，部分患者发病与职业环境有关。

要点二　病因与发病机制

（一）病因

1. 环境温度过高 环境温度超过35℃且湿度超过80%，或工作环境有热源，长时间工作，无充分降温措施。

2. 机体产热增加 高温环境中从事重体力劳动，发热、甲状腺功能亢进症或应用苯丙胺等药物。

3. 机体散热减少 环境湿度过高、过度肥胖、衣物透气性差等致机体散热障碍。

4. 汗腺功能障碍 如先天性汗腺缺乏症、硬皮病、广泛皮肤烧伤后瘢痕形成等。

5. 其他 年老体弱、过度疲劳、肥胖、饮酒、饥饿、失水失盐、应用阿托品或其他抗胆碱能神经药物而影响汗腺分泌等。

（二）发病机制

中暑根据病因及发病机制不同，分为热痉挛、热衰竭和热（日）射病，三种类型的中暑可顺序发展，也可交叉并存，其中热（日）射病病情多危重，病死率较高。

1. 热（日）射病 由于人体受外界环境中热源的作用，体内热量不能通过生理性散热以达到热平衡，致使体内热蓄积而体温升高，体温调节中枢失控，汗腺功能衰竭，使散热量减少，体温骤增。当体温超过42℃时，机体蛋白质变性，体温超过50℃时数分钟内细胞即可发生死亡。

2. 热痉挛 汗液中含有0.3%～0.5%氯化钠。高温环境中大量出汗，导致失水失钠，进而仅补充水分，出现低钠血症，表现为肌肉痉挛、疼痛。

3. 热衰竭 由于人体对高温环境不适应，引起周围血管扩张，循环血容量不足，发生虚脱。亦可伴有过多出汗而失水和失钠。

要点三 临床表现

热痉挛、热衰竭和热（日）射病可顺序发展，也可交叉并存，临床可2种或3种中暑类型同时并存，有时不易截然区分。

（一）热（日）射病

1. 症状 热（日）射病又称为中暑高热，典型的临床表现是高热（体温常超过41℃）、无汗和意识障碍（中暑高热三联征）。先有全身软弱、乏力、头昏、头痛、恶心、出汗减少，继而体温迅速上升，出现嗜睡、谵妄甚至昏迷。

2. 体征 查体可见皮肤干燥、灼热、无汗、潮红或苍白色，周围循环衰竭时出现发绀；脉率增快，血压偏低，脉压增宽，可伴有心律失常；呼吸浅速，病情严重者呈陈-施呼吸，全身肌肉抽搐；瞳孔先缩小，后期扩大，对光反应迟钝或消失。危重患者出现休克、心力衰竭、肺水肿、脑水肿、肝肾功能衰竭、弥散性血管内凝血等严重并发症。

3. 实验室及其他检查 可出现血白细胞总数和中性粒细胞分类增多，蛋白尿和管型尿，血BUN、AST和ALT、LDH、CK增高，血pH值降低，血钠、钾降低。心电图可出现心律失常和心肌损害表现。

[常考考点] 热（日）射病中暑高热三联征：高热、无汗和意识障碍。

（二）热痉挛

1. 症状 常发生在高温环境中强体力劳动后，患者常先有大量出汗，随后四肢肌肉、腹壁肌肉甚至胃肠道平滑肌发生阵发性痉挛和疼痛。热痉挛可为热（日）射病的早期表现。

2. 体征 查体常有四肢肌肉触痛、心率增快、呼吸加速等表现。

3. 实验室检查 多有血钠和血氯降低，血及尿肌酸增高等。

（三）热衰竭

1. 症状 先有头痛、头晕、恶心，继之口渴、胸闷、面色苍白、冷汗淋漓、脉搏细弱或缓慢、血压偏低。严重者出现晕厥、手足抽搐。

2. 体征 查体可见患者精神不振，反应迟钝，出汗多，危重者出现周围循环衰竭表现。

3. 实验室检查 多有低钠和低钾血症。

[常考考点] 热痉挛、热衰竭和热（日）射病的典型临床表现和实验室检查。

要点四 诊断与鉴别诊断

（一）诊断

在高温（高湿度）环境中进行重体力劳动，或生活中出现体温升高、肌肉痉挛和（或）晕厥，可大量出汗也可无汗，排除其他症状相似的疾病后，即可诊断。

（二）鉴别诊断

热（日）射病应与脑炎、有机磷杀虫药中毒、中毒性肺炎、菌痢、疟疾等疾病鉴别；热衰竭应与消化道出血、异位妊娠破裂出血、低血糖症等鉴别；热痉挛伴腹痛应与各种急腹症鉴别。

要点五 病情评估

热（日）射病病死率多在20%～70%，50岁以上患者可高达80%。中暑后体温升高程度及持续时间与病死率直接相关。影响预后的因素主要与神经系统、肝、肾和肌肉损伤程度及血乳酸浓度有关。昏迷超过6～8小时或出现DIC者预后不良。

（一）评估病因

中暑可发生于个体日常生活中，也可发生在职业环境中，应加以评估判断，预测预后。

1. 劳力性热（日）射病 多在高温、高湿度和无风环境进行重体力劳动或剧烈体育运动时发病。好发于平素健康的年轻人，在从事重体力劳动或剧烈运动数小时后发病，约50%患者大量出汗，心率可达160～180次/分，脉压增大。患者可发生横纹肌溶解、急性肾衰竭、肝衰竭、DIC或多器官功能衰竭，病死率较高。

2. 非劳力性热（日）射病 在高温环境下，多见于居住拥挤和通风不良的城市年老体衰的居民，其他高危人群包括精神分裂症、帕金森病、慢性酒精中毒及偏瘫或截瘫患者。表现为皮肤干热和发红，84%～100%病例无汗，直肠温度常在41℃以上，最高可达46.5℃。病初表现为行为异常或癫痫发作，继而出现谵妄、昏迷和瞳孔对称缩小，严重者可出现低血压、休克、心律失常和心力衰竭、肺水肿及脑水肿。约5%病例发生急性肾衰竭，可有轻、中度DIC，常在发病后24小时左右死亡。

（二）分级

根据我国《职业性中暑诊断标准》（GB11508-89），将中暑分为三级。

1. 先兆中暑 在高温环境中劳动一定时间后，出现头昏、头痛、口渴、多汗、全身疲乏、心悸、注意力不集中、动作不协调等症状，体温正常或略有升高。

2. 轻症中暑 除有先兆中暑的症状外，出现面色潮红、大量出汗、脉搏快速等表现，体温升高至38.5℃以上。

3. 重症中暑 包括热（日）射病、热痉挛和热衰竭三型。

要点六 治疗与预防

（一）治疗

1. 补充水、电解质 热痉挛和热衰竭患者应迅速转移到阴凉通风处休息或静卧，口服凉盐水、清凉含盐饮料。有周围循环衰竭者应立即开通静脉通路，静脉滴注0.9%氯化钠注射液、葡萄糖注射液和氯化钾注射液。一般患者经治疗后30分钟至数小时内即可恢复。热（日）射病患者预后不良，死亡率高。

2. 降温治疗

（1）物理降温：可将患者浸浴在4℃水中，并按摩四肢皮肤，促进散热。物理降温过程中必须随时观察和记录肛温，待肛温降至38.5℃时，应即停止降温，将患者转移到室温25℃以下的环境中继续密切观察。或在头部、腋窝、腹股沟处放置冰袋，并用电扇吹风，加速散热。

（2）药物降温：氯丙嗪是协助物理降温的常用药物，用药过程中要密切观察血压，血压下降时应减慢滴速或停药，低血压时应用间羟胺等。

3. 对症治疗 ①保持呼吸道通畅，吸氧。②纠正电解质紊乱及酸中毒。③休克者应用升压药；发生心力衰竭时应用洋地黄制剂；疑有脑水肿者给予甘露醇；急性肾衰竭患者可进行血液透析；发生弥散性血管内凝血时应用肝素，必要时加用抗纤维蛋白溶解药物。

4. 应用糖皮质激素 糖皮质激素对高温引起机体的应激和组织反应以及防治脑水肿、肺水肿均有一定的效果，可用于热（日）射病。

5. 其他 加强护理，特别是热（日）射病昏迷患者。提供营养丰富的食物及B族维生素和维生素C，促使患者早日恢复健康。

（二）预防

1. 高危人群的预防

（1）高温高湿度季节加强防暑宣传教育工作，改善年老体弱者、慢性病患者及产褥期妇女居住环境，指导高危人群合理生活、穿衣，必要时饮用清凉饮料，保证有效循环血容量。

（2）有慢性心血管、肝、肾疾病和年老体弱者，应积极治疗原发病，注意饮食卫生，一旦出现消化系统症状如呕吐、腹泻等，应及时补充水分与电解质，及时就诊。

（3）在紫外线强烈的时间段，尽量减少外出，并做好防紫外线和热辐射的工作。

2. 一般人群的预防

（1）暑热季节注意改善劳动及工作环境条件，确保工作环境通风良好，必要时采取环境降温措施。

（2）在高温环境中停留长达2～3周，应日常饮用含钾、镁和钙盐的防暑饮料。

（3）炎热天气应穿宽松透气的棉麻质地、浅色服装，避免穿着紧身、潮湿、不透气的服装。

（4）避免长时间暴露在强阳光的热辐射、强烈紫外线的环境中，如需户外工作，应做好防护措施，并注意间断工作，适当休息和补充含盐饮料。

（5）发生过中暑的患者，中暑恢复后数周内，应避免室外剧烈活动和暴露在强阳光辐射下。

［常考考点］中暑的治疗。

【例题实战模拟】

A1 型题

1. 急性中毒皮肤潮红，呈樱桃红色，为
   A. 一氧化碳中毒　B. 阿托品中毒　C. 吗啡中毒　D. 甲醇中毒　E. 乙醇中毒
2. 上消化道出血最常见的原因是
   A. 消化性溃疡　B. 食管－胃底静脉曲张破裂　C. 急性胃黏膜损害
   D. 胃癌　　　　E. 血液病
3. 黑便出现一般说明出血量为
   A. 20～30mL　B. 30～40mL　C. 50mL　D. 100mL　E. 200mL
4. 热痉挛的发病机制是
   A. 缺钙　　　　　　　　　B. 周围血管扩张　　　　　　C. 体内热量积蓄，体温过高
   D. 大量出汗使水、盐丢失过多　　E. 散热障碍

A2 型题

5. 患者，女，26岁。被人发现时躺在公园一角落呈半昏迷状态。查体：神志不清，两瞳孔针尖样大小，口角流涎，口唇发绀，两肺满布水泡音，心率60次/分，肌肉震颤。应首先考虑的是
   A. 癫痫大发作　B. 严重心律失常　C. 左心功能衰竭　D. 有机磷农药中毒　E. 安眠药中毒

B1 型题

   A. 瞳孔扩大　B. 瞳孔缩小　C. 瞳孔呈白色　D. 两瞳孔大小不等　E. 瞳孔形状不规则
6. 有机磷农药中毒的瞳孔变化是
7. 阿托品中毒的瞳孔变化是

【参考答案】

1.A　2.A　3.C　4.D　5.D　6.B　7.A

传染病学

全面精讲班
传染病学

【本章通关攻略】

传染病在中医执业医师资格考试中占据重要地位，历年出题约20分，各单元均有涉及。然考题浅显，知识点容易理解、记忆，与临床结合紧密，故应在全面复习的基础上注重对传染病学总论、病毒感染、细菌感染所致各种疾病的传染源、传播途径、易感人群、流行病学特征、临床表现、诊断、治疗及预防等知识熟悉掌握。其中病毒性肝炎、流行性感冒、人感染高致病性禽流感、艾滋病、流行性出血热、狂犬病、流行性乙型脑炎、流行性脑脊髓膜炎、伤寒、细菌性痢疾、霍乱等应重点掌握。

第一单元 传染病学总论

细目一 感染与免疫

【考点突破攻略】

要点一 感染的概念

传染病是指由病原微生物，如朊粒、病毒、衣原体、立克次体，支原体、细菌、真菌、螺旋体和寄生虫（如原虫、蠕虫、昆虫）感染人体后产生的有传染性、在一定条件下可造成流行的疾病。感染性疾病是指由病原体感染所致的疾病，包括传染病和非传染性感染性疾病。

艾滋病（1981年）、传染性非典型肺炎（2003年）、中东呼吸综合征（2012年）、人感染H7N9禽流感（2013年）、埃博拉出血热（2014年）、新型冠状病毒肺炎（2019年）等新的传染病相继出现，不断给人类敲响着警钟。与此同时，登革热、结核病、疟疾及性传播疾病等原有传染病再度肆虐，严重影响世界经济发展和社会和谐。随着人们对感染性疾病认识的不断深入，"新发传染病"逐渐演变为"新发感染病"，不仅包括由新种或新型病原微生物引起的新发现的感染病，而且包括近年来导致地区性或国际性公共卫生问题的再发的原有感染病。新传染病的出现，原有传染病的复燃，病原体对抗菌药物耐药性的增加，构成了对人类健康的巨大威胁。世界卫生组织(WHO)及各国政府均高度重视传染病防控工作，不断推出全球性的疾病诊断和指南，并使得传染病研究工作更容易得到跨地区、跨部门、跨领域的合作，研究成果也能更快地分享全球。

传染病学是一门研究各种传染病在人体内外发生、发展、传播、诊断、治疗和预防规律的学科。

（一）概念

感染(infection)是病原体与人体相互作用的过程。病原体主要是病原微生物和寄生虫。病原微生物包括病毒、衣原体、立克次体、支原体、细菌、真菌、螺旋体、朊病毒等，寄生虫包括原虫和蠕虫等。有些微生物和寄生虫与人体宿主之间达到了相互适应、互不损害的共生状态。但当某些因素导致机体免疫功能受损或机械损伤使寄生物异位寄生时，则可引起宿主的损伤，称为机会性感染。

（二）分类

根据病原体感染的次数、时间先后和种数，感染可分为四种。

1. 首发感染（primary infection） 即初次感染某种病原体。

2. 重复感染（re-infection） 在感染某种病原体基础上再次感染同一病原体。

3. 混合感染（co-infection） 人体同时感染两种或两种以上的病原体。

4. 重叠感染（super infection） 在感染某种病原体基础上又被其他病原体感染。原发感染后出现的病原体感染称继发性感染（secondary infection）。

要点二 感染过程的表现

病原体经过不同途径进入人体就开始了感染过程。感染是否导致疾病取决于病原体的致病力和人体的抗病能力。在感染过程中出现的各种不同表现称为感染谱（infection spectrum），有五种表现形式。

1. 病原体被清除 由于正常情况下人体具有强大的防御体系，病原体在入侵部位即被消灭，或从鼻咽部、肠道、尿道及汗腺等通道排出体外，不出现病理损害和疾病的临床表现。主要方式有：①非特异性免疫屏障作用，如胃酸的杀菌作用。②特异性免疫清除，如从母体获得的特异性抗体、人工注射的抗体和通过预防接种或感染后获得的特异性免疫。

2. 隐性感染 又称亚临床感染，病原体只引起特异性免疫应答，不引起或只引起轻微的组织损伤，无临床症状，只能通过免疫学检查发现。

3. 显性感染 又称临床感染，即传染病发病。感染后不但引起机体免疫应答，还导致组织损伤，引起病理改变和临床表现。

4. 病原携带状态 病原体侵入机体后，存在于机体的一定部位，并生长、繁殖，虽可有轻度的病理损害，但不出现疾病的临床症状。携带者所具有的共性是不出现临床症状而能排出病原体。病原携带状态包括带病毒者、带菌者和带虫者。携带病原体超过3个月者为慢性携带者，发生于显性感染之后为恢复期携带者，发生于显性感染临床症状出现之前为潜伏期携带者。

5. 潜伏性感染 是指病原体侵入人体某些部位后，机体免疫系统将病原体局限化，但又不能清除病原体，机体免疫功能下降时潜伏的病原体才引起显性感染。

一般隐性感染者最多见，病原携带者次之，显性感染者比率最低，但一旦出现最易识别。仅少数传染病存在潜伏性感染者。

［常考考点］感染的五种形式及特点。

要点三 感染过程中病原体的作用

病原体侵入人体后能否引起疾病，取决于病原体的致病作用、宿主的免疫功能和外环境三个因素。病原体的致病作用包括以下四个方面：

1. 侵袭力 是指病原体侵入机体并在机体内生长、繁殖的能力。有些病原体可直接侵入人体，如钩端螺旋体、钩虫丝状蚴和血吸虫尾蚴等。有些病原体则需经消化道或呼吸道进入人体，先黏附于肠或支气管黏膜表面，再进一步侵入组织细胞，产生毒素，引起病变，如志贺菌、结核分枝杆菌等。病毒性病原体常通过与细胞表面的受体结合再进入细胞内。有些细菌的表面成分（如伤寒沙门菌的Vi抗原）有抑制吞噬作用的能力而促进病原体的扩散。引起腹泻的大肠埃希菌能表达受体和小肠细胞结合，称为定植因子（colonization factor）。有些病原体的侵袭力较弱，需经伤口进入人体，如破伤风杆菌、狂犬病病毒等。

2. 毒力 毒力是指病原体释放毒素和毒力因子的能力。毒素包括外毒素（exotoxin）和内毒素（endotoxin）。外毒素由革兰阳性菌产生，通过靶细胞上的受体而起作用。内毒素为革兰阴性菌的脂多糖，通过激活单核-吞噬细胞系统释放细胞因子，导致炎症和免疫损伤致病。其他毒力因子中，有些具穿透能力（如钩虫丝状蚴）、侵袭力（如痢疾杆菌）、溶组织能力（如溶组织内阿米巴）。一些细菌还能分泌抑制其他细菌生长的细菌素（bacteriocin），也是一种毒力因子。

3. 数量 相同病原体感染，致病力与病原体数量（quantity）成正比，但不同病原体最低致病量有很大的差别。如引起疾病的最低病原体数量，伤寒是10万个，而细菌性痢疾只需要10个就能致病。

4. 变异性 病原体在与宿主斗争过程中，通过抗原基因的变异、遗传信息的交换、耐药性的形成，逃避免疫系统的攻击，使机体对病原体的清除作用减低或消失，从而使疾病继续或慢性化。在人工培养多次传代的环境下，可使病原体的致病力减弱，如卡介苗；在宿主之间传播可使致病力增强，如肺鼠疫。

［常考考点］与病原体的致病力有关的因素：侵袭力、毒力、数量、变异性。

要点四　感染过程中免疫应答的作用

机体的防御机能和免疫反应在感染的发生与转归过程中起着重要作用。免疫反应分保护性免疫反应和变态反应，前者有利于机体抵抗病原体入侵与破坏，后者能促进病理生理过程和组织损伤。保护性免疫反应又可分为非特异性免疫与特异性免疫。变态反应都属特异性免疫。

（一）保护性免疫

1. 非特异性免疫　是机体对进入人体内的异物的一种清除机制，是生物个体先天遗传而来，对多种病原体均可引起的一种免疫反应，又称先天性免疫或自然免疫。其特点是不牵涉对抗原的识别，不存在二次免疫应答。对机体而言病原体也是一种异物，因而也属于非特异性免疫清除范围。

（1）天然屏障：①外部屏障包括皮肤和黏膜及其分泌物脂肪酸、汗腺分泌的乳酸、唾液中的溶菌酶、附属于气管黏膜的纤毛等。②内部屏障包括血脑屏障和胎盘屏障等。

（2）吞噬作用：主要由单核-吞噬细胞系统和粒细胞（特别是中性粒细胞）完成。当病原体突破皮肤或黏膜屏障进入组织、体液或血流中，被吞噬细胞吞噬，吞噬细胞内含大量溶酶体，可杀灭并消化被吞噬的病原体。

（3）体液因子：存在于体液中的补体、溶菌酶、纤维连接蛋白和各种细胞因子可直接或通过免疫调节作用清除病原体。细胞因子主要是单核-吞噬细胞系统和淋巴细胞激活后释放的一类有生物活性的肽类物质，如白细胞介素、肿瘤坏死因子、干扰素、粒细胞-巨噬细胞集落刺激因子等。细胞因子有利于病原体清除，也可以导致组织器官的炎症损伤。

2. 特异性免疫（specific immunity）　指宿主对抗原具有特异性识别能力并产生免疫应答反应，具有特异性及二次免疫应答，但不能遗传。包括细胞免疫（cell-mediated immunity）和体液免疫（humoral immunity）。

（1）细胞免疫：由T淋巴细胞介导。致敏T细胞与相应抗原再次相遇时，通过细胞毒性淋巴细胞和淋巴因子来杀伤、清除病原体及其所寄生的细胞。细胞内寄生的病原体主要依赖细胞免疫清除。T细胞还具有调节体液免疫功能。

（2）体液免疫：由B淋巴细胞介导。致敏的B淋巴细胞受抗原刺激后，转化为浆细胞，并产生能与相应抗原结合的抗体，即免疫球蛋白（immunoglobulin，Ig）。由于不同抗体产生不同免疫应答，抗体又可分为抗毒素、抗菌性抗体、中和抗体、调理素等。抗体主要作用于细胞外的微生物，在化学结构上抗体可分为IgG、IgA、IgM、IgD和IgE五类，各具不同功能。IgM抗体最先出现，是近期感染的标志，持续时间不长；IgG为恢复期抗体，持续时间长，多用于回顾性诊断和流行病学调查；IgA主要是在呼吸道、消化道局部产生的抗体；IgE主要作用于原虫和蠕虫；IgD的功能尚不十分明确。抗体与相应的抗原在体外结合发生反应，称血清免疫学反应，如凝集试验、沉淀反应和补体结合试验等。

（二）变态反应

病原体在侵入人体过程中，可引起机体出现异常免疫应答，表现出对人体不利的一面，即变态反应，是机体对某些抗原初次应答后，再次接受相同抗原刺激时，发生的一种以机体生理功能紊乱或组织细胞损伤为主的特异性免疫应答。变态反应有Ⅰ型变态反应（速发型）、Ⅱ型变态反应（细胞溶解型）、Ⅲ型变态反应（免疫复合物型）、Ⅳ型变态反应（迟发型）四型。其中Ⅰ型变态反应（速发型）是临床最常见的一种，可见寄生虫感染时的过敏反应。Ⅳ型变态反应可见于细胞内细菌感染性疾病，如结核病、布鲁菌病等。

[常考考点]　病原体侵入机体后能否引起疾病取决于病原体的致病力与机体的免疫功能。

要点五　感染病的发病机制

（一）传染病的发生与发展

1. 入侵部位　只有入侵部位适当，病原体才能定植、生长、繁殖及引起病变。

2. 机体内定位　不同的病原体在机体内定位不同，各种传染病都有自己的规律性。病原体入侵人体后，或在入侵部位直接引起病变（如菌痢）；或在入侵部位繁殖并分泌毒素，在机体其他部位引起病变（如白喉）；或经血液循环，再定位某一靶器官，引起病变（如流脑）；或经过一系列生长阶段后定居于某一脏器（如蠕虫病）。

3. 排出途径　不同传染病的病原体排出途径不同，有的单一，有的多。如痢疾杆菌只通过粪便排出，脊髓灰质炎病毒既通过粪便又通过飞沫排出。有些病原体存在于血液中，当有合适媒介时才传播，如当蚊子叮咬时才可传播疟疾、乙脑等。病原体排出体外的持续时间长短不一，不同的传染病有不同的传染期。

（二）组织损伤的发生机制

1. 直接损伤　有些病原体可借助机械运动及分泌的酶（如阿米巴病）直接破坏组织，或通过细胞病变使细胞溶解（如脊髓灰质炎），还可通过诱发炎症过程引起组织坏死（如鼠疫）。

2. 毒素作用 病原体能分泌毒力很强的外毒素，可选择性损伤靶器官或引起功能紊乱。如霍乱弧菌分泌霍乱肠毒素引起剧烈腹泻；肉毒杆菌分泌神经毒素选择性损害神经系统；革兰阴性杆菌裂解后释放内毒素，导致发热、微循环障碍及 DIC 等。

3. 免疫机制（immune mechanism） 病原体侵入机体，通过病原体本身或其代谢产物诱发机体免疫反应，引起组织损伤。有些病原体能抑制细胞免疫（如麻疹）或直接破坏 T 细胞（如 AIDS），更多的病原体通过变态反应导致组织损伤，以Ⅲ型（免疫复合物）反应（如流行性出血热）及Ⅳ型（细胞介导）反应（如结核病、血吸虫病）最为常见。

（三）重要病理生理变化

病原体侵入人体后，在与机体互相斗争过程中，导致多种病理生理变化，常见的主要有发热、代谢、内分泌改变等。

[常考考点] 组织损伤的发生机制包括直接损伤、毒素作用和免疫机制。

细目二 传染病的流行过程

【考点突破攻略】

要点一 流行过程的基本条件

传染病的流行过程就是传染病在人群中发生、发展和转归的过程。流行过程的构成需要有三个基本条件，包括传染源、传播途径和易感人群。同时流行过程又受到社会因素和自然因素的影响。

（一）传染源

传染源（source of infection）指体内有病原体生长、繁殖并能排出体外的人和动物。传染源通过分泌物、体液、血液等排出病原体，引起病原体的传播。传染源包括下列 4 个方面。

1. 患者 急性患者通过咳嗽、呕吐、腹泻等传播病原体；轻型患者易被忽视，作为传染源的意义重大；慢性患者长期排出病原体，是重要的传染源。有些传染病，如麻疹、天花、水痘等，患者是唯一的传染源。

2. 隐性感染者 隐性感染者数量多，且不易被发现。对于某些传染病，如肠道病毒（脊髓灰质炎病毒、柯萨奇病毒、埃可病毒等）感染，隐性感染者是主要传染源。

3. 病原携带者 包括慢性病原携带者、恢复期病原携带者、潜伏期携带者等。病原携带者无临床症状而排出病原体，是重要的传染源。

4. 受感染的动物 以啮齿类动物最为常见，其次为家畜、家禽。传播疾病的动物为动物传染源。动物作为传染源传播的疾病，称为动物源性传染病，如狂犬病、布鲁菌病等。野生动物为传染源的传染病，称为自然疫源性传染病，如鼠疫、钩端螺旋体病、流行性出血热等。

[常考考点] 常见的传染源。

（二）传播途径

病原体离开传染源到达另一个易感者所经过的途径称传播途径（route of transmission）。有些传染病只有单一传播途径（如伤寒），有些传染病有多种传播途径（如疟疾）。

1. 呼吸道传播 因吸入含有病原体的空气、飞沫或气溶胶引起，如肺结核、麻疹、传染性非典型肺炎、流行性脑脊髓膜炎、白喉等。

2. 消化道传播 被病原体污染的食物、水源或食具，在易患者进食时获得感染，如霍乱、伤寒、细菌性痢疾和一些寄生虫病（钩虫病、蛔虫病等）。食物传播可造成流行，水源传播可形成暴发或流行。

3. 接触传播 包括直接接触传播和间接接触传播。直接接触传播指传染源与易感者接触而未经任何外界因素所造成的传播，如性病、狂犬病、鼠咬热等；间接接触传播也称日常生活接触传播，是指易感者接触了被传染源的排泄物或分泌物污染的日常生活用品而造成的传播。例如，被污染了的手接触食品可传播痢疾、伤寒、霍乱、甲型肝炎；被污染的衣服、被褥可传播疥疮、癣等；儿童玩具可传播白喉、猩红热；用被污染的毛巾洗脸可传播沙眼、急性出血性结膜炎；动物的皮毛可传播炭疽、布鲁菌病等。

4. 虫媒传播 ①经节肢动物机械携带传播：苍蝇、蟑螂携带肠道传染病病原体，当它们接触食物、反吐或随其粪便将病原体排出体外时，使食物污染，人们吃了这种被污染的食物或使用这些食具时而感染。②经吸血节肢动物传播：如按蚊、人虱、鼠蚤、白蛉、蜱虫和恙螨等吸血节肢动物叮咬于菌血症、立克次体血症、病毒血症、原虫症的宿主，使病原体随宿主的血液进入节肢动物肠腔或体腔内，经过发育及（或）繁殖后，才能感染易感者。病原体在节肢动物体内有的经过繁殖，如乙脑病毒在蚊体内；有的经过发育，如丝虫病的微丝蚴在蚊体内数量上不增加，但需经过一定的发育阶段；有的既经发育又经繁殖，如疟原虫在按蚊体内。

5. 血液和体液传播 存在于血液或体液中的病原体通过输血、使用血制品、分娩、性交而传播，如疟疾、乙型病毒性肝炎、丙型病毒性肝炎、艾滋病、梅毒等。

6. 母婴传播 由母亲传给胎儿或婴儿，称母婴传播。母婴传播属于垂直传播（vertical transmission），其他途径称为水平传播（horizontal transmission）。出生前在宫内获得的感染称先天性感染，如梅毒等。母婴传播包括：①经胎盘传播：如风疹、AIDS、乙型肝炎、腮腺炎、麻疹、水痘、巨细胞病毒感染及虫媒病毒感染、梅毒等。②上行性传播：病原体经孕妇阴道通过子宫颈口到达绒毛膜或胎盘引起胎儿感染，称为上行性传播，如葡萄球菌、链球菌、大肠杆菌、肺炎球菌及白色念珠菌等。③分娩引起的传播：胎儿从无菌的羊膜腔穿出而暴露于母亲严重污染的产道内，经胎儿的皮肤、呼吸道、肠道感染，如孕妇产道存在淋球菌、结膜炎包涵体、乙肝病毒及疱疹病毒等，可能导致相应的感染。④哺乳传播：有些传染病的病原体可通过乳汁排出感染婴儿，如 AIDS、乙型肝炎等。

7. 土壤传播 土壤被病原体污染（如人粪肥使肠道传染病病原体或寄生虫虫卵污染土壤，如钩虫卵、蛔虫卵等；某些细菌的芽孢可以长期在土壤中生存，如破伤风、炭疽、气性坏疽等若遇皮肤破损，可以引起感染。

8. 医源性感染 指在医疗工作中人为造成的某些传染病的传播。一类是指易感者在接受治疗、预防、检验措施时，由于所用器械受医护人员或其他工作人员的手污染而引起的传播，如乙型肝炎、丙型肝炎、艾滋病等；另一类是药品或生物制品受污染而引起的传播，如输注因子Ⅷ引起的艾滋病。

［常考考点］常见的传播途径。

（三）易感人群

对某一传染病缺乏特异性免疫力的人为易感者（susceptible person）。人群易感性（susceptibility of the crowd）指人群对某种传染病病原体的易感程度或免疫水平。

1. 人群易感性增高的因素 ①新生儿初生 6 个月以上未经人工免疫者、非流行区居民迁入流行区、免疫人群减少等。②许多传染病（包括隐性感染）流行或人工免疫后经一段时间，其免疫力逐渐降低，其患者又成为易感人群，因此传染病的流行常有周期性。③新的传染病出现或传入，如 SARS、艾滋病，则人群普遍缺乏免疫力。

2. 降低人群易感性的因素 ①对易感人群按免疫程序实施计划免疫及必要时强化免疫接种，是降低人群易感性最重要的措施。人工自动免疫干预，可以阻止传染病的周期性流行，甚至可以消灭该传染病（如天花）。②传染病流行或隐性感染后免疫人口增加，在传染病流行后的一段时间内，人群对该病易感性降低。

［常考考点］传染病流行过程的基本条件：传染源、传播途径、易感染群。

要点二 影响流行过程的因素

1. 自然因素 自然环境的各种因素，包括地理、气象、生态环境等，对传染病的发生与发展影响极大。传染病的发生与季节性、区域性等自然因素有密切关系。如在夏季流行菌痢等肠道传染病、疟疾、流行性乙型脑炎；冬春季流行流脑等呼吸道感染性疾病；长江中下游地区有血吸虫病流行；我国北方有黑热病地方性流行区；洪涝灾害后由于水源和食物污染，肠道传染病发病率上升；全球气候变暖可带来更多的自然灾害和生物种群的改变，有利于某些病原体扩散和流行区域扩大。在一定自然生态环境下，某些传染病可在动物间传播，如鼠疫、钩端螺旋体病等，人类进入该地区易被感染，这类疾病称自然疫源性传染病或人畜共患病（zoonosis）。寄生虫病和虫媒传染病对自然环境的依赖更为显著。

2. 社会因素 社会制度、经济与生活条件、文化水平、人口密度等对传染病的流行过程有决定性影响。

3. 个人行为因素 人类自身不文明、不科学的行为和生活习惯，也有可能造成传染病的发生与传播，这些行为和习惯往往体现在旅游、打猎、集会、日常生活、豢养宠物等过程中。因此，个人旅游应有的防病准备、公共场合的卫生防范、居家卫生措施、自身健康教育均显示其重要性。

［常考考点］影响传染病流行的重要因素包括自然因素、社会因素和个人行为因素。

细目三 传染病的特征

【考点突破攻略】

要点一 基本特征

1. 病原体 每一种传染病都是由特异性病原体（pathogen）所引起的。病原体包括微生物与寄生虫。许多传染病都是先认识其临床表现和流行规律，而后才认识其病原体的。随着科学技术的发展，一些新的病原体还会不断被发现。病原学检查是传染病的确诊依据。

2. 传染性 传染性（infectivity）是传染病与非传染性疾病的最主要区别。传染性是指病原体能够通过特定途径感染给他人。不同传染病的传染性有很大差别，传染病患者有传染性的时期称为传染期。每一种传染病都有相对固定的传染期，是确定传染病患者隔离期的主要依据。

3. 流行病学特征 主要指传染病的流行性、季节性和地方性，还包括在不同人群（年龄、性别、职业等）中的分布特点。

（1）流行性：传染病在人群中连续发生造成不同程度蔓延的特性。①散发：某种传染病在某一地区的近几年发病率处于常年发病率的一般水平。②流行：某种传染病在某一地区的发病率高于一般水平。③大流行：某传染病流行范围广，甚至超出国界或洲界。④暴发：某种传染病病例的发病在某一地区或单位时间分布高度集中于一个短时间之内，多是同一传染源或传播途径导致的。

（2）季节性：传染病发病率在时间上的分布特点，如流行性乙型脑炎在夏秋季节流行。季节性的发病率变化与气温、湿度、传播媒介、人群流动等因素有关。

（3）地方性：传染病发病率在空间（地区分布）中的分布特点。某些传染病和寄生虫病只限于一定地区和范围内发生，自然疫源性疾病也只限于一定地区内发生，此等传染病因有其地区特征，又称为地方性传染病。

（4）外来性：是指在国内或地区内原来不存在，而从国外或外地通过外来人口或物品传入的传染病，如霍乱。

4. 感染后免疫 人体感染病原体后能产生不同程度的特异性免疫。不同传染病和不同个体，感染后获得的保护性免疫力水平不同，持续的时间长短也有很大差别。一些病毒性传染病（如麻疹、乙型脑炎等），感染后可获得持久的免疫力；一些细菌性传染病（如戊型肝炎、细菌性痢疾等），感染后保护性免疫仅为数月至数年；也有的感染后不产生保护性免疫或仅产生有限的保护性免疫，容易重复感染，如血吸虫病、蛔虫病等。

[常考考点] 流行病学特征：传染性、流行性、季节性和地方性。

要点二 临床特征

（一）病程发展的阶段性

急性传染病的发生、发展和转归具有一定的阶段性，通常分为四期。

1. 潜伏期（incubation period） 是指从病原体侵入机体至开始出现临床症状为止的时期。传染病的潜伏期是相对固定的，是检疫工作者和传染病医师诊断、追溯传染源、确定检疫期、选择免疫方式的重要依据。潜伏期的长短与病原体种类、数量、毒力、免疫力有关。

2. 前驱期（prodromal period） 是从起病至症状明显开始为止的时期。前驱期的临床表现通常是非特异性的，如头痛、发热、乏力、肌肉及关节痛等，为很多传染病所共有，持续1～3日，起病急骤者前驱期可很短暂或无。

3. 症状明显期 在此期间患者表现出该传染病所特有的症状和体征，如特征性的皮疹、肝脾大和脑膜刺激征、黄疸、器官功能障碍或衰竭等。有些传染病（如乙型脑炎等）患者经过前驱期后，大多数患者很快进入恢复期，仅有少部分患者进入症状明显期；而有些传染病（如麻疹等）则大部分患者进入症状明显期。

4. 恢复期 机体免疫力增长到一定程度，体内病理生理过程基本终止，患者的症状及体征基本消失，临床上称为恢复期（convalescent period）。此期体内可能有残余病原体，病理改变和生化改变尚未完全恢复。一些患者还有传染性，血清中抗体效价逐渐升高，直至达到最高水平。

5. 复发与再燃 有些传染病患者进入恢复期后，已稳定退热一段时间，由于潜伏于组织内的病原体再度繁殖至一定程度，使发热等初发症状再度出现，称为复发。有些患者在恢复期，体温未稳定下降至正常，又再度升高，此为再燃。

6. 后遗症 在恢复期结束后机体功能仍长期不能恢复正常。

[常考考点]潜伏期是从病原体进入人体起，至开始出现临床症状为止的时期。最长潜伏期是确定检疫期的重要依据。

（二）常见的症状与体征

1. 发热 传染病的发热过程可分为三个阶段，即体温上升期、极期和体温下降期。以口腔温度为标准，根据发热程度将发热分为低热（37.3～37.9℃）、中度发热（38～38.9℃）、高热（39℃～40.9℃）和超高热（41℃及以上）。热型是传染病的重要特征之一，具有鉴别诊断意义。常见热型有：①稽留热（sustained fever）：指体温升高达39℃以上，24小时变化不超过1℃，如伤寒和斑疹伤寒症状明显期。②弛张热（remittent fever）：24小时体温相差超过2℃，但最低温度未达正常水平，如败血症、流行性出血热等。③间歇热（intermittent fever）：24小时之内体温波动于高热与正常体温之间，如疟疾和败血症。④回归热（relapsing fever）：高热骤起，持续数日后自行消退数日，后又再次出现，如回归热螺旋体所致回归热。登革热也可以见到类似发热。⑤波状热（undulant fever）：发热逐渐上升，达高峰后逐渐下降至低热或正常，此后又多次重复，可持续数月，如布鲁菌病。⑥不规则热（irregular fever）：指发热患者体温曲线没有规律，可见于败血症、流行性感冒等。

2. 发疹 许多传染病在病程中有皮疹出现，称为发疹性传染病。发疹包括皮疹（exanthem，外疹）和黏膜疹（enanthem，内疹）两大类。麻疹的口腔黏膜斑（科氏斑，Koplik spot）为常见的黏膜疹。

（1）皮疹的类型：①斑疹、丘疹、斑丘疹：斑疹（macula）局部皮肤发红，与皮肤表面相平，见于麻疹初起、斑疹伤寒等；丘疹（papule）略高于皮肤，可以孤立存在或相互融合，见于麻疹、猩红热等；斑丘疹（maculopapule）为在丘疹周围合并皮肤发红的皮疹，见于风疹、猩红热等。②出血疹（petechia）：亦称瘀点，为散在或相互融合成片（瘀斑）的皮下出血。多见于流行性出血热、登革热、流行性脑脊髓膜炎、流行性斑疹伤寒等。③疱疹（vesicle）：指表面隆起，内含浆液或脓液的皮疹。水痘、带状疱疹、单纯疱疹、金黄色葡萄球菌败血症、立克次体痘等在病程中可见疱疹。疱疹并发细菌感染可成为脓疱疹（pustule），已被消灭的天花可见脓疱疹。④荨麻疹（urticaria）：为不规则的片块状丘疹，见于血吸虫病、蠕虫移行症、丝虫病和血清病。

黏膜疹指体内黏膜的出疹现象，如麻疹的科氏斑。黏膜疹发生在体腔内，不易被发现。

（2）皮疹的意义：皮疹出现的时间、分布部位和先后顺序有一定的规律性，对诊断和鉴别诊断具有重要意义。如麻疹先见于耳后、面部，然后向躯干、四肢蔓延，直到手足心。水痘集中于躯干，呈向心性分布。伤寒玫瑰疹数量少，主要见于胸腹部。水痘、风疹多在病程的第1日出疹，猩红热于第2日、天花于第3日、麻疹于第4日、斑疹伤寒于第5日、伤寒于第6日出疹。

3. 毒血症状 病原体的代谢产物和毒素可引起全身中毒症状，如寒战、高热、乏力、全身酸痛、厌食、头痛、肌肉痛、关节骨骼疼痛，严重者可出现精神神经症状，有时还可引起肝、肾损害和多器官功能衰竭。

4. 单核-吞噬细胞系统反应 在病原体及其代谢产物的作用下，单核-吞噬细胞系统可出现充血、增生等反应，表现为肝、脾和淋巴结的肿大。

（三）临床类型

根据传染病临床过程的长短，可分为急性、亚急性和慢性传染病；根据病情的轻重，可分为轻型、中型、重型及暴发型传染病；根据临床特征，可分为典型和非典型传染病。典型相当于中型或普通型，是传染病中最常见的一型。

[常考考点]传染病的病程分期及常见临床症状。

细目四 传染病的诊断

【考点突破攻略】

要点一 流行病学资料

流行病学资料在传染病的诊断中占重要地位，包括：①传染病的地区分布：有些传染病局限在一定的地区范围，如黑热病、血吸虫病；有些传染病可由一些特定的动物为传染源或传播媒介，在一定条件下才能传染给人或家畜。②传染病的时间分布：不少传染病的发生有较强的季节性和周期性，如流行性乙型脑炎好发于夏、秋季。③传染病的人群分布：许多传染病的发生与年龄、性别、职业有密切关系，如百日咳和猩红热多发于1～5岁儿童，林业工人易被蚊虫叮咬而感染虫媒传播传染病（如森林脑炎、莱姆病等）。此外，了解传染病的接触史、预防接种史，也有助于建立诊断。

要点二　临床资料

1. 病史及症状　要全面准确了解患者病史，特别注意起病方式、特有的症状和体征，如潜伏期长短、起病的缓急与诱发因素、发热与皮疹的特点、中毒症状、特殊症状等，它们具有疾病鉴别意义。其中特殊症状意义重大，如菌痢的里急后重、脓血便，脊髓灰质炎的肢体弛缓性瘫痪，流行性出血热的"三痛"症等。

2. 体格检查　应认真检查，不要有遗漏。特殊体征应特别关注，如猩红热的红斑疹、麻疹的科氏斑（Koplik spot）、百日咳的痉咳、白喉的假膜、流行性脑脊髓膜炎的皮肤瘀斑、伤寒的玫瑰疹、狂犬病的"恐水"征等。

要点三　实验室检查及其他检查

（一）实验室检查

实验室检查对传染病的诊断具有特殊的意义，病原体的检出可直接确定诊断，而免疫学检查亦可为诊断提供重要根据。对许多传染病来说，一般实验室检查有助于诊断与判断病情变化及严重程度。

1. 常规检查　包括血、尿、粪常规检查和生化检查。血常规检查中白细胞计数与分类应用最广。

白细胞总数增高见于大多数细菌感染，尤其是球菌感染（如流行性脑脊髓膜炎、猩红热、金黄色葡萄球菌感染等）和少数病毒感染性传染病（如流行性乙型脑炎、狂犬病、流行性出血热、传染性单核细胞增多症等）。

外周血白细胞总数正常或减低主要见于：部分革兰阴性杆菌感染，如布鲁菌病、结核病、伤寒与副伤寒；多数病毒感染，如流行性感冒、传染性非典型肺炎、高致病性禽流感病毒感染、登革热等；原虫感染，如疟疾、黑热病等。

嗜酸性粒细胞增多见于蠕虫感染，如血吸虫病、钩虫病、并殖吸虫病等，而嗜酸性粒细胞减少则见于伤寒等。

血液生化检查有助于病毒性肝炎、流行性出血热等的诊断。尿常规检查有助于流行性出血热、钩端螺旋体病的诊断。大便常规检查有助于蠕虫感染和感染性腹泻的诊断。

2. 病原学检查

（1）病原体的直接检出或分离培养：病原体的直接检出或分离培养出病原体是传染病病原学诊断的"金指标"。一些病原体可采用患者的体液、组织、分泌物与排泄物直接检出，如血片或骨髓片找疟原虫或微丝蚴，涂片染色法检查各种细菌，大便检测寄生虫卵，直接免疫荧光法检测白喉杆菌和军团杆菌等。一些病原体可采用血液、尿液、粪便、脑脊液、痰、骨髓和皮疹内含物进行人工分离培养检出，如细菌、螺旋体、真菌采用人工培养基培养，立克次体采用动物接种或组织培养，病毒的分离采用细胞培养等。

（2）分子生物学检测：是传染病病原学诊断发展的方向。

①分子杂交技术：可用 DNA 印迹法（southern blot）、RNA 印迹法（northern blot）分别检测样品中病原体的 DNA 或 RNA，用原位杂交法检测组织中病原体核酸。

②聚合酶链反应（PCR）：用于检测病原体的 RNA 或 DNA。本方法有很高的特异性，在体外可大量扩增病原体核酸，增加了检测敏感性，但要防止标本污染。

3. 免疫学检测　应用已知的抗原、抗体检测患者血清或体液中相应的抗体或抗原，是最常用的免疫学检测方法。常用的方法有各种凝集试验、补体结合试验、酶联免疫吸附试验（ELISA）、放射免疫法（RIA）、荧光抗体技术（FAT）等。

（1）特异性抗原检测：一般在感染早期（相应抗体出现之前）或慢性感染状态下出现，特异性抗原是病原体存在的证据。如乙型肝炎病毒的表面抗原（HBsAg）、血吸虫循环抗原等。检测特异性抗原比特异性抗体更为可靠，但抗原大多容易被抗体中和；或慢性感染期抗原量少，达不到检测试剂的最低检测量，是抗原检测试剂研究的难点。

（2）特异性抗体检测：是临床常用的诊断方法。特异性 IgM 型抗体的检出有助于现存或近期感染的诊断。特异性 IgG 型抗体的检出，尤其是急性期和恢复期双份血清抗体效价增加 4 倍以上，才有助于诊断。

（二）其他检查

1. 内镜检查

（1）纤维胃镜、纤维结肠镜：常用于诊断消化系统传染病，如伤寒、阿米巴痢疾等。

（2）纤维支气管镜：常用于诊断支气管淋巴结核病、艾滋病合并肺孢子菌病。

2. 影像学检查　包括 B 型超声波检查，常用于肝炎、肝硬化、肝脓肿等的诊断或鉴别诊断；计算机断层扫描（CT）、磁共振成像（MRI），常用于诊断脑脓肿、脑囊虫病；肺 CT 常用于呼吸系统传染病，如传染性非典型肺炎、中东呼吸综合征、人感染 H7N9 禽流感、新型冠状病毒肺炎、肺结核等。

3. 活体组织检查　常用于各型肝炎、肝硬化、肺结核、艾滋病和各种寄生虫病的诊断与鉴别诊断。

[常考考点]病原体的直接检出或分离培养是传染病病原学诊断的"金指标"。

细目五 传染病的治疗

【考点突破攻略】

要点一 治疗原则

1. 综合治疗的原则 即治疗、护理与隔离、消毒并重，一般治疗、对症治疗与特效治疗结合。

2. 中医中药的治疗原则 积极参与。

要点二 治疗方法

（一）一般治疗

一般治疗（general treatment）包括隔离、护理、饮食及心理治疗等。患者的隔离按其传播途径和病原体排出方式及时间而异。隔离可分为空气隔离（黄色标志）、飞沫隔离（粉色标志）、接触隔离（蓝色标志）等，并应随时做好消毒工作。如保持病房及居室良好的卫生环境，做好口腔、皮肤护理，防止并发症的出现，密切观察患者的血压、呼吸、脉搏及一般情况，确保各项诊疗措施得以正确实施。医务人员良好的服务态度、工作作风可以增强患者战胜疾病的信心，对患者的恢复有着重要作用。

一般治疗还包括支持治疗。如保持足够的热量、足量维生素摄入，维持水、电解质平衡和酸碱平衡，必要时应用各种血液和免疫制品，这些均可增强患者体质和免疫功能。

（二）对症治疗

对症治疗（symptomatic treatment）包括降温、镇静、强心、改善微循环、纠正水电解质失衡及电解质紊乱、应用糖皮质激素以及血液透析和血浆置换等。对症治疗是一些传染病极期的常用治疗方法，能减轻病者的痛苦，减少机体的消耗，减轻重要脏器的负担，改善和稳定内环境，使机体的损伤降至最低，从而安全度过危险期。

（三）病原治疗

1. 抗菌治疗 抗菌药物治疗发展较快，临床应用广泛，且新的药物不断出现。主要用于细菌、立克次体、支原体、真菌、螺旋体等感染的治疗。应用抗菌药物应遵守以下原则：①严格掌握适应证，使用针对性强的药物。②病毒感染性疾病不宜使用抗菌药物。③不明原因发热者，如果用多种抗菌药物治疗无效，应停用或改用适合的抗菌药物，避免继续使用带来的菌群失调和毒副反应。④应用抗菌药物前最好做病原体培养，按药敏试验结果用药。⑤预防性应用抗菌药物应有明确的目的。⑥对于免疫功能低下的患者和疑似细菌感染的患者，可试用抗菌药物治疗。

2. 抗寄生虫治疗 主要用于蠕虫病和原虫病的治疗。如吡喹酮治疗血吸虫病、并殖吸虫病和华支睾吸虫病，甲硝唑治疗阿米巴病，氯喹、奎宁治疗疟疾，锑剂治疗黑热病等。

3. 抗病毒治疗 目前有效的抗病毒药物尚不多，按病毒类型可分为三类：

（1）广谱抗病毒药物：如利巴韦林，可用于病毒性呼吸道感染、疱疹性角膜炎、肾综合征出血热以及丙型肝炎的治疗。

（2）抗 RNA 病毒药物：如奥司他韦（达菲），对甲型 H5N1 及 H1N1 流感病毒感染均有效。近年推出的直接抗病毒药物（Direct-acting antiviral agent，DAA）具有直接抑制病毒蛋白酶或其他位点的作用，可持续抑制病毒复制，使彻底治愈丙型病毒性肝炎成为可能。

（3）抗 DNA 病毒药物：如阿昔洛韦常用于疱疹病毒感染，更昔洛韦对巨细胞病毒感染有效；核苷（酸）类药物（如恩替卡韦、替诺福韦等）抑制病毒反转录酶活性，是目前常用的抗乙型肝炎病毒药物。

4. 血清免疫制剂治疗 有直接中和毒素和清除病原体的作用。如白喉和破伤风抗毒素、乙型肝炎免疫球蛋白、抗狂犬病血清、人丙种球蛋白等。使用抗毒素前必须做过敏试验，对过敏者应采用脱敏法注射。

（四）康复治疗

某些传染病（如脊髓灰质炎、脑炎和脑膜炎）可有肢体瘫痪和语言障碍等后遗症，需进行针灸治疗、理疗等康复治疗（rehabilitation therapy），以促进机体康复。

（五）中医药治疗

中医药（traditional Chinese medicine）在传染性疾病防治方面，尤其是病毒性疾病防治方面已显示出较好的疗效。中医药在减轻症状、缓解病情进展方面有显著的作用，如治疗传染性非典型肺炎、新型冠状病毒肺炎等新发感染病的疗效得到了世界卫生组织的承认，其精华为辨证论治。但对细菌感染和寄生虫病的病原体直接清除作用不理想，中医药宝库还有待进一步去探索和发掘，为世界医学的发展做出贡献。

［常考考点］传染病的常用治疗方法。

细目六 传染病的预防

【考点突破攻略】

要点一 管理传染源

1.《中华人民共和国传染病防治法》把传染病分为甲类、乙类和丙类，实行分类管理。甲类为强制管理传染病，包括鼠疫和霍乱两种；乙类为严格管理传染病，包括传染性非典型肺炎、艾滋病、病毒性肝炎、脊髓灰质炎、人感染高致病性禽流感、人感染 H7N9 禽流感、麻疹、流行性出血热、狂犬病、流行性乙型脑炎、登革热、炭疽、细菌性和阿米巴性痢疾、伤寒和副伤寒、流行性脑脊髓膜炎、百日咳、白喉、猩红热、布鲁菌病、淋病、梅毒、钩端螺旋体病、疟疾、肺结核、新生儿破伤风、血吸虫病，共26种；丙类属监测管理传染病，包括流行性感冒（含甲型 H_1N_1 流感）、流行性腮腺炎、风疹、急性出血性结膜炎、麻风病、流行性和地方性斑疹伤寒、黑热病、包虫病、丝虫病，除霍乱、细菌性和阿米巴性痢疾、伤寒和副伤寒以外的感染性腹泻病、手足口病等，共11种。

2. 甲类传染病属强制管理传染病，根据国务院卫生行政部门的规定，乙类传染病中传染性非典型肺炎、肺炭疽和脊髓灰质炎等按甲类传染病报告和管理。甲类传染病，要求发现后2小时内通过传染病疫情监测系统上报。乙类传染病，要求在诊断后24小时内通过疫情监测系统上报。

3. 传染病报告制度是预防、控制传染病的重要措施，必须严格遵守。疾病预防控制机构、医疗机构和采供血机构及其执行职务的人员发现法定的传染病疫情或者其他传染病暴发、流行以及突发原因不明的传染病时，应当遵循疫情报告属地管理原则，按照国务院规定的或者国务院卫生行政部门规定的内容、程序、方式和时限报告。所有公民均为义务报告人。

4. 对患者做到早发现、早诊断、早报告、早隔离、早治疗；对传染源的密切接触者，进行检疫、医学观察、药物预防和应急接种；对病原携带者应随访、治疗、管理、观察并适当调整工作；对患者或带病原体的动物给予隔离治疗、检疫，对有害动物（如鼠类、病犬等）则坚决捕杀。

［常考考点］甲、乙、丙三类传染病病种；乙类传染病中的传染性非典型肺炎（SARS）、肺炭疽和人感染高致病性禽流感按甲类传染病管理。

要点二 切断传播途径

对于各种传染病，尤其是消化道传染病、虫媒传染病和寄生虫病，切断传播途径通常是起主导作用的预防措施。其主要措施包括隔离和消毒。

（一）隔离

隔离是指将患者或病原携带者妥善地安排在指定的隔离单位，暂时与人群隔离，积极进行治疗、护理，并对具有传染性的分泌物、排泄物、用具等进行必要的消毒处理，防止病原体向外扩散的医疗措施。要特别重视医院内的标准预防。隔离的种类有以下几种：

1. 严密隔离 对传染性强、病死率高的传染病，如霍乱、鼠疫、狂犬病、SARS 等甲类或传染性强的乙类传染病等，应住单人病房，严密隔离。

2. 呼吸道隔离 对由患者的飞沫和鼻咽分泌物经呼吸道传播的疾病，如流感、流脑、麻疹、白喉、百日咳、肺结核等，应作呼吸道隔离。

3. 消化道隔离 对由患者的排泄物直接或间接污染食物、食具而传播的传染病，如伤寒、菌痢、甲型肝炎、戊型肝炎、阿米巴病等，最好能在一个病房中只收治一个病种，否则应特别注意加强床边隔离。

4. 血液－体液隔离 对于直接或间接接触感染的血液及体液而发生的传染病，如乙型肝炎、丙型肝炎、艾滋病、钩端螺旋体病等，在一个病房中只住由同种病原体感染的患者。

5. 接触隔离 对病原体经体表或感染部位排出，他人直接或间接与破损皮肤或黏膜接触感染引起的传染病，如破伤风、炭疽、梅毒、淋病和皮肤的真菌感染等，应作接触隔离。

6. 昆虫隔离　对以昆虫作为媒介传播的传染病，如乙脑、疟疾、斑疹伤寒、回归热、丝虫病等，应作昆虫隔离。病室应有纱窗、纱门，做到防蚊、防蝇、防螨、防虱和防鼠等。

7. 保护性隔离　对抵抗力特别低的易感者，如长期大量应用免疫抑制剂者、严重烧伤患者、早产婴儿和器官移植患者等，应作保护性隔离。在诊断、治疗和护理工作中，尤其应注意避免医源性感染。

（二）消毒

消毒是切断传播途径的重要措施。狭义的消毒是指消灭污染环境的病原体，广义的消毒则包括消灭传播媒介在内。消毒有疫源地消毒（包括随时消毒和终末消毒）及预防性消毒两大类。消毒方法包括物理消毒法和化学消毒法等，可根据不同的传染病选择采用。

［常考考点］隔离的种类和相关疾病。

要点三　保护易感人群

1. 提高非特异性免疫力　改善营养、锻炼身体等。在流行期间应避免同易感人群接触，必要时可进行潜伏期预防性服药。

2. 提高特异性免疫力　接种疫苗、菌苗、类毒素等可提高人群的主动性特异性免疫，接种抗毒素、丙种球蛋白或高效价免疫球蛋白可使机体获得被动特异性免疫。儿童计划免疫对传染病预防起关键性的作用。

［常考考点］主动性特异性免疫包括：接种疫苗、菌苗、类毒素。

【例题实战模拟】

A1 型题

1. 潜伏期是指
   A. 自病原体侵入机体至典型症状出现
   B. 自病原体侵入机体至排出体外
   C. 自病原体侵入机体至临床症状开始出现
   D. 自接触传染源至患者开始出现症状
   E. 自接触传染源至典型症状出现

2. 传染病的基本特征为
   A. 有传染性、免疫性和病原体
   B. 有传染性、流行性、地方性和季节性
   C. 有传染性、病原体、免疫性和流行性
   D. 有传染性、传播途径和免疫性
   E. 有传染性、免疫性和流行性

3. 下列不属于传染源的是
   A. 患者　B. 病原携带者　C. 隐性感染者　D. 易感者　E. 受感染的动物

4. 传染病流行过程的基本条件是
   A. 散发、流行、暴发流行
   B. 病原体、人体、外环境
   C. 自然因素、社会因素
   D. 传染源、传播途径、易感人群
   E. 患者、病原携带者、受感染的动物

5. 病原体侵入人体后，寄生在机体的某些部位，机体免疫功能使病原体局限化，但不足以将病原体清除，待机体免疫功能下降时，才引起疾病。此种表现属于
   A. 病原携带状态　B. 潜伏性感染　C. 隐性感染　D. 显性感染　E. 机会性感染

6. 病原体侵入人体后能否引起疾病，主要取决于
   A. 机体的保护性免疫
   B. 机体的天然屏障作用
   C. 病原体的毒力与数量
   D. 病原体的侵入途径与特异性定位
   E. 病原体的致病力与机体的免疫功能

7. 下列感染中，没有传染性的是
   A. 隐性感染
   B. 显性感染潜伏期
   C. 显性感染症状明显期
   D. 病原携带状态
   E. 潜伏性感染

8. 下列制剂不属于主动免疫的是
   A. 接种菌苗　B. 接种灭活死疫苗　C. 接种减毒活疫苗　D. 接种类毒素　E. 接种抗毒素

9. 对于肠道传染病起主导作用的预防措施是
   A. 隔离患者　B. 治疗带菌者　C. 预防性服药　D. 预防接种　E. 切断传播途径

10. 检疫期确定是根据该传染病的
   A. 隔离期　　B. 传染期　　C. 最长潜伏期　　D. 最短潜伏期　　E. 平均潜伏期
11. 病原体侵入机体后，引起机体发生免疫应答，同时通过病原体本身的作用或机体的变态反应，导致组织损伤，引起病理改变与临床表现。此种表现属于
   A. 隐性感染　　B. 显性感染　　C. 重复感染　　D. 潜伏性感染　　E. 机会性感染
12. 病原体侵入人体后，仅引起机体发生特异性的免疫应答，而不引起或只引起轻微的组织损伤，临床上不显出任何症状、体征与生化改变，只能通过免疫学检查才能发现。此种表现属于
   A. 病原体被清除　　B. 隐性感染　　C. 显性感染　　D. 病原携带状态　　E. 潜伏性感染

【参考答案】
1.C　2.C　3.D　4.D　5.B　6.E　7.E　8.E　9.E　10.C　11.B　12.B

第二单元　病毒感染

细目一　病毒性肝炎

【考点突破攻略】

病毒性肝炎（viral hepatitis）是由肝炎病毒引起的以肝脏炎性损害为主的一组全身性传染病。肝炎病毒是指侵入机体后主要感染肝脏并以引发肝脏炎性损害为主的病毒。目前已知的肝炎病毒有甲、乙、丙、丁、戊五型。其他如巨细胞病毒、EB病毒、柯萨奇病毒、疱疹病毒等多种病毒有时也可引起肝脏炎性损害，但肝脏受累是其全身表现的一部分，故不属于肝炎病毒。

要点一　病原学

（一）甲型肝炎病毒

甲型肝炎病毒（hepatitis A virus，HAV）简称甲肝病毒，属微小RNA病毒科，人类嗜肝RNA病毒属。为直径27～32nm的正20面体球形颗粒，内含线型单股RNA。HAV基因组大约有7478个核苷酸，开放读码框架（open reading frame，ORF）分为P1、P2及P3 3个区，P1编码衣壳蛋白，即VP1、VP2、VP3和VP4，P2、P3编码非结构蛋白。根据对其基因组的分析，目前认为HAV至少可以分为7个基因型，人类HAV为Ⅰ、Ⅱ、Ⅲ和Ⅶ型。各基因型亚型之间约有7.5%的碱基差异。HAV的抗原性较稳定，仅有一个血清型。感染后早期产生IgM抗体，是近期感染的标志，一般持续8～12周，少数可持续6个月左右。IgG抗体则是既往感染或免疫接种后的标志，可长期存在。

HAV对外环境抵抗力较强，含有HAV的粪便25℃放置1个月后仍有传染性。对有机溶剂如乙醚等有抵抗力，耐酸、耐碱。60℃1小时不能完全灭活，100℃1分钟可完全灭活，-20～70℃数年后仍有感染力。对紫外线照射、过氧乙酸、甲醛及氯类等消毒剂敏感。

（二）乙型肝炎病毒

乙型肝炎病毒（hepatitis B virus，HBV）简称乙肝病毒，属嗜肝DNA病毒。完整的乙肝病毒又称为Dane颗粒，直径42nm，球形。外壳含有乙肝病毒表面抗原（hepatitis B surface antigen，HBsAg），核心内含有HBV DNA和DNA聚合酶（DNA polymerase，DNAP），核壳含有乙肝病毒核心抗原（hepatitis B core antigen，HBcAg）。HBV感染者血清内除含有Dane颗粒外，电镜下还可见到直径22nm的小球形颗粒及长度不一的线状颗粒，后者经乙醚处理后可分散为小球形颗粒，它们只含有HBsAg成分而无核心成分，是HBV复制过程中产生的过剩病毒外壳。

HBV核酸为双股不完全环状DNA，长链（负链）约含3200个核苷酸。长度固定，缺口处为DNAP，短链（正链）的长度不定。长链含有4个开放读码框架，可编码全部的病毒物质，分别为S、C、P及X区。S区分为前S_1、前S_2和S基因，分别编码产生前S_1、前S_2和S三种抗原；C区分为前C和C基因，编码产生e抗原（hepatitis B e antigen，HBeAg）和HBcAg；P基因编码参与HBV的复制；X基因的产物是x抗原（hepatitis B x antigen，HBxAg）。HBV复制时，HBV DNA被修复为共价闭合环状DNA（covalently closed circular DNA，cccDNA），并以此为模板进行HBV的转录与复制。

HBV 基因组易突变，大部分突变为沉默突变，无生物学意义。S 基因突变可引起 HBsAg 亚型改变或 HBsAg 阴性乙型肝炎。HBsAg "a" 决定簇（aa124-aa147）可出现多种变异，其中出现频率最高的是 aa145R 变异株，对乙型炎疫苗的预防效果有一定影响。PreS$_2$ 区 5'端的缺失变异株，使病毒形态发生明显改变，Pre-S 区起始密码子变异株造成 M 蛋白缺失可能与疾病加重有关；前 C 区及 C 区启动子变异可引起 HBeAg 阴性/抗-HBe 阳性乙型肝炎，Pre-C 区 1896 位核苷酸是最常发生变异的位点之一。乙型肝炎病毒基本核心启动子（BCP）变异可使前基因组 RNA 转录增强，病毒复制能力增加。C 区突变可导致抗-HBc 阴性乙型肝炎。P 区突变可导致复制缺陷或复制水平的降低；同时，在核苷类药物治疗患者中，P 区突变株与耐药出现有密切关系。P 基因突变有两类：一类为 YMDD 基因序列中的甲硫氨酸密码子（M）突变为缬氨酸（U），简称 YMDD（rtM204V）变异；另一类为甲硫氨酸密码子（M）突变为异亮氨酸（I），简称 YIDD（rtM204I）变异。HBV 基因组变异除了影响血清学指标的检测外，还可能与疫苗接种失败、肝炎慢性化、抗病毒药物耐药、重型肝炎和肝细胞癌的发生等有关。

在 HBV 复制过程中，病毒 DNA 进入宿主细胞核，在 DNA 聚合酶的作用下，两条链的缺口均被补齐，形成超螺旋的共价、闭合、环状 DNA 分子（covalently closed circular DNA，cccDNA）。cccDNA 是乙肝病毒前基因组复制的原始模板，虽然基因含量较少，每个肝细胞内 5～50 个拷贝，但其存在对病毒复制以及感染状态的建立十分重要，cccDNA 从肝细胞核的清除，意味着 HBV 感染状态的中止。

1. HBsAg 与抗-HBs 成人感染 HBV 后最早 1～2 周，最迟 11～12 周血中首先出现 HBsAg。急性自限性 HBV 感染时血中 HBsAg 大多持续 1～6 周，最长可达 20 周。无症状携带者和慢性患者 HBsAg 可持续存在多年，甚至终身携带。HBsAg 本身只有抗原性，无传染性。抗-HBs 是一种保护性抗体，在急性感染后期，HBsAg 转阴后一段时间开始出现，在 6～12 个月内逐步上升至高峰，可持续多年，但滴度会逐步下降。约半数病例抗-HBs 在 HBsAg 转阴后数月才可检出；少部分病例 HBsAg 转阴后始终不产生抗-HBs。抗-HBs 阳性表示对 HBV 有免疫力，见于乙型肝炎恢复期、既往感染及乙肝疫苗接种后。

2. HBeAg 与抗-HBe HBeAg 是一种可溶性蛋白，一般仅见于 HBsAg 阳性血清。急性 HBV 感染时 HBeAg 的出现时间略晚于 HBsAg。HBeAg 的存在表示患者处于高感染低应答期。HBeAg 消失而抗-HBe 产生称为 e 抗原血清转换（e antigen seroconversion）。每年约有 10% 的病例发生自发性血清转换。抗-HBe 阳转后，病毒复制多处于静止状态，传染性降低。部分患者仍有病毒复制，肝炎活动。

3. HBcAg 与抗-HBc 血液中 HBcAg 主要存在于 Dane 颗粒的核心，游离的 HBcAg 极少，故较少于临床常规检测。肝组织中 HBcAg 主要存在于受感染的肝细胞核内。HBcAg 有很强的免疫原性，HBV 感染者几乎均可检出抗-HBc，除非 HBV 基因序列出现极少见的变异或感染者有免疫缺陷。抗-HBc IgM 是 HBV 感染后较早出现的抗体，绝大多数出现在发病第 1 周，多数在 6 个月内消失，抗-HBc IgM 阳性提示处于乙型肝炎急性期或慢性肝炎急性发作。抗-HBc IgG 出现较迟，但可保持多年甚至终身存在。

HBV 对外环境抵抗力很强，在干燥或冰冻环境下能生存数月至数年，加热 60℃ 10 小时、100℃ 10 分钟、高压蒸汽消毒等可被灭活，0.2% 新洁尔灭及过氧乙酸等消毒剂敏感，对乙醇、紫外线不敏感。

（三）丙型肝炎病毒

丙型肝炎病毒（hepatitis C virus，HCV）简称丙肝病毒，属 RNA 病毒，黄病毒属，为含有脂质包膜的球形颗粒，直径 30～60nm。HCV 的基因编码区可分为结构区与非结构区两部分，编码区从 5'端依次为核心蛋白区（C 区）、包膜蛋白区（E 区）E1、E2/NS1 和非结构区（NS 区），后者又分为 NS1～5 等区。非结构区易发生变异。基因组 5'端由 241～324 个核苷酸组成，十分稳定，极少变异，临床上常据此区的基因序列设计 PCR 引物，检测 HCV RNA，检出率较高。

HCV 通过与肝细胞表面上的特异性受体结合进入肝细胞。肝细胞是 HCV 复制的主要场所，但也可在外周血单个核细胞内复制及存储。

HCV 基因易变异，可以产生不同的基因型、亚型和准种。核苷酸同源性小于 70% 的归于不同基因型，70%～85% 归于基因亚型，大于 85% 归为统一株，即准种。基因型的命名按发现的先后用阿拉伯数字表示，目前有 6 型。亚型在基因型后用小写英文字母表示，如 1a、1b、1c、3a 等。HCV 基因型分布存在明显的地区差别，我国 1b 及 2a 基因型常见，多为 1b 基因型，个别地区存在 1a、2b 和 3b 基因型。基因型与病情的严重程度及干扰素治疗应答等有一定的相关性，也可用于流行病学调查。

1. HCAg 与抗-HCV 血清中 HCAg 含量很低，检出率不高。抗-HCV 不是保护性抗体，是 HCV 感染的标志。抗-HCV 又分为 IgM 型和 IgG 型。抗-HCV IgM 在发病后即可检测到，一般持续 1～3 月。如果抗-HCV IgM 持续阳性，提示病毒持续复制,易转为慢性。

2. HCV RNA 感染 HCV 后第 1 周即可从血液或肝组织中用 RT-PCR 法检出 HCV RNA。HCV RNA 阳性是病毒感染和复制的直接标志。HCV RNA 定量测定有助于了解病毒复制程度、抗病毒治疗选择及疗效评估等。HCV RNA 基因分型在流行病学和抗病毒治疗方面有很大意义。

3. 基因分型 HCV1b 和 2a 基因型在我国较为常见,其中以 1b 型为主(56.8%),其次为 2 型(24.1%)和 3 型(9.1%),未见基因 4 型和 5 型的报告,6 型相对较少(6.3%);在西部和南部地区,基因 1 型比例低于全国平均比例,西部基因 2 型和 3 型比例高于全国平均比例,南部(包括中国香港和澳门地区)和西部地区基因 3 型和 6 型比例高于全国平均比例。混合基因型少见(约 21%),多为基因 1 型混合 2 型。

HCV 对氯仿等有机溶剂敏感,100℃ 10 分钟或 60℃ 10 小时或 37℃ 96 小时或 1:1000 甲醛可被灭活。

(四)丁型肝炎病毒

丁型肝炎病毒(hepatitis D virus,HDV)简称丁肝病毒,是一种缺陷的负链 RNA 病毒,其生活周期需要 HBV 等嗜肝 DNA 病毒的帮助,为其提供外壳及在病毒侵入肝细胞、包装、成熟及释放等方面提供帮助。在临床上 HBV 与 HDV 可同时感染机体,即同时感染(co-infection),或在慢性 HBV 感染的基础上感染 HDV,即重叠感染(super-infection)。成熟的 HDV 颗粒为球形,电镜下直径为 35~37nm,外壳由 HBV 外壳蛋白组成,内含 HDV RNA 和丁肝病毒抗原(hepatitis D antigen,HDAg)。目前将 HDV 归类于代尔塔病毒属,该属暂不归属于任何科。

血清或肝组织中检出 HDV RNA 是诊断 HDV 感染的直接依据。

HDV 比较耐热,但对各种灭活剂(如甲醛溶液、脂溶剂氯仿)较敏感。

(五)戊型肝炎病毒

戊型肝炎病毒(hepatitis E virus,HEV)简称戊肝病毒,病毒颗粒呈二十面对称圆球形,直径为 27~34nm,无包膜,类似于杯状病毒,具有突起的表面结构。2005 年国际病毒分类委员会将 HEV 单独归类于肝炎病毒科(Hepaviridae)肝炎病毒属(*Hepavirus*)。

HEV 的基因组为单股正链 RNA,基因组分为结构区和非结构区,含有 3 个部分重叠的开放读码框架(ORF),ORF-1 编码非结构蛋白,ORF-2 编码结构蛋白,ORF-3 位于结构区的 ORF-1 与 ORF-2 之间,与它们均有部分重叠,编码部分核壳蛋白,为具有特异性的抗原蛋白——戊肝病毒抗原(hepatitis E antigen,HEAg)。

根据同源性可将 HEV 分为至少 4 个基因型,基因 1 型和 2 型只感染人。基因 1 型主要来自卫生条件较差的中亚、东南亚、中东等地区,包括我国新疆 HEV 流行株,可引起水源性流行,主要感染男性青壮年,孕妇感染后病死率高达 20%。基因 2 型分布于墨西哥及少数非洲国家。基因 3 型和 4 型既可感染人,也可感染多种动物,可在人和动物之间传播,引起的戊型肝炎,已被认为是一种人兽共患病。其中基因 3 型广泛分布于欧美和日本。基因 4 型流行于亚洲,是我国人群及饲养的猪散发 HEV 感染的优势基因型,容易感染老年及免疫力低下的人群。

HEV 不稳定,在 4℃ 以下保存易被破坏,反复冻融也易使病毒降解,在高浓度盐溶液中不稳定,在碱性环境条件下较稳定,在镁和锰离子存在的情况下易于保持其完整性。HEV 对常用消毒剂如过氧乙酸、氯类等敏感。

[常考考点] Dane 颗粒是乙型肝炎病毒。甲型肝炎病毒的特点是只有一个血清型和一个抗原系统。

要点二 流行病学

(一)传染源

甲、戊型肝炎的传染源主要是急性期患者和亚临床感染者。病毒主要通过粪便排出体外,发病前 2 周至发病后 2~3 周内具有传染性,少数患者可延长至病后 30 天,而以发病前后各 1 周的传染性最强。

乙、丙、丁型肝炎的传染源是相应的急、慢性患者及病毒携带者。病毒存在于患者的血液及各种体液(阴道分泌物、精液、羊水、唾液、乳汁等)中。急性期患者自发病前 2~3 个月即有传染性,并持续于整个急性期。慢性感染者均具有传染性。

(二)传播途径

甲、戊型肝炎主要经粪-口途径传播。粪便中排出的病毒通过污染手、水、食物等经口感染。散发病例以日常生活接触传播为主要方式,如水源或食物(如贝类海产品等)被污染可引起局部暴发或流行。甲、戊型肝炎在潜伏期末及发病早期有短暂的病毒血症期,在极罕见的情况下也可通过输血或血制品等传播。

乙、丙、丁型肝炎病毒可通过传染源的各种体液排出体外,通过皮肤或黏膜的破损口(显性或隐性)进入易感者的体内而传播。传播途径包括:①输血及血制品以及使用污染的注射器或针刺器具等传播。②母婴传播(主要通过分娩时吸入羊水、接触产道血液等传播，也可经哺乳及密切接触传播，或通过胎盘造成宫内感染）。③性接触传播。④其他，如日常生活密切接触传播。

（三）易感人群

人类对各型肝炎普遍易感，各年龄组均可发病。

感染甲肝病毒后机体可产生持久的免疫力。感染HBV后如产生抗-HBs，一般不会再次感染，但有部分感染者可演变为慢性。感染年龄越小演变为慢性的概率越高，新生儿感染后90%以上演变为慢性，成年人感染后演变为慢性者不足10%。丙型肝炎的发病以成人多见，常与输血或使用血制品、药瘾注射、血液透析等有关，感染后75%～85%演变为慢性。丁型肝炎的易感者为HBsAg阳性的急、慢性肝炎或无症状携带者。戊型肝炎发病以成年人为主，感染后可产生一定的免疫力。各型肝炎之间无交叉免疫，可重叠感染或先后感染。

（四）流行特征

病毒性肝炎遍及全世界，但在不同地区各型肝炎的感染率有较大差别。

1. 甲型肝炎 世界各地均有发生。在高发地区常呈周期性流行。全年均可发病，而以冬春季为发病高峰。在托幼机构、小学及部队中发病率较高，且可发生大的流行。如水源被污染或生吃污染水中养殖的贝壳类等食品，可在人群中引起暴发。

2. 乙型肝炎 ①有地区性差异：按流行的严重程度分为低、中、高度三种流行地区。低度流行区HBsAg携带率0.2%～0.5%，以北美、西欧、澳大利亚为代表。中度流行区HBsAg携带率2%～7%，以东欧、地中海、日本、俄罗斯为代表。高度流行区HBsAg携带率8%～20%，以热带非洲、东南亚和中国为代表。②有性别差异：男性高于女性，男女比例约为1.4:1。③无明显季节性。④以散发为主。⑤有家庭聚集现象，此现象与母婴传播及日常生活接触传播有关。⑥婴幼儿感染多见。

3. 丙型肝炎 见于世界各国，主要为散发，多见于成人，尤以输血与使用血制品者、静脉药瘾者、血液透析者、肾移植者、同性恋者等为多见，发病无季节性，易转为慢性。

4. 丁型肝炎 在世界各地均有发现，但感染率差异较大。主要聚集于意大利南部、南美北部、非洲部分地区、中东阿拉伯国家等。我国属HDV低地方性流行区，在HBsAg阳性人群中的流行率为1.2%。

5. 戊型肝炎 存在流行和散发两种形式。病例主要来自流行区的移民或去过流行区的旅游者。在我国成人急性病毒性肝炎中，多数地区戊型肝炎已占首位，尤其是老年人戊型肝炎所占比例更高。戊型肝炎发病与饮水习惯及粪便管理有关。常以水媒流行形式出现，多发生于雨季或洪水泛滥之后。由水源一次污染者流行期较短（约持续数周），如水源长期污染，或通过污染环境或直接接触传播则持续时间较长；散发病例一年四季均可发生。发病者以青壮年为主，儿童多为亚临床型。男性发病多于女性，但孕妇感染后病情较重，病死率较高。

[常考考点] 各型肝炎的流行病学特征。

【知识纵横比较】

各型肝炎的流行病学特征

肝炎类型	传染源	传播途径	易感人群
甲型肝炎	急性期患者和亚临床感染者	粪-口途径传播	儿童感染HAV已减少，成人感染HAV相对增多
乙型肝炎	急、慢性患者及病毒携带者	①输血及血制品，以及使用污染的注射器或针刺器具等传播；②母婴传播；③性接触传播；④密切接触传播	低发区高峰年龄为20～40岁；高发区高峰年龄为4～8岁
丙型肝炎	急、慢性患者及病毒携带者	同乙肝	成年人
丁型肝炎	急、慢性患者及病毒携带者	同乙肝	HBsAg阳性的急、慢性肝炎或无症状携带者
戊型肝炎	急性期患者和亚临床感染者	同甲肝	成年人为主

要点三 发病机制与病理

（一）发病机制
病毒性肝炎的发病机制目前未能充分阐明。

1. 甲型肝炎 HAV经口进入体内后，由肠道进入血流，引起短暂的病毒血症，约1周后进入肝细胞内复制，2周后由胆汁排出体外。HAV引起肝细胞损伤的机制尚未完全明了，目前认为在感染早期，由于HAV大量增殖，使肝细胞轻微破坏。随后细胞免疫起了重要作用，由于HAV抗原性较强，容易激活特异性$CD8^+$T淋巴细胞，通过直接作用和分泌细胞因子（如γ干扰素）使肝细胞变性、坏死。在感染后期体液免疫亦参与其中，抗-HAV产生后可能通过免疫复合物机制使肝细胞破坏。

2. 乙型肝炎 HBV感染自然史：HBV感染的自然病程是复杂和多变的，同时受到很多因素的影响，包括感染的年龄、病毒因素（HBV基因型、病毒变异和病毒复制水平）、宿主因素（性别、年龄和免疫状态）和其他外源性因素（如同时感染其他嗜肝病毒和嗜酒等）。慢性HBV感染的自然病程一般可分为四个阶段。第一阶段为免疫耐受期：其特点是HBV复制活跃，血清HBsAg和HBeAg阳性，HBV DNA滴度水平通常＞200000IU/mL，血清丙氨酸氨基转移酶（ALT）水平正常或轻度升高，无或仅有缓慢肝纤维化进展。第二阶段为免疫清除期：表现为HBV DNA载量＞2000IU/mL，ALT持续或间接升高和肝组织学有中度或严重坏死炎症等表现，肝纤维化可快速进展，部分可发展为肝硬化或肝衰竭。第三阶段为低（非）复制期：这一阶段表现为HBeAg阴性，抗-HBe阳性，HBV DNA低或检测不到（＜2000IU/mL），ALT正常，肝细胞炎症轻微。第四阶段为再活跃期：低（非）复制期可持续终生，但也有部分患者可能随后出现自发的或免疫抑制等导致HBV DNA复制，伴或不伴HBeAg血清转换，HBV DNA载量升高，ALT持续或反复异常。并非所有HBV感染者都经过以上四个阶段，青少年或成年人感染HBV，多无免疫耐受期而直接进入免疫清除期。

乙型肝炎的发病机制目前尚未完全明了。HBV侵入人体后，未被单核-吞噬细胞系统清除的病毒到达肝脏或肝外组织，如胰腺、胆管、脾、肾、淋巴结、骨髓等。HBV通过肝细胞膜上的受体（目前尚未确定，候选受体很多，其中肝脏胆汁酸转运体——Na^+-牛磺胆酸共转运多肽为可能受体之一）进入肝细胞后即开始其复制过程。HBV DNA进入细胞核形成共价闭合环状DNA（covalently closed circular DNA，cccDNA），以cccDNA为模板合成前基因组mRNA，前基因组mRNA进入胞质作为模板合成负链DNA，再以负链DNA为模板合成正链DNA，两者形成完整的HBV DNA。其一是HBV复制过程非常特殊：细胞核内有稳定的cccDNA存在；其二是有一个HBV mRNA反转录为HBV DNA的步骤。肝细胞病变主要取决于机体的免疫应答，尤其是细胞免疫应答。免疫应答既可清除病毒，亦可导致肝细胞损伤，甚至诱导病毒变异。各种原因导致HBV复制增加均可启动机体免疫对HBV的应答反应。机体免疫反应不同，导致临床表现各异。当机体处于免疫耐受状态，不发生免疫应答，多成为无症状携带者；当机体免疫功能正常时，多表现为急性肝炎，成年感染HBV者常属于这种情况，大部分患者可彻底清除病毒。当机体免疫功能低下、不完全免疫耐受、自身免疫反应产生、HBV基因突变逃避免疫清除等情况下，可导致慢性肝炎。重症肝炎（肝衰竭）的发生是基于机体处于超敏反应，大量抗原抗体复合物产生并激活补体系统，以及在肿瘤坏死因子（TNF）、IL-1、IL-6等参与下形成的炎症风暴，使肝细胞遭受强烈免疫损伤打击（第一重打击），导致大片肝细胞坏死，发生重型肝炎。继之由炎症致肝细胞肿胀，血管改变导致肝细胞缺血、缺氧，形成二次打击。大量肝细胞变性、坏死，导致肝脏解毒功能下降，肠道菌异位，形成腹腔、胆道系统及肺部等感染，内毒素释放，引起第三重打击。免疫损伤、缺血、缺氧及内毒素损伤等"三重打击"是导致HBV所致肝衰竭的主要机制。

乙型肝炎的肝外损伤主要由免疫复合物引起。急性乙型肝炎早期偶尔出现的血清病样表现很可能是循环免疫复合物沉积在血管壁和关节腔滑膜并激活补体所致，此时血清补体滴度通常显著下降。慢性乙型肝炎时循环免疫复合物可沉积在血管壁，导致膜性肾小球肾炎伴发肾病综合征，在肾小球基底膜上可检出HBsAg、免疫球蛋白和补体3。免疫复合物也可导致结节性多动脉炎。

3. 丙型肝炎 丙型肝炎的慢性化率为60%～85%。一旦慢性丙型肝炎发生后，HCV RNA滴度开始稳定，自发痊愈的病例很少见。除非进行有效的抗病毒治疗，否则HCV RNA很少发生自发清除。女性HCV感染者慢性化率低，特别是年轻女性。在感染17～20年后，只有2%～4%发展为肝硬化。HCV相关性肝细胞癌发生率在感染30年后平均为1%～3%，主要见于肝硬化和进展性肝纤维化患者。一旦发展成为肝硬化，肝癌的年发生率为1%～7%。

HCV进入体内后，首先引起病毒血症，且病毒血症间断地出现于整个病程。第1周即可从血液或肝组织中用PCR法检出HCV RNA。第2周开始，可检出抗-HCV。少部分病例感染3个月后才检测到抗-HCV。目前认为HCV致肝细胞损伤有下列因素的参与：①HCV直接杀伤作用：HCV在肝细胞内复制干扰细胞内大分子的合成，增加溶酶体膜的通透性，引起细胞病变。另外，HCV 表达产物（蛋白）对肝细胞有毒性作用。②宿主免疫因素：肝组织内存在 HCV 特异性细胞毒性 T 淋巴细胞（CD_8^+T 细胞），可攻击 HCV 感染的肝细胞。另外，CD_4^+T 细胞被致敏后分泌的细胞因子，在协助清除 HCV 的同时，也导致了免疫损伤。③自身免疫：HCV 感染者常伴有自身免疫改变，如胆管病理损伤，与自身免疫性肝炎相似。此外，常合并自身免疫性疾病，血清中可检出多种自身抗体，如抗核抗体、抗平滑肌抗体、抗单链 DNA 抗体、抗线粒体抗体等，均提示自身免疫机制的参与。④细胞凋亡：正常人肝组织无 Fas 分子的表达，HCV 感染肝细胞内有较大量 Fas 表达，同时，HCV 可激活 CTL 表达 FasL。Fas 和 FasL 是一对诱导细胞凋亡的膜蛋白分子，二者结合可导致细胞凋亡。

4. 丁型肝炎 HDV 的复制效率高，感染的肝细胞内含大量 HDV。丁型肝炎的发病机制还未完全阐明，目前认为 HDV 本身及其表达产物对肝细胞有直接作用，但尚缺乏确切证据。

5. 戊型肝炎 发病机制尚不清楚，可能与甲型肝炎相似。细胞免疫是引起肝细胞损伤的主要原因。HEV 经消化道侵入人体后，在肝脏复制，从潜伏期后半段开始，HEV 开始在胆汁中出现，随粪便排出体外，并持续至起病后 1 周左右，同时病毒进入血流导致病毒血症。

各型病毒性肝炎之间无交叉免疫。HDV 与 HBV 同时感染或重叠感染可加重病情，易发展为重型肝炎。HAV 或 HBV 重叠感染也可使病情加重，甚至可发展为重型肝炎。

（二）病理

各型肝炎的肝脏病理改变基本相似，常有以下改变：①肝细胞变性和坏死：肝细胞肿胀、胞质疏松和水样变、气球样变、嗜酸性变、嗜酸小体形成、点状和桥接坏死等。②炎症渗出反应：淋巴细胞、单核细胞等浸润，库普弗细胞（Kupffer cell）增生。③肝细胞再生。④纤维组织增生。各临床类型的病理改变如下。

1. 急性肝炎（acute hepatitis） 肝脏肿大，肝细胞气球样变和嗜酸性变，形成点、灶状坏死，汇管区炎症细胞浸润，坏死区肝细胞增生，网状支架和胆小管结构正常。黄疸型病变较非黄疸型重，有明显的肝细胞内胆汁淤积。急性肝炎如出现碎屑状坏死，提示极可能转为慢性。甲型和戊型肝炎，在汇管区可见较多的浆细胞；乙型肝炎汇管区炎症不明显；丙型肝炎有滤泡样淋巴细胞聚集和较明显的脂肪变性。

2. 慢性肝炎

（1）基本病变：小叶内除有不同程度肝细胞变性和坏死外，汇管区及汇管区周围炎症常较明显，常伴不同程度的纤维化，主要病变为：①炎症坏死：常见点、灶状坏死，融合坏死，碎屑坏死（piecemeal necrosis，PN）及桥接坏死（bridging necrosis，BN）。后两者与预后关系密切，是判断炎症活动度的重要形态学指标。②纤维化：肝内胶原形成与降解失衡而致纤维过多沉积。轻者仅汇管区、汇管区周围纤维化和局限窦周纤维化或小叶内纤维瘢痕，不影响小叶结构的完整性。重者肝实质广泛破坏，弥漫性纤维增生，被分隔的肝细胞团呈不同程度的再生及假小叶形成而出现早期肝硬化。

（2）病变的分级、分期：根据慢性肝炎肝组织炎症程度分为 1～4 级（Grade，G），根据肝纤维化程度分为 1～4 期（Stage，S）（见下表）。

慢性肝炎炎症活动度分级与纤维化程度分期标准

炎症活动度（G）		纤维化程度（S）	
级	汇管区级周围	小叶内	期	纤维化程度
0	无炎症	无炎症	0	无
1	汇管区炎症	变性及少数点、灶状坏死灶	1	汇管区扩大、纤维化，窦周及小叶内纤维化
2	轻度 PN	变性，点、灶状坏死，或嗜酸小体	2	汇管区周围纤维化，纤维间隔形成，小叶结构完整
3	中度 PN	变性、融合坏死重或见 BN	3	纤维间隔形成，小叶结构紊乱，无肝硬化
4	重度 PN	BN 范围广，累及多个小叶（多小叶坏死）	4	早期肝硬化

病理诊断与临床分型的关系：轻度慢性肝炎时，G1～2、S0～2；中度慢性肝炎时，G3、S1～3；重度慢性肝炎时，G4、S2～4。

3. 重型肝炎

（1）急性重型肝炎：肝细胞呈一次性坏死，可呈大块或亚大块状坏死，或桥接坏死，存活肝细胞严重变性，肝窦网状支架塌陷或部分塌陷。

（2）亚急性重型肝炎：肝组织呈新旧不等的亚大块状坏死或桥接坏死；较陈旧的坏死区网状纤维塌陷，或有胶原纤维沉积；残留肝细胞有程度不等的再生，并可见细、小胆管增生和胆汁淤积。

（3）慢加急性（亚急性）重型肝炎：在慢性肝病病理损害的基础上，发生新的程度不等的肝细胞坏死性病变。

（4）慢性重型肝炎：弥漫性肝脏纤维化及异常增生结节形成，可伴有分布不均的肝细胞坏死。

4. 淤胆型肝炎 有轻度急性肝炎的组织学改变，伴以明显的肝内淤胆现象：毛细胆管及小胆管内有胆栓形成，肝细胞浆内亦可见到胆色素淤滞。小胆管周围有明显的炎性细胞浸润。

5. 肝炎肝硬化 ①活动性肝硬化：肝硬化（弥漫性纤维组织增生及假小叶形成）伴明显炎症，包括纤维间隔内炎症，假小叶周围碎屑坏死及再生结节内炎症病变。②静止性肝硬化：假小叶周围边界清楚，间隔内炎性细胞少，结节内炎症轻。

［常考考点］各型肝炎的常见病理变化。

要点四 临床表现

各型肝炎的潜伏期长短不一，甲型肝炎为 2～6 周（平均 4 周），乙型肝炎为 4～24 周（平均 3 个月），丙型肝炎为 2～26 周（平均 7.4 周），丁型肝炎为 4～20 周，戊型肝炎为 2～9 周（平均 6 周）。

（一）急性肝炎

总病程一般为 2～4 个月，临床上根据有无黄疸分为以下两型。

1. 急性黄疸型肝炎 可分为 3 期。

（1）黄疸前期：多以发热起病，热型多为弛张热，可有恶寒。本期突出的症状是全身乏力及食欲不振、厌油、恶心、呕吐、上腹不适、腹胀、便溏等消化系统症状。本期末尿色逐渐加深，似浓茶色；肝功能检查示 ALT、AST 升高；体征可有右上腹叩击痛。本期持续数日至 2 周，平均 1 周。

（2）黄疸期：继尿色加深之后，巩膜首先出现黄染，继及皮肤，多于数日至 2 周达高峰，随后逐渐下降。黄疸初现时，发热很快消退，但乏力、胃肠道症状等可短期增剧，继而迅速缓解。黄疸多为肝细胞性，部分患者可短时表现为胆汁淤积性黄疸，如皮肤瘙痒、大便色浅等。体征除皮肤及巩膜黄染外，尚有肝大、触痛及肝区叩击痛，脾可轻度增大。本期持续 2～6 周。

（3）恢复期：黄疸消退，症状消失，肝功能正常，肿大的肝脏、脾脏逐渐恢复正常。本期约需数周至 4 个月，平均 1 个月。

2. 急性无黄疸型肝炎 此型较多见，约占全部急性肝炎的 70%～90%。起病缓慢，临床症状较轻，主要表现为乏力、食欲不振、腹胀、肝区疼痛，有的患者可有恶心、呕吐、便溏或低热。体征可有肝大、压痛，脾也可轻度肿大。

甲、戊型肝炎以黄疸型多见；急性丙型肝炎临床表现较轻，以无黄疸型多见。部分患者无症状，仅有肝功能异常，为亚临床型感染。

［常考考点］急性黄疸型肝炎的临床分期及表现。

（二）慢性肝炎

慢性肝炎是指急性肝炎病程超过半年，或原有慢性乙型、丙型、丁型肝炎或慢性肝炎病毒携带史，本次又因同一病原再次出现肝炎症状、体征及肝功能异常者。发病日期不明或虽无肝炎病史，但肝组织病理学检查符合慢性肝炎改变，或根据症状、体征、实验室检查及影像学检查综合分析，亦可做出相应诊断。

为区分病情严重程度，临床上将慢性肝炎分为：

1. 轻度 临床症状、体征轻微或缺如，肝功能指标仅 1 或 2 项轻度异常。

2. 中度 症状、体征、实验室检查居于轻度和重度之间。

3. 重度 有明显或持续的肝炎症状，如乏力、食欲不振、腹胀、尿黄、便溏等，有肝病面容、肝掌、蜘蛛痣、脾大等体征，且无门脉高压表现者。实验室检查血清丙氨酸氨基转移酶（ALT）和（或）天门冬氨酸氨基转移酶（AST）反复或持续升高、白蛋白降低或 A/G 比值异常，丙种球蛋白明显升高，如发生 ALT 和 AST 大幅升高，胆红素超出正常值，提示重症化反向，可迅速向肝衰竭发展。

［常考考点］慢性肝炎的病情分度。

（三）重型肝炎

重型肝炎（肝衰竭）病因及诱因复杂，包括重叠感染（如乙型肝炎重叠其他肝炎病毒感染）、机体免疫状况、妊娠、HBV 前 C 区突变、过度疲劳、精神刺激、饮酒、应用肝损伤药物、合并细菌感染、有其他合并症（如甲状腺功能亢进症、糖尿病）等。表现为一系列肝衰竭综合征：极度乏力，严重消化道症状，神经、精神症状（嗜睡、性格改变、烦躁不安、昏迷等），有明显出血现象，凝血酶原时间显著延长（常用国际标准化比值INR＞1.5）及凝血酶原活动度（PTA）＜40%。黄疸进行性加深，胆红素上升大于正常值的10倍，可出现中毒性鼓肠、肝臭、肝肾综合征等，可见扑翼样震颤及病理反射，肝浊音界进行性缩小，胆酶分离，血氨升高等。

1. 急性重型肝炎（急性肝衰竭，acute liver failure，ALF） 又称暴发型肝炎（fulminant hepatitis），特征是起病急，发病2周内出现以Ⅱ度以上肝性脑病为特征的肝衰竭综合征。发病多有诱因。本型病死率高，病程不超过3周。

2. 亚急性肝衰竭 起病较急，2～26周出现以下表现者：①极度乏力，有明显的消化道症状；②黄疸迅速加深，血清TBil≥10×ULN或每日上升≥17.1μmol/L；③伴或不伴肝性脑病；④有出血表现，PTA≤40%（或INR≥1.5）并排除其他原因者。

3. 慢加急性（亚急性）重型肝炎[慢加急性（亚急性）肝衰竭，acute-on-chronic liver failure，ACLF] 是在慢性肝病基础上出现的急性或亚急性肝功能失代偿。

4. 慢性重型肝炎（慢性肝衰竭，chronic liver failure，CLF） 是在肝硬化基础上，肝功能进行性减退导致的以腹水或门脉高压、凝血功能障碍和肝性脑病等为主要表现的慢性肝功能失代偿。

根据病情的严重程度，<u>各种类型的重型肝炎（肝衰竭）可分为早、中、晚三期</u>。

（1）早期：患者有重型肝炎的表现，如严重乏力及消化道症状，黄疸迅速加深，血清胆红素大于正常值上限10倍或每日上升≥17.1μmol/L，30%＜PTA≤40%，或经病理学证实。但未发生明显的脑病，亦未出现腹水。

（2）中期：有Ⅱ度肝性脑病和（或）明显腹水或出血倾向（出血点或瘀斑），20%＜PTA≤30%。

（3）晚期：有难治性并发症如肝肾综合征、消化道大出血、严重出血倾向（注射部位瘀斑等）、严重感染、难以纠正的电解质紊乱或Ⅲ度以上肝性脑病、脑水肿，PTA≤20%。

[常考考点] 重型肝炎的分型及分期。

（四）淤胆型肝炎

以肝内胆汁淤积为主要表现的一种特殊类型。起病类似急性黄疸型肝炎，但自觉症状常较轻，皮肤瘙痒，大便灰白，常有明显肝脏肿大，肝功能检查血清胆红素明显升高，以直接胆红素为主，PTA＞60%或应用维生素K肌内注射后1周可升至60%以上，血清胆汁酸、γ-谷氨酰转肽酶、碱性磷酸酶、胆固醇可明显升高，黄疸常持续3周以上，并除外其他原因引起的肝内外梗阻性黄疸者，可诊断为急性淤胆型肝炎。在慢性肝炎或肝硬化基础上发生前述临床表现者，可诊断为慢性淤胆型肝炎，预后差。

（五）肝炎肝硬化

早期肝硬化临床上常无特异性表现，很难确诊，须依靠病理诊断，B超、CT或MRI及腹腔镜等检查有辅助诊断意义。

凡慢性肝炎患者具有肯定的门静脉高压证据（如腹壁及食管静脉曲张、腹水），影像学检查肝脏缩小、脾脏增大、门静脉增宽，且除外其他引起门静脉高压原因者，均可诊断为肝炎肝硬化。

1. 肝炎肝纤维化 主要根据组织病理学检查结果诊断，B超检查结果可供参考。肝纤维化的瞬时弹性扫描及血清学指标如透明质酸（HA）、Ⅲ型前胶原（PC-Ⅲ）、Ⅳ型胶原（Ⅳ-C）、层连蛋白（LN）等指标与肝纤维化有一定相关性，但不能代表肝组织纤维沉积的量，更不能代替肝穿刺活组织学检查。

2. 肝炎肝硬化 是慢性肝炎的发展结果，肝组织病理学表现为弥漫性肝纤维化及假小叶形成。

（1）代偿性肝硬化：指早期肝硬化，一般属Child-Pugh A级。虽可有轻度乏力、食欲减退或腹胀症状，但无明显肝功能衰竭表现。血清白蛋白降低，但仍≥35g/L，胆红素≤35μmol/L，PTA＞60%。血清ALT和AST轻度升高，AST可高于ALT，γ-谷氨酰转肽酶可轻度升高。可有门脉高压症，如轻度食管静脉曲张，但无腹水、肝性脑病或上消化道出血。

（2）失代偿性肝硬化：指中晚期肝硬化，一般属Child-Pugh B、C级。有明显肝功能异常及失代偿征象，如血清白蛋白＜35g/L，A/G＜1.0，黄疸明显，胆红素＞35μmol/L，ALT和AST升高，凝血酶原活动度＜60%。患者可出现腹水、肝性脑病及门脉高压引起的食管、胃底静脉明显曲张或破裂出血。

根据肝脏炎症活动情况，可将肝硬化分为：①活动性肝硬化：慢性肝炎的临床表现依然存在，特别是ALT明显升高，黄疸、白蛋白水平下降，肝质地变硬，脾进行性增大，并伴有门脉高压症。②静止性肝硬化：无明显肝脏炎症活动的表现，肝质地硬，脾大，伴有门脉高压症，血清白蛋白水平低。

肝硬化的影像学表现：B超检查可见肝脏缩小，肝表面明显凹凸不平，呈锯齿状或波浪状，肝边缘变钝，肝实质回声不均、增强，呈结节状，门静脉和脾静脉内径增宽，肝静脉变细，扭曲，粗细不均，腹腔内可见液性暗区。

（六）隐匿性慢性乙型肝炎

血清HBsAg阴性，但血清和（或）肝组织中HBV DNA阳性，并可有慢性肝炎的临床表现。除HBV DNA阳性外，患者可有血清抗-HBs、抗-HBe和（或）抗-HBc阳性，但约20%隐匿性慢性乙型肝炎患者的血清学标志均为阴性。诊断需排除其他病毒及非病毒因素引起的肝损伤。

（七）HBV携带者

1. 慢性HBV携带者 多为处于免疫耐受期的慢性HBV感染者。血清HBsAg和HBV DNA阳性，HBeAg或抗-HBe阳性，1年内连续随访3次以上，血清ALT和AST均在正常范围，肝组织学检查无明显异常。

2. 非活动性HBsAg携带者 血清HBsAg阳性、HBeAg阴性、抗-HBe阳性或阴性，HBV DNA（PCR）低于最低检测限，1年内连续随访3次以上，ALT均在正常范围，肝组织学检查病变轻微。

要点五　实验室检查与其他检查

（一）血常规

急性肝炎早期血白细胞正常或略高，黄疸期至恢复期白细胞正常或略低。急性重型肝炎白细胞和多个核细胞均可增加。慢性重型肝炎、肝炎肝硬化、脾大及脾功能亢进时可有不同程度的血小板、白细胞及红细胞减少。

（二）尿常规

出现黄疸的患者尿胆素及尿胆原常阳性，且有助于黄疸的鉴别。

（三）肝功能

1. 血清转氨酶 临床用于肝病诊断的转氨酶主要有两种，一是丙氨酸氨基转移酶（ALT），另一种是天门冬氨酸氨基转移酶（AST）。AST存在于体内多种组织（如肝脏、心肌、骨骼肌、肾脏等）细胞中，心肌细胞含量最高，其次为肝细胞。这些组织受到损伤，大量的转氨酶逸出进入血液，引起血清转氨酶升高。在肝细胞中，ALT主要存在于肝细胞浆中，易于释出，而AST在胞浆中仅占20%，80%存在于肝细胞线粒体内，因此在急性肝炎时ALT常常高于AST。

肝病时转氨酶测定实际上是反映肝细胞损伤情况，且较敏感，ALT为目前诊断肝炎最有价值的酶活力测定。急性肝炎在潜伏期末ALT即有升高，出现临床症状后即明显升高，于病程的4～6周可降至正常。如病程超过3个月转氨酶仍高，常提示有慢性化倾向。慢性肝炎、肝硬化时转氨酶的升高幅度常较急性肝炎低。ALT升高幅度不能区分急性肝炎与重型肝炎。ALT半寿期较短，当重型肝炎肝细胞大量坏死时，随着病程的延长，ALT从高水平逐渐下降，与之相反，血清胆红素却不断上升，因而在病程的某一时期形成特有的"酶胆分离"现象。按病程估计，此现象于肝细胞大量坏死10日后较显著。AST/ALT比值正常为0.6左右，急性肝炎时多<1，重型肝炎时由于线粒体损害严重，AST大量逸出，使AST/ALT＞1，提示病情危重。

[常考考点] 转氨酶（ALT和AST）测定能反映肝细胞损伤情况，且较敏感。ALT为目前诊断肝炎最有价值的酶活力测定。

2. 血清胆红素（Bil） 肝脏可产生和排泌胆汁，肝细胞损伤时，胆汁可进入血液，引起血清胆红素升高。因此，肝脏疾患如血清胆红素明显升高常表示肝脏损伤严重或有胆汁淤积。如急性肝炎患者胆红素长期持续异常则有慢性化可能，如胆红素在短期内剧增则提示病情恶化。

3. 蛋白质 白蛋白由肝脏产生，如肝脏损伤严重（中度、重度慢性肝炎，重型肝炎，肝硬化等）则白蛋白常减少，球蛋白常增加，A/G比值下降或倒置。

4. 凝血酶原时间（PT）和凝血酶原活动度（PTA） 肝脏为多种凝血因子合成的场所，如果肝实质广泛而严重损伤时，凝血因子缺乏，PT明显延长，PTA下降。<u>PTA≤40%为肝细胞大量坏死的肯定界限，为重型肝炎诊断及判断预后的重要指标，</u>如PTA＜20%则预后不良。现有采用国际标准化比值（international normal ratio，INR）表示此指标，INR升高与PTA下降意义相同，INR＞1.2为异常。

[常考考点] PTA≤40%为肝细胞大量坏死的肯定界限，为重型肝炎诊断及判断预后的重要指标。

5. 血胆固醇（Ch） 血中的胆固醇60%～80%来自肝脏，严重肝损伤时，肝脏合成胆固醇减少，故而血胆固醇明显减少常提示肝病病情严重。淤胆型肝炎、胆道梗阻时胆固醇常有升高。

6. 转肽酶（γ-GT，GGT） 此酶灵敏度高，特异性差。肝炎时常增高，持续增高者提示可能迁延不愈；在慢性肝炎中γ-GT上升幅度与病情严重程度有一定关系；淤胆型肝炎时常明显升高；肝癌、阻塞性黄疸、心肌梗死、胰腺炎、酗酒等患者也可增高或明显增高。

7. 碱性磷酸酶（ALP/AKP） 骨骼疾患及肝胆疾患如淤胆型肝炎、肝内胆汁淤积及肝外阻塞性黄疸者可明显升高。肝细胞性黄疸时仅轻度增高。生长发育期儿童亦明显增高。

8. 甲胎蛋白（AFP） 是胚胎期肝细胞和卵黄囊产生的一种蛋白，出生后1周即消失，当肝细胞癌变后又可获得合成此蛋白的能力（称返祖现象）。孕妇、新生儿、部分睾丸或卵巢胚胎性癌及部分慢性肝损伤、肝硬化患者可轻度升高。AFP 明显升高或进行性升高提示有肝细胞癌（HCC）发生。重型肝炎有大量肝细胞坏死后的肝细胞再生，AFP 也常升高，则与预后相关。临床上应注意观察 AFP 升高的幅度、持续时间、动态变化、与转氨酶的关系，并需结合患者临床表现、影像学检查结果等进行综合分析。

（四）病原学检查

1. HAV

（1）抗 -HAV IgM：是新近感染的证据，出现较早，一般在病后 1 周黄疸出现时即可测出，2 周时达高峰，1～2 个月滴度开始下降，3～6 个月转阴，为甲型肝炎早期诊断最常用而简便的可靠指标。

（2）抗 -HAV IgG：在急性肝炎后期和恢复早期出现（IgM 开始下降时），于 2～3 个月达到高峰可在体内长期存在。如恢复期抗体滴度比急性期增高 4 倍以上有诊断意义，常用于测定人群免疫水平。

（3）其他检测：潜伏末期及急性初期患者粪便标本中的 HAV RNA、HAAg、HAV 颗粒等，阳性可确诊为 HAV 感染。一般不用于临床，主要用于研究。

2. HBV

（1）血清 HBV 标志物检测：HBV 的抗原复杂，其外壳中有表面抗原，核心成分中有核心抗原和 e 抗原，感染后可诱发机体产生相应的抗体。

①HBsAg：是感染 HBV 后最早出现的血清学标志，感染后 2 周血清中开始出现，而后出现 ALT 升高及症状、体征等。HBsAg 是 HBV 现症感染指标之一，可见于急性乙型肝炎潜伏期、急性期患者以及各种慢性 HBV 感染者（慢性 HBV 携带者、非活动性慢性 HBsAg 携带者、慢性乙型肝炎患者和与 HBV 感染相关的肝硬化及肝癌患者）。

②抗 -HBs：是感染 HBV 后机体产生的唯一保护性抗体，对 HBV 具有中和作用。一般在 HBsAg 消失后隔一段时间才出现，这段时间称为空窗期，此时 HBsAg 及抗 -HBs 均阴性。抗 -HBs 阳性一般是 HBV 感染恢复的标志，见于乙肝恢复期、HBV 既往感染者和乙肝疫苗接种后。

③HBcAg：HBcAg 为 HBV 核心蛋白的组成部分，血液中一般无游离的 HBcAg。只有用去垢剂处理 Dane 颗粒后，方可释放出 HBcAg，所以临床上一般不检测 HBcAg。如血清 HBcAg 阳性表示血液内含有 HBV，患者传染性强，HBV 复制活跃。

④抗 -HBc：此为 HBcAg 刺激机体产生的，为感染 HBV 后最早出现的抗体，属非中和性抗体，可持续存在多年。故抗 -HBc 是 HBV 感染的标志，可能为现症感染或既往感染。抗 -HBc 包括抗 -HBc IgM 和抗 -HBc IgG。感染 HBV 后先是抗 -HBc IgM 阳性（6 个月内），随后出现抗 -HBc IgG。高滴度的抗 -HBc IgM 阳性或抗 -HBc IgM 阳性而抗 -HBc IgG 阴性为 HBV 急性或近期感染的标志。在部分慢性乙型肝炎、肝硬化、肝癌、慢性 HBV 携带者中抗 -HBc IgM 也可出现低滴度阳性，而抗 -HBc IgG 高滴度阳性，表示体内有 HBV 复制且传染性强。

⑤HBeAg 和抗 -HBe：感染 HBV 后，HBeAg 可与 HBsAg 同时或稍后出现于血清中，其消失则稍早于 HBsAg。HBeAg 与 HBV DNA 有着良好的相关性，是病毒复制活跃、传染性强的标志。急性乙型肝炎患者若 HBeAg 持续阳性 10 周以上，可能转为慢性感染。抗 -HBe 的出现预示着病毒复制减少或终止，传染性减弱。HBeAg 消失前/后出现抗 -HBe，这一时期称为（e 抗原）血清转换期，其标志是 HBV 感染者 HBeAg 和抗 -HBe 同时阳性或同时阴性。HBV 前 C 区变异的慢性乙型肝炎患者 HBeAg 阴性，抗 -HBe 阳性或阴性，但 HBV DNA 阳性。

（2）HBV DNA：常采用 PCR 检测，是 HBV 存在和复制最可靠的直接证据，反映病毒复制程度及传染性强弱，也常用来监测抗病毒药物的疗效。

3. HCV

（1）抗 -HCV：抗 -HCV 阳性可诊断为 HCV 感染。一般认为抗 -HCV 是感染的标志（包括既往感染和现症感染）。抗 -HCV IgM 阳性更多见于现症感染者。抗 -HCV 在 HCV 感染后 4～6 周或更久出现，慢性患者抗 -HCV 可持续阳性。

（2）HCV RNA：HCV RNA 的出现较抗 -HCV 早，阳性表示体内有 HCV 复制，有传染性，可用于 HCV 感染的早期诊断及疗效评估。HCV 的基因分型检测对流行病学研究及指导慢性丙型肝炎治疗有重要意义。

4. HDV

（1）HDAg：感染 HDV 后 HDAg 较早在血清中出现，且持续时间短（1～2 周）。HDAg 阳性是急性 HDV 感染的直接证据。

（2）抗 -HDV：抗 -HDV IgM 阳性是 HDV 现症感染的标志。急性 HDV 感染者抗 -HDV IgM 一过性升高；慢性 HDV 感染者抗 -HDV IgM 升高多为持续性，并有高滴度的抗 -HDV IgG 阳性。持续性高滴度抗 -HDV 或抗 -HDV IgG 是慢性 HDV 感染的证据。

（3）HDV RNA：血清或肝组织中 HDV RNA 是 HDV 现症感染的直接证据，急性 HDV 感染一过性阳性，慢性 HDV 感染则持续阳性。

5. HEV

（1）抗-HEV：发病 1～2 周后抗-HEV 转阳性，3～5 周后达高峰，然后逐渐下降。抗-HEV 转阳性或滴度由低到高，或抗-HEV 滴度 >1:20，或抗-HEV IgM 阳性对急性戊型肝炎有诊断意义。

（2）其他：血清和（或）粪便 HEAg 或 HEV RNA 阳性或粪便标本中找到 HEV 颗粒可明确诊断。

（五）肝穿刺活组织学检查

肝活检对病毒性肝炎的诊断和分型十分重要，可依据一般的病理形态进行诊断及鉴别诊断，了解炎症活动度及纤维化分期，估计预后，随访其演变及评估疗效。近年来应用电镜、免疫电镜、免疫组化、核酸分子杂交等技术，可进一步研究发病机制、确定病因、确定病毒复制状态及指导治疗。

（六）影像学检查

1. 超声波检查　急性肝炎时行此检查的目的是排除肝脏的其他病变，如肝占位性病变、梗阻性病变等。B 型超声检查对肝硬化、肝大块坏死、肝癌、脂肪肝等有一定的诊断意义。

2. 电子计算机断层扫描（CT）及磁共振成像（MRI）检查　对出血坏死、脂肪变化及鉴别肝占位性病变优于超声检查。

[常考考点] 各型肝炎的病原学检测结果。

要点六　诊断与鉴别诊断

（一）诊断

1. 急性肝炎　起病较急，常有畏寒、发热、乏力、食欲缺乏、恶心、呕吐等急性感染症状。肝大，质偏软，ALT 显著升高。黄疸型肝炎血清胆红素正常或 >17.1μmol/L，尿胆红素阳性。黄疸型肝炎可有黄疸前期、黄疸期、恢复期三期经过，病程不超过 6 个月。

2. 慢性肝炎　病程超过半年或发病日期不明确而有慢性肝炎症状、体征、实验室检查改变者。常有乏力、厌油、肝区不适等症状，可有肝病面容、肝掌、蜘蛛痣、胸前毛细血管扩张、肝大质偏硬、脾大等体征。根据病情轻重及实验室指标改变等可综合评定为轻、中、重三度。

3. 重型肝炎（肝衰竭）　主要有肝衰竭综合征表现。急性黄疸型肝炎病情迅速恶化，2 周内出现 Ⅱ 度以上肝性脑病或其他重型肝炎表现者，为急性肝衰竭；15 天至 26 周出现上述表现者为亚急性肝衰竭；在慢性肝病基础上出现的急性肝功能失代偿为慢加急性（亚急性）肝衰竭。在肝硬化基础上出现的重型肝炎为慢性肝衰竭。

4. 淤胆型肝炎　起病类似急性黄疸型肝炎，黄疸持续时间长，症状轻，有肝内梗阻的表现。

5. 肝炎肝硬化　多有慢性肝炎病史。有乏力、腹胀、尿少、肝掌、蜘蛛痣、脾大、腹水、双下肢水肿、胃底-食管下段静脉曲张、白蛋白下降、A/G 倒置等肝功能受损和门脉高压表现。

（二）鉴别诊断

1. 各型病毒性肝炎之间的鉴别　主要根据流行病学、临床表现（甲、戊型肝炎为急性，黄疸型较多见；乙、丙、丁型肝炎可演变为慢性，无黄疸型多见）及实验室检查进行鉴别。确诊有赖于病原学检查结果。

2. 传染性单核细胞增多症　系 EB 病毒感染，可有肝脾大、黄疸、肝功能异常。但消化道症状轻，常有咽炎、淋巴结肿大、血白细胞增多、异常淋巴细胞 10% 以上、嗜异凝集反应阳性、抗 EB 病毒抗体 IgM 早期阳性（4～8 周）等。

3. 药物性或中毒性肝炎　有服用损害肝脏药物或接触有毒物质史，病毒性肝炎病原学检查常阴性。

4. 酒精性肝炎　有长期嗜酒史，病毒性肝炎病原学检查常阴性。

5. 非酒精性脂肪性肝炎（NASH）　患者形体肥胖，体重指数常超标，血生化检查甘油三酯多增高，B 超检查有相应改变，病毒性肝炎病原学检查常阴性。

6. 自身免疫性肝病　主要有自身免疫性肝炎（autoimmune hepatitis，AIH）、原发性胆汁性胆管炎（primary biliary cirrhosis，PBC）、原发性硬化性胆管炎（primary sclerosing cholangitis，PSC）及自身免疫性胆管炎（autoimmune cholangitis，AIC）等。常有肝脏炎性损害或胆汁淤积的表现，血清 IgG 或 γ 球蛋白明显升高，相应的自身抗体阳性，而病毒性肝炎病原学检查常阴性。

要点七 治疗

病毒性肝炎临床类型复杂，表现多样，治疗要根据不同的病原、临床类型及组织学改变区别对待。

（一）急性肝炎

1. 休息 早期应住院卧床休息，症状和黄疸消退后可起床活动，并随着病情的好转逐渐增加活动量，一般以不感到疲劳为度。

2. 饮食 应进食易消化、富含维生素的清淡饮食。如果食欲明显下降且有呕吐者，可静脉注射10%～20%葡萄糖注射液和维生素C等。避免其他对肝脏不利的因素，避免使用肝毒性药物，禁止饮酒。

3. 药物治疗 恶心呕吐者可予以胃动力药；黄疸持续不退者可考虑中医中药治疗，或用门冬氨酸钾镁溶液等。保肝药物种类繁多，可酌情选用1～2种，不可滥用，以防加重肝脏负担。

急性病毒性肝炎多为自限性，一般不需抗病毒治疗。但急性丙型肝炎若发现HCV RNA阳性，尽快开始抗病毒治疗可治愈。

（二）慢性肝炎

慢性病毒性肝炎的治疗应根据患者的具体情况采用综合性治疗方案，主要包括一般及对症治疗、抗病毒、免疫调节、保肝、抗肝纤维化等治疗措施。抗病毒治疗是慢性乙型肝炎和丙型肝炎的关键治疗，只要有适应证，且条件允许，就应进行规范的抗病毒治疗。

1. 休息 应适当休息。病情活动时应卧床休息；病情稳定时应注意锻炼身体，以活动后不感到疲乏为度。

2. 饮食 宜进蛋白质及维生素含量丰富的饮食，以维持平衡为宜，防止发生脂肪肝、糖尿病等。忌酒。

3. 抗病毒治疗 目的是清除或持续抑制体内的肝炎病毒，减轻肝细胞炎症坏死及肝纤维化，延缓和阻止疾病进展，减缓和防止肝脏失代偿、肝硬化、HCC及其并发症的发生，从而改善生活质量和延长存活时间。

（1）慢性乙型肝炎：抗病毒治疗的适应证：血清HBV DNA阳性的慢性HBV感染者，若其ALT持续异常（＞ULN）且排除其他原因导致的ALT升高，均应考虑开始抗病毒治疗；存在肝硬化的客观依据，不论ALT和HBeAg状态，只要可检测到HBV DNA，均建议进行积极的抗病毒治疗；对于失代偿期肝硬化者，若HBV DNA检测不到，但HBsAg阳性，建议行抗病毒治疗。

血清HBV DNA阳性、ALT正常的患者，如有以下情形之一，则疾病进展风险较大，建议行抗病毒治疗：①肝组织学存在明显的肝脏炎症（G≥2）或纤维化（S≥2）；②ALT持续正常（每3个月检查1次，持续12个月），但有肝硬化或肝癌家族史且年龄＞30岁；③ALT持续正常（每3个月检查1次，持续12个月），无肝硬化或肝癌家族史，但年龄＞30岁，建议行肝纤维化无创诊断技术检查或肝组织学检查，发现存在明显肝脏炎症或纤维化；④ALT持续正常（每3个月检查1次，持续12个月），有HBV相关的肝外表现（肾小球肾炎、血管炎、结节性多动脉炎、周围神经病变等）。

目前常用的抗HBV药物有两大类：核苷酸类似物（NAs）、干扰素（IFN）。

HBeAg阳性慢性感染者采用恩替卡韦、TDF或TAF治疗：治疗1年若HBV DNA低于检测下限、ALT复常和HBeAg血清学转换后，再巩固治疗至少3年（每隔6个月复查1次）仍保持不变，可考虑停药，延长疗程可减少复发。

HBeAg阳性CHB患者采用Peg-IFN-α抗病毒治疗：治疗24周时，若HBV DNA下降＜2lg IU/mL且HBsAg定量＞20000IU/mL，建议停用Peg-IFN-α治疗，改为NAs治疗。有效患者治疗疗程为48周，可以根据病情需要延长疗程，但不宜超过96周。

HBeAg阴性慢性感染者采用恩替卡韦、TDF或TAF治疗：建议HBsAg消失且HBV DNA检测不到后停药随访。

HBeAg阴性CHB患者采用Peg-IFN-α抗病毒治疗：治疗12周时，若HBV DNA下降＜2lg IU/mL，或HBsAg定量下降＜1lg IU/mL，建议停用Peg-IFN-α治疗，改为NAs治疗。有效患者治疗疗程为48周，可以根据病情需要延长疗程，但不宜超过96周。

对于代偿期乙型肝炎肝硬化患者，推荐采用恩替卡韦、TDF或TAF进行长期抗病毒治疗，或采用Peg-IFN-α治疗，但需密切监测相关不良反应。

对于失代偿期乙型肝炎硬化患者，推荐采用恩替卡韦或TDF长期治疗，禁用IFN治疗，若必要可以应用TAF治疗。

Peg-IFN-α治疗的禁忌证：①绝对禁忌证：妊娠或短期内有妊娠计划、精神病史（具有精神分裂症或严重抑郁症等病史）、未能控制的癫痫、失代偿期肝硬化、未控制的自身免疫病、严重感染、视网膜疾病、心力衰竭、慢性阻塞性肺疾病等基础病史。②相对禁忌证：甲状腺疾病，既往抑郁症史，未控制的糖尿病、高血压、心脏病。

（2）丙型肝炎：所有慢性丙型肝炎患者即使血清ALT正常或轻度升高，HCV RNA阳性者均应考虑抗病毒治疗，

HCV RNA 阳性的急性丙型肝炎一经确诊也应开始抗病毒治疗，以防转为慢性。在临床具体应用时，还应考虑患者肝组织损伤程度、有无肝功能失代偿、产生应答的可能性、有无合并症存在、潜在的严重不良反应等因素的影响。

①干扰素 + 利巴韦林（PR）：PR 治疗的适应证：在 DAA 上市之前，PR 方案是我国 HBV 感染者接受抗病毒治疗的主要方案，可应用于所有基因型 HBV 现症感染，同时无治疗禁忌证的患者。

②首选泛基因型 DAA 方案：自从首个泛基因型直接抗病毒药物（DAA）——索磷布韦/维帕他韦在 2018 年 5 月 23 日上市以来，我国在丙型肝炎治疗领域也紧随国际步伐迈入了泛基因治疗时代。结合国内外的循证医学证据，最新发布的中国指南将泛基因型 DAA 作为治疗丙肝的首选方案。

临床常用泛基因型直接抗病毒药物

类别	药品	规格	使用剂量
NS5A 抑制剂	达拉他韦	30mg 或 60mg，片剂	1片，每日1次（早上服用）
NS5B 聚合酶核苷类似物抑制剂	索磷布韦	400mg，片剂	1片，每日1次（早上服用）
NS5B 聚合酶核苷类似物抑制剂/NS5A 抑制剂	索磷布韦 + 维帕他韦	400mg 索磷布韦和 100mg 维帕他韦，片剂	1片，每日1次
NS3/4A 蛋白酶抑制剂/NS5A 抑制剂	格卡瑞韦 + 哌仑他韦	100mg 格卡瑞韦和 40mg 哌仑他韦，片剂	3片，每日1次（随食物服用）

4. 调节免疫疗法　对不能耐受或不愿接受 IFN 或核苷（酸）类药物治疗的慢性乙型肝炎患者，如有条件，可试用胸腺肽 α_1。

5. 抗肝纤维化治疗　抗病毒治疗是抗纤维化治疗的基础。γ 干扰素及中药冬虫夏草、丹参、桃仁等制剂有一定的抗肝纤维化作用。

（三）重型肝炎

目前的治疗原则是在密切观察病情、早期诊断的基础上，以支持和对症疗法为主，同时进行多环节阻断肝细胞坏死、促进肝细胞再生，积极防治各种并发症，必要时可采用人工肝支持系统，争取进行肝移植。

1. 一般治疗及支持治疗　患者应绝对卧床休息，进行重症监护，密切观察病情变化，控制蛋白质的摄入，减少肠道氨的来源，补足每日必需的热量、液体、维生素等，适当补充新鲜血浆、白蛋白、免疫球蛋白、富含支链氨基酸的多种氨基酸，纠正水、电解质及酸碱平衡紊乱等。酌情应用免疫调节剂胸腺肽 α_1 等。禁用对肝、肾有害的药物。注意隔离，防止发生医院感染。

2. 病因治疗　由 HBV 引起的重型肝炎应及早给予核苷类似物抗病毒治疗，以减轻或阻止免疫病理损伤。不宜使用干扰素。

3. 促进肝细胞再生　常用的治疗措施有：①促肝细胞生长因子（HGF）。②前列腺素 E_1（PGE_1）。③还原型谷胱甘肽等。

4. 抗内毒素血症　间歇应用广谱抗菌药物，抑制肠道菌内毒素释放；口服乳果糖等，促进肠道内毒素排泄。

5. 防治并发症　积极防治肝性脑病、脑水肿、上消化道出血、继发感染、肝肾综合征、代谢紊乱等并发症。

6. 人工肝支持系统和肝细胞移植　有条件者可采用人工肝支持系统以清除血中有毒物质，补充生物活性物质，降低胆红素，升高 PTA。人工肝支持系统对早期重型肝炎有较好的疗效，可为晚期患者争取时间进行肝移植。肝细胞移植既是一种支持疗法，也可起到肝移植的桥梁作用。

7. 肝移植　可显著提高终末期肝病患者生存率。

[常考考点] 乙肝和丙肝抗病毒治疗的适应证及常用药物。

要点八　预防

（一）管理传染源

病毒性肝炎属我国法定管理传染病种中的乙类传染病，发现后应及时做好疫情报告并隔离患者。急性甲型及戊型肝炎自发病之日起隔离 3 周。乙型及丙型肝炎隔离至病情稳定后可以出院。各型肝炎应分室住院治疗，对患者的分泌物、排泄物、血液以及污染的医疗器械、物品等均应进行消毒处理。对急性甲型或戊型肝炎患者的接触者可进行医学观察 45

日。肝功能异常或HBsAg阳性或抗-HCV阳性者不得献血、组织或器官。HBsAg携带者不得献血，可照常工作和学习，但要定期随访，注意个人卫生、经期卫生以及行业卫生，防止血液及其他体液污染并感染他人；不共用食具、刮刀、修面用具、洗漱用品等。

对HBV感染育龄期及妊娠期妇女的管理：

1. 有生育要求的CHB患者，若有治疗适应证，应尽量在孕前应用IFN或NAs治疗。如意外怀孕，应用IFN-α者应终止妊娠；应用NAs者，应选择替诺福韦（TDF）或替比夫定（LdT）抗病毒治疗。

2. 妊娠中、后期如果患者HBV DNA载量>$2×10^6$IU/mL，在与患者充分沟通、知情同意的基础上，于妊娠24～28周开始予TDF、LdT抗病毒治疗，产后停药，可母乳喂养。应用TDF时，母乳喂养不是禁忌证。

3. 男性育龄期患者应用IFN-α治疗应在停药后6个月方可生育，应用NAs治疗对生育的影响及传播意义尚无证据表明利弊。

（二）切断传播途径

提高个人卫生水平，加强饮食卫生管理、水源保护、环境卫生管理以及粪便无害化处理。加强托幼机构、各服务业卫生管理。

各级医疗卫生单位应加强消毒及防护措施。各种医疗及预防注射应实行一人一针一管，各种医疗器械及用具应实行一人一用一消毒（如针灸针、手术器械、探针、各种内镜以及口腔科钻头等），尤其应严格对带血污染物的消毒处理。对血液透析病房应加强卫生管理。

（三）保护易感人群

1. 甲型肝炎 甲肝减毒活疫苗或灭活疫苗均有较好的预防效果，高危易感人群应接种；人血丙种球蛋白及甲肝疫苗于HAV暴露后2周内注射均有一定程度的保护作用。

2. 乙型肝炎

（1）乙肝免疫球蛋白（HBIG）：主要用于阻断HBV的母婴传播及意外暴露的被动免疫，应在出生后或暴露后的24小时内（时间越早越好）注射。

（2）乙型肝炎疫苗：主要用于新生儿和高危人群的乙肝预防。对HBsAg阳性产妇所生婴儿，与乙肝免疫球蛋白联合使用可提高保护率。

[常考考点]甲肝减毒活疫苗或灭活疫苗、乙肝免疫球蛋白及乙型肝炎疫苗的适用人群。

【例题实战模拟】

A1型题

1. Dane颗粒是
   A. 丁型肝炎病毒　　　　B. 乙型肝炎病毒　　　　C. 甲型肝炎病毒
   D. 戊型肝炎病毒　　　　E. 丙型肝炎病毒

2. 下列属于甲型肝炎病毒特点的是
   A. 脱氧核糖核酸（DNA）病毒　　　　B. 黑猩猩和绒猴易感，但不能传代
   C. 甲型肝炎病毒感染后易成慢性携带者　　D. 在细胞培养中HAV引起细胞病变
   E. 只有一个血清型和一个抗原抗体系统

3. 甲型肝炎病程中，传染性最强的阶段是
   A. 潜伏期　B. 黄疸前期　C. 黄疸期　D. 恢复期　E. 慢性期

4. 下列乙肝病毒标记物中反映HBV有活动性复制和传染性的是
   A. 表面抗原（HBsAg）　　B. 表面抗体（抗-HBs）　　C. e抗原（HBeAg）
   D. e抗体（抗-HBe）　　　E. 核心抗体（抗-HBc）

5. 对乙肝病毒感染具有保护作用的是
   A. 抗-HBe　B. 抗-HBs　C. DNA聚合酶　D. 抗核抗体　E. 抗-HBc

6. 血清中常规检查检测不到的HBV标志物是
   A. HBsAg　B. HBeAg　C. HBcAg　D. 抗-HBe　E. 抗-HBc

7. 下列关于急性甲型肝炎的治疗，最主要的是
   A. 休息　B. 保肝　C. 降酶　D. 抗病毒　E. 调节免疫

8. 下列指标对诊断重型病毒性肝炎最有意义的是
   A. 血清胆红素明显升高　　B. 酶胆分离　　C. 凝血酶原活动度明显降低
   D. A/G 比值倒置　　E. 血清转肽酶活性明显升高
9. 有明显出血倾向的肝炎是
   A. 急性黄疸型肝炎　　B. 急性无黄疸型肝炎　　C. 淤胆型肝炎　　D. 重型肝炎　　E. 慢性肝炎
10. 甲型肝炎最有效的预防措施是
    A. 隔离患者　　　　　　　B. 搞好"三管一灭"　　　　　C. 注射甲肝疫苗
    D. 注射丙种球蛋白　　　　E. 流行期间服用板蓝根
11. 下列有关重型肝炎的描述，正确的是
    A. 重型肝炎的病死率一般不高
    B. 急性重型肝炎的病程一般不超过 14 天
    C. 急性重型肝炎和亚急性重型肝炎的主要区别是后者肝性脑病出现较早
    D. 慢性重型肝炎是指重型肝炎的病程超过 24 周
    E. 在我国以 HBV 感染所致重型肝炎最常见
12. 下列有关丙型肝炎的叙述，正确的是
    A. 丙型肝炎病毒只能通过输血传播
    B. 抗 -HCV 属于保护性抗体
    C. 丙型肝炎黄疸发生率较高
    D. 丙型肝炎极易演变为慢性
    E. 急性丙型肝炎的治疗不应使用干扰素
13. 对病毒性肝炎的临床分型最有意义的依据是
    A. 病程的长短　　B. 病情的轻重　　C. 血清转氨酶检查　　D. 病原学检查　　E. 肝穿刺
14. 下列有关肝炎病毒血清学标志物的描述，不正确的是
    A. 慢性 HBV 感染抗 -HBc IgM 也可阳性　　B. 抗 -HAV IgM 阳性可诊断为急性 HAV 感染
    C. HBsAg 阳性表明患者有传染性　　　　　D. 抗 -HCV 阳性为 HCV 既往感染
    E. 抗 -HBs 是保护性抗体
15. 诊断病毒性肝炎最可靠的根据是
    A. 发病季节　　B. 起病方式　　C. 症状及体征　　D. 接触史　　E. 病原学及肝功检查
16. 预防 HBeAg 阳性母亲所生的新生儿 HBV 感染最有效的措施是
    A. 丙种球蛋白　　B. 高效价乙肝免疫球蛋白　　C. 乙肝疫苗
    D. 高效价乙肝免疫球蛋白 + 乙肝疫苗　　E. 乙肝疫苗 + 丙种球蛋白

A2 型题

17. 患者，男，20 岁。一次体检中发现 HBsAg 阳性，当时无症状及体征，肝功正常。次年 5 月，因突然乏力、恶心、厌食、尿黄而入院。化验：ALT 500U/L，血清总胆红素 85μmol/L，抗 -HAV IgM（＋）。该患者诊断为
    A. 乙型肝炎，慢性迁延型，既往感染过甲型肝炎
    B. 乙型肝炎，慢性活动型，既往感染过甲型肝炎
    C. 急性甲型黄疸型肝炎，乙型肝炎病毒携带者
    D. 急性乙型肝炎合并甲型肝炎
    E. 急性黄疸型肝炎，甲、乙型肝炎病毒混合感染

【参考答案】
1.B　2.E　3.B　4.E　5.B　6.C　7.A　8.C　9.D　10.C　11.E　12.D　13.E　14.D　15.E　16.D　17.C

细目二 流行性感冒

【考点突破攻略】

流行性感冒（influenza）简称流感，是由流感病毒引起的急性呼吸道传染病，主要通过飞沫传播，潜伏期短，传染性强，传播迅速。主要临床特点为起病急，高热、头痛、乏力、全身酸痛和轻微的呼吸道症状。已多次引起世界范围的大流行，造成数十亿人发病，数千万人死亡。

要点一 病原学

流感病毒属正黏病毒科，直径 80～120nm，呈球形或丝状，由核心和包膜组成。核心由分节段的单股负链RNA、与其结合的核蛋白（nucleoprotein，NP）和RNA多聚酶组成，流感病毒核酸分节段的结构特点使其具有较高的基因重配频率，因而其抗原性容易发生变异，并导致新亚型病毒的出现。包膜分为两层，包膜内层为基质蛋白1（matrix protein，M1），包膜外层主要来自宿主细胞的脂质双层膜，表面分布着两种刺突——血凝素（hemagglutinin，HA）和神经氨酸酶（neuraminidase，NA），成分为糖蛋白，具有亚型和株的特异性。此外，病毒包膜外层上还分布有基质蛋白2（M2），数量少，属于离子通道蛋白，有助于病毒进入感染细胞。针对HA的抗体为中和抗体，可预防流感的传染，抗NA抗体能在一定程度上限制病毒的复制，但不能中和流感病毒。

根据病毒NP和M1抗原性的不同，流感病毒分为甲（A）、乙（B）和丙（C）三型，甲型流感病毒再根据HA和NA的抗原性不同分为若干亚型，HA可分为H1～H18亚型，NA可分为N1～N11亚型，人类流感主要与H1、H2、H3和N1、N2亚型有关。甲型流感病毒宿主广泛，易发生变异，曾多次引起世界性大流行；乙型流感病毒变异较少，通常只引起局部暴发；丙型流感病毒稳定，多为散发，主要侵犯婴幼儿和免疫力低下的人群；乙型、丙型相对较少，主要感染人类。

流感病毒容易发生变异，最常发生于甲型，主要形式有两种：①抗原漂移（antigen drift），变异幅度小，属于量变，不会引起流感的大规模流行，出现频率较高，且有逐渐积累效应。②抗原转换（antigen shift），变异幅度大，属于质变，形成新的病毒亚型，由于人群对抗原转换后出现的新亚型缺少免疫力，往往会引起流感的全球性大流行，发生频率较低，且缓慢。

流感病毒不耐热，100℃1分钟或56℃30分钟灭活，对常用消毒剂（甲醛、过氧乙酸、含氯消毒剂等）、紫外线敏感，耐低温和干燥，真空干燥或-20℃以下仍可存活。

[常考考点] 流感病毒分为甲、乙、丙三型的依据是NP和M1抗原性的不同。

要点二 流行病学

1.传染源 主要为流感患者和隐性感染者。潜伏期即有传染性，发病3日内传染性最强。动物可能为重要储存宿主和中间宿主。

2.传播途径 经呼吸道-空气飞沫传播，也可通过直接接触或病毒污染物品间接接触传播。

3.易感人群 普遍易感，感染后获得对同亚型病毒免疫力，但维持时间短，各型及亚型之间无交叉免疫。

4.流行特征 流感病毒具较强的传染性，加之呼吸道飞沫传播，易引起流行和大流行。一般散发，多发于冬春季，我国北方每年流感活动高峰一般发生在当年11月底至次年的2月底，而南方除冬春季外，还有一个活动高峰（5～8月份），大流行可发生于任何季节。根据世界上已发生的4次大流行情况分析，一般10～15年发生一次大流行。流感在流行病学上最显著的特点为：突然暴发，迅速蔓延，波及面广，具有一定的季节性，一般流行6～8周后会自然停止（世界性大流行通常有2～3个流行波），流感后人群获得一定的免疫力，流感于每次流行后，在人群中总要造成不同数量的死亡，死者多为年迈体衰、年幼体弱或合并有慢性疾病的患者。甲型流感常引起暴发流行，乙型流感呈局部流行或散发，亦可大流行，丙型以散发为主。

[常考考点] 流感的传染源、传播途径、易感人群和流行特征。

要点三 发病机制与病理

1.发病机制 流感病毒经呼吸道吸入后，通过血凝素与呼吸道表面纤毛柱状上皮细胞的唾液酸受体结合而进入细胞，在细胞内进行复制,引起上呼吸道症状,并在上皮细胞变性坏死后排出较多量的病毒,随呼吸道分泌物排出引起传播,上皮细胞变性、坏死、溶解或脱落后,产生炎症反应,从而产生发热、头痛、肌痛等全身症状。单纯流感病变主要损害呼吸道上部和中部黏膜,一般不破坏呼吸道基底膜,不引起病毒血症。若病毒不局限,侵袭全部呼吸道,可致流感病毒性肺炎,易继发细菌性肺炎,老年人、婴幼儿、慢性病患者及免疫力低下者较易发生。

2. 病理 单纯型流感病变主要发生在上、中呼吸道,表现为纤毛柱状上皮细胞的变性、坏死和脱落,黏膜充血、水肿和单核细胞浸润。流感病毒性肺炎的病理特征为肺充血、水肿,支气管黏膜坏死,气道内有血性分泌物,黏膜下层灶性出血,肺泡内含有渗出液,严重时有肺透明膜形成。

要点四 临床表现

潜伏期通常为1~3日,最短数小时。起病多急骤,主要以全身中毒症状为主,呼吸道症状轻微或不明显。发热通常持续3~4日。

1. 单纯型流感 最常见,骤起畏寒、发热,体温可达39~40℃,头痛、全身酸痛、咽干、乏力及食欲减退等全身症状明显;咳嗽、流涕、鼻塞、咽痛等呼吸道症状较轻;少数患者有恶心、呕吐、腹泻、腹痛等消化道症状。

2. 肺炎型流感 较少见,可以由单纯型转为肺炎型,或直接表现为肺炎型,多发生在2岁以下的小儿、老人、孕妇或原有慢性基础疾病者。特点是在发病后24小时内出现高热、烦躁、呼吸困难、咳血痰和明显发绀,可进行性加重,应用抗菌药物无效,可因呼吸循环衰竭在5~10日内死亡。两肺可有呼吸音减低、湿啰音或哮鸣音,但无肺实变体征。X线胸片可见双肺广泛小结节性浸润,近肺门较多,肺周围较少。婴儿流感的临床症状往往不典型,可见高热、惊厥。部分患儿表现为喉、气管、支气管炎症,严重者出现气道梗阻现象。新生儿流感虽少见,但一旦发生常呈败血症表现,如嗜睡、拒奶、呼吸暂停等,常伴有肺炎,病死率高。

3. 其他类型 较少见。中毒型主要表现为高热、循环障碍、血压下降、休克及DIC等;胃肠型主要表现为恶心、呕吐、腹痛、腹泻;脑炎型主要表现为谵妄、惊厥、意识障碍、脑膜刺激征。

4. 并发症 呼吸道并发症:细菌性气管炎、细菌性支气管炎、细菌性肺炎;肺外并发症、瑞氏(Reye)综合征、中毒性休克、骨骼肌溶解、心肌炎、心包炎。

本病预后一般良好,常于短期内自愈。婴幼儿、老年人和合并有慢性基础疾病者,预后较差。

[常考考点]流感的典型临床表现及常见并发症。

要点五 实验室检查与其他检查

1. 血液检查 白细胞计数正常或降低,淋巴细胞相对增加。重症患者多有白细胞总数及淋巴细胞下降。合并细菌感染时白细胞和中性粒细胞可增多,重者可有乳酸脱氢酶(LDH)、肌酸磷酸激酶(CK)等增高。

2. 病毒分离 将起病3日内患者的含漱液或上呼吸道分泌物接种于鸡胚或组织培养,进行病毒分离。灵敏度高,但实验要求高、费时。

3. 血清学检查 急性期(发病后7日内采集)和恢复期(间隔2~3周采集)双份血清进行补体结合试验或血凝抑制试验,后者抗体滴度与前者相比有4倍或以上升高,有助于确诊(回顾性诊断)。灵敏度、特异性均较差。

4. 病毒特异抗原及其核酸检查 取患者呼吸道标本或肺标本,采用免疫荧光或酶联免疫法检测甲、乙型流感病毒型特异的核蛋白(NP)或基质蛋白(M1)及亚型特异的血凝素蛋白。还可用RT-PCR检测编码上述蛋白的特异基因片段。

5. 快速诊断法 取患者鼻黏膜压片染色找到包涵体,免疫荧光检测抗原。

6. 胸部影像学检查 重症患者胸部X线检查可显示单侧或双侧肺炎,少数可伴有胸腔积液等。

[常考考点]流感的血清学检测和病毒特异抗原及其核酸检查的阳性结果。

要点六 诊断与鉴别诊断

(一)诊断

一般冬春季节,在同一地区,短时间之内出现大量流感样病例,应考虑流感。诊断分为两类:

1. 疑似病例 流行病学史、临床表现。

2. 确诊病例 流行病学史、临床表现、实验室病原学检查。

(二)鉴别诊断

1. 普通感冒 多为散发,起病较慢,可由多种呼吸道病毒感染引起。除流行病学资料外,通常流感全身症状比普通感冒重，而普通感冒呼吸道局部症状更突出。

2. 传染性非典型肺炎（SARS） 是由SARS冠状病毒引起的一种具有明显传染性，可累及多个脏器、系统的特殊肺炎。临床上以发热、乏力、头痛、肌肉关节疼痛等全身症状和干咳、胸闷、呼吸困难等呼吸道症状为主要表现，配合SARS病原学检测阳性，可做出SARS的诊断。

3. 其他 钩端螺旋体病、流行性脑膜炎、急性细菌性扁桃体炎、链球菌性咽炎、肺炎支原体肺炎等，确诊需依据实验室检查，如病原体分离、血清学检查和核酸检测。

[常考考点]流感与普通感冒、SARS的鉴别。

要点七 治疗

（一）治疗原则

1. 隔离患者 流行期间对公共场所加强通风和空气消毒。

2. 及早应用抗流感病毒药物治疗 只有早期（起病1～2日内）使用才能取得最佳疗效。

3. 加强支持治疗和防治并发症 卧床休息，多饮水，饮食要易于消化。密切观察和监测并发症，抗菌药物仅在明确或有充分的证据提示有继发细菌感染时才考虑应用。

4. 合理应用对症治疗药物 应用解热药、缓解鼻黏膜充血药物、止咳祛痰药物等对症治疗。儿童忌用阿司匹林或含阿司匹林药物，以免诱发致命的瑞氏（Reye）综合征。

（二）抗流感病毒药物治疗

1. 离子通道M2阻滞剂 金刚烷胺和甲基金刚烷胺。可阻断病毒吸附于宿主细胞，抑制病毒复制，早期应用可减少病毒的排毒量，缩短排毒期，但只对甲型流感病毒有效。推荐用量为成人每日200mg，老年人每日100mg，小儿每日4～5mg/kg，分两次口服，疗程3～4日。在过去的十几年内流感病毒对此类药物的耐药性已普遍存在。

2. 神经氨酸酶抑制剂 奥司他韦（oseltamivir）是目前最为理想的抗病毒药物，发病初期使用，能特异性抑制甲、乙型流感病毒的神经氨酸酶，从而抑制病毒的释放。推荐口服剂量是，成人每次75mg，每日2次，连用5日。儿童体重15kg者推荐剂量30mg，15～23kg为45mg，24～40kg为60mg，大于40kg者可用75mg，1岁以下儿童不推荐使用。扎那米韦（zanamivir）通过抑制流感病毒的神经氨酸酶发挥作用，适用于成年患者和12岁以上的青少年患者，治疗甲型和乙型流感，对金刚烷胺、金刚乙胺耐药的病毒株也起抑制剂作用。推荐用量为每日20mg，间隔12小时，分两次吸入，连用5日。

[常考考点]抗流感病毒药物治疗常用神经氨酸酶抑制剂——奥司他韦。

要点八 预防

（一）控制传染源

早发现、早报告、早隔离、早治疗，隔离时间为1周或热退后2日。

（二）切断传播途径

流感流行期间，尽量少去公共场所，注意通风，加强对公共场所进行消毒。医务人员在工作期间戴口罩，勤洗手，防止交叉感染。流感患者的用品要彻底消毒。

（三）保护易感人群

1. 接种流感疫苗 在流感好发季节，给易感的高危人群和医务人员接种疫苗。高危人群包括：年龄超过65岁；有慢性肺或心血管系统疾病（包括哮喘）的成人和6个月以上的儿童；肾功能障碍者；免疫功能抑制（包括药物性）者；妊娠中期以上孕妇等。接种时间为每年流感流行季节前，每年接种1次，约2周可产生有效抗体。用法为皮下注射，成人1mL，学龄前儿童0.2mL，学龄儿童0.5mL。主要有以下几种：减毒活疫苗、细胞培养的流感疫苗、DNA疫苗、通用疫苗。减毒活疫苗主要采用鼻腔喷雾接种，两侧鼻腔各喷0.25mL。

2. 应用抗流感病毒药物预防 明确或怀疑某部门流感暴发时，对所有非流感者和未进行疫苗接种的医务人员给予金刚烷胺、金刚乙胺或奥司他韦进行预防性治疗。

【例题实战练习】

A1型题

1.下列关于流行性感冒的叙述，错误的是

A. 甲型流感病毒易发生变异　　　　B. 由流行性感冒病毒引起
C. 临床表现以上呼吸道症状较重　　D. 发热及全身中毒症状较重
E. 少数患者有恶心、呕吐、腹痛、腹泻等消化道症状

2. 下列关于流行性感冒的叙述，正确的是
　A. 流行性感冒病毒属副黏病毒　　　B. 分甲、乙、丙三型　　C. 甲型不变异
　D. 乙型及丙型可感染人类及多种动物　E. 丙型主要侵犯婴幼儿和免疫力低下的人群

3. 流行性感冒确诊的主要依据是
　A. 发病季节　　B. 呼吸道症状轻微而全身中毒症状重　　C. 病毒分离
　D. 血凝抑制试验　E. 发热、咳嗽、流涕、鼻塞等呼吸道症状

4. 下列有关流行性感冒的叙述，错误的是
　A. 全身中毒症状　B. 上呼吸道卡他症状较轻或不明显　　C. 肺炎型流感较少见
　D. 年老患者或免疫力低下的患者感染流感，病情可持续发展　　E. 肺外合并症多见

5. 下列有关流感的预防措施，错误的是
　A. 对流感患者进行隔离及治疗
　B. 流感流行前，给所有易感人群使用金刚烷胺进行药物预防
　C. 流感流行前接种流感疫苗
　D. 减少公众集会活动
　E. 流感患者的用品要彻底消毒

6. 下列关于流行性感冒流行病学特征的叙述，错误的是
　A. 流感患者及隐性感染者为主要传染源　B. 动物亦可能为主要的储存宿主和中间宿主
　C. 呼吸道经空气飞沫传播　D. 丙型以散发为主　E. 乙型流感均为散发

7. 将流行性感冒病毒分为甲、乙、丙三型的依据是
　A. 所致疾病的临床特征　　B. 流行特征　　C. 病毒 NP 和 M1 抗原性的不同
　D. 表面抗原血凝素　　E. 流感病毒的变异

8. 下列有关流行性感冒治疗的叙述，错误的是
　A. 早期应用抗流感病毒药物治疗　　B. 加强支持治疗和防治并发症
　C. 合理应用对症治疗药物　　D. 抗菌药物仅在有继发细菌感染时才考虑应用
　E. 儿童可早应用阿司匹林制剂

【参考答案】
1.C　2.B　3.C　4.E　5.B　6.E　7.C　8.E

细目三　人感染高致病性禽流感

【考点突破攻略】

人感染高致病性禽流感（highly pathogenic avian influenza）简称人禽流感，是由甲型禽流感病毒引起的人、禽、畜共患的急性呼吸道传染病。目前有 H5、H7、H9 及 H10 亚型病毒中的一些毒株感染人类的报道。人禽流感的主要表现有高热、咳嗽、呼吸困难，严重者可出现休克、多脏器功能衰竭等表现。

要点一　病原学

禽流感病毒属于正黏病毒科，属甲型流感病毒，包括其全部亚型。根据其致病性，禽流感病毒可分为高致病性、低致病性和非致病性三大类，其中 H5 和 H7 亚型为高致病型，又以 H5N1 致病性最强。目前感染人类的禽流感病毒亚型主要有 H5N1、H9N2、H7N9、H7N7、H7N2、H7N3 等。其中感染 H5N1 亚型、H7N9，患者病情重，死亡率高，可感染人、禽和其他哺乳动物如猪。1997 年 5 月，香港 1 例 3 岁儿童死于不明原因的多器官功能衰竭，经美国疾病控制中心及 WHO 鉴定为禽甲型流感病毒 H5H1 引起的，是世界上首次证实禽甲型流感病毒 H5H1 感染人类。2003 年 3 月，我国首次发现人感染 H7N9 禽流感病例。

禽流感病毒容易被稀酸、乙醚等有机溶剂和碘剂、含氯石灰灭活。禽流感病毒没有超常的稳定性，病毒可在加热、极端的pH、非等渗和干燥的条件下灭活，对低温抵抗力强，在有甘油保护的情况下可保持活性1年以上。在野外条件下，禽流感病毒常从病禽的鼻腔分泌物和粪便中排出，病毒受到这些有机物的保护极大地增加了抗灭活能力。此外，禽流感病毒可以在自然环境中，特别是凉爽和潮湿的条件下存活很长时间。粪便中病毒的传染性在4℃条件下可以保持30～50日，20℃时为7日。

[常考考点]人禽流感属于乙类传染病，按甲类传染病管理。

要点二 流行病学

1. 传染源 主要为病禽、带毒的禽。野禽在自然传播中发挥了重要作用，特别是感染H5N1亚型病毒的鸡、鸭。病毒污染的羽毛和粪便是重要传染物，其病毒含量高而且存活时间长。其他禽类和野禽也有可能成为传染源。

2. 传播途径 主要经呼吸道传播，通过密切接触感染的禽类及其分泌物、排泄物、受污染的水及直接接触病毒株感染。目前尚无人与人之间直接传播的确切证据。

3. 易感人群 人类对禽流感病毒普遍不易感，缺乏免疫力。发病与年龄、性别无关，12岁以下的儿童病情重。

4. 发病季节 禽流感一年四季均可发生，但冬、春季节多暴发流行。夏季发病较少，多呈散发，症状也较轻。

[常考考点]人禽流感的传染源、传播途径。

要点三 发病机制与病理

（一）发病机制

1. 禽流感病毒的致病性 ①大多流感暴发与病毒株亚型H5和H7有关。目前仅发现H5N1、H9N2和H7N7能直接感染人，H5N1具有高致病性。②家禽体内一些酶类也可增加流感病毒的毒力。

2. 致病性的分子生物学基础 ①病毒的基因及其产物，如血凝素、神经氨酸酶和多聚酶是决定毒力的关键。②血凝素蛋白重链和轻链连接肽及附近糖基化的位点也影响其毒力。

3. 禽流感病毒可触发免疫"风暴" 人一旦感染了H5N1、H7N9流感病毒，其支气管和肺泡上皮的促炎细胞因子和趋化因子水平明显增高，造成"细胞因子风暴"，可引起反应性噬血细胞综合征（reactive hemophagocytic syndrome），导致各器官严重的病理损伤。

（二）病理

病理改变以肺部最明显，可见到肺泡和支气管黏膜损伤严重，肺实质出血和坏死，肺泡内大量淋巴细胞浸润，肺泡内有透明膜形成，有严重的弥漫性损伤，并伴有间隔纤维形成。少数病例发现广泛肝小叶中心坏死、急性肾小管坏死、淋巴细胞功能衰竭。

要点四 临床表现

潜伏期一般为1～7日，通常为2～4日。

急性起病，早期表现类似流感。主要为发热，体温大多持续在39℃以上，热程1～7日，一般为3～4日，可伴有眼结膜炎、流涕、鼻塞、咳嗽、咽痛、头痛和全身不适。部分患者可有恶心、腹痛、腹泻、稀水样便等消化道症状。重症患者病情发展迅速，可出现肺炎、急性呼吸窘迫综合征（ARDS）、肺出血、胸腔积液、全血细胞减少、肾衰竭、败血症、休克及Reye综合征等多种并发症，严重者可致死亡，且病死率高达50%。体征可见眼结膜轻度充血，咽部充血，肺部有干啰音等，半数患者有肺部实变体征。H7N9患者病情发展迅速，常快速进展为急性呼吸窘迫综合征、感染性休克和多器官功能障碍综合征；仅少数患者表现为轻症。病例早期发病无特异性表现，后期重症病例治疗效果差，病死率高。H7亚型感染者症状较轻，H9N2和H10N7感染者仅出现一过性流感症状。

[常考考点]人禽流感的典型临床表现。

要点五 实验室检查与其他检查

（一）血常规检查

多数患者外周血白细胞、淋巴细胞和血小板不同程度减少。

（二）骨髓穿刺检查

骨髓穿刺检查示细胞增生活跃，见反应性组织细胞增生伴出血性吞噬现象。

（三）血生化检查

部分患者肝功能异常，表现为ALT、AST升高，亦可出现BUN的升高。

（四）病原及血清学检查

1. 病毒抗原及基因检测 取患者呼吸道标本，采用免疫荧光法（或酶联免疫法）检测甲型流感病毒核蛋白抗原（NP）及禽流感病毒H亚型抗原。还可用快速核酸模板等温扩增技术（NASBA）或RT-PCR检测禽流感病毒亚型特异性H抗原基因。

2. 病毒分离 从患者呼吸道标本（如鼻咽分泌物、口腔含漱液、气管吸出物或呼吸道上皮细胞）中分离禽流感病毒。

3. 血清学检查 以微粒中和法或特异的酶联免疫吸附试验（ELISA）检测抗体，发病初期和恢复期双份血清抗禽流感病毒抗体滴度有4倍或以上升高，有助于回顾性诊断。

（五）其他检查

重症患者胸部X线检查可显示单侧或双侧肺炎，严重者呈"白肺"，少数可伴有胸腔积液等。

[常考考点] 人禽流感的病原及血清学检测。

要点六 诊断与鉴别诊断

（一）诊断

根据流行病学资料、临床症状和病原分离而确诊。

1. 医学观察病例 1周内有流行病学接触史者，出现流感样症状，对其进行7日医学观察。

2. 疑似病例 有流行病学史和临床表现，患者呼吸道分泌物标本采用甲型流感病毒和H5型单克隆抗体抗原检测阳性者。

3. 临床诊断病例 被诊断为疑似病例，且与其有共同暴露史的人被诊断为确诊病例者。

4. 确诊病例 临床诊断病例呼吸道分泌物标本中分离出特定病毒或采用RT-PCR检测到禽流感病毒基因，且发病初期和恢复期双份血清抗禽流感病毒抗体滴度4倍或以上升高。

（二）鉴别诊断

注意与流感、普通感冒、细菌性肺炎、传染性非典型肺炎（SARS）、传染性单核细胞增多症、巨细胞病毒感染、衣原体肺炎、支原体肺炎等疾病进行鉴别诊断。确诊需依据实验室检查，如病原体分离、血清学检查和核酸检测。

要点七 治疗

（一）一般治疗

对疑似和确诊患者应进行隔离治疗。加强支持治疗，预防并发症。注意休息，多饮水，加强营养，饮食易消化。

（二）对症治疗

可应用解热药、缓解鼻黏膜充血药、止咳祛痰药等。儿童忌用阿司匹林或含阿司匹林的药物，避免引起儿童Reye综合征。

（三）抗流感病毒治疗

应在发病48小时内试用抗流感病毒药物。

1. 神经氨酸酶抑制剂 试验研究表明，奥司他韦（oseltamivir）对禽流感病毒H5N1、H7N9和H9N2有抑制作用。成人每日150mg，儿童每日3mg/kg，分2次口服，5日为一疗程。WHO在2006年颁布的《关于人感染禽流感病毒（H5N1）的药物学管理的快速建议指南》中认为，对确诊或高度怀疑的患者给予奥司他韦治疗，具有较高的预防疾病恶化的价值。扎那米韦（zanamivir）是第一个新型抗流感病毒的神经氨酸酶抑制剂，对病毒的各种变异株均有作用，是一种雾化吸入剂，每次10mg，每日2次。现已批准用于治疗无并发症的、年龄满7岁的急性流感患者。

2. 离子通道M2阻滞剂 金刚烷胺（amantadine）和金刚乙胺（rimantadine）可抑制禽流感病毒株的复制，早期应用可阻止病情发展，减轻病情，改善预后。金刚烷胺成人每日100~200mg，儿童每日5mg/kg，分2次口服，5日为一疗程。治疗过程中应注意中枢神经系统和胃肠道副作用。肾功能受损者酌减剂量。有癫痫病史者忌用。

（四）抗生素治疗

在明确或有充分证据提示继发细菌感染时使用，可选用氟喹诺酮类或大环内酯类抗生素。

（五）重症患者的治疗

对出现呼吸障碍者给予吸氧及其他呼吸支持，防治继发细菌感染，必要时进行免疫调节治疗，如糖皮质激素、胸腺肽、干扰素、丙种球蛋白等。

[常考考点] 抗流感病毒治疗要求在48小时内使用神经氨酸酶抑制剂（奥司他韦）或离子通道M2阻滞剂（金刚烷胺或金刚乙胺）。

要点八　预防

（一）管理传染源

加强禽类疾病的监测，一旦发现禽流感疫情，动物防疫部门应立即按有关规定进行处理。加强对密切接触禽类人员的监测。当接触禽类人员中出现流感样症状时，应立即进行流行病学调查，采集患者标本并送至指定实验室检测，以进一步明确病原，同时采取相应的防治措施。

（二）切断传播途径

一旦发生疫情，对病禽群进行严格隔离、封锁、捕杀、销毁。接触人禽流感患者应戴口罩、戴手套、穿隔离衣。接触后应洗手。要加强检测标本和实验室禽流感病毒毒株的管理，严格执行操作规范，防止医院感染和实验室的感染及传播。

（三）保护易感人群

注意饮食卫生，不喝生水，不吃未熟的肉类及蛋类等；勤洗手，养成良好的个人卫生习惯。目前尚无人用H5N1疫苗。对密切接触者必要时可试用抗流感病毒药物或按中医理论辨证施防。

【知识纵横比较】

流感和人禽流感的鉴别

	流行性感冒	人感染高致病性禽流感
传染源	流感患者和隐性感染者	患禽流感或携带禽流感病毒的鸡、鸭、鹅等家禽
传播途径	经呼吸道-空气飞沫传播，也可通过直接接触或病毒污染物品间接接触传播	呼吸道传播，也可通过密切接触感染的禽类及其分泌物、排泄物，日常接触受病毒污染的物品和水，以及实验室直接接触病毒毒株被感染
易感人群	普遍易感	人对禽流感病毒不易感。高危人群：12岁以下儿童、与家禽（尤其是病死禽）密切接触人群、与病人密切接触者（包括医务人员）
流行特征	发病率高和流行过程短，无明显季节性，散发于冬春季	四季均可发生，但冬春季节多暴发流行。夏季发病较少，多呈散发
临床表现	潜伏期通常为1~3日，最短数小时。起病多急骤，主要以全身中毒症状为主，呼吸道症状轻微或不明显。可分为单纯型流感和肺炎型流感	潜伏期一般为1~7日，通常在2~4日以内。早期类似普通感冒，可伴消化道症状，重症患者高热不退，病情发展迅速。可出现急性肺损伤、急性呼吸窘迫综合征（ARDS）、肺出血、胸腔积液，全血细胞减少、多脏器功能衰竭、休克及瑞氏（Reye）综合征等多种严重并发症，病死率高达50%。体征可见眼结膜充血、咽部充血、肺部干啰音，半数患者有肺部实变体征
抗病毒治疗	离子通道M2阻滞剂金刚烷胺、甲基金刚烷胺，或神经氨酸酶抑制剂奥司他韦	神经氨酸酶抑制剂奥司他韦，或离子通道M2阻滞剂金刚烷胺、金刚乙胺

【例题实战模拟】

A1型题

1. 人感染高致病性禽流感的主要传播途径是
　　A. 消化道　　B. 呼吸道　　C. 皮肤　　D. 血液　　E. 接触感染的禽类及其分泌物

2. 下列有关人感染高致病性禽流感的表述中，正确的是
　　A. 属于乙类传染病，按甲类传染病管理　　B. 属于乙类传染病，按乙类传染病管理
　　C. 属于甲类传染病，按甲类传染病管理　　D. 属于丙类传染病，按乙类传染病管理
　　E. 属于丙类传染病，按甲类传染病管理

3. 不属于人感染高致病性禽流感患者应用抗病毒药物的目的是

A. 预防再次感染　　B. 抑制病毒复制　　C. 减轻病情　　D. 缩短病程　　E. 改善预后
4. 人感染高致病性禽流感多暴发流行的季节是
   A. 春夏　　B. 夏秋　　C. 冬春　　D. 秋冬　　E. 全年
5. 目前感染人类的禽流感病毒亚型中，感染后病情重、死亡率高的亚型是
   A. H5N1　　B. H9N2　　C. H7N7　　D. H7N3　　E. H7N2
6. 下列人感染高致病性禽流感的临床表现中，叙述不正确的是
   A. 早期表现类似流感　　B. 可伴有眼结膜炎　　C. 可有恶心、腹痛、腹泻等消化道症状
   D. 发热、鼻塞、咳嗽　　E. 无肺炎表现
7. 禽流感的传染源主要是病禽、健康带毒的禽，特别是
   A. 鸡　　B. 鸭　　C. 鹅　　D. 野禽　　E. 其他禽类

【参考答案】
1.B　2.A　3.A　4.C　5.A　6.E　7.A

细目四　艾滋病

【考点突破攻略】

艾滋病是获得性免疫缺陷综合征（acquired immunodeficiency syndrome，AIDS）的简称，是由人免疫缺陷病毒（Human immunodeficiency virus，HIV）引起的以侵犯辅助性T淋巴细胞（CD_4^+T lymphocytes，Th）为主，造成细胞免疫功能缺损为基本特征的传染性疾病，最后继发各种严重机会性感染（opportunistic infection）和恶性肿瘤。

要点一　病原学

HIV分为HIV-1型和HIV-2型，两者均为RNA病毒，属于反转录病毒科（retroviridae）慢病毒属（*Lentivirus*）。HIV呈球形，直径100～120nm，由包膜和核心组成。包膜表面有糖蛋白棘突，其中嵌有糖蛋白gp120和gp41，内含多种宿主蛋白。核心包括两条单股正链RNA、反转录酶、整合酶和蛋白酶等。核心与膜之间由基质蛋白p17构成。

根据包膜蛋白基因（env）核酸排列的不同，HIV-1分为M、O、N 3个亚型组13个亚型：M亚型组包括A、B、C、D、E、F、G、H、I、J和K共11个亚型，N亚型组只有N亚型，O亚型组只有O亚型。HIV-2有A、B、C、D、E、F、G共7个亚型。HIV-1是引起艾滋病的主要毒株，中国已发现的有A、B（欧美B）、B'（泰国B）、C、D、E、F和G共8个亚型。HIV-2主要在西非和西欧流行。

HIV的基因组包括9个可识别基因，分为三类：一类为结构基因，包括组特异性抗原基因（gag）、多聚酶基因（pol）和包膜蛋白基因（env）。另一类为调节基因，包括反式激活基因（tat）、病毒蛋白调节因子（rev）。第三类为辅助基因，包括病毒颗粒感染因子（vif）、负调节因子（nrf）、病毒蛋白R基因（vpr）。HIV-1与HIV-2两型病毒的核苷酸序列差异超过40%。HIV的反转录酶无校正功能导致HIV基因频繁变异。

HIV进入人体后可刺激机体产生抗体，但中和抗体少，作用极弱。血清同时存在抗体和病毒时仍有传染性。HIV主要感染CD_4^+T细胞，也感染单核－吞噬细胞、小神经胶质细胞和骨髓干细胞等，有嗜淋巴细胞性和嗜神经性。

HIV对热敏感，对甲醛、紫外线和γ射线不敏感。56℃ 30分钟能使HIV在体外对人的T淋巴细胞失去感染性；100℃ 20分钟能使HIV完全灭活；75%乙醇、0.2%次氯酸钠、2%戊二醛及0.1%漂白粉5～10分钟能使HIV灭活。

[常考考点] HIV为RNA病毒。HIV-1是引起艾滋病的主要毒株。HIV基因频繁变异。HIV对热敏感，对甲醛、紫外线和γ射线不敏感。

要点二　流行病学

（一）传染源

艾滋病患者和无症状HIV感染者是本病的传染源，尤其后者。HIV主要存在于传染源的血液、精液、阴道分泌物、胸腹水、脑脊液、羊水和乳汁等体液中。

（二）传播途径

1. 性接触传播　是本病主要传播途径。

2. 血源传播 通过输血、器官移植、药瘾者共用针具等方式传播。

3. 母婴传播 感染 HIV 的孕妇可以通过胎盘、产程中及产后血性分泌物、哺乳等传给婴儿。HIV 阳性孕妇中 11%～60% 会发生母婴传播。

4. 其他途径 接受 HIV 感染者的人工授精，医务人员被 HIV 污染的针头刺伤或皮肤破损处受污染等。目前尚无证据证明一般日常生活接触、食物、水、昆虫能够传播本病。

（三）易感人群

人群普遍易感。儿童和妇女感染率逐年上升。静脉注射吸毒者、性工作者、同性恋、性乱者、血友患者、多次接受输血或血制品者是感染的高危人群。

（四）流行特征

1981 年美国首次报道艾滋病。联合国艾滋病规划署估计，截至 2017 年底，全球现存活 HIV/AIDS 患者 3690 万例，当年新发 HIV 感染者 180 万例，有 2170 万例正在接受高效联合抗反转录病毒治疗（highly active antiretroviral therapy, HAART, 俗称"鸡尾酒疗法"，又称抗反转录病毒治疗）。在继续推行综合、强化的干预措施基础上，提出"90-90-90策略"，即存活的 HIV/AIDS 患者 90% 被检测出，诊断的 HIV/AIDS 患者 90% 接受规范的 HAART，治疗的 HIV/AIDS 患者 90% 达到病毒被抑制。并规划到 2020 年，将年新发感染人数控制在 50 万以下。我国 2018 版指南在 ART（抗反转录病毒治疗）启动时机上首次提出：一旦确诊 HIV 感染，无论 CD_4^+T 淋巴细胞水平高低，均建议立即开始治疗。HIV 的孕妇不论其 CD_4^+T 淋巴细胞计数多少或临床分期如何，均应终生接受 ART；HIV 感染母亲所生新生儿应在出生后尽早（6～12 小时）服用抗病毒药物。截至 2017 年底，我国报告的现存活 HIV/AIDS 患者 758610 例，当年新发现 HIV/AIDS 患者 134512 例（其中 95% 以上均是通过性途径感染），当年报告死亡 30718 例。

[常考考点] 艾滋病的传染源、传播途径、易感人群和流行特征。

要点三　发病机制与病理

（一）发病机制

艾滋病的发病机制主要是 HIV 侵犯和破坏 CD_4^+T 淋巴细胞，因为此类细胞表面表达 HIV 的受体 CD_4 分子及辅助受体 CCR5 与 CXCR4 趋化因子，其他免疫细胞也不同程度地受损，最终并发各种机会性感染和恶性肿瘤。

1. HIV 在人体细胞内的感染复制过程 HIV 进入人体后，在 24～28 小时到达局部淋巴结，5 天左右在外周血中可以检测到病毒成分，继而产生病毒血症，导致急性感染，以 CD_4^+T 淋巴细胞数量短期内一过性迅速减少为特点。HIV 借助 gp120 与靶细胞的 CD_4 受体结合，gp120 构象改变与 gp41 分离，与宿主细胞膜融合进入细胞。病毒 RNA 在反转录酶作用下，形成负链 DNA，在 DNA 聚合酶（DNAP）作用下形成双股 DNA，在整合酶的作用下，新形成的非共价结合的双链 DNA 整合入宿主细胞染色体 DNA 中。这种整合的病毒双链 DNA 即前病毒 DNA，可被激活，转录和翻译成新 HIV RNA 和病毒蛋白质，在细胞膜装配成新 HIV 后芽生释出，再感染并破坏其他细胞。HIV 感染宿主免疫细胞后以每日产生 10^9～10^{10} 个病毒颗粒的速度复制，并直接使 CD_4^+T 细胞破坏。

2. 机体免疫细胞数量减少和功能障碍 HIV 在 CD_4^+T 淋巴细胞内大量复制，导致 CD_4^+T 淋巴细胞溶解和破坏。T 细胞数量减少和功能丧失，导致免疫功能缺陷，使 AIDS 患者易发生各种感染。

单核-吞噬细胞表面也有 CD_4 分子和辅助受体等，单核-吞噬细胞可成为 HIV 贮存场所，并可携带 HIV 透过血-脑脊液屏障，进一步感染小神经胶质细胞和脑部巨噬细胞，引起神经细胞损伤，导致痴呆等中枢神经系统症状。B 淋巴细胞表面也存在低水平 CD_4 分子表达，可被 HIV 感染。另外，HIV 感染者早期即有自然杀伤细胞（NK 细胞）数量减少，HIV 同时能抑制 NK 细胞的监视功能。

（二）病理

艾滋病累及全身多系统器官，病理变化复杂。淋巴结可出现反应性病变，如滤泡增生性淋巴结肿。胸腺可有萎缩、退行性或炎性病变。中枢神经系统有神经胶质细胞灶性坏死、血管周围炎及脱髓鞘等。

要点四　临床表现

（一）急性 HIV 感染期

少数急性感染（感染后平均 2～4 周）者有临床症状，通常持续数日到数周后自然消失，平均为 1～2 周，以发热最为常见，可伴有头痛、咽痛、恶心、呕吐、腹泻、皮疹、关节痛、淋巴结肿大以及神经系统症状。一般只有在对高危人群，如静脉吸毒或同性恋者的随访中才能发现，随后进入长期无症状感染期。

（二）无症状感染期

无症状感染，可由原发感染或急性感染症状消失后延伸而来，持续时间一般为 6～8 年，短可数月，长可达 15 年。临床无明显症状，但血中可检出病毒及抗体，有传染性。

（三）艾滋病期

为感染 HIV 后的最终阶段。患者 CD_4^+T 淋巴细胞计数明显下降，多少于 200/μL。HIV 血浆病毒载量明显升高。此期主要表现为持续 1 个月以上的发热、盗汗、腹泻，体重减轻 10% 以上。部分患者可表现为神经精神症状，如记忆力减退、精神淡漠、性格改变、头痛、癫痫及痴呆等，另外还可出现持续性全身性淋巴结肿大。

（四）并发症

艾滋病期可并发各系统的各种机会性感染及恶性肿瘤。

1. 呼吸系统　肺孢子菌肺炎（pneumocystis pneumonia，PCP）最为常见。该病起病隐匿或呈亚急性，干咳，气短，活动后加重，可有发热、发绀，严重者出现呼吸窘迫，动脉血氧分压（PaO_2）降低。肺部阳性体征少，或可闻及少量散在的干湿啰音。胸部 X 线检查显示间质性肺炎。确诊依靠病原学检查。此外，巨细胞病毒、结核杆菌、鸟分枝杆菌、念珠菌及隐球菌等常引起肺部感染。

2. 中枢神经系统　如隐球菌脑膜炎、结核性脑膜炎、弓形体脑病、各种病毒性脑膜脑炎等。

3. 消化系统　念珠菌（假丝酵母菌）食管炎，巨细胞病毒性食管炎、肠炎，沙门菌、痢疾杆菌、空肠弯曲菌及隐孢子虫性肠炎。其中肠道隐孢子虫感染较为常见，表现为慢性持续性腹泻，水样便可达数月之久；隐孢子虫、巨细胞病毒、鸟分枝杆菌、结核杆菌及药物等可引起肉芽肿性肝炎，急、慢性肝炎，脂肪肝及肝硬化，同性恋患者常见肛周疱疹病毒感染和疱疹性直肠炎，大便检查和内镜检查有助于诊断。

4. 口腔　可见鹅口疮、舌毛状白斑、复发性口腔溃疡、牙龈炎等。

5. 皮肤　可见带状疱疹、传染性软疣、尖锐湿疣、真菌性皮炎和甲癣。

6. 眼部　可见巨细胞病毒性和弓形体性视网膜炎，表现为快速视力下降，眼底絮状白斑。

7. 肿瘤　可见恶性淋巴瘤、卡波西肉瘤等。卡波西肉瘤是艾滋病患者最常见的肿瘤，由人疱疹病毒 8 型感染所致，病变不仅累及皮肤，而且累及内脏，依次为肺、淋巴结、胃肠道、肝、泌尿生殖系统，甚至少数累及肾上腺、心和脾。皮肤卡波西肉瘤呈红色或紫红色，早期为平坦的斑点，进而发展为隆起的斑块，最终形成结节，并可发生糜烂、溃疡。

[常考考点] 艾滋病的分期及各期的临床表现和常见并发症。

要点五　实验室检查与其他检查

（一）常规检查

不同程度的贫血和白细胞计数降低。尿蛋白常阳性。血清转氨酶、肌酐、尿素氮可升高。

（二）免疫学检查

T 淋巴细胞绝对计数下降；CD_4^+T 淋巴细胞减少，$CD_4^+/CD_8^+ < 1.0$；链激酶、植物血凝素等迟发型变态反应性皮试常阴性。

（三）病原学检测

1. 抗体检测　抗体检测是感染诊断的"金标准"。包括筛查试验和确认试验。HIV 抗体筛查检测方法包括酶联免疫试验（ELISA）、快速检测（快速试纸条和明胶颗粒凝集试验）等，其阳性率可达 99%。HIV 抗体确认试验常用的方法是蛋白质印迹法（Western blotting，WB）。

2. 抗原检测　用 ELISA 法测血清 p24 抗原，采用流式细胞技术（flow cytometry，FCM）检测血或体液中 HIV 特异性抗原。

3. 病毒载量测定　病毒载量测定常用方法有 RT-PCR、核酸序列依赖性扩增法（NASBA）、支链 DNA（bDNA）信号放大系统。

4. 蛋白质芯片　能同时检测 HIV、HBV、HCV 联合感染者血中 HIV 和相应的抗体，应用前景较好。

（四）其他检查

X 线检查有助于了解肺部并发肺孢子菌、真菌、结核杆菌感染及卡波西肉瘤等情况。

要点六 诊断与鉴别诊断

（一）诊断标准

1.急性期 患者近期内有流行病学史和临床表现，结合实验室HIV抗体由阴性转为阳性即可诊断，或仅实验室检查HIV抗体由阴性转为阳性即可诊断。

2.无症状期 有流行病学史，HIV抗体阳性即可诊断，或仅实验室检查HIV抗体阳性即可诊断。

3.艾滋病期 有流行病学史，实验室检查HIV抗体阳性，加下述各项中的任何一项即可诊断，淋巴细胞数CD_4^+T＜200/μL也可诊断。

（1）原因不明的不规则发热，体温高于38℃持续1个月以上。
（2）慢性腹泻（每日＞3次）持续1个月以上。
（3）体重在6个月内下降10%以上。
（4）反复发作的口腔念珠菌感染。
（5）反复发作的单纯疱疹病毒、带状疱疹病毒感染。
（6）卡氏肺孢子菌肺炎。
（7）反复发生的细菌性肺炎。
（8）活动性结核或非结核分枝杆菌病。
（9）深部真菌感染。
（10）中枢神经系统占位性病变。
（11）中青年人出现痴呆。
（12）活动性巨细胞病毒感染。
（13）弓形体病。
（14）马尔尼菲青霉菌感染。
（15）反复发生的败血症。
（16）皮肤黏膜或内脏的卡波西肉瘤、淋巴瘤。另外，CD_4^+T淋巴细胞计数＜200/μL也可帮助诊断。

[常考考点] 艾滋病各期的诊断标准。

（二）鉴别诊断

艾滋病急性期应与传染性单核细胞增多症相鉴别，淋巴结肿大要注意与血液系统疾病相鉴别，还要注意和原发性CD_4^+T淋巴细胞减少症、继发性CD_4^+T淋巴细胞减少相鉴别。除流行病学史外，病原学检查是主要鉴别方法。

要点七 预防

（一）管理传染源

做好疫情报告工作，积极开展抗艾滋病病毒治疗，对高危人群进行普查，患者的血、排泄物和分泌物应进行消毒，加强国境检疫。

（二）切断传播途径

加强宣传教育，加强血液制品管理。推广使用一次性注射器。严格消毒医疗器械。提倡高危人群使用安全套。注意对HIV感染孕妇的产科干预防治。暴露后预防均采用三联药物治疗，推荐的首选方案为替诺福韦（TDF）/恩曲他滨（FTC）+整合酶抑制剂（INSTIs）。不共用牙具、剃须刀等。

（三）保护易感人群

目前尚无成功应用于易感者的疫苗。

【例题实战模拟】

A1型题

1.艾滋病患者肺部机会性感染最常见的病原体是
　　A.白色念珠菌　　B.结核杆菌　　C.疱疹病毒　　D.巨细胞病毒　　E.肺孢子虫

2.下列有关HIV病原学特点的描述，不正确的是
　　A.有HIV-1、HIV-2两型　　B.为RNA病毒　　C.属反转录病毒科

D. 主要侵犯 CD_8^+T 淋巴细胞　　　E. 慢病毒亚科

3. 下列有关 CD_4^+T 淋巴细胞受损方式及表现的描述，不正确的是

A. HIV 在细胞内复制直接使细胞破裂

B. 已受感染 CD_4^+T 淋巴细胞与未感染的形成融合细胞引起破坏

C. 游离的 gp120 与未感染 CD_4^+T 细胞结合成为靶细胞，遭受免疫损伤

D. HIV 感染骨髓干细胞，使 CD_4^+T 细胞产生减少

E. CD_4^+T 细胞可被巨噬细胞吞噬

4. 下列不符合艾滋病 4 期叙述的是

A. 急性感染期　　　　　　　　B. 前驱期　　　　　　　　C. 无症状感染期

D. 持续性全身淋巴结肿大综合征　　E. 艾滋病期

5. 下列有关艾滋病高危人群的描述，错误的是

A. 体重下降 10% 以上　　　B. 慢性咳嗽或腹泻 1 个月以上　　C. 间歇或持续发热 1 个月以上

D. 双侧腹股沟淋巴结肿大　　E. 反复出现疱疹或慢性播散性单纯疱疹感染

6. 下述不属于艾滋病的主要传播途径的是

A. 性接触　　B. 注射及输血和血制品　　C. 母婴传播　　D. 器官移植　　E. 消化道传播

7. 下列消毒措施对 HIV 不敏感的是

A. 高压蒸气消毒法　　B. 75% 乙醇　　C. 0.2% 次氯酸钠　　D. 焚烧　　E. 紫外线

A2 型题

8. 患者，男，40 岁。因反复机会性感染入院，检查发现患者伴发卡波西肉瘤。诊断应首先考虑

A. 先天性胸腺发育不全　　B. 腺苷脱氨酶缺乏症　　C. X-连锁低丙种球蛋白血症

D. 艾滋病　　　　　　　　E. 选择性 IgA 缺乏症

【参考答案】

1.E 2.D 3.E 4.B 5.D 6.E 7.E 8.D

细目五　流行性出血热

【考点突破攻略】

流行性出血热（epidemic hemorrhagic fever，EHF）又称肾综合征出血热（hemorrhagic fever with renal syndrome，HFRS），是由汉坦病毒（Hantavirus，HV）引起的一种自然疫源性急性传染病。临床上以发热、低血压休克和肾损害为主要表现。

要点一　病原学

汉坦病毒属于布尼亚病毒科汉坦病毒属（Hantavirus，HV），为单股负链 RNA 病毒，圆形或卵圆形，直径平均为 122nm（70～210nm）。有双层包膜，外膜上有微突。其基因组分为大（L）、中（M）、小（S）三个不同片段。S 基因编码核蛋白，M 基因编码膜蛋白（G_1、G_2），L 基因编码聚合酶。核蛋白是病毒主要结构蛋白之一，G_1 和 G_2 糖蛋白构成病毒的包膜。汉坦病毒的核蛋白有较强的免疫原性和稳定的抗原决定簇。核蛋白中含补体结合抗原，不含中和抗原。膜蛋白中含中和抗原和血凝抗原，膜蛋白具有血凝活性，对病毒颗粒黏附于受染宿主的细胞表面及随后病毒脱衣壳进入胞浆起重要作用。

由于抗原结构的差异，汉坦病毒目前至少有 23 个以上血清型，WHO 认定的有 Ⅰ～Ⅳ 型。由于病毒型别不同，对人类的致病性亦不同。Ⅰ 型汉滩病毒（野鼠型）引起的病情较重；Ⅱ 型汉城病毒（家鼠型）病情中等；Ⅲ 型普马拉病毒（PUUV）主要宿主是欧洲棕背鼠，病情较轻；Ⅳ 型希望山病毒（田鼠型）迄今未见发病；Ⅴ 型辛诺柏病毒（鹿型）为汉坦病毒肺综合征（Hantavirus pulmonary syndrome，HPS）的病原，又称为 HPS 病毒。在我国流行的主要是 Ⅰ 型、Ⅱ 型，近年来发现有 Ⅲ 型。

汉坦病毒对乙醚、氯仿、丙酮等脂溶剂和去氧胆酸盐敏感，不耐热和不耐酸，高于 37℃ 及 pH5.0 以下易被灭活，56℃ 30 分钟或 100℃ 1 分钟可被灭活。对紫外线、乙醇和碘酒等消毒剂敏感。

要点二 流行病学

（一）传染源

汉坦病毒具有多宿主性和动物源性，其中以鼠类为主要传染源，在我国是黑线姬鼠（野鼠型）、褐家鼠（家鼠型）等。虽然患者早期的血、尿中携带病毒，但人不是主要的传染源。

（二）传播途径

病毒通过鼠等宿主动物的血及唾液、尿、粪便等排出，主要传播途径有：

1. 呼吸道传播 含出血热病毒的鼠排泄物污染尘埃后形成的气溶胶颗粒经呼吸道吸入感染。

2. 消化道传播 进食被染毒鼠排泄物污染的食物后感染。

3. 接触传播 被鼠类咬伤或破损伤口接触带病毒的鼠类排泄物或血液而感染。

4. 垂直传播 孕妇患病后可经胎盘感染胎儿。

5. 虫媒传播 寄生于鼠类身上的革螨或恙螨可通过叮咬人而传播。

（三）易感人群

人群普遍易感。感染后多显性发病，隐性感染率较低，野鼠型为3%～4%，家鼠型隐性感染率稍高，为5%～16%。青壮年发病率高。病后可获持久免疫。

（四）流行特征

1. 地区性 本病流行广泛，主要分布在欧亚两大洲，我国疫情最重，发病人数占全球的90%。本病好发于我国海拔500米以下的地区，主要分布在丰水带、多水带和过渡带的农业区。我国于20世纪30年代初开始流行于黑龙江下游两岸，以后逐渐向南、向西蔓延，近年来几乎遍及全国各地。

2. 季节性和周期性 全年均有散发，但有明显的季节高峰。野鼠型发病以秋冬季为多，高峰在11月份～次年1月份，部分地区5～7月份有小高峰。家鼠型发病以春夏季为多，高峰在3～5月份。本病的发病率有一定的周期性波动，以姬鼠为主要传染源的疫区，一般相隔数年有一次较大流行。

3. 人群分布 各年龄组均可发病，发病的多少与接触传染源的机会多少有关。发病以青壮年为主，儿童极少见，男性多于女性，野外工作人员及农民发病率高。

[常考考点] 流行性出血热的传染源、传播途径、易感人群和流行特征。

要点三 发病机制与病理

（一）发病机制

发病机制尚未完全阐明，一般认为病毒感染是发病的始动环节，一方面导致受感染的细胞功能和结构损害，另一方面诱发机体的异常免疫反应引起组织损伤。

1. 病毒直接作用 在病毒血症期，几乎所有的脏器组织中均可检出汉坦病毒抗原。病毒对人体呈泛嗜性感染，侵入人体后可随血流侵袭全身的小血管、毛细血管内皮细胞及血小板、单核细胞，并在其中繁殖，造成小血管和毛细血管的损伤，导致多器官病理损害和功能障碍。

2. 免疫损伤作用 病毒释放的抗原与机体产生的特异性抗体结合形成大量的免疫复合物，沉积于肾、血管壁等处，在补体的参与下引起相应器官和组织的炎症和损伤；细胞因子和介质（IL-1、TNF、前列腺素、内皮素等）也可引起组织损伤。

病程的3～7日，由于全身小血管和毛细血管广泛受损，通透性增加，血浆大量外渗使血容量下降引起的低血压休克，称原发性休克。以后在肾衰竭期间，因水盐平衡失调，继发感染和内脏大出血等，可引起继发性休克。HFRS患者出血的原因在不同时期有不同因素，发热期出血是由于毛细血管损伤、血小板减少和功能异常所致。低血压休克期至多尿期，主要是弥散性血管内凝血（DIC）导致凝血机制异常。此外，血小板减少和功能障碍、肝素类物质增加和尿毒症等亦能导致出血。本病的肾脏损害与肾血流量不足、免疫复合物沉积、肾间质水肿致使肾小管被压受阻、肾素、血管紧张素Ⅱ的激活等因素有关，致使肾小球滤过率下降，肾小管重吸收功能受损。

（二）病理

流行性出血热的基本病理变化为全身小血管和毛细血管变性、坏死。以肾脏病变最明显，其次是心、肝、脑等脏器。由于广泛性小血管病变和血浆外渗，使周围组织水肿、出血，引起各重要脏器实质损害和功能障碍，其中以肾髓质、右心房内膜、脑垂体和肾上腺皮质最明显。

[常考考点] 流行性出血热早期休克的主要原因是血浆外渗。流行性出血热早期出血的原因主要为血管脆性增加及血小板减少。

要点四 临床表现

本病潜伏期为 4～46 日，一般为 7～14 日。

典型患者的临床经过可分为发热期、低血压休克期、少尿期、多尿期及恢复期五期。非典型和轻型病例可出现越期或不典型表现，而重症患者则可出现发热期、休克期和少尿期之间的重叠。

1. 发热期 主要表现为感染中毒症状、毛细血管损伤和肾脏损害。

起病急骤，突然畏寒、发热，体温在 1～2 日内可达 39～40℃，热型多为弛张热或稽留热，一般持续 3～7 日。同时出现全身中毒症状，高度乏力，周身酸痛，常有典型的"三痛"（头痛、腰痛、眼眶痛），常伴较突出的胃肠道症状。

毛细血管损伤主要表现为"三红"征：颜面、颈部及上胸部呈弥漫性潮红，酒醉貌。颜面和眼睑浮肿，眼结膜充血，球结膜水肿。发病 2～3 日软腭充血明显，两腋下、上胸部、颈及肩部等皮肤有散在、簇状或搔抓样、条索状出血点，束臂试验常阳性，少数患者有鼻出血、咯血、黑便等。如皮肤迅速出现大片瘀斑或腔道出血，表示病情严重，可能并发DIC。

发病 1～2 日即可出现肾脏损害，表现为蛋白尿、血尿和少尿倾向，有时尿中可见膜状物。

2. 低血压休克期 主要为低血容量休克的表现。一般发生于病程第 4～6 日，迟者可于 8～9 日出现。热退后病情反而加重是本期的特点。体温开始下降或退热后不久，患者出现低血压，重者发生休克。可引起 DIC、心力衰竭、水及电解质平衡失调、脑水肿、呼吸窘迫综合征、急性肾衰竭（多脏衰）等。本期多不超过 24 小时，时间越长，病情越重。

3. 少尿期 少尿期与低血压休克期常无明显界限，两者经常重叠或接踵而至，也可由发热期直接进入少尿期。少尿期多发生于病程第 5～8 日，持续时间一般为 2～5 日。24 小时尿量少于 400mL 为少尿，少于 50mL 为无尿。可引起尿毒症、酸中毒和水电解质紊乱，重者可出现高血容量综合征和肺水肿。可并发内脏出血或原有出血加重、感染等。患者常有厌食、恶心、呕吐、腹胀、腹泻、头晕、头痛、烦躁不安、嗜睡、抽搐、甚至昏迷等表现。

4. 多尿期 多尿期一般出现在病程第 9～14 日，持续时间一般为 7～14 日，短者 1 日，长者可达数月之久。根据尿量和氮质血症情况可分以下三期：

（1）移行期：每天尿量由 400mL 增至 2000mL，此期虽尿量增加，但血尿素氮和肌酐等反而升高，症状加重，不少患者因并发症而死于此期，宜特别注意观察病情。

（2）多尿早期：每天尿量超过 2000mL，氮质血症未见改善，症状仍重。

（3）多尿后期：尿量每天超过 3000mL，并逐日增加，氮质血症逐步下降，精神食欲逐日好转，此期每天尿量可达 4000～8000mL，少数可达 15000mL 以上。此期若水和电解质补充不足或继发感染，可发生继发性休克，亦可发生低血钠、低血钾等症状。

5. 恢复期 一般在病程的 3～4 周开始，随着肾功能的恢复，每日尿量逐渐恢复至 2000mL 以内。症状逐渐消失，精神及食欲好转，完全康复尚需 1～3 个月。

临床分型：根据发热高低、中毒症状轻重和出血、休克、肾功能损害严重程度的不同，临床上可分为 5 型：①轻型：体温 39℃ 以下，中毒症状轻，除出血点外无其他出血现象，肾损害轻，无休克和少尿。②中型：体温 39～40℃，中毒症状较重，有明显球结膜水肿，病程中收缩压低于 90mmHg 或脉压小于 30mmHg，有明显出血和少尿期，尿蛋白（+++）。③重型：体温＞40℃，中毒症状及渗出体征严重，可出现中毒性精神症状，并出现休克，有皮肤瘀斑和腔道出血，休克和肾损害严重，少尿持续 5 天以内或无尿 2 天以内。④危重型：在重型基础上合并出现以下情况之一者：难治性休克；有重要脏器出血；少尿超过 5 天或无尿 2 天以上，BUN 超出 42.84mmol/L（120mg/dL）；出现心力衰竭、肺水肿；出现脑水肿、脑出血或脑疝等中枢神经合并症；严重继发感染。⑤非典型：发热 38℃ 以下，皮肤黏膜可有散在出血点，尿蛋白（±），血、尿特异性抗原或抗体阳性者。

[常考考点] 流行性出血的临床分期及各期的特点。

要点五 实验室检查与其他检查

（一）一般检查

1. 血常规

（1）白细胞计数：第 3 病日后逐渐升高，可达（15～30）×10^9/L，少数重症患者可达（50～100）×10^9/L。

（2）白细胞分类：发病早期中性粒细胞增多，核左移，有中毒颗粒。重症患者可见幼稚细胞，呈类白血病反应。第1～2病日后出现异型淋巴细胞，4～6病日达高峰。

（3）血红蛋白和红细胞：发热后期至低血压休克期血红蛋白和红细胞数升高，可达150g/L和$5.0×10^{12}/L$以上。

（4）血小板：从第2病日起开始减少，一般在（50～80）$×10^9/L$左右，休克期与少尿期最低，并可见异型血小板。

2. 尿常规

（1）尿蛋白：第2病日即可出现，第4～6病日尿蛋白常达（+++）或（++++），如突然出现大量尿蛋白则有助于诊断。部分病例尿中出现膜状物，这是大量尿蛋白与红细胞和脱落上皮细胞相混合的凝聚物。

（2）显微镜检：可见红细胞、白细胞和管型。此外尿沉渣中可发现巨大的融合细胞，其中可检出流行性出血热病毒抗原。

3. 血液生化检查

（1）血尿素氮及肌酐：多数患者在低血压休克期，少数患者在发热后期，尿素氮和肌酐开始升高，多尿移行期末达高峰，多尿后期开始下降。

（2）血酸碱度：发热期血气分析以呼吸性碱中毒多见，休克期和少尿期以代谢性酸中毒为主。

（3）电解质：血钠、氯、钙在本病各期中多数降低；血磷、镁等则增高；血钾在少尿期多升高，其他期多降低。

（4）肝功能：约50%的患者血清转氨酶升高，少数患者血清胆红素升高。

4. 凝血功能检查 发热期开始血小板减少及功能异常。若出现DIC，血小板常减少至$50×10^9/L$以下。DIC的高凝期出现凝血时间缩短，消耗性低凝期则纤维蛋白原降低、凝血酶原时间延长和凝血酶时间延长，进入纤溶亢进期则出现纤维蛋白降解物（FDP）升高。

5. 其他检查

（1）心电图：可出现窦性心动过缓或过速、传导阻滞等心律失常和心肌受损表现。高血钾时出现T波高尖，低血钾时出现U波等。

（2）眼压和眼底：部分患者眼压增高，眼压明显增高者常预示为重症。脑水肿患者可见视乳头水肿。

（3）胸部X线：约30%的患者有肺水肿、淤血表现，约20%的患者出现胸腔积液和胸膜反应。

（二）血清学检查

特异性抗体检测：发病第2日即能检出特异性IgM抗体1∶20为阳性，为临床常用的早期诊断依据。IgG抗体1∶40为阳性或1周后两次抗体滴度上升4倍或以上有诊断意义。发病早期血清、白细胞内可检出病毒抗原，有诊断意义。

（三）病原学检查

应用RT-PCR检测汉坦病毒RNA，敏感性高，有早期诊断价值。

要点六 诊断与鉴别诊断

（一）诊断

1. 流行病学资料 在流行地区、流行季节，最长潜伏期内有疫区逗留史或直接、间接与鼠类或其粪便有接触史。

2. 临床表现 包括发热、出血、肾损害三大主症，"三红"、"三痛"，热退病情反而加重，有临床五期经过等。

3. 实验室检查 外周血WBC增多，早期出现异型淋巴细胞（>7%）与血小板减少；尿蛋白于短期内急剧增加，如见膜状物及包涵体更有助于诊断。血清特异性IgM抗体阳性，血或尿标本病毒抗原或病毒RNA阳性可确定诊断。

（二）鉴别诊断

发热期应与上呼吸道感染、流感、流行性脑脊髓膜炎、钩端螺旋体病、败血症等疾病相鉴别；低血压休克期应与中毒性菌痢、休克型肺炎等相鉴别；少尿期应与急性肾小球肾炎及其他原因引起的急性肾衰竭相鉴别；出血明显者需与消化性溃疡出血、血小板减少性紫癜及其他原因所致DIC等鉴别；腹痛为主要表现者应与外科急腹症相鉴别。

要点七 治疗

早发现，早休息，早治疗和少搬动（"三早一少"）是关键。治疗以综合疗法为主，早期可应用抗病毒治疗。治疗中要注意防治休克、出血、肾衰竭和继发感染。

（一）发热期

1. 抗病毒 发病3日内可给予利巴韦林，每日1g，静脉滴注，疗程3～5日，可抑制病毒，减轻病情和缩短病程。

2. 减轻外渗 应早期卧床休息。为降低血管通透性，可给予芦丁、维生素C、输注平衡盐液等。发热后期给予20%

甘露醇 125～250mL，以提高血浆渗透压，减轻外渗和组织水肿。

3. 改善中毒症状 高热以物理降温为主，慎用发汗退热药，以防大汗进一步丧失血容量；中毒症状重者可给予地塞米松 5～10mg，静脉注射；呕吐频繁者给予甲氧氯普胺 10mg，肌内注射。

4. 预防 DIC 给予低分子右旋糖酐或丹参注射液静脉滴注，以降低血液黏滞度。

（二）低血压休克期

主要是抗休克，力争稳定血压，预防重要脏器衰竭。

1. 补充血容量 宜早期、快速和适量。争取 4 小时内稳定血压，但要适量，以防引起肺水肿、心衰。液体应晶胶结合，以平衡盐液为主。对休克较重者，可用双渗平衡盐液（即每升各种电解质含量加一倍）以达到快速补充血容量的目的。常用的胶体溶液有低分子右旋糖酐、甘露醇、血浆和白蛋白等。

2. 纠正酸中毒 休克引起组织器官血液灌注不足，无氧酵解增加，乳酸生成增多，导致代谢性酸中毒，且易诱发 DIC，降低心肌收缩力和血管对血管活性物质的反应性，不利于休克的纠正。常用 5% 碳酸氢钠，可根据血气分析或 CO_2CP 结果分次给予，或根据病情，每次 60～80mL，每日 1～4 次。由于 5% 碳酸氢钠注射液渗透压为血浆的 4 倍，故既能纠酸，亦有扩容作用。

3. 使用血管活性药 经补液、纠酸后，升高的血红蛋白已恢复正常，但血压仍不升高或不稳定者，可应用血管活性药物如多巴胺、间羟胺等，多巴胺 100～200mg/L 静脉注入，具有扩张内脏血管和增强心肌收缩作用。山莨菪碱具有扩张微血管，解除血管痉挛作用，可应用 0.3～0.5mg/kg，静脉滴注。

4. 应用糖皮质激素 糖皮质激素具有降低毛细血管通透性、减少外渗、降低外周血管阻力、改善微循环作用，还可稳定细胞膜及溶酶体膜，减轻休克时器官实质细胞损害，常用地塞米松 10～20mg 静脉滴注。

5. 强心 有心衰者可给予强心剂。

（三）少尿期

治疗以稳定机体内环境，促进利尿，导泻和透析治疗为主。

1. 稳定机体内环境

（1）维持水、电解质、酸碱平衡：由于部分患者少尿期与休克期重叠，因此少尿早期需与休克所致的肾前性少尿相鉴别。肾性少尿应严格控制输入量，每日补液量为前 1 日的出量加 500～700mL。此期极易出现高血钾，应注意监测血钾和心电图。

（2）减少蛋白分解，控制氮质血症：给予高糖、高维生素和低蛋白饮食。不能进食者，每日静脉输入高渗葡萄糖 200～300g，并加入适量胰岛素。

（3）维持酸碱平衡：患者常有代谢性酸中毒，可根据血气分析结果或 CO_2CP 检测结果，用 5% 碳酸氢钠溶液纠正。

2. 促进利尿 少尿的原因之一是肾间质水肿压迫肾小管，少尿初期可应用 20% 甘露醇 125mL 静脉注射，以减轻肾间质水肿。用后若利尿效果明显可重复应用 1 次，但不宜大量应用。常用利尿剂为呋塞米，从小量开始，可逐步加大每次 100～300mg，4～6 小时重复静脉滴注。亦可试用血管扩张剂如酚妥拉明或山莨菪碱等。

3. 导泻和放血疗法 为预防高血容量综合征和高血钾，无消化道出血者可进行导泻，以通过肠道排出体内多余的水分和钾离子等。常用甘露醇 25g，2～3 次/日，口服。亦可用 50% 硫酸镁溶液 40mL 或中药口服。患者如出现高血容量综合征可紧急放血。

4. 透析疗法 目前常用腹膜透析和血液透析，以血液透析效果更佳。透析指征为少尿持续 4 日以上或无尿 24 小时以上，并存在以下情况之一者：①尿素氮 > 28.56mmol/L。②高分解状态，尿素氮每日升高 > 7.14mmol/L。③血钾 > 6mmol/L，心电图有 T 波高耸等高血钾表现。④高血容量综合征或伴肺水肿者。⑤极度烦躁不安或伴脑水肿者。根据血尿素氮情况，每 2～3 日透析一次，每次 5～6 小时。如尿量达每日 2000mL 以上，尿素氮下降，高血容量综合征或脑水肿好转后，可以停止透析。

（四）多尿期

移行期和多尿早期的治疗同少尿期。多尿后期主要是维持水和电解质平衡，防治继发感染。

1. 维持水与电解质平衡 给予半流质和富含钾的食物。补充水分以口服为主，不能进食者可以静脉补液。

2. 防治继发感染 由于免疫功能下降，本期极易发生呼吸道和尿路感染，因此需注意口腔卫生，必要时对室内空气进行消毒。应及时发现和治疗继发感染，禁用肾毒性药物。

（五）恢复期

应注意补充营养，适当休息，逐步恢复活动量。出院后仍应休息 1～2 个月。定期复查肾功能、血压和垂体功能。

（六）积极防治并发症

病程中应积极防治腔道大出血、心衰、肺水肿、急性呼吸窘迫综合征及各种继发感染等。

[常考考点] 流行性出血热各期的治疗原则和措施。

要点八　预防

1. **控制传染源**　防鼠、灭鼠是预防本病的关键措施。
2. **切断传播途径**　注意食品卫生，防止食品被鼠类污染；注意个人防护，不用手接触鼠及其排泄物；注意灭螨。
3. **保护易感人群**　疫区内高危人群可接种疫苗。

【例题实战模拟】

A1 型题

1. 肾综合征出血热的"三大"主症是
   A. 发热、休克、少尿　　　　　B. 出血、休克、肾损害　　　　C. 发热、出血、肾损害
   D. 发热、出血、"三痛"　　　　E. 休克、少尿、"三痛"

2. 肾综合征出血热早期休克的主要原因是
   A. 病毒血症　　B. 血浆外渗　　C. 心肌损害　　D. 微血管痉挛　　E. 电解质紊乱

3. 肾综合征出血热早期出血的原因主要是
   A. 弥散性血管内凝血　　　　　B. 尿毒症所致的凝血障碍　　　C. 肝素类物质增加
   D. 血管脆性增加及血小板减少　E. 凝血因子不足

4. 下列不属于肾综合征出血热早期外周血象改变的是
   A. 白细胞计数增高　　　　　　B. 类白血病样反　　　　　　　C. 嗜酸性粒细胞减少以至消失
   D. 异型淋巴细胞增多　　　　　E. 血小板减少

5. 肾综合征出血热休克期，不宜首先使用的药物是
   A. 平衡盐　　B. 碳酸氢钠　　C. 低分子右旋糖酐　　D. 血管活性药物　　E. 高渗葡萄糖

6. 有关肾综合征出血热少尿期的治疗原则，描述错误的是
   A. 稳定内环境　　B. 高蛋白饮食　　C. 促进利尿　　D. 导泻和放血　　E. 透析

A2 型题

7. 患者，男，29岁，农民。突起发热，伴头痛，眼眶痛，腰痛。病程第4日就诊时热已退，血压偏低，球结膜水肿、出血，胸背部见条索点状瘀点，前日24小时尿量300mL。该病例最可能的诊断是
   A. 败血症　　B. 血小板减少性紫癜　　C. 肾综合征出血热　　D. 钩端螺旋体病　　E. 流行性感冒

8. 患者，女，27岁。突起寒战，高热，恶心，呕吐，腰痛已6天。体检：重病容，眼睑浮肿，球结膜及胸部皮肤充血，腋下见少许点状出血点，血压75/55mmHg，怀疑肾综合征出血热。本例必须首先考虑的治疗措施是
   A. 慎用升压药　　　　　　　　B. 补充血容量　　　　　　　　C. 纠正酸中毒
   D. 小剂量肝素抗 DIC　　　　　E. 选用抗病毒治疗

【参考答案】

1.C　2.B　3.D　4.C　5.D　6.B　7.C　8.B

细目六　狂犬病

【考点突破攻略】

狂犬病（rabies）又称恐水病（hydrophobia），是由狂犬病毒（Rabies virus）引起的以侵犯中枢神经系统为主的人畜共患急性传染病。人多因被病兽咬伤而感染。临床表现为恐水、怕风、狂躁、恐惧不安、流涎和咽肌痉挛，最终发生瘫痪而危及生命。病死率几乎100%。

要点一 病原学

狂犬病毒属弹状病毒科拉沙病毒属。病毒形似子弹，由核衣壳和包膜组成。核衣壳是由单股负链RNA及其外面包裹的N蛋白构成。狂犬病毒有两种主要抗原。一种为病毒外膜上的糖蛋白，能与乙酰胆碱受体结合，使病毒具有神经毒性，并使体内产生中和抗体及血凝抑制抗体。另一种为内层的核蛋白，可使体内产生补体结合抗体和沉淀素，无保护作用。从患者和病兽体内所分离的病毒称野毒株或街毒株（street virus），其特点是毒力强，经多次兔脑连续传代后成为固定株（fixed virus）。固定株毒力降低，对人和犬失去致病力，但仍然保持其免疫原性，可供制作疫苗。

狂犬病毒易被紫外线、甲醛、70%乙醇、汞和季胺类化合物（如苯扎溴铵）等灭活。不耐热，100℃加热2分钟可灭活。在冰冻干燥条件下可保存数年。

要点二 流行病学

（一）传染源

带狂犬病毒的动物是本病的传染源。我国由病犬传播的狂犬病占80%～90%，其次为猫、猪、牛、马等家畜和狼。发达国家野生动物（如狐狸、蝙蝠、臭鼬和浣熊等）逐渐成为重要传染源。患病动物唾液中含有多量的病毒，于发病前数日即具有传染性。隐性感染的犬、猫等兽类亦有传染性。一般来说狂犬病的患者不是传染源，因其唾液所含病毒量较少。

（二）传播途径

本病主要通过被患病动物咬伤传播。黏膜和发肤也是病毒的重要侵入门户，少数可在宰杀病犬过程中被传染。此外，亦有经呼吸道及角膜移植传播的报道。

（三）易感人群

人群普遍易感。人被病犬咬伤后发病率为15%～20%，被病兽咬伤后是否发病与下列因素有关：①咬伤部位：头、面、颈、手指处被咬伤后发病机会多。②咬伤的严重性：创口深而大者发病率高。③局部处理情况：咬伤后迅速彻底清洗者发病机会少。④及时、全程、足量注射狂犬疫苗和免疫球蛋白者发病率低。⑤被咬伤者免疫功能低下或免疫缺陷者发病机会多。

[常考考点] 狂犬病的主要传染源是病犬，主要传播途径是被患病动物咬伤。

要点三 发病机制与病理

1. 发病机制 狂犬病病毒经皮肤或黏膜破损处进入机体后，对神经组织有很强的亲和力，沿末梢神经和神经周围间隙的体液进入与咬伤部位相当的背根节和脊髓段，然后沿脊髓上行至脑，并在脑组织中繁殖。发病机制分为三个阶段：①局部组织内小量繁殖期。病毒自咬伤部位入侵后，在伤口附近肌细胞内缓慢繁殖，在4～6日内侵入周围神经，此时患者可无任何自觉症状。②侵入中枢神经期。病毒沿周围传入神经迅速上行，到达背根神经节后大量繁殖，然后侵入脊髓和中枢神经系统，主要侵犯脑干及小脑等处的神经元，亦可在扩散过程中终止于某部位，形成特殊的临床表现。③从中枢神经向各器官扩散期。病毒自中枢神经再沿传出神经侵入各组织与器官，如唾液腺和舌浆液腺等。由于迷走神经核、舌咽神经核和舌下神经核受损，可以发生呼吸肌、吞咽肌痉挛，出现恐水、呼吸困难、吞咽困难等症状。交感神经受刺激，使唾液分泌和出汗增多。迷走神经节、交感神经节和心脏神经节受损时，可发生心血管系统功能紊乱或猝死。

2. 病理 病理变化主要为急性播散性脑脊髓炎，脑膜多正常，脑实质和脊髓充血、水肿及微小出血灶。病毒从受伤部位传入神经，经背根神经节、脊髓入脑，故咬伤部位相应的背根神经节、脊髓段病变一般比较严重，延髓、海马、脑桥、小脑等处受损也较显著。镜下：在肿胀或变性的神经细胞浆中可见到一至数个圆形或卵圆形直径3～10nm的嗜酸性包涵体，即内氏小体（Negri body），HE染色后呈樱桃红色，常见于海马及小脑浦肯野等细胞中。内氏小体为病毒集落，是本病特异且具有诊断价值的病变。

[常考考点] 内氏小体是狂犬病特异且具有诊断价值的病变。

要点四 临床表现

潜伏期长短不一，短的5日，最长可达10年以上，一般1～3个月。儿童、头面部咬伤、伤口深者潜伏期短。此外，与入侵病毒的数量、毒力及宿主的免疫力也有关。典型病例临床表现分为三期。

（一）前驱期

常有发热、头痛、乏力、纳差、恶心、周身不适等症状。对痛、声、风、光等刺激开始敏感，并有咽喉紧缩感。50%～80%患者伤口部位及其附近有麻木、发痒、刺痛或虫爬、蚁走感，由于病毒刺激周围神经元引起。本期持续2～4日。

（二）兴奋期

患者高度兴奋，表现为极度恐惧、恐水、恐风。恐水是本病的特殊症状，但不一定每例都出现，典型表现在饮水、见水、听流水声或谈及饮水时，可引起严重咽喉肌痉挛。患者渴极而怕饮水，饮而不能下咽，常伴有声嘶和脱水。因声带痉挛，吐字不清，声音嘶哑，甚至失音。怕风亦是本病常见的症状，微风、吹风、穿堂风等可引起咽肌痉挛。

由于自主神经功能亢进，患者出现大汗流涎，体温可达40℃以上，心率快，血压升高，瞳孔扩大，但患者神志大多清醒，部分患者可出现精神失常、定向力障碍、幻觉、谵妄等。病程进展很快，多在发作中死于呼吸或循环衰竭。本期持续1～3日。

（三）麻痹期

痉挛减少或停止，患者逐渐安静，出现弛缓性瘫痪，尤以肢体软瘫为多见。呼吸变慢及不整，心搏微弱，神志不清，最终因呼吸麻痹和循环衰竭而死亡。本期持续6～18小时。

本病全程一般不超过6日。除上述狂躁型外，尚有以脊髓或延髓病变为主的麻痹型（静型），但较为少见，临床上无兴奋期、无恐水。常见高热、头痛、呕吐、肢体瘫痪、腱反射消失、共济失调和大小便失禁，呈横断性脊髓炎或上行性麻痹等症状，最终因瘫痪死亡。

[常考考点] 狂犬病的临床分期及各期典型的临床表现。

要点五 实验室检查

（一）血、尿常规和脑脊液检查

白细胞总数（10～20）×10⁹/L不等，中性粒细胞多在80%以上。尿常规可发现轻度蛋白尿，偶见透明管型。脑脊液压力正常或轻度升高，蛋白稍升高，细胞数低于200×10⁶/L，以淋巴细胞为主，糖和氯化物正常。

（二）病原学检查

抗原检查，可取患者的脑脊液或唾液直接涂片、角膜印片，或咬伤部位皮肤组织或脑组织通过免疫荧光法检测抗原，阳性率可达98%。此外，还可使用快速狂犬病酶联免疫吸附法检测抗原。

用患者唾液、脑脊液或死后脑组织混悬液接种动物，分离病毒；用死者脑组织印压涂片或做病理切片，用染色镜检及直接免疫荧光法检查内氏小体，阳性率为70%～80%；用RT-PCR检测狂犬病毒核酸；取角膜印片或有神经元纤维的皮肤切片，用免疫荧光抗体染色检查狂犬病毒抗原。以上任何一项阳性时可确诊。

（三）病毒抗体检测

可采用间接免疫荧光法进行检测，缺少早期诊断价值，主要用于流行病学调查或证实狂犬病诊断。

要点六 诊断与鉴别诊断

（一）诊断

根据患者过去被病兽或可疑病兽咬伤、抓伤史及典型的临床症状，如恐水、恐风、咽喉肌痉挛等，即可做出临床诊断。但在疾病早期，儿童及咬伤不明确者易误诊。确诊有赖于病原学检测或尸检发现脑组织内氏小体。

（二）鉴别诊断

本病应与病毒性脑炎、破伤风、吉兰-巴雷综合征、脊髓灰质炎等疾病相鉴别，流行病学资料和特殊症状是鉴别要点。

要点七 治疗

狂犬病是所有传染病中最凶险的疾病，一旦发病，预后极差。目前无特效治疗方法，强调在咬伤后及时预防性治疗，对发病后患者以对症综合治疗为主。包括：严格隔离患者，防止唾液等污染；病室要避光、安静、没有噪音和流水声；注意营养、水及电解质的平衡；对狂躁者可用镇静剂，如苯巴比妥或地西泮；有心动过速、高血压时，可用β受体阻滞剂；有脑水肿时给予脱水治疗；采取一切措施维护患者心血管系统和呼吸系统功能。呼吸衰竭是死亡的主要原因，必要时采用气管切开、人工呼吸机等措施维持呼吸，纠正呼吸衰竭。

[常考考点] 强调在咬伤后及时预防性治疗。对发病后患者以对症综合治疗为主。

要点八　预防

目前狂犬病尚无有效的治疗方法，病死率接近100%，必须加强预防工作。

1. 控制传染源　家养的犬，应进行登记，定期进行预防接种。发现野犬、狂犬立即捕杀，尸体应深埋，不准食用。对疑似狂犬者，应设法捕获，并隔离观察10日。如死亡或出现症状，应取脑组织检查，深埋或焚毁。

2. 伤口的处理　对刚被咬伤者，要及时治疗。在咬伤的当时，先局部挤压、针刺使其尽量出血，再用20%肥皂水充分冲洗创口，后用5%碘酊反复涂拭。除非伤及大血管需紧急止血外，伤口一般不予缝合或包扎，以便排血引流。如有抗狂犬病免疫球蛋白或免疫血清，则在伤口底部和周围行局部浸润注射。此外，要注意预防破伤风及细菌感染。

[常考考点] 狂犬咬伤的伤口处理方法。

3. 预防接种

（1）疫苗接种：可用于暴露后预防，也可用于暴露前预防。我国是狂犬病流行地区，凡是被犬咬伤或被其他动物咬伤、抓伤者或医务人员的皮肤破损处被狂犬病患者唾液沾染时，均需作暴露后预防接种。暴露前预防主要用于高危人群，即兽医、山洞探险者、从事狂犬病毒的研究人员和动物管理人员。国内主要采用VERO细胞疫苗和地鼠肾细胞疫苗。暴露后预防：共接种5次，每次2mL肌注，在0、3、7、14、28日各注射1次。严重咬伤者，可于0～6日，每日注射疫苗1针，以后分别于10、14、30、90日各注射1次，常可取得防治效果。暴露前预防：共接种3次，每次2mL肌注，于0、7、28日进行，1～3年加强注射一次。

（2）免疫球蛋白注射：常用马或人源性抗狂犬病毒免疫球蛋白和免疫血清，以人狂犬免疫球蛋白（HRIG）为佳，按照20U/kg计算，特别严重的可加倍计算，总量的一半在创伤处作浸润性注射，剩余剂量在臀部作肌内注射。过敏者可以脱敏注射。

[常考考点] 狂犬病的疫苗预防接种方法。

【例题实战模拟】

A1 型题

1. 狂犬病的主要传染源是
    A. 病犬　　B. 猫　　C. 狼　　D. 狐狸　　E. 蝙蝠
2. 狂犬病的主要传播途径是
    A. 黏膜侵入　　B. 呼吸道吸入　　C. 角膜移植　　D. 被患病动物咬伤　　E. 眼结膜接触病兽唾液
3. 裸露的皮肤被轻咬，出现无出血的轻微抓伤，正确的处置方法是
    A. 无须处理伤口，立即接种狂犬病疫苗　　B. 无须进行处置　　C. 立即消毒被抓伤的部位即可
    D. 处理伤口，立即接种狂犬病疫苗　　E. 注射消炎药物
4. 狂犬病病理变化中特异的且具有诊断价值的病变为
    A. 急性播散性脑脊髓炎　　　　　　B. 脑膜多正常　　　　　　C. 脑实质和脊髓充血水肿
    D. 内氏小体　　　　　　　　　　　E. 脊髓段病变一般比较严重
5. 右耳被咬破，且致伤动物不能确定健康时，正确的处置方法是
    A. 消毒后，立即接种狂犬病疫苗即可
    B. 立即注射消炎药物，不处理伤口
    C. 立即处理伤口，注射狂犬病被动免疫制剂，并接种狂犬病疫苗
    D. 立即处理伤口，并注射狂犬病被动免疫制剂即可
    E. 处理伤口，并立即注射消炎药物
6. 左小腿部被咬破，且致伤动物不能确定健康时，下列处置错误的是
    A. 用20%的肥皂水和一定压力的流动清水交替彻底清洗、冲洗伤处至少15分钟
    B. 彻底冲洗后用2%～3%碘酒、碘伏或者75%酒精涂擦伤口
    C. 彻底冲洗后用75%酒精涂擦伤口
    D. 就诊时如伤口已结痂也应对伤口进行处理
    E. 在伤口局部行浸润注射抗狂犬病免疫球蛋白即可

7. 下列关于狂犬病疫苗接种的描述，错误的是
   A. 上臂三角肌肌内注射或臀部注射
   B. 2岁以下婴幼儿可在大腿前外侧肌内注射
   C. 首次暴露后的狂犬病疫苗接种应当越早越好
   D. 可用于暴露后预防
   E. 也可用于暴露前预防
8. 关于狂犬病疫苗接种程序的描述，正确的是
   A. 一般咬伤者于0、3、7、14和28日各注射狂犬病疫苗1个剂量
   B. 注射当天剂量加倍，第3、7、14和28日各注射狂犬病疫苗1个剂量
   C. 于0、4、8、16和28日各注射狂犬病疫苗1个剂量
   D. 2岁以下的儿童每针次均接种0.5个剂量
   E. 暴露前预防适用于所有人群
9. 狂犬病典型病例临床表现分为三期，下列正确的是
   A. 前驱期、兴奋期、麻痹期　　B. 潜伏期、前驱期、兴奋期　　C. 前驱期、兴奋期、恢复期
   D. 兴奋期、麻痹期、恢复期　　E. 潜伏期、前驱期、麻痹期
10. 狂犬病最具特征性的临床表现是
    A. 发热、头痛、乏力、周身不适　　B. 咽喉紧缩感　　C. 伤口部位及周围有麻木、发痒、刺痛感
    D. 恐水、恐风　　E. 弛缓性瘫痪

【参考答案】
1.A　2.D　3.D　4.D　5.C　6.D　7.A　8.A　9.A　10.D

细目七　流行性乙型脑炎

【考点突破攻略】

流行性乙型脑炎（epidemic encephalitis B）亦称日本脑炎（Japanese encephalitis），简称乙脑，是经蚊虫传播乙型脑炎病毒而引起的以脑实质炎症为主要病变的中枢神经系统急性传染病。临床上以高热、意识障碍、抽搐、病理反射及脑膜刺激征为特征。重症患者常出现呼吸衰竭，病死率高，部分可留有严重后遗症。

要点一　病原学

乙型脑炎病毒（encephalitis B virus）属虫媒病毒乙组的黄病毒科，直径40～50nm，球形，核心为单股正链RNA，包被有单股多肽的核衣壳蛋白，外层为脂质包膜，镶嵌有糖基化蛋白（E蛋白）和非糖基化蛋白（M蛋白）。E蛋白是病毒的主要抗原成分，可诱导机体产生中和抗体和血凝抑制抗体，有助于临床诊断和流行病学调查。

乙脑病毒对热、乙醚和酸等常用消毒剂敏感，100℃ 2分钟、56℃ 30分钟即可灭活，但耐低温和干燥，用冰冻干燥法在4℃冰箱中可保存数年。在蚊虫体内繁殖的适宜温度为25～30℃。

要点二　流行病学

（一）传染源

乙脑是人畜共患的自然疫源性疾病，人和动物感染乙脑病毒后可发生病毒血症，成为传染源。人感染后病毒血症期短暂，血中病毒含量少，不是主要的传染源。家畜、家禽和鸟类均可感染乙脑病毒。猪的感染率高，感染后血中病毒含量多，病毒血症期长，且猪的饲养范围广，更新快，是本病主要的传染源。蝙蝠可作为本病的长期储存宿主和传染源。一般在人类乙脑流行前1～2个月，先在家禽、家畜中流行，故检测猪的乙脑病毒感染率可预测当年在人群中的流行趋势。

（二）传播途径

乙脑主要通过蚊虫叮咬而传播。在国内传播乙脑病毒的蚊种有26种，三带喙库蚊是主要的传播媒介，其次是东方伊蚊和中华按蚊。蚊虫叮咬感染乙脑病毒的动物后，乙脑病毒先在蚊虫肠内增殖，然后移行至唾液腺，在唾液中保持较高

浓度，并通过叮咬将病毒传给人或其他动物，再由动物感染更多蚊虫，形成蚊－动物（猪）－蚊循环。蚊虫亦是乙脑病毒的长期储存宿主，可带病毒越冬，并通过蚊卵传代。被感染的候鸟、蝙蝠等也可作为乙脑病毒的越冬宿主。

（三）易感人群

人群对乙脑病毒普遍易感。感染乙脑病毒后多为隐性感染，显性或隐性感染之比为1：（300～2000）。感染后可获得持久的免疫力。母亲传递的抗体对婴儿具有保护作用。

四、流行特征

东南亚和西太平洋地区是乙脑的主要流行区，我国除东北北部、青海、新疆、西藏外均有乙脑流行。热带地区全年均可发病，温带和亚热带地区主要集中在7～9月份，这主要与蚊虫繁殖、气温、雨量及人口流动（如大学新生入学、新兵入伍）、交通状况、卫生措施（防蚊灭蚊）等因素有关。发病人群以10岁以下儿童为主，尤以2～6岁儿童发病率为高。近年由于儿童和青少年广泛接种疫苗，发病率已明显下降，成人和老年人的发病率相对增加。由于感染病毒后绝大多数为隐性感染或亚临床型，乙脑呈高度散发性，家庭成员中多人同时发病少见。

［常考考点］乙脑的病原体、传染源、传播途径和易感人群。

要点三　发病机制与病理

（一）发病机制

人被带有乙脑病毒的蚊虫叮咬后，乙脑病毒进入体内，经淋巴管或毛细血管侵入单核－吞噬细胞内繁殖，达一定量后进入血流，引起病毒血症。病毒可通过血－脑屏障进入中枢神经系统，引起脑实质病变。乙脑病毒进入机体后是否发病以及病情的严重程度，一方面与感染病毒的数量与毒力有关，另一方面则取决于机体的免疫力。如机体免疫功能强时，感染后只发生短暂的病毒血症，病毒迅速被清除，不侵入中枢神经系统，仅表现为隐性感染或轻型病例，并可获得持久免疫力。若机体免疫功能低下，侵入机体的病毒数量多且毒力强时，则乙脑病毒可侵入中枢神经系统引起脑实质损害。脑寄生虫感染（如脑囊虫病）、癫痫、高血压、脑外伤及脑血管病等可使乙脑病毒较易侵入中枢神经系统。

乙脑患者脑组织损伤主要与乙脑病毒对神经组织的直接侵袭有关，可致神经细胞坏死、胶质细胞增生及炎性细胞浸润。此外，乙脑病毒可诱发机体产生免疫攻击，导致小血管和毛细血管损伤，可引起脑组织循环障碍及坏死。

（二）病理

本病为全身性感染，但主要病变在中枢神经系统。乙脑患者的脑组织病变范围较广，以大脑皮质、间脑和中脑变最为严重，可累及脊髓。部位越低，损伤越轻。主要病理变化包括神经细胞肿胀、变性及坏死，可液化形成镂空筛网状软化灶；脑实质淋巴细胞和单核细胞浸润，胶质细胞弥漫性增生；脑实质及脑膜血管充血扩张，大量浆液渗出，形成脑水肿。

［常考考点］乙脑病变最严重的部位是大脑皮质、脑干及基底核。

要点四　临床表现

乙脑潜伏期为4～21日，一般为10～14日。人感染乙脑病毒后，大多数患者不产生任何临床症状，部分患者仅出现发热、头痛，少数患者表现出高热、头痛、呕吐、颈项强直、惊厥、意识障碍、呼吸衰竭等典型乙型脑炎表现。典型患者可分为4期。

（一）初期

病程的1～3日。起病急骤，发热，体温在1～2日内达到39～40℃，伴头痛、食欲不振、呕吐，多有嗜睡和精神倦怠。少数患者可有颈项强直。头痛是乙脑最常见和最早出现的症状，疼痛部位不定。

（二）极期

病程的4～10日，具有诊断意义的症候多在此期出现，多为脑实质损害的表现。

1. 高热　此期发热达顶点，可达40℃以上，一般持续7～10日，重者可达3周。病情与体温成正比，发热越高，持续时间越长，病情越重。

2. 意识障碍　表现可轻可重，可见嗜睡、谵妄、昏迷或定向力障碍等。意识障碍最早可见于病程的1～2日，以3～8日多见，一般持续1周左右，重者可长达1个月以上。昏迷的深浅、持续时间的长短与病情的严重性和预后有关。

3. 惊厥或抽搐　多于病程第2～5日出现，发生率40%～60%，是病情严重的表现。可由脑实质炎症、脑缺氧、脑水肿及高热等原因引起。可见局部或全身性、阵发性或强直性抽搐，历时数分钟或数十分钟不等，可反复发生，并伴有意识障碍，重者伴有呼吸暂停、发绀、痰鸣声。

4. 呼吸衰竭 为本病最严重的表现之一，也是最主要的死亡原因（占70%～80%），多见于深度昏迷的患者。主要为中枢性呼吸衰竭。由于脑实质炎症、缺氧、脑水肿、颅内高压、脑疝和低血钠脑病等所致，其中以脑实质病变，尤其延脑呼吸中枢病变为主要原因。表现为呼吸浅表、节律不整、双吸气、叹息样呼吸、潮式呼吸、下颌呼吸，甚至呼吸停止。脑疝引起的呼衰多发生于第5～6病日内，发展很快，可迅速出现呼吸停止，同时伴有瞳孔变化、血压升高、肌张力增强。有时可出现周围性呼吸衰竭，多由脊髓病变导致膈肌或肋间肌麻痹或呼吸道痰阻、肺部感染等所致，表现为呼吸困难、呼吸先快后慢、胸式或腹式呼吸减弱，发绀，但呼吸节律基本整齐。一般以中枢性呼吸衰竭为主，或两者皆有之。

5. 颅内高压及脑膜刺激征 患者多有不同程度的颅内压增高，表现为剧烈的头痛、喷射性呕吐、血压增高、脉搏变慢。同时可伴有脑膜刺激征，如颈项强直、凯尔尼格征和布鲁津斯基征阳性。婴幼儿因囟门未闭常表现为前囟隆起而脑膜刺激征缺如。重者可出现脑疝，以颞叶疝（小脑幕切迹疝）较多见，表现为昏迷突然加深，呼吸节律异常，疝侧瞳孔散大和上睑下垂，对侧肢体瘫痪和锥体束征阳性。双侧瞳孔不等大是脑水肿所致钩回疝的早期表现。由于脑水肿和钩回疝使脑干错位，进一步可发生小脑扁桃体疝（枕骨大孔疝），表现为极度躁动、面色苍白、眼球固定、瞳孔散大或对光反射消失、呼吸节律异常，或血压下降、呼吸骤停而死亡。

6. 其他神经系统症状和体征 乙脑的神经系统表现多在病程10天内出现，第2周后较少出现新的神经症状和体征。常有浅反射先减弱后消失，膝、跟腱反射等深反射先亢进后消失，锥体束征阳性。昏迷时，除浅反射消失外，可有肢体强直性瘫痪、偏瘫或全瘫，伴肌张力增高，还可伴膀胱和直肠麻痹（大、小便失禁或尿潴留）。此外，根据病变部位不同，可出现颅神经损伤或自主神经功能紊乱的表现。

高热、抽搐和呼吸衰竭是乙脑极期的严重表现，三者相互影响，互为因果。

（三）恢复期

病程的8～12日，患者体温逐渐下降，于2～5日内降至正常，神经系统症状和体征逐日好转，一般于2周左右可完全恢复。重症患者可留有神志迟钝、痴呆、失语、多汗、吞咽困难、颜面瘫痪、四肢强直性瘫痪或扭转痉挛等。经积极治疗后大多数患者可于6个月内恢复。

（四）后遗症期

发病半年后，5%～20%重症患者仍有意识障碍、痴呆、失语、肢体瘫痪、扭转痉挛和精神失常等，称为后遗症。经积极治疗及耐心的护理可有不同程度的恢复。癫痫后遗症可持续终生。

（五）并发症

以支气管肺炎最常见，多因昏迷患者呼吸道分泌物不易咳出，或应用人工呼吸器后引起。其次为肺不张、败血症、尿路感染、褥疮等。重型患者可因应激性溃疡致上消化道大出血。

（六）临床分型

1. 轻型 体温39℃以下，神志始终清楚，有轻度头痛、恶心呕吐、嗜睡等，无抽搐，脑膜刺激征不明显。病程5～7日。

2. 普通型 体温39～40℃，嗜睡或浅昏迷，偶有抽搐及病理反射阳性，脑膜刺激征明显。病程7～14日，多无后遗症。

3. 重型 体温40℃以上，昏迷，反复或持续性抽搐，病理反射阳性，浅反射消失，深反射先亢进后消失。可有肢体瘫痪或呼吸衰竭。病程多在2周以上，恢复期常有精神异常、瘫痪、失语等，部分患者留有不同程度后遗症。

4. 极重型（暴发型） 起病急骤，体温于1～2日内升至40℃以上，常反复或持续性抽搐，深度昏迷，迅速出现脑疝及中枢性呼吸衰竭等。多于3～5日内死亡，幸存者多有严重后遗症。

流行期间以轻型和普通型多见。

[常考考点] 乙脑的临床分期及极期的临床表现。

要点五 实验室检查

（一）血象

白细胞总数增高，多为（10～20）×10^9/L，中性粒细胞80%以上，嗜酸性粒细胞常减少。部分患者血象始终正常。

（二）脑脊液

脑脊液压力增高，外观清或微混，白细胞计数多为（50～500）×10^9/L，个别可达1000×10^9/L以上，分类早期以中性粒细胞稍多，以后以单核细胞为主，糖及氯化物正常，蛋白质轻度升高。部分病例于病初脑脊液检查正常。

（三）血清学检查

1. 特异性 IgM 抗体测定 <u>目前多用此法进行早期诊断</u>。一般在病后 3～4 天即可出现，脑脊液中最早在病程第 2 天测到，两周达高峰。检测方法有酶联免疫吸附试验（ELISA）、间接免疫荧光法、2-巯基乙醇（2-ME）耐性试验。

2. 血凝抑制试验 血凝抑制抗体出现较早，一般在病后 4～5 天出现，2 周达高峰，抗体水平维持数年，可用于临床诊断及流行病学调查。

3. 补体结合试验 为 IgG 抗体，多在发病后 2 周出现，5～6 周达高峰，1 年后消失。主要用于回顾性诊断或流行病学调查。

[常考考点] 特异性 IgM 抗体对乙脑有早期诊断价值。

（四）病原学检查

1. 病毒分离 病程第 1 周内死亡病例的脑组织中可分离到病毒（一般采用小白鼠脑内接种法），但脑脊液和血中不易分离到病毒。

2. 病毒抗原或核酸检测 在组织、血液或其他体液中采用直接免疫荧光或 RT-PCR 法检测。

要点六 诊断与鉴别诊断

（一）诊断

1. 流行病学资料 严格的季节性（7～9 月），10 岁以下儿童多见。但近年来成人病例有增加趋势。

2. 临床特征 起病急、高热、头痛、呕吐、意识障碍、抽搐、病理征及脑膜刺激征阳性等。

3. 实验室检查 <u>外周血白细胞及中性粒细胞均增高</u>；<u>脑脊液压力高，细胞数轻度增高，蛋白稍高，糖及氯化物正常</u>；<u>血清特异性 IgM 抗体或脑脊液抗原检测阳性可作出早期诊断</u>；根据<u>血凝抑制试验或补体结合试验可作出回顾性诊断</u>。

[常考考点] 乙脑的诊断依据。

（二）鉴别诊断

1. 中毒性菌痢 本病与乙脑均多发生于夏秋季，10 岁以下儿童多见，但起病较乙脑更急，常在发病 24 小时内迅速出现高热、抽搐、意识障碍和循环衰竭。脑膜刺激征常阴性，脑脊液多正常。<u>肛拭子取便或生理盐水灌肠镜检，可见大量白细胞或脓细胞</u>。

2. 结核性脑膜炎 发病无季节性，<u>多有结核病史或接触史</u>。起病缓慢，病程长，脑膜刺激征明显。<u>脑脊液检查呈毛玻璃样</u>，氯化物与糖降低，蛋白增高明显，放置后可见网状物及薄膜产生，<u>其薄膜涂片或培养可见抗酸杆菌</u>。胸部 X 片、眼底及结核菌素试验等有助于诊断。

3. 化脓性脑膜炎 患者脑膜刺激征显著，<u>脑脊液外观混浊</u>，细胞数常在 $1000×10^9/L$ 以上，中性粒细胞占 90% 以上，蛋白明显升高，糖明显降低，脑脊液及<u>血液细菌学检查可找到相应的病原菌</u>。脑膜炎球菌所致者，多发生于冬春季，皮肤黏膜常有瘀点、瘀斑。其他化脓菌所致者多可找到原发病灶。

4. 其他病毒性脑炎 如单纯疱疹病毒、腮腺炎病毒、肠道病毒等均可引起脑炎，临床表现与乙脑相似，鉴别困难。确诊有赖于血清学检查或病毒分离。

[常考考点] 乙脑与中毒性菌痢、结核性脑膜炎、化脓性脑膜炎的鉴别。

要点七 治疗

目前在病原学治疗方面尚无特效的抗病毒药物，早期可试用利巴韦林、干扰素等。主要是采取积极对症治疗、支持治疗和护理。重点处理好高热、抽搐和呼吸衰竭等危重症候，降低病死率和防止后遗症的发生。

（一）一般治疗

患者应住院隔离于有防蚊和降温设备的病室，控制室温在 30℃ 以下。昏迷患者要注意口腔及皮肤清洁，定时翻身、拍背、吸痰，防止继发肺部感染和褥疮发生。注意保护角膜。昏迷及抽搐患者应设床栏以防坠床，并防止舌被咬伤。注意水及电解质平衡，重症患者应输液，成人每日 1500～2000mL，小儿每日 50～80mL/kg，并酌情补充钾盐，纠正酸中毒，但输液量不宜过多，以防脑水肿。昏迷者可予鼻饲。

（二）对症治疗

<u>高热、抽搐及呼吸衰竭是危及患者生命的三大症候</u>，且可互为因果，形成恶性循环，必须及时处理。

1. 降温 以物理降温为主，药物降温为辅，同时降低室温，使肛温控制在 38℃ 左右。

（1）物理降温：可用冰敷额、枕部和体表大血管部位（腋下、颈部及腹股沟等），酒精擦浴，冷盐水灌肠等。

（2）药物降温：适当应用退热药，防止过量退热药物致大量出汗而引起虚脱。

（3）亚冬眠疗法：适于高热伴抽搐者，以氯丙嗪和异丙嗪每次各0.5～1mg/kg肌内注射，每4～6小时1次，并配合物理降温。疗程3～5天。用药过程要密切观察患者生命体征变化，注意保持呼吸道通畅。

2. 止痉 包括去除病因及镇静解痉。①高热所致者以降温为主。②脑水肿所致者以脱水降低颅内压为主，可用20%甘露醇快速静脉滴注或推注（20～30分钟内），每次1～2g/kg，根据病情每4～6小时重复应用一次，同时可合用糖皮质激素、呋塞米、50%高渗葡萄糖注射液等。③因脑实质病变引起的抽搐，可使用镇静剂，首选地西泮，成人每次10～20mg，小儿每次0.1～0.3mg/kg（每次不超过10mg），肌内注射或缓慢静脉注射；水合氯醛鼻饲或灌肠，成人每次1～2g，小儿每次60～80mg/kg（每次不超过1g）。巴比妥钠可用于预防抽搐，成人每次0.1～0.2g，小儿每次5～8mg/kg，肌内注射。

3. 防治呼吸衰竭 积极降温、控制颅内压以防止呼吸衰竭的发生。根据引起呼吸衰竭的原因给予相应的治疗：①氧疗。可选用鼻导管或面罩给氧，纠正患者缺氧状态。②由脑水肿所致者应用脱水剂。③中枢性呼吸衰竭有呼吸表浅、节律不整或发绀时，可用呼吸兴奋剂，首选山梗菜碱，成人每次3～9mg，小儿每次0.5～0.2mg/kg，静脉注射或静脉滴注，亦可用尼可刹米、山梗菜碱、二甲弗林等交替使用。若缺氧明显时，可经鼻导管使用高频呼吸器治疗（送氧压力0.4～0.8kg/cm²，频率80～120次/分）。④呼吸道分泌物梗阻所致者，吸痰和加强翻身引流。若痰液黏稠，可雾化吸入α糜蛋白酶5mg，伴支气管痉挛可用0.25%～0.5%异丙肾上腺素雾化吸入，并适当用抗菌药物防治细菌感染。为保持呼吸道通畅，必要时可行气管插管或气管切开。⑤改善微循环，减轻脑水肿，可用血管扩张剂，如东莨菪碱，成人每次0.3～0.5mg，小儿每次0.02～0.03mg/kg，稀释于葡萄糖注射液中静注或静滴，15～30分钟重复使用一次，时间1～5天。此外，尚可用酚妥拉明、山莨菪碱等。

[常考考点] 乙脑的对症治疗措施。

（三）糖皮质激素的应用

目前对糖皮质激素应用意见不一。有学者认为其有抗炎、退热、降低毛细血管通透性和渗出、减轻脑水肿等作用。也有学者认为其有抑制免疫功能，增加继发感染机会，且疗效不明显，不主张使用。对于重症患者，可早期、短程应用。

（四）恢复期及后遗症处理

细心护理，防止褥疮和感染的发生；进行功能训练，包括吞咽、语言和肢体功能锻炼；理疗、针灸、按摩、体疗、高压氧、中药治疗等对智力、语言和运动功能的恢复有一定疗效。

要点八 预防

以防蚊、灭蚊及预防接种为预防乙脑的关键。

1. 控制传染源 隔离患者和疑似患者至体温正常。本病主要传染源是家畜，尤其是未经流行季节的幼猪，故应加强对家畜的管理，搞好饲养场所的环境卫生，人畜居地分开。流行季节前可对幼猪进行疫苗接种，减少猪群的病毒血症，能有效控制人群乙脑的流行。

2. 切断传播途径 防蚊、灭蚊为主要措施，包括灭越冬蚊和早春蚊，消灭蚊虫孳生地。可用蚊帐、驱蚊剂等防蚊。

3. 保护易感人群 预防接种是保护易感人群的关键措施。目前我国使用的是地鼠肾细胞灭活疫苗和减毒活疫苗，接种后抗体阳转率达85%～98%。接种对象以6～12个月的婴幼儿为主，初种两次，每次0.5mL，两次间隔1～2周，接种后2年和6～10周岁时分别加强注射一次。对于初次进入流行区的人员，可按初种方法，接种两次。疫苗接种应在乙脑开始流行前一个月完成。应注意不能与伤寒三联菌苗同时注射，有中枢神经系统疾患和慢性酒精中毒者禁用。

[常考考点] 以防蚊、灭蚊及预防接种为预防乙脑的关键。

【例题实战模拟】

A1型题

1. 乙脑与流脑的临床鉴别，最重要的是
   A. 意识障碍的出现与程度　　　B. 生理反射异常及出现病理反射　　　C. 抽搐发作的程度
   D. 皮肤瘀点及瘀斑　　　　　　E. 颅内压升高程度，呼吸衰竭的出现

2. 乙脑病程中最早出现的抗体是
   A. 中和抗体　　B. 血凝抑制抗体　　C. 补体结合抗体　　D. 特异性IgM抗体　　E. Vi抗体

3. 乙型脑炎三大严重症状是

A. 高热、抽搐和昏迷　　B. 高热、昏迷和呼吸衰竭　　C. 高热、脑膜刺激征和呼吸衰竭

D. 高热、抽搐和呼吸衰竭　　E. 高热、失语和呼吸衰竭

4. 鉴别中毒性菌痢与乙型脑炎的重要依据是

A. 高热、昏迷、惊厥　　B. 季节性　　C. 肠道症状　　D. 脑脊液常规　　E. 传染性

5. 下列不是乙脑的常见后遗症的是

A. 失语　　B. 强直性瘫痪　　C. 弛缓性瘫痪　　D. 扭转痉挛　　E. 精神失常

6. 下列不属于乙脑极期的临床表现特点的是

A. 高热惊厥　　　　　　B. 意识障碍如嗜睡、昏睡、昏迷

C. 颅高压表现及呼吸衰竭　　D. 瘫痪多不对称，肢体松弛，肌张力减退，腱反射消失

E. 脑膜刺激征及病理征阳性

7. 下列不是乙脑病理特征的是

A. 中枢神经系统小血管内皮细胞肿胀、坏死、脱落

B. 神经细胞变性与坏死

C. 胶质细胞增生和炎症细胞浸润

D. 神经组织出现局灶性坏死，形成软化灶

E. 大脑两半球表面及颅底的软脑膜充血，浆液性及纤维蛋白性渗出

8. 下列不属于流行性乙型脑炎的流行特征的是

A. 乙脑主要分布于亚洲

B. 温、热带地区流行高峰常在7～9月，与本地区蚊虫密度高峰相一致

C. 气温在35℃以上，雨量多便可出现流行

D. 呈高度散发，家庭成员中很少有多人同时发病

E. 发病以10岁以下儿童居多，以2～6岁最常见

9. 下列不属于乙脑中枢性呼吸衰竭的原因的是

A. 延髓呼吸中枢损害　　　　B. 脑水肿　　　　C. 低血钠性脑病

D. 脑疝形成　　　　E. 脊髓前角细胞病变致呼吸肌麻痹

10. 乙脑病变最严重的部分是

A. 大脑皮质　　B. 脊髓　　C. 间脑　　D. 中脑　　E. 大脑皮质、间脑和中脑

A2型题

11. 患者，男，8岁。确诊为乙脑，住院第3日血压明显升高，瞳孔大小不等，颈强直，有呼吸暂停。应首先采取的急救措施是

A. 糖皮质激素　　B. 镇静，镇痉　　C. 呋塞米　　D. 吸氧　　E.20%甘露醇降颅压

12. 某地区近年来每逢夏季就有一种传染病流行，且多发生于儿童，主要表现为发热、头痛、呕吐，第3～4天出现意识障碍，严重者伴抽搐及呼吸异常，经治疗后多数人于病程2周后痊愈，5%～20%的重症病人留有神经系统后遗症，病死率为3%～10%。为预防该病再度流行，在其综合性预防措施中，应以下列哪项为主

A. 控制和管理好病人　　　　B. 控制和管理好病猪　　　　C. 防蚊和灭蚊

D. 注射丙种球蛋白　　　　E. 防蚊灭蚊和预防接种

【参考答案】

1.D　2.D　3.D　4.D　5.C　6.D　7.E　8.C　9.E　10.E　11.E　12.E

第三单元 细菌感染

细目一 流行性脑脊髓膜炎

【考点突破攻略】

流行性脑脊髓膜炎（epidemic cerebrospinal meningitis）简称流脑，是由脑膜炎奈瑟菌（Neisseria meningitidis）引起的一种急性化脓性脑膜炎，以突发高热、头痛、呕吐、皮肤黏膜瘀点和脑膜刺激征为主要临床表现。本病经呼吸道传播，冬春季多见，全球分布，呈散发或流行，儿童易患。部分患者暴发起病，可迅速致死。

要点一 病原学

脑膜炎奈瑟菌属奈瑟菌属，革兰染色阴性双球菌，呈肾形或卵圆形，有荚膜，无芽孢。依据表面特异性荚膜多糖抗原的不同，目前将本菌分为A、B、C、D、X、Y、Z、29E、W135、H、I、K、L共13个菌群，其中以A、B、C三群最常见。在我国长期流行的菌群90%以上为A群，B群和C群散发，但随着A群菌苗的广泛预防接种，近年B群在有些地区有上升趋势，C群流行也增多，毒力较强，可致暴发型流脑。该菌仅存于人体，可从带菌者鼻咽部及患者的血液、脑脊液、皮肤瘀点中检出，专性需氧，对营养要求较高。细菌裂解后可释放内毒素，具有强烈致病性，是重要的致病因子。

该菌在体外能形成自溶酶，易死亡，对寒冷、干燥、阳光、紫外线及一般消毒剂均敏感。

要点二 流行病学

1.传染源 患者和带菌者是本病的传染源，流行期间人群带菌率高达50%，感染后细菌寄生在正常人鼻咽部，人是唯一宿主，患者易于被发现和隔离，而带菌者不易被发现，因此带菌者作为传染源的意义更重要。流行期间以A群为主，B和C群以散发为主。

2.传播途径 病原菌主要通过咳嗽、喷嚏、说话等由飞沫借空气经呼吸道传播。因病原菌在体外的生活能力极弱，间接传播机会很少，但密切接触，如同睡、怀抱、喂乳、亲吻等对2岁以下婴幼儿造成传播。

3.人群易感性 人群普遍易感。但新生儿有来自母体的特异性抗体，成人则从多次流行过程中隐性感染获得免疫，故发病以15岁以下少年儿童多见，尤以6个月至2岁的婴幼儿高发。人群感染后60%~70%呈无症状带菌者，绝大多数不治而愈，发病者仅占1%。感染后对同种菌群可获得久免疫力，非同种菌群间有一定交叉免疫，但不持久。

4.流行特征 本病遍及全世界，我国各地区均有病例发生。本病全年散发，但以冬春季高发，一般发病集中在11月至来年5月，3、4月份为高峰。我国曾先后发生多次全国性大流行，流行菌株以A群为主，带菌率达50%以上。自1985年开展A群疫苗接种以来，发病率持续下降，未再出现全国性大流行。近几年有上升趋势，尤其是B群和C群有增多的趋势，在个别省份先后发生了C群的局部流行。

[常考考点] 流脑的传染源、传播途径、易感人群。

要点三 发病机制与病理

（一）发病机制

病原菌自鼻咽部侵入人体。脑膜炎奈瑟菌不同菌株的侵袭力不同，最终是否发病以及病情的轻重取决于细菌和宿主间的相互作用。

内毒素是重要的致病因素，内毒素通过刺激内皮细胞、吞噬细胞等释放大量细胞因子，导致血管痉挛、内皮细胞损伤，引起局部出血、坏死、细胞浸润及栓塞，还可致微循环障碍，有效循环血量减少，引起感染性休克。脑膜炎奈瑟菌内毒素较其他内毒素更易激活凝血系统，在休克早期便出现弥散性血管内凝血（DIC）及继发性纤溶亢进，进一步加重微循环障碍、出血和休克，最终造成多器官功能衰竭。

一旦病原菌随血流突破血脑屏障，进入脑脊液，即引起脑膜和脊髓膜化脓性炎症，严重者还可延及脑实质，引起颅内压增高。严重脑水肿时脑疝形成，患者可因呼吸衰竭而迅速死亡。

（二）病理

败血症期，主要病变为血管内皮损害，血管壁炎症、坏死和血栓形成及血管周围出血。皮肤、皮下组织、黏膜和浆膜等可出现局灶性出血，肺、心、胃肠道和肾上腺亦可有广泛出血。

脑膜炎期的病变在软脑膜和蛛网膜。早期主要以血管充血、少量浆液性渗出及局灶性小出血多见，进一步发展则见大量纤维蛋白、中性粒细胞及血浆外渗，脑脊液混浊，呈化脓性改变。颅底由于化脓性炎症的直接侵袭和炎症后粘连，可引起视神经、展神经、动眼神经、面神经、听神经等颅神经损害。暴发型脑膜脑炎型的病变主要在脑实质，脑细胞有明显充血和水肿。颅内压明显增高者易形成枕骨大孔疝和天幕裂孔疝。少数慢性患者由于脑室孔阻塞和脑脊液循环障碍而发生脑积水。

要点四 临床表现

潜伏期1～7日，一般为2～3日。

（一）普通型

约占全部病例的90%。可分为以下各期：

1. 前驱期（上呼吸道感染期） 多数患者无症状，少数患者有低热、咽痛、轻咳、鼻咽分泌物增多等上呼吸道感染症状，持续1～2天。此期传染性最强。

2. 败血症期 多数患者起病后迅速出现寒战、高热、头痛、呕吐、全身乏力、肌肉酸痛及精神萎靡等症状。幼儿则见哭闹拒乳、烦躁不安、皮肤感觉过敏及惊厥等。此期重要的体征是皮疹，约70%的患者可有皮肤黏膜的瘀点、瘀斑。病情严重者瘀点、瘀斑可迅速扩大，甚至可因血栓形成而发生皮肤大片坏死。此外，约10%的患者可出现唇周及其他部位单纯疱疹，少数患者伴脾脏肿大，关节疼痛。多数患者于1～2日内发展为脑膜炎期。

3. 脑膜炎期 此期患者高热及毒血症持续，中枢神经系统症状加重。患者头痛欲裂，喷射性呕吐，血压增高，脉搏减慢，烦躁或谵妄，脑膜刺激征阳性；严重者可出现呼吸或循环衰竭。婴儿脑膜刺激征可缺如，前囟隆起有助诊断。此期持续2～5日。

4. 恢复期 此期患者体温渐降至正常，症状好转，瘀斑、瘀点消失，神经系统检查正常，一般1～3周痊愈。

[常考考点] 流脑普通型的分期及各期的临床表现。

（二）暴发型

此型病势凶险，病死率高，如不及时抢救，常于24小时内危及生命，儿童高发。

1. 休克型 急骤起病，寒战高热。严重者体温上升，头痛呕吐，精神萎靡，常于短期（12小时）内出现遍及全身的瘀点、瘀斑，且迅速扩大融合成片，伴中央坏死。继而出现面色苍灰，唇指发绀，皮肤花斑，肢端厥冷，呼吸急促，尿少，脉搏细速，血压下降等急性循环衰竭的症状，易发生DIC。脑膜刺激征大多缺如，脑脊液大多澄清，细胞数正常或轻度增加，血培养多为阳性。

2. 脑膜脑炎型 主要以中枢神经系统症状为主。患者除高热、剧烈头痛、喷射样呕吐外，意识障碍加深，且迅速陷入昏迷，频繁惊厥，锥体束征阳性，血压可持续升高，视盘可见水肿，严重者可发生脑疝而致呼吸衰竭。

3. 混合型 兼有上述两型的临床表现，是本病最严重的一型，病死率最高。

[常考考点] 流脑暴发型的分型。

（三）轻型

多发生于本病流行后期。病变轻微，热势不高，可有轻度头痛、咽痛等，皮肤黏膜可见少数出血点。

（四）慢性型

极少见，多为成人，以间歇发热、皮疹及关节疼痛为特征，诊断主要依据发热期反复多次的血培养阳性。

要点五 实验室检查

（一）血象

白细胞明显增加，一般在$20×10^9$/L左右，中性粒细胞比例为80%～90%。

（二）脑脊液检查

明确诊断的重要方法，初起或休克型患者脑脊液多无改变。其他型可见脑脊液压力升高，外观混浊，白细胞明显增高，蛋白质增高，而糖及氯化物明显降低。但流脑初期或经抗菌药物治疗后，脑脊液改变可以不典型。

（三）细菌学检查

1. 涂片 刺破皮肤瘀点，挤出少量组织液，或脑脊液沉淀涂片，革兰染色后查找病原体，阳性率可达60%～80%，因此为早期诊断本病的重要方法。

2. 细菌培养 取患者血液、瘀斑组织液、脑脊液、骨髓等做病原菌培养，阳性者可确诊，但阳性率低。应在使用抗菌药物前采集标本。

（四）血清学检查

1. 特异性抗原检测 应用对流免疫电泳法、乳胶凝集试验、酶联免疫吸附试验、放射免疫法等，检测血、脑脊液中的脑膜炎奈瑟菌抗原，具有灵敏度高、特异性强、快捷等优点。主要用于早期诊断，阳性率90%以上。

2. 特异性抗体检测 应用间接血凝法、杀菌抗体测定等。如恢复期血清效价大于急性期4倍以上，则有诊断价值，阳性率可达70%。但因抗体多在发病1周后才开始升高，故无早期诊断价值。

（五）分子生物学检查

应用PCR技术检测血清和脑脊液中的脑膜炎奈瑟菌DNA，敏感性、特异性高。

[常考考点] 流脑的实验室（脑脊液、血清学、细菌学）阳性检查结果。

要点六　诊断与鉴别诊断

（一）诊断

1. 流行病学资料 冬春季发病，当地有本病发生或流行，或与患者密切接触。

2. 临床表现 突起高热、头痛、呕吐，皮肤黏膜瘀点、瘀斑，脑膜刺激征。

3. 实验室检查 白细胞及中性粒细胞明显升高，脑脊液呈化脓性改变，尤其是细菌学培养阳性及流脑特异性血清免疫检测阳性为确诊的主要依据。

[常考考点] 流脑的诊断依据。

（二）鉴别诊断

1. 其他化脓性脑膜炎 常继发于其他感染、颅脑外伤、手术等，例如肺炎、中耳炎、皮肤疖肿、颅脑手术、腰穿、麻醉、手术造影等。无季节性，确诊有赖于细菌学检测。

2. 流行性乙型脑炎 有严格季节性，在7～9月间流行。无皮肤黏膜瘀点，脑脊液澄清，白细胞很少超过$1.0×10^9$/L，以淋巴细胞为主，糖和氯化物正常。血清或脑脊液特异性IgM抗体检测有诊断价值。

3. 结核性脑膜炎 起病缓，病程长，有结核病史或密切接触史，有低热、盗汗、消瘦等结核常见症状，无皮肤瘀点，无季节性。脑脊液呈毛玻璃，白细胞在$0.5×10^9$/L以下，以淋巴细胞为主。脑脊液涂片可检出抗酸杆菌。

4. 虚性脑膜炎 败血症、伤寒、肺炎等全身性感染常因有高毒血症而发生脑膜刺激征。脑脊液除压力增高外，其余一般正常。

5. 中毒型细菌性痢疾 夏秋季高发，脑脊液检查阴性，粪便常规检查及细菌培养有助于鉴别。

[常考考点] 流脑与乙脑和结脑的鉴别。

要点七　治疗

（一）普通型流脑的治疗

1. 一般治疗 早诊断、早隔离，保证液体量、热量及电解质供应。密切观察病情变化，加强护理，防止褥疮、呼吸道感染及其他并发症。

2. 病原治疗 一旦高度怀疑流脑，应在30分钟内给予抗菌治疗。

（1）青霉素：为首选药，较大剂量青霉素能使脑脊液内药物达到有效浓度，从而获得满意疗效。成人剂量为800万U，每8小时一次。儿童剂量为20万～40万U/kg，分3次加入5%葡萄糖液内静脉滴注，疗程5～7天。对青霉素过敏者禁用。

（2）头孢菌素类：第三代头孢菌素对脑膜炎奈瑟菌抗菌活性高，易通过血脑屏障。C群菌株可作为首选。头孢噻肟，成人2g，儿童50mg/kg，每6小时1次。头孢曲松，成人2g，儿童50～100mg/kg，每12小时静脉滴注1次，疗程7天。

（3）氯霉素：对脑膜炎奈瑟菌敏感，脑脊液中药物浓度高。因其有骨髓抑制作用，故不作首选。成人剂量为800万U，每8小时一次。儿童剂量为20万～40万U/kg，分3次加入5%葡萄糖液内静脉滴注，疗程5～7天。对青霉素过敏者禁用。

（4）磺胺类药：磺胺嘧啶或复方磺胺甲噁唑脑脊液中药物浓度高，但因其副作用多、耐药菌株增多，故已较少选用。

以上各种抗菌药物的疗程均为5～7日。用药1～2日病情不见缓解或加重者，应调整抗菌治疗方案。

3. 对症治疗 高热时可用物理及药物降温；惊厥时可用地西泮；颅内高压时应予脱水剂。

[常考考点]流脑的病原治疗首选青霉素，其次为第三代头孢菌素。

（二）暴发型流脑的治疗

1. 休克型

（1）病原治疗：首选第三代头孢菌素或青霉素，用法同前。还可联合用药。

（2）抗休克治疗：①扩充血容量及纠正酸中毒治疗：最初1小时内成年人1000mL，儿童10～20mL/kg，快速静脉滴注。输注液体为5%碳酸氢钠液5mL/kg和低分子右旋糖酐液。此后酌情使用晶体液和胶体液，24小时输入液量为2000～3000mL，儿童为50～80mL/kg，其中含钠液体应占1/2左右，补液量应视具体情况而定，原则为"先盐后糖、先快后慢"。用5%碳酸氢钠液纠正酸中毒。②血管活性药物应用：在扩充血容量和纠正酸中毒基础上，使用血管活性药物。常用药物为莨菪类，首选不良反应较小的山莨菪碱（654-2），每次0.3～0.5mg/kg，重者可用1mg/kg，隔10～15分钟静脉注射1次，见面色转红、四肢温暖、血压上升后，减少剂量，延长给药时间，一般需维持6小时，待病情稳定后逐渐停药。阿托品可替代山莨菪碱。

（3）DIC的治疗：高度怀疑有DIC宜尽早应用肝素，剂量为0.5～1.0mg/kg，以后可4～6小时重复给药一次。应用肝素时，用凝血时间监测，要求凝血时间维持在正常值的2.5～3倍为宜。多数患者应用1～2次即可见效而停用。高凝状态纠正后，应输入新鲜血液、血浆及应用维生素K，以补充血容量。

（4）肾上腺皮质激素的使用：适应证为毒血症症状明显的患者。地塞米松，成人每天10～20mg，儿童0.2～0.5mg/（kg·d），分1～2次静脉滴注；或用氢化可的松，成人每天300～500mg，儿童8～10mg/（kg·d）静脉滴注，一般不超过3天。

（5）保护重要脏器功能：注意心、肾功能，根据情况对症治疗。

2. 脑膜炎型

（1）病原治疗：同休克型。

（2）脑水肿治疗：用20%甘露醇及时脱水可以减轻脑水肿，剂量每次1～2g/kg，静脉推注或快速滴注，每4～6小时一次；重症患者可用高渗葡萄糖与甘露醇交替应用，直至颅内高压症状好转为止。亦可同时应用糖皮质激素。

（3）呼吸衰竭的处理：及时吸氧、吸痰，保持呼吸道通畅。给予呼吸兴奋剂洛贝林、尼可刹米交替静脉注射，并视病情做气管插管，并进行心肺监护。

（4）对症治疗：高热及惊厥者应予物理及药物降温，必要时行亚冬眠疗法。

[常考考点]休克型流脑的抗休克治疗。脑膜炎型脑水肿和呼吸衰竭的处理。

（三）慢性型的治疗

本型主要以病原治疗为主。

要点八 预防

（一）控制传染源

早发现、早隔离、早治疗。患者一般隔离至症状消失后3日，密切接触者应医学观察7日。

（二）切断传播途径

搞好环境卫生，注意室内通风，流行期间避免到拥挤的公共场所，外出应戴口罩。

（三）保护易感人群

1. 菌苗注射 最佳免疫方案是在预测区域流行到来之前，对易感人群进行一次普种，要求覆盖率达85%以上，对6个月～2岁的婴幼儿隔年再加强免疫一次，共两次。我国多年来应用A群多糖菌苗，接种后保护率达90%左右。但近年C群流行增多，我国已开始接种A+C结合菌苗，也有较好的免疫效果。

2. 药物预防 对密切接触者可用复方磺胺甲噁唑预防，成人每日2g，儿童每日50～100mg/kg，分2次口服，连服3日。另外，头孢曲松、氧氟沙星等也能起到良好的预防作用。

[常考考点]流脑预防的主要措施是菌苗的普种。

【例题实战模拟】

A1 型题

1. 确诊流行性脑脊髓膜炎最可靠的根据是
   A. 高热、头痛、呕吐　　B. 皮肤有瘀点及瘀斑　　C. 脑膜刺激征阳性
   D. 脑脊液符合化脓性脑膜炎改变　　E. 血或脑脊液中的脑膜炎奈瑟菌抗原阳性

2. 下列有关暴发型流脑休克型的治疗，错误的是
   A. 控制感染　　B. 控制 DIC　　C. 纠正休克　　D. 冬眠疗法　　E. 禁用肾上腺皮质激素

3. 下列有关流脑休克型的治疗中，不妥当的是
   A. 积极扩容治疗　　B. 纠正酸中毒　　C. 及时治疗 DIC
   D. 大剂量抗生素控制感染　　E. 积极用脱水剂预防脑疝

4. 下列不属于暴发型流脑（休克型）的典型表现的是
   A. 高热，中毒症状重　　B. 迅速扩大的全身瘀点、瘀斑　　C. 脑脊液"米汤样"，糖、氯减少
   D. 脑膜刺激征　　E. 血培养脑膜炎双球菌阳性

A2 型题

5. 男性，8 岁。发热、头痛 3 天，伴神志不清 6 小时，入院。既往体健。体检：体温 39.9℃，血压 110/70mmHg，浅昏迷，双侧瞳孔等大正圆，球结膜水肿，四肢可见散在的瘀点，颈抵抗（+），克氏征（+）。血 WBC 20×10^9/L，中性粒细胞 92%，淋巴细胞 8%，Hb 157g/L。腰穿脑脊液检查：压力 250mmH$_2$O，WBC 2600×10^6/L，多核细胞 88%，单核细胞 12%，蛋白 3.3g/L，糖 0.8mmol/L，氯化物 91mmol/L。最可能的诊断是
   A. 败血症　　B. 中毒性菌痢　　C. 肾综合征出血热
   D. 流行性乙型脑炎　　E. 流行性脑脊髓膜炎

【参考答案】

1.E　2.E　3.E　4.C　5.E

细目二　伤寒

【考点突破攻略】

伤寒（typhoid fever）是由伤寒沙门菌（Salmonella typhi）经消化道传播引起的急性肠道传染病。临床特征为持续发热、表情淡漠、相对缓脉、玫瑰皮疹、肝脾肿大和白细胞少等，有时可出现肠出血、肠穿孔等严重并发症。

要点一　病原学

伤寒沙门菌属沙门菌属 D 群，革兰染色阴性，大小（2～3.0）μm×（0.6～1.0）μm，短杆状，有鞭毛，能活动，不产生芽孢和荚膜。含有菌体 O、鞭毛 H、表面 Vi 抗原。O 抗原和 H 抗原的抗原性较强，可刺激机体产生相应的特异性、非保护性 IgM 和 IgG 抗体，临床可用于血清凝集试验（肥达反应）。Vi 抗原的抗原性较弱，随伤寒沙门菌的清除其抗体也随之消失，可用于慢性带菌者的调查及疗效评价。伤寒沙门菌产生内毒素，对伤寒的发病起着较重要作用。伤寒沙门菌能在普通培养基上生长，在含有胆汁的培养基上生长更好。

伤寒沙门菌在自然界中的生存力较强，在自然水中可存活 2～3 周，在粪便中能存活 1～2 个月，在肉、蛋、牛奶中如温度适宜还可繁殖。耐低温，在冰冻环境中可存活数月。对光、热、干燥的抵抗力较弱。加热 60℃ 15 分钟或煮沸后即刻死亡。对常用化学消毒剂敏感。

要点二　流行病学

（一）传染源

患者和带菌者是本病唯一传染源。患者自潜伏期开始即从粪便中排菌，发病后 2～4 周排菌量最多，传染性最强。少数患者病后可成为长期带菌者，持续带菌超过 3 个月者称为慢性带菌者。

(二)传播途径

主要经粪-口途径传播。病菌常随被粪便污染的食物和水进入体内,可引起暴发性流行,在发展中国家的地方性流行中,水源污染常起关键性作用,卫生条件差的地区还可通过污染的手、苍蝇或其他昆虫(如蟑螂等)等媒介可机械性携带伤寒杆菌引起传播。散发流行多经日常生活接触传播。

(三)易感人群

人对伤寒普遍易感,病后可获得持久免疫力。预防接种可获得一定的免疫力,使发病机会减少,病情减轻。

(四)流行特征

世界各地均有发病,亚热带、热带地区及卫生条件较差的地区多见,我国发病率已明显下降。但在2004—2014年平均每年报告10起暴发疫情。全年均可有散发,夏秋季高发。发病以学龄儿童和青年多见。

[常考考点] 伤寒的传染源、传播途径和易感人群。

要点三 发病机制与病理

(一)发病机制

人体摄入伤寒沙门菌后是否发病取决于所摄入细菌的数量、致病性以及宿主的防御能力。例如,当胃酸的pH值小于2时伤寒沙门菌很快被杀灭。伤寒沙门菌摄入量达 10^5 以上才能引起发病,超过 10^7 或更多时将引起伤寒的典型疾病。而非特异性防御机制异常,如胃内胃酸减少和原先有幽门螺杆菌感染等有利于伤寒沙门菌的定位和繁殖,此时引起发病的伤寒沙门菌数量也相应降低。

未被胃酸杀灭的部分伤寒沙门菌将到达回肠下段,穿过黏膜上皮屏障,侵入回肠集合淋巴结(Peyer's Patches)的单核-吞噬细胞内繁殖形成初发病灶,进一步侵犯肠系膜淋巴结经胸导管进入血液循环,形成第一次菌血症。此时,临床上处于潜伏期。伤寒沙门菌被单核-巨噬细胞系统吞噬、繁殖后再次进入血液循环,形成第二次菌血症。伤寒沙门菌向肝、脾、胆、骨髓、肾和皮肤等器官组织播散,肠壁淋巴结出现髓样肿胀、增生、坏死,临床上处于初期和极期(相当于病程的第1~3周)。在胆道系统内大量繁殖的伤寒沙门菌随胆汁排到肠道,一部分随粪便排出体外;另一部分经肠道黏膜再次侵入肠壁淋巴结,使原先致敏的淋巴组织发生更严重的炎症反应,可引起溃疡形成,临床上处于缓解期(相当于病程的第3~4周)。在极期和缓解期,当坏死或溃疡病变累及血管时,可引起肠出血(intestinal bleeding);当溃疡侵犯小肠的肌层和浆膜层时,可引起肠穿孔(enteric perforation)。随着机体免疫力的增强,伤寒沙门菌在血液和各个脏器中被清除,肠壁溃疡愈合,临床上处于恢复期。伤寒沙门菌释放脂多糖内毒素可激活单核-吞噬细胞释放白细胞介素-1和肿瘤坏死因子等细胞因子,引起持续发热、表情淡漠、相对缓脉、休克和白细胞减少等表现。

(二)病理

伤寒的病理改变主要为全身单核-吞噬细胞系统的炎性增生反应,镜下见以巨噬细胞为主的细胞浸润,吞噬细胞内可见被吞噬的淋巴细胞、红细胞、伤寒沙门菌及坏死组织碎屑,称为"伤寒细胞",是本病的特征性病变。若伤寒细胞聚积成团,则称为"伤寒结节"。主要病变部位在回肠末段肠壁的集合淋巴结和孤立淋巴滤泡。病程第一周,淋巴组织增生、肿胀,呈纽扣样突起,第二周淋巴组织坏死,第三周坏死组织开始脱落,形成溃疡,第四周以后溃疡组织逐渐愈合,一般不留瘢痕。若病灶波及血管,可引起肠出血,若溃疡深达浆膜层,可导致肠穿孔。

肠系膜淋巴结也有类似病变,脾脏充血肿大,镜下可见红髓明显充血,也可见到灶性坏死。肝脏肿大,肝细胞局灶性坏死,镜下可见肝细胞混浊肿胀、变性,吞噬细胞聚集,形成伤寒结节。部分重症可引起肾脏、心肌、支气管、肺、胆囊等组织器官病变。

[常考考点] "伤寒细胞",是本病的特征性病变。主要病变部位在回肠末段肠壁的集合淋巴结和孤立淋巴滤泡。

要点四 临床表现

潜伏期3~60日,通常1~2周。

(一)典型伤寒

1. 初期(侵袭期) 病程第1周。缓慢起病,发热是最早出现的症状,体温呈弛张热,逐渐上升,于3~7日内达39℃或以上。常伴有头痛、全身不适、乏力、食欲减退、腹部不适等症。部分患者出现便秘或腹泻。病程第一周末肝脾可及。

2. 极期 病程第2~3周。

(1)高热:持续性高热达39~40℃,多为稽留热,少数为弛张热或不规则热型,一般持续10~14日,免疫功能低下者可持续2～3个月之久。

（2）消化系统表现：食欲不振，腹部隐痛、便秘或腹泻，可有便血，腹部压痛，以右下腹明显。

（3）神经系统表现：神经系统表现的轻重与病情轻重成正比。呈特殊的中毒面容，表情淡漠、反应迟钝、听力减退，重者可有谵妄、抓空、昏迷或出现脑膜刺激征（虚性脑膜炎），儿童可出现抽搐。

（4）循环系统表现：可有相对缓脉、重脉，并发中毒性心肌炎时，相对缓脉不明显。病情严重者可有脉搏细速、血压下降、循环衰竭等表现。

（5）肝脾大：多数患者于起病1周左右可有脾大，质软或有轻压痛。部分患者肝脏亦大，重者可出现黄疸、肝功能异常，提示有中毒性肝炎存在。

（6）皮疹：部分患者于病程第7～14日皮肤出现暗红色小斑丘疹，称为玫瑰疹，散在分布于前胸和上腹部，2～4mm大小，压之褪色，数目不多，6～10个，分批出现，多在2～4日内消失。

此期极易出现肠出血和肠穿孔等并发症。

3. 缓解期　相当于病程第4周。人体对伤寒沙门菌的抵抗力逐渐增强，病情开始好转，体温波动性下降，食欲逐渐好转，腹胀逐渐消失。本期仍有肠出血或肠穿孔的危险。

4. 恢复期　病程第5周。体温已恢复正常，症状和体征消失，食欲好转，常有饥饿感。约需1个月左右康复。

［常考考点］典型伤寒的分期以及极期的表现和常见并发症（肠出血和肠穿孔）。

（二）不典型伤寒

近年来由于预防注射和抗菌药物的广泛应用，典型的伤寒病例逐渐减少，不典型或轻型患者增多。

1. 轻型　症状较轻，体温多在38℃左右，病程短，1～2周即可痊愈。多见于儿童，或早期接受抗菌药物治疗，或已接受过伤寒菌苗注射者。目前临床上较多见，易漏诊或误诊。

2. 暴发型　起病急，进展迅速，病情重。表现为突发超高热或体温不升，中毒症状重，血压下降，常并发中毒性脑病、中毒性心肌炎、中毒性肝炎、休克、DIC、肠麻痹等，皮疹多不显著。预后凶险。

3. 迁延型　起病与典型伤寒相同，由于机体免疫功能低下，发热持续时间长，热程可达5周以上。常见于合并有慢性血吸虫病和慢性肝炎等患者，患者热程可达数月之久。

4. 逍遥型　发热及毒血症症状轻微，可照常工作。部分患者以肠出血或肠穿孔就医始被发现。

5. 小儿伤寒　不同的年龄阶段发病特点不同，年龄越小，临床表现越不典型。学龄儿童多为轻型，表现与成人相近。婴幼儿的临床表现不典型，起病急，中毒症状重，发热多呈不规则热型，腹痛、腹泻、呕吐等胃肠道症状明显，肝脾大常见，玫瑰疹和相对缓脉少见，白细胞计数常增多。儿童患者病情较轻，病程短，易并发支气管肺炎，较少并发肠出血、肠穿孔，病死率低。

6. 老年人伤寒　临床表现常不典型。发热不很高，但持续时间长，虚弱明显，常并发支气管肺炎、中毒性心肌炎或心力衰竭、持续性胃肠功能紊乱，病程长，恢复慢，病死率高。

（三）再燃与复发

伤寒缓解期患者，体温开始下降，但尚未达到正常时，又再度升高，持续5～7日后退热，称再燃。患者进入恢复期，体温正常1～3周后，发热等临床症状再度出现，称为复发。不论是再燃还是复发，都是病灶内伤寒沙门菌未被完全消灭，当机体免疫力不足时再度繁殖并侵入血流，此时血培养也可阳性。多见于抗菌疗程过短的患者。

（四）慢性带菌者

常在伤寒患者随访时发现，但也有无伤寒病史者，可能当时症状较轻，未引起注意。成年女性多见，儿童少见。多为胆囊带菌，胆囊造影可发现胆石或胆囊功能障碍，有时可发展为急性胆囊炎。慢性泌尿道带菌者少见。

（五）并发症

由于抗菌药物的应用，病变可得到及时控制，所以伤寒并发症已明显减少，但由于临床表现不典型，延误诊断，致肠出血、肠穿孔才确诊者也不少见。常见的并发症有肠出血、肠穿孔、中毒性肝炎、中毒性心肌炎、肺炎、胆囊炎、骨髓炎、肾盂肾炎等。

［常考考点］伤寒的常见并发症。

要点五　实验室检查

（一）常规检查

1. 血液　白细胞计数减少或正常，中性粒细胞减少；嗜酸粒细胞计数减少或消失，此有助于诊断和判断病情；血小板也可减少。

2. 尿液 可有少量蛋白尿或管型。

3. 粪便 可有便血或粪便隐血试验阳性。当病变侵及结肠黏膜时，患者可有黏液便，甚或脓血便。

（二）血清学检查

伤寒血清凝集试验又称为肥达反应（Widal reaction）。对可疑伤寒或副伤寒患者用已知的菌体抗原及鞭毛抗原检测患者血清中相应抗体的凝集效价。菌体抗原"O"为伤寒沙门菌、副伤寒甲、乙杆菌的共同抗原，可刺激机体产生抗体IgM，出现早，但维持时间短。鞭毛抗原刺激机体产生的抗体为IgG，出现晚，但维持时间长。检测时所用的抗原有伤寒沙门菌菌体"O"抗原，鞭毛"H"抗原、副伤寒甲、乙、丙鞭毛抗原5种。对伤寒有辅助诊断价值，常在病程第1周末出现阳性，第3~4周阳性率可达90%，其效价随病程的演变而递增，第4~5周达高峰，至恢复期应有4倍以上升高。

肥达反应的临床意义：

（1）正常人血清中可能有低效价凝集抗体存在，通常"O"效价≥1:80，"H"效价≥1:160，或者"O"抗体效价有4倍以上升高，才有诊断价值。

（2）每周检查1次，如凝集效价逐次递增，则更具诊断意义。

（3）只有"O"抗体效价的升高，可能是疾病的早期。

（4）仅有"H"抗体效价增高，而"O"抗体效价不高，可能是患过伤寒，或接种过伤寒、副伤寒菌苗的回忆反应。

（5）"O"抗体效价增高只能推断为伤寒类感染，不能区别伤寒或副伤寒，诊断时需依鞭毛抗体凝集效价而定。

（6）若肥达反应阴性，不能排除伤寒。有少数伤寒患者肥达反应始终呈阴性，其原因可能有：①感染轻，特异性抗体产生少。②早期应用有效抗菌药物或接受糖皮质激素治疗者，特异性抗体的形成受到影响。③患者过于衰弱，免疫反应低下，或患丙种球蛋白缺乏症，不能产生特异性抗体。

[常考考点] 肥达反应的临床意义。

（三）病原学检查

细菌培养是确诊伤寒的主要手段。

1. 血培养 病程第1周阳性率最高，可达80%~90%，以后阳性率逐渐下降，至第4周常转为阴性，复发或再燃时可又呈阳性。

2. 骨髓培养 阳性率较血培养为高，可达90%。阳性率受病程及应用抗菌药的影响小，已开始抗菌治疗者仍可获阳性结果。

3. 粪便培养 整个病程中均可阳性，第3~4周阳性率最高，可达75%。粪便培养阳性表示大便排菌，有传染性，除外慢性胆囊带菌者，对伤寒有诊断意义。

4. 尿培养 早期常为阴性，病程3~4周阳性率约25%。

[常考考点] 细菌培养（血、骨髓、尿、粪便）是确诊伤寒的主要手段。

要点六 诊断与鉴别诊断

（一）诊断

1. 流行病学资料 流行季节，当地有伤寒流行，与伤寒患者有密切接触史等。

2. 临床表现 持续性发热1周以上、特殊中毒面容、相对缓脉、玫瑰疹、肝脾大等典型表现，出现肠出血和肠穿孔等并发症，均高度提示伤寒的可能。

3. 实验室检查 外周血白细胞减少、嗜酸粒细胞减少或消失，肥达反应阳性。确诊有赖于血或骨髓培养检出伤寒沙门菌。

[常考考点] 伤寒的诊断要点。

（二）鉴别诊断

1. 病毒感染 上呼吸道和消化道病毒感染均可出现较长时间的发热、腹部不适、白细胞减少等类似于伤寒的表现。但病毒感染起病较急，常伴有明显呼吸道症状或肠道症状，多无特殊中毒面容、玫瑰疹、相对缓脉等伤寒特征性表现，肥达反应及细菌培养均阴性。

2. 斑疹伤寒 流行性斑疹伤寒多见于冬春季，地方性斑疹伤寒多见于夏秋季。一般起病较急，脉搏快，多有明显头痛。第5~6病日出现皮疹，数量多，且可有出血性皮疹。外斐反应阳性。治疗后退热快。

3. 败血症 部分革兰阴性杆菌败血症白细胞计数不高，可与伤寒混淆。败血症患者常有胆道、泌尿道、肠道等处原发感染病灶，热型多不规则或为弛张热，中性粒细胞常增高及核左移，血培养可分离出相应致病菌。

4. 急性血行播散性肺结核 患者多有结核病史，常伴盗汗、脉搏快，胸部X线检查可见两肺分布均匀的粟粒样病灶。

5. 钩端螺旋体病 钩端螺旋体病的流感伤寒型在夏秋季流行期间常见，发热与伤寒相似，但有疫水接触史，起病急，伴畏寒，眼结膜充血，全身酸痛，尤以腓肠肌疼痛与压痛为著，见腹股沟淋巴结肿大等。外周血白细胞增高。病原学、血清学检查可确诊。

6. 恶性组织细胞增生病 有不规则发热、进行性贫血和出血、肝脾大明显、淋巴结肿大，病情进展迅速，抗菌治疗无效。全血细胞减少，骨髓穿刺可发现恶性组织细胞。

[常考考点] 伤寒与病毒感染和斑疹伤寒的鉴别。

要点七 治疗

（一）一般治疗

1. 隔离与休息 给予消化道隔离，临床症状消失后每周1次，连续2次粪便培养阴性方可解除隔离。发热期患者必须卧床休息。

2. 护理 注意皮肤及口腔的护理，密切观察体温、脉搏、血压、腹部、大便等变化。

3. 饮食 给予高热量、高维生素、易消化、低糖、低脂肪的无渣饮食。退热后，食欲增强时，仍应继续进食一段时间无渣饮食，以防诱发肠出血和肠穿孔。注意维持水、电解质平衡。

（二）对症治疗

1. 高热 适当应用物理降温，慎用解热镇痛类药，以免虚脱。

2. 便秘 可用开塞露或用生理盐水低压灌肠，禁用泻剂和高压灌肠。

3. 腹泻 可用收敛药，忌用鸦片制剂。

4. 腹胀 可用松节油腹部热敷及肛管排气，禁用新斯的明类药物。

5. 激素的应用 对毒血症症状明显和高热患者，如无禁忌，可在足量有效抗菌治疗下短期使用糖皮质激素，疗程1～3日。

（三）病原治疗

1. 氟喹诺酮类 是治疗伤寒的首选药物。抗菌谱广，杀菌作用强，能抑制细菌DNA旋转酶，阻碍DNA复制，口服吸收完全，体内分布广，胆囊浓度高，副作用少，不易产生耐药。目前常用的药物有氧氟沙星、左氧氟沙星、环丙沙星等。疗程14日。孕妇、儿童、哺乳期妇女慎用。

2. 头孢菌素类 第三代头孢菌素在体外对伤寒沙门菌有强大抗菌活性，体内分布广，胆汁浓度高，不良反应少，尤其适用于孕妇、儿童、哺乳期妇女等患者。常用的有头孢曲松、头孢噻肟、头孢哌酮等，疗程14日。

3. 氯霉素 耐药率及复发率高，且毒副作用大，现已很少使用。

4. 其他抗菌药 有氨苄西林或阿莫西林、复方磺胺甲噁唑等也可酌情选用。

[常考考点] 氟喹诺酮类是治疗伤寒的首选药物。

（四）带菌者的治疗

成人带菌者可用氨苄西林、阿莫西林、氧氟沙星、环丙沙星等治疗，疗程4～6周。伴有胆囊炎或胆石症者，可行胆囊切除术，术前术后均需抗菌治疗。

（五）并发症的治疗

1. 肠出血 绝对卧床休息，禁食，密切观察血压、脉搏、神志变化及粪便情况；如患者烦躁不安，可给予镇静剂；禁用泻剂及灌肠。注意水电解质的补充，应用止血药，必要时酌情输血。经积极内科治疗仍出血不止者，应考虑手术治疗。

2. 肠穿孔 禁食，胃肠减压，静脉补充液体，保证热量供给和水电解质平衡。加强抗菌特别是抗革兰阴性菌及厌氧菌的抗菌药。必要时可考虑外科手术治疗。

3. 中毒性心肌炎 卧床休息，注意输液量和速度，营养心肌治疗。必要时应用糖皮质激素。有心衰者，可酌情使用小剂量毛花苷C等强心剂。

[常考考点] 肠出血和肠穿孔的处理措施。

要点八 预防

1. 控制传染源 患者应及早隔离治疗,体温正常15日后,大便培养每周1次,连续2次阴性方可解除隔离。患者及带菌者的排泄物、用具等应严格消毒。

2. 切断传播途径 是预防伤寒的关键措施。搞好"三管一灭"(管理饮食、水源、粪便,消灭苍蝇),养成良好的个人卫生习惯。

3. 保护易感人群 对高危人群可进行预防接种。常用伤寒、副伤寒甲、乙三联疫苗,也可口服伤寒沙门菌Ty21a活菌苗。以上疫苗仅有部分免疫作用。

[常考考点] 切断传播途径是预防伤寒的关键措施。搞好"三管一灭"(管理饮食、水源、粪便,消灭苍蝇)。

【例题实战模拟】

A1型题
1. 能使伤寒不断传播或流行的传染源是
   A. 伤寒的极期病人　B. 潜伏期末的病人　C. 恢复期带菌者　D. 缓解期带菌者　E. 慢性带菌者
2. 伤寒病理学的主要特点是
   A. 小血管内皮细胞肿胀　　　　B. 心肌坏死　　　　C. 骨髓受抑制
   D. 全身单核–巨噬细胞系统的增生性反应　　　　E. 肝细胞广泛坏死
3. 伤寒最具特征性的病变部位在
   A. 肝、胆囊　　　　B. 肠系膜淋巴结　　　　C. 结肠
   D. 回肠下段集合淋巴结与孤立淋巴滤泡　　　　E. 乙状结肠
4. 伤寒患者肥达反应阳性常开始于病程的
   A. 第1周　B. 第2周　C. 第3周　D. 第4周　E. 第5周
5. 确诊伤寒最可靠的依据是
   A. 发热、中毒症状、白细胞减少　B. 血培养阳性　C. 粪便培养阳性
   D. 胆汁培养阳性　　　　E. 肥达反应阳性
6. 伤寒最严重的并发症是
   A. 肠出血　B. 肠穿孔　C. 中毒性心肌炎　D. 血栓性静脉炎　E. 肺炎
7. 下列关于伤寒的描述,不正确的是
   A. 起病急,开始以高热为表现　　B. 病程第2~4周传染性大　　C. 复发时症状轻,并发症少
   D. 肥达反应在病程第4~5周阳性率最高　　E. 再燃时症状加重

A2型题
8. 患者,男,29岁。发热7天,食欲减退,乏力,腹泻,腹胀。起病后曾先后自服氨苄西林及氟喹诺酮类药,发热仍不退。体检:腹部胀气,脾肋下1cm。血白细胞 2.6×10^9/L。高度怀疑伤寒,为进一步确诊应检查
   A. 血培养　B. 骨髓培养　C. 粪便培养　D. 尿培养　E. 肥达反应

【参考答案】
1.E　2.D　3.D　4.B　5.B　6.B　7.A　8.B

细目三　细菌性痢疾

【考点突破攻略】

细菌性痢疾(bacillary dysentery)简称菌痢,是由志贺菌感染引起的肠道传染病。菌痢主要通过消化道传播,终年散发,夏秋季可引起流行。其主要病理变化为直肠、乙状结肠的炎症与溃疡。主要表现为腹痛、腹泻、排黏液脓血便以及里急后重等,可伴有发热及全身毒血症状,严重者可出现感染性休克和(或)中毒性脑病。由于志贺菌各组及各血清型之间无交叉免疫,且病后免疫力差,故可反复感染。一般为急性,少数迁延成慢性。

要点一 病原学

志贺菌属于肠杆菌科，为革兰阴性杆菌，菌体短小，无荚膜和芽孢，有菌毛，为兼性厌氧菌，在有氧和无氧条件下均能生长。最适生长温度为37℃，最适pH为7.2～7.4。在普通培养基上生长良好。根据生化反应和菌体O抗原不同，可将志贺菌分为A、B、C、D四群，分别相当于痢疾志贺菌、福氏志贺菌、鲍氏志贺菌、宋内志贺菌，共有40个血清型（其中A群15个，B群6个，C群18个，D群1个）及多个亚型。痢疾志贺菌感染病情较重，福氏志贺菌感染易转为慢性，宋内志贺菌感染病情轻，多不典型。我国的优势血清型为福氏2a、宋内、痢疾Ⅰ型，其他血清型相对比较少见。宋内志贺菌抵抗力最强，福氏志贺菌次之，痢疾志贺菌最弱。

志贺菌可产生内毒素及外毒素。内毒素可引起全身反应，如发热、毒血症及休克等。外毒素，即志贺毒素（shiga toxin），有肠毒性、神经毒性和细胞毒性，甚至可使部分患者发生溶血性尿毒综合征等严重表现。痢疾志贺菌产生外毒素的能力最强。

志贺菌存在于患者和带菌者的粪便中，抵抗力弱，加热60℃10分钟可被杀死，对酸和一般消毒剂敏感。在粪便中数小时内死亡，在污染物品及瓜果、蔬菜上可存活10～20日。

要点二 流行病学

（一）传染源

主要是急、慢性菌痢患者和带菌者。非典型患者、慢性患者及带菌者容易误诊或漏诊，且难于管理，在流行病学中具有重要意义。

（二）传播途径

主要经粪-口途径传播。志贺菌随感染者粪便排出后，通过污染食物、水、手及生活用品等经口感染，也可经苍蝇或其他昆虫（如蟑螂等）媒介传播。食物或饮用水被污染可引起暴发或流行。

（三）人群易感性

人群普遍易感。病后可获得一定的免疫力，但持续时间短，且不同菌群及血清型间无交叉免疫，故易反复或重复感染。

（四）流行特征

菌痢主要集中发生在发展中国家，尤其是医疗条件差且水源不安全的地区。全球每年志贺菌感染人次估计为1.67亿，其中绝大部分在发展中国家。2015年的数据表明，志贺菌感染是全世界腹泻死亡的第二大原因，是5岁以下儿童腹泻死亡的第三大原因。我国目前菌痢的发病率仍显著高于发达国家，但总体看发病率有逐年下降的趋势。各地菌痢发生率差异不大，终年散发，有明显的季节性。本病夏秋季发病率高可能和降雨量多、苍蝇密度高以及进食生冷瓜果食品机会有关。

［常考考点］菌痢的传染源、传播途径、易感人群。

要点三 发病机制与病理

（一）发病机制

志贺菌进入机体后是否发病，取决于三个要素：细菌数量、致病力和人体抵抗力。志贺菌进入消化道后，大部分被胃酸杀死，少数进入下消化道的细菌也可因正常菌群的拮抗作用、肠道分泌型IgA的阻断作用而不能致病。致病力强的志贺菌即使10～100个细菌进入人体也可引起发病。当人体抵抗力下降时，少量细菌也可致病。

志贺菌经口进入体内，在结肠黏膜上皮细胞和固有层中繁殖、释放毒素，引起炎症反应和小血管循环障碍，致肠黏膜炎症、坏死及溃疡，出现腹痛、腹泻、黏液脓血便等。

志贺菌的主要致病物质是内毒素。内毒素吸收入血后，不但可以引起发热和毒血症，还可直接作用于肾上腺髓质、交感神经系统和单核-吞噬细胞系统，释放各种血管活性物质，引起微循环障碍，进而引起感染性休克、DIC及重要脏器功能衰竭，临床上表现为中毒性菌痢。

志贺菌的外毒素具有细胞毒性，可导致肠黏膜上皮细胞损伤，神经毒性可引起神经系统症状，肠毒素类似霍乱肠毒素，可导致水样泻，甚至可引起出血性结肠炎和溶血性尿毒综合征。

［常考考点］志贺菌进入机体后是否发病，取决于三个要素：细菌数量、致病力和人体抵抗力。

（二）病理

菌痢的主要病变部位是乙状结肠和直肠，严重者可以波及整个结肠甚至回肠末端。急性期肠黏膜的基本病理变化是弥漫性纤维蛋白渗出性炎症，典型病变过程为初期的急性卡他性炎症，随后出现特征性假膜性炎症和浅溃疡形成，经1周病变逐渐愈合，不留瘢痕。

急性中毒性菌痢肠道病变轻微，多数仅见充血水肿，个别病例结肠有浅表溃疡，突出的病理改变为大脑及脑干水肿，神经细胞可有变性。部分病例肾上腺充血，皮质萎缩。

慢性菌痢肠黏膜水肿和肠壁增厚，肠黏膜溃疡不断形成和修复，可有瘢痕和息肉形成，少数病例甚至发生肠腔狭窄。

[常考考点] 细菌性痢疾的主要病变部位是乙状结肠和直肠。

要点四 临床表现

潜伏期一般为1～4日，短者可为数小时，长者可达7日。

临床表现因志贺菌的型别、感染的轻重、机体的状态、病变的范围及程度而各异。根据病程长短和病情严重程度可以分为2期6型。

（一）急性菌痢

根据毒血症及肠道症状轻重，可分为3型。

1. 典型菌痢 起病急，有发热（体温可达39℃或更高）、腹痛、腹泻、里急后重、黏液或脓血便，并有头痛、乏力、食欲减退等全身中毒症状。腹泻多先为稀水样便，1～2日转为黏液样脓血便，每日十余次至数十次，粪便量少，伴有里急后重。体征有肠鸣音亢进，左下腹压痛等。自然病程为10～14日，少数转为慢性。

2. 轻型菌痢 全身中毒症状轻微，可无发热或有低热。腹泻水样或稀糊便，每日10次以内，可有黏液，但无脓血，腹痛较轻，可有左下腹压痛，里急后重较轻或缺如，易被误诊为肠炎。病程3～7日，少数也可转为慢性。

3. 重型菌痢 多见于老年、体弱和营养不良的患者。急起发热，腹泻每天30次以上，为稀水脓血便，偶尔排出片状假膜，甚至大便失禁，腹痛、里急后重明显。后期可出现严重腹胀及中毒性肠麻痹，常伴呕吐，严重失水可引起外周循环衰竭。部分病例以中毒性休克为突出表现者，则体温不升，常有酸中毒和水、电解质平衡紊乱。少数患者可出现心、肾功能不全。

4. 中毒性菌痢 多见于2～7岁儿童，成人偶有发生。起病急骤、发展快、病势凶险。突起畏寒、高热，全身中毒症状重，可有烦躁、嗜睡、昏迷或抽搐等，数小时内可迅速发生循环衰竭和呼吸衰竭。肠道症状不明显或缺如。按临床表现不同可分为下列3型。

（1）休克型（周围循环衰竭型）：较为常见，以感染性休克为主要表现。面色苍白、四肢厥冷、皮肤出现花斑、发绀、脉搏细速等，血压下降，救治不及时可出现心、肾功能不全和意识障碍。重型病例不易逆转，可致多脏器功能损伤与衰竭，危及生命。

（2）脑型（呼吸衰竭型）：以中枢神经系统表现为主。由于脑血管痉挛，脑缺血、缺氧，出现脑水肿、颅内压增高甚至脑疝。患者表现为剧烈头痛、频繁呕吐、烦躁、惊厥、昏迷、瞳孔不等大、对光反射减弱或消失等，严重者可出现中枢性呼吸衰竭。此型病情严重，病死率高。

（3）混合型：兼有上述两型的表现，病情最为凶险，病死率最高（90%以上）。该型实质上包括循环系统、呼吸系统及中枢神经系统等多脏器功能损害与衰竭。

[常考考点] 典型菌痢的临床表现以及中毒性菌痢的特点。

（二）慢性菌痢

急性菌痢反复发作或迁延不愈达2个月以上者即为慢性菌痢。菌痢慢性化的原因有：原有营养不良、胃肠道慢性疾病、肠道分泌型IgA减少等机体抵抗力低下，或急性期治疗不当；福氏志贺菌感染；耐药菌株感染等。根据临床表现不同，慢性菌痢可分为3型。

1. 慢性迁延型 急性菌痢病情迁延不愈，时轻时重，反复出现腹痛、腹泻，大便常有黏液及脓血。长期腹泻可致营养不良、贫血等。

2. 急性发作型 有慢性菌痢史，常因进食生冷食物或受凉、劳累等因素诱发，出现急性发作，表现类似急性菌痢，但发热等中毒症状较轻。

3. 慢性隐匿型 有急性菌痢史，无明显症状，但粪便培养可检出志贺菌，结肠镜检可发现黏膜有炎症或溃疡等病变。慢性菌痢中以慢性迁延型最为多见，慢性隐匿型最少。

［常考考点］慢性菌痢中以慢性迁延型最为多见。

要点五　实验室检查与其他检查

1.大便常规　粪便外观为黏液、脓血便，镜检可见白细胞（≥15个/高倍视野）、脓细胞和少数红细胞，如见到吞噬细胞则更有助于诊断。

2.血常规　急性菌痢白细胞总数增多，可达（10～20）×10^9/L，以中性粒细胞为主。慢性患者可有贫血。

3.细菌培养　粪便培养出志贺菌是确诊的主要依据。应在使用抗菌药物前采集新鲜标本，取脓血部分及时送检，早期多次送检有助于提高阳性率。

4.特异性核酸检测　采用核酸杂交或PCR可直接检查粪便中的志贺菌核酸，具有灵敏度高、特异性强、对标本要求低等优点。

5.X线钡灌肠　慢性期可见肠道痉挛，动力改变，结肠袋消失，肠腔狭窄，肠黏膜增厚等。

6.结肠镜检查　慢性患者可发现肠壁病变，病变部位刮取分泌物培养可提高志贺菌检出率，且有助于鉴别诊断。

［常考考点］粪便培养出志贺菌是确诊的主要依据。

要点六　诊断与鉴别诊断

（一）诊断

细菌性痢疾应依据流行病学资料、临床表现及实验室检查等进行综合诊断，确诊需依据病原学检查结果。

1.流行病学资料　夏秋季有不洁饮食或与菌痢患者有接触史。

2.临床表现　急性期表现有发热、腹痛、腹泻、黏液或脓血便、里急后重。慢性菌痢患者常有急性菌痢史，病程超过2个月。中毒性菌痢以儿童多见，有高热、惊厥、意识障碍，以及呼吸、循环衰竭，起病时肠道症状轻微或无，常需盐水灌肠或肛拭子取便行粪便检查方可诊断。

3.实验室检查　粪便镜检有大量白细胞或脓细胞（≥15个/高倍视野），可见红细胞。确诊需粪便培养志贺菌阳性。

［常考考点］菌痢的诊断要点。

（二）鉴别诊断

菌痢应与各种腹泻类疾病相鉴别。

1.急性菌痢的鉴别诊断

（1）急性阿米巴痢疾：鉴别要点见下表。

细菌性痢疾与阿米巴痢疾的鉴别

鉴别要点	急性细菌性痢疾	阿米巴痢疾
病原	志贺菌	溶组织内阿米巴原虫
流行方式	散发或流行或暴发	散发
潜伏期	1～7日	数周至数月
全身症状	起病急，全身中毒症状重，多有发热	起病缓，全身中毒症状轻或无，多无发热
腹部表现	腹痛、腹泻明显，便次频繁，左下腹压痛	腹痛轻，便次少，右下腹轻度压痛
里急后重	明显	不明显
粪便检查	量少，黏液或脓血便，镜检可见大量白细胞、少量红细胞及吞噬细胞，粪培养志贺菌阳性	量多，呈暗红色果酱样，有腥臭味，红细胞多于白细胞，可见夏科-雷登结晶，可找到溶组织内阿米巴滋养体或包囊
结肠镜检查	病变以乙状结肠及直肠为主，肠黏膜弥漫性充血、水肿、浅表溃疡	病变主要在结肠回盲部及升结肠，见散发潜行溃疡，周围红晕，溃疡间肠黏膜正常

（2）其他细菌性肠道感染：大肠埃希菌、空肠弯曲菌、气单胞菌等细菌引起的肠道感染也可出现痢疾样表现，鉴别有赖于粪便病原体的培养检出。

（3）细菌性食物中毒：因进食被沙门菌、金黄色葡萄球菌、副溶血弧菌、大肠埃希菌等病菌或毒素污染的食物引起。有共同进食者集体发病，大便镜检白细胞常不超过5个/高倍视野。确诊有赖于从可疑食物及患者呕吐物或粪便中检出同一致病菌或毒素。

（4）其他：还需与急性肠套叠、急性坏死出血性小肠炎等相鉴别。

[常考考点]细菌性痢疾与阿米巴痢疾的鉴别。

2. 中毒性菌痢的鉴别诊断　流行性乙型脑炎（乙脑）多发生于夏秋季，常有高热、惊厥、昏迷等表现，需与中毒性菌痢相鉴别。乙脑起病与进展相对缓慢，循环衰竭少见，意识障碍及脑膜刺激征明显，脑脊液可有蛋白及白细胞增高，粪便检查多无异常，乙脑病毒特异性抗体 IgM 阳性可资鉴别。

3. 慢性菌痢的鉴别诊断　慢性菌痢需与直结肠癌、慢性血吸虫病及非特异性溃疡性结肠炎等疾病相鉴别，特异性病原学检查、病理和结肠镜检可资鉴别。

[常考考点]中毒性菌痢与乙脑的鉴别。

要点七　治疗

急性期以抗菌治疗为主，慢性期除抗菌治疗外还应改善肠道功能，中毒性菌痢应及时针对病情采取综合性措施救治。

（一）急性菌痢

1. 一般治疗及对症治疗　隔离至消化道症状消失，大便培养连续两次阴性。中毒症状重者应卧床休息。饮食以流质易消化饮食为主，忌食多渣、生冷、油腻及刺激性食物。腹泻明显可予口服补液盐（ORS），必要时可同时静脉补液，以维持水、电解质及酸碱平衡。高热者以物理降温为主，必要时适当使用退热药；腹痛剧烈者可予颠茄片或阿托品解痉止痛。

2. 病因治疗　抗菌治疗可缩短病程、减轻病情和缩短排菌期，防止转为慢性或带菌者。志贺菌对抗菌药物的耐药率逐年增长，并呈多重耐药，因此，应根据当地志贺菌耐药情况、个体差异、大便培养及药敏试验结果选择敏感抗菌药物，避免滥用。疗程为 3～5 日。

（1）氟喹诺酮类药物：为首选，但儿童、孕妇及哺乳期患者应慎用。常用的有环丙沙星、左氧氟沙星、加替沙星等，不能口服者也可静脉滴注。

（2）二线药物：主要为第三代头孢菌素。可选用匹美西林（pivmecillinam）、头孢曲松（ceftriaxone）及头孢哌酮等，也可用阿奇霉素（azithromycin）。二线药物只在志贺菌株对环丙沙星等耐药时才考虑应用。给予有效抗菌治疗 48 小时内症状会有改善，否则提示有耐药可能。

（3）小檗碱（黄连素）：有减少肠道分泌的作用，在使用抗菌药物的同时使用，每次 0.1～0.3g，每日 3 次，7 日为一疗程。

[常考考点]急性菌痢病因治疗首选氟喹诺酮类药物。

（二）中毒性菌痢

中毒性菌痢病情凶险，应及时采取以对症治疗为主的综合救治措施。

1. 对症治疗

（1）降温止惊：高热可致惊厥，加重脑缺氧及脑水肿，应积极给予物理降温，必要时给予退热药，将体温降至 38.5℃以下；高热伴烦躁、惊厥者，可采用亚冬眠疗法，予氯丙嗪和异丙嗪各 1～2mg/kg 肌注；反复惊厥者，可用地西泮、苯巴比妥钠等肌注后，再用水合氯醛灌肠。

（2）休克型：①迅速扩充血容量及纠正酸中毒。快速给予低分子右旋糖酐、葡萄糖生理盐水及 5% 碳酸氢钠等液体，补液量及成分视脱水情况而定，休克好转后则应继续静脉输液维持。②由于属低排高阻型休克，可予抗胆碱类药物改善微循环障碍，如山莨菪碱，成人每次 10～20mg，儿童 0.3～0.5mg/kg，根据病情每 10～30 分钟静脉注射 1 次，直至面色红润、皮肤转暖、尿量增多及血压回升可减量渐停。疗效不佳者，可改用酚妥拉明、多巴胺或间羟胺等，以改善重要脏器血流灌注。③短期使用糖皮质激素。④保护心、脑、肾等重要脏器功能。⑤有早期 DIC 者可予肝素抗凝治疗。

（3）脑型：①减轻脑水肿，可给予 20% 甘露醇，每次 1～2g/kg，快速静脉滴注，每 4～6 小时一次。应用血管活性药物以改善脑组织微循环，给予糖皮质激素有助于改善病情。②防治呼吸衰竭，保持呼吸道通畅，及时吸痰、吸氧。如出现呼吸衰竭可使用呼吸兴奋剂，必要时应用人工辅助呼吸。

2. 抗菌治疗　药物选择基本与急性菌痢相同，但宜采用静脉给药，成人可用环丙沙星、左旋氧氟沙星等氟喹诺酮类或第三代头孢菌素。儿童首选头孢曲松等第三代头孢菌素。

[常考考点]中毒性菌痢的治疗措施。

（三）慢性菌痢

由于慢性菌痢病情复杂，应采取以抗菌治疗为主的综合性措施。

1. 一般治疗 注意生活规律，进食易消化的食物，忌食生冷、油腻及刺激性食物，积极治疗肠道寄生虫病及其他慢性消化道疾患。

2. 病原治疗 根据病原菌药敏试验结果选用有效抗菌药物，通常联合或交替使用两种不同类型的抗菌药物，延长疗程，必要时可多疗程治疗。也可用0.3%小檗碱液、5%大蒜素液、2%磺胺嘧啶银悬液等灌肠液保留灌肠，每次100～200mL，每晚一次，10～14日为一疗程。灌肠液中可添加小剂量糖皮质激素以提高疗效。

3. 对症治疗 有肠道功能紊乱者可采用镇静或解痉药物。有菌群失调者可予微生态制剂。

要点八　预防

菌痢的预防应采用以切断传播途径为主的综合预防措施。

1. 管理传染源 急、慢性患者和带菌者应隔离或定期进行随访，并给予彻底治疗，直至大便培养阴性。对餐饮人员、水源管理人员、托幼人员等应定期粪检，发现患者或带菌者应立即调离原工作岗位，并给予彻底治疗。

2. 切断传播途径 养成良好的个人卫生习惯，特别是注意饮食和饮水卫生。

3. 保护易感人群 目前尚无获准生产的可有效预防志贺菌感染的疫苗。我国采用口服活菌苗，如F2a型"依链"株可刺激肠道产生分泌型IgA等，有一定的保护作用，而对其他类型菌痢的流行可能无保护作用，免疫期可维持6～12个月。

【例题实战模拟】

A1型题

1. 痢疾杆菌的致病性主要取决于
   A. 内毒素　　B. 外毒素　　C. 能对抗肠黏膜局部免疫力，分泌性IgA
   D. 对肠黏膜上皮细胞具有侵袭力　　E. 有对抗肠黏膜正常菌群的能力

2. 中毒性菌痢的发病原理可能是
   A. 细菌侵入量多　　B. 细菌毒力强　　C. 细菌侵入数量多且毒力强
   D. 特异性体质对细菌毒素呈强烈过敏反应　　E. 特异性体质对细菌的强烈过敏反应

3. 细菌性痢疾的病变部位主要是
   A. 乙状结肠、直肠　　B. 空肠　　C. 回肠　　D. 十二指肠　　E. 盲肠

A₂型题

4. 患者，女，33岁。昨晚吃街边烧烤后，于今晨3时突然畏寒、高热、呕吐、腹痛、腹泻，腹泻共4次，开始为稀水样便，继之便中带有黏液和脓血。在未做实验室检查的情况下，该患者可能的诊断是
   A. 轻型菌痢　　　　　　　B. 典型菌痢　　　　　　　C. 中毒性菌痢
   D. 慢性菌痢急性发作　　　E. 慢性迁延型菌痢急性发作

5. 患者，男性，10岁。因发热，伴惊厥1天，于8月1日入院。发病当天曾到小摊买饮料。既往体健。体检：T 35℃，BP 110/75mmHg，神志清楚，球结膜水肿，四肢抽搐，心肺（－），腹软，脐周压痛（＋），反跳痛（－），颈无抵抗，布氏征（－）。化验：血WBC 27×10⁹/L，中性粒细胞90%，淋巴细胞10%。其最可能的诊断是
   A. 败血症　　　　　　　　B. 中毒性菌痢脑型　　　　C. 中毒性菌痢休克型
   D. 流行性乙型脑炎　　　　E. 流行性脑脊髓膜炎

【参考答案】
1.D　2.D　3.A　4.B　5.B

细目四　霍乱

【考点突破攻略】

霍乱（cholera）是由霍乱弧菌（vibrio cholerae）引起的烈性肠道传染病，为我国甲类传染病，也是国际检疫传染病。通过污染的水或食物传染。在亚洲、非洲、拉丁美洲等地为高发的感染性腹泻病因之一。霍乱患者典型的临床表现为：起病急，腹泻剧，多伴呕吐，并可由此导致脱水、肌肉痉挛，严重者可发生循环衰竭和急性肾衰竭。

要点一 病原学

（一）分类

根据霍乱弧菌 O 抗原的特异性和致病性不同将其分为三群：

1. O_1 群霍乱弧菌 为霍乱的主要致病菌。依其生物学性状可分为古典生物型（classical biotype）和埃尔托生物型（El-Tor biotype）。据 O 抗原的 A、B、C 抗原成分不同，O_1 群霍乱弧菌又可分为 3 个血清型，即稻叶型（原型，含 A、C 抗原）、小川型（异型，含 A、B 抗原）和彦岛型（中间型，含 A、B、C 三种抗原）。目前我国流行的霍乱弧菌以埃尔托生物型、异型为主。

2. 不典型 O_1 群霍乱弧菌 可被多价 O_1 群血清凝集，但不产生肠毒素，无致病性。

3. 非 O_1 群霍乱弧菌 不能被 O_1 群霍乱弧菌多价血清凝集，统称为不凝集弧菌。血清型从 O_2 编排至 O_{220} 以上，一般无致病性。但其中的 O_{139} 群霍乱弧菌可产生霍乱肠毒素，能引起流行性腹泻，与 O_1 群无交叉免疫。WHO 要求将 O_{139} 群霍乱弧菌引起的腹泻与 O_1 群霍乱同等对待。

（二）形态

霍乱弧菌属弧菌科弧菌属，菌体短小稍弯曲，呈弧形或逗点状，革兰染色阴性，无芽孢和荚膜（O_{139} 群霍乱弧菌有荚膜），长 1.5～3.0μm，宽 0.3～0.4μm。菌体的一端有一较长的鞭毛，运动极活泼。粪便涂片普通显微镜下呈鱼群样排列，暗视野显微镜下悬滴检查宛如夜空中的流星一闪而过。

（三）抗原结构

霍乱弧菌具有耐热的菌体 O 抗原和不耐热的鞭毛 H 抗原。各群霍乱弧菌 H 抗原相同，而 O 抗原不同。O 抗原有群特异性和型特异性两种抗原，是霍乱弧菌分群和分型的基础。

（四）毒素

霍乱弧菌可产生内毒素和外毒素。内毒素为多糖体，可诱发机体免疫反应，是制作菌苗产生抗菌免疫的主要成分。霍乱外毒素即霍乱肠毒素（cholera toxin, CT），是霍乱的主要致病物质。霍乱肠毒素有抗原性，可刺激机体产生中和抗体。

（五）培养特性

霍乱弧菌属兼性厌氧菌，在普通培养基中生长良好，耐碱不耐酸，在 pH 8.4～8.6 碱性蛋白胨水或碱性琼脂平板上生长良好。

（六）抵抗力

古典生物型对外环境抵抗力较弱，埃尔托生物型抵抗力较强，在水体中可存活 1～3 周，在藻类、贝壳类食物上存活 1 年以上。霍乱弧菌对热、干燥、日光、化学消毒剂和酸等均很敏感，耐低温，耐碱。湿热 55℃ 15 分钟，100℃即刻，水中加 0.5ppm 氯 15 分钟可被杀死。在正常胃酸中能存活 4 分钟。

要点二 流行病学

自 1817 年以来，全球共发生了七次世界性霍乱大流行。一般认为前六次是由古典生物型霍乱弧菌引起的。第七次大流行始于 1961 年，是由埃尔托生物型所致，至今已流行 50 余年。

1992 年印度和孟加拉国等地先后发生了 O_{139} 群霍乱的暴发流行，专家预测，如果其成为今后霍乱流行的主要病原菌，则预示第八次世界霍乱大流行已经开始，但目前尚难下此结论。

1820 年霍乱传入我国，历次世界大流行我国均被波及。新中国成立后，古典生物型霍乱得到了有效控制。1961 年第七次世界霍乱大流行开始时埃尔托生物型便传入我国沿海地区，目前除西藏无病例报告外，其余各省（市、区）均有疫情发生。1993 年开始，O_{139} 群霍乱在我国部分地区也相继发生了局部暴发与流行。目前霍乱在我国呈多菌群（型）混合流行的局面。

（一）传染源

患者和带菌者是传染源。典型患者频繁泻吐，发病期一般可连续排菌 5 天，也有 2 周以上者，是重要传染源。轻型患者及带菌者不易被发现，作为传染源的意义更大。

（二）传播途径

主要通过粪–口途径传播。患者吐泻物和带菌者粪便污染水源及食物，特别是水源被污染后易引起局部暴发。日常生活接触和苍蝇等媒介传播也是重要的传播途径。

(三) 易感人群

<u>人群普遍易感</u>。感染后肠道局部免疫和体液免疫的联合作用可产生一定的免疫力,但持续时间短(至少3年),可再次感染。

(四) 流行季节与地区

<u>在我国霍乱流行季节为夏秋季,以7~10月为多</u>。流行地区主要是沿海一带,如广东、广西、浙江、江苏、上海等省市为多。

(五) O_{139} 群霍乱的流行特征

病例无家庭聚集性,发病以成人为主,男性多于女性,主要经水和食物传播。O_{139} 群是首次发现的新流行株,人群普遍易感。在霍乱地方性流行区,人群对 O_1 群霍乱弧菌有免疫力,但不能保护免受 O_{139} 群霍乱弧菌的感染。现有的霍乱菌苗对 O_{139} 群霍乱无保护作用。

[常考考点] 霍乱的病原体、传染源、传播途径和易感人群。O_{139} 群霍乱的流行特征。

要点三 发病机制与病理

(一) 发病机制

霍乱弧菌经口进入体内,是否发病取决于机体的免疫力及弧菌的致病性。正常胃酸可杀灭霍乱弧菌。只有在一次食入大量霍乱弧菌(如超过 $10^{8\sim9}$ 个)时才会发病。但胃大部切除后、胃酸缺乏或被稀释均降低对霍乱弧菌的抵抗力。肠道的分泌型 IgA 以及血清中特异性凝集抗体、杀弧菌抗体及抗毒素抗体等也有一定的免疫保护作用。

霍乱弧菌到达肠道后,穿过肠黏膜表面的黏液层,<u>黏附于小肠上段黏膜上皮细胞刷状缘并大量繁殖</u>,在局部产生大量霍乱肠毒素导致发病。

霍乱肠毒素有 A、B 两个亚单位。A 亚单位具有毒素活性。B 亚单位可与肠黏膜上皮细胞刷状缘细胞膜的受体(神经节苷脂,GM_1)结合,介导 A 亚单位进入细胞内,激活腺苷酸环化酶,促使三磷酸腺苷(ATP)变成环磷酸腺苷(cAMP)。大量的环磷酸腺苷积聚在肠黏膜上皮细胞内,刺激隐窝细胞过度分泌水、氯化物和碳酸盐等,同时抑制绒毛细胞对氯和钠等离子的吸收。由于肠黏膜分泌增强,吸收减少,大量肠液聚集在肠腔内,<u>形成霍乱特征性的剧烈水样腹泻</u>。

霍乱肠毒素还能促使肠黏膜杯状细胞分泌黏液增加,使腹泻的水样便中含有大量黏液。腹泻导致的失水使胆汁分泌减少,<u>所以腹泻物呈"米泔水"样</u>。

(二) 病理

<u>剧烈腹泻和呕吐,导致体内水和电解质大量丢失,迅速出现脱水、电解质紊乱、代谢性酸中毒,严重者可出现循环衰竭</u>。若不及时纠正,由循环衰竭造成的肾缺血,以及低钾和毒素对肾脏的直接作用,可引起急性肾衰竭。

<u>本病病理特点主要是严重脱水导致的一系列改变,而组织器官器质性损害轻微</u>。

[常考考点] 霍乱患者吐泻的原因是霍乱肠毒素。

要点四 临床表现

潜伏期 1~3 日,短者数小时,长者 7 日。突然起病,少数在发病前 1~2 日有头昏、疲乏、腹胀、轻度腹泻等前驱症状。古典生物型与 O_{139} 群霍乱弧菌引起者症状较重,埃尔托型所致者多为轻型或无症状者。

(一) 典型表现

典型病例病程分为 3 期:

1. 泻吐期 <u>多以剧烈腹泻开始,病初大便尚有粪质,迅速成为黄色水样便或米泔水样便或洗肉水样血便</u>,无粪臭,每日可达数十次,甚至失禁。一般无发热和腹痛(O_{139} 群除外),无里急后重。<u>呕吐多在腹泻数次后出现,常呈喷射状。呕吐物初为胃内容物,后为水样</u>,严重者亦可为米泔水样,轻者可无呕吐。本期持续数小时至 2~3 日。

O_{139} 型霍乱的特征为发热、腹痛较常见(达 40%~50%),且可并发菌血症等肠道外感染。

2. 脱水期 由于频繁的腹泻和呕吐,<u>大量水和电解质丧失,患者迅速出现脱水和循环衰竭</u>。表情淡漠,或烦躁不安,甚至昏迷。声音嘶哑、眼窝凹陷、口唇干燥、皮肤弹性差或消失、手指皱瘪,脉搏细速或不能触及,血压低甚至休克,少尿或无尿。酸中毒者呼吸增快,甚至呈深大呼吸(Kussmaul 呼吸)。低钠可引起肌肉痉挛,多见于腓肠肌和腹直肌。低血钾可致肌张力减弱,腱反射减弱或消失,肠胀气,心律失常等。此期一般为数小时至 1~2 日。

3. 恢复期或反应期 患者脱水如能得到及时纠正,多数症状迅速消失。少数患者有反应性发热,可能为循环改善后毒素吸收所致,一般持续 1~3 日后可自行消退。

[常考考点] 霍乱的临床分期和各期的临床表现。

（二）临床分型

根据脱水程度，临床上可分为轻、中、重3型。具体见下表。

霍乱临床分型

临床表现	轻型	中型	重型
脱水程度（体重%）	小于5%	5%～10%	10%以上
每日腹泻次数	小于10次	10～20次	大于20次
精神状态	正常	呆滞或不安	轻度烦躁或静卧不动，甚至昏迷
音哑	无	轻度	音哑失声
皮肤	正常或略干，弹性略差	干燥，缺乏弹性	弹性消失
发绀	无	可有	明显
口唇	正常或稍干	干燥	极度干裂
眼窝、囟门凹陷	无或略陷	明显下陷	深凹，闭目不紧
指腹	正常	皱瘪	干瘪
腓肠肌痉挛	无	有	严重
脉搏	正常	细速	微弱而速或无
收缩压	正常	70～90mmHg	70mmHg以下或测不出
每日尿量	正常或略减少	小于500mL	小于50mL
血浆比重	1.025～1.030	1.030～1.040	大于1.040

另外，还有一型称为暴发型，亦称中毒型或干性霍乱，非常罕见。此型起病急骤，进展迅速，不待出现泻吐症状即可因循环衰竭而亡。

[常考考点] 霍乱的临床分型及各型的临床表现。

（三）并发症

1. 肾衰竭 是霍乱最常见的严重并发症，也是常见的死因。表现为尿量减少和氮质血症，严重者可因尿毒症而死亡。多发生于病后7～9天。

2. 急性肺水肿 代谢性酸中毒可导致肺循环高压，后者又因补充大量不含碱的盐水而加重。

3. 其他 如低钾综合征、心律失常等。

[常考考点] 肾衰竭是霍乱最常见的严重并发症，也是常见的死因。

要点五 实验室检查与其他检查

（一）一般检查

1. 血液检查 脱水致血液浓缩，外周血红细胞、白细胞和血红蛋白均增高；血清尿素氮、肌酐升高；钠、氯化物和碳酸氢盐降低，血pH下降；当酸中毒纠正后，钾离子移入细胞内，可出现血清钾明显降低。

2. 尿液检查 部分患者尿中可有少量蛋白、红白细胞及管型。

3. 粪便常规 可见黏液或少许红、白细胞。

（二）血清学检查

抗菌抗体中的抗凝集素抗体在病后第5日出现，1～3周达高峰。若双份血清抗凝集素抗体滴度增长4倍以上，有诊断意义。主要用于流行病学调查、回顾性诊断或粪便培养阴性可疑患者的诊断。

（三）病原学检查

1. 粪便涂片染色 取粪便或早期培养物涂片做革兰染色镜检，可见革兰阴性、稍弯曲的弧菌。

2. 悬滴检查 将新鲜粪便做悬滴暗视野显微镜检查，可见运动活泼呈穿梭状的弧菌，此为动力试验阳性。加入O_1群抗血清后，若运动停止，或凝集成块，为制动试验阳性，表示标本中含有O_1群霍乱弧菌；如细菌仍活动，还应加O_{139}群血清做制动试验。此检查可用于快速诊断。

3. 增菌培养 所有疑为霍乱的患者，除做粪便显微镜外，均应进行增菌培养。一般用pH 8.4的碱性蛋白胨水，36～37℃增菌培养6～8小时后表面可形成菌膜。此时应进一步用庆大霉素（对大肠杆菌有明显的抑菌作用）琼脂平皿或碱性琼脂平板分离培养18～24小时，对可疑菌落进行悬滴检查，可提高检出率和早期诊断。

4. PCR 可快速诊断及进行群与型的鉴别。

5. 快速辅助检测 目前使用较多的是霍乱弧菌胶体金快速检测法。该方法主要用于检测O_1群和O_{139}群霍乱弧菌的抗原成分，操作简单。应用纯化的弧菌外膜蛋白抗血清，采用ELISA方法，可快速检测粪便中的弧菌抗原，用于快速诊断。

[常考考点] 霍乱的检测方法。

要点六 诊断与鉴别诊断

（一）诊断

1. 疑似霍乱诊断标准 具有下列两项之一者诊断为疑似霍乱。

（1）凡有典型临床症状，如剧烈腹泻，水样便（黄水样、清水样、米泔样或血水样），伴有呕吐，迅速出现脱水，循环衰竭及肌肉痉挛（特别是腓肠肌）的首发病例，在病原学检查尚未肯定前，应诊断为疑似霍乱。

（2）霍乱流行期间有明确接触史（如同餐、同住或护理者等），并发生泻吐症状，而无其他原因可查者。

疑似病例未确诊之前按霍乱处理，大便培养每日1次，连续2次阴性可否定诊断。

2. 临床诊断 霍乱流行期间的疫区内，凡有霍乱典型症状，粪便培养O_1群及O_{139}群霍乱弧菌阴性，但无其他原因可查者。

3. 确定诊断 具有下列三项之一者可诊断为霍乱。

（1）凡有腹泻症状，粪便培养O_1群或O_{139}群霍乱弧菌阳性。

（2）在流行期间的疫区内有腹泻症状，做双份血清抗体效价测定，如血清凝集试验呈4倍以上或杀弧菌抗体呈8倍以上增长者。

（3）在疫源检查中，首次粪便培养检出O_1群或O_{139}群霍乱弧菌，前5日内有腹泻症状者。

4. 带菌者 指无腹泻或呕吐等临床症状，但粪便中检出O_1群或（和）O_{139}群霍乱弧菌。

[常考考点] 霍乱的诊断依据。

（二）鉴别诊断

本病应与其他病原体所引起的腹泻相鉴别，如其他弧菌（非O_1群及非O_{139}群）感染性腹泻、急性细菌性痢疾、大肠埃希菌性肠炎、空肠弯曲菌肠炎、细菌性食物中毒和病毒性胃肠炎等，确诊有赖于病原学检查结果。

要点七 治疗

本病的处理原则是严格隔离，迅速补充水及电解质，以纠正脱水、电解质平衡紊乱和酸中毒，辅以抗菌治疗及对症治疗。

（一）一般治疗

可给予流质饮食，但剧烈呕吐者应禁食，恢复期逐渐增加饮食，重症患者应注意保暖、给氧、监测生命体征。

（二）补液治疗

及时足量补液是治疗本病的关键。补液的原则是早期、快速、足量，先盐后糖，先快后慢，纠酸补钙，见尿补钾。

1. 静脉补液 多采用与患者丧失液体电解质浓度相似的5:4:1溶液，即每升液体含氯化钠5g、碳酸氢钠4g、氯化钾1g，另加50%葡萄糖注射液20mL以防止低血糖。小儿由于肾脏排钠功能较差，其比例调整为每升液体含氯化钠2.65g，碳酸氢钠3.75g，氯化钾1g，葡萄糖10g。

补液量与速度应根据患者的失水程度、血压、脉搏、尿量和血浆比重等决定，最初24小时总入量按临床分型的轻、中、重分别给3000～4000mL、4000～8000mL、8000～12000mL。儿童补液量按年龄或体重计算，一般轻度脱水120～150mL/kg，中度脱水150～200mL/kg，重度脱水200～250mL/kg。24小时后的补液量及速度依据病情调整。快速补液过程中应注意防止发生心功能不全和肺水肿，还应给液体适当加温，并监测血钾的变化。

2. 口服补液 轻、中型脱水的患者可予口服补液。口服补液可减少静脉补液量，预防静脉补液的副作用及医源性电解质紊乱，故也可用于重型患者。WHO推荐使用口服补液盐（Oral Rehydration Salts，ORS），其配方为葡萄糖20g（可用蔗糖40g或米粉40～60g代替）、氯化钠3.5g、枸橼酸钠2.9g（或碳酸氢钠2.5g）和氯化钾1.5g，溶于1000mL可饮用水内，配方中各电解质浓度均与患者排泄液的浓度相似。新的低渗口服补液盐（口服补液盐Ⅲ）尤适用于儿童，其组成成分为：每包含氯化钠为 0.65g，枸橼酸钠 0.725g，氯化钾 0.375g，无水葡萄糖 3.375g，溶于 250mL 温开水中口服。

成人轻、中型脱水在最初 6 小时内每小时服 750mL，体重不足 20kg 的儿童每小时服 250mL，然后依泻吐量调整，一般按排出量的 1.5 倍计算补液量。呕吐不一定是口服补液的禁忌，只是速度要慢一些，呕吐量也要计入补液量。

（三）抗菌治疗

早期应用抗菌药物有助于缩短腹泻和排菌时间，减少腹泻次数及排泄量，降低病后带菌率等，但不能代替补液。目前常用药物为氟喹诺酮类，如环丙沙星，成人每次 250~500mg，每日 2 次口服，或每日 400mg 静脉滴注；或多西环素，成人每次 100mg，每日 2 次口服。疗程均为 3 日。也可采用四环素、氨苄西林、红霉素或阿奇霉素、复方磺胺甲噁唑等。

（四）对症治疗

重症患者在补足液体后，若血压仍较低，提示可能存在中毒性休克，可给予糖皮质激素和血管活性药物。出现心衰、肺水肿者应调整输液速度，酌情使用利尿剂及强心剂。在补液过程中如出现低钾综合征，可口服氯化钾或静脉滴注氯化钾。急性肾衰竭患者应及时纠正酸中毒，维持水、电解质平衡，必要时实施血液透析。小檗碱有抗肠毒等作用，临床应用可减轻腹泻。

[常考考点] 霍乱的补液治疗和抗菌治疗。

要点八 预防

1. 控制传染源 建立健全腹泻病门诊，及时检出患者，按甲类传染病予以隔离治疗，直至症状消失。停用抗菌药物后大便培养每日一次，连续 3 次阴性方可解除隔离。对密切接触者应严密检疫 5 日，并进行粪便悬滴检查及培养和服药预防。做好国境卫生检疫和国内交通检疫。

2. 切断传播途径 改善环境卫生，加强饮水和食品管理。养成良好的个人卫生习惯。对患者和带菌者的排泄物进行彻底消毒。消灭苍蝇、蟑螂等传播媒介。

3. 保护易感人群 国内、外学者对霍乱疫苗的研究工作已经开展 100 多年了。随着对其致病机制以及对人群免疫反应的研究深入，现已认识到肠道黏膜免疫在霍乱免疫保护中起主要作用，霍乱疫苗的研制已转向口服疫苗方向。口服菌苗可使肠道产生特异性 IgM、IgG 和 IgA 抗体，亦能阻止弧菌黏附于肠壁而免于发病。目前，此类疫苗主要用于保护地方性流行区的高危人群。2017 年 10 月，由 50 多个联合国机构、学术和非政府组织等组成的多元化的技术合作网络——全球霍乱控制任务小组（Global Task Force on Cholera Control）发布《结束霍乱：2030 年全球路线图》（Ending Cholera-A Global Roadmap to 2030），制定了在未来 10 年让霍乱致死人数减少 90% 的目标，将帮助多达 20 个国家在相同的时间框架内根除霍乱传播。

【例题实战模拟】

A1 型题

1. 引起霍乱泻吐的原因是
    A. 内毒素　　B. 肠毒素　　C. 细菌的侵袭力　　D. 菌群失调　　E. 细菌的直接作用
2. 霍乱的典型临床表现是
    A. 先泻后吐　　B. 先吐后泻　　C. 只泻不吐　　D. 腹泻伴腹痛　　E. 吐泻同时发生
3. 下列临床检查对判断霍乱脱水程度最有意义的是
    A. 皮肤黏膜弹性　　B. 血压　　C. 血细胞比容　　D. 血钠　　E. 血浆比重
4. 霍乱大流行最重要的传播形式是
    A. 食物污染　　B. 苍蝇传播　　C. 接触患者　　D. 水源污染　　E. 接触带菌者
5. 治疗霍乱首选的抗菌药物是
    A. 青霉素　　B. 黄连素　　C. 诺氟沙星　　D. 复方磺胺甲噁唑　　E. 庆大霉素
6. 重型霍乱患者治疗的关键是
    A. 大量口服补液　　B. 有效抗菌治疗　　C. 短期应用糖皮质激素　　D. 禁食　　E. 快速静脉补液
7. 下列关于霍乱弧菌的描述，正确的是
    A. 革兰染色阳性，有芽孢、荚膜和鞭毛　　B. 革兰染色阴性，有鞭毛，运动极为活跃
    C. 需氧，耐酸，不耐碱　　D. 古典生物型比埃尔托生物型的抵抗力强
    E. 产生的内毒素是重要的致病因子

8.霍乱最主要的病理生理改变是
 A.急性肾功能衰竭　　　　　B.微循环障碍　　　　　C.急性心功能不全
 D.脑功能障碍　　　　　　　E.大量水分及电解质丧失
9.霍乱患者静脉补液，不适宜的是
 A.早期、快速、足量　B.先盐后糖　C.先快后慢　D.积极补钾　E.及时补碱

【参考答案】
1.B　2.A　3.E　4.D　5.C　6.E　7.B　8.E　9.D

细目五　结核病

【考点突破攻略】

结核病（tuberculosis）是结核分枝杆菌（Mycobacterium tuberculosis）引起的慢性感染性疾病，可累及全身多个脏器，以肺结核（pulmonary tuberculosis）最为常见，占各器官结核病总数的80%~90%，是最主要的结核病类型。痰中排菌者称为传染性肺结核病，除少数可急起发病外，临床上多呈慢性过程。

要点一　病原学

结核分枝杆菌在分类学上属于放线菌目（Actinomycete）、分枝杆菌科、分枝杆菌属（Mycobacterium）。分枝杆菌属包含结核分枝杆菌、非结核分枝杆菌和麻风分枝杆菌。分枝杆菌所致感染中，结核分枝杆菌感染的占90%。结核分枝杆菌再分为人结核分枝杆菌、牛结核分枝杆菌、非洲分枝杆菌和田鼠分枝杆菌等类型。其中人结核分枝杆菌为人类结核病的病原体，而免疫接种常用的卡介苗（bacillus Calmette-Guérin vaccine, BCG vaccine）则来源于牛结核分枝杆菌，利用人结核分枝杆菌与牛结核分枝杆菌的抗原交叉免疫原性提供免疫保护。

结核分枝杆菌细长而稍弯，约0.4μm×40μm，两端微钝，不能运动，无鞭毛或芽孢。不易染色，但经品红加热染色后不能被酸性乙醇脱色，故称抗酸杆菌。

结核分枝杆菌是专性需氧菌，最适宜生长的温度为37℃。结核分枝杆菌对营养要求较高，在特殊的培养基中才能生长，常用的培养基为罗氏培养基。结核分枝杆菌培养生长缓慢，增殖周期为15~20小时，至少需要2~4周才有可见菌落。培养是确诊结核病的重要手段，但往往耗时过长，给临床工作带来了较大影响。

结核分枝杆菌细胞的结构十分复杂，它含有许多结合成大分子复合物的不同蛋白质、糖类和脂类。结核分枝杆菌的脂质成分中磷脂、索状因子、蜡质D和硫酸脑苷脂与感染疾病特点密切相关。除脂质外，荚膜和蛋白质亦是致病性物质。

要点二　流行病学

（一）传染源
开放性肺结核患者的排菌是结核传播的主要来源。

（二）传播途径
1.呼吸道传播　主要为患者与健康人之间经空气传播。患者咳嗽排出结核分枝杆菌悬浮在飞沫中，当被人吸入后即可引起感染。

2.消化道传播　饮用带菌生奶经消化道感染。

3.垂直传播　患病孕妇经胎盘引起母婴间传播。

4.其他途径传播　经皮肤伤口感染和上呼吸道直接接种。

2、3、4传播途径均极罕见。

（三）易感人群
生活贫困、居住拥挤、营养不良等因素是社会经济落后地区人群结核病高发的原因。免疫抑制状态患者尤其好发结核病。

（四）流行特征
世界卫生组织《2017年全球结核病报告》指出：目前罹患结核病的人数不断下降，但全球的结核病负担仍然很重，2016年全年新发病例1040万，167万人死于结核病，估计仍有40%的患病者未获得诊断和治疗。艾滋病与结核病共感染

以及耐药结核病是目前威胁全球结核病防控的两大主要问题。

据世界卫生组织估计，目前我国结核病的年发患者约为 90 万，占全球年发病患者病例数的 8.6%，仅次于印度和印度尼西亚，居世界第三位。我国每年新发生的耐药结核病患者数仅次于印度，高耐药率是我国结核病难以控制的原因之一。我国虽不属于艾滋病高发地区，但耐多药结核（MDR-TB）问题日益产重。2016 年我国新发肺结核患者中 MDR-TB 比例为 7.1%，而复治肺结核患者中 MDR-TB 比例高达 24%。

［常考考点］结核病的传染源、传播途径、易感人群。

要点三 发病机制与病理

（一）发病机制

吸入肺泡的结核分枝杆菌可被吞噬细胞吞噬和杀灭。巨噬细胞与树突状细胞吞噬结核分枝杆菌后可以提呈结核抗原，并且释放细胞因子，引起局部免疫反应。结核分枝杆菌可以继续感染新的吞噬细胞并逐渐深入肺泡上皮。此后炎症细胞被募集至病灶处，巨噬细胞逐渐分化并最终形成分层结构的结核结节或结核肉芽肿（tuberculous granuloma）。随着肉芽肿外周的纤维致密化，进入肉芽肿的血管消失，加剧了巨噬细胞的泡沫化，形成干酪样坏死（caseous necrosis），大部分感染者体内的结核分枝杆菌可以处于静止状态持续存活，处于结核潜伏感染状态。

结核感染的发病机制中，由 T 细胞介导的细胞免疫（cell mediated immunity，CMI）对结核病发病、演变及转归产生决定性影响。迟发性变态反应（delay type hypersensitivity，DTH）则是宿主对结核分枝杆菌形成免疫应答的标志。DTH 是德国微生物学家 Robot Koch 在 1830 年观察到的重要现象，故而称为 Koch 现象。

（二）病理

结核病是一种慢性病变，其基本病变包括：

1. 渗出型病变 常常是病变组织内菌量多、致敏淋巴细胞活力高和变态反应强的反映。

2. 增生型病变 当病灶内菌量少而致敏淋巴细胞数量多，则形成结核病的特征性病变——结核结节。中央为巨噬细胞衍生而来的朗汉斯巨细胞，周围由巨噬细胞转化来的类上皮细胞成层排列包绕。增生型病变的另一种表现是结核性肉芽肿，是一种弥漫性增生型病变。

3. 干酪样坏死 为病变进展的表现。坏死区域逐渐出现肉芽组织增生，最后成为纤维包裹的纤维干酪性病灶。

上述三种基本病理改变可以相互转化、交错存在，很少有单一病变独立存在，而以某一种病理改变为主。

［常考考点］结核病的基本病理变化是渗出、增生和干酪样坏死。

要点四 临床表现

原发性结核感染后结核分枝杆菌可向全身传播，可累及肺脏、胸膜以及肺外器官。免疫功能正常的宿主往往将病灶局限在肺脏或其他单一的脏器，而免疫功能较弱的宿主往往造成播散性结核病或者多脏器受累。除结核病患者外，一般人群中的结核病约 80% 的病例表现为肺结核，15% 表现为肺外结核，而 5% 则两者均可累及。

（一）肺结核的症状和体征

1. 全身症状 发热为肺结核最常见的全身中毒性症状，多数为长期低热，每于午后或傍晚开始，次晨降至正常，可伴有倦怠、乏力、夜间盗汗，或无明显自觉不适。有的患者表现为体温不稳定，于轻微劳动后体温略见升高，虽经休息半小时以上仍难平复。妇女于月经期前体温增高，月经后亦不能迅速恢复正常。当病灶急剧进展扩散时则出现高热，呈稽留热或弛张热，可有恶寒，但很少有寒战。

2. 呼吸系统症状 浸润性病灶患者咳嗽轻微，干咳或仅有少量黏液痰。有空洞形成时痰量增加，若伴继发感染，则痰呈脓性。合并支气管结核则咳嗽加剧，可出现刺激性呛咳，伴局限性哮鸣或喘鸣。1/3～1/2 患者在不同病期内有咯血。此外，重度毒血症状和高热可引起气急，广泛肺组织破坏、胸膜肥厚和肺气肿时也常发生气急，严重者可并发肺心病和心肺功能不全。少数患者可伴有结核性超敏感症候群，包括结节性红斑、疱疹性结膜炎、角膜炎等。儿童肺结核还可表现为发育迟缓。儿童原发性肺结核可因气管或支气管旁淋巴结肿大压迫气管或支气管，或发生淋巴结支气管瘘，而出现喘息症状。当合并有肺外结核时，可出现相应累及脏器的症状。

3. 体征 取决于病变性质、部位、范围或程度。粟粒性肺结核偶可并发急性呼吸窘迫综合征，表现为严重呼吸困难和顽固性低氧血症。病灶以渗出型病变为主的肺实变，且范围较广或为干酪性肺炎时，叩诊多呈浊音，听诊闻及支气管呼吸音和细湿啰音。继发性肺结核好发于上叶尖后段，故听诊于肩胛间区闻及细湿啰音，有较大提示性诊断价值。空洞性肺结核病变位置浅表而引流支气管通畅时有支气管呼吸音或伴湿啰音；巨大空洞可闻及带金属调的空瓮音。慢性纤维空洞性肺结核的体征有患侧胸廓塌陷、气管和纵隔移位、叩诊音浊、听诊呼吸音降低或闻及湿啰音，以及肺气肿征象。支气管结核患者可闻及局限性哮鸣音，于呼气或咳嗽末较为明显。

（二）肺外结核的临床类型和表现

肺结核是结核病的主要类型，其他如淋巴结核、骨关节结核、消化系统结核、泌尿系统结核病、生殖系统结核以及中枢神经系统结核构成整个结核病的疾病谱。腹腔内结核病变，包括肠结核、肠系膜淋巴结核及输卵管结核等，在发展过程中往往涉及其邻近腹膜而导致局限性腹膜炎。肾结核（Renal tuberculosis）占肺外结核的15%，系结核分枝杆菌由肺部等原发病处经血行播散至肾脏所引起，起病较为隐匿，多在原发性结核感染后5～20年才发病，多见于成年人，儿童少见。女性生殖系统结核则可在出现不明原因的月经异常、不孕等情况下发现。结核性脑膜炎则可表现为头痛、喷射性呕吐、意识障碍等中枢神经系统感染症状。总之，结核病是一个全身性的疾病，肺结核仍是结核病的主要类型，但其他系统的结核病亦不能忽视。

[常考考点] 肺结核的典型临床表现。

要点五 实验室检查与其他检查

（一）细菌学检查

痰结核分枝杆菌检查是确诊肺结核最特异性的方法。

1. 涂片抗酸染色镜检 快速简便。在我国非结核分枝杆菌尚属少数，因此抗酸杆菌阳性则肺结核诊断基本成立。

2. 细菌培养 在未治疗的胸结核患者痰菌培养的敏感性和特异性均高于涂片检查，涂片阴性或诊断有疑时培养尤为重要。

3. 分子生物学检测 聚合酶链反应（PCR）技术可以将标本中微量的结核菌DNA加以扩增。结核病近年来出现了突破，其标志就是以Xpert MTB/RIF为代表的盒式诊断技术。该技术可直接从患者新鲜痰液或冻存痰液中检测结核分枝杆菌并判定其对利福平的耐药性，全程约2小时即科获得结果。由于95%以上的利福平耐药菌株有基因rpoB突变，而大部分利福平耐药菌株同时对异烟肼耐药，因此Xpert MTB/RIF不仅可鉴定是否为利福平耐药菌株，又可在一定程度上判断是否为MDR-TB菌株。Xpert MTB/RIF的灵敏度为92.2%，特异度为99.2%。

（二）影像学检查

X线影像表现取决于病变类型和性质。原发性肺结核的典型表现为肺内原发灶、淋巴管炎和肿大的肺门或纵隔淋巴结组成的哑铃状病灶。急性血行播散型肺结核在X线胸片上表现为散布于两肺野、分布较均匀、密度和大小相近的粟粒状阴影。继发性肺结核的X线表现复杂多变，成云絮片状，或斑点（片）结节状。干酪样病变密度偏高而不均匀，常有透亮区或空洞形成。胸部CT有助于发现隐蔽区病灶和孤性结节的鉴别诊断。X线影像学检查对于诊断肠道结核、泌尿系统结核、生殖系统结核以及骨关节结核亦具重要价值。

（三）免疫学检查

1. 结核菌素试验（TST） 目前我国推广的方法系国际通用的结核菌素纯蛋白衍化物（purified protein derivative, PPD）皮内注射法。将PPD 5IU（0.1mL）注入左前臂内侧上、中1/3交界处皮内，使局部形成皮丘。48～96小时（一般为72小时）观察反应，结果判断以局部硬结直径为依据：＜5mm阴性反应，5～9mm一般阳性反应，10～19mm中度阳性反应，≥22mm或不足20mm，但有水疱或坏死为强阳性反应。然而，即使PPD与卡苗（BCG）存在交叉反应，在接种卡介苗的人群中无结核感染亦可出现PPD皮试阳性，因此特异性低。

2. 特异性结核抗原 近年来，在临床上应用更多的是以T细胞为基础的γ干扰素释放试验（interferon-γ release assays），比结核菌素试验有更高的敏感性与特异性，可以反映机体是否存在结核感染。试验阳性反应患者体内存在结核分枝杆菌特异的效应T细胞，结合临床上是否存在结核感染的症状和病灶，可辅助诊断潜伏性结核感染或活动性结核感染。

[常考考点] 痰结核分枝杆菌检查是确诊肺结核最特异的方法。

要点六 诊断与鉴别诊断

（一）诊断

1. 病史和临床表现 凡遇下列情况者应高度警惕结核病的可能性：①反复发作或迁延不愈的咳嗽咳痰，或呼吸道感染经抗感染治疗3～4周仍无改善。②痰中带血或咯血。③长期低热或所谓"发热待查"。④体检肩胛间区有湿啰音或局限性哮鸣音。⑤有结核病诱因或好发因素，尤其是糖尿病、免疫功能低下疾病或接受胰岛素和免疫抑制剂治疗者。⑥关节疼痛和皮肤结节性红斑等变态反应性表现。⑦有渗出性胸膜炎、肛瘘、长期淋巴结肿大、既往史以及有家庭开放性肺结核密切接触史者。

2. 潜伏性结核感染（LTBI）的诊断　潜伏性结核感染是宿主感染结核分枝杆菌后尚未发病的一种特殊状态，以皮肤结核菌素试验或γ干扰素释放试验阳性而无活动性结核的临床表现和影像学改变为特征。

3. 活动性结核的诊断　肺结核分确诊病例、临床诊断病例和疑似病例。

（1）确诊病例：包括干酪样坏死、仅培养阳性肺结核和仅病理学提示为结核病变者三类。其中涂阳肺结核病例需符合下列三项之一：①2份痰标本直接涂片抗酸杆菌镜检阳性。②1份痰标本直接涂片抗酸杆菌镜检阳性加肺部影像学检查符合活动性肺结核影像学表现。③1份痰标本直接涂片抗酸杆菌镜检阳性加1份痰标本结核分枝杆菌培养阳性。培养阳性肺结核需同时符合下列两项：①痰涂片阴性。②肺部影像学检查符合活动性肺结核影像学表现加1份痰标本结核分枝杆菌培养阳性。

（2）临床诊断病例：亦称为涂阴肺结核，即三次痰涂片阴性，同时需符合下列条件之一者：①胸部影像学检查显示与活动性肺结核相符的病变且伴有咳嗽、咳痰、咯血等结核可疑症状。②肺部影像学检查显示与活动性肺结核相符的病变且结核菌素试验强阳性或γ干扰素释放试验阳性。③胸部影像学检查显示与活动性肺结核相符，且肺外病灶的组织病理学检查提示为结核病变者。④三次痰涂片阴性的疑似肺结核病例经诊断性治疗或随访观察可排除其他肺部疾病者。

（3）疑似病例：以下两种情况属于疑似病例：①5岁以下儿童，有肺结核可疑症状同时有与涂阳肺结核患者密切接触史。②仅胸部影像学检查显示与活动性肺结核相符的病变。

4. 肺外结核的诊断　肺外结核累及的系统、脏器、部位及病变类型多样，确诊需要病变部位的浆膜腔积液及活检标本中获得细菌学证据，因上述标本获取过程困难，同时结核分枝杆菌阳性率较痰标本低，因此肺外结核较难实现病原学确诊。为提高早期诊断率，通常需结合病史、临床表现、实验室及其他检查、诊断性抗结核治疗效果综合诊断。

5. 结核病的诊断分类　在诊断中应同时确定类型和按记录程序正确书写。目前我国肺结核分类法（按病变部位）见下表。

中国肺结核分类法（按病变部位）分类

分类	分类标准
原发性肺结核（代号：Ⅰ型）	为原发结核感染所致的临床病症，包括原发复合征及胸内淋巴结结核
血行播散型肺结核（代号：Ⅱ型）	包括急性血行播散型肺结核（急性粟粒型肺结核）及亚急性、慢性血行播散型肺结核
继发性肺结核（代号：Ⅲ型）	肺结核中的一个主要类型，包括浸润性、纤维空洞性及干酪性肺炎等
气管、支气管结核（代号：Ⅳ型）	包括气管、支气管黏膜及黏膜下层的结核病
结核性胸膜炎（代号：Ⅴ型）	临床上已排除其他原因引起的胸膜炎，包括结核性干性胸膜炎、结核性渗出性胸膜炎、结核性脓胸

（二）鉴别诊断

1. 肺癌　中央型肺癌常有痰中带血，肺门附近有阴影，与肺门淋巴结结核相似。周围型肺癌可呈球状、分叶状阴影，需与结核球鉴别。肺癌多见于40岁以上男性，多有刺激性咳嗽、胸痛和进行性消瘦。胸片上结核球周围可有卫星灶、钙化，而肺癌病灶边缘常有切迹、毛刺。胸部CT对鉴别有帮助。结合痰结核菌、脱落细胞检查及纤维支气管镜检查和活检等能及时鉴别。肺癌和肺结核可有并存，需注意发现。

2. 肺炎　肺门淋巴结结核不明显或原发灶周围存在大片渗出，病变波及整个肺叶并将肺门掩盖时，以及继发性肺结核主要表现为渗出性病变或干酪性肺炎时，需与细菌性肺炎鉴别。细菌性肺炎起病急，伴高热、寒战、胸痛、气急，X线片上病变常局限于一个肺叶或肺段，血白细胞总数、中性粒细胞增多，抗生素治疗有效可协助鉴别。肺结核还须与其他病原体肺炎鉴别，如肺炎支原体肺炎，关键是病原学检测是重要的鉴别证据。

3. 肺脓肿　空洞多见于肺下叶，脓肿周围的炎症浸润较产重，空洞内常有液平面。肺结核空洞则多发生在肺上叶，空洞壁较薄，洞内很少有液平面或仅见浅液平。此外，肺脓肿起病急，高热，大量痰，痰中无结核杆菌，但有多种其他细菌，血白细胞总数和中性粒细胞增高，抗菌药物治疗有效。慢性纤维空洞合并感染时易与慢性肺脓肿混淆，后者痰结核菌试验阴性，鉴别不难。

4. 支气管扩张　有慢性咳嗽、咳脓痰及反复咯血史，需与继发性肺结核鉴别。X线胸片多无异常发现或仅见局部肺纹理增粗或卷发状阴影，CT有助于确诊。应当警惕化脓性支气管扩张症可引发结核感染，细菌学检测时应考虑到结核感染的可能。

5. 非结核分枝杆菌肺病 非结核分枝杆菌（nontuberculous mycobacteria，NTM）指结核和麻风分枝杆菌以外的所有分枝杆菌，其中 NTM 肺病临床和 X 线表现类似肺结核。鉴别诊断依据菌种鉴定。

6. 其他疾病 伤寒、白血病、纵隔淋巴瘤等与结核病有诸多相似之处，具体需要结合患者临床表现、体征及辅助检查加以鉴别。

[常考考点] 肺结核与肺癌和肺炎的鉴别。

要点七 预防

1. 建立防治系统 根据我国结核病疫情，为搞好防治工作，仍须强调建立、健全和稳定各级防痨机构，负责组织施治、管、防、查的系统和全程管理，按本地区疫情和流行病学特点，制订防治规划，并开展防痨宣传，教育群众养成良好的文明卫生习惯，培训防痨业务技术人员，推动社会力量参与和支持防痨事业。

2. 早期发现和彻底治疗患者 从当地疫情实际出发，对服务性行业、学校、托幼机构及儿童玩具工作人员等定期健康检查1～2年1次。在疫情已经控制的地区可开展重点线索调查，而主要应该是门诊因症就诊病例的发现和诊断，避免漏诊和误诊。查出必治，治必彻底，只有彻底治疗患者，大幅度降低传染源密度，才能有效降低感染率和减少发病。

3. 疫苗 结核是慢性感染性疾病，化学治疗很难治愈而不复发，因此采用疫苗预防是最好的策略。但目前尚无理想的结核病疫苗。广泛使用的疫苗是卡介苗，是一种无毒牛结核分枝杆菌活菌疫苗，自1921年用于预防结核病以来，虽被积极推荐和推广，但迄今对它的作用和价值仍有争论。目前比较普遍的看法是 BCG 尚不足以预防感染，但可以显著降低儿童发病及其严重性，特别是结核性脑膜炎等严重结核病减少，并可减少此后内源性恶化的可能性。WHO 已将 BCG 列入儿童扩大免疫计划。我国结核病感染率和发病率仍高，推行 BCG 接种仍有现实意义。由于疫苗的预防价值有限，根据我国结核病疫情，建立完善的防治系统至关重要。各级防治系统着眼于早期发现和彻底治疗患者，查出必治，治必彻底，及时正确治疗，防止耐药慢性病例的形成和积累，不仅是临床治疗的目标，亦是预防工作的中心环节。

【例题实战模拟】

A1 型题

1. 继发性肺结核常见临床表现不包括

　　A. 咳嗽、咳痰　　B. 咯血　　C. 胸痛　　D. 高热　　E. 呼吸困难

2. 继发性肺结核的好发部位是

　　A. 右中叶　　B. 右下叶　　C. 上叶尖后段　　D. 左舌叶　　E. 上叶

3. 判断肺结核有传染性最主要的依据是

　　A. 结核菌素试验阳性　　　　B. 痰结核分枝杆菌检查阳性　　　　C. 血沉增快

　　D. 胸部 X 线检查发现空洞　　E. 反复咯血

4. 结核菌的主要传播途径为

　　A. 呼吸道　　B. 消化道　　C. 泌尿道　　D. 生殖道　　E. 破损的皮肤、黏膜

5. 为预防肺结核的发生和流行，下列措施中最为关键的一环是

　　A. 自出生后开始定期接种卡介苗　　B. 隔离排菌结核患者　　C. 合理化疗治愈排菌患者

　　D. 加强营养，锻炼身体，增强抵抗力　　E. 为易感者及密切接触者预防性投药

A2 型题

6. 患者，男，25岁。乏力、咳嗽、低热月余，胸片示右上肺后段炎性阴影，其中可见透光区，血沉35mm/h。其最可能的诊断是

　　A. 肺脓肿　　B. 浸润型肺结核　　C. 慢性纤维空洞型肺结核　　D. 葡萄球菌肺炎　　E. 肺癌

【参考答案】

1.C　2.C　3.B　4.A　5.A　6.B

细目六 布鲁菌病

【考点突破攻略】

布鲁菌病（brucellosis）又称波状热，是布鲁菌（Brucella）感染引起的自然疫源性疾病。临床上以长期发热、多汗、乏力、肌肉和关节疼痛，肝、脾及淋巴结肿大为主要特点。

要点一 病原学

布鲁菌属是一组革兰阴性短小杆菌，兼性细胞内寄生，没有鞭毛，不形成芽孢或荚膜。根据储存宿主、生化、代谢和免疫学的差异分类，布鲁菌属至少包括6个种19个生物型：牛种（流产布鲁菌，B.abortus）、猪种（B.suis）、羊种（马耳他布鲁菌，B.melitensis）、犬种（B.canis）、绵羊附睾种（B.ovis）及沙林鼠种（B.neotomae）。其中前四种对人类致病，其致病力有所差异，近年来不断发现新的生物种。

布鲁菌含20余种蛋白抗原和脂多糖，其中脂多糖在致病中起重要作用。该菌在自然环境中生存力较强，在乳及乳制品、皮毛中能生存数月，在病畜的分泌物、排泄物及死畜的脏器中能生存4个月左右。对常用的物理消毒方法和化学消毒剂敏感，湿热60℃或紫外线照射20分钟即死亡。

要点二 流行病学

（一）传染源

目前已知有60多种家畜、家禽、野生动物是布鲁菌的宿主。与人类有关的传染源主要是羊、牛及猪，其次是犬、鹿、马、骆驼等。布鲁菌病首先在染菌动物间传播，造成带菌或发病，然后波及人类。

（二）传播途径

1. 经皮肤及黏膜接触传染 直接接触病畜或其排泄物、阴道分泌物、娩出物。在饲养、挤奶、剪毛、屠宰以及加工皮、毛、肉等过程中没有注意防护，可经受损的皮肤或眼结膜感染；也可间接接触病畜污染的环境及物品而感染。

2. 经消化道传染 食用含菌的乳类、水和食物而受到感染。

3. 经呼吸道传染 病菌污染环境后形成气溶胶，可经呼吸道感染。

4. 其他 如苍蝇携带、蜱虫叮咬也可传播本病。人与人之间罕有传播。

（三）易感人群

人群普遍易感，病后可获较强免疫力，因此再次感染者很少。疫区居民可因隐性感染而获免疫。

（四）流行特征

该病为全球性疾病，来自100多个国家每年上报WHO的布鲁菌病超过50万例，实际发病数远高于上报数。我国于20世纪60年代至70年代曾进行了大规模的动物布鲁菌感染的防治，使发病率显著降低，但自20世纪90年代中期起疫情持续快速上升，布鲁菌病成为报告发病率上升速度最快的传染病之一。2016年报告47139例，主要流行于西北、东北、青藏高原及内蒙古等牧区。变化趋势体现为由牧区向半牧半农区甚至农区转变，聚集暴发向散在发病转变。每年该病发病高峰位于春夏之间，与动物产仔季节有关。我国以牛种菌和羊种菌为主要的病原体。

［常考考点］布鲁菌病的传染源、传播途径和易感人群。

要点三 发病机制与病理

本病的发病机制较为复杂，细菌、毒素以及变态反应均不同程度地参与疾病的发生和发展过程。

布鲁菌自皮肤或黏膜侵入人体，随淋巴液到达淋巴结，细菌在胞内生长繁殖，形成局部原发病灶。细菌在吞噬细胞内大量繁殖导致吞噬细胞破裂，随之大量细菌进入淋巴液和血液循环形成菌血症。在血液里细菌又被血流中的单核细胞吞噬，并随血流带至全身，在肝、脾、淋巴结、骨髓等处的单核-吞噬细胞系统内繁殖，形成多发性病灶。在机体各因素的作用下，病原菌释放出内毒素及菌体其他成分，可造成临床上的菌血症、毒血症和败血症。内毒素在病理损伤、临床症状方面起着重要作用。机体免疫功能正常，通过细胞免疫及体液免疫清除病菌而获痊愈。如果免疫功能不健全，或感染的菌量大、毒力强，则部分细菌被吞噬细胞吞噬带入各组织器官形成新感染灶，感染灶的细菌生长繁殖再次入血，导致疾病复发，如此反复成为慢性感染。此外，变态反应可引起病理损伤。

本病的病理变化极为广泛，几乎所有组织器官均可被侵犯，其中以单核-吞噬细胞系统最为常见。在急性期常有弥漫性细胞增生；慢性期则可出现由上皮细胞、巨噬细胞、浆细胞及淋巴细胞组成的肉芽肿。其他如心血管系统、运动系统、生殖系统、神经系统等均常有轻重不等的病变。

要点四 临床表现

潜伏期一般为1~3周，平均2周，也可长至数月甚至1年以上。临床上可分为急性感染和慢性感染，病程6个月以内为急性感染，超过6个月则为慢性感染。

（一）急性感染

多缓慢起病，主要症状为发热、多汗、乏力、肌肉和关节疼痛、睾丸肿痛等。发热多为不规则热，仅有5%~20%的患者出现典型波状热。波状热的热型特点为：发热2~3周后，间歇数天至2周，发热再起，反复多次，故本病又被称为"波状热"。多汗亦为本病突出的症状之一，常于夜间或凌晨热退时大汗淋漓。几乎全部病例都有乏力症状。肌肉和关节痛常较剧烈，为全身肌肉和多发性、游走性大关节疼痛，也可表现为滑膜炎、腱鞘炎、关节周围炎。部分患者脊柱受累，以腰椎为主，主要表现为腰痛。另外，布鲁菌病可累及泌尿生殖系统，男性表现为睾丸炎及附睾炎。女性可为卵巢炎。睾丸肿痛具特征性，占男性患者的20%~40%，多为单侧。肝、脾、淋巴结肿大常见。其他尚可有头痛、神经痛、皮疹等。

（二）慢性感染

可由急性期发展而来，也可无急性期病史而直接表现为慢性。本期表现更是多种多样，基本上可分两类：一类是全身性非特异性症状，类似神经症和慢性疲劳综合征；另一类是器质性损害，其中以骨骼-肌肉系统最为常见，如大关节损害、肌腱挛缩等。神经系统病变也较常见，如周围神经炎、脑膜炎等。泌尿生殖系统病变也可见到，如睾丸炎、附睾炎、卵巢炎等。此外，布鲁菌病可以局限在几乎所有的器官，最常局限在骨、关节、中枢神经系统，表现为相应的临床症状和体征，如脊柱炎、肝脓肿、脾脓肿、肺炎、肾小球肾炎、胸膜炎等，胸腔积液的改变类似结核性胸膜炎。

（三）并发症和后遗症

1. 血液系统 可见贫血、白细胞和血小板减少、血小板减少性紫癜、再生障碍性贫血以及噬血细胞综合征。

2. 眼睛 可见葡萄膜炎、视神经炎、视神经盘水肿及角膜损害，多见于慢性布鲁菌病。

3. 神经及精神系统 3%~5%的患者可出现脑膜炎、脑膜脑炎、脊髓炎、多发性神经根神经病等神经系统并发症。部分患者还可出现精神症状。

4. 心血管系统 主要为心内膜炎，病死率较高。此外，偶可见心肌炎、心包炎、主动脉炎等。

5. 运动系统 部分患者表现为关节疼痛、畸形和功能障碍等，骨骼肌肉持续不定的钝痛，反反复复，迁延不愈，有的发展成为关节强直、肌肉挛缩、畸形和瘫痪等。

6. 其他 妊娠妇女罹患布鲁菌病如不进行抗菌治疗，流产、早产、死产均可发生。

[常考考点] 布鲁菌病的典型临床表现及并发症。

要点五 实验室检查及其他检查

（一）外周血象

白细胞计数正常或偏低。淋巴细胞相对或绝对增加，可出现少数异型淋巴细胞。红细胞沉降率在急性期加快，慢性期则正常或偏高，持续增高提示有活动性。

（二）病原学检查

取血液、骨髓、组织、脑脊液等做细菌培养，急性期培养阳性率高。

（三）免疫学检查

1. 平板凝集试验 虎红平板凝集试验（RBPT）或平板凝集试验（PAT）结果为阳性，用于初筛。

2. 试管凝集试验（SAT） 滴度为1:100（++）及以上；或病程1年以上，滴度1:50（++）及以上；或半年内有布鲁菌疫苗接种史，滴度达1:100（++）及以上者为阳性。

3. 补体结合试验（CFT） 滴度1:10（++）及以上为阳性。

4. 抗人球蛋白试验 滴度1:400（++）及以上为阳性。

5. 酶联免疫吸附试验（ELISA） 1:320为阳性，可分别定量检测特异性IgG、IgM和IgA型抗体水平，灵敏性和特异性均较好。

（四）特殊检查

并发骨关节损害者可行 X 线、CT、MRI 等影像学检查。有心脏损害可查心电图和心肌酶。有肝损伤可做肝功能检查。对于肿大的淋巴结必要时可做淋巴结活检。有脑膜或脑实质病变者可做脑脊液及脑电图检查。脑膜炎时脑脊液的变化类似结核性脑膜炎：脑脊液中淋巴细胞增多，蛋白质增多，葡萄糖轻度减少，细菌培养及抗体检测均可出现阳性。

要点六 诊断与鉴别诊断

（一）诊断

急性感染可通过流行病学史、临床表现和实验室检查诊断：

①流行病学接触史：有传染源密切接触史或疫区生活接触史。
②具有该病临床症状和体征并排除其他疑似疾病。
③实验室检查：病原分离、试管凝集试验、ELISA 等检查阳性。

凡具备①、②项和第③项中的任何一项检查阳性即可确诊为布鲁菌病。慢性感染者和局灶性感染者诊断有时相当困难，获得细菌培养结果最为可靠。

[常考考点] 布鲁菌病的诊断标准。

（二）鉴别诊断

本病急性感染应与长期发热性疾病进行鉴别，特别是同时有多汗、关节疼痛、肝脾肿大者，如伤寒、结核、类风湿关节炎、淋巴瘤、胶原病等。慢性感染则需与慢性骨关节病、神经症、慢性疲劳综合征等进行鉴别。

要点七 治疗

（一）急性感染

1. 对症和一般治疗 注意休息，在补充营养的基础上，给予对症治疗。高热者可用物理方法降温，持续不退者可用退热剂；合并睾丸炎者，可短期加用小剂量糖皮质激素；合并脑膜炎者需给予脱水治疗。

2. 病原治疗 应选择能进入细胞内的抗菌药物，并且治疗原则为早期、联合、规律、适量、全程，必要时延长疗程，防止复发和慢性化，减少并发症的发生。

（1）成人及 8 岁以上儿童：WHO 推荐首选多西环素（又称强力霉素）（每次 100mg，每天 2 次，口服 6 周）联合利福平（每次 600～900mg，每天 1 次，口服 6 周）；或多西环素（每次 100mg，每天 2 次，口服 6 周）联合链霉素（每次 1000mg，每天 1 次，肌内注射 2～3 周）。如果不能使用上述的药物或效果不佳，可采用多西环素联合复方新诺明治疗，也可采用利福平联合氟喹诺酮类药物。

（2）8 岁以下儿童：可采用利福平联合复方新诺明治疗，也可采用利福平联合氨基糖苷类药物治疗。

（3）孕妇：可采用利福平联合复方新诺明治疗。如果在妊娠 2 周内发生布鲁菌病，选用三代头孢菌素类药物联合复方新诺明治疗，可减少妊娠中断的发生。药物治疗对孕妇存在潜在危险性，应权衡利弊使用。

（4）并发症：存在并发症者一般可考虑应用三联或三联以上药物治疗，并需适当延长疗程。合并中枢神经系统并发症者，需采用易于透过血–脑屏障的药物，可应用多西环素、利福平联合复方新诺明或头孢曲松治疗；合并心内膜炎，也可采用上述治疗方案，但常需同时采取瓣膜置换术，疗程也应适当延长；合并脊柱炎，可采用多西环素、利福平联合链霉素（2～3 周）或庆大霉素（1 周），总疗程至少 3 个月或以上，必要时需外科手术治疗。

（二）慢性感染

治疗较为复杂，包括病原治疗、脱敏治疗及对症治疗。

1. 病原治疗 与急性感染的治疗相同，必要时需要重复治疗几个疗程。

2. 脱敏治疗 采用少量多次注射布鲁菌抗原的方式，避免引起剧烈的组织损伤，又可起到一定的脱敏作用。

3. 对症治疗 根据患者的具体情况采取相应的治疗方法。

[常考考点] 布鲁菌病的治疗原则。

要点八 预防

对疫区的传染源进行检疫，治疗或捕杀病畜，加强畜产品的消毒和卫生监督，做好高危职业人群的劳动防护和菌苗接种。对流行区家畜普遍进行菌苗接种可防止本病流行。必要时可用药物预防。

【例题实战模拟】

A1 型题

1. 对于布鲁菌病人群易感性的描述，正确的是
   A. 老人和儿童   B. 青壮年   C. 男性   D. 女性   E. 人群普遍易感

2. 对于布鲁菌病的传播途径描述，错误的是
   A. 可通过呼吸道吸入传播   B. 可通过消化道食入传播   C. 可以通过体表皮肤黏膜接触传播
   D. 人与人之间传播   E. 蚊虫叮咬传播

3. 布鲁菌病诊断的"金标准"是
   A. 试管凝集试验   B. 平板凝集试验   C. 荧光定量 PCR
   D. 分离培养布鲁菌   E. 补体结合试验

4. 关于布鲁菌病临床特征的描述，正确的是
   A. 发热并伴有寒战   B. 血压升高   C. 关节、肌肉疼痛
   D. 乏力，多汗，疲劳不堪   E. 咳嗽

5. 关于布鲁菌病治疗原则的描述，正确的是
   A. 中药对布鲁菌病几乎没有作用   B. 早期用药，彻底治疗   C. 合理选用药物及用药途径
   D. 采用综合疗法   E. 对症治疗

【参考答案】
1.E 2.D 3.D 4.C 5.B

第四单元　消毒与隔离

细目一　消毒

【考点突破攻略】

要点一　消毒的概念

<u>消毒（disinfection）是指用物理、化学、生物学的方法清除或杀灭体外环境中的病原微生物，使其达到无害化程度的过程</u>。传染病消毒是用物理或化学方法消灭停留在不同传播媒介物上的病原体，借以切断传播途径，阻止和控制传染的发生。如患者使用过的各种检查或治疗器械及各种被污染的物品，用物理和化学方法进行处理，杀死或灭活病原体，避免再感染和交叉感染。用于消毒的药物称为消毒剂。灭菌是一个绝对的概念，是指用物理或化学方法除去或杀灭全部微生物的过程，包括致病微生物和非致病微生物，也包括细菌芽孢和真菌孢子，灭菌后的物品必须是完全无菌的。达到灭菌效果的消毒方法是最彻底的消毒法。

要点二　消毒的目的

在医疗过程中常可遇到各种类型传染病患者，包括未明确诊断的传染病患者。传染病病原体大多极易从患者体内排出而传播，如肺结核患者的痰液，伤寒和菌痢患者的粪便等。一些病原体（如性病、狂犬病等）可通过与传染源直接接触而传播。被病原体污染的用品、食物等也是传播病原体的媒介。为了防止传染病的传播，避免患者被其他病原体感染，防止并发症，发生交叉感染，保护医护等人员免受感染，必须严格执行消毒制度。杀灭由传染源排到外界环境中的病原体，可防止传染病的发生和蔓延。

仅靠消毒措施还不足以达到以上目的。须同时进行必要的隔离措施和工作中的无菌操作，才能达到控制传染的目的。

不同的传播机制引起的传染病，消毒的效果有所不同。消化道传染病，病原体随排泄物或呕吐物排出体外，污染范围较为局限，如能及时正确地进行消毒，切断传播途径，中断传播的效果较好。呼吸道传染病，病原体随呼吸、咳嗽、

喷嚏等排出，再通过飞沫和尘埃播散，污染范围不确切，消毒效果难以掌控。须同时采取空间隔离，才能中断传染。虫媒传染病则需采取杀虫灭鼠等方法。

要点三 消毒的种类

（一）预防性消毒

预防性消毒指未发现传染源的情况下，对可能受病原体污染的场所、物品和人体进行的消毒措施。如日常卫生消毒、饮水消毒、餐具消毒、粪便垃圾无害化处理、饭前便后的洗手、公共场所消毒、运输工具消毒等。医院中手术室消毒，免疫缺陷患者（如骨髓移植患者）层流病房属预防性消毒。预防性消毒能控制或减少未被发现或未被管理的传染源污染所引起的传染病传播。

（二）疫源地消毒

疫源地消毒指对目前或曾经存在的传染源地区进行消毒。可分为终末消毒与随时消毒。

1. 随时消毒 指在传染源仍然存在的疫源地内，对传染源的排泄物、分泌物及其污染过的物品进行的及时性消毒处理。如患者住院时的卫生处理（沐浴、更衣等）；对患者呕吐物、痰液、尿液、粪便及卫生敷料的消毒处理；对病室空气、地面、家具的消毒和接触患者或其污染物品脱手套后的洗手等。不同的传染病，由于病原体的排出途径不同，随时消毒的范围、对象与采用的方法也不同。如肠道传染病应及时对排出的粪便消毒，还要定时对可能被粪便或被手污染的衣服、床单、日用品、门把手、家具等消毒。随时消毒是防止交叉感染的重要措施之一。

2. 终末消毒 指传染源离开疫源地（如转送、痊愈出院或死亡后），对其曾经产生的含有病原体的排泄物、分泌物以及排泄物、分泌物所污染的物品及场所进行的最后一次彻底消毒。终末消毒包括患者的终末处理和原居住地或病室单位的终末处理。

（1）患者的终末处理：患者转科或出院前个人用品须消毒后方能带离隔离区。死亡患者应用消毒液浸湿的棉球塞住口、鼻、肛门及阴道，尸体用消毒液浸湿的尸单包裹，放入有"传染"标记字样的不透水袋子内送火葬。

（2）病室单位的终末处理：被服放入污物袋，消毒后再清洗；将棉被展开，床垫、枕芯竖放，打开抽屉、柜门，紧闭门窗，然后用紫外线灯或消毒剂熏蒸消毒。消毒后打开门窗通风，用消毒液擦拭家具、墙面及地面。

终末消毒的目的是完全杀灭和清除患者所播散遗留的病原体。终末消毒应在患者离开后立即进行。

要点四 消毒方法

（一）消毒方法的分类

根据消毒杀灭微生物的种类和强弱，<u>将各种物理和化学消毒方法分为灭菌法和高、中、低效消毒法四大类</u>。

1. 灭菌法 可以杀灭包括细菌芽孢的一切微生物。该类消毒方法有热力、电离辐射、微波等物理方法和甲醛、戊二醛、过氧乙酸、环氧乙烷等化学灭菌剂。

2. 高效消毒法 能杀灭一切细菌繁殖体（包括分枝杆菌）、病毒、真菌及其孢子，并对细菌芽孢有显著杀灭作用。主要有紫外线消毒法和臭氧、含氯消毒剂、过氧化氢等。

3. 中效消毒法 能杀灭除细菌芽孢以外的各种微生物。主要有超声波消毒法和中效消毒剂如醇类、碘类、酚类消毒剂等。

4. 低效消毒法 只能消灭细菌繁殖体、部分真菌和亲脂性病毒。物理低效消毒方法有通风换气、冲洗和洗手等；化学低效消毒剂有氯己定（洗必泰）、苯扎溴铵（新洁尔灭）等。

（二）物理消毒法

物理消毒法是利用物理因素作用于病原微生物，将之清除或杀灭。常用的有热力、光照、微波、辐射、过滤除菌等方法。

1. 热力消毒法 利用热力破坏微生物的蛋白质、核酸、细胞壁和细胞膜，从而导致其死亡，是应用最早、效果可靠、使用最广泛的方法。

（1）煮沸消毒：本方法主要适用于食物、器皿、衣物及金属器械等。在100℃水中煮沸10分钟左右即可杀死细菌繁殖体，但不能杀灭细菌芽孢。煮沸法杀死芽孢需要数十分钟甚至数小时。对于被乙肝病毒等病毒污染的物品，煮沸的时间也应该延至15～20分钟。

（2）高压蒸汽灭菌：效果可靠，既可杀灭细菌的繁殖体，也可杀灭细菌的芽孢。本方法适用于一切耐热、耐潮物品的消毒。通常压力为98kPa，温度为121～126℃，时间15～20分钟。

（3）真空压力蒸汽灭菌：即先机械抽为真空使灭菌器内形成负压，再导入蒸汽，蒸汽压力达205.8kPa（2.1kg/cm^2），温度达132℃，2分钟内能杀灭芽孢。

（4）火烧消毒：对被细菌芽孢污染的器具，先用95%乙醇火烧后再行高压蒸汽灭菌消毒，以防止细菌芽孢污染的扩散。

（5）巴氏消毒法：即利用热力灭菌与蒸汽消毒，温度65～75℃，10～15分钟，能杀灭细菌繁殖体，但不能杀死芽孢。

2. 光照消毒法 又称辐射消毒法，主要利用紫外线的杀菌作用，使菌体蛋白质发生光解、变性而致细菌死亡。此法穿透力差，对真菌孢子、细菌芽孢效果差，对HIV等无效，可以造成对人体的损伤，如皮肤红斑、紫外线眼炎和臭氧中毒等。包括：①日光暴晒法。②紫外线灯管消毒法。③臭氧灭菌灯消毒法。

3. 电离辐射灭菌法 利用放射性核素^{60}Co发射高能γ射线或电子加速器产生的高能电子束进行辐射灭菌。适用于不耐热的物品灭菌，多用于精密医疗器械、生物医学制品（人工器官、移植器官等）和一次性医用品等灭菌。其设备昂贵，对人及物品有一定的损害。

4. 微波消毒灭菌法 靠微波产热灭菌。常用于食物及餐具的消毒、医疗药品及耐热非金属材料器械的消毒灭菌。

5. 过滤除菌 医院内常用过滤除菌来清除空气及液体中的微生物。如空气过滤是通过三级空气过滤器，选用合理的气流方式，除掉空气中0.5～5μm的尘埃，达到洁净空气的目的。

（三）化学消毒法

化学消毒法是采用各种化学消毒剂清除或杀灭微生物的方法。化学消毒剂种类繁多，分为灭菌剂和高、中、低效消毒剂（参见前述消毒方法的分类）。

（1）含氯消毒剂：常用的有漂白粉、次氯酸钠、氯胺及二氯异氰尿酸钠等。这类消毒剂在水中产生次氯酸，有杀菌作用强、杀菌谱广、作用快、余氯毒性低及价廉等特点，但对金属制品有腐蚀作用。适用于餐（茶）具、环境、水、疫源地等的消毒。

（2）氧化消毒剂：如过氧乙酸、过氧化氢、臭氧、高锰酸钾等。主要靠其强大的氧化能力灭菌，其杀菌谱广、速效，但对金属、织物等有较强腐蚀性与刺激性。

（3）醛类消毒剂：常用的有甲醛和戊二醛等，有广谱、高效、快速杀菌作用。戊二醛对橡胶、塑料、金属器械等物品无腐蚀性，适用于精密仪器、内镜的消毒，但对皮肤黏膜有刺激性。

（4）杂环类气体消毒剂：主要有环氧乙烷、环氧丙烷等，为广谱高效消毒剂，杀灭芽孢能力强，但对一般物品无损害。常用于电子设备、医疗器械、精密仪器及皮毛类等的消毒。有时可将惰性气体和二氧化碳加入环氧乙烷中混合使用，以减少其燃爆危险。

（5）碘类消毒剂：常用2%碘酊及0.5%碘伏，有广谱、快速杀菌作用。碘伏是碘与表面活性剂、灭菌增效剂经独特工艺络合而成的一种高效、广谱、无毒、稳定性好的新型消毒剂。该产品对有害细菌及繁殖体等具有较强的杀灭作用，并对创伤具有消炎、止血、加快黏膜再生的功能，对皮肤及黏膜无刺激性、易脱碘。碘伏适用于手术前手消毒，手术及注射部位的清洗，皮肤烧伤、烫伤、划伤等伤口的清洗消毒，还包括妇产科黏膜冲洗、感染部位消毒、器皿消毒等。

（6）醇类消毒剂：主要有75%乙醇及异丙醇。乙醇可迅速杀灭细菌繁殖体，但对HBV及细菌芽孢作用较差。异丙醇杀菌作用大于乙醇，但毒性较大。

（7）其他消毒剂：①酚类：如来苏、苯酚等。②季铵盐类：为阳离子表面活性剂，如新洁尔灭、消毒净等。③氯己定：可用于手、皮肤、医疗器械等的消毒。这些消毒剂均不能杀灭细菌芽孢，属低效消毒剂。

［常考考点］消毒的分类和常用的消毒方法。

要点五 消毒方法的监测

消毒效果是评价消毒方法是否合理、可靠的最重要指标。常用的消毒效果监测方法有：

1. 物理测试法 通过仪表来测试消毒时的温度、压力及强度等。

2. 化学指示剂测试法 利用其颜色变化指示灭菌时所达到的温度。

3. 生物指示剂测试法 利用非致病菌芽孢作为指示菌以测定灭菌效果。

4. 自然菌采样测定法 用于表面消毒效果检测。

5. 无菌检查法 检测样品中的需氧菌、厌氧菌和真菌，除阳性对照外，其他均不得有菌生长。

细目二 隔离

【考点突破攻略】

要点一 隔离的概念

隔离（isolation）是将传染期内的传染病患者或病原携带者置于不能传染给他人的条件之下，暂时避免与周围人群接触，防止病原体扩散，便于管理和消毒，同时也使患者得到及时的治疗。对于不明原因的突发传染病，有效的隔离措施对控制其播散往往起决定性作用。根据不同的传染病病原学和流行病学特点，采取的隔离措施和隔离检疫期限也有所不同。一般应将传染源隔离至不再排出病原体为止。

患者在隔离期间，应严格遵守传染病医院或隔离病房的消毒隔离制度，自觉地接受医护人员的管理。患者应在规定的场所内活动，不能随意离开隔离范围；不能随意会客；不能将使用的物品或剩余食品到处乱丢；应在指定的厕所大小便或消毒处理排泄物等。

要点二 隔离的种类

根据传播途径不同，隔离分为以下几种：

（一）严密隔离（strict isolation）

适用于经飞沫、分泌物、排泄物直接或间接传播的烈性传染病及传播途径不明的传染病，如鼠疫（肺鼠疫）、肺炭疽、传染性非典型肺炎、霍乱等的隔离。凡传染性强、病死率高的传染病均需采取严密隔离。

（1）患者住单间病室，同类患者可同住一室，关闭门窗，禁止陪伴和探视患者。
（2）进入病室的医务人员戴口罩、帽子，穿隔离衣，换鞋，注意手清洗与消毒，必要时戴手套。
（3）患者分泌物、排泄物、污染物品、敷料等严格消毒。
（4）室内采用单向正压通气，室内的空气及地面定期喷洒消毒液或用紫外线照射。

（二）呼吸道隔离（respiratory isolation）

适用于以空气中的飞沫传播为主的传染病，如肺结核、流脑、百日咳、麻疹、腮腺炎等的隔离。

（1）同类患者可同住一室，关闭门窗。
（2）室内喷洒消毒液或用紫外线照射进行定期消毒。
（3）患者口鼻、呼吸道分泌物应消毒。
（4）进入病室的医务人员戴口罩、帽子，穿隔离衣。

（三）肠道隔离（enteric precaution）

适用于以粪-口途径传播为主的传染病，如伤寒、细菌性痢疾、甲型和戊型肝炎、肠道病毒感染（如脑炎、脑膜炎、心肌炎、脊髓灰质炎等）、感染性腹泻或胃肠炎（大肠杆菌、沙门菌、空肠弯曲菌、阿米巴原虫、耶尔森菌、轮状病毒等）等的隔离。通过隔离可切断粪-口传播途径。

（四）接触隔离（contact isolation）

适用于经体表或伤口直接或间接接触而感染的疾病，如破伤风、气性坏疽、金黄色葡萄球菌感染、A群链球菌肺炎、狂犬病等的隔离。

（五）血液-体液隔离（blood body fluid precaution）

主要用于预防直接或间接接触传染性血液或体液的传染性疾病，如乙型肝炎、丙型肝炎、艾滋病、弓形体感染、梅毒、疟疾、钩端螺旋体病、回归热、登革热、黑热病等的预防。

（六）虫媒隔离（arthropods isolation）

适用于以昆虫为媒介而传播的疾病，如乙型脑炎、流行性出血热、疟疾、斑疹伤寒、回归热等的隔离。

（七）保护性隔离（protection isolation）

适用于抵抗力低或极易感染的患者，如严重烧伤、早产儿、白血病、脏器移植及免疫缺陷患者等的隔离。

[常考考点] 隔离的种类和适用病种。

要点三 隔离的期限

隔离期是根据传染病的最长传染期而确定的，同时应根据临床表现和微生物检验结果来决定是否可以解除隔离。某些传染病患者出院后尚应追踪观察。

[常考考点] 根据传染病的最长传染期确定隔离期。

细目三 医院感染

【考点突破攻略】

要点一 医院感染的概念

（一）定义

WHO 2002年对医院感染的定义为：是患者在医院获得的不同于入院病因的感染，这种感染在入院时不存在，也不处于潜伏期，而是发生在医院或其他医疗保健机构内，入院48小时后发生的感染。在医院获得而出院后才发病的感染及医疗保健机构工作人员的职业性感染也属于医院感染。

医院感染（healthcare associated infection）有广义和狭义之分。广义医院感染是指任何人员在医院活动期间遭受病原体侵袭而引起的感染。广义医院感染的内涵：①明确了医院感染必须发生在医院范围内，包括在医院内感染出院后发病的，但不包括在入院时处于感染潜伏期者。②感染与发病是在不同阶段产生的，其顺序是感染→潜伏期→发病。因此潜伏期是判断感染发生时间与地点的重要依据。③感染对象包括一切在医院内活动的人群，即患者（住院、门诊）、医院工作人员、访客、陪客和探视者等。

由于就诊患者、访客、陪客和探视者在医院的时间短暂，获得感染的因素多而复杂，常难以确定感染是否来自医院，故实际上医院感染的对象主要是住院患者和医院工作人员，即狭义的医院感染，也就是我们通常所指的医院感染。

医院感染是指住院患者在医院内获得的感染，包括在住院期间发生的感染和在医院内获得出院后发生的感染，但不包括入院前已开始或者入院时已处于潜伏期的感染。医院工作人员在医院内获得的感染也属医院感染。

（二）诊断标准

依据2001年卫生部《医院感染诊断标准（试行）》，下列情况属于医院感染：

1. 无明确潜伏期的感染，规定入院48小时后发生的感染为医院感染；有明确潜伏期的感染，自入院起超过平均潜伏期后发生的感染为医院感染。
2. 本次感染直接与上次住院有关。
3. 在原有感染基础上出现其他部位新的感染（除外脓毒血症迁徙灶），或在原感染已知病原体基础上又分离出新的病原体（排除污染和原来的混合感染）的感染。
4. 新生儿在分娩过程中和产后获得的感染。
5. 由于诊疗措施激活的潜在性感染，如疱疹病毒、结核杆菌等的感染。
6. 医务人员在医院工作期间获得的感染。

下列情况不属于医院感染：

1. 皮肤黏膜开放性伤口只有细菌定殖而无炎症表现。
2. 由于创伤或非生物性因子刺激而产生的炎症表现。
3. 新生儿经胎盘获得（出生后48小时内发病）的感染，如单纯疱疹、弓形体、水痘等。
4. 患者原有的慢性感染在医院内急性发作。
5. 潜在感染激活（如带状疱疹、梅毒、结核）。

[常考考点] 医院感染的诊断标准。

（三）临床常见的医院感染

虽然医院感染发生的部位不同，病原体亦有多种，但严重影响患者医疗安全、有措施可以控制的常见医院感染主要包括四种：①中心导管相关血流感染（central line associated blood stream infection，CLABSI）；②呼吸机相关肺炎（ventilator associated pneumonia，VAP）；③尿管相关尿路感染（catheter associated urinary tract infection，CAUTI）；④手术部位感染（surgical site infection，SSI）。此处主要介绍CLABSI、VAP、CAUTL、SSI四个重点部位医院感染的诊断标准。

1. 中心导管相关血流 感染血流感染包括原发血流感染和继发血流感染。原发血流感染指有细菌学证据的血流感染，而没有明确的其他部位感染。CLABSI 特指留置中心导管大于 2 天，留置期间或拔除导管 48 小时内发生的原发血流感染。原发血流感染的诊断标准：

标准 1：患者有 1 个或多个血培养检出致病菌，且与其他部位感染无关。

标准 2：患者具备以下症状或体征之一：发热（＞38℃）、寒战、低血压，且上述症状、体征以及实验室阳性结果与其他部位感染无关，并具备以下标准之一：不同时间（48 小时内）采集的 2 次或以上血培养发现常见皮肤污染菌，如类白喉杆菌、芽孢杆菌、丙酸杆菌属、凝固酶阴性葡萄球菌（包括表皮葡萄球菌）、草绿色链球菌、气球菌属、微球菌属。

2. 呼吸机相关肺炎 <u>呼吸道感染一直占我国医院感染的首位</u>，但呼吸机相关肺炎（VAP）的具体发病率尚不清楚。由于机械通气显著增加了患者发生肺炎的机会，因此欧美等国家对 VAP 进行了主动监测。美国国家医疗安全网络（National Health care Safety Network，NHSN）报告，2012 年共监测到 VAP 3957 例，感染率为 0.0～4.4/千置管日，且多数病原菌为耐药细菌。因此，临床对 VAP 应高度重视。

肺炎的诊断依赖于影像学、临床和实验室检查结果。VAP 特指气管插管患者机械通气超过 2 天，患者插管期间或拔除插管 48 小时内发生的肺炎。呼吸机相关肺炎的诊断标准：

（1）症状、体征、实验室证据：至少符合下列之一：①发热（＞38℃），无其他已知的原因；②白细胞增多（＞$12×10^9$/L）或白细胞减少（＜$4×10^9$/L）；③年龄≥70 岁者，精神状态改变，无其他已知的原因。且至少具备以下 2 项：①新出现的脓痰，或痰的性质改变，呼吸道分泌物增加，或吸痰增加；②新发或加重的咳嗽、呼吸困难、呼吸急促；③啰音或支气管呼吸音；④换气恶化（如氧饱和度降低、需氧量增加或通气需求增加）。

（2）影像学证据：2 套或多套胸片，至少符合下列之一：①新发或进行性或持续性浸润、实变、空洞形成；②若患者无心肺基础疾病（如呼吸窘迫综合征、肺水肿、慢性阻塞性肺疾病），一次确定的胸片即可。

3. 尿管相关尿路感染 尿管相关尿路感染是常见的医院感染之一，尿路感染处理不及时，常导致膀胱炎、肾盂肾炎、革兰阴性菌血症、前列腺炎、附睾炎、睾丸炎等并发症。因此，我们必须充分重视尿管相关尿路感染，特别是有尿路操作时，应采取有效措施，预防感染发生。CAUTI 特指留置导尿管＞2 天，留置期间或拔出导尿管 48 小时内发生的尿路感染。

4. 手术部位感染 手术部位感染是指发生在切口或手术深部器官或腔隙的感染，如切口感染、器官脓肿、腹膜炎等，不包括术后与手术操作无关的感染，如术后肺炎、尿路感染等。手术部位感染分为表浅切口感染、深部切口感染和器官/腔隙感染。手术部位感染是外科常见的并发症，美国 NHSN2014 年监测数据显示，SSI 总体感染率为 0.743%，我国学者报道的感染率因手术部位不同而呈现显著不同。虽然手术室空气层流技术、灭菌技术、保护屏障、手术技巧、围术期抗菌药物使用等控制措施不断改善，但 SSI 依然是重要的医院感染，造成的发病率、病死率仍是外科面临的难题。

[常考考点] 临床常见医院感染的诊断标准。

要点二 医院感染的防护原则

为保障医疗安全，做好医院感染的防控，要求所有医务人员在工作中必须采取标准预防（Standard Precautions），即医院所有的患者均被视为具有潜在传染的患者，即认定患者的血液、体液、分泌物（不包括汗液）、排泄物等均具有传染性，须进行隔离。不论是否有明显的血迹污染或是否接触非完整的皮肤与黏膜，接触上述物质者，必须采取防护措施。根据传播途径采取空气、飞沫、接触隔离。这是预防医院感染的有效措施。标准预防是针对医院所有患者和医务人员采取的一组预防医院感染措施，包括手卫生，根据预期可能的暴露选用手套、隔离衣、口罩、护目镜或防护面屏，以及安全注射，也包括穿戴合适的防护用品处理患者环境中污染的物品与医疗器械等。

（一）标准预防基本特点

1. 强调双向防护，既要防止疾病从患者传至医护人员，又要防止疾病从医护人员传至患者。
2. 既要防止血源性疾病的传播，也要防止非血源性疾病的传播。
3. 根据疾病的主要传播途径，采取相应的隔离措施，包括接触隔离、空气隔离和飞沫隔离。

（二）标准预防操作原则

1. 标准预防针对所有为患者实施诊断、治疗、护理等操作的全过程。不论患者是否为传染病患者，都要采取标准预防。
2. 标准预防技术包括洗手、戴手套、穿隔离衣、戴防护眼镜和面罩等基本措施。
3. 医务人员进行有可能接触患者体液、血液的诊疗和护理操作时必须戴手套。操作完毕，脱去手套后应立即洗手，必要时进行手消毒。

4. 在诊疗、护理操作过程中，有可能发生血液、体液飞溅到医务人员面部时，医务人员应当戴具有防渗透性能的口罩、防护眼镜；有可能发生血液、体液大面积飞溅或者有可能污染医务人员身体时，还应当穿戴具有防渗透性能的隔离衣或者围裙。

5. 医务人员手部皮肤发生破损，在进行有可能接触患者血液、体液的诊疗和护理操作时必须戴双层手套。戴手套操作过程中，要避免已经污染的手套触摸清洁区域或物品。

6. 医务人员在进行侵袭性诊疗、护理操作过程中，要保证充足的光线，并特别注意防止被针头、缝合针、刀片等锐器刺伤或划伤。

7. 使用后的锐器应当直接放入耐刺、防渗漏的锐器盒，或者利用针头处理设备进行安全处置，也可以使用具有安全性能的注射器、输液器等医用锐器，以防刺伤。

8. 立即清洁污染的环境。

9. 禁止将使用后的一次性针头重新套上针头套。禁止用手直接接触使用后的针头、刀片等锐器。

10. 保证废弃物的正确处理。要求运输废弃物的人必须戴厚质乳胶清洁手套，处理体液废弃物必须戴防护眼镜。

（三）隔离措施

由于标准预防的基本措施中不能有效预防经由空气、飞沫、接触途径传播的感染性疾病。因此，还需要根据疾病的传播途径采取相应的接触隔离、空气隔离和飞沫隔离措施。

1. 接触隔离 接触传播指病原微生物通过手、媒介物直接或间接接触导致的传播，是医院感染主要而常见的传播途径，包括直接接触传播和间接接触传播。

已诊断或怀疑是接触传播的疾病或因患者环境中有接触传播的严重疾病，除实施标准预防之外，还要实施接触隔离。接触隔离技术主要有：

（1）设置隔离单元。

（2）洗手和手套。

（3）隔离衣。

（4）对患者和探视者进行隔离规定宣教，使之配合遵守。

（5）必须转运患者时，患者及运送人员都要防护。

（6）可重复使用的物品，应彻底清洁和适当地消毒灭菌。

（7）正确处置医疗废物。

（8）使用隔离标识等。

2. 空气隔离 空气传播是指病原微生物（如SARS-CoV）经由悬浮在空气中的微粒–气溶胶（微粒直径≤5μm）携带通过空气流动导致的传播。这种微粒能在空气中悬浮时间长，并可随气流漂浮到远处，可造成多人感染，甚至导致医院感染暴发。

已诊断或怀疑由空气传播的疾病除实施标准预防的基本措施之外，还要实施空气隔离。空气隔离技术主要有：

（1）单人房间、专门的空气处理系统和通风设备以防止空气传播。

（2）医务人员和进入该环境的人员应使用呼吸道保护装置、帽子、防护服。

（3）如病情容许，患者应戴外科口罩并定期更换。

3. 飞沫隔离 飞沫传播又称微粒传播，是指经由带有病原微生物的较大飞沫微粒（微粒直径>5μm）在空气中短距离移动而发生的传播。飞沫微粒在空气中悬浮的时间不长，喷射的距离一般不超过1米。

已诊断或怀疑是由飞沫传播的疾病除实施标准预防之外，还应实施飞沫隔离。飞沫隔离技术主要有：

（1）最好将患者安置在单独隔离室。

（2）相同病原体感染的患者同用一隔离室时，每床间距应不少于1米，不需要专用的空气处理设备，房间门可以保持开放。

（3）在近距离（1米之内）接触患者时应戴口罩。

（4）限制患者的活动和外出；如果必须外出，患者必须戴口罩。

【例题实战模拟】

A1型题

1. 下列有关标准预防，叙述错误的是

A. 既要防止血源性疾病的传播，也要防止非血源性疾病的传播

B. 强调双向防护

C. 所有的患者均被视为潜在感染者

D. 要根据疾病的主要传播途径采取相应的隔离措施

E. 脱去手套后可以不洗手

2. 下列有关隔离的描述，错误的是

A. 是控制传染病流行的重要措施

B. 便于管理传染源

C. 可防止病原体向外扩散给他人

D. 根据传染病的平均传染期来确定隔离期限

E. 某些传染病患者解除隔离后尚应进行追踪观察

3. 下列有关消毒的叙述，正确的是

A. 消毒是针对有确定传染源存在的场所进行的

B. 对传染病死亡患者的尸体按规定处理也属消毒

C. 对传染病住院患者污染过的物品可待其出院后集中消毒

D. 对有病原体携带者（没有发病）存在的场所可以不消毒

E. 饭前便后的洗手不属消毒的范畴

4. 下列有关消毒的描述，错误的是

A. 是切断传播途径，防止传染发生的重要措施

B. 可保护医护人员免受感染

C. 可防止患者再被其他病原体感染

D. 即使有了强有力的消毒措施，医护人员也必须采取防护措施

E. 对不同的传染病消毒效果相似

5. 下列哪项不属于医院感染

A. 无明显潜伏期的感染，在入院48小时后发生的感染

B. 本次感染直接与上次住院有关

C. 有明确潜伏期的感染，自入院时算起没有超过其平均潜伏期的感染

D. 新生儿经产道时获得的感染

E. 肿瘤患者住院化疗期间出现带状疱疹

6. 下列有关医院感染的概念，错误的是

A. 指在医院内获得的感染

B. 出院之后的感染有可能是医院感染

C. 与上次住院有关的感染是医院感染

D. 入院时处于潜伏期的感染一定不是医院感染

E. 婴幼儿经胎盘获得的感染属医院感染

【参考答案】

1.E 2.D 3.B 4.E 5.C 6.E

医学人文

医学伦理学

全面精讲班
医学伦理学

【本章通关攻略】

医学伦理学在中医执业医师资格考试中权重较小，平均每年出题 10～15 道，占 10 分左右（综合笔试总分 600 分）。其题型多样，要点分散，涵盖面广，但试题较简单，与实际工作生活联系密切。常识性知识可在应试中发挥重要作用。

学习本科目应在全面复习的基础上重点掌握医学伦理学的基本观念、医学道德的基本原则和规范体系、医患关系道德、临床科研道德要求及医学道德评价等重点内容。学习中力求联系实际，重在理解；观其大略，不需精确；运用多样记忆，重视解题技巧。

第一单元 医学伦理学与医学目的、医学模式

细目一 医学伦理学

【考点突破攻略】

要点一 伦理学、医学伦理学、医学道德

1. 伦理学 亦称道德哲学，是关于道德现象及其理论的学科。道德是人们在社会生活实践中形成，由经济基础决定，用善恶标准评价，以社会舆论、内心信念和传统习俗来调节的人与人、人与社会、人与自然之间关系的原则和规范的总和。

2. 医学伦理学 是伦理学与医学相互交融的一门学科，是应用伦理学的理论、方法研究医学活动中的道德的科学。医学伦理学的主要目的，是为医疗实践及其相关领域的活动，提供价值标准和行为规范。

3. 医学道德 是医务人员的职业道德，简称医德，是医务人员处理与患者、与社会关系的原则和规范。医务人员的道德品质对人民健康和医疗质量具有保障作用，对医疗卫生事业具有促进作用，对社会文明具有推动作用。

要点二 医学伦理学的研究对象、研究内容

1. 医学伦理学的研究对象 是医学活动中的道德现象和道德关系。医学活动中的道德现象包括：医德意识现象、医德规范现象和医德活动现象。医学活动中的道德关系包括：医务人员与患者、患者家属的关系，医务人员之间的关系，医务人员与社会的关系，医务人员与医学发展的关系。

2. 医学伦理学的研究内容 是医学道德理论、医学道德规范体系、医学道德实践。医学道德理论包括：医学道德的起源、本质、特点、发生发展规律、社会作用；医学历史中的医学道德；医学伦理学的基本理论，医学伦理学的发展趋势。医学道德规范体系包括：医德的原则、规范、范畴。医学道德实践包括：医学道德教育和修养，医德评价的标准和方法，医学临床、卫生保健、医学研究、医学发展中问题的道德研究。

细目二 医学目的、医学模式

【考点突破攻略】

要点一 医学目的的内涵

1. 医学目的是为满足社会需求而确定的目标，体现了对医务人员的理想和愿望。医学目的激励着医务人员的行为，引领着医学技术的发展方向。

2. 自医学产生之日起，人们就将医学目的确定为"救死扶伤""克服疾病""延长生命""避免死亡"。这一崇高的目标激励着一代代的医学工作者不断努力。随着社会和医学的发展，医学目的也在完善。现代医学目的是，致力于预防疾病，减少发病率，促进和维护健康；治疗疾病，解除由疾病引起的痛苦；照料患者，维护患者尊严，延长寿命，追求安详死亡；提高生命质量，优化生存环境，增进身心健康。

[常考考点] 医学的目的。

要点二 医学模式的类型

1. 神灵主义医学模式 原始的与巫术交织的医学模式，将人的生命和健康看作是神灵所赐，将疾病归因为天谴神罚或鬼魂附体，维护健康和治疗疾病依靠求神问卜、祈祷神灵。

2. 自然哲学医学模式 以古代朴素的唯物论和辩证法为指导，根据经验、直觉或思辨推理进行医疗活动的医学模式。中国传统医学中的阴阳五行学说和"六淫""七情"病因学说，古希腊医学家希波克拉底的"四体液"学说，都是这一模式的典型代表。它结束了在原始医学中长期巫医不分的状态，驱逐了医学中的鬼神成分，开始将零散的医学知识综合和条理化。

3. 机械论医学模式 在西方经验哲学和现代物理学的影响下发展起来的医学模式。16—17世纪，欧洲文艺复兴运动带来了工业革命，推动了科学进步，也影响了医学。把人比作机器，用机械观解释一切人体现象，把疾病看作人体某部分零件失灵。这种医学模式忽视了生命的生物复杂性和社会复杂性。

4. 生物医学模式 以19世纪以来细菌学、生理学、病理学、免疫学、遗传学等生物学科发展为基础的医学模式，认为疾病的发生是外界特定的生物或理化因素，作用于人体的细胞、组织或器官上，导致形态学或化学上的变化和功能障碍，这种变化可以测量，治疗疾病就是消除和调整这些特定的生物或理化因素。

生物医学模式通过实验观察认识生命现象、疾病过程和原因，使医学彻底摆脱了宗教神学和唯心主义观念的束缚，对人体的形态结构、生理病理、发病机制进行深入的研究，形成了比较完整的科学体系，奠定了现代医学的基础。这种医学模式的缺点是忽视了社会环境、个体行为、生活方式、心理因素等对人体健康和疾病的影响。

5. 生物-心理-社会医学模式 1977年，由美国罗彻斯特大学精神病学和内科学教授恩格尔提出，强调个体心理、生活方式、生物遗传、社会环境等因素对健康的重要影响，认为人的心理与生理、精神与躯体、机体内外环境是相互作用的，心理、社会因素与疾病的发生、发展、转化有着密切的联系。认识人类的健康和疾病，既要考虑生物学因素，又要重视心理、社会因素的影响。维护人的健康、治疗人的疾病需应用生物、心理、社会诸多学科、技术的方法。

生物-心理-社会医学模式是对生物医学模式的发展和完善，使医学从自然科学、技术科学发展到自然科学与社会科学、人文科学结合、交叉，对医疗卫生事业的各个领域都产生了重大而深远的影响，在医学实践中落实生物-心理-社会医学模式是医务工作者的任务。

[常考考点] 医学模式的5种类型。

【例题实战模拟】

A1型题

1. 医学伦理学是一门
   A. 研究人与人之间关系的科学
   B. 研究人与社会之间关系的科学
   C. 研究医学活动中道德关系和道德现象的科学
   D. 研究道德的形成、本质及其发展规律的科学
   E. 道德科学或道德哲学

2. 医学伦理学主要研究医学领域中的

A. 医疗行为　　B. 医学道德　　C. 科研方法　　D. 法律规范　　E. 行为方式
3. 医学道德的作用不包括
   A. 对医院人际关系的调节作用　　B. 对经济效益的保障作用　　C. 对医疗质量的保证作用
   D. 对医学科学的促进作用　　　　E. 对社会文明的推动作用
4. 下列不属于现代医学目的的是
   A. 治疗疾病，解除由疾病引起的疼痛和疾苦　　B. 治疗和照料患者，照料那些不能治愈的人
   C. 追求长命百岁，塑造不死之身　　　　　　　D. 优化生存环境，增进身心健康
   E. 预防疾病，减少发病率，促进和维护健康
5. 未来医学模式的发展方向是
   A. 神灵主义医学模式　　B. 自然哲学医学模式　　C. 机械论医学模式
   D. 生物医学模式　　　　E. 生物-心理-社会医学模式

【参考答案】
1. C　2. B　3. B　4. C　5. E

第二单元　中国医学的道德传统

细目一　中国古代医学家的道德境界

【考点突破攻略】

一、张仲景

汉代著名医学家。生活在社会动乱之际，豪强混战，烧杀抢掠，烈性传染病到处流行，百姓死亡无数。他以"救人活命"为己任，用高超的医术为百姓解除痛苦。他反对"孜孜汲汲，惟名利是务"的不良风气，救治病人不分贵贱贫富，"上以疗君亲之疾，下以救贫贱之厄"。他任长沙太守时，仍不忘为百姓诊治疾病。鉴于当时朝廷规定，太守不能进入民众屋舍，不能外出给百姓看病，他便每逢初一、十五大开衙门，不问政事，而让患病的百姓入堂，在公堂上为患者诊治疾病，被尊称为"坐堂大夫"。

二、孙思邈

唐代著名医学家，视病人如亲人，无欲无求，普同一等，先发大慈恻隐之心，不管昼夜寒暑，饥渴疲劳，一心救助。在《备急千金要方》中，他设专篇论述医德与医术的关系，对医生在为患者诊治疾病中的道德要求做出了详细说明。如"论大医习业""论大医精诚"提出的医德原则和医德规范是中国传统医德的重要内容，成为后世医家行为的规范，成为激励后世医家践行医德的精神力量。

[常考考点] 中国古代医学家张仲景和孙思邈的道德境界。

细目二　中国现代医学家的道德境界

【考点突破攻略】

一、张孝骞

被尊为"医圣""协和泰斗""湘雅轩辕"，对患者极端负责，以诊治疑难病症闻名内科学界。他说："每一个病例都是一个研究课题。"他格外重视搜集、分析临床第一手资料，有用记录本记录疑难病例的习惯，详细记录患疑难疾病患者的姓名、年龄、病案号、病情、各种检查、初步诊断、医学界有关文献和逐步确诊的过程。协和医院图书馆保存着他诊治疑难病症写下的56本记录。他将"戒、慎、恐、惧"作为自己的座右铭，教导学生："我们诊治病人就要有'如临深渊，

如履薄冰'的态度,一定要认真仔细,避免误诊漏诊、延误病情。病人以性命相托,我们怎能不诚惶诚恐?"他的临床思维和诊治模式是"和病人在一起",他说:"在患者面前,我们永远是个小学生。"

二、林巧稚

著名妇产科专家。她看病的最大特点是:不论患者是高级干部还是贫苦农民,都同样认真,同样负责,一丝不苟。她将一件件善事,做在一位位患者身上。她深入农村,针对妇女的疾病进行调查研究,组织全国性的滴虫阴道炎的防治和大规模的宫颈癌的普查工作。她一生没有结婚,却亲自接生了50 000多个婴儿,被尊称为"万婴之母"。她说:"生平最爱听的声音,就是婴儿出生后的第一声啼哭。"1984年,逝世前,她留下遗嘱,将毕生积蓄3万元人民币捐给协和医院托儿所。

[常考考点]中国现代医学家张孝骞和林巧稚的道德境界。

细目三 中国当代医学家的道德境界

【考点突破攻略】

一、屠呦呦

共和国勋章、诺贝尔生理学或医学奖、联合国教科文组织生命科学研究金奖等许多殊荣获得者,为人类健康事业做出了巨大贡献。她六十多年潜心中医药科技创新,勇于克服困难,在研究发现青蒿素的过程中经历了190次失败。在动物实验成功后的关键环节,她和助手在自己身上做试验,成为青蒿素人体试验的首批志愿者。青蒿素应用于临床,挽救了千百万人的生命。她说:"这是中医中药走向世界的一项荣誉,它属于科研团队中的每一个人,属于中国科学家群体。"已年近90岁高龄的屠呦呦仍不懈努力,解决了青蒿素药物治疗疟疾中出现的耐药难题,并探索出了青蒿素药物新的适应证。

二、钟南山

我国"公共卫生事件应急体系建设的重要推动者"。2003年初春,传染性非典型性肺炎疫情严峻,在广州专门接纳"非典"患者的医院不堪重负的情况下,钟南山带领呼吸病研究所的医务人员挺身而出,要求"把重病人都送到我这里来"。他亲临一线,直接面对"非典"患者,率先摸索出一套有效防治"非典"的方案,使广东卫生行政部门及时制定救治方案提供了决策依据,使广东成为全球"非典"患者治愈率最高、死亡率最低的地区之一。这一方案被世界卫生组织认为对全世界抗击"非典"有指导意义,成为通用的救治方案。如今84岁的钟南山院士,仍坚守在临床一线,参与门诊、会诊、查房工作。2020年,在抗击新冠肺炎的战斗中,钟南山院士是国家专家组组长,从疫情发生到中国防控疫情取得重大战略性成果,始终奔波在防控疫情前线。

[常考考点]中国当代医学家屠呦呦和钟南山的道德境界。

【例题实战模拟】

A1型题

1.将"戒、慎、恐、惧"作为自己的座右铭的医家是

　　A.张仲景　　B.孙思邈　　C.张孝骞　　D.林巧稚　　E.屠呦呦

B1型题

　　A.张仲景　　B.孙思邈　　C.张孝骞　　D.林巧稚　　E.屠呦呦

2.主张"上以疗君亲之疾,下以救贫贱之厄"的医家是

3.撰写"论大医习业"和"论大医精诚"专篇的医家是

　　A.钟南山　　B.孙思邈　　C.张孝骞　　D.林巧稚　　E.屠呦呦

4.发现青蒿素,获得诺贝尔生理学或医学奖的医学家是

5.抗击非典,被誉为"公共卫生事件应急体系建设的重要推动者"的医学家是

【参考答案】
1.C 2.A 3.B 4.E 5.A

第三单元　医学伦理学的理论基础

细目一　生命论

【考点突破攻略】

要点一　生命神圣论

是指人的生命至高无上，神圣不可侵犯。

要点二　生命质量论

1.生命质量的标准　包括<u>主要质量</u>（个体的身体或智力状态）、<u>根本质量</u>（生命的意义和目的，与其他人在社会和道德上的相互作用）和<u>操作质量</u>（如智商，用来测知智能方面的质量）。

2.生命质量论的意义　有利于提高人口素质；有利于控制人口增长；有利于人类自我认识的飞跃。为医务人员对某些不同生命质量的病人，采取相应的治疗原则、方法和手段提供了理论依据，对于合理、公正地分配卫生资源也具有重要的意义。

要点三　生命价值论

1.生命价值论　是生命神圣与生命质量统一的理论。判断生命价值高低或大小，主要有两个因素：一是生命的内在价值，即体力和智力，是生命价值判断的前提和基础；二是生命的外在价值，即对他人、社会的贡献，是生命价值的目的和归宿。

2.生命价值论的意义　生命价值论将生命的内在价值和外在价值统一起来，可以避免用个体生命的某一阶段或某个时期来判断生命的价值。

［常考考点］生命论包括生命神圣论、生命质量论、生命价值论。

细目二　人道论

【考点突破攻略】

要点一　医学人道主义的含义

<u>医学人道主义是人道主义思想在医学领域中的具体体现，是将人道主义的标准和准则贯彻在医学实践领域所产生的医学价值标准和行动准则</u>。

医学人道主义的内涵包括：在关于人的价值标准问题上，认为人的生命是宝贵的，人的生命和尊严具有最高的价值，应当受到尊重。在如何行动的问题上，医学人道主义要求医务人员应当同情、关心、尊重和爱护患者，努力为患者免除疾病的痛苦，维护患者的身体健康。

要点二　医学人道主义的核心内容

1.尊重病人的<u>生命</u>。
2.尊重病人的<u>人格</u>。
3.尊重病人的<u>权利</u>。

［常考考点］医学人道主义的内涵及核心内容。

细目三 美德论

【考点突破攻略】

要点一 美德论

美德论，是研究和探讨人应该具有什么样的美德和品格的理论。

要点二 医德品质

医德品质是指医务人员在长期的职业行为中形成和表现出来的稳定的医学道德气质、习惯和特征。医德品质是医德认识、医德情感和医德意志的统一。

医德品质的内容是：
1. **仁爱** 以人道主义的精神关心爱护患者，尊重患者的权利，同情患者的痛苦，全身心地为患者服务。
2. **严谨** 严肃认真的工作作风，精勤不倦的科学精神。
3. **诚挚** 忠诚医学科学，潜心医学事业，对患者讲诚信，具有宽厚、诚挚的人格品德。
4. **公正** 对待患者一视同仁，在医疗资源分配等问题上公平公正。
5. **奉献** 以患者和社会的利益为重。为维护患者和社会利益，敢于牺牲自身利益。

［常考考点］医德品质的内容。

细目四 功利论

【考点突破攻略】

要点一 功利论的含义

功利论，是以"功利"作为道德标准的学说。功利论继承发展了历史上幸福论和快乐主义的伦理传统，认为人的本性就是追求快乐和幸福。由于利益是幸福和快乐的基础，所以追求利益就成为了道德的标准。

要点二 医德功利的特征

1. 在疾病的预防、诊断、治疗、康复上建功立业；对病人所患疾病做出正确的诊断和有效的治疗，使病人尽早康复。
2. 具有明确的为病人解除病痛的动机，做出正确的诊断，达到显著的治疗康复效果。

细目五 道义论

【考点突破攻略】

要点一 道义论的含义

强调人的责任、义务。人与人之间的相互尊重、关心、帮助成为社会道义。

要点二 医学道义论

强调医务人员的责任和义务。尊重病人，理解病人的疾苦，为病人提供及时有效的诊治是医务人员应承担的社会道义。

【例题实战模拟】

1. 生命价值论是（　　）统一的理论
　　A. 生命神圣与人道论　　B. 生命神圣与生命质量　　C. 美德论与义务论

D. 生命质量与生命价值　　E. 义务论与公益论

2. 下列有关医德品质的叙述，不正确的是

　A. 仁爱　　B. 严谨　　C. 诚挚　　D. 公正　　E. 幸福

3. 下列不属于生命质量论意义的是

　A. 有利于提高人口素质　　　　　B. 有利于控制人口增长

　C. 有利于人类自我认识的飞跃　　D. 有利于合理、公正地分配卫生资源

　E. 有利于区别对待不同生命质量的病人

4. 下列有关医学人道主义的叙述，错误的是

　A. 认为人的生命是宝贵的　　　　　　　　B. 人的名誉和尊严具有最高的价值

　C. 医务人员应当同情、关心、尊重和爱护病人　D. 努力为病人免除疾病的痛苦，维护病人的身体健康

　E. 尊重病人的人格、生命和权利

【参考答案】

1. B　2. E　3. E　4. B

第四单元　医学道德的规范体系

细目一　医学道德原则

【考点突破攻略】

要点一　尊重

在医疗活动中，同情、关心、体贴患者，尊重患者的人格，尊重患者的自主决定权，尊重患者的隐私，尊重患者家属。

要点二　无伤

从患者的利益出发，为患者提供最佳的诊治、护理，努力避免对患者造成不应有的伤害，不做过度检查，不做过度治疗。

要点三　公正

在医疗服务中一视同仁，公平对待每一位患者，公正分配医疗卫生资源，公正对待患者，有利于患者心理平衡，有利于医患关系和谐，有利于提高医疗效果，有利于维护社会公正环境。

[常考考点] 医学道德的原则是尊重、无伤和公正。

细目二　医学道德规范

【考点突破攻略】

要点一　医学道德规范的含义

医学道德规范是医务人员在各种医学活动中应遵守的行为准则，是医学道德基本原则的具体体现。

要点二　医学道德规范的内容

1988年，国家卫生部颁布了《医务人员医德规范及其实施办法》，将医学道德规范概括为：<u>救死扶伤，忠于医业；钻研医术，精益求精；一视同仁，平等待患；慎言守密，礼貌待人；廉洁奉公，遵纪守法；互学互尊，团结协作</u>。

[常考考点] 医学道德规范的内容。

细目三　医学道德范畴

【考点突破攻略】

要点一　权利与义务

1. 患者权利是指患者在患病就医期间所拥有的权利和应该享受的利益，也称患者权益。患者权利包括：平等享有医疗的权利，获得自己所患疾病真实情况、共同参与诊断和医疗方案的制订和实施等知情同意的权利，监督医疗过程的权利，对个人隐私保密的权利，拒绝治疗、拒绝参加临床试验的权利。

2. 医务人员权利是维护、保证患者普遍、平等医疗权利的实现，促进患者的身心健康，是以履行义务为前提的。在有利于患者疾病诊治的前提下，医务人员的权利具有一定的自主性。自主性包括：有权对患者的疾病做出判断，采取必要的治疗措施；有权根据病情的需要开具诊断证明；有权要求患者或患者家属配合诊治。在特殊情况下，医师享有干涉权。如患者的自主选择意向违背社会利益、他人利益、自身根本利益时，医师可干涉患者的权利，使患者的自主选择无效。

3. 医务人员的义务和责任是一致的，包括：为患者诊治疾病，尽最大努力为患者服务；为患者解除躯体痛苦和精神上的痛苦；向患者、患者家属说明病情、诊断、治疗和预后；面对疫情和重大自然灾害，进入疫区、灾区抢救伤员，保护群众健康。

[常考考点] 医生和患者的权力。

要点二　情感与良心

1. 医学道德情感　医学道德情感是医务人员对患者、对医疗卫生工作的职业态度和内心体验，是建立在对患者的生命和健康高度负责基础上的。医务人员的情感有三个特点：医学职业的特殊性、理智性、纯洁性。

医务人员情感的内容包括：①同情感：见到患者的遭遇和不幸，在自己的情感上产生怜悯之情，产生愿为其解除病痛的感觉；②责任感；③事业感。

2. 医学道德良心　医学道德良心是医务人员道德情感的深化，是医务人员在履行义务的过程中形成的道德责任感和自我评价能力。医德良心的特点：存在于医务人员意识之中的对患者和社会负责的强烈的道德责任，在内心进行自我评价的能力。医德良心的作用：医疗行为前的选择作用，医疗行为中的监督作用，医疗行为后的评价作用。

[常考考点] 医务人员情感的特点及内容。医德良心的作用。

要点三　审慎与保密

1. 审慎　审慎即周密谨慎，指医务人员在医疗行为之前的周密思考和医疗过程中的谨慎认真，是医务人员在世代相袭的职业传统中形成的稳定的职业心理和习惯。坚持审慎的医疗作风，才能提高医疗质量，防止医疗差错、误诊和医疗事故。审慎的道德要求：医务人员在医疗实践的各个环节，自觉地做到认真负责、谨慎小心、一丝不苟；不断提高业务水平，在技术上做到精益求精。

2. 保密　保密的道德要求：询问病史、查体从诊断疾病的需要出发，不有意询问患者的隐私；对在诊疗中知晓的患者隐私，为患者保守秘密；对于某些可能给患者带来沉重精神打击的诊断和预后，积极与患者家属、亲友配合，避免泄露患者的危重病情。

要点四　荣誉与幸福

1. 医务人员的荣誉　是履行了对患者、对社会的责任、义务后，得到赞许、表扬、奖励，是个人荣誉与集体荣誉的统一。

2. 医务人员的幸福　是物质生活和精神生活的统一，既包含物质生活的改善和提高，又包含精神生活的充实。医务人员只有为患者精心治疗，使患者恢复健康，才能获得幸福感。

【例题实战模拟】

A1 型题

1. 下列有关医务人员情感的叙述，错误的是
   A. 医学职业的特殊性、理智性、纯洁性　　B. 同情感　　C. 责任感　　D. 事业感　　E. 荣誉感
2. 下列不属于医学道德规范内容的是
   A. 救死扶伤，忠于医业　　B. 钻研医术，精益求精　　C. 了解患者，考虑贫富
   D. 慎言守密，礼貌待人　　E. 廉洁奉公，遵纪守法
3. 下列不属于医师义务和权利的是
   A. 保证治疗效果　　B. 保证病人平等医疗权　　C. 保证病人医疗权的实现
   D. 保证病人身心健康　　E. 履行自己的义务
4. 下列不属于患者权力的是
   A. 平等享有医疗的权利
   B. 获得自己所患疾病真实情况、共同参与诊断和医疗方案的制订和实施等知情同意的权利
   C. 监督医疗过程的权利
   D. 有要求对个人隐私保密的权利
   E. 患者的自主选择意向违背他人利益时，应该尊重患者的权力
5. 患者的权利不包括
   A. 平等的医疗权　　B. 病人的经济免责权　　C. 知情同意权
   D. 诉讼权与获得赔偿权　　E. 要求保护隐私权和免除一定社会责任权

【参考答案】
1. E　2. C　3. A　4. E　5. B

第五单元　处理与患者关系的道德要求

细目一　医患关系的特点

【考点突破攻略】

要点一　医患关系

医患关系是医疗活动中首要的关系，是医学伦理学的核心问题和主要研究对象。狭义的医患关系是指行医者与患者的关系。广义的医患关系是指以医务人员为一方的群体与以患者及其家属等为一方的群体之间的医疗人际关系。

医患关系的内容可分为技术方面的关系和非技术方面的关系两部分。

1. 医患间技术方面的关系　是指医患间因诊疗方案、措施的制定和实施而产生的关系。

2. 医患间非技术方面的关系　是指医患交往过程中在社会、法律、道德、心理、经济等方面建立起来的人际关系，如医患间的道德关系、经济关系、价值关系、法律关系等。

[常考考点] 医患之间技术方面和非技术方面的关系。

要点二　医患关系的模式

主动—被动型，指导—合作型，共同参与型。

要点三　影响医患关系的主要因素

影响医患关系的因素主要存在于医务人员、患者及其家属、管理和社会方面。

1. 医生方面 医生的医疗观、道德修养、服务态度和责任感等。
2. 病人方面 是否遵守就医道德、对医务人员是否信任等。
3. 管理、社会方面 医院管理制度是否科学完备、卫生法规是否健全、社会风气的影响。
［常考考点］影响医患关系的因素。

要点四 处理与患者关系的道德原则

1. 以患者利益为本。
2. 尊重患者权利。
3. 一视同仁。

细目二 与患者沟通的道德要求

【考点突破攻略】

医务人员与患者沟通是处理医患关系基本的、重要的方法。医务人员在医患沟通中起主导作用。医务人员应确立与患者沟通的理念，坚持与患者沟通的基本原则，掌握与患者沟通的方法。

要点一 与患者沟通的原则、方法

1. 与患者沟通的原则

（1）尊重原则：尊重患者是与患者沟通的前提。只有尊重患者，才能得到患者所患疾病的信息，进而对患者的疾病做出正确的诊断、治疗。医务人员应和蔼地与患者打招呼，不可生硬地直呼其名，更不可用门诊号、床位号呼叫患者，对年长者应用尊称。同情是尊重的基础，理解是尊重的前提。医务人员之间的相互尊重是与患者沟通的重要保障。医务人员上下级之间、同级医务人员之间、不同科室、部门之间、院内、院外医务人员之间都要相互尊重。

（2）自律原则：医务人员严格自律是与患者沟通的基础。温柔典雅，谦虚恭逊，举止合乎礼节，动作文明轻柔，不装腔作势，不妄自尊大。

（3）科学原则：与患者沟通的目的是正确诊断、及时治疗，必须严谨、规范、有序。明代名医张景岳的"十问歌"就是与患者科学沟通的坚实载体。

2. 与患者沟通的方法

（1）认真、仔细地倾听：对门诊初诊患者，要通过全面沟通，对患者病情做出准确的判断、制定治疗方案；对复诊患者要重点沟通治疗效果，掌握病情变化，及时调整治疗方案；对住院患者要在系统检查中深入沟通；患者出院，要以叮嘱的方式沟通；回访患者，要以关切的问候方式沟通；对重症患者更要细致沟通，及时对患者家属讲清危险、研究、协商救治方案；对急症患者要快沟通，忙而不乱，快速把握疾病的症状和性质。

（2）有针对性地说明：与患者沟通要从诊断、治疗的实际出发，针对患者、患者家属受教育程度、认知水平、工作情况、年龄差异，做出认真、客观、通俗地说明。老年患者感官能力降低，思维不够敏捷，言语迟缓，医务人员尤其要耐心、细致。对婴幼儿的诊治要与监护人沟通。与需要手术治疗的患者家属沟通，要充分说明手术的意义、风险，既要有语言的沟通，还要以签署手术知情同意书的方式确认沟通的结果。在与患预后不良疾病患者的沟通中，要认真考虑患者的心理承受水平，要与其家属沟通决定怎样告知患者病情。

（3）在沟通中深入分析、及时判断：与患者沟通，不仅要听和说，而且要分析，在对沟通中获得的信息做出全面深入分析的基础上，对患者疾病做出正确判断。与患者沟通的过程，就是医务人员将患者、患者家属的诉说条理化，与医学知识、医生经验比照，形成对患者所患疾病判断的过程。与患者沟通的本质是分析，是由此及彼、由表及里、去粗取精、去伪存真，切忌主观先入、以偏概全。

［常考考点］与患者沟通的原则和方法。

要点二 医患冲突的防范

1. 理解患者、患者家属的紧张焦虑心情，避免误解。
2. 发现矛盾，及时沟通化解。
3. 出现纠纷，尽快向上级和有关部门报告，有效处置。

【例题实战模拟】

A1 型题

1. 下列除哪项外，均属于影响医患关系的因素
   A. 医生的医疗观、道德修养　　B. 医生的服务态度和责任感　　C. 患者对医务人员是否信任
   D. 医院管理制度是否科学完备　　E. 患者是否遵纪守法
2. 医患关系的模式包括
   A. 主动－被动型　　B. 指导－合作型　　C. 共同参与型　　D. 以上都是　　E. 以上都不是
3. 医患之间非技术方面的关系是
   A. 同事关系　　B. 道德关系　　C. 上下级关系　　D. 陌生人关系　　E. 竞争关系
4. 医患之间非技术关系，不包括
   A. 道德关系　　B. 经济关系　　C. 价值关系　　D. 法律关系　　E. 合作关系
5. 下列有关医患沟通的叙述，错误的是
   A. 医患沟通应遵循尊重原则　　B. 医患沟通应遵循自律原则
   C. 医患沟通应遵循科学原则　　D. 医患沟通中要听取重点，不可浪费过多时间
   E. 医患沟通要有针对性地说明

【参考答案】

1. E　3. D　3. B　4. E　5. D

第六单元　处理医务人员之间关系的道德要求

细目一　正确处理医务人员之间关系的意义

【考点突破攻略】

要点一　有利于提高医疗服务水平

现代医疗服务是一个系统，各个岗位上的医务人员互相配合、共同努力才能完成诊断、治疗等工作。良好的医务人员之间关系可以提高诊断、治疗水平。医务人员之间关系不和谐会贻误患者疾病的诊治，甚至造成不可挽回的后果。

要点二　有利于医务人员成才

青年医务人员职业素养、知识技能的提高离不开高年资医务人员的悉心指导，传帮带。

细目二　正确处理医务人员之间关系的道德原则

【考点突破攻略】

要点一　互相尊重

医务人员之间虽然在职务上有上级和下级之别，在专业分工上有差异，但为患者服务的目标是一致的，在政治地位、民主权利、人格尊严上是平等的。

要点二　互相支持

分工明确、相互依赖是现代医疗活动的鲜明特点。医务人员只有互相支持，形成合力，才能实现正确诊断、有效治疗。

要点三 互相监督

在医疗活动中，任何疏忽、差错，都会危及患者的健康和生命。医务人员互相监督，可以避免疏忽，防范差错和事故。

要点四 互相学习

医务人员的资历、专业、技能、经验不尽相同，虚心向他人学习，取他人之长补己之短，是医学职业的美德。
[常考考点] 正确处理医务人员之间关系的道德原则。

【例题实战模拟】

A1 型题
下列不属于正确处理医务人员之间关系的道德原则的是
  A. 互相学习　　B. 互相防范　　C. 互相监督　　D. 互相支持　　E. 互相尊重
【参考答案】
B

第七单元　临床诊疗的道德要求

细目一　临床诊疗的道德原则

【考点突破攻略】

要点一 临床诊疗的道德内涵

临床诊疗道德是指医务人员在诊疗过程中处理好各种关系的行为准则和特殊医德要求，是医德原则、规范在临床医疗实践中的具体运用。

要点二 临床诊疗的道德原则

1. 最优化原则　在临床诊疗中，以最小的代价获得最大效益的决策原则，也叫最佳方案原则。其内容为：疗效最佳，安全无害，痛苦最小，耗费最少。最优化原则是最普通、最基本的治疗原则。

2. 知情同意原则　患者或者患者家属有权知晓患者的病情，有权对医务人员采取的诊治措施决定取舍。知情同意原则是临床诊疗工作中基本的伦理准则之一。

3. 保密原则　医务人员在防病、治病中应当保守医疗秘密，不得随意泄露病人的疾病情况等个人隐私，以防对病人造成伤害。

4. 生命价值原则　尊重人的生命，注重人的生命质量。生命价值原则是医疗行为选择的重要伦理依据。
[常考考点] 临床诊疗的道德原则。

细目二　临床诊断的道德要求

【考点突破攻略】

要点一 中医四诊的道德要求

1. 安神定志　《素问·征四失论》指出"精神不专，志意不理"是医生失误的重要原因之一。为了排除医生主观因素的干扰，中医诊断疾病非常强调安神定志。

2. 实事求是 是忠实反映症状的客观真实性。四诊所获得的症状是否客观，直接影响到辨病、辨证的正确与否。对四诊收集的资料进行综合分析，得到关于疾病的特点、规律的概括和对疾病当前阶段病位病性的正确认识，进而影响到治法的正确与否。

要点二　体格检查的道德要求

1. 全面系统，认真细致。
2. 关心体贴，减少痛苦。
3. 尊重病人，心正无私。

要点三　辅助检查的道德要求

1. 目的明确，诊治需要。
2. 知情同意，尽职尽责。
3. 综合分析，切忌片面。
4. 密切联系，加强协作。

［常考考点］辅助检查的道德要求。

细目三　临床治疗的道德要求

【考点突破攻略】

要点一　诊治急症病人的道德要求

1. 诊治急症患者，随机性强，时间性强，协作性强。
2. 争分夺秒，全力抢救，及时与家属沟通，敢于承担风险，与相关科室医务人员密切配合。

要点二　中医治疗的道德要求

1. 帮助患者建立对中医治疗的认知。治疗前，讲解中医治疗的目的、方法，会出现的感觉，征得患者同意后，方可实施治疗。
2. 中医治疗大多是一位医生为一位患者服务，医生要尊重患者的隐私。
3. 尽量减轻患者痛苦。由于针灸、推拿、刮痧、刺络、拔罐均在非麻醉条件下进行，而患者对中医治疗的认知、对疼痛的耐受存在个体差异，医生在操作中态度要和蔼、手法要精准、动作要轻。
4. 确保安全。对饥饿、疲劳、精神高度紧张的患者，应在其进食、休息、解除紧张心理后再施行针灸、刮痧、刺络、拔罐等治疗。当个别患者出现"晕针""晕血"的反应时，切忌慌乱，应及时采取有效措施，最大限度地解除患者的不良反应。

要点三　药物治疗的道德要求

1. 对症下药，剂量安全　首先明确疾病的诊断和药物的性能、适应证和禁忌证，然后选择治本或标本兼治的药物。剂量要因人而异，既要看到近期效果，也要注意远期效果、不良影响。

2. 合理配伍，细致观察　要掌握药物的配伍禁忌。在用药过程中，不管是联合还是单独用药，都应细致观察，了解药物的疗效和毒副作用，并随着病情的变化调整药物种类、剂量，以取得较好的治疗效果和防止药源性疾病的发生。

3. 节约费用，公正分配　在确保疗效的前提下尽量节约患者的费用。进口药、贵重药的使用要根据病情的轻重缓急等进行全面考虑，做到公正分配，秉公处方。

［常考考点］药物治疗的道德要求。

要点四　手术治疗的道德要求

1. 手术前，严格掌握手术指征，征得病人知情同意，认真做好术前准备。
2. 手术中，关心病人，体贴入微；态度严肃，作风严谨；精诚团结，密切协作。

3. 手术后，严密观察，精心护理，减轻患者痛苦，促进患者康复。
[常考考点] 手术治疗的道德要求。

要点五　心理治疗的道德要求

1. 掌握和运用心理治疗的知识、技巧，给病人以心理支持。
2. 以健康、稳定的心理状态去影响和帮助病人。
3. 为病人的隐私保密。

要点六　康复治疗的道德要求

1. <u>理解病人，热爱康复工作。</u>康复不仅是临床治疗的延续和扩展，而且是防止疾病复发的重要方法。
2. <u>躯体康复与心理康复并重。</u>重视康复期病人的躯体痛苦与心理创伤。针对病人的情况，制定躯体与心理共同康复的综合康复治疗方案。对有自卑、焦虑、悲观情绪的病人进行心理疏导。
3. <u>密切合作。</u>康复医生、护理、技术人员密切合作；与病人家属配合；与社会工作者、特殊教育人员协作。

要点七　临终关怀的道德要求

1. 尊重患者的人格、权利。
2. 照护为主，缓解患者的疼痛。
3. 给患者以心理支持。
4. 给患者家属以安慰。
[常考考点] 临终关怀的道德要求。

细目四　新技术临床应用的道德要求

【考点突破攻略】

要点一　实施人类辅助生殖技术的伦理原则

1. 有利于患者的原则。
2. 夫妻双方自愿和知情同意的原则。
3. 确保后代健康的原则。
4. 维护社会公益的原则。
5. 互盲和保密的原则。
6. 严防精子、卵子商品化的原则。
7. 伦理监督原则。
[常考考点] 实施人类辅助生殖技术的伦理原则。

要点二　人体器官移植的伦理原则

1. **知情同意原则**　器官捐献者和器官接受者都出于自愿，必须做到知情同意。
2. **尊重原则**　从事人体器官移植的医疗机构及其医务人员应当履行的道德义务：捐献者知情同意；不损害活体器官捐献人正常的生理功能，尊重死亡捐献者的尊严；摘取器官完毕后，尽可能恢复尸体原貌等道德义务。
3. **效用原则**　应恪守不伤害原则，使接受治疗者所获的利益必须远远大于风险，获得新生的机会。
4. **禁止商业化原则**　任何组织或者个人不得以任何形式买卖人体器官，不得从事与买卖人体器官有关的活动。
5. **保密原则**　从事人体器官移植的医务人员应当对人体器官捐献人、接受人体器官移植手术患者的资料保密。
6. **伦理审查原则**。
[常考考点] 人体器官移植的伦理原则。

要点三 人类胚胎干细胞研究和应用的伦理原则

1. 尊重原则 珍惜、尊重胚胎，只允许对14天内的人体胚胎开展研究。

2. 知情同意原则 只允许使用自愿捐献的生殖细胞或辅助生殖多余的胚胎；供者必须是自愿捐献，知情同意。

3. 安全和有效原则 在使用人类胚胎干细胞治疗疾病时，必须经动物实验有效，并设法避免给病人带来伤害。不允许将捐献胚胎重新植入妇女子宫，不允许将人类配子与动物配子结合。

4. 防止商品化原则 禁止买卖人体胚胎，避免妇女故意制造胚胎。

[常考考点] 人类胚胎干细胞研究和应用的伦理原则。

要点四 基因诊断和基因治疗的伦理原则

1. 尊重与平等原则 无论携带有何种基因都应受到尊重，都应得到公正对待。反对基因决定论，防止基因歧视。

2. 知情同意原则 对人体进行的基因检测和基因治疗，都必须遵守知情同意的原则，尊重患者的自主权，不能因为经济的、政治的、宗教的及情感的因素使患者做出违背其本人真实意愿的决定。

3. 保护隐私原则 基因诊断的结果属于个人所有，禁止公布。

4. 以治疗为目的原则 基因治疗的研究和应用只能是为了更有效地预防和治疗疾病，挽救人类生命，维护和增进人类健康。

[常考考点] 基因诊断和基因治疗的伦理原则。

【例题实战模拟】

A1 型题

1. 下列有关临床诊疗的道德原则，错误的是
   A. 最优化原则　　　　　　B. 利益最大化原则　　　　　　C. 知情同意原则
   D. 保密原则　　　　　　　E. 生命价值原则

2. 下列有关辅助检查的道德要求，错误的是
   A. 目的明确，诊治需要　　B. 知情同意，尽职尽责　　　　C. 综合分析，切忌片面
   D. 密切联系，加强协作　　E. 全面系统，认真细致

3. 下列不属于人体器官移植的伦理原则的是
   A. 伦理审查原则　　　　　B. 保密原则　　　　　　　　　C. 确保后代健康的原则
   D. 尊重原则　　　　　　　E. 知情同意原则

4. 下列不属于人类胚胎干细胞研究和应用的伦理原则的是
   A. 伦理审查原则　　　　　B. 安全和有效原则　　　　　　C. 防止商品化原则
   D. 尊重原则　　　　　　　E. 知情同意原则

5. 下列有关基因诊断和基因治疗的伦理原则，错误的是
   A. 尊重与平等原则　　　　B. 知情同意原则　　　　　　　C. 保护隐私原则
   D. 以治疗为目的原则　　　E. 伦理审查原则

【参考答案】

1. B 2. E 3. C 4. A 5. E

第八单元　医学研究的道德要求

细目一　医学科研工作的基本道德要求

【考点突破攻略】

要点　医学研究的基本道德要求

1. 道德准则　实事求是，真诚协作。
2. 工作作风　严肃的治学态度，严格的工作作风，严密的科学手段。

细目二　人体试验的道德要求

【考点突破攻略】

要点一　人体试验

人体试验是以健康人或患者为受试者，用人为的试验手段有控制地对受试者进行观察和研究，以判断相关假说的真理性的过程。

要点二　人体试验的道德原则

1. 知情同意原则　受试者本人或家属知晓研究的目的、过程、可能承担的风险后同意参加试验是人体试验的必要前提。《中华人民共和国执业医师法》第37条第八款规定：未经患者或其家属同意，对患者进行实验性临床医疗的，要承担法律责任。
2. 维护病人利益原则　人体试验必须以维护病人利益为前提，不能只顾及医学研究而牺牲病人的根本利益。受试者利益第一，医学利益第二。
3. 医学目的原则　人体试验的目的只能是为了提高医疗水平，改进预防、诊断、治疗、康复措施，加深对发病机理的了解，更好地为维护、增进人类健康。
4. 伦理审查与科学审查统一原则　保障受试者安全，维护受试者权益，必须注重对研究内容科学性的审查，强化对研究项目创新点、技术路线、试验设计的审查。在中医药研究伦理审查中，要注重审查项目的临床基础，注重对项目落实整体观念、辨证论治的审查，要在伦理审查中弘扬中医药文化。

[常考考点] 人体试验的道德原则。

【例题实战模拟】

A1 型题

1. 下列不属于医学研究的基本道德要求的是
　A. 实事求是　　　　　　B. 真诚协作　　　　　　C. 严肃的治学态度
　D. 严格的工作作风　　　E. 严密的设计方案
2. 知情同意的内容不包括
　A. 如实向受试者讲明试验的目标、方法　　B. 向受试者讲明预期好处、潜在危险及试验中的不适
　C. 受试者无权退出试验　　　　　　　　　D. 受试者可以随时退出试验
　E. 退出试验后不影响合理的治疗
3. 一位眼科医生，因急于为患者进行角膜移植，但一时找不到角膜供体，所以私自到太平间盗用死者的角膜，后被死者的家属发现。该医生的做法

A. 符合医德的要求　　　　　B. 违反医德原则　　　　　C. 说不清楚，动机好，效果差
D. 符合维护病人利益原则　　E. 符合医学目的原则

4. 人体试验必须坚持的原则中，不正确的是
A. 知情同意原则　　　　　　B. 经济利益原则　　　　　C. 伦理审查与科学审查统一原则
D. 医学目的原则　　　　　　E. 维护病人利益原则

【参考答案】
1. E　2. C　3. B　4. B

第九单元　医学道德的评价与良好医德的养成

细目一　医学道德评价

【考点突破攻略】

要点一　医学道德评价的标准

1. 疗效标准　医疗行为是否有利于病人疾病的缓解、痊愈和保障生命的安全。这是评价和衡量医务人员医疗行为是否符合道德及道德水平高低的重要标志。

2. 社会标准　医疗行为是否有利于人类生存环境的保护和改善。

3. 科学标准　医疗行为是否有利于促进医学科学的发展和社会的进步。

要点二　医学道德评价的依据

1. 动机与效果统一　既从效果上去检验动机，又要从动机上去看待效果，对医务人员的行为做具体分析。

2. 目的和手段统一　目的决定手段，手段服从目的。同时，没有一定的手段相助，目的也是无法实现的。在评价医务人员的医德行为时，不仅要看其目的是否正确，还要看其是否选择了恰当的手段。

要点三　医学道德评价的方式

1. 内心信念　内心信念是指医务人员发自内心地对道德义务的深刻认识、真诚信仰和强烈的责任感，是医务人员对自己行为进行善恶评价的内在动力，是医德品质构成的基本要素，也是医德评价的重要方式。内心信念是通过职业良心发挥作用的，一个具有高尚医德品质的医务工作者，能通过内心自律调整自己的医疗行为，能自觉地正确对待来自社会的评价和监督。

2. 社会舆论　社会舆论是指公众对某种社会现象、行为和事件的看法和态度，即公众的认识。社会舆论可以形成一种强大的精神力量，调整人们的行为，指导人们的道德生活，是医德评价中最普遍、最具有影响力的方式，在医德评价中起着重要作用。

3. 传统习俗　传统习俗是指人们在长期的社会生活中逐步积累和形成的一种普遍的、稳定的、世代相传的行为方式、行为规范和道德风尚。传统习俗被社会广泛承认，并根深蒂固地存在于人们的观念之中。医德传统是传统习俗的一个组成部分，体现着医学职业特点的价值观。

[常考考点] 医学道德评价的标准、依据和方式。

细目二　医学道德教育

【考点突破攻略】

要点一　医学道德教育的意义

1. 有助于形成医务人员的内在品质，把医学道德原则和规范转化为内心信念。
2. 有助于医务人员对病人的尊重、理解、关爱，形成良好的医德医风。
3. 有助于医疗服务水平的提高，促进卫生健康事业发展。

要点二　医学道德教育的方法

1. 提高医德认识。
2. 培养医德情感。
3. 养成医德行为和习惯。

[常考考点] 医学道德教育的方法。

细目三　医学道德修养

【考点突破攻略】

要点一　医学道德修养的意义

医德修养是指医务人员在医德品质、情感、意志、习惯等方面按照一定的医德原则和规范进行自我学习、自我锻炼、自我培养的过程和要达到的医德境界。医德修养通过医务人员的情操、举止、语言、品行表现。良好的医德修养是医务人员的职业特征，是社会对医务人员的期望，是医疗卫生事业发展的保障。

要点二　医学道德修养的途径

医德修养是在学习医学和医疗活动中确立、巩固、提高的。
1. 以历史上的现实医疗活动优秀医师为榜样，确立医德修养。
2. 在医疗活动中不断反思自己的言行，巩固医德修养。
3. 伴随着医学的发展，在提高医疗水平的过程中提高医德修养。

【例题实战模拟】

A1 型题
1. 下列有关医学道德评价，说法错误的是
　A. 医学道德评价应遵循疗效标准　　　B. 医学道德评价应遵循效益标准
　C. 医学道德评价应遵循科学标准　　　D. 医学道德评价要做到动机与效果的统一
　E. 医学道德评价要做到目的与手段的统一
2. 医学道德评价的方式有
　A. 内心信念　B. 社会舆论　C. 传统习俗　D. 以上都是　E. 以上都不是
3. 下列不属于医学道德教育方法的是
　A. 提高医德认识　　　　　B. 培养医德情感　　　　　C. 养成医德行为
　D. 养成医德习惯　　　　　E. 培养公德意识

【参考答案】
1. B　2. D　3. E

第十单元 医学伦理学文献

细目一 国外文献

【考点突破攻略】

要点一 《赫尔辛基宣言》（涉及人类受试者医学研究的伦理准则）（2000年修订）

①必须保护受试者准则。②必须符合医学目的准则。③必须经受试者知情同意准则。④必须接受伦理审查准则。

要点二 生命伦理学《吉汉宣言》（2000年）

主张科技必须考虑公共利益。意识到生物学与医学的巨大进展，保证人权的迫切需要，滥用这个进展可能给人权带来的危险。

要点三 《国际性研究中的伦理与政策问题：发展中国家的临床试验》（2001年）

①对临床试验伦理行动的基本要求。②提供已确定的有效治疗作为对照。③公平对待和尊重参加者。④获得试验后利益。⑤在国际性临床试验中确保保护研究参加者。

要点四 国际人类基因组组织（HUGO）伦理委员会关于人类基因组数据库的声明（2002年）

建议：①人类基因组数据库是全球的公共财产。②个人、家庭、社群、商业实体、机构和政府应促进这项公共财产。③应该鼓励数据的自由流动以及从使用数据库研究中所获利益的公平和公正的分配。④应尊重个人、家庭与社群的选择和隐私。⑤应保护个人、家庭与社群，防止歧视和侮辱。⑥研究人员、机构与商业实体有权为数据库做出智力和财政贡献而获得公平回报。

要点五 国际医学科学组织委员会《人体生物医学研究国际道德指南》（2002年8月修订）

本指南由21条指导原则组成，旨在规范各国的人体生物医学研究政策，根据各地情况应用伦理标准，以及确立和完善伦理审查机制。

细目二 国内文献

【考点突破攻略】

要点一 《突发公共卫生事件应急条例》（2003年5月9日国务院375号令）

包括：①总则。②预防与应急准备。③报告与信息发布。④应急处理。⑤法律责任。⑥附则。

要点二 中华人民共和国卫生部《人类辅助生殖技术和人类精子库伦理原则》（2003年）

包括：①有利于患者的原则。②知情同意的原则。③保护后代的原则。④社会公益原则。⑤保密原则。⑥严防商业化的原则。⑦伦理监督的原则。

要点三 中华人民共和国科技部、卫生部《人胚胎干细胞研究伦理指导原则》（2003年）

该文件明确了人胚胎干细胞的来源定义、获得方式、研究行为规范等，并再次申明中国禁止进行生殖性克隆人的任何研究，禁止买卖人类配子、受精卵、胚胎或胎儿组织。

要点四　中华人民共和国国家中医药管理局《中医药临床研究伦理审查管理规范》（2010）

该文件对开展中医药临床研究的医疗机构、科研院所、高等院校的伦理委员会建设作出了规定，对在中药临床研究中受试者安全作出了具体要求。

要点五　中华人民共和国卫生与计划生育委员会《涉及人的生物医学研究伦理审查办法》（2016）

该文件进一步明确了医疗卫生伦理委员会的职责和任务，补充了伦理审查的原则、规程、标准和跟踪审查的相关内容，进一步阐述了知情同意的基本内容和操作规程。

【例题实战模拟】

A1 型题

下列不属于《赫尔辛基宣言》中人类受试者医学研究的伦理准则的是

　　A. 必须保护受试者准则　　B. 必须符合医学目的准则　　C. 必须经受试者知情同意准则

　　D. 必须接受伦理审查准则　　E. 必须达到效益最大化准则

【参考答案】

E

卫生法规

全面精讲班
卫生法规

【本章通关攻略】

卫生法规在中医执业医师资格考试中权重较小，平均每年出题约 15 道。其题型多样，要点分散，涵盖面广，但试题较简单，最易拿分。所考内容主要是一些常用的法条、法规，法条有的内容就是要点，法条没有的内容就是错误选项。

历年重点分值分布在《执业医师法》《传染病防治法》《药品管理法》《突发公共卫生事件应急条例》《医疗纠纷预防和处理条例》等章节。学习本科目应力求联系实际，重在理解；观其大略，不需精确；运用多样记忆，重视解题技巧。

第一单元　卫生法概述

细目一　卫生法的概念和渊源

【考点突破攻略】

要点一　卫生法的概念

卫生法是由国家制定或认可的，并以国家强制力保证实施的，调整在卫生活动过程中所发生的社会关系的法律规范的总称。

要点二　卫生法的渊源

卫生法的渊源是指卫生法的各种具体表现形式。

1. **《宪法》**　《宪法》是国家的根本大法，是法律的母法，是国家最高权力机关——全国人民代表大会依照法定程序制定的具有最高法律效力的规范性法律文件，是各部门法的立法依据和基准。我国《宪法》中有关保护公民生命健康的医疗卫生方面的条款，就是我国卫生法的渊源之一，是制定卫生法的重要依据，并在卫生法律体系中具有最高的法律效力。

《宪法》第二十一条规定，国家发展医疗卫生事业，发展现代医药和我国传统医药，鼓励和支持农村集体经济组织、国家企业事业组织和街道组织举办各种医疗卫生设施，开展群众性的卫生活动，保护人民健康。

2. **法律**　法律作为卫生法的渊源，包括由全国人民代表大会制定的基本法律和由全国人民代表大会常务委员会制定的非基本法律，其法律效力仅次于《宪法》。

现行的由全国人民代表大会常务委员会制定的卫生法律有十多部：《食品安全法》《药品管理法》《执业医师法》《国境卫生检疫法》《传染病防治法》《红十字会法》《母婴保健法》《献血法》《职业病防治法》《人口与计划生育法》《基本医疗卫生与健康促进法》等。

3. **卫生行政法规**　国务院根据宪法和法制订行政法规，由总理签署国务院令颁布。如《医疗机构管理条例》《麻醉药品和精神药品管理条例》《中华人民共和国中医药条例》等。卫生行政法规的法律效力低于法律而高于地方性法规。

4. **地方性卫生法规**　地方性卫生法规在卫生法法源中也占有重要地位。它是由省、直辖市、自治区人民代表大会及其常务委员会制定的规范性文件。这些规范性文件只能在制定机关管辖范围内有效。

5. **卫生规章**　国务院卫生行政部门单独或者与国务院有关部门联合制定发布的规范性文件，称为卫生部门规章。如《医疗机构管理条例实施细则》《医师资格考试暂行办法》《抗菌药物临床应用管理办法》《中医诊所备案管理暂行办法》

等。省、自治区、直辖市的人民政府，可以根据法律、行政法规和本省、自治区、直辖市地方性法规，制定地方政府卫生规章。规章不得与《宪法》、法律、行政法规相抵触。

6. 卫生标准 卫生标准是指以技术标准形式发布的与卫生相关的规范性文件。由于卫生法具有技术控制和法律控制的双重性质，因此卫生标准、卫生技术规范和操作规程就成为卫生法渊源的重要组成部分。

7. 卫生国际条约 卫生国际条约是指我国与外国缔结或者我国加入并生效的国际法规性文件，是卫生法的一种特殊法源。如《国际卫生条例》《麻醉品单一公约》《精神药物公约》等。一旦生效，除声明保留的条款外，<u>一律适用于我国的国家机关和公民</u>。

［常考考点］卫生法的8种渊源。

细目二 卫生法的基本原则和作用

【考点突破攻略】

要点一 卫生法的基本原则

卫生法的基本原则是指反映卫生法立法精神、适用于卫生法律关系的基本原则。主要有以下五个方面：

1. 卫生保护原则 卫生保护原则有两方面的内容：第一，人人有获得卫生保护的权利。第二，人人有获得有质量的卫生保护的权利。卫生法在制定和实施过程中，都必须时刻将保护公民生命健康权益放在首位。

2. 预防为主原则 预防为主是我国卫生工作的基本方针和政策，也是卫生法必须遵循的基本原则。实行预防为主原则是由卫生工作的性质和我国经济发展所决定的。

3. 公平原则 公平原则就是以利益均衡作为价值判断标准来配置卫生资源，协调卫生保健活动，以便每个社会成员普遍能得到卫生保健。

4. 保护社会健康原则 保护社会健康原则，本质上是协调个人利益与社会健康利益的关系，它是世界各国卫生法公认的目标。

5. 患者自主原则 患者自主原则是指患者经过深思熟虑就有关自己疾病的医疗问题作出合理的、理智的并负责的自我决定权。维护患者权利、尊重患者自主意识也是卫生法的基本原则之一。

［常考考点］卫生法的基本原则。

要点二 卫生法的作用

我国卫生法的作用概括为三个方面：

1. 维护社会卫生秩序。
2. 保障公共卫生利益。
3. 规范卫生行政行为。

【例题实战模拟】

1. 以下不属于卫生法概念的内容的是
   A. 由国家制定或认可的　　　B. 由国家强制力保证实施的　　C. 由全国人大及其常委会制定的
   D. 由全国人大授权的国家机关制定的　　E. 由全国政协提案的
2. 卫生法的最高宗旨和卫生工作的最终目的是
   A. 预防为主　　B. 中西医并重　　C. 保护公民健康　　D. 动员全社会参与　　E. 卫生工作法制化
3. 以下不是由全国人大常委会制定的专门卫生法律的是
   A.《医疗事故处理条例》　　B.《食品安全法》　　C.《药品管理法》　　D.《献血法》　　E.《执业医师法》
4. 我国卫生法律是由哪一级机构制定和颁布的
   A. 卫生部　　B. 国务院　　C. 最高人民法院　　D. 全国人大常委会　　E. 地方人民政府
5. 《医疗机构管理条例》《医疗事故处理条例》等规范性文件，在我国卫生法律体系属
   A. 卫生行政法规　　B. 卫生专门法律　　C. 卫生法律　　D. 基本法律　　E. 卫生部门
6. 我国卫生法的基本原则，不包括

A. 保护公民身体健康　　B. 患者自主　　C. 预防为主　　D. 兼顾经济与社会效益　　E. 公平原则
7. 下列不属于我国卫生法律体系范畴的是
A. 宪法　　B. 卫生法律、规章　　C. 技术性法规　　D. 卫生国际条约　　E. 卫生行政法规

【参考答案】
1. E　2. C　3. A　4. D　5. A　6. D　7. D

第二单元　卫生法律责任

卫生法中的法律责任可分为卫生民事责任、卫生行政责任和卫生刑事责任3种。

细目一　卫生民事责任

【考点突破攻略】

要点一　卫生民事责任的概念及其特征

1. 卫生民事责任的概念　卫生法中的民事责任主要是指医疗机构和卫生工作人员或从事与卫生事业有关的机构违反法律规定侵害公民的健康权利时，应向受害人承担损害赔偿责任。

2. 卫生民事责任的特征
（1）主要是财产责任；
（2）是一方当事人对另一方的责任；
（3）是补偿当事人的损失；
（4）在法律允许的条件下，民事责任可以由当事人协商解决。

要点二　卫生民事责任的构成

构成损害赔偿的民事责任，要同时具备下列四个条件：
1. 损害的事实存在；
2. 行为的违法性；
3. 行为人有过错；
4. 损害事实与行为人的过错有直接的因果关系。

要点三　卫生民事责任的承担方式

《民法典》规定承担民事责任的方式有：停止侵害；排除妨碍；消除危险；返还财产；恢复原状；修理、重作、更换；继续履行；赔偿损失；支付违约金；消除影响、恢复名誉；赔礼道歉。
<u>卫生法所涉及的民事责任以"赔偿损失"为主要形式。</u>

[常考考点] 卫生法所涉及的民事责任以"赔偿损失"为主要形式。

细目二　卫生行政责任

【考点突破攻略】

要点一　卫生行政责任的概念及其种类

卫生行政责任是指卫生行政法律关系主体违反卫生行政法律规范，尚未构成犯罪所应承担的法律后果。
根据我国现行卫生行政管理法规的规定，<u>卫生行政责任主要包括行政处罚和行政处分两种</u>。

要点二 卫生行政处罚的概念及其种类

卫生行政处罚是指卫生行政机关或者法律法规授权组织在职权范围内对违反卫生行政管理秩序而尚未构成犯罪的公民、法人和其他组织实施的一种卫生行政制裁。

行政处罚的种类主要有警告、罚款、没收非法财物、没收违法所得、责令停产停业、暂扣或吊销有关许可证等。

要点三 卫生行政处分的概念及其种类

卫生行政处分是指有管辖权的国家机关或企事业单位的行政领导对所属一般违法失职人员给予的一种行政制裁。

行政处分的种类主要有警告、记过、记大过、降级、撤职、开除等形式。

[常考考点] 卫生行政处罚和行政处分的种类。

细目三 卫生刑事责任

【考点突破攻略】

要点一 卫生刑事责任的概念

卫生刑事责任是指违反卫生法的行为侵害了《刑法》所保护的社会关系，构成犯罪所应承担的法律后果。

要点二 实现刑事责任的方式

根据我国《刑法》规定，实现刑事责任的方式是刑罚。刑罚包括主刑和附加刑。主刑有管制、拘役、有期徒刑、无期徒刑、死刑。它们只能单独适用。附加刑有罚金、剥夺政治权利、没收财产。附加刑是补充主刑适用的刑罚方法，既可以独立适用，也可以附加适用。

要点三 违反卫生法的刑事责任

我国《刑法》规定了十余个与违反卫生法有关的罪名。
1. 生产、销售假药、劣药罪；
2. 生产、销售不符合安全标准的食品罪；
3. 生产、销售不符合保障人体健康标准的医疗器械、医用卫生材料罪；
4. 非法行医罪。未取得医师执业资格的人非法行医。
5. 妨害传染病防治罪。违反《传染病防治法》的规定，引起甲类传染病传播或者有传播严重危险；
6. 非法采集、供应血液罪或者制作、供应血液制品罪；
7. 妨害国境卫生检疫罪。违反国境卫生检疫规定，引起检疫传染病传播或有传播严重危险；
8. 传染病菌种、毒种扩散罪；
9. 医疗事故罪。医务人员由于严重不负责任，造成就诊人死亡或严重损害就诊人身体健康。
另外，法律还规定了玩忽职守的犯罪、危害环境的犯罪等。

[常考考点] 卫生刑事责任的形式是刑罚。主刑和附加刑的内容及适用情况。

【例题实战模拟】

1. 根据违法行为的性质和危害程度的不同，卫生法中的法律责任分为
   A. 赔偿责任、补偿责任、刑事责任　　B. 经济责任、民事责任、刑事责任
   C. 行政处分、经济补偿、刑事责任　　D. 行政处罚、经济赔偿、刑事责任
   E. 民事责任、行政责任、刑事责任
2. 我国卫生法相关规定中民事责任的主要承担方式是
   A. 恢复原状　B. 赔偿损失　C. 停止侵害　D. 消除危险　E. 支付违约金
3. 下列各项中属于我国刑罚种类的是
   A. 罚款　B. 罚金　C. 撤职　D. 没收非法财物　E. 赔偿损失

4. 下列不属于刑事责任的是
   A. 管制　　B. 拘役　　C. 有期徒刑　　D. 死刑　　E. 没收违法所得
5. 行政责任追究机关的行政行为
   A. 具有强制性　　B. 具有讨论性　　C. 具有义务性　　D. 可以协商解决　　E. 可以剥夺人身自由
6. 下列属于行政处罚的是
   A. 赔礼道歉　　B. 降级　　C. 撤职　　D. 罚款　　E. 赔偿损失

【参考答案】
1. E　2. B　3. B　4. E　5. A　6. D

第三单元 《中华人民共和国执业医师法》

细目一　执业医师的概念及职责

【考点突破攻略】

要点一　执业医师的概念

医师是指依法取得执业医师资格或者执业助理医师资格，经注册在医疗、预防、保健机构中执业的专业医务人员。

要点二　执业医师的职责

医师应当具备良好的职业道德和医疗执业水平，发扬人道主义精神，履行防病治病、救死扶伤、保护人民健康的神圣职责。

细目二　医师资格考试制度

【考点突破攻略】

要点一　执业医师资格考试的条件

具有下列条件之一的，可以参加执业医师资格考试：

1. 具有高等学校医学专业本科以上学历，在执业医师指导下，在医疗、预防、保健机构中试用期满一年的。

2. 取得执业助理医师执业证书后，具有高等学校医学专科学历，在医疗、预防、保健机构中工作满二年的。具有中等专业学校医学专业学历，在医疗、预防、保健机构中工作满五年的。

3. 以师承方式学习传统医学满三年或者经多年实践医术确有专长，经县级以上人民政府卫生行政部门确定的传统医学专业组织或者医疗、预防、保健机构考核合格并推荐。

要点二　执业助理医师资格考试的条件

1. 具有高等学校医学专科学历或者中等专业学校医学专业学历，在执业医师指导下，在医疗、预防、保健机构中试用期满一年的，可以参加执业助理医师资格考试。

2. 以师承方式学习传统医学满三年或者经多年实践医术确有专长的，经县级以上人民政府卫生行政部门确定的传统医学专业组织或者医疗、预防、保健机构考核合格并推荐。

[常考考点] 执业（助理）医师资格考试的条件。

细目三 医师执业注册制度

【考点突破攻略】

要点一 执业医师注册的条件及办理

取得医师资格的，可以向所在地县级以上人民政府卫生行政部门申请注册。

受理申请的卫生行政部门应当自收到申请之日起三十日内准予注册，并发给由国务院卫生行政部门统一印制的医师执业证书。

医疗、预防、保健机构可以为本机构中的医师集体办理注册手续。

医师经注册后，可以在医疗、预防、保健机构中按照注册的执业地点、执业类别、执业范围执业，从事相应的医疗、预防、保健业务。

未经医师注册取得执业证书，不得从事医师执业活动。

[常考考点] 执业医师注册的办理机构。

要点二 不予注册的情形

有下列情形之一的，不予注册：
1. 不具有完全民事行为能力的；
2. 因受刑事处罚，自刑罚执行完毕之日起至申请注册之日止不满二年的；
3. 受吊销医师执业证书行政处罚，自处罚决定之日起至申请注册之日止不满二年的；
4. 有国务院卫生行政部门规定不宜从事医疗、预防、保健业务的其他情形的。

受理申请的卫生行政部门对不符合条件不予注册的，应当自收到申请之日起三十日内书面通知申请人，并说明理由。申请人有异议的，可以自收到通知之日起十五日内，依法申请复议或者向人民法院提起诉讼。

[常考考点] 执业医师不予注册的常见情形。

细目四 执业医师的权利、义务和执业规则

【考点突破攻略】

要点一 执业医师的权利

1. 在注册的执业范围内，进行医学诊查、疾病调查、医学处置、出具相应的医学证明文件，选择合理的医疗、预防、保健方案；
2. 按照国务院卫生行政部门规定的标准，获得与本人执业活动相当的医疗设备基本条件；
3. 从事医学研究、学术交流，参加专业学术团体；
4. 参加专业培训，接受医学继续教育；
5. 在执业活动中，人格尊严、人身安全不受侵犯；
6. 获取工资报酬和津贴，享受国家规定的福利待遇；
7. 对所在机构的医疗、预防、保健工作和卫生行政部门的工作提出意见和建议，依法参与所在机构的民主管理。

要点二 执业医师的义务

1. 遵守法律、法规，遵守技术操作规范；
2. 树立敬业精神，遵守职业道德，履行医师职责，尽职尽责为患者服务；
3. 关心、爱护、尊重患者，保护患者的隐私；
4. 努力钻研业务，更新知识，提高专业技术水平；
5. 宣传卫生保健知识，对患者进行健康教育。

要点三 医师执业规则

1. 医师实施医疗、预防、保健措施，签署有关医学证明文件，必须亲自诊查、调查，并按照规定及时填写医学文书，不得隐匿、伪造或者销毁医学文书及有关资料。医师不得出具与自己执业范围无关或者与执业类别不相符的医学证明文件。
2. 对急危患者，医师应当采取紧急措施及时进行诊治，不得拒绝急救处置。
3. 医师应当使用经国家有关部门批准使用的药品、消毒药剂和医疗器械。除正当治疗外，不得使用麻醉药品、医疗用毒性药品、精神药品和放射性药品。
4. 医师应当如实向患者或者其家属介绍病情，但应注意避免对患者产生不利后果。医师进行实验性临床医疗，应当经医院批准并征得患者本人或者其家属同意。
5. 医师不得利用职务之便，索取、非法收受患者财物或者牟取其他不正当利益。
6. 遇有自然灾害、传染病流行、突发重大伤亡事故及其他严重威胁人民生命健康的紧急情况时，医师应当服从县级以上人民政府卫生行政部门的调遣。
7. 医师发生医疗事故或者发现传染病疫情时，应当依照有关规定及时向所在地机构或者卫生行政部门报告。医师发现患者涉嫌伤害事件或者非正常死亡时，应当按照有关规定向有关部门报告。
8. 执业助理医师应当在执业医师的指导下，在医疗、预防、保健机构中按照其执业类别执业。在乡、民族乡、镇的医疗、预防、保健机构中工作的执业助理医师，可以根据医疗诊治的情况和需要，独立从事一般的执业活动。

［常考考点］执业医师的权利和义务。

细目五 《执业医师法》规定的法律责任

【考点突破攻略】

要点一 民事责任

医师在医疗、预防、保健工作中造成事故的，依照法律或者国家有关规定处理。未经批准擅自开办医疗机构行医或者非医师行医的，除按规定承担行政责任外，给患者造成损害的，依法承担赔偿责任。

要点二 行政责任

1. 以不正当手段取得医师执业证书的，由发给证书的卫生行政部门吊销执业证书；对负有直接责任的主管人员和其他直接责任人，依法给予行政处分。
2. 《执业医师法》第三十七条规定，医师在执业活动中有下列行为之一的，由县级以上人民政府卫生行政部门给予警告或者责令暂停六个月以上一年以下执业活动；情节严重的，吊销其医师执业证书：
（1）违反卫生行政规章制度或者技术操作规范，造成严重后果的；
（2）由于不负责任延误急危病重患者的抢救和诊治，造成严重后果的；
（3）造成医疗责任事故的；
（4）未经亲自诊查、调查，签署诊断、治疗、流行病学等证明文件或者有关出生、死亡等证明文件的；
（5）隐匿、伪造或者擅自销毁医学文书及有关资料的；
（6）使用未经批准使用的药品、消毒药剂和医疗器械的；
（7）不按照规定使用麻醉药品、医疗用毒性药品、精神药品和放射性药品的；
（8）未经患者或者其家属同意，对患者进行实验性临床医疗的；
（9）泄露患者隐私，造成严重后果的；
（10）利用职务之便，索取、非法收受患者财物或者牟取其他不正当利益的；
（11）发生自然灾害、传染病流行、突发重大伤亡事故以及其他严重威胁人民生命健康的紧急情况时，不服从卫生行政部门调遣的；
（12）发生医疗事故或者发现传染病疫情，患者涉嫌伤害事件或者非正常死亡，不按照规定报告的。
3. 未经批准擅自开办医疗机构行医或者非医师行医的，由县级以上人民政府卫生行政部门予以取缔，没收其违法所得及其药品、器械，并处十万元以下的罚款；对医师吊销其执业证书。

4.卫生行政部门工作人员或者医疗、预防、保健机构工作人员违反本法有关规定，弄虚作假、玩忽职守、滥用职权、徇私舞弊，尚不构成犯罪的，依法给予行政处分。

要点三　刑事责任

1.违反《执业医师法》规定，有第三十七条规定所列12项违法行为之一，情节严重，造成严重后果，构成犯罪的，依照《刑法》第335条、第383条、第385条等追究刑事责任。

2.未经批准擅自开办医疗机构或者非医师行医，构成犯罪的，依照《刑法》第336条追究刑事责任。

3.卫生工作人员严重不负责任，弄虚作假、玩忽职守、滥用职权、徇私舞弊，构成犯罪的，依照《刑法》第397条、第409条等追究刑事责任。

4.在执业活动中，违反《药品管理法》规定，构成犯罪的，依法追究刑事责任。

[常考考点]执业医师的行政责任和刑事责任。

【例题实战模拟】

A1型题

1.下列属于执业医师必须具备的完整条件的是
　A.依法取得执业医师资格
　B.依法取得执业医师资格或者执业助理医师资格的专业医务人员
　C.依法取得执业医师资格或者执业助理医师资格，在医疗机构中执业的专业医务人员
　D.依法取得执业医师资格或者执业助理医师资格，在医疗、预防、保健机构中执业的专业医务人员
　E.依法取得执业医师资格或者执业助理医师资格，经注册在医疗、预防、保健机构中执业的专业医务人员

2.准备从事诊疗活动的人员，经国家医师资格考试合格后，还需
　A.执业准入　　B.执业证书　　C.执业注册　　D.执业医师　　E.执业资格

3.具有高等学校医学专业本科以上学历，如申请参加执业医师资格考试，需满足在医疗、预防、保健机构中的试用期限是
　A.满6个月　　B.满18个月　　C.满1年　　D.满2年　　E.满3年

4.在《执业医师法》颁布之日前已获得医学专业技术职称和职务的人员，需报请哪一个行政部门认定才可取得相应的医师资格
　A.县级以上人民政府劳动人事部门　　B.县级以上人民政府工商行政部门
　C.县级以上人民政府卫生行政部门　　D.各级医师协会　　E.各级政府

5.医疗机构执业医师违反卫生行政管理的法律、法规应承担的行政责任中不属于"行政处罚"的是
　A.警告　　B.罚款　　C.降职　　D.吊销执业医师证书　　E.没收违法所得

6.除下列哪项外，医师在执业活动中，有下列行为之一的，予以警告或责令暂停6个月以上1年以下执业活动，情节严重的，吊销其执业证书，构成犯罪的，追究其刑事责任
　A.发生医疗纠纷的
　B.未经病人或者其家属同意，对病人进行实验性临床医疗的
　C.泄露病人隐私，造成严重后果的
　D.利用职务之便，索取、非法收受病人财物或者牟取其他不正当利益的
　E.发生自然灾害、突发重大伤亡事故等紧急情况时，不服从卫生行政部门调遣的

7.除下列哪项外，未经批准擅自开办医疗机构行医的，承担以下法律责任
　A.警告　　　　　　　　B.没收其违法所得及其药品、器械，并处十万元以下罚款
　C.对医师吊销其执业证书　　D.给病人造成损害的，承担赔偿责任
　E.构成犯罪的，追究刑事责任

8.非医师行医的，除由县级以上卫生行政部门予以取缔外，还应
　A.停产停业整顿　　B.吊销执业证书　　C.给予行政处分　　D.没收违法所得并罚款　　E.追究刑事责任

A2型题

9.林某，医学专科学校毕业，2000年取得执业助理医师执业证书。他要参加执业医师资格考试，根据《执业医师法》

规定，应在取得执业助理医师执业证书后，在医疗机构中工作满
A.6年 B.5年 C.4年 D.3年 E.2年
10. 王某，2009年7月1日，向卫生行政部门申请医师执业注册。该卫生行政部门最迟应于何日作出准予注册或不予注册的书面答复
A.7月11日 B.7月16日 C.7月31日 D.8月1日 E.8月15日
11. 某医科大学医学专业本科生王某，1999年7月毕业后被分配到三级医院从事临床工作，同年8月其开设个体诊所独立行医。依照《执业医师法》的规定，其行为属于
A. 未取得医师资格非法行医　　B. 执业医师行医　　C. 执业助理医师行医
D. 个体行医　　　　　　　　　E. 未办理审批手续非法行医

【参考答案】
1.E 2.C 3.C 4.C 5.A 6.A 7.A 8.D 9.E 10.C 11.A

第四单元 《中华人民共和国药品管理法》

细目一　概述

【考点突破攻略】

要点一　《药品管理法》的立法目的

为加强药品监督管理，保证药品质量，保障公众用药安全和合法权益，保护和促进公众健康，特制定本法。

要点二　药品的法定含义

药品是指用于预防、治疗、诊断人的疾病，有目的地调节人的生理机能并规定有适应证或者功能主治、用法和用量的物质，包括中药、化学药和生物制品等。

要点三　药品必须符合法定要求

1. 必须是《中华人民共和国药品管理法》（以下简称《药品管理法》）明确规定的药品含义中所包括的内容。
2. 必须符合《药品管理法》有关规定要求：
（1）药品生产、经营的主体具有合法资质。从事药品生产活动，应当经所在地省、自治区、直辖市人民政府药品监督管理部门批准，取得药品生产许可证，无药品生产许可证的，不得生产药品。从事药品批发活动，应当经所在地省、自治区、直辖市人民政府药品监督管理部门批准，取得药品经营许可证。从事药品零售活动，应当经所在地县级以上地方人民政府药品监督管理部门批准，取得药品经营许可证。无药品经营许可证的，不得经营药品。
（2）在中国境内上市的药品，应当经国务院药品监督管理部门批准，取得药品注册证书。
（3）药品必须符合国家药品标准。国务院药品监督管理部门颁布的《中华人民共和国药典》和药品标准为国家药品标准。

细目二　禁止生产（包括配制）、销售假药与劣药

【考点突破攻略】

要点一　禁止生产（包括配制）、销售假药

有下列情形之一的，为假药：
1. 药品所含成分与国家药品标准规定的成分不符；
2. 以非药品冒充药品或者以他种药品冒充此种药品；

3. 变质的药品;
4. 药品所标明的适应证或者功能主治超出规定范围。

要点二 禁止生产（包括配制）、销售劣药

有下列情形之一的，为劣药：
1. 药品成分的含量不符合国家药品标准；
2. 被污染的药品；
3. 未标明或者更改有效期的药品；
4. 未注明或者更改产品批号的药品；
5. 超过有效期的药品；
6. 擅自添加防腐剂、辅料的药品；
7. 其他不符合药品标准的药品。

［常考考点］属于假/劣药的情形。

细目三 特殊药品的管理

【考点突破攻略】

要点一 特殊药品的分类

特殊药品包括<u>麻醉药品</u>、<u>精神药品</u>、<u>医疗用毒性药品</u>、<u>放射性药品</u>等，国家对其实行特殊管理。

［常考考点］特殊药品包括麻醉药品、精神药品、医疗用毒性药品、放射性药品。

要点二 麻醉药品和精神药品管理的相关规定

1.《麻醉药品和精神药品管理条例》的相关规定 《麻醉药品和精神药品管理条例》第四条规定：国家对麻醉药品药用原植物以及麻醉药品和精神药品实行管制。

第三十条规定：<u>麻醉药品和第一类精神药品不得零售</u>。禁止使用现金进行麻醉药品和精神药品交易，但是个人合法购买麻醉药品和精神药品的除外。

第三十二条规定：<u>第二类精神药品</u>零售企业应当<u>凭执业医师出具的处方</u>，按规定剂量销售，并将<u>处方保存2年备查</u>；禁止超剂量或者无处方销售第二类精神药品，不得向未成年人销售第二类精神药品。

第三十八条规定：医疗机构应当按照国务院卫生主管部门的规定，对本单位执业医师进行有关麻醉药品和精神药品使用知识的培训、考核，经考核合格的，授予麻醉药品和第一类精神药品处方资格。执业医师取得麻醉药品和第一类精神药品的处方资格后，方可在本医疗机构开具麻醉药品和第一类精神药品处方，但不得为自己开具该种处方。

医疗机构应当将具有麻醉药品和第一类精神药品处方资格的执业医师名单及其变更情况，定期报送所在地设区的市级人民政府卫生主管部门，并抄送同级药品监督管理部门。

医务人员应当根据国务院卫生主管部门制定的临床应用指导原则，使用麻醉药品和精神药品。

第三十九条规定：具有麻醉药品和第一类精神药品处方资格的执业医师，根据临床应用指导原则，对确需使用麻醉药品或者第一类精神药品的患者，应当满足其合理用药需求。在医疗机构就诊的癌症疼痛患者和其他危重患者得不到麻醉药品或者第一类精神药品时，患者或者其亲属可以向执业医师提出申请。具有麻醉药品和第一类精神药品处方资格的执业医师认为要求合理的，应当及时为患者提供所需麻醉药品或者第一类精神药品。

第四十二条规定：医疗机构抢救病人急需麻醉药品和第一类精神药品而本医疗机构无法提供时，可以从其他医疗机构或者定点批发企业紧急借用；抢救工作结束后，应当及时将借用情况报所在地设区的市级药品监督管理部门和卫生主管部门备案。

第四十四条规定：医务人员为了医疗需要携带少量麻醉药品和精神药品出入境的，应当持有省级以上人民政府药品监督管理部门发放的携带麻醉药品和精神药品证明。海关凭携带麻醉药品和精神药品证明放行。

2.《处方管理办法》的相关规定 《处方管理办法》第二十三条规定：为门（急）诊患者开具的<u>麻醉药品注射剂</u>，每张处方为<u>一次常用量</u>；<u>控缓释制剂</u>，每张处方<u>不得超过7日常用量</u>；<u>其他剂型</u>，每张处方<u>不得超过3日常用量</u>。

第一类精神药品注射剂，每张处方为<u>一次常用量</u>；<u>控缓释制剂</u>，每张处方<u>不得超过 7 日常用量</u>；<u>其他剂型</u>，每张处方<u>不得超过 3 日常用量</u>。哌甲酯用于治疗儿童多动症时，每张处方<u>不得超过 15 日常用量</u>。

<u>第二类精神药品</u>一般每张处方<u>不得超过 7 日常用量</u>；对于慢性病或某些特殊情况的患者，处方用量可以适当延长，医师应当注明理由。

第二十四条规定：为门（急）诊<u>癌症疼痛</u>患者和中、重度慢性疼痛患者开具的<u>麻醉药品</u>、<u>第一类精神药品注射剂</u>，每张处方<u>不得超过 3 日常用量</u>；控缓释制剂，每张处方<u>不得超过 15 日常用量</u>；其他剂型，每张处方<u>不得超过 7 日常用量</u>。

第二十六条规定：对于需要特别加强管制的麻醉药品，<u>盐酸二氢埃托啡处方为一次常用量</u>，<u>仅限于二级以上医院内使用</u>；<u>盐酸哌替啶处方为一次常用量</u>，仅限于医疗机构内使用。

第五十条规定：处方由调剂处方药品的医疗机构妥善保存。普通处方、急诊处方、儿科处方<u>保存期限为 1 年</u>，医疗用毒性药品、第二类精神药品处方<u>保存期限为 2 年</u>，麻醉药品和第一类精神药品处方<u>保存期限为 3 年</u>。

[常考考点] 麻醉药品和精神药品管理的相关规定。

要点三 《医疗用毒性药品管理办法》的相关规定

《医疗用毒性药品管理办法》第九条规定：医疗单位供应和调配<u>毒性药品</u>，凭医师签名的正式处方，每次处方剂量<u>不得超过 2 日极量</u>。

[常考考点] 医疗用毒性药品的管理规定。

细目四 《药品管理法》及相关法规、规章对医疗机构及其人员的有关规定

【考点突破攻略】

要点一 医疗机构药品使用的管理规定

医疗机构购进药品，应当建立并执行进货检查验收制度，验明药品合格证明和其他标识，不符合规定要求的，不得购进和使用。

医疗机构应当坚持安全有效、经济合理的用药原则，遵循药品临床应用指导原则、临床诊疗指南和药品说明书等合理用药，对医师处方、用药医嘱的适宜性进行审核。

依法经过资格认定的药师或者其他药学技术人员调配处方，应当进行核对，对处方所列药品不得擅自更改或者代用。对有配伍禁忌或者超剂量的处方，应当拒绝调配；必要时，经处方医师更正或者重新签字，方可调配。

医疗机构配制的制剂，应当是本单位临床需要而市场上没有供应的品种，并应当经所在地省、自治区、直辖市人民政府药品监督管理部门批准。但是，法律对配制中药制剂另有规定的除外。医疗机构配制的制剂应当按照规定进行质量检验；合格的，凭医师处方在本单位使用。经国务院药品监督管理部门或者省、自治区、直辖市人民政府药品监督管理部门批准，医疗机构配制的制剂可以在指定的医疗机构之间调剂使用。

医疗机构配制的制剂不得在市场上销售。

要点二 处方的管理规定

《处方管理办法》第二条规定：处方是指由注册的执业医师和执业助理医师（以下简称医师）在诊疗活动中为患者开具的、由取得药学专业技术职务任职资格的药学专业技术人员（以下简称药师）审核、调配、核对，并作为患者用药凭证的医疗文书。处方包括医疗机构病区用药医嘱单。

第四条规定：医师开具处方和药师调剂处方应当遵循安全、有效、经济的原则。处方药应当凭医师处方销售、调剂和使用。

第十七条规定：医师开具处方应当使用经药品监督管理部门批准并公布的药品通用名称、新活性化合物的专利药品名称和复方制剂药品名称。医师开具院内制剂处方时应当使用经省级<u>卫生行政部门审核</u>、药品监督管理部门批准的名称。医师可以使用由卫生部公布的药品习惯名称开具处方。

第十九条规定：<u>处方一般不得超过 7 日用量</u>。急诊处方一般不得超过 3 日用量。对于某些慢性病、老年病或特殊情

况，处方用量可适当延长，但医师应当注明理由。

第三十七条规定：药师调剂处方时必须做到"四查十对"：查处方，对科别、姓名、年龄；查药品，对药名、剂型、规格、数量；查配伍禁忌，对药品性状、用法用量；查用药合理性，对临床诊断。

要点三　关于禁止药品购销中账外暗中给予、收受回扣或者其他利益的规定

《药品管理法》第八十八条规定：禁止药品上市许可持有人、药品生产企业、药品经营企业和医疗机构在药品购销中给予、收受回扣或者其他不正当利益；禁止药品上市许可持有人、药品生产企业、药品经营企业或者代理人以任何名义给予使用其药品的医疗机构的负责人、药品采购人员、医师、药师等有关人员财物或者其他不正当利益。禁止医疗机构的负责人、药品采购人员、医师、药师等有关人员以任何名义收受药品上市许可持有人、药品生产企业、药品经营企业或者代理人给予的财物或者其他不正当利益。

[常考考点] 处方一般不得超过7日用量。急诊处方一般不得超过3日用量。

细目五　《药品管理法》规定的法律责任

【考点突破攻略】

要点一　民事责任

1. 药品上市许可持有人、药品生产企业、药品经营企业或者医疗机构违反本法规定，给用药者造成损害的，依法承担赔偿责任。

2. 因药品质量问题受到损害的，受害人可以向药品上市许可持有人、药品生产企业请求赔偿损失，也可以向药品经营企业、医疗机构请求赔偿损失。接到受害人赔偿请求的，应当实行首负责任制，先行赔付；先行赔付后，可以依法追偿。

3. 生产假药、劣药或者明知是假药、劣药仍然销售、使用的，受害人或者其近亲属除请求赔偿损失外，还可以请求支付价款十倍或者损失三倍的赔偿金。增加赔偿的金额不足一千元的，为一千元。

要点二　行政责任

1. 生产、销售假药的，没收违法生产、销售的药品和违法所得，责令停产停业整顿，吊销药品批准证明文件，并处违法生产、销售的药品货值金额十五倍以上三十倍以下的罚款；货值金额不足十万元的，按十万元计算。情节严重的，吊销药品生产许可证、药品经营许可证或者医疗机构制剂许可证，十年内不受理其相应申请。药品上市许可持有人为境外企业的，十年内禁止其药品进口。

2. 生产、销售劣药的，没收违法生产、销售的药品和违法所得，并处违法生产、销售的药品货值金额十倍以上二十倍以下的罚款。违法生产、批发的药品货值金额不足十万元的，按十万元计算。违法零售的药品货值金额不足一万元的，按一万元计算。情节严重的，责令停产停业整顿直至吊销药品批准证明文件、药品生产许可证、药品经营许可证或者医疗机构制剂许可证。生产、销售的中药饮片不符合药品标准，尚不影响安全性、有效性的，责令限期改正，给予警告，可以处十万元以上五十万元以下的罚款。

3. 药品使用单位使用假药、劣药的，按照销售假药、零售劣药的规定处罚，情节严重的，法定代表人、主要负责人、直接负责的主管人员和其他责任人员有医疗卫生人员执业证书的，还应当吊销执业证书。

4. 医疗机构违反本法规定，将其配制的制剂在市场上销售的，责令改正，没收违法销售的制剂和违法所得，并处违法销售制剂货值金额二倍以上五倍以下的罚款；情节严重的，并处货值金额五倍以上十五倍以下的罚款；货值金额不足五万元的，按五万元计算。

要点三　刑事责任

违反本法规定，构成犯罪的，依法追究刑事责任。

要点四　有关单位或者个人在药品购销中违法给予、收受回扣应承担的法律责任

医疗机构的负责人、药品采购人员、医师、药师等有关人员收受药品上市许可持有人、药品生产企业、药品经营企

业或者代理人给予的财物或者其他不正当利益的,由卫生健康主管部门或者本单位给予处分,没收违法所得;情节严重的,还应当吊销其执业证书。

[常考考点]《药品管理法》规定的法律责任。

【例题实战模拟】

A1 型题

1.《药品管理法》是具体规定药品研制、生产、经营、使用、监督检验规范的法律总和,其监督管理的核心是
   A. 药品配置技术　　B. 药品生产工艺　　C. 药品经营过程　　D. 药品使用情况　　E. 药品质量

2. 下列不属于药品范畴的是
   A. 生化药　　B. 诊断药品　　C. 中药饮片　　D. 运动药　　E. 中药材

3. 下列除哪项外,均被视为假药
   A. 超过有效期的药品　　　　B. 药品所含成分的名称不符合国家药品标准
   C. 未取得批准文号生产的药品　　D. 变质不能药用的　　E. 以非药品冒充药品

4. 根据《药品管理法》的规定,如果某药品所含成分的名称与国家药品标准或省、自治区、直辖市药品标准规定不符合,则称此药品为
   A. 劣药　　B. 假药　　C. 特殊药品　　D. 保健药品　　E. 非处方用药

5. 生产、销售假药、劣药的,可作以下行政处罚,除了
   A. 没收违法所得　　B. 承担损害赔偿责任　　C. 罚款
   D. 责令停产、停业　　E. 吊销生产、经营许可证

【参考答案】

1. E　2. D　3. A　4. B　5. B

第五单元 《中华人民共和国传染病防治法》

细目一　概述

【考点突破攻略】

要点一　《传染病防治法》的立法目的

为了预防、控制和消除传染病的发生与流行,保障人体健康和公共卫生,制定本法。

要点二　我国对传染病防治实行的方针

国家对传染病防治实行预防为主的方针,防治结合、分类管理、依靠科学、依靠群众。

要点三　法定传染病的分类

《传染病防治法》根据传染病的传播方式、速度及对人类危害程度的不同,将其分为<u>甲类、乙类和丙类三类</u>。
甲类传染病是指:<u>鼠疫、霍乱</u>。
乙类传染病是指:传染性非典型肺炎、艾滋病、病毒性肝炎、脊髓灰质炎、人感染高致病性禽流感、麻疹、流行性出血热、狂犬病、流行性乙型脑炎、登革热、炭疽、细菌性和阿米巴性痢疾、肺结核、伤寒和副伤寒、流行性脑脊髓膜炎、百日咳、白喉、新生儿破伤风、猩红热、布鲁菌病、淋病、梅毒、钩端螺旋体病、血吸虫病、疟疾。
丙类传染病是指:流行性感冒、流行性腮腺炎、风疹、急性出血性结膜炎、麻风病、流行性和地方性斑疹伤寒、黑热病、包虫病、丝虫病。除霍乱、细菌性和阿米巴性痢疾、伤寒和副伤寒以外的感染性腹泻病。

上述规定以外的其他传染病,根据其暴发、流行情况和危害程度,需要列入乙类、丙类传染病的,由国务院卫生行政部门决定并予以公布。

对乙类传染病中传染性非典型肺炎、炭疽中的肺炭疽和脊髓灰质炎，采取本法所称甲类传染病的预防、控制措施。其他乙类传染病和突发原因不明的传染病需要采取本法所称甲类传染病的预防、控制措施的，由国务院卫生行政部门及时报经国务院批准后予以公布、实施。

省、自治区、直辖市人民政府对本行政区域内常见、多发的其他地方性传染病，可以根据情况决定按照乙类或者丙类传染病管理并予以公布，报国务院卫生行政部门备案。

2020年1月，经国务院批准，中华人民共和国国家卫生健康委员会发布公告，将新型冠状病毒感染的肺炎纳入《中华人民共和国传染病防治法》规定的乙类传染病，并采取甲类传染病的预防、控制措施。

[常考考点] 甲、乙、丙三类传染病的病种及管理规定。

细目二 传染病预防与疫情报告

【考点突破攻略】

要点一 国家建立传染病预防的相关制度

1.国家实行有计划的预防接种制度。国务院卫生行政部门和省、自治区、直辖市人民政府卫生行政部门，根据传染病预防、控制的需要，制定传染病预防接种规划并组织实施。用于预防接种的疫苗必须符合国家质量标准。

国家对儿童实行预防接种证制度。国家免疫规划项目的预防接种实行免费。医疗机构、疾病预防控制机构与儿童的监护人应当相互配合，保证儿童及时接受预防接种，具体办法由国务院制定。

2.国家建立传染病监测制度。国务院卫生行政部门制定国家传染病监测规划和方案，省、自治区、直辖市人民政府卫生行政部门根据国家传染病监测规划和方案，制定本行政区域的传染病监测计划和工作方案。各级疾病预防控制机构对传染病的发生、流行以及影响其发生、流行的因素进行监测；对国外发生、国内尚未发生的传染病或者国内新发生的传染病，进行监测。

3.国家建立传染病预警制度。国务院卫生行政部门和省、自治区、直辖市人民政府根据传染病发生、流行趋势的预测，及时发出传染病预警，根据情况予以公布。

县级以上地方人民政府应当制定传染病预防控制预案，报上一级人民政府备案。

地方人民政府和疾病预防控制机构接到国务院卫生行政部门或者省、自治区、直辖市人民政府发出的传染病预警后，应当按照传染病预防、控制预案，采取相应的预防、控制措施。

4.国家建立传染病菌种、毒种库，对可能导致甲类传染病传播的以及国务院卫生行政部门规定的菌种、毒种和传染病检测样本，确需采集、保藏、携带、运输和使用的，须经省级以上人民政府卫生行政部门批准。

要点二 各级医疗机构和疾病预防控制机构在传染病预防控制中的职责

1.各级医疗机构必须严格执行国务院卫生行政部门规定的管理制度、操作规范，防止传染病的医源性感染和医院感染。应当确定专门的部门或者人员，承担传染病疫情报告、本单位的传染病预防、控制以及责任区域内的传染病预防工作；承担医疗活动中与医院感染有关的危险因素监测、安全防护、消毒、隔离和医疗废物处置工作。

疾病预防控制机构应当指定专门人员负责对医疗机构内传染病预防工作进行指导、考核，开展流行病学调查。

2.各级疾病预防控制机构在传染病预防控制中履行下列职责：

①实施传染病预防控制规划、计划和方案；
②收集、分析和报告传染病监测信息，预测传染病的发生、流行趋势；
③开展对传染病疫情和突发公共卫生事件的流行病学调查、现场处理及其效果评价；
④开展传染病实验室检测、诊断、病原学鉴定；
⑤实施免疫规划，负责预防性生物制品的使用管理；
⑥开展健康教育、咨询，普及传染病防治知识；
⑦指导、培训下级疾病预防控制机构及其工作人员开展传染病监测工作；
⑧开展传染病防治应用性研究和卫生评价，提供技术咨询；

国家、省级疾病预防控制机构负责对传染病发生、流行以及分布进行监测，对重大传染病流行趋势进行预测，提出预防控制对策，参与并指导对暴发的疫情进行调查处理，开展传染病病原学鉴定，建立检测质量控制体系，开展应用性研究和卫生评价。

设区的市和县级疾病预防控制机构负责传染病预防控制规划、方案的落实，组织实施免疫、消毒、控制病媒生物的危害，普及传染病防治知识，负责本地区疫情和突发公共卫生事件监测、报告，开展流行病学调查和常见病原微生物检测。

3.疾病预防控制机构、医疗机构的实验室和从事病原微生物实验的单位，应当符合国家规定的条件和技术标准，建立严格的监督管理制度，对传染病病原体样本按照规定的措施实行严格监督管理，严防传染病病原体的实验室感染和病原微生物的扩散。

4.疾病预防控制机构、医疗机构使用血液和血液制品，必须遵守国家有关规定，防止因输入血液、使用血液制品引起经血液传播疾病的发生。

要点三 传染病疫情报告

疾病预防控制机构、医疗机构和采供血机构及其执行职务的人员发现本法规定的传染病疫情或者发现其他传染病暴发、流行以及突发原因不明的传染病时，应当遵循疫情报告属地管理原则，按照国务院规定的或者国务院卫生行政部门规定的内容、程序、方式和时限报告。

任何单位和个人发现传染病病人或者疑似传染病病人时，应当及时向附近的疾病预防控制机构或者医疗机构报告。

要点四 传染病疫情的通报和公布

县级以上地方人民政府卫生行政部门应当及时向本行政区域内的疾病预防控制机构和医疗机构通报传染病疫情以及监测、预警的相关信息。接到通报的疾病预防控制机构和医疗机构应当及时告知本单位的有关人员。动物防疫机构和疾病预防控制机构，应当及时互相通报动物间和人间发生的人畜共患传染病的疫情以及相关信息。

国家建立传染病疫情信息公布制度。国务院卫生行政部门定期公布全国传染病疫情信息。省、自治区、直辖市人民政府卫生行政部门定期公布本行政区域的传染病疫情信息。

传染病暴发、流行时，国务院卫生行政部门负责向社会公布传染病疫情信息，并可以授权省、自治区、直辖市人民政府卫生行政部门向社会公布本行政区域的传染病疫情信息。

公布传染病疫情信息应当及时、准确。

细目三 传染病疫情控制措施及医疗救治

【考点突破攻略】

要点一 医疗机构发现传染病时应采取的措施

1.医疗机构发现甲类传染病时，应当及时采取下列措施：
（1）对病人、病原携带者，予以隔离治疗，隔离期限根据医学检查结果确定；
（2）对疑似病人，确诊前在指定场所单独隔离治疗；
（3）对医疗机构内的病人、病原携带者、疑似病人的密切接触者，在指定场所进行医学观察和采取其他必要的预防措施。

拒绝隔离治疗或者隔离期未满擅自脱离隔离治疗的，可以由公安机关协助医疗机构采取强制隔离治疗措施。

2.医疗机构发现乙类或者丙类传染病病人，应当根据病情采取必要的治疗和控制传播措施。

3.医疗机构对本单位内被传染病病原体污染的场所、物品以及医疗废物，必须依照法律、法规的规定实施消毒和无害化处置。

[常考考点]医疗机构发现传染病时应采取的措施。

要点二 疾病预防控制机构发现或接到传染病疫情报告时应采取的措施

1.对传染病疫情进行流行病学调查，根据调查情况提出划定疫点、疫区的建议，对被污染的场所进行卫生处理，对密切接触者，在指定场所进行医学观察和采取其他必要的预防措施，并向卫生行政部门提出疫情控制方案。

2.传染病暴发、流行时，对疫点、疫区进行卫生处理，向卫生行政部门提出疫情控制方案，并按照卫生行政部门的要求采取措施。

3.指导下级疾病预防控制机构实施传染病预防、控制措施，组织、指导有关单位对传染病疫情的处理。

[常考考点] 疾病预防控制机构发现或接到传染病疫情时应采取的措施。

要点三　各级政府部门在传染病发生时应采取的紧急措施

1.传染病暴发、流行时，县级以上地方人民政府应当立即组织力量，按照预防、控制预案进行防治，切断传染病的传播途径。必要时，报经上一级人民政府决定，可以采取下列紧急措施并予以公告：

（1）限制或者停止集市、影剧院演出或者其他人群聚集的活动；

（2）停工、停业、停课；

（3）封闭或者封存被传染病病原体污染的公共饮用水源、食品以及相关物品；

（4）控制或者扑杀染疫野生动物、家畜家禽；

（5）封闭可能造成传染病扩散的场所。

上级人民政府接到下级人民政府关于采取前款所列紧急措施的报告时，应当即时作出决定。

紧急措施的解除，由原决定机关决定并宣布。

2.甲类、乙类传染病暴发、流行时，县级以上地方人民政府报经上一级人民政府决定，可以宣布本行政区域部分或者全部为疫区；国务院可以决定并宣布跨省、自治区、直辖市的疫区；省、自治区、直辖市人民政府可以决定对本行政区域内的甲类传染病疫区实施封锁。但是，封锁大、中城市的疫区或者封锁跨省、自治区、直辖市的疫区，以及封锁疫区导致中断干线交通或者封锁国境的，由国务院决定。疫区封锁的解除，由原决定机关决定并宣布。

[常考考点] 各级政府部门在传染病发生时应采取的紧急措施。

要点四　医疗救治

医疗机构应当对传染病病人或者疑似传染病病人提供医疗救护、现场救援和接诊治疗，实行传染病预检、分诊制度；对传染病病人、疑似传染病病人，应当引导至相对隔离的分诊点进行初诊；书写病历记录以及其他有关资料，并妥善保管。

医疗机构不具备相应救治能力的，应当将患者及其病历记录复印件一并转至具备相应救治能力的医疗机构。

细目四　相关机构及其人员违反《传染病防治法》有关规定应承担的法律责任

【考点突破攻略】

要点一　民事责任

《传染病防治法》规定：单位和个人违反本法，导致传染病传播、流行，给他人人身、财产造成损害的，应依法承担民事责任。

要点二　行政责任

医疗机构违反本法规定的下列情形之一的，由县级以上人民政府卫生行政部门责令改正，通报批评，给予警告；造成传染病传播、流行或者其他严重后果的，对负有责任的主管人员和其他直接责任人员，依法给予降级、撤职、开除的处分，并可以依法吊销有关责任人员的执业证书；构成犯罪的，依法追究刑事责任。

1.未按照规定承担本单位的传染病预防、控制工作，医院感染控制任务和责任区域内的传染病预防工作的；

2.未按照规定报告传染病疫情，或者隐瞒、谎报、缓报传染病疫情的；

3.发现传染病疫情时，未按照规定对传染病病人、疑似传染病病人提供医疗救护、现场救援、接诊、转诊的，或者拒绝接受转诊的；

4.未按照规定对本单位内被传染病病原体污染的场所、物品以及医疗废物实施消毒或者无害化处置的；

5.未按照规定对医疗器械进行消毒，或者对按照规定一次使用的医疗器具未予销毁，再次使用的；

6.在医疗救治过程中未按照规定保管医学记录资料的；

7. 故意泄露传染病病人、病原携带者、疑似传染病病人、密切接触者涉及个人隐私的有关信息、资料的。

疾病预防控制机构违反本法规定，有下列情形之一的，由县级以上人民政府卫生行政部门责令限期改正，通报批评，给予警告；对负有责任的主管人员和其他直接责任人员，依法给予<u>降级、撤职、开除</u>的处分，并可以依法吊销有关责任人员的执业证书；构成犯罪的，依法追究刑事责任：

1. 未依法履行传染病监测职责的；
2. 未依法履行传染病疫情报告、通报职责，或者隐瞒、谎报、缓报传染病疫情的；
3. 未主动收集传染病疫情信息，或者对传染病疫情信息和疫情报告未及时进行分析、调查、核实的；
4. 发现传染病疫情时，未依据职责及时采取本法规定的措施的；
5. 故意泄露传染病病人、病原携带者、疑似传染病病人、密切接触者涉及个人隐私的有关信息、资料的。

要点三　刑事责任

单位和个人违反本法，构成犯罪的，依法追究刑事责任。

[常考考点] 违反《传染病防治法》应承担的行政责任。

【例题实战模拟】

A1 型题

1. 医疗机构及其人员违反《中华人民共和国传染病防治法》规定的情形，由其所在单位对直接责任人员
   A. 追究民事责任　　B. 追究刑事责任　　C. 吊销执业证书
   D. 给予行政处分　　E. 给予行政处罚
2. 医疗机构发现甲类传染病时，对病源携带者、疑似病人的密切接触者，应依法及时采取的措施是
   A. 在指定场所进行医学观察　　B. 进行医学观察　　C. 采取预防措施
   D. 予以隔离治疗　　E. 确诊前在指定场所进行单独隔离治疗
3. 根据《传染病防治法》规定，传染病暴发、流行时，当地政府应首先采取的措施是
   A. 立即组织力量进行防治，切断传染病的传播途径　　B. 限制或者停止集市、集会
   C. 停业、停工、停课　　D. 临时征用房屋、交通工具　　E. 宣布疫区
4. 《中华人民共和国传染病防治法》明确规定的传染病防治方针是
   A. 防治结合　　B. 预防为主　　C. 依靠科学　　D. 分类管理　　E. 控制为主
5. 国家实行预防接种制度的对象是
   A. 儿童　　B. 在校学生　　C. 未成年人　　D. 成年人　　E. 全体社会公民
6. 下列乙类传染病中应依法采取甲类传染病的预防控制措施的是
   A. 病毒性肝炎　　B. 伤寒和副伤寒　　C. 淋病、梅毒
   D. 淋病、艾滋病　　E. 肺炭疽、传染性非典型性肺炎
7. 单位和个人违反《中华人民共和国传染病防治法》，导致传染病传播、流行，给他人人身造成损害的，应依法
   A. 恢复原状　　B. 进行治疗　　C. 承担社会责任　　D. 承担民事责任　　E. 承担道德责任
8. 对传染病实施医疗救治活动，医疗机构应当实行传染病
   A. 检疫制度　　B. 预警制度　　C. 监测制度　　D. 情况通报制度　　E. 预检、分诊制度
9. 由县级以上人民政府报经上一级政府决定可以在传染病流行时采取的紧急措施是
   A. 隔离治疗　　B. 强制隔离　　C. 在指定场所进行医学观察
   D. 停工、停业、停课　　E. 实施交通检疫
10. 对已经发生甲类传染病病例的场所，所在地的县级以上地方人民政府可以
    A. 采取强制隔离措施　　B. 实施消毒和无害化处理　　C. 采取必要的预防措施
    D. 予以隔离治疗　　E. 在指定场所进行医学观察
11. 《中华人民共和国传染病防治法》规定，国家建立传染病疫情
    A. 预防接种制度　　B. 全民预防措施　　C. 信息公布制度
    D. 菌种运输管理制度　　E. 鉴定制度
12. 《中华人民共和国传染病防治法》的立法目的是为了预防、控制和消除传染病的发生与流行

A. 保证社会发展　　　　B. 保障人体健康　　　C. 保证正常的社会秩序
D. 保障人体健康和公共卫生　　E. 保障公共卫生秩序

【参考答案】
1. D　2. A　3. A　4. B　5. A　6. E　7. D　8. E　9. D　10. B　11. C　12. D

第六单元 《突发公共卫生事件应急条例》

细目一 概述

【考点突破攻略】

要点一 突发公共卫生事件的概念

本条例所称突发公共卫生事件（以下简称突发事件），是指突然发生，造成或者可能造成社会公众健康严重损害的重大传染病疫情、群体性不明原因疾病、重大食物和职业中毒以及其他严重影响公众健康的事件。

要点二 突发公共卫生事件应急工作的方针及原则

突发事件应急工作，应当遵循预防为主、常备不懈的方针，贯彻统一领导、分级负责、反应及时、措施果断、依靠科学、加强合作的原则。

[常考考点] 突发公共卫生事件应急工作方针与原则。

细目二 突发公共卫生事件的预防与应急准备

【考点突破攻略】

要点一 突发公共卫生事件应急预案制定与预案的主要内容

1. 突发事件应急预案的制定：国务院卫生行政主管部门按照分类指导、快速反应的要求，制定全国突发事件应急预案，报请国务院批准。

省、自治区、直辖市人民政府根据全国突发事件应急预案，结合本地实际情况，制定本行政区域的突发事件应急预案。

2. 全国突发事件应急预案应包括的主要内容：
（1）突发事件应急处理指挥部的组成和相关部门的职责；
（2）突发事件的监测与预警；
（3）突发事件信息的收集、分析、报告、通报制度；
（4）突发事件应急处理技术和监测机构及其任务；
（5）突发事件的分级和应急处理工作方案；
（6）突发事件预防、现场控制，应急设施、设备、救治药品和医疗器械以及其他物资和技术的储备与调度；
（7）突发事件应急处理专业队伍的建设和培训。

要点二 突发公共卫生事件预防控制体系

1. 国家建立统一的突发事件预防控制体系。
2. 县级以上人民政府建立和完善突发事件监测与预警系统。
3. 县级以上人民政府卫生行政主管部门指定机构负责开展突发事件的日常监测。
4. 县级以上地方人民政府卫生行政主管部门，应当定期对医疗卫生机构和人员开展突发事件应急处理相关知识、技能的培训，定期组织医疗卫生机构进行突发事件应急演练，推广最新知识和先进技术。

［常考考点］突发公共卫生事件的日常监测工作由县级以上人民政府卫生行政主管部门指定机构负责。

细目三　突发公共卫生事件的报告与信息发布

【考点突破攻略】

要点一　突发公共卫生事件应急报告制度与报告情形

1.国家建立突发事件应急报告制度　国务院卫生行政主管部门制定突发事件应急报告规范，建立重大、紧急疫情信息报告系统。

2.突发事件的报告情形和报告时限要求　突发事件监测机构、医疗卫生机构和有关单位发现有下列情形之一的，应当在2小时内向所在地县级人民政府卫生行政主管部门报告。接到报告的卫生行政主管部门应当在2小时内向本级人民政府报告，并同时向上级人民政府卫生行政主管部门和国务院卫生行政主管部门报告。县级人民政府应当在接到报告后2小时内向设区的市级人民政府或者上一级人民政府报告。设区的市级人民政府应当在接到报告后2小时内向省、自治区、直辖市人民政府报告。省、自治区、直辖市人民政府应当在接到报告1小时内，向国务院卫生行政主管部门报告：

（1）发生或者可能发生传染病暴发、流行的；
（2）发生或者发现不明原因的群体性疾病的；
（3）发生传染病菌种、毒种丢失的；
（4）发生或者可能发生重大食物和职业中毒事件的。

国务院卫生行政主管部门对可能造成重大社会影响的突发事件，应当立即向国务院报告。

任何单位和个人对突发事件不得隐瞒、缓报、谎报或者授意他人隐瞒、缓报、谎报。

［常考考点］突发公共卫生事件的报告情形和报告时限要求。

要点二　突发公共卫生事件的信息发布

国家建立突发事件的信息发布制度。国务院卫生行政主管部门负责向社会发布突发事件的信息。必要时，可以授权省、自治区、直辖市人民政府卫生行政主管部门向社会发布本行政区域内突发事件的信息。

信息发布应当及时、准确、全面。

细目四　突发公共卫生事件的应急处理

【考点突破攻略】

要点一　应急预案的启动

突发事件发生后，卫生行政主管部门应当组织专家对突发事件进行综合评估，初步判断突发事件的类型，提出是否启动突发事件应急预案的建议。在全国范围内或者跨省、自治区、直辖市范围内启动全国突发事件应急预案，由国务院卫生行政主管部门报国务院批准后实施。省、自治区、直辖市启动突发事件应急预案，由省、自治区、直辖市人民政府决定，并向国务院报告。

要点二　应急预案的实施

1.医疗卫生机构、监测机构和科学研究机构，应当服从突发事件应急处理指挥部的统一指挥，相互配合、协作，集中力量开展相关的科学研究工作。

2.根据突发事件应急处理的需要，突发事件应急处理指挥部有权紧急调集人员、储备的物资、交通工具以及相关设施、设备。必要时，对人员进行疏散或者隔离，并可以依法对传染病疫区实行封锁。

3.参加突发事件应急处理的工作人员，应当按照预案的规定，采取卫生防护措施，并在专业人员的指导下进行工作。

4.医疗卫生机构应采取的措施。医疗卫生机构应当对因突发事件致病的人员提供医疗救护和现场救援；对就诊病人必须接诊治疗，并书写详细、完整的病历记录；对需要转送的病人，应当按照规定将病人及其病历记录的复印件转送至接诊的或者指定的医疗机构。

医疗卫生机构内应当采取卫生防护措施，防止交叉感染和污染。

医疗卫生机构应当对传染病病人密切接触者采取医学观察措施。

医疗机构收治传染病病人、疑似传染病病人，应当依法报告所在地的疾病预防控制机构。

5. 有关部门、医疗卫生机构应当对传染病做到早发现、早报告、早隔离、早治疗，切断传播途径，防止扩散。

6. 在突发事件中需要接受隔离治疗、医学观察措施的病人、疑似病人和传染病病人密切接触者在卫生行政主管部门或者有关机构采取医学措施时应当予以配合；拒绝配合的，由公安机关依法协助强制执行。

细目五 《突发公共卫生事件应急条例》规定的法律责任

【考点突破攻略】

要点一 医疗机构违反《突发公共卫生事件应急条例》规定应追究的法律责任

医疗卫生机构有下列行为之一的，由卫生行政主管部门责令改正、通报批评、给予警告；情节严重的，吊销医疗机构执业许可证，对主要负责人、负有责任的主管人员和其他直接责任人员依法给予降级或者撤职的纪律处分；造成传染病传播、流行或者对社会公众健康造成其他严重危害后果，构成犯罪的，依法追究刑事责任：

1. 未依照本条例的规定履行报告职责，隐瞒、缓报或者谎报的；
2. 未依照本条例的规定及时采取控制措施的；
3. 未依照本条例的规定履行突发事件监测职责的；
4. 拒绝接诊病人的；
5. 拒不服从突发事件应急处理指挥部调度的。

要点二 在突发事件处理工作中有关单位和个人未履行职责应承担的法律责任

在突发事件应急处理工作中，有关单位和个人未依照本条例的规定履行报告职责，隐瞒、缓报或者谎报，阻碍突发事件应急处理工作人员执行职务，拒绝国务院卫生行政主管部门或者其他有关部门指定的专业技术机构进入突发事件现场，或者不配合调查、采样、技术分析和检验的，对有关责任人员依法给予行政处分或者纪律处分；触犯《中华人民共和国治安管理处罚条例》构成违反治安管理行为的，由公安机关依法予以处罚；构成犯罪的，依法追究刑事责任。

要点三 在突发事件发生期间扰乱公共秩序应追究的法律责任

在突发事件发生期间，散布谣言、哄抬物价、欺骗消费者，扰乱社会秩序、市场秩序的，由公安机关或者工商行政管理部门依法给予行政处罚；构成犯罪的，依法追究刑事责任。

【例题实战模拟】

A1 型题

1. 下列属于《突发公共卫生事件应急条例》规定的突发事件工作应遵循的方针的是
   A. 完善并建立监测与预警手段　　B. 预防为主，常备不懈　　C. 积极预防，认真报告
   D. 及时调查，认真处理　　　　　E. 监测分析，综合评价
2. 突发公共卫生事件的工作原则，不包括
   A. 统一领导　　B. 分级负责　　C. 措施果断　　D. 依靠科学　　E. 加强分工
3. 全国突发事件应急预案内容，不包括
   A. 突发事件的监测与预警
   B. 突发事件信息的收集、分析、报告、通报制度
   C. 突发事件的分级和应急处理工作方案
   D. 突发事件应急处理指挥部的组成和相关部门的职责
   E. 突发事件的持续时间
4. 承担突发公共卫生事件日常监测工作的机关或机构是

A. 国务院卫生行政部门　　　　　　B. 省、自治区、直辖市人民政府
C. 省、自治区、直辖市人民政府卫生行政部门　　D. 县级人民政府
E. 县级以上人民政府卫生行政部门指定的机构

5. 对流动人口中的传染性非典型肺炎病人、疑似病人处理的原则是
A. 就地控制、就地治疗、就地康复　　B. 就地隔离、就地治疗、就地康复
C. 就地控制、就地观察、就地治疗　　D. 就地隔离、就地观察、就地治疗
E. 就地观察、就地治疗、就地康复

【参考答案】
1. B　2. E　3. E　4. E　5. D

第七单元 《医疗纠纷预防和处理条例》

细目一　概述

【考点突破攻略】

要点一　医疗纠纷的概念

本条例所称医疗纠纷，是指医患双方因诊疗活动引发的争议。

要点二　医疗纠纷的处理原则

处理医疗纠纷，应当遵循公平、公正、及时的原则，实事求是，依法处理。

[常考考点] 医疗纠纷的处理原则是公平、公正、及时。

要点三　医疗纠纷的合作共治中的部门责任

县级以上人民政府应当加强对医疗纠纷预防和处理工作的领导、协调，将其纳入社会治安综合治理体系，建立部门分工协作机制，督促部门依法履行职责。

卫生主管部门负责指导、监督医疗机构做好医疗纠纷的预防和处理工作，引导医患双方依法解决医疗纠纷。

司法行政部门负责指导医疗纠纷人民调解工作。

公安机关依法维护医疗机构治安秩序，查处、打击侵害患者和医务人员合法权益以及扰乱医疗秩序等违法犯罪行为。

财政、民政、保险监督管理等部门和机构按照各自职责做好医疗纠纷预防和处理的有关工作。

[常考考点] 医疗纠纷的处理原则及各部门的责任。

细目二　医疗纠纷的预防

【考点突破攻略】

要点一　预防医疗纠纷的原则

国家建立医疗质量安全管理体系，深化医药卫生体制改革，规范诊疗活动，改善医疗服务，提高医疗质量，预防、减少医疗纠纷。在诊疗活动中，医患双方应当互相尊重，维护自身权益，应当遵守有关法律、法规的规定。

医疗机构及其医务人员在诊疗活动中应当以患者为中心，加强人文关怀，严格遵守医疗卫生法律、法规、规章和诊疗相关规范、常规，恪守职业道德。

要点二　医疗机构的职责

医疗机构应当对其医务人员进行医疗卫生法律、法规、规章和诊疗相关规范、常规的培训，并加强职业道德教育。

医疗机构应当加强医疗风险管理，完善医疗风险的识别、评估和防控措施，定期检查措施落实情况，及时消除隐患。

医疗机构应当制定并实施医疗质量安全管理制度，设置医疗服务质量监控部门或者配备专（兼）职人员，加强对诊断、治疗、护理、药事、检查等工作的规范化管理，优化服务流程，提高服务水平。

医疗机构应当按照国务院卫生主管部门制定的医疗技术临床应用管理规定，开展与其技术能力相适应的医疗技术服务，保障临床应用安全，降低医疗风险；采用医疗新技术的，应当开展技术评估和伦理审查，确保安全有效、符合伦理。开展手术、特殊检查、特殊治疗等具有较高医疗风险的诊疗活动，医疗机构应当提前预备应对方案，主动防范突发风险。

医疗机构应当依照有关法律、法规的规定，严格执行药品、医疗器械、消毒药剂、血液等的进货查验、保管等制度。禁止使用无合格证明文件、过期等不合格的药品、医疗器械、消毒药剂、血液等。

医疗机构应当建立健全医患沟通机制，对患者在诊疗过程中提出的咨询、意见和建议，应当耐心解释、说明，并按照规定进行处理；对患者就诊疗行为提出的疑问，应当及时予以核实、自查，并指定有关人员与患者或者其近亲属沟通，如实说明情况。

医疗机构应当建立健全投诉接待制度，设置统一的投诉管理部门或者配备专（兼）职人员，在医疗机构显著位置公布医疗纠纷解决途径、程序和联系方式等，方便患者投诉或者咨询。

[常考考点] 医疗结构的职责。

要点三　医务人员的责任

医务人员在诊疗活动中应当向患者说明病情和医疗措施。需要实施手术，或者开展临床试验等存在一定危险性、可能产生不良后果的特殊检查、特殊治疗的，医务人员应当及时向患者说明医疗风险、替代医疗方案等情况，并取得其书面同意；在患者处于昏迷等无法自主作出决定的状态或者病情不宜向患者说明等情形下，应当向患者的近亲属说明，并取得其书面同意。紧急情况下不能取得患者或者其近亲属意见的，经医疗机构负责人或者授权的负责人批准，可以立即实施相应的医疗措施。

医疗机构及其医务人员应当按照国务院卫生主管部门的规定，填写并妥善保管病历资料。因紧急抢救未能及时填写病历的，医务人员应当在抢救结束后6小时内据实补记，并加以注明。任何单位和个人不得篡改、伪造、隐匿、毁灭或者抢夺病历资料。

[常考考点] 医务人员的职责。

要点四　患者的权利与义务

患者有权查阅、复制其门诊病历、住院志、体温单、医嘱单、化验单（检验报告）、医学影像检查资料、特殊检查同意书、手术同意书、手术及麻醉记录、病理资料、护理记录、医疗费用以及国务院卫生主管部门规定的其他属于病历的全部资料。

患者要求复制病历资料的，医疗机构应当提供复制服务，并在复制的病历资料上加盖证明印记。复制病历资料时，应当有患者或者其近亲属在场。医疗机构应患者的要求为其复制病历资料，可以收取工本费，收费标准应当公开。

患者死亡的，其近亲属可以依照规定，查阅、复制病历资料。

患者应当遵守医疗秩序和医疗机构有关就诊、治疗、检查的规定，如实提供与病情有关的信息，配合医务人员开展诊疗活动。

细目三　医疗纠纷的处理

【考点突破攻略】

要点一　医疗纠纷的处理途径

发生医疗纠纷，医患双方可以通过下列途径解决：
1. 双方自愿协商；

2. 申请人民调解；
3. 申请行政调解；
4. 向人民法院提起诉讼；
5. 法律、法规规定的其他途径。

[常考考点] 医疗纠纷的处理途径。

要点二 医疗纠纷中患者的权利

发生医疗纠纷，医疗机构应当告知患者或者其近亲属下列事项：
1. 解决医疗纠纷的合法途径；
2. 有关病历资料、现场实物封存和启封的规定；
3. 有关病历资料查阅、复制的规定；

患者死亡的，还应当告知其近亲属有关尸检的规定。

要点三 病历资料、现场实物等的封存与处理

发生医疗纠纷需要封存、启封病历资料的，应当在医患双方在场的情况下进行。封存的病历资料可以是原件，也可以是复制件，由医疗机构保管。病历尚未完成需要封存的，对已完成病历先行封存；病历按照规定完成后，再对后续完成部分进行封存。医疗机构应当对封存的病历开列封存清单，由医患双方签字或者盖章，各执一份。病历资料封存后医疗纠纷已经解决，或者患者在病历资料封存满3年未再提出解决医疗纠纷要求的，医疗机构可以自行启封。

疑似输液、输血、注射、用药等引起不良后果的，医患双方应当共同对现场实物进行封存、启封，封存的现场实物由医疗机构保管。需要检验的，应当由双方共同委托依法具有检验资格的检验机构进行检验；双方无法共同委托的，由医疗机构所在地县级人民政府卫生主管部门指定。疑似输血引起不良后果，需要对血液进行封存保留的，医疗机构应当通知提供该血液的血站派员到场。现场实物封存后医疗纠纷已经解决，或者患者在现场实物封存满3年未再提出解决医疗纠纷要求的，医疗机构可以自行启封。

患者死亡，医患双方对死因有异议的，应当在患者死亡后48小时内进行尸检；具备尸体冻存条件的，可以延长至7日。尸检应当经死者近亲属同意并签字，拒绝签字的，视为死者近亲属不同意进行尸检。不同意或者拖延尸检，超过规定时间，影响对死因判定的，由不同意或者拖延的一方承担责任。尸检应当由按照国家有关规定取得相应资格的机构和专业技术人员进行。医患双方可以委派代表观察尸检过程。

[常考考点] 病历资料、现场实物等的封存、处理及时限要求。

要点四 医疗纠纷的人民调解

申请医疗纠纷人民调解的，由医患双方共同向医疗纠纷人民调解委员会提出申请；一方申请调解的，医疗纠纷人民调解委员会在征得另一方同意后进行调解。申请人可以以书面或者口头形式申请调解。书面申请的，申请书应当载明申请人的基本情况、申请调解的争议事项和理由等；口头申请的，医疗纠纷人民调解员应当当场记录申请人的基本情况、申请调解的争议事项和理由等，并经申请人签字确认。

医疗纠纷人民调解委员会获悉医疗机构内发生重大医疗纠纷，可以主动开展工作，引导医患双方申请调解。医疗纠纷人民调解委员会调解医疗纠纷，不得收取费用。

当事人已经向人民法院提起诉讼并且已被受理，或者已经申请卫生主管部门调解并且已被受理的，医疗纠纷人民调解委员会不予受理；已经受理的，终止调解。

医疗纠纷人民调解委员会应当自受理之日起30个工作日内完成调解。需要鉴定的，鉴定时间不计入调解期限。因特殊情况需要延长调解期限的，医疗纠纷人民调解委员会和医患双方可以约定延长调解期限。超过调解期限未达成调解协议的，视为调解不成。

医患双方经人民调解达成一致的，医疗纠纷人民调解委员会应当制作调解协议书。调解协议书经医患双方签字或者盖章，人民调解员签字并加盖医疗纠纷人民调解委员会印章后生效。达成调解协议的，医疗纠纷人民调解委员会应当告知医患双方可以依法向人民法院申请司法确认。

要点五　医疗损害鉴定

医疗纠纷人民调解委员会、卫生主管部门调解医疗纠纷，需要进行医疗损害鉴定以明确责任的，由医患双方共同委托医学会或者司法鉴定机构进行鉴定，也可以经医患双方同意，由医疗纠纷人民调解委员会、卫生主管部门委托鉴定。

医学会或者司法鉴定机构接受委托从事医疗损害鉴定，应当由鉴定事项所涉专业的临床医学、法医学等专业人员进行鉴定；医学会或者司法鉴定机构没有相关专业人员的，应当从规定的医疗损害鉴定专家库中抽取相关专业专家进行鉴定。

医疗损害鉴定专家库由设区的市级以上人民政府卫生、司法行政部门共同设立。专家库应当包含医学、法学、法医学等领域的专家。

鉴定费预先向医患双方收取，最终按照责任比例承担。

医学会或者司法鉴定机构开展医疗损害鉴定，应当执行规定的标准和程序，尊重科学，恪守职业道德，对出具的医疗损害鉴定意见负责，不得出具虚假鉴定意见。

要点六　医疗纠纷的行政调解

医患双方申请医疗纠纷行政调解的，应当参照人民调解的规定向医疗纠纷发生地县级人民政府卫生主管部门提出申请。

卫生主管部门应当自收到申请之日起 5 个工作日内作出是否受理的决定。当事人已经向人民法院提起诉讼并且已被受理的，或者已经申请医疗纠纷人民调解委员会调解并已被受理的，卫生主管部门不予受理；已受理的，终止调解。

卫生主管部门应当自受理之日起 30 个工作日内完成调解。需要鉴定的，鉴定时间不计入调解期限。超过调解期限未达成调解协议的，视为调解不成。

医患双方经卫生主管部门调解达成一致的，应当签署调解协议书。

细目四　法律责任

【考点突破攻略】

要点一　医疗机构的法律责任

医疗机构篡改、伪造、隐匿、毁灭病历资料的，对直接负责的主管人员和其他直接责任人员，由县级以上人民政府卫生主管部门给予或者责令给予降低岗位等级或者撤职的处分，对有关医务人员责令暂停 6 个月以上 1 年以下执业活动；造成严重后果的，对直接负责的主管人员和其他直接责任人员给予或者责令给予开除的处分，对有关医务人员由原发证部门吊销执业证书；构成犯罪的，依法追究刑事责任。

医疗机构及其医务人员有下列情形之一的，由县级以上人民政府卫生主管部门责令改正，给予警告，并处 1 万元以上 5 万元以下罚款；情节严重的，对直接负责的主管人员和其他直接责任人员给予或者责令给予降低岗位等级或者撤职的处分，对有关医务人员可以责令暂停 1 个月以上 6 个月以下执业活动；构成犯罪的，依法追究刑事责任：

1. 未按规定制定和实施医疗质量安全管理制度；
2. 未按规定告知患者病情、医疗措施、医疗风险、替代医疗方案等；
3. 开展具有较高医疗风险的诊疗活动，未提前预备应对方案防范突发风险；
4. 未按规定填写、保管病历资料，或者未按规定补记抢救病历；
5. 拒绝为患者提供查阅、复制病历资料服务；
6. 未建立投诉接待制度、设置统一投诉管理部门或者配备专（兼）职人员；
7. 未按规定封存、保管、启封病历资料和现场实物；
8. 未按规定向卫生主管部门报告重大医疗纠纷；
9. 其他未履行本条例规定义务的情形。

［常考考点］医疗机构的法律责任。

要点二 医务人员的法律责任

参见"要点一医疗机构的法律责任"。

要点三 鉴定机构、尸检机构的法律责任

医学会、司法鉴定机构出具虚假医疗损害鉴定意见的,由县级以上人民政府卫生、司法行政部门依据职责没收违法所得,并处5万元以上10万元以下罚款,对该医学会、司法鉴定机构和有关鉴定人员责令暂停3个月以上1年以下医疗损害鉴定业务,对直接负责的主管人员和其他直接责任人员给予或者责令给予降低岗位等级或者撤职的处分;情节严重的,该医学会、司法鉴定机构和有关鉴定人员5年内不得从事医疗损害鉴定业务或者撤销登记,对直接负责的主管人员和其他直接责任人员给予或者责令给予开除的处分;构成犯罪的,依法追究刑事责任。

尸检机构出具虚假尸检报告的,由县级以上人民政府卫生、司法行政部门依据职责没收违法所得,并处5万元以上10万元以下罚款,对该尸检机构和有关尸检专业技术人员责令暂停3个月以上1年以下尸检业务,对直接负责的主管人员和其他直接责任人员给予或者责令给予降低岗位等级或者撤职的处分;情节严重的,撤销该尸检机构和有关尸检专业技术人员的尸检资格,对直接负责的主管人员和其他直接责任人员给予或者责令给予开除的处分;构成犯罪的,依法追究刑事责任。

[常考考点] 鉴定机构、尸检机构的法律责任。

要点四 医疗纠纷人民调解员的法律责任

医疗纠纷人民调解员有下列行为之一的,由医疗纠纷人民调解委员会给予批评教育、责令改正;情节严重的,依法予以解聘:

1. 偏袒一方当事人;
2. 侮辱当事人;
3. 索取、收受财物或者牟取其他不正当利益;
4. 泄露医患双方个人隐私等事项。

要点五 卫生行政机关及人员的法律责任

县级以上人民政府卫生主管部门和其他有关部门及其工作人员在医疗纠纷预防和处理工作中,不履行职责或者滥用职权、玩忽职守、徇私舞弊的,由上级人民政府卫生等有关部门或者监察机关责令改正;依法对直接负责的主管人员和其他直接责任人员给予处分;构成犯罪的,依法追究刑事责任。

【例题实战模拟】

A1型题

1. 医疗纠纷的处理原则是
   A. 公开、公平、公正   B. 公平、公正、及时   C. 公开、公正、及时
   D. 公开、公平、及时   E. 公平、公开、按时

2. 在医疗纠纷处理中,县级以上人民政府的责任是
   A. 领导、协调   B. 指导、监督   C. 指导纠纷调解
   D. 依法维护医疗机构治安秩序   E. 打击违法犯罪行为

3. 下列有关医疗机构职责的叙述,错误的是
   A. 应当对其医务人员加强职业道德教育
   B. 加强医疗风险管理,完善医疗风险的识别、评估和防控措施
   C. 应当制定并实施医疗质量安全管理制度
   D. 严格执行药品、医疗器械、消毒药剂、血液等的进货查验、保管等制度
   E. 对于投诉的处理,无需设置统一的投诉管理部门

4. 下列不属于医疗纠纷处理途径的是
   A. 双方自愿协商   B. 申请人民调解   C. 通过哭闹等手段对院方施压

D. 申请行政调解　　E. 向人民法院提起诉讼

5. 患者死亡，医患双方对死因有异议的，进行尸检的时间是
   A. 应当在患者死亡后 48 小时内　　B. 应当在患者死亡后 72 小时内
   C. 应当在患者死亡后 2 天内　　D. 应当在患者死亡后 3 天内
   E. 应当在患者死亡后 7 天内

6. 下列除哪项外，均是医学会、司法鉴定机构出具虚假医疗损害鉴定意见应负的法律责任
   A. 没收违法所得
   B. 处 5 万元以上 10 万元以下罚款
   C. 责令暂停 3 个月以上 1 年以下医疗损害鉴定业务
   D. 对直接负责的主管人员和其他直接责任人员给予或者责令给予降低岗位等级或者撤职的处分
   E. 该医学会、司法鉴定机构和有关鉴定人员 3 年内不得从事医疗损害鉴定业务或者撤销登记

【参考答案】
1. B　2. A　3. E　4. C　5. A　6. E

第八单元　《中华人民共和国中医药法》

细目一　概述

【考点突破攻略】

要点一　《中医药法》制定目的、适用范围

1. 制定目的　继承和弘扬中医药，保障和促进中医药事业发展，保护人民健康。

2. 适用范围　适用的对象范围：本法所称中医药，是包括汉族和少数民族医药在内的我国各民族医药的统称，是反映中华民族对生命、健康和疾病的认识，具有悠久历史传统和独特理论及技术方法的医药学体系。适用的时间范围：自 2017 年 7 月 1 日起施行。

要点二　发展中医药事业的原则、方针

中医药事业是我国医药卫生事业的重要组成部分。国家大力发展中医药事业，实行中西医并重的方针，建立符合中医药特点的管理制度，充分发挥中医药在我国医药卫生事业中的作用。

特别强调发展中医药事业应当遵循中医药发展规律，坚持继承和创新相结合，保持和发挥中医药特色和优势，运用现代科学技术，促进中医药理论和实践的发展。鼓励中医、西医相互学习，相互补充，协调发展，发挥各自优势，促进中西医结合。

[常考考点] 发展中医药事业的方针是中西医并重。

细目二　中医药服务

【考点突破攻略】

要点一　中医药服务体系和能力建设

县级以上人民政府应当将中医医疗机构建设纳入医疗机构设置规划，举办规模适宜的中医医疗机构，扶持有中医药特色和优势的医疗机构发展。合并、撤销政府举办的中医医疗机构或者改变其中医医疗性质，应当征求上一级人民政府中医药主管部门的意见。

政府举办的综合医院、妇幼保健机构和有条件的专科医院、社区卫生服务中心、乡镇卫生院，应当设置中医药科室。

县级以上人民政府应当采取措施，增强社区卫生服务站和村卫生室提供中医药服务的能力。

国家支持社会力量举办中医医疗机构。社会力量举办的中医医疗机构在准入、执业、基本医疗保险、科研教学、医务人员职称评定等方面享有与政府举办的中医医疗机构同等的权利。

要点二　中医诊所、中医医师的准入管理制度

举办中医医疗机构应当按照国家有关医疗机构管理的规定办理审批手续，并遵守医疗机构管理的有关规定。

举办中医诊所的，将诊所的名称、地址、诊疗范围、人员配备情况等报所在地县级人民政府中医药主管部门备案后即可开展执业活动。中医诊所应当将本诊所的诊疗范围、中医医师的姓名及其执业范围在诊所的明显位置公示，不得超出备案范围开展医疗活动。

从事中医医疗活动的人员应当依照《中华人民共和国执业医师法》的规定，通过中医医师资格考试取得中医医师资格，并进行执业注册。中医医师资格考试的内容应当体现中医药特点。

以师承方式学习中医或者经多年实践，医术确有专长的人员，由至少两名中医医师推荐，经省、自治区、直辖市人民政府中医药主管部门组织实践技能和效果考核合格后，即可取得中医医师资格，按照考核内容进行执业注册后，即可在注册的执业范围内，以个人开业的方式或者在医疗机构内从事中医医疗活动。国务院中医药主管部门应当根据中医药技术方法的安全风险拟订本款规定人员的分类考核办法，报国务院卫生行政部门审核、发布。

[常考考点] 中医诊所、中医医师的准入管理制度。

要点三　保持中医药服务的特色

开展中医药服务，应当以中医药理论为指导，运用中医药技术方法，并符合国务院中医药主管部门制定的中医药服务基本要求。

中医医疗机构配备医务人员应当以中医药专业技术人员为主，主要提供中医药服务。经考试取得医师资格的中医医师按照国家有关规定，经培训、考核合格后，可以在执业活动中采用与其专业相关的现代科学技术方法。在医疗活动中采用现代科学技术方法的，应当有利于保持和发挥中医药特色和优势。

社区卫生服务中心、乡镇卫生院、社区卫生服务站以及有条件的村卫生室应当合理配备中医药专业技术人员，并运用和推广适宜的中医药技术方法。

要点四　中医药服务的政策支持、保障

县级以上人民政府应当发展中医药预防、保健服务，并按照国家有关规定将其纳入基本公共卫生服务项目统筹实施。

县级以上人民政府应当发挥中医药在突发公共卫生事件应急工作中的作用，加强中医药应急物资、设备、设施、技术与人才资源储备。

医疗卫生机构应当在疾病预防与控制中积极运用中医药理论和技术方法。

要点五　中医医疗广告管理

医疗机构发布中医医疗广告，应当经所在地省、自治区、直辖市人民政府中医药主管部门审查批准；未经审查批准，不得发布。发布的中医医疗广告内容应当与经审查批准的内容相符合，并符合《中华人民共和国广告法》的有关规定。

要点六　中医药服务的监督

县级以上人民政府中医药主管部门应当加强对中医药服务的监督检查，并将下列事项作为监督检查的重点：

1. 中医医疗机构、中医医师是否超出规定的范围开展医疗活动；
2. 开展中医药服务是否符合国务院中医药主管部门制定的中医药服务基本要求；
3. 中医医疗广告发布行为是否符合本法的规定。

中医药主管部门依法开展监督检查，有关单位和个人应当予以配合，不得拒绝或者阻挠。

细目三　中药保护与发展

【考点突破攻略】

要点一　中药材质量管理制度

国家制定中药材种植养殖、采集、贮存和初加工的技术规范、标准，加强对中药材生产流通全过程的质量监督管理，保障中药材质量安全。

国家鼓励发展中药材规范化种植养殖，严格管理农药、肥料等农业投入品的使用，禁止在中药材种植过程中使用剧毒、高毒农药，支持中药材良种繁育，提高中药材质量。

国家建立道地中药材评价体系，支持道地中药材品种选育，扶持道地中药材生产基地建设，加强道地中药材生产基地生态环境保护，鼓励采取地理标志产品保护等措施保护道地中药材。

国务院药品监督管理部门应当组织并加强对中药材质量的监测，定期向社会公布监测结果。国务院有关部门应当协助做好中药材质量监测有关工作。

采集、贮存中药材以及对中药材进行初加工，应当符合国家有关技术规范、标准和管理规定。

国家鼓励发展中药材现代流通体系，提高中药材包装、仓储等技术水平，建立中药材流通追溯体系。药品生产企业购进中药材应当建立进货查验记录制度。中药材经营者应当建立进货查验和购销记录制度，并标明中药材产地。

要点二　中药饮片管理制度

国家保护中药饮片传统炮制技术和工艺，支持应用传统工艺炮制中药饮片，鼓励运用现代科学技术开展中药饮片炮制技术研究。

对市场上没有供应的中药饮片，医疗机构可以根据本医疗机构医师处方的需要，在本医疗机构内炮制、使用。医疗机构应当遵守中药饮片炮制的有关规定，对其炮制的中药饮片的质量负责，保证药品安全。医疗机构炮制中药饮片，应当向所在地设区的市级人民政府药品监督管理部门备案。

根据临床用药需要，医疗机构可以凭本医疗机构医师的处方对中药饮片进行再加工。

要点三　促进中药制剂发展管理制度

生产符合国家规定条件的来源于古代经典名方的中药复方制剂，在申请药品批准文号时，可以仅提供非临床安全性研究资料。具体管理办法由国务院药品监督管理部门会同中医药主管部门制定。古代经典名方，是指至今仍广泛应用、疗效确切、具有明显特色与优势的古代中医典籍所记载的方剂。具体目录由国务院中医药主管部门会同药品监督管理部门制定。

国家鼓励医疗机构根据本医疗机构临床用药需要配制和使用中药制剂，支持应用传统工艺配制中药制剂，支持以中药制剂为基础研制中药新药。

医疗机构配制中药制剂，应当依照《中华人民共和国药品管理法》的规定取得医疗机构制剂许可证，或者委托取得药品生产许可证的药品生产企业、取得医疗机构制剂许可证的其他医疗机构配制中药制剂。委托配制中药制剂，应当向委托方所在地省、自治区、直辖市人民政府药品监督管理部门备案。医疗机构对其配制的中药制剂的质量负责；委托配制中药制剂的，委托方和受托方对所配制的中药制剂的质量分别承担相应责任。

医疗机构配制的中药制剂品种，应当依法取得制剂批准文号。但是，仅应用传统工艺配制的中药制剂品种，向医疗机构所在地省、自治区、直辖市人民政府药品监督管理部门备案后即可配制，不需要取得制剂批准文号。

细目四　中医药人才培养与科学研究、中医药传承与文化传播

【考点突破攻略】

要点一　完善学历教育

国家完善中医药学校教育体系，支持专门实施中医药教育的高等学校、中等职业学校和其他教育机构的发展。中医

药学校教育的培养目标、修业年限、教学形式、教学内容、教学评价及学术水平评价标准等，应当体现中医药学科特色，符合中医药学科发展规律。

要点二　增强人才培养的针对性

中医药教育应当遵循中医药人才成长规律，以中医药内容为主，体现中医药文化特色，注重中医药经典理论和中医药临床实践、现代教育方式和传统教育方式相结合。

要点三　鼓励中医药师承教育

国家发展中医药师承教育，支持有丰富临床经验和技术专长的中医医师、中药专业技术人员在执业、业务活动中带徒授业，传授中医药理论和技术方法，培养中医药专业技术人员。

要点四　鼓励中医药科学研究

国家鼓励科研机构、高等学校、医疗机构和药品生产企业等，运用现代科学技术和传统中医药研究方法，开展中医药科学研究，加强中西医结合研究，促进中医药理论和技术方法的继承和创新。

国家采取措施支持对中医药古籍文献、著名中医药专家的学术思想和诊疗经验以及民间中医药技术方法的整理、研究和利用。国家鼓励组织和个人捐献有科学研究和临床应用价值的中医药文献、秘方、验方、诊疗方法和技术。

国家采取措施，加强对中医药基础理论和辨证论治方法，常见病、多发病、慢性病和重大疑难疾病、重大传染病的中医药防治，以及其他对中医药理论和实践发展有重大促进作用的项目的科学研究。

要点五　中医药传承

对具有重要学术价值的中医药理论和技术方法，省级以上人民政府中医药主管部门应当组织遴选本行政区域内的中医药学术传承项目和传承人，并为传承活动提供必要的条件。传承人应当开展传承活动，培养后继人才，收集整理并妥善保存相关的学术资料。属于非物质文化遗产代表性项目的，依照《中华人民共和国非物质文化遗产法》的有关规定开展传承活动。

国家建立中医药传统知识保护数据库、保护名录和保护制度。中医药传统知识持有人对其持有的中医药传统知识享有传承使用的权利，对他人获取、利用其持有的中医药传统知识享有知情同意和利益分享等权利。

要点六　中医药文化传播

县级以上人民政府应当加强中医药文化宣传，普及中医药知识，鼓励组织和个人创作中医药文化和科普作品。

开展中医药文化宣传和知识普及活动，应当遵守国家有关规定。任何组织或者个人不得对中医药作虚假、夸大宣传，不得冒用中医药名义牟取不正当利益。

广播、电视、报刊、互联网等媒体开展中医药知识宣传，应当聘请中医药专业技术人员进行。

细目五　保障措施与法律责任

【考点突破攻略】

要点一　中医药事业发展的政策支持与条件保障

县级以上人民政府应当为中医药事业发展提供政策支持和条件保障，将中医药事业发展经费纳入本级财政预算。

县级以上人民政府及其有关部门制定基本医疗保险支付政策、药物政策等医药卫生政策，应当有中医药主管部门参加，注重发挥中医药的优势，支持提供和利用中医药服务。

县级以上人民政府及其有关部门应当按照法定价格管理权限，合理确定中医医疗服务的收费项目和标准，体现中医医疗服务成本和专业技术价值。

县级以上地方人民政府有关部门应当按照国家规定，将符合条件的中医医疗机构纳入基本医疗保险定点医疗机构范围，将符合条件的中医诊疗项目、中药饮片、中成药和医疗机构中药制剂纳入基本医疗保险基金支付范围。

要点二　中医药标准体系

国家加强中医药标准体系建设，根据中医药特点对需要统一的技术要求制定标准并及时修订。中医药国家标准、行业标准由国务院有关部门依据职责制定或者修订，并在其网站上公布，供公众免费查阅。

要点三　中医药行政部门的法律责任

县级以上人民政府中医药主管部门及其他有关部门未履行本法规定的职责的，由本级人民政府或者上级人民政府有关部门责令改正；情节严重的，对直接负责的主管人员和其他直接责任人员，依法给予处分。

要点四　中医医疗机构的法律责任

违反本法规定，中医诊所超出备案范围开展医疗活动的，由所在地县级人民政府中医药主管部门责令改正，没收违法所得，并处一万元以上三万元以下罚款；情节严重的，责令停止执业活动。

中医诊所被责令停止执业活动的，其直接负责的主管人员自处罚决定作出之日起五年内不得在医疗机构内从事管理工作。医疗机构聘用上述不得从事管理工作的人员从事管理工作的，由原发证部门吊销执业许可证或者由原备案部门责令停止执业活动。

要点五　中医医师（考核取得）的法律责任

违反本法规定，经考核取得医师资格的中医医师超出注册的执业范围从事医疗活动的，由县级以上人民政府中医药主管部门责令暂停六个月以上一年以下执业活动，并处一万元以上三万元以下罚款；情节严重的，吊销执业证书。

[常考考点]　中医医师的法律责任。

【例题实战模拟】

A1 型题

1.举办中医诊所，应该报备的主管部门是
   A.国务院中医药主管部门　　　　　B.省、自治区、直辖市中医药主管部门
   C.县级人民政府中医药主管部门　　D.省政府　　E.镇政府

2.下列对中医药制剂的管理规定，说法错误的是
   A.医疗机构配制的全部中药制剂品种，均应当依法取得制剂批准文号
   B.委托配制的中药制剂，应当向委托方所在地省、自治区、直辖市人民政府药品监督管理部门备案
   C.医疗机构配制中药制剂，应当依照《中华人民共和国药品管理法》的规定取得医疗机构制剂许可证
   D.医疗机构可以委托取得药品生产许可证的药品生产企业配制中药制剂
   E.医疗机构可以委托取得医疗机构制剂许可证的其他医疗机构配制中药制剂

3.下列属于中医医师超出注册的执业范围从事医疗活动应负的法律责任的是
   A.县级以上人民政府中医药主管部门责令暂停三个月以上六个月以下执业活动
   B.处三万元以上十万元以下罚款
   C.吊销执业证书
   D.没收非法所得
   E.情节最严重，应负刑事责任

【参考答案】
1.C　2.A　3.C

第九单元 《医疗机构从业人员行为规范》

【考点突破攻略】

要点一 总则

第一条 为规范医疗机构从业人员行为,根据医疗卫生有关法律法规、规章制度,结合医疗机构实际,制定本规范。

第二条 本规范适用于各级各类医疗机构内所有从业人员,包括:

(一)管理人员。指在医疗机构及其内设备部门、科室从事计划、组织、协调、控制、决策等管理工作的人员。

(二)医师。指依法取得执业医师资格或执业助理医师资格,经注册在医疗机构从事医疗、预防、保健及临床、科研、教学等工作的人员。

(三)护士。指经执业注册取得护士执业证书,依法在医疗机构从事护理工作的人员。

(四)医技人员。指医疗技术人员,主要包括医疗机构内各种检验检查科室技术人员、口腔技师、康复理疗师、医学物理工程师和医疗器械检验、维护人员等。

(五)药学技术人员。指依法取得药学专业技术职称,在医疗机构从事药学工作的药师及技术人员。

(六)其他人员。指除以上五类人员外,在医疗机构从业的其他人员,主要包括物资、总务、设备、信息、统计、财务、基本建设、后勤等部门工作人员。

第三条 医疗机构从业人员,既要遵守本文件所列基本行为规范,又要遵守与职业相对应的分类行为规范。

[常考考点]《医疗机构从业人员行为规范》适用于管理人员、医师、护士、医技人员、药学技术人员等。

要点二 医疗机构从业人员基本行为规范

第四条 以人为本,践行宗旨。坚持救死扶伤、防病治病的宗旨,以病人为中心,全心全意为人民健康服务。

第五条 遵纪守法,依法执业。自觉遵守国家法律法规,遵守医疗卫生行业规章和纪律,严格执行所在医疗机构各项制度规定。

第六条 尊重患者,关爱生命。遵守医学伦理道德,尊重患者的知情同意权和隐私权,为患者保守医疗秘密,维护患者合法权益;尊重患者被救治的权利,不因种族、宗教、地域、贫富、地位、残疾、疾病等歧视患者。

第七条 优质服务,医患和谐。言语文明,举止端庄,认真践行医疗服务承诺,加强与患者的交流与沟通,自觉维护行业形象。

第八条 廉洁自律,恪守医德。弘扬高尚医德,严格自律,不索取和非法收受患者财物,不利用执业之便谋取不正当利益;不收受医疗器械、药品、试剂等生产、销售企业或人员以各种名义、形式给予的回扣、提成,不参与其提供的各类娱乐活动;不违规参与医疗广告宣传和药品医疗器械促销,不倒卖号源。

第九条 严谨求实,精益求精。热爱学习,钻研业务,努力提高专业素养,抵制学术不端行为。

第十条 爱岗敬业,团结协作。忠诚职业,尽职尽责,正确处理同行同事间关系,互相尊重,互相配合,和谐共事。

第十一条 乐于奉献,热心公益。积极参加上级安排的指令性医疗任务和社会公益性的扶贫、义诊、助残、支农、援外等活动,主动开展公众健康教育。

[常考考点]医疗机构从业人员基本行为规范。

要点三 管理人员行为规范

第十二条 牢固树立科学的发展观和正确的业绩观,坚持医疗机构的社会公益性,加强制度建设和文化建设,与时俱进,创新进取,努力提升医疗质量、保障医疗安全、提高服务水平。

第十三条 认真履行管理职责,努力提高管理能力,依法承担管理责任,不断改进工作作风,切实服务临床一线。

第十四条 坚持依法、科学、民主决策,正确行使权力,遵守决策程序,推进院务公开,自觉接受监督,尊重员工民主权利。

第十五条 遵循公平、公正、公开原则,严格人事招录、评审、聘任制度,不在人事工作中谋取不正当利益。

第十六条　严格落实医疗机构各项内控制度，加强财物管理，合理调配资源，遵守国家采购政策，不违反规定干预和插手药品、医疗器械采购和基本建设等工作。

第十七条　加强医疗质量管理，建立健全医疗风险管理机制。

第十八条　尊重人才，鼓励公平竞争和学术创新，建立完善科学的人员考核、激励、惩戒制度，不从事或包庇学术造假等违规违纪行为。

第十九条　恪尽职守，勤勉高效，严格自律，发挥表率作用。

要点四　医师行为规范

第二十条　遵循医学科学规律，不断更新医学理念和知识，保证医疗技术应用的科学性、合理性。

第二十一条　规范行医，严格遵循临床诊疗规范和技术操作规范，使用适宜诊疗技术和药物，因病施治，合理医疗，不隐瞒、误导或夸大病情，不过度医疗。

第二十二条　认真执行医疗文书制度，规范书写、妥善保存病历材料，不隐匿、伪造或违规涂改、销毁医学文书及有关资料，不违规签署医学证明文件。

第二十三条　按规定履行医疗事故、传染病疫情和涉嫌伤害事件或非正常死亡报告职责。

第二十四条　认真履行医师职责，强化责任安全意识，积极防范和控制医疗责任差错事件。

第二十五条　开展医疗新技术时，保障患者及家属在充分知情条件下对诊疗决策的决定权，不违规进行试验性医疗。

要点五　护士行为规范

第二十六条　提高综合素质，尊重关心爱护患者，为患者提供专业医学照顾，注重沟通，体现人文关怀。

第二十七条　全面履行护理职责，正确执行疾病护理常规和临床护理技术规范，严格落实各项规章制度，为患者提供优质的护理服务。

第二十八条　竭诚协助医生诊治，密切观察患者病情。发现患者病情危急，应立即通知医师；在紧急情况下为抢救垂危患者生命，应及时实施必要的紧急救护。

第二十九条　严格执行医嘱，发现医嘱违反法律、法规、规章或者诊疗技术规范，应及时与医师沟通。

第三十条　按照《病历书写基本规范》要求，及时准确、完整规范书写护理病历，认真管理，不伪造、隐匿或违规涂改、销毁护理病历。

要点六　医技人员行为规范

第三十一条　爱护仪器设备，遵守各类操作规范，发现患者的检查项目不符合医学常规的，应及时与医师沟通。

第三十二条　正确运用医学术语，及时、准确出具检查、检验报告，不谎报数据，不伪造报告。发现检查检验结果达到危急值时，应及时提示医师注意。

第三十三条　指导和帮助患者配合检查，耐心帮助患者查询结果，对接触传染性物质或放射性物质的相关人员，进行告知并给予必要的防护。

第三十四条　合理采集、使用、保护、处置标本，不得违规买卖标本，谋取不正当利益。

要点七　药学技术人员行为规范

第三十五条　严格执行药品管理法律法规，科学指导用药，保障用药合理、安全。

第三十六条　认真履行处方审核调配职责，坚持查对制度，不得对处方所列药品擅自更改或代用。

第三十七条　配合医师做好患者用药使用禁忌、不良反应、注意事项和使用方法的解释说明，详尽解答用药疑问。

第三十八条　严格执行药品采购、验收、保管、供应等各项制度规定，不得私自销售、使用非正常途径采购的药品。

第三十九条　加强药品不良反应监测，自觉执行药品不良反应报告制度。

要点八　其他人员行为规范

第四十条　热爱本职工作，认真履行岗位职责，增强为临床服务的意识，保障医疗机构正常运营。

第四十一条　刻苦学习，钻研技术，熟练掌握本职业务技能，认真执行各项具体工作制度和技术操作常规。

第四十二条　严格执行财务、物资、采购等管理制度，认真做好设备和物资的计划、采购、保管、报废等工作，廉洁奉公，不谋私利。

第四十三条 严格执行医疗废物处理规定，不得随意丢弃、倾倒、堆放、使用、买卖医疗废物。

第四十四条 严格执行信息安全和医疗数据保密制度，不得随意泄露、买卖医学信息。

第四十五条 勤俭节约，爱护公物，保持环境卫生，为患者提供清洁整齐、舒适便捷、秩序良好的就医环境。

要点九 实施与监督

第四十六条 医疗机构行政领导班子负责本规范的贯彻实施。主要责任人要以身作则，模范遵守本规范，同时抓好本单位的贯彻实施。

第四十七条 医疗机构相关职能部门协助行政领导班子抓好本规范的落实，纪检监察纠风部门负责对实施情况进行监督检查。

第四十八条 各级卫生行政部门要加强对辖区内各级各类医疗机构及其从业人员贯彻执行本规范的监督检查。

第四十九条 医疗机构及其从业人员实施和执行本规范的情况，应列入医疗机构校验管理和医务人员年度考核、定期考核和医德考评的重要内容，作为医疗机构等级评审、医务人员职称晋升、评先评优的重要依据。

第五十条 医疗机构从业人员违反本规范的，由所在单位视情节轻重，给予批评教育、通报批评、取消当年评优评职资格或缓聘、解职待聘、解聘。其中需要追究党纪、政纪责任的，由有关纪检监察部门按照党纪政纪案件的调查处理程序办理；需要给予行政处罚的，由有关卫生行政部门依法给予警告、暂停执业或吊销执业证书。涉嫌犯罪的，移送司法机关依法处理。

【例题实战模拟】

A1 型题

1. 根据医疗卫生有关法律法规、规章制度，结合医疗机构实际所制定的规范是
   A. 药品管理规定　　　B. 实施医师资格考试　　C. 进行医师技术考核
   D. 医药卫生体制改革　E. 医疗机构从业人员行为规范

2. 下列不属于医疗机构从业人员行为规范的是
   A. 为病人保守医疗秘密　　B. 尊重病人的权利与人格　　C. 减少病人的经济负担
   D. 以病人为中心　　　　　E. 遵守医学伦理道德

3. 《医疗机构从业人员行为规范》适用于
   A. 管理人员　B. 医师、护士　C. 药学技术人员　D. 医技人员　E. 以上都有

4. 下列不属于医师行为规范要求的是
   A. 遵循医学科学规律　　　　B. 不隐瞒、误导或夸大病情，不过度医疗
   C. 积极防范和控制医疗责任差错　D. 不违规进行试验性医疗
   E. 为满足病人需求签署医学证明文件

【参考答案】

1. E　2. C　3. E　4. E

第十单元 《中华人民共和国基本医疗卫生与健康促进法》

细目一 概述

要点一 《基本医疗卫生与健康促进法》立法目的、适用范围

立法目的：为了发展医疗卫生与健康事业，保障公民享有基本医疗卫生服务，提高公民健康水平，推进健康中国建设。

适用范围：从事医疗卫生、健康促进及其监督管理活动，适用本法。本法自 2020 年 6 月 1 日起施行。

[常考考点]《基本医疗卫生与健康促进法》自 2020 年 6 月 1 日起施行。

要点二　发展医疗卫生与健康事业的原则、方针

医疗卫生与健康事业应当坚持以人民为中心，为人民健康服务。医疗卫生事业应当坚持公益性原则。

国家加强医学基础科学研究，鼓励医学科学技术创新，支持临床医学发展，促进医学科技成果的转化和应用，推进医疗卫生与信息技术融合发展，推广医疗卫生适宜技术，提高医疗卫生服务质量。国家发展医学教育，完善适应医疗卫生事业发展需要的医学教育体系，大力培养医疗卫生人才。

国家大力发展中医药事业，坚持中西医并重、传承与创新相结合，发挥中医药在医疗卫生与健康事业中的独特作用。

国家合理规划和配置医疗卫生资源，以基层为重点，采取多种措施优先支持县级以下医疗卫生机构发展，提高其医疗卫生服务能力。

国家加大对医疗卫生与健康事业的财政投入，通过增加转移支付等方式重点扶持革命老区、民族地区、边疆地区和经济欠发达地区发展医疗卫生与健康事业。

国家鼓励和支持公民、法人和其他组织通过依法举办机构和捐赠、资助等方式，参与医疗卫生与健康事业，满足公民多样化、差异化、个性化健康需求。公民、法人和其他组织捐赠财产用于医疗卫生与健康事业的，依法享受税收优惠。

国家鼓励和支持医疗卫生与健康促进领域的对外交流合作。开展医疗卫生与健康促进对外交流合作活动，应当遵守法律、法规，维护国家主权、安全和社会公共利益。

[常考考点]医疗卫生事业应当坚持公益性原则。

要点三　尊重、保护公民的健康权

国家和社会尊重、保护公民的健康权。

国家实施健康中国战略，普及健康生活，优化健康服务，完善健康保障，建设健康环境，发展健康产业，提升公民全生命周期健康水平。国家建立健康教育制度，保障公民获得健康教育的权利，提高公民的健康素养。

国家建立基本医疗卫生制度，建立健全医疗卫生服务体系，保护和实现公民获得基本医疗卫生服务的权利。

细目二　基本医疗卫生服务

要点一　基本医疗卫生服务的含义和组成

基本医疗卫生服务，是指维护人体健康所必需、与经济社会发展水平相适应、公民可公平获得的，采用适宜药物、适宜技术、适宜设备提供的疾病预防、诊断、治疗、护理和康复等服务。

基本医疗卫生服务包括基本公共卫生服务和基本医疗服务。基本公共卫生服务由国家免费提供。

[常考考点]基本医疗卫生服务包括基本公共卫生服务和基本医疗服务。

要点二　基本公共卫生服务相关管理制度

县级以上人民政府通过举办专业公共卫生机构、基层医疗卫生机构和医院，或者从其他医疗卫生机构购买服务的方式提供基本公共卫生服务。

国家建立健全突发事件卫生应急体系，制定和完善应急预案，组织开展突发事件的医疗救治、卫生学调查处置和心理援助等卫生应急工作，有效控制和消除危害。

国家建立传染病防控制度，制定传染病防治规划并组织实施，加强传染病监测预警，坚持预防为主、防治结合，联防联控，群防群控，源头防控，综合治理，阻断传播途径，保护易感人群，降低传染病的危害。任何组织和个人应当接受、配合医疗卫生机构为预防、控制、消除传染病危害依法采取的调查、检验、采集样本、隔离治疗、医学观察等措施。

国家实行预防接种制度，加强免疫规划工作。居民有依法接种免疫规划疫苗的权利和义务。政府向居民免费提供免疫规划疫苗。

国家建立慢性非传染性疾病防控与管理制度，对慢性非传染性疾病及其致病危险因素开展监测、调查和综合防控干预，及时发现高危人群，为患者和高危人群提供诊疗、早期干预、随访管理和健康教育等服务。

国家加强职业健康保护。县级以上人民政府应当制定职业病防治规划，建立健全职业健康工作机制，加强职业健康监督管理，提高职业病综合防治能力和水平。用人单位应当控制职业病危害因素，采取工程技术、个体防护和健康管理等综合治理措施，改善工作环境和劳动条件。

<u>国家发展妇幼保健事业</u>，建立健全妇幼健康服务体系，为妇女、儿童提供保健及常见病防治服务，保障妇女、儿童健康。国家采取措施，为公民提供婚前保健、孕产期保健等服务，促进生殖健康，预防出生缺陷。

<u>国家发展老年人保健事业</u>。国务院和省、自治区、直辖市人民政府应当将老年人健康管理和常见病预防等纳入基本公共卫生服务项目。

<u>国家发展残疾预防和残疾人康复事业</u>，完善残疾预防和残疾人康复及其保障体系，采取措施为残疾人提供基本康复服务。县级以上人民政府应当优先开展残疾儿童康复工作，实行康复与教育相结合。

<u>国家建立健全院前急救体系，为急危重症患者提供及时、规范、有效的急救服务</u>。卫生健康主管部门、红十字会等有关部门、组织应当积极开展急救培训，普及急救知识，鼓励医疗卫生人员、经过急救培训的人员积极参与公共场所急救服务。公共场所应当按照规定配备必要的急救设备、设施。急救中心（站）不得以未付费为由拒绝或者拖延为急危重症患者提供急救服务。

<u>国家发展精神卫生事业</u>，建设完善精神卫生服务体系，维护和增进公民心理健康，预防、治疗精神障碍。国家采取措施，加强心理健康服务体系和人才队伍建设，促进心理健康教育、心理评估、心理咨询与心理治疗服务的有效衔接，设立为公众提供公益服务的心理援助热线，加强未成年人、残疾人和老年人等重点人群心理健康服务。

[常考考点] 县级以上人民政府提供基本公共卫生服务。

要点三　基本医疗服务相关管理制度

<u>基本医疗服务主要由政府举办的医疗卫生机构提供</u>。鼓励社会力量举办的医疗卫生机构提供基本医疗服务。

国家推进基本医疗服务实行分级诊疗制度，引导非急诊患者首先到基层医疗卫生机构就诊，实行首诊负责制和转诊审核责任制，逐步建立基层首诊、双向转诊、急慢分治、上下联动的机制，并与基本医疗保险制度相衔接。县级以上地方人民政府根据本行政区域医疗卫生需求，整合区域内政府举办的医疗卫生资源，因地制宜建立医疗联合体等协同联动的医疗服务合作机制。鼓励社会力量举办的医疗卫生机构参与医疗服务合作机制。

国家推进基层医疗卫生机构实行家庭医生签约服务，建立家庭医生服务团队，与居民签订协议，根据居民健康状况和医疗需求提供基本医疗卫生服务。

[常考考点] 基本医疗服务相关管理制度由政府举办的医疗卫生机构提供。

要点四　公民接受医疗卫生服务时的权利与义务

<u>公民接受医疗卫生服务，对病情、诊疗方案、医疗风险、医疗费用等事项依法享有知情同意的权利</u>。需要实施手术、特殊检查、特殊治疗的，医疗卫生人员应当及时向患者说明医疗风险、替代医疗方案等情况，并取得其同意；不能或者不宜向患者说明的，应当向患者的近亲属说明，并取得其同意。法律另有规定的，依照其规定。开展药物、医疗器械临床试验和其他医学研究应当遵守医学伦理规范，依法通过伦理审查，取得知情同意。

<u>公民接受医疗卫生服务，应当受到尊重</u>。医疗卫生机构、医疗卫生人员应当关心爱护、平等对待患者，尊重患者人格尊严，保护患者隐私。

<u>公民接受医疗卫生服务，应当遵守诊疗制度和医疗卫生服务秩序，尊重医疗卫生人员</u>。

[常考考点] 公民接受医疗卫生服务时的权利与义务。

细目三　医疗机构

要点一　医疗卫生服务体系

国家建立健全由基层医疗卫生机构、医院、专业公共卫生机构等组成的城乡全覆盖、功能互补、连续协同的医疗卫生服务体系。

国家加强县级医院、乡镇卫生院、村卫生室、社区卫生服务中心（站）和专业公共卫生机构等的建设，建立健全农村医疗卫生服务网络和城市社区卫生服务网络。

要点二　各类医疗机构提供的主要服务

基层医疗卫生机构主要提供预防、保健、健康教育、疾病管理，为居民建立健康档案，常见病、多发病的诊疗以及部分疾病的康复、护理，接收医院转诊患者，向医院转诊超出自身服务能力的患者等基本医疗卫生服务。

医院主要提供疾病诊治，特别是急危重症和疑难病症的诊疗，突发事件医疗处置和救援以及健康教育等医疗卫生服务，并开展医学教育、医疗卫生人员培训、医学科学研究和对基层医疗卫生机构的业务指导等工作。

专业公共卫生机构主要提供传染病、慢性非传染性疾病、职业病、地方病等疾病预防控制和健康教育、妇幼保健、精神卫生、院前急救、采供血、食品安全风险监测评估、出生缺陷防治等公共卫生服务。

各级各类医疗卫生机构应当分工合作，为公民提供预防、保健、治疗、护理、康复、安宁疗护等全方位全周期的医疗卫生服务。

各级人民政府采取措施支持医疗卫生机构与养老机构、儿童福利机构、社区组织建立协作机制，为老年人、孤残儿童提供安全、便捷的医疗和健康服务。

[常考考点] 各类医疗机构提供的主要服务种类。

要点三　举办医疗机构的条件

举办医疗机构，应当具备下列条件，按照国家有关规定办理审批或者备案手续：
（一）有符合规定的名称、组织机构和场所；
（二）有与其开展的业务相适应的经费、设施、设备和医疗卫生人员；
（三）有相应的规章制度；
（四）能够独立承担民事责任；
（五）法律、行政法规规定的其他条件。

医疗机构依法取得执业许可证。禁止伪造、变造、买卖、出租、出借医疗机构执业许可证。

各级各类医疗卫生机构的具体条件和配置应当符合国务院卫生健康主管部门制定的医疗卫生机构标准。

[常考考点] 举办医疗机构的条件。

要点四　医疗卫生机构的分类管理

国家对医疗卫生机构实行分类管理。

医疗卫生服务体系坚持以非营利性医疗卫生机构为主体、营利性医疗卫生机构为补充。政府举办非营利性医疗卫生机构，在基本医疗卫生事业中发挥主导作用，保障基本医疗卫生服务公平可及。

以政府资金、捐赠资产举办或者参与举办的医疗卫生机构不得设立为营利性医疗卫生机构。

医疗卫生机构不得对外出租、承包医疗科室。非营利性医疗卫生机构不得向出资人、举办者分配或者变相分配收益。

政府举办的医疗卫生机构应当坚持公益性质，所有收支均纳入预算管理，按照医疗卫生服务体系规划合理设置并控制规模。

国家鼓励政府举办的医疗卫生机构与社会力量合作举办非营利性医疗卫生机构。

政府举办的医疗卫生机构不得与其他组织投资设立非独立法人资格的医疗卫生机构，不得与社会资本合作举办营利性医疗卫生机构。

国家采取多种措施，鼓励和引导社会力量依法举办医疗卫生机构，支持和规范社会力量举办的医疗卫生机构与政府举办的医疗卫生机构开展多种类型的医疗业务、学科建设、人才培养等合作。

社会力量举办的医疗卫生机构在基本医疗保险定点、重点专科建设、科研教学、等级评审、特定医疗技术准入、医疗卫生人员职称评定等方面享有与政府举办的医疗卫生机构同等的权利。

社会力量可以选择设立非营利性或者营利性医疗卫生机构。社会力量举办的非营利性医疗卫生机构按照规定享受与政府举办的医疗卫生机构同等的税收、财政补助、用地、用水、用电、用气、用热等政策，并依法接受监督管理。

要点五　医疗卫生技术临床应用的分类管理

国家对医疗卫生技术的临床应用进行分类管理，对技术难度大、医疗风险高，服务能力、人员专业技术水平要求较高的医疗卫生技术实行严格管理。

医疗卫生机构开展医疗卫生技术临床应用，应当与其功能任务相适应，遵循科学、安全、规范、有效、经济的原则，并符合伦理。

［常考考点］医疗卫生技术临床应用的分类管理应遵循科学、安全、规范、有效、经济的原则，并符合伦理。

要点六　发生突发事件时医疗卫生机构和人员管理

发生自然灾害、事故灾难、公共卫生事件和社会安全事件等严重威胁人民群众生命健康的突发事件时，医疗卫生机构、医疗卫生人员应当服从政府部门的调遣，参与卫生应急处置和医疗救治。对致病、致残、死亡的参与人员，按照规定给予工伤或者抚恤、烈士褒扬等相关待遇。

［常考考点］发生突发事件时，医疗卫生机构、医疗卫生人员应当服从政府部门的调遣，参与卫生应急处置和医疗救治。

细目四　医疗卫生人员

要点一　医疗卫生人员培养规划

国家制定医疗卫生人员培养规划，建立适应行业特点和社会需求的医疗卫生人员培养机制和供需平衡机制，完善医学院校教育、毕业后教育和继续教育体系，建立健全住院医师、专科医师规范化培训制度，建立规模适宜、结构合理、分布均衡的医疗卫生队伍。

国家加强全科医生的培养和使用。全科医生主要提供常见病、多发病的诊疗和转诊、预防、保健、康复，以及慢性病管理、健康管理等服务。

要点二　医疗卫生人员的执业活动管理

国家对医师、护士等医疗卫生人员依法实行执业注册制度。医疗卫生人员应当依法取得相应的职业资格。

医疗卫生人员应当弘扬敬佑生命、救死扶伤、甘于奉献、大爱无疆的崇高职业精神，遵守行业规范，恪守医德，努力提高专业水平和服务质量。医疗卫生行业组织、医疗卫生机构、医学院校应当加强对医疗卫生人员的医德医风教育。

医疗卫生人员应当遵循医学科学规律，遵守有关临床诊疗技术规范和各项操作规范以及医学伦理规范，使用适宜技术和药物，合理诊疗，因病施治，不得对患者实施过度医疗。

医疗卫生人员不得利用职务之便索要、非法收受财物或者牟取其他不正当利益。

［常考考点］国家对医师、护士等医疗卫生人员依法实行执业注册制度。

要点三　医疗卫生人员的人事、薪酬、奖励制度

国家建立健全符合医疗卫生行业特点的人事、薪酬、奖励制度，体现医疗卫生人员职业特点和技术劳动价值。

对从事传染病防治、放射医学和精神卫生工作以及其他在特殊岗位工作的医疗卫生人员，应当按照国家规定给予适当的津贴。津贴标准应当定期调整。

对在医疗卫生与健康事业中做出突出贡献的组织和个人，按照国家规定给予表彰、奖励。

要点四　医疗卫生人员定期到基层和艰苦边远地区从事医疗卫生工作制度

国家建立医疗卫生人员定期到基层和艰苦边远地区从事医疗卫生工作制度。

国家采取定向免费培养、对口支援、退休返聘等措施，加强基层和艰苦边远地区医疗卫生队伍建设。

执业医师晋升为副高级技术职称的，应当有累计一年以上在县级以下或者对口支援的医疗卫生机构提供医疗卫生服务的经历。

对在基层和艰苦边远地区工作的医疗卫生人员，在薪酬津贴、职称评定、职业发展、教育培训和表彰奖励等方面实行优惠待遇。

国家加强乡村医疗卫生队伍建设，建立县乡村上下贯通的职业发展机制，完善对乡村医疗卫生人员的服务收入多渠道补助机制和养老政策。

要点五 医疗卫生人员执业环境保障

全社会应当关心、尊重医疗卫生人员,维护良好安全的医疗卫生服务秩序,共同构建和谐医患关系。

医疗卫生人员的人身安全、人格尊严不受侵犯,其合法权益受法律保护。禁止任何组织或者个人威胁、危害医疗卫生人员人身安全,侵犯医疗卫生人员人格尊严。

国家采取措施,保障医疗卫生人员执业环境。

细目五 药品供应保障

要点一 国家基本药物制度

国家实施基本药物制度,遴选适当数量的基本药物品种,满足疾病防治基本用药需求。

国家公布基本药物目录,根据药品临床应用实践、药品标准变化、药品新上市情况等,对基本药物目录进行动态调整。

基本药物按照规定优先纳入基本医疗保险药品目录。

国家提高基本药物的供给能力,强化基本药物质量监管,确保基本药物公平可及、合理使用。

要点二 药品追溯制度和供求监测体系

国家建立健全药品研制、生产、流通、使用全过程追溯制度,加强药品管理,保证药品质量。

国家建立健全药品供求监测体系,及时收集和汇总分析药品供求信息,定期公布药品生产、流通、使用等情况。

细目六 健康促进

要点 健康知识的宣传和普及

各级人民政府应当加强健康教育工作及其专业人才培养,建立健康知识和技能核心信息发布制度,普及健康科学知识,向公众提供科学、准确的健康信息。

医疗卫生、教育、体育、宣传等机构、基层群众性自治组织和社会组织应当开展健康知识的宣传和普及。医疗卫生人员在提供医疗卫生服务时,应当对患者开展健康教育。新闻媒体应当开展健康知识的公益宣传。健康知识的宣传应当科学、准确。

细目七 资金保障、监督管理与法律责任

要点一 发展医疗卫生与健康事业的资金保障

各级人民政府应当切实履行发展医疗卫生与健康事业的职责,建立与经济社会发展、财政状况和健康指标相适应的医疗卫生与健康事业投入机制,将医疗卫生与健康促进经费纳入本级政府预算,按照规定主要用于保障基本医疗服务、公共卫生服务、基本医疗保障和政府举办的医疗卫生机构建设和运行发展。

县级以上人民政府通过预算、审计、监督执法、社会监督等方式,加强资金的监督管理。

要点二 医疗保障体系

国家建立以基本医疗保险为主体,商业健康保险、医疗救助、职工互助医疗和医疗慈善服务等为补充的、多层次的医疗保障体系。国家鼓励发展商业健康保险,满足人民群众多样化健康保障需求。国家完善医疗救助制度,保障符合条件的困难群众获得基本医疗服务。

国家建立健全基本医疗保险经办机构与协议定点医疗卫生机构之间的协商谈判机制,科学合理确定基本医疗保险基金支付标准和支付方式,引导医疗卫生机构合理诊疗,促进患者有序流动,提高基本医疗保险基金使用效益。

基本医疗保险基金支付范围由国务院医疗保障主管部门组织制定,并应当听取国务院卫生健康主管部门、中医药主管部门、药品监督管理部门、财政部门等的意见。省、自治区、直辖市人民政府可以按照国家有关规定,补充确定本行

政区域基本医疗保险基金支付的具体项目和标准，并报国务院医疗保障主管部门备案。国务院医疗保障主管部门应当对纳入支付范围的基本医疗保险药品目录、诊疗项目、医疗服务设施标准等组织开展循证医学和经济性评价，并应当听取国务院卫生健康主管部门、中医药主管部门、药品监督管理部门、财政部门等有关方面的意见。评价结果应当作为调整基本医疗保险基金支付范围的依据。

要点三　医疗卫生综合监督管理体系

国家建立健全机构自治、行业自律、政府监管、社会监督相结合的医疗卫生综合监督管理体系。

县级以上人民政府卫生健康主管部门对医疗卫生行业实行属地化、全行业监督管理。

县级以上地方人民政府卫生健康主管部门应当建立医疗卫生机构绩效评估制度，组织对医疗卫生机构的服务质量、医疗技术、药品和医用设备使用等情况进行评估。评估应当吸收行业组织和公众参与。评估结果应当以适当方式向社会公开，作为评价医疗卫生机构和卫生监管的重要依据。

县级以上人民政府卫生健康主管部门、医疗保障主管部门应当建立医疗卫生机构、人员等信用记录制度，纳入全国信用信息共享平台，按照国家规定实施联合惩戒。

县级以上地方人民政府卫生健康主管部门及其委托的卫生健康监督机构，依法开展本行政区域医疗卫生等行政执法工作。

县级以上人民政府卫生健康主管部门应当积极培育医疗卫生行业组织，发挥其在医疗卫生与健康促进工作中的作用，支持其参与行业管理规范、技术标准制定和医疗卫生评价、评估、评审等工作。

国家保护公民个人健康信息，确保公民个人健康信息安全。任何组织或者个人不得非法收集、使用、加工、传输公民个人健康信息，不得非法买卖、提供或者公开公民个人健康信息。

要点四　医疗卫生机构的法律责任

违反本法规定，<u>未取得医疗机构执业许可证擅自执业的，由县级以上人民政府卫生健康主管部门责令停止执业活动，没收违法所得和药品、医疗器械，并处违法所得五倍以上二十倍以下的罚款，违法所得不足一万元的，按一万元计算</u>。

违反本法规定，<u>伪造、变造、买卖、出租、出借医疗机构执业许可证的，由县级以上人民政府卫生健康主管部门责令改正，没收违法所得，并处违法所得五倍以上十五倍以下的罚款，违法所得不足一万元的，按一万元计算；情节严重的，吊销医疗机构执业许可证</u>。

违反本法规定，有下列行为之一的，由县级以上人民政府卫生健康主管部门责令改正，没收违法所得，并处违法所得二倍以上十倍以下的罚款，违法所得不足一万元的，按一万元计算；对直接负责的主管人员和其他直接责任人员依法给予处分：

（一）<u>政府举办的医疗卫生机构与其他组织投资设立非独立法人资格的医疗卫生机构；</u>

（二）<u>医疗卫生机构对外出租、承包医疗科室；</u>

（三）<u>非营利性医疗卫生机构向出资人、举办者分配或者变相分配收益</u>。

违反本法规定，<u>医疗卫生机构等的医疗信息安全制度、保障措施不健全，导致医疗信息泄露，或者医疗质量管理和医疗技术管理制度、安全措施不健全的，由县级以上人民政府卫生健康等主管部门责令改正，给予警告，并处一万元以上五万元以下的罚款；情节严重的，可以责令停止相应执业活动，对直接负责的主管人员和其他直接责任人员依法追究法律责任</u>。

［常考考点］医疗卫生机构的法律责任。

要点五　医疗卫生人员的法律责任

违反本法规定，医疗卫生人员有下列行为之一的，由县级以上人民政府卫生健康主管部门依照有关执业医师、护士管理和医疗纠纷预防处理等法律、行政法规的规定给予<u>行政处罚</u>：

（一）<u>利用职务之便索要、非法收受财物或者牟取其他不正当利益；</u>

（二）<u>泄露公民个人健康信息；</u>

（三）<u>在开展医学研究或提供医疗卫生服务过程中未按照规定履行告知义务或者违反医学伦理规范</u>。

前款规定的人员属于政府举办的医疗卫生机构中的人员的，依法给予处分。

［常考考点］医疗卫生人员的法律责任。

【例题实战模拟】

1.《基本医疗卫生与健康促进法》开始施行的日期是
   A. 2020年1月1日　　B. 2020年5月1日　　C. 2020年6月1日
   D. 2020年10月1日　　E. 2020年12月1日

2. 医疗卫生事业应当坚持的原则是
   A. 公益性原则　　B. 效应性原则　　C. 公平性原则　　D. 服务性原则　　E. 合理性原则

3. 下列不属于基本公共卫生服务相关管理制度的是
   A. 传染病防控制度　　B. 预防接种制度　　C. 慢性非传染性疾病防控与管理制度
   D. 职业健康保护　　　E. 分级诊疗制度

4. 下列不属于举办医疗机构条件的是
   A. 有符合规定的名称、组织机构和场所
   B. 有与其开展的业务相适应的经费、设施、设备和医疗卫生人员
   C. 注册地点在县级以上城市
   D. 能够独立承担民事责任
   E. 有相应的规章制度

5. 未取得医疗机构执业许可证擅自执业的，其处罚机构是
   A. 国家卫生健康委员会　　　　　　　　B. 省级以上人民政府卫生健康主管部门
   C. 地市级以上人民政府卫生健康主管部门　　D. 县级以上人民政府卫生健康主管部门
   E. 所在地人民政府卫生健康主管部门

【参考答案】
1. C　2. A　3. E　4. C　5. D